Handbuch der Gynäkologie

Dritte, völlig neubearbeitete und erweiterte Auflage
des Handbuches der Gynäkologie von J. Veit

Bearbeitet von

R. Brun-Zürich, F. Engelmann-Dortmund, P. Esch-Münster, O. v. Franqué-Bonn, R. Freund-Berlin, Th. Heynemann-Hamburg, H. Hinselmann-Altona, R. Hornung-Berlin, R. Th. von Jaschke-Gießen, E. Kehrer-Marburg a. L., F. Kermauner-Wien, A. Laqueur-Berlin, G. Linzenmeier-Karlsruhe, H. Martius-Göttingen, A. Mayer-Tübingen, J. Meisenheimer-Leipzig, C. Menge-Heidelberg, R. Meyer-Berlin, F. von Mikulicz-Radecki-Berlin, J. W. Miller-Barmen, L. Nürnberger-Halle, Kj. von Oettingen-Heidelberg, B. Ottow-Berlin, O. Pankow-Freiburg i. Br., H. von Peham-Wien, R. Schröder-Kiel, H. Sellheim-Leipzig, A. Spuler-Erlangen, W. Stoeckel-Berlin, J. Tandler-Wien, G. A. Wagner-Berlin, M. Walthard-Zürich, H. Wintz-Erlangen

Herausgegeben von

Dr. W. Stoeckel

Geh. Medizinalrat, o. ö. Professor an der Universität Berlin
Direktor der Universitätsfrauenklinik

Erster Band / Erste Hälfte

Anatomie und topographische Anatomie
Entwicklungsgeschichte und Bildungsfehler
der weiblichen Genitalien

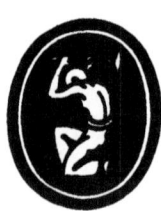

München · Verlag von J. F. Bergmann · 1930

Anatomie und topographische Anatomie, Entwicklungsgeschichte und Bildungsfehler der weiblichen Genitalien

Bearbeitet von

K. Menge
in Heidelberg

J. W. Miller
in Barmen

Kj. von Oettingen
in Heidelberg

A. Spuler
in Erlangen

J. Tandler
in Wien

Mit 239 zum Teil farbigen Abbildungen im Text

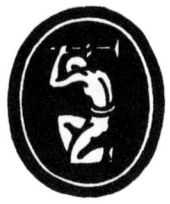

München · Verlag von J. F. Bergmann · 1930

ISBN-13: 978-3-8070-0204-0   e-ISBN-13: 978-3-642-96016-1
DOI: 10.1007/978-3-642-96016-1

Alle Rechte,
insbesondere das der Übersetzung in fremde Sprachen, vorbehalten
Copyright 1930 by J. F. Bergmann in München
Softcover reprint of the hardcover 3rd edition 1930

Vorwort.

Das Handbuch der Gynäkologie von J. Veit gehörte zu den besten Werken der gynäkologischen Weltliteratur. Es hat seine Geltung allmählich eingebüßt, weil es nach dem Tode seines Herausgebers keine neue Auflage mehr erlebte und ebenso rasch veraltete, als die Gynäkologie sich weiter entwickelte.

Der Verlag J. F. Bergmann trat deshalb mit der Bitte an mich heran, das Werk meines Lehrers zu erhalten; ich konnte mich jedoch zunächst nicht dazu entschließen. Krieg und Nachkriegszeit waren solchen Unternehmungen nicht günstig, meine eigene Arbeitsbelastung war ungewöhnlich groß, und als dann das große Werk von Halban und Seitz erschien, war nach meiner Meinung ein Bedürfnis nach einem zweiten großen gynäkologischen Werk nicht mehr vorhanden.

Der Verlag teilte diese Meinung nicht und stimmte mich allmählich um. Bei meiner Zusage spielte das Gefühl der Pietät eine Rolle. Ich bin nur ein halbes Jahr unter Veit Oberarzt an der Erlanger Frauenklinik gewesen, aber ich verdanke ihm meinen Eintritt in die akademische Laufbahn, und deshalb soll sein Name als Ausdruck meiner noch heute lebendigen Dankbarkeit auf dem Titel des Handbuches stehen bleiben, obwohl die meisten Mitarbeiter gewechselt haben, und obwohl auch die Bearbeitung völlig unabhängig von dem Inhalt des alten Handbuches erfolgt ist und in einem sehr viel größeren Rahmen steht.

Sodann aber mußte ich mich auch davon überzeugen, daß das Halban-Seitzsche Werk etwas anderes darstellt und nach anderen Grundsätzen aufgebaut ist, als das, was der Verlag und ich erstrebten. Wir wollten zugleich weniger und mehr als die beiden Autoren; ich ließ deshalb meine Bedenken fallen, daß beide Werke sich im Lichte stehen würden.

Meine Absicht ist, ein gynäkologisches Handbuch zu schaffen, das als eingehendstes Werk der Gynäkologie ein Fundament für die wissenschaftliche Beratung, Arbeit und Forschung abgeben kann. Der Unterschied zwischen Lehrbuch und Handbuch wird neuerdings oft nicht scharf genug betont oder gar absichtlich verwischt. **Ein Lehrbuch dient der Lehre, ein Handbuch dient der wissenschaftlichen Arbeit.** Im Lehrbuch soll auf wissenschaftlicher Basis eine didaktische Wirkung erzielt werden; es soll der Umwertung des wissenschaftlich Erkannten in das praktisch Brauchbare dienen und als Endzweck feste und klare Richtlinien und Vorschriften für das praktische Handeln geben. Infolgedessen muß es ein Werk aus einem Guß sein, in dem sich keine Widersprüche finden, in dem ein Kapitel auf das andere Bezug nimmt, in dem plastisch und knapp nur das Wesentliche steht, und in dem sich möglichst wenige „Wenn" und „Aber" finden. Im Handbuch ist das alles anders. Hier braucht und soll sich kein roter didaktischer Faden durch das Ganze ziehen, der den Lernenden in der richtigen Reihenfolge vom Physiologischen zum Pathologischen, vom Einfachen zum Komplizierten leitet, sondern hier soll ohne Rücksicht auf den Unterricht etwas wissenschaftlich Vollwertiges und Erschöpfendes geschaffen werden, das einen abschließenden Überblick über die bisherige Forschung gibt und wegweisende Ausblicke für die Gegenwarts- und Zukunftsforschung eröffnet. Ohne Rücksicht auf die Nachbarkapitel, ohne Sorge um einen „Zusammenhang" des Werkes soll jeder Autor seinen Stoff unter restloser, aber sehr kritischer Berücksichtigung der Weltliteratur so durcharbeiten, wie es seinem wissenschaftlichen Gewissenszwang entspricht. Der rote Faden soll sich also nicht so spinnen, daß die Mitarbeiter sich aufeinander abzustimmen suchen, sondern so, daß eine höchsterreichbare Gründlichkeit durch rücksichtslose Ungebundenheit des Schaffens erstrebt wird. Widersprüche und Gegensätzlichkeiten, die auf diese Weise zum Ausdruck gebracht werden, schaden nicht nur nichts, sondern beweisen im Gegenteil, daß die ausgegebene Parole befolgt und jeder wissenschaftliche Kompromiß abgelehnt ist.

Ein derartiger Arbeitsplan erfordert ungewöhnliche Arbeitsleistungen und Zeitopfer der Mitarbeiter; die Beschränkung für jeden Einzelnen von ihnen auf ein einziges Teilgebiet erschien mir also ein unbedingtes Gebot. Ich habe infolgedessen die Arbeitsteilung sehr viel weiter getrieben und die zur Verfügung gestellte Zeit sehr viel weiter bemessen, als es sonst üblich ist. Ich hoffte, damit die Gründlichkeit und die Pünktlichkeit sicherzustellen. Bezüglich der Gründlichkeit glaube ich mich auch nicht verrechnet zu haben; die Pünktlichkeit freilich hat zu wünschen übrig gelassen.

Erleichtert schon die Vielköpfigkeit des Mitarbeiterkollegiums, die den wissenschaftlichen Wert des Gesamtwerkes gewährleistet, die Arbeit des Herausgebers nicht, so traten hier noch äußere Umstände, insbesondere Berufungen an andere Kliniken, Inanspruchnahme durch andere Verpflichtungen des öffentlichen Lebens hemmend hinzu, und leider lichteten auch Krankheit und Tod die Reihen der Zusammengeschlossenen. Bumm, Franz, Opitz und Reifferscheid starben dahin und waren schwer zu ersetzen. So konnten einige Bände nicht in der richtigen Reihenfolge, andere nicht zu gewünschter Zeit herauskommen. Es hat besonders lange gedauert, bis dieser erste Band das Licht der Welt erblickt hat, und ich bin sehr froh, daß seine Geburt schließlich doch noch bei exspektativer Leitung möglich geworden ist. Aber ich bin dankbar, daß trotz aller Hemmnisse und Verzögerungen heute schon ein stattliches Arbeitsergebnis vorliegt, und daß unsere Arbeit eine ganz besonders anerkennende Kritik gefunden hat.

An diesem Erfolg ist die Verlagsanstalt in hohem Maße beteiligt. Ich habe in den Richtlinien, die ich den Mitarbeitern vor Eintritt in die Arbeit gab, zum Ausdruck gebracht, daß der Umfang jedes Kapitels vom Autor nach eigenem Gutdünken bestimmt werden dürfe, und daß die Illustrationen gar nicht gut genug sein könnten und so zahlreich sein müßten, als die Sache es erforderte. Das ist ein Programm, das an die Großzügigkeit des Verlages die größten Ansprüche stellt, und das ich nur aufstellen konnte, weil ich diese Großzügigkeit zu kennen glaubte. Ich habe mich darin nicht geirrt und muß in diesem Vorwort, das ja infolge des späten Erscheinens dieses ersten Bandes schon fast ein Nachwort geworden ist, dem Verlag J. F. Bergmann meine herzlichste Dankbarkeit für das verständnisvolle Eingehen auf meine und der Autoren Wünsche zum Ausdruck bringen. Möge es uns gelingen, für das Vorwärtsstreben der deutschen Gynäkologie mit diesem Handbuch einen vollgültigen Beweis zu liefern!

Berlin, im November 1929.

W. Stoeckel.

Inhaltsverzeichnis.

Anatomie und topographische Anatomie der weiblichen Genitalien von Prof. Dr. J. Tandler, Wien.

	Seite
Einleitung	1
I. Uropoetisches System	3
A. Das Nierenbecken — Pelvis renalis	3
B. Der Harnleiter — Ureter	4
C. Die Blase — Vesica urinaria	10
1. Die Mucosa	13
2. Die Muscularis	14
3. Die Adventitia	17
D. Die Harnröhre — Urethra	18
II. Genitalsystem	21
A. Der Eierstock — Ovarium	21

Die normale Anatomie und Physiologie des Eierstocks, bearbeitet von Prof. Dr. J. W. Miller, Barmen.

	Seite
Die normale Anatomie des Eierstocks	21
1. Die makroskopische Anatomie	21
a) Die Gestalt der Keimdrüsen	21
b) Die Größe der Eierstöcke	22
c) Die Lage der Ovarien	24
2. Die mikroskopische Anatomie des Eierstocks	28
a) Der Bau des Ovariums	28
Die Rinde	29
Das Ovarialepithel	29
Die Albuginea	29
Das Stroma ovarii	30
Die Schicht der Primärfollikel	30
Die Entwicklung der Primärfollikel	31
Die Schicht der größeren Follikel	35
Die Markschicht	36
b) Schicksale der Follikel	37
Schicksal des gesprungenen Follikels	38
Das Corpus luteum graviditatis	44
Schicksal des ungesprungenen Follikels	45
c) Gefäßversorgung	49
d) Nervenversorgung	50
e) Deciduale Reaktion	51
f) Fetale Gewebseinschlüsse	54
1. Solide Markstränge	55
2. Markschläuche und Rete ovarii	55
3. Kanälchen des Epoophoron	56
4. Anderweitige Urnierenreste	56
5. Versprengte Derivate des Müllerschen Ganges	57
6. Die sog. Marchandschen Nebennieren	58
7. Paraganglienzellen	58
8. Leydigsche Zwischenzellen	58

Die Physiologie des Eierstocks mit Ausnahme des mensuellen Genitalzyklus.

    Seite

1. Der Einfluß des Ovariums auf die Entwicklung und Erhaltung des Genitalapparates   59
   a) Die Zeit vor der Geschlechtsreife 59
   b) Die Zeit der Geschlechtsreife 60
      α) Die Funktion des Corpus luteum 61
         Corpus luteum und Uterus gravidus 61
         Die Milchsekretion 67
            Corpus luteum und Uterus non gravidus 70
         Die Bedeutung der Menstruation 74
      β) Die Funktion des Follikels 75
      γ) Die Funktion des Eies 77
      δ) Die Funktion der interstitiellen Eierstocksdrüse 78
   c) Die Zeit nach der Geschlechtsreife 85
2. Der Einfluß des Ovariums auf die Entwicklung der sekundären Geschlechtscharaktere   89
   a) Die Zeit vor der Geschlechtsreife 89
   b) Die Zeit der Geschlechtsreife 89
   c) Die Zeit nach der Geschlechtsreife 92
3. Der Einfluß des Ovariums auf die Entwicklung des Skeletts 92
4. Der Einfluß des Ovariums auf den Stoffwechsel 94
   a) Der Fettstoffwechsel 95
   b) Der Stickstoff-Stoffwechsel 100
   c) Der Kalkstoffwechsel 101
   d) Der Phosphorstoffwechsel 102
5. Der Einfluß des Ovariums auf das Nervensystem 103
6. Der Einfluß des Ovariums auf extragenitale Organe 106
   a) Die Schilddrüse 106
      α) Die Schilddrüse in der Gravidität 106
      β) Die Schilddrüse nach Kastration 107
   b) Die Hypophyse 107
      α) Die Hypophyse in der Gravidität 107
      β) Die Hypophyse nach Kastration 108
   c) Die Nebenniere 109
      α) Die Nebenniere in der Gravidität 109
      β) Die Nebenniere nach Kastration 110
   d) Der Thymus 110
      α) Der Thymus in der Gravidität 110
      β) Der Thymus nach Kastration 110
   e) Die Leber 111
   f) Die Milz 111
7. Der Funktionsmodus des Ovariums 111
Literaturverzeichnis: Die normale Anatomie des Eierstocks 123
      „   Die Physiologie des Eierstocks 153

Genitalsystem (Fortsetzung) 222
  B. Epoophoron und Paroophoron 222
  C. Akzessorische Nebennieren und Paraganglien im Ligamentum latum 224
  D. Der Eileiter — Tuba uterina (Fallopii) 225
  E. Die Gebärmutter — Uterus 230
     a) Der Uterus des Neugeborenen 234
     b) Der Uterus des Kindes 235
     c) Der Uterus der multiparen Personen 237
     d) Der senile Uterus 237
  Die Schichten des Uterus 239
     a) Das Perimetrium 240
     b) Das Myometrium 240

	Seite
Mikroskopischer Bau der Uterusmuskulatur	241
Anordnung der Uterusmuskulatur	242
c) Die Mucosa	246
F. Die Scheide — Vagina	254
G. Das äußere Genitale, Genitale externum	257
a) Der Schamberg, Mons veneris	257
b) Die großen Schamlippen, Labia majora	258
c) Die kleinen Schamlippen, Labia minora	258
d) Der Scheidenvorhof, Vestibulum	259
e) Der Kitzler, Klitoris	260
Histologischer Aufbau	261
III. Das Gefäßsystem	263
A. Arterien	263
a) Arteria ovarica	263
b) Arteria uterina	265
c) Arteria vesicalis superior	266
d) Arteria vesicalis inferior	266
e) Arteria haemorrhoidalis media	266
f) Arteria pudenda interna	266
g) Die Arteria spermatica externa	267
h) Die Arteriae pudendae externae	268
B. Die Venen	268
C. Das Lymphgefäßsystem	274
1. Die Lymphcapillaren	275
2. Die Lymphgefäße	276
a) Lymphgefäße des Uterus	276
b) Lymphgefäße der Tube und des Ovars	277
c) Lymphgefäße der Blase	277
d) Lymphgefäße der Vagina	277
e) Lymphgefäße des Genitale externum und des Rectum	277
3. Die Lymphdrüsen	278
a) Lgl. inguinales superficiales	279
b) Die Lgl. hypogastricae	279
c) Lgl. sacrales laterales	279
d) Lgl. lumbales	279
IV. Die Nerven	279
V. Topographische Anatomie des weiblichen Beckens	288
A. Allgemeine Topographie des Uterus	289
a) Positio uteri	296
1. Der Suspensionsapparat	296
Ligamentum cardinale, Ligamentum transversum	297
Das Ligamentum rotundum	297
Das Ligamentum sacro-uterinum	298
2. Der Unterstützungsapparat	299
Das Diaphragma pelvis	299
Das Diaphragma urogenitale	306
Die übrigen Perinealmuskeln	308
Funktion der Beckenbodenmuskeln	309
b) Die Versio uteri	314
B. Allgemeine Topographie der übrigen Beckenorgane	318
C. Die Lagebeziehung der einzelnen Beckenorgane zueinander	323
1. Peritonaeum	323
2. Topographische Beziehungen des Uterus	328
3. Topographische Beziehungen der Blase	330
4. Topographische Beziehungen des Rectums	332
5. Topographische Beziehungen der Tube	333

	Seite
6. Topographische Beziehungen des Ovars	333
7. Topographische Beziehungen des Ureters	333
D. Die Topographie des Perineums	338
Das Beckenbindegewebe	342
1. Fascien der Beckenmuskel	347
2. Die Bindegewebshüllen der Beckenorgane	349
3. Der subseröse Bindegewebsapparat	351
4. Das lockere Bindegewebe	360
a) Das Cavum praevesicale Retzii	361
b) Das Cavum paravesicale	361
c) Der pararectale Raum	361
d) Der vesico-vaginale Raum	362
e) Der recto-vaginale Raum	362
Literaturverzeichnis	362

Entwicklungsgeschichte des weiblichen Genitalapparates
von Prof. Dr. A. Spuler, Erlangen.

Einleitung	367
A. Entstehung der Vorniere und des Wolffschen Ganges (primären Harnleiters)	369
a) Vorniere	369
b) Primärer Harnleiter (Wolffscher Gang)	372
B. Die Urniere und die Urogenitalfalte	374
a) Entstehung der Urniere	374
b) Rückbildung der Urniere	380
c) Bildung der Urogenitalfalte	381
C. Entwicklung der Müllerschen Gänge	385
D. Entwicklung des Eierstocks	397
a) Herkunft der Geschlechtszellen	397
b) Anlage der indifferenten Keimdrüse	399
c) Auftreten der Geschlechtsmerkmale	404
d) Entstehung des Eierstockes	405
E. Entstehung der Blutgefäße, der Vorniere, der Urniere sowie der Keimdrüse	418
a) Die Vornierengefäße	418
b) Die Urnierengefäße, die Arterien	419
Die Urnierenvenen	421
F. Rückbildung der Urniere; Entstehung der Urogenitalverbindung: Rete, Epoophoron; Schicksal der Wolffschen Gänge und Paroophoron	422
a) Rückbildung der Urniere	422
b) Die Entstehung der Urogenitalverbindung	423
1. Das Rete ovarii	423
2. Das Epoophoron	427
c) Schicksal der Wolffschen Gänge	433
d) Die Tubo-Rete-, Tubo-Epoophoron- und Tubo-Rete-Epoophoronkanälchen	435
e) Das Paroophoron	436
G. Die Bänder des Genitalapparates	438
H. Entstehung und Aufteilung der Kloake, Entwicklung der Vagina und des Sinus urogenitalis	439
a) Entstehung der Kloakenmembran	439
b) Ausgestaltung der Kloake	441
c) Aufteilung der Kloake	443
d) Bildung der Kloakenplatte	444
J. Entstehung der Vagina und Entwicklung des Sinus urogenitalis	448
a) Entstehung des epithelialen Rohres der Vagina	449
b) Spätere Entwicklung des Sinus urogenitalis	466

Seite
  c) Entstehung des Hymens 467
  d) Entstehung der Prostatadrüsen, der paraurethralen Gänge und vaginaler Schleimdrüsen 470
  e) Ausbildung der mesenchymatischen Wand der Scheide 471
K. Entwicklung der äußeren Geschlechtswerkzeuge 473
  a) Entstehung des Kloakenhöckers 473
  b) Die Bildung des Afters 475
  c) Entwicklung des Genitalhöckers 476
  d) Entstehung des Präputiums 480
  e) Öffnung des Sinus urogenitalis, Bildung der Labia minora 483
  f) Endumbildung der Mündung des Sinus urogenitalis 483
  g) Die Drüsen im Bereich des Sinus urogenitalis 485
     Epidermoidale Gebilde 487
  h) Ausbildung des Corpus cavernosum und der Gefäße 487
  i) Die großen Schamlippen 488
Anhang 490
  Abriß der Entwicklungsgeschichte der Milchdrüse 490
  A. Morphologische Stellung der Mammarorgane und Theorien über ihre Entstehung 490
  B. Milchstreifen und Milchlinie 491
  C. Entstehung der Mammaranlagen 495
  D. Apokrine Hautdrüsen im Bereich des Milchstreifens 498
  E. Entwicklung der Mammaranlage 500
  F. Die Zitzenbildung 506
  G. Die Bildung des Mesenchyms 507
  H. Der Warzenhof 508
  J. Die Brustdrüse der Neugeborenen und die weitere Entwicklung 509
  Literaturverzeichnis 510

Bildungsfehler der weiblichen Genitalien

von Geh.-Rat Prof. Dr. K. Menge und Prof. Dr. Kj. v. Oettingen, Heidelberg.

I. Allgemeines 519
  Definition. Kausale und formale Genese. Einteilung 519
II. Mißbildungen der weiblichen Geschlechtsdrüsen 523
  1. Der Defekt, die Hypoplasie und die rudimentäre Entwicklung der Eierstöcke . . . 523
  2. Überzählige, zerteilte, abgeschnürte und übergroße Eierstöcke 543
III. Bildungsfehler der Geschlechtsgänge 547
  A. Mißbildungen der Eileiter 547
    1. Defekt und rudimentäre Entwicklung der Eileiter. Infantile Eileiter 548
    2. Überzählige Tuben, akzessorische Tubenostien und Nebentuben 552
  B. Mißbildungen der Gebärmutter und der Scheide 553
    1. Bemerkungen über die Ätiologie 553
    2. Übersicht über die Bildungsfehler des Uterus und der Vagina 556
    3. Besprechung der verschiedenen Bildungsfehler des Uterus und der Vagina 560
      a) Bildungsfehler aus dem 1. Monat des embryonalen Lebens 560
        α) Der totale Defekt beider Müllerscher Gänge 560
        β) Der totale Defekt des einen Müllerschen Ganges 561
      b) Bildungsfehler aus dem 2. Monat des embryonalen Lebens 563
        α) Uterus duplex separatus mit Vagina duplex separata 563
        β) Uterus solidus rudimentarius duplex, bicornis, simplex mit Vagina solida . . . 564
        γ) Uterus rudimentarius partim excavatus, duplex, bicornis, simplex mit Vagina
           solida 568
        δ) Uterus bicornis mit wirklich rudimentärem Nebenhorn 571
      c) Bildungsfehler aus dem 3.—5. Monat des intrauterinen Fetallebens 584

    d) Bildungsfehler aus dem 6.—10. Monat des intrauterinen Fetallebens, aus dem 1.—10.
        und aus dem 10.—16. Lebensjahr 607
           α) Uterus fetalis. Uterus infantilis. Uterus infantilis pubescens 607
           β) Uterus virgineus. Uterus inaequalis sive obliquus. Uterus hypoplasticus . . 618
  C. Angeborene Verschlüsse der Geschlechtsgänge (Gynatresia congenita) 621
IV. Bildungsfehler der Geschlechtspforte. 642
    1. Defekt und rudimentäre Entwicklung der Vulva 642
    2. Fehlerhafte Ausmündung des Enddarmes. Anus vaginalis, Anus vestibularis, perinealis.
       Communicatio rectovaginalis, rectovestibularis congenita. 643
    3. Epispadie 648
    4. Hypospadie 652
 V. Hermaphroditismus — Zwitterbildung — Sexus anceps 654
    Literaturverzeichnis 678

Namenverzeichnis 693

Sachverzeichnis   712

Anatomie und topographische Anatomie der weiblichen Genitalien.

Von

J. Tandler, Wien.

Mit 84 zum Teil farbigen Abbildungen im Text.

Einleitung.

Gegenstand der Gynäkologie ist die Erkenntnis der physiologischen und pathologischen Zustände des weiblichen Körpers, insoweit sie sich auf die Generationsorgane der Frau erstrecken oder durch diese Organe im übrigen Körper ausgelöst werden, schließlich insoweit, als Zustände und Veränderungen des Körpers die Generationsorgane beeinflussen oder in Mitleidenschaft ziehen. Die wechselseitigen Beeinflussungen zwischen Geschlechtsorgan und Körper sind nicht nur im physiologischen Dasein der Frau von ungeheurer Bedeutung, sondern sie bringen es auch mit sich, daß die gegenseitige Abgrenzung zwischen Körper- und Genitalerkrankung oft eine schwierige wird. War es schon seit langem bekannt, daß das Befinden des Gesamtindividuums in vielfacher Abhängigkeit von der Physiologie und der Pathologie des Genitales steht, daß umgekehrt das Befinden des Körpers auf das physiologische Geschehen innerhalb des Genitales von Bedeutung ist, so hat dieses gegenseitige Abhängigkeitsverhältnis noch an Interesse gewonnen durch die Erkenntnis des hormonalen Zusammenhanges der Drüsen mit innerer Sekretion. Auf dem Wege der Drüsen mit innerer Sekretion vollzieht sich eine so weitgehende Einwirkung zwischen Körper und Genitale, daß der physiologische Genitalkomplex sich eigentlich auf das ganze Individuum erstreckt und jede Abgrenzung im Sinne einer isolierten Betrachtung, sei es des Genitales oder des Körpers, als eine künstliche erscheinen läßt. Dies gilt natürlich nicht nur für das weibliche, sondern auch für das männliche Individuum, nur tritt bei ersterem diese Abhängigkeit deshalb mehr in Erscheinung, weil die physiologischen und pathologischen Manifestationen leichter zu erkennen und daher länger bekannt sind.

Aber nicht nur der physiologische Genitalkomplex, sondern auch der morphologische ist, in sich abgerundet, aus dem Körper nicht zu lösen, und jede Beschreibung des Genitales, also auch des weiblichen, muß schließlich die eines künstlich abgegrenzten Organsystems bleiben. Diese Tatsache kennzeichnet sich schon in der Namengebung, gleichgültig, ob mit ihr ein Werturteil oder ein Erscheinungsdatum zum Ausdruck kommen soll, wie beispielsweise die Bezeichnung **primäre** und **sekundäre Geschlechtsmerkmale**, die seinerzeit von Hunter geprägt wurde.

Es bleibt also als Anatomie des Genitales nur die Beschreibung jenes Organkomplexes übrig, der in konventioneller Weise als Genitalsystem zusammengefaßt wird, so verlockend es auch wäre, gleichsam sub auspiciis genitalis eine in sich möglichst abgeschlossene Anatomie des „Weiblichen", im menschlichen Körper zu geben.

Der Besitz des Genitales eines Geschlechtes wurde seit eh und je als das Kriterium der Geschlechtszugehörigkeit betrachtet, wenn auch im Verlaufe der fortschreitenden Erkenntnis der eigentliche Sitz der geschlechtsbestimmenden Ursache immer mehr und mehr eingeengt wurde. Noch Helmont war der Meinung, daß der Besitz des Uterus das Individuum als Weib kennzeichnet, während nach ihm einheitlich der Besitz des Ovars als Kriterium der Geschlechtszugehörigkeit angesehen wurde. Viel komplizierter gestaltet sich die Beantwortung der Frage, wann in der Entwicklung des Individuums die Entscheidung über seine Geschlechtszugehörigkeit fällt, wovon die Ausbildung des einen oder anderen Geschlechtsmerkmals abhängig ist. In diese ganze Angelegenheit spielt noch die Frage des Hermaphroditismus mit ihren ganzen Auswirkungen hinein. Es würde den Rahmen dieser Ausführungen weit überschreiten, wollten wir den augenblicklichen Stand der Wissenschaft in dieser Angelegenheit wiedergeben und all die strittigen Ansichten samt ihren Beweisketten hier reproduzieren. Ich selbst stehe auf dem Standpunkt, daß das Geschlecht eines Individuums im Augenblicke der Kopulation der Gameten entschieden wird. Wer dieser Überzeugung ist, gibt die Präexistenz der Geschlechtszugehörigkeit zu. Damit ist die Abhängigkeit der übrigen Geschlechtsmerkmale in ihrer Existenz oder in ihrer Ausbildung von der Keimdrüse weder behauptet noch geleugnet. Bestimmend aber für die Zugehörigkeit zu einem Geschlecht bleibt der morphologische Nachweis der Geschlechtsdrüse, weshalb die Bezeichnung primäre Geschlechtsmerkmale oder, wie Poll dies nennt, essentielles, germinales Kennzeichen gerechtfertigt ist. Es ist nicht zu leugnen, daß die von Poll gewählte Bezeichnung besser ist, denn sie gibt weder zu der Meinung Anlaß, daß es sich um eine Bestimmung der Zeitfolge, noch um eine Angabe eines ätiologischen Abhängigkeitsverhältnisses handelt.

Alle übrigen im Laufe der Differenzierung entstandenen Merkmale werden daher mit Recht als sekundär bezeichnet. Poll nennt sie akzidentelle und unterscheidet an ihnen genitale und extragenitale, subsidiäre Merkmale. Rein anatomisch unterscheidet er erstere in innere und äußere und versteht unter den inneren die Leitungswege und die akzessorischen Drüsen, unter äußeren die Kopulationsorgane und die Apparate zur Brutpflege.

Die Einteilung in inneres und äußeres Genitale ist uraltes Eigentum der deskriptiven Anatomie. Wenn im folgenden die Anatomie des weiblichen Genitales im Sinne der Anwendung durch den Gynäkologen zur Darstellung kommen soll, so muß diese der gewöhnlichen Art der Beschreibung insoferne angepaßt sein, als sie zunächst die deskriptive Anatomie, die Analyse der Form und des Aufbaues, und hierauf die topographische Darstellung, die Analyse der gegenseitigen Lagebeziehungen bringen soll.

Bei der Beschreibung von Form und Aufbau muß von der Anatomie der Gonade, also des Ovariums, ausgegangen werden, an die sich erst jene der Ausführungsgänge anschließt. Im Sinne der Funktion sind diese Ausführungsgänge verschieden beansprucht, die Eileiter besorgen den Transport des Eies und geben gewöhnlich den Ort, an dem

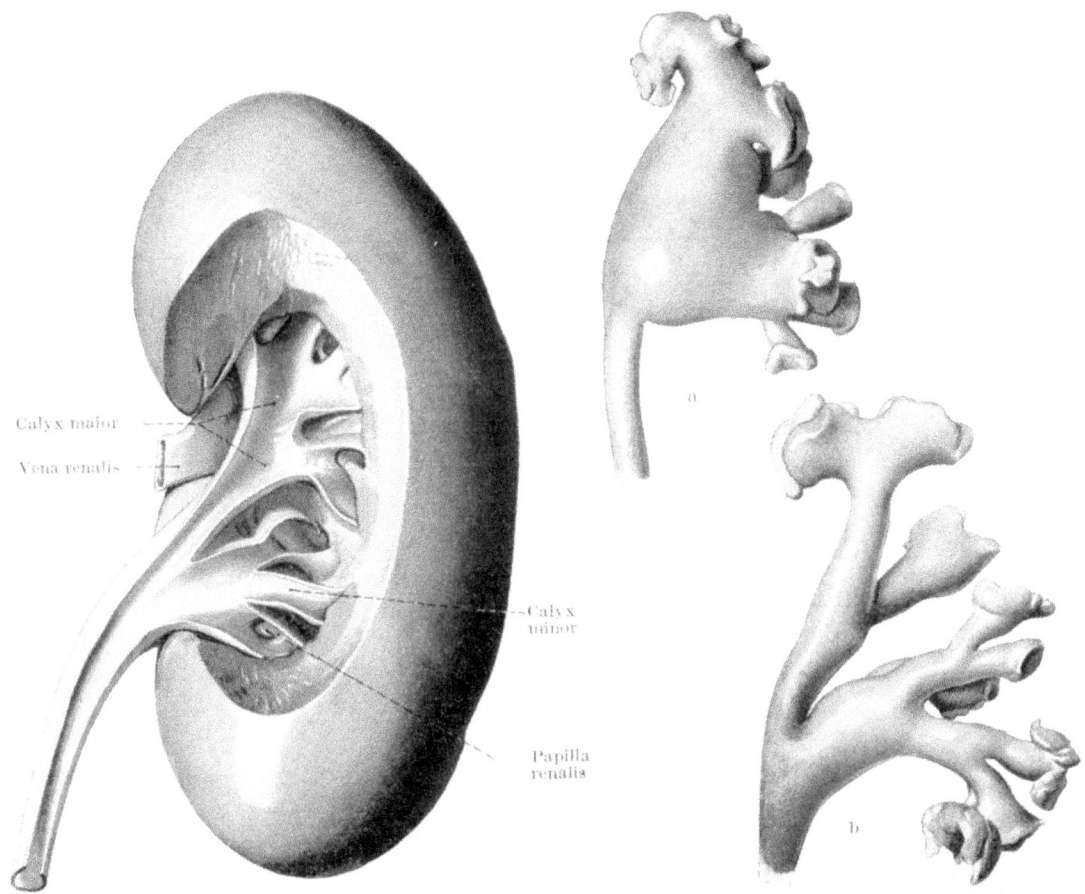

Abb. 1. Nierenbecken von hinten eröffnet.   Abb. 2. Ausgüsse zweier Nierenbecken.

die Befruchtung stattfindet, ab. Der Uterus repräsentiert die Nistungsstelle des befruchteten Eies und den Tragsack, in dem der Embryo zur Entwicklung kommt. Am Ende dieser Entwicklung dient der Uterus durch seinen Körper als propulsatorischer Anteil, der die Ausstoßung der Frucht besorgt, während die Cervix als Anfangsteil des Geburtsweges beansprucht wird. Die Vagina ist Kopulationsorgan und während der Geburt Geburtsweg.

Der phylogenetisch uralte Zusammenhang der Generationsorgane mit dem uropoetischen System bringt es mit sich, daß die anatomische Beschreibung gemeinsam vorgenommen und als Anatomie des Urogenitalsystems bezeichnet wird. Es ist daher selbstverständlich, daß diese Zusammenlegung schon aus praktischen Gründen auch hier befolgt werden soll, doch soll von dem uropoetischen System nur soviel aufgenommen werden, als unbedingt notwendig ist.

I. Uropoetisches System.

A. Das Nierenbecken — Pelvis renalis.

Es ist im Hilus renalis untergebracht und liegt daselbst dorsal von den Gefäßen. Es stellt im großen und ganzen einen windkesselartigen Raum dar, in den die aus den

Calyces minores zusammengesetzten Calyces maiores münden und aus dem mittels einer Verengerung der Ureter hervorgeht. Das Nierenbecken zeigt insoferne eine weitgehende Variabilität der Form, als das eine Mal die Calyces maiores einzeln und hintereinander in einen gemeinsamen Raum münden, das andere Mal aber sich mehrere Calyces zu einem gemeinsamen Endstück vereinigen, wodurch die Zahl der Mündungen verringert wird. Schließlich können die aus der oberen Region der Niere stammenden Calyces und jene aus dem unteren Teil kommenden sich zu je einem Hauptrohr zusammenlegen, so daß ein wirkliches Nierenbecken überhaupt fehlt. Die Variabilität des Nierenbeckens ist so groß, daß sich das Nierenbecken der einen Seite niemals genau so verhält, wie das der anderen. Vielfach findet man an einem und demselben Individuum die beiden eben beschriebenen Formen. Die Wand des Nierenbeckens wird aus einer Schichte von Bindegewebe und glatter Muskulatur gebildet, die lumenwärts von dem für die oberen Harnwege charakteristischen Übergangsepithel bekleidet ist. Eine regelmäßige Anordnung der glatten Muskel ist insoferne vorhanden, als glatte Muskelfasern die Papillen und die Calyces minores sphincterartig umgreifen.

Das Nierenbecken ist entsprechend der kontinuierlichen Sekretion der Niere stets gefüllt. Dieser kontinuierliche Vorgang wird an der Ursprungsstelle des Ureters durch die Peristaltik des Harnleiters in einen diskontinuierlichen umgesetzt. Am unteren Pol des Nierenbeckens entspringt mit einer Verengerung, Isthmus superior ureteris, der Ureter, der von hier bis zum Orificium ureteris vesicale reicht.

B. Der Harnleiter — Ureter.

Der Ureter zieht längs der hinteren Bauchwand nach abwärts, erreicht die Linea terminalis und zieht von hier im Bogen nach vorne und unten. Die Überschneidung des Harnleiters mit der Linea terminalis gibt die natürliche Einteilung desselben in eine Pars abdominalis und in eine Pars pelvina. Der in eine bindegewebige Scheide eingehüllte Ureter zeigt schon bei der Betrachtung von außen einen verschiedenen Umfang, dem auch mehrere Erweiterungen resp. Verengerungen des Lumens entsprechen.

Auf die Enge des Isthmus ureteris superior an der Ursprungsstelle aus dem Pelvis renalis folgt ein etwas weiterer spindelförmiger Abschnitt, der fast die ganze Länge der Pars abdominalis einnehmen kann und erst knapp oberhalb der Linea terminalis wieder enger wird. Jener Teil des Ureters, der an der Linea terminalis über die A. iliaca zieht, ist neuerdings ein wenig verbreitert, Ampulla terminalis, unmittelbar nach der Ampulle befindet sich wieder eine Verengerung, nach welcher der Ureter nahezu gleichmäßig dick bis in die Blase zieht. Nur der unterste Abschnitt des Ureters erscheint dicker, doch entspricht dies vor allem einer Verdickung der Wand, über die noch die Rede sein wird, und nicht etwa einer Ausweitung des Lumens.

Die Länge des Ureters ist natürlich von der Rumpflänge des Individuums, vom Alter desselben, von dem Stand der Niere und ebenso von jenem der Blase abhängig. Da die rechte Niere durchschnittlich etwas tiefer liegt, ist auch der rechte Ureter meist etwas kürzer. Man hat die durchschnittliche Länge des Ureters mit 28—34 cm angegeben.

Wenn man von den beschriebenen Krümmungen des Ureters, jener um die A. iliaca, sowie der nach vorne konkaven Krümmung der Pars pelvina absieht, kommen kleinere unregelmäßige Krümmungen des Ureters vor allem in der Pars abdominalis häufiger bei

Kindern, seltener bei Erwachsenen vor. Von besonderer Bedeutung wegen der relativen Häufigkeit sind die Krümmungen des Ureters in unmittelbarem Anschluß an den Isthmus superior. Hier finden sich mehrere stark ausgesprochene, aneinandergeschlossene Krümmungen in rund 20 % aller Neugeborenen (Wölfler). Dieselben gleichen sich allem Anschein nach während des Wachstums in den allermeisten Fällen wieder aus. Sie verdanken ihre Existenz dem ungleichmäßigen Wachstum der einzelnen Ureterschichten. Die Wachstumsenergie der Muscularis und der Mucosa scheint nämlich im embryonalen Leben jene der Adventitia zu übertreffen. Die Betrachtung der eben beschriebenen Schlängelungen im obersten Ureteranteil zeigt nämlich, daß die Ureterscheide die Krümmungen der Mucosa und der Muscularis nicht mitmacht, vielmehr geradlinig verläuft und brückenartig von der Höhe einer Krümmung zu der der nächsten verläuft. Zug an diesem Stück des Ureters gleicht die Schlängelung nicht aus. Entfernt man die Ureterscheide, so kann man sofort die Krümmungen ausgleichen. An der Innenseite des Ureters macht die Schleimhaut die Krümmungen mit. Manchmal aber zeigt sich, daß gerade an der Konvexität der Schleimhautkrümmung diese vorgewulstet ist und nahezu eine Klappe darstellt. Ob diese eigentümliche Schleimhautanordnung bleibende Veranlassung zu einer klappenartigen Bildung der Schleimhaut darstellt oder nicht und dadurch die Entwicklung einer Harnstauung bedingt, ist nicht bekannt.

Das Lumen des Ureters ist in seinem weiteren Anteil sternförmig, entsprechend den Längsfalten der Wand. Die Falten schwinden in den engeren Partien und fehlen nahezu vollkommen im unteren Abschnitt.

Die Harnleiterwand besteht aus drei Schichten: der Mucosa, der Muscularis und der Adventitia. Die in Längsfalten gelegte Schleimhaut trägt Übergangsepithel, an dem sich meist eine Deckschichte platter Zellen beobachten läßt. Die Propria ist aus Bindegewebe aufgebaut, enthält mächtige Capillaren, die stellenweise bis in das Epithel reichen. In der Propria kommen zahlreiche elastische Fasern vor. Die Schleimhaut des menschlichen Ureters ist drüsenlos.

Kompliziert und vielfältig wechselnd ist die Muscularis gebaut. Man unterscheidet im allgemeinen eine innere und eine äußere Längsschichte, die zwischen sich die Ringschichte schließen. Alle Muskelschichten sind reich mit Bindegewebe durchsetzt. Die innere Längsschichte reicht vom Nierenbecken bis in die Blase. Weniger gleichmäßig ist die äußere Längsschichte entwickelt. Die Ringschichte, im oberen Teil schwach, nimmt blasenwärts an Mächtigkeit zu.

Die Adventitia stellt eine in sich geschlossene bindegewebige Scheide dar, die die Anastomosen der zum Ureter ziehenden Blutgefäße enthält und den Ureter an die Nachbarschaft fixiert. Dies allerdings in verschiedenem Ausmaße. So ist die Anheftung des Ureters an das darüber hinwegziehende Peritonaeum sehr straff. Diese straffe Verbindung des Ureters mit dem Peritonaeum bestimmt die Lage desselben bei der retroperitonaealen Freilegung der Niere und des Harnleiters. Öffnet man den Retroperitonaealraum von rückwärts und schiebt das Bauchfell nach vorne ab, um den Wundspalt zu erweitern, so bleibt der Ureter am Peritonaeum und nicht an der Bauchwandmuskulatur. Er kommt dadurch an die vordere Fläche des Wundspaltes, wo er leicht darzustellen ist.

Die Ureterscheide folgt dem Ureter bindegewebig bis einige Zentimeter vor dem Blasenende desselben. Das untere, wie schon früher erwähnt, dickere Ende des Ureters trägt aber statt einer bindegewebigen Scheide eine muskulöse, aus Längsmuskulatur bestehend, die vielfach als **Vagina ureteris** bezeichnet wird. Diese nur wenige Zentimeter lange muskulöse Scheide des Ureters ist gegen den übrigen Muskelbestand durch lockeres Bindegewebe, manchmal sogar durch einen Spaltraum geschieden und stammt aus der Blasenmuskulatur. Der Eintritt des Ureters in die Blase wird noch speziell bei der Anatomie der Blase beschrieben werden.

Der Ureter erhält seine Blutversorgung aus einer ganzen Reihe von Gefäßen. Der oberste Anteil erhält eine schwache A. ureterica superior aus der A. renalis. Dort wo

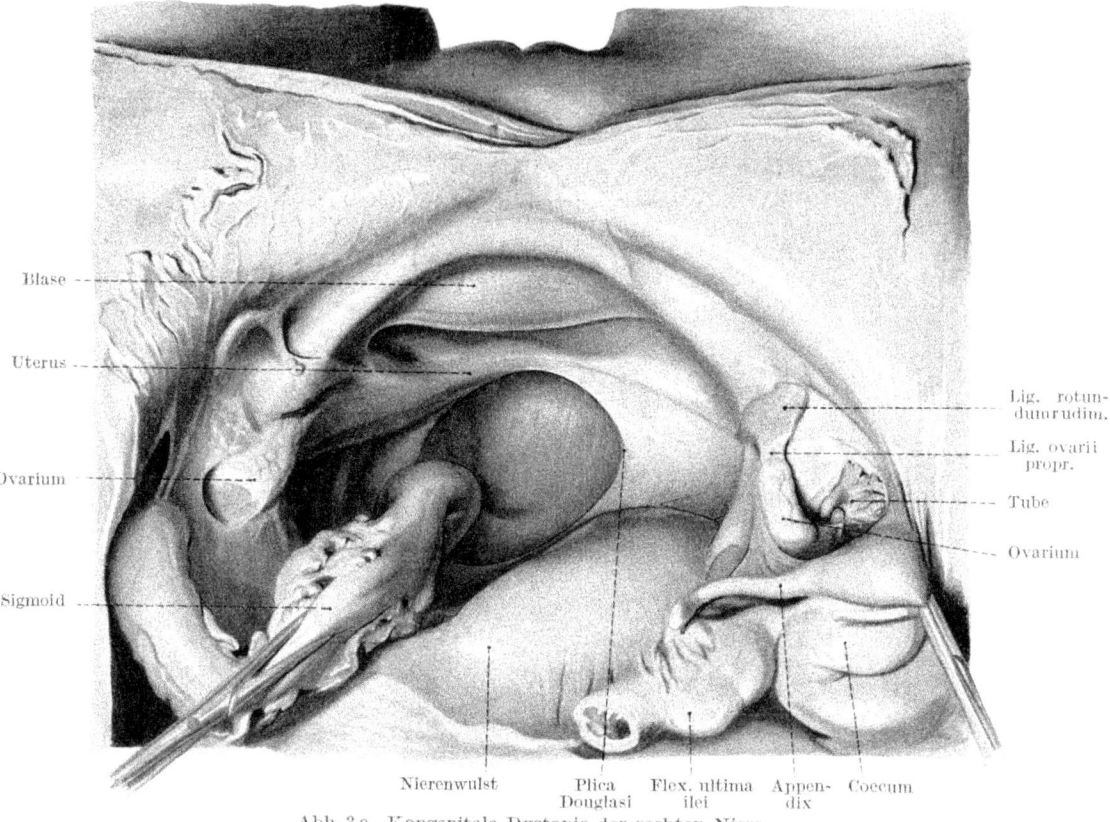

Abb. 3a. Kongenitale Dystopie der rechten Niere.

die A. ovarica im unteren Drittel der Pars abdominalis den Ureter kreuzt, gibt sie ihm einen schwachen Ast ab, der den mittleren Ureteranteil versorgt. Hierzu gesellt sich, wenn auch nicht konstant, so doch häufig, eine schwache Arterie, die aus der A. iliaca communis oder aus einem ihrer Äste entsteht, A. ureterica media (Haller).

An der Kreuzungsstelle der **Arteria uterina** entläßt diese die **Arteria ureterica inferior**, die den untersten Ureterabschnitt versorgt. Die an den Ureter herantretenden Arterien spalten sich in dünne Äste auf, die in der Adventitia gelegene, langmaschige Netze bilden und so miteinander anastomosieren. Erst aus diesen Netzen stammen die kleinen Äste, die die Muskel- und Schleimhautwand des Ureters versorgen. Die Anastomosenkette innerhalb der Adventitia ist eine geschlossene, der Kollateralkreislauf ein suffizienter. Diese eigentümliche Gefäßverteilung innerhalb der Adventitia zeigt, daß die Ablösung der Adventitia vom Ureter eine schwere Gefährdung des Ureterkreislaufes mit sich bringt.

Die Venen ordnen sich zu einem etwas stärkeren Netz unmittelbar unter der Mucosa und einem zweiten Netz in der Adventitia, in die auch die stärkeren Lymphgefäße

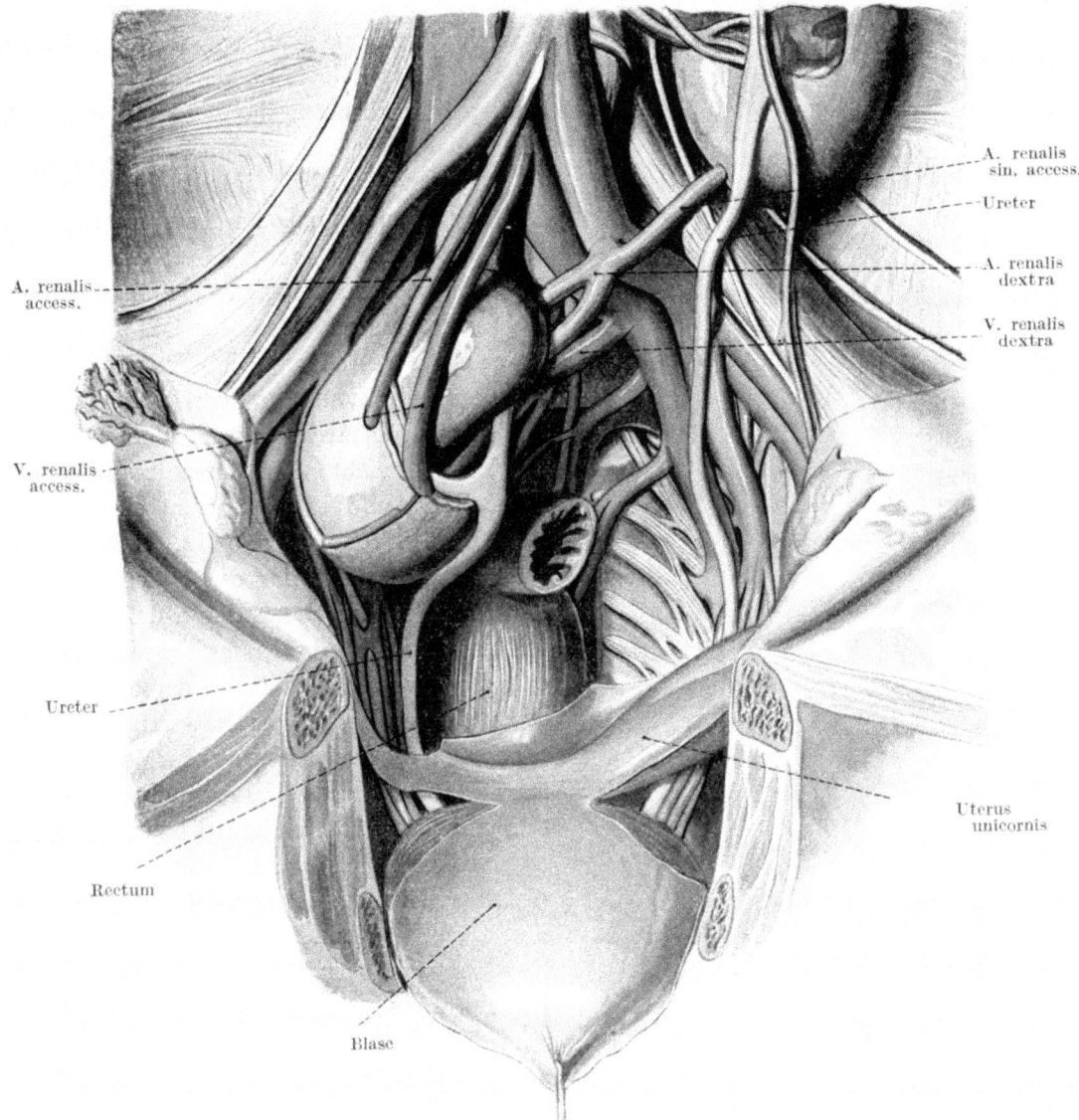

Abb. 3 b. Kongenitale Dystopie der rechten Niere. Verhalten des Ureters und der Gefäße.

gelegen sind. Die Nerven des Ureters stammen aus dem Plexus renalis, spermaticus und hypogastricus, bilden ebenfalls in der Adventitia Geflechte, in welchen ganz vereinzelt Ganglienzellen untergebracht sind.

Bevor wir an die Darstellung der Blase gehen, seien noch zwei verhältnismäßig häufig vorkommende, daher praktisch wichtige abwegige Bildungen des Ureters beschrieben.

Die eine kennzeichnet sich als Entwicklungshemmung der Ureterlänge, die andere als Doppelbildung.

Ohne auf die näheren Details der Ureterentwicklung einzugehen, sei bemerkt, daß die Ureterknospe aus dem unteren Ende des Wolffschen Ganges entstanden, sich nach kurzem röhrenförmigen Verlauf kolbenförmig erweitert und in das in unmittelbarer Nachbarschaft gelegene nephrogene Gewebe hineinwächst. Das kolbenförmige Ende ist das primitive Nierenbecken, das nephrogene Gewebe die Anlage der Niere. Mit dem Wachstum des Embryo wächst die Distanz zwischen Niere und ursprünglicher Aussprossungsstelle der Nierenknospe, wobei die in der Tiefe des Beckens gelegene Nierenanlage allmählich lumbalwärts wandert. Man spricht von einem Ascensus renalis. Die Ureterlänge hält mit dem Nierenaufstieg Schritt. In einzelnen Fällen wird der Ascensus renalis unterbrochen, die Niere erreicht nicht die normale lumbale Einstellung, und es kommt zu einer angeborenen Nierendystopie. Diese kennzeichnet sich nicht nur durch den Tiefstand der Niere, sondern auch durch die Form derselben. Der Hilus der Niere sieht nicht medialwärts, sondern liegt an der vorderen Fläche der platten unregelmäßig gestalteten Niere. Da das Wachstum des Harnleiters mit der Verlängerung der Distanz zwischen Blasenmündung des Ureters und Nierenbecken Schritt hält, wird er nur so lange als die erwähnte Distanz. Jeder Tiefstand der Niere ist daher mit einer Verkürzung des Ureters verbunden, die vor allem dann eine sehr weitgehende ist, wenn die Niere als Beckenniere knapp oberhalb der Linea terminalis oder als Sakralniere unter derselben in der Excavatio pelvina des Kreuzbeins gelegen ist. Zu der abnormen Kürze des Ureters in solchen Fällen gesellt sich noch eine zweite praktisch wichtige Erscheinung: Die Niere bezieht ihre Gefäße aus der unmittelbaren Nachbarschaft, so daß je nach der beim Stillstand der Nierenwanderung erreichten Höhe die Niere ihre Arterien aus der Arteria iliaca communis oder sogar aus der Arteria hypogastrica erhält, während die Arteria renalis der bis zu Ende gewanderten Niere aus der Aorta stammt. Die Nierenvenen münden beim Nierentiefstand bei der Becken- und Sakralniere entweder in den untersten Teil der Vena

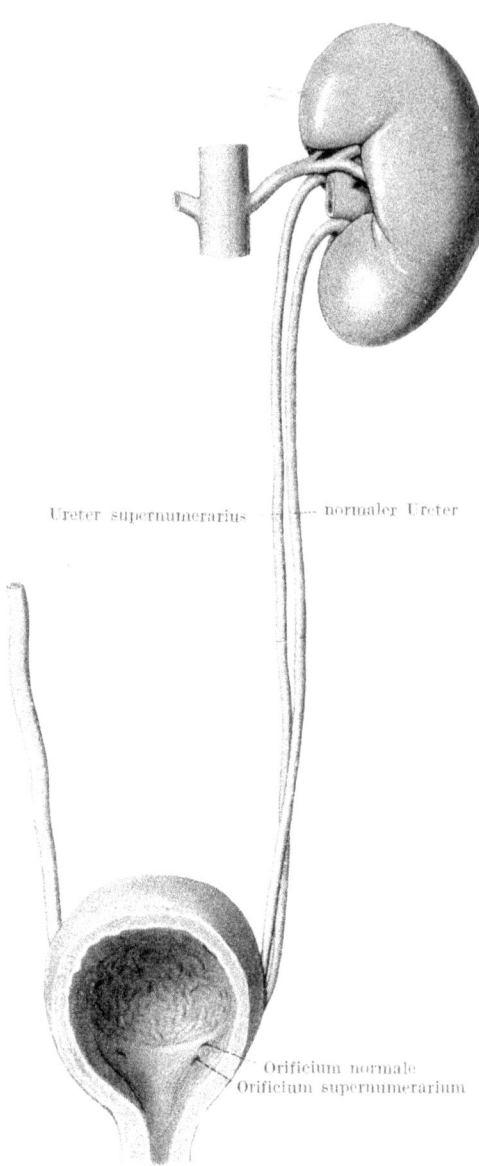

Abb. 4. Ureter supernumerarius sinister.

cava inferior oder in die Vena iliaca communis oder in die Vena hypogastrica. Diese Nierendystopie mit der dazugehörigen Kürze des Ureters und den Gefäßanomalien kommt sowohl rechts als auch links vor (Abb. 3a u. 3b). Doch ist sie, wenigstens nach meinen Erfahrungen, rechts ungleich seltener als links. Einen Fall von doppelseitiger Nierendystopie habe ich niemals gesehen, es sei denn, daß es sich um einen besonders stark ausgeprägten Tiefstand von Hufeisen- oder Kuchenniere handelt. Die Beckenniere scheint meistens keine Beschwerden zu machen und bleibt daher vielfach unerkannt.

Da es auch einen erworbenen Tiefstand der Niere infolge von Nephroptosis gibt, kann unter Umständen die Differentialdiagnose von Bedeutung sein. Anatomisch ist hierzu folgendes zu bemerken: Bei der Wanderniere hat die Niere ihre ursprüngliche Lage besessen, ist also bis an das Ende des Ascensus gekommen. Der Ureter hat die normale Länge erreicht, die Nierenarterie stammt aus der Aorta, die Nierenvene mündet in die Vena cava inferior. Bei der Nephroptosis, also bei Senkung der Niere, wird die Distanz zwischen ihr und der Blase geringer, der Ureter daher in Schlingen gelegt. Die Distanz zwischen Ursprung der Arteria renalis und Eintrittsstelle am Hilus renalis wird größer, die Arterie daher elongiert. Ähnlich verhält sich die Vene. Aus dieser Gegenüberstellung zwischen der kongenitalen und der erworbenen dystopen Niere zeigt sich der Unterschied im Verhalten der Ureteren und der Gefäße. Hierzu kommt noch die Beweglichkeit, also Repositionsfähigkeit der Wanderniere gegenüber der Unbeweglichkeit der kongenital dystopen Niere.

Die Doppelbildungen des Ureters lassen sich in zwei Arten unterteilen. Solche, bei denen die beiden auf einer Seite gelegenen Ureteren eine gemeinsame Blasenmündung haben und solche, bei denen jeder der beiden zu einer Niere gehörigen Harnleiter separat in die Blase mündet. Die erste Kategorie hat man als Ureter fissus bezeichnet. Besichtigt man eine größere Zahl solcher Fälle, so sieht man, daß die Vereinigungsstelle der beiden Ureteren, also die Aufspaltungsstelle im Sinne der Namengebung, in verschiedener Höhe des Ureterverlaufes gelegen sein kann. Zunächst in der Nähe des Nierenbeckens, so daß es den Anschein erweckt, als ob die Vereinigung der Calyces maiores abnorm tief zustande gekommen wäre. In anderen Fällen vereinigen sich die beiden Ureteren beiläufig in der Mitte des Verlaufes, schließlich knapp vor dem Eintritt in die Blase. Ganz anders verhält sich die zweite Kategorie, Ureter supernumerarius genannt (Abb. 4). Von den beiden Uretermündungen liegt die eine an der normalen Stelle, die andere in einer Linie, die beim Manne von der Mündungsstelle des normalen Ureters zum Colliculus seminalis führt, bei der Frau zum Orificium urethrae externum. Dabei ist das gegenseitige Verhältnis der beiden Ureteren so, daß der aus dem kranialen Nierenbecken stammende den aus dem caudalen entspringenden überkreuzt und tiefer mündet als letzterer. Der aus dem caudalen Nierenbecken hervorgehende endet an der normalen Stelle. Er ist also der normale Harnleiter, der andere der supernumeräre. Insolange die beiden Ureteren im Bereiche der Blase ihr Ende finden, bleibt die ganze Bildung meistens unerkannt und symptomlos. Anders verhält sich dies, wenn der supernumeräre Ureter bereits in die Urethra mündet. Hier kommt es dann zu kontinuierlichem Harnträufeln, das von dem Füllungszustand der Blase vollkommen unabhängig ist, Incontinentia paradoxa. In einzelnen Fällen kann auch die Mündung des supernumerären Ureters in die Urethra verschlossen sein, wodurch ein Hydroureter zustande kommt, der sich dann als ein länglicher Tumor in dem Septum urethro-vaginale bemerkbar macht.

C. Die Blase — Vesica urinaria.

Die Ureteren bringen den Harn durch peristaltische Bewegungen, die den ganzen Ureter entlang in kranio-caudaler Richtung ablaufen, diskontinuierlich in die Blase, wo er gesammelt wird.

Form und Größe der Blase sind von dem Füllungszustand bis zu einem gewissen Grade abhängig. Wenn auch die Blase als ein muskulöses Hohlorgan bei der Füllung sich der Kugelgestalt nähert, so behält sie trotz alledem ihre Eigenform, die vom Alter und vom Geschlecht abhängig ist. Die Eigenform der Blase kommt natürlich am besten an der leeren Blase zum Ausdruck.

Man hat im großen und ganzen den Blasenscheitel, Vertex vesicae, von dem mittleren Abschnitt, Corpus vesicae, geschieden. Das untere verbreiterte Ende bezeichnet man als Blasengrund, Fundus vesicae, dessen mittlere Partie vom Trigonum vesicae Lieutaudi eingenommen wird. Die an der Ursprungsstelle der Harnröhre deutlich vorhandene Verjüngung der Blase wurde als Blasenhals bezeichnet. Man unterscheidet auch eine vordere und eine hintere Blasenfläche, von denen letztere durchschnittlich stärker gewölbt ist als erstere.

An der Innenfläche der mäßig gefüllten Blase sieht man zunächst die gefältelte Blasenschleimhaut und das Trigonum, an den beiden Ecken des Blasendreieckes die schlitzförmige Öffnung je eines Ureters, Orificium ureteris vesicale, an der Spitze des Trigonums die Öffnung der Urethra, Orificium urethrae internum. Von den Uretermündungen laufen ganz feine Falten konvergent zur Urethralöffnung, Plicae trigoni laterales.

Die Form der Ureterenmündung ist im allgemeinen schlitzförmig. Da sie sich aus physiologischen Gründen während der einzelnen Phasen der Ureterperistole ändert, ist es selbstverständlich, daß ihre eigentliche Form von dem Moment der Beobachtung abhängig sein muß. Hierzu kommt noch eine, wenn auch nur geringgradige, aber doch beobachtbare Veränderung des Mündungsschlitzes des Ureters, die von dem Dehnungszustand der Blase abhängt. An kontrahierten Blasen sieht man, wenigstens in cadavere, nur einen linearen Spalt, während bei gedehnten Blasen der Schlitz sich nicht nur ein wenig verlängert, sondern auch verbreitert. Aber selbst bei allerstärkster Blasendehnung, wie man sie bei Tabes oder bei Prolaps sieht, kommt es nicht zur passiven Eröffnung der Mündung des Ureters. Die Unabhängigkeit der bis unter die Schleimhaut reichenden Uretermuskulatur macht dies begreiflich.

Die hintere Umrandung des Trigonum, meist dorsalwärts ein wenig konkav, ist über die Nachbarschaft erhaben und sinkt mehr oder minder steil gegen den dahinter befindlichen Anteil des Blasengrundes ab, während sie nach vorne allmählich in das Niveau des Trigonum übergeht. Diese Erhebung, vielfach als Plica interureterica bezeichnet, ist besser als Torus interuretericus zu benennen. Er ist nicht verstreichbar, die Schleimhaut daselbst ist vollkommen fixiert. An dem Ende dieses Torus befindet sich jederseits das schon erwähnte Orificium vesicale ureteris. Vielfach sieht man den Torus interuretericus als Erhebung über das Orificium lateralwärts ziehen, als Ausdruck des hier eingelagerten Ureters, Torus uretericus. Die Vertiefung hinter dem Torus interuretericus wird als Fossa retroureterica oder als Recessus retrouretericus bezeichnet (Abb. 5). Die Tiefe dieses Recessus ist normalerweise gering, bei Überdehnung der Blase nimmt dieselbe rasch zu, wie dies nicht nur an weiblichen, sondern auch an männlichen Blasen der Fall ist. Es handelt sich hier ohne Zweifel um eine stärker beanspruchte, weniger widerstandsfähige Partie der Blasenwand. Daß auch an dieser Stelle die Blase weniger fixiert ist als im Bereiche des Trigonum, lehrt die Tiefenzunahme des Recessus als eine der ersten Erscheinungen bei einer sich entwickelnden Cystocele.

Das Orificium urethrae internum an der Spitze des Blasendreiecks ist nach hinten und oben von einer feinen, halbmondförmigen Schleimhautfalte, Valvula semilunaris, die vielfach als Klappe aufgefaßt wurde, umgriffen.

Das Trigonum hat eine durchschnittliche Basisbreite von 20 mm. Der Torus interuretericus ist beim Kinde noch nicht ausgebildet und entwickelt sich erst allmählich, gewinnt speziell bei häufig eintretenden, lange dauernden Blasendehnungen an Stärke und springt dann unter Umständen gratförmig vor. Die Abhängigkeit des Torus interuretericus von der Existenz des Ureters geht schon daraus hervor, daß bei einseitigem kongenitalen Defekt eines Ureters nur der halbe Torus interuretericus, welcher der Seite des bestehenden Ureters entspricht, vorhanden ist.

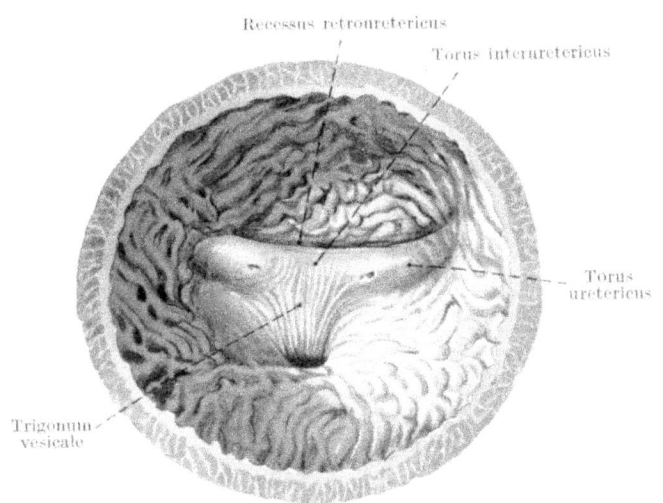

Abb. 5. Blasendreieck von oben gesehen.

Die Untersuchung der Blasenformen, noch mehr aber die Untersuchung der Blasentopik, des Verlaufes der Muskulatur, der Gestaltung der Schleimhaut und schließlich der Blasenentwicklung lehrt, daß die formale Einteilung der Blase in Vertex, Korpus und Fundus bedeutungslos ist, daß vielmehr zwei Anteile an der Blase unterschieden werden müssen, das Trigonum vesicae als das anatomisch bedeutungsvolle, das funktionell ganz anders beanspruchte und topisch fixe Blasenstück gegenüber der ganzen übrigen Blasenwand, die sich anatomisch, funktionell und topisch ganz anders verhält. Anatomisch läßt sich zeigen, daß die im Bereiche der Blase vorhandenen Falten der Mucosa mit der Auffüllung der Blase immer mehr und mehr verschwinden, bis schließlich bei der stark gefüllten Blase die Schleimhaut vollkommen glatt wird. Die Schleimhaut des Trigonum zeigt wohl manchmal ganz feine Fältelung, ist aber im allgemeinen nahezu glatt. An der bei der Blasenfüllung eintretenden Zunahme des Flächeninhaltes der Blasenwände nimmt das Trigonum nahezu nicht teil. Wenn man von stark gedehnten Blasen absieht, wächst Basis und Höhe des Trigonum bei der Füllung nur minimal. Während die Schleimhaut der Blase durch eine lockere Submucosa an die Unterlage fixiert ist, daher Falten bilden kann und abhebbar ist, ist die Schleimhaut des Trigonum nicht abhebbar und nahezu faltenlos. Die Dilatation der Blase erfolgt durch entsprechende Zunahme der Distanz der einzelnen Wandanteile vom Trigonum, wobei das Trigonum das Punctum fixum darstellt. Die Kontraktion der Blase erfolgt in umgekehrtem Sinne durch Annäherung der einzelnen Punkte an das Trigonum. Vergrößerung und Verkleinerung der Blase geschehen also exzentrisch. Das Punctum fixum des ganzen Kontraktionsphänomens wird durch das Trigonum dargestellt, das auch in topischem Sinne den fixierten Anteil der Blase darstellt.

Die Blasenkapazität ist durchschnittlich am kindlichen Individuum 100—200 ccm, am Erwachsenen 500—600 ccm. Weitgehende Füllungen der Blase können auch zu einer Kapazität von 1500 ccm und darüber führen. Nicht erwähnt sind dabei die pathologischen Blasenfüllungen, wie beispielsweise bei Tabes, bei Cystocele.

Die Eigenform der Blase wechselt mit dem Alter. Die Blase des Kindes ist lang und schmal, entbehrt des Fundus und ist in ihrem trigonalen Anteil steil gestellt. Der Querschnitt der leeren Blase des Kindes ist nahezu kreisrund.

Die Blase der Erwachsenen hat gegenüber der des Kindes in der Höhenausdehnung relativ bedeutend abgenommen, liegt daher in leerem Zustande nicht mehr der vorderen Bauchwand, sondern der hinteren Symphysenfläche an. Gleichzeitig mit der Abnahme der Höhe nimmt der Tiefen- und Breitendurchmesser der Blase zu. Das nahezu vertikal gestellte Trigonum des Kindes stellt sich immer mehr in die Ebene der Conjugata, indem der obere Rand des Trigonum immer weiter nach abwärts sinkt. Schließlich liegt das Trigonum in einer Ebene, die vom unteren Rand der Symphyse zum zweiten Sakralwirbel zieht.

Beim weiblichen Individuum zeigt die Umdimensionierung der Blase noch insoferne eine Besonderheit, als der Tiefendurchmesser weniger als der Breitendurchmesser wächst. Dadurch bekommt der Fundus seine auffällige Breite, vielfach auch Ausbuchtungen, die man als Recessus laterales vesicae bezeichnet hat. Diese finden sich beim männlichen Individuum entweder gar nicht oder äußerst selten im höheren Alter.

Diese Verschiedenheit in der Entwicklung prägt auch die Form der Blase, was bei der Besichtigung der Blase von hinten ganz besonders sichtbar wird. Die Blase der Frau stellt ein Dreieck mit breiter Basis dar, während die Blase des Mannes sich wohl auch nach abwärts verbreitert, aber den größten Querdurchmesser nicht am Blasengrunde, sondern etwas darüber besitzt.

Diese bei mäßiger Füllung der Blase eingenommenen Formen ändern sich bei vollkommener Entleerung derselben dahin, daß die männliche Blase sich in allen Richtungen gleichmäßig verkleinert, während die weibliche Blase hauptsächlich in antero-posteriorem Durchmesser abnimmt, so daß die Breite der Blase nahezu erhalten bleibt, während die hintere Wand der vorderen Blasenwand genähert wird. Meist entsteht an dieser hinteren Wand eine Delle, in der die vordere Wand des Corpus uteri liegt, weshalb man auch diese Grube als Fovea uterina vesicae bezeichnet hat. Manchmal ist diese Vertiefung so stark ausgeprägt, daß man von einer Schüsselform der Blase spricht.

Wird die Blase gefüllt, dann entfaltet sie sich, beim Kind wird sie spindelförmig, bei der Frau behält sie die seitlichen Ausbuchtungen. Dabei steigt die Blase des Erwachsenen natürlich über die Symphyse mehr oder minder auf. Die Blase gewinnt dadurch an ihrer vorderen Wand einen ausgedehnten Kontakt mit der vorderen Abdominalwand.

Da die vordere Wand der Symphyse anliegt, behält sie im großen und ganzen ihren Verlauf bei, während die Hinterfläche stark ausgebuchtet wird.

Die Blasenwand besteht aus der Mucosa, der Submucosa und der Muscularis, die außen von einer bindegewebigen Schichte umhüllt ist und an ihrer Hinterfläche in wechselnder Ausdehnung einen peritonaealen Überzug trägt.

1. Die Mucosa.

Die Mucosa ist blaß, leicht grau-rötlich, samtglänzend. Das Epithel ist in der Form der Zellen vielfach vom Füllungszustand der Blase abhängig, dementsprechend im großen und ganzen verschieden dick (Paneth und London, Krause, Kölliker). Unter der Deckschichte, die aus großen, platten, vielfach mehrkernigen Zellen besteht (Eggeling), befinden sich kolbenartige, dann zylinderartige Zellen, die deutlich abgeplattet werden, wenn der Inhaltsdruck der Blase steigt. Bis zu einem gewissen Grade ist auch der Höhendurchmesser der platten Zellen von dem Füllungszustand abhängig. Da die platten Zellen der Deckschicht über mehrere darunter gelegene zylinderartige Zellen hinwegziehen, tragen sie an ihrer Unterfläche deutliche Dellen, in die sich die freien Enden der darunter gelegenen Schicht einfügen (Eggeling). Die unter der Deckschicht gelegenen Zellen wurden von den verschiedenen Autoren wieder als in mehreren Schichten angeordnet beschrieben. Dabei sollen die einer Schicht zugehörigen Zellen sich von denen der nächsten Schicht durch besondere Eigentümlichkeiten unterscheiden. So beschreiben Kölliker und Obersteiner die auf die Deckschicht folgende Zellage als aus spindelförmigen, konischen und keulenförmigen Zellen bestehend, während sie Paneth nagelförmig nennt. Unter diesen Zellen liegen dann ovale Zellen, die kleiner sind. An diese schließt sich eine Lage von Zellen an, die Krause und Obersteiner als ellipsoid beschreiben. Während die einen Autoren vier Zellschichten annehmen, beschreiben die anderen drei, wie z. B. Dogiel bis schließlich Notkin, der jüngst diese Verhältnisse untersucht hat, zu dem Resultat kommt, daß das Blasenepithel im großen und ganzen aus zwei Schichten besteht.

Von besonderem Interesse war lange Zeit hindurch die Frage, ob normalerweise im Nierenbecken, Ureter und in der Harnblase wahre Drüsen vorkommen. Ältere Autoren haben solche an einzelnen Stellen beschrieben, so vor allem im Nierenbecken und im oberen Abschnitt des Ureters (Henle, Virchow, Luschka, Oberdieck, Hamburger usw.). Vielfache Nachuntersuchungen haben erwiesen, daß diese Angaben nicht zu Recht bestehen. Die ganze Frage erhielt insoferne zunächst durch Brunn eine Klärung, als dieser Autor jenen Angaben beistimmte, nach denen (Sappey, Robin, Cadiat) keine Drüsen vorhanden sind, außerdem aber zeigte, daß die vielfach als Drüsen angesprochenen Gebilde faktisch Epithelsprossen darstellen; man nennt sie daher bis zum heutigen Tag Brunnsche Epithelsprossen. Die Befunde von Brunn wurden dann vielfach bestätigt (Ebner, Schaffer, Stöhr usw.). Diese soliden Epithelnester, teils in Zusammenhang mit dem Epithel stehend, teils von diesem getrennt, erhalten manchmal ein Lumen und gewinnen dadurch ein cystisches Aussehen. Während Aschoff, der alle diese Bildungen beschreibt, die Frage offen läßt, ob es sich hierbei noch um normale oder bereits pathologische Bildungen handelt, geben andere Autoren an, daß die Cysten bereits pathologisch sind. Stoerk und O. Zuckerkandl leiten aus diesen verschiedenen Stadien die sich bei der Cystitis cystica und Cystitis glandularis ergebenden Bilder ab, allerdings wird in der Beschreibung die im Vordergrund der Erkrankung stehende Metaplasie des Epithels erwähnt.

Von den eben beschriebenen Gebilden sind unzweifelhaft vorkommende Drüsen in der Nähe des Orificiums urethrae internum zu unterscheiden. Hier handelt es sich nämlich um ganz kleine Drüschen, die nach Aussehen und Anordnung den im proximalen Teil der Urethra vorkommenden, prostataähnlichen Drüsen gleichen. Sie sind bei Mann und Weib vorhanden und spielen bei ersterem in der Genese der Prostatahypertrophie eine bedeutende Rolle. Die Häufigkeit ihres Vorkommens scheint allerdings individuell zu variieren.

Die Propria besteht aus fibrillärem Bindegewebe und aus elastischen Fasern, sie besitzt keine Papillen. In der Schleimhaut der Blase und des Ureters kommen in seltenen Fällen kleinere Inseln adenoiden Gewebes vor (Chiari, Weichselbaum, Krause, Hamburger).

Die Submucosa ist mit Ausnahme der noch später zu besprechenden Submucosa des Trigonum locker gewebt, enthält viele elastische Fasern.

2. Die Muscularis.

Der Aufbau der glatten Blasenmuskulatur ist ziemlich kompliziert. Man hat sich bemüht, in der Anordnung der Blasenmuskulatur eine longitudinale Außenschichte und eine zirkuläre Innenschichte zu sondern. Speziell die longitudinale Schichte läßt sich als längsverlaufende, vom Vertex vesicae gegen das Trigonum gerichtete Züge, vor allem an der vorderen und hinteren Blasenwand unzweifelhaft darstellen. Während sich diese Fasern aber am Vertex sammeln und daselbst einen deutlich längsverlaufenden Muskelbestand bilden, ziehen die Bündel gegen den Blasengrund divergent und verschwinden daselbst mehr oder minder deutlich in der Tiefe. Nur an der vorderen Blasenwand sind sie auch im Bereiche des Orificium urethrae noch nachweisbar. An den seitlichen Wänden der Blase sind nur wenige Züge longitudinaler Muskulatur zu sehen.

Einzelne Autoren haben diese Längsschicht vollkommen separiert und als Musculus detrusor urinae bezeichnet, so Henle, Krause, Hyrtl, während andere unter Detrusor urinae eigentlich den ganzen Muskelbestand der Blase verstehen (Luschka, Sappey, Waldeyer, Disse, E. Zuckerkandl).

Hebt man die oberflächlichen, längsverlaufenden Züge ab, so zeigt sich, daß die darunter gelegenen Fasern nicht mehr über die ganze Länge der Blase verfolgbar sind, sondern in die Tiefe tauchen, teils allmählich, teils ziemlich schroff umbiegen und dadurch in die Querrichtung gelangen. Ist die Blase sehr stark gefüllt, so sieht man diese Fasern zusammen mit den darunterliegenden, noch stärker querverlaufenden deutliche Netze bilden.

Die zirkuläre Schichte ist von der Innenseite durch die Schleimhaut hindurch oder nach Ablösung der Schleimhaut im Bereiche des Corpus und des Fundus vesicae gut sichtbar. Doch handelt es sich auch hier nicht um eine regelmäßige Anordnung zirkulär verlaufender Fasern, wie dies beispielsweise bei der zirkulären Darmmuskulatur darzustellen ist, sondern es handelt sich vor allem um ein mehr oder minder engmaschiges Netzwerk, so daß man eigentlich von einer netzförmigen Anordnung der Blasenmuskulatur sprechen muß, wobei die äußere Schichte dieser Anordnung eine Betonung in longitudinaler, die innere eine solche in transversaler Richtung zeigt.

Diese netzförmige Anordnung der Fasern, die in der am meisten nach innen gelegenen Schicht besonders deutlich wird, hat man auch vielfach als eine eigene Schicht bezeichnet und nennt sie retikuläre Schicht. Dementsprechend unterscheiden manche Autoren drei Muskelschichten: eine äußere longitudinale, eine mittlere zirkuläre und eine innere retikuläre (Barkow, Krause, Peterfi, Sappey, Waldeyer, E. Zuckerkandl). Eine wirklich genaue Abgrenzung der drei Schichten besteht aber nicht.

Die Anordnung der Blasenmuskulatur entspricht, wie immer man sie künstlich unterteilen möge, der funktionellen Beanspruchung, die es mit sich bringt, daß bestimmte Züge der Muskulatur im Sinne dieser Beanspruchung verstärkt werden, die Netzstruktur verwischen und schließlich den Charakter von Muskellagen annehmen. In Erkenntnis dieser Beanspruchung hat man die Längsschichte als Musculus detrusor, die Querschicht als Musculus compressor urinae bezeichnet. Namen, die schon aus historischen Gründen beibehalten werden können.

Die verschiedenen Lagen oder Schichten der Muskulatur laufen gegen das Trigonum zusammen und verfilzen sich daselbst so vollständig, daß im Bereiche des Blasendreiecks eine Entwirrung des Faserverlaufes unmöglich wird. Jedenfalls aber zeigt der ganze Faserverlauf, daß das Trigonum die zentrale Fixationsstelle der Blasenwandmuskeln darstellt, gegen die sich die einzelnen Fasern verkürzen müssen. Dieses Verhalten macht es begreiflich, wenn behauptet wird, daß das Trigonum auch in funktionellem Sinne den Fixpunkt der Blase darstellt.

Zu dem bisher beschriebenen Muskelbestand gesellen sich noch Fasern von der longitudinalen oberflächlichen Uretermuskulatur, die an die Blasenoberfläche gelangen und sich daselbst verlieren. Diese Fasern erreichen eine Strecke weit vor dem Eintritt des Ureters in die Blasenwand am Ureter eine gewisse Mächtigkeit, sie bilden jene Schichte von Blasenharnleitermuskeln, die von einzelnen Autoren, vor allem von Waldeyer als Vagina ureteris bezeichnet wurde.

Sieht man von dieser oberflächlichen Muskelschichte ab, die eigentlich der Blase zugehörig ist, so betritt der Ureter, mit seiner eigenen Muskelschichte versehen, die Blasenwand, durchläuft schräg die muskulöse Blasenwand und gelangt in die Submucosa. Ein Teil der äußeren longitudinalen Uretermuskulatur vereinigt sich mit der der anderen Seite, und wirft so den Torus interuretericus auf, wobei nicht zu entscheiden ist, ob nicht noch selbständige Muskelbündel Inhalt des Torus interuretericus bilden. Ein anderer Teil der äußeren longitudinalen Muskeln zieht schräg nach vorne und innen und verliert sich in der trigonalen Muskulatur.

Die zirkuläre Uretermuskulatur und die innere longitudinale bleiben in unmittelbarer Beziehung zur Schleimhaut des Harnleiters bis zu seiner Blasenmündung. Wenn wir daher von der sog. Vagina ureteris, die Blasenmuskulatur darstellt, absehen, durchbricht der Ureter mit seinem gesamten Muskelbestand die Blasenwandmuskeln und gelangt unter die Blasenschleimhaut. Dieses Verhalten erklärt auch die funktionelle Selbständigkeit des Ureters, die sich in der Fortleitung der über den Ureter hinweglaufenden peristaltischen Welle bis zur Blasenmündung offenbart. So wird Systole und Diastole der Uretermündung erklärbar. Diese Unabhängigkeit des Ureters macht es auch verständlich, daß die Weite der Uretermündung von den Dehnungsverhältnissen der Blase unabhängig ist.

Die schon beschriebene Muskulatur des Trigonum, die teils durch die enge Verbindung der longitudinalen und zirkulären Blasenmuskulatur entstanden ist, der sich außerdem noch die eben beschriebenen Fasern der Uretermuskulatur zugesellen, enthält wahrscheinlich noch eigene Muskelfasern, doch gelingt es nicht, hier eine separate Schichte klarzulegen.

Mit dieser Muskulatur hängt auch jene Muskelanordnung zusammen, die als M. sphincter urethrae internus oder Lissosphincter urethrae bezeichnet wird.

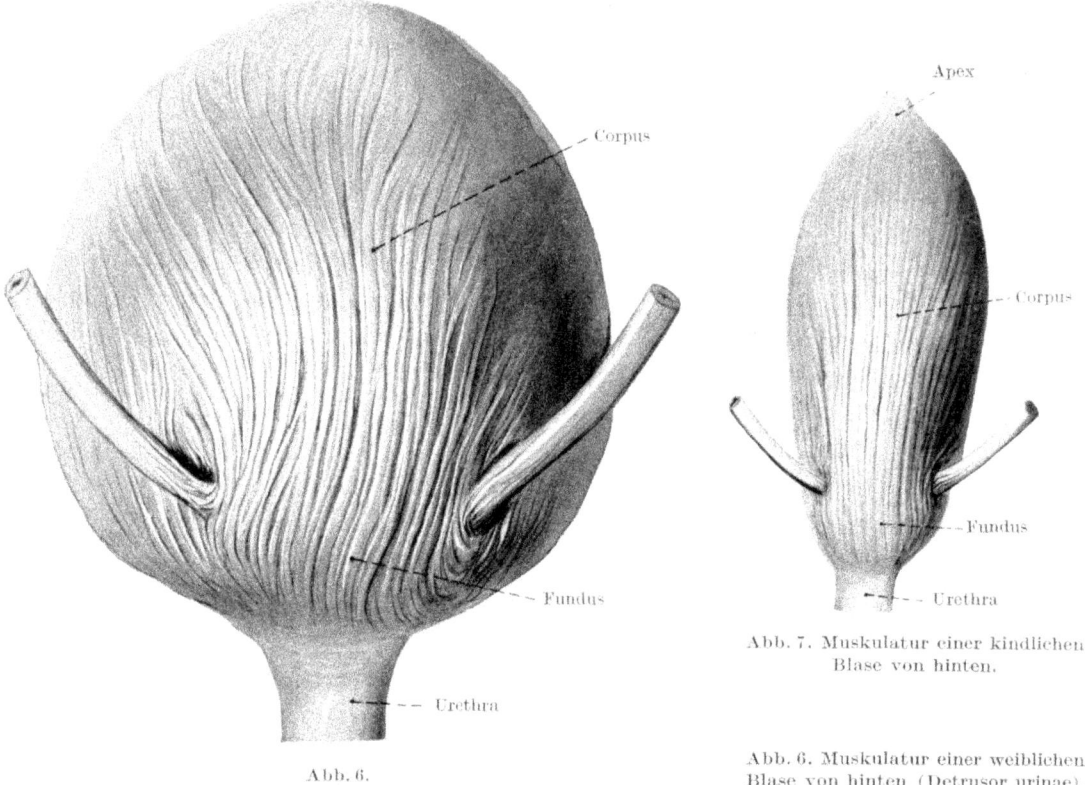

Abb. 6.

Abb. 7. Muskulatur einer kindlichen Blase von hinten.

Abb. 6. Muskulatur einer weiblichen Blase von hinten (Detrusor urinae).

Während die einen Autoren (Kalischer, Waldeyer, Delbet) diesen Muskel bereits der Urethra zurechnen, sind andere der Meinung, daß es sich um einen Teil der Blasenmuskulatur handelt, schließlich wird auch angenommen, daß der M. sphincter vesicae einen selbständigen Muskel darstellt. Die anatomische Präparation zeigt unzweifelhaft, daß nach der Ablösung der Schleimhaut am Orificium urethrae internum ein dichtes Lager zirkulärer Muskelfasern zum Vorschein kommt, die halbringförmig die vordere Zirkumferenz des Orificium umgeben, nach hinten aber in den dichten Muskelfilz des Trigonum übergehen. Anatomische Untersuchungen über diesen Muskelring an den Blasen von Prostatikern, die ich seinerzeit gemacht habe, haben mich gelehrt, daß diese Fasern, in bestimmten Fällen von Prostatahypertrophie durch ihre Dehnung besonders hervorgehoben, sich weit hinein in das Trigonum verfolgen lassen und sich daselbst zusammenschließen, so daß ein Ring entsteht, dessen vordere Hälfte, eng zusammengefaßt, bündelförmige Gestalt annimmt, während die hintere Hälfte flächenhaft ausgebreitet und aufgefasert in der Trigonummuskulatur liegt. Es ist wohl kaum anzunehmen, daß die Anordnung dieses Muskelbestandes bei der weiblichen Blase anders ist als beim Manne, wenn es auch nicht gelungen ist, diese Anordnung ähnlich wie beim Manne darzustellen. Die Befunde von Kalischer, Waldeyer und Disse lassen sie als wahrscheinlich erscheinen.

Die Kontraktion dieser Muskulatur bringt eine allseitige Verengerung des Orificium urethrae internum mit sich. Die Meinung von Heiß, nach welcher der Sphincter vesicae die vordere Zirkumferenz des Orificium gegen die Uvula presse und so die Blase abschließe, mag für jene Fälle Geltung haben, in denen eine Uvula vorhanden ist. An jenen Blasen aber, an denen man einen sternförmigen Spalt der Blasenmündung sieht, bei denen also eine ausgesprochene Uvula fehlt, kann dieser Mechanismus keine Geltung haben. Der Sphincter schließt eben das Orificium, wobei allerdings, seiner Anordnung entsprechend, der vordere Halbring scharfrandig vorspringt.

Der gesamte Muskelbestand des Trigonum, wie er bisher beschrieben wurde, zeigt aber gegenüber der Blasenmuskulatur noch eine Besonderheit. Während die übrige Blasenmuskulatur von der Schleimhaut durch eine lockere Submucosa getrennt ist, so daß Schleimhautfalten entstehen können, ist die Mucosa des Trigonum mit der darunter gelegenen Muskelschichte eng verbunden. Eine Submucosa im landläufigen Sinne existiert an dieser Stelle nicht. Dieses Verhalten erklärt die Straffheit und Glätte der trigonalen Schleimhaut.

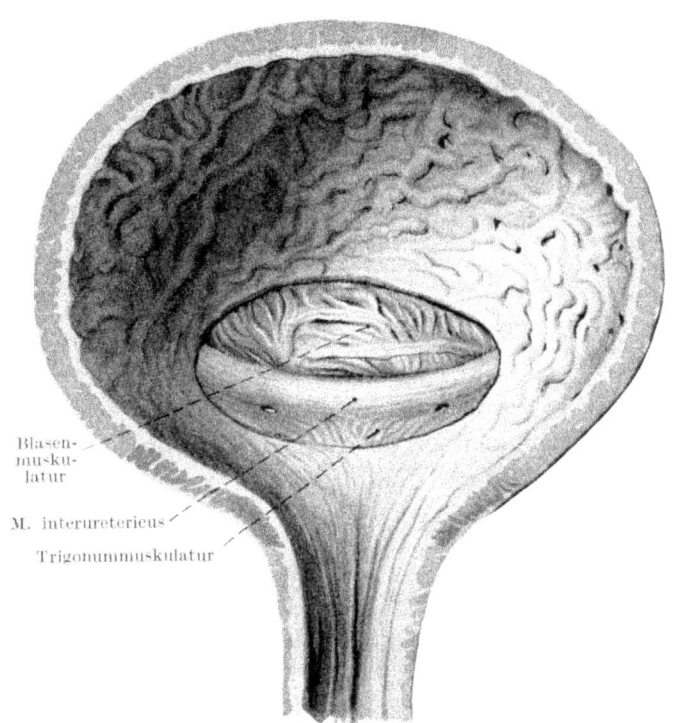

Abb. 8. Musculus interuretericus nach Entfernung der Schleimhaut.

Bevor wir an die Beschreibung der Adventitia gehen, sei noch erwähnt, daß Blasenmuskelfasern auch gegen die Nachbarschaft ausstrahlen, wie dies auch an anderen Muskelbekleidungen von Hohlorganen vorkommt. So ziehen Fasern von der Blasenmuskulatur in das Septum vesicovaginale, um hier zu verschwinden, andere verlaufen gegen das Schambein und liegen im Ligamentum pubovesicale.

3. Die Adventitia.

Sie heftet das Peritonaeum an die Blasenwand. Diese Verbindung, die normal nur an der Hinterfläche der Blase vorhanden ist, ist eine äußerst lockere und ermöglicht dem Peritonaeum weitgehende Verschiebungen an der Unterlage und die Bildung typischer Reservefalten. Die Ausdehnung des peritonaealen Überzuges an der Blasenoberfläche hängt vom Alter und vom Füllungszustand der Blase ab. Reicht die Blase, wie beim Kind, bis nahezu an den Nabel, befindet sie sich fast vollkommen im Bauchraume, so erstreckt sich der Serosaüberzug über die ganze hintere Blasenwand bis zum Trigonum. Sinkt die Blase in das Becken, liegt sie retrosymphysär, so ist der Flächeninhalt des peritonaealen Überzuges relativ kleiner geworden, mit der Füllung der Blase wächst er neuerdings.

Die Arterien der Blase stammen durchwegs aus der A. hypogastrica und gelangen als A. vesicalis sup. und A. vesicalis inf. zur Blasenseitenwand, ein Ast der A. haemorrhoidalis media zum Blasengrund. Die A. vesicalis sup. benützt in ihrem proximalen Teil den wegsam gebliebenen Abschnitt der A. umbilicalis. Die Arterien durchbrechen die Muscularis, in der sie Netze bilden, und gelangen in die Submucosa.

Die Venen der Blase sammeln sich in einem feinen submukösen Netz, das die Muskulatur durchbricht und schließlich an die Blasenoberfläche gelangt, ein Teil dieser Venen liegt dann subperitonaeal, ein anderer im Beckenbindegewebe, wo er den Plexus vesicalis und Plexus vesico-vaginalis bildet.

Die in der Blasenadventitia gelegenen Venen anastomosieren breit untereinander, eine Tatsache, die einzelne Autoren dazu bewogen hat von einem Plexus vesicalis externus im Gegensatz zu dem submukösen Plexus vesicalis internus zu sprechen (Heiß, Gilette, Fenwick). Die allerfeinsten Venen, unmittelbar unter der Schleimhaut gelegen und durch diese hindurch während des Lebens, aber an geeigneten Objekten auch post mortem sichtbar, liegen im Bereiche des Trigonum vesicae, wo sie auch cystoskopisch frühzeitig bemerkt wurden, allerdings zunächst von Nitze, dann auch von anderen für Arterien gehalten wurden. Genaue Untersuchungen mittels Injektion haben aber ergeben, daß es sich um Venen handelt (Bachrach).

Die Nerven der Blase bilden den Plexus vesicalis, zu dem Äste des Plexus hypogastricus und aorticus, ebenso vom Plexus sacralis gelangen.

D. Die Harnröhre — Urethra.

Die Harnblase geht am Orificium urethrae internum in die kurze Harnröhre über, die nur Harnweg darstellt, da beim Weib der Genitalweg separiert ist. Sie zeigt eine durchschnittliche Länge von 3—4 cm; Minima wurden mit $2^1/_2$ cm, Maxima mit 5,75 cm beschrieben. Salmony, der eine Reihe von Messungen gemacht hat, gibt an, daß die Harnröhre in 33% 3—4 cm, in 50% 4—5 cm lang gewesen sei und konstatiert eine gewisse Proportion der Harnröhrenlänge zur Körpergröße.

Die Harnröhre ist im großen und ganzen gleichmäßig kalibriert, der engste Teil ist das Ostium urethrae externum. Die ganze Harnröhre ist verhältnismäßig leicht dehnbar, unter physiologischen Umständen ist sie bis auf 7—8 mm Durchmesser dilatierbar. Der Querschnitt der leeren Harnröhre ist beiläufig sternförmig, entsprechend den longitudinalen Schleimhautfalten. Eine dieser Falten ist im allgemeinen konstant, liegt an der dorsalen Wand und läßt sich nicht selten direkt in das flach erhobene Trigonum vesicae verfolgen. Man hat diese Falte als Crista urethralis beschrieben.

Die am Übergang der Crista urethralis in das Trigonum häufig vorhandene

Erhebung bildet die Uvula vesicae, durch deren Vorwölbung gegen die lichte Weite der Blasenmündung das Orificium vesicae die bekannte Hufeisenform erhält.

Die Urethra verläuft ziemlich geradlinig und ist in ihrem Verlauf von der Fixation an die Nachbarschaft abhängig. Die Mündung der Harnröhre nach außen liegt im Vestibulum vaginae. Sie ist sternförmig, manchmal sagittal schlitzförmig, nicht selten halbmondförmig, vor allem dann, wenn die Crista urethralis, gut entwickelt, bis in die Ebene des Orificium urethrae externum reicht.

Kommt es bei Multiparen zum physiologischen Prolaps der vorderen Vaginalwand, dann wird die schmale Schleimhautbrücke zwischen Harnröhren- und Scheidenöffnung, die bei nulliparen Personen ganz schmal ist, verbreitert. Die Harnröhrenmündung wird dadurch in der Vulva deutlich sichtbar, um so mehr, als sich die Harnröhre selbst an diesem Prozeß beteiligt. Die feine Öffnung der Harnröhrenmündung wird erweitert, vielfach ragt auch Harnröhrenschleimhaut ectropiumartig vor.

Während der proximale Teil der Harnröhre unmittelbar hinter der Symphyse in lockerem Fettgewebe eingebettet ist, ist das darauffolgende Stück in das Diaphragma urogenitale eingeschlossen und dadurch vollkommen fixiert. Auf dem Wege durch das Diaphragma erhält die Urethra auch einen quergestreiften Muskelbelag, der als Sphincter urethrae externus bezeichnet wird. Das distale Ende der Urethra

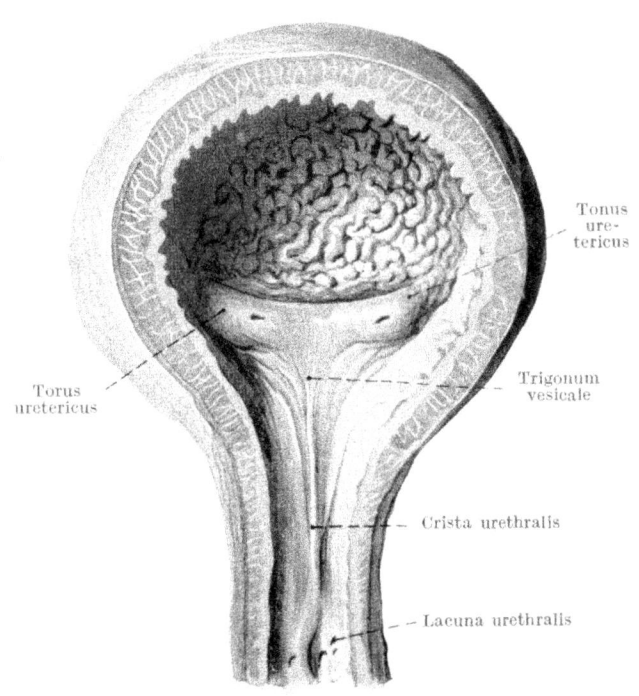

Abb. 9. Harnröhre und Blase von ventral geöffnet.

liegt bereits unterhalb des Diaphragma. Die hintere Urethralwand ist mit der vorderen Vaginalwand eng verbunden. Das Septum urethrovaginale ist auch äußerst dicht gewebt, so daß eine Grenze der beiden Schläuche gegeneinander nur schwer darstellbar ist, um so mehr, als es auch zu einem Austausch der glatten Muskelfasern der beiden Kanäle kommt. Die Einlagerung der Urethra in die vordere Vaginalwand prägt an letzterer die als Carina urethralis bekannte Vorwölbung.

Der pelvine, leicht bewegliche Anteil der Urethra folgt den Exkursionen des entsprechenden Abschnittes der vorderen Vaginalwand und der Blase. So ist es verständlich, daß bei der Inversion der vorderen Vaginalwand im Anschluß an den Uterusprolaps oder bei Cystocele das Orificium urethrae internum mit dem anschließenden Teil der Urethra tiefer tritt, wodurch die Urethra einen symphysenwärts konvexen Bogen beschreibt, da das darauffolgende Stück durch das intakte Diaphragma urogenitale in seiner Lage erhalten wird. Die Urethra weicht in solchen Fällen von ihrem geradlinigen Verlauf ab.

Entsprechend dem Hochstand der kindlichen Blase ist die Urethra des Kindes verhältnismäßig länger als die der erwachsenen Frau, wobei der pelvine Anteil der Urethra diese verhältnismäßige Verlängerung verursacht.

Das Epithel der Urethra wurde von den verschiedenen Autoren in verschiedener Art und Weise beschrieben; so fanden die einen (Disse) nur geschichtetes Plattenepithel, während die anderen geschichtetes Plattenepithel und einschichtiges Cylinderepithel vorfanden (Ebner). Ebner beschreibt Stellen mit mehrreihigem Cylinderepithel und schließt sich der Meinung Henles an, der von Übergangsepithel gesprochen hat. Erst Schaffer hat das Urethralepithel an den verschiedenen Stellen genauer beschrieben, wodurch die verschiedenen Aussagen der Autoren eine Erklärung finden. Anschließend an das Orificium urethrae internum trägt die Harnröhre typisches Harnblasenepithel, an diese Stelle schließt sich eine Zone mit geschichtetem, dann mehrreihigem, stellenweise einfachem Cylinderepithel. Das distale Stück der Harnröhre hat geschichtetes Plattenepithel, das auch die äußere Mündung der Urethra bekleidet.

Auch über die Frage, ob die Lamina propria Papillen trägt, ist keine Einigkeit der Meinungen vorhanden. Während Ebner das Vorkommen von Papillen vollkommen leugnet, beschreibt Oertel zahlreiche schlanke Papillen. Schaffer sagt mit Recht, daß Papillen nur an jenen Stellen vorkommen, wo geschichtetes Pflasterepithel die Decke bildet. Die Lamina propria enthält viele elastische Fasern. In die Propria eingebettet befindet sich das Corpus spongiosum, nach Kobelt aus zahlreichen weiten, dünnwandigen Venen bestehend.

Viel diskutiert ist auch die Frage über das Vorkommen und den Aufbau der Urethraldrüsen. Im großen und ganzen läßt sich sagen, daß analoge Verhältnisse wie bei der männlichen Urethra vorhanden sind. Zunächst finden sich, die Propria schräg durchbohrende, kurze Gänge, deren Mündungen mit der Lupe, vielfach auch mit freiem Auge, sichtbar sind. Sie sind mit einem Epithel ausgekleidet, welches dem der nachbarlichen Oberfläche vollkommen entspricht. Sie sind daher nicht als Drüsen, sondern als Lacunen (Lac. Morgagni) zu bezeichnen, gerade so wie beim Mann. An ihren Enden ist manchmal das Epithel verändert, heller gefärbt und zeigt die Charakteristica der Littreschen Drüsen, wie dies auch in der männlichen Harnröhre vorkommt. Davon unabhängig finden sich in der weiblichen Harnröhre typische Littresche Drüsen, an einzelnen Stellen auch intraepitheliale Drüsen. Vor allem im proximalen Abschnitt der Urethra, im Septum urethro-vaginale, sieht man Drüsenschläuche, deren Auskleidung jener der prostatischen Schläuche sehr ähnlich ist, so daß sie mit Recht als Prostatarudimente, Glandula prostatica feminina gedeutet wurden (de Graaf, Haller, Virchow, Aschoff, Rauber, Sachs u. a.). Stellenweise zeigen sie auch cystische Erweiterungen.

Von allen diesen Bildungen sind die paraurethralen Gänge, Skeneschen Gänge, wohl zu unterscheiden. Ihre grübchenförmigen Mündungen, meist zu beiden Seiten der Urethra, vielfach auch nur einseitig vorhanden, sind mit freiem Auge in der Nachbarschaft der Urethralmündung sichtbar. Es handelt sich um Einstülpungen der Schleimhaut des Vestibulum vaginae, die nichts mit Rudimenten der Wolffschen Gänge — wie dies Kocks angegeben hat — zu tun haben (Nagel). In der weiblichen Harnröhre kommt auch lymphadenoides Gewebe normalerweise vor, wie dies die Untersuchungen von Sachs gezeigt haben, teils in verstreuten Formationen, teils in follikulären Ansammlungen, besonders im distalen Anteil.

Der Propria liegt ohne deutliche Submucosa die glatte Muskelschichte der Urethra eng an. Sie besteht aus einer kräftigen longitudinalen inneren Lage und einer schwächeren zirkulären äußeren Lage und geht ohne scharfe Grenze in die Blasenmuskulatur über. An der Übergangsstelle ist die zirkuläre Lage stärker entwickelt, **Sphincter urethrae internus**. Jener Teil der Harnröhre, der das Diaphragma urogenitale durchsetzt, ist von den quergestreiften Fasern desselben umgeben, während im distalen Abschnitt die zirkulären Muskelfasern Vagina und Urethra gemeinsam umgreifen. Man spricht daher von einem **Sphincter urethrae** und einem **Sphincter urethrovaginalis**.

II. Genitalsystem.
A. Der Eierstock — Ovarium.
Die normale Anatomie und Physiologie des Eierstocks.
Von Prof. J. W. Miller, Barmen.

Die normale Anatomie des Eierstocks.
1. Die makroskopische Anatomie.

Form, Größe und Lage des Ovariums wechseln im Lauf der Entwicklung seiner Trägerin. Relief und Volumen zeigen nicht nur individuelle Variationen, sondern werden in hohem Grade durch die Funktion des Organs beim geschlechtsreifen Weib bestimmt. Makroskopisch erkennbar wird die Keimdrüse als Ovarium der allgemeinen Annahme nach erst von der 9. Woche ab. Während der Hoden breiter und kürzer wird, behält der Eierstock eine langgestreckte, schmale Form (H. Meyer, S. 230).

a) Die Gestalt der Keimdrüsen.

Die Gestalt der Keimdrüsen wird zum Teil durch die umliegenden Eingeweide beeinflußt. Hier und dort zeigen sie Abplattungen, die in ihren Formen genau den aufliegenden Eileitern oder Därmen entsprechen (H. Meyer, S. 227). Beim Fetus ist der Eierstock zungenförmig (Olshausen, S. 278), auf dem Querschnitt nieren- oder bohnenförmig; beim Säugling spindelförmig (Négrier, S. 1), dreiseitig prismatisch mit abgerundeten Kanten; beim heranwachsenden Mädchen mehr elliptisch, langgestreckt; bei der Frau etwa mandelförmig (Rieffel, S. 310). Bayers Vergleich mit einer Dattel (S. 448) scheint mir nicht glücklich. Ein Querschnitt durch beide Herzkammern entspricht in seinen äußeren Umrissen gut einem senkrecht zur Längsachse durch den Eierstock geführten Schnitt. Doch sind Walzen-, Prisma- und Kugelform und eine ganze Reihe von Zwischenstufen häufig genug anzutreffen, um nicht als Ausnahme angesprochen werden zu können (Beigel).

Nach dem Eintritt der Pubertät gewinnt die bisher einigermaßen glatte Oberfläche durch das Hervorspringen reifender Follikel und den Narbenzug ihrer schrumpfenden Umwandlungsprodukte ein mehr und mehr flach granuliertes bis höckeriges Aussehen.

Nicht so selten ist eine eigenartige Konfiguration des Ovariums, ein „Lusus naturae" (Waldeyer) in Form des Reliefs einer Großhirnhemisphäre, eine Anomalie, die von Abel als Ovarium gyratum bezeichnet und nach ihm noch von verschiedenen Autoren (z. B. Adler (S. 55), Bezançon, Bien, Darier und Bourges, Frankl, v. Franqué, Garrigues, Koch, Krömer, Maiß, Pfannenstiel (S. 8), Pozzi und Bender, Targett, Weber) beschrieben und abgebildet worden ist. Unregelmäßige, durch tiefe Furchen getrennte Windungen bilden die ganze Oberfläche des in meinen Fällen stets kleinen (atrophischen) Organs. Die Entstehungsweise dieser merkwürdigen Varietät ist offenbar nicht einheitlich; auf sie wird im mikroskopischen Teil zurückzukommen sein.

Die Farbe ist grauweiß. Waldeyer (1870, S. 5 und 1899, S. 506) vergleicht die Erscheinung der Oberfläche mit dem „weichen, matten (nicht glänzenden) Aussehen einer Schleimhaut, wodurch sie sich deutlich von dem glatten, glänzenden Aussehen der benachbarten serösen Flächen der Ligamenta lata unterscheidet". Ja er spricht sogar — und zwar in nicht ganz berechtigter Weise — von der „Schleimhautoberfläche des Ovariums" (S. 506).

Beim Neugeborenen schimmern die Blutgefäße des Stromas durch die noch zarten Gewebe der Rinde hindurch und verleihen dem Ovarium einen leicht rötlichen Ton.

b) Die Größe der Eierstöcke.

Die Größe der Eierstöcke ist „ungemein schwankend" (Olshausen, S. 270) und (wie auch die Form) den verschiedenartigsten Variationen unterworfen (Beigel). Anfänglich besitzen beide Eierstöcke ungefähr gleiche Größe; vom 5. Monat ab bleibt aber der linke im Durchschnitt dem rechten gegenüber merklich zurück. Mehrere verschiedene Messungen H. Meyers geben folgende Mittelwerte:

Alter in Wochen...............		10	15	20	24	28	32	36	40
Länge der Ovarien in Millimetern	rechts	3,8	5,0	$11^3/_4$	$12^1/_2$	$14^1/_4$	$16^3/_4$	$16^1/_2$	$20^1/_2$
	links	3,7	5,0	12	11	$12^3/_4$	$13^1/_2$	$13^1/_2$	$17^1/_2$

In Übereinstimmung mit diesen Zahlen weisen einzelne Autoren — u. a. Bayer (S. 98 und 448), Nagel (1896, S. 42) — auf die größeren Maße der rechten Keimdrüse hin. [Auch bei geschlechtsreifen Rindern ist der rechte Eierstock durchschnittlich schwerer als der linke (Käppeli, Schmid, Simon). Nach Käppeli (S. 6—9 und 70) bilden sich auch im rechten Ovarium des Kalbes früher größere Follikel aus als im linken, so daß dieses im Gewicht dem rechten gegenüber zurückbleibt. Bei Mastkälbern berechnet Heitz allerdings eine minimale Gewichtsdifferenz — 0,03 g — zugunsten des linken Keimstocks.]

Beim Fetus sind die Ovarien (den Tuben und) dem Uterus gegenüber durch ansehnliche Größe ausgezeichnet. Anfangs geht das Wachstum beider Organe gleichmäßig vor sich; ungefähr vom 7. Monat ab wächst die Gebärmutter jedoch rascher. Dementsprechend erscheinen die Keimdrüsen, die in früheren Stadien die Hauptmasse der inneren Genitalien bilden, später nur noch als Anhängsel der viel größeren Gebärmutter (H. Meyer, S. 229).

Bei nulliparen Frauen sehen wir kleinere Maße als bei kinderreichen Müttern. Winternitz trifft das Richtige, wenn er meint: „Am häufigsten findet man das Ovarium von der Größe einer Krachmandel (samt Schale)" (S. 27). Im Klimakterium erfolgt Hand in Hand mit der beginnenden senilen Involution der Genitalien eine allmähliche Schrumpfung der Eierstöcke, die bei Matronen zu hochgradiger Gewebsverminderung führt. In der Menopause erscheint dann die Oberfläche des Keimstocks wie ein Pfirsichkern von Furchen durchzogen [Raciborsky (1844, S. 336), Krieger (1869, S. 156), Rieffel (1901, S. 372)], um später — mit etwa 70 Jahren — wieder ganz glatt zu werden (Rieffel, S. 372). Bayer spricht von einem maulbeerartigen Ansehen (1908, S. 448). Nicht ganz richtig ist Gegenbaurs Darstellung: „Erst in der Involutionsperiode schwinden die Funktionsspuren des Ovars, dessen Oberfläche wieder sich glättet und damit dem Verhalten im Kindesalter ähnlich wird" (S. 161). Die Konsistenz des Organs im Senium wird derb und lederähnlich.

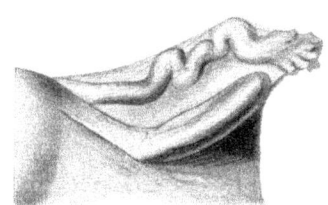

Abb. 10. Ovar eines Kindes. (Nach Tandler.)

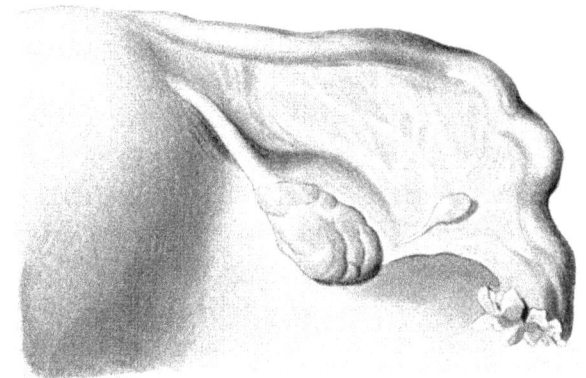

Abb. 11. Seniles Ovar. (Nach Tandler.)

Waldeyer gibt folgende Maß- und Gewichtstabelle:

Länge des Eierstocks bei Neugeborenen	2,0 cm
„ „ „ „ Kindern (5—6 Jahre)	2,5 „
„ „ „ „ Erwachsenen	3—5 „
Breite bei Neugeborenen	0,5 „
„ „ Kindern	0,8 „
„ „ Erwachsenen	1,5—3 „
Dicke bei Neugeborenen	0,25 „
„ „ Kindern	0,4 „
„ „ Erwachsenen	0,5—1,5 „
Gewicht bei Neugeborenen	0,5 g
„ „ Kindern	2—3 „
„ „ Erwachsenen	6—8 „
„ „ Greisinnen	1—2 „
Größe der reifen Eifollikel	1,5—2 cm

Von Hartmann (S. 7) werden Waldeyers Zahlen bestätigt.

Genauere Angaben finden sich bei Wehefritz (S. 170), der die Wägungen von Wilhelm Müller-Jena verwertete.

1. Stunde	bis 1. Monat	0,296 g
2. Monat	„ 12. „	0,53 „
1. Jahr	„ 5. Jahr	1,01 „
6. „	„ 10. „	1,91 „
11. „	„ 20. „	6,63 „

21. Jahr	bis 30. Jahr	10,97 g
31. „	„ 40. „	9,30 „
41. „	„ 50. „	6,63 „
51. „	„ 60. „	4,96 „
61. „	„ 70. „	3,97 „
71. „	„ 90. „	4,23 „

Gelegentlich werden die Waldeyerschen Maße weit übertroffen: So bildet Beigel (1878, S. 44—46) die Ovarien einer 20jährigen Person von 6,1 : 2,0 : 1,1 (rechts) bzw. 6,2 : 1,8 : 1,9 cm (links) ab. Altuchow beschreibt ein (linkes) Ovarium von 80 mm Länge, 14 mm Breite und nur 6 mm Dicke; das rechte maß 35 : 13 : 7 mm. In Negas Dissertationspräparat (1838) erreichte der rechte Eierstock eine Ausdehnung von vier Pariser Zoll = 10,8 cm, während die Länge des linken mit nur zwei Zoll bestimmt wurde (S. 15).

Beim Uterus unicornis ist der Eierstock der defekten Seite, wie Paltauf (S. 233) in Anlehnung an Schröder (1889, S. 109, Fig. 40) ausführt, „fast durchgehends länger, dabei meist etwas schmäler und dünner als der der entwickelten Seite. Selten sind sie gleich oder ist das Ovarium der ausgebildeten Uterusseite das längere".

Einen solchen Ausnahmefall beschreiben Guizzetti und Pariset (S. 383, Fall 8): Bei einer 44jährigen Frau mit Aplasie der linken Niere und Uterus unicornis dexter war das rechte Ovarium 9 cm, das linke 6 cm lang.

Fast wie ein Scherz berührt eine umfangreiche Maßtabelle Hennings, der — es war vor einem halben Jahrhundert — besondere Spalten für Jungfrauen, Deflorierte, Verheiratete, Nulliparae, Wöchnerinnen, Witwen und Geschiedene (!) führt (S. 104).

Das spezifische Gewicht der Keimdrüse beträgt nach Testut (S. 697) 1,051; für die Rinde wird 1,08, für das Mark 1,04 angegeben.

c) Die Lage der Ovarien.

Beim Fetus finden wir die Keimdrüsenanlage in Form einer längs verlaufenden Leiste — Plica urogenitalis, Keimfalte oder Geschlechtsleiste — an der medialen (medioventralen) Seite des Wolffschen Körpers, der Urniere, vornehmlich in Höhe der oberen Lendenwirbel (vom 4. Thorakal- bis zum 1.—2. Lumbalnerven); ihr kraniales Ende erreicht die Lungenbasis (Warren, S. 254). Das Cölomepithel bildet hier eine schon am Anfang der fünften Woche bei Embryonen von 8 mm Länge erkennbare, rasch an Größe zunehmende Verdickung von weißlicher Farbe. Durch Einsprossen von bindegewebigen Zügen und Blutgefäßen in diesen Keimepithelwulst erfolgt seine Zerschnürung in kleine und kleinste epitheliale Komplexe und die Entstehung eines Epithel und Stroma führenden Organs (Bayer, S. 49).

Es findet dann der sogenannte Descensus ovarii statt, der nur eine sehr oberflächliche Ähnlichkeit mit dem Descensus testiculi bietet. In Wirklichkeit handelt es sich nach Wendeler nicht um ein Hinabsinken der Ovarialanlage; der Ortswechsel beruht vielmehr auf folgenden Faktoren: Die Leibeswand der Frucht wächst viel schneller in die Länge als die sich entwickelnde Keimdrüse und schiebt sich gewissermaßen hinter den inneren Genitalien in die Höhe; ebenso wächst das erst knorpelig angelegte Becken, sich mächtig ausbildend, über die Geschlechtsorgane in die Höhe.

„Begünstigt wird dieser Vorgang einerseits durch die Fixierung der Müllerschen Gänge und der mit ihnen eng verbundenen Eierstocksanlagen vermittels des Thierschschen Geschlechtsstrangs an den Gebilden des späteren Beckenbodens, anderseits durch die Atrophie des Wolffschen Körpers bis zur Rolle eines Mesenterium, vermittels dessen die Ovarial- und Tubenanlage nur überaus locker an die hintere Leibeswand angeheftet ist" (Bayer, S. 80).

Schon in der 10. Woche liegt nach H. Meyer (S. 232) angeblich das rechte Ovarium etwas tiefer und dem Uterus etwas näher als das linke.

Gegen Ende des dritten Monats schneidet ihr oberer Pol schon mit dem oberen Rande des Darmbeinkammes ab. In der Mitte des 5. Monats liegen die Adnexe bereits tief im großen Becken, z. Z. der Geburt finden sie sich unter normalen Verhältnissen noch oberhalb der Eingangsebene des kleinen Beckens auf dem Musculus psoas. Erst nach Ablauf des ersten Lebensjahres liegen sie unterhalb der Linea innominata (Wendeler, S. 42—46).

Bei der Erwachsenen ist das Ovarium durch eine ganz kurze Bauchfellduplikatur — das Mesoophoron — an die dorsale Platte des Ligamentum latum angeheftet. Aus dieser Beziehung zum breiten Mutterband gewinnt man die Orientierung über ein Präparat operativ radikal entfernter innerer Genitalien:

Die Keimdrüse ist an ihrem mehr zugespitzten uterinen (unteren) Pol — der Extremitas uterina — durch das Lig. ovarii proprium dicht hinter und unter dem Tubenwinkel am Uterus fixiert und liegt hinter dem Lig. latum. Das Eierstocksband verläuft zwischen den beiden Blättern des letzteren bzw. innerhalb seiner hinteren Platte. Vor dem Lig. ovarii löst sich aus der Muskelmasse der Gebärmutter der Eileiter, der wieder das drehrunde Lig. teres vor sich sieht. Ein Präparat weiblicher Genitalien mit zwei deutlich getrennten Ovarialbändern an der linken Keimdrüse bildet Beigel ab (1878, S. 180).

Über den mehr abgestumpften, dem Uterus ferneren (oberen) Pol der Keimdrüse legt sich in situ die Tubenschleife. Er trägt daher den Namen Extremitas tubaria. Von ihr zieht über die Vasa iliaca externa hinweg zur Fascie des Psoasmuskels das Lig. suspensorium ovarii, Henles Lig. infundibulopelvicum. Die Fimbrien des Infundibulum ruhen glockenförmig auf dem Eierstock auf. Der absteigende Tubenschenkel schlägt sich mit der zugehörigen Mesosalpinx über die freie Fläche des Eierstocks wie ein Vorhang hinweg, so daß dieser, namentlich von oben und vorn her, verdeckt wird (Waldeyer).

Die 2,5—3 cm lange Fimbria ovarica setzt sich dem freien Rand der Mesosalpinx entlang bis zum Tubenpol fort. „Mitunter ist sie fein rinnenförmig ausgehöhlt, so daß etwa ein vom Eierstock herwanderndes Ei in dieser Rinne tuto, cito et jucunde zur Tube gelangen könnte" (Waldeyer). Nicht so selten erreicht sie den Eierstock nicht oder fehlt ganz. An ihre Stelle tritt dann ein ungefranstes Lig. infundibulo-ovaricum.

Dem Ansatz des Mesoophoron mit dem Hilus, der Ein- und Austrittsstelle der Gefäße, entspricht etwa der obere Rand des Eierstocks, der Margo mesovaricus. Während letzterer aber gradlinig verläuft, schließt die Serosa mit einer makroskopisch gut erkennbaren, leicht unregelmäßig verlaufenden Grenzlinie — früher auch als Farresche Linie bezeichnet — gegen das Ovarialgewebe ab. Da das Mesoophoron (wie jede Bauchfellduplikatur) aus zwei Platten besteht — die Serosablätter sind durch eine Schicht gefäßreichen Bindegewebes voneinander getrennt — so könnte man auch zwei Farresche Linien verzeichnen.

„Das Ovarium besitzt keinen Peritonaealüberzug, weder eine bindegewebige Serosagrundlage noch auch ein einfaches Peritonaealepithel. Die Serosa des Abdomens geht über den Eierstock mit keinem ihrer Bestandteile hinweg" (Waldeyer 1870, S. 5).

Der sog. freie, gewölbte „Rand", Margo liber, ist genau genommen ebensowenig ein Rand wie die Wölbung der linken Herzkammer — im Gegensatz zur rechten — eine Kante darstellt.

Die beiden Flächen des Ovariums werden als Facies medialis und Facies lateralis bezeichnet. Aus dieser Namengebung erhellt bereits, daß die Keimdrüse im Becken eine ganz andere Lage einnimmt als an dem Operations- oder Sektionspräparat. Das aus seinem Situs entfernte Ovarium mit den ausgespannten Ligg. lata weist nämlich scheinbar eine Vorder- und eine Hinterfläche auf. Innerhalb des Beckens ist aber das tubare (mehr laterale) Ende des Organs viel mehr dorsalwärts und viel höher gelegen als der uterine (mehr mediale) Pol. Die Längsachse verläuft also bei aufrechter Stellung des Weibes ganz schräg und steil, fast senkrecht. Der freie Rand ist nach hinten und medialwärts, der Hilus nach vorn und lateralwärts gerichtet (Sänger).

Rieffel sucht den Keimstock im Winkel zwischen dem inneren Psoasrand und den Vasa hypogastrica oder in der Gabelung der Arteria iliaca communis (S. 314). Nach Waldeyer liegt das gesunde, nicht vergrößerte Ovarium bei geschlechtsreifen, normal gebauten Frauen mit seiner lateralen (sog. hinteren) Fläche in einer meist nur seichten Vertiefung der seitlichen Beckenwand, der Fossa ovarica. Diese ist nicht identisch mit der von Claudius beschriebenen „Fossa ovarii, die in dem fetthaltigen Bindegewebe ausgetieft ist, welches am oberen Rande des Musculus piriformis die zum Durchtritt der Vasa und des Nervus glutaeus superior bestimmte Grube — Foramen suprapiriforme — ausfüllt" (S. 250). Sie bildet vielmehr den hinteren Teil der Fossa obturatoria. Die Fossa ovarica begrenzen hinten der Ureter und die Arteria uterina, oben und vorn die Nabelarterie [bzw. — nach Rieffel (S. 317) — die Vena iliaca externa oder der Nervus obturatorius]. Nach unten verflacht sie sich; ihre Grenze entspricht hier etwa der seitlichen Insertion des breiten Mutterbandes (S. 514f.). Recht genau sind Nagels Angaben: Die Grube „entsteht durch die Teilung der A. iliaca commun. in die A. iliaca externa und A. hypogastrica; nach oben wird sie von dem unteren Rande des M. psoas und von der A. und V. iliaca externa, nach hinten von dem Ureter und der A. und der V. hypogastrica, nach unten von dem Anfangsstück der vorderen Beckenarterien (A. umbilicalis, A. obturatoria, A. uterina, die entweder als gemeinschaftlicher Stamm oder getrennt aus der A. hypogastrica hervorgehen) und von dem diese Arterien begleitenden Venenstamm begrenzt" (1896, S. 8).

Wie Pfannenstiel hervorhebt, ist die Lage der Eierstöcke jedoch niemals ganz symmetrisch. Nach Rieffel (S. 313) liegt der linke gewöhnlich etwas mehr nach vorn als der rechte. Auch kommen nicht selten Abweichungen von der geschilderten typischen Lage vor, die noch nicht als pathologisch aufzufassen sind. So unterscheidet Waldeyer

Die makroskopische Anatomie des Eierstocks.

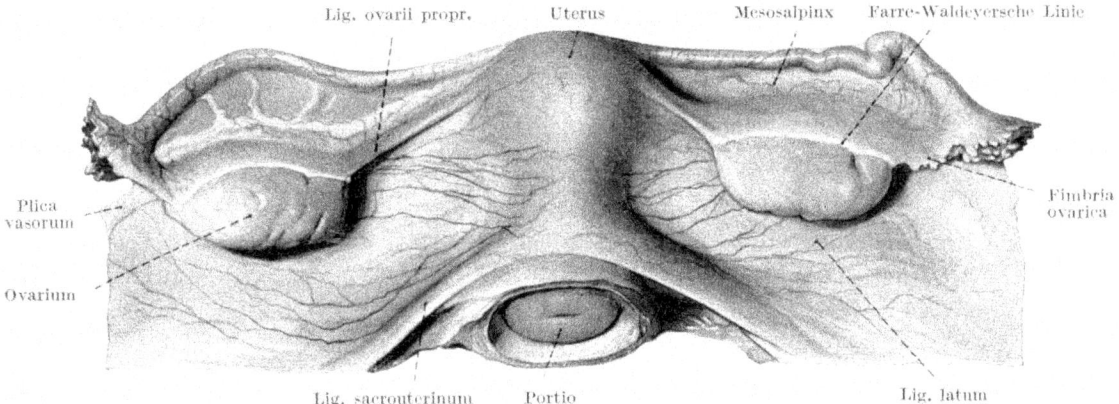

Abb. 12. Ovar, Uterus und Tube von hinten gesehen. (Nach Tandler.)

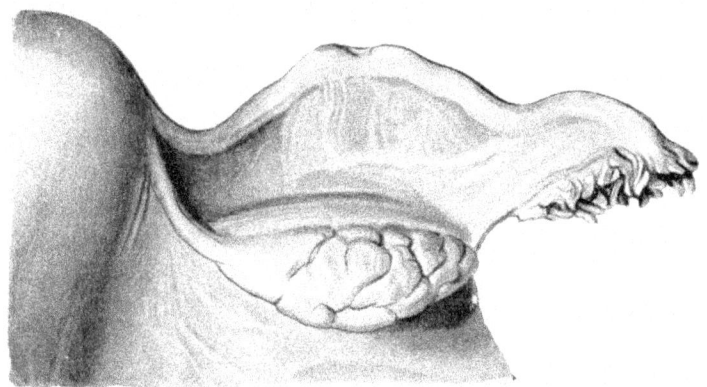

Abb. 13. Ovar einer geschlechtsreifen Frau. (Nach Tandler.)

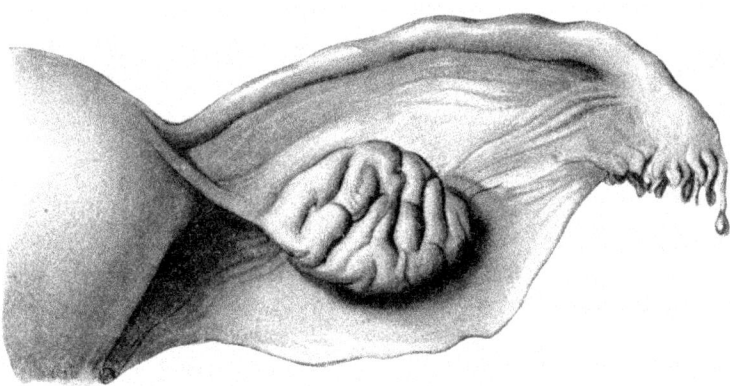

Abb. 14. Ovarium gyratum. (Nach Tandler.)

eine Tieflage, eine Hochlage und eine Vorderlage des Eierstocks. Namentlich fand er die physiologische Senkung bei Multiparis, wenn der Eierstock etwas groß und schwer war.

Eine hochgradige physiologische Dislokation nach oben erfolgt in der Gravidität: Der Fundus uteri zieht bei seinem allmählichen Hochsteigen das Lig. teres, das mediale Tubenstück und das Lig. ovarii mitsamt der Extremitas tubaria des Eierstocks aufwärts. Nach Olshausen werden die Ovarien unter erheblicher Verlängerung der Ligg. infundibulopelvica bis fast zur Nabelhöhe ins Abdomen hinaufgezogen (S. 285), und zwar rückt der untere (mediale) Pol viel höher als der mehr seßhafte obere (laterale) Pol. Allerdings bemerkt Fehling, daß das Ovarium in der Schwangerschaft nicht weit über den Beckeneingang in die Höhe rückt (S. 365).

Da der Fundus uteri besonders stark — über die Adnexe hinaus — in die Höhe wächst, so gleiten die Abgangsstellen der Eileiter und Ligamente scheinbar an den Seitenkanten des Fruchthalters hinab. Durch diese relative Stabilität der Adnexe wird einer Überdehnung der Ligg. suspensoria vorgebeugt. „Indem der Uterus ferner seitlich in die breiten Ligamente hineinwächst und diese entfaltet, werden die Adnexe zuletzt den Uteruskanten dicht anliegend gefunden" (Bumm, S. 115).

Nach Feststellungen, die Leopold bei Gelegenheit zahlreicher Kaiserschnitte machen konnte, verschiebt die Insertion der Placenta an der Rückwand der Gebärmutter die Adnexe nach vorn, während die Entwicklung des Mutterkuchens an der Vorderwand die Anhänge nach der Seite bzw. nach hinten verdrängt (S. 166). Das Gesetzmäßige dieser Lagebeziehungen gestattet schon während der Schwangerschaft durch die Bauchdecken hindurch, namentlich aus der Verlaufsrichtung der Eileiter, den Placentarsitz zu diagnostizieren, was für die Ausführung des klassischen Kaiserschnitts von besonderer Bedeutung ist.

2. Die mikroskopische Anatomie des Eierstocks.
a) Der Bau des Ovariums.

Zur genauen mikroskopischen Untersuchung der Ovarialstruktur empfehle ich, das Organ (ebenso wie die Gaumentonsille) nicht wie bei der Sektion im Längsdurchmesser zu halbieren, sondern durch mehrere Querschnitte in Scheiben zu zerlegen. Schon mit bloßem Auge lassen sich dann auf diesen Schnittflächen zwei verschiedene Gewebe unterscheiden: die derbe Rindenschicht und die lockere Markschicht.

Eine schwache Vergrößerung ermöglicht die Abgrenzung folgender Zonen:

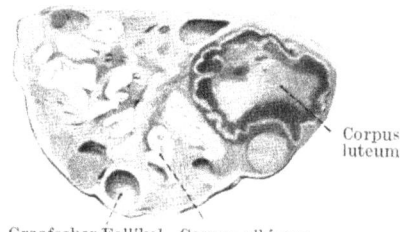

Abb. 15. Schnitt durch ein reifes Ovarium. (Nach Tandler.)

A. Die Rinde.
  a) Das Ovarialepithel.
  b) Die Albuginea.
  c) Das Stroma ovarii.
    α) Die Schicht der Primärfollikel.
    β) Die Schicht der größeren Follikel.

B. Die Marksubstanz.

Die Rinde.

Das Ovarialepithel. Überkleidet ist die freie Oberfläche des Eierstocks nach den Angaben der meisten Autoren „während des ganzen Lebens, selbst in senilem Alter" mit einer einfachen Lage kubischen oder niedrig-zylindrischen Epithels, dem Ovarialepithel.

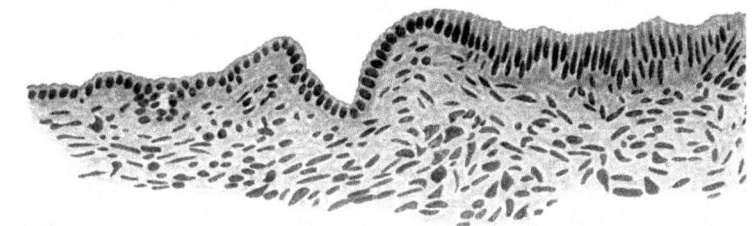

Abb. 16. Ovarialepithel, teils kubisch, teils hoch zylindrisch.

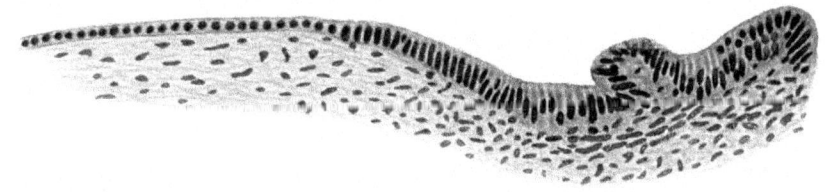

Abb. 17. Ovarialepithel. Farre-Waldeyersche Linie. Links Peritonaealepithel des Hilus ovarii; rechts hohes zum Teil anscheinend zweischichtiges Oberflächenepithel.

Tatsächlich sieht man aber selbst an lebenswarm fixiertem Operationsmaterial davon in der Regel nur kurze Streifen oder überhaupt nichts. Nur in geschützten Einziehungen der Rinde kann man mit einiger Regelmäßigkeit die Oberflächenbekleidung gut erhalten sehen.

Wenn allerdings die Keimdrüsen unter besonderen Kautelen, ohne daß die Hand des Operateurs sie berührt, exstirpiert und freihängend in die Fixierungsflüssigkeit gebracht werden, gewinnt man Schnitte mit großen Strecken gut erhaltenen Keimepithels. Aber auch an solchem Material habe ich niemals einen die ganze Peripherie umspannenden Epithelsaum gesehen. Die übliche Annahme, daß der epitheliale Überzug des Organs durch die Hand des Operateurs oder Obduzenten abgestreift wird, ist also im wesentlichen richtig. Allerdings erscheint diese Tatsache befremdlich, denn sonst ist kein lebendes, gesundes Epithel so empfindlich, daß es sich — wie des Schmetterlings buntes Schuppenkleid — durch einfache, kurzdauernde Berührung abwischen ließe.

Wohl zu beachten bleibt aber, daß auch an den „unberührten" Ovarien Teile der Rinde sich nackt und bloß darbieten. Die Ursache dieser Defekte erblicke ich in zwei Faktoren: Erstens — bei Gelegenheit der Follikelreifung — in der offensichtlich sehr erheblichen, immer wiederkehrenden Verdünnung und Streckung des Epithels, die zu seiner Dehnungsatrophie führt und zweitens — bei Gelegenheit des Follikelsprungs — in der stets wiederholten Zerstörung des Epithels, das sich vielleicht nur langsam regeneriert.

Die Albuginea. Unter dem Epithel bildet die periphere Rindenschicht bei der Erwachsenen einen schmalen, mit dem Alter allmählich zunehmenden follikelfreien Randstreifen, die Tunica albuginea. Unter dieser Bezeichnung versteht Henle „einige

Bindegewebsschichten, deren Fasern in der Regel so verlaufen, daß im sagittalen Durchschnitt der Drüse eine Reihe querdurchschnittener Bündel zwischen zwei der Schnittebene parallelen Faserlagen sichtbar wird" (S. 479). Diese alternierenden Schichten haben zusammen nicht über 0,1 mm Mächtigkeit; sie sind vom Parenchym meist nicht scharf zu trennen. Ihr Übergang in das Stroma wird durch die Änderung des Verlaufs der Bündel, ihre dichte Verflechtung bezeichnet (Henle). In manchen Präparaten hebt sich die Albuginea, wie Häggström richtig bemerkt, durch ihre relative Kernarmut und dieser entsprechende, lichter rote Färbung vom eigentlichen Ovarialstroma ab. Zu betonen ist aber ihre ganz ungleichmäßige Ausbildung.

Das Stroma ovarii. Das spezifische Ovarialgewebe besteht aus der Rinde. Ihre Breite wechselt nicht unbeträchtlich; sie schwankt zwischen 1 und 3 mm. Hufeisenförmig umgreift sie den Markkern. Am Hilus fehlt das Eierstocksparenchym. Kontinuierlich geht hier das Bindegewebe des Mesoophorons in die Marksubstanz über.

Mikroskopisch zeigt die Rinde — und das ist für die Organdiagnose im Schnitt bedeutungsvoll — eine ganz auffällige Ähnlichkeit mit einem sehr zellreichen Fibrom; den Vergleich mit einem Spindelzellensarkom halte ich für weniger treffend. Kleine, schmalovale Kerne, nur von einem dürftigen Protoplasmaleib umschlossen, machen von der so geschaffenen Möglichkeit dichtester Lagerung ausgiebigen Gebrauch. Im Hämatoxylin-Eosin-Schnitt kontrastiert die Rinde durch die Intensität ihrer blauen Farbe lebhaft gegen die kernarme, ausgesprochen rosa erscheinende Marksubstanz. Die einzelnen Spindelzellen ordnen sich zu relativ schmalen Bündeln und Zügen, die sich in den verschiedenen Richtungen des Raums, gern Wirbel bildend, gegenseitig durchflechten. Die Bielschowsky-Färbung offenbart hier einen sehr dichten Faserfilz von ganz feinen bindegewebigen Fibrillen.

Mitten im Stroma des Katzenovariums fand His neben den Spindelzellen — teils vereinzelt, teils in Reihen und kleinen Gruppen, in der nächsten Umgebung der Blutgefäße — größere, lipoidreiche „länglichovale Zellen mit einem sehr grobkörnigen, undurchsichtigen Inhalt" (S. 165). Diese Gebilde nannte er Kornzellen. Waldeyer (1870, S. 23) erklärte sie für Lymphkörperchen, „d. h. nach der modernen Bezeichnung für Wanderzellen".

Beim Menschen untersuchte namentlich v. Winiwarter diese Gebilde, die er schon bei Embryonen von 4 cm Länge nachwies. Ihre tinktorielle Differenzierung erreichte er durch Anwendung der Dreifachfärbung nach Flemming; sie erscheinen hier deutlich orange. Ihr Auftreten im fetalen Leben erfolgt in drei verschiedenen Schüben. Das Fett ist bei menschlichen Früchten jedoch „meistens nur als feiner Staub sichtbar und erreicht niemals die groben Körner der gleichen Zellen bei der Katze" (v. Winiwarter, S. 6).

Diesen Kornzellen entziehen die wachsenden Follikel das Fett und verwenden es zu ihrem eigenen Wachstum (Plato, S. 679). Von den Thecaluteinzellen (s. S. 37) sind sie genetisch zu trennen, wenn auch ihr histologischer Bau vollkommen übereinstimmt (Stieve, 1921, S. 48). Seitz taufte sie Stromaluteinzellen. Eine Umwandlung der Thecazellen in die Kornzellen wird von verschiedenen Autoren angenommen.

Die Schicht der Primärfollikel.

„In verschwenderischer Reichlichkeit aneinander gereiht" enthält das Stroma die nur mikroskopisch wahrnehmbaren Primärfollikel, solide, rundliche Miniaturgebilde von etwa 40 μ Durchmesser, die von einer einfachen Lage platter bis kubischer Epithelien umschlossen sind.

Die Entwicklung der Primärfollikel.

Ein schmaler Epithelstreifen der Plica urogenitalis bildet das **Keimdrüsenfeld** [Bornhaupt (1867), Waldeyer (1870)]. In seinem Bereich gerät das Cölomepithel in eine langdauernde, mächtige Proliferation, die einwärts gegen das Innere der Falte gerichtet ist. Die Geschlechtsleiste — deutlich von dem unter ihr liegenden Gewebe der Urniere (des Wolffschen Körpers) differenziert — setzt sich daher aus einem zunächst rein epithelialen Komplex rundlicher, mäßig großer Zellen zusammen (Wendeler, S. 21; Felix, S. 862 f.). Bald erfolgt aber eine Sonderung dieser durchaus gleichartigen Zellkolonie in ein Oberflächenepithel und einen Epithelkern (Felix, S. 866), den eigentlichen Keimdrüsenbildner (S. 876). Zapfenförmig erstreckt sich dieser Epithelkern noch bis in das Mesoophoron hinein. Da aus diesem Zapfen das sog. Rete ovarii entsteht, wird er als das Reteblastem (Coert) bezeichnet (S. 876).

v. Mihálkovics und Janošík nahmen zwei Wachstumsperioden an, nach v. Winiwarter und Sainmont erfolgt die Epithelwucherung aber in drei zeitlich weit getrennten Etappen oder Schüben. Die erste Proliferation liefert [bei der Katze und nach v. Winiwarter (1910, S. 746ff.) ganz analog bei der Frau] die Cordons médullaires (Markstränge), die in der 7. oder 8. Lebenswoche fettig entarten und untergehen. Aus der zweiten Epithelinvasion entwickeln sich (in der Zeit zwischen dem 33. Tag post coitum und dem Ende der 5. Woche post partum) die Cordons épithéliaux primitives nebst sämtlichen Eiern der Zone cortical primitive sowie die Graafschen Follikel. Sie alle erleiden das gleiche Schicksal: Degeneration. Erst aus dem dritten Schub — kurz vor dem Eintritt der sexuellen Reife — entsteht die Zone corticale définitive mit ihren Cordons épithéliaux secondaires. Doch lehnte Kingsbury die scharfe Unterscheidung zwischen den Produkten der ersten und zweiten Proliferation ab (S. 364); auch konnte er kein Zeichen einer Eineubildung aus einer dritten Epitheleinwucherung erkennen (S. 370). Bei der weißen Maus findet Kingery zwei scharf getrennte Perioden: eine fetale und eine postnatale (S. 271 f.).

Unter den Epithelien der Geschlechtsleiste differenzieren sich zunächst einzelne — auch in der freien Randlage an der Oberfläche — durch stärkeres Wachstum zu umfangreicheren, durch wesentlich größeren und helleren Kern auffallenden Gebilden, den Urgeschlechtszellen, deren Sexualcharakter noch nicht bestimmbar ist.

„Mit dem Erscheinen von Genitalzellen erhält das Epithel der Urogenitalfalte die Bezeichnung Keimepithel[1]. Keimepithel bedeutet also ein Gemisch von gewöhnlichen Cölomzellen und Genitalzellen" (Waldeyer, S. 860). Die Urgeschlechtszellen sind demnach Abkömmlinge des Keimepithels. Von diesen Archigonocyten stammen die Gonocyten (Geschlechtszellen) und von diesen wieder die Ursamenzellen bzw. Ureier ab. Ureier sind jene Geschlechtszellen (im weiteren Sinn), die zuerst sicher als weiblich erkannt werden können. Ihnen fehlen Kernkörperchen. Ihre Abkömmlinge — vermutlich mehrere Generationen — werden als Oogonien (Primordialeier) bezeichnet. Wir verstehen

---

[1] Von Beard wird seine Existenz allerdings kategorisch bestritten: „There is no germinal epithelium" (1904, S. 352)!

darunter Eizellen, die sich noch durch Teilung vermehren. Die Zellen der letzten Oogonien-
generation teilen sich aber nicht mehr, sondern wachsen zu Oocyten erster Ordnung
(Boveri) oder Voreiern (Waldeyer) heran (Waldeyer, S. 222f., 240 und 242).

Bei den ersten im Eierstocksepithel erscheinenden Zellen (ohne Kernkörperchen)
unterscheiden v. Winiwarter und v. Winiwarter und Sainmont solche mit noyaux
protobroques a und b (in erster Schlingenform). Zu letzteren (b) gehören die Follikelepithelien. Die nucleolenhaltigen Kerne der sich nicht mehr teilenden letzten Oogonien-
generation bzw. der jungen Oocyten durchlaufen (bei Katze und Kaninchen) folgende
morphologisch wohl unterscheidbare Stadien: Noyaux poussiéroides (staubförmig),
transitoires (Übergangsform), deutobroques (in zweiter Schlingenform), leptotènes (dünnfädig), synaptènes (synapsisähnlich), pachytènes (dickfädig), diplotènes
(doppelfädig), dictyés (netzförmig) [v. Winiwarter und Sainmont (1909, S. 201 bis
211)]. Die Zellen mit protobrochen Kernen halten die belgischen Autoren für Oogonien
(S. 182f. und 191). Den Oocyten entsprechen wahrscheinlich schon die Staubkerne, sicher
die deutobrochen (S. 184 und 215).

Nach Stieve (S. 278f.) sind jedoch alle Kerne mit staubförmigem Zerfall des
Chromatins in Rückbildung begriffen und dürfen nicht in den Entwicklungsgang
der Oocyte eingeschoben werden.

Während sich die Mehrzahl der Epithelien zu jungen Eiern entwickelt (Felix,
S. 876), dringt, wie erwähnt, in den Epithelkern von der 2. Hälfte der 6. Woche ab, von
seiner Basis — also von der Urniere — her, gefäßführendes Bindegewebe ein, das, sich
vielfach verzweigend, die ganze Anlage in einzelne Komplexe — Eiballen (Waldeyer)
oder Eifächer — trennt (Wendeler, S. 26). Auch diese werden bei fortschreitender
Wucherung des Bindegewebes in kleine Zellgruppen zerschnürt, die nur noch je ein Urei
und eine Anzahl begleitender, umhüllender, undifferenzierter Epithelien enthalten. Reicht
die Tätigkeit des Bindegewebes abnormerweise nicht aus, um eine völlige Zerlegung der
Eiballen in Primärfollikel herbeizuführen, so entstehen Riesenfollikel mit zahlreichen
Oocyten [Lubosch (1924, S. 264f.)].

Die von Valentin (1838), Billroth (1856) und Pflüger (1863) bei Säugetieren
als „Röhren" bzw. „Schläuche" beschriebenen soliden (also durchaus nicht schlauchähn-
lichen, sondern vielmehr strangförmigen) Epitheleinsenkungen — „Eistränge" (His
1865) — werden also beim Menschen nicht gebildet! (Felix, S. 880).

Pflüger selbst hat auch die nach ihm bzw. nach Valentin und Billroth be-
nannten Gebilde beim Menschen gar nicht gesehen, da er nur fetale Tierovarien untersucht hat, wie aus folgendem Passus hervorgeht: „Es dürfte keinem Zweifel unterliegen,
daß bei dem Menschen die Bildung der Eier ganz denselben Gesetzen gehorcht, wie sie von
mir für die Säugetiere festgestellt worden sind. Mir selbst ist es leider hier in Bonn nicht
gelungen, mir einen frischen menschlichen Fetus von dem angegebenen Alter zu verschaffen" (1863, S. 88). [Dagegen erwähnt Pflüger die Untersuchung des Eierstocks
eines 7 jährigen Mädchens (S. 80) und einer post partum verbluteten, gesunden
Wöchnerin (S. 95).]

Die aus dem Zerlegungsprozeß hervorgegangenen Einzelgebilde — bestehend aus
Ei mit Ooplasma, Keimbläschen (Kern) und Keimfleck (Kernkörperchen), Epithel und
feinster Bindegewebskapsel — erhalten nunmehr den Namen Primär- oder Primordial-

follikel. Ihre zellige Schale bilden die Follikelepithelien, die wieder ein (sich in allen Richtungen durchflechtender) zarter Faserfilz umspinnt (Hörmann, S. 628). Entdeckt wurde das Ei (bei der Hündin) 1827 von Carl Ernst v. Bär[1].

Sehr selten sind doppelkernige Primordialeier. Das erste derartige Zwillingsei bei einer Frau im zeugungsfähigen Alter fand v. Franqué. Weitere Beobachtungen stammen von Bayer (S. 453 und Tafel V, Fig. 13), Bollenhagen, Falcone (S. XXVI), Häggström, Nagel (1896, S. 53, Fig. 34), Rabl, Runge, Schottländer, v. Schumacher und Schwarz, Stoeckel, Wendeler (S. 31, Fig. 17). Auch Eizellen mit drei, ja vier Keimbläschen werden beschrieben (Stoeckel).

(Nach Hartman ist beim Opossum das Vorkommen mehrkerniger Eier die Regel.)

Vor der Umbildung zu Follikeln geht regelmäßig ein erheblicher Prozentsatz der Epithelien wieder zugrunde, während das wuchernde Bindegewebe an Masse stark zunimmt. Die überwiegende Mehrzahl der Autoren steht heute auf dem Standpunkt, daß eine extrauterine Neubildung von Eifollikeln nicht stattfindet bzw. beim geschlechtsreifen Weibe höchstens ausnahmsweise vorkommt (Örtel, S. 337). Durch die Entwicklung der Albuginea wird jede weitere Beteiligung des Keimepithels an der Bildung von Geschlechtszellen, wenn nicht unmöglich gemacht, so doch sehr in Frage gestellt (Lubosch, S. 240). Die gegenteilige Ansicht verfocht vor allem Paladino in mehreren Veröffentlichungen: Konsequent vertrat er eine von der Fetalzeit bis zur „epoca della sterilità" andauernde, vollständige Neubildung von Eiern, die der Zerstörung durch Atrophie und Atresie parallel ginge (1887, S. 837).

Bei einem ausgewachsenen, säugenden Exemplar einer Lemurenart — Gallago mossambicus — beschreibt ferner Athias eine unzweifelhafte Oogenese — bei fehlender Albuginea. Wie v. Winiwarter und Sainmont behaupten, verfallen bei der Katze alle bei der Geburt vorhandenen Eier und Follikel der sog. primären Corticalis dem Untergang; die definitiven Eier werden ausschließlich postfetal neugebildet. Ihre Lehre begründen sie mit dem eingehenden Studium der charakteristischen Eikernveränderungen, die einen jungen Oocyten von allen übrigen epithelialen Zellen des Keimstocks zu unterscheiden gestatten. Bei der weißen Ratte stellte Arai in der dritten bis neunten Lebenswoche eine besonders lebhafte Oogenese fest, die während der Pubertät abnimmt, aber doch ein ganzes Jahr andauern kann (S. 435ff. und 458f.). Nach Kingery beginnt die wirkliche Oogenese bei der weißen Maus zwei oder drei Tage nach der Geburt und dauert fast bis zur Geschlechtsreife (S. 276). Über periodische, von der Brunst abhängige Neubildung von Eiern bei geschlechtsreifen Mäusen berichten schließlich Sun (1923), Allen (1923, S. 460 und 467) sowie Allen, Kountz und Francis (1924/25, S. 454). Letztere berechnen die Zahl der in jedem Oestrus neu differenzierten Eier für beide Ovarien zusammen auf 600—1000. Selbst in der Schwangerschaft sistiert die Oogenese nicht völlig, wenn auch die Zahl der Mitosen im Keimepithel im Vergleich zur Brunstperiode wesentlich vermindert erscheint (Allen und Atcheson). Die Übertragung ihrer Ergebnisse auf die Ratte halten die amerikanischen Autoren für gerechtfertigt.

---

[1] Schon 1824 hatten Prévost und Dumas — gleichfalls bei Hündinnen — in zwei Fällen in den Follikeln ein rundes Körperchen nachgewiesen. Allerdings brachten sie nicht den Mut auf, es als Ei auszusprechen: „Il nous est survenu deux fois, en ouvrant des vésicules très-avancées, de rencontrer dans leur intérieur un petit corps sphérique d'un millimètre de diamètre" (S. 135.)

Vorwiegend nach Untersuchungen an Evertebraten ist in den letzten Jahrzehnten eine Reihe Autoren zu der Auffassung gelangt, daß sich außerhalb der Keimdrüsenanlage — also unabhängig vom Keimepithel — „Urgeschlechtszellen" ausbilden, die direkt von undifferenzierten Furchungszellen abzuleiten sind (Fischel, S. 299, Nußbaum, S. 3—8, 14, 23—27 und 111f.). Zuerst sind sie (beim Hühnchen) in einem halbmondförmigen Abschnitt des Entoderms zu erkennen [Swift (1914)] und wandern von dort durch das viscerale Blatt des Mesoderms und das Mesenterium in die Gegend des Keimfelds bzw. gelangen dadurch in den Genitalbezirk, daß sie mit einem größeren Komplex der Visceralplatte des Mesoderms, infolge des Schlusses der Darmrinne und der Bildung des Mesenteriums, um den Cölomwinkel herumgeschoben werden (v. Berenberg-Goßler). Nach Swift geraten sie in die sich hier bildenden Blutgefäße und mit dem Blutstrom zur Gekrösewurzel, von wo sie in die Gonade einwandern. Von den somatischen Zellen sind sie durch die Form ihrer Chondriosomen gut zu unterscheiden: „Die Urgeschlechtszellen sind nämlich mit den primitiven Körnerchondriosomen ausgestattet, während die somatischen Zellen, seien es Cölomepithelien oder ihre Derivate in der Keimdrüsenanlage, fadenförmige Chondriosomen besitzen. Wir haben hier also zwei grundverschiedene Zellarten vor uns, welche sich nicht nur durch ihr äußeres Aussehen, sondern durch ihre Strukturbesonderheiten unterscheiden" [Rubaschkin (1912, S. 348 und 353)]. Nach v. Berenberg-Goßler (1912, S. 66) sind aber die Punkte, in denen sich die Urgeschlechtszellen (des Hühnchens) von den anderen Embryonalzellen unterscheiden, nicht prinzipieller Natur, sondern können aus dem Mangel an Funktion und dem Ausbleiben der Zellteilung erklärt werden. Die Auswanderung von Zellen aus dem Entoderm bei Lacerta bedeutet nach demselben Autor (1914, S. 247f.) nichts anderes als eine späte, sich noch längere Zeit hinziehende Mesodermbildung aus dem Entoderm, und die Urgeschlechtszellen der Säuger sind mit den entodermalen Wanderzellen der Eidechse zu homologisieren (S. 262). Auch Firket (S. 332), Kingery (S. 291 f.) und Levi (S. 121) kommen zu dem Ergebnis, daß die Körnerform der Chondriosomen kein beständiges cytologisches Kriterium bildet. Mit größter Entschiedenheit leugnet Hargitt für die weiße Ratte die Bildung von Urgeschlechtszellen und ihre Einwanderung durch eine Keimbahn in die Gonaden.

Die primären Gonocyten der Wirbeltiere muß man als eine phylogenetische Reminiscenz an die definitiven Gonocyten der unteren Tierklassen — der Cyclostomen und der Akranier — auffassen (Firket S. 330). Als „primäre" werden die zugewanderten, extraregionären Urgeschlechtszellen den „sekundären" Urkeimzellen des Cölomepithels gegenübergestellt (Felix, S. 859; Harms, S. 28). Die beiden Generationen stehen in keinem genetischen Zusammenhang miteinander.

Von anderen Autoren wie Beard (1903—1904) wird eine Bildung sekundärer Urgeschlechtszellen aus Cölomepithelien überhaupt geleugnet. Nach Rubaschkin sind die (extraregionären) den Blastomeren homologen Urgeschlechtszellen (beim Meerschweinchen) in allen Stadien der ersten Entwicklung der Keimdrüse bereits vorhanden. Sie sind die Mutterzellen der Oogonien (S. 401). „Das Keimepithel als solches liefert keine Keimzellen" (S. 364).

Auch bei menschlichen Embryonen sind primäre Genitalzellen nachgewiesen (Felix, S. 860 f., Fuß, Kitahara S. 576—580, Kohno S. 318ff., Nagel, Rotter S. 349f.

b) Schicksale der Follikel.

Aus den Primordialfollikeln bilden sich die „reifenden Follikel" durch Vergrößerung, Vermehrung und Mehrschichtung der umhüllenden Epithelien sowie durch Transsudation aus den umspinnenden Capillaren und ausgedehnte sekundäre Verflüssigung eines Teils der gewucherten Zellen. Weitere erhebliche Flüssigkeitszunahme führt dann zu einer ganz allmählichen Umwandlung weniger auserwählter Bläschen zu Graafschen Follikeln, in denen das Ei der Reife entgegenwächst. Wie Hyrtl betont und auch de Graafs Landsmann Coert in seiner vorzüglichen Dissertation, einer Monographie über Entwicklung und Bau des Säugetier-Eierstocks, anerkennt, tragen die „Graafschen Follikel" ihren Namen jedoch zu Unrecht. „De ontdekker der follikels, die zijn naam dragen, is hij niet geweest" (Coert, S. 7)[1].

Angefüllt sind sie mit klarer Flüssigkeit, dem Liquor folliculi, den Allen und Mitarbeiter (1924/25, S. 157) sowie Zondek und Aschheim für ein Sekret der Thecazellen halten (1926, S. 404) und der Paralbumin in relativ reichen Mengen enthält [Waldeyer (1870, S. 39)]. Diese ausgebildeten Follikel mit dem fertigen Ei messen 1—1,5 cm im Durchmesser und springen — wie auch schon im Beginn ihrer Entwicklung — annähernd halbkugelig aus dem Eierstocksgewebe heraus. Auf dem Pol des Bläschens weicht der Gefäßreichtum ihrer dünnen, bindegewebigen Hülle an ganz umschriebener Stelle infolge des sich allmählich steigernden Innendrucks einer ausgesprochenen Anämie. An diesem Fleck, dem Stigma, erfolgt die Berstung des Follikels. Diesen Follikelsprung bezeichnen wir als Ovulation.

Die erwähnte Hülle, die Theca folliculi, ist zweischichtig. Ihr äußeres Blatt, die faserige Tunica externa, spielt keine wesentliche Rolle; nach v. Winiwarter und Sainmont (1909, S. 636f.) und v. Winiwarter (1910, S. 740) besteht sie aus glatten Muskelfasern. In der locker gefügten, gefäßreichen Tunica interna fallen relativ große polyedrische Zellen auf, die sich (sowohl bei der Entwicklung des Corpus luteum wie des Corpus atreticum) durch Aufnahme von Lipoidsubstanzen und spezifischem Pigment unter erheblicher Volumenszunahme und geringfügiger Proliferation in die bindegewebigen Thecaluteinzellen umwandeln.

Eine aus feinen Bindegewebsfibrillen aufgebaute „Grenzfaserschicht" (Hörmann) — früher fälschlich als strukturlose Basalmembran aufgefaßt — bildet die Trennungslinie zwischen dieser Innenhülle und dem vielschichtigen Follikelepithel. Von letzterer Zellage, dem Stratum granulosum, ragt eine annähernd kegelförmige Erhebung, der Eihügel (v. Kölliker) oder Cumulus oophorus, gegen den Mittelpunkt des Bläschens. Dieser Hügel umschließt das mit bloßem Auge gerade noch sichtbare Ei, die größte Zelle des menschlichen Organismus. Wie ein Strahlenkranz — Corona radiata

---

[1] „Der eigentliche Entdecker der Graafschen Follikel war aber Nic. Steno (Spec. myol. Florent., 1667, pag. 117). Auch er hielt sie für Eier, und nannte deshalb das Organ, in welchem sie sich bilden, zuerst Ovarium" sagt Hyrtl (S. 817). — Das mir zugängliche Exemplar von „Nicolai Stenonis elementorum myologiae specimen" ist jedoch erst 1669 in Amsterdam erschienen; von S. 90—137 wird lediglich — anhangsweise — über die anatomische Präparation eines Haifischkopfes berichtet; es kann also nicht auf S. 117 von Ovarialfollikeln die Rede sein. In einem zweiten Anhang (S. 138—147) wird der Sektionsbefund eines ganzen Fisches mit zweifelhaftem Namen geschildert; hier werden (S. 144) auch die Ovarien als längliche eierhaltige Säckchen beschrieben. Einen Hinweis auf Follikel vermag ich jedoch nicht zu erkennen.

— umgeben es, radiär angeordnet, die angrenzenden zylindrischen Follikelepithelien, die der Zona pellucida, einer dicken, widerstandsfähigen Zellmembran, aufsitzen. Der Kern mit dem Kernkörperchen liegt exzentrisch. Nach den Untersuchungen von E. Straßmann (Aschoff) liegt der Eihügel der kleinen Follikel bis zu einem Durchmesser von ungefähr 0,4 mm auf der der Oberfläche des Eierstocks abgewandten Seite. Bei einem Durchmesser von 0,5 mm soll dagegen der Cumulus ganz nach der Oberfläche zu gelegen sein, um unmittelbar vor dem Sprung wieder mehr seitlich zu wandern.

Das Schicksal des Graafschen Follikels richtet sich nach dem Verhalten des Eies: Birst das Bläschen und wird das aus dem Cumulus oophorus durch Lockerung des epithelialen Gefüges gelöste Ei aus seinem Warmwasserbad herausgeschwemmt, so erfolgt mit erstaunlicher Schnelligkeit — in etwa 3—4 Tagen — die Umbildung des kollabierten Follikels in das goldgelbe Corpus luteum, dessen früheste Stadien in eingehendster Weise zuerst von Meyer (1911), später von R. Schröder (1914) und Emil Novak (1916) beschrieben wurden.

Bleibt der Follikelsprung aus und degeneriert das Ei, so resultiert das Corpus atreticum.

Nach Meyer (1920, S. 289) können sich besonders tief gelegene Follikel, ohne zu platzen, in echte Corpora lutea umwandeln. Den Beweis für diese Behauptung vermisse ich.

Im einzelnen gestaltet sich der Werdegang der beiden Umwandlungsprodukte folgendermaßen:

Schicksal des gesprungenen Follikels.

Die Größe der meist unregelmäßigen Rißstelle schwankt zwischen $1/2$ und 5 mm. Die Öffnung verschließt wie eine Plombe ein als weißliches, glasiges Pünktchen erkennbarer Fibrinpropf, der sich in einigen Fällen pilzartig über das Niveau der Eierstocksoberfläche erhebt. Die stark überdehnte Albuginea hat sich — wenigstens auf der einen Seite — etwas retrahiert und die Granulosa sich gegen das Loch zu umgeschlagen (Strakosch, S. 267 f.).

Nach seiner Eröffnung kollabiert der Follikel, wie erwähnt, und mit dem Abschluß dieses Vorspiels beginnt der erste Akt der Corpus-luteum-Bildung: die Proliferation (Meyer). Neben einer anfänglichen, sehr geringfügigen Vermehrung fällt eine enorme Vergrößerung der erst zylindrisch, dann allmählich polygonal werdenden, z. T. auch keulenförmigen und kolbig-gestielten (Wallart, S. 550) Follikelepithelien auf. Einen immer mächtiger werdenden Saum bildend, wandeln sie sich — ganz ähnlich wie die Thecazellen — durch Aufnahme von fettartigen Substanzen und gelbem Farbstoff in (epitheliale) Granulosaluteinzellen um.

Die Zellen der Theca interna vermehren sich auch jetzt noch etwas; sie sind zu dieser Zeit etwa doppelt so groß wie ihre epithelialen Analoga und deutlich heller; den jungen Körper umgeben sie in zusammenhängender Schicht nach Art eines Mantels. An den verschiedenen Stellen der Peripherie wechselt die Dicke dieser Hülle. Größere, annähernd keilförmige Komplexe bilden die Thecazellen im Bereich der Einbuchtungen des Luteinsaums (Thecazellfelder). Die Capillaren der Theca erfahren eine enorme Kaliberzunahme.

Rasch erfolgt dann der Übergang zum Stadium der glandulären Metamorphose (Meyer) durch Vascularisation des Epithelsaums. Eingeleitet wird dieser zweite Akt durch eine zuweilen nur mikroskopisch wahrnehmbare Durchblutung der vier- bis fünffach geschichteten, dunkel granulierten Epithelien und der Randpartien des zentralen Kerns. Typisch ist der Befund einer dünnen Erythrocytenlage auf dem Innenrand des Luteinsaums. Eine Blutung bei der Ovulation hielt Rieffel (S. 364ff.) für konstant. Die Residuen eines Blutergusses beim Platzen des Follikels hat ferner Rabl (1898, S. 173)

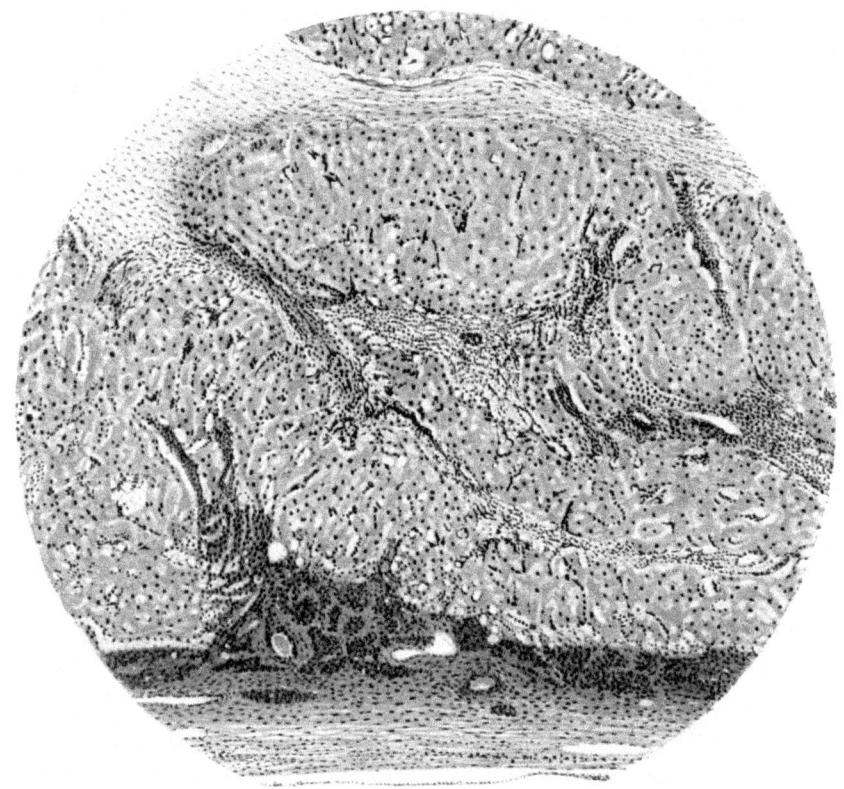

Abb. 18. Corpus luteum (Teilbild) von zellreichen Bindegewebssepten durchzogen. An der Peripherie (unten) ein unregelmäßiger Saum kleinerer dunklerer Thecaluteinzellen. Oben links organisiertes Koagulum.

in jedem Corpus luteum verum nachweisen können. Graf Spee scheint, „daß das Vorhandensein des Blutkerns in frisch gesprungenen, zusammengesunkenen Follikeln die Regel ist, sein Fehlen die Ausnahme" (S. 26 Anm.).

Auch nach Novak und Te Linde findet man beim menschlichen Weibe während der Vascularisation stets eine Blutung in das Lumen (S. 290). Selten tritt eine stärkere Hämorrhagie auf. Über den Umfang der Blutung gehen die Ansichten der Autoren nicht unerheblich auseinander. Die Verschiedenheit der Literaturangaben läßt sich jedoch meines Erachtens in befriedigender Weise durch den Umstand erklären, daß der eine Untersucher seiner makroskopischen Beschreibung frisches Operationsmaterial und der andere konservierte Sammlungspräparate zugrunde legt. Der Inhalt eines eben geborstenen Follikels, eines Calyx, kann nämlich vor der Härtung als dunkelrotes, fast schwarzrotes Koagulum, nach — auch nur kurzer — Formolfixierung aber als glasig grauer Kern erscheinen.

Die Quelle dieser Blutung ist nicht in durchrissenen kleinen Gefäßen in der Umgebung des selbst annähernd blutleeren Stigmas, sondern in den überfüllten Thecacapillaren zu suchen. Zur Erklärung dieser kleinen Zirkulationsstörung genügt die durch den Follikelsprung bedingte Druckänderung vollauf.

Nach der Auffassung Meyers und Schröders bahnen die Erythrocyten, durch die Luteinschicht hindurchtretend der Vascularisation und Organisation den Weg (Runge, S. 120); nach Emil Novak ist erst diese Gefäßversorgung des werdenden Organs für die Hämorrhagie in die Höhle hauptsächlich verantwortlich zu machen (S. 1288). Es dringen nämlich annähernd gleichzeitig mit der Blutung von der Tunica interna her zahlreiche, überwiegend radiär gestellte Gefäßsprossen ein. Durch diese ausgedehnte Gefäßneubildung wird der junge Zellkomplex von einem so feinen und engmaschigen Netz von Haarröhrchen durchzogen, daß jedes einzelne Zellindividuum mit einer Seite seines Leibes einer Capillare dicht anliegt (Kreis, S. 421 f., Wallart, S. 532).

Nach dem provisorischen Verschluß der makroskopisch jetzt als Delle erscheinenden Rißstelle durch den Fibrinpfropf füllt sich der Calyx mit fädig-körnig gerinnendem Plasma und epithelialen Sekretmassen.

Während die Volumenszunahme der Granulosaluteinzellen andauert und sich die ganze Epithelschicht in wellige Falten legt, splittert sich die Hörmannsche Grenzfaserschicht fast überall auf und sendet in radiärer Richtung Fäserchen zwischen die einzelnen Zellen. Allmählich durchsetzen diese Fibrillen die ganze Dicke der Schicht und breiten sich — wieder rechtwinklig umbiegend — auch auf der inneren Oberfläche der Granulosa aus.

Nach den Untersuchungen Strakoschs (S. 269 u. 277) wachsen die radiären Fasern der Theca interna an der Rißstelle durch die Granulosawundränder hindurch. Die innere Bindegewebslage überzieht diese auf der inneren Seite vollständig, so daß sich Theca interna und innere Bindegewebslage, die Granulosa gleichsam einscheidend, wieder berühren. Capillaren und Fibroblasten dringen, einander entgegenwachsend, in den Fibrinpfropf ein. Die Granulosa hat an der Verschlußbildung keinen Anteil; das Ovarialstroma verhält sich völlig passiv.

Trotz dieser Vascularisation und Bindegewebsinvasion scheinen die epithelialen Bausteine des jungen Gebildes im Übersichtsbild mosaikartig eng aneinander gefügt. Es entsteht auf diese Weise eine auffällige Ähnlichkeit mit der Zona fasciculata der Nebennierenrinde.

Die Thecazellen erleiden eine deutliche Atrophie; die Granulosazellen übertreffen sie jetzt um ein Mehrfaches an Größe. Jedoch geht die Erhaltung der Thecaschicht den einzelnen Phasen der Corpus-luteum-Bildung keineswegs parallel; vor allem hat sie am (fast) fertigen gelben Körper ganz extreme Bestandsunterschiede aufzuweisen (Meyer).

Noch breiter wird die Epithelschicht im dritten Stadium, der Blütezeit. Sie erreicht eine Stärke von 1—2 mm, selten 3 mm, legt sich noch mehr in Windungen und bietet uns dann schließlich das recht charakteristische Bild einer halskrausenartigen Fältelung dar, das wir am fertigen Corpus luteum zu sehen gewohnt sind.

Die multiformen Zellen sind groß, protoplasmareich, heller als die Thecalutein-Zellen; der runde, bläschenförmige Kern zeigt fein verteiltes Chromatin und deutlichen Nucleolus; das Protoplasma läßt eine staubartig feinkörnige Struktur erkennen. Zwischen den Epithelien findet man jetzt auch quer und schräg verlaufende Fäserchen, so daß jede Zelle auch von einem zarten fibrillären Rahmen umspannt wird. Die Grenzfaserschicht ist dagegen nicht mehr nachweisbar. Die Zellen der Tunica interna schwinden in der Regel infolge der zunehmenden Gewebsspannung an den Vorwölbungen des Organs, bleiben dagegen in den buchtigen Einziehungen noch lange erhalten. Sie bilden hier radiär in das Innere des gelben Körpers einstrahlende Septen von Dreiecksform. Niemals gehen sie in die großen Corpus-luteum-Zellen über, dienen vielmehr nach der Ansicht der Autoren mit ihrem aufgespeicherten Nährmaterial nur der schnellen Ausbildung des bindegewebigen Stützgerüstes. Doch sind sie nicht selber zur Produktion von Bindegewebsfasern qualifiziert, überlassen dies anscheinend vielmehr dem circumvasculären Bindegewebe der Theca interna.

Nach innen wird die Luteinmembran durch ein vielsträhniges konzentrisches Fibrillennetz gegen den zentralen Kern abgegrenzt (Schröder). Auch in diesen dringt Bindegewebe ein — nicht vorzugsweise von der Stelle des Stigmas (Pfannenstiel) aus, sondern von der inneren Begrenzungsschicht des Luteinsaums her (Schröder). Das Koagulum wird allmählich von einem fibrillären Gerüst durchzogen und organisiert.

In anderen Fällen bleibt diese Konsolidierung aus, und es persistiert ein zentraler, mit Flüssigkeit erfüllter Hohlraum von relativ bedeutender Größe. Bei einem Durchmesser des Corpus luteum von 20—22,5 mm beträgt nach Messungen Rabls die Breite der Luteinschicht nur 2—2,5 mm, während der Rest auf die Cyste entfällt.

Die Rißstelle nimmt immer mehr das Aussehen einer narbigen Einziehung an; der Pfropf ragt nicht mehr über die Oberfläche hervor. Die Fibrillen der gegenüberliegenden Wundränder treten miteinander in Berührung und verwachsen in sich kreuzenden Zügen zu pfeilerartigen Verbindungen (Strakosch, S. 270).

Nach Ablauf der Funktionszeit des Corpus luteum beginnt mit dem Einsetzen der Menstruation die Rückbildung. Durch hyaline Hyperplasie des Reticulums entsteht unter Zugrundegehen der verfetteten Luteinzellen und Hyalinisierung der inneren Deckschicht das Corpus albicans oder candicans mit seinen charakteristischen Wolkenballen. Mit seiner Ausgestaltung betrachten wir dieses vierte Stadium als abgeschlossen.

An der Follikelsprungstelle hat sich im Lauf von 9—10 Tagen eine feste Narbe entwickelt, deren Breite 1 mm nicht übersteigt, und das Oberflächenepithel hat sich zu einer zusammenhängenden Lage regeneriert (Strakosch).

In den gelben Körpern dieser regressiven Phase steht der Blutkern bereits im Beginn der Resorption und Organisation. Frisches Blut ist fast nie zu sehen. Eine von manchen Autoren angenommene mit der uterinen Blutung synchrone ovarielle Hämorrhagie tritt also nicht ein [Ruge II (1913, S. 42)].

Auch die bereits erwähnten amerikanischen Autoren Novak und Te Linde konnten bei der Verarbeitung einer großen Zahl reifer Corpora lutea kein Anzeichen einer derartigen menstruellen Blutung entdecken. Die bindegewebige Abdeckung der Lichtung macht eine Hämorrhagie in die Lichtung in diesem Stadium unwahrscheinlich (S. 296).

Doch fand Runge bei systematischen Untersuchungen unter 152 Corpora lutea der Blütezeit (vor der Menstruation) nur in 34 Fällen eine den Kern mehr als zur Hälfte ausfüllende Blutung; „post menstruationem erwiesen sich 27 Fälle als blutfrei, während in 85 Fällen der Kern mehr als zur Hälfte aus Blut bestand." Die Durchblutung des Kerns nur in 30% der Fälle vor und in 70% nach der Periode spricht — ebenso wie das Fehlen eines Blutkerns im Corpus luteum graviditatis — für eine gewisse Abhängigkeit der „Corpus-haemorrhagicum"-Bildung von der Menstruation (Hauswaldt).

Hämosiderinpigment als Überrest dieser Hämorrhagien ist ein häufiger Befund im Corpus albicans.

Mit Cohn glaube ich, daß man nur die erwähnten wolkenartig geballten Massen als Corpora albicantia bezeichnen darf, während man alle übrigen, mehr bindegewebig-narbenartigen Gebilde mit nicht kompakten hyalinen Bestandteilen wohl als Enderzeugnisse der Follikelatresie aufzufassen hat.

Das leuchtende Orange des jungen Organs ist nicht färberischer Effekt einer Neutralfetteinlagerung, sondern, wie erwähnt, eines Lipoids und eines besonderen Farbstoffs. Dieses chemisch rein isolierte Pigment (Lipochrom) ist (beim Rind) mit dem Carotin der Karotten und Blätter identisch (Escher). Die Epithelien des frischen Corpus luteum geben — verglichen mit den Zellen des alternden Organs — so gut wie keine Fettreaktion (Miller). Man sieht wohl ein paar Fetttröpfchen, sehr selten zahlreiche Kügelchen und jedenfalls nie so viel, daß die makroskopische Farbe des Schnittes bei Tinktion mit Hämatoxylin und Sudan durch den Fettgehalt des Körpers merklich beeinflußt wird. Erst nach Beginn der Rückbildung tritt mit Sudan schön rot färbbares Neutralfett in nennenswertem Maße auf, und man sieht mit zunehmender Verfettung und Verkleinerung des Organs die blaue Farbe über blauviolett und rotviolett in ein wunderschönes Rot übergehen. Besonders überzeugend läßt sich dieses Verhalten an Schnitten demonstrieren, die zwei Luteinkörper, einen frisch gebildeten und einen vier Wochen alten, enthalten: Hier erscheint das junge Luteingewebe rein blau, das in Rückbildung befindliche rot.

Die in den Luteinzellen nach Beginn der Menstruation und im Puerperium nachweisbaren Neutralfette werden durch eine „degenerative Abspaltung" und nicht durch eine „Aufspeicherung aus dem Blut" sichtbar. Die Sudanophilie des gelben Körpers ist nicht etwa der Ausdruck einer Vermehrung der Fettsubstanzen, wie Jaffé und seine Mitarbeiter meinten, sondern lediglich der Effekt einer Phanerose (Kaufmann und Räth). Die mit histo-chemischen Methoden gewonnenen Ergebnisse sind Trugschlüsse; richtige Vorstellungen über den Gehalt des Corpus luteum an Fettstoffen zu vermitteln sind sie nicht geeignet. „Der negative Ausfall einer histologischen Fettfärbung sagt nichts über die Anwesenheit oder das Fehlen von Fettstoffen" (Kaufmann und Räth, S. 135). Im knospenden und blühenden sudan-negativen gelben Körper konnte Hermstein durch chemische Analyse bedeutende Lipoidmengen aufzeigen. Seine Einzelergebnisse werden allerdings von Kaufmann und Räth (S. 135 f.) wegen der Anwendung des unzuverlässigen Bangschen Verfahrens bemängelt.

Mit neuen Methoden durchgeführte chemische Analysen von gelben Körpern verschiedener Stadien (Kaufmann und Räth) führten zu folgenden Feststellungen über die nicht an Eiweiß gebundenen Fettstoffe: Ihre Menge ist in der Blütezeit — also auch während der Gravidität — nicht geringer als im Stadium der Phanerose; das Lecithin weist sogar eine erhebliche Steigerung auf. Nur der Cholesteringehalt ist in der Schwangerschaft erniedrigt, während er in den Stadien der Funktion und Rückbildung keine tiefgreifenden Unterschiede aufweist. Zur Zeit der stärksten Anhäufung sichtbarer Fettstoffe nach der

Menstruation ist der Gesamtcholesteringehalt nicht höher als im Blütestadium. Die Fettsäuren unterliegen in allen Stadien erheblichen Schwankungen.

Die epitheliale Natur des gelben Körpers ist durch die vergleichende Entwicklungsgeschichte (Sobotta), durch das Auffinden von Kolloid innerhalb der Luteinzellen (Miller) und den Nachweis direkter Übergänge endgültig erwiesen (Meyer, Emil Novak, Reusch, Schröder, Wallart). Vereinzelt verfochtene gegenteilige Ansichten finden ihre Erklärung — aber nicht Entschuldigung — in der erwähnten Tatsache, daß auch die bindegewebigen Zellen der Theca interna in bemerkenswerter Weise die Fähigkeit haben, sich in Luteinzellen umzuwandeln und daß die Luteinzellengenese in verhängnisvoller Weise mit der Genese der Corpus-luteum-Zellen identifiziert wird. Die Luteinzelle ist also kein histogenetisch einheitlicher Begriff (Seitz).

Die Thecaluteinzellen (Seitz) bilden nur einen Saum um die Granulosaluteinzellen (Pfannenstiel), die den eigentlichen gelben Körper zusammensetzen, und unterscheiden sich zur Blütezeit des gelben Körpers von ihnen sehr deutlich durch dunkleren Teint und geringeren Umfang.

An jedem frischen Corpus luteum kann sich jeder Histologe davon überzeugen, daß das genannte Organ, wie schon 1881 Schulin (S. 501) völlig richtig beschrieb, aus zwei genetisch verschiedenen Elementen aufgebaut ist, die sich quantitativ zueinander verhalten wie die Nuß zu ihrer Schale.

Das Epithel des geplatzten Follikels verfällt weder dem Untergang, noch bleibt es in seiner bisherigen Form erhalten; es muß also in veränderter Gestalt wiederzufinden sein. Die Umwandlung der Granulosa in das eigentliche Corpus luteum erscheint also auch aus logischer Erwägung von vornherein als die gegebene Lösung.

Sehr selten ist eine Art „Ektropion" (Gebhard) oder „Prolaps" (Schnell) des ausgebildeten gelben Körpers aus dem Riß über die Oberfläche der Keimdrüse. In Rokitanskys Fall „wucherte aus dem Inneren eines rezenten Corpus luteum durch den Riß der Eierstockhülse eine zottige, dendritische, weiche, gelbrötliche, mit der Masse des gelben Körpers übereinkommende, vascularisierte Excrescenz hervor" (S. 253). Nach Gebhard kann die Bildung pilzartig prominieren und geradezu einem Papilloma ovarii ähnlich werden (S. 282).

In einer Beobachtung Fränkels war ein zur Hälfte prolabiertes Corpus luteum bereits in ein Corpus albicans umgewandelt.

Nach Frankl erfolgt beim Prolaps „eine Umkehrung des Corpus luteum, so daß die dem zentralen Hämatom zugekehrte Schicht nach außen zu liegen kommt".

Äußerst selten erfolgt die Ausstoßung (Expulsio) eines besonders großen gelben Körpers, der dann frei im Cavum Douglasi liegend angetroffen wird (Frankl, Luppow, Mandelstamm, Matsuno, Stolper). (Weitere, von Mandelstamm erwähnte Fälle aus der russischen Literatur — Grusdeff 1901, Lefas 1902, Lwoff 1911 — waren mir nicht zugänglich.)

Abortive Formen des Corpus luteum beschreiben Wallart (1914) und Meyer (1920).

Gelegentlich findet sich auch bei trächtigen Säugerweibchen neben den typisch ausgebildeten Corpora lutea graviditatis ein epitheliales Luteingewebe in einem atresierenden Follikel, nur aus einem Teil des Stratum granulosum entwickelt. Mitgeteilt wurden derartige Beobachtungen z. B. von Völker (1905) beim Ziesel in drei Fällen und von P. Mulon beim Meerschweinchen in einer vereinzelten Beobachtung (1909, S. 315—318).

Bei Frauen — meist bei Graviden — beobachtete Meyer (1913, S. 11) neben einem normalen Corpus luteum im gleichen oder im anderen Ovarium eine „partielle, akzessorische Luteinsaumbildung" in etwa kirschkerngroßen atresierenden Follikeln bzw. Follikelcysten. Auch hier ist ein kleiner erhalten gebliebener Teil des Granulosaepithels zugleich mit der Ausbildung des typischen gelben Körpers zu Luteingewebe geworden, so daß beide Strukturen — das normale Organ und der akzessorische Luteinsaum — annähernd das gleiche Entwicklungsstadium zeigen.

(Van Benedens Beobachtungen an Fledermäusen (1880, S. 527) und Schulins Befunde an größeren Säugern und am Menschen (1881, S. 492) haben keine Beziehungen zu den hier aufgezählten Befunden, obwohl letzterer von der Andeutung einer „Übergangsbrücke zwischen Atresie und Corpus luteum" spricht.)

In meist geringem Grade kann ferner — gleichfalls nach Meyer — während der Gravidität das Granulosaepithel in völlig atretischen Follikeln persistieren und sich stellenweise in Luteinzellen umwandeln.

Bei einem nicht tragenden Tier entdeckte ferner Athias (1921) eine atypische partielle Corpus-luteum-Bildung: im transplantierten Ovarium einer noch längst nicht geschlechtsreifen jungen Hündin fand er solide, gewundene Stränge epithelialer Zellen, die als massige, breitbasige Wucherungen einen erheblichen Teil der Lichtung eines großen Follikels mit degenerierendem Ei ausfüllten und nur zum Teil Luteinzellen ähnelten. Entsprechende corps jaunes partiels oder Meroxanthosome (ohne echte gelbe Körper) beschrieben v. Winiwarter und Sainmont bei der Katze (drei Follikel in einem Keimstock, ohne Anzeichen von Atresie). In atresierenden Follikeln zweier Hündinnen, bei denen schon einige Zeit vor dem Sprung die Entwicklung von Granulosa-Luteingewebe in reifen Follikeln beobachtet wurde, (Bouin und Ancel 1908, van der Stricht 1908) fand Gerlinger eine solche partielle Corpus-luteum-Bildung in der Nachbarschaft normaler Corpora lutea.

Das Corpus luteum graviditatis.

Erfolgt eine Befruchtung des Ovulum und kommt es zur Gravidität, so erreicht der gelbe Körper in der Regel etwas bedeutendere Größe als bei vergeblicher Ovulation; der Durchmesser kann dann 2 cm übersteigen. In allen Fällen, die ich untersucht habe, blieb das Organ auch bis ans Ende der Schwangerschaft wohl erhalten. Es kommt allerdings vor, daß es sich der makroskopischen Erkennung entzieht, wenn man die Ovarien nicht in genügend feine Scheiben zerlegt.

Während der ganzen Dauer der Gestation gibt der gelbe Körper so gut wie keine Fettfärbung. In jungen Corpora lutea graviditatis spärlich auftretende sudanfärbbare Tröpfchen werden mit dem Fortschreiten der Schwangerschaft resorbiert. Eine Durchblutung des Kerns wird in der Regel vermißt. „Hin und wieder" konnte Fellner (1909) Blutreste nachweisen.

Eine histologische Differentialdiagnose dieses gelben Körpers wird durch den Nachweis von Kolloidtropfen und Kalkkörnchen (bei negativem Ausfall der Fettreaktion) ermöglicht [Miller, Policard (S. 537)].

Ein grundsätzlicher Unterschied zwischen Corpus luteum menstruationis und graviditatis besteht jedoch, wie ausdrücklich bemerkt sei, nicht.

Diese histologischen Unterscheidungsmerkmale des Corpus luteum graviditatis und menstruationis haben nicht nur theoretischen Wert, sondern auch klinische Bedeutung, wie ich an einem konkreten Fall demonstrieren möchte:

Einer etwa 50jährigen, im Klimakterium befindlichen Patientin wurden bei Gelegenheit der Schauta-Wertheimschen Prolapsoperation die Adnexe der einen Seite exstirpiert, da sich in dem betreffenden Ovarium eine pflaumengroße Cyste fand. Bei der mir übertragenen Untersuchung des Eierstocks fiel mir ein besonders schönes und großes Corpus luteum auf, so daß ich trotz des Alters der Patientin an die Möglichkeit einer Gravidität dachte und den Operateur von meiner Vermutung verständigte. Diese Eventualität war von dem Kollegen wegen des vorgerückten Alters der Patientin begreiflicherweise nicht in Betracht gezogen worden und wurde auch jetzt mit dem Bemerken abgelehnt, „daß so eine alte Großmutter doch keine Kinder mehr bekomme". Dieser Einwand ließ sich jedoch leicht durch den Hinweis widerlegen, daß die Existenz des gelben Körpers die stattgehabte Ovulation und — bei der verheirateten Frau — die Möglichkeit der Konzeption beweise. Von diesem Gesichtspunkt aus betrachtet, gewannen die bei der Operation konstatierte Größe, Succulenz und Hyperämie des Uterus eine gravierende Bedeutung.

Dieser peinlichen Ungewißheit ließ sich sofort durch die mikroskopische Untersuchung des gelben Körpers ein Ende bereiten; sie ergab eine sehr deutlich ausgesprochene, etwas ungleich verteilte Verfettung des Luteingewebes bei Fehlen von Kolloidkugeln und Kalkkörnchen und sicherte so die Diagnose des Corpus luteum menstruationis.

Schicksal des ungesprungenen Follikels.

Bleibt das Bläschen auf irgendeiner Stufe seiner Entwicklung stehen, kommt es also nicht zum Follikelsprung, so tritt unter Zugrundegehen des Eies und der Follikelepithelien und Resorption des Liquors eine allmähliche Obturation des Bläschen — eine Follikelatresie — ein, und es resultiert durch stärkere zentrifugale (Cohn) Proliferation von Thecaluteinzellen das solide Corpus atreticum, das bindegewebige Analogon des epithelialen Corpus luteum.

Die frühere scharfe Begrenzung des Follikels gegen das Stroma geht hierbei verloren. Zentralwärts wird die als reines Bindegewebsprodukt entstandene Paraluteinmembran, die niemals den halskrausenartigen Typus des Corpus luteum annimmt, meist von einem schmalen hyalinen Grenzstreifen, einer Glasmembran, abgeschlossen. Diese entsteht aus der Hörmannschen Grenzfaserschicht (zwischen Tunica interna und Granulosa) durch allmähliche Verdickung, Quellung und schließliche Hyalinisierung des Faserfilzes. Das ehemalige Lumen des Follikels füllt, soweit die kollabierten Wände sich nicht berühren, ein ganz lockeres und zartes retikuläres Bindegewebe aus, als dessen Matrix die Theca externa zu betrachten ist.

Die Konturen dieses Rückbildungsproduktes sind nicht selten etwas abenteuerlich: Neben geraden, langgestreckten, drei- oder viereckigen Formen trifft man mehr unregelmäßige Zickzack-, Biskuit- und Halbmondfiguren.

Unter zunehmender Schrumpfung gehen die proliferierten Thecaluteinzellen später allmählich atrophisch zugrunde; eine Rückbildung in gewöhnliche Stromazellen findet nach E. Wolz nicht statt.

Kenntlich ist eine Stelle der Rinde als Restgebilde eines atretischen Follikels nur noch durch das erwähnte zentrale Flickgewebe, die oft vielfach gewundene Glasmembran und — zuweilen — einen scholligen hyalinen Überrest der sehr widerstandsfähigen Zona pellucida des Eies (Rabl, 1899, S. 151). Dieses Narbengewebe bezeichne ich (mit einem Teil der Autoren) als Corpus fibrosum. Häufig fehlen im Schnitt das eine oder andere oder auch zwei der genannten Kriterien, und man trifft entweder auf eine Lichtung im Rindengewebe oder auf den hyalinen Grenzstreifen.

Nach Häggström scheinen die Primärfollikel zu verschwinden, ohne eine Spur zu hinterlassen.

In allen Phasen des menschlichen Lebens erfolgt ein derartiger Untergang heranreifender Eierstocksfollikel aller Entwicklungsstadien als durchaus physiologisch in

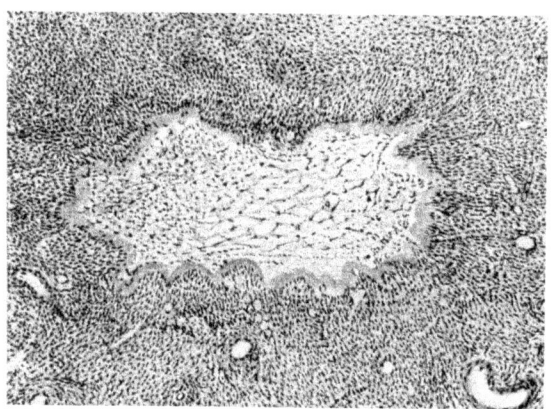

Abb. 19. Corpus fibrosum; retikuläres Bindegewebe mit hyaliner Glasmembran.

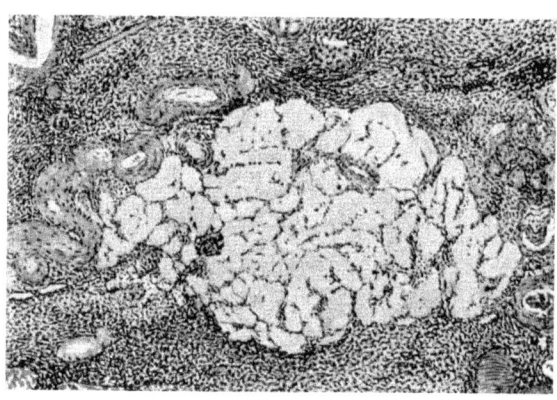

Abb. 20. Großes Corpus fibrosum. Rein hyaline Struktur.

großem Maßstab. Es findet ein „Kampf der Eier" im Eierstock [v. Hansemann (1913), Aschner (1914)], ein Selektionsprozeß [Stieve (1919)], eine „selektive Elimination" (Allen, Kountz and Francis) statt, und zwar beginnt die Reduktion des Eierbestandes anscheinend in den zentralen Abschnitten, um dann peripheriewärts fortzuschreiten (Meyer, 1913, S. 2). Grohe (S. 302 f.) und Slavjansky (S. 482—486) waren die ersten, die die Follikelatresie [bei Kindern, letzterer auch bei geschlechtsreifen amenorrhoischen Individuen (S. 486)] als normalen Vorgang auffaßten. Ihnen folgte später Schottländer. Betroffen werden namentlich während der Schwangerschaft sämtliche einigermaßen größere Bläschen (Wallart, Seitz).

In ihrer Gesamtheit sollen die aus ihnen hervorgehenden Corpora atretica die sog. „interstitielle Eierstocksdrüse", die weibliche „Pubertätsdrüse" darstellen. An dem Vorhandensein einer solchen, der „glande interstitielle" analogen, gesetzmäßigen Bildung im Ovarium Schwangerer kann nach Pfannenstiel (S. 29) nicht gezweifelt werden. Doch betont Meyer mit Recht, daß sie nur in der Einbildung besteht, und ebenso wird ihre Existenz von Ludwig Fränkel entschieden geleugnet. Einen mehr vermittelnden Standpunkt nimmt Aschner ein. Aus seinen vergleichend anatomischen Untersuchungen schließt er, „daß die interstitielle Eierstocksdrüse ihre höchste Entwicklung

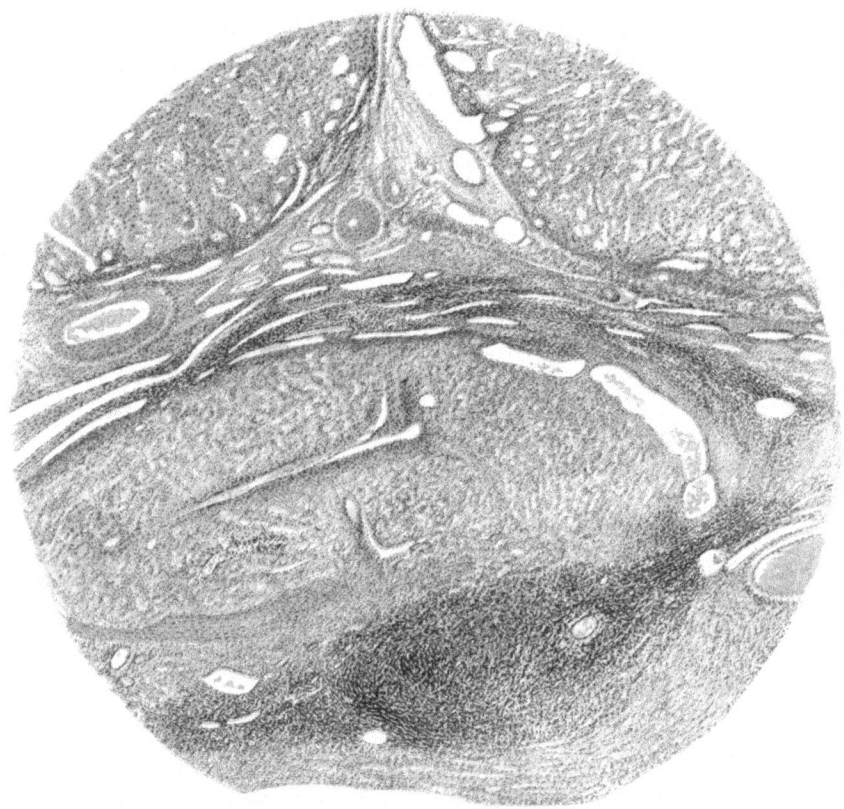

Abb. 21. Corpus atreticum, unscharf abgegrenzt (in der Mitte, ³/₄ des Querdurchmessers einnehmend); oben 2 Segmente eines (älteren) Corpus luteum; unten follikelfreies Stroma und die epithelfreie Ovarialoberfläche.

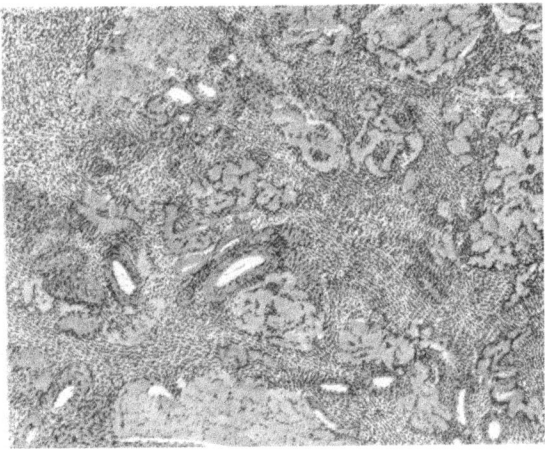

Abb. 22. Gruppierte, kleine Corpora fibrosa. Ausschließlich hyaline Strukturen.

in den allerersten Lebensjahren zeigt, vor der Pubertät schon merklich abnimmt und mit dem Eintreten der Menstruation, d. h. des ersten Corpus luteum auf ein Minimum reduziert wird" (1914, S. 481). Sie sei bei Säugern, die viele Junge gleichzeitig gebären, gut — bei solchen, die nur wenige gebären, rudimentär entwickelt (S. 483). Daß diese Regel jedoch ihre Ausnahmen hat, erhellt daraus, daß das Meerschweinchen, dessen interstitielle Drüse nach Aschners eigener Angabe (S. 451), etwa $^9/_{10}$ der Masse des Ovariums einnimmt, im Gegensatz zu anderen Nagern meist nur zwei Junge mit einem Wurf zur Welt bringt. Das Schwein hat Aschner schon selbst von seiner Regel ausgenommen (S. 33 f.). (Vgl. S. 79.)

Den größten Reichtum an atresierenden Follikeln mit Wucherung der Theca interna zeigen nach Cohn Ovarien, die bei der Exstirpation von Uterusmyomen und chronisch — namentlich gonorrhoisch — entzündeten Eileitern mit entfernt wurden. Eine enorme Hyperplasie und Hypertrophie fand ferner Meyer beim Anencephalus (1913, S. 13).

Eine exzessive Wucherung der Theca interna darf im allgemeinen als etwas für die Schwangerschaft Charakteristisches angesehen werden (Seitz). Geradezu tumorartig tritt diese Prosoplasie konjunktivaler Elemente zu spezifischen Luteinzellen in den sog. Luteincystomen bei Blasenmole und Chorionepitheliom — also bei pathologischer Fruchtbildung — in Erscheinung (Stöckel, 1901, Wallart, 1904).

Neben der geschilderten Form der Follikelatresie kennt die gynäkologische Literatur noch eine „cystische Atresie". Diese Nomenklatur ist falsch. Atresie ist abzuleiten von a privativum und τρῆσις = Loch. Ein atretischer Körper bedeutet also ein Gebilde, das kein Lumen hat. Daß diese Bezeichnung — „cystische Atresie" — eine contradictio in adjecto ist, liegt auf der Hand. „Cystisch atresierende" Follikel sind nichts anderes als kleine Follikel- bzw. Luteincysten.

Die Entwicklungsprodukte des geplatzten und des ungeplatzten Graafschen Bläschens sind grundsätzlich aufs schärfste auseinander zu halten. Nur der Anfang der Corpus-luteum-Bildung gleicht dem der Follikelatresie. Durch Gegenüberstellung analoger Stadien ergeben sich folgende beide Reihen:

Gesprungener Follikel.	Ungesprungener Follikel.
Vergrößerung der spindelförmigen Bindegewebszellen der Theca interna zu Vorstufen der Thecaluteinzellen.	
Follikelsprung und Ausstoßung des Eies.	Untergang des Eies ohne Follikelsprung.
Zentripetale Proliferation der Granulosaepithelien und Umwandlung zu (epithelialen) Granulosaluteinzellen.	Zentrifugale Wucherung der Theca-interna-Zellen unter völligem Verlust der Epithelien und Umwandlung zu (bindegewebigen) Thecaluteinzellen.
Halskrausenartiges, im wesentlichen epitheliales Corpus luteum mit scharfer äußerer Umgrenzung durch die Theca externa.	Schalenförmiges, rein bindegewebiges Corpus atreticum mit (oft) undeutlicher Absetzung gegen das Stroma.
Untergang verfetteter Luteinzellen und hyaline Umbildung des bindegewebigen Reticulums.	Allmähliche Atrophie der Thecaluteinzellen.
Kompaktes, hyalines Corpus albicans (candicans) mit welliger Begrenzung.	Lockeres Corpus fibrosum meist mit, selten ohne geschlängelte Glasmembran.

Geradezu phantastische Ideen, wie sie nur im Lande der unbegrenzten Möglichkeiten entstehen können, verbreitete ein amerikanisches Quartett: Herman J. Boldt, Mary

A. Dixon-Jones, Franz Förster und C. Heitzmann. Letzterer setzte in einem Vortrag vor der geburtshilflich-gynäkologischen Gesellschaft in Wien am 21. Mai 1895 auseinander, „daß ein Corpus luteum spurium seu menstruationis überhaupt nicht existiert (!), und daß alle Bildungen, die man als solche Corpora beschrieben hat, höchst wahrscheinlich pathologische Bildungen sind" (S. 1548). Die von den früheren Autoren als Corpora fibrosa bezeichneten Knoten sind Tumoren (!) und werden in Gyrome umgetauft; „augenscheinlich entstehen viele Gyrome aus der Wandung geborstener Graafscher Follikel". Sie sind Vorstadien eines zu Angiom und Hämatom sich umwandelnden Endothelioms (!) oder mit anderen Worten: „Die im Ovarium nicht seltenen Hämatome verdanken ihren Ursprung größtenteils einem ursprünglichen Endotheliom, das zunächst zu kavernösem Angiom, später zu Blut umgewandelt ist. Endotheliombildung erfolgt nur, wenn die Ovulation von Schwangerschaft gefolgt ist."

Zu derartigen Anschauungen gelangte Heitzmann durch das Studium ungefärbter Schnitte. Er erzählt selbst: „Auf Färbemittel lege ich wenig Wert. Mir ist das Treiben der Histologen, die sich an den doppelt und dreifach gefärbten Präparaten mit ihren Regenbogenfarben ergötzen, immer kindisch vorgekommen" (S. 1545).

Von Förster, der in Heitzmanns Laboratorium arbeitete, stammt der lapidare Satz: „Tatsächlich ist jedes Corpus luteum ein Endotheliom" (S. 233)!

c) Gefäßversorgung.

Mit Blut versorgt wird die Geschlechtsdrüse durch die Arteria ovarica (spermatica interna), die im Ligamentum suspensorium ovarii gelegen ist, und den Ramus ovarii der Arteria uterina, der zwischen den beiden Blättern des breiten Mutterbandes verläuft. Im Mesoophoron anastomosieren die genannten Gefäße miteinander.

Die Vena ovarica geht in den Plexus (venosus) ovaricus über, der mit den Gebärmuttervenen und dem Plexus uterovaginalis in innigem Zusammenhang steht. Rami ovarii der Venae uterinae verzeichnet die Baseler Nomenklatur nicht.

Das venöse Eierstocksgeflecht ist nach Rouget, Traer (1857) und Waldeyer offenbar als ein erektiler Körper aufzufassen. „Er füllt den Raum zwischen beiden Mesovarialblättern fast völlig aus. Bei starker Injektion erreicht er fast das Volumen des Ovarium selbst; er wird als „Bulbus ovarii" (Traer) bezeichnet. Man kann mit Rouget vermuten, daß er physiologische Beziehungen zur Ovulation habe" (S. 512).

„Auf den subovariellen venösen Plexus liegt ein venöses Gefäßnetz, dessen Elemente einen Durchmesser von 0,5—1 mm haben. Unmittelbar an dem unteren Rand des Ovarium gelagert, bildet es hier ein wirkliches Corpus spongiosum von der Art der erektilen Gefäßgewebe, dessen Länge die des Eierstocks übertrifft und dessen Dicke nicht ganz 1 cm beträgt. Dieser spongiöse Körper erigiert sich während der Anlagerung der Tuba an das Ovarium; seine Ausdehnung wird eben durch eine teilweise Kompression bewirkt, welche jene Kontraktion der Muttertrompete herbeiführt. Die Anhäufung von Blut, die dadurch in dem Ovarium entsteht, ist ohne Zweifel nicht ohne Einfluß auf die Entwicklung des Follikels und die Reifung des Eichens" (Rouget, S. 335 f.).

Sehr eigenartig sind die Veränderungen, die einzelne Bündel der Rinden- und Rindengrenzgefäße, speziell die kleinen Arterien der Theca externa folliculorum, unter dem Einfluß der Ovulation durchmachen. Nach den Untersuchungen Sohmas entwickelt sich im Bereich der Media ein elastisches Fasernetz, das — im Verein mit einer fibrillären bzw. fibroidhyalinen Substanz — das untergehende Muskelgewebe allmählich völlig ersetzt. Das Endothel bleibt erhalten und kann zu wuchern beginnen. „Besonders merkwürdig ist die Bildung eines ganz neuen Gefäßrohres, aus Endothel, Elastica interna und Muskelhaut bestehend, innerhalb des alten degenerierten Muskelschlauches." Es findet also im 3. und 4. Lebensjahrzehnt ein sehr bemerkenswerter Umbau dieser kleinen Follikelarterien statt, die ein Seitenstück nur in der „Schwangerschaftssklerose" der Uteringefäße (Pankow) findet. Sohma bezeichnet ihn als Ovulationssklerose. An den kleinen Gefäßen in der weiteren Umgebung der reifenden Follikel bleibt dieser Prozeß auf der ersten Stufe seiner Entwicklung stehen. Sohma spricht hier von einer Menstruationssklerose.

Ich halte zunächst diese Namensgebung für ungeeignet, denn sie bringt das Charakteristische des Prozesses, die Bildung eines neuen, engeren Schlauchs in dem zu weit gewordenen alten Rohr nicht zum Ausdruck. Dann erscheint mir die Trennung von Ovulations- und Menstruationssklerose verfehlt; es gibt keine Menstruation ohne Ovulation, und die geringere Veränderung der follikelferneren Arteriolen auf die uterine Blutung zu beziehen — die weiter vorgeschrittene Umbildung an den kleinen Thecagefäßen aber von der Eireifung, vom Follikelsprung und von der Entwicklung der verschiedenen Umwandlungsprodukte abhängig zu machen, erscheint nicht angängig. Der ausschlaggebende Faktor dürfte die Ovulation sein. Sohma selbst stellte fest, daß sich in der Ovarialrinde der Kuh völlig gleichartige Prozesse abspielen, und das Rind menstruiert bekanntlich nicht. Die normale — nicht gravide — Gebärmutter zeigt die größte Blutfülle zur Zeit der Menstruation. Daher ist hier die Abhängigkeit der uterinen Gefäßveränderungen von der menstruellen Hyperhämie plausibel. Zum Eierstock erfolgt der stärkste Afflux zur Zeit der Follikelreifung und des Follikelsprungs. Ein Einfluß der periodischen Blutung auf die Gefäßstruktur der Keimdrüse ist nicht recht wahrscheinlich.

Lymphgefäße finden sich in den Ovarien besonders reichlich, nach Polano vor allem in der Markschicht. Ihre Verlaufsrichtung ist völlig unabhängig von den Blutgefäßen. In der Rindenschicht verbreiten sich die Lymphcapillaren hauptsächlich in der Peripherie der Follikel, in der Tunica externa und in entsprechender Weise um die Corpora lutea und albicantia. Nach dem Hilus hin nimmt das Kaliber der Lymphbahnen allmählich an Größe erheblich zu, und in der Marksubstanz finden wir vielbuchtige lacunäre Lymphspalten. Die einzelnen Bahnen laufen radiär auf den Hilus zu, den sie in Gestalt von 6—8 und mehr (Bruhns) oder — meist — 9 (Polano) größeren, mit Klappen versehenen Gefäßen verlassen. In Begleitung der Vasa ovarica ziehen sie im Ligamentum suspensorium ovarii zur Beckenwand und weiter zu den Lymphoglandulae lumbales, die von den Arteriae renales bis zur Bifurkation vor und dicht neben der Aorta gelegen sind. Von Krömer (S. 106) wurden Polanos Angaben durchaus bestätigt.

d) Nervenversorgung.

Mit sympathischen Nerven ist die Keimdrüse in außerordentlich reichem Maße versehen. Nach Waldeyer sind sensible Fasern unzweifelhaft vorhanden (S. 513). Sämtliche Nerven sind marklos (v. Winiwarter 1910, S. 695).

Zwischen den Gefäßen ziehen sich 3—4 mächtige Nervenbündel vom Hilus in die Marksubstanz hinein. v. Herffs und aller anderen Autoren Meinung, daß der bei weitem größte Teil dieser Ovarialnerven ausschließlich den Gefäßen zugehöre, wird neuestens von Akagi angezweifelt. Nach seiner Darstellung verläßt die Mehrzahl der Fasern, die für die Arterien und Venen bestimmt sein könnten, nach kurzem gemeinsamen Verlauf die Gefäßwand. Ebenso bestreitet der japanische Autor die von allen anderen Untersuchern behauptete dichteste Umspinnung der Follikel. Ein Einstrahlen von Nerven in die (größeren) Bläschen, zwischen die Granulosaepithelien findet nach Akagi, Ganfini (S. 39), v. Gawronsky, Mandl, Retzius (S. 33), Vedeler (S. 529), jedenfalls nicht statt. Allerdings behauptet Riese in Methylenblaupräparaten vom Ovarium der Katze Nerven zwischen den Granulosazellen der größeren Follikel mit Sicherheit gefunden zu haben. Doch sind seine bereits 1891 veröffentlichten Ergebnisse wohl auf Rechnung einer unzulänglichen Technik zu setzen. v. Herffs entsprechende Angabe (S. 301) dürfte ihre Erklärung in der Verwendung „recht dicker Scheiben" (S. 303) für die Chromsilbermethode finden. Ähnliches gilt auch für die mit Goldchlorid behandelten Zupfpräparate Elischers (1876).

Dementsprechend sind auch im Corpus luteum nervöse Elemente — bis auf Fasern in den bindegewebigen Septen — nicht darstellbar. Doch behauptet Wallart im gelben Körper „im Zustande der Rückbildung und Auflösung weitgehende Nervenversorgung nachgewiesen zu haben" (S. 351), und Akagi findet in den peripheren Schichten des Corpus luteum graviditatis spärliche Nerven. v. Herff wiederum konnte in zahlreichen Corpora albicantia niemals die Spur eines Nerven vorfinden (S. 300).

In gewissem Gegensatz hierzu steht die Darstellung eines „prächtig ausgebildeten Geflechts scharf konturierter markloser Nervenfasern in der Theca interna der Follikel" (Wallart, S. 343) und einer „geradezu wunderbaren Anlage von Nervengeflechten" in den Corpora atretica und ihren Restprodukten, den Corpora fibrosa (S. 358 f.).

„Die Terminalfasern der Nerven im Ovarium enden spitz oder knopftragend. Das Endknöpfchen ist sehr mannigfaltig gestaltet; am häufigsten wird es punktförmig gefunden" (Akagi, S. 186).

In und an den großen Nervenbündeln im Hilus findet Akagi — wie vor ihm andere Autoren — einen ganglionähnlichen Zellhaufen, den er als „eigenartige interstitielle Zellen deutet (S. 177). Echte Ganglienzellen sind nur von Bucura in dem einen Eierstock einer 55jährigen Frau, und zwar an der Grenze des Hilus und des Stromas nachgewiesen worden. Nach Wallart „dürfte es sich hier jedoch um einen Fall von sog. „Beizwischenniere" handeln" (S. 323). Die spärlichen sonstigen Angaben anderer Autoren über derartige Befunde halten auch einer milden Kritik nicht stand (v. Herff, Waldeyer). Ohne jede Beweiskraft ist wegen des häufigen Auftretens störender Niederschläge der Nachweis von „Ganglienzellen" in silberimprägnierten Schnitten.

Vor allem gibt es kein „sympathisches Ganglion im menschlichen Ovarium". Dieser Titel einer Arbeit von E. Winterhalter ist irreführend. Die Verf. hat wahrscheinlich nicht einmal Ganglienzellen, geschweige denn ein Ganglion gefunden.

e) Deciduale Reaktion.

Vom Ende des dritten Monats erfolgt bei normaler Gravidität an einzelnen kleinen Abschnitten der Eierstocksoberfläche eine starke Größenzunahme der spindeligen Stromazellen, die sich vielfach zu epithelialen Verbänden zusammenfügen und weitgehende Ähnlichkeit mit uterinen Deciduazellen erlangen. Nach Bielschowsky lassen sich feine Bindegewebsfasern zwischen den einzelnen Zellen darstellen. Zuweilen enthält das Protoplasma Glykogentröpfchen.

Derartige umschriebene Hypertrophien, die oft makroskopisch gut erkennbare Knötchen bilden, hat zuerst Schmorl genauer untersucht. Er fand sie in allen (über 70) untersuchten Fällen und hält sie deswegen mit Recht für eine physiologische Graviditätsreaktion. Es sei aber ausdrücklich betont, daß sich diese Veränderungen keineswegs in allen Schnitten auffinden lassen; man muß vielmehr häufig eine größere Anzahl von Präparaten durchmustern, ehe man auf Deciduabildung stößt.

Im weiteren Verlauf der Schwangerschaft — etwa vom 5. Monat an — können sich aus diesen Knötchen dann polypöse, eventuell pilzartige Excreszenzen entwickeln. Die Entstehung solcher Gebilde erklärt Lindenthal daraus, „daß die Deciduabildung unmittelbar unter dem Keimepithel ihren Anfang nimmt und bei der gewiß beträchtlichen Neubildung von Deciduazellen die Ausbildung der Deciduazellgruppen natürlich nach der Seite des geringsten Widerstandes, d. i. gegen die nur von Keimepithel bedeckte Oberfläche hin erfolgt" (S. 716).

Vom 7. Monat ab beginnt nach demselben Autor eine Rückbildung eines Teils dieser gewucherten Zellen in Form einer Sklerosierung bzw. hyalinen Umbildung oder einer Vakuolisierung bzw. hydropischen Degeneration. Daneben besteht die Neubildung von Decidua weiter und erreicht im 9. und 10. Monat ihre größte Ausdehnung. In einzelnen Fällen erstreckt sie sich fast über die ganze Oberfläche der Albuginea (Lindenthal).

Im Puerperium ist dann die Rückbildung allgemein, aber selbst längere Zeit post partum kann man in den Ovarien kernarme Stellen mit einer mehr oder minder deutlichen hyalinen Zwischensubstanz nachweisen und aus ihnen die Diagnose einer stattgehabten Geburt stellen (Lindenthal).

Gelegentlich werden durch die Deciduapolypen mikroskopische Hohlräume abgegrenzt, die von Keimepithel ausgekleidet sein können und dann als kleinste Cystchen imponieren. Die Entstehung eines Teils derartiger Abschnürungen oder Einstülpungen des Ovarialepithels kann man sich so vorstellen, daß die wuchernde Decidua das Keimepithel vor sich herstülpt und „an der Basis der überhängenden Pilze Buchten, Schläuche und Kanäle entstehen", deren Mündungen sich durch Verklebungen von Nachbarflächen leicht schließen können (Lindenthal, S. 720).

Ein anderer Teil dieser drüsigen Gebilde liegt inmitten von Deciduainseln, die das Niveau der Oberfläche nicht überragen. Bei solcher Lokalisation nehme ich eine sekundäre Deciduabildung um die ortsälteren Epithelformationen an; möglicherweise sind diese heterotopen Proliferationen auf Unregelmäßigkeiten bei der Vernarbung von Follikelsprungstellen zurückzuführen. In ihrer geschützten Lage bewahrt die zellige Auskleidung dieser vielgestaltigen Räume den deutlichen Charakter kubischen, ja vereinzelt sogar hochzylindrischen Epithels.

Nun ist vor kurzem Meyer (wie auch schon auf der Marburger Tagung der Deutschen pathologischen Gesellschaft 1913) mit der Behauptung hervorgetreten, daß die Bildung dieser ektopischen Decidua keinen physiologischen Befund darstelle. „Müßte es doch zum mindesten rätselhaft erscheinen, warum eine physiologische Erscheinung so außerordentlich launisch in ihrer Lokalisation und Ausdehnung auftritt" (S. 250). Die deciduale Umwandlung entstehe entweder in leidlich frischem Granulationsgewebe — in Adhäsionsmembranen und im Eierstocksgewebe selbst — oder im Gebiet abgelaufener Entzündung. All die kleinen Deciduaknospen und -pilze wären umgewandelte Reste perioophoritischer Auflagerungen.

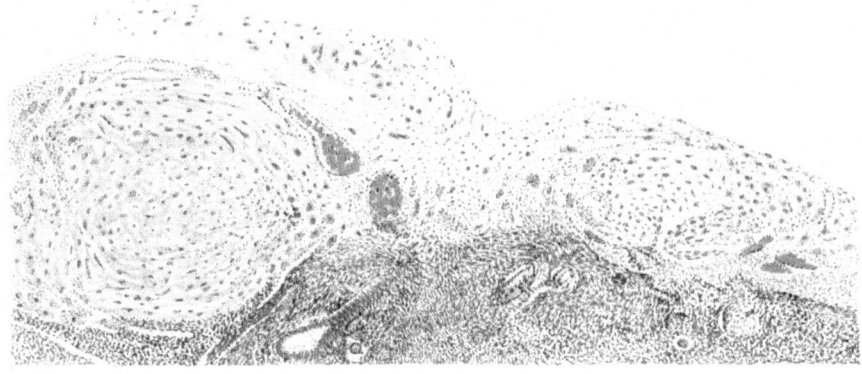

Abb. 23. Oberflächliche deciduale Reaktion.

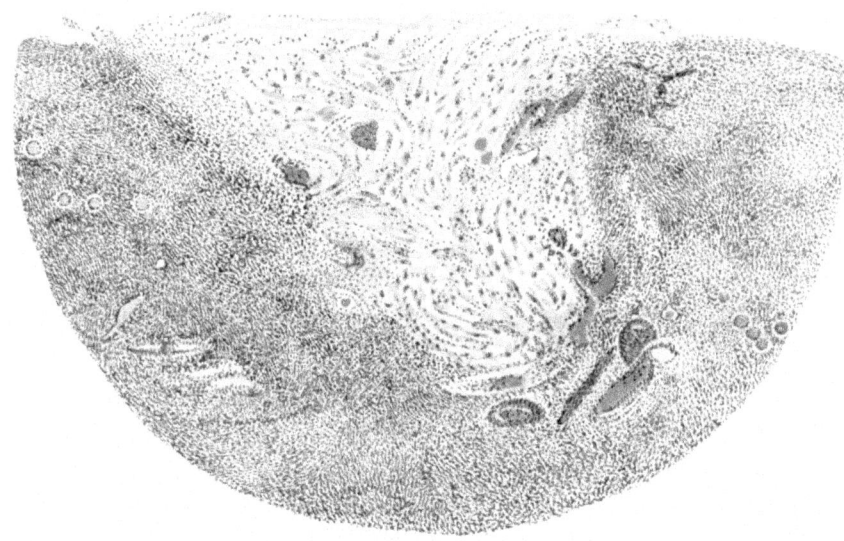

Abb. 24. Tiefergreifende deciduale Reaktion.

Dieser Auffassung möchte ich nur insofern beipflichten, als ich zwar die Entstehung der kleinen Deciduainseln und -knötchen auf entzündlicher Basis für häufig halte, sie aber doch als eine normale Erscheinung auffasse. Sie entwickeln sich nämlich offenbar hauptsächlich in Granulationspfröpfen und Narben frischer oder älterer Follikelrißstellen, also im Bereich physiologischen Keim- oder Flickgewebes. Meyer weist auch selber auf derartige kleine Einziehungen der Ovarialoberfläche als Sitz der decidualen Reaktion hin, läßt aber noch eine pathologische Entzündung hinzutreten. Im Gegensatz zu seiner Deutung wurde von allen Diskussionsrednern — Chiari, E. Fränkel, Marchand, Schmorl — einmütig der Standpunkt vertreten, daß die Bildung ektopischer Decidua unabhängig von entzündlichen Prozessen erfolge.

Die geschilderten Epithelabschnürungen halte ich nicht für unanfechtbare Kronzeugen eines abgelaufenen krankhaften Prozesses. Dabei mag dahingestellt bleiben, ob sie sich häufiger schon bei der Vernarbung der Rißstelle entwickeln oder später — bei Gelegenheit einer Gravidität — unter dem gestaltenden Einfluß decidualer Wucherungen zur Ausbildung gelangen oder auf eine Oophoritis zurückzuführen sind. Sehr ausgedehnte Herde sind dagegen jedenfalls entzündlichen Ursprungs.

Ich nehme also eine physiologische und eine — weit seltenere — pathologische Deciduabildung im Ovarium an. Schottländer gibt an, auch zur Zeit des Prämenstruums „zweifellose große Deciduazellen gesehen zu haben, ohne daß Schwangerschaft nachweisbar war" (1914, S. 6).

Vor einer Verwechslung der Deciduainseln mit Luteingewebe oder Gruppen von Fettkörnchen-(Xanthom-)zellen oder gar Pflasterepithelien möchte ich mit Meyer nachdrücklich warnen.

f) Fetale Gewebeeinschlüsse.

Normalerweise finden sich solide Granulosazellherde (Meyer 1912 S. 268—271, Walthard) — Vorstufen von Follikelepithelien — in Verbindung mit dem Oberflächenepithel, häufig auch von ihm abgetrennt, bei Neugeborenen in der Ovarialrinde. Stets fehlt in ihnen die Eizelle. Die späteren Veränderungen dieser Epithelien sind die gleichen wie bei der Atresie eines wachsenden Follikels (Walthard, Richter, 1927).

Seltener finden sich — teils mit, teils ohne Verbindung mit einem Primärfollikel — Vorstufen der Follikelepithelien auch in drüsenschlauchförmiger Anordnung. In ersterem Fall teilen sie das Schicksal des zugehörigen Follikels; im zweiten Fall bleiben sie oft bis nach der Pubertätszeit bestehen oder bilden kleine Retentionscystchen (Walthard, Richter).

Fetale Gewebseinschlüsse in engerem Sinn beherbergen sowohl die Rinde wie die Marksubstanz.

Corticale Pflasterepithel-, Flimmer- und Becherzellherde in den Ovarien ganz verschiedener Altersstufen beschreibt eingehend wiederum Walthard. Teils mit, teils ohne Zusammenhang mit der Oberfläche sollen sie weder von dem Epithel der letzteren noch von dem der Follikel, noch von Urnierenresten abstammen, vielmehr faßt er sie als kongenital verlagerte Zellnester auf.

Nur einmal sah Meyer „Plattenepithel in der Ovarialrinde, und zwar einen viel größeren zusammenhängenden Komplex, als man an Tube und Ligament gewohnt ist, auch nicht oberflächlich, sondern tiefer in der Rinde, so daß hier eine Besonderheit, wahrscheinlich eine kongenitale Abnormität vorliegt" (S. 296 f.).

Im Gegensatz zu Walthard erklärt Richter (S. 786) die Entstehung dieser Zellgruppen durch eine Umdifferenzierung des Oberflächenepithels.

Pilzförmig können die Pflasterepithelkomplexe, zum Teil deutlich konzentrisch geschichtet (Richter, S. 781), einerseits die Ovarialoberfläche überragen (Richter, S. 784) oder — andererseits — in verschiedenen Tiefen des Stromas liegen. In vielen größeren Herden kommt es zu Zerfall der zentral gelegenen Zellen und zu Höhlenbildung (Walthard, S. 266 f., Richter, S. 782 f.).

Akagi scheint derartige Epithelkugeln nur in der Nachbarschaft des Ovariums, an der Oberfläche des Ovarialstiels gefunden zu haben (Neumann, S. 352, Richter, S. 784).

Walthards und Akagis Befunde von Flimmer- und Becherepithelherden oder -schläuchen vermochte Richter in keinem Fall zu bestätigen (S. 784), auch an Akagis Originalpräparaten konnte er sich nicht von ihrem Vorhandensein überzeugen (S. 785). Cilien waren hier nicht erkennbar und Becherzellen schienen durch hydropische Quellung von Cylinderzellen vorgetäuscht.

[Für die Entwicklung von Flimmer- oder Becherzelladenomen aus den entsprechenden Formen des Cylinderepithels ist Fehlen oder Vorhandensein eines charakteristischen, vom Ovarialstroma abweichenden Bindegewebes von ausschlaggebender Bedeutung. Ohne dieses Begleitstroma tritt in den Zellschläuchen frühzeitig Degeneration der Epithelien ein. Nur den Flimmer- und Becherzellanlagen mit besonderer Wand eignet eine große Proliferationsfähigkeit (Walthard, S. 285 u. 307).]

In der Zona vasculosa des Ovariums finden sich — zum Teil in die Rinde, zum Teil in das Mesoophoron hineinreichend — fetale Gewebseinschlüsse verschiedener Art:

1. Solide Markstränge.
2. Markschläuche und Rete ovarii.
3. Kanälchen des Epoophoron.
4. Anderweitige Urnierenreste.
5. Versprengte Derivate des Müllerschen Ganges.
6. Marchandsche Nebennieren.
7. Paraganglienzellen.
8. Leydigsche Zwischenzellen.

1. **Solide Markstränge.** Der Aufteilung durch das einsprossende Bindegewebe entgeht ein kleiner Prozentsatz der (S. 32) erwähnten Eiballen aus den zentralen Partien des Epithelkerns. Eine kurze Zeitspanne bleiben sie noch in Form der sog. Markstränge dicht über dem Rete erhalten. Diese streifenartig angeordneten Zellreihen, die sich — ohne Lumen — bis zwischen die Follikel in die Rindenschicht des Ovariums verfolgen lassen (Rieländer, S. 97), sind im extrauterinen Leben nur selten und fast nur bei Kindern nachweisbar. Nach Felix finden sie sich ganz vereinzelt auch noch im Eierstock der Erwachsenen; nach Meyer (1912, S. 90) sind sie bei geschlechtsreifen Individuen nicht sicher bekannt.

2. **Markschläuche und Rete ovarii.** Durch kurze, mehr gerade verlaufende Markschläuche steht beim Embryo das vom Bindegewebe nicht angegriffene Reteblastem mit den Marksträngen in Verbindung. In ihm „entstehen frühestens bei Embryonen von 60 mm Kopffußlänge netzförmig verzweigte Stellen, in denen die Kerne noch dichter als in der Umgebung gelagert sind. Das sind die Retestränge, die vollständig solid und durchaus nicht scharf gegen das sie umgebende Reteblastem abgesetzt sind. Die Retestränge stehen sowohl mit den Marksträngen als mit den Kanälchen des Epoophoron in Verbindung." Morphologisch sind Markstränge und Retekanälchen gleich (Bolaffio, S. 611). „Gegen das Ende der Fetalperiode treten in dem soliden Rete deutliche Lichtungen auf, und es werden dadurch von einem einschichtigen Epithel ausgekleidete Kanälchen geschaffen. Diese Kanälchen können zeitweise erhalten bleiben; sie zeigen aber immer Neigung zur cystischen Erweiterung" (Felix, S. 883).

Das Rete liegt im Hilus ovarii. Ganz eng sind seine netzförmig verbundenen Spalträume normalerweise; die auskleidenden Epithelien unregelmäßig — endothelartig platt bis kubisch bis zylindrisch —, nicht flimmernd; die Kerne besonders chromatinreich, ihre Form ungleichmäßig, ihre Stellung wechselnd (Meyer, 1912, S. 91; Rieländer, S. 72, 80 u. 103; Weishaupt, S. 137).

Nach Schickele finden sich diese Retespalten in über 30% der untersuchten Ovarien von Erwachsenen. Nach Goodall „the percentage of cases in which fetal rests occur must be inordinately high—very much above the figures given by Schickele" (S. 259). Meyer (1914, S. 85) gibt etwa 85% an. Ausnahmsweise erstrecken sie sich vom Hilus bis in die Rindenschicht. Vom Epoophoron unterscheiden sie sich durch das fast völlige Fehlen einer besonderen bindegewebig-muskulären Wand und durch die unregelmäßige, stets flimmerlose Epithelbekleidung.

Nach dem Hilus zu gehen also die soliden Markstränge in „richtige Kanälchen", die Markschläuche, über, die nach ganz kurzem Verlauf durch Bildung zahlreicher Anastomosen ein Netzwerk epithelbekleideter Spalten bilden (Rieländer, S. 91 u. 103).

3. **Kanälchen des Epoophoron.** Während ein Teil der Autoren die Retekanäle — zu Unrecht — von der Urniere ableitet, ist die Abstammung der Parovarialschläuche vom kranialen Teil des Wolffschen Körpers erwiesen. In einzelnen Fällen ziehen sie sich nicht nur in die Zona vascularis hinein, sondern bis in die Rinde und bis dicht unter die Oberfläche des Organs (v. Franqué, 1898, S. 510—513).

Charakterisiert sind diese epoophoralen Hohlgänge durch eine relativ weite Lichtung, besonders aber durch „die immer wiederkehrende Abwechslung zwischen schlauchförmigen, drüsenähnlichen und ampullenartigen, cystischen Abschnitten mit entsprechend wechselndem Epithel" (v. Franqué, 1898, S. 510) sowie — nicht immer — durch eine leicht erkennbare bindegewebig-muskuläre Wand und streckenweise durch den Flimmerbesatz des Cylinderepithels.

[Aus derartigen Abkömmlingen der (epoophoralen) Urnierengänge können sich nebentubenähnliche Gebilde gestalten (v. Franqué, S. 516).]

4. **Anderweitige Urnierenreste.** Neben den unter 3. skizzierten Derivaten des Wolffschen Körpers wurden vereinzelt noch andere Urnierenreste — und zwar vom distalen Abschnitt des Mesonephros — aufgefunden. Meyer verzeichnet 2 gefäßarme Urnierenglomeruli mit Kanälchen im Hilus ovarii einer Neugeborenen bzw. eines Fetus von 6 Monaten (S. 248, Nr. 18). v. Babo beschreibt „eine echte adenocystomatöse Geschwulstbildung von seiten intraovarieller Teile des Mesonephros" (S. 596), die nach meiner Auffassung weder mit dem epoophoralen noch mit dem paroophoralen Teil der Urniere zu identifizieren sind. Kennzeichnend für diese mesonephrischen Blastome ist die Produktion von cytogenem Bindegewebe sowie das Wachstum in fortgesetzten dichotomischen Verzweigungen der Tubuli (Pick) mit ampullenartigen Aufweitungen und Cystenbildungen, mit und ohne kolbige Endauftreibungen, z. T. in Kammform als Diminutiv-Epoophoron. Zur Weite der Schlauchbildung steht die Höhe des auskleidenden Cylinderepithels im umgekehrten Verhältnis. Bemerkenswert ist ein auf einzelne Abschnitte beschränkter Flimmerbesatz hochzylindrischer Epithelien (v. Babo, S. 605).

Wie aus dem Gesagten ersichtlich, lassen sich die drei erwähnten Arten intraovarieller drüsiger Bildungen in ihren typischen Formen durch folgende Kriterien unterscheiden:

	Epithel	Lichtung	Wand
Reteschläuche	unregelmäßig, nicht flimmernd	spaltförmig	—
Epoophoronkanälchen	teilweise flimmernd	relativ weit	Bindegewebe und Muskulatur
Reste des distalen Urnierenabschnitts	teilweise flimmernd	wechselnd	cytogenes Gewebe

5. **Versprengte Derivate des Müllerschen Gangs.** Unter der Bezeichnung „inclusions of Müllerian tissue" oder „aberrant portions of the Müllerian duct found in an ovary" berichteten amerikanische Autoren über den Einschluß uteriner Gewebe — typisches Endometrium, glatter Muskulatur aufsitzend — in das Ovarium.

So erwähnt Norris den Befund eines zentral im Eierstock gelegenen, 6—7 mm messenden cystischen Raums, der — von Uterusschleimhaut und einer schmalen Zone ungestreiften Muskelgewebes eingefaßt — ein wenig freies Blut enthielt. Makroskopisch war das wegen chronischer Pelviperitonitis zusammen mit den Tuben und der Appendix entfernte (linke) Ovarium mit fibrösen Auflagerungen bedeckt und durch eine Follikelcyste leicht vergrößert, sonst aber — wie der zurückgelassene Eierstock der Gegenseite — normal, die zur Zeit des Eingriffs 29jährige Patientin nach 18 Monaten noch gesund.

Sehr bemerkenswert ist ferner eine ähnliche, vorzüglich illustrierte Beobachtung Russells: Bei Gelegenheit der Exstirpation eines Cystadenocarcinoms des linken Eierstocks wurde das mit Adhäsionen bedeckte, sonst aber anscheinend normale rechte Ovarium mit entfernt. Mikroskopisch fand sich eine Sprenkelung des Organs mit Inseln von Endometrium, die an vielen Stellen von Bündeln glatter Muskulatur umsäumt waren. Das Zentrum eines Teils dieser Schleimhautkomplexe bildeten cystische Räume; stellenweise war das auskleidende Cylinderepithel mit Cilien besetzt, es stand im Zusammenhang mit dem Epithel der Drüsen, die in die genannten Lumina einmündeten. Den Inhalt bildeten Leukocyten und rote Blutkörperchen. An der Rückfläche des Organs zeigte sich eine seichte Grube mit demselben Schleimhautgewebe. Am Rand der Delle ging das Drüsenepithel allmählich in eine einfache Lage von Cylinderzellen über und erstreckte sich als Keimepithel auf einen kurzen Abschnitt der Keimdrüsenoberfläche; Russell schließt hieraus, daß das Keimepithel die Fähigkeit besitzt, Drüsen zu bilden, die denen des Endometriums analog sind.

Wesentlich komplizierter liegt eine merkwürdige Beobachtung Caslers: In dem wegen starker Blutungen exstirpierten Uterus einer anämischen 39jährigen Krankenpflegerin hatten sich (außer intramuralen Myomen) einige große leberfarbige Polypen entwickelt. Ein diffuses, fast drüsenfreies „Adenomyom" hatte als Wucherung des Schleimhautstromas in eigenartiger Weise die Gebärmutterwand überall fast bis an die Serosa invadiert. In der Folgezeit trat bei der (hysterektomierten!) Patientin allmonatlich für den Teil eines Tages die Periode auf. 4 Jahre nach der Operation erwies sich die Ausrottung der innerhalb von 6 Monaten zu einer Geschwulst umgebildeten, allein zurückgelassenen linken Keimdrüse als angezeigt. Im Scheidengewölbe fand sich an der Stelle der früheren Drainage eine Fistel, die zu einem hemicystischen, mit S Romanum, Blase und Beckenwand fest verwachsenen Tumor führte.

Die kleinkokosnußgroße, multilokuläre Neubildung enthielt schokoladefarbene Flüssigkeit. Von ihren Wandungen, deren Dicke zwischen 2 mm und 4 cm schwankte, erhoben sich breitbasig unregelmäßig polypoide, wiederum leberfarbene Massen. Histologisch bestand die Auskleidung der cystischen Räume fast ganz aus uterinem Gewebe, das stellenweise — wie in der Gebärmutter der Patientin — eine Stromawucherung erkennen ließ. Das Oberflächenepithel war hochzylindrisch und stellenweise flimmernd. Die Wand zeigte mehr oder weniger normales Ovarialgewebe und hier und da, unter der Schleimhaut, Bündel glatter Muskulatur.

Fortschreitende Erkenntnis wird dazu führen, derartige Befunde den Sampsonschen erworbenen Schokoladencysten zuzuzählen.

6. Die sog. Marchandschen Nebennieren — versprengte Rindengewebskomplexe ohne Marksubstanz — kommen im Keimdrüsenparenchym nicht vor. Anspruch auf Erwähnung haben sie nur insofern, als von ihnen ausgehende Grawitzsche Geschwülste — Hypernephrome — als seltenste Primärtumoren des Ovariums in der Literatur beschrieben werden.

Allerdings behauptet Marchetti, im Ovarium einer erwachsenen Frau embryonale Nebenniereneinschlüsse nachgewiesen zu haben. Er fand „zwei Zellenknoten, die sich durch ihre Merkmale sogleich als zur Zona fasciculata der Rindensubstanz der Nebenniere gehörend zu erkennen gaben; d. h. die Zellen hatten einen runden Kern mit reichlichen Chromatinkörnchen und ein reichliches feinkörniges, zahlreiche Fettröpfchen enthaltendes Protoplasma" (S. 230). Es bedarf kaum der Erwähnung, daß auf Grund einer solchen Charakterisierung eine Identifizierung der betreffenden Zellen durchaus unmöglich ist. Zu einer glatten Ablehnung der Diagnose Marchettis gelangt der Leser aber durch die Betrachtung der beigegebenen Abbildungen, die gar keine Ähnlichkeit mit der Streifenschicht der Nebenniere erkennen lassen. Erst kürzlich demonstrierte auch Reichelt der Ovarialrinde, mehr dem uterinen Pol genähert. Doch konnte Frankl nur eine histologische Ähnlichkeit, nicht aber eine Identität anerkennen, da keine Fettfärbungen vorgenommen worden waren.

7. Paraganglienzellen. Über das Vorkommen von chromaffinen Paraganglienzellen im Hilus ovarii sowie im Eierstock selbst, weit vom Hilus entfernt, nahe der Oberfläche, berichten Bucura, Neumann, v. Winiwarter.

Einen ganz ähnlichen Befund konnte ich selbst im Eierstock einer 51jährigen Person erheben.

8. Über chromophobe „cellules neurotropes" bzw. extraglanduläre „Leydigsche Zwischenzellen" im Hilus des menschlichen Eierstocks, die von den Theca- und Paraganglienzellen durchaus zu unterscheiden seien, berichten Louis Berger (1923), Kohn (1928) und v. Winiwarter (1923). Berger fand sie stets bei erwachsenen Frauen, besonders reichlich bei Schwangeren, in der ganzen Ausdehnung des Hilus, in der Zone des Rete und der Markstrangreste intra-, peri- und paraneural (S. 80), nur ausnahmsweise im Mesoophoron einerseits und im eigentlichen Ovarialstroma andererseits. Kohn konnte sie auch bei Neugeborenen und bei einer 77jährigen Greisin nachweisen. Bemerkenswerterweise finden sich in ihnen Pigment, Lipoide und Reinkesche Krystalle.

Die Physiologie des Eierstocks
(mit Ausnahme des mensuellen Genitalzyklus).

1. Der Einfluß des Ovariums auf die Entwicklung und Erhaltung des Genitalapparates.

Bereits 1876 hielt es Mayrhofer für erwiesen, daß das Geschlecht sich schon bei der Konzeption entscheide. Nach Halbans Anschauung dürfte der Geschlechtstypus des Fetus mindestens bereits in den ersten Tagen nach der Befruchtung des Ovulums bestimmt sein (1903, S. 228). Auch für von Lenhossék ist es zweifellos, „daß das Geschlecht des Embryos sicher unmittelbar nach erfolgter Befruchtung bereits ein für allemal festgestellt ist" (S. 32); die Bestimmung scheint ihm sogar schon vor der Befruchtung im Ei vollzogen (S. 16 und 99).

Wie ferner Tandler und Groß ausführen, haben wir alle Ursache anzunehmen, daß die Geschlechtsbestimmung spätestens im Moment der Befruchtung vor sich geht. Das imprägnierte Ovulum ist demnach nicht nur nach seiner Artzugehörigkeit, sondern auch nach seiner Geschlechtszugehörigkeit determiniert. Es erhellt daraus, daß auch die gesamten somatischen Eigenschaften des betreffenden Sexus dem Ovulum inhärent sind. Die Geschlechtszugehörigkeit des Vereinigungsprodukts beider Gameten entscheidet also die sexuelle Zugehörigkeit des zukünftigen Somas mit allen Konsequenzen. „Der experimentell erzeugte oder pathologischer Weise entstandene Wegfall der Gonade ist daher nicht imstande, die bereits längst getroffene Entscheidung über die Zugehörigkeit des Individuums zu einem bestimmten Geschlechte zu annullieren. Er vermag höchstens die bereits in Ausbildung begriffenen somatischen Merkmale einer hierzu notwendigen Unterstützung zu berauben" (S. 5f.).

Die **Anlage** der Genitalorgane erfolgt also bei beiden Geschlechtern unabhängig von der Keimdrüse; ihre **Ausbildung** vollzieht sich dagegen unter der Einwirkung der Gonade.

Hoden und Ovarien besitzen keinen formativen, entwicklungsauslösenden, sondern nur einen allerdings maßgebenden, wenn auch zeitlich beschränkten, protektiven (Halban), entwicklungsfördernden (Herbst) Einfluß auf die äußeren und inneren Geschlechtsorgane. Sie vermögen auch keine Entwicklungshemmung auf die heterologen Genitalien auszuüben. Niemals führt die Kastration zu einer Phanerose der andersgeschlechtlichen Merkmale, sondern nur der neutralen, asexuellen Speziesmerkmale, zu einer Jugendform, die als der Ausdruck der protrahierten Unreife imponiert (Tandler und Groß, S. 58). Von Stieve wird diese Annahme allerdings — besonders mit dem Hinweis auf das Auftreten von Milchsekretion bei kastrierten Männern — als unzutreffend bezeichnet (1921, S. 110, 133 und 135).

a) Die Zeit vor der Geschlechtsreife.

An die Existenz der Keimstöcke ist die Entstehung der Müllerschen Gänge, wie gesagt, nicht gebunden. Dem fetalen Uteruswachstum geht die Vergrößerung des Eierstocks keineswegs parallel. Das Ovarium nimmt viel langsamer zu als die Gebärmutter, aber stetiger und gleichmäßiger, nicht — wie jene — in Schüben [Bayer (1908, S. 88f.)]. Die Größenzunahme des fetalen Uterus vollzieht sich daher anscheinend unabhängig vom Einfluß des fetalen Eierstocks [A. Mayer (1915, S. 283f.)].

Dagegen scheint die Annahme berechtigt, daß der Impuls der mütterlichen Ovarien gegen Ende der Schwangerschaft neben der von Halban betonten Vergrößerung der fetalen Brustdrüsen auch das gleichzeitig einsetzende Wachstum des fetalen Uterus bedingt [Bayer (1908, S. 93f.)]. Fortfall dieses Stimulus von seiten der mütterlichen Keimdrüsen führt nach der Geburt unter einer „menstruationsähnlichen" Blutung zu einer lang anhaltenden Involution des Uterus und — unter Absonderung der bekannten Hexenmilch — zu einer Rückbildung der Mammae.

Ein interessanter Versuch A. Mayers, durch Kastrierung einer intrauterinen Frucht (ohne Unterbrechung der Trächtigkeit) die Frage experimentell zu entscheiden, scheiterte an dem vorzeitigen Tod des Muttertieres, einer Hündin (S. 284).

Aus dem gleichen Grunde der mangelnden Korrelation muß auch das Wachstum des Uterus in den Kindheitsjahren bis in die Nähe der Pubertät von der Keimdrüse unabhängig sein. Während nämlich letztere — wie bisher — gleichmäßig weiter wächst, zeigt der Uterus nach vorübergehender postfetaler Involution [Bayer (1902, S. 436; 1908, S. 92ff.), Kölliker (1882, S. 57)] bis in die Zeit der Mannbarkeit — wenn überhaupt — nur ein sehr geringes Wachstum.

Wenn Wehefritz demgegenüber (S. 163) angibt, der sich nach der Geburt nur ganz langsam entwickelnde Uterus folge in seinem Wachstumstempo nur dem ihm übergeordneten Ovarium, so finde ich in seinen eigenen Gewichtszahlen (S. 170) ganz gewiß keine Stütze für seine Anschauung. Während nämlich das Gewicht beider Eierstöcke von der Geburt bis zum zehnten Lebensjahr (nach den Wägungen Wilhelm Müllers in Jena) von 0,296 auf 1,91 g — also auf das 6,45 fache — ansteigt, nimmt die Gebärmutter nur um das 1,25 fache — von 1,88 auf 2,35 g — zu, und noch bis zum 5. Lebensjahr hat sie ihr Geburtsgewicht noch nicht wieder ganz erreicht.

Experimentell bestätigt wurde die Schlußfolgerung von der Unabhängigkeit des infantilen Uterus von der Keimdrüse durch A. Mayers Kastrationsversuche an jungen Hündinnen. Abweichende Ergebnisse anderer Autoren [Halban (1900), A. Hegar (1878), F. A. Kehrer, G. Krukenberg] finden nach A. Mayer ihre Erklärung in Fehlern der Versuchsanordnung: Entweder wurden die Tiere zu spät kastriert oder — nach rechtzeitiger Operation — zu spät nachuntersucht, oder es wurden Tiere verschiedener Rasse und Konstitution benutzt.

Nach Zietzschmann steht dagegen die erste Entwicklung der geschlechtsspezifischen Genitalkanäle — wie auch der sekundären Geschlechtsmerkmale — unter der Herrschaft des Follikelapparats (S. 246).

b) Die Zeit der Geschlechtsreife.

Zweifellos erfolgt auch die Pubertätsentwicklung des Fruchthalters und der prägravide Umbau seiner sich immer wieder verjüngenden Schleimhaut wie auch der immer wieder neu Parenchym bildenden Brustdrüse unter dem mächtigen Einfluß des Keimorgans; und ebenso ist die Altersschrumpfung der Müllerschen Gänge sowie besonders ihre vorzeitige Atrophie nach operativer Entfernung der Keimdrüsen auf den Fortfall der Ovarialfunktion zurückzuführen.

Für die Erfüllung der genannten Aufgaben kommen in Betracht:

1. Der reifende Follikel.
2. Das Corpus luteum.
3. Die Corpora atretica, das Analogon der interstitiellen Eierstocksdrüse.

Die führende Stelle unter diesen ovariellen Strukturen nimmt das im Cyklus stets neu erstehende Corpus luteum ein, der „Regulator der sexuellen Periodizität" [Loeb (1923/24, S. 330)].

a) Die Funktion des Corpus luteum.
Corpus luteum und Uterus gravidus.

Wie Fränkel (1903) in loyalster Weise berichtet, ist der verstorbene Breslauer Embryologe Gustav Born „der alleinige Vater der ursprünglich nicht publizierten Hypothese, das Corpus luteum verum graviditatis müsse nach seinem Bau und Entwicklungsgang eine Drüse mit innerer Sekretion sein, ausgestattet mit der Funktion, die Ansiedelung und Entwicklung des befruchteten Eies im Uterus zu veranlassen" (S. 438)[1]. Schwerkrank hatte er Fränkel ersucht, die experimentelle Verfolgung dieser Idee zu übernehmen. Die Bitte Borns erfüllend, hat Fränkel dann als der „Erbe seines geistigen Vermächtnisses" in 12jähriger Arbeit in durchaus selbständiger Weise nicht nur den Beweis für die Richtigkeit der genialen Theorie in der mitgeteilten Fassung erbracht, sondern erkannt, daß dem gelben Körper eine noch viel weiter gehende Bedeutung zukommt:

„Das Corpus luteum bewirkt den in den Generationsjahren erhöhten Ernährungszustand des Uterus. Der in dieser ganzen Zeit vermehrte Umfang und Turgor des Organs sowie seine vierwöchentlichen cyklischen Hyperämien sind die Folge der inneren Sekretion des Corpus luteum" (S. 439).

Zur Untersuchung der Funktion des gelben Körpers nahm Fränkel seine Ausschaltung vor. Sein Experimentalbeweis ist in erster Linie negativer Art: Ausbleiben Fortschreiten der Gravidität bei Belassung des gelben Gewebes und Vornahme der nötigen Kontrolleingriffe. Die Versuche erstrecken sich auf nicht weniger als 400 Kaninchen. 112 isolierte Totalentfernungen der gelben Körper bei befruchteten Tieren innerhalb der ersten zwei Wochen nach dem Belegen verhinderten ausnahmslos die Einbettung (wenn die Operation im Laufe der ersten sechs Tage erfolgte) oder unterbrachen die sich bereits entwickelnde Gravidität (wenn der Eingriff nach der Insertion des Ovulum zwischen dem 7. und 14. Tage post coitum vorgenommen wurde). Bei doppelseitiger Kastration wurde naturgemäß in allen Fällen — es sind 51 — der gleiche Erfolg erzielt. Zahlreiche Kontrolloperationen (einfache Narkose, einfache Laparotomie, Ausschaltung eines Teiles

---

[1] Schon 1895 stellten Curàtulo und Tarulli mit großer Bestimmtheit den Satz auf, daß die Ovarien wie die anderen Drüsen des tierischen Haushalts eine Art von innerer Sekretion besäßen: Sie senden unaufhörlich ein Ausscheidungsprodukt ins Blut, dessen chemische Zusammensetzung bis jetzt noch unbekannt ist und dessen wesentlichstes Characteristicum darin besteht, die Oxydation der phosphorhaltigen organischen Substanzen, der Kohlehydrate und der Fette zu begünstigen (S. 578).

1896 vermutete Sokoloff im Ovarium vasomotorische oder vielleicht auch trophische Zentren, die die Ernährung der Gebärmutter regulieren, 1898 behauptete Prenant die endokrine Natur des gelben Körpers, jedoch ohne sich über seine Funktion zu äußern, und 1899 schloß Rubinstein aus seinen gelungenen Transplantationen auf eine innere Sekretion des Ovariums — nicht des Corpus luteum.

des Eierstocksparenchyms oder eines Teils der gelben Körper, Hineinbrennen von Löchern neben das unversehrte Luteingewebe) bewiesen die souveräne Dignität der Corpora lutea. Nach 53 Teilentfernungen der gelben Körper bis zum 15. Tage wurde 31 mal ein Fortschreiten der Schwangerschaft konstatiert. Auch wurde der Einwand, durch das Ausbrennen werde die ganze Keimdrüse so erheblich geschädigt, daß darauf die Rückbildung der Gravidität zu beziehen sei, dadurch widerlegt, daß bei den operierten Tieren später neue Graviditäten beobachtet wurden.

Bezüglich der Mindestverhältniszahl von gelben Körpern und Eikammern ergab sich noch die interessante Tatsache, daß ein Corpus luteum wenigstens die dreifache Zahl von Fruchtkapseln zu protegieren imstande ist.

Durch die imponierende Wucht dieser großen Zahlen dürfte der Satz, daß das Corpus luteum die prägraviden Alterationen des Endometriums, die Deciduabildung, bewirkt und daß es der Ansiedelung und ersten Entwicklung des Eies beim Kaninchen vorsteht, wohl hinlänglich erwiesen sein.

Bestätigt wurden diese Ergebnisse u. a. von Dick und Curtis, Magnus, Niskoubina und — mit Hilfe einer neuen, genialen Versuchsanordnung — von Ancel und Bouin, im wesentlichen auch von Kleinhans und Schenk; für Hündinnen und Ratten von Marshall und Jolly (1906); von Loeb für die ersten zwei Tage nach der Kopulation beim Meerschweinchen (1923/24, S. 324). Die in diesem Zusammenhang öfters erwähnten Experimente von Claypon und Starling (1906) betreffen — ebenso wie die Versuche von Parkes (1928) an Mäusen — sämtlich Oophorektomien und nicht isolierte Beseitigung der Corpora lutea, beweisen also nichts für das Born-Fränkelsche Gesetz.

Von Böcken mit partieller Resektion der Samenstränge ließen Ancel und Bouin virginelle, brünstige Kaninchen belegen. Unter dem Einfluß des sterilen Coitus barsten reife Follikel und blühten weiter gelbe Körper auf. In den Tuben gingen die Eier zugrunde (1909, S. 506 und 605f.). Etwa 14 Tage dauerte die Entwicklung und Blütezeit der gelben Körper, die völlig den Corpora lutea graviditatis entsprachen. Die Blutzufuhr zum Genitale nahm erheblich zu, Schleimhaut und Muskulatur des Fruchthalters hypertrophierten, und die Masse seiner rot angeschwollenen Hörner verdreifachte sich. Am deutlichsten erschienen diese Veränderungen zwischen dem 7. und 10. Tag. Nach zwei Wochen erfolgte rasch die Rückbildung des betrogenen Organs, die bereits am 19. Tag fast vollendet war. Zwischen dem Umbau des Uterus einerseits und der Entwicklung und Rückbildung der Corpora lutea andererseits bestand ein offensichtlicher Parallelismus. Die uterinen Veränderungen konnten weder auf das unbefruchtete, absterbende Ei noch auf die Placenta bezogen werden, da keine Schwangerschaft zustande kam. Der einzige neu eingeführte Faktor war vielmehr der gelbe Körper; auf ihn war daher das Wachstum des Uterus zurückzuführen.

Unter Verwertung einer Versuchsanordnung Heapes (1890, S. 457f.; 1897, S. 178f.) unternahmen Biedl, Peters und Hofstätter eine Prüfung des Corpus-luteum-Gesetzes: Aus dem Genitalschlauch eines erfolgreich belegten Kaninchens übertrugen sie befruchtete Eier in den Eileiter eines anderen, puerperalen Kaninchens, vier Tage nachdem dieses geworfen hatte. In einem Falle gelang ein Versuch vollständig, d. h. bis zum Wurf am normalen Ende der Tragzeit. Hier war ein „frisches" Corpus luteum der Nährmutter zur Einnistung und Weiterentwicklung der transplantierten, befruchteten Eier nicht nötig (S. 79 und 90). Nach reiflicher Überlegung sehen die Verfasser aber von der Verwertung dieses singulären Versuchs gegen die Born - Fränkelsche Hypothese ab (S. 79). Offenbar ist die puerperale Schleimhaut — ohne neue Sensibilisierung durch frische gelbe Körper — noch für die Aufnahme einer zweiten Serie befruchteter Eier befähigt.

Hat der gelbe Körper dem befruchteten Ovulum die Implantation und so seine weitere Existenz ermöglicht, so bewirkt umgekehrt das wachsende Ei (beim Menschen) in wundersamem Wechsel von Leistung und Gegenleistung eine Verlängerung der Blütezeit des Corpus luteum (graviditatis) für die ganze Dauer der Schwangerschaft und verhindert so indirekt eine neue Eireifung.

Weitere Untersuchungen über die Abhängigkeit der decidualen Reaktion von der Anwesenheit des gelben Körpers stellte Leo Loeb an Meerschweinchen und Kaninchen an; seine in sehr zahlreichen Arbeiten publizierten Ergebnisse bilden eine willkommene Bestätigung der Fränkelschen Lehre. Loeb konnte nämlich den Nachweis erbringen, daß es möglich ist, ,,beim Meerschweinchen Deciduen in beliebiger Zahl experimentell zu erzeugen, daß hierzu weder eine vorhergegangene Befruchtung des Eies, noch ein Kontakt des Eies mit der Uterusschleimhaut nötig ist. Es ist hierzu nur nötig, tiefe Einschnitte in den Uterus zu machen, die seine Kontinuität ganz trennen; die Richtung dieser Schnitte kann transversal oder horizontal sein. Die Operation muß 2—9 Tage nach der Ovulation vorgenommen werden. Eine vorhergehende Kopulation oder Befruchtung des Eies ist nicht nötig. An allen oder an der großen Mehrzahl der Schnittstellen bilden sich dann Deciduen. Unterbindung der Tuben kurze Zeit nach der Kopulation ist ohne Einfluß auf die Bildung der Deciduen, obwohl in diesem Falle das Ei die Uterusschleimhaut nicht berührt" (1909, S. 90). Beim Kaninchen liegen die Verhältnisse insofern etwas anders, als hier eine Begattung zur Herbeiführung des Follikelsprungs nötig ist und die Deciduabildung sich oft nur mikroskopisch erkennen läßt (S. 95).

Von Biedl (1916, S. 335), Frank (1911, S. 12 u. 16) und Nielsen wurden Loebs Ergebnisse bestätigt.

Loeb fand ferner, ,,daß es möglich ist, die Wirkung des Eies dadurch nachzuahmen, daß man in das Lumen des Uterus Fremdkörper, z. B. ganz dünne capillare Glasröhrchen einführt. Im Verlauf der nächsten 6 Tage verwandelt sich dann die uterine Schleimhaut in eine mächtige Lage von mütterlicher Placenta, und der Uterus nimmt um das Vielfache seines Volumens an Umfang zu. Ähnlich wie das Ei an der Stelle, wo es in die Schleimhaut eindringt, das Epithel zerstört, so werden auch unter dem Einflusse des Glases oder anderer Fremdkörper sehr bald Teile des uterinen Epithels nekrotisch, und im direkten Kontakt mit dem Fremdkörper, sowie auch unter dem benachbarten erhaltenen Epithelbelag findet die Zellwucherung statt. Es ist daher leicht, die Wirkung des Eies durch indifferente Fremdkörper nachzuahmen" (1910, S. 206).

Bei Nielsens Kaninchen blieb mit dieser Versuchsanordnung eine Deciduabildung aus.

,,Weiter ergab sich, daß vorherige Exstirpation beider Ovarien die Bildung dieser künstlichen Deciduen verhindert. — Die Entfernung der Corpora lutea ist ebenso wirksam wie die Excision der Ovarien. Die Corpora lutea stellen also den allein wirksamen Teil der Ovarien dar" [Loeb (1909, S. 75)].

Bei gleicher Anordnung ergaben die Versuche von Corner und Warren (1919) an weißen Ratten, von Long und Evans (1920) gleichfalls an Ratten und von Biedl, Peters und Hofstätter (1922, S. 97f. und 109) an Kaninchen völlige Übereinstimmung mit

Loebs Experimenten. Die letztgenannten Autoren erzielten aber auch bei Tieren, denen befruchtete Eier in den Eileiter transplantiert worden waren und die keine frischen gelben Körper besaßen, solche „Placentome". Da es sich hier aber nur um Übertragung befruchteter Eier handelte, glauben sie, daß ihre Resultate mit Loebs Befunden nicht in direktem Widerspruch stehen (S. 91) und daß die „Wirkung des gelben Körpers durch die Anwesenheit von Schwangerschaftsprodukten (Fetus oder Placenta) auch außerhalb des Uterus ersetzt werden könne" (S. 117).

So sicher nun auch die Gültigkeit des Gesetzes für unsere Laboratoriumstiere erwiesen ist, scheint es doch fraglich, ob eine Übertragung dieser bedeutungsvollen Ergebnisse auf die menschliche Physiologie ohne weiteres statthaft ist — um so fraglicher vielleicht, als das Kaninchen nach den Untersuchungen von Ancel und Bouin im Gegensatz zu dem periodisch ovulierenden Weib normalerweise nur ein „Corps jaune gestatif" bildet (s. S. 85).

Von ganz besonderem Wert ist daher eine analoge klinische Beobachtung Menges am Menschen: „Laparotomie — Indikationsstellung nicht mehr erinnerlich — bei einer Gravida der 7.—8. Woche. Uterus groß, kugelig, weich. Großes Ovarium mit cystischem Corpus luteum, das ausgeschält wird. Niemals Abgang von Gewebe, nur Absonderung einer blutig wässerigen Ausscheidung etwa 14 Tage lang. Uterus wird klein und hart." Also Rückbildung einer durch den Augenschein festgestellten Gravidität im zweiten Monat nach Exstirpation des gelben Körpers, ohne Abort, genau nach dem Typus der Eikammerresorption beim Kaninchen.

„Intrauterinen Eischwund ohne Andeutung von Abort nach außen" erwähnen auch Ludwig Fränkel (1924, S. 582) und Polano (1907, S. 456 ff). bei Schwangerschaft, besonders bei Blasenmole nach doppelseitiger Ovariotomie.

Durch abwechselnde Röntgenbestrahlung der Eierstöcke und der Schilddrüse gelang es ferner Manfred Fränkel, in 25 Sitzungen bei einer tuberkulösen jungen Frau einen vollständigen Abort hervorzurufen. Als wesentliches auslösendes Moment betrachtet er „degenerative Prozesse" der genannten Organe.

In ähnlicher Weise konnten Neumann und Fellner durch Bestrahlung nur der Ovarien bei Kaninchen in den ersten Tagen nach dem befruchtenden Sprung in 100% der Fälle Rückgang der Trächtigkeit erzielen. An den Eierstöcken ließ sich „eine Degeneration sowohl im eireifenden als auch im sekretorischen Parenchym" nachweisen, die die Autoren mit der Schwangerschaftsunterbrechung in ursächlichen Zusammenhang bringen. Der Uterus war durch Abdeckung vor direkter Einwirkung geschützt.

Gegen die Auffassung des Corpus luteum als eines „Hüters der Gravidität" (Hofbauer, S. 74) beim menschlichen Weibe sprechen allerdings vereinzelte klinische Erfahrungen: Trotz frühzeitiger operativer Entfernung des gelben Körpers (bei doppelseitiger Ovario- oder Oophorektomie)[1] wurde ungestörte Fortdauer der Schwangerschaft und rechtzeitige Geburt beobachtet [z. B. Fälle von Essen-Möller (S. 870) und Flatau (S. 469) im 1. Schwangerschaftsmonat; Bell (S. 31) und Cramer (S. 1521) in der 7. Schwangerschaftswoche, von Orgler sechs Wochen nach der letzten Regel].

Gleichfalls mit der Born-Fränkelschen Lehre wohl vereinbar, ja vielleicht als notwendige Ergänzung zu bezeichnen ist die [von Prenant (1898, S. 649) referierte und

---

[1] Ovariotomie = Entfernung einer Geschwulst des Eierstocks; Oophorektomie = Entfernung eines Eierstocks.

von Sandes (1903, S. 395 und 397) übernommene] Theorie Beards (1897, S. 101), der die Funktion des Corpus luteum in einer Hemmung der Ovulation während der Schwangerschaft erblickt: „The corpus luteum is probably a contrivance for the suppression or rendering abortive of ovulation during gestation." Tatsächtlich kann als erwiesen gelten, daß die Eireifung während der Gravidität sistiert. Ravano hat allerdings aus dem Nachweis von doppelten gelben Körpern bei einfacher Schwangerschaft den Schluß gezogen, daß in 5% aller Fälle während der Gravidität doch eine Ovulation stattfände; wie schon Seitz (1908) sehr richtig kritisiert, hat der Autor dabei aber die nächstliegende Erklärung, daß sich zwei Eier gleichzeitig gelöst haben können, von denen nur eines zur Befruchtung gelangte, anscheinend völlig übersehen.

Reusch macht darauf aufmerksam, daß man bei Vorhandensein beider Ovarien nie gleichzeitig ein frisches Corpus luteum und einen reifen Follikel in einem und demselben Ovarium beieinander findet (S. 452).

Im Widerspruch mit der Beardschen These steht allerdings die von Sobotta (1904) hervorgehobene Tatsache, „daß die Corpora lutea der Maus sich sehr lange erhalten, nicht bloß über eine, sondern stets mehrere, durch längere Intervalle getrennte Schwangerschaften" (S. 31). Die Annahme dürfte hier aber berechtigt erscheinen, daß diese überalterten, persistierenden Corpora lutea ihre Funktion nicht mehr auszuüben vermögen.

Bestätigung fand die Hypothese Beards durch Untersuchungen Leo Loebs, der nachzuweisen vermochte, „daß Exstirpation der Corpora lutea innerhalb der ersten sieben Tage nach der Ovulation die nächste Ovulation beschleunigt, ganz unabhängig davon, ob eine Schwangerschaft besteht oder nicht. Während gewöhnlich beim Meerschweinchen spontan eine Ovulation 18—24 Tage nach der vorhergehenden Ovulation stattfindet, falls eine Kopulation mit einem Männchen verhindert wird, findet in der Mehrzahl der Fälle nach Exstirpation der Corpora lutea die nächste Ovulation, ebenfalls ohne Anwesenheit eines Männchens, 12—17 Tage nach der vorhergehenden Ovulation statt. Das Corpus luteum hat also eine zweite Funktion, nämlich die, eine neue Ovulation zu verhindern, ganz unabhängig davon, ob eine Schwangerschaft besteht oder nicht" (1910, S. 206). Auch während der Tragzeit folgt also — höchst bemerkenswerterweise — auf die Exstirpation der Corpora lutea eine frühzeitige Ovulation (Loeb 1914, S. 42). Zu ganz analogen Ergebnissen gelangte Papanicolaou (1920, S. 251) an der Ratte.

Betont sei, daß Loebs Angabe über die spontane (periodische) Ovulation der Meerschweinchen in Widerspruch mit den Behauptungen von Ancel und Bouin (1909) steht. Den zyklisch spontan ovulierenden Säugetieren, die ein „corps jaune périodique", aber keine „glande interstitielle" bilden, stellen die französischen Autoren die unregelmäßig ovulierenden Tiere gegenüber, die nur ein Corpus luteum graviditatis und zur Kompensation des Ausfalls an epithelialem Luteingewebe eine interstitielle Drüse produzieren. Den Meerschweinchen — wie auch den Kaninchen, Mäusen und Katzen — vindizieren sie nur ein corps jaune gestatif. Der Follikelsprung sei von der Begattung abhängig; nur bei dem trächtigen Tier gelange normalerweise ein gelber Körper zur Ausbildung. Doch wird die Richtigkeit dieser Lehre auch von Athias im allgemeinen; für das Meerschweinchen — außer von Loeb — von Robert T. Frank (1911) und Iwanoff (1912, S. 63); für die Maus von Sobotta (1896, S. 297); für die Katze von Frank (1911) und Zietzschmann (S. 240); für das Kaninchen von Frank (1911) und Iwanoff (1900, S. 98;

1912, S. 63) und für die Ratte von Frank (1911) bestritten. Bei Katzen und Kaninchen bildet die spontane Ovulation entschieden aber nur eine Ausnahme.

Es scheint aber, als ob man dem befruchteten Ovulum eine gewisse unterstützende Tätigkeit bei der Deciduabildung sensu strictiori, d. h. bei der Umwandlung der Stromazellen des Endometriums in Deciduazellen (nicht bei den Veränderungen der epithelialen Schleimhautkomponente) vindizieren muß. Bei den allerjüngsten menschlichen Eichen sieht man nämlich nur in der unmittelbaren Umgebung der Trophoblastschale die gerade beginnende Metamorphose der Bindegewebszellen.

Ob nun ein direkter oder ein indirekter Einfluß des Ovulums in dem genannten Sinne anzunehmen ist, ergibt sich aus den mitgeteilten Versuchen Loebs: Das Ovulum ist zwar für die prämenstruellen — bzw. prägraviden — Veränderungen des Endometriums beim Menschen nicht nötig, schafft aber als traumasetzender Fremdkörper dem Lutein sozusagen einen Locus minoris resistentiae, einen besseren Angriffspunkt.

Nicht ganz von der Hand zu weisen ist aber die Möglichkeit, daß die minimale Menge dem Ei mitgegebenen Deutoplasmas ähnliche Funktion wie das durch den gleichen Farbstoff ausgezeichnete Luteingewebe auszuüben vermag, daß also der Eidotter ein Corpus luteum en miniature darstellt.

Nach Untersuchungen Städelers hat das mit Äther extrahierte und durch teilweise Verseifung gereinigte Fett des Hühnereidotters „große Ähnlichkeit mit dem hämatoidinhaltigen Fett der Eierstöcke". An diese Tatsache anknüpfend, weist Wallart darauf hin, daß die Eier der Reptilien und Vögel besonders reich an Nahrungsdotter (Deutoplasma) sind, während das Säugetierei nur ganz wenig davon enthält. „Die Bedeutung des Deutoplasma als Nährmaterial für die Entwicklung des Embryos ist bekannt. Es muß daher auffallen, daß bei den Säugetieren die Natur an einer anderen Stelle, nämlich gesondert im Corpus luteum .... diejenigen Substanzen produziert, die das Ei hier nicht in genügendem Vorrat mitbekommt" (S. 153).

Die älteren Theorien über den Zweck des Corpus luteum vermögen unserem Kausalitätsbedürfnis nicht in genügender Weise zu entsprechen. Weder die einfache Deckung des Substanzverlustes (Pflüger), noch die Wiederherstellung der ovariellen Spannung (Waldeyer), noch die Aufrechterhaltung der Zirkulation in der Rindenschicht des Eierstocks [Clark (1898, S. 127f.)] können uns als befriedigende Funktionen für ein so eigentümlich nach dem Typus einer endokrinen Drüse gebautes und so auffällig gefärbtes Organ genügen.

Eine eigene Hypothese über die Aufgabe des gelben Körpers, die wir als Ergänzung zu den Breslauer Theorien auffassen können, die jedoch als nicht genügend begründet von Franz Cohn (1913) abgelehnt wird, hat vor einer Reihe von Jahren Lebreton formuliert. Nach seiner Ansicht schützt das Corpus luteum die Frauen in der Gravidität vor dem Auftreten von Intoxikationserscheinungen. Er behandelte 7 Schwangere, die an unstillbarem Erbrechen litten, mit interner Verabreichung von Luteintabletten und erzielte dadurch in allen Fällen Heilung (S. 707). Außer diesem Schluß ex juvantibus entbehrte diese Hypothese, die von Niskoubina (S. 83), Pinard (S. 457) sowie Fieux (S. 756 f.) aufgenommen wurde, eines greifbaren Fundamentes, bis Pottet 4 Fälle von letal endigender Hyperemesis publizierte, bei denen ohne Ausnahme erhebliche Läsionen des gelben Körpers nachgewiesen wurden. Bei allen Frauen war die Gravidität bis zum 3. oder 4. Monat gediehen. Bei je einer Gravida fand sich eine gut haselnuß- bzw. kleinkirschgroße Corpus-luteum-Cyste mit zum Teil sehr dünner Luteinschicht (S. 49 und 53f.). Die dritte Patientin bot eine hämorrhagische Infarzierung des Ovariums und besonders des gelben Körpers (S. 57) — une véritable apoplexie — und die vierte geschrumpfte, sklerotische Ovarien mit hochgradig atrophischem Corpus luteum (S. 60). Die Zellen des Organs zeigten in allen Beobachtungen ausgeprägte Erscheinungen von Atrophie, Degeneration und Zellauflösung wie bei einem gelben Körper vom normalen Ende der Schwangerschaft (S. 61). Einen weiteren Fall veröffentlichte Chirié. Es handelte sich um eine 30jährige Drittgeschwängerte in der Mitte des 3. Monats, die schon am Tage der Aufnahme in die Klinik starb. Mikroskopisch bot die Drüse „das Bild eines atrophischen, in Regression befindlichen Corpus luteum, das teils durch Cystenbildung, teils durch Überwuchern des Bindegewebes um mehr als die Hälfte reduziert war".

Bei zwei Schwangeren, die im dritten Monat ihrer Gravidität einem unstillbaren Erbrechen erlegen waren, fanden Brannan und Cohen (1926) als hauptsächlichstes Sektionsergebnis eine ausgedehnte Nekrose des Corpus luteum, sie lehnen es aber ab, den Funktionsausfall des gelben Körpers für die Hyperemesis haftbar zu machen.

Chauffard, Laroche und Grigaut betonen die „fonction cholestérinigénique" des gelben Körpers, der als ein „temporäres Adenom" die Schutzwirkung der Nebennieren zu verstärken berufen sei.

Die Milchsekretion.

Auf die Milchsekretion besitzt das Ovarium keinen Einfluß. Sie in Gang zu bringen vermag weder eine positive Funktion des Eierstocks noch — negativ — die Ausschaltung seiner Funktion. In diesem Sinn sprechen eindeutig genug die Fälle von ausreichender Stillfähigkeit nach doppelseitiger Ovariotomie intra graviditatem Halban (1905, S. 396) einerseits und andererseits die Tatsache, daß nach Exstirpation des graviden Uterus mitsamt der Frucht bei der Frau Milch in die Brustdrüsen einschießt ohne Rücksicht darauf, ob die Ovarien mit exstirpiert oder belassen sind (Mandl). Auch finden sich im Schrifttum nicht wenig Beobachtungen von Kolostrumbzw. von Milchabsonderung nach Entfernung gesunder wie kranker Ovarien bei nulliparen Individuen.

Bei Ratten und Meerschweinchen beeinflußt die Kastration den Zustand der lactierenden Brustdrüse nicht in merkbarer Weise (Kuramitsu und Loeb, S. 58). Doch berichtet Sänger, daß die (vaginale) Kastration bei Kühen zu einer durchschnittlichen Fortdauer der Milchlieferung für 20 bis 24 Monate und zu einer Steigerung der Milchmenge im ersten Jahre bei gleichmäßiger Güte führe, die dem Wegfall der Brunst und der Kälbung verdankt wird (S. 193). Im Gegensatz zu Sänger bemerkt Schmaltz aber wieder, daß die Ergebnisse der Kastration hinsichtlich Dauer und Ergiebigkeit der Milchabsonderung schwanken (S. 132).

Hallauer demonstrierte eine Patientin, die — unabhängig von einer Gravidität — als Begleiterscheinung einer umfangreichen Abscedierung des linken Ovariums eine sehr ausgesprochene Galaktorrhöe von mehrmonatiger Dauer zeigte.

Bei einer 25jährigen Frau mit ausgedehnten Verbrennungen dritten Grades beobachtete E. Vogt einen hochgradigen Milchfluß. „Die Sekretion ist so stark, daß die Frau mindestens viermal am Tage die vorgelegten Leinentücher, die ganz von Milch triefen, wechseln muß. Die Brüste laufen immer, bei Tag und bei Nacht, am meisten, wenn die Frau herumgeht." Zugleich bestand bei der sonst ganz regelmäßig menstruierten Frau eine anhaltende Amenorrhoe. Mit der Vollendung der Überhäutung sistierte die Milchabsonderung; zwei Tage darauf stellte sich zum ersten Male seit Jahresfrist die Periode ein, um von da ab regelmäßig wiederzukehren.

Deutlich tritt hier der (von H. W. Freund allerdings bestrittene) Antagonismus zwischen Brustdrüsenfunktion und Ovulation hervor [E. Vogt; Cohn (1913, S. 115, 117, 119); vgl. Frommel, S. 311; Polano (1907, S. 1731 f. und 2336); Seitz (1913, S. 452 und 457)].

Hildebrandt, der nach Halban (1905, S. 408) der richtigen Erkenntnis am nächsten kommt, dessen Standpunkt aber doch nicht aufrecht zu erhalten ist, bildete sich folgende Vorstellung: „Es geht von dem wachsenden Ei während der Gravidität ein Einfluß aus auf die Milchdrüsen in der Richtung eines Wachstumsreizes, der zugleich die Zellen vor jenem autolytischen Zerfall schützt, der allem Anschein nach in sezernierenden Milchdrüsen in größerem Umfang vor sich geht. Sobald mit der Entfernung des Eies dieser die Substanzeinschmelzung hemmende Faktor weggefallen ist, kann die in schwellender Kraft stehende Drüse reichlich Milch sezernieren" (S. 475).

Wie Halban selber ausführt, wäre es möglich, daß die Frucht dem mütterlichen Körper gewisse Substanzen entzöge, die nach der Geburt im mütterlichen Organismus zurückbleiben und die Milchsekretion auslösen. Eine Stütze für diese Auffassung bildet die Tatsache, daß nach dem Absterben der Frucht ein Einschießen von Milch in die Brust beobachtet wird.

2—4 Tage nach intrauteriner Abtötung von Feten in verschiedenen Stadien der Tragzeit konnte Mandl (im Tierversuch) aus den Milchdrüsen Milch entleeren, wenn die getöteten Früchte nicht geboren wurden.

Gegen die erwähnte Möglichkeit läßt sich anführen, „daß nicht so selten selbst dann, wenn die Frucht abgestorben ist, die Milchsekretion erst auftritt, wenn die macerierte Frucht samt Placenta geboren ist" (S. 403). Das Aufhören des kindlichen Stoffwechsels kann also nicht als ausschlaggebender Faktor angesprochen werden, zumal auch nach der Geburt von Blasenmolen reichliche Milchabsonderung beobachtet worden ist. Auch in den seltenen Fällen von Zwillingsschwangerschaft mit mehrtägigem Intervall zwischen der Geburt der ersten und der zweiten Frucht (z. B. bei doppeltem Uterus) schießt die Milch erst nach der Ausstoßung des zweiten Zwillings und der Placenta ein (Cramer, Trapet). Ebenso unrichtig ist die Auffassung von Biedl und Königstein, die sowohl die Schwangerschaftsveränderungen der Mamma wie die Sekretionsleistung der hypertrophierten Drüse nach der Geburt durch die Wirkung eines vom Fetus gelieferten Hormons (S. 366 f.) erklären.

Dagegen scheint die biologische Ausschaltung der Placenta die Ursache für den Beginn der Milchabsonderung darzustellen (Halban, S. 406). Während des Fortschreitens der Gravidität hemmt das Chorionepithel die Sekretion. Ohne Beweiskraft sind Philipps Versuche: Einpflanzung hasel- bis walnußgroßer Stücke Placenta in die Bauchwand zwischen Muskel und Fascie bewirkte in einigen wenigen Fällen bei krebskranken Frauen, die früher gestillt hatten, Schwellung der Brüste und Colostrumbildung.

Von geringer Bedeutung ist die Dauer der Schwangerschaft. Selbst bei Fehlgeburten der ersten Monate kann eine anhaltende, ausgiebige Milchsekretion einsetzen [Cramer (1907, S. 369)].

Der Geburtsakt als solcher kann nicht als Ursache der Mammafunktion aufgefaßt werden, da diese sich einerseits schon vor der Geburt einstellen kann, wenn die Frucht abgestorben ist, andererseits auch nach der Exstirpation des graviden Uterus vor dem Auftreten der Wehen einsetzt (Halban, S. 394).

Die experimentellen Ergebnisse in der Frage der Milchauslösung sind vieldeutig. Da jedes Lymphagogum bei nicht laktierenden Muttertieren Milchsekretion hervorrufen kann, lasse ich die zahlreichen Arbeiten mit mannigfachen Preßsäften, Aufschwemmungen und Extrakten verschiedener Organe hier grundsätzlich unberücksichtigt.

Bei steril belegten Kaninchen konnten Bouin und Ancel (s. S. 62) das Auftreten einer Milchsekretion feststellen, wenn sie nach dem Vorgang Loebs zwischen dem 8. und 10. Tag post coitum an verschiedenen Stellen Einschnitte in die Uterushörner vornahmen. In den Wundrändern fanden sie dann als Reaktion auf den mechanischen Reiz des Traumas, während die Decidua degenerierte, zwischen dem 21. und 23. Tage charakteristische „cellules myométriales", wie sie sie — in der gleichen Gestationsperiode — auch bei regelrechter Schwangerschaft nachweisen konnten. Ihnen schreiben sie die Auslösung der Milchsekretion zu. Bestätigt wurden diese überraschenden Befunde histologisch von Ludwig Fränkel: Er fand die myometrialen Zellverbände zwischen dem 21. und 26. Tag der Schwangerschaft. „Es handelt sich um sehr ausgedehnte und auffallende Zellherde, die man bisher noch nicht kannte"; sie sind jedoch keine ganz konstanten Bildungen. Fränkel folgert hieraus, „daß sie eine allgemein gleichmäßige und wichtige Funktion nicht besitzen können".

Andererseits erzielten Bouin und Ancel das Auftreten einer Milchabsonderung auch, wenn sie Uterus und Ovarien mehr als 14 Tage nach dem Coitus, oder den Uterus allein vor dem 14. Tag exstirpierten (1912, S. 130; 1914, S. 151). Zu ähnlichen Ergebnissen gelangte Loeb: Beim Meerschweinchen verlängert totale (oder fast totale) Uterusexstirpation die Lebensdauer des gelben Körpers in überraschender Weise. Anstatt sich 15—17 Tage nach der Ovulation zurückzubilden, bleibt es zwei Monate (oder vielleicht noch länger) erhalten und wird einem Corpus luteum graviditatis recht ähnlich. Auch ohne Anwesenheit eines Fetus hypertrophieren die Brustdrüsen des Meerschweinchens, die — im Gegensatz zu denen des Kaninchens — sonst nur sehr langsam auf den Einfluß des gelben Körpers mit einer Proliferation reagieren, in sehr ausgesprochener Weise. Selbst Milchsekretion wurde bei einem Tier beobachtet. [Ein gleichartiger Einfluß auf das Corpus luteum der Ratte konnte durch Entfernung des Uterus nicht erzielt werden (1923/24, S. 327 und 334f.).]

Bei seinen kastrierten und durch Ovarientransplantation feminierten Meerschweinchen-Männchen (s. S. 82) konnte Steinach reichliche Milchsekretion feststellen, die er auf Follikelobliteration und Ausbildung von atretischen Körpern zurückzuführen bestrebt ist.

Einer — auch unter Ärzten — weit verbreiteten Meinung entgegen bleiben während der Stillzeit nur in etwa der Hälfte der Fälle die periodische Eireifung und die uterine Blutung aus: In Darmstadt wurden von 200 Frauen 125 (= 62,5%) während der Stillzeit menstruiert; auf 499 Lactationszeiten dieser Mütter entfielen 234 (= 46,8%), während deren die Menstruation wieder eintrat (Heil, S. 344), Heiden berechnet 47,4%, Bendix (S. 422), Essen-Möller (S. 176) und L. Mayer (S. 137) sahen die Menses sogar in etwa 60% aller Fälle während des Stillens eintreten. Nach Engel ist die Rückkehr der Menses durchaus keine Ausnahme, sondern ereignet sich vielfach (S. 546). „Bei Frauen mit ungenügender Lactation kehrt die Menstruation in 100% der Fälle wieder. Sie tritt um so früher ein, je geringer die Leistung der Brust ist" (S. 549). „Die Hälfte aller Stillenden und noch mehr menstruieren, mehr als ein Drittel schon innerhalb des ersten Vierteljahres" behauptet Finkelstein (S. 17). Wie schließlich Czerny und Keller betonen, ist die Wiederkehr der Menstruation während der Lactation das Normale, ihr Ausbleiben die Ausnahme (S. 386).

Nach der Zusammenstellung von Glaß waren dagegen 60% von 1200 Lactierenden amenorrhoisch; Thorn zählte 60 bzw. 69% amenorrhoische stillende Mütter; Weinberg konnte bei 777 Stillperioden nur 198mal (= 25,5%) vor dem Absetzen eine Regel feststellen (S. 11); und unter 1000 fieberfreien Wöchnerinnen der 1. Wiener Universitätsfrauenklinik fand Kraul eine Lactationsamenorrhöe bei 78%; 396 Frauen erlebten zwar das Wiedereintreten des Menses während der Stillzeit, aber erst längere Zeit post partum (S. 465 bis 467). Nach seiner Auffassung ist dieses Ausbleiben der Ovulation durch eine abnorme Einstellung des vegetativen Nervensystems im Sinne einer Vagushypertonie bedingt. Durch ihren Einfluß auf den Stoffwechsel verursacht die Lactation auf nervösem Wege die Funktionsänderung an den Eierstöcken (S. 472).

Die Streitfrage, ob die dauernde Sekretion als die Folge (Foges) oder als die Ursache (Fränkel) der zessierenden Ovulation anzusehen sei, ist in letzterem Sinn zu entscheiden. Es tritt uns hier das zweite Phänomen der Rückwirkung eines vom Corpus luteum beeinflußten Organs[1] auf das Ovarium entgegen. Wie der schwangere Uterus bzw. das wachsende Ei, so kann auch die lactierende Mamma die Eilösung hemmen.

Corpus luteum und Uterus non gravidus.

Logische Folge des Corpus-luteum-Gesetzes ist einmal, daß stets das Ovulum der zuerst ausbleibenden Periode imprägniert wird und daß die Schwangerschaftsdauer im Mittel um 15—16 Tage zu kürzen ist. Nie findet, wie schon Löwenhardt vor einem halben Jahrhundert als erster richtig ausführte, die Nidation nach dem Abklingen der Menses statt, sondern stets kurz vor dem Termin der ersten ausfallenden Regel. Mit Recht weist Löwenhardt darauf hin, daß das Endometrium — wenn die alte Theorie von der Einnistung des Eichens post menses richtig wäre — nachdem es sich eben umsonst zur Decidua (praemenstrualis) umgebildet, gleich nach abgelaufener Blutung schon wieder neue Empfangsvorbereitungen treffen müßte! (S. 488).

Ganz eindeutig sprechen auch in diesem Sinne die in jedem einschlägigen Lehrbuch besprochenen Beobachtungen von Eintritt der Schwangerschaft bei jungen Mädchen in südlichen Ländern vor der Menarche, bei stillenden Frauen vor der Rückkehr der Regel nach dem Wochenbett (Kraul, S. 466) und bei Matronen im Klimakterium. Besonders beweiskräftig ist auch folgender von Straßmann beobachteter Fall:

---

[1] Der gelbe Körper bewirkt die zyklische prämenstruelle sowie die Graviditätshypertrophie der Brustdrüse.

„45jährige Berlinerin, gesund und kräftig, vom 16.—18. Jahr menstruiert. Im 18. Jahr die erste Geburt. Vom 18.—39. Jahr keine Menstruation. In dieser Zeit 17 ausgetragene Schwangerschaften, darunter dreimal Zwillinge, immer Knabe und Mädchen; außerdem ein Dreimonatsabort. Sie nährte 19 Kinder. Vom 39. Jahre ab nur noch einmal im Jahr achttägige Menstruation, keine Konzeptionen mehr" (S. 110).

Ähnlich liegt ein Fall Pittlers (S. 21, Nr. 63/68: „Hatte vom 2.—7. Kinde nie Menstruation, da stets gravida"). Fritsch „kannte eine Frau, die 8 Kinder hintereinander geboren hatte, ohne in der Ehe je menstruiert gewesen zu sein. Sie kam, als im 9. Jahre der Ehe die Menstruation wieder eintrat, voll Entsetzen wegen der Blutung in die Sprechstunde, weil sie meinte, in der Ehe träte überhaupt niemals wieder die Menstruation ein" (S. 573).

Logische Folge ist zum andern, daß auch die prämenstruelle Umwandlung der Gebärmutterschleimhaut durch die Tätigkeit des gelben Körpers bedingt wird. Dieser kann ja, wie Fränkel sich sehr treffend ausdrückt, nicht wissen, ob eine Konzeption zustande kommen und ob er einem Ei zur Nistung verhelfen wird oder nicht. Mag Gravidität eintreten oder mag es zur menstruellen Blutung kommen, das histologische Bild des Endometriums muß, wenn das Corpus luteum aufblüht, das gleiche sein. Tatsächlich bewiesen ist die Richtigkeit dieser theoretischen Schlußfolgerung, die ich schon 1909 gezogen habe, durch die seinerzeit Aufsehen erregenden Arbeiten Hitschmann und Adlers, die uns den zyklischen Wechsel in der Architektur der Mucosa corporis wieder — er war bereits 40 Jahre vorher von Kundrat und Engelmann richtig beobachtet — kennen lehrten und die Endometritis glandularis mit Recht zum alten Eisen warfen.

Die logische Folge des Corpus-luteum-Gesetzes war, wie gesagt, die Erkenntnis, daß auch die prämenstruelle Umbildung der Gebärmutterschleimhaut durch den Einfluß des gelben Körpers bedingt wird. Ovulation und Menstruation stehen also in festen zeitlichen Beziehungen. Dem Follikelsprung folgt die Blutung im Abstand von durchschnittlich 12—13 Tagen, nachdem inzwischen das Corpus luteum den Höhepunkt seiner Entwicklung erreicht und die Deciduabildung veranlaßt hat.

Der Experimentalbeweis für diese theoretische Deduktion ist an unseren gebräuchlichen Laboratoriumstieren naturgemäß nicht zu erbringen, da sie bekanntlich nicht menstruieren, dagegen hat Fraenkel wiederholt das zweifellos noch höher einzuschätzende Experiment am Menschen selbst ausgeführt: In neun Fällen von Köliotomie an Frauen mit gesunden inneren Geschlechtsorganen brannte er bei der Revision der Adnexe mit dem Paquelin ein frisches Corpus luteum bzw. einen sprungfertigen Follikel aus und konnte dann konstatieren, daß mit nur einer Ausnahme die „Ausschaltung des gelben Körpers oder die Verhütung seiner Entstehung einen deutlichen Einfluß auf die nächste Menstruation ausüben, der darin besteht, daß das normale Auftreten der Periode verhindert wird" (S. 481).

Gleichartige Versuche von Halban und Köhler, Reusch, Seitz und Wintz führten zu völlig entsprechenden Ergebnissen, obwohl diese Autoren zwischen sich und Fränkel einen Gegensatz konstruieren.

In den verschiedensten Zeitabständen nach der letzten regelmäßigen Menstruation schälten Halban und Köhler 40 Frauen bei Gelegenheit von Laparotomien das Corpus luteum aus. In 37 Fällen „setzte zwei, spätestens vier Tage post operationem eine 3 bis 8tägige Blutung ein, die an Dauer und Intensität in der Regel dem bei der Patientin gewohnten Menstruationstypus glich", und zwar merkwürdigerweise „gleichgültig, ob die Operation längere oder kürzere Zeit nach der letzten normalen Periode vorgenommen wurde; gleichgültig, ob ein älteres oder jüngeres Corpus luteum entfernt wurde" (S. 578f. und 582). Ihre Schlußfolgerung lautet: „Das Corpus luteum löst nicht die Blutung aus, sondern es hindert während seiner Blütezeit das Eintreten der menstruellen Blutung; es wirkt also nur antagonistisch gegenüber den anderen Hormonen, welche die Menstruation auslösen, und regelt so den Intervall" (S. 587).

Zu nachstehendem Resümé kommt Reusch: „Wird ein frisches, d. h. im progressiven Stadium befindliches Corpus luteum exstirpiert, so tritt spätestens am vierten Tage nach der Operation eine Blutung auf, die an Dauer und Stärke dem bei der Patientin üblichen Menstruationstypus entspricht. — Durch Exstirpation eines Ovariums, das reifende oder reife, aber uneröffnete Follikel, jedoch kein frisches Corpus luteum enthält, gelingt es, die nächstfällige Periode zum Ausfall zu bringen" (S. 459 und 464). Hierzu ist zu bemerken, daß Reusch auch noch etwa acht Tage alte Corpora lutea als frisch bezeichnet, sowie, daß er auch nach Entfernung von Frühstadien des gelben Körpers bzw. von frisch geplatzten Follikeln bei zwei Frauen eine menstruelle Blutung eintreten sah.

Mit diesen Ergebnissen Reuschs stimmen die Befunde von Seitz und Wintz gut überein: Nach Entfernung des gelben Körpers auf der Höhe seiner Entwicklung, in der zweiten Hälfte des Intermenstruums trat in 11 von 12 Fällen — meist am 2. Tage — eine menstruelle Blutung ein. Entsprechende Operationen in der ersten Hälfte des Intervalls — Resektion von reifenden oder reifen Follikeln oder eines ganz jungen Corpus luteum — hatten in 12 von 15 Beobachtungen ein Ausbleiben der Regel zur Folge. Aus diesen Beobachtungen schließen die Autoren, das Corpus luteum habe — und zwar nur im Blütestadium — einen hemmenden Einfluß auf die Menstruation und regele ihren Eintritt (S. 8). — Einzelne Ausnahmen werden also von allen Autoren registriert.

Wie erinnerlich erstreckt sich aber das erweiterte Corpus-luteum-Gesetz nicht nur auf die Eieinbettung und die Schwangerschaftsprotektion, sondern ganz allgemein auf den in den Generationsjahren erhöhten Ernährungszustand des Uterus. Diese Theorie beruht auf den Beobachtungen Fränkels über die Atrophie des Uterus nach isolierter Ausbrennung der Luteinsubstanz bei Kaninchen; die Verkümmerung des Fruchthalters erreichte hier denselben Grad wie nach der Kastration. „Als kaum sichtbares Band hob er sich zunächst nur wenig von dem oft fettreichen Peritoneum der Bauchwand, der Blase und des Mesometriums ab, war fast ohne jedes Konsistenzgefühl, nach allen Richtungen verkleinert. Mikroskopisch war die Muskelschicht so verschmälert, daß die Schleimhaut sie an Breite übertraf."

Der Gedanke liegt nahe, daß der schützende Einfluß des gelben Körpers auf das frisch eingepflanzte Ei nicht eine Sonderleistung des Organs ist, sondern nur eine Teilerscheinung seines Einflusses auf die Uterusernährung, indem vielleicht durch die beginnende Atrophie der Gebärmutter bei Ausschaltung des Luteingewebes das junge Ovulum sekundär beeinträchtigt wird.

In den Rahmen des Gesetzes fügen sich auch aufs beste die folgenden allbekannten Tatsachen ein: Ehe die Keimdrüse ihre Funktion der Eireifung und Luteinbildung beginnt, finden wir das Genitale in infantilem Zustand. Stellt der Eierstock im Klimakterium seine Tätigkeit ein, unterbleibt also die Produktion von gelben Körpern, so verfällt die

Gebärmutter der senilen Atrophie. Bessere Belege für die souveräne Dignität des Luteingewebes und die Abhängigkeit des Fruchthalters von diesem ließen sich kaum erbringen.

Dieselbe Causa movens wie bei der Altersschrumpfung des Fruchthalters — den Fortfall der Luteinsubstanz — dürfen wir mit Fränkel bei der zweiten Form der physiologischen Gebärmutteratrophie voraussetzen, ich meine die von Thorn sog. Lactationsatrophie. Wie bereits (S. 69 f.) erwähnt, fällt bei etwa der Hälfte der stillenden Mütter das auslösende Moment — die Eireifung und die Corpus-luteum-Bildung — fort. Nach Krauls Auffassung ist dieses Ausbleiben der Ovulation durch eine abnorme Einstellung des vegetativen Nervensystems im Sinne einer Vagushypertonie bedingt. Durch ihren Einfluß auf den Stoffwechsel verursacht die Lactation auf nervösem Wege die Funktionsänderung an den Eierstöcken (S. 472).

Die Erklärung der Uterusverkleinerung durch das Fehlen der Ovarialfunktion muß als durchaus folgerichtig bezeichnet werden.

Für die Entstehung der Atrophie können nicht etwa, wie Thorn will (S. 199), die durch den Saugakt ausgelösten Kontraktionen des Uterus verantwortlich gemacht werden. Ohne weiteres geht dies, wie schon von anderer Seite wiederholt ausgeführt worden ist, aus dem physiologischen Gesetz hervor, daß die in gehäuften Kontraktionen liegende Inanspruchnahme eines Organs, speziell eines Hohlmuskels, eine Hypertrophie und nicht eine Atrophie setzen muß — ich erinnere nur an die durch die Mehrarbeit bedingte Hypertrophie des Herzens bei Klappenfehlern, des Oesophagus und Darmes vor stenosierenden Carcinomen und der Blase bei Prostatavergrößerung (Balkenblase).

Überhaupt sind die durch das Saugen hervorgerufenen Kontraktionen des Uterus nicht spezifischer Art; vielmehr vermag, wie Kurdinowski experimentell an Kaninchen nachgewiesen hat, „jede Empfindung eines starken Schmerzes, jeder Reiz irgendwo an der Peripherie auf reflektorischem Wege Uteruskontraktionen hervorzurufen" (S. 347).

Das Fehlen direkter Beziehungen zwischen Laktation und Atrophie erhellt zweitens aus der Tatsache, daß die Gebärmutter einer lactierenden Amenorrhoischen auch dann an Volumen verliert, wenn das Säugen auch nicht einmal versucht wird. Als besonders beweisend für die Richtigkeit dieser von Fränkel zuerst ausgesprochenen Behauptung führe ich folgenden von Foges publizierten Fall an:

„45jährige verheiratete Frau. Die erste Periode trat im 13. Lebensjahre auf und war stets regelmäßig. Im 19. Lebensjahre (1882) ein Abortus im zweiten Lunarmonat. Sofort darauf eine neuerliche Gravidität mit lebendem Kinde am Ende der Schwangerschaft. Wochenbett leicht fieberhaft. Die Patientin hat das Kind nicht gesäugt. Es wurde — und dies sei ausdrücklich hervorgehoben — nicht einmal der Versuch gemacht, es anzulegen. Trotzdem floß in den nächsten 5 Jahren so reichlich Milch, daß dieselbe manchmal abgezogen werden mußte. Außerdem bestand seit dieser Geburt Amenorrhoe. Patientin suchte deshalb 6 Jahre später Prof. Breisky auf, der in seinem Protokoll folgendes am 19. Juni 1888 notiert: Uterus auffallend klein, zylindrisch, sehr dünn, mobil, anteflektiert. Am 27. September 1888 steht die ausdrückliche Bemerkung: Sondenlänge des Uterus 5 cm. Vollkommene Amenorrhoe und Milchabsonderung bestanden weiter durch 10 Jahre, als einmal die Menses für einen Tag auftraten. Zufällig kann Patientin genau angeben, daß am selben Tage auch eine Empfängnis stattfand. Am 17. Mai 1899 normale Entbindung. Zwei Tage später wieder sehr reichliche Milchabsonderung, das Kind wird nicht an die Brust angelegt. Seit dieser Zeit — es sind sechs Jahre — besteht wieder Amenorrhoe bis zum heutigen Tage und Milchsekretion aus beiden Brüsten in großer Quantität" (S. 140).

Die Unabhängigkeit der Atrophie vom Stillgeschäft geht hieraus zur Evidenz hervor; auch hier erkennen wir wieder — wenn auch negativ — den dominierenden Einfluß des Corpus luteum: Die amenorrhoische Frau ovuliert nicht; ihr Keimstock bildet keine gelben Körper; das Fehlen des Luteingewebes zieht die Verkümmerung des Fruchthalters nach sich.

Eine gewisse Unabhängigkeit des Uterus vom gelben Körper sehen wir jedoch insofern, als das gravide Organ, wie bereits erörtert, nicht sofort nach einer Kastration, sondern erst nach Erledigung seiner Aufgabe der Atrophie verfällt. „Charakteristischerweise", sagt Straßmann, „ist die Abhängigkeit des Uterus vom Eierstock aufgehoben, wenn Schwangerschaft eingetreten ist" (S. 107).

Die Bedeutung der Menstruation.

Unabhängig von ovariellen Impulsen ist auch die Menstruation. Das Corpus luteum hat weder die Pflicht noch die Kraft, die uterine Blutung auszulösen oder zu „hemmen" oder zu kupieren. Die monatliche Blutung ist ein rein uteriner Vorgang (Labhardt). Abhängig ist ihr Eintritt nur von der prämenstruellen Schwellung des Endometriums, die ihrerseits auf der Tätigkeit des gelben Körpers beruht. Solange sein Einfluß die Mucosa corporis — sit venia verbo — in der Hoffnung erhält, solange bleibt die Regel aus. Er verhindert also während seiner Blütezeit den Eintritt der menstruellen Blutung (Halban und Köhler, S. 587). Nur in diesem Sinn resultiert ein indirekter Einfluß auf die Katamenien. Die Menses liegen nicht im Plan der Natur; sie sind ein pathologischer Vorgang (Labhardt) und nicht Endziel und Selbstzweck der physiologischen Funktion, sondern vielmehr die unerfreuliche Entgleisung. Die Regel ist die unerwartete Ausnahme [Meyer (1920, S. 266)]. Die prämenstruellen Vorgänge haben nicht etwa den Zweck, die Menstruation einzuleiten. Es gibt nur eine prägravide Vorbereitung. Der bisher — auch in diesem Abriß — gebrauchte Ausdruck „prämenstruelle" Reaktion ist demnach durch den Terminus „prägravide" Reaktion zu ersetzen [Meyer (1920, S. 304)].

Die Menstruation ist also nicht, wie Pflüger vermutete, als „ein Inokulationsschnitt der Natur zur Aufimpfung des befruchteten Eies auf den mütterlichen Organismus" aufzufassen, sondern zeigt im Gegenteil den Zerfall des bereiteten Nestes, den Tod des Eies an. Erst das Ei der nächsten Ovulation kann jetzt für eine Befruchtung in Betracht kommen. Bei Straßmann finde ich die Angabe, daß es Völkerschaften gibt, die — unbewußt die äußerste Konsequenz aus dieser Auffassung ziehend — in der Menstruation gewissermaßen einen Kindsmord erblicken, weil sie ihnen das Zeichen der Nichtbefruchtung ist (S. 108f.).

Das oft gebrauchte elegante Schlagwort Burdachs, dessen Priorität zu Unrecht teils Sigismund, teils Simpson zugeschrieben wird — wir verdanken diese Feststellung Rohleder —, die Menses seien als der Abort eines nicht befruchteten oder nicht haftenden Eies zu erklären, kann jedoch nicht als zutreffend gelten. Die Menstruation hat vielmehr mit dem Eintritt eines (unbefruchteten) Eichens in den Uterus nichts zu tun, denn auch bei unwegsamen Eileitern, z. B. bei Hydro- oder Pyosalpingen, ja bei fehlenden Tuben menstruiert das Weib in unveränderter Weise (Straßmann, S. 129). Sie ist der Indikator frustraner Ovulation. „A woman menstruates because she does not conceive" (Power). Ob man mit Chazan von einem Abort der Decidua menstrualis sprechen kann, lasse ich dahingestellt. Nach Fränkel haben wir in der menstruellen Blutung nicht eine eigentliche sexuelle Funktion, sondern nur eine Art Kreislaufentlastung zwar nicht des ganzen Organismus, wohl aber des hyperämischen Uterus zu sehen. Es ist vielleicht das Nährblut für das Ei, das beim Abbau des Nestes abfließt. „Das unbenutzte Bette muß ausgekehrt werden" [Alexander (1841, S. 18)].

β) Die Funktion des Follikels.

Neuere Untersuchungen haben es nun wahrscheinlich gemacht, daß nicht nur die Zellen des Corpus luteum, sondern auch schon ihre Vorstufen, die Follikelepithelien, eine bedeutende Leistung vollbringen. Nur der Follikel bzw. seine Bestandteile sind vom Beginn des Individuums an da [Bucura (1914, S. 301)]. Auf Grund allerdings nur eines Experiments — der unvollständigen Kastration eines Kaninchens — zog Bucura schon 1907 den Schluß, „daß die Follikel ganz allein, ohne Corpus luteum, ohne Stromazellen, imstande sind, die Atrophie des Uterus aufzuhalten. Der Versuch war folgender: Nach Entfernung beider Ovarien fand sich bei der Tötung des Tieres über 60 Tage nach der Operation am Stumpf ein Ovarialrest; der Uterus normal, ohne Spur einer Atrophie. Die Stümpfe wurden in lückenlose Serien zerlegt; an einem fand sich der erwähnte Ovarialrest, der einzig und allein aus wenigen Follikeln verschiedener Reifestadien bestand; nicht die geringste Spur eines Corpus luteum; nur die reifenden Follikel; auch keine atrophierende, in Degeneration begriffene Follikel" (1913, S. 1842).

Zweifellos hat es etwas recht Mißliches, auf der Grundlage eines einzigen Versuchsergebnisses ein biologisches Gesetz zu errichten. Doch sprechen andere Tatsachen in gleichem Sinn.

Zu ganz unberechtigten Übertreibungen wurde Bucura jedoch durch einen weiteren Tierversuch geführt: Nach gelungener Transplantation eines Meerschweinchenovariums in ein kastriertes weibliches Kaninchen verkümmerte dessen Gebärmutter. In dem überpflanzten Eierstock fiel ein schöner gelber Körper auf. Aus dieser Beobachtung folgert der Autor, „daß das Vorhandensein auch eines intakten Corpus luteum nicht imstande ist, die Uterusatrophie aufzuhalten; hiezu sind, wie der frühere Fall beweist, Follikel notwendig" (1907, S. 183f. und 217). Die Berechtigung zu dieser These leitet Bucura daraus ab, daß in einem anderen gleichartigen Versuch die Kastrationsatrophie des Kaninchenuterus 51 Tage lang ausblieb und daß der eine transplantierte Meerschweinchenkeimstock neben einem wohlerhaltenen Corpus luteum (!) reifende Follikel enthielt (S. 185).

Die Erklärung der ungleichen Versuchsergebnisse dürfte in einem ungleichen Alter der beiden — artfremden — gelben Körper liegen.

Entschieden besser fundiert als diese Theorie Bucuras von der uteruserhaltenden Kraft der Membrana granulosa ist die Lehre von dem stimulierenden Einfluß der Follikelepithelien auf das Endometrium.

Das zeitliche Zusammenfallen der höchsten Follikelreife mit dem Proliferationsstadium der Uterusmucosa führte zu folgender Auffassung:

„Der reifende Follikel regt das Endometrium zur Proliferation an, bedingt die proliferative Phase, bestehend in Hochschichtung der funktionellen Schicht des Endometriums durch Stromawachstum und -lockerung und Drüsenverlängerung und -vergrößerung. Das Corpus luteum bedingt die Sekretion in dieser proliferierten Schleimhaut als sekretorische Phase, früher prämenstruelle Schwellung" [Schröder (1915, S. 51f.)]. Zu dieser Lehre hat sich in letzter Zeit eine Anzahl Autoren bekannt, so Adler (1916, S. 590), Aschner, Robert Tilden Frank (S. 1134), Ludwig Fränkel (1927, S. 2107 und 2155), Frantál (S. 920), J. Novak (S. 27), Ruge II (1917, S. 326f. und 344), Schottländer (1914, S. 432), Seitz (1918, S. 842), Tschirdewahn (S. 88).

Die Wirkung des Corpus luteum ist nicht völlig spezifisch, sondern nur eine quantitativ verstärkte Follikelwirkung [Bucura (1913, S. 1844; 1914, S. 302)]. „It is highly probable that the corpora lutea continue the work begun by their precursors, the graafian follicles" [Hartman (1923/24, S. 388)].

Der ovarielle Zyklus besteht demnach aus zwei verschiedenen, durch den Follikelsprung getrennten Phasen: Dem „Stadium des zum Corpus luteum reifenden Follikels" und dem „Stadium des Corpus luteum κατ' ἐξοχήν" [Ludwig Adler (1916, S. 590)] oder der Phase folliculaire und der Phase lutéinique Courriers (1925, S. 378) oder der Follicular phase and Lutein phase Loebs (1923/24, S. 305 und 340). Noch 1923 vertrat Loeb (S. 443ff.) allerdings die Auffassung, daß zwischen Follikel- und Luteinphase noch ein Zwischenstadium anzunehmen sei, in dem das Inkret des Follikels nicht mehr und das des Corpus luteum noch nicht wirke. Eine funktionelle Überlagerung der beiden Stadien findet sich in ausgesprochenem Maße nur bei der Hündin, bei der die Umwandlung der Follikelepithelien in Luteinzellen schon vor der Ovulation beginnt (Courrier, S. 385).

Ganz abzulehnen ist die befremdliche Stellungnahme Allens und seiner Mitarbeiter, die auf Grund des negativen Ausfalls ihrer Versuche mit alten, soliden Corpora lutea vom Schwein die Wirksamkeit des gelben Körpers zugunsten der Follikel in Frage ziehen (1923, S. 821; 1924/25, S. 159, 162 und 164; 1925, S. 400).

Schließlich muß dem reifenden Follikel auch ein maßgebender Einfluß auf die Auslösung der Brunst zugeschrieben werden. Schon 1907 konnte Sonnenberg durch Injektion eines gemischten Follikelsaftes (von drei Kühen, einem Rind und einem Schwein) bei zwei bis fünf Monate alten Kaninchen „vollständige Brunst" erzeugen. In der Regel folgt die Ovulation der Brunst, wenn Brunst als die Zeit des Geschlechtstriebes definiert wird, während der die Begattung stattfindet (Papanicolaou, S. 289).

Die nur etwa 24 Stunden während Brunst des Meerschweinchens teilen Stockard und Papanicolaou in vier Stadien ein [denen die Stadien Allens (1922) und Selles (1922) nicht entsprechen] und die 6—12, 2—4, 4—6 und 1—2 Stunden dauern. Der Follikelsprung erfolgt — wie auch bei der Ratte (Long) — gegen das Ende der zweiten oder zu Beginn der dritten Phase, also im letzten Drittel der Hitzeperiode (1917, S. 250 und 262; 1919, S. 226). Nach Long und Evans ovuliert die Ratte erst nach Beendigung der Brunst, fast einen vollen Tag nach der Kopulation (1922, S. 33, 42 und 101). Bei der Maus schließt sich der Follikelsprung eng an den Oestrus an [Allen (1923/24, S. 293)]. An den Keimstöcken des brünstigen Opossums wölben sich viele helle große Follikel über die Oberfläche (Hartman, S. 361). Trotzdem ist hier der Follikelsprung ein unabhängiges Phänomen, das in keinen festen zeitlichen Beziehungen zur Brunst steht, wenn auch in der Regel „ovulation is not far removed from oestrus" (Hartman, S. 389).

Beim Tüpfelbeutelmarder erfolgt die Ovulation erst 5 oder 6 Tage nach dem Oestrus (Hill und O'Donoghue, S. 135, 144f., 161 und 166).

Bei der Hündin wie beim Rind, bei der Sau und bei der Stute fällt die Ovulation zumeist nicht mit dem Höhepunkt der Brunstzeichen zusammen, vielmehr birst das Bläschen gewöhnlich gegen Ende der Brunstphase [Keller (1909, S. 327); Krupski (S. 6

und 610), Schmid (S. 44 und 84), Zietzschmann (S. 206 und 215); McKenzie, Raciborski (S. 368f.), Stegu (S. 431 und 443); Seaborn und Champy (S. 1092)].

Höchst ungleichmäßig sind allerdings die Befunde Drahns (S. 102, 128 und 141) bei Hündinnen: Den Follikelsprung beobachtete er teils „kurz vor der Brunst", teils „mit der Brunst", teils „Anfang der Brunst", teils „Mitte bis Ende der Brunst", teils „Ende der Brunst". Er schließt daraus, „daß auch bei der Hündin die Ovulation nicht während der Brunst vor sich zu gehen braucht, daß eine Brunst auch ohne eine Ovulation auftreten kann". Nach Corner soll ferner bei der Sau — im Gegensatz zu Stegu — die Ovulation am ersten oder zweiten Tag der Brunst erfolgen; alle von ihm untersuchten Ovarien von geschlachteten rauschigen Säuen enthielten sprungfertige oder frisch geborstene de Graafsche Follikel (S. 132). Doch schrieb Raciborski schon 1844, daß die Bläschen erst „au bout de quelques jours" bersten. Die Frage, ob beim Rind die Ovulation zu Anfang oder zu Ende der Brunst statt hat, vermochte Küpfer an seinem Material nicht endgültig zu entscheiden (S. 29).

„Bei Ziegen besteht die Brunst in der Regel bereits ungefähr 24 Stunden, bevor die Follikelberstung erfolgt" (Wester, S. 55). Bei der Mehrzahl der Schafe birst der Follikel 24 Stunden nach Beginn der Brunst (Iwanow).

Bei Katzen tritt die Ovulation gegen Ende des zweiten Tages nach der Paarung ein [Longley (1911, S. 147 und 166)].

Brunst und Begattung der Fledermäuse erfolgen gewöhnlich im Herbst; der Follikelsprung aber stets erst gegen Ende des Winters oder Anfang des Frühlings [Athias, Benecke, Courrier (1925, S. 381), Eimer, Fries, Van Beneden und Julin (1880, S. 554), Van der Stricht (1912, S. 656)]. Mit der Menstruation ist die Brunst also weder analog, wie Heape (1894, S. 455) folgert, noch „durchaus homolog", wie Bayer (1908, S. 492) vorträgt, noch identisch, wie Bucura (1914, S. 305) meint; noch phylogenetisch gleich, wie Bell befremdlicher Weise noch 1920 (S. 21) schreibt; eher läßt sie sich mit dem Prämenstruum vergleichen. Ganz falsch ist Heapes Parallelisierung von Pro-oestrum[1] und Menstruation (1900, S. 63f.).

Zwar können bei kastrierten — weiblichen wie männlichen — Tieren noch Brunsterscheinungen auftreten, so z. B. bei Hündinnen, die bereits geworfen hatten, doch ist die vollständige Ausbildung des Brunstkomplexes offenbar an das Vorhandensein der Gonaden gebunden.

Als etwas — angeblich — ganz Neues teilte dann 1922 — ein halbes Menschenalter nach Bucura — Guggisberg die Entdeckung mit, daß auch der Follikelanteil des Ovariums bestimmte inkretorische Eigenschaften besitze (S. 406f.)!

γ) Die Funktion des Eies.

Während Fränkel in den Mittelpunkt aller Sexualprozesse das Corpus luteum stellt und Bucura für die Anerkennung des Follikels als wichtiges Organ eintritt, erklären Schröder (1915) und (später) Meyer „die Eizelle als Beherrscherin der gesamten Geschlechtsfunktion". Sie ist das dynamische Zentrum des Follikels (Allen und Mitarbeiter, S. 157). „Das Dominierende ist das Ei selbst in seinem Reifwerden, seiner Reife und seinem Tod" [Schröder (1915, S. 52)]. Von der ersten Entwicklung bis zur Atresie

---
[1] Die von Heape eingeführten Termini lauten: Pro-oestrum, Oestrus, Metoestrum, Dioestrum, bzw. Anoestrum (1901, S. 6—8).

steht das Leben des Follikelepithels und der Theca in Abhängigkeit von der Eizelle [Meyer (1920, S. 292)]. Von ihr wird die Lebensdauer des gelben Körpers bestimmt, der seinerseits den zyklischen Umbau des Endometriums regelt. „Mit dem Ei lebt und stirbt das Corpus luteum" (1920, S. 292 und 310). Nicht die Lebensdauer des Corpus luteum ist durch rhythmische Vorgänge im Körper beschränkt, sondern die Lebensdauer des ausgestoßenen, unbefruchteten Ovulums ist beschränkt (S. 301).

Als notwendige Konsequenz dieser, wie Ruge richtig schreibt, bestechenden Theorie ergibt sich, daß das unbefruchtete, in keinem geweblichen Zusammenhang mit dem mütterlichen Organismus stehende Eichen auf seiner Reise einen „Reiz" ausüben müßte, der die Blüte des Corpus luteum bewirkt und erhält. Ausrottung der Müllerschen Gänge mit dem in ihnen „wandernden" Ei (nach der Ovulation) müßte die Entwicklung eines gelben Körpers hindern. Eitod, Beginn der Rückbildung des Corpus luteum und Eintritt der Menstruation müßten — was bisher nicht bewiesen ist — annähernd zusammenfallen, das unbefruchtete, der Hälfte seiner Chromatinsubstanz beraubte Ei sich demnach einer Lebensdauer von etwa 12—13 Tagen erfreuen. Hier liegt der wunde Punkt dieser Lehre, die bisher nur wenig Anhänger gefunden hat [u. a. Aschner (1915, S. 311; 1918, S. 57), Mahnert und Siegmund (S. 1634f.), Novak und TeLinde (S. 295), Schröder (1921, S. 196), Zietzschmann (S. 232)].

Bekämpft wird sie besonders von Seitz. Allerdings gibt er zu, „daß vor dem Follikelsprung die Eizelle die führende Rolle spielt. Es ist auch wahrscheinlich, daß der Wachstumsreiz, den Thecainternazellen und Follikelepithelien in diesem Stadium der Entwicklung erhalten, im wesentlichen von der Eizelle ausgeht. Sie gibt den ersten Anstoß dazu. Mit dem Follikelsprung jedoch ändern sich die Verhältnisse von Grund aus." Mit ihm „hat die Eizelle ihre führende Rolle verloren, sie ist ein Exkret geworden. Der ganze weitere Entwicklungsgang wird von dem Corpus luteum beherrscht" (S. 5).

Den Todestoß erhält die Lehre vom Primat der Eizelle durch die Ergebnisse von Zondek und Aschheim (s. S. 115ff.): Auch ohne Eizellen funktioniert der Follikelapparat; zerstört man die Eier im Keimstock durch Röntgenstrahlen, so geht der ovarielle Zyklus noch wochenlang weiter. „Das Ei spielt hierbei nicht die Hauptrolle" (1927, S. 39; 1927, S. 1321). Hemmt man die Funktion des Follikelapparates durch Fütterung mit Thallium, so bleibt die Brunstreaktion aus, obwohl sich im Ovarium große Follikel mit Cumulus oophorus und in ihnen Eier mit Kernteilungsfiguren nachweisen lassen. Das Ei ist nicht imstande, die Arbeitsleistung des Eierstocks in Gang zu bringen. Es beherrscht also nicht die Keimdrüsenfunktion; doch beherrscht auch der Follikelapparat nicht das Ei; beide sind einander beigeordnet und nicht voneinander abhängig. Regiert werden sie aber vom Vorderlappen der Hypophyse aus [Zondek und Aschheim, S. 1321f. (s. S. 117 f.)].

Aus ihren — spärlichen — Experimenten am Ziesel folgert Drips, daß die Exstirpation des trächtigen Uterus augenscheinlich keinen Einfluß auf die Ovarien und die Corpora lutea graviditatis ausübe und daß letztere ungestört ihre normale Entwicklung und Rückbildung durchmachen.

δ) Die Funktion der interstitiellen Eierstocksdrüse.

Neben der biologischen Erforschung des Corpus luteum haben die letzten drei Jahrzehnte auch eine Reihe von Arbeiten über Bau und Leistung der „glande interstitielle"

[M. Bouin (1901), Limon (1901 und 1902)] gebracht, die namentlich von der Nanziger Schule (Aimé, Ancel, M. Bouin, P. Bouin, Limon, Villemin) eingehend untersucht wurde. Die Limonschen Formationen gehen aus aneinander stoßenden, atresierenden Follikeln hervor, die ihre Theca externa verloren haben [Ludwig Fränkel (1924, S. 528)].

Als weibliche Pubertätsdrüse bezeichnete Steinach „das System obliterierter Follikel und deren Auflösungen im ovariellen Stroma" (1917, S. 316). In äußerst befremdlichem Gegensatz hierzu faßt Lipschütz aber den ganzen innersekretorischen Apparat des Ovariums als Pubertätsdrüse zusammen (S. 253).

Bei den verschiedenen Tierspezies ist die in Rede stehende Gewebsbildung in ganz verschiedenem Grade entwickelt; auch wechselt ihre Ausbildung nach Alter und Jahreszeit so erheblich [Fränkel (1905), Cesa-Bianchi (1910), Anna Schäffer (1911)], daß Ludwig Fränkel zu dem Schluß kommt, dieses Gewebe könne unmöglich eine größere allgemeine und wichtige Funktion ausüben (1905, S. 504).

Im Hinblick auf die Entwicklung ihrer interstitiellen Drüse teilt Aimé die Säuger in folgende vier Klassen (S. 135):

1. Säuger, die nur während des Fetallebens eine interstitielle Drüse besitzen (Einhufer),
2. Säuger, die in ausgewachsenem Zustand eine interstitielle Drüse besitzen (Fledermäuse, Insektenfresser, Nager),
3. Säuger, die keine interstitielle Drüse besitzen (Mensch, Schwein, Schaf, Ziege, Wildschwein, Hund),
4. Säuger, die intra- und extrauterin eine interstitielle Drüse besitzen (Katze).

Selbst dieser Autor, der in Nanzig promovierte, wo der Terminus „glande interstitielle geprägt wurde, kommt zu der Schlußfolgerung: Die interstitiellen Eierstockszellen kommen nicht bei allen Säugern vor; sie stellen daher kein wesentliches Organ dar, dessen Bedeutung der des gelben Körpers vergleichbar wäre. Bei der Mehrzahl der Säuger fehlen sie. Bei den Ordnungen, die mit ihnen versehen sind, beginnt ihre Entwicklung am häufigsten nach der Geburt, während sie bei den Einhufern die Embryonalzeit, besonders die erste Hälfte des intrauterinen Lebens charakterisiert. Beim ausgewachsenen Pferd ist der gelbe Körper die einzige endokrine Eierstocksdrüse (S. 133 f. und 136).

Hatte Fränkel, um die Funktion des Corpus luteum zu ermitteln, seine experimentelle Ausschaltung vorgenommen, so wurde zur physiologischen Untersuchung der interstitiellen Drüse eine Dissoziation der Ovarialbestandteile und die möglichst vollständige Isolierung, sozusagen die Reingewinnung, des umstrittenen Organs erstrebt. Versucht wurde die Erreichung dieses Zieles

1. durch Bestrahlung,
2. „ operative Verlagerung,
3. „ Überpflanzung

der Ovarien.

1. Nach experimenteller Röntgenbestrahlung der Ovarien erfolgt bei Nagern ein allerdings in hohem Grade von Dauer und Stärke der Behandlung abhängiger Untergang des generativen Parenchyms. Hand in Hand mit der Obliteration des Follikelapparates geht eine starke Wucherung der Thecaluteinzellen — ein Wachstum der interstitiellen Drüse [Aschner[1] (1918, S. 46), Steinach und Holzknecht (S. 501)].

---

[1] Nach Aschner soll die Durchschneidung der Ovarialnerven eine elektive Zerstörung der interstitiellen Drüse bewirken (1913, S. 466).

Ähnlich wie Fellner und Neumann an trächtigen Kaninchen experimentierten Bouin, Ancel und Villemin etwa gleichzeitig — 1906/07 — an unbelegten Tieren mit Röntgenbestrahlung der Ovarien. 7—9 Sitzungen wurden auf 2 Monate verteilt. 2—4 Wochen später ergab sich eine Verkleinerung der Keimstöcke auf die Hälfte ihres ursprünglichen Volumens und eine (fast) vollständige Atrophie von Ovocyten und Follikeln bei Abwesenheit von gelben Körpern und Unversehrtheit der interstitiellen Drüse, die fast die ganze Masse der Keimstöcke bildete.

Durch nur einmalige Bestrahlung weiblicher, 2—4 Wochen alter Meerschweinchen (vom Rücken her) erzielten Steinach und Holzknecht in den Ovarien sämtlicher Follikel vollständige Atrophie, ihr Inhalt war zu nekrotischen Massen oder hyalinen Klumpen zusammengeschrumpft, „das ganze ovarielle Stroma fast lückenlos durchsetzt und angefüllt von enormen Wucherungen weiblicher Pubertätsdrüsenzellen. — Das bestrahlte Ovar ist zu einer kompakten, streng isolierten, inneren Drüse verwandelt und stellt eine üppige, das transplantierte Ovarium an Reinheit noch übertreffende Kultur weiblicher Pubertätsdrüsenzellen dar" (S. 498 und 501).

Nach schwacher Eierstocksbestrahlung fand Geller die interstitielle Drüse beim Kontroll- und Versuchstier — jungen, noch nicht geschlechtsreifen Kaninchen — durchschnittlich gleich entwickelt (1925, S. 53). Die stimulierende Wirkung kleiner Röntgenstrahlenmengen zeigt sich bei Zuständen von Unterfunktion der Genitalorgane (Amenorrhöe, Oligomenorrhöe und Sterilität) im Wiederauftreten bzw. in der Verstärkung der Periode und in Konzeptionen (Caufmann, Flatau, Gál, Heimann, Linzenmeier, Meiner, Momm, Recasens, Seitz, Sippel, Thaler, Wieloch u. a.).

Regaud und Lacassagne (1911) behaupten, daß 20 Tage nach Bestrahlung eines Ovariums, wenn die Follikel zugrunde gegangen sind, kein Unterschied zwischen den interstitiellen Drüsen des bestrahlten und des Kontrolleierstocks erkennbar sei. Die interstitielle Drüse werde durch die Bestrahlung zwar isoliert, erfahre aber darauf eine Atrophie, die zu einer Herabsetzung des Organgewichtes um 66—75% führe. [Mit veränderter Technik erhielten sie später (1913) allerdings veränderte Resultate].

Im Gegensatz zu Bouin, Ancel und Villemin sahen auch Specht (an Halberstädters Material) (S. 471) sowie Bergonié und Tribondeau (1907, S. 276) nach Bestrahlung operativ bloßgelegter Eierstöcke eine Atrophie der Corpora atretica eintreten.

Nach Aschner läßt sich eine völlige Zerstörung der generativen Anteile der Keimdrüsen unter Schonung der glande interstitielle beim Kaninchen und Hund gar nicht erreichen. „Angesichts der Unmöglichkeit, die letzten Reste der Follikel durch Röntgenstrahlen zu zerstören, kann man auf diese Weise überhaupt nicht entscheiden, welcher der beiden Gewebsanteile des Ovariums dazu nötig ist, um die Uterusatrophie zu verhindern" (1918, S. 45).

Ebenso meint Athias (S. 180): „On ne peut pas compter sur la röntgenisation de l'ovaire pour isoler la glande interstitielle des autres parties constituantes de l'organe et la conserver intacte." [Zu wesentlich anderen Ergebnissen gelangten Seitz und Wintz auf Grund therapeutischer Bestrahlungsversuche an jüngeren Patientinnen (s. S. 84).]

2. Schließlich konnten Ancel und Villemin (1907) auch durch die operative Verlagerung der in ihren Gefäß- und Nervenverbindungen belassenen Eierstöcke unter die Haut der Lendengegend einen Untergang des follikulären Apparates bei völliger Integrität der interstitiellen Drüse erreichen.

3. Nach ihrer Verpflanzung in kastrierte männliche Meerschweinchen boten homologe Ovarien folgenden Befund: Der Keimstock bildete sich „einerseits durch Degeneration der reifenden Eier, andererseits infolge allgemeiner Obliteration der unreifen Follikel und Auflösung derselben im Stroma zur kompakten, stark wuchernden, weiblichen Pubertätsdrüse um" (Steinach, S. 498). In demselben Heft von Roux's Archiv, Bd. 42, drückt sich Steinach jedoch viel weniger bestimmt aus: Er spricht von einer „nahezu allgemeinen Obliteration der Follikel"; für eine beschränkte Zeit, nämlich für die ersten Monate der Verpflanzung, wies er im Transplantat die Entwicklung von Primärfollikeln zu großen Bläschenfollikeln mit normaler Eizelle nach. „Je älter ein Transplantat wird, desto seltener wird die Ausreifung eines Follikels" (S. 315).

In den vier geglückten Transplantationen von Athias (1916) enthielten die (bei Beginn der Milchabsonderung — siehe unten) wieder exstirpierten Keimstöcke sehr reichlich Graafsche Follikel in allen Entwicklungsstadien — teils normal, teils atresierend und mit stark hypertrophierter Theca interna, und eine „ziemlich entwickelte interstitielle Drüse" (1916, S. 556).

Sands[1] histologische Untersuchungen der Transplantate zeigten, daß die Follikel in dem fremden Organismus reifen können, daß Corpus-luteum-Bildung aber nur sehr selten stattfindet, und daß die Tendenz zur Atresie und Produktion von Thecaluteingewebe überwiegt (1923, S. 290).

An anderer Stelle (1921, S. 309) finde ich jedoch auf Grund der Untersuchung von Reihenschnitten die anders lautende Angabe: „Le plus souvent tous les tissus se trouvaient dans les greffons".

Die in der eben geschilderten dreifachen Weise versuchte Anreicherung der interstitiellen Drüse führte nun zu folgenden Ergebnissen:

1. Bei den Versuchstieren von Bouin, Ancel und Villemin war selbst eine mächtig entwickelte interstitielle Drüse in einem röntgenbestrahlten oder operativ verlagerten Keimstock nach Zerstörung der meisten epithelialen Strukturen nicht imstande, die Atrophie von Tuben, Uterus und Scheide aufzuhalten (1907, S. 228). „Le tractus génital, trompes, utérus, vagin, clitoris ainsi que les mamelons présentent une atrophie considérable." Die Ausschaltung des generativen Anteils des Keimstocks hatte demnach — trotz wohl erhaltener interstitieller Drüse — eine Verkümmerung des gesamten Geschlechtsapparates zur Folge.

Bei den bestrahlten Meerschweinchen von Steinach und Holzknecht setzte dagegen in etwa 40% der Beobachtungen ein auffälliges Zitzenwachstum ein, das etwa 8 Wochen nach der Prozedur seinen Höhepunkt erreichte. Der Warzenhof wurde groß und glänzend, die Mamma selbst hyperplastisch und deutlich palpabel; nach vollendeter Ausbildung der Zitzen fing sie an zu sezernieren. „Zuerst war das Sekret wässerig, dann untermischt mit spärlichen Fetttropfen, um sich schließlich innerhalb weniger Tage zu normaler, fettreicher, weißer Milch zu verdichten" (S. 501). Bei der Obduktion zeigten sich „der Uterus und seine Hörner mächtig gewachsen, stark hyperämisch, gerunzelt.

---

[1] Schon 1900 waren Walther Schultz Transplantationen von Ovarien auf (nicht kastrierte) Meerschweinchenböcke gelungen.

Durch gleichzeitige Überpflanzung eines Hodens und eines Eierstocks in ein kastriertes (Meerschweinchen-)Männchen läßt sich ebenso wie durch intratestikuläre Ovarien-Transplantation (bei Rattenmännchen) ein experimenteller glandulärer Hermaphroditismus erzielen (Sand).

Gewaltiger Unterschied gegenüber der rudimentären Mamma und dem blassen, unentwickelten Uterus des normalen jungfräulichen Weibchens" (S. 501).

Gleichartige Bestrahlungsversuche führte Rahel Plaut an kastrierten bzw. metrektomierten fünfwöchigen Meerschweinchen aus. Bei Tieren ohne Uterus unterblieb die Entwicklung der Brustdrüse trotz charakteristischer Veränderungen im Ovarium, bei kastrierten Weibchen trat weder Hypertrophie des Uterus noch der Brustdrüsen ein. Plaut schloß hieraus, daß die Hypertrophie des Endometriums die Hypertrophie der Mammae direkt auslöse.

2. Das Genitale der Versuchstiere von Ancel und Villemin (mit operativer Verlagerung der Keimdrüsen und Untergang des Follikelapparates bei Erhaltung der interstitiellen Drüse) erwies sich als atrophisch (1907, S. 228).

3. Steinachs Transplantationen homologer Ovarien in kastrierte männliche Meerschweinchen bewirkten eine somatische und psychische Feminierung der Tiere. ,,Den feminierten Männchen wachsen mächtige, strotzende säugebereite Zitzen, ausgebreitete hyperplastische Milchdrüsen; es entsteht reichliche, periodisch wiederkehrende Milchsekretion und — neben der Fähigkeit — auch die Neigung, Junge zu säugen und nach Art wirklicher Mütter zu betreuen" (Steinach und Holzknecht, S. 498). ,,Mit jedem neuen, mikroskopisch leicht nachweisbaren Nachschub von frischer Obliteration und Wucherung der Pubertätsdrüsenzellen entsteht eine neue Steigerung dieser Wirkungen (sc. auf die Geschlechtscharaktere), welche nach außen durch Wiedererwachen der Milchsekretion und durch schärfere Betonung der weiblichen Erotisierung zutage tritt" (S. 498f.).

Bestätigt wurden Steinachs Ergebnisse von Athias-Lissabon (1915): vier Meerschweinchen, Sand-Kopenhagen (1918, S. 137—143; 1926, S. 281f.): ein Meerschweinchen, Moore-Chicago (1919): Ratten, (1921): Meerschweinchen (nur somatisch).

Zu diesen Ergebnissen und ihrer Deutung wäre folgendes zu bemerken: eine Angabe über das Anhalten der erreichten so bemerkenswerten anatomischen Veränderungen habe ich nicht finden können. Im Gegenteil läßt das ,,Wiedererwachen der Milchsekretion" neben dem Nachlaß der Funktion auch eine anatomische Rückbildung vermuten. Wie weit der Zerstörung epithelialer Ovarialsubstanz und der Resorption von Abbauprodukten — etwa im Sinne eines Lymphagogums — bei der Milchabsonderung eine kausale Rolle zuzuschreiben ist, läßt sich zur Zeit noch nicht entscheiden.

Ferner muß darauf hingewiesen werden, daß in der farbigen Abbildung eines Belegpräparates bei Lupenvergrößerung (Roux's Archiv Bd. 42, Taf. XXXII, Fig. 2) neben konfluierten atretischen Follikeln ein andersfarbiger ovaler Komplex auffällt, den ich nur als Corpus luteum deuten kann.

Weiter haben jahrelang periodisch auftretende neue Nachschübe frischer Follikelobliteration eine ausreichende Zahl normaler, erhaltener Follikel zur Voraussetzung, die der Verödung entgangen sind. Und da die Brunst normalerweise an die Follikelreifung geknüpft ist, so kann sie auch bei Steinachs und Sands Pseudoweibchen ebenso gut auf die partielle Ausreifung der Follikel wie auf die Anwesenheit interstitieller Drüsenkomplexe bezogen werden.

Gegen Steinachs Deutung spricht auch der Erfolg von Bestrahlungsversuchen Gellers: Die Applikation kleiner Dosen — 20—30% HED — auf das Ovarium junger Kaninchen allein hatte auf den Uterus keinen Einfluß; die Folge gleichzeitiger Bestrahlung von Keimstock und Fruchthalter war eine deutliche Hypertrophie vor allem des Endometriums mit mehr oder minder stark ausgeprägter decidualer Reaktion; besonders hochgradige Hypertrophie erfuhr die Gebärmutter aber nach isolierter Bestrahlung (S. 53f.). „Es handelt sich hier also wahrscheinlich um eine direkte Reizwirkung auf den Uterus und nicht etwa, wie Steinach in seinen Experimenten annahm, um den protektiven Einfluß der durch die Bestrahlung zu besonders starker Entwicklung gebrachten interstitiellen Drüse" (S. 54).

Trotz meiner Einwände möchte ich jedoch den sehr auffälligen Effekt der Bestrahlung auf die Milchdrüsen in erster Linie auf die plötzliche Neubildung dicht massierter Corpora atretica zurückführen. Für das pathologische Ereignis eines Massensterbens der Follikel nach der tödlichen Einwirkung strahlender Energie ist die kausale Rolle der interstitiellen Drüse anzuerkennen.

Ein gewichtiges Argument zugunsten der interstitiellen Drüse bringt Athias (S. 192f.). Das Ovarium ausgewachsener Fledermäuse enthält nur während dreier Monate jedes Jahres ein Corpus luteum — die Rückbildungszeit mit einbegriffen. Vor der ersten Ovulation und während des größten Teils des Jahres finden sich im Keimstock keine anderen endokrinen Elemente als normale oder atretische Follikel bzw. die interstitielle Drüse[1]. Aus dieser Tatsache zieht Athias folgende Schlußfolgerung: Die Ernährung und die Erhaltung der anatomischen Unversehrtheit des Geschlechtsapparates einerseits und die Determinierung der sekundären Geschlechtscharaktere andererseits hängt entweder von der gleichzeitigen Einwirkung der beiden Gebilde oder von einem von beiden allein ab, und da die interstitiellen Zellen viel deutlicher die Kennzeichen drüsiger Elemente aufweisen, scheint es ihm logisch, ihnen die endokrine Funktion zuzuschreiben. Cesa-Bianchi vindiziert ihr einen Einfluß auf den Sexualinstinkt und die Ausbildung und Erhaltung der sekundären Geschlechtscharaktere (S. 557).

Alle Versuche, dieser glande interstitielle beim Menschen hinsichtlich der Entwicklung und Erhaltung des Genitalapparates eine Kardinalfunktion zuzusprechen, können in Anbetracht ihrer höchst geringen und ungleichmäßigen Ausbildung bei der Species Homo sapiens kaum auf Erfolg rechnen. „An den Ovarien der erwachsenen Frau muß man oft viele Gesichtsfelder durchmustern, bevor man überhaupt nur einen einzigen atretischen Follikel als Äquivalent der interstitiellen Drüse findet" [Aschner (1918, S. 37)]. (Über ihren Einfluß auf die Entwicklung der sekundären Geschlechtscharaktere s. S. 91f.).

Selbst die Taufpaten dieser modernen Erfindung äußern sich über ihre Rolle beim Menschen wie folgt: „La question du rôle des cellules interstitielles de l'ovaire se pose seulement pour certaines espèces animales, comme les Rongeurs et les Chéiroptères par exemple. Elle ne se pose pas pour la majorité des autres Mammifères et pour la Femme en particulier dont l'ovaire est dépourvue de cellules interstitielles" [Bouin, Ancel und Villemin (1916, S. 417 Anm.)].

Eine Parallele zu ihren experimentellen Ergebnissen erblicken Steinach und Holzknecht in klinischen Erfahrungen Eymers an röntgenbestrahlten myomkranken Frauen mit Metrorrhagien: „Bei zwei Patientinnen beobachteten wir mit vollständiger Deutlichkeit

---

[1] Chiroptera und Vespertilio besitzen nach Courrier (S. 386) eine stark entwickelte, Rhinolophus dagegen eine sehr verkümmerte interstitielle Drüse. (Welche Fledermaus-Spezies Courrier als Chiroptera bezeichnet, ist mir nicht klar, da Chiroptera der Ordnungsname für die Flattertiere ist.)

bei Abnahme der Blutungen eine Spannung der Brüste, die auch objektiv, ebenso wie geringe Kolostrumabsonderung nachweisbar war — eine Erscheinung, die mit demselben Zustand bei veränderter Ovarialfunktion in der Schwangerschaft verglichen werden darf" (S. 79).

Bei einer vergeblich bestrahlten Myomkranken konstatierten Hüssy und Wallart neben einer Vernichtung der meisten Follikel eine sehr schön entwickelte interstitielle Drüse, die entschieden stärker ausgebildet war als in nicht bestrahlten Ovarien (S. 181).

Gleichfalls nur in einem derartigen Fall konnten Seitz und Wintz „eine auffallend gut erhaltene interstitielle Drüse" nachweisen (1920, S. 179). Für das Weib wird jedoch die behauptete Vergrößerung und Vermehrung der Corpora atretica nach der Bestrahlung der Ovarien von Meyer entschieden bestritten (1921, S. 599).

Bei 28 jüngeren bestrahlten Patientinnen konstatierten Seitz und Wintz eine Amenorrhoe von mehr als $1^1/_2$ jähriger Dauer, ohne daß irgendwelche Ausfallserscheinungen auftraten. Es war weder ein stärkerer Fettansatz, noch eine nennenswerte Schrumpfung der Vagina und des Uterus, noch eine Änderung des geschlechtlichen Verlangens und Empfindens wahrzunehmen. Seitz und Wintz schließen hieraus, daß zwar die Follikel aller Stadien zerstört seien, daß aber eine Teilfunktion des Ovariums noch fortbestehe, die sie in die interstitielle Drüse verlegen. Das Fehlen von Insuffizienzerscheinungen von seiten der Ovarien sei also auf die Persistenz der Corpora atretica zu beziehen. Es sei durch die heutige Technik und durch richtige Dosierung möglich, elektiv auf die verschiedenen Bestandteile des Ovars einzuwirken und eine Art abgestufter Kastration auszuführen: Kleine Dosen bedingen eine temporäre Sterilisierung mit später wiederkehrender Ovulation und Menstruation. Mittlere Dosen töten — unter Schonung der interstitiellen Drüse — alle Follikel ab und machen — unter Vermeidung von trophischen Störungen des Geschlechtsapparates und von Ausfallserscheinungen — eine weitere Eilösung und Corpus luteum-Bildung unmöglich. Große Dosen zerstören sämtliche Ovarialstrukturen und führen zu völliger Kastration.

Ein histologischer Beweis für diese Auffassung fehlt jedoch bis jetzt vollkommen. Biologisch muß konstatiert werden, daß das dauernde Erhaltenbleiben und Funktionieren immer derselben im Anschluß an die Bestrahlung gleichzeitig entstandenen Corpora atretica beim Menschen ohne Analogie ist. „Die Thecazellen der untergehenden Follikel aller Entwicklungsstufen vom Primärfollikel bis zum Corpus luteum gehen ausnahmslos schnell zugrunde außerhalb der Gravidität" [Meyer (1921, S. 594)]. Man müßte also schon auf eine bisher nicht beobachtete massenhafte Bildung von Stromaluteinzellen (Kornzellen, eigentlichen interstitiellen Zellen) rekurrieren. In den Rahmen unserer Erfahrungen fügt sich jedoch weit besser die Deutung, daß durch die gewählte Dosierung die Follikel zwar nicht dem Untergang verfallen, aber doch so geschädigt werden, daß sie nur bis zu einer gewissen Größe heranzureifen vermögen und dann — nach Ausübung ihrer Funktion — von der Atresie betroffen werden.

Tschirdewahn, ein Schüler Ludwig Fränkels, bekannte sich zu der Auffassung, daß die Theca-interna-Zellen bis zu einem gewissen Grade das Prämenstruum einleiten (1921, S. 88).

In der Tat wird nach Versuchen von Zondek und Aschheim die Funktion der epithelialen Elemente von Follikel und gelbem Körper durch die gleichsinnige Tätigkeit der Bindegewebszellen der Theca vorbereitet (s. S. 116).

Sand untersuchte seine zahlreichen Ovarialtransplantate in Serienschnitten, maß sie mikrometrisch und bestimmte das wechselseitige Verhältnis der verschiedenen Ovarialelemente durch Auszählen (1918, S. 145—151; 1926, S. 288—290). In der weitaus überwiegenden Mehrzahl der Fälle konnten alle drei Gewebe — Corpus luteum, interstitielle Drüse und Follikel — nachgewiesen werden. Im großen ganzen aber nahm das Corpus luteum eine dominierende Stellung ein. „In der größten Gruppe hatte es das absolute Übergewicht, und zwar oft so sehr, daß die anderen Elemente im Vergleich damit minimal oder sehr spärlich erschienen. Das Thecaluteingewebe war oft recht reichlich vorhanden, jedoch stets in kleineren Mengen als das Corpus luteum".

Die Corpora atretica des Weibes (nebst den Stromaluteinzellen) sind demnach zwar nicht nur als eine atavistische Reminiscenz [Aschner (1918, S. 32), Rosenburg (S. 474)], auch nicht nur als ein trophisches Hilfsorgan für die Reifung der Geschlechtszellen (Aimé, Pflüger, Sainmont u. a.) oder als Proviantmagazin aufzufassen, sondern sind zur Stellvertretung und Unterstützung des Corpus luteum berufen [Ludwig Fränkel (1911)]. Corpus luteum und interstitielle Drüse müssen als gleichsinnig und vikariierend wirkende Gewebsanteile gedacht werden [Aschner (1918, S. 42), Seitz (1913, S. 413, 416f. und 420), Zondek und Aschheim (1926, S. 403)]. Irgendeine selbständige Funktion dieser Zellkomplexe ist bisher nicht erwiesen.

In ihren Aufsätzen über die Homologien und die Bedeutung der endokrinen Ovarialdrüsen formulieren Ancel und Bouin ihre Ansichten wie folgt: In den Eierstöcken aller Säuger sind zwei Drüsen mit innerer Sekretion vorhanden. „La glande interstitielle et le corps jaune gestatif chez les mammifères à ovulation non spontanée; le corps jaune périodique et le corps jaune gestatif chez les mammifères à ovulation spontanée (1909, S. 497). (Vgl. S. 64.)

Auf Grund ganz vereinzelter Beobachtungen von einigen Autoren angenommene Beziehungen zwischen interstitieller Drüse und Osteomalazie sind durchaus problematischer Natur [v. Franqué (1913, S. 319 f.)].

c) Die Zeit nach der Geschlechtsreife.

In der natürlichen wie künstlichen Menopause — also im Alter wie nach der Kastration — beobachten wir mit dem Fortfall des Corpus luteum eine Rückbildung und Verkümmerung des gesamten Genitalapparates:

Das normale Fettpolster der großen Labien nimmt ab, so daß sie sich als flache Wülste darstellen; welk erscheinen zuweilen auch die Nymphen (Alterthum). Der Introitus vaginae verengert sich bei Kastrierten gewöhnlich recht stark (Glävecke, S. 37); die Schleimhaut wird blaß-weißlich oder fleckig. Andererseits kommt es bei Matronen zu einem Klaffen der Rima, das häufig genug zu Senkungs- und Prolapserscheinungen führt (A. Martin). Der Scheidenschlauch verkürzt und verengt sich, die Fornices verstreichen; die Mucosa wird trocken und hart. Wie am Introitus fällt auch hier eine weißrote Sprenkelung auf. An vielen Stellen entstehen im Anschluß an kleine Epitheldefekte Verklebungen der Vaginalwände. Höhere Grade als die Atrophie der übrigen Genitalorgane erreicht die des Fruchthalters. Hand in Hand mit dem Schwund der glatten Muskulatur verkleinert sich auch das Cavum uteri; wir haben es also mit einer konzentrischen Atrophie zu tun. Es verschmälert sich auch die Vaginalportion der Gebärmutter, und aus dem Orificium externum wird ein ganz kleines Grübchen oder eine schmale Spalte. Das ganze Organ wird klein und derb, die Mucosa dünn. Es schwinden die Cilien des Endometriums wie die der Tubenschleimhaut. Die Menses zessieren. Infolge des Muskelschwunds erscheinen die Tuben schlanker und dünner. Auch die Ligamente atrophieren und werden starrer. Unbeeinflußt bleiben nur die Mammae.

Neben diesen trophischen Störungen können sich noch gewisse andere „Ausfallserscheinungen" (Glävecke) einstellen. Im engeren Sinne versteht man darunter vasomotorische Störungen auf der Basis einer klimakterischen Blutdrucksteigerung (Culbertson, Meier, Paillard, Pelnař, Schickele), nervöse Symptome, die den Frauen durch ihr täglich mehrmaliges Auftreten besonders im Intermenstruum so oft peinlichste Sensationen bereiten und den Schlaf stark beeinträchtigen: Kranialwärts orientierte, auch als fliegende Hitze bezeichnete, blitzschnell aufsteigende Wallungen oder heiße Übergießungen mit jähem Erröten bis unter die Haarwurzeln, Schweißsekretion am Kopf, als Ausdruck einer elektiven Reizung des Kopfteils des Sympathicus [Ludwig Fränkel (1924, S. 579)], Kopfschmerzen, Herzklopfen, Angstgefühle, Schwindel, Zittern, Flimmern vor den Augen, Ohrensausen, Frösteln, nervöse Verdauungsstörungen und Erbrechen, Hautjucken und „Absterben der Hände". Besonders eingehend schildert Pelnař diese „klimakterische Neurose".

In Wirklichkeit sind die „Ausfallserscheinungen" nichts anderes als krankhafte Überwiegungssymptome der vom Eierstock nicht mehr gebremsten anderen Blutdrüsen [Ludwig Fränkel (1924, S. 580; 1927, S. 2107f.), Nawrath (S. 13)].

Wie Pankow (1926) — zweifellos mit Recht — ausführt, gehen auch heute noch die Ansichten über die Häufigkeit der Ausfallserscheinungen und über ihre Abhängigkeit von der Ovarialfunktion sehr weit auseinander. Den Grund dieser bemerkenswerten Uneinigkeit sieht er hauptsächlich darin, „daß man sich früher bei der Beurteilung dieser Dinge zu ausschließlich nur an die nach der Kastration geklagten Beschwerden gehalten und nicht genügend berücksichtigt hätte, daß sie zum großen Teil auch vor der Kastration bestanden hätten (S. 688). Die Ansicht von den besonders schweren Ausfallserscheinungen nach Kastration Jugendlicher basierte auf Operationserfahrungen, die man zumeist an psycho-neurotischen Frauen gemacht hatte, die wegen aller möglichen Allgemeinbeschwerden kastriert waren, die man auf eine abnorme Ovarialtätigkeit zurückführte. Im Beginn der operativen Ära der Gynäkologie lebte man noch in der Anschauung, daß die Ursache für schwere nervöse, hystero-neurasthenische und psychische Störungen vielfach in Funktionsstörungen der Generationsorgane gesucht werden müßte, die man dann durch Entfernung der Eierstöcke glaubte günstig beeinflussen zu können" (S. 689). Heutzutage wird die Anzeige zur Kastration junger Weiber anders gestellt als früher, und bei Frauen ohne psycho-neurotische Erscheinungen läßt sich nach der Kastration ein ganz anderes Verhalten beobachten: Bei einer großen Zahl der vor der Operation hinsichtlich der Psyche und der Nerven völlig gesunder Frauen werden Klagen über Ausfallserscheinungen überhaupt nicht laut.

Mit dem Terminus Molimina menstrualia hat man lokale Beschwerden — eine zweite Form der „Ausfallserscheinungen" — belegt, die sich zur Zeit der (ausbleibenden) Menses in Gestalt von Schweregefühl im Hypogastrium, Unterleibsschmerz, Ziehen im Kreuz und Ausfluß einstellen. Derartige Symptome konstatierten Mandl und Bürger

(Wien) in 79,3% von 309 Frauen, denen der Uterus und die Ovarien exstirpiert worden waren (Gruppe I), während 20,7% völlig frei von jeglichen Störungen im vasomotorischen Gleichgewicht blieben (S. 214). Doch fanden sie auch in 67,7% von 96 Patientinnen, denen man bei Exstirpation des Uterus ein Ovarium (oder beide) belassen hatte (Gruppe II), Symptome allgemeiner Natur (S. 215). Eingerechnet sind hier 22 Fälle (= 22,9%) mit Molimina menstrualia.

In Bern zählte de Meuron bei 69,5% der Gruppe I (nur 36 Operierte) und bei 72,2% der Gruppe II (gleichfalls nur 36 Frauen) Ausfallserscheinungen (S. 51). Die konservativ operierten Frauen gaben also in einem etwas höheren Hundertsatz Beschwerden an als die radikal operierten!

Die Nachuntersuchung der Tübinger Myom-Patientinnen führte Sarwey zu folgenden Ergebnissen: Von 211 Frauen mit „absoluter Radikaloperation" machten nur 13 = 6,2% spontan positive Angaben über Ausfallssymptome; von 64 Frauen mit „relativer Radikaloperation" mit Erhaltung von Ovarialgewebe klagten dagegen 10 = 15,6%! Dieses Verhältnis änderte sich aber, wenn die Frauen nach den einzelnen Ausfallserscheinungen speziell befragt wurden: Der Prozentsatz der Ausfallssymptome stieg dann für die absoluten Radikaloperationen durch einen Zuwachs von 52 positiven Angaben auf 30,8, für die relativen Radikaloperationen durch 8 weitere positive Angaben auf 28% (S. 304). Dem Symptomenkomplex der Ausfallserscheinungen kann Sarwey wenigstens für die Landbevölkerung entfernt nicht die Bedeutung zuerkennen, die ihm von anderen Seiten vielfach zugesprochen wird; „denn einerseits treten die Ausfallssymptome überhaupt nur etwa in $1/3$ aller Fälle in die Erscheinung und auch da, wo sie hervortreten, sind die durch sie verursachten Beschwerden meist so geringfügig und zudem vorübergehend, daß sie die Arbeitsfähigkeit nicht beeinträchtigen" (S. 311f.).

Von 64 — gleichfalls in Bern — radikal operierten myomkranken Frauen klagten 54 schon vor der Operation über psychoneurotische Erscheinungen; bei 16 von diesen 54 Patientinnen traten nach dem Eingriff neue nervöse Symptome auf. „Allein es betrifft dies ausnahmslos nur Frauen, welche sich schon vor der Operation über gleichartige Erscheinungen beklagten und dieselben nach der Entfernung des myomatösen Uterus nur gegen ebenfalls gleichartige Störungen, aber von anderer Form, auswechselten, oder bei welchen die alten Beschwerden teilweise oder vollständig bestehen blieben, sich verstärkten oder noch neue nervöse Erscheinungen hinzutraten. Dabei spielt die Belassung eines oder beider Ovarien keine wesentliche Rolle." Zugunsten der Erhaltung von Ovarialgewebe fanden Senn bzw. Walthard im Berner Material nur eine Differenz von 2%! „Umgekehrt blieben nach der Radikaloperation jene 10 Frauen, welche vor der Operation über keinerlei nervöse Beschwerden zu klagen hatten, völlig frei von psycho-neurotischen Erscheinungen" (S. 566f.).

Leider sind Walthards Zahlen für zwingende Schlußfolgerungen viel zu klein: Seine Gruppe I enthält nur 51 Frauen ohne Keimdrüsen, von denen 17 = 33% an Ausfallserscheinungen litten, während die Gruppe II nur 13 Patientinnen mit Belassung von Ovarialgewebe umfaßt, unter denen sich 4 = 31% über derartige Beschwerden beklagten.

Höchst beachtenswerterweise konnte Walthard bei über der Hälfte seiner Patientinnen mit funktionellen Störungen der Genitalsphäre, aber mit anatomisch nachweisbar völlig gesundem Geschlechtsapparat, ebenso intaktem Nervensystem und normalem Status der übrigen Organe Blutwallungen, Hitze- oder Kältegefühl, Herzklopfen, Schwindel, **Angstzustände**, Verstimmung, Schlaflosigkeit und Schweißausbrüche feststellen (1912, S. 491). Er schließt hieraus, daß „der mit dem Namen „Ausfallserscheinungen" bezeichnete Symptomenkomplex weder eine direkt notwendige Folge irgendeiner Genitalerkrankung, noch eine notwendige Folge des Ausfalls der inneren Sekretion des Ovariums, noch des **Ausfalls der Genitalfunktionen überhaupt ist**" (S. 492).

In gewissem Gegensatz zu Walthard zieht eine noch kleine Gruppe von Autoren [Henkel, Lindig, Takakusu, (S. 38), Zimmermann] aus ihren Beobachtungen den Schluß, daß Uterus und Ovarium ein innersekretorisches System bilden. Schon vor einem Menschenalter berichtete Zweifel (1899, S. 57) auf Grund der Untersuchungen Abels (1898, S. 294f. und 298) — allerdings unter dem lebhaften Widerspruch Werths — „daß die Wegnahme des Gebärmutterkörpers die Ovarien zur Atrophie bringt, so daß die Frauen 3 Jahre nach Ausrottung der Gebärmutter unter den lästigen Ausfallserscheinungen zu leiden haben wie kastrierte". Nur bei Erhaltensein des Uterus kann der Organismus von den Sekretionsprodukten des Ovariums Gebrauch machen [Lindig (1922, S. 291)]. Zimmermann kommt zu dem Schluß, „daß der normale Uterus einen stimulierenden Einfluß auf die Ovarien ausübt und sie funktionstüchtig erhält, und daß mit Wegfall dieses Einflusses die Ovarien nach relativ kurzer Zeit ihre physiologische Funktion einstellen und morphologisch degenerieren" (S. 346).

Störungen des Geruchs- und Geschmackssinns erwähnt Börner. Über vollständigen Wegfall des vorher gut ausgebildeten Geruchsvermögens bei einer kastrierten 36jährigen Virgo berichtet Gottschalk.

Auf das Vorkommen psychischer Veränderungen als Ausfallserscheinung kann hier nur kurz hingewiesen werden. Eingehende Untersuchungen über ihre Art und Häufigkeit stammen von Alterthum, Brodnitz, Glävecke, Hagedorn, Liesau und Pelnář. Zu welchen Übertreibungen sich ein Autor versteigen kann, zeigt ein Passus Lissacs: „Le caractère est souvent modifié. Les malades sont irritables, méchantes, impatientes. Elles reconnaissent elles-mêmes que les personnes qui vivent autour d'elles ont beaucoup à supporter de leur mauvaise humeur. Elles sont généralement d'une tristesse et d'une mélancolie qui va quelquefois jusqu'aux idées de suicide" (S. 11).

Über Abnahme des Gedächtnisses und Neigung zu Vergeßlichkeit in einzelnen Fällen berichten u. a. Abrant, Brodnitz, Burckhard (S. 53), Glävecke, Hagedorn, Albert Martin, Péan, Schmalfuß und Werth. Unwahrscheinlich hohe Prozentsätze für derartige intellektuelle Störungen gibt wiederum Lissac an. Eine Herabsetzung des Erinnerungsvermögens fanden Mandl und Bürger in 30,8 resp. 35,4% ihrer beiden Gruppen, also einen etwas höheren Hundertsatz bei Belassung von Ovarialparenchym (S. 216)!

In recht verschiedener Weise werden Libido und Voluptas beeinflußt. In der Mehrzahl der Fälle erfolgt jedoch ein Nachlassen oder Erlöschen des Geschlechtstriebes und des Geschlechtsgenusses. Nur in einer Minderzahl der Beobachtungen scheinen die sexuellen Empfindungen in keiner Weise beeinträchtigt (Alterthum, Canu, Hagedorn, Liesau). Bürger und Mandl kommen zu folgenden Ergebnissen:

„Die Libido ist in der ersten Gruppe der Fälle unverändert in 39,8%, herabgesetzt in 42%, während sie sich in der zweiten Gruppe unverändert in 62,2%, herabgesetzt nur in 17,7% findet. Die Voluptas coeundi erscheint unverändert in 51,3% resp. 74,4%, vermindert in 41,7% resp. 13,9%" (S. 216).

2. Der Einfluß des Ovariums auf die Entwicklung der sekundären Geschlechtscharaktere.

Hinsichtlich der Umgrenzung des Begriffs der sekundären Geschlechtsmerkmale möchte ich mich auch jetzt noch — trotz abweichender neuzeitlicher Erklärungen — an die alte Begriffsbestimmung John Hunters halten:

„Such I shall call secondary properties, which take place only in parts that are neither essential to life nor generation, and which do not take place till towards the age of maturity" (S. 528).

a) Die Zeit vor der Geschlechtsreife.

An die Gegenwart funktionierender Keimdrüsen ist die Anlage dieser „extragenitalen akzidentalen" Geschlechtsmerkmale nicht gebunden, da sie schon vor der Pubertät vorhanden oder doch vielfach angedeutet sind [Halban (1903, S. 267)].

Schwache Bestrahlung der Eierstöcke junger, noch nicht geschlechtsreifer Kaninchen hatte keine anregende Wirkung auf die sekundären Geschlechtsmerkmale [Geller (1925, S. 53f.)].

b) Die Zeit der Geschlechtsreife.

Dagegen ist ihre volle Ausbildung auf die Tätigkeit der Keimdrüsen und der mit ihnen in feinst abgestufter, harmonischer Wechselwirkung stehenden (anderen) endokrinen Drüsen zu beziehen, wenn sie auch „offenbar zusammen mit den primären einem und demselben Geschlechtsimpuls ihre Entstehung verdanken" (Pfannenstiel, S. 38) und die Eizelle selbst für die allgemeine Umwandlung des Körpers im Sinne des Geschlechtscharakters als treibender Faktor hervortritt [Schröder (1921 S. 198f.)].

„Das Weib ist Weib nur durch seine Generationsdrüse; alle Eigentümlichkeiten seines Körpers und Geistes oder seiner Ernährung und Nerventätigkeit: die süße Zartheit und Rundung der Glieder bei der eigentümlichen Ausbildung des Beckens, die Entwicklung der Brüste bei dem Stehenbleiben der Stimmorgane, jener schöne Schmuck des Kopfhaares bei dem kaum merklichen, weichen Flaum der übrigen Haut, und dann wiederum diese Tiefe des Gefühls, diese Wahrheit der unmittelbaren Anschauung, diese Sanftmut, Hingebung und Treue — kurz alles, was wir an dem wahren Weibe Weibliches bewundern und verehren, ist nur eine Dependenz des Eierstocks. Man nehme den Eierstock hinweg, und das Mannweib in seiner häßlichsten Halbheit mit den groben und harten Formen, den starken Knochen, dem Schnurrbart, der rauhen Stimme, der flachen Brust, dem mißgünstigen und selbstsüchtigen Gemüt und dem schiefen Urteil steht vor uns" [Virchow (1848, S. 747)]. Diesen „großartigen Panegyricus" erklärte Puech allerdings für unlogisch und aus der Luft gegriffen (1873, S. 125f.) — eine Kritik, die Mary Putnam Jacobi ein Menschenalter nach Virchow für gerechtfertigt hielt (1878, S. 110 Anm.).

Zuzugeben ist, daß in vereinzelten Fällen auch bei fehlenden Ovarien die Ausreifung echter Weiblichkeit beobachtet wird, sowie daß bei männlichen — also hodentragenden — Pseudohermaphroditen ein weibliches Soma und eine weibliche Psyche sich ausbilden. Trotzdem kann ich mich Meyer nicht anschließen, wenn er verallgemeinernd schreibt, daß es zur Ausbildung sekundärer — körperlicher wie geistiger — weiblicher Merkmale keiner Ovarien bedürfe (1921, S. 594).

Auch Halban vertrat noch 1903 die Ansicht, „daß zur vollständigen Ausbildung der sekundären Geschlechtscharaktere die entsprechende Keimdrüse in der Regel notwendig ist" (S. 259). Später änderte er aber seinen Standpunkt dahin, daß es gleichgültig sei, welchem Geschlecht die Keimdrüse angehöre; es komme nur darauf an, daß überhaupt ein Hode oder ein Ovarium vorhanden sei, damit die bestehenden Anlagen ihre volle Ausbildung erlangten (1927, S. 426).

Diese Theorie scheint mir jedoch ebenso unhaltbar wie die Meyers; werden doch auch bei Neutren — Individuen ohne Keimdrüsen — wie eben bemerkt, gelegentlich primäre und sekundäre Sexualcharaktere ausgebildet, und gibt doch Halban (S. 425) selber an, daß derartige Beobachtungen ihre Unabhängigkeit von der Keimdrüse bewiesen!

Zur Tatsache erhoben wird die unmittelbare Abhängigkeit der akzessorischen Geschlechtskennzeichen von den Gonaden durch die zum Teil schon erwähnten Verweiblichungs- und Verjüngungsversuche Steinachs.

„Die in ein neugeborenes oder ganz jugendliches, kastriertes Rattenmännchen eingepflanzten Eierstöcke werden durch Obliteration und Auflösung der Follikel zu wuchernden weiblichen Pubertätsdrüsen; sie geben der Weiterentwicklung eine neue Richtung, sie feminieren das Tier. Bisher unbeeinflußte weibliche Merkmale gestalten sich aus, die Warzenhöfe und Zitzen wachsen zu vollreifen Organen heran, und es kommt zur Mammahyperplasie und zur Milchsekretion. Das Gehirn wird in weiblicher Richtung erotisiert, es entsteht weiblicher Geschlechtstrieb und Reiz, weibliche Abwehr und Haltung. Das ganze psychische Verhalten wird weiblich und mütterlich; das Tier läßt säugen und betreut die Jungen; die Bluttemperatur ist wie bei Weibchen erhöht. Hingegen werden bereits männlich beeinflußte Merkmale im Weiterwachstum gehemmt oder gänzlich zurückgedrängt, wie die Samenbläschen, Prostata, Corpora cavernosa penis. Der Penis wandelt sich zum klitorisartigen Rudiment, und die zur Wollust dienenden langen Stachelorgane des Penis (Meerschweinchen) gelangen überhaupt nicht zur Ausbildung. Äußerlich am merkbarsten sind die hemmenden Einflüsse auf Körperwachstum, Skelett und Behaarung. Die feminierten Tiere bleiben im Wachstum zurück, das Skelett wird im ganzen noch kleiner, feinknochiger, der Pelz noch weicher als beim normalen Weibchen" (1920, S. 14). Durch den Einfluß der experimentell überpflanzten gegengeschlechtlichen Keimdrüse in ein kastriertes Tier kann also die Entwicklung der sekundären Charaktere offensichtlich eine völlige Hemmung erfahren. Für diese künstlichen Weibchen hat Halbans These „Also ... kein formativer Reiz, sondern ein protektiver Einfluß" (S. 260) ihre Gültigkeit verloren. Daß seine Lehre mit Steinachs experimentellen Ergebnissen nicht in Einklang zu bringen ist, hat Halban später selber zugegeben (1920, S. 92; 1921, S. 289; 1927, S. 426).

Ebenso überzeugend sind die Verjüngungsversuche an alten Rattenweibchen. Überpflanzung von Ovarien eines jungen, trächtigen Weibchens mit großen Corpora lutea brachte ausnahmslos durchschlagenden Erfolg:

„Die verjüngende Wirkung beim senilen Weibchen macht noch stärkeren Eindruck durch die ganze Kette der erneuten Funktionen der Fruchtbarkeit und Mutterschaft. Zunächst beeinflussen die implantierten Eierstöcke das allgemeine Befinden. Freßlust, gesteigerter Stoffumsatz, Fettbildung, Gewichtszunahme treten ein. Die Erscheinungen der Müdigkeit, Stumpfheit, Teilnahmslosigkeit schwinden. Beziehungslos zur Jahreszeit entsteht Haarwechsel und Neubehaarung. Die bessere Form und die Wiederbildung von Brunstsekreten verleihen dem alten Weibchen neuen Reiz und erwecken wieder Interesse und Geschlechtstrieb beim Männchen. Dazu kommt als ausschlaggebend die Wirkung auf die eigenen klimakterischen Ovarien. Es entwickeln sich wieder Follikel und reife Eier, die ausgestoßen werden; es entwickeln sich wieder Corpora lutea. Nach dieser Regeneration des produktiven und inkretorischen Systems übernehmen die eigenen Ovarien die Führung — unabhängig von dem weiteren Schicksal der Implantate. Auf die Ovulation folgt die Wanderung der Eier durch die Eileiter. Es folgt die Befruchtung, die Nidation und die Entwicklung der Embryonen im neurestituierten, hypertrophischen Uterus. Normales Gebären, Auftreten reicher Milchsekretion in den hyperplastisch gewordenen Mammae, Säugen und Aufziehen der Jungen zu gesundem, kräftigem Nachwuchs beschließen den Erfolg der Versuche" (S. 601).

Über Erotisierung klimakterischer Frauen nach Eierstocksüberpflanzung berichteten u. a. Bumm, Paul Sippel (1924, S. 17f.) und Mansfeld. Eine Steigerung der Libido konstatierte letzterer bei 50% der Frauen, denen auch der Uterus entfernt worden war, und nur in 26% der Patientinnen mit belassenem Uterus.

Umstritten ist die Frage, welcher Gewebsanteil des Ovariums bei der Ausbildung der akzessorischen weiblichen Geschlechtsmerkmale als dominierender Faktor zu betrachten ist.

Es genügt hier, darauf hinzuweisen, daß für das Weib unter normalen Verhältnissen ein maßgebender Einfluß der „Pubertätsdrüse" wegen ihrer bereits mehrfach betonten ungleichen, meist kümmerlichen Entwicklung mit Sicherheit auszuschließen ist. „Junge Mädchen haben keine auffällige Menge von Thecazellen, geschweige denn eine interstitielle Drüse" [Meyer (1921, S. 594)]. „Es zeigt sich vielmehr, daß die interstitielle Eierstocksdrüse ihre höchste Entwicklung in den allerersten Lebensjahren zeigt, vor der Pubertät schon merklich abnimmt und mit dem Eintreten der Menstruation, d. h. des ersten Corpus luteum, auf ein Minimum reduziert wird" [Aschner (1918, S. 36)].

Wie Stieve ausführt, fällt bei allen höheren Tierarten, gleichgültig, ob sich in ihren Ovarien Zwischenzellen und Luteinzellen finden oder nicht, die Pubertätsentwicklung mit einem äußerst lebhaften Wachstum der Keimzellen zusammen, „während gleichzeitig die übrigen Bestandteile des Ovar nur eine geringe Vermehrung, teilweise sogar eine Verminderung erfahren. Die Vergrößerung und Vermehrung der Follikelzellen tritt bei den meisten Arten im Vergleich zu dem riesigen Wachstum, das die Eizellen selbst durchmachen, vollkommen in den Hintergrund. Aus diesen Tatsachen läßt sich nun wohl die Schlußfolgerung ziehen, daß das Inkret, das eben diese Pubertätsveränderungen bedingt, von den Keimzellen selbst abgesondert wird. Bei niederen Tieren ist dies zweifellos der Fall; bei ihnen fehlen ja die Zwischenzellen; aber auch bei Säugetieren und bei Vögeln ist das Zusammentreffen von Keimzellenwachstum und Ausbildung der akzidentellen Geschlechtsmerkmale ein so sinnfälliges, daß es nicht angeht, hier den ursächlichen Zusammenhang zu bestreiten" (S. 136f.). Auch Harms meint, da im Ovarium der Amphibien die Zwischenzellen vollkommen fehlen, „müssen hier alle Einflüsse der Keimdrüsen auf die sekundären Merkmale unbedingt von den Eizellen ausgehen" (1922, S. 209 und 239).

Für das Weib treffen diese Ausführungen nicht zu. Weit überwiegt die Proliferation des Stratum granulosum über das Wachstum des Eies, das ja — quantitativ — nur einen Einschluß im Cumulus oophorus darstellt. Es scheint daher in Anbetracht der hochgradigen Vergrößerung der Follikelepithelien mindestens ebenso logisch, das reifende Eibläschen bzw. den gelben Körper — also den gesamten Follikelapparat — mit der Ausbildung der Sexualcharaktere in kausalen Zusammenhang zu bringen, zumal die Abhängigkeit des wichtigsten extragenitalen Merkmals, der Mamma, vom Einfluß des Corpus luteum als erwiesen betrachtet werden darf.

Für unsere Laboratoriumstiere dürften Steinachs Bestrahlungsversuche jedoch die Beeinflussung der sekundären weiblichen Geschlechtszeichen von der interstitiellen Drüse ebenso erwiesen haben, wie seine Verjüngungsversuche ihre Abhängigkeit von den Corpora lutea. Erwähnt doch der erfolgreiche Autor ausdrücklich, daß er nicht nur Ovarien mit großen Corpora lutea überpflanzte, sondern daß sich auch aus den klimakterischen Ovarien wieder gelbe Körper entwickelten.

In diesen beiden Versuchsreihen — Bestrahlung und Verjüngung — liegt der Beweis für eine gleichsinnige und vikariierende Funktion der epithelialen und der bindegewebigen Luteinzellen hinsichtlich der Ausbildung der akzessorischen Merkmale bei Nagetieren.

Steinach selbst äußert sich 1917 dahin, ,,daß bezüglich des Einflusses auf die Sexuszeichen kein prinzipieller Unterschied existiert zwischen der Funktion der Pubertätsdrüse und der des Corpus luteum" (S. 318) bzw. daß es nicht Wunder nehmen dürfe, ,,daß die wuchernde Pubertätsdrüse dieselben Wirkungen im Gefolge hat wie das normale Corpus luteum" (S. 317).

Nicht folgen können wir ihm, wenn er — nur wenig später — mit bemerkenswerter Inkonsequenz resümiert, ,,daß die Ausbildung der weiblichen Geschlechtsmerkmale einzig und allein an die Tätigkeit der Pubertätsdrüse geknüpft ist" (S. 503).

c) Die Zeit nach der Geschlechtsreife.

Während die maßgebende Einwirkung der Gonaden auf die anatomische und funktionelle Erhaltung der Genitalien heutzutage nicht bestritten wird, ist ein ähnlicher Einfluß auf die Erhaltung der einmal voll ausgebildeten sekundären Geschlechtsmerkmale nicht nachweisbar (Halban, S. 296, 299 und 302). Nach der Kastration bzw. nach dem physiologischen Erlöschen der Ovarialfunktion tritt bei entwickelten Frauen eine Rückbildung oder Verkümmerung der sekundären Sexualcharaktere offenbar nicht ein.

3. Der Einfluß des Ovariums auf die Entwicklung des Skeletts.

Wie namentlich Lenz (S. 91) in übersichtlicher Darstellung ausführt, ist dem Einfluß des heranreifenden Ovariums auch der Anreiz zu Wachstum und Ernährung des Skeletts, vor allem der Beckenknochen, wie auch zum gesamten Wachstum zur Zeit der Pubertät zuzuschreiben. Als Folge der Frühkastration bleiben die Epiphysenfugen der großen Röhrenknochen sowie die Symphysen des Beckens länger als normal offen [Tandler (1910, S. 463)]. Es erfolgt also eine Verzögerung in der Ossifizierung knorpeliger Skelettabschnitte, und auch die Schädelnähte bleiben lange Zeit erhalten. Der Schädel einer im Alter von 3 Monaten von Sellheim kastrierten, $15^1/_2$ Monate alten Hündin erwies sich als länger und breiter, aber niedriger als das Cranium des Kontrolltiers, und seine Nähte waren noch nicht verknöchert. Beim Skelett fiel der sehr beträchtliche Größenunterschied zugunsten des Kastraten in die Augen; auch in den Proportionen der Glieder, des Beckens und des Brustkorbs traten ausgesprochene Abweichungen hervor.

Nach Franz hat die Kastration dreiwöchiger Lämmer eine Verlangsamung des Knochenwachstums zur Folge. Die Untersuchung der nach Ablauf von zwei Jahren geschlachteten Tiere lieferte folgendes Ergebnis: „Die Becken der weiblichen Kastraten sind kleiner als die Becken der weiblichen Tiere; das kleine Becken ist weniger geräumig als das der weiblichen Tiere" (S. 28). „Auf den Kastratenbecken fanden sich die Epiphysen knorpelig" (S. 27).

Ein Ätherextrakt aus Corpus-luteum-haltigen Rinderovarien ließ, subcutan injiziert, das Becken jugendlicher Kaninchen, Meerschweinchen und Katzen (beiderlei Geschlechts) „in transversaler Richtung breiter, in longitudinaler Richtung kürzer, also dem erwachsenen Becken ähnlich" werden. „Diese Formveränderung ließ sich bei den Kaninchen am oberen Symphysenwinkel, bei der Katze und dem Meerschweinchen an den üblichen Beckenmaßen messen" [Rahel Plaut (1920, S. 42)].

Hypoplasie der Ovarien und späte Reife bewirken Hochbeinigkeit; dagegen führt Frühreife mit gesteigerter Ovarialfunktion durch frühzeitige Verknöcherung der Epiphysen zu Kurzbeinigkeit (Tandler, S. 463). „Die Reifeerscheinung des Individuums, die sich vor allem im Skelett dokumentiert, ist demnach an das Vorhandensein einer normal funktionierenden Glandula genitalis gebunden" [Tandler und Groß (1907)].

Besonders deutlich erkennt man die Beziehungen des Knochensystems zum Geschlechtsapparat in der Schwangerschaft. Bekannt ist der Unterschied in der Form der Knochen bei einer Nullipara und einer Schwangeren. Die schlanke Figur wird breit und korpulent, besonders in den Hüften und am Brustkorb. Die knorpeligen Teile der Beckenknochen lockern sich. „Bei jeder Schwangerschaft findet eine bleibende Vergrößerung des Beckens durch erneutes Knochenwachstum statt. Bei Mehrgebärenden wurde an der Symphyse ein Knochenzuwachs von mehr als 2 cm beobachtet, der einem Flächenzuwachs der Beckeneingangsebene bis zu 15 qcm entsprechen würde. Da ein gleichzeitiges Wachstum an den Articulationes sacro-iliacae zu konstatieren ist, so werden diese Werte noch bedeutend erhöht. Das während der Schwangerschaft einsetzende Wachstum an den Beckenknochen ist eine Teilerscheinung eines das ganze Knochensystem treffenden Wachstumsreizes und ist als eine Folge innersekretorischer Vorgänge (Ovarium, Schilddrüse, Hypophysis) anzusehen" (Löschcke, S. 560). Die Ursache dieses gesteigerten Wachstums des Beckens sieht Seitz (S. 378 und 386) in der Hypertrophie des Hypophysenvorderlappens.

Bei Schwangeren bildet sich der Callus nach Knochenbrüchen sehr langsam (z. B. Hanau S. 237). Bei sehr jugendlichen Graviden läßt sich ein gesteigertes Längenwachstum beobachten (Tandler, S. 465). An der Innenseite des Schädeldaches entsteht bei Wöchnerinnen das sog. puerperale Osteophyt.

Manche Knochen- und Gelenkserkrankungen beim Weibe sind genitalen Ursprungs. Zwischen der sog. Ovarialdystrophie und dem chronischen Gelenkrheumatismus bestehen enge Beziehungen. Zur Zeit der Geschlechtsreife werden „osteoartikuläre Störungen" beobachtet: „Außer den Verkrümmungen der Wirbelsäule kommen in der Zeit der Pubertät und der Wachstumsentwicklung Genua valga, ferner Veränderungen am Becken vor, die man einer besonderen Spätrachitis zugezählt hat. Hierher würden auch jene Knochenschmerzen bei Mädchen in der Pubertätszeit gehören, welche manchmal sogar mit Fieber einhergehen, das Riebold als rekurrierendes rheumatoides Ovulationsfieber bezeichnet hat". Der unter dem Einfluß der Ovarialdystrophie vorzeitig eintretenden Menopause geht zuweilen ein chronischer Rheumatismus voran (Lenz, S. 89—93).

Eingehend berichtete Rosin (1917) über das Krankheitsbild der klimakterischen Arthritis auf atrophischer bzw. dystrophischer Basis. Die Frauen — zumeist Fünfzigerinnen — klagen über „Schmerzen, Vertaubungsempfindungen, Kribbeln, Spannung und Schwerbeweglichkeit, besonders in den Händen und hier speziell in den Fingern, in geringerem Grade auch in den Füßen und Zehen. — Einigermaßen ausgebildete Fälle zeigen deutlich Schwellungen und Deformitäten in den Gelenken der Finger und Zehen, zuweilen auch in Mittelhand, Mittelfuß und in Handwurzel und Fußwurzel. Ab und zu verirrt sich Schmerz und Veränderung auch auf die Kniegelenke oder gar auf die Schultern". Zu beiden Seiten des Fingergelenkes zwischen zweiter und erster, oder auch zwischen dritter und zweiter Phalanx sieht man meist symmetrische, knötchenförmige Anschwellungen oder Verdickungen — Heberdensche Knötchen (Pelnàř, S. 297, Pineles, S. 147). Bei Bewegungen und auf Druck wird Schmerz empfunden. „Bei der Mehrzahl der Fälle sind auch die Sehnenscheiden der Finger und Zehen, besonders diejenigen der Finger stärker beteiligt" (Rosin). Fast nie fehlen Störungen des Blutumlaufs in den Fingerspitzen und damit verbundene Gefühlsherabsetzungen und Vertaubungen; die Fingerkuppe ist leicht angeschwollen und zeigt zuweilen kleine recht empfindliche Risse, während die Nägel in einer großen Zahl der Fälle trophische Störungen zeigen: Sie werden gleichfalls rissig, fleckig, und der Nagelfalz schrumpft (Rosin).

Menge beschrieb das Leiden, das er besonders bei röntgenkastrierten Frauen sich entwickeln sah, als Arthropathia ovaripriva. Charakteristisch ist nach seinen Beobachtungen ihr bilateral-symmetrischer Sitz besonders in den Knie- und Schultergelenken. Zuweilen sind auch Fingergelenke beteiligt. Rheumatische und gichtische Zustände sowie Knochenschmerzen im kritischen Alter sind offenbar auf Rechnung der versagenden Keimdrüsentätigkeit zu setzen.

Bestätigung fanden Menges Beobachtungen u. a. durch Landeker und Novak.

4. Der Einfluß des Ovariums auf den Stoffwechsel.

Die unerklärliche Heilung der Osteomalacie, also einer Krankheit des Kalk- und Phosphorstoffwechsels, durch die Kastration hatte ebenso wie eine häufig beobachtete Neigung zur Korpulenz bei Matronen den Gedanken einer Beteiligung der Keimstöcke an der Regulierung des Stoffwechsels nahegelegt. Über die Rolle, die die Ovarien im Stoffwechselhaushalt des Körpers spielen, gehen die Ansichten der Autoren jedoch ganz erheblich auseinander. Zu ihrer Ermittelung kommen teils vergleichende Untersuchungen — an der gleichen Person oder an dem gleichen Tier — vor und nach der Entfernung der Keimdrüsen, teils Parallelbeobachtungen an normalen und kastrierten Tieren desselben Wurfs, teils Analysen an Frauen in der Menopause vor und nach (therapeutischer) Verabreichung von Ovarialpräparaten in Betracht.

Von wesentlicher Bedeutung für Art und Schwere der nach Entfernung der Gonaden bemerkbaren Folgen ist das Lebensalter zur Zeit der Operation.

Sehr richtig sagen v. Bergmann und Ströbe (S. 600), daß die hier zu besprechenden Phänomene bei Mensch und Tier durchaus inkonstant sind.

In Betracht kommt hauptsächlich — wenn nicht ausschließlich — eine Beeinflussung des Fett-, Eiweiß-, Phosphor- und Kalkumsatzes.

a) Der Fettstoffwechsel.

Innerhalb eines Zeitraumes von vier Monaten nahmen Hafkesbring und Collett an zwei Frauen nicht weniger als 96 bzw. 80 Stoffwechselversuche vor; am ersten oder zweiten Menstruationstag — oft auch während der ganzen Periode — fanden sie einen niedrigen Grundumsatz; häufig war ein prämenstrueller Anstieg und ein intermenstruelles Minimum festzustellen; der Unterschied zwischen hohem und niedrigem Umsatz betrug aber nicht mehr als 5%.

Zu ähnlichen Ergebnissen gelangte Wakeham: Deutlicher Abfall des Grundumsatzes während oder unmittelbar nach der Menstruation. Doch waren die Unterschiede geringer als die durchschnittlichen Tagesschwankungen.

Mit vollem Recht stellt daher Hornung den Satz auf: „Die zyklischen Vorgänge der Ovulation und Menstruation haben bei gesunden Frauen keinen gesetzmäßigen Einfluß auf den Grundumsatz; höchstens kann von einer gewissen Unruhe der Grundumsatzwerte während der Menstruation gesprochen werden, derart, daß während der Periode Schwankungen sowohl nach der Seite der Erhöhung wie der Erniedrigung des Grundumsatzes mehrfach beobachtet wurden" (1927, S. 184).

Nach einmaliger Einspritzung von 1 ccm Corpus-luteum-Auszug beobachteten Kochmann und Wagner bei normalen Rattenweibchen eine Steigerung des Sauerstoffverbrauchs um durchschnittlich 37, bei einem Tier um 50%, und eine Zunahme der Kohlensäureausscheidung um 10% (S. 708f.). Bei kastrierten Weibchen hob sich der O_2-Verbrauch um 36%, während die CO_2-Abgabe etwa gleich blieb (S. 711).

Auch nach de Veer „finden sich im ätherischen Extrakt von frischen Rinderovarien Substanzen, die bei jungen Ratten beiderlei Geschlechts und ausgewachsenen weiblichen Tieren nach subcutaner Injektion den gasförmigen Stoffwechsel erhöhen, indem besonders der Sauerstoffverbrauch vermehrt wird" (S. 254).

25—30% der Frauen erfahren in der natürlichen oder künstlichen Menopause einen Fettansatz. Einen noch höheren Hundertsatz berechnet Glävecke aus seinen 40 Beobachtungen an kastrierten Patientinnen der Kieler Klinik (Werth). Er fand „in drei Viertel aller Fälle einen Fettansatz nach der Operation, aber in einem Drittel der Fälle ist er nur gering, so daß er durch die Kräftigung nach der Operation allein erklärt werden könnte; in nahezu der Hälfte aller Fälle erreicht er aber eine bedeutende Höhe" (S. 49).

Auffallend ist Pelnářs Angabe, daß von seinen 90 Patientinnen nur zwei in der Menopause stark geworden seien. Abgemagert waren fünf, von denen zwei an den Symptomen des Hyperthyreoidismus litten (S. 290 und 297). (In 83 Fällen war die Klimax spontan und in 7 Fällen nach einer Operation eingetreten.)

Französische Autoren beobachteten auch bei ganz jungen kastrierten Frauen das charakteristische Syndrom der Dercumschen Krankheit (Adipositas dolorosa), die sie als eine „modalité d'obésité surtout feminine par insuffisance ovarienne" auffassen (Sicard und Roussy, Sicard und Berkovitch, Berkovitch).

Der Glaube an einen spezifischen Zusammenhang zwischen Keimdrüsensekretion und Fettbildung ist daher weit verbreitet. Den Experimentalbeweis für diese Annahme suchten in Italien Curàtulo und Tarulli, in Deutschland Löwy und Richter, in den Vereinigten Staaten Murlin und Bailey zu erbringen. Eine kastrierte Hündin der römischen Autoren — Cagna D — zeigte nach der Verschneidung eine allmählich ansteigende Gewichtszunahme (von etwa 5,4 bis 6,85 kg) und eine Herabsetzung der Kohlensäureausscheidung je Kilogramm und Stunde von 141 auf 93, also um 48 ccm (S. 537, 540). Zwei kastrierte weibliche Mäuse ließen in ähnlicher Weise nach der Operation eine Gewichtszunahme und eine deutliche Herabsetzung des Sauerstoffverbrauchs erkennen (S. 538 f.).

Etwa 15 Wochen nach der Entfernung beider Eierstöcke zeigten Löwy und Richters Versuchstiere — auf das Kilo Körpergewicht berechnet — eine konstante Herabsetzung ihres Sauerstoffverbrauches bis um 20, im Mittel um 10%. Ebenso nahm der Gesamtgaswechsel — trotz Anstieges des Körpergewichtes — um etwa 9% ab, so daß die Erzielung einer Fettersparnis durch die Herabsetzung des Verbrennungsprozesses verständlich erscheint.

Bestätigt wurden die Ergebnisse von Löwy und Richter durch die amerikanischen Autoren. Die Entfernung der Eierstöcke hatte bei zwei Hündinnen (von denen die eine auch ihrer Schilddrüse beraubt war) eine Gewichtszunahme von je etwa 600 g und eine Herabsetzung des Stoffwechsels um 12—17, bzw. 6—14%, nach Calorien pro Kilogrammstunde berechnet, zur Folge. Aus diesen Resultaten schließen Murlin und Bailey jedoch nicht auf die Einbuße eines spezifisch ovariellen Stimulus, sondern glauben eher an indirekte Einflüsse; die Hunde wurden träger und apathisch und gewöhnten sich mehr an die Experimentatoren und an ihre enge Zelle (S. 334 ff.).

Bei Eckstein und Grafes Hund Hektor führte die Oophorektomie nach 66 Tagen zu einem Absinken des Stoffwechsels um 23% (S. 114); beim Hund Fanny fiel der Nüchtern-Stoffwechsel nach Entfernung der Schilddrüse sehr rasch um 20%; um weitere 12% erniedrigte die Exstirpation der Ovarien den Grundumsatz (S. 115 f.).

Den gesunkenen Gaswechsel bei der kastrierten Hündin steigerte die Zufuhr von Oophorin in kurzer Zeit weit über den ursprünglichen Wert hinaus, während das Präparat bei Normaltieren nicht den geringsten Einfluß hatte [Löwy und Richter, (S. 1097—1099)].

Versuche, die Zuntz an gynäkologisch kranken Frauen anstellte, ergaben in einem Fall — 1¼ Jahr nach der Kastration — einen „enormen Abfall" des O_2-Verbrauches um etwa 20%. Bei zwei anderen Frauen, die sich innerhalb von 4 Monaten nach der Operation einem Stoffwechselversuch unterzogen, trat keine Änderung ein. Durch Darreichung von Eierstockssubstanz wurde eine geringe Steigerung des Sauerstoffverbrauches erzielt. [Eine deutliche Herabsetzung des Grundumsatzes ergab die Beobachtung zweier osteomalazischer Patientinnen längere Zeit nach der Kastration (Zuntz 1912, S. 196).]

Bei einer seit 16 Jahren kastrierten 41jährigen Frau und einer 36jährigen Patientin mit den klinischen Erscheinungen einer ovariellen Unterfunktion fand Liebesny eine Verminderung des Grundumsatzes um 19,1 bzw. 13,1% (1924, S. 327 f.).

Im Anschluß an die Kastration durch Röntgenstrahlen kommt es nach Plaut und Timm bei Frauen zu einem Sinken des Grundumsatzes um 100—300 Cal., das mit dem Beginn der Amenorrhöe einsetzt und sich meist nach einigen Monaten von selbst zurückbildet.

Kraul und Halter stellen den Satz auf: „Röntgenkastration führt durchweg zur Grundumsatzverminderung um etwa 20%" (S. 607 und 612); doch erstrecken sich ihre Untersuchungen nur auf 5 Fälle.

Vorsichtiger urteilt Tsubura, „daß die Kastration beim Kaninchen nach dem Ablauf von mehreren Wochen höchstwahrscheinlich eine Verminderung des Gaswechsels zur Folge hat" (S. 300f.). Den gesunkenen Gaswechsel eines kastrierten Kaninchens konnte er jedoch durch Verfütterung von getrockneter Keimdrüsensubstanz — nur ein Versuch — nicht heben (S. 309f.). Orale Verabreichung von Schilddrüsensubstanz — nur ein Versuch — steigerte bei einem kastrierten Kaninchen den gesunkenen Gaswechsel fast bis zu normaler Höhe (S. 315).

Auch nach Wintz sind die Oxydationsvorgänge herabgesetzt: bei 26 von 42 Frauen in natürlicher Menopause im Durchschnitt um 16%; bei allen 27 operativ kastrierten Frauen im Mittel um 18%; bei 27 von 38 röntgenkastrierten Patientinnen durchschnittlich um nur 12% (1926, S. 967); nach der Kastration ist das Blut lipoidreicher (1925, S. 571). Bei 6 Kranken mit unkomplizierter Dystrophia adiposo-genitalis fanden Labbé, Stévenin und Van Bogaert eine Minderung des Grundumsatzes um 13—30%; bei zwei anderen Patientinnen — einem leichten, atypischen Fall und einem mißbildeten Kind — erwies sich der Umsatz als normal.

Mit Oophorin erzielten Brugsch und Rothmann in allen ihren (17) Fällen eine Erhöhung des Grundumsatzes, die zwischen 1,3 und 63,9% schwankte.

Durch orale Zufuhr von Ovarnon, eines aus Schweineovarien hergestellten Trockenpulvers, wurde der Stoffwechsel einer 39jährigen kastrierten Frau in einem Versuch von Zondek und Bernhard um 12,4% gesteigert; der O_2-Verbrauch hob sich von 153,4 auf 171,9 ccm.

Bei einem 20jährigen infantilistischen Individuum von 158 Pfund Körpergewicht erzielte Burghart durch Verabreichung von etwa 1000 Ovarialtabletten eine ausgesprochene Steigerung des Fettstoffwechsels und eine Gewichtsabnahme von 16 Pfund. Biedl konnte in Fällen von oophorogener Fettsucht von längerer Dauer, besonders auch bei jugendlichen Patientinnen, bei denen sich die Adipositas an eine Gravidität anschloß, durch Zufuhr von Ovarialsubstanz manchmal eine deutliche Steigerung des O_2-Verbrauchs und eine — bei länger fortgesetzter Fütterung zuweilen erhebliche — Abnahme des Körpergewichts beobachten (1926, S. 395).

Heyn fand nur in etwa 25% seiner Fälle eine Verminderung des Grundumsatzes, und zwar nur vorübergehend in den ersten 6—9 Monaten nach operativer Kastration oder Röntgenbestrahlung; von einer regelmäßigen Herabsetzung des Gesamtstoffwechsels nach der Ausschaltung der Ovarialfunktion konnte nicht die Rede sein (S. 777). Bei Frauen in natürlicher Menopause schwankte der Grundumsatz im allgemeinen innerhalb hoch- und tiefphysiologischer Werte (S. 778). „Weder der reifende Follikel noch das Corpus luteum der Blüte üben einen merkbaren Einfluß auf den respiratorischen Gaswechsel aus" (S. 782); „ein Einfluß des Menstruationszyklus auf den Grundumsatz ist also bei genital- und körperlich gesunden Frauen nicht nachzuweisen" (S. 766).

Durch Verabreichung von Ovarnon konnte Heyn bei der Hälfte seiner kastrierten Patientinnen eine Steigerung des Gesamtstoffwechsels — bis zu 24% innerhalb von 6 Wochen — feststellen. Und zwar trat die Steigerung regelmäßig bei allen Fällen ein, die vor der Behandlung eine Verminderung des Grundumsatzes dem Normalwert gegenüber aufgewiesen hatten (S. 780).

Von Lüthje wird — in diametralem Gegensatz zu Löwy und Richter — ein direkter spezifischer Einfluß der Keimdrüsen auf den Fetthaushalt bei beiden Geschlechtern ganz geleugnet. Allerdings wird seine Versuchsanordnung von Löwy und Richter bemängelt. Auch die Ergebnisse der Hundeversuche McCruddens bestätigen durchaus nicht die verbreitete Ansicht, daß die Kastration eine allgemeine Stoffretention zur Folge hat. Vielmehr decken sie eine generelle Tendenz in entgegengesetzter Richtung auf, so daß McCrudden zu dem Schlusse kommt, die Kastration bedinge keine Abnahme der Oxydationsprozesse (S. 196 f.).

Auch nach Bertschi „besteht kein direkter Einfluß der Sexualorgane auf den respiratorischen Stoffwechsel, und subcutane Injektionen von Eierstocksextrakt bleiben ohne Einfluß" auf ihn (S. 52—55). Ferner kommt Wilhelm in seiner Dissertation zu dem Ergebnis, „daß der Grundumsatz bei Ovarialinsuffizienz nicht herabgesetzt ist oder wenigstens nicht so stark, daß er meßbare Ausschläge bei den zur Verfügung stehenden Untersuchungsmethoden hervorruft" (S. 29).

Schließlich betont auch Hornung, „daß weder die natürliche Klimax, noch die Röntgen- oder operative Kastration auch nur annähernd regelmäßig eine Erniedrigung des Grundumsatzes herbeiführt" (S. 185).

Mit der Auffassung all dieser Autoren stimmen die Ergebnisse von Mandl und Bürger in gewissem Sinne überein: Sie fanden in ihrer Gruppe I — Frauen, denen Uterus und Ovarien exstirpiert worden waren, — eine Zunahme der Körperfülle in 58,3%; bei der Gruppe II, den konservativ operierten Fällen, dagegen in 67% (S. 216)!

Es muß daher als durchaus zweifelhaft erscheinen, ob bei Frauen in natürlicher oder künstlicher Klimax überhaupt eine primäre Einwirkung der weiblichen Keimdrüse auf den respiratorischen Gaswechsel vorliegt (Heyn, S. 781).

Zu einem ähnlichen Ergebnis kommt Grafe: „Die Keimdrüsen haben einen Einfluß auf die Intensität der Verbrennungen, er ist aber so geringfügig, daß er bei Fortfall ihrer Funktion in vielen Fällen durch kompensatorisches Eintreten anderer Organe maskiert werden kann" (S. 273). „Nur ausnahmsweise führt beim Menschen das Fehlen oder die Unterfunktion der Keimdrüsen zu einem Absinken der Verbrennungen" (S. 268).

Biedl faßt seine Erfahrungen dahin zusammen, „daß bei normalen Tieren und Menschen eine außerhalb der Fehlergrenzen liegende Steigerung des Stoffwechsels weder durch Injektion von Ovarialextrakten noch auch durch die Verfütterung von Ovarialsubstanz, selbst längere Zeit hindurch fortgesetzt, zu konstatieren war". Eine Stoffwechselsteigerung als pharmakodynamische Funktion der Ovarialextrakte an normalen Tieren kann er daher nicht anerkennen (1926, S. 394). Wohl aber bezeugt er „Stoffwechselwirkungen der Ovarialextrakte an Kastraten, demnach substitutive Wirkungen, die für das Vorhandensein von Inkretstoffen im Ovar sprechen" (S. 393); er möchte „die substitutive Wirkung dieser Substanzen besonders in den Fällen von „petite insufficience ovarienne" als wahrscheinlich hinstellen" (S. 395).

Biedls eigene Versuche an kastrierten Mäusen sprechen zwar für eine Stoffwechselsteigerung durch Zufuhr von Ovarialextrakten, insbesondere von lipoidhaltigen, sind aber bisher keineswegs abgeschlossen, so daß sie noch kein definitives Urteil gestatten (S. 395).

Man wird also Peritz nicht zustimmen können, wenn er (im Handbuch der Biochemie) es als wohl gesicherte Tatsache annimmt, daß der Ausfall der Keimdrüsenfunktion zu einer Herabsetzung des Grundumsatzes führe (S. 663). Seine These: „Es unterliegt gar keinem Zweifel, daß der Ausfall der Keimdrüse eine Stoffwechselherabsetzung bedingt", kann nicht als berechtigt gelten.

Bei kastrierten und klimakterischen Frauen fanden Neumann und Herrmann — ebenso wie bei kastrierten Hündinnen und Kaninchen und bei röntgenbestrahlten Versuchstieren — eine starke Anreicherung des Blutes mit fettartigen Substanzen, eine Lipoidämie. In fortlaufenden Bestimmungen des Gesamtcholesteringehalts kamen Kaufmann und Mühlbock jedoch zu dem entgegengesetzten Ergebnis, daß dem Funktionsausfall der Keimdrüse ein gesetzmäßiges Ansteigen der Lipoidstoffe nicht folge (S. 621). Bei einer im geschlechtsreifen Alter kastrierten Frau, bei einer amenorrhoischen und zwei postklimakterischen Frauen fanden sie normale oder sogar unter der Norm liegende Cholesterinwerte. Nur eine postklimakterische Frau wies ohne nachweisbare Krankheitssymptome eine starke Steigerung des Gesamtcholesteringehaltes auf (S. 624).

Anscheinend beruht der auffällige Gegensatz in den Resultaten der beiden Autorenpaare in den starken Schwankungen des Cholesteringehalts bei normalen Frauen und im Fehlen von fortlaufenden Untersuchungen bei den Wiener Autoren.

Bei normalen Graviden fanden Neumann und Herrmann — besonders vom vierten Monat ab — eine Vermehrung sowohl der Cholesterin- als auch der Glycerinfette. Unter der Geburt erreicht diese Schwangerschaftslipämie ihr Maximum [Bader (1924, S. 1381), Hellmuth (1926, S. 313)]. Sämtliche einzelnen Komponenten des Lipoidkomplexes nehmen an ihr in durchaus gleicher Weise teil: Cholesterinester, freies Cholesterin, Fettsäuren, Lipoidphosphor, Lecithin (Hellmuth, S. 317f.). Wie Neumann und Herrmann — offenbar irrigerweise — angeben, nimmt die Lipoidämie schon am ersten Tage nach der Geburt ab und ist unter normalen Verhältnissen um das Ende der ersten Woche des Puerperiums fast völlig verschwunden (S. 416).

Nach Huffmann sinkt die Kurve post partum schon „in 8—10 Tagen wieder zur Norm ab, gleichgültig, ob die Patientin stillt oder nicht stillt" (S. 40). Schlimpert und Huffmann meinen dagegen, daß die Norm erst nach vier Wochen wieder erreicht werde, und auch Benda fand den Cholesteringehalt des Blutes am achten Wochenbettstage noch recht hoch (S. 512 und 517).

Weitere Untersuchungen führten zu dem Ergebnis, daß der Lipoidgehalt des Blutes beim geschlechtsreifen Weibe wie bei der Hündin zyklischen Schwankungen unterliegt und zur Zeit der Menstruation bzw. der Brunst herabgesetzt ist (S. 415ff.). Von Kaufmann und Mühlbock wurden diese Schlußfolgerungen bestätigt; sie fanden einen „menstruellen Cholesterinsturz" entweder kurz vor, während oder kurz nach der Blutung (S. 623).

Ferner gelang es Kaufmann nachzuweisen, daß die Zufuhr von Ovarialhormon charakteristische Schwankungen des Blutcholesteringehaltes bedingt. Behandelt man eine Frau über längere Zeit mit großen Dosen Ovarialhormon, so findet sich während der ganzen Zeit eine Hypercholesterinämie. Die physiologischen Schwankungen des Lipoidhaushaltes während des menstruellen Zyklus betreffen in erster Linie das Cholesterin. Durch parallel laufende Lecithinbestimmungen wurde schließlich festgestellt, daß der Lecithingehalt bei der Regel keine charakteristischen Veränderungen aufweist. Es ist somit der Lipoidhaushalt in seiner Gesamtheit während der Menstruation durch starke Verschiebungen des lipocytischen Koeffizienten Cholesterin: Lecithin charakterisiert (Kaufmann).

Bei weißen Rattenweibchen fand Sack nach fortgesetzten Einspritzungen eines Extrakts aus getrockneten gelben Körpern der Kuh: ,,Das Corpus luteum hat eine spezifische Wirkung auf den weiblichen Organismus, die sich in einer starken Vergrößerung des Stickstoffansatzes ausdrückt" (S. 295 und 301). Am deutlichsten schien die vermehrte Eiweißablagerung an Uterus und Mammae.

Korentschewskys (überwiegend an männlichen Tieren angestellte) Versuche erlauben ihm, wie er sagt, ,,in jedem Fall den kategorischen Schluß zu ziehen, daß die Keimdrüsen ein spezifisches, den Stoffwechsel des Eiweißes anregendes Hormon ausscheiden" (S. 80). ,,Unter dem Einfluß der Kastration fällt der Eiweißabbau des Organismus sehr bedeutend" (S. 76). Bei kastrierten Hündinnen rief subcutane Einverleibung einer Eierstocksemulsion eine durchschnittliche Erhöhung des Stickstoff-Stoffwechsels um 35,6% hervor (S. 80). Bei thyreoidektomierten Tieren reduzierte die Kastration den N-Stoffwechsel nicht; der bei thyreopriver Kachexie erhöhte Eiweißverbrauch wurde bei ihnen also nicht herabgesetzt (S. 86).

b) Der Stickstoff-Stoffwechsel.

Seine Stoffwechseluntersuchungen an sechs — meist jugendlichen — Weibern faßt Schrader folgendermaßen zusammen: ,,Zur Zeit der Menstruation wurde in Harn und Kot weniger Stickstoff ausgeschieden, als außerhalb derselben, obwohl die Nahrungszufuhr so angeordnet war, daß von ihr diese Schwankungen der Stickstoffbilanz nicht abhängen konnten" (1894, S. 88).

Eine bemerkenswerte Änderung des Eiweiß-Stoffwechsels hat die Kastration nach Ansicht der meisten Experimentatoren nicht zur Folge (Bell, K. Berger, Curàtulo und Tarulli, Falk und Schulz, Lüthje, Mossé und Oulié). So gelangt Lüthje auf Grund umfassender Analysen zu folgendem Schluß: ,,Die kastrierte Hündin hat etwas mehr Stickstoff zurückgehalten als die nicht kastrierte; die Differenzen sind aber in Anbetracht der relativ langen Versuchszeit so minimal, daß es kaum erlaubt sein dürfte, daraus irgendwelche Schlüsse zu ziehen" (S. 214).

Zu einem abweichenden Ergebnis kamen dagegen Neumann und Vas, die bei der Hündin eine Erhöhung des Stickstoffumsatzes um 5,5% feststellten. Oophorindarreichung steigerte die N-Ausfuhr in geringem Grade.

Orita, der in sehr sorgfältigen Versuchsreihen eine Förderung des N-Stoffwechsels durch die Ovarien nachgewiesen zu haben glaubt, unterscheidet sehr richtig zwischen Früh- und Spätfolgen der Kastration. Bei Hündinnen steigt die N-Bilanz besonders vom 10.—25. Tag nach der Kastration, sinkt dann, um zu Beginn des 3. Monats in den Normalzustand zurückzukehren; der 8 Wochen hindurch erniedrigte Stoffwechsel hebt sich und erreicht allmählich einen neuen Gleichgewichtszustand.

Verfütterung getrockneter und pulverisierter Rinderovarien, die kein Corpus luteum enthielten, und (in geringerem Grade) subcutane Einspritzung eines entsprechenden Extraktes steigerten den Stoffwechsel normaler und kürzlich kastrierter sowie nach der

Kastration wieder im Gleichgewicht angelangter Hündinnen. (Der Harnstickstoff nahm um 15—17% zu.) Entsprechende Zufuhr von Corpus-luteum-Pulvern oder -Extrakten verminderte merkwürdigerweise die N-Ausscheidung; der Stickstoff-Stoffwechsel verhielt sich wie bei unbehandelten brünstigen Tieren. [Der Stickstoff-Stoffwechsel der Brunsttiere ist von dem normaler und kastrierter Tiere verschieden (S. 154).]

Aus Harnanalysen von Meerschweinchen, Kaninchen (und Frauen) vor und nach der Kastration, mit und ohne Einspritzung von Eierstocksauszügen oder Ovarialtransplantation zog Jardry folgende Schlüsse: Jede Verminderung oder Ausschaltung zirkulierender Eierstocksprodukte bedingt eine Minderung der N- und P-Ausscheidung und ein Absinken des Verbrennungskoeffizienten; jede Vermehrung von Ovarialsubstanzen in der Blutbahn führt zu einer Steigerung der N- und P-Abgabe und zu einem Anstieg des Oxydationskoeffizienten.

Mathes berechnete 1903 bei einer operierten Frau eine Reduktion des Stickstoffumsatzes um nicht weniger als 15,9%. Oophorinverabreichung steigerte die N-Ausfuhr um 12,4%.

Bei einer gesunden 49jährigen Frau, bei der die Menopause bereits vor mehreren Jahren eingetreten war, erzielte van de Velde (1905) durch Verabreichung von Ovarialtabletten eine Beschleunigung des verlangsamten Stoffwechsels: Sofort trat eine auffallende Vermehrung der N-Ausscheidung auf.

[Ein analoger Versuch Senators an einer Osteomalazischen wurde 1897 nicht regelmäßig und mit der nötigen Genauigkeit durchgeführt (van de Velde, S. 18). Thumim bestimmte (1900) die N-Bilanz bei einer wegen doppelseitiger Pyosalpinx radikal operierten kranken Frau, ohne eine Vermehrung der Stickstoffausscheidung feststellen zu können.]

Wie Grafe resümiert, sind die Angaben über den Eiweißstoffwechsel derartig widerspruchsvoll, daß hier ein befriedigendes Fazit nicht zu ziehen ist (S. 273).

c) Der Kalkstoffwechsel.

Bei menstruierten Frauen ermittelten Malamud und Mazzocco durchschnittlich in 100 ccm Blut 7,76 mg, bei Frauen in der Menopause nur 6,62 mg Calcium. In der natürlichen Menopause sinkt also der Blutkalkspiegel; Frauen mit verfrühter Menopause sollen dagegen vermehrte Calcämie zeigen. Eine Zunahme des Blutkalks sowohl nach einer Ovariotomie wie in der physiologischen Menopause glaubten Blanchetière (1925) und Leicher (1922) feststellen zu können. Behandlung mit Ovarialpräparaten hatte eine Senkung des Kalkspiegels zur Folge (Leicher, S. 331).

Im Widerspruch zu diesen letzten Angaben fand Ludwig Adler bei zwei Patientinnen nach der Kastration eine beträchtliche Verminderung des Blutkalkes mit entsprechender Gerinnungsverzögerung (S. 376), ebenso eine Herabsetzung des Kalkspiegels nach Röntgenbestrahlung einer osteomalazischen Frau und einer Hündin (S. 377).

Auch Dalsace und Guillaumin konnten bei vier von fünf Patientinnen eine unbestreitbare Senkung des Blutkalkspiegels nach der Kastration feststellen.

Bei kastrierten osteomalazischen Frauen — wenigstens bei mittelschweren Fällen — fanden einerseits Neumann, andererseits Goldthwait, Painter, Osgood und McCrudden eine ausgesprochene Kalkretention (S. 400f.).

Nach Adlers Auffassung führt also der Ausfall der Ovarialtätigkeit zu einer Senkung des Kalkstoffwechsels und einer Kalkretention (in den Knochen, S. 378f.); die — angebliche — Minderleistung des Eierstocks in der Gravidität soll — auf indirektem Wege — ein Wachstum des Skeletts bewirken (Tandler, S. 465). Bei sechs Katzen stellte Bell nach doppelseitiger Oophorektomie eine durchschnittliche Verminderung der prozentualen Harnkalk-Ausscheidung auf die Hälfte fest (S. 33).

Käthchen Haase wiederum berichtet über beträchtlich erhöhte Werte bei infantilistischen Weibern, und leicht subnormale Zahlen bei Metropathia haemorrhagica.

Wider Erwarten zeigten Kurt Bergers Berechnungen der mit dem Harn ausgeschiedenen Kalkmengen keine Differenzen zwischen einer kastrierten und einer normalen Dalmatinerhündin. Einen Unterschied im Kalkstoffwechsel vermochte auch Lüthje nach der Kastration nicht zu erkennen. Das getrocknete Skelett einer mit 16 Monaten kastrierten und 13 (?) Monate später getöteten Hündin wog 685, das Knochengerüst des Kontrolltieres 664 g. Hierbei ist zu beachten, daß die operierte Hündin schon vor dem Eingriff um 1000 g schwerer war als das Schwestertier.

Das Ovarium als „Regulator des Kalkstoffwechsels" anzusprechen ist also kaum angängig.

d) Der Phosphorstoffwechsel.

Außerordentlich widerspruchsvolle Ergebnisse brachten die — meist bei Hündinnen, seltener bei Ratten (Heymann), Katzen (Bell) und nur von Mathes und (später) von Dalsace und Guillaumin bei Frauen vorgenommenen — Analysen des — normalerweise schon beträchtlich schwankenden — Phosphorstoffwechsels vor und nach der Kastration. Teils wird über eine mehr oder minder erhebliche Herabsetzung der Phosphorsäure-Ausscheidung (Curàtulo und Tarulli, Dalsace und Guillaumin), teils nur über eine geringe Abnahme innerhalb der physiologischen Variationsbreite (Mathes, Neumann und Vas), teils über gar keine Beeinflussung [Clemens Berger, Kurt Berger, Falk (S. 577), Lüthje, Schulz und Falk], teils sogar über eine regelmäßige Vermehrung [Bell (S. 33), Heymann, Mossé und Oulié] berichtet.

Eine bedeutende Erhöhung der Erd-Alkalienausfuhr stellte Mathes fest, während die Ausscheidung der Phosphorsäure nahezu konstant blieb.

Nicht berücksichtigt werden können hier die Beobachtungen an osteomalazischen Frauen (Denecke, Schuchardt), da, wie Heymann ausführt (S. 370), der als krank aufgefaßte Keimstock einer Osteomalazischen vielleicht einen ganz anderen Einfluß ausübt als das Ovarium einer Gesunden. Nach Heymanns Ergebnissen hat die Kastration gesunder weiblicher Säugetiere sicher keine dauernde Phosphorretention, sondern anscheinend eine Verminderung des Phosphorgehalts von Skelett und Weichteilen zur Folge (S. 258). Und es erscheint als ganz unverständlich, daß ein Eingriff, der bei gesunden Individuen eine Phosphorverarmung des Organismus und speziell der Knochen bewirken soll, einen Krankheitszustand beseitigt, der durch erhebliche Verminderung der Knochenphosphate gekennzeichnet ist (Heymann, S. 401).

„Die Calcium- und Phosphor-Stoffwechseluntersuchungen haben demnach bisher beim erwachsenen Tier und beim Menschen keine deutliche Veränderung nach der Kastration ergeben" (Seitz, S. 259).

Ein deutliches prämenstruelles Ansteigen des Kaliumblutspiegels konnte Spiegler in der Mehrzahl der Fälle beobachten. Während der Periode sanken die Werte meist ziemlich rasch ab, um dann postmenstruell wieder langsam in die Höhe zu gehen (S. 323).

5. Der Einfluß des Ovariums auf das Nervensystem.

Der Einfluß der Keimdrüsen auf das vegetative Nervensystem erhellt namentlich aus seinem Verhalten bei operativ kastrierten und röntgenbestrahlten Versuchstieren sowie bei Frauen während der Menses und in der Menopause. Das gesunde Ovarium wirkt normalerweise hemmend und beruhigend auf den N. Sympathicus bzw. auf das chromaffine System ein (Cristofoletti, S. 189 und 194; Eymer, S. 387; Guggisberg; Seitz, S. 435; Tsukahara, S. 38).

Zur Zeit der Periode steigt der Tonus des N. Vagus (im weiteren Sinn); es tritt — bei gleichzeitiger Abnahme des Tonus des N. Sympathicus — ein vagotonischer Zustand ein (Dahlmann, S. 543; Franke, S. 142; Schultze, S. 44).

Heilig sowie Frey beobachteten nach oraler Belastung mit 100 g Saccharose bzw. 20 g Glucose am 1. und 2. Menstruationstag eine starke alimentäre Hyperglykämie und Glykosurie. Maryan Franke berichtet über eine Verringerung der Zuckerausscheidung während der Menses im Vergleich zum Intermenstruum nach gleichzeitiger Verabreichung von 100 g Dextrose und subcutaner Adrenalininjektion (S. 141f.). Die Untersuchungen von Heilig und Hoff (S. 2051) ergaben — ähnlich wie die von Deußen (S. 14) — eine beträchtliche Vermehrung des Liquorzuckers zur Zeit der Menstruation. Nach Hellmuth wäre bei der gesunden Frau im geschlechtsreifen Alter in der ersten Hälfte des Intermenstruums nicht selten eine geringe Vermehrung des Liquorzuckerspiegels der zweiten Hälfte des Intermenstruums gegenüber zu beobachten (1926, S. 2746).

Bei vielen hypoplastischen Frauen mit mangelhafter Ovarialfunktion ist die Steigerung des Sympathicus-Tonus objektiv durch Erhöhung der Pulszahl und der Körperwärme, durch Polyurie und Glykosurie und durch deutliche Mydriasis nach Einträufelung einer Adrenalinlösung in den Bindehautsack — subjektiv durch stärkere Reaktion auf subcutane Einspritzungen kleinster Adrenalindosen nachweisbar (Adler, S. 393f.).

Fällt die hemmende Einwirkung auf den Sympathicus fort, so reagiert auch das Weib auf all den Gebieten, die unter dem Einfluß des sympathischen Nervensystems stehen, in verstärktem Maß. Da der Zuckerstoffwechsel zum Teil vom Sympathicus aus reguliert wird, bedingt die **Kastration** indirekt eine Beeinträchtigung des Kohlehydratstoffwechsels (Baillod, Tsukahara, S. 38, Wintz): Bei Mensch und Tier wird die Assimilationsgrenze für Zucker herabgesetzt [Deußen (S. 14), Stolper (1913, S. 104f.), Tsubura (S. 256)].

Nach Verabreichung von Traubenzucker trat bei kastrierten — ebenso wie bei bestrahlten (Tsubura, S. 264) — geschlechtsreifen Kaninchen viel leichter alimentäre Glykosurie auf als bei Normaltieren, und diese Herabsetzung der Zuckertoleranz hielt eventuell monate-, ja sogar jahrelang an (S. 258). Beim Weib wird die glykosurische Wirkung des Adrenalins durch Ausschaltung der Ovarien wesentlich gesteigert (Cristofoletti, S. 188, Guggisberg, S. 563). Kastrierte Kaninchen (Stolper) und Hündinnen (Cristofoletti) werden infolge des Ausfalls der Ovarialwirkung vorübergehend gegen unterschwellige Dosen adrenalinempfindlich und scheiden nach Einspritzung von Nebennierenpräparaten wesentlich mehr Zucker aus als vor der Operation. Den veränderten Bedingungen vermag sich der Kaninchen-Organismus jedoch anzupassen, so daß nach einer bestimmten Zeit die Verhältnisse zur Norm zurückkehren (Hürzeler, S. 218f.). Auch konnte nach Verabreichung von Oophorin ein Nachlassen der Glykosurie beobachtet werden.

Intravenöse Einverleibung von Diuretin, das den Kohlehydratstoffwechsel durch zentrale Reizung beeinflußt, scheint bei kastrierten Kaninchen eine etwas stärkere Hyperglykämie zu bedingen als bei Normaltieren (Tsubura, S. 277); mit der Zeit nimmt sie jedoch mehr und mehr ab (Takakasu, S. 31). Von Interesse ist, daß bei kastrierten Kaninchen — im Gegensatz zu normalen — Schilddrüsenzufuhr eine Steigerung der Zuckertoleranz nach Zuckerinjektionen bedingt (Tsubura, S. 283).

Als Ausdruck einer elektiven Reizung des Kopfteils des N. Sympathicus erklärt Ludwig Fränkel die Wallungen, die Kopfschmerzen und die Schweißabsonderung am Kopf bei Frauen in den Wechseljahren. Anfälle von Dyspnoe mit Herzschmerzen, Präkordialangst und Tachykardie werden von Eymer als sympathikotonische Erscheinungen gedeutet.

In den ersten Monaten der **Schwangerschaft** besteht unter dem dominierenden Einfluß des Corpus luteum ein erhöhter Sympathikotonus, während für ihre letzten Monate (Herold, S. 348) bzw. für das Wochenbett (Cristofoletti, S. 193) eine Zunahme des Vagus-Tonus angenommen wird. Seitz setzt auseinander, „daß während der Schwangerschaft sowohl vago-negative als auch vago-positive Erscheinungen am Gefäßnervensystem auftreten" (S. 888). Nach Reichenstein befindet sich aber — umgekehrt! — gerade die Gravida der letzten 3 (bis 4) Monate im Zustand eines größeren Sympathikotonus (1911, S. 868) und Sümegi und Liebmann folgern aus ihren Versuchen über „wirkliche Adrenalinempfindlichkeit", daß in der Gravidität „im allgemeinen die Veränderung im Tonus des vegetativen Nervensystems im Sinne einer Sympathiko-Hypertonie geschieht" (S. 164f.).

Während Louros (1923, 1924) die Vagotonie als Schwangerschaftssymptom bezeichnet, dürfte es sich nach Knaus „im allgemeinen in der Schwangerschaft um keinen vagotonischen Zustand handeln" (S. 801); Peyser resümiert, „daß die bisherigen Untersuchungen des vegetativen Nervensystems in der Schwangerschaft keinen Beweis für die Erregbarkeitsänderung eines seiner Teile gebracht haben" (S. 500) und Edith Vowinckel kann die alleinige Übererregbarkeit des parasympathischen Systems in der Gravidität nicht bestätigen, vielmehr sei eine Übererregbarkeit beider Anteile des vegetativen Systems anzunehmen (S. 1402f.).

Wie nach der Kastration, so wird auch in der Gravidität eine Störung in der Zuckerverwertung ein „krankhaft erniedrigtes Assimilationsvermögen für Kohlehydrate" (Dietrich und Nordmann; S. 1405), eine „Verminderung der Assimilationsgrenze für Zucker" (Brocard, S. 50, Reichenstein, S. 1448, Schirokauer, S. 503, Stolper, S. 95) beobachtet. Relativ selten — bei rund 10% der Schwangeren — wird eine spontane Zuckerausscheidung, eine renale Glykosurie, nachgewiesen (Ludwig, S. 307, Novak, Porges und Strisower, S. 418, Seitz, S. 238 und 247). Queiral und Domergue betonen sogar nachdrücklich, daß die (spontane) Glykosurie der Schwangeren äußerst selten sei (S. 334) und nur eine Ausnahme darstelle (S. 335). Mann scheint dagegen „bei fast allen Schwangeren ein latenter renaler Diabetes zu bestehen" (S. 499).

Nach Küstner (S. 304, 306 und 309) ist der renale Diabetes aus folgenden Gründen vom Vorhandensein und Funktionieren — bzw. von einer Hyperfunktion eines Corpus luteum abhängig: Bei trächtigen Kaninchen konnte 2 Tage nach Exstirpation beider Ovarien das Verschwinden einer renalen Schwangerschaftsglykosurie konstatiert werden (S. 303), während sie noch mehrere Tage nach Totalexstirpation des graviden Uterus anhielt (S. 304); durch Einpflanzung von Keimstöcken tragender Kaninchen in sicher nicht gravide Tiere erreichte er eine mehrtägige Zuckerausscheidung (S. 304). In 17—100% der Fälle ließ sich eine alimentäre Dextrosurie erzielen [Bar, Brocard (S. 48f.), Hofbauer (1899, S. 1; 1910, S. 1645), von Jaksch (S. 282), Lanz (Sp. 1861), Payer (S. 575), Reichenstein], die Bergsma nicht auf eine Störung der Leberfunktion, sondern auf eine physiologische Hyperfunktion der Nierenepithelien zurückführt (S. 130).

Die Zuckerausscheidung nach Verabreichung von 100 g Traubenzucker per os in Tee verwerteten Frank und Nothmann (1920), wie von Jaksch schon 1895 vorschlug, sogar als Frühdiagnosticum der Schwangerschaft; Nürnberger erklärte die Reaktion für ein wertvolles wahrscheinliches Schwangerschaftszeichen. „Ihr negativer Ausfall spricht so gut wie sicher gegen eine intakte Gravidität mens I. bis III. Über einzelne Fehlresultate bei dieser diagnostischen Verwendung der experimentellen renalen Glykosurie (bei gleicher Versuchsanordnung) berichten Lembcke und Lindig; aus der Literatur berechnen Dietrich und Nordmann bei Graviden 85% positive und 15% negative Resultate; Hellmuth sah 25%, Klaften (S. 906) bei Frühgraviden 20, bei Schwangeren des 4. bis 10. Lunarmonats sogar 50% Versager. Sehr vorsichtig resümiert Ludwig Seitz: „Bei Verabreichung von 100—150 g Traubenzucker ist das Auftreten von Zucker häufiger als außerhalb der Schwangerschaft" (S. 247). Nur bei der Hälfte aller Schwangeren des 2. bis 8. Monats konnten A. Seitz und Jeß Glykosurie erzielen. Ludwig will eine häufige Herabsetzung der Assimilationsgrenze für Dextrose in der Gravidität überhaupt nicht gelten lassen. „Es kommen hier gewöhnlich nur dieselben individuellen Schwankungen wie bei nichtschwangeren gesunden Menschen vor" (S. 315). Zu dem gleichen Ergebnis gelangte Ryser (S. 436f.).

An die Stelle der Traubenzucker-Verabreichung setzten Kamnitzer und Joseph sowie Zondek die intramuskuläre Injektion von 2,5 bzw. 2,0 mg Phloridzin, um durch dieses Reizmittel die zur Auslösung der Schwangerschafts-Glykosurie notwendige Schwellenwertserhöhung der Nierenreizbarkeit herbeizuführen. Das Ausbleiben einer Glykosurie nach dieser Medikation sollte das Bestehen einer Schwangerschaft ausschließen (S. 324 und 360). Doch hat auch diese Reaktion, die von vielen Seiten (u. a. von Burger, Hellmuth, Scheffel, Schilling und Göbel) nachgeprüft wurde, nicht die Erwartungen erfüllt, die ihre Autoren in sie setzten (Neu, S. 68). Nach Bronnicoffs Urteil hat sie nichts für die Schwangerschaft Spezifisches (S. 2479). Klaften „hatte in 20% der Fälle bei Graviden im 2. und im 3. Monate ein negatives Resultat" (S. 905f.).

Die zuckermobilisierende Wirkung des Adrenalins baute Brinitzer zu einer diagnostischen Methode aus, während Roubitschek ein kombiniertes Verfahren — Einspritzung von $1/2$ ccm Adrenalin und Zufuhr von nur 10 g Traubenzucker in Tee — ausarbeitete. Römmert versprach sich nicht viel davon.

In vergleichenden Untersuchungen fanden Hellmuth (S. 1153) und Klaften (S. 906) eine Überlegenheit des Traubenzucker-Verfahrens.

In der Schwangerschaft fanden mehrere Autoren [u. a. Cristofoletti (S. 191), Jäger, Reichenstein, Ryser (S. 451)], auch erhöhte Bereitschaft zur Adrenalinglykosurie.

Nach Seitz (S. 239f. und 247) bedeuten die gefundenen Werte Nichtgraviden gegenüber jedoch keine ausgesprochene Steigerung; auch weist der Blutzuckergehalt in der Schwangerschaft keine Erhöhung auf [Benthin (1911, S. 201), Bergsma (S. 121 und 130), Guggisberg (1917, S. 4), Neubauer und Novak (S. 2288), Ryser (S. 426),

Schirokauer (S. 502), Seitz (S. 247)]. Sogar die — spontane und artifizielle — Glykosurie der Schwangeren soll ohne wesentliche Erhöhung des Blutzuckerspiegels zustandekommen.

Nach Vogt wäre der Liquor bei Graviden durch einen stärkeren Zuckergehalt ausgezeichnet (S. 100); in 80% der Fälle beobachtete er auch deutlich ein langsames Ansteigen des Zuckerspiegels im Liquor (S. 101).

Durch die erwähnten Paralleluntersuchungen Hellmuths konnten diese Ergebnisse jedoch nicht gestützt werden: Weder bei normaler noch bei gestörter Schwangerschaft konnte eine nennenswerte Erhöhung des Liquorzuckers festgestellt werden. Die Erklärung für dieses Divergieren der gefundenen Resultate liegt in der ausschließlichen Anwendung der weniger zuverlässigen Zuckerbestimmung nach Bang durch Vogt; die Verfahren nach Folin-Wu und Hagedorn-Jensen ergaben (miteinander übereinstimmend) wesentlich niedrigere Werte.

An spät kastrierten Mäusen wiesen Blotevogel, Dohrn und Poll eine Degeneration der Tigroidsubstanz in den sympathischen Zellen des Ganglion cervicale uteri nach.

Allerdings scheint man sich in letzter Zeit mehr auf den Standpunkt zu stellen, daß ein absoluter Antagonismus zwischen Vagus und Sympathicus nicht besteht (Kraul, S. 471) und im Klimakterium weder Sympathiko- noch Vagotonie vorherrschend sei (Eymer).

6. Der Einfluß des Ovariums auf extragenitale Organe.
a) Die Schilddrüse.

Die Überschwemmung des Körpers mit Ovarialprodukten bedingt die Pubertätsschwellung und menstruelle Hyperämie der Schilddrüse [Aschner (1924, S. 669); Breitner (S. 969), Engelhorn (1911, S. 135 und 148), Halban (1905, S. 377), Jardry (S. 73ff.), Lenhartz (S. 69), Marine (S. 273), v. Rosthorn (S. 55), Seitz (1913, S. 273ff. und 348), Weidenmann (S. 437) u. a.].

Fortgesetzte Einspritzung eines Corpus-luteum-Extraktes bewirkte in Versuchen von Knaus (1923) bei jungen, virginellen Ratten eine erhebliche Gewichtszunahme der Schilddrüse (von 18 und 19 auf 26 bis 30 mg), die histologisch durch eine Kolloidanreicherung der Randfollikel erklärt werden konnte.

α) Die Schilddrüse in der Gravidität.

Im Gegensatz zu vielen anderen Autoren konnte Marine bei niederen Vertebraten während Brunst und Trächtigkeit weder in der Größe noch in der histologischen Struktur noch im Jodgehalt der Schilddrüse irgend eine Änderung nachweisen, die über das Maß der bei beiden Geschlechtern unabhängig von sexuellen Perioden auftretenden Schwankungen hinausgegangen wäre (S. 274).

Bei brünstigen und graviden Kaninchen, in deren Ovarien sich ein oder mehrere Corpora lutea fanden, ergaben Engelhorns Untersuchungen jedoch eine echte Hypertrophie der Schilddrüse (S. 156). Er fand, „daß die Follikel oft um ein Vielfaches erweitert sind und daß sie mit meist frischem Kolloid angefüllt sind. Die Follikelepithelien sind nicht abgeplattet, sondern kubisch, die Kerne sind verhältnismäßig groß und zeigen vereinzelte Mitosen".

Die auch beim menschlichen schwangeren Weibe in 65—90% (Engelhorn, Freund,

Lange, Rübsamen) zu beobachtende Hypertrophie der Thyreoidea läßt auf eine vermehrte Erzeugung des spezifischen Schilddrüsensekrets schließen; irrigerweise erklärt Engelhorn sie „durch das eine Hypofunktion des Ovars verursachende Corpus luteum" (S. 157). Durch Medikation von Ovarialsubstanz glaubte er bei 21 von 23 Schwangeren eine Verkleinerung des Halsumfanges erzielt zu haben (S. 161). Bei einer Nachprüfung dieser Angaben erzielte v. Graff jedoch entweder gar keinen oder den entgegengesetzten Erfolg. Im Spätwochenbett pflegt sich die Anschwellung wieder zurückzubilden.

β) Die Schilddrüse nach Kastration.

Eigentümlicherweise stellt sich nach Untersuchungen Bells und Engelhorns an Kaninchen auch nach der Ausschaltung der Ovarien eine Hypertrophie der Schilddrüse ein, die von Seitz als eine rein kompensatorische Erscheinung aufgefaßt wird (S. 274 f.). Zwischen den mikroskopischen Bildern der Schwangerschafts- und der Kastrations-Schilddrüse bestehen nur quantitative Unterschiede.

Nach Bell ist das Kolloid des oophorektomierten Kaninchens basophil (S. 38), das des trächtigen Tieres oxyphil (S. 39). Bei kastrierten Katzen konnte Bell jedoch keinerlei Gewebsänderung erkennen (S. 38).

b) Die Hypophyse.

α) Die Hypophyse in der Gravidität.

Wie anscheinend zuerst Comte nachgewiesen hat, erleidet der Vorderlappen der Hypophyse gegen das Ende der Gravidität eine — individuell verschiedene — Gewichts- und Größenzunahme, sowie Änderungen seiner zelligen Zusammensetzung (S. 103 f.). In umfangreichen Untersuchungen stellten ein Jahrzehnt später Erdheim und Stumme eine Vergrößerung der chromophoben Hauptzellen zu den sog. Schwangerschaftszellen fest, die in den letzten Graviditätsmonaten weitaus die Mehrzahl der Hypophysenelemente bilden.

Ganz ähnliche Befunde konnte Kolde bei trächtigen Kaninchen und Meerschweinchen erheben (S. 515).

Nach der Entbindung bildet sich diese Hypertrophie nur langsam wieder zurück, indem sich die Schwangerschaftszellen in Hauptzellen zurückverwandeln. Bei Mehrgeschwängerten treten diese Änderungen in verstärktem Maße auf.

Nach Seitz (1913, S. 386) ist die Schwangerschaftshypertrophie der Adenohypophyse wahrscheinlich die Ursache des gesteigerten Wachstums des Beckens (und vielleicht der Vergrößerung des schwangeren Uterus).

Den Nachweis, daß diese physiologische Änderung der Zellmorphologie auf ovarielle und nicht auf fetale Einflüsse zurückzuführen ist, erbrachte Baniecki: Durch Dauerzufuhr von Ovarialhormon vermochte er bei kastrierten und nichtkastrierten Meerschweinchen in ganz gleicher Weise die Schwangerschaftsreaktion in der Hypophyse hervorzurufen (S. 697). Bei normalen und kastrierten Meerschweinchenböcken konnte eine entsprechende Veränderung nicht erzielt werden. In einem Falle bewirkte sogar Dauerzufuhr von Wöchnerinnenharn — täglich zweimalige Einspritzung von je 3 ccm — eine Schwangerschaftsveränderung des Vorderlappens.

Nach intraperitonealer Injektion von wässerigen wie alkoholischen Extrakten aus Kaninchenplacenten und Kaninchenfeten sah Berblinger bei virginellen Kaninchen wie bei männlichen Tieren eine ähnliche Größen- und Gewichtszunahme des Hirnanhangs; mikroskopisch vermochte er eine deutliche Zellvermehrung nachweisen, und zwar sah er Elemente, die nach Form und Anordnung den Schwangerschaftszellen der Kaninchenhypophyse überaus ähnlich waren (1914, S. 168 ff.; 1921, S. 106).

Durch überreichliche, lange durchgeführte Fütterung von roher Placenta (ebenso wie durch wochenlange Einspritzungen von Placentarhormon) konnte Berblingers Schüler Lehmann bei nichtkastrierten Ratten beider Geschlechter (S. 370) Hypophysenveränderungen erzielen, die „fast vollkommen" dem Bilde des Hirnanhangs bei physiologischer Schwangerschaft entsprachen (S. 369).

Die Umwandlung der Hauptzellen zu Schwangerschaftszellen führt er daher auf eine scheinbar spezifische Wirkung des Placentarhormons zurück.

Durch Fütterung mit roher Placenta gelang es Lehmann ferner, bei Ratten den Ausfall der Keimdrüsen vollkommen auszuschalten und die Kastratenhypophyse männlicher wie weiblicher Tiere im Sinne einer Schwangerschaftshypophyse zu beeinflussen (S. 365 und 368); es entwickelte sich ein Hypophysenbild, das dem bei normaler Schwangerschaft glich. In seinen Versuchsergebnissen — vollkommene Ausschaltung der Kastrationsfolgen — sieht er einen Beweis für die Speicherung des spezifischen Ovarialhormons in der Placenta.

β) Die Hypophyse nach Kastration.

Bemerkenswerterweise führt aber auch die operative Ausschaltung der Keimdrüsen zu einer deutlichen Volumenzunahme des Organs, die durch eine angeblich charakteristische Zellveränderung im Vorderlappen des Hirnanhangs bedingt wird. Bei verschiedenen Wirbeltierarten ist die Kastrationshypophyse bei beiden Geschlechtern durch eine Vermehrung der Eosinophilen charakterisiert, die namentlich längere Zeit nach der Ausschaltung der Gonaden deutlich wird. Die Basophilen und Hauptzellen treten ihnen gegenüber zurück. Ähnliche Befunde teilten Bell für Katzen, Kolde — nur für Kaninchen und (wahrscheinlich) Mensch — und Kon mit.

Nach Lehmann (1927, S. 734 und 747f.) sind die Hypophysen kastrierter Ratten durch Zunahme der basophilen und eosinophilen Epithelien bei gleichzeitiger Abnahme der Hauptzellen gekennzeichnet. Bei diesen Nagern beschreiben Biedl (S. 108f), Schleidt (1914, S. 1172), Lehmann, Schenk (1927, S. 216), von den Befunden bei anderen Tierarten abweichend, schon 14 Tage nach der Entfernung der Keimdrüsen „Kastrationszellen", die an ihrer besonderen Größe, geringen Färbbarkeit und gleichmäßigen Körnelung leicht zu erkennen sind. Durch vakuoläre Entartung gehen sie aus den basophilen Zellen hervor. Es sind besonders voluminöse, blasige Zellen mit zentralem, blassem Kern. In vielen solchen Zellen entsteht ein zentraler „Hohlraum", der den Kern an die Peripherie drängt und — wie bei verschleimenden Zellen — zur Bildung von Siegelringformen führt.

Nach Untersuchungen Rößles, der ein Material von 28 kastrierten Frauen verarbeitete, kann die Kastration beim Menschen zu einem Wachstumsprozeß an der Hypophyse führen, der in einer Vergrößerung und einer Veränderung der histologischen Zusammensetzung des Vorderlappens besteht. Doch sind beide Vorgänge voneinander unabhängig. Als histologische Merkmale der Kastraten-Hypophyse, die aber weder konstant noch vollkommen spezifisch seien, gibt Rößle „Reichtum an eosinophilen Zellen, Heterotopie eosinophiler Zellen, Armut oder Mangel an basophilen Epithelien" an. Das Ansprechen der Hypophyse auf die Kastration ist von individuellen Bedingungen abhängig (S. 263).

c) Die Nebenniere.

Wie Störk und Haberer ausführen, sind die Nebennieren in ganz besonderem Maß befähigt, unter physiologischen Umständen auf funktionelle Ansprüche mit rascher Parenchymvermehrung prompt zu reagieren. Als bemerkenswerte Spezialfälle solcher Hypertrophien möchten sie Veränderungen der Nebennieren unter dem Einfluß einerseits der Menstruation, andererseits der Gravidität anführen (S. 491f.).

Bei Tauben konnte Riddle zyklische Schwankungen im Gewicht der Nebennieren ermitteln und zwar fiel der Gipfel der Kurve mit dem Ovulationsakt zusammen. Bei jedem Ovulationszyklus vergrößerte sich das Organ im Mittel um 40%.

Einspritzungen von Follikelsaft der Kuh bewirken bei Meerschweinchen eine ganz geringfügige Gewichtsvermehrung der Nebennieren — nicht mehr als 2 cg für beide Organe — und histologisch eine Hyperämie der Rinde. Bei unbelegten Kaninchen veränderte das Erscheinen von Corpora lutea die Nebennieren nicht, auch reagieren sie bei Meerschweinchen und Ratten nicht auf die Ovulation [Watrin (1925, S. 1451f.)].

Wie weit aber diese Strukturänderungen auf ovarielle Einflüsse zurückzuführen sind, scheint mir noch ungeklärt; sie sollen daher nur kurz besprochen werden.

α) Die Nebenniere in der Gravidität.

Die Nebennieren trächtiger Kaninchen bieten ganz das Bild normaler Nebennieren [Schenk (1910, S. 324), Kolde (1913, S. 277)]. Wie Seitz zweifellos zutreffend bemerkt, hängt dies vielleicht mit der kurzen Tragzeit der Kaninchen zusammen (1913, S. 388).

Bei schwangeren Meerschweinchen, deren Gravidität 64 Tage dauert, ist das Organ deutlich angeschwollen. Diese Schwangerschaftsvergrößerung beruht im wesentlichen auf einer Hypertrophie der Rinde; ob das chromaffine Markgewebe sich überhaupt an der Volumenzunahme beteiligt, wie z. B. Störk und v. Haberer meinen, ist fraglich [Seitz (S. 392f.)].

Mikroskopisch finden sich ausgesprochene Vakuolenbildung und Granulierung in den Epithelien der Zona fasciculata und deutliche Pigmentierung der Zona reticularis [Kolde (S. 278), Kolmer (1912, S. 375)].

Kolmer unterstreicht die außerordentlich zahlreichen Mitosen in der stark ausgebildeten Streifenschicht (S. 384f.).

Auch bei der schwangeren Frau läßt sich eine Verbreiterung der Streifenzone und eine „überaus" starke Pigmentierung der Netzschicht erkennen [Kolde (S. 280)]. Das Auftreten von Vakuolen in den Zellen der Reticularis und das reichliche Pigment sieht Seitz als ein Zeichen einer vermehrten sekretorischen Tätigkeit der Drüsen an (S. 389f.). Vermehrt sind auch die Cholesterinester in den Rindenzellen; auf diese Zunahme der Lipoidsubstanzen führt Seitz die Lipoidämie der Schwangeren zurück (S. 404).

Neus Annahme eines „Adreningehaltes" des Blutserums innerhalb der Gestationszeit hat sich als unzutreffend erwiesen. „Im Venenblute Gravider läßt sich keine Änderung des Adrenalingehaltes gegenüber normalem konstatieren" [Bröking und Trendelenburg (S. 182)]. Neu konnte auch die von ihm und seinen Mitarbeitern im Serum gefundenen adrenalinähnlichen Substanzen im Plasma schwangerer und gebärender Frauen nicht ermitteln (1917, S. 42); Adrenalin vortäuschende Substanzen entstehen wahrscheinlich beim Zerfall der Blutplättchen und gelangen mit der Gerinnung ins Serum (1918, S. 300).

β) Die Nebenniere nach Kastration.

Bei verschnittenen Kaninchen konstatierte Kolde (S. 277) in vollkommener Übereinstimmung mit Schenk gleichfalls eine mehr oder minder deutliche Vergrößerung beider Nebennieren. Mikroskopisch war die deutliche Ausbildung der Zona reticularis besonders auffällig, doch erschienen auch die Zellsäulen der Zona fasciculata verlängert. Die nach Kastration sich einstellenden Veränderungen haben also eine gewisse Ähnlichkeit mit den in der Schwangerschaft beobachteten [Seitz (S. 390)].

Etwas abweichend sind Bells Befunde bei Kaninchen und Katzen: Er fand zwar eine Verbreiterung der Netzzone, aber auf Kosten der Streifenschicht (S. 41).

Bei einer kastrierten Frau fiel die starke Ausbildung der Streifenzone auf [Kolde (S. 281)].

d) Der Thymus.

Aus dem zeitlichen Zusammentreffen von Pubertät und physiologischer Involution des Thymus wird auf einen kausalen Zusammenhang in dem Sinn geschlossen, daß die Entwicklung der Keimdrüse die Atrophie des Thymus bewirkt [Seitz (1913, S. 370)].

α) Der Thymus in der Gravidität.

Diese normalerweise nach Eintritt der Geschlechtsreife einsetzende Rückbildung des Organs erfolgt bei tragenden Jungrindern in wesentlich beschleunigterem Tempo, wenn die Gravidität einige Monate bestanden hat [Henderson (1904, S. 227)].

Selbst bei Kaninchen, deren Tragzeit nur einen Monat dauert, konnte Fulci eine Thymusatrophie nachweisen; doch soll nach dem Wurf ein lebhafter Wucherungsprozeß beginnen, der in verhältnismäßig kurzer Zeit zur vollständigen Restitution des Organs führen kann. Diese Regeneration wird nach den Untersuchungen Bompianis, der Fulcis Ergebnisse durchaus bestätigte, in der Regel durch das Säugen verhindert.

β) Der Thymus nach Kastration.

Beim Rind bedingt die Kastration nach Henderson — ähnlich wie beim Meerschweinchen und Kaninchen — anhaltendes Wachstum und verzögerte Atrophie. Seine Befunde wurden von Goodall (S. 198) an Kaninchen bestätigt. Histologisch beruht diese Erscheinung auf einer Zunahme des lymphatischen Gewebes und einer Verzögerung der Fettgewebsinvasion.

Bei kastrierten Katzen und Rindern konnte Hammar eine bedeutende Verzögerung der Altersinvolution des Thymus feststellen; mikroskopisch zeigt das Organ bei dieser Verzögerung der Altersinvolution denselben Bau wie sonst in jüngeren Stadien. Qualitative Strukturänderungen liegen nicht vor (1905, S. 83; 1906, S. 173).

Die vor der Pubertät vollzogene Kastration wirkt sich erst nach Eintritt der Geschlechtsreife aus. Es findet sich eine Vergrößerung des Thymuskörpers, und zwar steigt der Rundzellenbestand des Organs: Es ergeben sich supranormale Rindenwerte. Allerdings meint Pappenheimer, daß die Größe des Thymus bei kastrierten Tieren sehr wohl in Beziehung zu der Tendenz dieser Tiere zu Überernährung oder Fettleibigkeit gebracht werden könne und nicht als ein Zeichen einer spezifischen Korrelation anzusehen sei (S. 282).

Die Wegnahme der Keimdrüsen nach Eintritt der Geschlechtsreife kann die gleichen Folgen zeitigen (Gellin, S. 88). „Die Altersinvolution scheint verlangsamt, aber nicht vollständig aufgehoben" (S. 89).

e) Die Leber.

Von menstrueller Schwellung bzw. „fluxionärer Hyperämie" der Leber sprechen Aschner (1918, S. 309), Chvostek, Fellner, v. Niemeyer (S. 708). Letzterer bemerkt, daß sie „bei manchen Frauen unmittelbar vor der Menstruation und besonders hochgradig bei ausbleibender Menstruation vorkommt". Menstruellen bzw. prämenstruellen Ikterus beobachteten Lenhartz (S. 89), v. Rosthorn (S. 49), Senator (1872).

Das Auftreten von Gallensteinanfällen zum Menstruationstermin bzw. im Prämenstruum erwähnt Hofbauer (1909).

f) Die Milz.

Einspritzung von Eierstocksauszügen bedingte beim Versuchstier eine Milzvergrößerung bis um $1/3$ dem Kontrolltier gegenüber [Aschner (S. 673)].

7. Der Funktionsmodus des Ovariums.

Den Erörterungen über die komplizierte Funktion des Ovariums schließt sich die Besprechung der Frage an: Auf welche Weise wird das Organ seiner Aufgabe gerecht?

Bekanntlich hatte Eduard Pflüger in Bonn 1865 die Theorie aufgestellt, daß der von einem dichten Nervengeflecht umsponnene Follikel durch sein anhaltendes Wachstum einen stetigen Druckreiz auf das nervöse Fasernetz ausübe, daß dieser Reiz nach Erreichung einer bestimmten Höhe auf dem Wege über das Rückenmark reflektorisch eine starke arterielle Fluxion bedinge und daß schließlich dieser gesteigerte Blutzufluß sowohl den Follikelsprung wie die Menstruation veranlasse. Doch erwies sich das Fundament der einst allgemein anerkannten Lehre durch den Nachweis der Inkongruenz von Ovulation und Menstruation als hinfällig, beruht sie doch auf der Voraussetzung eines Synchronismus der beiden Sexualprozesse.

Experimentelle Widerlegung erlitt dann das alte Dogma einerseits durch die Versuche von Rein, der „trotz Durchschneidung sowohl der sympathischen als auch der Sakralnerven des Uterus, ausgeführt an ein und demselben Kaninchen" (S. 77) — also trotz Loslösung des Uterus von allen seinen Verbindungen mit cerebrospinalen Zentren — Empfängnis, Schwangerschaft und Geburt beobachtete [1], und durch die schönen Arbeiten von Knauer, Halban, Grigorieff und Rubinstein andererseits, die nach völliger Isolierung der Ovarien durch Transplantation unter die Haut, unter die Muskulatur, an das Peritoneum oder ins große Netz bei Hündinnen Brunst, bei Pavianweibchen echte Menstruation und bei Kaninchen Gravidität auftreten sahen.

---

[1] Die in diesem Zusammenhang viel zitierten Arbeiten von Goltz (mit Freusberg bzw. Ewald), sowie von Kruieger und Offergeld, die nur nach Durchschneidung, nicht auch nach Entfernung des Lumbalmarks Kopulation und Konzeption festzustellen vermochten, können meines Erachtens nicht gegen die Pflügersche Auffassung verwertet werden.

Die Unabhängigkeit der Eierstocksfunktion von nervösen Leitungsbahnen scheinen in gleicher Weise auch die Versuchsergebnisse Haberlandts zu zeigen, die mit den (S. 65 erwähnten) Anschauungen Beards im Einklang stehen. Durch Einpflanzung von Ovarien trächtiger Weibchen unter die Haut von Kaninchen und Meerschweinchen (1921, 1922), durch subcutane Einspritzung enormer Dosen von Ovarialopton (aus Eierstöcken trächtiger Tiere) bei Kaninchen (1924, S. 6) und auch durch Verfütterung dieses Präparats an weibliche weiße Mäuse (1927, S. 528) glaubt er eine hormonale Sterilisierung erreicht zu haben. Trotz wiederholter Belegung durch zeugungsfähige Böcke konnte nach solcher Vorbehandlung in einem Teil der Fälle ein Ausbleiben der Befruchtung bis zu fast drei Monaten konstatiert werden. Die Umstimmung des weiblichen Tierkörpers, die in der zeitweiligen Sterilität zum Ausdruck kommt, bezieht Haberlandt bei den Transplantationsversuchen vor allem auf die interstitiellen Zellen, die das Bild der überpflanzten Eierstöcke 1—10 Monate (!) nach ihrer Transplantation beherrschten (S. 255). Es liegt aber ohne weiteres auf der Hand, daß der erst mehrere Monate nach dem operativen Eingriff am Transplantat erhobene histologische Befund in gar keiner Weise einen Schluß auf die Gewebsformation gestattet, die seinerzeit — vielleicht — die Empfängnis verhindert hat.

Wie ferner Greil in scharfer Kritik bemerkt, handelt es sich bei diesen Versuchen, die in diametralem Gegensatz zu den Ergebnissen Steinachs stehen, in Anbetracht der gewaltigen Mengen injizierter Extrakte, nicht um eine hormonale, sondern um eine toxische Sterilisierung (S. 616 f.)!

Bei Hühnern führte Einspritzung einer Suspension getrockneter, fettfreier Corpusluteum-Substanz von Kühen allerdings zu sofortiger Einstellung der Ovulation [Pearl und Surface (1914, S. 278)].

Dagegen bewirkte Einverleibung großer Dosen getrockneter Corpus-luteum-Substanz von Säugetierweibchen, fabrikmäßig hergestellt, bei Ratten keine Einstellung der Ovulation [Corner und Hurni (S. 486)].

Zu dem gleichen Resultat wie Rein gelangte Loeb, dessen Versuche über Deciduabildung ich vorher erwähnte und der sich über die strittige Frage folgendermaßen äußert:

„Daß die Bedeutung der Ovarien nicht auf einem von ihnen ausgehenden nervösen Einfluß, sondern auf der Ausscheidung einer Substanz, die durch die Gefäße dem Uterus zugeführt wird, beruht, ergibt sich daraus, daß, falls man Stücke des Uterus in das subcutane Gewebe transplantiert, ebenfalls an den Schnittstellen eine Decidua gebildet werden kann, falls die Transplantation 2—9 Tage nach der Ovulation vorgenommen wurde" (1909, S. 90f.). Für die besondere Gruppe „dieser chemischen Boten, der Vermittler zwischen den verschiedenen Körperteilen", schlug Starling (1905) den Namen Hormone vor — von ὁρμάω = ich erwecke oder rege an [Bayliß und Starling (S. 668)].

Als durchaus unzutreffend muß ich jedoch die Behauptung Loebs (1910) bezeichnen, es wäre bisher unmöglich gewesen, den exakten Beweis zu liefern, daß die Funktion des Corpus luteum auf einer inneren Sekretion beruht. Vielmehr muß nachdrücklich betont werden, daß der Beweis für die endokrine Leistung des gelben Körpers bereits durch Fränkels Arbeiten erbracht war.

Daß auch der Antrieb des Corpus luteum zur Schwangerschaftshypertrophie der Mamma auf hormonalem Wege erfolgt, zeigt in schönster Weise das Beispiel der bekannten zusammengewachsenen Schwestern Blazek. Während der Schwangerschaft der einen (Rosa) trat auch bei der mit ihr in Parabiose lebenden Josefa eine Anschwellung der Brustdrüsen und nach der Entbindung eine Milchsekretion auf.

Analoge Ergebnisse wurden von Cristea auf experimentellem Wege erzielt: In mehreren Versuchen konnte er nach operativer Vereinigung je eines trächtigen und eines nicht trächtigen Kaninchens, nachdem ersteres geworfen, in den Brüsten beider Tiere Milchsekretion feststellen. Zu dem gleichen Erfolg führte — in einem Fall — die Verwendung von Ratten.

Einem wenige Tage alten Meerschweinchen transplantierte Ribbert beide kreisförmig umschnittene Brustdrüsen in je eine Hauttasche auf der Außenseite der Ohren. Fünf Monate später, nachdem das Tier zwei Junge geworfen, entleerte sich auf Druck auf das eine Ohr aus einer neu gebildeten Mamille in einigen Tröpfchen unzweifelhafte Milch. Auch dieser Versuch beweist — wie ein analoges Experiment Baschs (1909) — die Abhängigkeit der Mammahypertrophie von einem hormonalen Reiz.

Drevet (1907), Fränkel und Nawrath erbrachten auch noch einen weiteren, klinischen Beweis für die innere Sekretion des Organs ex juvantibus: Durch Verabreichung von Luteintabletten, die Fränkel aus der Corpus-luteum-Substanz von Kühen herstellen ließ, erzielten sie bei Ausfallserscheinungen und Insuffizienz zum Teil eklatante Erfolge; allerdings fehlte es auch nicht an Versagern.

Iscovesco isolierte 1912/13 aus dem Ovarium ein Lipoid, das bei subcutaner Einspritzung — ohne Rücksicht auf seine Herkunft von der Kuh oder Stute oder Sau — bei jungen Kaninchen eine beträchtliche Hypertrophie von Ovarium, Uterus und Schilddrüse erzeugte.

Aus Placenta, Eihäuten, Corpus luteum, interstitiellen Zellen des Ovariums und Hoden, „aber nur aus diesen Organen, nicht aus anderen", konnte Fellner als erster einen chemisch genau charakterisierten Stoff, das sog. „feminine Sexuallipoid" darstellen. „Nach subcutaner Injektion ruft es bei Tieren regelmäßig bedeutende Vergrößerung der Gebärmutter, Brunst- bzw. Schwangerschaftserscheinungen an der Schleimhaut des Uterus, Vergrößerung der Scheide und Schwangerschaftserscheinungen in derselben, bedeutendes Wachstum der Brustdrüsen (auch bei männlichen Tieren) hervor." In diesem Lipoid sieht Fellner (1923) — allerdings mit Unrecht (s. S. 117) das spezifische Ovarialsekret.

Es stellt keinen reinen Körper, sondern nur einen sehr gereinigten Extrakt dar, aus dem sich noch verschiedene Substanzen isolieren ließen:

1. Eine Substanz, die in Wasser scheinbar löslich ist und die bemerkenswerte Eigenschaft hat, die Adrenalinglykosurie prompt aufzuheben: Ovoinsulin,

2. ein Stoff mit sehr starker wachstumsfördernder Wirkung auf Uterus, Scheide und Mamille (ohne hyperämisierende Wirkung): Feminin[1],

3. ein Lipoid, das im Uterus hochgradige Hyperämie erzeugt, zu starken Blutaustritten in die Schleimhaut und in das Uteruslumen und zu Epithelabstoßung führt: Menstruin.

---
[1] Wenn Vogt angibt, daß Fellner für das Feminin die Bezeichnung Ovoinsulin gewählt habe (S. 190), so irrt er. Fellner gibt im Gegenteil an, daß das feminine Insulinlipoid gar keinen Einfluß auf den Zuckerstoffwechsel habe. Der von ihm als Ovoinsulin bezeichnete Stoff findet sich bei der Zubereitung des Feminins in wässeriger Lösung in den Restsubstanzen.

Aus dem Corpus luteum der Kuh isolierte Herrmann — ebenso wie aus der Placenta — ein Cholesterinderivat, ein gelbes, leicht schillerndes Öl, das durch Kühlung fest wird, sonst aber dick bleibt und sich an der Luft bräunt. Intravenöse Injektionen mit diesem Präparat führten im Tierversuch zu dem Ergebnis, daß die dargestellte wirksame Substanz „einen mächtigen, wachstums- und entwicklungsfördernden Einfluß auf das gesamte Genitale, auf die Ausgestaltung spezifischer Geschlechtscharaktere, auf die anatomische Integrität des Genitalapparates und der Brustdrüsen und auf die für die Brunst bzw. für die Anfangsstadien der Gravidität charakteristischen Genitalveränderungen ausübt" (1915, S. 48). „Innerhalb von 10 Tagen konnte bei achtwöchigen Kaninchen durch fünf Injektionen mit steigender Dosis ein Entwicklungsgrad des Genitales und der Brustdrüsen erzeugt werden, wie er sich sonst physiologischerweise bei Kaninchen im Alter von 25 bis 30 Wochen erst vorfindet" (1921, S. 152). Beim kastrierten Weibchen machte sich der wachstumsfördernde Einfluß ebenso rasch, aber nicht stärker geltend als beim nicht kastrierten Tier (S. 154). Auf das junge männliche Genitale übte der zu den Versuchen verwandte Reizstoff eine wachstumshemmende Wirkung aus (S. 153).

Von Schröder wurden Herrmanns Versuche 1920 an reichem Tiermaterial nachgeprüft und in jeder Weise bestätigt. Jedoch konnte er einen ähnlich wirkenden Stoff auch aus der Leber extrahieren und weiter feststellen, daß er auch spezifisch männliche Organe wie Epididymis und Ductus deferens zu sehr erheblichem Wachstum anreizte. Dasselbe erreichte Zondek (1923, S. 253) durch subcutane Injektion von Aolan, d. h. sterilisierter Milch, und von Histamin.

In weiteren Arbeiten haben Herrmann und Stein die Geschlechtsspezifität wieder betont; doch konnte sich Schröder auf Grund neuer analoger Untersuchungen wieder nicht davon überzeugen (1921, S. 200).

Gleichfalls aus dem gelben Körper der Kuh bereiteten Seitz, Wintz und Fingerhut zwei Stoffe, denen sie eine antagonistische Wirkung zuschreiben. Sie nehmen an, daß die beiden Substanzen im gelben Körper zu verschiedenen Zeiten in verschiedenen Quantitäten vorhanden sind. „Der eine ist das Luteolipoid, das blutungshemmende Eigenschaften hat und — subcutan vor und während der Menses einverleibt — die Blutung vermindert und abkürzt. Der zweite Körper ist das Lipamin, ein Lipoproteid, und zwar ein Lecithalbumin. Es bewirkt im Tierexperiment ein beschleunigtes Wachstum der Genitalien. Beim Weibe läßt sich durch subcutane Einspritzung bei Amenorrhoischen die Menstruation herbeiführen. Das Luteolipoid und das Lipamin sind Antagonisten und regulieren den Ablauf der Menstruation" (S. 1738).

Doch haben sich, wie Schröder (1921, S. 196) kurz und bündig erklärt, diese beiden Stoffe weder theoretisch noch therapeutisch Anerkennung verschaffen können. Auch Herrmanns Nachprüfungen ergaben, „daß dem Lipamin keinerlei wachstumsfördernde Eigenschaft zuzusprechen ist, und daß es offenbar Verunreinigungen im Lipamin — mitgeschleppte Substanzen — waren, die in den Tierversuchen der Autoren das Wachstum auslösten. Das reine Lipamin zeigt auch bei großer Dosierung keinerlei stimulierende Wirkung auf die Entwicklung des Genitales" (1921, S. 155).

Nach Fellners (1927) Untersuchungen sind die ohnehin sehr schwachen theoretischen Grundlagen für die Anwendung dieser beiden Stoffe in der Praxis stark in Frage gestellt.

Die Grazer Klinik konnte weder nach ihren klinischen noch nach ihren tierexperimentellen Erfahrungen das Vorhandensein zweier antagonistisch eingestellter Corpusluteum-Substanzen bestätigen. Eine Blutungshemmung war nicht ersichtlich (Mahnert und Siegmund, Siegmund).

Bei diesen und ähnlichen Stoffen handelt es sich im wesentlichen um eine unspezifische Allgemeinwirkung im Sinne einer generellen Leistungssteigerung, um eine Proteinkörpertherapie [Esch (1920, S. 565f.), Zondek (1923, S. 253)]. Schon 1915 glaubt Robert Köhler in klinischen und 1920 in experimentellen Arbeiten die Unspezifität der Organextraktwirkung nachgewiesen zu haben. Im Verlauf seiner Studien konnte er „die mannigfachsten einer Organotherapie zugänglichen Erkrankungen des weiblichen Genitalapparates, Blutungen, Amenorrhöe, Wachstumsanomalien, Wehenschwäche, gelegentlich auch Hyperemesis mit den verschiedensten, dem supponierten Drüsendefekt oft direkt widersprechenden Organextrakten behandeln und in allen Fällen so ziemlich identische Resultate erzielen" (1924, S. 2426).

Untersuchungen von Schröder, Schröder und Görbig, Zondek führten zu dem Ergebnis, daß das Wachstum des Uterus durch eine Reihe von Eiweißstoffen herbeigeführt werden kann, die gar nicht aus dem Ovarium stammen. Schröders Leberextrakt ist bereits erwähnt (S. 114). Zondek erhielt die besten Ergebnisse durch subcutane Injektion von Aolan, d. h. sterilisierter Milch (1923, S. 253). Auch mit Histamin konnte er „fast regelmäßig und nach der Dosis abgestuft, eine intensive Wachstumssteigerung am Uterus des Meerschweinchens erzielen". Keinen Einfluß auf die Hypertrophie der Gebärmutter hat das Cholin [Zondek (S. 254)]. Die Wirkung der zahlreichen Extrakte und Preßsäfte auf den Uterus muß als völlig unspezifisch bezeichnet werden.

Schickeles ausgedehnte Versuche mit intravenöser Injektion von Preßsäften aus Ovarien, Uterus und Placenten liefern keine Beweise für die Existenz spezifisch wirksamer Substanzen. Die nach ihrer Einspritzung beobachteten vorwiegend hämodynamischen Erscheinungen treten in gleicher Weise auch nach Injektion von Preßsäften und Extrakten anderer Organe sowie von Wittepepton auf und beruhen auf dem Vorhandensein von Eiweißabbaustoffen [Biedl (1926, S. 384)] oder Fäulnisprodukten [Wintz (1923, S. 262)].

Auch durch die vielfältig variierten pharmakodynamischen Untersuchungen der verschiedenen wässerigen Eierstocksextrakte mit und ohne Corpus luteum konnte der Nachweis einer charakteristischen oder spezifischen Wirkung nicht erbracht werden [Biedl (S. 388 und 393)].

„Die Organextrakte verlieren (auch) durch die Herstellung, insbesondere durch die Enteiweißung, die spezifisch endokrinen Substanzen" [Zondek (1923, S. 277)]. Mit Recht schloß Zondek daraus, „daß die Wachstumsanregung des Genitale nicht als ein spezifisches Testobjekt für Ovarialhormone angesehen werden kann" [Zondek und Aschheim (1923, S. 251; 1926, S. 1219; 1926, S. 253)].

In keinem der untersuchten, im Handel befindlichen wässerigen Ovarialextrakte konnte das Hormon nachgewiesen werden; auch Fellner (1927) und Löwe bestätigten ihre therapeutische Wertlosigkeit. (Hormonhaltig sind nur die Präparate von Iscovesco, Fellner, Sigmund Fränkel.)

Dagegen erwies sich die Kontrolle der (hier nicht zu besprechenden) rhythmischen Brunstveränderungen in der Scheide kastrierter Mäuse an Objektträgerabstrichen als brauchbares Verfahren zur Prüfung beliebiger Substanzen auf ihren Hormongehalt (Allen und Doisy, Zondek und Aschheim).

In ähnlicher Weise wie der von Kundrat und Engelmann (1873) und Williams (1875) gefundene zyklische Wechsel des menschlichen Endometriums in Vergessenheit geraten war und erst viel später (1907) von Hitschmann und Adler wieder neu entdeckt wurde, fiel auch die sehr bemerkenswerte Beobachtung dieses vaginalen Rhythmus durch Lataste und seinen Schüler Morau (1889) bei einigen Nagern — vor allem bei der weißen Maus — der Vergessenheit anheim, bis Stockard und Papanicolaou sie (1916 bis 1917) beim Meerschweinchen von neuem machten. [Von Retterer, der in diesem Zusammenhang genannt wird, wurde der Scheidenzyklus jedoch nicht richtig erkannt (1892).]

Den Scheidenzyklus des lebenden Meerschweinchens hatten Stockard und Papanicolaou schon 1917, Selle 1922; den der Ratte Long 1919, Long and Evans 1920—1922; den der Maus Allen 1922 an Ausstrichpräparaten verfolgt.

(Höchst unzweckmäßigerweise haben aber die Nachuntersucher sich nicht an die von Stockard und Papanicolaou gewählte Stadieneinteilung der Brunst gehalten, sondern eine abweichende Numerung eingeführt, so daß Verwechslungen kaum zu vermeiden sind.)

Einpflanzung von Ovarialgewebe oder Einspritzung eines spezifischen Hormons lösen — außer einer Wachstumsförderung des Uterus — bei normalen wie kastrierten unreifen Ratten [Allen and Doisy (1923, 1924)] innerhalb von 72—96 Stunden eine zweitägige Brunst aus. Ihr Eintreten wird im Scheidenabstrich am „Schollenstadium" erkannt: Kernlose Schollen oder Schuppen (Laqueur), eventuell auch kernhaltige Epithelien, ohne Leukocyten und ohne Schleimfäden [Allen (1922, S. 305f., 321, 332 und 344)]. Es wird also eine experimentelle sexuelle Frühreife — Pubertas praecox — erzielt. Maßgebend für die Anerkennung eines Versuches als positiv ist nur das reine Schollenstadium. Ausgelöst wird die Brunst auch durch artfremde, z. B. menschliche hormonhaltige Gewebe und Flüssigkeiten: die Wand und den Saft des reifenden bzw. sprungreifen Follikels oder konzentrierter alkoholischer Extrakt des Follikelinhalts vom Schwein [Allen et al. (1924/25, S. 142—147, 154 und 163f.), Brouha et Simonnet (1925), Champy, Courrier, Frank and Gustavson, Watrin (1925)] und durch den gelben Körper der Blütezeit, d. h. durch das prämenstruelle und das Schwangerschafts-Corpus-luteum [Zondek und Aschheim (1926, S. 401f.), Mahnert und Siegmund]. Das Hormon ist also nicht artspezifisch [Allen et al. (1923, S. 821; 1924/25, S. 163f.), Courrier (1925, S. 456), Laqueur (1927, S. 395)]. Bei kurz nach dem Oestrus hysterektomierten Meerschweinchen ist die fortgesetzte Einspritzung von Follikelextrakt insofern wirkungslos, als die Vagina geschlossen und reaktionslos bleibt.

Nach Zondek und Aschheim sind — im Gegensatz zu Allen und Doisy (1924, S. 588) — auch die Thecazellen an der Erzeugung des Ovarialhormons beteiligt (1926, S. 277). Implantation menschlicher Ovarialrinde von einer Schwangeren der ersten Monate ergab nämlich (infolge ihres Gehaltes an kleinen atretischen Follikeln) ebenso ein positives Ergebnis wie der Inhalt einer Thecaluteincyste und die von der Granulosa durch Abkratzen befreite Theca eines sprungreifen Follikels. „Theca- und Granulosazellen produzieren also in gleicher Weise Ovarialhormon. Die Produktion beginnt in den Thecazellen, um erst später von den Granulosazellen ausgeführt zu werden" (1926, S. 403).

Während der Schwangerschaft erzeugt das Corpus luteum Hormon (S. 283). Mit vollem Recht bezeichnet daher Fellner (1917, S. 47), die z. B. von Schickele (1912, S. 80) vertretene Lehre vom Sekretionsstillstand des Ovariums in der Gravidität als Fabel. Außerhalb der Gravidität findet sich das Ovarialhormon nur in den Ovarien. Besonders in der späteren Gestationsperiode wird es hauptsächlich in der Placenta gefunden; anscheinend springt sie vikariierend und reichlich überkompensierend für das Ovarium ein [Fränkel und Fels (1927, S. 2158)].

Mit den histochemisch festgestellten Lipoiden ist es nicht identisch (Zondek und Aschheim, S. 288). Bei Mensch und Tier findet sich dasselbe Hormon (S. 289). Es wirkt nicht nur bei parenteraler Einverleibung, sondern auch bei oraler Zufuhr (S. 290).

Nach Zondek und Brahn läßt es sich in wasserlöslicher Formdarstellen. Seine Produktion erfolgt zyklisch [Zondek (1926, S. 1218)]. Da es nur vom follikulären Apparat geliefert wird, hat man ihm den Namen „Follikulin" gegeben. Eine eiweißfreie Hormonlösung wird als Follikulin B bezeichnet. Laqueur taufte sein gleichfalls eiweißfreies und wasserlösliches, hauptsächlich aus Follikelsaft bereitetes Präparat Menformon (1926, S. 4), Biedl das seinige Hormovar (1927, S. 171).

Als eine Mäuseeinheit — M. E. — bezeichnet man die Minimalmenge Follikulin, die eine 18—24 g schwere kastrierte Maus bei subcutaner Einverleibung brünstig macht. Der sprungreife Follikel enthält z. B. 3—5, der gelbe Körper des Weibes 8 Einheiten [Zondek (1926, S. 1221)]. [Die „Standard-Ratteneinheit" Allens und seiner Mitarbeiter (1924, S. 578, 1924, S. 718f., 1924/25, S. 152 und 1925, S. 399) hat sich nicht durchsetzen können.]

Bei peroraler Zufuhr braucht die Maus 20 Mäuseeinheiten zu einer Reaktion, zu der bei subcutaner Einverleibung eine Einheit genügt (Löwe). Bei Verabreichung durch die Schlundsonde konnte Allen (S. 152) überhaupt keinen Erfolg erzielen.

Auch nach Dickens, Dodds und Wright wäre orale Zufuhr wirkungslos (1925).

1 mg Menformon-Trockensubstanz soll wenigstens 10 M.E. enthalten. Therapeutische Anwendung bei amenorrhoischen Frauen führte in 6 von 17 Fällen Laqueurs zu deutlicher Menstruation (S. 395). Über ähnliche Erfolge berichten u. a. Biedl, Caffier und Kunhardt, Flechtner, Hannes, Joseph.

Weder mit Luteolipoid (Sistomensin) noch mit Lipamin (Agomensin) gelang es Mahnert und Siegmund, kastrierte Mäuse in den Oestrus zu bringen.

Auch Joseph erhielt im Gegensatz zu Faust mit Sistomensin nie einen Zyklus (1927, S. 192).

Im Widerspruch zu der verblüffenden Angabe von Dickens, Dodds und Wright (1925), daß hormonhaltiger Ovarialextrakt die blutzucker-reduzierende Wirkung des Insulins verhindere, unterstreichen Fellner (1926) und Vogt (1927, S. 190) die antidiabetischen Eigenschaften des Ovarialhormons, das genau wie das Insulin dargestellt wird und genau wie das Insulin den Blutzuckerspiegel herabsetzt. Nicht unerwähnt bleiben darf in diesem Zusammenhang das paradoxe Phänomen, daß sowohl Insulin als auch Ovoinsulin eine wenn auch nicht bedeutende, so doch mehrere Tage anhaltende Glykosurie erzeugen [Fellner (S. 1888)].

Geregelt wird die Erzeugung und Leistung des Ovarialhormons durch einen cerebralen Steuerungsmechanismus, der von vielen Autoren in den Vorderlappen der

Hypophyse verlegt wird. Ihre innigen Beziehungen zu den weiblichen Sexualorganen — Umbildung der Hauptzellen des Hirnanhangs zu Schwangerschaftszellen, Genitalatrophie bei gewissen Erkrankungen der Glandula pituitaria — legen diese Annahme durchaus nahe. Es besteht eine gewisse Abhängigkeit der Follikelreifung von einer regelmäßigen Hypophysenfunktion (Hofbauer). Schüller betont die Unterordnung der geweblichen und funktionellen Integrität der Keimdrüsen unter den Hypophysenapparat. Doch ist noch mit (mindestens) einem zweiten, nervösen Zentrum zu rechnen. Durch Reizung dieser Zentren kann eine vollständig darniederliegende Keimdrüsenfunktion wieder belebt werden [Liebesny (1927, S. 55)].

Schon 1916 erzielte Goetsch bei unreifen jungen Ratten durch tägliche Einspritzung kleiner Mengen eines Extraktes aus Hypophysen-Vorderlappen von der (vollendeten) dritten Woche an Frühreife, Ovulation und Entwicklung interstitiellen Gewebes, Hyperämie und Hypertrophie der inneren Genitalien, besonders des Endo- und Myometriums, ähnlich wie bei junger Gravidität (1916, S. 49; 1917, S. 232).

Zur Prüfung der Hypophysenfunktion wurde von Zondek und Aschheim — und in Bestätigung ihrer Versuche von Biedl und Fels — einer infantilen 3—5 Wochen alten, 6—8 g schweren Maus ein kleines Stück eines frischen Hypophysenvorderlappens eines Mannes, einer Frau, eines Stiers oder einer Kuh eingepflanzt. Nach 80—100 Stunden, d. h. nach Resorption der wirksamen Substanz, tritt bei dem kleinen Tier — und ebenso bei einer alten oder sexuell degenerierten Maus — die Brunst auf. Kein anderes Gewebe oder Präparat vermochte bei einer infantilen Maus die Ovarialfunktion in Gang zu bringen; sie kann also nicht auf unspezifische Weise angeregt werden. Das Eintreten der Brunst erfolgt beim infantilen Tier nach der Zufuhr des Hypophysenhormons später als beim kastrierten oder infantilen Tier nach der Zufuhr von Eierstockshormon, da von letzterem infolge seiner Wirkung auf Uterus und Vagina die Brunstveränderungen direkt veranlaßt werden, während das Hormon des Hirnanhangs erst den Follikelapparat zur Reifung veranlassen muß, damit das körpereigene Ovarialhormon die Brunst auslöst. Bei Ratten erreichte Smith (1926, 1927) durch tägliche Homoiotransplantation von Hypophysensubstanz sexuelle Frühreife; mit Engle gelang ihm das gleiche bei Mäusen sowohl mit Homoio- wie Heterotransplantaten (1927). Bei der kastrierten Maus wirkt das Hormon des Hypophysenvorderlappens nicht; es vermag nur dann Brunst auszulösen, wenn im Organismus Keimstöcke vorhanden sind, auch wenn diese noch nicht oder nicht mehr funktionieren. Während also das Eierstockshormon direkt das Erfolgsorgan — Tragsack und Scheide — beeinflußt, wirkt das Hormon des Hirnanhangs auf das Ovarium: Am Follikelapparat treten Reifeerscheinungen und Bildung von Corpora lutea auf. Nach den Untersuchungen von Fels handelt es sich hier jedoch um „Pseudogelbkörper": Es kommt im allgemeinen nicht zu einer Ovulation mit nachfolgender Corpus-luteum-Bildung, vielmehr erfolgt — ohne Follikelsprung — unter gleichzeitiger Wucherung der Theca interna ein Absterben des Eies innerhalb seines Bläschens und die Umwandlung der Granulosazellen zu Luteinzellen, und es resultiert ein atretisches Corpus luteum. Dieses Luteingewebe ist also nicht mit einem Corpus luteum identisch.

Im Widerspruch zu Zondek und Aschheim und Fels glaubt Fellner aber in wiederholten Versuchen an kastrierten Tieren nachgewiesen zu haben, daß die aus dem Hypophysenvorderlappen dargestellte Substanz auch beim kastrierten

Tiere Schollenbildung usw. hervorruft. Er hält es somit für „erwiesen, daß das angebliche Hormon nicht auf dem Umwege des Ovars, sondern direkt auf die Erfolgsorgane einwirkt" und daß die Funktion des Vorderlappens auf seinem Feminingehalt beruht (1927, S. 3231). Zu ähnlichen Fehlschlüssen gelangten Brouha und Simonnet.

Selbst bei trächtigen Mäusen konnten — in auffälligem Gegensatz zu Fels — Zondek und Aschheim (1928) durch Implantation von 0,05—0,1 g vom Vorderlappen einer Rinderhypophyse eine Ovulation auslösen. Follikel reiften, sprangen und die Eier gelangten in die Tube. Neben den Corpora lutea graviditatis fanden sich in den Keimstöcken junge, aus geplatzten Follikeln hervorgegangene gelbe Körper (S. 14).

Bei eierlegenden Hennen führte intraperitoneale Einverleibung von Vorderlappensubstanz aber zu sofortiger Einstellung der Ovulation. Der Keimstock der Versuchstiere erwies sich autoptisch als wesentlich kleiner als der der Kontrolltiere. Alle größeren Follikel waren in Atresie begriffen und die Dottermasse wurde durch Luteingewebe ersetzt [Walker und Smith (1924), Walker (1925)].

Zu erstaunlichen Ergebnissen gelangten — im Widerspruch zu den bisher erwähnten Autoren — Evans und Long 1922: Intraperitoneale Einverleibung von feinzerkleinerter Vorderlappensubstanz von Rinderhypophysen ließ nach mehr als einjähriger Beobachtung bei den Versuchsratten eine viel stärkere Gewichtszunahme als bei den Kontrollweibchen desselben Wurfs hervortreten. Die größte beobachtete Gewichtsdifferenz — am 333. Lebenstag — war 596 : 248 g. Oestrus trat bei diesen Tieren überhaupt nie oder nur in langen Zwischenräumen auf. Die Keimstöcke wogen doppelt soviel wie die Ovarien der Kontrolltiere und enthielten große Komplexe von Luteingewebe und zwar die erwähnten Felsschen Pseudogelbkörper. Reife normale Graafsche Follikel fehlten ausnahmslos. Der Uterus wog nur halb so viel wie bei den Versuchstieren.

Bei täglich mit Hypophysenextrakt gespritzten ausgewachsenen Ratten entwickeln sich am Ort experimenteller Traumen — z. B. infolge Einführung eines Seidenfadens durch das Cavum uteri — die zuerst von Loeb beim Meerschweinchen beschriebenen (s. S. 63f.) „Placentome" (Teel 1926), deren Bildung nach Loeb die Gegenwart von Corpora lutea zur Voraussetzung hat. Die unter dem Einfluß des Hypophysenhormons aufgeblühten Pseudogelbkörper vermögen also — in dieser Beziehung — die echten Corpora lutea zu ersetzen.

Bei unbehandelten Ratten wurde dagegen diese Deciduabildung nach Verletzungen des Endometriums von Teel vermißt.

Von Brouha wurden Teels Ergebnisse mit der Maßgabe bestätigt, daß die Erzeugung von Placentomen nur gelingt, wenn die Läsion des Endometriums etwa am 5. Injektionstag vorgenommen wird und die Tiere 5—7 Tage nach diesem Eingriff getötet werden (1928, S. 489).

Werden Ratten von der Kopulation an täglich — während ihrer ganzen Tragzeit — mit einem frischen Rinder-Hypophysen-Extrakt gespritzt, so sterben überraschenderweise — nach Teels Annahme infolge der Einwirkung des abnormen Luteingewebes — die Jungen bei Eintritt der Geburt ausnahmslos infolge vorzeitiger Lösung der Placenta im Uterus ab.

Das Hormon des Vorderlappens ist bei Mensch und Tier — und zwar bei beiden Geschlechtern — identisch. Es ist das übergeordnete allgemeine Sexualhormon. „Der Hypophysenvorderlappen ist der Motor der Sexualfunktion" [Zondek und Aschheim (1927, S. 248—252)].

Das eingepflanzte oder eingespritzte Ovarialhormon ist nicht imstande, Reifungsvorgänge im Ovarium auszulösen.

Beide Sexualhormone — das Ovarial- und das Hypophysenhormon — kreisen im Blut und sind hier unter gewissen Voraussetzungen nachweisbar. Ersteres konnte einerseits S. Löwe (S. 1407) am 16. Juli 1925 und andererseits R. T. Frank mit seinen Mitarbeitern (S. 510) am 15. August 1925 im Blut demonstrieren[1]. Bei Nichtschwangeren kann sich lediglich das eigentliche Menstrualblut durch besonderen Reichtum an Ovarialinkret auszeichnen. Nach Fellner (1924) gelangt ein im Corpus luteum erzeugtes Hormon durch den Uterus zur Ausscheidung, mischt sich dem Menstrualblut bei und macht es ungerinnbar, während Aschner und Kraul die mangelnde Koagulationsfähigkeit auf den Abbau des Fibrinogens durch ein tryptisches Ferment zurückführen. Bei Schwangeren findet sich eine stärkere Vermehrung des Eierstockinkrets regelmäßig vom 6. Monat ab — vereinzelt auch schon früher —, um nach erfolgter Geburt bald wieder zu verschwinden (Fels, S. 2351). Fränkel und Fels sprechen von einer „förmlichen Überflutung" des Organismus mit Inkret in der Gravidität. Vom 5.—6. Schwangerschaftsmonat ab weist auch der Urin der Schwangeren einen starken Hormongehalt auf [Löwe (1926, S. 385), Zondek und Aschheim, Fränkel und Fels]. Auch der Kot gravider Frauen enthält außerordentlich große Mengen des weiblichen Sexualhormons, Dohrn und Faure fanden im Kilogramm Trockenkot von Schwangeren über 30 000 M. E. In den ersten Wochenbettstagen findet es sich in geringen Mengen in der Frauenmilch. Bemerkenswert ist der Übergang in das fetale Blut [Löwe (1926, S. 385)].

In die Rückenmarksflüssigkeit gehen die Inkrete nicht über; dagegen läßt sich das Ovarialhormon zuweilen im Fruchtwasser [Löwe (1926, S. 385), Laqueur (1927, S. 396), Fels (1927, S. 624)] und im Speichel (Fränkel und Fels, S. 2158) nachweisen.

---

[1] Fellners Prioritätsanspruch, er habe erstmalig vor 15 Jahren das Feminin im Blute und insbesondere im Blute der Schwangeren nachgewiesen, scheint mir durchaus ungerechtfertigt. Fellner hat 1913 über folgende Versuche berichtet:

Er injizierte einigen Tieren einmal Serum trächtiger Kaninchen. Außer geringer Albuminurie erfolgte keine Veränderung.

Einem 5 Pfd. schweren Kaninchen, „mit 3 mm hohen Mamillae, angeblich jungfräulich" spritzte er einen Monat lang Schwangerschaftsserum ein: „Mamillae 5 mm hoch. — Leicht trübes Sekret. Uterus etwas größer. — Uterusmuskulatur sehr dick. Epithel hoch. Drüsen sehr zahlreich. Etwas Epithelabhebung. — Die Befunde am Uterus sprechen zwar auch für die Wirksamkeit des Serums, doch ist zu bedenken, daß das Tier sehr groß war und man daher nicht bestimmen kann, was auf Kosten der Injektionen zu setzen ist" (S. 659f.).

Nach Einspritzung des Blutextraktes von 5 trächtigen Kaninchen „war die Mamillae kaum gewachsen, der Uterus nicht stärker geworden. — Mikroskopisch waren nur geringe Veränderungen zu erzielen."

Aus diesen negativen Ergebnissen kann nur der eine Schluß gezogen werden, daß Fellner das Feminin im Blut nicht nachgewiesen hat.

Das **Vorderlappenhormon** ist in der Decidua graviditatis der ersten 4 Monate, im Corpus luteum graviditatis, in der Placenta, im Blut und im Harn der schwangeren Frau vom 2. Monat der Schwangerschaft an nachweisbar. In außerordentlich großen Mengen geht es — ebenso wie das Ovarialhormon — im Wochenbett in den Urin über [Zondek und Aschheim (1927, S. 1322)].

Experimentell einverleibtes Ovarialhormon kann bei trächtigen Tieren in den Kreislauf der Jungen übergehen und sich bei diesen spezifisch auswirken: Nimmt man bei einem Meerschweinchen in den letzten Tagen der Tragzeit tägliche Injektionen je eines ccm Schweinefollikelsafts vor, so löst man bei den Feten den typischen Umbau des Scheidenepithels aus, wie die Untersuchung einige Stunden nach dem Wurf zeigt [Courrier (1925, S. 458f.)].

Einen zweiten, grundsätzlich völlig andersartigen Test erdachten Blotevogel, Dohrn und Poll: Zu beiden Seiten des Gebärmutterhalses liegt das große, wie ein sympathisches Bauchganglion aus multipolaren Ganglienzellen und chromaffinen Elementen aufgebaute Ganglion cervicale uteri. Nach Eintritt der Trächtigkeit verschiebt sich — nur in diesem Nervenknoten — bei der Maus das Zahlenverhältnis der beiden Bestandteile zugunsten der chrombraunen Zellen.

Bei Spätkastraten — nach Eintritt der Geschlechtsreife kastrierten, unbelegten Tieren — deckt die Tigroidfärbung eine Degeneration (Chromolyse) der Nißlsubstanz in den Ganglienzellen und eine relative wie absolute Abnahme der chromaffinen Zellen auf.

Durch Behandlung mit einem Sexualhormon wurde der frühere Zustand bei den Ganglienzellen wieder hergestellt und die Zahl der Chromzellen sehr erheblich vermehrt, wie bei einem trächtigen Tier. In der Verschiebung der Prozentzahl der chrombraunen Elemente sehen die Autoren einen aufs feinste abstufbaren Test, den „Chromtest", der einwandfreies, quantitatives Arbeiten ermöglichen soll.

Damit ist die Frage: Nervenbahn oder Gefäßbahn? unbedingt zugunsten der letzteren entschieden und die schon vorher von vielen anderen Autoren vermutete, von Prenant, Born und Fränkel vor allem ins Corpus luteum lokalisierte innere Sekretion der weiblichen Keimdrüse sichergestellt.

Die Auffassung von Ricker und Dahlmann, „daß die periodischen Schwankungen in den Funktionen des weiblichen Organismus in erster Reihe vom Nervensystem abhängen", bezeichnet Biedl als „Rückkehr zu der älteren, mit Recht verlassenen Lehre der ausschließlich nervösen Organkorrelation" (S. 239f.).

Nach alledem muß der von Below gebrauchte Ausdruck „Glandula lutea" als durchaus zutreffend anerkannt werden.

Doch sei — abschließend — nachdrücklich auf die innige Verkettung zwischen hormonaler und vegetativ-nervöser Funktion hingewiesen, die besonders aus der Regulierung des Zuckerstoffwechsels erhellt (Herold, S. 330f.).

Ich selbst habe dann (1908) im Berliner Institut für Infektionskrankheiten „Robert Koch" versucht, durch die Komplementbindungsmethode im Reagenzglas ein Hormon des Corpus luteum nachzuweisen. Kaninchen, Gänsen und Tauben injizierte ich Carbolkochsalzemulsionen von Corpus-luteum-Substanz zahlreicher Kühe und Säue und erzielte mit dem sehr wirksamen Serum eines so präparierten weiblichen Kaninchens folgende Resultate:

1. Das nach Immunisierung mit Corpus-luteum-Substanz gewonnene Serum hemmt die Hämolyse
    a) in Verbindung mit dem homologen Luteinextrakt, aber auch
    b) mit den Extrakten anderer Organe derselben Tierart.
2. Es hemmt nicht in Verbindung mit dem Serum der gleichen Tierspezies, auch nicht mit dem Serum eines tragenden Tieres.
3. Es hemmt nicht
    a) in Verbindung mit dem Luteinextrakt einer anderen Tierart,
    b) mit den Extrakten anderer Organe einer fremden Spezies.

Es handelte sich also um eine einfache, allerdings streng spezifische Immunisierung mit Organzellen einer Tierart, nicht um die Immunisierung mit Eiweißsubstanzen schlechthin, wie aus Satz 2 hervorgeht. Es war weder eine spezifische Immunisierung mit Corpus luteum zu erzielen, noch ein spezifisches Sekretionsprodukt des genannten Organs auf dem Wege der Komplementbindung nachzuweisen.

In der Voraussetzung, daß ein im Blut kreisendes Hormon die Bildung eines Antikörpers bedingen müßte, versuchte auch Pottet (1910) ein spezifisches Inkret des gelben Körpers durch das Komplementbindungsverfahren aufzuzeigen. Als Antigen diente ihm ein Corpus-luteum-Extrakt teils von trächtigen, teils von nichttragenden Rindern; die Antikörper wurden im Serum vermutet. Während bei drei Ochsen und einem Kalb komplette Hämolyse eintrat, wurde bei 9 von 12 Kühen eine partielle oder vollständige Hemmung — also eine positive Reaktion — konstatiert, und zwar verhielt sich das Blut junger und alter nichttragender Kühe ganz wie das Serum trächtiger Tiere.

Hier fehlen jedoch die Kontrollen mit Extrakten anderer Organe. Auch erscheint das gleichartige Verhalten der Sera verschiedener Herkunft auffällig: Das vergängliche periodische und das 9 Monate bestehende Schwangerschafts-Corpus-luteum müßten in ganz gleicher Weise die Bildung von Antikörpern anregen.

Den gleichen Mißerfolg erlitten 1912 Dick und Curtis mit ihren Versuchen, ein agglutinierendes „Anti-Corpus-luteum-Serum" zu erzielen.

Als eine Widerlegung des Corpus-luteum-Gesetzes darf der negative Ausfall der angestellten Reaktionen nicht angesprochen werden, da sich, wie wir jetzt wissen, gegen Sekrete überhaupt keine Antikörperproduktion erzielen läßt. „Die Hormone haben", wie Biedl in seiner „Inneren Sekretion" schreibt, „mit den Antigenen die Wirkungen in minimen Mengen gemein, doch unterscheiden sie sich wesentlich durch das Fehlen der Inkubationszeit und vor allem dadurch, daß sie niemals zur Antikörperbildung Veranlassung geben" (Bd. 1, S. 16).

Literaturverzeichnis.

(Von slawischer und magyarischer Literatur abgesehen sind nur Arbeiten angeführt, die ich im Original eingesehen habe.)

Die normale Anatomie des Eierstocks.

Abel, Über eine eigentümliche Gestaltsveränderung der Ovarien (Ovarium gyratum). Arch. f. Gynäkol. Bd. 59, S. 22f. 1899. — *Abramowicz, Helene*, Die Entwicklung der Gonadenanlage und Entstehung der Gonocyten bei Triton taeniatus (Schneid.). Morphol. Jahrb. Bd. 47, S. 593—644. 1913. — *van Ackeren*, Beiträge zur Entwicklungsgeschichte der weiblichen Sexualorgane des Menschen. Zeitschr. f. wiss. Zool. Bd. 48, S. 1—46. 1889. — *Adachi, S.*, Über das Vorkommen doppeltbrechender Lipoide in menschlichen Ovarien und Uterus nebst einer Bemerkung über Fettablagerung in denselben Organen. Zeitschr. f. Geburtsh. u. Gynäkol. Bd. 76, S. 125—162. 1915. — *Adler, Ludwig*, Demonstration von Ovarialpräparaten. Sitz. d. geburtsh.-gynäkol. Ges. in Wien v. 31. Okt. 1905. Zentralbl. f. Gynäkol. Jg. 30, S. 216—219. (Disk.) 1906. — *Derselbe*, Seltene Ovarialveränderungen. Ovarium gyratum und Adenofibroma intracanaliculare ovarii. Monatsschr. f. Geburtsh. u. Gynäkol. Bd. 26, S. 53—67. 1907. — *Aeby, Chr.*, Über glatte Muskelfasern im Ovarium und Mesovarium von Wirbeltieren. Vorläufige Mitteilung. Arch. f. Anat., Physiol. u. wiss. Med. 1859. S. 675f. — *Derselbe*, Die glatten Muskelfasern in den Eierstöcken der Wirbeltiere. Arch. f. Anat., Physiol. u. wiss. Med. 1861. S. 635—645. — *Derselbe*, Der Bau des menschlichen Körpers mit besonderer Rücksicht auf seine morphologische und physiologische Bedeutung. Leipzig: Vogel 1871. S. 625—630. — *Derselbe*, Der Übergang des Eichens aus dem Eierstock in den Eileiter. Sitz. d. med.-chirurg. Ges. des Kantons Bern v. 1. Juli 1871 in Burgdorf. Korresp.-Blatt f. Schweiz. Ärzte. 1872. S. 100. — *Aichel, Otto*, Vergleichende Entwicklungsgeschichte und Stammesgeschichte der Nebennieren. Über ein neues normales Organ des Menschen und der Säugetiere. Arch. f. mikroskop. Anat. Bd. 56, S. 1—80. 1900. — *Aimé, Marie-Auguste-Paul*, Recherches sur les cellules interstitielles de l'ovaire chez quelques mammifères. Arch. de zool. exp. et gén. IV. Série, Tome 7, p. 95—143. 1907 u. Diss. Nanzig 1907. — *Akagi, Yasokichi*, Über die Nerven, insbesondere deren Endigungen, im menschlichen Eierstocke. Frankf. Zeitschr. f. Pathol. Bd. 26, S. 165—187. 1921. — *Alexenko, N.*, Contribution à l'histologie normale et pathologique des ovaires de la femme. Ann. de gynécol. Tome 35, p. 417—427. 1891. — *Allen, Bennet M.*, The embryonic development of the ovary and testis of the mammalia. (Preliminary account.) Biol. bull. of the marine biol. laborat. Vol. 5, p. 55—62. 1903. — *Derselbe*, The embryonic development of the ovary and testis of the mammals. Americ. journ. of anat. Vol. 3, p. 89—154. 1904. — *Derselbe*, The embryonic development of the rete-cords and sex-cords of Chrysemis. Americ. journ. of anat. Vol. 5, p. 79—94. 1905—1906. — *Derselbe*, The origin of the germ cells of the turtle. 20. Vers. d. Americ. Assoc. of Anatomists. Ann. Arbor. Dez. 1905. Americ. journ. of anat. Vol. 5, p. X. 1906. (Nur Titel!). — *Derselbe*, The origin of the sex-cells of Chrysemys. Anat. Anz. Bd. 29, S. 217—236. 1906. — *Derselbe*, An important period in the history of the sex-cells of Rana pipiens. Anat. Anz. Bd. 31, S. 339—347. 1907. — *Derselbe*, The origin of the sex-cells in Chrysemys. (A reply to A. Dustin.) Anat. Anz. Bd. 39, S. 603—608. 1911. — *Allen, Edgar*, Ovogenesis in the sexually mature mouse. 37. Vers. d. Americ. Assoc. of Anatomists. Philadelphia. März 1921. Anat. record. Vol. 21, p. 44. 1921. *Derselbe*, Ovogenesis during sexual maturity. 39. Vers. d. Americ. Assoc. of Anatomists. Chicago. März 1923. Anat. record Vol. 25, p. 116f. 1923. — *Derselbe*, Ovogenesis during sexual maturity. Americ. journ. of anat. Vol. 31, p. 439—481. 1923. — *Derselbe and Atcheson, Bellfield*, The effect of pregnancy upon postpubertal ovogenesis. 40. Vers. d. Americ. Assoc. of Anatomists. Buffalo. April 1924. Anat. record. Vol. 27, p. 178. 1924. — *Derselbe; Francis, Byron F.; Robertson, Leroy L.; Colgate, Cleon E.; Johnston, Charles G.; Doisy, Edward A.; Kountz, William B.; Gibson, Harry V.*, The hormone of the ovarian follicle; its localization and action in test animals, and additional points bearing upon the internal secretion of the ovary. Americ. journ. of anat. Vol. 34, p. 133—181. 1924/25. — *Derselbe; Kountz, William B., and Francis, Byron F.*, Selective elimination of ova in the adult ovary. 40. Vers. d. Americ. Assoc. of Anat. Buffalo. April 1924. Anat. record Vol. 27, p. 178f. 1924. — *Dieselben*, Selective elimination of ova in the adult ovary. Americ. journ. of anat. Vol. 34, p. 445—467. 1924/25. — *Altuchow, N. W.*, Eine seltene Unregelmäßigkeit des Ovariums. Wratsch. 1901. Nr. 32. Ref. Zentralbl. f. Gynäkol. Jg. 26. 1902. S. 272. — *Amann, Josef Albert jr.*, Über Bildung von Ureiern und primärfollikelähnlichen Gebilden im senilen Ovarium. Festschrift zum siebenzigsten Geburtstag von Carl von Kupffer. Jena: Fischer 1899. S. 717—730. — *Ameschot, Theodorus*, Ein seltener Fall von Parovarialcyste. Diss. Freiburg 1892. — *Arai, Hayato*, On the postnatal development of the ovary (albino rat), with especial reference to the number of ova. Americ. journ. of anat. Vol. 27, p. 404—462. 1920. — *Arndt, Walther*, Über das physiologische und pathologische Vorkommen morphologisch darstellbarer Lipoide in den Geschlechtsorganen des Weibes. Diss. Breslau 1918 und Monatsschr. f. Geburtsh. u. Gynäkol. Bd. 49, S. 315—331 u. 413—427. 1919. — *Arnold, A. F.*, Beiträge zur Kenntnis des Reptilien-Ovariums. Diss. Erlangen 1892. — *Arnold, Friedrich*, Handbuch der Anatomie des Menschen mit besonderer Rücksicht auf Physiologie und praktische Medizin. Bd. 2, 2. Abt., 1851. Freiburg i. B.: Herder. S. 1335—1337. — *Arnold, Lloyd*, Adult human ovaries with follicles containing several oocytes. Anat. record. Vol. 6, p. 413—422. 1912. — *Asami, Goichi*, Observations on the follicular atresia in the rabbit ovary. Anat. record. Vol. 18, p. 322—343. 1920. — *Aschner, Bernhard*, Über Morphologie und Funktion des Ovariums. Arch. f. Gynäkol. Bd. 102, S. 446 bis 510. 1914. — *Derselbe*, Über den Kampf der Teile im Ovarium. Roux' Arch. f. Entwicklungsmech. d. Organismen. Bd. 40, S. 565—570. 1914. — *Derselbe*, Über Morphologie und Funktion des Ovariums unter normalen und pathologischen Verhältnissen. (Teildruck.) Habilitationsschrift Halle 1914. — *Derselbe*, Die Blutdrüsenerkrankungen des Weibes und ihre Beziehungen zur Gynäkologie und Geburtshilfe. Wiesbaden: Bergmann 1918. — *Aschoff, Ludwig*, Die Menstruations- und Ovulationssklerose der Ovarialgefäße nach Untersuchungen von Dr. Sohma. Sitz. d. Naturforsch. Ges. in Freiburg i. B. v. 28. Jan. 1908. Monatsschr. f. Geburtsh. u. Gynäkol. Bd. 27, S. 542. 1908. — *Derselbe*, Ovulation und Menstruation. In Vorträge über Pathologie, gehalten an den Universitäten und Akademien Japans im Jahre 1924. Jena: Fischer 1925. S. 112—135. — *Derselbe*, Zur Nomenklatur des Corpus luteum. Sitz. d. Oberrhein. Ges. f. Geburtsh. u. Gynäkol. in Freiburg i. B. v. 8. März 1925. Zentralbl. f. Gynäkol. Jg. 50. 1926. S. 1400—1402 (Disk.). — *Astruc, Johann*, Theoretisch-praktische Abhandlung von den Frauenzimmer-Krankheiten. Aus dem Französischen übersetzt und mit Anmerkungen begleitet von Christian Friedrich Otto, Zweites Buch, 4. Teil. Dresden: Walther 1772. (Beschreibung der Bildung der Eyerstöcke und ihre Krankheiten S. 40—44.) — *Athias, Marck*, Sur les phénomènes de sécrétion des cellules des corps jaunes vrais. 15. Congrès internat. de Méd. Lissabon. April 1906. Section I. Anatomie, p. 376—381. — *Derselbe*, Observations cytologiques sur l'ovaire des Mammifères. Anat. Anz. Bd. 39, S. 238—248. 1911. — *Derselbe*, L'appareil mitochondrial des cellules interstitielles de l'ovaire du Murin. Cpt. rend. hebdom. des séances de la soc. de biol. Tome 73, p. 448f. 1912. (Sitz. v. 16. Nov. 1912.) — *Derselbe*, Invaginations de l'épithélium superficiel et néoformation ovulaire dans l'ovaire transplanté chez le cobaye. Sitz. d. Réunion Biol. de Lisbonne vom 6. Dez. 1920. Cpt. rend. hebdom. des séances de la soc. de biol. Tome 83, p. 1647—1649. 1920. — *Derselbe*, Recherches sur les cellules interstitielles de l'ovaire des cheiroptères. Arch. de biol. Tome 30, p. 89—212. 1920. — *Derselbe*, Sur une formation atypique constituée aux dépens des éléments folliculaires dans un ovaire transplanté dans la chienne. Cpt. rend. de l'Association des Anatomistes. 16. Vers. Paris. März 1921. Bibliographie anatomique Suppl. 1921. p. 257—262. — *Avel, Marcel*, Sur l'évolution du chondriome au cours des premiers stades de la vitellogenèse chez la grenouille rousse. Sitz. d. Soc. de Biol. de Strasbourg v. 14. Dez. 1923. Cpt. rend. hebdom. des séances de la soc. de biol. Tome 89, p. 1319—1322. 1923.

v. Babo, Agnes, Über intraovarielle Bildung mesonephrischer Adenomyome und Cystadenomyome. Arch. f. Gynäkol. Bd. 61, S. 595—607. 1900. — *Dieselbe*, Ein Fall von kleinzystischer Entartung beider Ovarien. Virchows Arch. f. pathol. Anat. u. Physiol. Bd. 161, S. 311—328. 1900. — *Bachman, Freda M.*, The migration of the germ cells in Amiurus nebulosus. Biol. bull. of the marine biol. laborat. Vol. 26, p. 351—366. 1914. — *Baer, Carolus Ernestus*, De ovi mammalium et hominis genesi. Lipsiae: Voss 1827. — *v. Baer, Karl Ernst*, Über Entwicklungsgeschichte der Tiere. Beobachtung und Reflexion. Königsberg 1828/37. Gebr. Bornträger; 1888. Koch. — *Derselbe*, Kommentar zu der Schrift: De ovi mammalium et hominis genesi. Epistola ad Academiam scient. Petropolitanam. Heusingers Zeitschr. f. d. organ. Physik Bd. 2, S. 125—193. 1828. — *Derselbe*, Über die Bildung des Eies der Säugetiere und des Menschen mit einer biographisch-geschichtlichen Einführung in deutscher Sprache. Herausgegeben von Dr. B. Ottow. Leipzig: Voß 1927. — *Balbiani, E. G.*, Centrosome et „Dotterkern". Journ. de l'anat. et de la physiol. Tome 30, p. 145—179. 1894. — *Derselbe*, Leçons sur la génération des vertébrés. Recueillies par le Dr. F. Henneguy. Paris 1879. Doin. — *Balfour, Francis M.*, On the origin and history of the urinogenital organs of vertebrates. Journ. of anat. a. physiol. Vol. 10, p. 17—48 u. 201. 1875—1876. — *Derselbe*, On the development of elasmobranch fishes. Ebenda. p. 377—411, 517 bis 570 u. 672—688. — *Derselbe*, On the structure and development of the vertebrate ovary. Quart. journ. of microscop. science N. S. Vol. 18, p. 383—438. 1878. — *Derselbe*, Handbuch der vergleichenden Embryologie. Mit Bewilligung des Verfassers aus dem Englischen übersetzt von B. Vetter. Jena: Fischer 1880. — *Ballantyne, J. W.*, The relations of the pelvic viscera in the infant. Sitz. d. Edinburgh Obstetr. Soc. v. 9. April 1890. Edinburgh med. journ. Vol. 36, p. 313—325. 1890. Disk.

Vol. 35, p. 1168f. — *Ballin, Ludwig*, Untersuchungen über die Rückbildung des gelben Schwangerschaftskörpers und zur Frage der interstitiellen Drüse. Ztschr. f. Geb. u. Gyn. Bd. 94. S. 341 bis 361. 1928. — *Bär, Rich.* und *Jaffé, Rudolf*, Lipoidbefunde in Nebennieren und Keimdrüsen beim Kaninchen. Zeitschr. f. Konstitutionslehre. Bd. 10, S. 321—328. 1925. — *Bardeleben, Karl*, Über die Lage der weiblichen Beckenorgane. Referat. Verhandl. d. Anat. Ges. Würzburg. 2. Vers. Mai 1888. Anat. Anz. 1888. Bd. 3. S. 535—572. (Disk.) — *von Bardeleben, Karl* und *Häckel, Heinrich*, Atlas der topographischen Anatomie des Menschen. Jena: Fischer 1894. (Abb. 87.) — *Barfurth, Dietrich*, Regeneration und Involution. Ergebn. d. Anat. u. Entwicklungsgeschichte Bd. 4, S. 458—498. 1894. (Involutionserscheinungen am Ei: S. 491.) — *Bartholinus, Casparus*, De ovariis mulierum, et generationis historia. Epistola anatomica. Nürnberg: Ziegerus 1679. — *Bauer, Günther*, Das Endometrium in der ersten Zeit der Menopause. Diss. Rostock 1920. *Bayer, Heinrich*, Vorlesungen über allgemeine Geburtshilfe. I. Band. Entwicklungsgeschichte und Anatomie des weiblichen Genitalapparates. Straßburg i. E.: Schlesier & Schweikhardt 1908. — *Beard, John*, The morphological continuity of the germ-cells in Raja batis. Anat. Anz. Bd. 18, S. 465—485. 1900. — *Derselbe*, The germ-cells of Pristiurus. Anat. Anz. Bd. 21, S. 50—61. 1902. — *Derselbe*, The numerical law of the germ-cells. Anat. Anz. Bd. 21, S. 189 bis 200. 1902. — *Derselbe*, Heredity and the epicycle of the germ-cells. Biolog. Zbl. Bd. 22, S. 321 bis 328, 353—360 u. 398—408. 1902. — *Derselbe*, The germ-cells. Journ. of Anat. a. physiol. Vol. 38, p. 82—102, 205—232 u. 341—359. 1903—1904. — *Beck, Wilhelm*, Anatomische und histologische Untersuchungen des Eierstockes und Eileiters der Ziege. Diss. Berlin 1912. — *Beddard, Frank E.*, Note on the ovarian ovum in the Dipnoi. Zool. Anz. Bd. 9, S. 635—637. 1886. — *Beigel, Hermann*, Pathologische Anatomie der weiblichen Unfruchtbarkeit (Sterilität), deren Mechanik und Behandlung. Braunschweig: Vieweg & Sohn 1878. — *Derselbe*, Zur Naturgeschichte des Corpus luteum. Arch. f. Gynäkol. Bd. 13, S. 109—122. 1878. — *Belloy, G.*, Recherches sur l'origine des corps jaunes de l'ovaire chez le rat et le cochon d'Inde. Cpt. rend. de l'Association des Anatomistes. 1. Vers. Paris. Jan. 1899. Bibliographie anatomique. Suppl. 1899. p. 47—52 (Disk.). — *Benaroieff*, Die Lage des Ovariums. Arch. f. Gynäkol. Bd. 59, S. 644—661. 1899. — *Benckiser, Alfons*, Zur Entwicklungsgeschichte des Corpus luteum. Arch. f. Gynäkol. Bd. 23, S. 350—366. 1884. — *Derselbe*, Über das Vorkommen von indirekter Kernteilung im Corpus luteum. Arch. f. Gynäkol. Bd. 25, S. 482—486. 1885. — *Benthin, Walther*, Über Follikelatresie in kindlichen Ovarien. Arch. f. Gynäkol. Bd. 91, S. 498—529. 1910. — *Derselbe*, Über Follikelatresie in Säugetierovarien. Arch. f. Gynäkol. Bd. 94, S. 599—636. 1911. — *Derselbe*, Gibt es eine interstitielle Eierstocksdrüse? Verhandl. d. dtsch. Ges. f. Gynäkol. 18. Vers. Heidelberg. Mai 1923. Arch. f. Gynäkol. Bd. 120, S. 227—231. Disk. S. 261—270. 1923. — *Derselbe*, Die sogenannte Pubertätsdrüse. Sitz. d. Ver. f. wiss. Heilk. in Königsberg v. 19. Nov. 1923. Med. Klinik. 1924. S. 169—171. — *Berberich, J.* und *Jaffé, Rudolf*, Der Lipoidstoffwechsel der Ovarien mit besonderer Berücksichtigung des Menstruationszyklus nebst Untersuchungen an Nebennieren und Mamma. Zeitschr. f. Konstitutionslehre. Bd. 10, S. 1—27. 1925. — *von Berenberg-Goßler, Herbert*, Über gitterkapselartige Bildungen in den Urgeschlechtszellen von Vogelembryonen. Vorläufige Mitteilung. Anat. Anz. Bd. 40, S. 587—591. 1912. — *Derselbe*, Drei Präparate von Urgeschlechtszellen bei Vogelembryonen. Verhandl. d. Anat. Ges. 26. Vers. München. April 1912. Anat. Anz. Ergänzungsheft zu Bd. 41, S. 263. 1912. (Dem.) — *Derselbe*, Die Urgeschlechtszellen des Hühnerembryos am 3. und 4. Bebrütungstage, mit besonderer Berücksichtigung der Kern- und Plasmastrukturen. Arch. f. mikroskop. Anat., Zweite Abt., Bd. 81, S. 24—72. 1912 (1913). — *Derselbe*, Über Herkunft und Wesen der sogenannten primären Urgeschlechtszellen der Amnioten. Vorläufige Mitteilung. Anat. Anz. Bd. 47, S. 241—264. 1914—1915. — *Berger, Louis*, Les cellules neurotropes dans les glandes sexuelles de l'espèce humaine. Cpt. rend. de l'Association des Anatomistes. 18. Vers. Lyon. März 1923. Bibliographie anatomique Suppl. 1923. S. 79—84. — *Derselbe*, La glande sympathicotrope du hile de l'ovaire; ses homologies avec la glande interstitielle du testicule. Les rapports nerveux des deux glandes. Arch. d'Anat., d'Histol. et d'Embryol. Tome 2, p. 255—306. 1923. — *Derselbe*, Les cellules sympathicotropes et phéochromes de l'ovaire humain. Cpt. rend. hebdom. des séances de la soc. de biol. Tome 90, p. 267f. 1924. (Sitz. v. 2. Febr. 1924.) — *Beulin, Isaak*, Das Corpus luteum und der obliterierte Follikel. Diss. Königsberg i. Pr. 1877. — *Bezançon, Paul*, Absence du rein gauche; utérus rudimentaire; vagin de quatre centimètres; ovaires sclérosés contenant des corps jaunes; tuberculose pulmonaire. Bull. de la soc. anat. de Paris. Tome 64, p. 347—351. 1889. (Sitz. v. 3. Mai 1889.) — *Bidder, F.*, Über das Vorkommen zweier Ovula in einem Graafschen Follikel. Arch. f. Anat., Physiol. u. wiss. Med. 1842. S. 86 bis 90. — *Bien, Gertrud*, Über Furchenbildung an der Oberfläche des menschlichen Ovariums. Monatsschr. f. Geburtsh. u. Gynäkol. Bd. 32, S. 175—179. 1910. — *Billroth, Theodor*, Über fetales Drüsen gewebe in Schilddrüsengeschwülsten. Arch. f. Anat., Physiol. u. wiss. Med. 1856. S. 144—149. (S. 149.) — *Birnbaum, Richard*, Blasenmole bei einem Zwillingsei und Luteinzellen-Verlagerung in einem Blasenmolen-Ovarium. Monatsschr. f. Geburtsh. u. Gynäkol. Bd. 19, S. 175—186. 1904. — *Bischoff, Th. L. W.*, Entwicklungsgeschichte der Säugetiere und des Menschen. Leipzig: Voss 1842. (S. 32.) — *Derselbe*, Entwicklungsgeschichte des Kaninchen-Eies. Gekrönte Preisschrift. Braunschweig: Vieweg & Sohn 1842. — *Derselbe*, Entwicklungsgeschichte des Hunde-Eies. Braunschweig: Vieweg & Sohn 1845. — *Derselbe*, Über die Bildung des Säugetier-Eies und seine Stellung in der Zellenlehre. Sitzunsgber. d. Kgl. bayer. Akad. d. Wiss. München. Bd. 1, S. 242—264. 1863. (Sitz. d. Math.-physik. Kl. v. 14. März 1863.) — *Derselbe*, Neue Beobachtungen zur Entwicklungsgeschichte des Meerschweinchens. Abh. d. Math.-physik. Kl. d. Kgl. bayer. Akad. d. Wiss. 1866. Bd. 10, Erste Abt., S. 115—166. — *Derselbe*, Historisch-kritische Bemerkungen zu den neuesten Mitteilungen über die erste Entwicklung der Säugetier-Eier. München 1877. Literarisch-artistische Anstalt (Th. Riedel). — *Derselbe*, Über die Zeichen der Reife der Säugetier-Eier. Arch. f. Anat. u. Physiol., Anat. Abt. 1878. S. 43—52. — *Blanc, Louis*, Un cas d'ovule à deux noyaux chez un Mammifère. Cpt. rend. hebdom. des séances de la soc. de biol. Tome 44, p. 563f. 1892. (Sitz. v. 18. Juni 1892.) — *Böhi, U.*, Beiträge zur Entwicklungsgeschichte der Leibeshöhle und der Genitalanlage bei den Salmoniden. Morpholog. Jahrb. Bd. 32, S. 505—586. 1904. — *Böhm, A. A.* und *von Davidoff, M.*, Lehrbuch der Histologie des Menschen einschließlich der mikroskopischen Technik. 2. Aufl. Wiesbaden: Bergmann 1898. S. 226—236. — *Böhm, A. A.*; *von Davidoff, M.* and *Huber, G. Carl*, A text-book of histology including microscopic technic. 2. Aufl. Philadelphia, New York, London: Saunders & Co. 1904. — *de Boinville, V. Chastel*, An investigation into the nature of the follicle cells of the mammalian ovary. Brit. Med. journ. 1905. I. Teil, p. 13 f. — *Bollenhagen, Heino*, Beitrag zur Pathologie des Eierstocks. Zeitschr. f. Geburtsh. u. Gynäkol. Bd. 43, S. 60—96. 1900. — *Borell, H.*, Untersuchungen über die Bildung des Corpus luteum und die Follikelatresie bei Tieren mit Hilfe der vitalen Färbung. Beitr. z. pathol. Anat. u. z. allg. Pathol. Bd. 65, S. 108—119. 1919. — *Boring, Alice M.*, and *Pearl, Raymond*, Sex studies. IX. Interstitial cells in the reproductive organs of the chicken. Anat. record. Vol. 13, p. 253—268. 1917. — *Born, G.*, Die Entwicklung der Geschlechtsdrüsen. Ergebn. d. Anat. u. Entwicklungsgeschichte. Bd. 4, S. 592—616. 1894. — *Derselbe*, Die Struktur des Keimbläschens im Ovarialei von Triton taeniatus. Arch. f. mikroskop. Anat. Bd. 43, S. 1—79. 1894. — *Born, L.*, Über die Entwicklung des Eierstockes des Pferdes. Arch. f. Anat., Physiol. u. wiss. Med. 1874. S. 118 bis 151. — *Bornhaupt, Theodor*, Untersuchungen über die Entwicklung des Urogenitalsystems beim Hühnchen. Diss. Dorpat 1867. — *Borsenkow, Jac.*, Über den feineren Bau des Eierstocks. Vorläufige Notiz. Würzburger naturwiss. Zeitschr. Bd. 3, S. 56—61. 1862. — *Derselbe*, Zur Entwicklungsgeschichte des Eies und des Eierstockes beim Huhne. Bull. de la soc. impériale des naturalistes de Moscou. Tome 42, 1. Teil. p. 221—251. 1869. — *Böshagen, A.*, Über die verschiedenen Formen der Rückbildungsprodukte der Eierstocksfollikel und ihre Beziehungen zu Gefäßveränderungen des Ovariums, nebst Bemerkungen über Luteinzellenwucherungen in den Eierstöcken Schwangerer. Zeitschr. f. Geburtsh. u. Gynäkol. Bd. 53, S. 323—342. 1904. — *Bouin, M.*, Expulsion d'ovules primordiaux chez les têtards de grenouille rousse. Bibliographie anatomique. Tome 8, p. 53—59. 1900. — *Derselbe*, Ébauche génitale primordiale chez Rana temporaria (L.). Bibliographie anatomique. Tome 8, p. 103—108. 1900. — *Derselbe*, Histogenèse de la glande génitale femelle chez Rana temporaria. Arch. de biol. Tome 17, p. 201—383. 1901. — *Bouin, P.*, Atrésie des follicules de de Graaf et formation de faux corps jaunes. Bibliographie anatomique. Tome 7, p. 296—300. 1899. — *Bouin, P. et Ancel, P.*, Sur le follicule de de Graaf mûr et la formation du corps jaune chez la chienne. Cpt. rend. hebdom. des séances de la soc. de biol. Tome 65, p. 314 bis 316. 1908. (Sitz. v. 24. Okt. 1908.) — *Bouin, P. et Bouin, M.*, À propos du follicule de de Graaf des Mammifères. — Follicules polyovulaires. — Mitoses de maturation prématurées. Cpt. rend. hebdom. des séances de la soc. de biol. Tome 52, p. 17f. 1900. (Sitz. v. 13. Jan. 1900.) — *Braithwaite, James*, On atrophy with collapse (cirrhosis), fibroid degeneration, and angioma of the ovaries. Trans. of the obstetr. soc. of London. Vol. 36, p. 325—334. (Disk.) 1894. (Sitz. v. 7. Nov. 1894.) — *Branca, Albert*, Dégénérescence fragmentaire et segmentation parthénogénétique. Cpt. rend. de l'Association des Anatomistes. 17. Vers. Gent. April 1922. Bibliographie anatomique Suppl. 1922. p. 59—62. — *Derselbe et Lelièvre, A.*, Les cellules conjonctivales du corps jaune chez la femme. Cpt. rend. de l'Association des Anatomistes. 13. Vers. Paris. April 1911. Bibliographie anatomique Suppl. 1911. p. 337 f. — *Brandt, Alexander*, Fragmentarische Bemerkungen über das Ovarium des Frosches. Zeitschr. f. wiss. Zool. Bd. 28, S. 575—586. 1877. — *Derselbe*, Bemerkungen über die Eifurchung und die Beteiligung des Keimbläschens an derselben. Zeitschr. f. wiss. Zool. Bd. 28, S. 587—606. 1877. — *Derselbe*, Anatomisches und Allgemeines über die sog. Hahnenfedrigkeit und über anderweitige Geschlechtsanomalien bei Vögeln.

Zeitschr. f. wiss. Zool. Bd. 48, S. 101—190. 1889. — *Braun, Max*, Das Urogenitalsystem der einheimischen Reptilien. Arb. a. d. zool.-zootom. Institut Würzburg. Bd. 4, S. 113—229. 1877—1878. — *Brill, Wilhelm*, Untersuchungen über die Nerven des Ovariums. Arch. f. mikroskop. Anat., Erste Abt., Bd. 86, S. 338—344. 1914. — *Brock, J.*, Beiträge zur Anatomie und Histologie der Geschlechtsorgane der Knochenfische. Morpholog. Jahrb. Bd. 4, S. 505—572. 1878. — *Brösike, Gustav*, Lehrbuch der normalen Anatomie des menschlichen Körpers. 9. Aufl. Berlin 1912. Fischers medizinische Buchhandlung Kornfeld. S. 671—676. — *Bruhns, C.*, Über die Lymphgefäße der weiblichen Genitalien nebst einigen Bemerkungen über die Topographie der Leistendrüsen. Arch. f. Anat. u. Physiol., Anat. Abt. 1898. S. 57—80. — *v. Brunn, A.*, Die Rückbildung nicht ausgestoßener Eierstockseier bei den Vögeln. Beiträge zur Anatomie und Embryologie als Festgabe Jacob Henle zum 4. April 1882 dargebracht von seinen Schülern. Bonn: Cohen & Sohn 1882. S. 1—8. — *Bucura, Konstantin J.*, Nachweis von chromaffinem Gewebe und wirklichen Ganglienzellen im Ovar. Wien. klin. Wochenschr. 1907. S. 695 bis 699. — *Bühler, A.*, Beiträge zur Kenntnis der Eibildung beim Kaninchen und der Markstränge des Eierstockes beim Fuchs und Menschen. Zeitschr. f. wiss. Zool. Bd. 58, S. 314—339. 1894. — *Derselbe*, Entwicklungsstadien menschlicher Corpora lutea. Verhandl. d. anat. Ges. 14. Vers. Pavia 1900. Anat. Anz., Ergänzungsheft zu Bd. 18, S. 150—154. 1900. — *Derselbe*, Rückbildung der Eifollikel bei Wirbeltieren. I. Fische. Morpholog. Jahrb. Bd. 30, S. 377—452. 1902. — *Derselbe*, Rückbildung der Eifollikel bei Wirbeltieren. II. Amphibien. Morpholog. Jahrb. Bd. 31, S. 85—103. 1903. — *Bumm, Ernst*, Grundriß zum Studium der Geburtshilfe. Wiesbaden: Bergmann 1922. 14./15. Aufl. — *Burckhard, Georg*, Zur Genese der multilokulären Ovarialcystome. Virchows Arch. f. pathol. Anat. u. Physiol. Bd. 144, S. 498—511. (S. 507.) 1896. — *Burghardt, Rudolf*, Zur pathologischen Anatomie des Stuteneierstockes. Arch. f. wiss. u. prakt. Tierheilk. Bd. 37, S. 455—508. 1911. — *Byford, Henry T.*, Haematoma, gyroma. and so-called endothelioma of the ovary. Dem. in d. Sitz. d. Gyn. Soc. of Chicago v. 17. April 1891. Americ. journ. of obstetr. Vol. 24, p. 966—968. 1891.

Cadiat, L. O., De la formation chez l'embryon et chez l'adulte des vesicules de de Graaf. Journ. de l'Anat. et de la Physiol. normales et pathologiques de l'homme et des animaux. Tome 17, p. 45—59. 1881. — *Call, E. L.* und *Exner, Sigm.*, Zur Kenntnis des Graafschen Follikels und des Corpus luteum beim Kaninchen. Sitzungsber. d. kaiserl. Akad. d. Wissensch. in Wien, Mathematisch-Naturwissensch. Klasse. Abt. III, Bd. 71, S. 309 u. 321—328. 1875. (Sitz. v. 15. April 1875.) — *Carus, C. G.*, Auffindung des ersten Ei- oder Dotterbläschens in sehr frühen Lebensperioden des weiblichen Körpers und daraus abgeleitete Darstellung der Notwendigkeit, außer den bekannten noch eine eigene bisher in der Physiologie gänzlich unbeachtet gebliebene Lebensperiode im Verlaufe menschlicher Entwicklung anzuerkennen. Arch. f. Anat., Physiol. u. wiss. Med. 1837. S. 442—451. — *Casler, de Witt B.*, A unique, diffuse, uterine tumor, really an adenomyoma, with stroma, but no glands; menstruation after complete hysterectomy due to uterine mucosa in remaining ovary. Surg., gynecol. et obstetr. Vol. 31, p. 150—159. (Disk.) 1920. — *Cattaneo, Donato*, Ricerche sulla struttura dell' ovario dei mammiferi. Arch. ital. di anat. e di embriol. Vol. 12, p. 1—34. 1913—1914. — *Cattley, Robert* and *Grünbaum, Albert S.*, On the mitoses in the cells of the Graafian follicle. Brit. med. journ. 1905. II. Teil, p. 1111 f. — *Cesa-Bianchi, Domenico*, Osservazioni sulla struttura e sulla funzione della cosidetta „ghiandola interstiziale dell' ovaia". Arch. di fisiol. Vol. 4, p. 523—560. 1907. — *Derselbe*, Di alcune particolarità di struttura e dei fenomeni di secrezione del corpo luteo. Internat. Monatsschr. f. Anat. u. Physiol. Bd. 25, S. 1—43. 1908. — *Derselbe*, Contributo alla conoscenza della fine distribuzione del tessuto connettivo nella ghiandola interstiziale dell' ovaia. Anat. Anz. Bd. 32, S. 41—50. 1908. — *Derselbe*, Alcune osservazioni sulla cellula interstiziale dell' ovaia. Monitore zool. ital. Vol. 19, p. 258—263. 1908. — *Chauffard, A., Laroche, Guy* et *Grigaut, A.*, Fonction cholestérinigénique du corps jaune. Preuves histologiques. Cpt. rend. hebdom. des séances de la soc. de biol. Tome 72, p. 223—225. 1912. (Sitz. v. 10. Febr. 1912.) — *Chin, Wenchi*, Über die Oberflächenveränderungen des Eierstocks in zunehmendem Alter. Zeitschr. f. Geburtsh. u. Gynäkol. Bd. 88, S. 375—396. 1925. — *Chydenius, J. J.*, Über die Struktur in den Corpus-luteum-Zellen des Menschen und ihre Veränderungen während des Menstruationszyklus und bei Gravidität. Arb. a. d. path. Inst. Helsingsfors. Neue Folge, Bd. 4, S. 319—414. 1926. — *Clark, Esther Bridgman*, The ova and ovaries of guinea-pigs. 39. Vers. d. Americ. Assoc. of Anatomists. Chicago. März 1923. Anat. record. Vol. 25, p. 123. 1923. — *Dieselbe*, Observations on the ova and ovaries of the guinea-pig, Cavia cobaya. Anat. record. Vol. 25, p. 313—337. 1923. — *Clark, John G.*, Ursprung, Wachstum und Ende des Corpus luteum nach Beobachtungen am Ovarium des Schweines und des Menschen. Arch. f. Anat. u. Physiol., Anat. Abt. S. 95—134. 1898. — *Derselbe*, Origin, development and degeneration of the blood-vessels of the ovary. Johns Hopkins hosp. Bull. Vol. 10,

p. 40—44. 1899. — *Derselbe*, The anatomical basis of ovulation and menstruation. Transact. of the Americ. gynecol. Soc. Atlantic City. Mai 1911. Vol. 36, p. 265—268. Disk. p. 359—376. — *Claudius, M.*, Über die Lage des Uterus. Zeitschr. f. rationelle Med. 3. Reihe, Bd. 23, S. 249—256. 1865. — *Coert, Hendrik Jan*, Over de ontwikkeling en den bouw van de geslachtsklier bij de zoogdieren meer in het bijzonder van den eierstok. Diss. Leiden 1898. — *Cohn, Franz*, Zur Histologie und Histogenese des Corpus luteum und des interstitiellen Ovarialgewebes. Diss. Breslau 1903. — *Derselbe*, Zur Histologie und Histogenese des Corpus luteum und des interstitiellen Ovarialgewebes. Arch. f. mikroskop. Anat. Bd. 62, S. 745—772. 1903. — *Derselbe*, Bemerkungen zur Histologie und Drüsenfunktion des Corpus luteum. Eine Erwiderung an Dr. W. Lubosch. Anat. Anz. Bd. 25, S. 69—72. 1904. — *Derselbe*, Über das Corpus luteum und den atretischen Follikel des Menschen und deren cystische Derivate. Arch. f. Gynäkol. Bd. 87, S. 367—444. 1909. — *Derselbe*, Die klinische Bedeutung der Follikelsprungstellen im Ovarium. Arch. f. Gynäkol. Bd. 99, S. 505—533. 1913. — *Comes, Salvatore*, Alcuni particolari istologici sugli elementi donde proviene il materiale nutritivo dell' ovocite dei Mammiferi. Arch. ital. di anat. e di embriol. Vol. 7, p. 501—516. 1908—1909. — *Corinaldesi, Francesco*, Lo sviluppo autonomo del corpo genitale del pollo. Monitore zool. ital. Vol. 37, p. 207—212. 1926. — *Corner, George W.*, On the lipoidal nature of structures in the corpus luteum cells of swine. 33. Vers. d. Americ. Assoc. of Anatomists. New York. Dez. 1916. Anat. record. Vol. 11, p. 344, 1916—1917. — *Derselbe*, Lipoid structures appearing in the corpus luteum cells of swine after fixation with aqueous solutions. 33. Vers. d. Americ. Assoc. of Anatomists. New York. Dez. 1916. Anat. record. Vol. 11, p. 440. 1916 bis 1917. (Dem.) — *Derselbe*, On the origin of the corpus luteum of the sow from both granulosa and theca interna. 34. Vers. d. Americ. Assoc. of Anatomists. Minneapolis. Dez. 1917. Anat. record. Vol. 14, p. 33. 1918. — *Derselbe*, Preparations illustrating the origin of the corpus luteum of the sow. 34. Vers. d. Americ. Assoc. of Anatomists. Minneapolis. Dez. 1917. Anat. record. Vol. 14, p. 54. 1918. (Dem.) — *Derselbe*, On the origin of the corpus luteum of the sow from both granulosa and theca interna. Americ. journ. of anat. Vol. 26, p. 117—183. 1919. — *Derselbe*, Cyclic changes in the ovaries and uterus of the sow, and their relation to the mechanism of implantation of the embryos. 37. Vers. d. Americ. Assoc. of Anatomists. Philadelphia. März 1921. Anat. record. Vol. 21, p. 52f. 1921. — *Cornil, V.*, Corps jaune de grossesse. Bull. et mém. de la soc. anat. de Paris. Jg. 72, p. 205. 1897. (Dem. in d. Sitz. v. 19. Febr. 1897.) — *Derselbe*, Sur l'histologie des corps jaunes. Bull. et mém. de la soc. anat. de Paris. Jg. 74, 6. Série, Tome 1. p. 594. (Disk.) 1899. (Dem. in d. Sitz. v. 16. Juni 1899.) — *Derselbe*, Note sur l'histologie des corps jaunes de la femme. Bull. et mém. de la soc. anat. de Paris. Jg. 74, 6. Série, Tome 1, p. 653—664. 1899. (Sitz. v. 30. Juni 1899.) — *Derselbe*, Note sur l'histologie des corps jaunes de la femme. Ann. de gynécol. Tome 52, p. 373—381. 1899. — *Cosentino*, Sulla questione dello sviluppo del folliculo di Graaf durante la gravidanza. Arch. di ostetr. e ginecol. Vol. 4, Nr. 1, p. 1. 1897. — *Coste*, Recherches sur la génération des Mammifères. Delpech et Coste, Recherches sur la formation des embryons des oiseaux. Paris: Rouvier & Le Bouvier 1834. — *Derselbe*, Histoire générale et particulière du développement des corps organisés. Paris: Masson 1847—1859. — *Courrier et Oberling*, Parthénogénèse spontanée dans l'ovaire du cobaye. Sitz. d. Réunion anat. de Strasbourg v. Nov. 1923. Bull. et mém. de la soc. anat. de Paris. Jg. 83, 6. Série, Tome 20. p. 724—730. 1923. — *Creighton, Charles*, A theory of the homology of the suprarenals, based on observations. Journ. of anat. a. physiol. normal a. pathol. Vol. 13, p. 51—82. 1878—79. — *Crety, Cesare*, Sulla degenerazione fisiologica primitiva del vitello delle ova dei mammiferi. Ricerche fatte nel laboratorio di anatomia normale della R. Università di Roma ed in altri laboratori biologici. Vol. 3, p. 173—183. 1893. — *Derselbe*, Contribuzione alla conoscenza dell'ovario dei chirotteri. Ebenda p. 221—239. — *Cruveilhier, J.*, Anatomie descriptive. Tome 2, p. 764—767. Paris: Bechet Jeune 1834. — *Cunningham, R. S.*, The reaction of the cells lining the peritoneal cavity, including the germinal epithelium of the ovary, to vital dyes. Americ. journ. of anat. Vol. 30, p. 398—427. 1922.

Dahl, W., Die Innervation der weiblichen Genitalien. Zeitschr. f. Geburtsh. u. Gynäkol. Bd. 78, S. 539—601. 1916. — *Darier et Bourges*, Transformation fibreuse des ovaires, avec kyste de l'ovaire du côté droit. — Cancer de l'intestin siégeant à l'union du rectum et de l'S iliaque. — Retrécissement intestinal consécutif. Bull. et mém. de la soc. anat. de Paris. Tome 64, p. 409—412. (Disk.) 1889. (Sitz. v. 31. Mai 1889.) — *Dawson, A. B. and Reis, J. H.*, An anomalous arterial supply to suprarenal, kidney and ovary. Anat. record. Vol. 23, p. 160—167. 1922. — *Delestre, Marcel*, Origine des cellules à lutéine du corps jaune chex la vache. Ann. de gynécol. 2. Série, Tome 7. p. 545—550. 1910. — *Derselbe*, Recherches sur le follicule de de Graaf et le corps jaune de la vache. Journ. de l'anat. et de la physiol. normal et pathol. Tome 46, p. 286—309. 1910. — *Derselbe*, Recherches sur les ovaires du nouveau-né. Ann. de gynécol. Tome 68, p. 193—210. 1911. — *Devez, G.*, Note sur l'ovaire du Didelphis cancrivora (Gmel.). Bull.

du Muséum d'Histoire naturelle. Tome 3. p. 205—207. 1897. — *De Vos, Jules,* Étude de l'innervation de l'ovaire. Bull. de l'acad. roy. de méd. de Belg. 4. Série, Tome 8, p. 552—558. 1894. Rapport par Boddaert, p. 488—490. (Sitz. v. 29. Sept. 1894.) — *Derselbe,* Étude de l'innervation de l'ovaire. Arch. de Pharmacodynamie. Tome 1, p. 259—265. 1895. — *Döderlein, Albert,* Die Ergebnisse der Gefrierdurchschnitte durch Schwangere. Ergebn. d. Anat. u. Entwicklungsgeschichte. Bd. 4, S. 314—354. 1894. — *Dogliotti, G. C.,* Sulla velocita d'accrescimento degli elementi della granulosa ovarica nei mammiferi. Monitore zool. ital. Vol. 37, p. 115—120. 1926. — *Doljan, C.,* Das senile Ovarium. Spitalul 1910. Nr. 2. Ref. Münch. med. Wochenschr. 1910. S. 1612. — *Donaldson, Henry H.,* On changes in the relative weights of the viscera and other organs from birth to maturity—Albino rat. Americ. journ. of physiol. Vol. 67, p. 1—21. 1923—1924. — *Döring, H.,* Beitrag zur Streitfrage über die Bildung des Corpus luteum. Anat. Anz. 1899. Bd. 16, S. 299—301. — *Derselbe,* Beitrag zur Streitfrage über die Bildung des Corpus luteum. Diss. Königsberg i. Pr. 1899. — *Drahn, Fritz,* Der weibliche Geschlechtsapparat von Kaninchen, Meerschweinchen, Ratte und Maus. In Halban, Josef und Seitz, Ludwig, Biologie und Pathologie des Weibes. Berlin u. Wien: Urban & Schwarzenberg 1924. Bd. 1, S. 457—490. — *Drips, Della Gay,* Studies on the ovary of the spermophile with special reference to the corpus luteum. 34. Vers. d. Americ. Assoc. of Anatomists. Minneapolis. Dez. 1917. Anat. record. Vol. 14, p. 34f. 1918. — *Dieselbe,* Microscopic sections of the ovaries of the spermophile (citellus) showing secretory granules and lipoids characteristic of the periods of the annual dioestrus cycle. 34. Vers. d. Americ. Assoc. of Anatomists. Minneapolis. Dez. 1917. Anat. record. Vol. 14, p. 54. 1918. (Dem.) — *Dieselbe,* Studies on the ovary of the spermophile (Spermophilus citellus tridecemlineatus) with special reference to the corpus luteum. Americ. journ. of anat. Vol. 25, p. 116—184. 1919. — *Drysdale, T. M.,* The ovarian corpuscle: its origin and characteristics. 7. Vers. d. Americ. gynec. Soc. Boston. Sept. 1882. Americ. journ. of obstetr. Vol. 15, p. 956—958. 1882. — *Dubreuil, G., et Regaud, Claudius,* Sur les productions exoplastiques des cellules folliculeuses de l'ovaire chez la lapine. Verhandl. d. Anat. Ges. 22. Vers. Berlin 1908. Anat. Anz. Ergänzungsheft zu Bd. 32, S. 152 bis 158. (Disk.) 1908. — *Dieselben,* Parallélisme des variations macroscopiques et microscopiques de la glande interstitielle dans l'ovaire de la lapine. Cpt. rend. hebdom. des séances de la soc. de biol. Tome 64, p. 901—903. 1908. (Sitz. v. 23. Mai 1908.) — *Dustin, A. P.,* Recherches sur l'origine des gonocytes chez les Amphibiens. Arch. de biol. Tome 23, p. 411—522. 1908. — *Derselbe,* L'origine et l'évolution des gonocytes chez les Reptiles (Chrysemis marginata). Arch. de biol. Tome 25, p. 495—534. 1910. — *Derselbe,* À propos de l'origine des sex-cells. (Réponse à B. M. Allen.) Anat. Anz. Bd. 40, S. 250 bis 252. 1912.

v. Ebner, Victor, Über das Verhalten der Zona pellucida zum Eie. Anat. Anz. Bd. 18, S. 55 bis 62. 1900. — *Derselbe,* Eierstock, Eisäckchen und fertige Eier. Nebeneierstock und Paroophoron. In v. Kölliker, Albert, Handbuch der Gewebelehre des Menschen. 6. Aufl. Bd. 3, S. 506—559. Leipzig: Engelmann 1902. — *Derselbe,* Zur Geschichte des Winterhalterschen Ovarialganglions. Monatsschr. f. Geburtsh. u. Gynäkol. Bd. 18, S. 757—759. 1903. — *Egli, Theodor,* Beiträge zur Anatomie und Entwicklungsgeschichte der Geschlechtsorgane. I. Zur Entwicklung des Urogenitalsystems beim Kaninchen. Diss. Basel 1876. — *Eigenmann, Carl H.,* On the precocious segregation of the sex-cells in Micrometrus aggregatus, Gibbons. Journ. of Morphol. Vol. 5, p. 481—492. 1891. — *Derselbe,* Sexdifferentiation in the viviparous teleost cymatogaster. Roux' Arch. f. Entwicklungsmech. d. Organismen. Vol. 4, p. 125—179. 1897. — *Eimer, Th.,* Untersuchungen über die Eier der Reptilien. Arch. f. mikroskop. Anat. Bd. 8, S. 216—243. 1872. — *Derselbe,* Untersuchungen über die Eier der Reptilien. II. Zugleich Beobachtungen am Fisch- und Vogelei. Arch. f. mikroskop. Anat. Bd. 8, S. 397—434. 1872. — *Elischer, Julius,* Über den Verlauf und Endigungsweise der Nerven im Ovarium. Vorläufige Mitteilung. Zentralbl. f. d. med. Wiss. 1876. S. 884f. — *Escher, Heinrich H.,* Die Farbe des Corpus luteum. Arch. f. Gynäkol. Bd. 119, S. 1—17. 1923. — *Eufinger, Heinrich,* Lipoid im Ovar. Sitz. d. Biol.-med. Abends der Universität Frankfurt a. M. v. 12. Mai 1924. Klin. Wochenschr. 1924. S. 1380f. — *Derselbe* und *Bader, C. W.,* Lipoiduntersuchungen am Ovarium der Schwangeren sowie die Atresie des Corpus luteum menstruationis während der Gravidität. Arch. f. Gynäkol. Bd. 124, S. 483—510. 1925. — *Evans, Herbert McLean,* On the behavior of the ovary and especially of the atretic follicle towards vital stains of the azo group. 32. Vers. d. Americ. Assoc. of Anatomists. New Haven. Dez. 1915. Anat. record. Vol. 10, p. 264. 1916. — *Derselbe,* On the behavior of the mammalian ovary and especially of the atretic follicle towards vital stains of the acid azo group. Proc. of the soc. f. exp. biol. a. med. Vol. 13, p. 80f. 1915—1916. (72. Sitz. v. 19. Jan. 1916, in New York.) — *Derselbe,* Further preparations showing the effect of vital stains on the cells of the corpus luteum, the theca folliculi, the granulosa, and the zona pellucida of the mammalian ovum. 33. Vers. d. Americ. Assoc. of Anatomists. New York. Dez. 1916. Anat. record. Vol. 11, p. 441. 1916—1917. (Dem.) — *Exner, Sigm.,* und *Buckel, A.,*

Über die Lymphwege des Ovariums. Sitzungsberichte d. Kaiserl. Akad. d. Wissensch. zu Wien, Mathem.-Naturw. Klasse, Abt. III. Bd. 70, S. 102 u. 156—161. 1874. (Sitz. v. 23. Juli 1874.)

Falcone, Cesare, Sui fenomeni di neoformazione ovarica e follicolare nell' ovaia adulta. Monitore zool. ital. Vol. 10. Suppl. p. XXIII—XXXIII. 1899. — *Farre, Arthur*, Uterus and its appendages. In Todd, Robert B., The Cyclopaedia of anatomy and physiology. Vol. 5 (Suppl.). London 1859. Longman usw. p. 545—725. — *Fauré-Fremiet, E.*, Étude sur les mitochondries des protozoaires et des cellules sexuelles. Arch. d'anat. microscop. Tome 11, p. 457—648. 1909—1910. — *Fehling, Hermann*, Lehrbuch der Frauenkrankheiten. Stuttgart: Enke 1900. 2. Aufl. — *Felix, W.*, Die Entwicklung der Harn- und Geschlechtsorgane. In Keibel, Franz und Mall, Franklin P., Handbuch der Entwicklungsgeschichte des Menschen. Bd. 2, S. 732—955. Leipzig: Hirzel 1911. — *Fellner, Otfried O.*, Zur Histologie des Ovariums in der Schwangerschaft. Arch. f. mikroskop. Anat. Bd. 73, S. 288—305. 1909. — *Fiebag, Ferdinand*, Klimax praecox. Diss. Breslau 1911. — *De Filippi, F.*, Allgemeine Bemerkungen zur Entwicklungsgeschichte der Tiere. Moleschotts Untersuchungen zur Naturlehre des Menschen und der Tiere. Bd. 9, S. 121—128. 1863. — *Firket, Jean*, Recherches sur l'organogenèse des glandes sexuelles des oiseaux. (Note préliminaire.) Anat. Anz. Bd. 46, S. 413—425. 1914. — *Derselbe*, Recherches sur l'organogenèse des glandes sexuelles chez les oiseaux. Arch. de biol. Vol. 29, p. 201—351. 1914—1919, Vol. 30, p. 393—516. 1920. — *Derselbe*, On the origin of germ cells in higher vertebrates. Anat. record. Vol. 18, p. 308—316. 1920. — *Fischel, Alfred*, Über den gegenwärtigen Stand der experimentellen Teratologie. Verhandl. d. dtsch. pathol. Ges. 5. Vers. Karlsbad 1902. S. 255—357. (Disk.) — *Derselbe*, Zur normalen Anatomie und Physiologie der weiblichen Geschlechtsorgane von Mus decumanus sowie über die experimentelle Erzeugung von Hydro- und Pyosalpinx. Roux' Arch. f. Entwicklungsmech. d. Organismen Bd. 39, S. 578—616. 1914. — *Flemming, Walter*, Über die Regeneration verschiedener Epithelien durch mitotische Zellteilung. Arch. f. mikroskop. Anat. Bd. 24, S. 371—398. (S. 376—384.) 1884 (1885). — *Derselbe*, Über die Bildung von Richtungsfiguren in Säugetiereiern beim Untergang Graafscher Follikel. Arch. f. Anat. u. Physiol., Anat. Abt. 1885. S. 221—244. — *Derselbe*, Zur Kenntnis des Ovarialeies. Festschrift zum siebenzigsten Geburtstag von Carl von Kupffer. S. 321—324. Jena: Fischer 1899. — *Förster, Francis*, Comparative microscopical studies of the ovary. Americ. journ. of obstetr. Vol. 28, p. 458—479 and 779—794. 1893; Vol. 29, p. 145—157; 1894; Vol. 30, p. 652—667; Vol. 31, p. 811—826. 1895. — *Foulis, James*, The development of cysts in the stroma of the ovary. Sitz. d. Obst. Soc. of Edinburgh v. 12. Mai 1875. Obst. Journ. of Great Britain and Ireland. Vol. 3, p. 527—529. (Disk.). 1875—1876. — *Derselbe*, The development of the ova, and the structure of the ovary in man and other mammalia; with special reference to the origin and development of the follicular epithelial cells. Journ. of anat. a. physiol. normal a. pathol. Vol. 13, p. 353—381. 1878 bis 1879. — *Derselbe*, Development and structure of the ovary. Sitz. d. Obst. Soc. of Edinburgh v. 12. März 1879. Edinburgh med. journ. Vol. 7, p. 513. Disk. S. 513—515. 1879—1880. (Nur Titel!). — *Franck, L.*, Verhalten des echten gelben Körpers im Ovarium der Stute. Dtsch. Zeitschr. f. Tiermed. Bd. 2, S. 227f. *Franke, Gustav*, Die Morgagnischen Hydatiden und andere Embryonalreste des Müllerschen Ganges und des Wolffschen Körpers am Hoden und Eierstock. Berlin: S. Karger 1918. — *Fränkel, Eugen*, Normales Ovarium mit zur Hälfte außerhalb, zur anderen innerhalb des Ovarialparenchyms gelegenen Corpus fibrosum. Dem. i. d. Sitz. d. Biol. Abt. d. Ärztl. Vereins Hamburg v. 14. Febr. 1905. Münch. med. Wochenschr. 1905. S. 826f. (Disk.) — *Fränkel, Ludwig*, Vergleichend histologische Untersuchungen über das Vorkommen drüsiger Formationen im interstitiellen Eierstocksgewebe (Glande interstitielle de l'ovaire). Arch. f. Gynäkol. Bd. 75, S. 443—507. 1905. — *Derselbe*, Die interstitielle Eierstocksdrüse. Berlin. klin. Wochenschr. 1911. S. 60—62. — *Derselbe*, Normale und pathologische Sexualphysiologie des Weibes. In Liepmann, W., Kurzgefaßtes Handbuch der gesamten Frauenheilkunde. Leipzig: F. C. W. Vogel 1914. — *Derselbe*, Keimdrüsenreifung, Ovulation. In Bethe, A.; v. Bergmann, G.; Embden, G. und Ellinger, A., Handbuch der normalen und pathologischen Physiologie mit Berücksichtigung der experimentellen Pharmakologie. Bd. 14, erste Hälfte, erster Teil. S. 429—444. Berlin: Springer 1926. — *Frankenhäuser, F.*, Die Nerven der Gebärmutter und ihre Endigung in den glatten Muskelfasern. Ein Beitrag zur Anatomie und Gynäkologie. Jena: Mauke 1867. — *Derselbe*, Über die Lage der inneren Genitalien. Korresp.-Blatt f. Schweizer Ärzte. 1876. S. 413—418. *Frankl, Oskar*, Pathologische Anatomie und Histologie der weiblichen Genitalorgane in kurzgefaßter Darstellung. In Liepmann, W., Kurzgefaßtes Handbuch der gesamten Frauenheilkunde, Gynäkologie und Geburtshilfe für den praktischen Arzt. Leipzig: Vogel 1914. Bd. 2. — *Derselbe*, Diskussion zu Stolper. S. 770f. — *v. Franqué, Otto*, Beschreibung einiger seltener Eierstockspräparate. Zeitschr. f. Geburtsh. u. Gynäkol. Bd. 39, S. 326—345. 1898. (Fall 1: Ein wahres Zwillingsei bei einer Erwachsenen. Fall 4: Ein dreieiiger Graafscher Follikel bei der Erwachsenen. Hyperplasie des ganzen Ovarium.) —

Derselbe, Über Urnierenreste im Ovarium, zugleich ein Beitrag zur Genese der cystoiden Gebilde in der Umgebung der Tube. Sitzungsber. d. physikal.-med. Gesellsch. in Würzburg. 1898. S. 49—52. (Dem. i. d. Sitz. v. 7. Juli 1898.) — *Derselbe*, Über Urnierenreste im Ovarium, zugleich ein Beitrag zur Genese der cystoiden Gebilde in der Umgebung der Tube. Zeitschr. f. Geburtsh. u. Gynäkol. Bd. 39, S. 499—524. 1898. — *Derselbe*, Salpingitis nodosa isthmica und Adenomyoma tubae. Ebenda. Bd. 42, S. 41—58. 1900. — *Derselbe*, Deciduabildung im Ovarium und multiple peritubare Cystenbildung von dem in geschichtetes Plattenepithel verwandelten Epithel des Peritoneum aus. Verhandl. d. dtsch. Ges. f. Gynäkol. 9. Vers. Gießen 1901. S. 492—495. (Dem.) — *Derselbe*, Erkrankungen des Eierstockes. In Opitz, Erich, Handbuch der Frauenheilkunde. 5. Aufl., S. 903—949. (Abb. 419 u. S. 911.) — *Freund, Maximilian Bernhard*, Die Lageentwicklung der Beckenorgane, insbesondere des weiblichen Genitalkanals und ihre Abwege. Klinische Beiträge zur Gynäkologie (Betschler und Freund) Heft 2. S. 85—178. 1864. — *Derselbe*, Die Lageentwicklung der Beckenorgane, insbesondere des weiblichen Genitalkanals, und ihre Abwege. Breslau: Morgenstern 1864. — *Fritsch, Heinrich*, Die Krankheiten der Frauen für Ärzte und Studierende. 9. Aufl. Braunschweig: Werden 1900. (S. 398—402.) — *Fuss, A.*, Über extraregionäre Geschlechtszellen bei einem menschlichen Embryo von 4 Wochen. Anat. Anz. Bd. 39, S. 407—409. 1911. — *Derselbe*, Über die Geschlechtszellen des Menschen und der Säugetiere. Arch. f. mikroskop. Anat., Zweite Abt. Bd. 81, S. 1—23. 1913 und Diss. Bonn 1913.

Ganfini, Carlo, Le terminazioni nervose nelle ghiandole sessuali. Arch. ital. di anat. e di embriol. Vol. 2, p. 31—44. 1903. — *Derselbe*, Sul probabile significato fisiologico dell' atresia follicolare nell' ovaio di alcuni mammiferi. Arch. ital. di anat. e di embriol. Vol. 6, p. 346—357. 1907. — *Derselbe*, Sulla presenza di cellule gangliari nell' ovaio di Gallus dom. Bibliographie anatomique. Vol. 16, p. 128—132. 1907. — *Derselbe*, Sulla struttura e sviluppo delle cellule interstiziali dell' ovaio. Arch. ital. di anat. e di embriol. Vol. 7, p. 373—457. 1908—1909. — *Garrigues, H. J.*, Diseased ovaries. Dem. in der Sitz. d. Obst. soc. of New York vom 16. Nov. 1880. Americ. journ. of obstetr. Vol. 14, p. 669. (Disk.) 1881. — *Gastel, Lucien*, Contribution à l'étude des follicules de de Graaf et des corps jaunes. Diss. Paris 1891. — *Gatenby, J. Bronté*, The transition of peritoneal epithelial cells into germ cells in some Amphibia anura, especially in Rana temporaria. Quart. journ. of microscop. science. N. S. Vol. 61, p. 275—300. 1916. — *Derselbe*, The transition of pertioneal epithelial cells into germ cells in Gallus bankiva. Quart. journ. of microscop. science. N. S. Vol. 68, p. 1—17. 1924. — *v. Gawronsky, Nicolai*, Über Verbreitung und Endigung der Nerven in den weiblichen Genitalien. (Vorläufige Mitteilung.) Zentralbl. f. Gynäkol. Jg. 18, S. 250—252. 1894. — *Derselbe*, Über Verbreitung und Endigung der Nerven in den weiblichen Genitalien. Arch. f. Gynäkol. Bd. 47, S. 271—283. 1894. — *Gebhard, C.*, Pathologische Anatomie der weiblichen Sexualorgane. Leipzig: Hirzel 1899. — *Gegenbaur, C.*, Über den Bau und die Entwicklung der Wirbeltier-Eier mit partieller Dotterteilung. Arch. f. Anat., Physiol. u. wiss. Med. S. 491—529. 1861. — *Derselbe*, Lehrbuch der Anatomie des Menschen. 6. Aufl. Bd. 2, S. 158—166. Leipzig: Engelmann 1896. — *Geigel, Richard*, Über Variabilität in der Entwicklung der Geschlechtsorgane beim Menschen. Verhandl. d. physikal.-med. Ges. zu Würzburg. N. F. Bd. 17, S. 129—148. 1883. — *Gemmill, James F.*, Zur Eibildung bei den anuren Amphibien. Arch. f. Anat. u. Physiol., Anat. Abt. 1896. S. 230—238. — *Gérard, Pol*, Contribution à l'étude de l'ovaire des mammifères. L'ovaire de Galago mossambicus (Young). Arch. de biol. Tome 30, p. 357—391. 1920. — *v. Gerlach, Joseph*, Über den Bau der Ovarien zeugungsfähiger Frauen. Verhandl. d. physikalisch-medizinischen Societät zu Erlangen. 1867—1870. H. 2, S. 46—50. — *Derselbe*, Handbuch der speziellen Anatomie des Menschen in topographischer Behandlung. München u. Leipzig: Oldenbourg 1891. S. 815f. — *Gerlach, Leo*, Beiträge zur Morphologie und Physiologie des Ovulationsvorganges der Säugetiere. Sitzungsber. der physikalisch-medizinischen Societät in Erlangen. 1890. H. 22, S. 43—61. (Sitz. v. 4. März 1890.) — *Gerlinger, H.*, Corps jaunes partiels de l'ovaire de chienne. Bull. et mém. de la soc. anat. de Paris. Jg. 93, p. 448—452. 1923. (Sitz. v. 17. Mai 1923.) — *Giacomini, Ercole*, Sui corpi lutei veri degli Anfibi con una breve appendice sui corpi lutei veri degli Uccelli (Gallus domesticus). Monitore zool. ital. Vol. 7, p. 214—230 e 249—266. 1896. — *Giannelli, Luigi*, Contributo alla migliore conoscenza dello sviluppo delle ghiandole genitali nei Mammiferi (Lepus cuniculus). 1ª Nota: Sviluppo dell' ovario. Monitore zool. ital. Vol. 16, p. 354—368. 1905. — *Derselbe*, Alcune osservazioni alla memoria „Ricerche sopra la struttura e la istogenesi della sostanza midollare dell' ovaia" del Dr. Mario Zalla. Monitore zool. ital. Vol. 19, p. 123—125. 1908. — *Derselbe*, Replica al dott. M. Zalla. Monitore zool. ital. Vol. 19, p. 128. 1908. — *Giardina, Andrea*, Sui primi stadii dell'oogenesi, e principalmente sulle fasi di sinapsi. Considerazioni. Anat. Anz. Bd. 21, S. 293 bis 308. 1902. — *Derselbe*, Sulla presenza di cristalli di sostanze proteiche negli oociti di Scutigera e di Tegenaria. 5. Vers. d. Unione zoologica italiana. Portoferrajo. April 1905. Monitore zool. ital. Vol. 16, p. 202—205. 1905. — *Goette, Alexander*, Die Entwicklungsgeschichte der Unke als Grundlage einer vergleichenden Morphologie der Wirbeltiere. Leipzig: Voß 1874—1875. — *Goodale, H. D.*, Interstitial cells in the gonads of domestic fowl. Anat. record. Vol. 16, p. 246—250. 1919. — *Goormaghtigh*, Sur l'existence et la signification d'un corps sidérophile de Guieysse dans le corps jaune de la chienne. Cpt. rend. de l'Assoc. des Anatomistes. 18. Vers. Lyon. März 1923. Bibliographie anatomique Suppl. 1923. p. 227—231. — *de Graaf, Regnerus,* De mulierum organis generationi inservientibus tractus novus. Lugduni Batav. (Leiden) 1672. Ex officina Hackiana. — *Derselbe,* Opera omnia. Lugduni Batav. 1677. — *Grohe, F.,* Über den Bau und das Wachstum des menschlichen Eierstocks und über einige krankhafte Störungen desselben. Virchows Arch. f. pathol. Anat. u. Physiol. Bd. 26, S. 271—306. 1863. — *Derselbe,* Erwiderung an Herrn Prof. Pflüger in Bonn, den Bau des menschlichen Eierstocks betreffend. Virchows Arch. f. pathol. Anat. u. Physiol. Bd. 28, S. 570—577. 1863. — *Guilscher, A.,* Histogénèse des cellules à lutéine du corps jaune de la femme. Verh. d. VI. internat. Kongr. f. Geburtsh. u. Gynäkol. Berlin, Sept. 1912, S. 791 f. — *Gundobin, A. P.* Die Besonderheiten des Kindesalters. Grundlegende Tatsachen zur Erkenntnis der Kinderkrankheiten. Deutsche autorisierte und revidierte Ausgabe von Rubinstein, S., mit einem Vorwort von Langstein. Berlin: Allg. med. Verlagsanstalt 1912. S. 433—440. — *Gurwitsch, Alexander,* Idiozom und Zentralkörper im Ovarialeie der Säugetiere. Arch. f. mikroskop. Anat. Bd. 56, S. 377—392. 1900. — *Gutherz, S.,* Zur Lehre vom Ursprung der tierischen Keimzellen. Arch. f. mikroskop. Anat., Zweite Abt. Bd. 92, S. 1—40. 1919.

Häggqvist, Gösta, Einige Beobachtungen über das Verhältnis der Gefäße zum Cumulus oophorus im menschlichen Ovarium. Anat. Anz. Bd. 54, S. 264—267. 1921. — *Häggström, Paul,* Zahlenmäßige Analyse der Ovarien eines 22jährigen gesunden Weibes. Upsala läkareföreningns Förhandlingar 1921. Ny följd. Bd. 26, H. 5 u. 6. Festskrift för Hammar. — *Hammerschlag,* Die Lage des Eierstocks. Zeitschr. f. Geburtsh. u. Gynäkol. Bd. 37, S. 462—479. 1897. — *Hammond, John* and *Marshall, F. H. A.,* Reproduction in the Rabbit. Edinburgh and London: Oliver and Boyd 1925. — *v. Hansemann, David,* Über den Kampf der Eier in den Ovarien. Roux' Arch. f. Entwicklungsmechanik d. Organismen. Bd. 35, S. 223—235. 1913. — *Hargitt, Geo T.,* The formation of the sex glands and germ cells of mammals. I. The origin of the germ cells in the albino rat. Journ. of morphol. Vol. 40, p. 517—547. 1925. — *Harms,* Über die interstitielle Eierstocksdrüse beim Tier. Sitz. d. Ver. f. wiss. Heilkde. in Königsberg i. Pr. v. 19. Nov. 1923. Klin. Wochenschr. 1924. S. 300. — *Hartman, Carl G.,* Polynuclear ova and polyovular follicles in the opossum. 40. Vers. d. Americ. Assoc. of Anatomists. Buffalo. April 1924. Anat. record Vol. 27, p. 182. 1924. — *Derselbe,* Observations on the ovary of the opossum (Didelphis virginiana). Contributions to embryology. Vol. 19, p. 285—300. 1927. — *Hartmann, Heinz,* Über Bildung und Reifung von Follikeln bei Neugeborenen und Kindern. Arch. f. Gynäkol. Bd. 128, S. 1—10. 1926. — *Harz, W.,* Beiträge zur Histologie des Ovariums der Säugetiere. Arch. f. mikroskop. Anat. Bd. 22, S. 374—407. 1883. — *Hasse, Carl,* Beobachtungen über die Lage der Eingeweide im weiblichen Beckeneingange. Arch. f. Gynäkol. Bd. 8, S. 402—413. 1875. — *Derselbe,* Die normalen Lagen der weiblichen Beckenorgane. Arch. f. Anat. u. Physiol., Anat. Abt. 1910. S. 23—27. — *Hatai, Shinkishi,* On the weights of the abdominal and the thoracic viscera, the sex glands, ductless glands and the eyeballs of the albino rat (Mus norvegicus albinus) according to body weight. Americ. journ. of anat. Vol. 15, p. 87—119. 1913—1914. — *Hausmann, Eduard,* Über Vereinigung zweier Graaf'scher Follikel. Zentralbl. f. Gynäkol. Jg. 52, S. 3264—3268. 1928. — *Hausmann, Ulrich Friedrich,* Über die Zeugung und Entstehung des wahren weiblichen Eies bei den Säugetieren und Menschen. Eine von der Königlichen Societät der Wissenschaften zu Göttingen gekrönte Preisschrift. Hannover 1840. — *Haussmann,* Zur intrauterinen Entwicklung der Graaf'schen Follikel. Zentralbl. f. d. med. Wiss. 1875. S. 533—535. — *Hauswaldt, H.,* Zur Frage der Entstehung des Corpus haemorrhagicum. Monatsschr. f. Geburtsh. u. Gynäkol. Bd. 35, S. 25—34. 1912. — *Heape, Walter,* The development of the Mole (Talpa europea), the ovarian ovum, and segmentation of the ovum. Quart. journ. of microscop. science. Vol. 26, p. 157—174. 1886. — *Derselbe,* The menstruation and ovulation of Macacus Rhesus with observations on the changes undergone by the discharged follicle. Philos. Transact. of the roy. soc. of London. Teil I. Vol. 188, p. 135—166. 1897. — *Derselbe,* Ovulation and degeneration of ova in the rabbit. Proc. of the roy. soc. of London. Series B. Vol. 76, p. 260—268. 1905. — *Hegar, Karl,* Studien zur Histogenese des Corpus luteum und seiner Rückbildungsprodukte. Arch. f. Gynäkol. Bd. 91, S. 530—545. 1910. — *Heitz, Fritz,* Über den Bau der Kalbsovarien. Diss. Bern 1906. — *Heitzmann, C.,* Beiträge zur pathologischen Anatomie der Gebärmutter und der Eierstöcke. Münch. med. Wochenschr. 1895. S. 1545 bis 1548 u. 1590—1593. — *Henke, Wilhelm,* Topographische Anatomie des Menschen in Abbildung und Beschreibung. Berlin: Hirschwald 1879. — *Henle, J.,* Handbuch der systematischen Anatomie des Menschen. Bd. 2. Braunschweig: Vieweg & Sohn 1866. — *Henneguy, L. F.,* Le corps vitellin de

Balbiani dans l'oeuf des vertébrés. Journ. de l'anat. et de la physiol. Tome 29, p. 1—39. 1893. — *Derselbe*, Recherches sur l'atrésie des follicules de Graaf chez les mammifères et quelques autres vertébrés. Journ. de l'anat. et de la physiol. Tome 30, p. 1—39. 1894. — *Hennig, Carl*, Der Katarrh der inneren weiblichen Geschlechtsteile. Leipzig: Engelmann 1862. — *Derselbe*, Über die Geschwülste der Eierstöcke nebst geschichtlichen Vorbemerkungen über Ovarien und Tuben. Arch. f. Anat., Physiol. u. wiss. Med. 1875. S. 713—722. — *Derselbe*, Über frühreife Eibildung. Sitzungsber. d. naturforsch. Ges. zu Leipzig Jg. 5, S. 5f. 1878. (Sitz. v. 12. März 1878.) — *v. Herff, Otto*, Über das anatomische Verhalten der Nerven in dem Uterus und in den Ovarien des Menschen. Sitzungsber. d. Ges. f. Morphologie u. Physiol. in München. Bd. 7, H. 2 u. 3, S. 40—46. (Disk.). 1891. — *Derselbe*, Über den feineren Verlauf der Nerven im Eierstocke des Menschen. Zeitschr. f. Geburtsh. u. Gynäkol. Bd. 24, S. 289—308. 1892. — *Derselbe*, Zur Frage des Vorkommens von Follikelnerven im Eierstock des Menschen. Zentralbl. f. Gynäkol. Jg. 19. S. 126f. 1895. — *Derselbe*, Gibt es ein sympathisches Ganglion im menschlichen Ovarium ? Arch. f. Gynäkol. Bd. 51, S. 374—388. 1896. — *Hermstein, Alfred*, Untersuchungen über den Lipoidgehalt des Corpus luteum. Sitz. d. Gynäkol. Ges. zu Breslau v. 18. Nov. 1924. Zentralbl. f. Gynäkol. Jg. 49, S. 774. 1925. — *Derselbe*, Untersuchungen über den Lipoidgehalt des Corpus luteum. Arch. f. Gynäkol. Bd. 124, S. 739 bis 770. 1925. — *Derselbe*, Über die Lipoide des Menstrualblutes. Arch. f. Gynäkol. Bd. 130, S. 80—127. 1927. *Hertwig, Oscar*, Beiträge zur Kenntnis der Bildung, Befruchtung und Teilung des tierischen Eies. Morphologisches Jahrbuch. Bd. 3, S. 1—86. 1877. — *Derselbe*, Weitere Beiträge zur Kenntnis der Bildung, Befruchtung und Teilung des tierischen Eies. Ebenda. S. 271—279. — *Derselbe*, Lehrbuch der Entwicklungsgeschichte des Menschen und der Wirbeltiere. Jena: Fischer 1910. 9. Aufl. — *Hett, Johannes*, Das Corpus luteum der Vögel. Verhandl. d. anat. Ges. 31. Vers. Erlangen. April 1922. Anat. Anz. Erg.-H. zu Bd. 55, S. 153—159 (Disk.). 1922. — *Derselbe*, Das Corpus luteum der Dohle (Colaeus monedula). Arch. f. mikroskop. Anat., 1. Abt. Bd. 97, S. 718—838. 1923. — *Derselbe*, Das Corpus luteum des Molches (Triton vulgaris). Zeitschr. f. Anat. u. Entwicklungsgeschichte Bd. 68, S. 243 bis 271. 1923. — *Derselbe*, Das Corpus luteum der Zauneidechse (Lacerta agilis). Zeitschr. f. mikroskop.-anat. Forschung. Bd. 1, S. 41—84. 1924. — *Derselbe*, Stammesgeschichtliche Untersuchungen über das Corpus luteum. Dtsch. med. Wochenschr. 1924. S. 1084f. — *Heyse, Gustav*, Ein Beitrag zur mikroskopischen Anatomie der Ovarien Osteomalacischer. Arch. f. Gynäkol. Bd. 53, S. 321—339. 1897. — *Hill, J. P.*, The early development of the Marsupialia, with special reference to the native cat (Dasyurus viverrinus). (Contributions to the embryology of the Marsupialia, IV.) Quart. journ. of microscop. science. N. S. Vol. 56, p. 1—134. 1910 (1911). — *Hinselmann, Hans*, Zwei Einzelheiten aus dem Bau der Umgebung des lebensfrischen menschlichen Eierstockseies. Zentralbl. f. Gynäkol. Jg. 48, S. 2058. 1924. — *His, Wilhelm*, Beobachtungen über den Bau des Säugetier-Eierstockes. Arch. f. mikroskop. Anat. Bd. 1, S. 151—202. 1865. — *Derselbe*, Über Präparate zum Situs viscerum mit besonderen Bemerkungen über die Form und Lage der Leber, des Pankreas, der Nieren und Nebennieren, sowie der weiblichen Beckenorgane. Arch. f. Anat. u. Physiol., Anat. Abt. 1878. S. 53—82. — *Derselbe*, Die Lage der Eierstöcke in der weiblichen Leiche. Arch. f. Anat. u. Physiol., Anat. Abt. 1881. S. 398—404. — *Hoche, Léon et Morlot, René*, Évolution parthénogénétique de l'ovule dans l'atrophie du follicule à l'état de maturité. Sitz. d. Réunion Biol. de Nancy v. 13. Juli 1920. Cpt. rend. hebdom. des séances de la soc. de biol. Tome 83, p. 1152—1154. 1920. — *Hofbauer, J.*, Mikroskopische Studien zur Biologie der Genitalorgane im Fetalalter (Fettbefunde, Ödeme, ,,menstruelle" Erscheinungen, Eireifung). Arch. f. Gynäkol. Bd. 77, S. 139—187. 1906. — *Hoffmann, Carl Ernst Emil*, Quains Lehrbuch der Anatomie. Deutsche Original-Ausgabe. Bd. 1, S. 701—722. Erlangen: Besold 1870. — *Derselbe*, Lehrbuch der Anatomie des Menschen. 2. Aufl. d. Bearbeitung von Quains Elements of anatomy. Bd. 1, 2. Abt., S. 659—666. Erlangen: Besold 1877. — *Hoffmann, C. K.*, Zur Entwicklungsgeschichte der Urogenitalorgane bei den Anamnia. Zeitschr. f. wiss. Zool. Bd. 44, S. 570—643. 1886. — *Derselbe*, Zur Entwicklungsgeschichte der Urogenitalorgane bei den Reptilien. Zeitschr. f. wiss. Zool. Bd. 48, S. 260—300. 1889. — *Höhne, Ottomar*, Die Befruchtung, Einbettung und Entwicklung des Eies. In Stoeckel, Walter, Lehrbuch der Geburtsh. 2. Aufl. Jena: Fischer 1923. S. 30—81. — *Derselbe* und *Linzenmeier, G.*, Untersuchungen über die Lage der Ovarien an der Lebenden mit Rücksicht auf die Röntgenbestrahlung. Zentralbl. f. Gynäkol. Jg. 36, S. 457—462. 1912. — *Dieselben*, Untersuchungen über die Lage der Ovarien an der Lebenden mit Rücksicht auf die Röntgenbestrahlung. Strahlentherapie. Bd. 1. S. 141—150. 1912. — *Holl, M.*, Über die Reifung der Eizelle des Huhns. Sitzungsber. d. Kaiserl. Akad. d. Wiss. Wien, Math.-naturw. Kl. Abt. III. Bd. 99, S. 309 u. 311—370. 1890. (Sitz. v. 10. Juli 1890.) — *Derselbe*, Über die menschliche Eizelle. Vorläufige Mitteilung. Anat. Anz. Bd. 6, S. 551—556. 1891. — *Derselbe*, Über die Reifung der Eizelle bei den Säugetieren. Sitzungsber. d. Kaiserl. Akad. d. Wiss. Wien, Math.-naturw. Kl. Abt. III. Bd. 102, S. 246

u. 249—309. 1893. (Sitz. v. 8. Juni 1893.) — *D'Hollander, F.*, Recherches sur l'oogenèse et sur la structure et la signification du noyau vitellin de Balbiani chez les oiseaux. Arch. d'anat. microscop. Tome 7, p. 117—180. 1904—1905. — *Hollstein, L.*, Lehrbuch der Anatomie des Menschen. 5. Aufl. Berlin: Schröder 1873. Sp. 697—702. — *Holmgren, Emil*, Von den Ovocyten der Katze. Anat. Anz. Bd. 18, S. 63—69. 1900. — *Hölzl, Hans*, Über die Metamorphosen des Graafschen Follikels. Diss. München 1893. — *Derselbe*, Über die Metamorphosen des Graafschen Follikels. Virchows Arch. f. pathol. Anat. u. Physiol. Bd. 134, S. 438—474. 1893. — *Honoré, Charles*, Recherches sur l'ovaire du lapin. I. Note sur les corps de Call et Exner et la formation du Liquor folliculi. Arch. de biol. Tome 16, p. 537 bis 562. 1900. II. Recherches sur la formation du corps jaune. p. 563—599. — *Derselbe*, Recherches sur l'ovaire du lapin. III. Note sur les follicules de de Graaf à plusieurs ovules. Arch. de biol. Tome 17, p. 489—497. 1901. — *Hörmann, Karl*, Beitrag zur Kenntnis der decidualen Bildungen in den Ovarien bei intrauteriner Gravidität. Arch. f. Gynäkol. Bd. 80, S. 297—305. 1906. — *Derselbe*, Über das Bindegewebe der weiblichen Geschlechtsorgane. I. Die Bindegewebsfasern im Ovarium. Arch. f. Gynäkol. Bd. 82, S. 619—678. 1907. — *Derselbe*, Über deciduale Bildungen im Ovarium Schwangerer. Sitz d. Ges. f. Morphol. u. Physiol. in München v. 3. Juli 1906. Münch. med. Wochenschr. 1906. S. 1835f. — *Hoyer, Wyll*, Das physiologische Vorkommen morphologisch darstellbarer Lipoide im Eierstock von Haussäugetieren (Hund, Rind und Pferd). Diss. Berlin 1920. — *Huguenin*, Anomalies épithéliales de l'ovaire. Dem. i. d. Sitz. d. Soc. méd. de Genève vom 23. Juni 1910. Rev. méd. de la Suisse romande. Jg. 30, S. 1059. 1910. — *Hüssy, Paul* und *Wallart, J.*, Interstitielle Drüse und Röntgenkastration. Zeitschr. f. Geburtsh. u. Gynäkol. Bd. 77, S. 177—188. 1915. — *Hyrtl, Joseph*, Handbuch der topographischen Anatomie und ihrer praktisch medizinisch-chirurgischen Anwendungen. 6. Aufl. Bd. 2, S. 213—219. Wien: Braumüller 1871. — *Derselbe*, Lehrbuch der Anatomie des Menschen mit Rücksicht auf physiologische Begründung und praktische Anwendung. 20. Aufl. Wien: Braumüller 1889. S. 813—820.

Ihm, Eduard, Die Bedeutung des Corpus luteum. Monatsschr. f. Geburtsh. u. Gynäkol. Bd. 21, S. 515—541, 656—671 u. 779—792. 1905. — *Ikeda, K.*, Beitrag zur Histologie des Corpus luteum. Eigenfibrillen der Luteinzellen. Dunkle Luteinzellen. Rückbildung der Luteinzellen nach Abort und Schwangerschaft. Zeitschr. f. Geburtsh. u. Gynäkol. Bd. 93, S. 229—251. 1928.

Jackson, C. M., Postnatal growth and variability of the body and of the various organs in the albino rat. Americ. journ. of anat. Vol. 15, p. 1—68. 1913—1914. — *Jaffé, Rudolf*, Bau und Funktion des Corpus luteum. Zentralbl. f. Gynäkol. Jg. 48, S. 1122—1129. 1924. — *Derselbe*, Lipoidstoffwechsel und Ovarium. Eine Erwiderung auf den Artikel von Prof. Robert Meyer in Nr. 29 dieser Zeitschrift. Zentralbl. f. Gynäkol. Jg. 48, S. 2414—2419. 1924. — *Derselbe*, Lipoidstoffwechsel und Keimdrüsen. Fortschr. d. Med. 1925. S. 15—18. — *Derselbe*, Einiges über Keimdrüsen und Gesamtorganismus. Zeitschr. f. Konstitutionslehre. Bd. 11, S. 370—377. 1925. — *Derselbe*, Über morphologische Veränderungen der endokrinen Drüsen während der Schwangerschaft. Berichte über d. ges. Gynäkol. u. Geburtsh. Bd. 14, S. 145—152. 1928. — *Jankowski, Johann*, Beitrag zur Entstehung des Corpus luteum der Säugetiere. Arch. f. mikroskop. Anat. Bd. 64, S. 361—388. 1904. — *Janošík, J.*, Histologisch-embryologische Untersuchungen über das Urogenitalsystem. Sitzungsber. d. Kaiserl. Akad. d. Wiss. Wien, Math.-naturw. Kl. Abt. III. Bd. 91, S. 26 u. 97—199. 1885. (Sitz. v. 5. Febr. 1885.) — *Derselbe*, Zur Histologie des Ovarium. Sitzungsber. d. Kaiserl. Akad. d. Wiss. Wien, Math.-naturw. Kl. Abt. III. Bd. 96, S. 159 u. 172—193. 1887. (Sitz. v. 1. Dez. 1887.) — *Derselbe*, Bemerkungen über die Entwicklung des Genitalsystem. Sitzungsber. d. Kaiserl. Akad. d. Wiss. Wien, Math.-naturw. Kl. Abt. III. Bd. 99, S. 258 u. 260—288. 1890. (Sitz. v. 17. April 1890.) — *Derselbe*, Die Atrophie der Follikel und ein seltsames Verhalten der Eizelle. Arch. f. mikroskop. Anat. Bd. 48, S. 169—181. 1897. — *Janzer*, Untersuchung der inneren Genitalien eines kurz nach der Menstruation ermordeten Mädchens. Heidelberger medizinische Annalen. Bd. 13, S. 601—604. 1848. — *Jayle, F.*, Le corps scléreux du corps jaune. Journ. méd. franç. Tome 14, p. 309 bis 311. 1925. — *Jones, Mary A. Dixon*, A hitherto undescribed disease of the ovary; endothelioma changing to angioma and haematoma. New York med. journ. Vol. 50, p. 337—345. 1889. — *Dieselbe*, Another hitherto undescribed disease of the ovaries. Anomalous menstrual bodies. New York med. journ. Vol. 51, p. 511—516 a. 542—547. 1890. — *Jörgensen, Max*, Zur Entwicklungsgeschichte des Eierstockeies von Proteus anguineus (Grottenolm). (Die Wachstumsperiode.) Festschrift zum sechzigsten Geburtstag Richard Hertwigs (München). Jena: Fischer 1910. Bd. 1, S. 437—634. — *Jung, Ph.*, Untersuchungen über die Innervation der weiblichen Genitalorgane. Monatsschr. f. Geburtshilfe u. Gynäkol. Bd. 21, S. 1—20. 1905. — *Jungersen, Hector F. E.*, Beiträge zur Kenntnis der Entwickelung der Geschlechtsorgane bei den Knochenfischen. Arb. a. d. zool.-zootom. Institut Würzburg. Bd. 9, S. 89—219. 1889.

Kallius, Erich, Nervenendigungen in Drüsen. Ergebn. d. Anat. u. Entwicklungsgeschichte. Bd. 4, S. 1—18. 1894. (Eierstöcke S. 9—11.) — *Kaltenegger, Albert*, Beiträge zur Sterilität des Rindes mit besonderer Berücksichtigung des histologischen Ursprunges und Aufbaues des Corpus luteum. Wien. tierärztl. Monatsschr. Bd. 2, S. 12—31. 1915. — *Kaltner, August*, Studien über das Corpus luteum graviditatis beim Rind. Zentralbl. f. Gynäkol. Jg. 47, S. 1449—1451. 1923. — *Kapff, H.*, Untersuchungen über das Ovarium und dessen Beziehungen zum Peritoneum. Arch. f. Anat., Physiol. u. wiss. Med. 1872. S. 513—562. — *Käppeli, Josef*, Beiträge zur Anatomie und Physiologie der Ovarien von wildlebenden und gezähmten Wiederkäuern und Schweinen. Diss. Bern 1908. — *Karoliny, L.*, Beiträge zur Histologie der innersekretorischen Tätigkeit des Eierstockes. Orvosképzés 1924. H. 3 u. 4. Ref.: Zentralbl. f. Gynäkol. Jg. 49, S. 1993. 1925. — *Kaufmann, Karl* und *Räth, Kurt*, Der Fettstoffwechsel des Corpus luteum und seine Zusammenhänge mit der Funktion. Arch. f. Gynäkol. Bd. 130, S. 128—151. 1927. — *Kehrer, E.*, Diskussion zu Miller. — *Keitler, Heinrich*, Über das anatomische und funktionelle Verhalten der belassenen Ovarien nach Exstirpation des Uterus. Monatsschrift f. Geburtsh. u. Gynäkol. Bd. 20, S. 686—753. 1904. — *Keller, R.*, Über Veränderungen am Follikelapparat des Ovariums während der Schwangerschaft. Hegars Beitr. Bd. 19, S. 13—38. 1914. — *de Kervily, Michel*, La division directe des ovocytes chez le nouveau-né humain. Cpt. rend. hebdom. des séances de la soc. de biol. Tome 90, p. 1226f. 1924. (Sitz. v. 10. Mai 1924.) — *Derselbe*, Origine des ovocytes multinucléés dans l'ovaire des mammifères. Cpt. rend. hebdom. des séances de la soc. de biol. Tome 92, p. 1175f. 1925. (Sitz. v. 2. Mai 1925.) — *Kingery, H. M.*, Oogenesis in the white mouse. Journ. of morphol. Vol. 30, p. 261—315. 1917—1918. — *Kingsbury, B. F.*, The morphogenesis of the mammalian ovary: Felis domestica. Americ. journ. of anat. Vol. 15, p. 345—387. 1913—1914. — *Kinoshita, S.*, Über großzellige deciduazellenähnliche Wucherungen auf dem Peritoneum und den Ovarien bei intrauteriner Schwangerschaft. Monatsschr. f. Geburtsh. u. Gynäkol. Bd. 8, S. 500—509. 1898. — *Kirkham, William Barri*, The germ cell cycle in the mouse. 32. Vers. d. Americ. Assoc. of Anatomists. New Haven Dez. 1915. Anat. record Vol. 10, p. 217—219 u. 267. (Dem.) 1916. — *Kisch, E. Heinrich*, Die Veränderungen des Graafschen Follikels nach dem Aufhören der Sexualtätigkeit. Arch. f. Gynäkol. Bd. 12, S. 316—420. 1877. — *Kitahara, Yoshitaka*, Über die Entstehung der Zwischenzellen der Keimdrüsen des Menschen und der Säugetiere und über deren physiologische Bedeutung. Roux' Arch. f. Entwicklungsmech. d. Organismen. Bd. 52—97, S. 550—615. 1923. — *Klebs*, Die Eierstockseier der Wirbeltiere. (Vorläufige Mitteilung.) Virchows Arch. f. pathol. Anat. u. Physiol. Bd. 21, S. 362—366. 1861. — *Derselbe*, Die Eierstockseier der Säugetiere und Vögel. Eine vergleichend-anatomische Studie. Virchows Arch. f. pathol. Anat. u. Physiol. Bd. 28, S. 301—336. 1863. — *Klien, R.*, Über mehreiige Graafsche Follikel beim Menschen. Münch. med. Abh. 1893, IV. Reihe, 4. Heft. (43. Heft.) — *Koch, Curt*, Über Psammomkörner im Ovarium. Arch. f. Gynäkol. Bd. 94, S. 833—855. 1911. — *Kocks, J.*, Das kraniale Ende des Müllerschen Ganges. Eine Fortsetzung der Fimbria ovarica als Kanal im Hilus ovarii. Zentralbl. f. Gynäkol. 1906. S. 1375—1377. — *Derselbe*, Zur Deutung rudimentärer Organe im weiblichen Genitaltraktus. (Erwiderung auf die Bemerkungen von R. Meyer, zu meinem Aufsatze in Nr. 50, 1906, d. Bl.). Zentralbl. f. Gynäkol. 1907. S. 472—479. — *Kohlbrugge, J. H. F.*, Die Entwicklung des Eies vom Primordialstadium bis zur Befruchtung. Arch. f. mikroskop. Anat. Bd. 58, S. 376—409. 1901. — *Kohn, Alfred*, Der Bauplan der Keimdrüsen. Roux' Arch. f. Entwicklungsmech. d. Organismen. Bd. 47, S. 95—118. 1920 (1921). — *Kohno, Shigenobu*, Zur Kenntnis der Keimbahn des Menschen. Arch. f. Gynäkol. Bd. 126, S. 310—326. 1925. — *Kolessnikow, N.*, Über die Eientwicklung bei Batrachiern und Knochenfischen. Arch. f. mikroskop. Anat. Bd. 15, S. 382—414. 1878. — *von Kölliker, Albert*, Entwicklungsgeschichte des Menschen und der höheren Tiere. 2. Aufl. Leipzig: Engelmann 1879. (S. 955—960 u. 965—977.) — *Derselbe*, Grundriß der Entwicklungsgeschichte des Menschen und der höheren Tiere. Leipzig: Engelmann 1880. (S. 386—389 u. 398—402.) — *Derselbe*, Über die Lage der Organe im weiblichen Becken. Sitzungsber. d. physikal.-med. Ges. zu Würzburg 1881. S. 120—123 (Disk.). (Sitz. v. 16. Juli 1881.) — *Derselbe*, Über die Lage der weiblichen inneren Geschlechtsorgane. Beiträge zur Anatomie und Embryologie als Festgabe Jacob Henle zum 4. April 1882 dargebracht von seinen Schülern. Bonn: Cohen & Sohn 1882. S. 53—68. — *Derselbe*, Über die Lage der weiblichen inneren Geschlechtsorgane. Bonn: Cohen 1882. — *Derselbe*, I. Über Corpora lutea atretica bei Säugetieren. II. Über die Markkanäle und Markstränge in den Eierstöcken junger Hündinnen. III. Einige Bemerkungen über den Eierstock des Pferdes. Verhandl. d. anat. Ges. 12. Vers. Kiel 1898. Anat. Anz. 1898. Ergänzungsheft zu Bd. 14, S. 149—153. Disk. S. 155f. — *Derselbe*, Über die Entwicklung der Graafschen Follikel. Sitzungsber. d. Phys.-med. Ges. zu Würzburg 1898. S. 35—40. (Dem. in der Sitz. v. 26. Mai 1898.) — *Kopsch, Friedrich*, Corpora lutea vom Schwein und zwar vom 3., 6., 10. Tage nach der Befruchtung. (Präparate des Herrn Stabsarzt Dr. Menzer.)

Verhandl. d. anat. Gesellsch. 15. Vers. Bonn. Mai 1901. Anat. Anz. Ergänzungsheft zu Bd. 19, S. 210. 1901. (Dem.) — *Derselbe*, Raubers Lehrbuch der Anatomie des Menschen. Abt. 4. 13. Aufl. Leipzig: Thieme 1929. — *Koster, W.*, Onderzoek omtrent de vorming van eieren in het ovarium der zoogdieren, na de geboorte, en de verhouding van het ovarium tot het buikvlies. Verslagen en mededeelingen der Koninklijke Akademie van Wetenschappen. Afdeeling Natuurkunde. Tweede Reeks. Derde Deel. 1869. S. 141—151. (Sitz. v. 27. Juni 1868.) — *Derselbe*, Verdere onderzoekingen omtrent de vorming van folliculi Graafiani in het ovarium van den volwassen mensch. Verslagen en Mededeelingen der koninklijke akademie van Wetenschappen. Afdeeling Natuurkunde. Tweede reeks. Zevende deel. p. 47 bis 70. 1873. (Sitz. v. 30. Nov. 1872.) — *Krause, C.*, Vermischte Beobachtungen und Bemerkungen. Arch. f. Anat., Physiol. u. wiss. Med. 1837. S. 1—36. (Ei der Säugetiere. S. 26—29.) — *Krause, Heinrich*, Eine junge Eierstocksschwangerschaft. Zeitschr. f. Geburtsh. u. Gynäkol. Bd. 87, S. 390—398. 1924. — *Krause, W.*, Handbuch der menschlichen Anatomie von Carl Friedr. Theod. Krause, M. D. 3. Aufl. Hannover: Hahn 1879. Bd. 2, S. 509—511. — *Kreis, O.*, Die Entwicklung und Rückbildung des Corpus luteum spurium beim Menschen. Arch. f. Gynäkol. Bd. 58, S. 411—426. 1899. — *Kremer, J.*, Studien zur Oogenese der Säugetiere nach Untersuchungen bei der Ratte und Maus. Arch. f. mikroskop. Anat. u. Entwicklungsmech. Bd. 102, S. 337—358. 1924. — *Krieger, Eduard*, Die Menstruation. Eine gynäkologische Studie. Berlin: Hirschwald 1869. (S. 156.) — *Krömer, Paul*, Die Lymphorgane der weiblichen Genitalien und ihre Veränderungen bei malignen Erkrankungen des Uterus. Arch. f. Gynäkol. Bd. 73, S. 57—158 (S. 106—108.) 1904. — *Derselbe*, Die stromatogenen Neubildungen. In Veit, J., Handbuch der Gynäkologie. 2. Aufl. Wiesbaden: J. F. Bergmann 1908. Bd. 4, 1. Hälfte, S. 301—385 (S. 311f.). — *Krönig, Bernhard*, Anatomie der weiblichen Genitalien. In Küstner, Otto, Kurzes Lehrbuch der Gynäkologie. 5. Aufl. Jena: Fischer 1912. S. 1—16. (S. 11—13.) — *Kulesch, L.*, Der Netzapparat von Golgi in den Zellen des Eierstockes. Arch. f. mikroskop. Anat., erste Abt., Bd. 84, S. 142 bis 149. 1914. — *Kumlin, Aarne*, Über das Keimepithel der Haussäugetiere und dessen Übergang in das Peritoneal- und Tubenepithel. Diss. Leipzig 1913. — *Küpfer, Max*, Beiträge zur Morphologie der weiblichen Geschlechtsorgane bei den Säugetieren. Der normale Turnus in der Aus- und Rückbildung gelber Körper am Ovarium des unträchtigen domestizierten Rindes (Bos taurus L.), nebst einigen Bemerkungen über das morphologische Verhalten der Corpora lutea bei trächtigen Tieren. Denkschriften der Schweizerischen naturforsch. Ges. Bd. 56. 1920. (S. 1—128 und 28 Farbentafeln und Tafelerklärungen.) — *Derselbe*, Beiträge zur Morphologie der weiblichen Geschlechtsorgane bei den Säugetieren. Über das Auftreten gelber Körper am Ovarium des domestizierten Rindes und Schweines. Vierteljahrsschr. d. naturforsch. Ges. in Zürich. Bd. 65, S. 377—433. 1920. — *Kupffer, C.*, Untersuchungen über die Entwicklung des Harn- und Geschlechtssystems. Arch. f. mikroskop. Anat. Bd. 1, S. 233 bis 248. 1865 u. Bd. 2, S. 473—489. 1866. — *Kuschakewitsch, Sergius*, Über den Ursprung der Urgeschlechtszellen bei Rana esculenta. Vorläufige Mitteilung. Sitzungsber. d. mathem.-physikal. Klasse d. K. B. Akad. d. Wissenschaften zu München. Bd. 38. S. 84 u. 89—102. (Sitz. v. 4. Juli 1908.) — *Derselbe*, Die Entwicklungsgeschichte der Keimdrüsen von Rana esculenta. Ein Beitrag zum Sexualitätsproblem. Festschrift zum sechzigsten Geburtstag Richard Hertwig (München). Jena: Fischer 1910. Bd. 2, S. 61—224. — *Küstner, Otto*, Kurzes Lehrbuch der Gynäkologie. 5. Aufl. Jena: Fischer 1912. (Entwicklung, Reife und senile Involution der weiblichen Genitalien. S. 17—31.)

Lachi, Pilade, De la membrane granuleuse ovarienne et de ses éléments. Arch. ital. di biol. Vol. 6, p. 62—67. 1884. — *Lahm, Wilhelm*, Zur Entwicklung der interstitiellen Drüse im Hoden und Ovarium. Monatsschr. f. Geburtsh. u. Gynäkol. Bd. 58, S. 128—140. 1922. — *Lams, Honoré*, Étude de l'oeuf de Cobaye aux premiers stades de l'embryogenèse. Arch. de biol. Tome 28, p. 229—323. 1913. — *Derselbe, et Doorme, Jules*, Nouvelles recherches sur la maturation et la fécondation de l'oeuf des Mammifères. Arch. de biol. Tome 23, p. 259—365. 1908. — *Lane-Claypon, Janet E.*, On the post-natal formation of primordial ova. Sitz. d. physiol. Soc. v. 18. März 1905. Journ. of physiol. Vol. 32, p. XLI bis XLIII. 1905. — *Dieselbe*, On the origin and life history of the interstitial cells of the ovary in the rabbit. Proc. of the roy. soc. of London, Series B. Vol. 77, p. 32—57. 1905 (1906). — *Dieselbe*, On ovogenesis and the formation of the interstitial cells of the ovary. Journ. of obstetr. a. gynecol. of the Brit. Empire. Vol. 11, p. 205—214. 1907. — *Lang, Leo*, Der Brunstzyklus des Rindes nach Untersuchungen am Ovarium unter besonderer Berücksichtigung der dabei auftretenden Lipoide. Zeitschr. f. Konstitutionslehre. Bd. 10, S. 79—98. 1925. — *Lange, Jacob*, Die Bildung der Eier und Graafschen Follikel bei der Maus. Verhandl. d. physikal.-med. Ges. zu Würzburg. Neue Folge. Bd. 30, Heft 2, S. 55—76. 1896. (Ohne Datum.) — *Langer*, Über den Situs der weiblichen Becken-Viscera. Sitz. d. K. K. Ges. d. Ärzte in Wien v. 9. Dez. 1881. Wien. med. Wochenschr. 1881. Sp. 1459f. (Disk.). — *v. Langer, Carl*, siehe *Toldt, C.* — *Langerhans, Paul*, Zur Anatomie des Amphioxus lanceolatus. Arch. f. mikroskop. Anat. Bd. 12, S. 290—348. 1876. —

Langhans, Th., Über die Drüsenschläuche des menschlichen Ovariums. Virchows Arch. f. pathol. Anat. u. Physiol. Bd. 38, S. 543—549. 1867. — *Laulanié, F.*, Sur l'origine commune et le rôle variable de l'épithélium germinatif et des cordons sexuels dans l'ovaire. Cpt. rend. hebdom. des séances de la soc. de biol. Tome 40, p. 4—8. 1888. (Sitz. v. 7. Jan. 1888.) — *Lautsch, Hermann*, Über die Herkunft der Granulosazellen der Graafschen Follikel beim Hund und Menschen. Diss. Königsberg 1902. — *Lebedinsky, E.*, Zur Lehre von der Atresie des Graafschen Follikels. Zentralbl. f. Gynäkol. 1879. S. 108 bis 110. — *Lebrun, Hector*, Recherches sur l'appareil génital femelle de quelques batraciens indigènes. Cellule. Tome 7, p. 415—485. 1891. — *Leopold, Gerhard*, Untersuchungen über das Epithel des Ovariums und dessen Beziehung zum Ovulum. Diss. Leipzig 1870. — *Derselbe*, Untersuchungen über Menstruation und Ovulation. Arch. f. Gynäkol. Bd. 21. S. 347—408. 1883. — *Derselbe*, Die Diagnose des Placentarsitzes in der Schwangerschaft und während der Geburt. Arb. a. d. kgl. Frauenklin. Dresden. Bd. 2, S. 151—166. 1895. — *Derselbe* und *Mironoff, M.*, Beitrag zur Lehre von der Menstruation und Ovulation. Arch. f. Gynäkol. Bd. 45, S. 506—538. 1894. — *Derselbe* und *Ravano, Alberto*, Neuer Beitrag zur Lehre von der Menstruation und Ovulation. Arch. f. Gynäkol. Bd. 83, S. 566—586. 1907. — *Letzerich, Ludwig*, Über die Entwickelungsgeschichte der Graafschen Follikel beim Menschen. Untersuchungen aus dem physiologischen Laboratorium zu Bonn. Berlin: Hirschwald 1865. S. 178—182. — *Leuckart, Rudolf*, Zur Morphologie und Anatomie der Geschlechtsorgane. Göttinger Studien. 1. Abt. 1847. S. 155—282. — *Levi, Giuseppe*, Dei corpi de Call ed Exner dell' ovaio. Monitore zool. ital. Vol. 13, p. 298—304. 1902. — *Derselbe*, Osservazioni sulla differenziazione delle uova degli Anfibi. 3. Vers. d. Unione zool. ital. Rom. Okt.—Nov. 1902. Monitore zool. ital. Vol. 13, Suppl. p. 18—20. 1902. — *Derselbe*, Risposta al Prof. Achille Russo. Monitore zool. ital. Vol. 18, p. 248—250. 1907. — *Derselbe*, I condriosomi dei gonociti. Monitore zool. ital. Vol. 23, p. 116—121. 1912. — *Derselbe*, I condriosomi nell' oocite degli Anfibi. Monitore zool. ital. Vol. 23, p. 149—163. 1912. — *Derselbe*, Note citologiche sulle cellule somatiche dell' ovaio dei Mammiferi. Arch. f. Zellforsch. Bd. 11, S. 515—556. 1913. — *Leydig, Franz*, Lehrbuch der Histologie des Menschen und der Tiere. Frankfurt a. M.: Meidinger Sohn & Co. 1857. S. 485f., 506—515 u. 538. — *Derselbe*, Die in Deutschland lebenden Arten der Saurier. Tübingen: Laupp 1872. (S. 130—134.) — *Lhermitte, J.*, et *Dupont, Robert*, Note sur l'histologie des nerfs de l'ovaire, en particulier dans l'ovarite scléro-kystique. Applications chirurgicales. Bull. de l'acad. de méd. Jg. 90, 3. Série, Tome 95, p. 435—439. 1926. (Sitz. v. 4. Mai 1926.) — *Lilienfeld, Bernhard*, Beiträge zur Morphologie und Entwicklungsgeschichte der Geschlechtsorgane und Beschreibung einer interessanten Mißbildung. Diss. Marburg 1856. — *Limon, Maurice Adolphe*, Étude histologique et histogénique de la glande interstitielle de l'ovaire. Diss. Nancy 1901. — *Derselbe*, Note sur les vacuoles de la granulosa des follicules de de Graaf. Bibliographie anatomique. Tome 10, p. 153—159. 1902. — *Derselbe*, Étude histologique et histogénique de la glande interstitielle de l'ovaire. Arch. d'anat. microscop. Tome 5, p. 155—190. 1902—1903. — *Lindenthal, Otto Th.*, Über Decidua ovarii und ihre Beziehungen zu gewissen Veränderungen am Ovarium. Monatsschr. f. Geburtsh. u. Gynäkol. Bd. 13, S. 707—723. 1901. — *Lindgren, Hj.*, Über das Vorhandensein von wirklichen Porenkanälchen in der Zona pellucida des Säugetiereies und über die von Zeit zu Zeit stattfindende Einwanderung der Granulosazellen in das Ei. Arch. f. Anat. u. Physiol., Anat. Abt. 1877. S. 334—380. — *Loeb, Leo*, a. Progressive changes of ova in the ovary of the guinea pig. b. A hypertrophic variety of atresia of the follicles in the guinea pig. 17. Vers. d. Americ. Assoc. of Anatomists. Philadelphia Dez. 1903. Americ. journ. of anat. Vol. 3, p. 17. 1904. (Dem.) — *Derselbe*, Über die Entwicklung des Corpus luteum beim Meerschweinchen. Anat. Anz. Bd. 28, S. 102—106. 1906. — *Derselbe*, Der normale und pathologische Zyklus im Ovarium des Säugetiers. Virchows Arch. f. pathol. Anat. u. Physiol. Bd. 206, S. 278—303. 1911. — *Loisel, Gustave*, Origine et fonctionnement de la glande germinative chez les embryons d'oiseaux. Cpt. rend. de l'Association des Anatomistes. 5. Vers. Lüttich. April 1903. Bibliographie anatomique Suppl. 1903, p. 204—207. (Disk.) — *Long, Joseph A.*, and *Evans, Herbert McLean*, The oestrous cycle in the rat ant its associated phenomena. Memoirs of the University of California. Vol. 6, p. 1—148. 1922. — *Longley, W. H.*, The maturation of the egg and ovulation in the domestic cat. Amer. journ. of anat. Vol. 12, p. 139—172. 1911—1912. — *Lothrop, Harriet E.*, Über Regenerations-Vorgänge im Eier-Stocke. Diss. Zürich 1890. — *Löwe, Fr.*, Über Neu- und Rückbildung im Ovarium vom Maifisch (Clupea alosa Cuv.). Arch. f. mikroskop. Anat. Bd. 63, S. 313 bis 342. 1904. — *Löwenthal, Nath.*, Notiz über die Protoplasmastruktur der Kornzellen des Eierstockes. Anat. Anz. Bd. 3, S. 65—68. 1888. — *Derselbe*, Zur Kenntnis des Keimfleckes im Ureie einiger Säuger. Anat. Anz. Bd. 3, S. 363—373. 1888. — *Derselbe*, Über die Rückbildung der Eizellen und das Vorkommen von Leukocyten im Keimepithel und in den Eischläuchen. Internat. Monatsschr. f. Anat. u. Physiol. Bd. 6, S. 85—119. 1889. — *Loyez, Marie*, L'épithélium folliculaire et la vésicule germinative de l'oeuf des oiseaux. Cpt. rend. de l'Assoc. des Anatomistes. 5. Vers. Lüttich. April 1903. Bibliographie anatomique Suppl. 1903. p. 81—85. — *Dieselbe*, Recherches sur le développement ovarien des oeufs méroblastiques à vitellus nutritif abondant. Arch. d'anatomie microscopique. Tome 8, p. 69—397. 1905—1906. — *Dieselbe*, Sur la structure de l'oocyte de la Femme à la période d'accroissement. Cpt. rend. de l'Assoc. des Anatomistes. 13. Vers. Paris. April 1911. Biblioj graphie anatomique Suppl. 1911. p. 49—57. (Disk.) — *Dieselbe*, Sur l'atrésie folliculaire dite physiologique dans l'ovaire de la femme. (Note préliminaire.) Cpt. rend. des séances de la soc. de biol. Tome 73, p. 688—690. 1912. (Sitz. vom. 21. Dez. 1912.) — *Dieselbe*, Rôle du tissu conjonctif dans l'atrésie folliculaire physiologique chez la femme. Cpt. rend. des séances de la soc. de biol. Tome 74, p. 92—94. 1913. (Sitz. v. 11. Januar 1913.) — *Lubosch, Wilhelm*, Das Corpus luteum der Säugetiere und seine Beziehungen zu dem der Anamnier. Zur Abwehr. Anat. Anz. Bd. 25, S. 404—416. 1904. — *Derselbe*, Untersuchungen über die Morphologie des Neunaugeneies. Jenaische Zeitschr. f. Naturwiss. Bd. 38, S. 673 bis 724. 1904. — *Derselbe*, Normale Entwicklungsgeschichte der weiblichen Geschlechtsorgane des Menschen. In Halban, Josef u. Seitz, Ludwig, Biologie und Pathologie des Weibes. Bd. 1, S. 203—290. (Entwicklung des Ovariums S. 231—240; Spätentwicklung des Ovariums S. 261—266.) Berlin u. Wien: Urban & Schwarzenberg 1924. — *Derselbe*, Eine ungewöhnliche Lage des Ovariums (Fovea ovarica). Zentralbl. f. Gynäkol. Jg. 49, S. 2608f. 1925. — *Ludwig, Hubert*, Über die Eibildung im Tierreiche. Eine von der philosophischen Fakultät der Universität Würzburg gekrönte Preisschrift. Arb. a. d. zool.-zootom. Institut in Würzburg. Bd. 1. 1874; Diss. Würzburg 1874 und Verhandl. d. physikal.-med. Ges. in Würzburg N. F. Bd. 7, S. 33—256. 1874. — *Luppow, A. N.*, Zur Frage nach dem Prolaps der gelben Körper des Eierstocks. Russ. Journ. f. Geburtsh. u. Frauenkrankh. November 1912. S. 1493. Ref. Zentralbl. f. Gynäkol. 1913. S. 77f. u. 597. — *Luquet, J.*, Contribution à l'étude des corps jaunes. Diss. Paris 1888. — *Luschka, Hubert*, Die Anatomie des Menschen in Rücksicht auf die Bedürfnisse der praktischen Heilkunde. Tübingen: Laupp 1863. 2. Bd. Abt. 2. Das Becken. S. 324—334.

McIlroy, Louise, The development of the epithelial elements of the ovary. 77. Vers. d. Sect. on Obstetr. a. Gynecol. and Anat. a. Physiol. d. Americ. med. assoc., v. 29. Juli 1909. Lancet 1909, Teil 2. p. 462 (Disk.) und 791. (Disk.) — *Dieselbe*, The development of the germ cells in the mammalian ovary, with special reference to the early phases of maturation. Proc. of the roy. soc. of Edinburgh. Vol. 31, p. 151—178. 1910—1911. (Sitz. v. 4. Juli 1910.) — *Dieselbe*, A demonstration on the origin of the follicle cells of the ovary. Proc. of the roy. soc. of med., obstetr. a. gynecol. Sect. 1910—1911. Vol. 4, Tl. 2, p. 226f. (Disk.) (Sitz. v. 2. März 1911.) — *Mac Leod, Jules*, Contribution à l'étude de la structure de l'ovaire des Mammifères. (Taupe, Hermine, Vesperugo pipistrella etc.). Arch. de biol. Tome 1, p. 241—278. 1880. — *Derselbe*, Contribution à l'étude de la structure de l'ovaire des Mammifères. Seconde Partie: Ovaire des Primates. Arch. de biol. Tome 2, p. 127—151. 1881. — *Derselbe*, Recherches sur la structure et le développement de l'appareil reproducteur femelle des Téléostéens. Arch. de biol. Tome 2, p. 497—532. 1881. — *McNutt, G. W.*, The corpus luteum of the oestrus cycle in the ox ovary. Preliminary report. 40. Vers. d. Americ. Assoc. of Anatomists. Buffalo. April 1924. Anat. record Vol. 27, p. 211. 1924. — *Maiss*, Makro- und mikroskopische Präparate eines Ovarium gyratum. Dem. i. d. Sitz. d. Gynäkol. Ges. in Breslau v. 28. Mai 1907. Monatsschr. f. Geburtsh. u. Gynäkol. Bd. 26, S. 476. 1907. — *Mandelstamm, Alexander*, Zur Frage des Prolapses des Corpus luteum. Monatsschr. f. Geburtsh. u. Gynäkol. Bd. 66, S. 223—234. 1924. — *Mandl*, Über die Nerven des Ovariums. Sitz. d. geburtsh.-gynäk. Ges. in Wien v. 10. April 1894. Zentralblatt f. Gynäkol. 1894. S. 677. — *Derselbe*, Über Anordnung und Endigungsweise der Nerven im Ovarium. Arch. f. Gynäkol. Bd. 48, S. 376—392. 1895. — *Marchand, Felix*, Mißbildungen. In Eulenburg, Albert, Real-Enzyklopädie der gesamten Heilkunde. 3. Aufl. Bd. 15. Wien u. Leipzig: Urban & Schwarzenberg 1897. S. 432—596 (S. 474f.). — *Marchetti, G.*, Beitrag zur Kenntnis der pathologischen Anatomie der Nebennieren. Virchows Arch. f. pathol. Anat. u. Physiol. Bd. 177, S. 227—248. 1904. — *Marcotty, A.*, Über das Corpus luteum menstruationis und das Corpus luteum graviditatis. Ein Beitrag zur Lehre von der Ovulation und Menstruation. Arch. f. Gynäkol. Bd. 103, S. 63—106. 1914. — *Margarucci, O.*, Stato anatomico degli annessi dell' utero, dopo la rimozione di esso. Bull. della reale accademia medica di Roma. Vol. 16, Jg. 22, p. 399f. 1895—1896. — *Marshall, Francis H. A.*, Preliminary communication on the oestrous cycle and the formation of the corpus luteum. Proc. of the roy. soc. of London. Vol. 68, p. 135—140. 1901. (Sitz. v. 7. März 1901.) — *Derselbe*, The oestrous cycle and the formation of the corpus luteum in the sheep. Proc. of the roy. soc. of med. Vol. 71, p. 354f. 1903. — *Derselbe*, The physiology of reproduction. 2. Aufl. London: Longmans, Green & Co. 1922. — *Martin, A.*, Zur Topographie der Keimdrüse. Sitz. d. Ges. f. Geburtsh. u. Gynäkol. zu Berlin v. 13. Nov. 1896. Zeitschr. f. Geburtsh. u. Gynäkol. Bd. 35, S. 498—523. (Disk.) 1896. — *Derselbe*, Lage und Bandapparat des Eierstockes. In Arbeiten aus dem Gebiete der Geburtshilfe und Gynäkologie. Festschrift für Carl

Ruge. Berlin: Karger 1896. S. 1—21. — *Derselbe*, Die Krankheiten der Eierstöcke und Nebeneierstöcke. Leipzig: Georgi 1899. (Anatomie S. 1—15.) — *Massen, V. N.*, L'appareil génital d'une femme de 26 ans, morte d'un cancer. Dem. in. d. Sitz. d. Soc. d'accouchement et de gyn. de Saint-Pétersbourg v. 21. April 1894. Wratsch 1894. Nr. 18. Ann. de Gynécol. Tome 42, p. 221. 1894. — *Matchinsky, N.*, De l'atrophie des ovules dans les ovaires des mammifères. Ann. de l'inst. Pasteur. Jg. 14, p. 113—131. 1900. — *Matsuno, J.*, Die interstitielle Eierstocksdrüse beim Neugeborenen. Zeitschr. f. Geburtsh. u. Gynäkol. Bd. 85, S. 523—539. 1923. — *Derselbe*, Zur Kenntnis der Funktion des Corpus luteum. (Zugleich ein Beitrag zur Autoimplantation des prolabierten Corpus luteum.) Monatsschr. f. Geburtsh. u. Gynäkol. Bd. 64, S. 317—322. 1923. — *Mayrhofer*, Über die gelben Körper und die Überwanderung des Eies. Wien. med. Wochenschr. 1875. Sp. 43—46, 83—87, 127—130, 312—315, 368—371, 399—402, 424 bis 427, 620—623, 647—650, 796—800, 940—943, 1020—1023, 1133—1136 u. 1876. Sp. 121—125, 265—268, 417—420 u. 451—454. — *Meckel, Heinrich*, Zur Morphologie der Harn- und Geschlechtswerkzeuge der Wirbeltiere in ihrer normalen und anormalen Entwicklung. Halle: Schwetschke & Sohn 1848. — *Meckel, Johann Friedrich*, Handbuch der menschlichen Anatomie. Halle u. Berlin: Buchhandlung des Halleschen Waisenhauses. Bd. 4, S. 514—516, 587—589 u. 684—689. 1820. — *Meckel von Hemsbach, H.*, Die Bildung der für partielle Furchung bestimmten Eier der Vögel im Vergleich mit dem Graafschen Follikel und der Decidua des Menschen. Zeitschr. f. wiss. Zool. Bd. 3. S. 420—451. 1851 bis 1852. — *Merkel, Wilhelm*, Beiträge zur pathologischen Entwicklungsgeschichte der weiblichen Genitalien. Diss. Erlangen 1856. — *Mertens, H.*, Recherches sur la signification du corps vitellin de Balbiani dans l'ovule des mammifères et des oiseaux. Arch. de biol. Tome 13, p. 389—422. 1894 (1893 bis 1895). — *Mettenheimer*, Ein Beitrag zur topographischen Anatomie der Brust-, Bauch- und Beckenhöhle des neugeborenen Kindes. Morphol. Arbeiten. Bd. 3, S. 301—398 (S. 371—373). 1894. — *Mey, Ralph*, Untersuchungen über das Vorkommen einer interstitiellen Eierstocksdrüse beim Rind im intra- und extrauterinen Leben. Arch. f. Gynäkol. Bd. 128, S. 177—209. 1926. — *Meyer, Hermann*, Über das Säugetierei. Briefliche Mitteilung. Arch. f. Anat., Physiol. u. wiss. Med. 1842. S. 17f. — *Meyer, Hermann*, Über die Entwicklung der menschlichen Eierstöcke. Arch. f. Gynäkol. Bd. 23, S. 226 bis 275. 1884. — *Meyer, Joh.*, Klinische Untersuchungen über das Verhalten der Ovarien während der Menstruation. Arch. f. Gynäkol. Bd. 22, S. 51—56. 1884. — *Meyer, Robert*, Die subserösen Epithelknötchen an Tuben, Ligamentum latum, Hoden und Nebenhoden (sogenannte Keimepithel- oder Nebennierenknötchen). Virchows Arch. f. pathol. Anat. u. Physiol. Bd. 171, S. 443—472. 1903. — *Derselbe*, Über embryonale Gewebseinschlüsse in den weiblichen Genitalien und ihre Bedeutung für die Pathologie dieser Organe. Lubarsch u. Ostertags Ergebn. Jg. 9, Abt. 2, S. 518—705. 1903. — *Derselbe*, Zur Kenntnis der kranialen und caudalen Reste des Wolffschen (Gartnerschen) Ganges beim Weibe, mit Bemerkungen über das Rete ovarii, die Hydatiden, Nebentuben und para-urethralen Gänge, Prostata des Weibes. (Bemerkungen zu dem Aufsatz von J. Kocks in Nr. 50, 1906 des Bl.) Zentralbl. f. Gynäkol. 1907. S. 203—209. — *Derselbe*, Zur normalen und pathologischen Anatomie der akzessorischen Nebennierenrinde des Genitalgebietes. Verhandl. d. dtsch. pathol. Ges. 12. Vers. Kiel. 1908. S. 135—137. — *Derselbe*, Über Corpus-luteum-Bildung beim Menschen. Verhandl. d. dtsch. Ges. f. Gynäkol. 14. Vers. München. 1911. S. 747. (Dem.) (Nur Titel.) — *Derselbe*, Über Corpus-luteum-Bildung beim Menschen. Arch. f. Gynäkol. Bd. 93, S. 354—404. 1911. — *Derselbe*, Zur Corpus-luteum-Bildung beim Menschen. Zentralbl. f. Gynäkol. 1911. S. 1206—1208. — *Derselbe*, Zur Kenntnis der normalen und abnormalen embryonalen Gewebseinschlüsse und ihrer pathologischen Bedeutung. Zeitschr. f. Geburtsh. u. Gynäkol. Bd. 71, S. 221—320. 1912. — *Derselbe*, Fetale Organreste. In Moraller, Franz und Höhl, Erwin, Atlas der normalen Histologie der weiblichen Geschlechtsorgane. Abt. 3. Leipzig: Barth 1912. — *Derselbe*, Über die Beziehung der Eizelle und des befruchteten Eies zum Follikelapparat, sowie des Corpus luteum zur Menstruation. Ein Beitrag zur normalen und pathologischen Anatomie und Physiologie des Ovariums. Arch. f. Gynäkol. Bd. 100, S. 1—19. 1913. — *Derselbe*, Die Entzündung als Entstehungsursache ektopischer Decidua oder Paradecidua. Zeitschr. f. Geburtsh. u. Gynäkol. Bd. 74, S. 250—277. 1913. — *Derselbe*, Beiträge zur pathologischen Anatomie des Ovariums. Verhandl. d. dtsch. pathol. Ges. 16. Vers. Marburg 1913. S. 396—403. (Disk.) — *Derselbe*, Zur normalen und pathologischen Anatomie des Markepithels und des Rete ovarii beim Menschen. Studien z. Pathol. d. Entwickl. Bd. 2, S. 79—116. 1914. — *Derselbe*, Beiträge zur Lehre von der normalen und krankhaften Ovulation und der mit ihr in Beziehung gebrachten Vorgänge am Uterus. Arch. f. Gynäkol. Bd. 113, S. 259—315. 1920. — *Derselbe*, Ein Mahnwort zum Kapitel „Interstitielle Drüse". Zentralbl. f. Gynäkol. 1921. S. 593—601. — *Derselbe*, Lipoide und Ovarialfunktion. Kritische Bemerkungen. Zentralbl. f. Gynäkol. Jg. 48, S. 1570—1575. 1924. — *Derselbe*, Lipoidstoffwechsel und Ovarium. (Bemerkungen zu dem gleichnamigen Aufsatze von Prof. Rudolf Jaffé in Nr. 44. 1924 ds. Zeitschr.). Zentralbl. f. Gynäkol. Jg. 49, S. 71—76. 1925. — *Derselbe* und

Ruge II, Carl, Über Corpus-luteum-Bildung und Menstruation in ihrer zeitlichen Zusammengehörigkeit. Zentralbl. f. Gynäkol. Jg. 37, S. 50—52. 1913. — *Meyns, R.,* Transplantationen embryonaler und jugendlicher Keimdrüsen auf erwachsene Individuen bei Anuren nebst einem Nachtrag über Transplantationen geschlechtsreifer Froschhoden. Arch. f. mikroskop. Anat., 2. Abt. Bd. 97, S. 148—176. 1912. — *v. Mihalkovics, G. (Victor),* Untersuchungen über die Entwickelung des Harn- und Geschlechtsapparates der Amnioten. — I. Die Excretionsapparate. — II. Die Geschlechtsgänge. — III. Die Geschlechtsdrüsen. Internat. Monatsschr. f. Anat. u. Histol. Bd. 2, S. 41—62, 65—106, 284 bis 339, 347—385, 387—433 u. 435—485. 1885. — *v. Mikulicz-Radecki, Felix,* Über die Lipoide im menschlichen Ovarium. Sitz. d. med. Ges. in Kiel v. 11. Mai 1922. Med. Klinik. 1922. S. 848. — *Derselbe,* Über die Lipoide im menschlichen Ovarium. Arch. f. Gynäkol. Bd. 116, S. 203—251. 1923. — *Derselbe,* Noch einmal zur Frage der Ovariallipoide. Zentralbl. f. Gynäkol. Jg. 49, S. 76—80. 1925. — *Miller, J. W.,* Die Rückbildung des Corpus luteum. Sitz. d. Heidelberger Med.-Naturhist. Vereins vom 9. Nov. 1909. Münch. med. Wochenschr. S. 553. 1910. — *Derselbe,* Die Rückbildung des Corpus luteum. Arch. f. Gynäkol. Bd. 91, S. 263—287. 1910. — *Derselbe,* Über Corpus-luteum-Bildung beim Menschen. Kritische Bemerkungen. Zentralbl. f. Gynäkol. 1911. S. 1089—1091. — *Derselbe,* Corpus luteum und Schwangerschaft. — Das jüngste operativ erhaltene menschliche Ei. Berlin. klin. Wochenschrift 1913. S. 865—869. — *Derselbe,* Corpus luteum, Menstruation und Gravidität. Arch. f. Gynäkol. Bd. 101, S. 568—619. 1914. — *Mingazzini, Pio,* Corpi lutei veri e falsi dei rettili. Ricerche fatte nel laboratorio di anatomia normale della R. Università di Roma ed in altri laboratori biologici. Vol. 3, p. 105 bis 122. 1893. — *Minot, Charles-Sedgwick,* Gegen das Gonotom. Anat. Anz. Bd. 9, S. 210—213. 1894. — *Mjassojedoff, S. W.,* Zur Frage über die Struktur des Eifollikels bei den Säugetieren. Arch. f. mikroskop. Anat., Erste Abt. Bd. 97, S. 72—135. 1923. — *Momigliano, E.,* Über die Lipoide des Corpus luteum. Zentralbl. f. Gynäkol. Jg. 49, S. 684—689. 1925. — *Monterosso, Bruno,* Ulteriori ricerche sulla granulosa del follicolo ovarico nei Mammiferi (Cagna). Arch. f. Zellforsch. Bd. 12, S. 195 bis 219. 1914. — *Montuoro, Fortunato,* Sulle cellule midollari dell' ovajo del coniglio. Arch. ital. di anat. e di embriol. Vol. 2, p. 45—58. 1903. — *Moraller, Franz* und *Höhl, Erwin,* Atlas der normalen Histologie der weiblichen Geschlechtsorgane. Leipzig: Barth 1912. — *Morkowitin,* Über die Nerven der Eierstöcke. Diss. St. Petersburg 1899. Ref. Frommels Jahresbericht über die Fortschritte auf dem Geb. d. Geburtsh. u. Gynäkol. Jg. 13, S. 500 u. 553—555. 1899. — *Moulonguet, P.,* Sur l'histologie du corps jaune gravidique de la femme. Cpt. rend. hebdom. des séances de la soc. de biol. Tome 95, p. 1323. 1926. — *Moulonguet-Doléris, P.,* La glande à sécrétion interne de l'ovaire humain. Étude anatomique et physio-pathologique. Gynécol. Tome 22, p. 129—162. 1923. — *Müller, Johannes,* Bildungsgeschichte der Genitalien aus anatomischen Untersuchungen an Embryonen des Menschen und der Tiere, nebst einem Anhang über die chirurgische Behandlung der Hypospadia. Düsseldorf: Arnz 1830. — *Mulon, Clotilde,* Sur les rôles du corps jaune. Ann. de gynécol. Série 2, Tome 12, p. 415—434, 458—486, 545—561. 1917. — *Mulon, Paul,* Sur certaines formes d'atrésie du follicule dans l'ovaire du cobaye. Cpt. rend. de l'Assoc. des Anatomistes. 10. Vers. Marseille. April 1908. Bibliographie anatomique Suppl. 1908. p. 120—127. (Disk.) — *Derselbe,* Corps jaune kystique exclusivement formé par la théca interna du follicule (Cobaye). Cpt. rend. des séances de la soc. de biol. Tome 64, p. 1016f. 1908. (Sitz. v. 6. Juni 1908.) — *Derselbe,* Études sur l'ovaire du cobaye. Sur un corps jaune kystique formé aux dépens d'un ovisac non déhiscé. Arch. d'anat. microscop. Tome 11, p. 110—133. 1909—1910. — *Derselbe,* Trois préparations démontrant que dans les cellules de la corticale surrénale (Lapin), du corps jaune (Brebis) et de la glande interstitielle de l'ovaire (Lapin) les mitochondries peuvent se fusionner. Cpt. rend. de l'Assoc. des Anatomistes. 13. Vers. Paris. April 1911. Bibliographie anatomique Suppl. 1911. p. 331f. (Dem.) — *Derselbe,* Les corps biréfringents des glandes génitales. Cpt. rend. hebdom. des séances de la soc. de biol. Tome 72, p. 204—207. 1912. (Sitz. v. 10. Febr. 1912.) — *Derselbe* et *de Jong,* Corps jaunes atrésiques de la femme. Leur pigmentation. Cpt. rend. des séances de la soc. de biol. Tome 74, p. 585—587. 1913. (Sitz. v. 15. März 1913.) — *Munson, John P.,* Researches on the oogenesis of the tortoise, Clemmys marmorata. Americ. journ. of anat. Vol. 3, p. 311—348. 1904.

Nagel, Wilhelm, Das menschliche Ei. Arch. f. mikroskop. Anat. Bd. 31, S. 342—423. 1888. — *Derselbe,* Über die Entwickelung der Sexualdrüsen und der äußeren Geschlechtsteile beim Menschen. Sitzungsber. d. Kgl. Preuß. Akad. d. Wissensch. zu Berlin 1888, 2. Halbband, S. 1027—1033. (Sitz. d. physikalisch-mathematischen Klasse v. 18. Okt. 1888.) — *Derselbe,* Über das Vorkommen von Primordialeiern außerhalb der Keimdrüsenanlage beim Menschen. Anat. Anz. Bd. 4, S. 496—498. 1889. — *Derselbe,* Über die Entwicklung des Urogenitalsystems des Menschen. Arch. f. mikroskop. Anat. Bd. 34, S. 269—384. 1889. — *Derselbe,* Zur Anatomie des menschlichen Eierstockes. Eine Berichtigung. Arch. f.

Gynäkol. Bd. 37, S. 491—494. 1890. — *Derselbe*, Bemerkungen zu der Abhandlung Dr. Schottländers: „Über den Graafschen Follikel etc." d. d. Bd. 41, S. 219. Arch. f. mikroskop. Anat. Bd. 41, S. 706—708. 1893. — *Derselbe*, Über die Entwickelung der inneren und äußeren Genitalien beim menschlichen Weibe. Arch. f. Gynäkol. Bd. 45, S. 453—477. 1894. — *Derselbe*, Zur Anatomie des weiblichen Beckens. Sitz. d. Ges. f. Geburtsh. u. Gynäkol. zu Berlin v. 8. Juni 1894. Zeitschr. f. Geburtsh. u. Gynäkol. Bd. 31, S. 202. 1895. — *Derselbe*, Die weiblichen Geschlechtsorgane. In von Bardeleben, Karl, Handbuch der Anatomie des Menschen in acht Bänden. Bd. 7, 2. Teil, Abt. 1, S. 1—159. Jena: Fischer 1896. — *Derselbe*, Über neuere Arbeiten auf dem Gebiete der Anatomie der weiblichen Geschlechtsorgane. Ergebn. d. Anat. u. Entwicklungsgeschichte. Bd. 8, S. 210—271. 1898. (Ovarium: S. 241—271.) — *Nega. Victor Julius*, De congenitis genitalium foemineorum deformitatibus. Diss. Breslau 1838. — *Négrier, C.*, Recherches anatomiques et physiologiques sur les ovaires dans l'espèce humaine, considérés spécialement sous le rapport de leur influence dans la menstruation. Paris: Bechet & Labé 1840. — *Neumann, Hans Otto*, Nebennierenknötchen und Paraganglienzellen im Lig. lat. bzw. Hilus ovarii. (Beitrag zur Kenntnis der embryonalen Keimversprengungen.) Zentralbl. f. Gynäkol. 1925. S. 465—471. — *Derselbe*, Histologische Untersuchungsergebnisse an neugeborenen Ovarien. Dem. in d. Sitz. d. Ärztl. Vereins Marburg a. L. v. 21. Juli 1926. Klin. Wochenschr. 1926. S. 2093. — *Derselbe*, Fremdartige Zellen im Eierstock. (Ein weiterer Beitrag zur Kenntnis der embryonalen Keimversprengung.) Virchows Arch. f. pathol. Anat. u. Physiol. Bd. 263. S. 274—278. 1927. — *Derselbe*, Berichtigung und Nachtrag zu den Ergebnissen. Die Pathologie und Klinik der benignen Ovarialblastome. Vgl. diese Berichte Bd. 10, H. 12. Ber. über die ges. Gynäkol. u. Geburtsh. Bd. 11, S. 351f. 1927. — *Derselbe*, Die Hiluszellen des Ovariums. Zentralbl. f. Gynäkol. Jg. 52, S. 2625—2632. 1928. — *Neumann, Siegfried*, Über einen neuen Fall von Adenomyom des Uterus und der Tuben mit gleichzeitiger Anwesenheit von Urnierenkeimen im Eierstock. Arch. f. Gynäkol. Jg. 58, S. 593—637. 1899. — *Niskoubina, Nadiejda*, Recherches sur la morphologie et la fonction de corps jaune de la grossesse. Diss. Nancy 1909. — *Nissen, W.*, Mehrfache Corpora lutea bei einfacher Schwangerschaft. Zentralbl. f. Gynäkol. 1924. S. 916f. — *Norris, Charles C.*, Diskussion zu Casler. S. 158f. — *Novak, Emil*, The corpus luteum. Its life cycle and its rôle in menstrual disorders. Journ. of the Americ. med. assoc. Vol. 67, p. 1285—1291. 1916. — *Derselbe*, The histologic interrelationships of menstruation and ovulation. Sitz d. Brooklyn gyn. soc. v. 8. Februar 1925. Americ. journ. of obstetr. a. gynecol. Vol. 10, p. 802—807. 1925. — *Novak, Emil* and *Richard W. TeLinde*, The pathological anatomy of the corpus luteum. (Abscess, cyst, hematoma and neoplasm.) Johns Hopkins hosp. Bull. Vol. 34, p. 289—301. 1923. — *Novak, Josef*, Zur Frage der Bildung und Funktion des Corpus luteum. Bemerkungen zur gleichnamigen Arbeit H. Sieber's im Zentralbl. f. Gynäkol 1921. Nr. 10. S. 332. Zentralbl. f. Gynäkol. Jg. 45. S. 960—962. 1921. — *Nunn, Thomas William*, A series of eleven uteri and appendages, in which the majority had the left ovary placed at a greater distance from the body of the uterus, than the right one. Transact. of the pathol. soc. of London. Vol. 9, p. 308f. 1857—1858. (Dem. in d. Sitz. v. 5. Jan. 1858.) — *Nußbaum, Moritz*, Über die Differenzierung der Geschlechter. Sitz. d. Niederrhein. Ges. f. Natur- u. Heilkd. in Bonn v. 22. Juli 1878. Berlin. klin. Wochenschr. 1879. S. 83. — *Derselbe*, Über die Homologie der Zeugungsstoffe. Sitz. d. Niederrhein. Ges. f. Natur- u. Heilkd. in Bonn v, 17. März 1879. Berlin. klin. Wochenschr. 1879. S. 634. — *Derselbe*, Zur Differenzierung des Geschlechts im Tierreich. Arch. f. mikroskop. Anat. Bd. 18, S. 1—121. 1880. — *Derselbe*, Beiträge zur Lehre von der Fortpflanzung und Vererbung. Arch. f. mikroskop. Anat. Bd. 41, S. 119—145. 1893. — *Derselbe*, Zur Entwicklung des Geschlechts beim Huhn. Verhandl. d. anat. Ges. 15. Vers. Bonn 1901. Anat. Anz. Ergänzungsheft zu Bd. 19, S. 38—40 u. 207. 1901. (Dem.) — *Derselbe*, Zur Entwicklung des Urogenitalsystems beim Huhn. Cpt. rend. de l'Assoc. des Anatomistes. 5. Vers. Lüttich. April 1903. Bibliographie anatomique Suppl. 1903. p. 69—71. (Dem.) — *Derselbe*, Zur Frage von der Entstehung und Bedeutung der Geschlechtszellen. Anat. Anz. Bd. 47, S. 465—471. 1914—1915.

O'Donoghue, Chas. H., The corpus luteum in the nonpregnant Dasyurus and polyovular follicles in Dasyurus. Anat. Anz. Bd. 41, S. 353—368. 1912. — *Derselbe*, Über die Corpora lutea bei einigen Beuteltieren. Arch. f. mikroskop. Anat., Zweite Abt. Bd. 84, S. 1—47. 1914. — *Derselbe*, On the corpora lutea and interstitial tissue of the ovary in the Marsupialia. Quart. journ. of microscop. science. N. S. Vol. 61, p. 433—473. 1916. — *Ogushi, K.*, Zur Frage des menschlichen Eidotters. Anat. Anz. Bd. 37, S. 83 bis 86. 1910. — *Öllacher, Joseph*, Beiträge zur Geschichte des Keimbläschens im Wirbeltiereie. Arch. f. mikroskop. Anat. Bd. 8, S. 1—27. 1872. — *Olshausen, R.*, Die Krankheiten der Ovarien. In Billroth und Lücke, Handbuch der Frauenkrankheiten. Bd. 2. Stuttgart: Ferd. Enke 1886. — *Örtel, Otto*, Anatomie, Histologie und Topographie des weiblichen Urogenitalapparates. In Halban, Josef und Seitz, Ludwig, Biologie und Pathologie des Weibes. Bd. 1, S. 291—408. (Der Eierstock S. 334—343.) Berlin u. Wien:

Urban & Schwarzenberg 1924. — *Osterud, Hjalmar L.*, The postnatal growth and development of the female reproductive tract in the albino rat. 37. Vers. d. Americ. Assoc. of Anatomists. Philadelphia. März 1921. Anat. record. Vol. 21, p. 75. 1921. — *Ostrcil, A.* und *Bittmann O.*, Unterschied zwischen Corpus luteum menstruationis und graviditatis. Sitz. d. tschechoslowak. chir.-gynäkcl. Ges. in Brünn v. 16. Mai 1925. Rozhledy v. chirurg. a gynaekol. Jg. 4, S. 33f. 1925. Ref. Berichte über die ges. Gynäkol. u. Geburtsh. Bd. 9, S. 740f. 1926. — *Owtschinnikoff*, Die Eierstöcke bei Kindern. Diss. St. Petersburg 1902. Ref. Frommels Jahresbericht über die Fortschritte auf dem Gebiet d. Geburtsh. u. Gynäkol. Jg. 16, S. 315 u. 363f. 1902.

Paladino, Giovanni, Ulteriori ricerche sulla distruzione e rinnovamento continuo del parenchima ovarico nei mammiferi. Nuove contribuzioni alla morfologia e fisiologia dell'ovaja. Neapel 1887. Morano. — *Derselbe*, Ulteriori ricerche sulla distruzione e rinnovamento continuo del parenchima ovarico nei mammiferi. Anat. Anz. Bd. 2, S. 835—842. 1887. — *Derselbe*, La destruction et le renouvellement continuel du parenchyme ovarique des Mammifères. Arch. ital. de biol. Vol. 9, p. 176—202. 1888. — *Derselbe*, I ponti intercellulari tra l'uovo ovarico e le cellule follicolari, e la formazione della zona pellucida. Anat. Anz. Bd. 5, S. 254—259. 1890. — *Derselbe*, Des points intercellulaires entre l'oeuf ovarique et les cellules du follicules. Formation de la zone pellucide. Journ. de micrographie, Vol. 15, p. 79—84. 1891. — *Derselbe*, La rigenerazione del parenchima ovarico nella donna. Resoconto dei lavori della sezione di Anatomia dell' XI⁰ congresso internazionale di medicina in Roma. Monitore zool. ital. Vol. 5, p. 72. 1894. — *Derselbe*, La rinnovazione del parenchima ovarico nella donna. Monitore zool. ital. Vol. 5, p. 140—151. 1894. — *Derselbe*, Sur le type de structure de l'ovaire. Arch. ital. de biol. Vol. 29, p. 139—143. 1898. — *Derselbe*, Per la dibattuta questione sulla essenza del corpo luteo. Anat. Hefte, Abt. 1, Bd. 17, S. 451—455. 1900. — *Paladino, M. F.*, De la caducité du parenchyme de l'ovaire et de son complet renouvellement par la répétition du procédé de la production primordiale. Arch. ital. de biol. Vol. 1, p. 282—290. 1882. — *Paltauf, Arnold*, Zur Kenntnis des Uterus unicornis. Wien. med. Jahrb. 1885. S. 211—256. — *Panck, Johannes*, Die organische Verbindung der Tuba mit dem Eierstocke beim Menschen und den Tieren. St. Petersb. med. Zeitschr. Bd. 2, S. 110—117. 1862. — *Pankow, Otto*, Graviditäts-, Menstruations- und Ovulationssklerose der Uterus- und Ovarialgefäße. Arch. f. Gynäkol. Bd. 80, S. 271—282. 1906. — *Pansch, Adolf*, Grundriß der Anatomie des Menschen. Dritte veränderte und vermehrte Auflage. Herausgegeben von L. Stieda. Berlin: Oppenheim (Schmidt) 1891. S. 349—351. — *Papanicolaou, George N.*, Specimens illustrating the histology of prooestrous and ovulation in the guinea-pig. 33. Vers. d. Americ. Assoc. of Anatomists. New York. Dez. 1916. Anat. record Vol. 11, p. 444. (Dem.) 1916—1917. — *Patenko, Th.*, Über die Entwicklung der Corpora fibrosa in den Eierstöcken. Zentralbl. f. Gynäkol. 1880. S. 441f. — *Derselbe*, Über die Entwicklung der Corpora fibrosa in Ovarien. Virchows Arch. f. pathol. Anat. u. Physiol. Bd. 84, S. 193—207. 1881. — *Paterson, A. Melville*, The genito-urinary organs of the female indian elephant. Sitz. d. Anat. Soc. of Great Britain and Ireland v. 2. Feb. 1898. Journ. of anat. a. physiol. Vol. 32, p. 582—604 und XL. 1898. — *Paterson, Robert*, Observations on corpora lutea. Edinburgh med. a. surg. journ. Vol. 53, p. 49—67. 1840. — *Pearl, Raymond*, and *Boring, Alice M.*, Sex studies. X. The corpus luteum in the ovary of the chicken. Americ. journ. of anat. Vol. 23, p. 1—35. 1918. — *Périer, Ch.*, Anatomie et physiologie de l'ovaire. Habilitationsschrift. Paris 1866. — *Perroncito, Aldo*, Sui mitocondri della cellula uovo. Anat. Anz. Bd. 38, S. 395—398. 1911. — *Derselbe*, Sui mitocondri della cellula uovo. Risposta ad A. Russo. Anat. Anz. Bd. 39, S. 263—265. 1911. — *Peters, Hubert*, Die Urniere in ihrer Beziehung zur Gynäkologie. Volkmanns Samml. klin. Vortr. N. F. 1897. Nr. 195. (Gyn. 72.) S. 1055 bis 1076. — *Petitpierre, L.*, Über das Eindringen von Granulosazellen durch die Zona pellucida menschlicher Eier. Diss. Bern 1889. — *Derselbe*, Über das Eindringen von Granulosazellen durch die Zona pellucida von menschlichen Eiern, nebst einigen Bemerkungen über die sogenannte kleincystische Degeneration der Ovarien. Arch. f. Gynäkol. Bd. 35, S. 460—486. 1889. — *Peyron et Corsy*, Demonstration sur l'origine de la glande interstitielle de l'ovaire de l'embryon et du foetus du cheval. Cpt. rend. de l'Assoc. des Anatomistes. 18. Vers. Lyon. März 1923. Bibliographie anatomique Suppl. 1923, p. 537. — *Pfannenstiel, J.*, Die Erkrankungen des Eierstockes und des Nebeneierstockes. In Veit, J., Handbuch der Gynäkologie. 2. Aufl. Wiesbaden: Bergmann 1908, Bd. 4, 1. Hälfte, S. 8. — *Pflüger, E. F. W.*, Untersuchungen zur Anatomie und Physiologie der Säugetiere. Vorläufige Mitteilung. Allg. med. Zentral-Zeitg. 1861, Sp. 329f. — *Derselbe*, Untersuchungen zur Anatomie und Physiologie der Eierstöcke der Säugetiere. Zweite vorläufige Mitteilung. Allg. med. Zentral-Zeitg. 1862. Sp. 17—22. — *Derselbe*, Über die Eierstöcke der Säugetiere und des Menschen. Leipzig: Engelmann 1863. (S. 88 u. 95.) — *Derselbe*, Über ein merkwürdiges Ei aus dem Eierstock des Kalbes. Untersuchungen aus dem physiologischen Laboratorium zu Bonn. Berlin: Hirschwald 1865. S. 173—177. — *Pick, Ludwig*, Die Adenomyome der Leistengegend und des hinteren Scheidengewölbes, ihre Stellung zu den paroophoralen Adenomyomen der Uterus- und Tubenwandung v. Recklinghausens. Arch. f. Gynäkol. Bd. 57, S. 461—509. 1899. — *Pilliet, A. H.*, Corps jaune anormalement développé accompagnant un fibrome utérin. Bull. et mém. de la soc. anat. de Paris. Tome 72, p. 368—372. 1897. (Sitzg. v. 30. April 1897.) — *Derselbe*, Note sur l'état des corps jaunes de l'ovaire dans la fibromatose utérine. Bull. et mèm. de la soc. anat. de Paris. Tome 73, p. 293—296. 1898. (Sitz. v. 22. April 1898.) — *Pinto, C.*, Note istologiche sulle modificazioni delle ovaia in gravidanza. Ann. di ostetr., ginecol. e pediatr. Vol. 27, Nr. 2. 1905. — *Plagge, M. W.*, Über das Ei der Säugetiere vor der Befruchtung. Arch. f. Anat. u. Physiol. 1829. S. 193—202. — *Plato, J.*, Zur Kenntnis der Anatomie und Physiologie der Geschlechtsorgane. Arch. f. mikroskop. Anat. Bd. 50, S. 640—685. 1897. — *Plihál, Fr.*, Die Drüsenschläuche und die Abschnürung der Graafschen Follikel im Eierstock. Arch. f. mikroskop. Anat. Bd. 5, S. 445—458. 1869. — *Poirier, P.* et *Charpy, A.*, Traité d'anatomie humaine. Tome 5, Teil 1. Paris: Masson & Cie. 1901. — *Polano, Oscar*, Beiträge zur Anatomie der Lymphbahnen im menschlichen Eierstock. Monatsschr. f. Geburtsh. u. Gynäkol. Bd. 17, S. 281—295 u. 466—496. 1903. — *Policard, A.*, Recherches histochimiques sur la teneur en cendre de l'ovaire humain. Sitz. d. Soc. de Biol. de Lyon v. 9. Juli 1923. Cpt. rend. hebdom. des séances de la soc. de biol. Tome 89, p. 535—538. 1923. — *Popoff, Nicolas*, Le tissu interstitiel et les corps jaunes de l'ovaire. Arch. de biol. Tome 26, p. 483—556. 1911. — *Pottet, Maurice*, Contribution à l'étude anatomique, histologique et physiologique du corps jaune pendant la grossesse (plus spécialement chez la femme). Diss. Paris 1910. — *Derselbe*, Le rut, l'ovulation, la menstruation (d'après MM. Cl. Regaud et G. Dubreuil). Ann. de Gynécol. Vol. 7, p. 363—371. 1910. — *Pozzi, S.* et *Rouhier*, Ovaire géant. Bull. et mém. de la soc. anat. de Paris. Tome 88, p. 369—371. 1913. (Sitz. v. 11. Juli 1913.) — *Prenant, Auguste*, Sur la signification de la cellule accessoire du testicule et sur la comparaison morphologique des éléments du testicule et de l'ovaire. Journ. de l'anat. et de la physiol. normales et pathologiques de l'homme et des animaux. Tome 28, p. 292—321 u. 529—562. 1892. — *Prévost* et *Dumas*, Deuxième mémoire sur la génération. Rapports de l'oeuf avec la liqueur fécondante. Phénomènes appréciables, résultant de leur action mutuelle. Développement de l'oeuf des Batraciens. Ann. des sciences naturelles. Tome 2, p. 100—121 et 129—149. 1824. — *Dieselben*, Troisième mémoire. De la génération dans les Mammifères, et des premiers indices du développement de l'embryon. Ann. des sciences naturelles. Tome 3, p. 113—138. 1824. — *Prévost* et *Dumas*, Mémoire sur le développement du Poulet dans l'oeuf. Ann. des sciences naturelles. Tome 12, p. 415—443. 1827. — *Puech, Albert*, Des ovaires; de leurs anomalies. Paris: Savy 1873. — *Purkinje, Joannes Ev.*, Observata nonnulla ad ovi avium historiam ante incubationem. Vratislaviae MDCCCXXV. Typis universitatis.

Quincke, H., Notizen über die Eierstöcke der Säugetiere. Zeitschr. f. wiss. Zool. Bd. 12, S. 483 bis 485. 1862.

Rabl, Carl, Über die Entwicklung des Urogenitalsystems der Selachier. (Zweite Fortsetzung der „Theorie des Mesoderms".) Morphol. Jahrb. 1896. S. 632—767. — *Rabl, Hans*, Über Atresie der Follikel und Bildung des Corpus luteum bei Menschen und Säugetieren. Dem. in d. Sitz. d. geburtsh.-gynäkol. Ges. in Wien v. 17. Jan. 1899. Zentralbl. f. Gynäkol. 1899. S. 486—488. — *Derselbe*, Beitrag zur Histologie des Eierstockes des Menschen und der Säugetiere nebst Bemerkungen über die Bildung von Hyalin und Pigment. Anat. Hefte. Erste Abt. Bd. 11, S. 109—220. 1899. — *Derselbe*, Mehrkernige Eizellen und mehreiige Follikel. Arch. f. mikroskop. Anat. Bd. 54, S. 421—440. 1899. — *Raciborski, M. A.*, De la puberté et de l'âge critique chez la femme, au point de vue physiologique, hygiénique et médical, et de la ponte périodique chez la femme et les mammifères. Paris: Baillière 1844. — *Ranney, Ambrose L.*, The topographical relations of the female pelvic organs. Americ. journ. of obstetr. Vol. 16, p. 225—251, 350—389, 483—504, 561—574 u. 705—721. 1883. — *Rasmussen, Andrew T.*, Cyclic changes in the interstitial cells of the ovary in the woodchuck (Marmota monax). 34. Vers. d. Americ. Assoc. of Anatomists. Minneapolis. Dez. 1917. Anat. record Vol. 14, p. 48. 1918. — *Derselbe*, Histological preparations showing the cyclic changes in the interstitial cells of the testis and of the ovary in the woodchuk (Marmota monax). Ebenda S. 56. (Dem.) — *Rayer*, Du corps jaune de la menstruation (période du rut) chez la vache. Cpt. rend. hebdom. des séances de la soc. de biol. Tome 4, p. 185. Dez. 1852. — *Reagan, Franklin P.*, Some results and possibilities of early embryonic castration. Anat. record Vol. 11, p. 251—258. 1916—1917. — *Derselbe*, Early castration of the vertebrate embryo. 14. Vers. d. Americ. Soc. of Zoologists. New York. Dez. 1916. Anat. record. Vol. 11, p. 489f. 1916—1917. — *Regaud, Claudius* et *Dubreuil, G.*, Recherches sur les cellules interstitielles de l'ovaire chez le lapin. Bibliographie anatomique. Tome 15, p. 169—176. 1906. — *Dieselben*, Variations macroscopiques de la glande interstitielle de l'ovaire, chez la lapine. Cpt. rend. des séances de la soc. de biol. Tome 63, p. 780—782, 1907. (Sitz. v. 28. Dezember 1907.) — *Dieselben*, Karyokinèses tardives dans les cellules lutéiniques des corps jaunes, chez la lapine. Verhandl. d. anat. Ges. 22. Vers. Berlin 1908. Anat. Anz. Ergänzungsheft zu Bd. 32, S. 145. 1908. Disk. S. 156—158. — *Dieselben*, Variations de la glande interstitielle de l'ovaire, chez la lapine. Verhandl. d. Anat. Ges. 22. Vers. Berlin, 1908. Anat. Anz. 1908. Ergänzungsheft zu Bd. 32. S. 146—151. Disk. S. 156—158. — *Derselbe* et *Lacassagne, Antoine*, Sur certaines formations interprétables comme follicules de Graaf dépourvus d'ovules, observées dans les ovaires de lapines traités par les rayons X et (moins abondamment) dans les ovaires normaux. Cpt. rend. de l'Assoc. des Anatomistes. 13. Vers. Paris. April 1911. Bibliographie anatomique Suppl. 1911. p. 308—310. (Disk.) — *Dieselben*, Les follicules anovulaires de l'ovaire chez la lapine adulte. Cpt. rend. de l'Assoc. des Anatomistes. 15. Vers. Lausanne 1913. Bibliographie anatomique Suppl. 1913. p. 15—27. (Disk.) — *Derselbe* et *Policard, A.*, Notes histologiques sur l'ovaire des mammifères. (Communications préliminaires.) Cpt. rend. de l'Assoc. des Anatomistes. 3. Vers. Lyon. April 1901. Bibliographie anatomique Suppl. 1901. p. 45—62. (Disk.) — *Dieselben*, Démonstration de préparations: a) Ovaire de Chienne. b) Ovaire de Chienne. c) Ovaire de Chienne. d) Ovaire de Rat. e) Ovaire de Rat. f) Ovaire de Hérisson. Cpt. rend. de l'Assoc. des Anatomistes. 3. Vers. Lyon. April 1901. Bibliographie anatomique Suppl. 1901. p. 259f. — *Reichelt, O.*, Bilder eines Falles von versprengtem Nebennierenrindenkeim im Ovarium eines Neugeborenen. Dem. in d. Sitz. d. geburtsh.-gynäkol. Ges. zu Wien vom 8. Juni 1926. Zentralbl. f. Gynäkol. 1926. S. 2967. (Disk.) — *Rein, G.*, Beiträge zur Kenntnis der Reifungserscheinungen und Befruchtungsvorgänge am Säugetierei. Arch. f. mikroskop. Anat. Bd. 22, S. 233—270. 1883. — *Reinhardt, B.*, Über die Entstehung der Körnchenzellen. Virchows Arch. f. pathol. Anat. u. Physiol. Bd. 1, S. 20—71. 1847. — *Retzius, Gustav*, Die Intercellularbrücken des Eierstockeies und der Follikelzellen sowie über die Entwickelung der Zona pellucida. Verhandl. d. anat. Ges. 3. Vers. Berlin 1889. Anat. Anz. Ergänzungsheft zu Bd. 4, S. 10—12. (Disk.) 1889. — *Derselbe*, Zur Kenntnis vom Bau des Eierstockeies und des Graafschen Follikels. Hygiea. Festband 1889. Nr. 2, S. 1—16. — *Derselbe*, Über die Nerven der Ovarien und Hoden. Biologische Untersuchungen. Neue Folge. Bd. 5, S. 31—34. 1893. — *Derselbe*, Zur Kenntnis der Hüllen und besonders des Follikelepithels an den Eiern der Wirbeltiere. Biologische Untersuchungen. Neue Folge. Bd. 17, S. 1—52. 1912. — *Reusch, W.*, Frühstadien der Corpus-luteum-Bildung beim Menschen. Arch. f. Gynäkol. Bd. 105, S. 262—279. 1916. — *Reuterskiöld*, Ett fall av ovarium permobile. (Elongatio mesovarii et ligamentorum congenita.) Obstetrisk-gynekologiska sektionens förhandlingar. Hygiea. Bd. 82, S. 856—858. 1920. (Sitz. v. 30. Mai 1919.) — *Richards, Aute* and *Thompson, J. T.*, The migration of the primary sex-cells of Fundulus heteroclitus. Biol. bull. of the marine biol. laborat. Vol. 40, p. 325—348. 1921. — *Richter, J.*, Über die Histogenese der Adenocystome des Ovarium. (Unter besonderer Berücksichtigung der Walthardschen Zellinseln.) Arch. f. Gynäkol. Bd. 130, S. 775—787. 1927. — *Rieffel, H.*, Ovaires. In Poirier, P. et Charpy, A., Traité d'anatomie humaine. Tome 5, Teil 1, p. 309—374. Paris: Masson & Cie. 1901. — *Rieländer, August*, Das Paroophoron. Habilitationsschrift Marburg 1904. — *Riese, H.*, Die feinsten Nervenfasern und ihre Endigungen im Ovarium der Säugetiere und des Menschen. Anat. Anz. Bd. 6, S. 401—420. 1891. — *del Rio Hortega, P.*, Détails nouveaux sur la structure de l'ovaire. Trabajos del laboratorio de investigaciones biológicas de la Universidad de Madrid. Vol. 11, p. 163—175. 1913. — *Riquier, Joseph Karl*, Der innere Netzapparat in den Zellen des Corpus luteum. Arch. f. mikroskop. Anat. Bd. 75, S. 772—780. 1910. — *Ritchie, Charles G.*, Contributions to assist the study of ovarian physiology and pathology. London: Churchill & sons 1865. — *Robinson, Arthur*, On the position and peritoneal relations of the mammalian ovary. Journ. of anat. a. physiol. Vol. 21, p. 169—179. 1886—1887. — *Derselbe*, Lectures on the early stages in the development of mammalian ova and on the formation of the placenta in different groups of mammals. Journ. of anat. a. physiol. Vol. 38, p. 186—204, 325—340 u. 485 bis 502. 1904. — *Rokitansky, Carl*, Über Abnormitäten des Corpus luteum. Allg. Wien. med. Zeitg. 1859. S. 253f. u. 261f. — *Romiti, Wilhelm*, Über den Bau und die Entwicklung des Eierstockes und des Wolffschen Ganges. Arch. f. mikroskop. Anat. Bd. 10, S. 200—207. 1874. — *Rosenmueller, Ioannes Christianvs*, Qvaedam de ovariis embryonvm et foetvvm hvmanorvm. Lipsiae: Tavchnitz MDCCCII. *Rossa, Emil*, Über akzessorische Nebennieren im Ligamentum latum. Verhandl. d. dtsch. Ges. f. Gynäkol. Leipzig. Bd. 7, S. 514—524. Juni 1897. — *Rossi, Umberto*, Contributo allo studio della struttura, della maturazione e della distruzione delle uova degli Anfibi (Salamandrina perspicillata e Geotriton fuscus). Nota riassuntiva. Monitore zool. ital. Vol. 5, p. 13—23 u. 33—41. 1894. — *v. Rosthorn, Alfons*, Die Veränderungen in den Geschlechtsorganen. (Anatomische Veränderungen der Geschlechtsorgane in der Schwangerschaft.) In v. Winckel, F., Handbuch der Geburtshilfe. Bd. 1, erste Hälfte. Wiesbaden: Bergmann 1903. S. 442—610. (S. 569f.) — *Rotter, H.*, Demonstration von extraregionären Geschlechtszellen. Verhandl. d. dtsch. Ges. f. Gynäkol. 17. Vers. Innsbruck, Juni 1922. Arch. f. Gynäkol. Bd. 117, S. 419f. 1922. — *Rouget, Charles*, Recherches sur les organes érectiles de la femme, et sur l'appareil musculaire tubo-ovarien, dans leurs rapports avec l'ovulation et la menstruation. Brown-Séquards journ. de physiol. de l'homme et des animaux. Tome 1, p. 320—343, 479—496 et 735—752. 1858. — *Rubaschkin, W.*, Über das erste Auftreten und Migration der Keimzellen bei Vögelembryonen. Anat. Hefte, Erste Abt. Bd. 35, S. 241—261. 1907 (1908). — *Derselbe*, Zur Frage von der Entstehung der Keimzellen bei Säugetierembryonen. Anat. Anz. Bd. 32, S. 222—224. 1908. — *Derselbe*, Chondriosomen und Differenzierungsprozesse bei Säugetierembryonen. Anat. Hefte Bd. 41, S. 399—432. 1910. — *Derselbe*, Über die Urgeschlechtszellen bei Säugetieren. Anat. Hefte. Erste Abt. Bd. 39, S. 603—652. 1909. — *Derselbe*, Präparate zur Erläuterung der Keimbahn bei Säugetieren. Verhandl. d. anat. Ges. 25. Vers. Leipzig 1911. Anat. Anz. Ergänzungsheft zu Bd. 38, S. 224. (Dem.) 1911. — *Derselbe*, Zur Lehre von der Keimbahn bei Säugetieren. Über die Entwicklung der Keimdrüsen. Anat. Hefte. Erste Abt. Bd. 46, S. 343—411. 1912. — *Rückert, Johannes*, Über die Entstehung der Excretionsorgane bei Selachiern. Arch. f. Anat. u. Physiol., Anat. Abt. 1888. S. 205—278. — *Derselbe*, Zur Entwicklungsgeschichte des Ovarialeies bei Selachiern. Anat. Anz. Bd. 7, S. 107—158. 1892. — *Derselbe*, Über die Verdoppelung der Chromosomen im Keimbläschen des Selachiereies. Anat. Anz. Bd. 8, S. 44—52. 1893. — *Ruge II, Carl*, Über Ovulation, Corpus luteum und Menstruation. Arch. f. Gynäkol. Bd. 100, S. 20—48. 1913. — *Ruge, Georg*, Vorgänge am Eifollikel der Wirbeltiere. Morphol. Jahrb. Bd. 15, S. 491—554. 1889. — *Runge, Ernst*, Beitrag zur Anatomie der Ovarien Neugeborener und Kinder vor der Pubertätszeit. Arch. f. Gynäkol. Bd. 80, S. 43—67. 1906. — *Russell, Wm. Wood*, Aberrant portions of the Müllerian duct found in an ovary. Johns Hopkins hosp. bull. Vol. 10, p. 8—10. 1899. — *Russo, Achille*, A proposito di una critica ad una mia nota preliminare, dal titolo „Sul' origine dei mitocondri e sulla formazione del deutoplasma nell' oocite di alcuni Mammiferi". Monitore zool. ital. Vol. 18, p. 247f. 1907. — *Derselbe*, Per la costituzione della zona pellucida e la formazione del liquido follicolare dell' uovo dei Mammiferi. Anat. Anz. Bd. 33, S. 464—468. 1908. — *Derselbe*, Ancora sui mitocondri dell' oocite di Coniglia, sul loro aumento e sulla loro funzione. Anat. Anz. Bd. 37, S. 631—636. 1910. — *Derselbe*, I mitocondrî della cellula uovo. Risposta al Dott. Aldo Perroncito. Anat. Anz. Bd. 39, S. 24—27. 1911. — *Derselbe*, Ciò che pensa O. Van der Stricht dei granuli da me descritti ed artificialmente aumentati nell' oocite della Coniglia. Monitore zool. ital. Vol. 22, p. 183f. 1911.

Sainmont, Georges, Préparations relatives à certains points de l'organogénèse de la glande génitale chez le chat. Cpt. rend. de l'Assoc. des Anatomistes. 5. Vers. Lüttich. April 1903. Bibliographique anatomique Suppl. 1903. p. 231. (Dem.) — *Derselbe*, Recherches relatives à l'organogénèse du testicule et de l'ovaire chez le chat. Arch. de biol. Tome 22, p. 71—162. 1906—1907. — *Salaber, Juan A.*, Contribución al estudio embriologico del ovario. Rev. méd. latino-americana. Jg. 14. p. 378—413. 1929. — *Salazar, A. L.*, Les mitoses sidérées de la période chromatolytique de la granulosa atrésique de la lapine. Sitz. d. Réunion Biol. de Lisbonne v. 6. Okt. 1920. Cpt. rend. hebdom. des séances de la soc. de biol. Tome 83, p. 1326—1328. 1920. — *Derselbe*, Granulosa atrésique de la lapine: Les mitoses atypiques de la période préchromatolytique. Sitz. d. Réunion Biol. de Lisbonne vom 6. Okt. 1920. Cpt. rend. hebdom. des séances de la soc. de biol. Tome 83, p. 1328—1330. 1920. — *Derselbe*, Méthode de coloration tanno-ferrique. Sitz. d. Réunion Biol. de Lisbonne v. 6. Dez. 1920. Cpt. rend. hebdom. des séances de la soc. de biol. Tome 83, p. 1655—1657. 1920. — *Derselbe*, Sur le follicule de de Graaf non atrésique de la lapine. (Note préliminaire.) Sitz. d. Réunion Biol. de Lisbonne v. 6. Dez. 1920. Cpt. rend. hebdom. des séances de la soc. de biol. Tome 83, p. 1658—1660. 1920. — *Derselbe*, Sur les cordons ovigènes de l'ovaire adulte de la lapine; leur atrésie. Sitz. d. Réunion Biol. de Lisbonne v. 8. Jan. 1921. Cpt. rend. hebdom. des séances de la soc. de biol. Tome 84, p. 235—237. 1921. — *Derselbe*, Les corpuscules concentriques de la granulosa atrésique de la lapine (période chromatolytique). Sitz. d. Réunion Biol. de Lisbonne vom 8. Jan. 1921. Cpt. rend. hebdom. des séances de la soc. de biol. Tome 84, p. 237—239. 1921. — *Derselbe*, Sur l'évolution de l'ovaire adulte de la lapine. Sitz. d. Réunion Biol. de Lisbonne v. 17. Okt. 1921. Cpt. rend. hebdom. des séances de la soc. de biol. Tome 85, p. 783f. 1921. — *Derselbe*, Sur l'existence de faux corps jaunes autonomes dans la glande interstitielle de la lapine. Anat. record Tome 23, p. 189—193. 1922. — *Derselbe*, Sur une forme particulière d'atrésie des follicules de de Graaf (lapine), révélée par la méthode tannoferrique. Americ. journ. of anat. Tome 30, p. 502—523. 1922. — *Derselbe*, On the existence of special cells with tannophil bodies in the interstitial gland of female rabbit. Anat. record Vol. 26, p. 57—59. 1923. — *Derselbe*, En quoi consiste l'atypie des cinèses de la granulosa ovarienne et pourquoi cette atypie doit-être considérée comme le prélude de l'atrésie?

Sitz. d. Soc. Portugaise de biol. v. 13. Febr. 1924. Cpt. rend. hebdom. des séances de la soc. de biol. Tome 90, p. 586—588. 1924. — *Derselbe*, Les débuts de l'atrésie folliculaire. Sitz. d. Soc. Portugaise de biol. v. 13. Febr. 1924. Cpt. rend. hebdom. des séances de la soc. de biol. Tome 90, p. 589—591. 1924. — *Derselbe*, Sur l'existence de blocs tannophiles géants, dans la cellule lutéinique de la lapine. Anat. record Vol. 28, p. 295—300. 1924. — *Derselbe*, Les débuts de l'atrésie folliculaire. Réponse à de Winiwarter. Sitz. d. Soc. Portugaise de biol. v. 9. Februar 1925. Cpt. rend. hebdom. des séances de la soc. de biol. Tome 92, p. 929—932. 1925. — *Derselbe*, La chromatolyse dans les follicules de de Graaf au point de vue endocrine. Sitz. d. Soc. Portugaise de biol. v. 19. März 1925. Ebenda S. 1247—1250. — *Derselbe*, Sur une constitution particulière de la thèque interne des follicules de de Graaf. Sitz. d. Soc. Portugaise de biol. v. 19. März 1925. Ebenda S. 1250—1252. — *Sampson, John A.*, The variation in the blood supply of the ovary and their possible operative importance. Transact. of the Americ. gynecol. soc. 41. Vers. Washington. Mai 1916; p. 429—445. (Disk.) Surg., gynecol. a. obstetr. Vol. 24, p. 339—350. 1917. — *Sandes, F. P.*, The corpus luteum of Dasyurus viverrinus, with observations on the growth and atrophy of the Graafian follicle. Proc. of the Linnean soc. of New South Wales Vol. 28, p. 364—405. 1903. — *Sänger, M.*, Über Descensus und Pelvifixura ovariorum. Zentralbl. f. Gynäkol. 1896. S. 241—248. — *Santi, E.*, Die Pathologie des Corpus luteum. Monatsschr. f. Geburtsh. u. Gynäkol. Bd. 20, S. 76—101 u. 143—167. 1904. — *Sappey, Ph. C.*, Traité d'anatomie descriptive. 3. Aufl. Tome 4, p. 710—734. Paris: Delahaye & Cie. 1879. — *Savage, Henry*, The surgery, surgical pathology and surgical anatomy of the female pelvic organs. 5. Aufl. London: J. and A. Churchill 1882. — *Scammon, Richard E.*, Some general characters of the postnatal growth of the various organs in man. 36. Vers. d. Americ. Assoc. of Anatomists. Washington April 1920. Anat. record. Vol. 18, p. 256 u. 270. 1920. (Dem.) — *Schäfer, E. A.*, On the structure of the immature ovarian ovum in the common fowl and in the rabbit. To which is appended some observations upon the mode of formation of the discus proligerus in the rabbit, and of the ovarial glands or „egg-tubes" in the dog. Proc. of the roy. soc. of London. Vol. 30, p. 237—250. 1879—1880. (Sitz. v. 18. März 1880.) — *Derselbe*, Note to the paper on the structure of the immature ovarian ovum in the common fowl and in the rabbit. Proc. of the roy. soc. of London. Vol. 31, p. 282. 1880—1881. (Sitz. v. 6. Jan. 1881.) — *Schaffer, Josef*, Lehrbuch der Histologie und Histogenese. 2. Aufl. Leipzig: Engelmann 1922. S. 435—443. — *Schäffer, Anna*, Vergleichend histologische Untersuchungen über die interstitielle Eierstocksdrüse. Arch. f. Gynäkol. Bd. 94, S. 491—541. 1911 und Diss. Breslau 1911. — *Schapitz, Reinhold*, Die Urgeschlechtszellen von Amblystoma. Ein Beitrag zur Kenntnis der Keimbahn der urodelen Amphibien. Arch. f. mikroskop. Anat., Zweite Abt. Bd. 97 S. 41—78. 1912. — *Schauta, Friedrich*, Lehrbuch der gesamten Gynäkologie. Teil II., 3. Aufl. Leipzig u. Wien: Deuticke 1907. S. 26—30. — *Schenk, F.*, Weitere, gemeinsam mit Herrn Austerlitz angestellte Untersuchungen über das elastische Gewebe der weiblichen Genitalorgane. Verhandl. d. Ges. dtsch. Naturf. u. Ärzte. 74. Vers. Karlsbad. 1902. 2. Teil, 2. Hälfte, S. 255—257. — *Schickele, G.*, Die Lehre von den mesonephrischen Geschwülsten. Zentralbl. f. Pathol. 1904. S. 261—302. (S. 292—294.) — *Derselbe*, Die Herkunft der intraligamentären Ovarialcysten. Verhandl. d. dtsch. Ges. f. Gynäkol. 11. Vers. Kiel. 1905. S. 355—357. — *Schmaltz, Reinhold*, Das Geschlechtsleben der Haussäugetiere. 3. Aufl. Berlin: Schötz 1921. — *Derselbe*, Vergleichende Anatomie der weiblichen Geschlechtsorgane der Haussäugetiere (Huftiere und Fleischfresser). In Halban, Josef und Seitz, Ludwig, Biologie und Pathologie des Weibes. Bd. 1. Berlin u. Wien: Urban & Schwarzenberg 1924. S. 409—456. — *Schmid, G. Wilhelm*, Beiträge zur Physiologie der Brunst beim Rinde. Diss. Zürich 1902. — *Schmidt, August Herman*, Onderzoekingen betreffende het ovarium der Selachii. Diss. Utrecht 1898. — *Schmorl, Christian Georg*, Über deciduaähnliche Wucherungen auf dem Peritoneum und den Ovarien bei intrauteriner Schwangerschaft. Verhandl. d. Ges. dtsch. Naturf. u. Ärzte. 68. Vers. Frankfurt a. M., Sept. 1896. 2. Teil, 2. Hälfte, Abt. f. allg. Pathol. u. path. Anat. S. 29f. (Disk.). — *Derselbe*, Über großzellige (deciduaähnliche) Wucherungen auf dem Peritoneum und den Ovarien bei intrauteriner Schwangerschaft. Monatsschrift f. Geburtsh. u. Gynäkol. Bd. 5, S. 46—50. 1897. — *Derselbe*, Pathologisch-anatomische Demonstrationen und Besprechungen. Sitz. d. Gynäkol. Ges. zu Dresden v. 20. März 1902. Zentralbl. f. Gynäkol. 1902. S. 1046—1048. (Disk.) — *Schnell, Ferdinand*, Ein prolabiertes Corpus luteum. Monatsschr. f. Geburtsh. u. Gynäkol. Bd. 9, S. 767—770. 1899. — *Derselbe*, Bindegewebszellen des Ovarium in der Gravidität. Zeitschr. f. Geburtsh. u. Gynäkol. Bd. 40, S. 267—275. 1899. — *Schoof, Ferdinand*, Zur Kenntnis des Urogenitalsystems der Saurier. Diss. Rostock 1888. — *Schottländer, Julius*, Beitrag zur Kenntnis der Follikelatresie nebst einigen Bemerkungen über die unveränderten Follikel in den Eierstöcken der Säugetiere. Arch. f. mikroskop. Anat. Bd. 37, S. 192—238. 1891. — *Derselbe*, Über die Entstehung des Graafschen Follikels beim Menschen und seinen Untergang bei Mensch und Säugetieren. Sitz. d. Ges. f. Geburtsh. u. Gynäkol. zu Berlin v. 13. Mai 1892. Zeitschr. f. Geburtsh. u.

Gynäkol. Bd. 24, S. 312—314. 1892. — *Derselbe*, Über den Graafschen Follikel, seine Entstehung beim Menschen und seine Schicksale bei Mensch und Säugetieren. Arch. f. mikroskop. Anat. Bd. 41, S. 219—294. 1893. — *Derselbe*, Über mehreiige Follikel und mehrkernige Eizellen. Monatsschr. f. Geburtsh. u. Gynäkol. Bd. 21, S. 622—648. 1905. — *Schröder, Carl*, Die Krankheiten der weiblichen Geschlechtsorgane. In v. Ziemssens Handbuch der speziellen Pathologie und Therapie. Bd. 10, 9. Aufl., umgearbeitet und herausgegeben von M. Hofmeier. Leipzig: Vogel 1889. S. 109. — *Schröder, Robert*, Über die zeitlichen Beziehungen der Ovulation und Menstruation. (Zugleich ein Beitrag zur Corpus-luteum-Genese.) Arch. f. Gynäkol. Bd. 101, S. 1—35. 1914. — *Derselbe*, Anatomische Studien zur normalen und pathologischen Physiologie des Menstruationszyklus. Arch. f. Gynäkol. Bd. 104, S. 27—102. 1915. — *Schrön, Otto*, Beitrag zur Kenntnis der Anatomie und Physiologie des Eierstocks der Säugetiere. Zeitschr. f. wiss. Zool. Bd. 12, S. 409—426. 1862. — *Derselbe*, In Sachen des Eierstocks. Entgegnung an Herrn Prof. Pflüger in Bonn. Moleschotts Untersuchungen zur Naturlehre des Menschen und der Tiere. Bd. 9, S. 102—111. 1863. — *Derselbe*, Über das Korn im Keimfleck und in dem Kernkörperchen der Ganglienzellen bei Säugetieren. Moleschotts Untersuchungen zur Naturlehre des Menschen und der Tiere. Bd. 9. S. 209—216. 1863. — *Schulin, Karl*, Zur Morphologie des Ovariums. Arch. f. mikroskop. Anat. Bd. 19, S. 442—512. 1881. — *Schultze, Bernhard Sigismund*, Über Palpation normaler Eierstöcke und Diagnose geringer Vergrößerungen derselben. Jenaische Zeitschr. f. Med. u. Naturwiss. Bd. 1, S. 279—288. 1864. — *Derselbe*, Zur Kenntnis von der Lage der Eingeweide im weiblichen Becken. Arch. f. Gynäkol. Bd. 9, S. 262—278. 1876. — *Derselbe*, Die Pathologie und Therapie der Lageveränderungen der Gebärmutter. Berlin: Hirschwald 1881. — v. *Schumacher, Siegmund* und *Schwarz, Carl*, Mehrkernige Eizellen und mehreiige Follikel. Anat. Anz. Bd. 18, S. 1—8. 1900. — *Schuster, Hermann*, Beitrag zur Histologie des senilen Ovariums. Diss. Heidelberg. 1906. — *Schütz, Joseph*, Über den Dotterkern, dessen Entstehung, Struktur, Vorkommen und Bedeutung. Diss. Bonn 1882. — *Scipiades, Elemér*, Über die innere Sekretion des Eierstocks. Arch. f. Gynäkol. Bd. 108, S. 157—223. 1918. — *Seaborn, E.* et *Champy, Ch.*, Structure de l'ovaire de la jument et son cycle évolutif en dehors de la gestation. Cpt. rend. hebdom. des séances de la soc. de biol. Tome 89, p. 1091—1093. 1923. (Sitz. v. 1. Dez. 1923.) — von *Sehlen, D.*, Beitrag zur Frage nach der Mikropyle des Säugetiereies. Arch. f. Anat. u. Physiol., Anat. Abt. 1882. S. 33—51. — *Seitz, Ludwig*, Die Luteinzellenwucherung in atretischen Follikeln — eine physiologische Erscheinung während der Schwangerschaft! Vorläufige Mitteilung. Zentralbl. f. Gynäkol. 1905. S. 257—263. — *Derselbe*, Zur Frage der Luteinzellenwucherung in atretischen Follikeln während der Schwangerschaft. Zentralbl. f. Gynäkol. 1905. S. 578—585. — *Derselbe*, Die Follikelatresie während der Schwangerschaft, insbesondere die Hypertrophie und Hyperplasie der Theca-interna-Zellen (Theca-Luteinzellen) und ihre Beziehungen zur Corpus-luteum-Bildung. Arch. f. Gynäkol. Bd. 77, S. 203—356. 1906. — *Derselbe*, Über Follikelreifung und Ovulation in der Schwangerschaft. Zentralbl. f. Gynäkol. Jg. 32, S. 332—335. 1908. — *Sellheim, Hugo*, Der normale Situs der Organe im weiblichen Becken. Verhandl. d. Ges. dtsch. Naturf. u. Ärzte. 74. Vers. Karlsbad. 2. Teil, 2. Hälfte, Abt. f. Geb. und Gyn. S. 218—222. (Disk.) 1902. — *Semper, Carl*, Das Urogenitalsystem der Plagiostomen und seine Bedeutung für das der übrigen Wirbeltiere. Arb. a. d. zool.-zootom. Institut Würzburg Bd. 2. S. 195—509. 1875. — *Derselbe*, Bildung und Wachstum der Keimdrüsen bei den Plagiostomen. Zentralbl. f. d. med. Wiss. 1875. S. 177—182. — *Sieber, H.*, Zur Frage der Bildung und Funktion des Corpus luteum. Zentralbl. f. Gynäkol. Jg. 45, S. 332—340. 1921. — *Simon, Arthur*, Anatomisch-histologische Untersuchungen der Ovarien von 95 kastrierten Kühen. Diss. Bern 1903. — *de Sinéty*, Recherches sur l'ovaire du foetus et de l'enfant nouveau-né. Arch. de physiol. normale et pathol. 2. Série. Tome 2, p. 501—513. 1875. — *Derselbe*, De l'existence de cellules épithéliales à cils vibratiles à la surface de l'ovaire normal de la femme. Cpt. rend. hebdom. des séances de la soc. de biol. Tome 33, p. 380—382. 1881. (Sitz. v. 17. Dez. 1881.) — *Sjövall, Einar*, Ein Versuch, das Binnennetz von Golgi-Kopsch bei der Spermato- und Ovogenese zu homologisieren. Anat. Anz. Bd. 28, S. 561—579. 1906. — v. *Skrobansky, K.*, Zur Frage über den sogen. „Dotterkern" (Corpus Balbiani) bei Wirbeltieren. Arch. f. mikroskop. Anat. Bd. 62, S. 194—206. 1903. — *Derselbe*, Beiträge zur Kenntnis der Oogenese bei Säugetieren. Ebenda S. 607—668. — *Slavjansky, Kronid*, Quelques données sur le développement et la maturation des vésicules de Graaf pendant la grossesse. Ann. de Gynécol. Tome 9, p. 81—92. 1878. — *Derselbe*, Zur normalen und pathologischen Histologie des Graafschen Bläschens des Menschen. Virchows Arch. f. pathol. Anat. u. Physiol. Bd. 51, S. 470—495. 1870. — *Derselbe*, Filaments glandulaires rencontrés dans l'ovaire d'une femme adulte. Ann. de Gynécol. Tome 1, p. 126—130. 1874. — *Derselbe*, Recherches sur la régression des follicules de Graaf chez la femme. Arch. de physiol. normal. et pathol. Jg. 6, Série 2, Tome 1, p. 213—233. 1874. — *Sobotta, J.*, Über die Bildung des Corpus luteum bei der Maus. Anat. Anz. 1895. Bd. 10, S. 482—490. — *Derselbe*, Über die Bildung des Corpus luteum bei der

Maus. Arch. f. mikroskop. Anat. Bd. 47, S. 261—308. 1896. — *Derselbe*, Präparate über die Bildung des Corpus luteum der Maus. Verhandl. d. anat. Ges. 10. Vers. Berlin 1896. Anat. Anz. 1896. Ergänzungsheft zu Bd. 12, S. 194. (Dem.) — *Derselbe*, Über die Bildung des Corpus luteum beim Kaninchen nebst einigen Bemerkungen über den sprungreifen Follikel und die Richtungsspindeln des Kaninchens. Anat. Hefte. Erste Abt. Bd. 8, S. 469—524. 1897. — *Derselbe*, Über die Entstehung des Corpus luteum der Säugetiere. Ergebn. d. Anat. u. Entwickl. Bd. 8, S. 923—950. 1898. — *Derselbe*, Noch einmal zur Frage der Bildung des Corpus luteum. Arch. f. mikroskop. Anat. Bd. 53, S. 546—558. 1899. — *Derselbe*, Über das Corpus luteum der Säugetiere. Verhandl. d. anat. Ges. 13. Vers. Tübingen 1899. Anat. Anz. 1899, Ergänzungsheft zu Bd. 16, S. 32—38 (Disk.). — *Derselbe*, Über die Entstehung des Corpus luteum der Säugetiere. Ergebn. d. Anat. u. Entwickl. Bd. 11, S. 946—972. 1901. — *Derselbe*, Das Wesen, die Entwicklung und die Funktion des Corpus luteum. Sitzungsber. d. physikal.-med. Ges. zu Würzburg 1904. S. 22—32. (Disk.) (Sitz. v. 4. Februar 1904.) — *Derselbe*, Über die Bildung des Corpus luteum beim Meerschweinchen. Anat. Hefte. Erste Abt. Bd. 32, S. 89—142. 1906. — *Derselbe*, Die Follikelatrophie und Follikelatresie im Eierstocke der Säugetiere. Sitzungsber. d. physikal.-med. Ges. zu Würzburg 1906. S. 6f. (Sitz. v. 25. Januar 1906.) — *Derselbe*, Deskriptive Anatomie. II. Teil. Die Eingeweide des Menschen einschl. des Herzens. 3. Aufl. München: Lehmann 1920. S. 404—412. — *Sohma, M.*, Über die Histologie der Ovarialgefäße in den verschiedenen Lebensaltern, mit besonderer Berücksichtigung der Menstruations- und Ovulationssklerose. Arch. f. Gynäkol. Bd. 84, S. 377—422. 1908. — *Solhaug, S. B.*, Graphs and reconstructions (made by the orthoscopic method) of the topography of the female pelvic organs from the third fetal month to birth. 39. Vers. d. Americ. Assoc. of Anatomists. Chicago. März 1923. Anat. record. Vol. 25, p. 158. 1923. (Dem.) — *Sommer, A.* und *Wetzel, G.*, Die Entwicklung des Ovarialeies und des Embryos, chemisch untersucht mit Berücksichtigung der gleichzeitigen morphologischen Veränderungen. I. Die chemischen Veränderungen des Ovarialeies der Ringelnatter bis zur Reife. Arch. f. Anat. u. Physiol., Physiol. Abt. 1904. S. 389—409. — *v. Sömmerring, Samuel Thomas*, Vom Baue des menschlichen Körpers. Bd. 5. Lehre von den Eingeweiden und Sinnesorganen des menschlichen Körpers. Umgearbeitet und beendigt von E. Huschke. Leipzig: Voß 1844. S. 446—469. — *Sonnenbrodt*, Die Wachstumsperiode der Oocyte des Huhnes. Arch. f. mikroskop. Anat. Bd. 72, S. 415—480. 1908. — *Soulié, A.*, Sur la structure du ligament rond de l'utérus et sur la migration des ovaires chez la femme. Cpt. rend. hebdom. des séances de la soc. de Biol. Tome 47, p. 382f. 1895. (Sitz. v. 18. Mai 1895.) — *Souligoux, Charles*, Artères utérines et utéroovariennes. Bull. et mém. de la soc. Anat. de Paris. Tome 69, p. 470f. 1894. (Sitz. v. 15. Juni 1894.) — *Derselbe*, Artères et veines de l'utérus et de l'ovaire. Bull. et mém. de la soc. anat. de Paris. Tome 69, p. 831—837. 1894. (Sitz. v. 23. Nov. 1894.) — *Graf Spee, F.*, Anatomie und Physiologie der Schwangerschaft. In A. Döderlein, Handbuch der Geburtshilfe. Wiesbaden: Bergmann 1915. — *Spehl, G.* et *Polus, J.*, Premières ébauches génitales chez l'axolotl. Note préliminaire. Cpt. rend. de l'Assoc. des Anatomistes. 13. Vers. Paris. April 1911. Bibliographie anatomique Suppl. 1911. p. 22—25. — *Dieselben*, Les premiers stades du développement des glandes génitales chez l'axolotl. Arch. de biol. Tome 27, p. 63—90. 1912. — *Spiegelberg, Otto*, Die Entwicklung der Eierstocksfollikel und der Eier der Säugetiere. Nachrichten v. d. G. A. Universität u. d. Kgl. Ges. d. Wiss. zu Göttingen 1860. S. 201—208. (In Göttingische gelehrte Anzeigen 1860. Bd. 2.) — *Derselbe*, Drüsenschläuche im fetalen menschlichen Eierstock. Virchows Arch. f. pathol. Anat. u. Physiol. Bd. 30, S. 466f. 1864. — *Derselbe*, Über die Bildung und Bedeutung der gelben Körper im Eierstocke. Sitz. d. Ges. f. Geburtsh. in Berlin v. 25. April 1856. Monatsschr. f. Geburtskde. u. Frauenkrankh. Bd. 26, S. 7—10. 1865. — *Spirito, Francesco*, Contributo alla conoscenza delle cellule a secrezione interna dell' ovaio degli uccelli. Arch. di ostetr. e ginecol. Vol. 9. 1921. — *Spuler, Arnold*, Über die Teilungserscheinungen der Eizellen in degenerierenden Follikeln des Säugerovariums. Anat. Hefte, Erste Abt., Bd. 16, S. 85—114. 1901. — *Sserdjukoff, M. G.*, Die inkretorischen Prozesse des Drüsenparenchyms des Ovariums und der Nebennierenrinde bei vitaler Färbung. Pflügers Arch. f. d. ges. Physiol. Bd. 214, S. 196—206. 1926. — *Derselbe*, Zur Frage der inkretorischen Störungen der Ovarien und epileptiforme Anfälle als Ausdruck eines pluriglandulären Syndrom. Arch. f. Gynäkol. Bd. 124, S. 284—304. 1925. (S. 291.) — *Stenon, Nicolaus*, Elementorum myologiae specimen: seu musculi descriptio geometrica. Cui accedunt canis carchariae dissectum caput, et dissectus piscis ex canum genere. Ad Serenissimum Ferdinandum II. Magnum Etruriae ducem. Amstelodami. Waesberge & Weyerstraet 1669. — *Stephan, P.*, Sur quelques points relatifs à l'évolution de la vésicule germinative des téléostéens. Arch. d'anat. microscop. Tome 5, p. 22—37. 1902—1903. — *Stern, Robert*, Beitrag zur Klinik und Organotherapie der Osteomalacie, nebst anatomischen Untersuchungen über die „interstitielle Eierstocksdrüse". Zeitschr. f. Geburtsh. u. Gynäkol. Bd. 68, S. 47—57. 1911. — *Stieve, H.*, Die Entwicklung des Eierstockseies der

Dohle (Colaeus monedula). Ein Beitrag zur Frage nach den physiologischerweise im Ovar stattfindenden Rückbildungsvorgängen. Arch. f. mikroskop. Anat., Zweite Abt. Bd. 92, S. 137—288. 1919. — *Stockard, Charles R.*, and *Papanicolaou, George N.*, The existence of a typical oestrous cycle in the guinea-pig with a study of its histological and physiological changes. Americ. Journ. of Anat. Bd. 22. S. 225—283. 1917. — *Stoeckel, Walter*, Über die cystische Degeneration der Ovarien bei Blasenmole, zugleich ein Beitrag zur Histogenese der Luteinzellen. Festschrift für Fritsch. Leipzig: Breitkopf u. Härtel 1902. Beiträge zur Geburtshilfe und Gynäkologie. — *Derselbe*, Über Teilungsvorgänge in Primordial-Eiern bei einer Erwachsenen. Arch. f. mikroskop. Anat. Bd. 53, S. 357—384. 1899. — *Stöhr, Philipp*, Lehrbuch der Histologie und der mikroskopischen Anatomie des Menschen mit Einschluß der mikroskopischen Technik. 19. Aufl. neu bearbeitet von Wilhelm von Möllendorff. Jena: Fischer 1922. S. 405—410. — *Stolper*, Expulsio corporis lutei. Dem. in d. Sitz. d. geburtsh.-gynäkol. Ges. in Wien v. 14. Febr. 1922. Zentralbl. f. Gynäkol. 1922. S. 769 bis 774. (Disk.) — *Stotsenburg, James M.*, Charts showing the weight of the ovaries during the reproductiv cycle in albino rats. a — During gestation; b — During normal lactation; c — In females deprived of their litter at birth. 37. Vers. d. Americ. Assoc. of Anatomists. Philadelphia. März 1921. Anat. record Vol. 21, p. 91. 1921. (Dem.) — *Strahl*, Die Rückbildung reifer Eierstockseier am Ovarium von Lacerta agilis. Verhandl. d. anat. Ges. 16. Vers. Wien 1892. Anat. Anz. Ergänzungsheft zu Bd. 7, S. 190—195. (Disk.) 1892. — *Strakosch, Werner*, Das Schicksal der Follikelsprungstelle. Arch. f. Gynäkol. Bd. 104, S. 259—277. 1915 und Diss. Rostock 1915. — *Stratz, Carl Heinr.*, Der geschlechtsreife Säugetiereierstock. Haag: Nijhoff 1898. — *Derselbe*, Vergleichend-anatomische Untersuchungen am Säugetierovarium. Sitz. d. Ges. f. Geburtsh. u. Gynäkol. zu Berlin v. 26. Nov. 1897. Zeitschr. f. Geburtsh. u. Gynäkol. Bd. 38, S. 146f. 1898. — *Sun, Yun-Chan*, Post-pubertal ovogenesis in the guinea-pig. 39. Vers. d. Americ. Assoc. of Anatomists. Chicago. März 1923. Anat. record Vol. 25, p. 114f. 1923. — *Swift, Charles H.*, Origin and early history of the primordial germ-cells in the chick. Americ. journ. of anat. Vol. 15, p. 483—516. 1913—1914. — *Symington, Johnson*, On the position of the uterus and ovaries in the child, with remarks on the growth oft he female genitals. Sitz. d. Edinburgh Obst. Soc. v. 13. Jan. 1886. Edinburgh med. Journ. Vol. 32, 1. Teil, p. 31—42. 1886. — *Szymonowicz, Ladislaus*, Lehrbuch der Histologie und der mikroskopischen Anatomie mit besonderer Berücksichtigung des menschlichen Körpers einschließlich der mikroskopischen Technik. 4. Aufl. S. 307—322. Leipzig: Kabitzsch 1921.

Tandler, Julius, Lehrbuch der systematischen Anatomie. Bd. 2. Leipzig: Vogel 1923. S. 265 bis 267 u. Abb. 249. — *Targett*, Diskussion zu Braithwaite, James, On atrophy with collapse (cirrhosis), fibroid degeneration, and angioma of the ovaries. Transact. of the obstetr. soc. of London. Vol. 36, p. 325 bis 334. 1894. (Sitz. v. 7. Nov. 1894.) — *Testut, L.*, Traité d'anatomie humaine. Tome 4, 6. Aufl. Paris: Doin 1912. S. 691—710 u. 1036—1042. — *Theilhaber, A.* und *A. Meier*, Die physiologischen Variationen im Bau des normalen Ovariums und die chronische Oophoritis. Arch. f. Gynäkol. Bd. 78, S. 494—524. 1906. — *Thing, Alice*, The formation and structure of the zona pellucida in the ovarian eggs of turtles. Americ. journ. of anat. Vol. 23, p. 237—257. 1918. — *Thomsen, Allen*, Ovum. In Todd, Robert B., The cyclopaedia of anatomy and physiology. Part. 43. Suppl. p. 1—80. London: Longman usw. 1852. — *Thomson, Arthur*, Recent researches on oogenesis. Quart. journ. of microscop. science Vol. 26, p. 591—606. 1886. — *Thomson, H.*, Über Veränderungen der Tuben und Ovarien in der Schwangerschaft und im Puerperium. Mikroskopisch-anatomische Untersuchungen, ausgeführt an Kaninchengenitalien. Zeitschr. f. Geburtsh. u. Gynäkol. Bd. 18, S. 30—36. 1890. — *Togari, Ch.*, On the origin of the corpus luteum of the mouse. Aichi journ. of exp. med. Vol. 1, Nr. 2, p. 1—44. 1924. — *Toldt, C.*, Carl v. Langers Lehrbuch der systematischen und topographischen Anatomie. 10. Aufl. S. 394—397 u. 455f. Wien u. Leipzig: Braumüller 1915. — *Tourneux, F.*, Des cellules interstitielles du testicule. Journ. de l'anat. et de la phys. norm. et pathol. de l'homme et des animaux. Tome 15, p. 305—328. 1879. — *Traer, James*, Considérations sur l'arrangement des veines de l'ovaire. Bull. de la soc. anat. de Paris. Febr. 1857. Tome 32, p. 42f. Rapport de Legendre. p. 43—45. — *Tschaschin, S.*, Über die Chondriosomen der Urgeschlechtszellen bei Vögelembryonen. Anat. Anz. Bd. 37, S. 597—607 u. 621—631. 1910.

Ullmann, Emerich, Das Abtasten des Uterus und der Ovarien bei in das Rectum eingeführtem Kolpeurynter. Zentralbl. f. Gynäkol. Bd. 12, S. 177—181. 1888.

Valaoritis, Emil, Über die Oogenesis beim Landsalamander (Salamandra maculata). Zool. Anz. Bd. 2, S. 597—599. 1879. — *Derselbe*, Die Genesis des Tier-Eies. Nach dem Tode des Verfassers herausgegeben von Dr. W. Preyer. Leipzig: Grieben 1882. — *Valentin, G.*, Handbuch der Entwickelungsgeschichte des Menschen mit vergleichender Rücksicht der Entwickelung der Säugetiere und Vögel. Berlin: Rücker 1835. S. 3—28 u. 386—390. — *Derselbe*, Über die Entwicklung der

Follikel in dem Eierstocke der Säugetiere. Arch. f. Anat., Physiol. u. wiss. Med. 1838. S. 526 bis 535. — *Vallet, Emile,* Nerfs de l'ovaire et leurs terminaisons. Diss. Paris. 1900. — *Vallin, Paul,* Situation et prolapsus des ovaires. Diss. Paris 1887. — *La Valette St. George, Adolf Freiherr von,* Über den Keimfleck und die Deutung der Eiteile. Arch. f. mikroskop. Anat. Bd. 2, S. 56—66. 1866. — *Van Bambeke, Ch.,* Contributions à l'histoire de la constitution de l'oeuf. I. Rapport. Médiat de la vésicule germinative avec la périphérie du vitellus. Arch. de biol. Tome 4, p. 803—832. 1883. — *Van Beek, Willem Frederik,* Microscopisch- en macroscopisch anatomisch onderzoek naar de ontwikkeling van het ovarium bij het rund. Diss. Utrecht 1921. — *Van Beneden, Edouard,* Recherches sur la composition et la signification de l'oeuf, basées sur l'étude de son mode de formation et des premiers phénomènes embryonnaires (mammifères, oiseaux, crustacés, vers). Mémoires couronnés et mémoires des savants étrangers, publiés par l'Acad. Roy. des sciences, des lettres et des beaux-arts de Belgique. Tome 34, p. 1—283. 1867 bis 1870. — *Derselbe,* Contribution à la connaissance de l'ovaire des mammifères. L'ovaire du vespertilo murinus et du Rhinolophus ferrum-equinum. Arch. de biol. Tome 1, p. 475—550. 1880. — *Derselbe,* et *Julin, Charles,* Observations sur la maturation, la fécondation et la segmentation de l'oeuf chez les cheiroptères. Arch. de biol. Tome 1, p. 551—571. 1880. — *Van der Stricht, Omer,* Contribution á l'étude du noyau vitellin de Balbiani dans l'oocyte de la femme. Verhandl. d. anat. Ges. Kiel 1898. 12. Vers. Anat. Anz. 1898. Ergänzungsheft zu Bd. 14, S. 128—139. Disk. S. 142f. — *Derselbe,* La répartition de la chromatine dans la vésicule germinative de l'oocyte de la femme. Verhandl. d. anat. Ges. 12. Vers. Kiel 1898. Anat. Anz. 1898. Ergänzungsheft zu Bd. 14, S. 139—143 (Disk.). — *Derselbe,* Préparations d'ovules ovariques de la femme. Cpt. rend. de l'Assoc. des Anatomistes. 1. Vers. Paris. Jan. 1899. Bibliographie anatomique Suppl. 1899. p. 153. (Dem.) — *Derselbe,* L'atrésie ovulaire et l'atrésie folliculaire du follicule de de Graaf, dans l'ovaire de chauve-souris. Communication préliminaire. Verhandl. d. anat. Ges. 15. Vers. Bonn 1901. Anat. Anz. Ergänzungsheft zu Bd. 19, S. 108—121 (Disk.) u. 208—210. 1901. (Dem.) — *Derselbe,* Première démonstration concernant la formation du corps jaune vrai. Deuxième démonstration: atrésie ovulaire et atrésie folliculaire. Verhandl. d. anat. Ges. 15. Vers. Bonn 1901. Anat. Anz. 1901. Ergänzungsheft zu Bd. 19, S. 208—210. — *Derselbe,* La rupture du follicule ovarique et l'histogénèse du corps jaune. Cpt. rend. de l'Assoc. des Anatomistes. 3. Vers. Lyon. April 1901. Bibliographie anatomique Suppl. 1901. p. 33—41. (Disk.) — *Derselbe,* La ponte ovarique et l'histogénèse du corps jaune. Bull. de l'acad. de méd. de Belgique. 4. Série. Tome 15, p. 216—236. 1901. (Sitz. vom 27. April 1901.) — *Derselbe,* La couche vitellogène et les mitochondries de l'oeuf des mammifères. Verhandl. d. anat. Ges. 18. Vers. Jena 1904. Anat. Anz. Ergänzungsheft zu Bd. 25, S. 138—146. (Disk.) 1904. — *Derselbe,* La structure de l'oeuf des Mammifères. — Seconde Partie. Structure de l'oeuf ovarique de la femme. Bull. de l'acad. de méd. de Belgique. 4. Série. Tome 19, p. 303—337. 1905. (Sitz. v. 24. Juni 1905.) — *Derselbe,* La structure de l'oeuf de Chauve-souris (V. noctula). Verhandl. d. Anat. Ges. Genf 1905. 19. Vers. Anat. Anz. Ergänzungsheft zu Bd. 27, S. 17—24. 1905. — *Derselbe,* La structure de l'oeuf des Mammifères. Arch. de biol. Vol. 21, p. 1—101. 1905. — *Derselbe,* La structure de l'oeuf de chienne et la genèse du corps jaune. Cpt. rend. de l'Assoc. des Anatomistes. 10. Vers. Marseille. April 1908. Bibliographie anatomique Suppl. 1908. p. 1—9. (Disk.) — *Derselbe,* Démonstration concernant la structure de l'ovule de Chienne et la genèse des corps jaunes. Cpt. rend. de l'Assoc. des Anatomistes. 10. Vers. Marseille. April 1908. Bibliographie anatomique Suppl. 1908. p. 204—207. — *Derselbe,* Sur le processus de l'excrétion des glandes endocrines: Le corps jaune et la glande interstitielle de l'ovaire. Arch. de biol. Tome 27, p. 585—722. 1912. — *Derselbe,* Étude comparée des oeufs des Mammifères, aux stades de l'accroissement, de la maturation, de la fécondation et du début de la segmentation, d'après les travaux exécutés au Laboratoire d'histologie et d'embryologie de l'Université de Gand. Cpt. rend. de l'Assoc. des Anatomistes. 17. Vers. Gent. April 1922. Bibliographie anatomique Suppl. 1922. p. 1—25. — *Derselbe,* für *D'Hollander, F.,* Le noyau vitellin de *Balbiani* et les pseudochromosomes chez les Oiseaux. Verhandl. d. anat. Ges. 16. Vers. Halle a. S. April 1902. Anat. Anz. Ergänzungsheft zu Bd. 21, S. 168—171. 1902. — *Van der Stricht, René,* Vitellogenèse dans l'ovule de chatte. Arch. de biol. Tome 26, p. 365—481. 1911. — *Vanneman, Aimee S.,* The early history of the germ cells in the armadillo, Tatusia novemcincta. Amer. journ. of anat. Vol. 22, p. 341—363. 1917. — *Variot, G.,* Sur les liquides ovariens normaux et accidentels. Ann. de gynécol. Tome 15, p. 467—472. 1881. — *Vassmer, W.,* Über Adenom- und Cystadenombildung mesonephrischer Herkunft im Ovarium und Uterus. Arch. f. Gynäkol. Bd. 64, S. 78—97. 1901. — *Vedeler,* Nerver i menneskeovariet. Norsk magaz. f. laegevidenskaben Bd. 51, S. 523 bis 530. 1890. — *Velloso de Pinho, A.,* À propos de la note de H. de Winiwarter. „Les débuts de l'atrésie folliculaire". Sitz. d. Soc. Portugaise de biol. v. 9. Febr. 1925. Cpt. rend. des séances de la soc. de biol. Tome 92, p. 928f. 1925. — *Verneuil,* Études sur le disque proligère avant la fécondation de l'ovule. Cpt. rend. des séances de la soc. de biol. Tome 4, p. 105—109. Juli 1852. — *Villemin, Fernand,* Le corps jaune considéré comme glande à sécrétion interne de l'ovaire. Diss. Lyon 1908. — *Virchow, Hans*, Durchtreten von Granulosa-Zellen durch die Zona pellucida des Säugetiereies. Arch. f. mikroskop. Anat. Bd. 24, S. 113—116. 1885. — *Voigt, Max*, Fall von Kaiserschnitt nach Porro in der Schwangerschaft wegen malignen Ovarialtumors nebst Beitrag zur Pathologie des Corpus luteum. Arch. f. Gynäkol. Bd. 49, S. 43—56. 1895. — *Voisin, A.*, Die Haematocele retrouterina und die freien Blutextravasate in der Beckenhöhle. Ins Deutsche übersetzt von W. Langenbeck. Göttingen: Vandenhoek & Ruprecht 1862. — *Völker, Ottomar*, Über die Histogenese des Corpus luteum beim Ziesel (Spermophilus cit.). Arch. f. Anat. u. Physiol., Anat. Abt. S. 301—320. 1905. — *de Vos*, siehe *De Vos, Jules*.

Wagener, G. R., Über die Granulosazellen, die durch die Radialkanäle der Zona ins Ei einwandern und den Dotter verdrängen. Sitzungsber. d. Ges. z. Beförderung d. ges. Naturwiss. in Marburg 1877. S. 132. (Sitz. v. 28. Dez. 1877.) — *Derselbe*, Bemerkungen über den Eierstock und den gelben Körper. Arch. f. Anat. u. Physiol. Anat. Abt. 1879. S. 175—200. — *Wagner, Rudolph*, Einige Bemerkungen und Fragen über das Keimbläschen (Vesicula germinativa). Arch. f. Anat., Physiol. u. wiss. Med. 1835. S. 373—377. — *Waldeyer, Wilhelm*, Eierstock und Ei. Leipzig: Engelmann 1870. — *Derselbe*, Eierstock und Nebeneierstock. In Stricker, S., Handbuch der Lehre von den Geweben des Menschen und der Tiere. Bd. 1. Leipzig: Engelmann 1871. S. 544—580. — *Derselbe*, Die Lage der inneren weiblichen Beckenorgane bei Nulliparen. Anat. Anz. Bd. 1, S. 42—46. 1886. — *Derselbe*, Über die Lage der inneren weiblichen Geschlechtsorgane. Sitzungsber. d. Kgl. Preuß. Akad. d. Wissensch. zu Berlin 1888, 2. Halbbd. S. 1019—1025. (Sitz. d. physikalisch-mathematischen Klasse v. 18. Okt. 1888.) *Derselbe*, Beiträge zur Kenntnis der Lage der weiblichen Beckenorgane nebst Beschreibung eines frontalen Gefrierschnittes des Uterus gravidus in situ. Bonn: Cohen 1892. — *Derselbe*, Über die Fossa ovarii. Verhandl. d. Anat. Ges. 10. Vers. Berlin 1896. Anat. Anz. 1896. Ergänzungsheft zu Bd. 12, S. 151. — *Derselbe*, Die Lage des Eierstocks. Zeitschr. f. Geburtsh. u. Gynäkol. Bd. 35, S. 300f. (Disk.) 1896. — *Derselbe*, Topographical sketch of the lateral wall of the pelvic cavity with special reference to the ovarian groove. Vers. d. Anat. Soc. of Great Britain and Ireland. Dublin Juni 1897. Journ. of anat. and physiol. Vol. 32, p. 1—10. 1897 (1898). — *Derselbe*, Das Becken. Bonn: Cohen 1899. (S. 506—527 u. 658f.) — *Derselbe*, Das normale Ovarium einer 45 jährigen Frau mit 2 großen Corpora lutea. Verhandl. d. anat. Ges. 13. Vers. Tübingen. Mai 1899. Anat. Anz. Ergänzungsheft zu Bd. 16, S. 41. 1899. (Dem.) — *Derselbe*, Die Geschlechtszellen. In Hertwig, Oscar, Handbuch der vergleichenden und experimentellen Entwicklungslehre der Wirbeltiere. Bd. 1, Teil I. Jena: Fischer 1901—1906. — *Wallace, William*, Observations on ovarian ova and follicles in certain teleostean and elasmobranch fishes. Quart. journ. of microscop. science N. S. Vol. 47, p. 161—213. 1903 (1904). — *Wallart, J.*, Über die Ovarialveränderungen bei Blasenmole und bei normaler Schwangerschaft. Zeitschr. f. Geburtsh. u. Gynäkol. Bd. 53, S. 36—75. 1904. — *Derselbe*, Zur Frage der Ovarialveränderungen bei Blasenmole und bei normaler Schwangerschaft. Zentralbl. f. Gynäkol. 1905. S. 385—388. — *Derselbe*, Beitrag zur Frage der Ovarialveränderungen bei Blasenmole und malignem Chorionepitheliom. Zeitschr. f. Geburtsh. u. Gynäkol. Bd. 56, S. 541—563. 1905. — *Derselbe*, Untersuchungen über die interstitielle Eierstocksdrüse beim Menschen. Arch. f. Gynäkol. Bd. 81, S. 271—339. 1907. — *Derselbe*, Über das Verhalten der interstitiellen Eierstocksdrüse bei Osteomalacie. Zeitschr. f. Geburtsh. u. Gynäkol. Bd. 61, S. 581—599. 1908. *Derselbe*, Untersuchungen über das Corpus luteum und die interstitielle Eierstocksdrüse während der Schwangerschaft. Zeitschr. f. Geburtsh. u. Gynäkol. Bd. 63, S. 520—536. 1908. — *Derselbe*, Chemische Untersuchungen über den Luteingehalt des gelben Körpers während der Gravidität. Hegars Beitr. Bd. 14, S. 148—154. 1909. — *Derselbe*, Über die glatte Muskulatur des Eierstockes und deren Verhalten während der Schwangerschaft und bei Myom des Uterus. Zeitschr. f. Geburtsh. u. Gynäkol. Bd. 69, S. 319 bis 332. 1911. — *Derselbe*, Über Frühstadien und Abortivformen der Corpus-luteum-Bildung. Arch. f. Gynäkol. Bd. 103, S. 544—563. 1914. — *Derselbe*, Studien über die Nerven des Eierstocks mit besonderer Berücksichtigung der interstitiellen Drüse. Zeitschr. f. Geburtsh. z. Gynäkol. Bd. 76, S. 321—368. 1915. — *Derselbe*, Osteomalacie und Röntgenkastration. Histologische Untersuchungen an Ovarien. Zeitschr. f. Geburtsh. u. Gynäkol. Bd. 80, S. 133—144. 1918. — *Walthard, Karl Max*, Über die histologischen Veränderungen des Ovariums während der Gravidität. Zeitschr. f. Geburtsh. u. Gynäkol. Bd. 86, S. 74—123. 1923. — *Walthard, Max*, Zur Ätiologie der Ovarialadenome. Zeitschr. f. Geburtsh. u. Gynäkol. Bd. 49, S. 233—329. 1903. — *Warren, John*, The position and relations of the sex gland in early human embryos. 32. Vers. d. Americ. Assoc. of Anatomists. New Haven. Dez. 1915. Anat. record Vol. 10, p. 254—256 u. 269. 1916. (Dem.) — *Watson, B. P.*, On the state of the ovaries during lactation with special reference to the luteal tissue. Sitz. d. Physiol. Soc. v. 2. Juni 1906. Journ. of Physiol. Vol. 34, p. XXVIII. 1906. — *Weber, Arthur*, Die Histologie des Eierstockes im Klimakterium. Monatsschr. f. Geburtsh. u. Gynäkol. Bd. 20, S. 973—996. 1904. — *Weber, Ernst*, Über die geschichtliche

Entwicklung der anatomischen Kenntnisse von den weiblichen Geschlechtsorganen. Diss. Würzburg 1899. — *Weber, M. J.*, Vollständiges Handbuch der Anatomie des menschlichen Körpers (Zergliederungs-Kunde und -kunst). Bonn: König 1842. Bd. 2, S. 616—621. — *Webster, J. C.*, Researches in female pelvic anatomy. Edinburgh u. London: Young J. Pentland 1892. p. 137 ff. — *Wehefritz, E.*, Systematische Gewichtsuntersuchungen an Ovarien mit Berücksichtigung anderer Drüsen mit innerer Sekretion, sowie über ihre Beziehungen zum Uterus. Zeitschr. f. Konst. Bd. 9, S. 161 bis 171. 1923. — *Weinberg, Benjamin*, Über das Vorkommen von Jod und Chlor in menschlichen Ovarien. Hegars Beitr. Bd. 19, S. 222—235. 1914. — *Weiner, P.*, Der Golgische Apparat bei der Ovogenese. Zeitschr. f. mikroskop.-anat. Forschung. Bd. 4, S. 149—162. 1926. — *Weishaupt, Elisabeth*, Über die pathologischen Veränderungen des Rete und der Markschläuche im Ovarium der Meerschweinchen mit einem Abriß der vergleichenden Entwicklung und Anatomie dieser Organteile. Studien z. Pathol. d. Entwickl. Bd. 2, S. 117—156. 1914. — *Dieselbe*, Lipoide im menschlichen Ovarium. Monatsschr. f. Geburtsh. u. Gynäkol. Bd. 56, S. 276—282. 1921. — *Wendeler, P.*, Entwicklungsgeschichte des Eierstocks. In Martin, A., Die Krankheiten der Eierstöcke und Nebeneierstöcke. Leipzig: Georgi 1899. — *v. Werdt, Felix*, Über die Granulosazelltumoren des Ovariums. Zieglers Beitr. z. pathol. Anat. u. z. allg. Pathol. Bd. 59, S. 453—490. (S. 475—478.) 1914. — *Wertheimer*, Recherches sur la structure et le développement des organes génitaux de la femme. Journ. de l'anat. et de la physiol. Tome 19, p. 551. 1883. — *Wester, J.*, Eierstock und Ei. Befruchtung und Unfruchtbarkeit bei den Haustieren. Berlin: Schoetz 1921. — *Westman, Axel*, Om bildandet av corpora lutea i äggstockarna. Sitz. d. Svenska Läkaresällskap in Stockholm v. 18. Febr. 1919. Hygiea. Bd. 81, Del 2, S. 865—879. 1919. — *Wetzel, G.*, Die Entwicklung des Ovarialeies und des Embryos, chemisch untersucht mit Berücksichtigung der gleichzeitigen morphologischen Veränderungen. II. Die chemische Zusammensetzung der Eier des Seeigels, der Seespinne, des Tintenfisches und des Hundshaies. Arch. f. Anat. u. Physiol., Physiol. Abt. 1907. S. 507—542. — *Wheeler, William Morton*, The development of the urogenital organs of the Lamprey. Zool. Jahrbuch. Bd. 13, Abt. f. Anat. u. Ontog. S. 1—88. 1899 (1900). — *Wiczynski, Thaddäus*, Zur Bedeutung der Ovariallipoide. (Eine Erwiderung auf die Abhandlung von Prof. Rudolf Jaffé in den Nr. 21 und 44 dieses Zentralblattes.) Zentralbl. f. Gynäkol. Jg. 49, S. 80—84. 1925. — *Wiedersheim, R.*, Über die Entwicklung des Urogenitalapparates bei Krokodilen und Schildkröten. Arch. f. mikroskop. Anat. Bd. 36, S. 410 bis 468. 1890. — *Derselbe*, Beiträge zur Entwickelungsgeschichte des Urogenitalapparates der Krokodile und Schildkröten. Verhandl. d. 10. internat. Med. Kongr. Berlin. August 1890. Bd. 2, Abt. 1: Anatomie. Anat. Anz. Ergänzungsheft zu Bd. 5, S. 132—134. 1890. — *Wieger, G.*, Über die Entstehung und Entwickelung der Bänder des weiblichen Genitalapparates beim Menschen, ein Beitrag zur Lehre des Descensus ovariorum. Arch. f. Anat. u. Physiol., Anat. Abt. 1885. S. 349—360. — *Wilkerson, W. V.*, The rete ovarii as a normal structure of the adult mammalian ovary. Anat. record. Vol. 26, p. 75—77. 1923. — *Derselbe*, The origin and significance of the interstitial cells of the ovary; rat, mouse, and rabbit. 40. Vers. d. Amer. Assoc. of Anatomists. Buffalo. April 1924. Anat. record. Vol. 27, p. 191 f. 1924. — *v. Winiwarter, A.*, Zur Anatomie des Ovariums der Säugetiere. Sitzungsber. d. Kaiserl. Akad. d. Wiss. Wien. Math.-naturw. Kl. Abt. III. Bd. 57, S. 919 und 922—928. 1868. (Sitz. v. 14. Mai 1868.) — *v. Winiwarter, Hans*, Recherches sur l'ovogenèse et l'organogenèse de l'ovaire des mammifères (lapin et homme). Arch. de biol. Tome 17, p. 33—199. 1901. — *Derselbe*, Nachtrag zu meiner Arbeit über Oogenese der Säugetiere. Anat. Anz. Bd. 21, S. 401—407. 1902. — *Derselbe*, Das interstitielle Gewebe der menschlichen Ovarien. Anat. Anz. Bd. 33, S. 1—9. 1908. — *Derselbe*, La constitution et l'involution du corps de Wolff et le développement du canal de Müller dans l'espèce humaine. Arch. de biol. Tome 25, p. 169—268. 1910. — *Derselbe*, Contribution à l'étude de l'ovaire humain: I. Appareil nerveux et phéochrome. — II. Tissu musculaire. — III. Cordons médullaires et corticaux. Arch. de biol. Tome 25, p. 683 bis 757. 1910. — *Derselbe*, Formation de la couche corticale définitive et origine des oeufs définitifs dans l'ovaire de chatte. Sitz. d. Réunion de la Soc. Belge de Biol. v. 6. Nov. 1920. Cpt. rend. des séances hebdom. de la soc. de biol. Tome 83. p. 1403—1405. 1920. — *Derselbe*, Couche corticale définitive au hile de l'ovaire et pseudo-néoformation ovulaire. Sitz. d. Réunion de la Soc. Belge de Biol. v. 6. Nov. 1920. Cpt. rend. des séances de la soc. de biol. Tome 83, p. 1406—1408. 1920. — *Derselbe*, Formation de la couche corticale définitive de l'ovaire de lapine. Sitz. d. Réunion de la Soc. Belge de Biol. v. 4. Dez. 1920. Cpt. rend. des séances de la soc. de biol. Tome 83, p. 1559—1561. 1920. — *Derselbe*, Ovogénèse de la zone corticale définitive de l'ovaire de chatte. Cpt. rend. de l'Assoc. des Anatomistes. 17. Vers. Gent. April 1922. Bibliographie anatomique Suppl. 1922. p. 337—345. — *Derselbe*, À propos des cellules sympathicotropes de l'ovaire humain. Sitz. d. Soc. Belge de biol. v. 13. Okt. 1923. Cpt. rend. hebdom. des séances de la soc. de biol. Tome 89, p. 830—833. 1923. — *Derselbe*, Les débuts de l'atrésie folliculaire. Sitz. d. Soc. Belge de biol. v. 3. Nov. 1923. Cpt. rend. hebdom. des séances de la soc. de biol. Tome 89, p. 960—962. 1923. — *Derselbe*, L'appareil phéochrome de l'ovaire humain. Bull. d'Histol. appliquée. Tome 1, p. 145—163. 1924. — *Derselbe* und *Sainmont, Georg*, Über die ausschließlich postfetale Bildung der definitiven Eier bei der Katze. Vorläufige Mitteilung. Anat. Anz. Bd. 32, S. 613—616. 1908. — *Dieselben*, Nouvelles recherches sur l'ovogenèse et l'organogenèse de l'ovaire des Mammifères (chat): Introduction; Matériel et méthode; Chapitre I: Cordons médullaires; Chapitre II: Cordons corticaux; Chapitre III: Xanthosomes (corps jaunes) partiels. Arch. de biol. Tome 24, p. 1—142. 1908 (1909). — *Dieselben*, Nouvelles recherches sur l'ovogenèse et l'organogenèse de l'ovaire des Mammifères (chat): Chapitre IV: Ovogenèse de la zone corticale primitive. Arch. de biol. Tome 24, p. 165—276. 1909. — *Dieselben*, Nouvelles recherches sur l'ovogenèse et l'organogenèse de l'ovaire des Mammifères (chat): Chapitre V: Involution du corps de Wolff. Arch. de biol. Tome 24, p. 373—431. 1909. — *Dieselben*, Nouvelles recherches sur l'ovogenèse et l'organogenèse de l'ovaire des Mammifères (chat): Chapitre VI: Tissu musculaire de l'ovaire. Chapitre VII: Les ganglions nerveux époophoriques. Arch. de biol. Tome 24, p. 627—651. 1909. — *Winterhalter, Elisabeth H.*, Ein sympathisches Ganglion im menschlichen Ovarium nebst Bemerkungen zur Lehre von dem Zustandekommen der Ovulation und Menstruation. Arch. f. Gynäkol. Bd. 51, S. 49—55. 1896. — *Winternitz, Eugen*, Die chronische Oophoritis. Tübingen: Pietzcker 1893. — *Woltke, W.*, Beiträge zur Kenntnis des elastischen Gewebes in der Gebärmutter und im Eierstock. Zieglers Beitr. z. pathol. Anat. u. z. allg. Pathol. Bd. 27, S. 575—585. 1900. — *Wolz, Elisabeth*, Untersuchungen zur Morphologie der interstitiellen Eierstocksdrüse des Menschen. Arch. f. Gynäkol. Bd. 97, S. 131—160. 1912.

Yamauchi, Masao, Untersuchungen über den Follikelapparat der Ovarien bei Mensch und Rind, mit besonderer Berücksichtigung der in ihm auftretenden Lipoide. Zeitschr. f. d. ges. Anat., Abt. 2: Zeitschr. f. Konstitutionslehre. Bd. 10, S. 28—66. 1925. — *Young, J. Stirling*, The life-history of the ovary. Journ. of obstetr. a. gynecol. of the Brit. Empire. Vol. 20, p. 285 bis 290. 1911. — *Derselbe*, On fat and fat crystals occurring in the ovary. Ebenda. Vol. 21, p. 17—20. 1912.

Zalla, Mario, Ricerche sopra la struttura e l'istogenesi della sostanza midollare dell' ovaja. Arch. ital. di anat. e di embriol. Vol. 6, p. 706—736. 1907—1908. — *Derselbe*, Risposta al prof. Giannelli. Monitore zool. ital. Vol. 19, p. 125—128. 1908. — *Zietzschmann, Otto*, Über Funktionen des weiblichen Genitale bei Säugetier und Mensch. Ein Vergleich der zyklischen Prozesse der Brunst und Menstruation. Berlin. tierärztl. Wochenschr. 1921. S. 433—437, 445—449 u. 517—521. — *Zondek, Bernhard*, und *Aschheim, S.*, Zur Funktion des Ovariums. I. Die Lokalisation des Hormons im menschlichen Ovarium. II. Die funktionelle Bedeutung der interstitiellen Zellen. III. Die Entstehung des Follikelsaftes. Klin. Wochenschr. 1926. S. 400—404. — *Zondek, Bernhard*, und *Wolff, E.*, Über Züchtung von menschlichem Ovarialgewebe in vitro. Zentralbl. f. Gynäkol. Jg. 48, S. 2193—2195. 1924. — *Zuckerkandl, E.*, Zur vergleichenden Anatomie der Ovarialtaschen. Anat. Hefte, Erste Abt. Bd. 8, S. 705—799. 1897. — *Zwicky, Henricus Lucas*, De corporum luteorum origine atque transformatione. Diss. Turici (Zürich) 1844.

Die Physiologie des Eierstocks.

Abderhalden, Emil und *Ernst Gellhorn*, Beiträge zum Problem der gegenseitigen Beeinflussung von Inkretstoffen verschiedener Organe. Pflügers Arch. f. d. ges. Physiol. Bd. 199, S. 320—335. 1923. — *Abderhalden, Emil* und *Olga Schiffmann*, Weitere Untersuchungen über die von einzelnen Organen hervorgebrachten Substanzen mit spezifischer Wirkung. VII. Mitteilung. Chemotaktische Versuche an Paramaecien und Untersuchungen über die Geschwindigkeit ihrer Teilung unter dem Einfluß von Optonen aus verschiedenen Organen. Pflügers Arch. f. d. ges. Physiol. Bd. 194, S. 206—217. 1922. — *Abel, Georg*, Dauererfolge der Zweifelschen Myomektomie. Arch. f. Gynäkol. Bd. 57, S. 261—300. 1899. — *Abramson, Ernst*, Steinachs undersökningar över de sekundära könskaraktärerna. Sitz. d. Svenska läkaresällskapet v. 23. März 1920. Hygiea Jg. 82, S. 686—703. 1920. — *Abrant, René*, Étude comparative des troubles physiologiques consécutifs à l'hystérectomie simple et à l'oophorohystérectomie. Diss. Paris 1899. — *Adachi, K.*, Fate of artificial corpus luteum. 20. Vers. der Kinki Gyn. Soc. in Osaka. Nov. 1927. Jap. Journ. of obstetr. a. gynecol. 1927. S. 62f. — *Adler, Leo*, Über die innere Sekretion der Brustdrüse. (Zugleich ein Beitrag zur Wirkung des Adrenalins und Normalserums auf den überlebenden Meerschweinchenuterus.) Monatsschr. f. Geburtsh. u. Gynäkol. Bd. 36, Erg.-H., S. 133—173. 1912. — *Derselbe*, Experimentelle Untersuchungen über die sexuelle Differenzierung bei Rana temporaria. I. Mitteilung. Der Wirkungsmechanismus überreifer Eier. Pflügers Arch. f. d. ges. Physiol. Bd. 183, S. 23—39. 1920. — *Adler, Ludwig*, Zur Physiologie und Pathologie der Ovarialfunktion.

Arch. f. Gynäkol. Bd. 95, S. 349—424. 1912. — *Derselbe*, Über den Antagonismus zwischen Follikel und Corpus luteum. Zentralbl. f. Gynäkol. Jg. 40, S. 585—593 u. 696. 1916. — *Derselbe*, Zur Frage der ovariellen Blutungen. Gynäkol. Rundschau. Bd. 10, S. 201—206. 1916. — *Derselbe*, Über den Einfluß des Krieges auf die Frauenheilkunde. Med. Klinik 1919. S. 453—456. — *Adlersberg, Fr.* und *O. Porges*, Über die Diagnose der Schwangerschaft mittels einer Doppelprobe auf alimentäre Acetonurie und Glykosurie. Med. Klinik 1926. S. 1556—1558. — *Ahlfeld, F.*, Die neuen Anschauungen über Zusammenhang von Menstruation, Ovulation und Befruchtung und die praktischen Konsequenzen derselben. Dtsch. med. Wochenschr. 1880. S. 449—452. — *Aichel, Otto*, Zur Kenntnis der Nebennieren. Münch. med. Wochenschr. 1900. S. 1228—1230 (S. 1230). — *Aimé, Marie-Auguste-Paul*, Les cellules interstitielles de l'ovaire chez le cheval. Sitz. d. Réunion Biol. de Nancy v. 11. Juli 1906. Cpt. rend. hebdom. des séances de la soc. de biol. Tome 58, II. p. 250—252. 1906. — *Derselbe*, Recherches sur les cellules interstitielles de l'ovaire chez quelques Mammifères. Arch. de zool. exp. et gén. 4. Serie, Tome 7, p. 95—143. 1907 et Diss. Nancy 1907. — *Alaize, Pierre*, Le rôle de la fonction interne de l'ovaire et les essais d'opothérapie ovarienne en pathologie nerveuse et mentale. Diss. Montpellier 1906. — *Alamartine, Hugues*, La sécrétion interne de l'ovaire. (Le corps jaune et la glande interstitielle.) Gaz. des hôp. civil. et milit. 1908. S. 363—367 u. 399—403. — *Albrecht, Hans*, Zur Frage der inneren Sekretion der Mamma. Verhandl. d. dtsch. Ges. f. Gynäkol. 15. Vers. Halle a. S. 1913. S. 198—204. Disk. S. 300—342 u. 350—359. — *Derselbe*, Die Röntgenkastration bei krankhaft gesteigertem und entartetem Geschlechtstrieb. Strahlentherapie. Bd. 11, S. 716—719. 1920. — *Albrecht, M.*, Eigentümlichkeiten im Geschlechtsleben der Hunde. Wochenschr. f. Tierheilk. u. Viehzucht. 1908. S. 561—564, 577—581 u. 597—602. — *Derselbe*, Über einige Versuche mit Liquor folliculi aus Eierstöcken. Wochenschr. f. Tierheilk. u. Viehzucht. 1908. S. 954—959 u. 974—979. — *Alexander, A.*, Physiologie der Menstruation. Hamburg 1841. Perthes-Besser & Mauke. — *Alexander, Alfred*, Das Auftreten äußerer heterosexueller Geschlechtsmerkmale bei Hypogenitalismus. Berlin. klin. Wochenschr. 1918. S. 948f. — *Alexander, Henny*, Über die hormonale Beeinflussung der Milchsekretion. Zentralbl. f. Gynäkol. Jg. 50, S. 669—671. 1926. — *Alker, Alfred*, Über ovarielle Dysfunktion und Serumkalkspiegel in ihren Beziehungen zur Osteomalacie. Dtsch. med. Wochenschr. 1925. S. 151f. — *Allen, Edgar*, The oestrous cycle in the mouse. 37. Vers. d. Americ. Assoc. of Anatomists. Philadelphia. März 1921. Anat. record. Vol. 21, p. 43f. 1921. — *Derselbe*, The oestrous cycle in the mouse. Americ. journ. of anat. Vol. 30, p. 296 bis 371. 1922. — *Derselbe*, Racial and familial cyclic inheritance and other evidence from the mouse concerning the cause of oestrous phenomena. Americ. journ. of anat. Vol. 32, p. 293—304. 1923/24. — *Derselbe*, The time of ovulation in the menstrual cycle of the monkey, Macacus rhesus. Proc. of the soc. f. exp. biol. a. med. Vol. 23, p. 381—383. 1925—1926. (Sitz. d. Missouri Branch v. 20. Jan. 1926.) — *Derselbe*, The ovarian follicular hormone: a study of variation in pig, cow and human ovaries. Proc. of the soc. f. exp. biol. a. med. Vol. 23, p. 383—387. 1925—1926. (Sitz. d. Missouri Branch v. 20. Jan. 1926.) — *Derselbe*, The menstrual cycle in the monkey; effect of double ovariectomy and injury to large follicles. Proc. of the soc. f. exp. biol. a. med. Vol. 23, p. 434—436. 1925—1926. (New York Meeting v. 17. März 1926.) — *Derselbe*, Hormone content of the placenta and chorionic membranes. Proc. of the soc. f. exp. biol. a. med. Vol. 24, p. 608—611. 1926—1927. (New York Meeting v. 16. März 1927.) — *Derselbe*, The menstrual cycle of the monkey, Macacus rhesus: Observations on normal animals, the effects of removal of the ovaries and the effects of injections of ovaries and placental extracts into the spayed animals. Contributions to embryology. Vol. 19, p. 1—44. 1927. — *Allen, Edgar*, Hormone content of the placenta and chorinic membranes. Proc. of the soc. f. exp. biol. a. med. Vol. 24, p. 608—611. 1926—1927. (New York Meeting vom 16. März 1927.) — *Allen, Edgar* and *Bellfield, Atcheson*, The effect of pregnancy upon postpubertal ovogenesis. 40. Vers. d. Americ. Assoc. of Anatomists. Buffalo. April 1924. Anat. record. Vol. 27, p. 178. 1924. — *Allen, Edgar* and *Edward A. Doisy*, An ovarian hormone. Preliminary report on its localization, extraction and partial purification, and action on test animals. Journ. of the Americ. med. assoc. Vol. 81, p. 819—821. 1923. — *Dieselben*, The induction of a sexually mature condition in immature females by injection of the ovarian follicular hormone. Americ. journ. of physiol. Vol. 69, p. 577—588. 1924. — *Dieselben*, The source of a growth-producing hormone involved in pregnancy. 40. Vers. d. Americ. Assoc. of Anatomists. Buffalo. April 1924. Anat. record. Vol. 27, p. 194. 1924. — *Dieselben*, Continuation of secretion of the ovarian follicular hormone by the human corpus luteum. Proc. of the soc. f. exp. biol. a. med. Vol. 22, p. 303—305. 1925. (New York Meeting v. 18. Febr. 1925.) — *Allen, Edgar, Edward A. Doisy, Byron F. Francis, Harry V. Gibson, Leroy L. Robertson, Cleon E. Colgate, William B. Kountz* and *Charles G. Johnston*, The hormone of the ovarian follicle: its action in test animals. 36. Vers. d. Americ. physiol. Soc. St. Louis. Dez. 1923. Americ. journ. of physiol. Vol. 68, p. 138. 1924. — *Allen, Edgar, Byron F.*

Francis, Leroy L. Robertson, Cleon E. Colgate, Charles G. Johnston, Edward A. Doisy, William B. Kountz and *Harry V. Gibson*, The hormone of the ovarian follicle; its localization and action in test animals, and additional points bearing upon the internal secretion of the ovary. Americ. journ. of anat. Vol. 34, p. 133—181. 1924/25. — *Allen, Edgar, William B. Kountz* and *Byron F. Francis*, Selective elimination of ova in the adult ovary. 40. Vers. d. Amer. Assoc. of Anatomists. Buffalo. April 1924. Anat. record. Vol. 27, p. 178f. 1924. — *Allen, Edgar, J. P. Pratt* and *Edward A. Doisy*, The ovarian follicular hormone. Its distribution in human genital tissues. 76. Vers. d. Americ. med. assoc., Sect. on Obstetr., Gynecol. a. Abdom. Surg. Atlantic City. Mai 1925. Journ. of the Americ. med. assoc. Vol. 85, 2. Teil, p. 399—405. (Disk.). 1925. — *Alsberg, Paul*, Brustdrüse und Eierstock. Zentralbl. f. Gynäkol. 1907. S. 1581—1583. — *Alterthum, Ernst*, Über das spätere Befinden der Operierten nach Ausführung der Amputatio uteri supravaginalis. Diss. Freiburg 1895. — *Derselbe*, Die Folgezustände nach Kastration und die sekundären Geschlechtscharaktere. Hegars Beitr. Bd. 2, S. 13—51. 1899. — *Amann, J. A., jr.*, Über die operative Behandlung der Myome. Verhandl. d. dtsch. Ges. f. Gynäkol. 8. Vers. Berlin. Mai 1899. S. 127—140. Disk. S. 159—190 u. 226—264. — *Derselbe* und *Amaral Afranio*, Hyperovarianism and its specific treatment. Endocrinology. Vol. 8, p. 652—656. 1924. — *Amati, Guido*, Placenta und Ovarialhormon. Zentralbl. f. Gynäkol. Jg. 52, S. 2639—2645. 1928. — *Ancel, P.* et *F. Villemin*, Sur la cause de la menstruation chez la femme. (Note préliminaire.) Cpt. rend. hebdom. des séances de la soc. de biol. Tome 63, p. 200f. 1907. (Sitz. v. 20. Juli 1907.) — *Dieselben*, Sur l'ectopie expérimentale de l'ovaire et son retentissement sur le tractus génital. (Note préliminaire.) Cpt. rend. hebdom. des séances de la soc. de biol. Tome 63, p. 227f. 1907. (Sitz. v. 27. Juli 1907.) — *Ancel, P.* et *P. Bouin*, Rut et corps jaune chez la chienne. Cpt. rend. hebdom. des séances de la soc. de biol. Tome 65, p. 365—367. 1908. (Sitz. v. 31. Okt. 1908.) — *Dieselben*, Sur la fonction du corps jaune. Première note préliminaire: Méthodes de recherches. Cpt. rend. hebdom. des séances de la soc. de biol. Tome 66, p. 454—456. 1909. (Sitz. v. 20. März 1909.) — *Dieselben*, Sur la fonction du corps jaune. (3.ᵉ note préliminaire.) Action du corps jaune vrai sur la glande mammaire. Cpt. rend. hebdom. des séances de la soc. de biol. Tome 66, p. 605 bis 607. 1909. (Sitz. v. 24. April 1909.) — *Dieselben*, Sur les homologies et la signification des glandes à sécrétion interne de l'ovaire. (Deuxième note.) Cpt. rend. hebdom. des séances de la soc. de biol. Tome 67, p. 497f. 1909. (Sitz. v. 13. Nov. 1909.) — *Dieselben*, Recherches sur les fonctions du corps jaune gestatif. II. Sur le déterminisme du développement de la glande mammaire au cours de la gestation. Journ. de physiol. et de pathol. gén. Tome 13, p. 31—41. 1911. — *Dieselben*, Sur l'existence d'une glande myométriale endocrine chez la lapine gestante. Cpt. rend. de l'Association des Anatomistes 13. Vers. Paris. April 1911. Bibliographie anatomique Suppl. 1911. p. 97—103. — *Dieselben*, Sur les soi-disant néphrophagocytes utérins et la signification des cellules myométriales. Cpt. rend. hebdom. des séances et Mém. de la soc. de biol. Tome 74, p. 352—354. 1913. (Sitz. v. 15. Febr. 1913.) — *Dieselben*, Sur la recherche des cellules excrétrices par la méthode des injections physiologiques de matières colorantes. (Première note.) Cpt. rend. hebdom. des séances de la soc. de biol. Tome 74, p. 808—811. 1913. (Sitz. v. 19. April 1913.) — *Dieselben*, La méthode des injections physiologiques et la détermination des cellules excrétrices. (Réponse à MM. Cuénot, Bruntz et Mercier.) Cpt. rend. hebdom. des séances de la soc. de biol. Tome 74, p. 1209—1211. 1913. (Sitz. v. 7. Juni 1913.) — *Dieselben*, Sur la détermination de la date de la fécondation chez la femme. Sitz. d. Soc. obstétr. et gynécol. de Nancy v. 22. Mai 1914. Ann. de gynécol. 2. Serie. Tome 12, p. 527—534 et 570, 1917. — *Ancel, P.* et *P. Vintemberger*, L'acceptation du mâle et le rut chez la lapine. Sitz. d. Soc. de biol. de Strasbourg v. 8. Febr. 1924. Cpt. rend. hebdom. des séances de la soc. de biol. Tome 90, p. 437—439. 1924. — *Dieselben*, Lésions expérimentales de l'ovaire déterminant l'apparition du lait chez la lapine non gestante. Dem. i. d. Sitz. d. Soc. de biol. de Strasbourg v. 6. Mai 1927. Cpt. rend. hebdom. des séances de la soc. de biol. Tome 96, p. 1413—1415. 1927. — *Andersen, Dorothy*, The rate of passage of the mammalian ovum through various portions of the Fallopian tube. Americ. journ. of physiol. Vol. 82, p. 557—569. 1927. — *Andrews, Henry Russell*, The internal secretion of the ovary. Journ. of obstetr. a. gynecol. of the Brit. Empire. Vol. 5, p. 448—465. 1904. — *Apert* et *Bucaille*, Tuméfaction mammaire et sécrétion lactée du nouveau-né. Dem. i. d. Sitz. d. Soc. méd. des hôp. v. 27. März 1908. Gaz. méd. des hôp. civil. et milit. 1908. p. 452. — *Archambault, Léon*, L'opothérapie ovarienne. Rapport par Walton. Bull. de la soc. de méd. de gand. Tome 69, p. 199f. 1902. (Sitz. v. 6. Mai 1902.) — *Argaud, R.*, Sur le bourgeonnement de l'épithélium de l'oviducte chez les Ovidés gravides. Cpt. rend. hebdom. des séances de la soc. de biol. Tome 84, p. 256f. 1921. (Sitz. v. 5. Febr. 1921.) — *Derselbe*, Sur le bourgeonnement nucléaire des épithéliums. Cpt. rend. hebdom. des séances de la soc. de biol. Tome 85, p. 284f. 1921. (Sitz. v. 9. Juli 1921.) — *Arnold, Georg*, Über das zeitliche Verhältnis der Ovulation zur menstruellen Blutung. Diss. Würzburg 1887. — *Arnold, Willy,* Ovarialtransplantation und Reticuloendothelialsystem. Klin. Wochenschr. 1927. S. 551f. — *Arnoldi, Walter* und *Erich Leschke,* Die Wirkung der aus endokrinen Drüsen hergestellten Präparate auf den Gaswechsel. Zeitschr. f. klin. Med. Bd. 92, S. 364—375. 1921. — *Arstamianz, Grigori,* Über Cholesterinämie bei Schwangeren. Zentralbl. f. Gynäkol. Jg. 50, S. 3342—3351. 1926. — *Asch, Robert,* Über das Erbrechen der Schwangeren. Berlin. klin. Wochenschr. 1913. S. 1292—1296. — *Aschheim, S.,* Hormon und Schwangerschaft. Sitz. d. Berlin. Med. Ges. v. 24. Nov. 1926. Med. Klinik. 1926. S. 1942 u. 2023—2025. — *Derselbe,* Über die Funktion des Ovariums. Sitz. d. Ges. f. Geburtsh. u. Gynäkol. zu Berlin v. 22. Jan. 1926. Zeitschr. f. Geburtsh. u. Gynäkol. Bd. 90, S. 387—392. 1926. — *Derselbe,* Weitere Untersuchungen über Hormone und Schwangerschaft. Das Vorkommen der Hormone im Harn der Schwangeren. Verhandl. d. dtsch. Ges. f. Gynäkol. 20. Vers. Bonn. Juni 1927. Arch. f. Gynäkol. Bd. 132, S. 179—183. 1927. Disk. S. 221—237. — *Aschheim, S.,* Die Schwangerschaftsdiagnose aus dem Harn: Praktische und theoretische Ergebnisse der Untersuchungen des Harns auf Hypophysenvorderlappenhormon. Sitz. d. Ges. f. Geburtsh. u. Gynäkol. zu Berlin v. 27. April 1928. Zeitschr. f. Geburtsh. u. Gynäkol. Bd. 94, S. 203—218 (Disk.). 1928. — *Aschheim, S.* und *Bernhard Zondek,* Hypophysenvorderlappenhormon und Ovarialhormon im Harn von Schwangeren. Klin. Wochenschr. 1927. S. 1322. — *Aschner, Bernhard,* Über die Beziehungen zwischen Hypophysis und Genitale. Arch. f. Gynäkol. Bd. 97, S. 200—228. 1912. — *Derselbe,* Schwangerschaftsveränderungen der Zirbeldrüse. Verhandl. d. dtsch. Ges. f. Gynäkol. 15. Vers. Halle a. S. 1913. S. 231—233. Disk. S. 300—342 u. 350—359. — *Derselbe,* Über den Einfluß der Ovarialnervendurchschneidung auf das Ovarium. Verhandl. d. Ges. dtsch. Naturf. u. Ärzte. 85. Vers. Wien. Sept. 1913. 2. Teil, 2. Hälfte, Abt. f. Geburtsh. u. Gynäkol. S. 463—466 (Disk.). — *Derselbe,* Über brunstartige Erscheinungen (Hyperämie und Hämorrhagie am weiblichen Genitale) nach subcutaner Injektion von Ovarial- oder Placentarextrakt. Arch. f. Gynäkol. Bd. 99, S. 534—540. 1913. — *Derselbe,* Über Morphologie und Funktion des Ovariums unter normalen und pathologischen Verhältnissen. (Teildruck.) Habilitationsschrift Halle a. S. 1914. — *Derselbe,* Über Morphologie und Funktion des Ovariums. Arch. f. Gynäkol. Bd. 102, S. 446—510. 1914. — *Derselbe,* Über den Kampf der Teile im Ovarium. Roux' Arch. f. Entwicklungsmechanik d. Organismen. Bd. 40, S. 565—570. 1914. — *Derselbe,* Über die interstitielle Eierstocksdrüse der Säugetiere und des Menschen. Sitz. d. Ges. f. Geburtsh. u. Gynäkol. z. Berlin v. 12. Dez. 1913. Zeitschr. f. Geburtsh. u. Gynäkol. Bd. 76, S. 304—313. (Disk.) 1915. — *Derselbe,* Die Blutdrüsenerkrankungen des Weibes und ihre Beziehungen zur Gynäkologie und Geburtshilfe. Wiesbaden: Bergmann 1918. — *Derselbe,* Die Bedeutung der Lehre von der inneren Sekretion und ihre Nutzanwendung für die praktische Gynäkologie. Erwiderung auf die gleichnamige Arbeit von H. Fehling in Bd. L, Heft 2. Monatsschr. f. Geburtsh. u. Gynäkol. Bd. 51, S. 130—136. 1920. — *Derselbe,* Beziehungen der Drüsen mit innerer Sekretion zum weiblichen Genitale. In Halban, Josef u. Ludwig Seitz, Biologie und Pathologie des Weibes. Bd. 1, S. 635—760. Berlin u. Wien: Urban & Schwarzenberg 1924. — *Derselbe,* Ist die Menstrualblutung ein für die Gesundheit der Frau notwendiger Vorgang oder nicht? (Zugleich eine Erwiderung auf die Arbeit von R. Köhler und T. Revesz: „Zur Wertung der Beschwerden Amenorrhoischer" in Nr. 47, 1926, dieser Zeitschrift.) Zentralbl. f. Gynäkol. Jg. 51, S. 577—595. 1927. — *Derselbe,* Menstruationsstörungen als Krankheitsursache. Sitz. d. geburtsh.-gynäkol. Ges. in Wien v. 14. Dez. 1926. Zentralbl. f. Gynäkol. Jg. 51, S. 1590—1601 (Disk.). 1927. — *Aschner, Bernhard* und *Chr. Grigoriu,* Placenta, Fetus und Keimdrüse in ihrer Wirkung auf die Milchsekretion. Arch. f. Gynäkol. Bd. 94, S. 766—793. 1911. — *Aschoff, Ludwig,* Ovulation und Menstruation. In Vorträge über Pathologie gehalten an den Universitäten und Akademien Japans im Jahre 1924. Jena: Fischer 1925. S. 112—135. — *Asher,* Ein neuer Beweis für die innere Sekretion des Ovariums. Verhandl. d. dtsch. Pharmakol. Ges. 2. Vers. Freiburg i. Br. Sept. bis Okt. 1921. Arch. f. exp. Pathol. u. Pharmakol. Bd. 92, S. 29. 1922. — *Ask-Upmark, M. Erik,* Le corps jaune est-il nécessaire pour l'accomplissement physiologique de la gravidité humaine? Acta obst. et gyn. scandinav. Bd. 5, S. 211—229. 1926. — *Athias, Marck,* L'activité sécrétoire de la glande mammaire hyperplasiée, chez le cobaye mâle châtré, consécutive à la greffe de l'ovaire. Cpt. rend. hebdom. des séances de la soc. de biol. Tome 78, p. 410—412. 1915. (Sitz. v. 24. Juli 1915.) — *Derselbe,* Étude histologique d'ovaires greffés sur des cobayes mâles châtrés et enlevés au moment de l'établissement de la sécrétion lactée. Cpt. rend. hebdom. des séances de la soc. de biol. Tome 79, p. 553—556. 1916. (Sitz. v. 17. Juni 1916.) — *Derselbe,* Sur le déterminisme de l'hyperplasie de la glande mammaire et de la sécrétion lactée. Ebenda S. 557—559. (Sitz. v. 17. Juni 1916.) — *Derselbe,* Recherches sur les cellules interstitielles de l'ovaire des cheiropteres. Arch. de biol. Tome 30, p. 89—212. 1920. — *Derselbe,* Action d'extraits et produits derivés d'organes a sécrétion interne sur l'utérus isolé, particulièrement après la castration totale. Arch. internat. de pharmacodyn. et de thérapie. Tome 25, p. 423—452. 1919—1921. — *Derselbe,* Effects de la castration sur les

mouvements automatiques de l'utérus chez le cobaye. Journ. de physiol. et de pathol. gén. Tome 18, p. 731 ff. 1921.
— *Bab, Hans,* Konzeption, Menstruation und Schwangerschaftsberechnung. Dtsch. med. Wochenschr. 1908. S. 1433—1437. — *Derselbe,* (Ohne Titel). Sitz. d. geburtsh.-gynäkol. Ges. in Wien v. 13. Juni 1911. Zentralbl. f. Gynäkol. Jg. 35, S. 242—246. 1911. — *Derselbe,* Organotherapeutische Erfahrungen und Anwendung von Aphrodisiaka in der Gynäkologie. Verhandl. d. Ges. dtsch. Naturf. u. Ärzte. 85. Vers. Wien. Sept. 1913. 2. Teil, 2. Hälfte, Abt. f. Geburtsh. u. Gynäkol. S. 561—563. — *Derselbe,* Akromegalie und Ovarialtherapie. Verhandl. d. Ges. dtsch. Naturf. u. Ärzte. 85. Vers. Wien. Sept. 1913, 2. Teil, 2. Hälfte. Abt. f. Geburtsh. u. Gynäkol. S. 563—566. — *Derselbe,* Bemerkungen zur hypophysären Pathologie und Therapie in der Gynäkologie. Münch. med. Wochenschr. 1916. S. 415—419. — *Bader,* Serumuntersuchungen bei Schwangeren (Bilirubin, Indikan, Cholesterin). Sitz. d. Biolog.-med. Abends d. Universität Frankfurt a. M. v. 12. Mai 1924. Klin. Wochenschr. 1924. S. 1381. — *Badylkes, S. O.,* Ovarialfunktion, Schwangerschaft, Lactation und Magensekretion. Zeitschr. f. d. ges. exp. Med. Bd. 64, S. 150—176. 1929. — *Baillod, Charles,* De l'influence de l'ovaire sur les variations de la glycémie après l'injection d'adrénaline. Korresp.-Blatt f. Schweizer Ärzte. 1919. S. 1897—1909. — *Bakofen,* Kriegserscheinungen in Geburtshilfe und Gynäkologie. Dtsch. med. Wochenschr. 1919. S. 212 f. — *Balbiani, E. G.,* La fécondation chez les vertébrés. Journ. de Micrographie. Tome 3, p. 54—60, 108—115, 162—168, 221—228, 263—270, 313—322, 347—354, 383—389, 424—432, 470—476 et 512—516. 1879. Tome 4, p. 10—13, 53—59, 115—122, 174—181, 226—229, 272—277 et 322—329. 1880. Tome 5, p. 8—13, 78—82 et 131 bis 136. 1881. — *Balfour, F. M.,* On the phenomena accompanying the maturation and impregnation of the ovum. Quart. journ. of microscop. science. N. S. Vol. 18, p. 109—131. 1878. — *Ballin, Ludwig,* Colostrumsekretion bei Schwangerschaft und gynäkologischen Erkrankungen. Zentralbl. f. Gynäkol. Jg. 50, S. 278—284. 1926. — *Bär, Rich.* und *Rudolf Jaffé,* Lipoidbefunde in Nebennieren und Keimdrüsen beim Kaninchen. Zeitschr. f. d. ges. Anat., Abt. 2: Zeitschr. f. Konstitutionslehre. Bd. 10, S. 321 bis 328. 1924. — *Bär, Walter,* Die Stellung des Ovariums im endokrinen System. Klin. Wochenschr. 1927. S. 1603—1606. — *Baron, Johannes,* Studien zur Morphologie des Epithels des menschlichen Eileiters. Diss. Breslau 1922. — *Baruch, Felix,* Spätresultate von doppelseitigen Adnexoperationen. Zeitschrift f. Geburtsh. u. Gynäkol. Bd. 42, S. 238—272. 1900. — *Basch, Karl,* Die Innervation der Milchdrüse. Verhandl. d. Ges. dtsch. Naturf. u. Ärzte. 73. Vers. Hamburg, Sept. 1901. 2. Teil, 2. Hälfte. Abt. f. Kinderheilk. S. 256 (Disk.). — *Derselbe,* Die Physiologie der Milchabsonderung. Ergebn. d. Physiol. Jg. 2, 1. Abt., S. 326—376. 1903. — *Derselbe,* Über experimentelle Auslösung von Milchabsonderung. Monatsschrift f. Kinderheilk., Orig. Bd. 8, S. 513—524. 1909. — *Derselbe,* Über experimentelle Milchauslösung und über das Verhalten der Milchabsonderung bei den zusammengewachsenen Schwestern Blažek. Dtsch. med. Wochenschr. 1910. S. 987—990. — *Derselbe,* Placenta, Fetus und Ovarium in ihrer Beziehung zur experimentellen Milchauslösung. Arch. f. Gynäkol. Bd. 96, S. 204—206. 1912. — *Bascom, Kellogg F.,* The interstitial cells of the gonads of cattle with especial reference to their embryonic development and significance. Americ. journ. of anat. Vol. 31, p. 222—259. 1922—23. — *Basso, G. L.,* Über Ovarientransplantation. Arch. f. Gynäkol. Bd. 77, S. 51—62. 1906. — *Bathe,* Die alimentäre Schwangerschaftsglykosurie. Sitz. d. Ges. f. Geburtsh. u. Gynäkol. zu Berlin v. 24. April 1922. Zeitschr. f. Geburtsh. u. Gynäkol. Bd. 86, S. 186—195 (Disk.). 1923. — *Batisweiler, J.,* Placentaextrakt Progynon (Schering-Kahlbaum) bei Menstruationsstörungen und Kastrationsfolgen. Zentralbl. f. Gynäkol. Jg. 52, S. 2227—2232. 1928. — *Bauch, B.,* Zur Frage der Leberfunktionsstörung während der Gravidität. Monatsschr. f. Geburtsh. u. Gynäkol. Bd. 42, S. 258—270. 1915. — *Baudron, Émile,* De l'hystérectomie vaginale. Appliquée au traitement chirugical des lésions bilatérales des annexes de l'utérus. (Opération de Péan.) Étude basée sur les 200 premières observations du Dr. Paul Segond, Professeur Agrégé, chirurgien de la maison municipale de santé. Diss. Paris 1894. — *Bauer, Albert W.,* Über artefizielle Glykosurie e saccharo in der Schwangerschaft. Zentralbl. f. Gynäkol. Jg. 46, S. 1413—1421. 1922. — *Bauer, Julius,* Individual constitution and endocrine glands. Sitz. d. medizinischen Gesellschaften v. Baltimore u. Minneapolis v. Nov.-Dez. 1923. Endocrinology. Vol. 8, p. 297—322. 1924. — *Derselbe,* Über Fettsucht. Fortbildungskurs der Wiener med. Fakultät v. 11. Febr. 1926. Wien. klin. Wochenschr. 1926. S. 233—237. — *Derselbe,* Wie entsteht der Rheumatismus des Klimakteriums und wie ist er zu behandeln? Seminarabend des Wiener med. Doktoren-Kollegiums v. 26. April 1926. Wien. klin. Wochenschr. 1926. S. 559 u. 758 f. — *Derselbe,* Wie entsteht der arterielle Hochdruck des Klimakteriums und wie ist er zu behandeln? Seminarabend des Wiener med. Doktoren-Kollegiums v. 26. April 1926. Wien. klin. Wochenschr. 1926. S. 559 f. — *Derselbe,* Wie entsteht die Fettsucht des Klimakteriums und wie ist sie zu behandeln? Seminarabend des Wiener med. Doktoren-Kollegiums v. 26. April 1926. Wien. klin. Wochenschr. 1926. S. 560. — *Derselbe,* Innere Sekretion. Ihre Physiologie, Pathologie und Klinik. Berlin u. Wien: Springer 1927. —

Bauereisen, Ein Fall von erfolgreicher Ovarientransplantation. Dem. i. d. Sitz. d. nordwestdtsch. Ges. f. Gynäkol. (ohne Ort) v. 8. Mai 1926. Zentralbl. f. Gynäkol. Jg. 50, S. 2331. 1926. — *Bayer, Heinrich*, Zur Entwicklungsgeschichte der Gebärmutter. Dtsch. Arch. f. klin. Med. Bd. 73, S. 422—437. 1902. — *Derselbe*, Befruchtung und Geschlechtsbildung. Straßburg: Schlesier & Schweikhardt 1904. — *Derselbe*, Die Menstruation in ihrer Beziehung zur Konzeptionsfähigkeit. Straßburg: Schlesier & Schweikhardt 1906. — *Derselbe*, Vorlesungen über allgemeine Geburtshilfe. I. Bd. Entwicklungsgeschichte und Anatomie des weiblichen Genitalapparates. Straßburg: Schlesier & Schweikhardt 1908. — *Bayliss, W. M.* und *E. H. Starling*, Die chemische Koordination der Funktionen des Körpers. Ergebn. d. Physiol. Jg. 5, erste u. zweite Abt., S. 664—697. (S. 684—690). 1906. — *Beard, J.*, The rhythm of reproduction in mammalia. Anat. Anz. Bd. 14, S. 97—102. Okt. 1897 (1898). — *Becher, H.*, Über das Wesen der Parabiose und neue Parabioseversuche an Ratten. Sitz. d. med.-naturw. Ges. Münster i. W. v. 14. Juni 1926. Klin. Wochenschr. 1926. S. 1902 (Disk.). — *Beck, Harvey G.*, Hypophyseal disorders with special reference to Froelichs syndrome (Dystrophia adiposogenitalis). Endocrinology. Vol. 4. p. 185 bis 198. 1920. — *Behrendt, Georg*, Über Milchdrüsensekretion bei gynäkologischen Erkrankungen. Diss. München 1908. — *Bell, W. Blair*, Menstruation and its relationship to the calcium metabolism. Proc. of the roy. soc. of med., obstetr. a. gynecol. sect. Vol. 1, Teil 2, p. 291—314 (Disk.). 1907—1908. (Sitz. v. 9. Juli 1908). — *Derselbe*, The relation of the internal secretions to the female characteristics and functions in health and disease. A paper introductory to a discussion on the subject. Proc. of the roy. soc. of med., obstetr. a. gynecol. sect. Vol. 7, Teil 2, p. 49—100. (Disk.). 1913—1914. (Sitz. v. 6. Nov. 1913). — *Derselbe*, The sex-complex. A study of the relationships of the internal secretions to the female characteristics and functions in health and disease. 2. Aufl. London: Baillière, Tindall & Cox. 1920. — *Derselbe*, The Bell-Beuttner operation with ovarian conservation or grafting. Clinical Congress of the Americ. College of Surgeons. Philadelphia. Okt. 1925. Surg., gynecol. a. obstetr. Vol. 42, p. 1—5. 1926. — *Below, N. A.*, Glandula lutea und Ovarium in ihrem Verhalten zu den normalen physiologischen und pathologischen Vorgängen im weiblichen Organismus. Monatsschr. f. Geburtsh. u. Gynäkol. Bd. 36, S. 679—696. 1912. — *Benda, Robert*, Über die Ursachen der Schwangerschaftspolycythämie. Verhandl. d. dtsch. Ges. f. Gynäkol. 17. Vers. Innsbruck. Juni 1922. Arch. f. Gynäkol. Bd. 117, S. 203. 1922. — *Derselbe*, Über die Beziehungen zwischen der Polycythämie und der Hypercholesterämie der Schwangeren. Arch. f. Gynäkol. Bd. 116, S. 506—519. 1923. — *Bendix, Bernhard*, Der Einfluß der Menstruation auf die Lactation. Charité-Annalen. Bd. 23, S. 412—452. 1898. — *Derselbe*, Über den Einfluß der Menstruation auf die Lactation. Verhandl. d. Ges. dtsch. Naturf. u. Ärzte. 70. Vers. Düsseldorf. Sept. 1898. 2. Teil, 2. Hälfte, Abt. f. Kinderheilk. S. 214f. — *Benecke, B.*, Über Reifung und Befruchtung des Eies bei den Fledermäusen. Zool. Anz. Bd. 2, S. 304f. 1879. — *Benesch, Franz* und *Robert Köhler*, Experimentelle Versuche zur Wiederherstellung der Konzeptionsfähigkeit durch intrauterine Verlagerung des Ovariums. Zentralbl. f. Gynäkol. Jg. 48, S. 2513—2521. 1924. — *Bénoit, Jaques*, À propos du changement expérimental de sexe par ovariotomie, chez la poule. (Présentation d'animaux et de préparations microscopiques.) Dem. in d. Sitz. d. Soc. de biol. de Strasbourg v. 14. Dez. 1923. Cpt. rend. hebdom. des séances de la soc. de biol. Tome 89, p. 1326—1328. 1923. *Derselbe*, Sur l'origine des cellules interstitielles de l'ovaire de la poule. Sitz. d. Soc. de biol. de Strasbourg v. 12. März 1926. Cpt. rend. hebdom. des séances de la soc. de biol. Tome 94, p. 873—875. 1926. — *Derselbe*, Croissance et différenciation en un testicule de l'ovaire rudimentaire droit de la poule domestique, consécutives à l'ablation de l'ovaire gauche. Facteurs susceptibles d'inhiber cette croissance. Sitz. d. Soc. de biol. de Strasbourg v. 11. Febr. 1927. Cpt. rend. hebdom. des séances de la soc. de biol. Tome 96, p. 628—630. 1927. — *Derselbe*, À propos de l',,antagonisme" entre glandes génitales de même sexe et de sexe opposé. Limitation de croissance des parenchymes de ces glandes. Sitz. d. Soc. de biol. de Strasbourg v. 11. Febr. 1927. Cpt. rend. hebdom. des séances de la soc. de biol. Tome 96, p. 630—633. 1927. — *Benthin, Walther*, Beitrag zur Kenntnis der Aschenbestandteile der Ovarien. Zeitschr. f. Geburtsh. u. Gynäkol. Bd. 68, S. 353—355. 1911. — *Derselbe*, Der Blutzucker in der Schwangerschaft, in der Geburt, im Wochenbett und bei Eklampsie. Zeitschr. f. Geburtsh. u. Gynäkol. Bd. 69, S. 198—212. 1911. — *Derselbe*, Der Blutzuckergehalt bei genital bedingten Blutungen und bei Psychoneurosen. Zeitschr. f. Geburtsh. u. Gynäkol. Bd. 71, S. 532—543. 1912. — *Derselbe*, Der Blutzuckergehalt in der Schwangerschaft, in der Geburt, im Wochenbett und bei Eklampsie. Zweite Mitteilung. (Blutzuckergehalt bei Eklampsie.) Zeitschr. f. Geburtsh. u. Gynäkol. Bd. 71, S. 544—552. 1912. — *Derselbe*, Neuere Forschungsergebnisse über Eierstock und innere Sekretion. Gynäkol. Rundschau. Bd. 6, S. 384—395. 1912. — *Derselbe*, Ovarium und innere Sekretion. Therapie d. Gegenw. 1914. S. 193—200. — *Derselbe*, Gibt es eine interstitielle Eierstocksdrüse? Verhandl. d. dtsch. Ges. f. Gynäkol. 18. Vers. Heidelberg. Mai 1923. Arch. f. Gynäkol. Bd. 120, S. 227—231. 1923. — *Derselbe*, Die sogenannte Pubertätsdrüse. Sitz.

d. Ver. f. wissenschaftl. Heilk. in Königsberg v. 19. Nov. 1923. Med. Klinik. 1924. S. 169—171. — *Derselbe*, Konstitution und innere Sekretion. Verhandl. d. dtsch. Ges. f. Gynäkol. 19. Vers. Wien. Juni 1925. Arch. f. Gynäkol. Bd. 125, S. 573—575. 1925. — *Derselbe*, Innere Sekretion und ihre Störungen. Endokrine Krankheiten in der Gynäkologie. Dtsch. med. Wochenschr. 1925. S. 1265—1267. — *Berberich, J.* und *Rudolf Jaffé*, Der Lipoidstoffwechsel der Ovarien mit besonderer Berücksichtigung des Menstruationszyklus nebst Untersuchungen an Nebennieren und Mamma. Zeitschr. f. Konstitutionslehre. Bd. 10, S. 1 bis 27. 1925. — *Berblinger, Walter*, Über experimentell hervorgerufene Hypophysisveränderungen. Verhandl. d. dtsch. pathol. Ges. 17. Vers. München. März 1914. S. 184—193. — *Derselbe*, Die Hypophyse bei Hypothyreose nebst Bemerkungen über die Schwangerschaftshypophyse. Mitt. a. d. Grenzgeb. d. Med. u. Chirurg. Bd. 33, S. 92—112. 1921. — *Derselbe*, Klimakterische Gesichtsbehaarung und endokrine Drüsen. Zeitschr. f. Konstitutionslehre. Bd. 10, S. 412—433. 1925. — *Derselbe*, Die Störungen der inneren Sekretion der Keimdrüsen und die Sexualhormone. Klin. Wochenschr. 1928. S. 1674—1678 u. 1721—1726. — *Berblinger, Walter* und *Karl Muth*, Das histologische Bild der Adenohypophyse bei Krebs- und Sarkomleidenden im Vergleich zur Schwangerschaftshypophyse. Zentralbl. f. Gynäkol. Jg. 47, S. 1713—1723. 1923. — *Beresin, W. J., W. W. Petrowsky* und *G. A. Maloff*, Zur Frage der physiologischen Wirkung der Ovarialflüssigkeit. Pflügers Arch. f. d. ges. Physiol. Bd. 209, S. 170—176. 1925. — *Berger, Clemens*, Beitrag zur Frage von den Folgezuständen der Kastration, insbesondere von deren Einfluß auf den Phosphorstoffwechsel. Diss. Greifswald 1903. — *Berger, Kurt*, Beitrag zur Frage der Kastration und deren Folgezustände. Diss. Greifswald 1901. — *van den Bergh, Hymans, P. Muller* und *J. Broekmeyer*, Das lipochrome Pigment in Blutserum und Organen, Xanthosis, Hyperlipochromämie. Biochem. Zeitschr. Bd. 108, S. 279 bis 303. 1920. — *Berglund, H.*, Fall av „pubertas praecox". Psykiatrisk-neurologiska sektionens förhandlingar 1915—1916. Hygiea 1916. Bd. 78. S. 1051 (Disk.). (Dem. in d. Sitz. v. 11. Febr. 1916.) — *v. Bergmann, G.* und *F. Ströbe*, Gesamtstoffwechsel unter pathologischen Bedingungen. IV. Die Kastration. In Oppenheimer, Carl, Handbuch der Biochemie des Menschen und der Tiere. 2. Aufl. Bd. 7, S. 599 bis 614. Jena: Fischer 1925. — *Bergonié, J.* et *L. Tribondeau*, Processus involutif des follicules ovariens après röntgenisation de la glande génitale femelle. Sitz. d. Réun. Biol. de Bordeaux v. 8. Jan. 1907. Cpt. rend. hebdom. des séances de la soc. de biol. Tome 62, p. 105—108. 1907. — *Dieselben*, Altérations de la glande interstitielle après roentgenisation de l'ovaire. Sitz. d. Réun. Biol. de Bordeaux v. 5. Febr. 1907. Cpt. rend. hebdom. des séances de la soc. de biol. Tome 62, p. 274—277. 1907. — *Bergsma, E.*, Der Zuckerstoffwechsel in der Schwangerschaft und im Wochenbett. Ein Beitrag zur Frage der „Schwangerschaftsleber". Zeitschr. f. Geburtsh. u. Gynäkol. Bd. 72, S. 105—153. 1912. — *Berkovitch, A.*, De l'obésité d'origine génitale chez la femme. Diss. Paris 1908. — *Berman, Louis*, Relation of internal secretion of ovaries to cholesterol metabolism. Proc. of the soc. f. exp. biol. a. med. Vol. 24, p. 778. 1926—1927. (New York Meeting v. 18. Mai 1927.) — *Bestion de Camboulas, L.*, Le suc ovarien. Effets physiologiques et thérapeutiques. Organothérapie ovarienne. Paris: Baillière et fils. 1898. — *Bertschi, Hermann*, Untersuchungen über den respiratorischen Stoffwechsel kastrierter Kaninchen. Biochem. Zeitschr. Bd. 106, S. 37—55. 1920. — *Beuttner, O.*, Experimentelle Untersuchungen zur Frage der Kastrationsatrophie des Uterus. Zeitschr. f. Geburtsh. u. Gynäkol. Bd. 78, S. 632—670. 1916. — *Biedert, Ph.*, Die Kinderernährung im Säuglingsalter und die Pflege von Mutter und Kind. 5. Aufl., Stuttgart: Enke 1905. (S. 131.) — *Biedl, Artur*, Innere Sekretion. Ihre physiologischen Grundlagen und ihre Bedeutung für die Pathologie. 3. Aufl. Berlin u. Wien: Urban u. Schwarzenberg 1916. — *Derselbe*, Die Keimdrüsenextrakte. In Bethe, A., G. v. Bergmann, G. Embden und A. Ellinger, Handbuch der normalen und pathologischen Physiologie mit Berücksichtigung der experimentellen Pharmakologie. Bd. 14, 1. Hälfte, 1. Teil, S. 357—426. Berlin: Springer 1926. — *Derselbe*, Zur Charakteristik der Pubertät. Verhandl. d. 36. Vers. d. dtsch. Ges. f. Kinderheilk. Karlsbad, Sept. 1925. Monatsschr. f. Kinderheilk. Bd. 31, S. 347—365 (Disk.). 1926. — *Derselbe*, Über die Wirkstoffe des Ovars. Verhandl. d. dtsch. Ges. f. Gynäkol. 20. Vers. Bonn. Juni 1927. Arch. f. Gynäkol. Bd. 132, S. 167—175. Disk. S. 221—237. 1927. — *Derselbe*, Ovarialhormone. Sitz. d. med. Ges. in Leipzig v. 7. Febr. 1928. Med. Klinik 1928. S. 916f. — *Biedl, Artur* und *Robert Königstein*, Untersuchungen über das Brustdrüsenhormon der Gravidität. Zeitschr. f. exp. Pathol. u. Therapie. Bd. 8, S. 358—373. 1911. — *Biedl, Artur, H. Peters* und *R. Hofstätter*, Experimentelle Studien über die Einnistung und Weiterentwicklung des Eies im Uterus. Drei Mitteilungen. Zeitschr. f. Geburtsh. u. Gynäkol. Bd. 84, S. 59—130. 1922. — *Dieselben*, Versuche zur Isolierung der interstitiellen Drüse im Ovar mit besonderer Berücksichtigung der Transplantation röntgenisierter Ovarien. Zeitschr. f. Geburtsh. u. Gynäkol. Bd. 88, S. 495—552. 1925. — *Biehle, Hildegard*, Beeinflussung der Hypophysinwirkung durch Serum verschiedener Gestationsperioden. Verhandl. d. dtsch. Ges. f. Gynäkol. 20. Vers. Bonn. Juni 1927. Arch. f. Gynäkol. Bd. 132, S. 200f. Disk.

S. 221—237. 1927. — *Biérent, Léon Hilarion*, Étude sur la puberté chez l'homme et chez la femme. La puberté à l'état physiologique. Diss. Lille 1896. — *Binz, F.*, Besteht die Möglichkeit, die Wachstumsanregung des Uterus zur Serodiagnostik zu verwenden? Münch. med. Wochenschr. 1924. S. 899f. — *Bircher, H.*, Gynäkologisch-chirurgische Mitteilungen. I. Die Kastration bei Ovarialneuralgie und Hysterie. Sitz. d. ärztl. Zentralvereins in Olten v. 31. Mai 1884. Korresp.-Blatt f. Schweiz. Ärzte. 1884. S. 447—456 u. 470—475. — *Birnbaum, Richard*, Ovarium und innere Sekretion. Zeitschr. f. allg. Physiol. Bd. 8, Referate, S. 25—50. 1908. — *Birnbaum, Richard* und *Alfred Osten*, Untersuchungen über die Gerinnung des Blutes während der Menstruation. Arch. f. Gynäkol. Bd. 80, S. 374—383. 1906. — *Bischoff, Th. Ludwig Wilhelm*, Beweis der von der Begattung unabhängigen periodischen Reifung und Loslösung der Eier der Säugetiere und des Menschen als der ersten Bedingung ihrer Fortpflanzung. Gießen: Ricker 1844. — *Derselbe*, Entwicklungsgeschichte des Hunde-Eies. Braunschweig: Vieweg & Sohn 1845. *v. Bischoff*, Über Ovulation und Menstruation. Wien. med. Wochenschr. 1875. Sp. 449—453, 473—477, 497—501 u. 521—525. — *Bishop, K. Scott* and *Agnes Fay Morgan*, Occurrence of deciduomata in rats low in vitamins A and E. Proc. of the soc. f. exp. biol. a. med. Vol. 25, p. 438. 1927—1928. (Sitz. d. Pacific Coast Branch v. 15. Febr. 1928.) — *Blair, Edward W.*, Contraction rate of the uterine musculature of the rat with reference to the oestrous cycle. 38. Vers. d. Americ. Assoc. of Anatomists. New Haven. Dez. 1921. Anat. record. Vol. 23, p. 9f. 1922. — *Blanchetière, A.*, Teneur du sang en sodium, potassium et calcium après ovariotomie et à la ménopause. Cpt. rend. hebdom. des séances de la soc. de biol. Tome 92, p. 491—493. 1925. (Sitz. v. 21. Febr. 1925.) — *Blau, Albert*, Die Beziehungen der weiblichen Genitalorgane zur Leber. In L. v. Frankl-Hochwart, C. v. Noorden und A. v. Strümpell, Die Erkrankungen des weiblichen Genitales in Beziehung zur inneren Medizin. Bd. 1, S. 850—902. 1912. Wien u. Leipzig: Hölder. — *Blotevogel, Wilhelm*, Zur Biologie der Sexualhormone. Vers. d. nordwestdtsch. Dermatol. in Hamburg. März 1927. Dermatol. Wochenschr. 1927. S. 1179 u. 1319—1323. — *Blotevogel, W., M. Dohrn* und *H. Poll*, Über den Wirkungswert weiblicher Sexualhormone. Med. Klinik. 1926. S. 1328—1330. — *Blotevogel, W.* und *H. Poll*, Ganglion cervicale uteri und Corpus luteum. Med. Klinik. 1927. S. 1503f. — *Blunt, Katharine* and *Marie Dye*, Basal metabolism of normal women. Journ. of biol. chem. Vol. 47, p. 69—87. 1921. — *Boas, Curt*, Über die Kriegspsychosen der Frauen im Lichte der Kriegsamenorrhöe. Zentralbl. f. Gynäkol. Jg. 43, S. 472 f. 1919. — *Bodó, B.*, Die Phloridzinglykosurie als Schwangerschaftszeichen. Orvosi Hetilap 1923. Nr. 26. Ref.: Zentralbl. f. Gynäkol. Jg. 48, S. 440. 1924. — *Bodon, Karl*, Über drei mit Ovariinum siccum (Merck) behandelte Fälle, darunter ein Fall von Epilepsie. Dtsch. med. Wochenschr. 1896. S. 727—729. — *Boehmer, M. Georgivs Rvdolphvs*, De consensv vteri cvm mammis cavssa lactis dvbia. Diss. Leipzig 1750. — *de Boismont, A. Brierre*, Die Menstruation in ihren physiologischen, pathologischen und therapeutischen Beziehungen. Preisschrift, gekrönt in der Kgl. Akademie zu Paris in der Sitz. am 17. Dez. 1840. Aus dem Französischen von Dr. J. C. Krafft. Mit Zusätzen versehen von Dr. A. Moser. Berlin: Trautwein 1842. — *Bompiani, Gaetano*, Der Einfluß des Säugens auf die Restitutionsfähigkeit des Thymus nach der Schwangerschaft. Vorläufige Mitteilung. Zentralbl. f. Pathol. Bd. 25, S. 929—935. 1914. — *Bondi, Josef*, Der Einfluß des Geschlechtsverkehrs auf den Eierstock. Zentralbl. f. Gynäkol. Jg. 43, S. 258—265. 1919. — *Bondi, Josef* und *Rudolf Neurath*, Über experimentellen Hyperfeminismus. Wien. klin. Wochenschr. 1922. S. 520 bis 522. — *Bonhoff*, Demonstration einer erfolgreichen homoplastischen Ovarialtransplantation bei einer 27jährigen Patientin. Sitz. d. ärztl. Vereins in Hamburg v. 5. Mai 1925. Dtsch. med. Wochenschr. 1925. S. 1385. — *Boothby, Walter M.* and *Irene Sandiford*, Basal metabolism. Physiol. reviews. Vol. 4, p. 69—161. 1924. — *Borak, J.*, Die Behandlung klimakterischer Ausfallserscheinungen durch Röntgenbestrahlung der Hypophyse und Schilddrüse. Münch. med. Wochenschr. 1924. S. 864 f. — *Derselbe*, Zur Frage der zweckmäßigsten Behandlungsart gynäkologischer Blutungen. (Zugleich Stellungnahme zur Polemik zwischen Sellheim und Opitz.) Münch. med. Wochenschr. 1924. S. 1119—1121. — *Derselbe*, Die Röntgentherapie und die Organotherapie bei innersekretorischen Erkrankungen. I. Teil. Die Schilddrüse. Strahlentherapie. Bd. 20, S. 232—267. 1925. — *Derselbe*, Die Röntgentherapie und die Organotherapie bei innersekretorischen Erkrankungen. II. Teil. Die Ovarien. Strahlentherapie Bd. 20, S. 441 bis 478. 1925. — *Derselbe*, Die Röntgentherapie und die Organotherapie bei innersekretorischen Erkrankungen. III. Teil. Wechselbeziehungen der Drüsen mit innerer Sekretion im Klimakterium. Strahlentherapie Bd. 21, S. 31—55. 1926. — *Börner, Ernst*, Die Wechseljahre der Frau. Stuttgart: Enke 1886. — *Boruttau, H.*, Die Steinachschen Forschungen über Pubertätsdrüsen und Geschlechtsmerkmale. Dtsch. med. Wochenschr. 1917. S. 1454—1456 u. 1484. — *v. Borzystowski, Felix*, Über den Schwangerschaftskropf; ein Beitrag zur Funktion der Schilddrüse. Diss. Königsberg i. Pr. 1902. — *Bouilly*, Die entfernteren Folgen der Abtragung der Anhänge der Gebärmutter. Verhandl. d. Gynäkol. Sekt. d. 10. internat. med. Kongr. Berlin. August 1890. Arch. f. Gynäkol. Bd. 39, S. 155. 1891. — *Bouin, P.* et *P. Ancel*, Sur la fonction du corps jaune. Action du corps jaune vrai sur l'utérus. (Deuxième note préliminaire.) Cpt. rend. hebdom. des séances de la soc. de biol. Tome 66, p. 505—507. 1909. (Sitz. v. 27. März 1909.) — *Dieselben*, Sur la fonction du corps jaune. (Quatrième note préliminaire.) Démonstration expérimentale de l'action du corps jaune sur l'utérus et la glande mammaire. Cpt. rend. hebdom. des séances de la soc. de biol. Tome 66, p. 689f. 1909. (Sitz. v. 1. Mai 1909.) — *Dieselben*, Sur les homologies et la signification des glandes à sécrétion interne de l'ovaire. (Première note.) Cpt. rend. hebdom. des séances de la soc. de biol. Tome 67, p. 464—466. 1909. (Sitz. v. 6. Nov. 1909). — *Dieselben*, Le développement de la glande mammaire pendant la gestation est déterminé par le corps jaune. Cpt. rend. hebdom. des séances de la soc. de biol. Tome 67, p. 466f. 1909. (Sitz. v. 6. Nov. 1909). — *Dieselben*, Recherches sur les fonctions du corps jaune gestatif. I. Sur le déterminisme de la préparation de l'utérus à la fixation de l'oeuf. Journ. de physiol. et de pathol. gén. Tome 12, p. 1—16. 1910. — *Dieselben*, Glande mammaire et corps jaune. Presse méd. 1911. p. 577—580. — *Dieselben*, Sur l'évolution de la glande mammaire pendant la gestation. Déterminisme de la phase glandulaire gravidique. Cpt. rend. hebdom. des séances de la soc. de biol. Tome 72, p. 129—131. 1912. (Sitz. v. 27. Jan. 1912). — *Dieselben*, À propos de la glande myométriale. Cpt. rend. hebdom. des séances de la soc. de biol. Tome 73, p. 637—639. 1912. (Sitz. v. 14. Dez. 1912.) — *Dieselben*, Sur les cellules du myométrium qui prennent le carmin des injections physiologiques. Cpt. rend. hebdom. des séances de la soc. de biol. Tome 74, p. 728f. 1913. (Sitz. v. 12. April 1913.) — *Dieselben*, Détermination des cellules excrétrices par le procédé des injections physiologiques de matières colorantes. (Deuxième note.) Cpt. rend. hebdom. des séances de la soc. de biol. Tome 74, p. 890—892. 1913. (Sitz. v. 26. April 1913.) — *Dieselben*, Sur le rôle du corps jaune dans le déterminisme expérimental de la sécrétion mammaire. (Note préliminaire.) Cpt. rend. hebdom. des séances de la soc. de biol. Tome 76, p. 150—153. 1914. (Sitz. v. 31. Jan. 1914.) — *Bouin, P., P. Ancel* et *F. Villemin*, Sur la physiologie du corps jaune de l'ovaire. Recherches faites à l'aide des rayons X. Cpt. rend. hebdom. des séances de la soc. de biol. Tome 58, II. p. 417—419. 1906. (Sitz. v. 17. Nov. 1906.) — *Dieselben*, Glande interstitielle de l'ovaire et rayons X. (Réponse à MM. Bergonié et Tribondeau.) Cpt. rend. hebdom. des séances de la soc. de biol. Tome 62, p. 337—339. 1907. (Sitz. v. 2. März 1907.) — *Bouin, P.* et *Maurice Adolphe Limon*, Fonction sécrétoire de l'épithélium tubaire chez le cobaye. Cpt. rend. hebdom. des séances de la soc. de biol. Tome 52, p. 920. 1900. (Sitz. v. 3. bzw. 10. Nov. 1900.) — *Bouveyron, A.*, Action de produits ovariens sur les cutiréactions. Cpt. rend. hebdom. des séances de la soc. de biol. Tome 85, p. 836f. 1921. (Sitz. v. 12. Nov. 1921.) — *Boveri, Th.*, Befruchtung. Ergebn. d. Anat. u. Entwicklungsgesch. Bd. 1, S. 386—485. 1891. — *de Bovis, R.*, Le corps jaune. Semaine méd. 1906. p. 61—66. — *v. Bramann, Constantin*, Über den Mamillenreflex. Klin. Wochenschr. 1926. S. 1426f. — *Brandt, Alexander*, Anatomisches und Allgemeines über die sog. Hahnenfedrigkeit und über anderweitige Geschlechtsanomalien bei Vögeln. Zeitschr. f. wissenschaftl. Zool. Bd. 48, S. 101—190. 1889. — *Brannan, Dorsey* and *Mortimer Cohen*, Necrosis of the corpus luteum of pregnancy. Surg., gynecol. a. obstetr. Vol. 42, p. 228—235. 1926. — *Breitner, B.*, Untersuchungen zur Schilddrüsenfrage. Sitz. d. Ges. d. Ärzte in Wien v. 24. Nov. 1922. Wien. klin. Wochenschr. 1922. S. 969—971. — *Brennecke*, Über die vaginale Totalexstirpation des Uterus. Zeitschr. f. Geburtsh. u. Gynäkol. Bd. 12, S. 56—85. 1886. — *Bresca, Giovanni*, Experimentelle Untersuchungen über die sekundären Sexualcharaktere der Tritonen. Roux' Arch. f. Entwicklungsmechanik d. Organismen. Bd. 29, S. 403—431. 1910. — *Breuer, Robert* und *Freih. Rudolf v. Seiller*, Über den Einfluß der Kastration auf den Blutbefund weiblicher Tiere. Wien. klin. Wochenschr. 1903. S. 869—871. — *Dieselben*, Dasselbe. Arch. f. exp. Pathol. u. Pharmakol. Bd. 50, S. 169—198. 1903. — *Breus, Carl* und *Alexander Kolisko*, Die pathologischen Beckenformen. Bd. 1, Teil 1. Leipzig u. Wien: Deuticke 1900. — *Brewitt*, Transplantation eines Ovariums. Sitz. d. med. Ver. in Greifswald v. 16. Mai 1908. Dtsch. med. Wochenschr. 1908. S. 1700 (Disk.). — *Brinitzer, Hans*, Studien zur Schwangerschaftsdiagnose mittels der Adrenalinglykosurie. Diss. Breslau 1922. — *Brocard, Marcel*, La glycosurie de la grossesse, sa fréquence — sa nature — son mécanisme. Introduction à l'étude de la nutrition dans l'état puerpéral. Diss. Paris 1898. — *Brodnitz, Siegfried*, Die Wirkungen der Kastration auf den weiblichen Organismus. Diss. Straßburg i. E. 1890. — *Bröking, Ernst* und *Paul Trendelenburg*, Adrenalinnachweis und Adrenalingehalt des menschlichen Blutes. Dtsch. Arch. f. klin. Med. Bd. 103, S. 168—187. 1911. — *Broman, Ivar*, Normale und abnorme Entwicklung des Menschen. Wiesbaden: Bergmann 1911. — *Bronnicoff, Xenia*, Zur Schätzung der diagnostischen Bedeutung der Phloridzinglykosurie zur frühzeitigen Erkennung der Schwangerschaft. Zentralbl. f. Gynäkol. Jg. 48, S. 2474—2479. 1924. — *Brouha, L.*, Production of placentomata in rats injected with anterior hypophyseal fluid. Proc. of the soc. f. exp. biol. a. med. Vol. 25, p. 488f. 1927 bis 1928. (New York Meeting v. 21. März 1928). — *Brouha, L.* et *H. Simonnet*, Effects de l'injection d'extrait de liquide folliculaire chez les femelles impubères. Cpt. rend. hebdom. des séances de la soc. de biol. Tome 93, p. 489—491. 1925. (Sitz. v. 18. Juli 1925.) — *Dieselben*, Effets de l'injection d'extrait de liquide folliculaire chez les femelles pubères. Cpt. rend. hebdom. des séances de la soc. de biol. Tome 93, p. 557f. 1925. (Sitz. v. 25. Juli 1925.) — *Dieselben*, Recherches expérimentales sur la spécificité organique de la folliculine. Cpt. rend. hebdom. des séances de la soc. de biol. Tome 95, p. 526 f. 1926. (Sitz. v. 17. Juli 1926.) — *Dieselben*, Influence de l'injection préalable d'extrait de liquide folliculaire sur la réponse de l'utérus à l'hypophyse. Cpt. rend. hebdom. des séances de la soc. de biol. Tome 95, p. 674 bis 676. 1926. (Sitz. v. 24. Juli 1926; Note présentée par A. Mayer.) — *Dieselben*, Action du liquide folliculaire sur la contractilité utérine. Cpt. rend. hebdom. des séances de la soc. de biol. Bd. 96. p. 96 f. 1927. (Sitz. v. 15. Jan. 1927; Note présentée par A. Mayer.) — *Dieselben*, Influence du lavage par une solution physiologique sur le rythme spontané de l'utérus. Cpt. rend. hebdom. des séances de la soc. de biol. Tome 96, p. 154 f. 1927. (Sitz. v. 22. Jan. 1927; Note présentée par A. Mayer.) — *Dieselben*, Contractilité utérine, oestrus et folliculine. Cpt. rend. hebdom. des séances de la soc. de biol. Tome 96, p. 155—157. 1927. (Sitz. v. 22. Jan. 1927; Note présentée par A. Mayer.) — *Dieselben*, L'hypophyse et la sécrétion interne de l'ovaire. Cpt. rend. hebdom. des séances de la soc. de biol. Tome 96, p. 1275 f. 1927. (Sitz. v. 14. Mai 1927; Note présentée par A. Mayer.) — *Brown-Séquard*, Remarques sur les effets produits sur la femme par des injections sous-cutanées d'un liquide retiré d'ovaires d'animaux. Arch. de physiol. norm. et pathol. Jg. 22, 5. Ser., Tome 2, p. 456 f. 1890. — *Brugsch, Theodor* und *Hans Rothmann*, Die Bedeutung der Keimdrüsenpräparate für die Klinik. Med. Klinik. 1926. S. 287—290. — *Brühl*, Das Verhalten der Schilddrüse in der Schwangerschaft und die Reaktion nach Reid Hunt. Klin. Wochenschr. 1929. S. 254f. — *Bucura, Constantin J.*, Beiträge zur inneren Funktion des weiblichen Genitales. Zeitschr. f. Heilk. Bd. 28. 1907. Abt. f. Chir. S. 147—228. — *Derselbe*, Über die Bedeutung der Eierstöcke. Volkmanns Samml. klin. Vortr. N. F. Nr. 513/14. (Gynäkol. 187/88.) S. 479 bis 518. 1909. — *Derselbe*, Zur Theorie der inneren Sekretion des Eierstocks. Zentralbl. f. Gynäkol. Jg. 37, S. 1839—1849. 1913. — *Derselbe*, Praktische Ergebnisse aus unseren heutigen Anschauungen über die endokrine Tätigkeit des Eierstockes. Jahrb. f. Psychiatrie u. Neurol. Bd. 36, S. 291—332. 1914. — *Bugbee, Edwin P.* and *Alfred E. Simond*, Standardization of preparations of ovarian follicular hormone. Endocrinology. Vol. 10, p. 191—200. 1926. — *Dieselben*, The increase of voluntary activity of ovariectomized albino rats caused by injections of ovarian follicular hormone. Endocrinology. Vol. 10, p. 349—359. 1926. — *Dieselben*, The effects of injections of ovarian follicular hormone on body growth and sexual development of male and female rats. Endocrinology. Vol. 10, p. 360—369. 1926. — *Büller, Friedrich*, Ursachen und Folgen des Nichtstillens in der Bevölkerung Münchens. Nach den in der Poliklinik des Dr. v. Haunerschen Kinderspitals angestellten Erhebungen bearbeitet. Jahrb. f. Kinderheilk. Bd. 26, S. 313—340. 1887. — *Bumm, Ernst*, Transplantation des Ovariums. Sitz. d. Ges. f. Geburtsh. u. Gynäkol. zu Berlin v. 28. Jan. 1921. Zeitschr. f. Geburtsh. u. Gynäkol. Bd. 84, S. 813—815 (Disk.). 1922. — *Burckhard, Georg*, Über die Dauererfolge der Myomoperationen. Zeitschr. f. Geburtsh. u. Gynäkol. Bd. 43, S. 8 bis 59. 1900. — *Derselbe*, Ein Beitrag zur Ovarientransplantation. (Transplantation von Ovarien in die Hoden bei Kaninchen.) Beitr. z. pathol. Anat. u. z. allg. Pathol. Bd. 43, S. 499—518. 1908. — *Burckhardt-Socin*, Osteopathia ovarica. Verhandl. d. dtsch. Ges. f. Gynäkol. 20. Vers. Bonn. Juni 1927. Arch. f. Gynäkol. Bd. 132, S. 211—214. Disk. S. 221—237. 1927. — *Burger, Karl*, Über den Wert der Phloridzinprobe in der Diagnostik der Schwangerschaft. Zentralbl. f. Gynäkol. Jg. 47, S. 260—262. 1923. — *Burghart*, Beiträge zur Organotherapie. Dtsch. med. Wochenschr. 1899. S. 610f. u. 627—629. — *Buschbeck, A.*, Nachprüfungen über die Dauererfolge der in den Jahren 1885—1897 wegen schwerer chronischer Adnexerkrankungen ausgeführten Totalexstirpationen des Uterus und der Adnexe. Arch. f. Gynäkol. Bd. 56, S. 160—168. 1898. — *Derselbe*, Überblick über 100 vaginale Totalexstirpationen wegen Uterusmyomen und Nachprüfung der Enderfolge dieser Operationen. Arch. f. Gynäkol. Bd. 56, S. 169—178. 1898. — *Buys* et *Vandervelde*, Recherches expérimentales sur les lésions utérines consécutives à l'ovariotomie double. Arch. ital. de biol. Tome 21, p. 20—30. 1894.

Caffier, P. und *O. Kunhardt*, Zur Frage der ovariellen Substitutionstherapie per os (Erfahrungen mit Ovarialhormon). Zentralbl. f. Gynäkol. Jg. 50, S. 2900—2907. 1926. — *Campbell, H. F.*, Menstruation after extirpation of the ovaries. 8. Vers. d. Americ. gynecol. soc. Philadelphia. Sept. 1883. Americ. journ. of obstetr. Vol. 16, p. 1088f. (Disk.). 1883. — *Cantoni, Vittorio*, Über die Blutveränderungen während der Menstruation. Arch. f. Gynäkol. Bd. 99, S. 541—554. 1913. — *Canu, Étienne*, Résultats thérapeutiques de la castration chez la femme. Conséquences sociales de cette opération. Diss. Paris 1896. — *Caridroit* et *Pézard, A.*, A propos de l'inversion sexuelle autonome d'une Cane de Rouen. Cpt. rend. hebdom. des séances de la soc. de biol. Tome 96, p. 1295—1298. 1927. (Sitz. v. 14. Mai 1927.) — *Carlson, A. J.*, The endocrine function of the pancreas and its relation to the sex life of women. Surg., gynecol. a. obstetr. Vol. 25, p. 283—293. 1917. — *Derselbe*, Glandular therapy. Physiology of the mammalian ovaries. Journ. of the Americ. med. assoc. Vol. 83, p. 1920—1923. 1924. — *Carmichael, E. W. Scott*, Physiological conditions relative to the conservative surgery of the uterus, tubes, and ovaries. Sitz. d. Edinburgh Obstetr. Soc. v. 13. Jan. 1909. Lancet. 1909. Teil 1, p. 322 (Disk.). — *Carmichael, E. W. Scott* and *Francis H. A. Marshall*, The correlation of the ovarian and uterine functions. Proc. of the roy. soc. of London. Series B. Vol. 79, p. 387—394. 1907. — *Caro*, Beziehungen der Schilddrüse zu den Genitalorganen und zur Schwangerschaft. Eine Zusammenfassung unserer klinischen Erfahrungen und experimenteller Ergebnisse. Berlin. klin. Wochenschr. 1905. S. 310 f. — *Carter, Philips J.*, The vomiting of pregnancy, its causation and its treatment by ovarian extract. Sitz. d. New Orleans Gynecol. a. Obstetr. Soc. v. 14. Jan. 1926. Americ. journ. of obstetr. a. gynecol. Vol. 11, p. 828- 832. Disk. S. 866—868. 1926. — *Casalis, G. A.*, Notes on a case of ovarian transplantation. Journ. of obstetr. a. gynecol. of the Brit. Empire. Vol. 15, p. 325—327. 1909. — *Casalis, Théodore*, Le problème de la durée de la grossesse. Diss. Paris 1905. — *Caufmann, H.*, Beseitigung der Sterilität durch Röntgenbestrahlung. Zentralbl. f. Gynäkol. Jg. 48, S. 2361—2363. 1924. — *Cemach, J.*, Über die Primär- und Dauerresultate der operativen Myombehandlung. (Auf Grund von 150 Fällen der Münchner Frauenklinik.) Hegars Beitr. Bd. 16, S. 390—438. 1911. — *Cesa-Bianchi, Domenico*, Osservazioni sulla struttura e sulla funzione della cosidetta ,,ghiandola interstiziale dell'ovaia". Arch. di fisiol. Vol. 4, p. 523—560. 1907. — *Chalfant, Sidney A.*, Subcutaneous transplantation of ovarian tissue. Report of thirty-two cases, with special reference to its effect on the menopause. Transact. of the Americ. gynecol. soc. White Sulphur Springs. Mai 1915. Vol. 40, p. 444—474. Surg., gynecol. a. obstetr. Vol. 21, p. 579 bis 589. 1915. — *Champy, Chr.* et *E. Gley*, Sur la toxicité des extraits de corps jaune. Immunisation rapide consécutive à l'injection de petites doses de ces extraits (tachyphylaxie). Cpt. rend. hebdom. des séances de la soc. de biol. Tome 71, p. 159—162. 1911. (Sitz. v. 22. Juli 1911.) — *Dieselben*, Action des extraits d'ovaires sur la pression artérielle. Cpt. rend. hebdom. des séances de la soc. de biol. Tome 71, p. 409—413. 1911. (Sitz. v. 11. Nov. 1911.) — *Dieselben*, Action des extraits de corps jaunes sur la pression artérielle. Cpt. rend. hebdom. des séances de la soc. de biol. Tome 71, p. 443 bis 447. 1911. (Sitz. v. 18. Nov. 1911.) — *Chapotin, Albert*, Menstruation tardive et fécondité. Diss. Paris 1905. — *Charlton, Paul H.* and *Milton O. Lee*, The effect of feeding mammary gland substance upon the oestrus cycle of the rat. Endocrinology. Vol. 8, p. 770—776. 1924. — *Charrin* et *Guillemonat*, Influence des extraits d'ovaires sur les modifications de la nutrition engendrées par la grossesse. Cpt. rend. hebdom. des séances de la soc. de biol. Tome 52, p. 585—587. 1900. (Sitz. v. 16. Juni 1900.) — *Charrin* et *Jardry*, Influence de l'ovaire sur la nutrition. Synergie thyro-ovarienne. Cpt. rend. hebdom. des séances de l'acad. des sciences. Tome 142, p. 1442—1444. 1906. (Sitz. v. 18. Juni 1906.) — *Chauffard, A., Guy Laroche* et *A. Grigaut*, Évolution de la cholestérinémie au cours de l'état gravidique et puerpéral. Cpt. rend. hebdom. des séances de la soc. de biol. Tome 70, p. 536 f. 1911. (Sitz. v. 1. April 1911.) — *Dieselben*, Fonction cholestérinigénique du corps jaune. Preuves histologiques. Cpt. rend. hebdom. des séances de la soc. de biol. Tome 72, p. 223—225. 1912. (Sitz. v. 10. Febr. 1912.) — *Dieselben*, Fonction cholestérinigénique du corps jaune. Preuves chimiques. Cpt. rend. hebdom. des séances de la soc. de biol. Tome 72, p. 265—267. 1912. (Sitz. v. 17. Febr. 1912.) — *Chazan, Samuel*, Ovulation und Menstruation. Eine kritische Studie. Arch. f. Gynäkol. Bd. 36, S. 27—76. 1889. — *Derselbe*, Über die Beziehung der Konzeption zur Menstruation. Zentralbl. f. Gynäkol. Bd. 35, S. 648. 1911. — *Derselbe*, Die spezifischen Lebenserscheinungen im weiblichen Organismus. Volksmanns Sammlung klinischer Vorträge. N. F. Nr. 269. (Gynäkol. 98.) S. 1757—1778. 1900. — *Chirié, J. L.*, Corpus luteum und unstillbares Erbrechen. Gynäkol. Rundschau. Bd. 6, S. 707—711. 1912. — *Christopher, W. S.*, Ovulation during pregnancy. Americ. journ. of obstetr. Vol. 19, p. 457—467. 1886. — *Chrobak, Rudolf*, Über Einverleibung von Eierstocksgewebe. Zentralbl. f. Gynäkol. Jg. 20, S. 521—524. 1896. — *Chvostek, F.*, Die menstruelle Leberhyperämie. Ein Beitrag zur Frage der Beziehungen zwischen Leber und Drüsen mit innerer Sekretion. Wien. klin. Wochenschr. 1909. S. 293—297. — *Cléret, M.* et *E. Gley*, Ovariectomie et thyro-parathyroidectomie. Cpt. rend. hebdom. des séances de la soc. de biol. Tome 70, p. 470—472. 1911. (Sitz. v. 25. März 1911.) — *Dieselben*, Nouvelle note sur les effets de la thyro-parathyroidectomie après ovariectomie. Cpt. rend. hebdom. des séances de la soc. de biol. Tome 70, p. 1019 f. 1911. (Sitz. v. 24. Juni 1911.) — *Coe, H. C.*, Ovulation in one ovary at a time. Sitz. d. Obstetr. Soc. of New York v. 3. Febr. 1885. Americ. journ. of obstetr. Vol. 18, p. 949. 1885. — *Cohn*, Über die Dauererfolge nach vollständiger oder teilweiser Entfernung der Gebärmutteranhänge. Diss. Leipzig 1898 u. Arch. f. Gynäkol. Bd. 59, S. 24—48. 1899. — *Cohn, Franz*, Bemerkungen zur Histologie und Drüsenfunktion des Corpus luteum. Eine Erwiderung an Dr. W. Lubosch. Anat. Anz. Bd. 25, S. 69—72. 1904. — *Derselbe*, Die innersekretorischen Beziehungen zwischen Mamma und Ovarium. Monatsschr. f. Geburtsh. u. Gynäkol. Bd. 37, S. 93—119. 1913. — *Derselbe*, Corpus-luteum-Cysten und

Hyperemesis gravidarum. Verhandl. d. Ges. dtsch. Naturf. u. Ärzte. Wien. Bd. 85, 2. Teil, 2. Hälfte, S. 533. 1913. — *Cohn, S.*, Über Gesetze der sog. inneren Sekretion. Arch. f. Frauenkunde u. Konstitutionsforschung Bd. 11, S. 30—42. 1925. — *Cohnen, Karl*, Über den Mechanismus der Eiwanderung durch den Eileiter mit besonderer Berücksichtigung der cyclischen Veränderungen am Eileiterepithel des Kaninchens. Zeitschr. f. mikroskop.-anat. Forschung. Bd. 11, S. 472—492. 1927. — *Cohnstein*, Beitrag zur Lehre von der Ovulation und Menstruation. Dtsch. med. Wochenschr. 1890. S. 764—766. — *Collett, Mary E.* and *G. Liljestrand*, Variations in the resting minute volume of the heart in man. Skandinav. Arch. f. Physiol. Bd. 45, S. 17—28. 1924. — *Comte, Louis*, Contribution à l'étude de l'hypophyse humaine et de ses relations avec le corps thyroïde. Beitr. z. pathol. Anat. u. z. allg. Pathol. Bd. 23, S. 90—110 (S. 103 f.). 1898. — *Cordua, Rudolf*, Über das Erlöschen der Ovarialfunktion nach Röntgenkastration. Zentralbl. f. Gynäkol. Jg. 50, S. 2354—2358. 1926. — *Corner, George W.*, Maturation of the ovum in swine. Anat. record. Vol. 13, p. 109—112. 1917. — *Derselbe*, The ovarian cycle of swine. Science. N. S. Vol. 53, p. 420f. 1921. — *Derselbe*, Cyclic changes in the ovaries and uterus of the sow, and their relation to the mechanism of implantation. Contributions to embryology. Vol. 13, p. 117—146. 1921. — *Derselbe*, Ovulation and menstruation in Macacus rhesus. Contributions to embryology. Vol. 15, p. 75—101. 1923. — *Derselbe*, Oestrus, ovulation and menstruation. Physiol. reviews. Vol. 3, p. 457 bis 482. 1923. — *Derselbe*, Cyclic variation in uterine and tubal contraction waves. Americ. journ. of anat. Vol. 32, p. 345—351. 1923/24. — *Corner, George W.* and *A. E. Amsbaugh*, Oestrus and ovulation in swine. 33. Vers. d. Americ. Assoc. of Anatomists. New York. Dez. 1916. Anat. record. Vol. 11, p. 345. 1916—1917. — *Dieselben*, Oestrus and ovulation in swine. Anat. record. Vol. 12, p. 287—292. 1917. — *Corner, George W.* and *Felix H. Hurni*, The non-effect of corpus luteum preparations on the ovulation cycle of the rat. Americ. journ. of physiol. Vol. 46, p. 483—486. 1918. — *Corner, George W.* and *Stafford L. Warren*, Influence of the ovaries upon the production of artificial deciduomata; confirmatory studies. 35. Vers. d. Americ. Assoc. of Anatomists. Pittsburgh. April 1919. Anat. record. Vol. 16, p. 168. 1919. — *Corscaden, James A.*, The radiotherapeutic menopause: its significance and management. Sitz. d. New York Obstetr. Soc. v. 8. Dez. 1925. Americ. journ. of obstetr. a. gynecol. Vol. 11, p. 803—814. Disk. S. 856—860. 1926. — *Cotte, G.*, Hypertension artérielle consécutive à la castration chez la femme. Sitz. d. Soc. méd. des hôp. de Lyon v. 14. Nov. 1922. Lyon méd. Jg. 55, Tome 132, p. 119—122 (Disk.). 1923. — *Courrier, R.*, Contribution à l'étude morphologique et fonctionelle de l'épithélium du pavillon de l'oviducte chez les mammifères. Sitz. d. Réunion Biol. de Strasbourg v. 11. März 1921. Cpt. rend. hebdom. des séances de la soc. de biol. Tome 84, p. 571f. 1921. — *Derselbe*, La structure de l'épithélium du vagin chez le cobaye et ses modifications. Cpt. rend. de l'Assoc. des Anatomistes. 18. Vers. Lyon. März 1923. Bibliographie anatomique Suppl. 1923. p. 145 bis 152. — *Derselbe*, Rut expérimental chez la femelle castrée et chez la femelle impubère. Sitz. d. Soc. de Biol. de Strasbourg v. 8. Febr. 1924. Cpt. rend. hebdom. des séances de la soc. de biol. Vol. 90, p. 453 bis 456. 1924. — *Derselbe*, Le rythme vaginal du Hérisson; action de l'injection de liquide folliculaire. Sitz. d. Soc. de Biol. de Strasbourg v. 14. März 1924. Ebenda. p. 808f. — *Derselbe*, Le cycle sexuel chez la femelle des Mammifères. Étude de la phase folliculaire. Arch. de biol. Tome 34, p. 369—477. 1925. — *Derselbe*, Nymphomanie et ovaires kystiques. Sitz. d. Soc. de Biol. de Strasbourg v. 10. Juli 1925. Cpt. rend. hebdom. des séances de la soc. de biol. Tome 93, p. 674f. 1925. — *Derselbe*, Modifications vaginales chez la lapine au cours de la vie génitale. Sitz. der Soc. de biol. de Strasbourg v. 15. Jan. 1926. Cpt. rend. hebdom. des séances de la soc. de biol. Tome 94, p. 280 f. 1926. — *Courrier, R.* et *R. Potvin*, Réaction utérine chez la lapine castrée à l'injection du liquide folliculaire. Sitz. d. Soc. de biol. de Strasbourg v. 12. März 1926. Cpt. rend. hebdom. des séances de la soc. de biol. Tome 94, p. 878 f. 1926. — *Cramer, H.*, Zwillingsgeburt mit 3½ tägiger Pause zwischen Geburt des ersten und zweiten Zwillings. Monatsschr. f. Geburtsh. u. Gynäkol. Bd. 21, S. 439—445. 1905. — *Derselbe*, Über Transplantation menschlicher Ovarien. Sitz. d. med. Sekt. d. niederrhein. Ges. f. Natur- u. Heilk. i. Bonn v. 18. Juni 1906. Dtsch. med. Wochenschr. 1906. S. 1884f. — *Derselbe*, Transplantation menschlicher Ovarien. Münch. med. Wochenschr. 1906. S. 1906—1909. — *Derselbe*, Einige Beobachtungen über die Funktion der weiblichen Brustdrüse. Monatsschr. f. Geburtsh. u. Gynäkol. Bd. 26, S. 367—376. 1907. — *Derselbe*, Transplantation der Ovarien. Gynäkol. Rundschau Bd. 3, S. 594—596. 1909. — *Derselbe*, Ovarium und Osteomalacie. Münch. med. Wochenschr. 1909. S. 758—760. — *Derselbe*, Zur Physiologie der Milchsekretion. Münch. med. Wochenschr. 1909. S. 1521—1524. — *Derselbe*, Erfahrungen über Ovarientransplantationen bei Menschen und Tieren. Sitz. d. Niederrhein. Ges. f. Natur- u. Heilk. in Bonn v. 10. Febr. 1919. Dtsch. med. Wochenschr. 1919. S. 475f. (Disk.). — *Cristea, Grigoriu M.*, Beitrag zur Milchsekretion. Gynäkol. Rundschau. Bd. 4, S. 740—743. 1910. — *Cristofoletti, Robert*, Zur Pathogenese der Osteomalacie. Gynäkol. Rundschau. Bd. 5, S. 113—144 u. 169—201. 1911. — *Croom, Sir*

J. Halliday, On a case of heteroplastic ovarian grafting, followed by pregnancy and a living child. — Who ist the mother ? Sitz. d. Edinburgh Obstetr. Soc. v. 13. Juni 1906. Journ. of obstetr. a. gynecol. of the Brit. Empire. Vol. 10, p. 197. 1906. — *Cuénot, Bruntz* and *Mercier*, Examen des critiques faites à la méthode des injections physiologiques. Réponse à MM. P. Bouin et Ancel. Sitz. d. Réun. Biol. de Nancy v. 20. Mai 1913. Cpt. rend. hebdom. des séances de la soc. de biol. Tome 74, p. 1124f. 1913. — *Culbertson, Carey*, A study of the menopause with special reference to its vasomotor disturbances. Sitz. d. Chicago gynecol. soc. v. 23. Juni 1916. Surg., gynecol. a. obstetr. Vol. 23, p. 667—685. Disk. p. 755f. 1916. — *Curàtulo, G. Emilio* und *Luigi Tarulli*, Einfluß der Abtragung der Eierstöcke auf den Stoffwechsel. (Vorläufige Mitteilung.) Zentralbl. f. Gynäkol. Jg. 19, S. 555—557. 1895. — *Dieselben*, Einfluß der Abtragung der Eierstöcke auf den Stoffwechsel. Zentralbl. f. Physiol. Bd. 9, S. 149—152. 1895. — *Dieselben*, La secrezione interna delle ovaie. Studio clinico sperimentale. Bull. della reale accademia di Roma. Vol. 22, p. 496—590. 1895—1896. — *Currier, Andrew F.*, Erroneous views concerning the menopause. Sitz. d. New York Obstetr. Soc. v. 16. Okt. 1894. Americ. journ. of obstetr. Vol. 30, p. 768—776 u. 880. 1894. — *Curschmann, Hans*, Klimax und Myxödem. Zeitschr. f. d. ges. Neurol. u. Psychiatrie. Orig. Bd. 41, S. 155—169. 1918. — *Curtis, Arthur H.*, The influence of ovarian secretion on haemorrhagic tendency. Sitz. d. Chicago gynecol. soc. v. 16. Dez. 1921. Surg., gynecol. a. obstetr. Vol. 35, p. 119. 1922. — *Czerny, Ad.* und *A. Keller*, Des Kindes Ernährung, Ernährungsstörungen und Ernährungstherapie. 2. Aufl. Bd. 1. Leipzig u. Wien: Deuticke 1925. — *Czerwenka, K.*, Über „Kriegsamenorrhöe". Zentralbl. f. Gynäkol. Jg. 41, S. 1162—1165. 1917.

Daels, Frans, On the relations between the ovaries and the uterus. Surg., gynecol. a. obstetr. Vol. 6, p. 153—159. 1908. — *Dahl, W.*, Die Innervation der weiblichen Genitalien. Zeitschr. f. Geburtsh. u. Gynäkol. Bd. 78, S. 539—601. 1916. — *Dahlmann, Albert*, Pharmakodynamische Untersuchungen des vegetativen Nervensystems im Intervall und während der Menstruation. Ein Beitrag zur Kenntnis der Wellenbewegung im Leben des Weibes und deren Abhängigkeit vom Nervensystem. Zeitschr. f. Geburtsh. u. Gynäkol. Bd. 80, S. 524—550. 1918. — *Dalsace, Jean* et *Ch. O. Guillaumin*, Influence de la castration ovarienne sur le métabolisme du calcium et du phosphore. Cpt. rend. hebdom. des séances de la soc. de biol. Tome 93, p. 1209f. 1925. (Sitz. v. 14. Nov. 1925.) — *Danilewsky, B., E. K. Prichodkowa* und *S. E. Sczawinskaja*, Die Wirkung des Spermols und Ovarins auf das isolierte Herz. Zur Physiologie der Genitalhormone. Zeitschr. f. d. ges. exp. Med. Bd. 44, S. 670—691. 1925. — *Daucourt, Abel*, Résultats cliniques éloignés des opérations césarienne et de Porro. Diss. Paris 1884. — *David, O.*, Kritisches Sammelreferat über Röntgenreiztherapie. Dtsch. med. Wochenschr. 1923. S. 867 f. — *Davidson*, Transplantation of the ovary. Sitz. d. Edinburgh Obstetr. Soc. v. 13. März 1912. Journ. of obstetr. a. gynecol. of the Brit. Empire. Vol. 21, p. 189f. 1912. (Disk.). — *Davis, Katharine Bement*, Periodicity of sex desire. Part I. Unmarried women, College graduates. Americ. journ. of obstetr. a. gynecol. Vol. 12, p. 824—838. 1926. — *De Lee, Joseph B.*, Autotransplantation of the corpus luteum. Surg., gynecol. a. obstetr. Vol. 22, p. 80f. 1916. — *Dederer, Carleton*, A case of complete amenorrhea with fulminating symptoms: Surgical demonstration of ovarian etiology. Sitz. d. Assoc. for the study of internal secretions in New Orleans v. 26. April 1920. Endocrinology. Vol. 4, p. 229—231. 1920. — *Derselbe*, Successful experimental homotransplantation of the kidney and the ovary. Surg., gynecol. a. obstetr. Vol. 31, p. 45—50. 1920. — *Delbanco, E.*, Sklerem beim Erwachsenen. Eine Folge gestörter innerer Sekretion der Ovarien. Verhandl. d. Ges. dtsch. Naturf. u. Ärzte. 84. Vers. Münster i. W. Sept. 1912. 2. Teil, 2. Hälfte. Abt. f. Dermatol. u. Syphilid. S. 307. (Disk.). — *Denecke, H.*, Über das Verhalten der Kalk- und Phosphorsäure-Ausscheidung im Harn Osteomalacischer vor und nach der Kastration. Diss. Würzburg 1896. — *Desogus, V.*, Contributo allo studio della pineale e dell' ipofisi degli uccelli in stato di maternità. Monitore zool. ital. Vol. 37, p. 273—282. 1926. — *Dessauer, M.*, Hormonale Beeinflussung durch Agomensin und Sistomensin bei Blutungsstörungen. Zentralbl. f. Gynäkol. Jg. 52, S. 3153—3155. 1928. — *Deusch, Gustav*, Klimax und Myxödem. Münch. med. Wochenschr. 1919. S. 589—591. — *Deussen, Wolfgang*, Über die Beziehungen zwischen Ovarialinsuffizienz und Kohlehydrattoleranz. Diss. Kiel 1925. — *Dick, George F.* and *Arthur H. Curtis*, Concerning the function of the corpus luteum and some allied problems. Surg., gynecol. a. obstetr. Vol. 15, p. 588—593. 1912. — *Dickens, Frank, Edward Charles Dodds* and *Samson Wright*, Observations upon the preparation and standardisation of the ovarian hormone. Biochem. journ. Vol. 19, p. 853—859. 1925. — *Dienst, Arthur*, Die Ursache für die Gerinnungsunfähigkeit des Blutes bei der Menstruation. Münch. med. Wochenschr. 1912. S. 2799—2801. — *Dierks, Klaas*, Der normale mensuelle Zyklus der menschlichen Vaginalschleimhaut. Arch. f. Gynäkol. Bd. 130, S. 46—69. 1927. — *Dietrich, Hans Albert*, Kriegsamenorrhöe. Zentralbl. f. Gynäkol. Jg. 41, S. 157—159.

1917. — *Dietrich, H. A.* und *Martin Nordmann*, Über den diagnostischen Wert und die Ätiologie der experimentellen Schwangerschaftsglykosurie. Klin. Wochenschr. 1922. S. 1403—1407. — *Dietz, Franz*, Vorzeitiger Eintritt des Klimakteriums. Diss. Erlangen 1919. — *Dirks, M.*, Über Veränderungen des Blutbildes bei der Menstruation, bei Menstruationsanomalien und in der Menopause. Arch. f. Gynäkol. Bd. 97, S. 583—595. 1912. — *Dittler, Rudolf*, Die Sterilisierung des weiblichen Tierkörpers durch parenterale Spermazufuhr. Münch. med. Wochenschr. 1920. S. 1495—1497. — *Dixon, W. E.*, Pituitary secretion. Journ. of physiol. Vol. 57, p. 129—138. 1923. — *Dixon, W. E.* and *Francis H. A. Marshall*, The influence of the ovary on pituitary secretion; a probable factor in parturition. Journ. of physiol. Vol. 59, p. 276—288. 1924. — *Dluski, Bronislas*, Contribution à l'étude de l'allaitement maternel. Diss. Paris 1894. — *Dobrowolski, Stanislaw*, Über Zytotoxine der Ovarien. Gynäkol. Rundschau. Bd. 1, S. 111—124. 1907. — *Döderlein, Albert*, Die Atrophia uteri. In Veit, J., Handbuch der Gynäkologie. 2. Aufl. Bd. 2, S. 243—256. Wiesbaden: Bergmann 1907. — *Derselbe*, Die physiologischen und pathologischen Blutungen aus den weiblichen Genitalien, ihre Entstehung und Behandlung. Sitz. d. ärztl. Ver. Augsburg v. 29. Febr. 1920. Therapie d. Gegenw. 1920. S. 129—132. — *Döderlein, G.*, Innere Sekretion und Fortpflanzung. Verhandl. d. dtsch. Ges. f. Gynäkol. 20. Vers. Bonn. Juni 1927. Arch. f. Gynäkol. Bd. 132, S. 187—189. Disk. S. 221—237. 1927. — *Dohrn, Max*, Über die Funktion des Ovariums. Sitz. d. Ges. f. Geburtsh. u. Gynäkol. zu Berlin v. 22. Jan. 1926. Zeitschr. f. Geburtsh. u. Gynäkol. Bd. 90, S. 392f. 1926. — *Derselbe*, Ist der Allen-Doisy-Test spezifisch für das weibliche Sexualhormon? Klin. Wochenschr. 1927. S. 359f. — *Dohrn, M.* und *W. Faure*, Über die Ausscheidung des weiblichen Sexualhormons. Klin. Wochenschrift 1928. S. 943. — *Dohrn, M., W. Faure, H. Poll* und *W. Blotevogel*, Tokokinine, Stoffe mit sexualhormonartiger Wirkung aus Pflanzenzellen. Med. Klinik. 1926. S. 1417—1419. — *Doisy, Edward A., Edgar Allen, J. O. Ralls*, and *Charles G. Johnston*, Preparation and properties of an ovarian hormone. 18. Vers. d. Americ. Soc. of Biol. Chemists. St. Louis. Dez. 1923. Journ. of biol. chem. Vol. 59, p. XLIII f. 1924. — *Doisy, Edward A., J. O. Ralls, Edgar Allen* and *Charles G. Johnston*, The extraction and some properties of an ovarian hormone. Journ. of biol. chem. Vol. 61, p. 711—727. 1924. — *Doisy, Edward A., J. O. Ralls* and *C. N. Jordan*, Some che mical and physiological properties of the hormone of the liquor folliculi. 10. Vers. d. Assoc. for the study of internal secretions in Dallas v. 20. April 1926. Endocrinology. Vol. 10, p. 273—285. 1926. — *Domm, L. V.*, Sex-reversal following ovariotomy in the fowl. Proc. of the soc. f. exp. biol. a. med. Vol. 22, p. 28—35. 1925. (Sitz. v. 15. Okt. 1924 in New York.) — *Dowig*, Erfahrungen mit dem Schwangerschafts-Frühdiagnostikum Maturin. Dtsch. med. Wochenschr. 1923. S. 1056f. — *Drahn, Fritz*, Die anatomischen Veränderungen am Geschlechtsapparat unserer Haustiere bei der Brunst mit besonderer Berücksichtigung der Hündin. Diss. Hannover 1913. — *Dresel, Kurt*, Über den Einfluß von Extrakten aus Drüsen mit innerer Sekretion auf den Blutzucker. (Vorläufige Mitteilung.) Zeitschr. f. exp. Pathol. u. Therapie. Bd. 16, S. 365—368. 1914. — *Drevet, M. Louis*, Effets thérapeutiques du corps jaune de l'ovaire en particulier dans l'hypofonction de la glande ovarienne, la ménopause naturelle, la ménopause post-operatoire. Diss. Paris 1907. — *Drips, Della*, Studies on the ovary of the spermophile (Spermophilus citellus tridecemlineatus) with special reference to the corpus luteum. Americ. journ. of anat. Vol. 25, p. 116—184. 1919. — *Drummond-Robinson, G.* and *S. A. Asdell*, The relation between the corpus luteum and the mammary gland. Journ. of physiol. Vol. 61, p. 608—614. 1926. — *Dubois*, Zur Frage der sogenannten Ausfallserscheinungen. Monatsschr. f. Geburtsh. u. Gynäkol. Bd. 37, S. 206—217. 1913. — *Dubreuil, G.* et *Cl. Regaud*, Parallélisme des variations macroscopiques et microscopiques de la glande interstitielle dans l'ovaire de la lapine. Cpt. rend. hebdom. des séances de la soc. de biol. Tome 64, p. 901—903. 1908. (Sitz. v. 23. Mai 1908.) — *Dieselben*, Action du mâle sur le rut et l'ovulation chez la lapine. II. Observations sur le rythme génital. Cpt. rend. hebdom. des séances de la soc. de biol. Tome 65, p. 671—673. 1908. (Sitz. v. 19. Dez. 1908.) — *Dieselben*, Action du mâle sur le rut et l'ovulation chez la lapine. III. Accéleration du rut par la cohabitation avec le mâle. Cpt. rend. hebdom. des séances de la soc. de biol. Tome 66, p. 139—141. 1909. (Sitz. v. 23. Jan. 1909). — *Dieselben*, Sur les relations fonctionelles des corps jaunes avec l'utérus non gravide. II. Statistique des variations de volume de l'utérus par rapport à l'état des ovaires (présence et absence de corps jaunes). Cpt. rend. hebdom. des séances de la soc. de biol. Tome 66, p. 299—301. 1909. (Sitz. v. 20. Febr. 1909.) — *Dieselben*, Sur les relations fonctionelles des corps jaunes avec l'utérus non gravide. III. États successifs de l'utérus, chez le même sujet, aux diverses phases de la période prégravidique. Cpt. rend. hebdom. des séances de la soc. de biol. Tome 66, p. 413—415. 1909. (Sitzg. v. 13. März 1909.) — *Dieselben*, Sur les follicules ovariens hémorragiques et sur le mécanisme de la déhiscence des follicules. Cpt. rend. hebdom. des séances de la soc. de biol. Tome 66, p. 828—830. 1909. (Sitz. v. 22. Mai 1909.) —

Dudley, A., Palmer, Implantation intra-utérine de l'ovaire. III. Congrès international de gynécol. et d'obstétr. Amsterdam. August 1899. Ann. de gynécol. Tome 52, p. 270. 1899. — *Derselbe*, Results of ovarian surgery. With further report upon intra-implantation of ovarian tissue. 52. Vers. d. Americ. med. assoc. Sect. on Obstetr. a. Diseases of Women. 1901. Journ. of the Americ. med. assoc. Vol. 37, p. 357—360. (Disk.). 1901. — *Durrant, E. P.*, Studies on vigor. III. The effect of ovarian extract feeding on the activity of ovariectomized white rats. Endocrinology. Vol. 9, p. 221—228. 1925. — *Derselbe*, The effect of hysterectomy on the estrus cycle of the white rat. 38. Vers. d. Amer. Physiol. Soc. Cleveland. Dez. 1925. Americ. journ. of physiol. Vol. 76, p. 234. 1926. — *Derselbe*, Studies on vigor. VIII. The effect of subcutaneous injection of corpus luteum extract on voluntary activity in the female albino rat. Endocrinology. Vol. 10, p. 286—290. 1926. — *Dyroff*, Beiträge zur Physiologie des weiblichen Genitaltraktes. Verhandl. d. dtsch. Ges. f. Gynäkol. 20. Vers. Bonn. Juni 1927. Arch. f. Gynäkol. Bd. 132, S. 10—12. Disk. S. 16—19. 1927.

Ebeler, F., Zur Kriegsamenorrhöe. Zentralbl. f. Gynäkol. Jg. 41, S. 696—708. 1917. — *Eckardt*, Über die Beschaffenheit der Uterusmucosa nach Kastration. Zentralbl. f. Gynäkol. Jg. 20, S. 786—789. 1896. — *Eckelt, Kurt*, Die Beziehungen zwischen Leber und Genitale. In Halban, Josef und Ludwig Seitz, Biologie und Pathologie des Weibes. Bd. 5, Teil 3, S. 483—510. Berlin u. Wien: Urban u. Schwarzenberg 1927. — *Eckstein, E.* und *E. Grafe*, Weitere Beobachtungen über Luxuskonsumption und ihre Entstehung. (Zugleich ein Beitrag zur Kenntnis der Drüsen mit innerer Sekretion.) Hoppe-Seylers Zeitschr. f. physiol. Chem. Bd. 107, S. 73—151. 1919. — *Edmunds, C. W.*, Glandular therapy. The pharmacology of ovarian preparations. Journ. of the Americ. med. assoc. Vol. 83, p. 2016. 1924. — *Ehrhardt*, Klinische und experimentelle Untersuchungen über Hypophysenhormon. Verhandl. d. dtsch. Ges. f. Gynäkol. 20. Vers. Bonn. Juni 1927. Arch. f. Gynäkol. Bd. 132, S. 196—200. Disk. S. 221—237. 1927. — *Derselbe*, Über weibliche Sexualhormone. Sitz. d. ärztl. Ver. in Frankfurt a. M. v. 19. März 1928. Münch. med. Wochenschr. 1928. S. 1104. — *Derselbe*, Die Frühdiagnose der Schwangerschaft aus dem Harn durch Nachweis des Hypophysenvorderlappenhormons (ZAR. = Zondek-Aschheimsche Reaktion). Sitz. d. ärztl. Ver. in Frankfurt a. M. v. 19. Nov. 1928. Münch. med. Wochenschr. 1929. S. 82. — *Eimer*, Über die Fortpflanzung der Fledermäuse. Zool. Anz. Bd. 2, S. 425f. 1879. — *Ekstein, Emil*, Über erworbene Amenorrhöe. Zentralbl. f. Gynäkol. Jg. 41, S. 333—335. 1917. — *Derselbe*, Über erworbene Amenorrhöe. Zentralbl. f. Gynäkol. 1917. S. 748. — *Derselbe*, Über Kriegsamenorrhöe. Zentralbl. f. Gynäkol. Jg. 43, S. 609—612. 1919. — *Elfer, Aladar* und *J. Kappel*, Daten zur Wirkung der Extrakte einiger innerer Drüsen bei Osteomalacie. (N-, Ca-, Mg- und P-Stoffwechseluntersuchungen.) Zeitschr. f. exp. Pathol. u. Therapie. Bd. 21, S. 104—128. 1920. — *Ellenberger, W.*, Die Fortpflanzung. I. Die Zeugung. In Ellenberger, W. u. A. Scheunert, Lehrbuch der vergleichenden Physiologie der Haussäugetiere. S. 701—719. Berlin: Parey 1910. — *Enge, Johannes Reinhard*, Über die Dauer der menschlichen Schwangerschaft. Diss. Leipzig 1902. — *Engel, Emil*, Über Transplantationen weiblicher Genitalien beim Hunde und ihre praktische Bedeutung für die Frau. Berlin. klin. Wochenschr. 1911. S. 1180 f. — *Derselbe*, Kann die Ovarientransplantation als erfolgreiche Behandlung der Ausfallserscheinungen kastrierter Frauen angesehen werden? Berlin. klin. Wochenschr. 1912, S. 985f. — *Derselbe*, Zehn Jahre beobachteter Fall einer homoioplastischen vaginalen Ovarientransplantation. Dtsch. med. Wochenschr. 1924. S. 1378f. — *Engel, Stephan*, Über die Quellen des Milch- und Colostralfettes und über die bei der Milchsekretion wirkenden Kräfte. Arch. f. Kinderheilk. Bd. 43, S. 204—226. 1906. — *Derselbe*, Lactation und Menstruation. Monatsschr. f. Kinderheilk. Bd. 22, S. 545—551. 1922. — *Engelbach, Wm.* and *Alphonse McMahon*, Osseous development in endocrine disorders. Sitz. d. Assoc. for the study of internal secretions in San Francisco v. 23. Juni 1923. Endocrinology Vol. 8, p. 1—53. 1924. — *Englehorn, Ernst*, Schilddrüse und weibliche Geschlechtsorgane. Sitzungsber. d. physikalisch-medizin. Societät in Erlangen 1911. Bd. 43, S. 132—166. — *Derselbe*, Schilddrüse und weibliche Geschlechtsorgane. Hab.-Schr. Erlangen 1912. — *Derselbe*, Über Schilddrüsenveränderungen in der Schwangerschaft. Verhandl. d. dtsch. Ges. f. Gynäkol. 14. Vers. München. 1911. S. 675—678. — *Derselbe*, Zur Biologie der Vagina. Monatsschr. f. Geburtsh. u. Gynäkol. Bd. 50, S. 282—288. 1919. — *Engländer, Bernard*, Adrenalin bei Knochenerweichung (Osteomalakie). Zentralbl. f. Gynäkol. Jg. 33, S. 445—451. 1909. — *Engle, Earl T.*, Gonadstimulating hormone of anterior pituitary and heterosexual ovarian grafts. Proc. of the soc. f. exp. biol. a. med. Vol. 25, p. 83f. 1927—1928. (Sitz. d. Pacific Coast Branch v. 15. Okt. 1927.) — *Derselbe*, Pregnancy following super-ovulation in the mouse. Proc. of the soc. f. exp. biol. a. med. Vol. 25, p. 84 f. 1927—1928. (Sitz. d. Pacific Coast Branch v. 15. Okt. 1927.) — *Derselbe*, Hypertrophy of mammary gland in adult male rats with experimental ovario-testes. Proc. of the soc. f. exp. biol. a. med. Vol. 25, p. 715f. 1927—1928. (Sitz. d. Pacific Coast Branch v. 28. April 1928.) — *Erdheim, J.* und *E. Stumme*, Über die Schwangerschaftsveränderung der Hypophyse. Beitr. z. pathol. Anat. u. z. allg. Pathol. Bd. 46,

S. 1—132. 1909. — *Ernst, Max*, Rückbildungsvorgänge an der Mamma nach Menstruation und Gravidität. 2. Vers. d. südwestdtsch. Pathol. Mannheim. April 1924. Zentralbl. f. Pathol. 1923/24. S. 623f. (Disk.). — *Derselbe*, Die physiologischen Rückbildungserscheinungen in der weiblichen Brustdrüse nach Gravidität und Menstruation. Frankfurt. Zeitschr. f. Pathol. Bd. 31, S. 500—506. 1925. — *Esch, P.*, Über die Erfolge und das wirksame Prinzip der Organextrakttherapie bei Menstruationsstörungen. Zentralbl. f. Gynäkol. Jg. 44, S. 561—568. 1920. — *Escher, Heinrich H.*, Über den Farbstoff des Corpus luteum. Hoppe-Seylers Zeitschr. f. physiol. Chem. Bd. 83, S. 198—211. 1913. — *Essen-Möller, Elis*, Doppelseitige Ovariotomie im Anfange der Schwangerschaft. Ausgetragenes Kind. Zentralbl. f. Gynäkol. Jg. 28, S. 869f. 1904. — *Derselbe*, Über das Verhalten der Menstruation während des Stillens. Zentralbl. f. Gynäkol. Jg. 30, S. 175—178. 1906. — *Estes, William L.*, A method of implanting ovarian tissue in order to maintain ovarian function. Pennsylvania med. journ. Vol. 13, p. 610—613. 1909—1910. — *Derselbe*, Ovarian implantation. The preservation of ovarian function after operation for disease of the pelvic viscera. Sitz. d. Assoc. of Resident and Non-Resident Physicians of the Mayo Clinic in Rochester, Minnesota, v. 5. Juni 1923. Surg., gynecol. a. obstetr. Vol. 38, p. 394—398. 1924. — *Derselbe*, Further results with ovarian implantation. 75. Vers. d. Sect. on Obst., Gyn. and abd. Surgery d. Americ. med. assoc. Chicago. Juni 1924. Journ. of the Americ. med. assoc. Vol. 83, p. 674—677. Disk. 681—683. 1924. — *Eufinger, H.* und *R. Spiegler*, Der Einfluß des mensuellen Zyklus auf den Wasserstoffwechsel. Arch. f. Gynäkol. Bd. 135, S. 223—231. 1928. — *Evans, Herbert M.*, The function of the anterior hypophysis. Harvey society lectures 1923—1924. Lippincott company. Philadelphia a. London. (Vorles. v. 26. April 1924.) — *Evans, Herbert M.* and *Katharine Scott Bishop*, Independence of the oestrus or heat hormone from that causing „oestrus" structural changes in the vaginal mucosa of the rat. 39. Vers. d. Americ. Assoc. of Anatomists. Chicago. März 1923. Anat. record. Vol. 25, p. 128. 1923. — *Evans, Herbert McLean* and *George O. Burr*, Increased efficacy of subcutaneous when compared with intraperitoneal administration of the ovarian hormone. Americ. journ. of physiol. Vol. 77, p. 518—521. 1926. — *Evans, Herbert McLean* and *Joseph A. Long*, On the association of continued cornification of the vaginal mucosa with the presence of large vesicles in the ovary and the absence of corpus formation. 37. Vers. d. Americ. Assoc. of Anatomists. Philadelphia. März 1921. Anat. record. Vol. 21, p. 60f. 1921. — *Dieselben*, The effect of thyroid feeding on the oestrous cycle of the rat. Ebenda. S. 61. — *Dieselben*, The effect of thyroidectomy on the oestrous cycle of the rat. Ebenda. S. 61f. — *Dieselben*, The effect of feeding the anterior lobe of the hypophysis on the oestrous cycle of the rat. Ebenda. S. 62. — *Dieselben*, The effect of the anterior lobe administered intraperitoneally upon growth, maturity, and oestrous cycles of the rat. Ebenda. S. 62f. — *Dieselben*, Characteristic effects upon growth, oestrous, and ovulation induced by the intraperitoneal administration of fresh anterior hypophyseal substance. 38. Vers. d. Americ. Assoc. of Anatomists. New Haven. Dez. 1921. Anat. record. Vol. 23, p. 19. 1922. — *Dieselben*, Characteristic effects upon growth, oestrous and ovulation induced by the intraperitoneal administration of fresh anterior hypophyseal substance. Proc. of the nat. acad. of sciences (U. S. A.) Vol. 8, p. 38f. 1922. (Sitz. v. 23. Dez. 1921.) — *Everke, Karl*, Zur Behandlung des Schwangerschaftserbrechens und der Eklampsie mit Ovoglandol nach Hofbauer. Zentralbl. f. Gynäkol. Jg. 44, S. 1178—1180. 1920. — *Exner, Sigmund*, Männlich und weiblich. Beiträge zur Geburtshilfe und Gynäkologie Rudolf Chrobak aus Anlaß seines sechzigsten Geburtstages gewidmet von seinen Schülern und Freunden. Bd. 2, S. 236—245. Wien: Hölder 1903. — *Eymer, Heinrich*, Das Klimakterium. Klin. Wochenschr. 1927. S. 385—390.

Falk, Fritz und *Oswald Hesky*, Über Ammoniak-, Aminosäuren- und Peptid-Stickstoff im Harn Gravider. Zeitschr. f. klin. Med. Bd. 71, S. 261—276. 1910. — *Falk, Otto*, Ein Beitrag zur Kenntnis des Stoffwechsels nach Entfernung der Ovarien. Arch. f. Gynäkol. Bd. 58, S. 565—578. 1899. — *Derselbe*, Osteomalakie und innere Sekretion der Ovarien. Zentralbl. f. Gynäkol. Jg. 34, S. 374—378. 1910. — *Falkenhausen, Frhr. M. v.* und *A. Pyrgialis*, Über die Ursachen der Ungerinnbarkeit des Menstrualblutes. Zentralbl. f. Gynäkol. Jg. 52, S. 2738—2740. 1928. — *Falta, Wilhelm*, Die Erkrankungen der Blutdrüsen. In v. Bergmann, G. und R. Stähelin, Handbuch der inneren Medizin. 2. Aufl., Bd. 4, 2. Teil, S. 1035—1396. Berlin: Springer 1927. — *Faust, Edwin St.*, Über weibliche Sexualhormone. Schweiz. med. Wochenschr. 1925. S. 575—579. — *Fedorow, J. J.*, Über utero-ovarielle Funktionen in Zusammenhang mit menstruellen und klimakterischen Erscheinungen im weiblichen Organismus. Shurnal Akuscherstwa i Shenskich bolesnej. 1897. Nr. 6, Ref.: St. Petersburger med. Wochenschr. 1897. Russ. med. Literatur. S. 66f. — *Fehling, Hermann*, Zur Kasuistik des Intermenstrualschmerzes, zugleich als Beitrag zur Kasuistik der Kastration. Arch. f. Gynäkol. Bd. 17, S. 338—350. 1881. — *Derselbe*, Die Bedeutung der Lehre von der inneren Sekretion und ihre Nutzanwendung für die praktische Gynäkologie. Monatsschr. f. Geburtsh. u. Gynäkol. Bd. 50, S. 143—163. 1919. — *Fekete, Alexander v.*, Die Störungen der Menstruation und der Einfluß von Organextrakten auf dieselben. Monatsschr. f. Geburtsh. u. Gynäkol. Bd. 64, S. 267—278. 1923. — *Fellner, Otfried O.*, Neuere Ergebnisse aus den Forschungen über das Corpus luteum. Med. Klinik. 1906. S. 1100—1103. — *Derselbe*, Die wechselseitigen Beziehungen der innersekretorischen Organe, insbesondere zum Ovarium. Zugleich ein Beitrag zur Lehre von der Menstruation. Volksmann Samml. klin. Vortr. N. F. Nr. 508 (Gynäkol. Nr. 185). 1908. — *Derselbe*, Die Tätigkeit der innersekretorischen Organe, insbesondere des Ovariums, in der Schwangerschaft. Sitz. d. k. k. Ges. d. Ärzte in Wien v. 8. u. 15. Mai 1908. Wien. klin. Wochenschr. 1908. S. 740 u. 776f. — *Derselbe*, Die Tätigkeit der innersekretorischen Organe, insbesondere des Ovariums, in der Schwangerschaft. Wien. med. Wochenschrift. 1908. Sp. 2520—2524. — *Derselbe*, Menstruelle Leberhyperämie — Schwangerschaftsleber. Med. Klinik. 1909. S. 771f. — *Derselbe*, Experimentell erzeugte Wachstumsveränderungen am weiblichen Genitale der Kaninchen. Zentralbl. f. allg. Pathol. u. pathol. Anat. 1912. S. 673—676 und 875. — *Derselbe*, Experimentelle Untersuchungen über die Wirkung von Gewebsextrakten aus der Placenta und den weiblichen Sexualorganen auf das Genitale. Arch. f. Gynäkol. Bd. 100. 1913. S. 641—719. — *Derselbe*, Experimentelle Beiträge zur Physiologie der weiblichen Genitalorgane. Verhandl. d. Ges. f. Gynäkol. 15. Vers. Halle a. S. 1913. S. 378f. Disk. S. 300—342 u. 350—359. — *Derselbe*, Weitere Beiträge zur Lehre von der inneren Sekretion der weiblichen Genitalien. Gynäkol. Rundschau. Bd. 11, S. 47—51. 1917. — *Derselbe*, Über das spezifische Ovarialsekret. Entgegnung auf den Artikel des Prof. Esch in Nr. 22 dieses Zentralblattes. Zentralbl. f. Gynäkol. Jg. 44, S. 1133—1138. 1920. — *Derselbe*, Über die Tätigkeit des Ovarium in der Schwangerschaft (interstitielle Zellen). Monatsschr. f. Geburtsh. u. Gynäkol. Bd. 54, S. 88—95. 1921. — *Derselbe*, Über die Wirkung des Placentar- und Hodenlipoids auf die männlichen und weiblichen Sexualorgane. Pflügers Arch. f. d. ges. Physiol. Bd. 189. S. 199—214. 1921. — *Derselbe*, Bemerkungen zu dem Aufsatze von Herrmann und Stein: „Ist die aus Corpus luteum bzw. Placenta hergestellte wirksame Substanz geschlechtsspezifisch?" Zentralbl. f. Gynäkol. Jg. 45, S. 568f. 1921. — *Derselbe*, Weitere Beiträge zur Lehre von der inneren Sekretion der weiblichen Sexualorgane. Verhandl. d. dtsch. Ges. f. Gynäkol. 17. Vers. Innsbruck. Juni 1922. Arch. f. Gynäkol. Bd. 117, S. 304. 1922. Disk. S. 304—308. — *Derselbe*, Die innere Sekretion des Ovariums. Verhandl. d. dtsch. Ges. f. Gynäkol. 18. Vers. Heidelberg. Mai 1923. Arch. f. Gynäkol. Bd. 120, S. 231—233. Disk. S. 261 bis 270. 1923. — *Derselbe*, Berichtigung zu dem Aufsatze von S. Fränkel und M. Fonda: Über das Hormon (Geschlechtsstoff) der Placenta und das Corpus luteum, sowie die Lipoide des Corpus luteum in Bd. 141, H. 4/6 dieser Zeitschrift Biochem. Zeitschr. Bd. 147, S. 185f. 1924. — *Derselbe*, Über die wirksamen Substanzen des Corpus luteum und der Placenta. Dtsch. med. Wochenschr. 1924. S. 1369—1371. — *Derselbe*, Über die Ursache der Ungerinnbarkeit des Menstrualblutes. Zentralbl. f. Gynäkol. Jg. 48, S. 2745—2747. 1924. — *Derselbe*, Bemerkungen zu der Arbeit von Faust: Über weibliche Sexualhormone in Nr. 25 dieser Wochenschrift. Schweiz. med. Wochenschr. 1925. S. 982f. — *Derselbe*, Über das Vorkommen des femininen Sexuallipoids in Vogeleiern und den Eierstöcken der Fische. Klin. Wochenschr. 1925. S. 1651f. — *Derselbe*, Bemerkungen zu der Arbeit von Prof. S. Löwe: „Über einige Wirkungszeichen und Wirkungsbedingungen eines Ovarialhormons". Zentralbl. f. Gynäkol. Jg. 49. S. 2831f. 1925. — *Derselbe*, Krebs, Eierstock und Placenta. Arch. f. Gynäkol. Bd. 124, S. 771—801. 1925. — *Derselbe*, Bemerkungen zu dem Aufsatz von S. Löwe: Qualitative und quantitative Analyse in Anwendung auf weibliche Inkretzubereitungen. Dieses Zentralblatt 1926. Nr. 9. Zentralbl. f. Gynäkol. Jg. 50, S. 1657—1659. 1926. — *Derselbe*, Zuckerstoffwechsel, Sexualorgane und Insulin. Med. Klinik. 1926, S. 1886—1888. — *Derselbe*, Die Organotherapie in der Gynäkologie und Geburtshilfe. Seuchenbekämpfung 1927. H. 4. — *Derselbe*, Die Wirkung des Feminin auf das Ei. Med. Klinik. 1927. S. 1527—1529. — *Derselbe*, Über das Hypophysenvorderlappenhormon und die Spezifität des Feminin. Zentralbl. f. Gynäkol. Jg. 51, S. 3230—3235. 1927. — *Derselbe*, Über das Menstrualblut. Dtsch. med. Wochenschr. 1927. S. 1937f. — *Fellner, Otfried O.* und *Friedrich Neumann*, Über Röntgenbestrahlung der Ovarien in der Schwangerschaft. Zentralbl. f. Gynäkol. Jg. 30, S. 630—633. 1906. — *Dieselben*, Der Einfluß der Röntgenstrahlen auf die Eierstöcke trächtiger Kaninchen und auf die Trächtigkeit. Zeitschr. f. Heilk. Bd. 28. 1907. Abt. f. pathol. Anat. S. 162—202. — *Fels, Erich*, Der Lipoidgehalt des Nucleolus der menschlichen Eizelle und seine Beziehung zur Geschlechtsbestimmung. Zentralbl. f. Gynäkol. Jg. 50, S. 35—38. 1926. — *Derselbe*, Fortschritte der Ovarialhormonforschung durch ein neues spezifisches Testobjekt. Sitz. d. Med. Sekt. d. Schles. Ges. f. vaterl. Kultur v. 2. Juli 1926. Med. Klinik. 1926. S. 1545. (Disk.). Klin. Wochenschr. 1926. S. 1729f. (Disk.). — *Derselbe*, Untersuchungen über das Ovarialhormon im Blute Gravider und Nichtgravider. Klin. Wochenschr. 1926. S. 2349—2352. — *Derselbe*, Die Sexualhormone im Blute. Arch. f. Gynäkol. Bd. 130, S. 606—625. 1927. — *Derselbe*, Zur Frage des Antagonismus der männlichen und weiblichen Sexualhormone. Verhandl. d. dtsch. Ges. f. Gynäkol. 20. Vers. Bonn. Juni 1927. Arch. f. Gynäkol. Bd. 132, S. 206—208. Disk.

S. 221—237. 1927. — *Derselbe*, Die Wirkung des Schwangerenserums auf den männlichen Genitaltrakt. (Ein Beitrag zur Frage des Antagonismus der Sexualhormone.) Zeitschr. f. Geburtsh. u. Gynäkol. Bd. 93, S. 50—65. 1928. — *Fenger, Frederic*, The influence of pregnancy and castration on the iodine and phosphorous metabolism of the thyroid gland. Journ. of biol. chem. Vol. 17, p. 23—28. 1914. — *Feoktistow, A. E.*, Einige Worte über die Ursachen und den Zweck des Menstrualprozesses. Arch. f. Gynäkol. Bd. 27, S. 379—418. 1886. — *Derselbe*, Antwort an Herrn Löwenthal. Arch. f. Gynäkol. Bd. 28, S. 508—510. 1886. — *Ferras, André*, L'atrophie utérine de lactation. Diss. Lyon 1905. — *Fiebag, Ferdinand*, Klimax praecox. Diss. Breslau 1911. — *Fieux, G.*, Pathogénie et traitement des vomissements incoercibles de la grossesse. Referat. VI. Congrès nat. de gynécol., d'obstétr. et de paed. Sect. d'obstétr. Toulouse. Sept. 1910. Ann. de gynécol. Jg. 37. 2. Serie, Bd. 7. (Bd. 67.) S. 743—788 (Disk.). (S. 756f.) 1910. *Findley, Palmer*, Menstruation without ovaries. Transact. of the Americ. gynecol. soc. Baltimore. Vol. 37, p. 82—93. (Disk.). 1912. — *Finkelstein, Heinrich*, Lehrbuch der Säuglingskrankheiten. 3. Aufl. Berlin: Springer 1924. — *Fischel, Alfred*, Zur normalen Anatomie und Physiologie der weiblichen Geschlechtsorgane von Mus decumanus sowie über die experimentelle Erzeugung von Hydro- und Pyosalpinx. Roux' Arch. f. Entwicklungsmechanik d. Organismen. Bd. 39, S. 578—616. 1914. — *Fischer, I.*, Zur „Kriegsamenorrhöe". Zentralbl. f. Gynäkol. Jg. 41, S. 989—991. 1917. — *Fischer, W.*, Menstruation. Sammelreferat. Gynäkol. Rundschau. Bd. 7, S. 665—676. 1913. — *Fish, Pierre A.*, The weight curves of castrated kids. Proc. of the soc. f. exp. biol. a. med. Vol. 22, p. 248—250. 1925. (Sitz. d. Western New York Branch in Geneva v. 13. Dez. 1924.) — *Flatau, W. Siegfried*, Über Ovariotomie während der Schwangerschaft. Arch. f. Gynäkol. Bd. 82, S. 452—471. 1907. — *Derselbe*, Über Gebärmutterblutungen und ihre Beziehungen zur inneren Sekretion. Sitz. d. ärztl. Ver. in Nürnberg v. 20. März 1919. Münch. med. Wochenschr. 1919. S. 1069. — *Derselbe*, Die Röntgenreizbehandlung der Oligo- und Amenorrhöe. Verhandl. d. dtsch. Ges. f. Gynäkol. 17. Vers. Innsbruck. Juni 1922. Arch. f. Gynäkol. Bd. 117, S. 278f. (Disk. S. 280—282.) 1922. — *Derselbe*, Über Reizbestrahlung bei Hypofunktion der Eierstöcke. (Oligomenorrhöe, Amenorrhöe.) Zentralbl. f. Gynäkol. Jg. 46, S. 1602—1606. 1922. — *Flechtner, H.*, Klinische Erfahrungen ovarieller Substitutionstherapie mit Ovowop (Ovarnon), einem neuen, biologisch geprüften Ovarialpräparat. Münch. med. Wochenschr. 1926. S. 320. — *Fleck, Georg*, Zur Frage der inneren Sekretion von Ovarium und Placenta. Zentralbl. f. Gynäkol. Jg. 29, S. 744—747. 1905. — *Fleischmann, K.*, Ovarientransplantation. Dem. in d. Sitz. d. Ges. d. Ärzte in Wien v. 9. Dez. 1921. Med. Klinik. 1922. S. 229. — *Fleisher, Moyer S.* and *Leo Loeb*, The effect of the intravenosus injection of substances affecting tumor growth on the cyclic changes in the ovaries and on placentomata. Journ. of exp. med. Vol. 20, p. 180—190. 1914. — *Flesch, Max*, Die biologische Bedeutung des brunsterregenden Ovarialhormon. Münch. med. Wochenschr. 1928. S. 1074—1076. — *Flockemann, A.*, Zur Beeinflussung der Ausfallserscheinungen beiderseitig kastrierter Frauen durch Ovarialpräparate. Münch. med. Wochenschr. 1901. S. 1912—1915. — *Floris, Michael*, Zur Beurteilung der Wirkung von Eierstockspräparaten. Wien. klin. Wochenschr. 1923. S. 814—818. *Flower, C. F.*, *C. E. Forkner*, *W. E. Kellum*, *A. T. Walker*, *Philip Edward Smith* and *Herbert Mc Lean Evans*, Stability of hormones in the anterior hypophysis. 39. Vers. d. Amer. Assoc. of Anatomists. Chicago. März 1923. Anat. record. Vol. 25, p. 107. 1923. — *Dieselben*, Separation of the principle in the anterior hypophysis affecting ovulation from that controlling general body growth. Ebenda. S. 107. — *Foà, Carlo*, Sur la greffe des ovaires. Arch. ital. de biol. Tome 35, p. 364—372. 1901. — *Derselbe*, Sui fattori che determinano l'accrescimento e la funzione della ghiandola mammaria. Arch. di fisiol. Vol. 5, p. 520—532. 1908. — *Foges, Arthur*, Die Kastration beim Weibe und ihre Beziehungen zum Gesamtorganismus. Zentralbl. f. d. Grenzgeb. d. Med. u. Chirurg. Bd. 1, S. 129—143. 1898. — *Derselbe*, Zur Lehre von den sekundären Geschlechtscharakteren. Verhandl. d. Ges. dtsch. Naturf. u. Ärzte. Karlsbad. Sept. 1902. Bd. 74, 2. Teil, 2. Hälfte. Abt. f. Anat., Histol., Embryol. u. Physiol. S. 571f. (Disk.). — *Derselbe*, Zur Lehre von den sekundären Geschlechtscharakteren. Pflügers Arch. f. d. ges. Physiol. Bd. 93, S. 39—58. 1903. — *Derselbe*, Zur physiologischen Beziehung zwischen Mamma und Genitalien. Zentralbl. f. Physiol. Bd. 19, S. 233f. 1905. — *Derselbe*, Beiträge zu den Beziehungen von Mamma und Genitale. Wien. klin. Wochenschrift 1908. S. 137—142. — *Derselbe*, Historischer Beitrag zum experimentellen Hermaphroditismus. Dem. in d. Sitz. d. Geburtsh.-Gynäkol. Ges. in Wien v. 11. Nov. 1919. Zentralbl. f. Gynäkol. Jg. 44, S. 87—89. Disk. S. 89—96. 1920. — *Fol, Hermann*, Die „Zentrenquadrille", eine neue Episode aus der Befruchtungsgeschichte. Anat. Anz. Bd. 6, S. 266—274. 1891. — *Francillon, Marthe*, Essai sur la puberté chez la femme. Étude de psycho-physiologie féminine. Diss. Paris 1906. — *Frank, Erich*, Über experimentelle und klinische Glykosurien renalen Ursprungs. Arch. f. exp. Pathol. u. Pharmakol. Bd. 72, S. 387—443 (430—434) 1913 und Habilitationsschrift Breslau 1913. — *Derselbe*, Über renalen Diabetes und seine Bedeutung für die Therapie der Zuckerkranken. Therapie d. Gegenw. Jg. 62, S. 167 bis 171. 1921. — *Frank, E.* und *Martin Nothmann,* Über die Verwertbarkeit der renalen Schwangerschaftsglykosurie zur Frühdiagnose der Schwangerschaft. Münch. med. Wochenschr. 1920. S. 1433f. — *Frank, Fr.,* Über Transplantation der Ovarien. Sitz. d. Ges. f. Geburtsh. u. Gynäkol. zu Köln a. Rh. v. 14. Jan. 1897. Zentralbl. f. Gynäkol. Jg. 22, S. 444—446. 1898. (Disk.) Monatsschr. f. Geburtsh. u. Gynäkol. Bd. 7, S. 673—675. (Disk.). 1898. — *Frank, Robert Tilden,* The function of the ovary. Transact. of the Americ. gynecol. soc. Atlantic City. Mai 1911. Vol. 36, p. 269—302. Disk. p. 359—376. Surg., gynecol. a. obstetr. Vol. 13, p. 36—53. (Disk.). 1911. — *Derselbe,* Zur Frage der experimentellen Milchauslösung. Arch. f. Gynäkol. Bd. 97, S. 183f. 1912. — *Derselbe,* The clinical manifestations of diseases of the glands of internal secretion in gynecological and obstretical patients. Transact. of the Americ. gynecol. soc. Boston. Vol. 39, p. 286—305. (Disk.). 1914. — *Derselbe,* The placenta regarded as a gland of internal secretion. Surg., gynecol. a. obstetr. Bd. 25, S. 329—331. 1917. — *Derselbe,* The ovary and the endocrinologist. Journ. of the Americ. med. assoc. Vol. 78, p. 181—185. 1922. — *Derselbe,* „An ovarian hormone". Journ. of the Americ. med. assoc. Vol. 81, p. 1133f. 1923. — *Derselbe,* Disk. zu Corscaden, James A., 1926. S. 856f. — *Derselbe,* Function of the ovary, a resumé. Fifth paper. 15. Vers. d. Americ. gynecol. soc. Stockbridge. Mai 1926. Americ. journ. of obstetr. a. gynecol. Vol. 12, p. 585—591. Disk. p. 617—621. 1926. — *Derselbe,* The corpus luteum as the source of the follicular hormone. Surg., gynecol. a. obstetr. Vol. 42, p. 572 f. 1926. — *Derselbe,* Symposium on the relation of the glands of internal secretion to gynecology and obstetrics. Introduction. Vers. d. Americ. gynecol. soc. Pittsburg. Mai-Juni 1917. Surg., gynecol. a. obstetr. Vol. 25, p. 225—229. 1927. — *Derselbe,* Untersuchungen über das Ovarialhormon im Blute Gravider und Nichtgravider. Klin. Wochenschr. 1927. S. 1288 f. — *Frank, Robert Tilden, Claude D. Bonham* and *R. G. Gustavson,* A new method of assaying the potency of the female sex hormone based upon its effect on the spontaneous contraction of the uterus of the white rat. Americ. journ. of physiol. Vol. 74, p. 395—399. 1925. — *Frank, Robert Tilden, Marie-Louise Frank, R. G. Gustavson* and *Walter W. Weyerts,* Demonstration of the femae sex hormone in the circulating blood. I. Preliminary report. Journ. of the Americ. med. assoc. V. A lVol. 85, p. 510. 1925. — *Frank, Robert Tilden* and *M. A. Goldberger,* The female sex hormone new method of determining sex in the presence of malformations of the genital organs. Journ. of the Americ. med. assoc. Vol. 87, p. 554. 1926. — *Dieselben,* The female sex hormone. VI. Demonstration of the female sex hormone in the human blood; technic; clinical applicability. Journ. of the Americ. med. assoc. Vol. 87, p. 1719f. 1926. — *Dieselben,* Significance of female sex hormone reaction in the male blood. Proc. of the soc. f. exp. biol. a. med. Vol. 25, p. 476—478. 1927—1928. (New York Meeting v. 21. März 1928.) — *Frank, Robert Tilden* and *R. G. Gustavson,* The female sex hormone and the gestational gland. Journ. of the Americ. med. assoc. Vol. 84, p. 1715—1719. 1925. — *Frank, Robert Tilden, R. G. Gustavson, J. Holloway, D. Hyndman, H. Krueger* and *J. White,* The occurrence and present chemical status of the female sex hormone. 10. Vers. d. Assoc. for the study of internal secretions in Dallas v. 20. April 1926. Endocrinology. Vol. 10, p. 260—272. 1926. — *Frank, Robert Tilden, H. M. Kingery* and *R. G. Gustavson,* The female sex hormone. II. An analysis of factors producing puberty. Journ. of the Americ. med. assoc. Vol. 85, p. 1558f. 1925. — *Frank, Robert Tilden* and *Jacob Rosenbloom,* Physiologically active substances contained in the placenta and in the corpus luteum. Surg., gynecol. a. obstetr. Vol. 21, p. 646—649. 1915. — *Frank, Robert Tilden* and *A. Unger,* An experimental study of the causes which produce the growth of the mammary gland. Sitz. d. Alumni Assoc. of the College of Phys. a. Surg. in New York v. 30. Jan. 1911. Arch. of internal med. Vol. 7, p. 665—679. 1911. — *Franke, Maryan,* Untersuchungen über das Verhalten des vegetativen Nervensystems während der Menstruation, nebst Bemerkungen über den Zusammenhang zwischen der „inneren Sekretion" und Menstruation. Zeitschr. f. klin. Med. Bd. 84, S. 120—157. 1917. — *Fränkel, Ludwig,* Die klinische Bedeutung der Lactationsatrophie des Uterus. Arch. f. Gynäkol. Bd. 62, S. 121—152. 1901. — *Derselbe,* Versuche über den Einfluß der Ovarien auf die Insertion des Eies. Verhandl. d. dtsch. Ges. f. Gynäkol. 9. Vers. Gießen. Mai 1901. S. 571—576. — *Derselbe,* Experimentelle Untersuchungen über die Funktion des Corpus luteum. Sitz. d. med. Sekt. d. schles. Ges. f. vaterl. Kultur v. 22. Nov. 1901. Dtsch. med. Wochenschr. 1901. Vereinsbeil. S. 311. — *Derselbe,* Die Lactationsatrophie des Uterus. Münch. med. Wochenschr. 1901. S. 2105—2107. — *Derselbe,* Die Funktion des Corpus luteum. Arch. f. Gynäkol. Bd. 68, S. 438—545. 1903. — *Derselbe,* Weitere Mitteilungen über die Funktion des Corpus luteum. Sitz. d. Geburtsh.-Gynäkol. Ges. in Wien v. 15. Dez. 1903. Zentralbl. f. Gynäkol. Jg. 28, S. 621—636 u. 657—668. (Disk.). 1904. — *Derselbe,* Weitere Experimente über die Funktion des Corpus luteum. Verhandl. d. Ges. dtsch. Naturf. u. Ärzte. 76. Vers. Breslau. 1904. 2. Teil, 2. Hälfte, S. 235f. — *Derselbe,* Vergleichend histologische Untersuchungen über das Vorkommen drüsiger Formationen im interstitiellen Eierstocksgewebe (glande interstitielle de l'ovaire). Arch. f. Gynäkol. Bd. 75, S. 443—507. 1905. — *Derselbe*, Über innere Sekretion des Ovariums. Zeitschr. f. Geburtsh. u. Gynäkol. Bd. 64, S. 426—437. 1909. — *Derselbe*, Die physiologischen und pathologischen Beziehungen zwischen Ovarien und Uterus. Zeitschr. f. ärztl. Fortbild. 1909. Nr. 3. — *Derselbe*, Neue Experimente zur Funktion des Corpus luteum. Arch. f. Gynäkol. Bd. 91, S. 705—761. 1910. — *Derselbe*, Die interstitielle Eierstocksdrüse. Berlin. klin. Wochenschr. 1911. S. 60—62. — *Derselbe*, Das zeitliche Verhalten von Ovulation und Menstruation. Zentralbl. f. Gynäkol. Jg. 35, S. 1591—1599. 1911. — *Derselbe*, Glande myométriale endocrine. Verhandl. d. VI. internat. Kongr. f. Geburtsh. u. Gynäkol. Berlin. Sept. 1912. S. 772f. (Dem.). — *Derselbe*, Zum Hauptthema des XV. Kongresses der dtsch. Ges. f. Gynäkol. Monatsschr. f. Geburtsh. u. Gynäkol. Bd. 37, S. 663—667. 1913. — *Derselbe*, Vasomotorische Phänomene durch Extrakte innerer Drüsen. Verhandl. d. dtsch. Ges. f. Gynäkol. 15. Vers. Halle a. S. Mai 1913. 2. Teil, S. 192—198. Disk. S. 300—342 u. 350—359. — *Derselbe*, Diskussionsbemerkung. Verhandl. d. dtsch. Ges. f. Gynäkol. 15. Vers. Halle a. S. Mai 1913. 2. Teil, S. 335. — *Derselbe*, Ovulation, Menstruation, Konzeption und Schwangerschaftsdauer. Sitz. d. Med. Sekt. d. Schles. Ges. f. vaterl. Kultur zu Breslau v. 4. Juli 1913. Berlin. klin. Wochenschr. 1913. S. 1590. — *Derselbe*, Ovulation, Konzeption und Schwangerschaftsdauer. Zeitschr. f. Geburtsh. u. Gynäkol. Bd. 74, S. 107—111. 1913. — *Derselbe*, Untersuchungen über die sogenannte Glande endocrine myométriale. Arch. f. Gynäkol. Bd. 99, S. 225—230. 1913. — *Derselbe*, Normale und pathologische Sexualphysiologie des Weibes. In Liepmann, W., Kurzgefaßtes Handbuch der gesamten Frauenheilkunde. Bd. 1. Leipzig: Vogel 1914. — *Derselbe*, Wirkung von Extrakten endokriner Drüsen auf die Kopfgefäße. Zeitschr. f. exp. Pathol. u. Therapie. Bd. 16, S. 177—185. 1914. — *Derselbe*, Eierstockstätigkeit und Kriegsamenorrhöe. Zentralbl. f. Gynäkol. Jg. 41, S. 1033—1037. 1917. — *Derselbe*, Physiologie der weiblichen Genitalorgane. In Halban, Josef u. Ludwig Seitz, Biologie und Pathologie des Weibes. Bd. 1, S. 517—634. Berlin u. Wien: Urban & Schwarzenberg 1924. — *Derselbe*, Keimdrüse, Reifung, Ovulation. In Bethe, A., G. v. Bergmann, G. Embden und A. Ellinger, Handbuch der normalen und pathologischen Physiologie mit Berücksichtigung der experimentellen Pharmakologie. Bd. 14, 1. Hälfte, 1. Teil, S. 429—444. Berlin: Springer 1926. — *Derselbe*, Menstruation. Ebenda. S. 445—462. — *Derselbe*, Sexualhormon und Endokrinkrankheiten. Sitz. des südostdtsch. wissenschaftl. Ärztetages (ohne Ort und ohne Datum.) Med. Klinik 1928. S. 989 f. — *Fränkel, Ludwig* und *Franz Cohn*, Experimentelle Untersuchungen über den Einfluß des Corpus luteum auf die Insertion des Eies. (Theorie von Born.) Anat. Anz. Bd. 20, S. 294—300. 1902. — *Fränkel, Ludwig* und *Erich Fels*, Neue Beobachtungen über Wirkung und Wert der Sexualhormonpräparate. Dtsch. med. Wochenschr. 1927. S. 2156—2158. — *Fränkel, Ludwig, (Erich Fels* und *K. H. Slotta)*, Über das weibliche Sexualhormon. 7. Vers. d. dtsch. Pharmakol. Ges. in Würzburg v. 23. Sept. 1927. Dtsch. med. Wochenschr. 1927. S. 2107—2109 u. 2154—2156. — *Fränkel, Ludwig* und *Fr. Chr. Geller*, Hypophysenbestrahlung und Eierstockstätigkeit. Berlin. klin. Wochenschr. 1921. S. 565—570. — *Fränkel, Manfred*, Ein Abort durch Röntgenstrahlen. (Vorläufige Veröffentlichung.) Zentralbl. f. Gynäkol. Jg. 31, S. 953—956. 1907. — *Derselbe*, Röntgenstrahlenversuche an tierischen Ovarien. II. Arch. f. mikroskop. Anat., 2. Abt., Bd. 84, S. 111—118. 1914. — *Derselbe*, Die Reizwirkungen der Röntgenstrahlen und ihre therapeutische Verwendung. I. Bei Chlorose. Zentralbl. f. Gynäkol. Jg. 38, S. 932—934. 1914. — *Derselbe*, Die Bedeutung der Röntgen-Reizstrahlen in der Medizin mit besonderer Einwirkung auf das endokrine System und seiner Beeinflussung des Carcinoms. Strahlentherapie Bd. 12, S. 603—638 u. 850—899. 1921. — *Fränkel, Sigmund*, Notiz zu dem vorstehenden Vortrage der Herren Neumann und Herrmann. Wien. klin. Wochenschr. 1911. S. 417. — *Fränkel, Sigmund* und *Maria Fonda*, Über das Hormon (Geschlechtsstoff) der Placenta und des Corpus luteum, sowie die Lipoide des Corpus luteum. Biochem. Zeitschr. Bd. 141, S. 379—393. 1923. — *Frankl, Oskar*, Über die Ovarialfunktion bei Morbus Basedowii. Gynäkol. Rundschau. Bd. 7, S. 619—628. 1913. — *Derselbe*, Über die Ovarialfunktion bei Morbus Basedowii. Verhandl. d. dtsch. Ges. f. Gynäkol. 15. Vers. Halle a. S. Mai 1913. 2. Teil, S. 64—66. Disk. S. 300—342 u. 350—359. — *Derselbe*, Relation between placenta and the secretion of milk. Americ. journ. of obstetr. a. gynecol. Vol. 6, p. 399—401. Disk. S. 489—491. 1923. — *Frantál, Josef*, Bemerkungen zum Artikel Prof. Alfred Labhardts (Zentralbl. Nr. 8) „Über das Verhalten des Corpus luteum zur Menstruation". Zentralbl. f. Gynäkol. Jg. 44. S. 918—920. 1920. — *v. Franqué, Otto*, Innere Sekretion des Eierstocks. Biol. Zentralbl. Bd. 39, S. 193—211. 1909. 2. Teil, S. 319f. 1913. — *Derselbe*, Diskussionsbemerkung. Verhandl. d. dtsch. Ges. f. Gynäkol. 15. Vers. Halle a. S. Mai 1913. 2. Teil, S.319f. — *Derselbe*, Innere Sekretion des Eierstockes. Biol. Zentralbl. Bd. 39, S. 193—211. 1919. — *Franz, K.*, Zur Entwicklung des knöchernen Beckens nach der Geburt. Experimentelle Untersuchungen. Hegars Beitr. Bd. 13, S. 12—29. 1909. — *Derselbe*, Über innersekretorische Vorgänge bei der Frau. 38. Balneologen-Kongreß in Berlin. März 1922. Med. Klinik. 1922. S. 643. — *Frerichs, Fried. Theod.*,

Klinik der Leberkrankheiten. Braunschweig: Vieweg 1858. — *Freudenthal, Poul*, Über die präklimakterischen und klimakterischen Metrorrhagien und ihre Behandlung mit Röntgenstrahlen. Acta obstetr. et gynecol. scandinav. Tome 5, S. 103—117. 1926. — *Freund, Hermann W.*, Zur Behandlung der Dysmenorrhöe von den Brustdrüsen aus. Münch. med. Wochenschr. 1907. S. 2122—2124. — *Derselbe*, Der palpatorische Nachweis des ovariellen Menstruationszyklus und Mitteilung eines frühzeitigen Schwangerschaftszeichens. Verhandl. d. dtsch. Ges. f. Gynäkol. 19. Vers. Wien. Juni 1925. Arch. f. Gynäkol. Bd. 125, S. 631—633. 1925. — *Frey, Eugen*, Menstruationsstudien. Zuckerstoffwechsel. Bemerkungen zu der gleichnamigen Arbeit von Heilig in Nr. 14 dieser Wochenschr. Klin. Wochenschr. 1924, S. 1319f. — *Derselbe*, Die Bedeutung der chemisch-physikalischen Blutveränderungen und der Blutzuckerbelastungskurve im weiblichen Organismus in und außerhalb der Gestation. 1. Teil: Unter physiologischen Verhältnissen. 2. Teil: Die Hyperemesis gravidarum. Arch. f. Gynäkol. Bd. 126, S. 383—487. 1925. — *Freyer, M. G.*, On the cause of the effects produced by stimulation of the cervical canal in the rat. 37. Vers. d. Amer. Assoc. of Anatomists. Philadelphia. März 1921. Anat. record. Vol. 21, p. 57f. 1921. — *Fries, S.*, Über die Fortpflanzung der einheimischen Chiropteren. Zool. Anz. Bd. 2, S. 355—357. 1879. — *Derselbe*, Über die Fortpflanzung der einheimischen Chiropteren. Nachrichten von d. K. Ges. d. Wissensch. u. d. Georg-Augusts-Universität Göttingen. 1879. S. 295—298. — *Fritsch, Heinrich*, Die Krankheiten der Frauen. 9. Aufl. Braunschweig: Wreden 1900. — *Frommberger, Erich*, Über die praktische Bedeutung der postoperativen Ausfallserscheinungen. Diss. Rostock 1915. — *Fromme, F.*, Zur Behandlung der Amenorrhöe. Zentralbl. f. Gynäkol. Jg. 36, S. 1366—1368. 1912. — *Frommel, Richard*, Über puerperale Atrophie des Uterus. Zeitschr. f. Geburtsh. u. Gynäkol. Bd. 7, S. 305—313. 1882. — *Fuchs, H.*, Die Ausfallserscheinungen nach der Röntgenmenopause. Strahlentherapie Bd. 12, S. 742—777. 1921. — *Fuchs, Julius*, Experimentelle Untersuchungen über die Wirkung von Preßsäften und Extrakten aus Schilddrüse, Eierstock und Placenta auf den überlebenden Kaninchenuterus. Zeitschr. f. Geburtsh. u. Gynäkol. Bd. 75, S. 653—683. 1914. — *Fulci, Francesco*, Die Restitutionsfähigkeit des Thymus der Säugetiere nach der Schwangerschaft. Vorläufige Mitteilung. Zentralbl. f. Pathol. Bd. 24, S. 968—974. 1913.

Gál, Felix, Die Resultate der operativen und Strahlenbehandlung des Gebärmutterfibroms mit besonderer Berücksichtigung der sogenannten Ausfallserscheinungen. Strahlentherapie Bd. 15, S. 182—213. 1923. — *Derselbe*, Über die sog. Reizbestrahlung und über einige Fragen der Eierstocksfunktion. Strahlentherapie. Bd. 18, S. 573—588. 1924. — *Gál, Felix, Stephan Rusznyák* und *Nikolaus Dach*, Strahlenbehandlung der im jugendlichen Alter vorkommenden Menstruationsanomalien mit Berücksichtigung der innersekretorischen Korrelationen. Arch. f. Gynäkol. Bd. 122, S. 310—332. 1924. — *Gallard, T.*, L'ovulation dans ses rapports avec la menstruation et la fécondation. Ann. de gynécol. Tome 18, p. 321—338 et 437—449. 1882. — *Ganfini, Carlo*, Sul probabile significato fisiologico dell'atresia follicolare nell' ovaio di alcuni mammiferi. Arch. ital. di anat. e di embriol. Vol. 6, p. 346—357. 1907. — *Gänssle, Hermann*, Über Geschlechtsbestimmung und Krieg. Zeitschr. f. Geburtsh. u. Gynäkol. Bd. 84, S. 159—178. 1922. — *Derselbe*, Kritisches Sammelreferat über die Frühdiagnsotik der Schwangerschaft. Dtsch. med. Wochenschr. 1923. S. 659f. — *Ganzoni, M.* und *H. Widmer*, Erfahrungen über den Röntgenabort. Bd. 19, S. 485—504. 1925. — *Gardlund, W.*, Stützt unsere jetzige Kenntnis über den Bau und die Funktion der Ovarien die Theorie der inneren Sekretion des Corpus luteums und der interstitiellen Drüse? Zentralbl. f. Gynäkol. Jg. 42, S. 649—663. 1918. — *Gassmann, Otto*, Das Schicksal des unbefruchteten Eies beim Menschen. Diss. Göttingen 1923. — *Gauthier* (neveu), Un cas de sécrétion lactée remplaçant les règles chez une jeune fille vierge. Lyon méd. Jg. 35, Tome 100, p. 199—201. — *Gehrung, Eugene C.*, The status of menstruation, or what is menstruation? Transact. of the Americ. gynecol. soc. Chicago. Juni 1901. Vol. 26, p. 44—76. (Disk.). — *Geist, Samuel H.*, The relation of the endometrium and ovary to haemorrhage from myomatous uteri. Surg., gynecol. a. obstetr. Vol. 23, p. 68—74. 1916. — *Derselbe*, Absence of corpora lutea in a case of atypical uterine hemorrhage. Journ. of the Americ. med. assoc. Vol. 78, p. 1185f. 1922. — *Geist, Samuel H., M. A. Goldberger, J. Reiß* and *H. Lande*, A study of the basal metabolism, weight, and blood chemistry following bilateral oophorectomy. Sitz. d. New York. Obst. Soc. v. 9. März 1926. Americ. journ. of obstetr. a. gynecol. Vol. 12, p. 206—217. Disk. S. 288 bis 291. 1926. — *Geller, Fr. Chr.*, Das Corpus luteum. Kritisches Referat auf Grund der Arbeiten von 1916 bis 1923. Ber. über d. ges. Gynäkol. u. Geburtsh. Bd. 4, S. 413—422. 1924. — *Derselbe*, Die Wirkung der Röntgenstrahlen auf jugendliche Organismen. Klin. Wochenschr. S. 561—566. 1924. — *Derselbe*, Über die Wirkung schwacher Eierstocksbestrahlung auf Grund tierexperimenteller Untersuchungen. Ein Beitrag zur Frage der Eierstocksreizbestrahlung und der temporären Sterilisierung. Strahlentherapie. Bd. 19, S. 22—61. 1925. — *Derselbe*, Kritische Bemerkungen zur sog. Eierstocksreizbestrahlung. Zentralbl. f. Gynäkol. Jg. 49, 1925. S. 1013—1018. —

Derselbe, Grundsätzliches zur Untersuchungsmethodik der Wirkung der Eierstockschwachbestrahlung. Sitz. d. Südostdtsch. Ges. f. Geburtsh. u. Gynäkol. in Breslau v. 1. u. 2. Mai 1926. Zentralbl. f. Gynäkol. Jg. 50, S. 2540f. (Disk.). 1926. — *Gellhorn, Georg*, Menstruation ohne Ovarien. Zentralbl. f. Gynäkol. Jg. 31, S. 1195—1200. 1907. — *Gellin, O.*, Die Thymus nach Exstirpation bzw. Röntgenbestrahlung der Geschlechtsdrüsen. Zeitschr. f. exp. Pathol. u. Therapie. Bd. 8, S. 71—91. 1911. — *Gentin*, Contribution à l'étude des rapports de la chorée avec la menstruation et la puerpéralité. Diss. Paris 1899. — *Gerlach, Leo*, Beiträge zur Morphologie und Physiologie des Ovulationsvorganges der Säugetiere. Sitzungsber. d. Physik.-med. Soc. in Erlangen. 1890. S. 43—61. (Sitz. v. 4. März 1890). — *Gerlinger, H.*, Le cycle oestrien de l'utérus chez la chienne et ses rapports chronologiques avec le cycle oestrien de l'ovaire. Sitz. d. Soc. de biol. de Strasbourg v. 8. Juni 1923. Cpt. rend. hebdom. des séances de la soc. de biol. Tome 89, p. 193—195. 1923. — *Geßner*, Brustdrüsensekret bei Extrauteringravidität. Dem. in d. Sitz. d. Ges. f. Geburtsh. u. Gynäkol. zu Berlin v. 22. Mai 1896. Zeitschr. f. Geburtsh. u. Gynäkol. Bd. 35, S. 164. 1896. — *Geßner, W.*, Langjährige Amenorrhöe, kompliziert mit Diabetes und die knappe Kriegskost. Zentralbl. f. Gynäkol. Jg. 42, S. 255—259. 1918. — *Giannelli, Luigi*, Ricerche istologiche sull'ovidutto dei mammiferi. Arch. ital. di anat. e di embriol. Vol. 6, p. 1—39. 1907. — *Giesecke, August*, Zur Kriegsamenorrhöe. Zentralbl. f. Gynäkol. Jg. 41, S. 865—873. 1917. — *Gilbert, A.*, Étude sur l'opothérapie ovarienne (aménorrhée et dysménorrhée). Diss. Paris 1899. — *Giles, Arthur, E.*, A study of the after-results of abdominal operations on the pelvic organs: Based on a series of 1000 consecutive cases. Journ. of obstetr. a. gynecol of the Brit. Empire. Vol. 17, p. 153—207 a. 257—313. 1910. — *Givkovitch, Jarko* et *Georges Ferry*, Sur les rapports de l'ovulation et de la menstruation. Sitz. d. Réunion. Biol. de Nancy v. 19. März 1912. Cpt. rend. hebdom. des séances de la soc. de biol. Tome 72, p. 624—626. 1912. — *Glass, James H.*, An experiment in transplantation of the entire human ovary. Med. News. Vol. 74, p. 523—525. 1899. — *Glaß, Karl*, Die Menstruationsverhältnisse der Stillenden. Diss. Jena 1912 und Sitz. der Freien Vereinigung Mitteldtsch. Gynäkol. v. 28. April 1912. Zentralbl. f. Gynäkol. Jg 36, S. 957—959. (Disk.). 1912. — *Glävecke*, Körperliche und geistige Veränderungen im weiblichen Körper nach künstlichem Verluste der Ovarien einerseits und des Uterus andererseits. Arch. f. Gynäkol. Bd. 35, S. 1—88. 1889. — *Glazerbrook, Francis H.*, The ovary. Its role in the invalidism of women. Sitz. d. Morristown Memorial Hosp. Clin. Club v. Juni 1923. Internat. journ. of surg. Juli 1923. — *Gleize-Rambal, L.* et *J. P. Robert*, À propos de la formation du nodule conjonctif central dans le corps jaune de la chienne. Sitz. d. Soc. de Biol. de Marseille v. 26. Mai 1925. Cpt. rend. hebdom. des séances de la soc. de biol. Tome 93, p. 121f. 1925. — *Glimm, E.* und *F. Wadehn*, Beitrag zur Kenntnis des Placentahormons. Vorläufige Mitteilung. Biochem. Zeitschr. Bd. 166, S. 155f. 1925. — *Dieselben*, Beitrag zur Kenntnis eines Sexualhormons der menschlichen Placenta (Feminin). Biochem. Zeitschr. Bd. 179, S. 3—18. 1926. — *Dieselben*, Über das Placentarhormon (Feminin). Klin. Wochenschr. 1927. S. 999 f. — *Godart, Maurice*, Ménopause précoce et obésité. Diss. Paris 1908. — *Goetsch, Emil*, The relation of the pituitary gland to the female generative organs from the experimental and clinical aspects. 42. Vers. d. Amer. gynecol. Soc. Pittsburgh. Mai-Juni 1917. Surg., gynecol. a. obstetr. Vol. 25, p. 229—243. 1917. — *Goldthwait, J. E., C. F. Painter, R. B. Osgood,* and *F. H. Mc Crudden*, A study of the metabolism in osteomalacia. Americ. Journ. of physiol. Vol. 14, p. 389—402. 1905. — *Goltz, Fr.* und *J. R. Ewald*, Der Hund mit verkürztem Rückenmark. Pflügers Arch. f. d. ges. Physiol. Bd. 63, S. 362—400. 1896. — *Goltz, Fr.* (und *A. Freusberg*), Über den Einfluß des Nervensystems auf die Vorgänge während der Schwangerschaft und des Gebärakts. Pflügers Arch. f. d. ges. Physiol. Bd. 9, S. 552—565. 1874. — *Gomès, M. S.*, De l'opothérapie ovarienne. Contribution à l'étude physiologique et thérapeutique de l'ovaire. Diss. Paris 1898. — *Gonalons, Guillerme P.*, Experimental physiological action of ovarian extracts. Surg., gynecol. a. obstetr. Vol. 26, p. 196—206. 1918. — *Goodale, H. D.*, Further developments in ovariotomized fowl. Biol. bull. of the marine biol. laborat. Vol. 30, p. 286—293. 1916. — *Goodall, Alexander*, The post-natal changes in the thymus of guinea-pigs, and the effect of castration on thymus structure. Journ. of physiol. Vol. 32, p. 191—198. 1905. — *Goodman, John*, The cyclical theory of menstruation. Americ. journ. of obstetr. Vol. 11, p. 673—694. 1878. — *Goormaghtigh, N.*, Secondary sex characteristics and the interstitial gland. Endocrinology. Vol. 8, p. 757—761. 1924. — *Derselbe*, Phénomènes de suppléance dans l'ovaire de la chienne gravide. Sitz. d. Soc. Belge de Biol. v. 30. Mai 1925. Cpt. rend. hebdom. des séances de la soc. de biol. Tome 93, p. 53—55. 1925. — *Goto, Naoshi*, Experimentelle Untersuchung der inneren Sekretion des Ovariums durch Parabiosentiere. Arch. f. exp. Pathol. u. Pharmakol. Bd. 94, S. 124—128. 1922. — *Derselbe*, Experimentelle Untersuchung der inneren Sekretion des Ovariums durch Rattenparabiose. Arch. f. Gynäkol. Bd. 123, S. 387—419. 1925. — *Gottschalk, Alfred*, Über den intermediären Kohlehydratstoffwechsel in der Schwangerschaft. Med.-biol. Abend d.-med. Fakultät in Frankfurt a. M. v. 6. Dez. 1921. Klin. Wochenschr. 1922. S. 551. — *Der-*

selbe, Über die Funktion der Leber und Niere in der Schwangerschaft. Ein Beitrag zur Kenntnis des intermediären Kohlenhydratstoffwechsels. Zeitschr. f. d. ges. exp. Med. Bd. 26, S. 34—58. 1922. — *Gottschalk, A.* und *J. Strecker*, Zur Pathogenese und praktischen Verwertbarkeit der Schwangerschaftsglykosurie nach Kohlenhydratbelastung. Klin. Wochenschr. 1922. S. 2467 f. — *Gottschalk, Sigmund*, Ein Fall von Anosmie nach operativer Entfernung beider Eierstöcke. Dtsch. med. Wochenschr. 1891. S. 823f. — *Derselbe*, Über die Kastrationsatrophie der Gebärmutter. Verhandl. d. Ges. dtsch. Naturf. u. Ärzte. 68. Vers. Frankfurt a. M. Sept. 1896. 2. Teil, 2. Hälfte, Abt. f. Geburtsh. u. Gynäkol. S. 213f. — *Derselbe*, Über die Beziehungen der Konzeption zur Menstruation und über die Eieinbettung beim Menschen. Arch. f. Gynäkol. Bd. 91, S. 479—497. 1910. — *Gottschau, M.*, Struktur und embryonale Entwickelung der Nebennieren bei Säugetieren. Arch. f. Anat. u. Physiol., Anat. Abt. 1883. S. 412—458. — *Grafe, E.*, Die pathologische Physiologie des Gesamtstoff- und Kraftwechsels bei der Ernährung des Menschen. Ergebn. d. Physiol., 2. Abt., Bd. 21, S. 1—499 (S. 33, 265—275) 1923, München: Bergmann 1923. — *Gräfe, M.*, Über Kriegsamenorrhöe. Münch. med. Wochenschr. 1917. S. 579—581. — *Gräfenberg, E.*, Diskussionsbemerkung. Verhandl. d. dtsch. Ges. f. Gynäkol. 15. Vers. Halle a. S. 1913. 2. Teil, S. 304. — *Derselbe*, Ein Beitrag zur Chemie des Scheidensekrets. Verhandl. d. dtsch. Ges. f. Gynäkol. 15. Vers. Halle a. S. 1913. 2. Teil, S. 377f. — *Derselbe*, Die zyklischen Schwankungen des Säuretiters im Scheidensekret. Arch. f. Gynäkol. Bd. 108, S. 628—656. 1918. — *Derselbe*, Die Geschlechtsspezifität des weiblichen Blutes. Verhandl. d. dtsch. Ges. f. Gynäkol. 17. Vers. Innsbruck. Juni 1922. Arch. f. Gynäkol. Bd. 117, S. 52 f. 1922. — *Derselbe*, Einfluß der Röntgenstrahlen auf den Säuretiter des Scheidensekretes. Verhandl. d. dtsch. Ges. f. Gynäkol. 17. Vers. Innsbruck. Juni 1922. Arch. f. Gynäkol. Bd. 117, S. 260. 1922. — *Derselbe*, Beiträge zur Biologie der Scheide. Verhandl. d. dtsch. Ges. f. Gynäkol. 18. Vers. Heidelberg. Mai 1923. Arch. f. Gynäkol. Bd. 120, S. 120f. 1923. — *von Graff, E.*, Schilddrüse und Gestation. Verhandl. d. dtsch. Ges. f. Gynäkol. 15. Vers. Halle a. S. Mai 1913. 2. Teil, S. 66—75. Disk. S. 300—342 u. 350—359. — *von Graff, E.* und *Josef Novak*, Basedow und Genitale. Verhandl. d. dtsch. Ges. f. Gynäkol. 15. Vers. Halle a. S. 1913. 2. Teil, S. 75—88. Disk. S. 300—342 u. 350—359. — *Dieselben*, Regressive Drüsenveränderungen der Corpusschleimhaut bei Kriegsamenorrhöe. Zeitschr. f. Geburtsh. u. Gynäkol. Bd. 83, S. 502—510. 1921. — *Gragert, O.*, Über den Wert verschiedener Methoden zur Erkennung der Frühgravidität. (Phloridzinprobe, Ninhydrinflockungsreaktion, Antithrombinbestimmung und Alkoholextraktreaktion.) Zeitschr. f. Geburtsh. u. Gynäkol. Bd. 93, S. 75—86. 1928. — *Grammatikati, J.*, Experimentelle Untersuchungen über das weitere Schicksal der Ovarien und Tuben nach der Totalexstirpation des Uterus bei Kaninchen. Zbl. f. Gynäkol. Jg. 13, S. 105—108. 1889. — *Derselbe*, Über die Veränderungen der Ovarien unter dem Einfluß intrauteriner Injektionen. Wratsch 1898. Nr. 25. Ref.: St. Petersburger med. Wochenschr. 1898. Revue d. Russ. Med. Zeitschr. S. 47. — *Graves, William P.*, Transplantation and retention of ovarian tissue after hysterectomy. Transact. of the Americ. gynecol. soc. Pittsburg. Mai-Juni 1917. Vol. 42, p. 208—227. — Surg., gynecol. a. obstetr. Vol. 25, p. 315—323. 1917. — *Derselbe*, Ovarian residue. Transact. of the Americ. gynecol. soc. Atlantic City. Juni 1919. Vol. 44, p. 232—248. Disk. p. 310—326. — Surg., gynecol. a. obstetr. Vol. 29, p. 537—543. 1919. — *Derselbe*, The ovarian function. Sitz. d. Obst. Soc. of Philadelphia v. 1. Dez. 1921. Americ. journ. of obstetr. a. gynecol. Vol. 3, p. 583—591. Disk. S. 663—667. 1922. — *Greil, Alfred*, Dynamik des fetal-maternen Reaktionssystems. Verhandl. d. dtsch. Ges. f. Gynäkol. 17. Vers. Innsbruck. Juni 1922. Arch. f. Gynäkol. Bd. 117, S. 188—197. 1922. — *Derselbe*, Allgemeine Ätiologie und Pathogenese der Dysplasien und Dysfunktionen der Ovarien. Verhandl. d. dtsch. Ges. f. Gynäkol. 17. Vers. Innsbruck. Juni 1922. Arch. f. Gynäkol. Bd. 117, S. 198—203. 1922. — *Derselbe*, Einwände gegen die „hormonale Sterilisierung" nach Haberlandt. Zentralbl. f. Gynäkol. Jg. 48, S. 613—618. 1924. — *Derselbe*, Veto gegen die ovarielle temporäre Sterilisierung. Erwiderung an L. Haberlandt. Zentralbl. f. Gynäkol. Jg. 49, S. 862. 1925. — *Derselbe*, Einwände gegen die Inkretionstheorie. Zentralbl. f. Gynäkol. Jg. 49, S. 995—1000. 1925. — *Derselbe*, Entstehung krankhafter Zwittrigkeit und anderer Störungen der geschlechtlichen Beziehungen. Kritik der Inkretionstheorie. Zeitschr. f. Konstitutionslehre. Bd. 10, S. 121—190. 1925. — *Derselbe*, Gefährdung der Konstitution durch temporäre Sterilisierung des geschlechtsreifen Weibes. Replik auf L. Haberlandts Rechtfertigung. Zeitschr. f. Konstitutionslehre. Bd. 10, S. 250—267. 1925. — *Derselbe*, Ist die Born-Fränkel-Schrödersche Menstruationstheorie im Sinne nach Greil zu verwerfen? Erwiderung an R. Grosz. Zentralbl. f. Gynäkol. Jg. 50, S. 2080—2095. 1926. — *Griffith, Fred R. jr., G. W. Pucher, J. D. Klein* and *M. E. Carmer*, Seasonal periodicity in man: I. Basal metabolism; respiration; cardio vascular condition. Proc. of the soc. f. exp. biol. a. med. Vol. 23, p. 464f. 1925—1926. (Sitz. d. Western New York Branch in Buffalo v. 13. Febr. 1926.) — *Grigorieff, Woldemar*, Die Schwangerschaft bei der

Transplantation der Eierstöcke. Zentralbl. f. Gynäkol. Jg. 21, S. 663—668. 1897. — *Grödel, Franz, M.* Beseitigung einer Struma und Heilung einer Herzinsuffizienz durch Röntgenbestrahlung der Ovarien. Ein Beitrag zur Fernwirkung der Röntgenstrahlen, speziell auf endokrine Drüsen. Strahlentherapie. Bd. 10, S. 1047—1051. 1920. — *Grosse, A.,* Ovariotomie double pour kystes ovariques bilatéraux à la fin du quatrième mois de la grossesse. Suppression du corps jaune. Accouchement à terme. Sitz. d. Soc. d'obstétr. et de gynécol. de Paris v. 7. Sept. 1919. Ann. de gynécol. Jg. 43, 2. Série, Tome 13, p. 464—473 u. 656. 1918—1919. — *Grosser, Otto,* Altersbestimmung junger menschlicher Embryonen; Ovulations- und Menstruationstermin. Anat. Anz. Bd. 47, S. 264—283. 1914/15. — *Derselbe,* Ovulation und Implantation und die Funktion der Tube beim Menschen. Arch. f. Gynäkol. Bd. 110, S. 297—327. 1918 (1919). — *Derselbe,* Ovulationstermin und Altersbestimmung junger menschlicher Embryonen. Monatsschr. f. Geburtsh. u. Gynäkol. Bd. 77, S. 1—3. 1927. — *Grosz, Rudolf,* Ist die Born-Fränkel-Schrödersche Menstruationstheorie im Sinne von Greil zu verwerfen? Zentralbl. f. Gynäkol. Jg. 50, S. 676—678. 1926. — *Grünbaum, D.,* Milchsekretion nach Kastration. Dtsch. med. Wochenschr. 1907. S. 1038—1041. — *Grüner, Franz,* Beitrag zu der Lehre von der Lactationsatrophie des Uterus. Diss. Breslau 1900. — *Grünthal, Paula,* Beiträge zur Frage des renalen Ursprungs der Schwangerschaftsglykosurien. Diss. Breslau 1920. — *Grynfeltt, E.,* L'appareil érectile de l'orifice abdominal de la trompe chez la femme. Son rôle dans l'adaptation du pavillon à la surface de l'ovaire. Bull. d'histol. appliquée. Tome 1, p. 393—400. 1924. — *Gudernatsch, J. F.,* Feeding experiments on tadpoles. II. A further contribution to the knowledge of organs with internal secretion. Americ. journ. of anat. Vol. 15, p. 431—480. 1913—1914. — *Derselbe,* Feeding rats on glands of internal secretion. 34. Vers. d. Americ. Soc. of Anatomists. Minneapolis. Dez. 1917. Anat. record. Vol. 14, p. 35f. 1918. — *Guerrini, Guido,* Über die Funktion der Hypophyse. Zentralbl. f. Pathol. Bd. 16, S. 177—183. 1905. — *Guggisberg, Hans,* Über die Wirkung der inneren Sekrete auf die Tätigkeit des Uterus. Zeitschr. f. Geburtsh. u. Gynäkol. Bd. 75, S. 231—245. 1914. — *Derselbe,* Der Harnzucker und der Blutzucker in der Schwangerschaft. Gynäkol. Rundschau. Bd. 11, S. 1—7. 1917. — *Derselbe,* Die Beeinflussung des Stoffwechsels durch das Ovarium. Zentralbl. f. Gynäkol. Jg. 43, S. 561—564. 1919. — *Derselbe,* Die Wehensubstanzen in der Placenta. (Erwiderung auf den Artikel: Organextrakte als Wehenmittel.) Monatsschr. f. Geburtsh. u. Gynäkol. Bd. 54, S. 277—279. 1921. — *Derselbe,* Die Arbeitsteilung im Eierstock. Zentralbl. f. Gynäkol. Jg. 46, S. 402—407. 1922. — *Derselbe,* Klinische und experimentelle Untersuchungen über das Wachstum der Genitalorgane. Schweiz. med. Wochenschr. 1925. S. 114—121. — *Guthmann, Heinrich* und *Oskar Bott,* Über die temporäre Röntgenmenolipsierung (temporäre Röntgenkastration). Zeitschr. f. Geburtsh. u. Gynäkol. Bd. 90, S. 263—293. 1926. — *Dieselben,* Über die temporäre Röntgenmenolipsierung (temporäre Röntgenkastration). Strahlentherapie. Bd. 23, S. 488—502. 1926. — *Guthrie, C. C.,* Survival of engrafted tissues. I. (A) Ovaries and (B) testicles. Journ. of exp. med. Vol. 12, p. 269—277. 1910. — *Guttmann,* Die Behandlung der ovariellen Ausfallserscheinungen unter Anwendung des sedativen Organpräparates „Ovobrol". Dtsch. med. Wochenschr. 1920. S. 1255f. — *Guyénot, E.* et *K. Ponse,* Inversion expérimentale du type sexuel dans la gonade du crapaud. Cpt. rend. hebdom. des séances de la soc. de biol. Tome 89, p. 4—7. 1923. (Sitz. v. 2. Juni 1923.)

Haase, Käthchen, Calciumbestimmungen im Blutserum bei Fällen von ovariellen Dysfunktionen und anderen Erkrankungen des weiblichen Genitalsystems. Diss. Kiel 1924. — *Haberlandt, L.,* Über hormonale Sterilisierung des weiblichen Tierkörpers. (Vorläufige Mitteilung.) Münch. med. Wochenschr. 1921. S. 1577f. — *Derselbe,* Über hormonale Sterilisierung des weiblichen Tierkörpers. Sitz. d. wissensch. Ärzteges. in Innsbruck v. 18. Nov. 1921. Klin. Wochenschr. 1922. S. 244. — *Derselbe,* Über hormonale Sterilisierung weiblicher Tiere durch subcutane Transplantation von Ovarien trächtiger Weibchen. Pflügers Arch. f. d. ges. Physiol. Bd. 194, S. 235—270. 1922. — *Derselbe,* Über hormonale Sterilisierung weiblicher Tiere. (Injektionsversuche mit Corpus-luteum-, Ovarial- und Placentaopton.) Klin. Wochenschr. 1923. S. 1938f. — *Derselbe,* Über hormonale Sterilisierung weiblicher Tiere. II. Mitteilung. Injektionsversuche mit Corpus-luteum-, Ovarial- und Placentaopton. Pflügers Arch. f. d. ges. Physiol. Bd. 202, S. 1—13. 1924. — *Derselbe,* Erklärung an A. Greil. Zentralbl. f. Gynäkol. Jg. 49, S. 1443. 1925. — *Derselbe,* Über hormonale Sterilisierung weiblicher Tiere. (Fütterungsversuche mit Ovarial- und Placenta-Opton.) (Vorläufige Mitteilung.) Münch. med. Wochenschr. 1927. S. 49. — *Derselbe,* Über hormonale Sterilisierung weiblicher Tiere. III. Mitteilung. Fütterungsversuche mit Ovarial- und Placentaopton. Pflügers Arch. f. d. ges. Physiol. Bd. 216, S. 525—533. 1927. — *Derselbe,* Über hormonale Sterilisierung des weiblichen Tierkörpers. Sitz. d. Wien. biolog. Ges. v. 19. März 1928. Klin. Wochenschr. 1928. S. 1205. (Disk.) — *Häcker, V.,* Die Reifungserscheinungen. Ergebn. der Anat. u. Entwicklungsgesch. Bd. 8, S. 847—922. 1898. — *Hafkesbring, Roberta* and *Mary E.*

Collett, Day to day variations in basal metabolism of women. Americ. journ. of physiol. Vol. 70, p. 73—85. 1924. — *Hagedorn, W.,* Über spätere Folgezustände nach doppelseitiger Ovariotomie. Diss. Freiburg 1895. — *Hagemann, Oscar,* Beitrag zur Kenntnis des Eiweißumsatzes im tierischen Organismus. Diss. Erlangen 1891. — *Hajos, Charles,* Anaphylaxis and internal secretions. Sitz. d. Kgl. Med. Ges. in Budapest v. 27. März 1926. Endocrinology. Vol. 10, p. 560—566. 1926. — *Halban, Josef,* Über den Einfluß der Ovarien auf die Entwicklung des Genitales. Monatsschr. f. Geburtsh. u. Gynäkol. Bd. 12, S. 496—506. 1900. — *Derselbe,* Ovarium und Menstruation. Eine experimentelle Studie. Sitzungsber. d. Kaiserl. Akad. d. Wissensch., Mathemat.-Naturw. Klasse. Bd. 110, Abt. 3, S. 46 u. 71—92. 1901. (Sitz. v. 23. Mai 1901.) — *Derselbe,* Die Entstehung der Geschlechtscharaktere. Eine Studie über den formativen Einfluß der Keimdrüse. Arch. f. Gynäkol. Bd. 70, S. 205—308. 1903. — *Derselbe,* Schwangerschaftsreaktionen der fetalen Organe und ihre puerperale Involution. Zeitschr. f. Geburtsh. u. Gynäkol. Bd. 53, S. 191—231. 1904. — *Derselbe,* Die innere Sekretion von Ovarium und Placenta und ihre Bedeutung für die Funktion der Milchdrüse. Arch. f. Gynäkol. Bd. 75, S. 353—441. 1905. — *Derselbe,* Zur Lehre von der Menstruation. (Protektive Wirkung der Keimdrüsen auf Brunst und Menstruation.) Zentralbl. f. Gynäkol. Jg. 35, S. 1585—1591. 1911. — *Derselbe,* Disk. zu Foges, Arthur. 1920. S. 92. — *Derselbe,* Keimdrüse und Geschlechtsentwicklung. Arch. f. Gynäkol. Bd. 114, S. 289—303. 1921. — *Derselbe,* Zur Therapie der ovariellen Ausfallserscheinungen. Sitz. d. Ges. d. Ärzte in Wien v. 24. Febr. 1922. Klin. Wochenschr. 1922. S. 708. — *Derselbe,* Die Beeinflussung der Geschlechtscharaktere durch Tumoren. Wien. klin. Wochenschr. 1925. S. 475—478. — *Derselbe,* Tumoren und Geschlechtscharaktere. Zeitschr. f. Konstitutionslehre. Bd. 11, S. 294—326. 1925. — *Derselbe,* Zur Frage der Geschlechtscharaktere. Arch. f. Gynäkol. Bd. 130, S. 415 bis 438. 1927. — *Halban, Josef* und *Robert Köhler,* Die Beziehungen zwischen Corpus luteum und Menstruation. Arch. f. Gynäkol. Bd. 103, S. 575—589. 1914. — *Dieselben,* Über das Auftreten von Blutungen nach Eingriffen am Follikelapparate. Wien. klin. Wochenschr. 1925. S. 612—614. — *Halberstädter, Ludwig,* Die Einwirkung der Röntgenstrahlen auf Ovarien. Berlin. klin. Wochenschr. 1905. S. 64—66. — *Haldeman, K. O.,* The method of opening of the vagina in the rat. 37. Vers. d. Amer. Assoc. of Anatomists. Philadelphia. März 1921. Anat. record. Vol. 21, p. 60. 1921. — *Hallauer,* Galaktorrhöe und Ovarialabsceß. Sitz. d. Ges. f. Geburtsh. u. Gynäkol. zu Berlin v. 25. Juni 1909. Zeitschr. f. Geburtsh. u. Gynäkol. Bd. 65, S. 664—667. 1910. — *Derselbe,* Zur Frage der Eierstockstransplantation. Sitz. d. Ges. f. Geburtsh. u. Gynäkol. zu Berlin v. 11. Juli 1924. Zeitschr. f. Geburtsh. u. Gynäkol. Bd. 88, S. 459—474. Disk. S. 477—483. 1925. — *Hallion, L.,* La sécrétion interne des ovaires. Journ. méd. franç. Tome 14, p. 299—305. 1925. — *Hamm, A.,* Geburtshilflich-gynäkologische Kriegsfragen. Zentralbl. f. Gynäkol. Jg. 42, S. 82—90. 1918. — *Hammar, J. Aug.,* Zur Histogenese und Involution der Thymusdrüse. Anat. Anz. Bd. 27, S. 23—30 u. 41—89. 1905 (S. 83). — *Derselbe,* Über Gewicht, Involution und Persistenz der Thymus im Postfetalleben des Menschen. Arch. f. Anat. u. Physiol., Anat. Abt. 1906. S. 91—182 (S. 173). — *Derselbe,* Fünfzig Jahre Thymusforschung. Kritische Übersicht der normalen Morphologie. Ergebn. d. Anat. u. Entwicklungsgesch. Bd. 19, 1. Hälfte, S. 1—274. 1909 (S. 248 u. 273). — *Hammond, John,* On the causes responsible for the developmental progress of the mammary glands in the rabbit during the later part of pregnancy. Proc. of the roy. soc. of London. Series B. Vol. 89, p. 534—546. 1915—1917. (Sitz. v. 1. Aug. 1917.) — *Hammond, John* and *Francis H. A. Marshall,* Reproduction in the rabbit. Edinburgh a. London: Oliver & Boyd 1925. — *Dieselben,* Oestrus and pseudopregnancy in the ferret. Sitz. d. Physiol. Soc. v. 19. Mai 1928. Journ. of physiol. Vol. 65, p. XVIIf. 1928. — *Hanau, Arthur,* Über Knochenveränderungen in der Schwangerschaft und über die Bedeutung des puerperalen Osteophyts. Fortschritte der Med. Bd. 10, S. 237f. 1892. — *Hancher, K. G.* and *John Rogers,* The diagnosis and treatment of hypoovarianism. Endocrinology. Vol. 9, p. 21—34. 1925. — *Hannes, Walther,* Kriegsamenorrhöe. Dtsch. med. Wochenschr. 1917. S. 1000—1002. — *Derselbe,* Klinische Erfahrungen ovarieller Substitutionstherapie mit einem neuen, biologisch geprüften Präparat. Dtsch. med. Wochenschr. 1925. S. 1901f. — *Hanse, A.,* Zur Frage der ovariellen Epilepsie. Zentralbl. f. Gynäkol. Jg. 49, S. 529—533. 1925. — *Hantke, R.,* Die innere Sekretion des Ovariums. Monatsschr. f. Geburtsh. u. Gynäkol. Bd. 35, S. 95—100. 1912. — *Harms, W.,* Über Ovarialtransplantationen bei Regenwürmern, eine Methode zur Bastardierung. Zool. Anz. Bd. 36, S. 145—153. 1910. — *Derselbe,* Überpflanzung von Ovarien in eine fremde Art. I. Mitteilung: Versuche an Lumbriciden. Roux' Arch. f. Entwicklungsmechanik d. Organismen. Bd. 34, S. 90—131. 1912. — *Derselbe,* Überpflanzung von Ovarien in eine fremde Art. II. Mitteilung: Versuche an Tritonen. Roux' Arch. f. Entwicklungsmechanik d. Organismen. Bd. 35, S. 748—780. 1913. — *Derselbe,* Experimentelle Untersuchungen über die innere Sekretion der Keimdrüsen und deren Beziehung zum Gesamtorganismus.

Jena: Fischer 1914. — *Derselbe*, Keimdrüsen und Alterszustand. Die Bedeutung der Keimzellen und Zwischenzellen für die Entwicklung, den Reife- und Alterszustand der Tiere. Fortschr. d. naturwiss. Forschung. Bd. 11, S. 189—298. 1922. — *Derselbe*, Über die interstitielle Eierstocksdrüse beim Tier. Sitz. d. Ver. f. wissenschaftl. Heilk. in Königsberg i. Pr. v. 19. Nov. 1923. Klin. Wochenschr. 1924. S. 300. — *Hart, C.*, Die Lehre von der Pubertätsdrüse. Med. Klinik. 1922. S. 803—805, 836—839 u. 873—875. — *Hart, C. P., S. E. de Jongh, Ernst Laqueur* und *I. A. Wijsenbeek*, Über das Hormon des ovariellen Zyklus. Dtsch. med. Wochenschr. 1925. S. 1700f. — *Hartman, Carl G.*, Relation of the ovary to the gravid uterus in the aplacental opossum. 35. Vers. d. Americ. physiol. Soc. Toronto. Dez. 1922. Americ. journ. of physiol. Vol. 63, p. 423f. 1923. — *Derselbe*, The oestrus cycle in the opossum. Americ. journ. of anat. Vol. 32, p. 353—421. 1923/24. — *Derselbe*, Observations on the motility of the opossum genital tract and the vaginal plug. Anat. record. Vol. 27, p. 293—303. 1924. — *Hartman, Carl G., Charles Dupre* and *Edgar Allen*, The effect of follicular and placental hormones upon the mammary glands and genital tract of the opossum. Endocrinology. Vol. 10, p. 291—300. 1926. — *Hartmann, Heinz*, Ovarialveränderungen bei Menstruationsanomalien, hervorgerufen durch chronische Infektionskrankheiten. Zentralbl. f. Gynäkol. Jg. 50, S. 1368—1371. 1926. — *Hartmann, Max*, Zur Kenntnis des Ovarialhormons. Klin. Wochenschr. 1926. S. 2152—2154. — *Hartmann, Max* und *Hans Isler*, Zur Kenntnis des Ovarialhormons. Biochem. Zeitschr. Bd. 175, S. 46—61. 1926. — *Hasler, Max*, Über die Dauer der Schwangerschaft. Diss. Zürich 1876. — *Hatai, Shinkishi*, The effect of castration, spaying or semispaying on the weight of the central nervous system and of the hypophysis of the albino rat; also the effect of semispaying on the remaining ovary. Journ. of exp. zool. Vol. 15, p. 297—314. 1913. — *Haterius, H. O.*, Effect of placental extract on mammary glands of male guinea pigs. Proc. of the soc. f. exp. biol. a. med. Vol. 25, p. 471f. 1927—1928. (Sitz. d. Iowa Branch v. 1. Febr. 1928.) — *Hausmann, U. F.*, Über die Zeugung und Entstehung des wahren weiblichen Eies bei den Säugetieren und Menschen. Eine von der Kgl. Societät der Wissenschaften zu Göttingen gekrönte Preisschrift. Hannover 1840. — *Hausmann, W.*, Innere Sekretion und Wechselwirkung der Organe. I. Geschlechtsdrüsen. In Ellenberger, W., und A. Scheunert, Lehrbuch der vergleichenden Physiologie der Haussäugetiere. Berlin: Parey 1910. S. 239—243. — *Heape, Walter*, The development of the Mole (Talpa europea), the ovarian ovum, and segmentation of the ovum. Quart. journ. of microscop. science. N. S., Vol. 26, p. 157—174. 1886. — *Derselbe*, Preliminary note on the transplantation and growth of mammalian ova within a uterine foster-mother. Proc. of the roy. soc. of London. Vol. 48, p. 457f. 1890. (Sitz. v. 27. Nov. 1890.) — *Derselbe*, The menstruation of Semnopithecus entellus. Philos. Transact. of the roy. soc. of London. B. Vol. 185, 1. Teil, p. 411—471. 1894. — *Derselbe*, The menstruation and ovulation of Macacus Rhesus with observations on the changes undergone by the discharged follicle. Philos. Transact. of the roy. soc. of London. B. Vol. 188, 1. Teil p. 135—166. 1897. — *Derselbe*, Further note on the transplantation and growth of mammalian ova within a uterine foster-mother. Proc. of the roy. soc. of London. Vol. 62, p. 178—183. 1897—1898. (Sitz. v. 25. Nov. 1897.) — *Derselbe*, The menstruation and ovulation of monkeys and the human female Trans. of the obstetr. soc. of London. Vol. 40, p. 161—174. 1898. (Dem. i. d. Sitz. v. 6. April 1898.) — *Derselbe*, The „sexual season" of mammals and the relation of the „pro-oestrum" to menstruation. Quart. journ. of microscop. science. N. S., Vol. 44, p. 1—70. 1901. — *Derselbe*, Ovulation and degeneration of ova in the rabbit. Proc. of the roy. soc. of London. Ser. B. Vol. 76, p. 260—268. 1905. — *Derselbe*, The source of the stimulus which causes the development of the mammary gland and the secretion of milk. Sitz. d. Physiol. Soc. v. 16. Dez. 1905. Journ. of physiol. Vol. 34, p. 1f. 1906. — *Heddäus, A.*, Klimakton, ein neues Mittel zur Bekämpfung der Beschwerden der Wechseljahre. Münch. med. Wochenschr. 1924. S. 1158f. — *Hegar, Alfred*, Über die Exstirpation normaler und nicht zu umfänglichen Tumoren degenerierter Eierstöcke. I. Die Bedeutung des Eierstockes für den Organismus. Zentralbl. f. Gynäkol. Jg. 1, S. 297—307. 1877. — *Derselbe*, Über Exstirpation normaler Ovarien. Verhandl. d. Vers. dtsch. Gynäkol. in München 1877. Arch. f. Gynäkol. Bd. 12, S. 316f. (Disk.). 1877. — *Derselbe*, Korrelationen der Keimdrüsen und Geschlechtsbestimmung. Hegars Beitr. Bd. 7, S. 201—221. 1903. — *Heiden, Hans*, Über das Vorkommen der Menstruation während der Lactation. Diss. Erlangen 1920. — *Heil, Karl*, Der Fimbrienstrom und die Überwanderung des Eies vom Ovarium zur Tube. Arch. f. Gynäkol. Bd. 43, S. 503—533. 1893. — *Derselbe*, Laktation und Menstruation. Monatsschr. f. Geburtsh. u. Gynäkol. Bd. 23, S. 340—355. 1906. — *Heilig, Robert*, Menstruationsstudien. I: Zuckerstoffwechsel. Klin. Wochenschr. 1924. S. 576f. — *Derselbe*, Erwiderung. Klin. Wochenschr. 1924. S. 1320. — *Heilig, Robert* und *Hans Hoff*, Menstruation und Liquor. Klin. Wochenschr. 1924. S. 2049—2051. — *Heimann, Fritz*, Über die Beziehungen von Thymus und Ovarien zum Blutbild. Verhandl. d. dtsch. Ges. f. Gynäkol. 15. Vers. Halle a. S. Mai 1913. 2. Teil, S. 261—265. Disk. S. 300—342 u. 350—359. — *Derselbe*, Innersekretorische Funktion der Ovarien und ihre Beziehungen zu den Lymphocyten. Zeitschr. f. Geburtsh. u. Gynäkol. Bd. 73, S. 538—553. 1913. — *Derselbe*, Die Behandlung der Amenorrhöe. Kritisches Referat. Berlin. klin. Wochenschr. 1917. S. 822—826. — *Derselbe*, Eierstockfunktion und -bestrahlung. Strahlentherapie. Bd. 11, S. 731—738. 1920. — *Derselbe*, Der Einfluß der Röntgenstrahlen auf die Ovarialtätigkeit. Sitz. d. med. Sekt. d. schles. Ges. f. vaterl. Kultur in Breslau v. 26. März 1920. Berlin. klin. Wochenschr. 1920. S. 813. (Disk.). — *Derselbe*, Zur Biologie des bestrahlten Ovariums. Strahlentherapie. Bd. 12, S. 793—795. 1921. — *Derselbe*, Ovarialtransplantationen. Dtsch. med. Wochenschr. 1925. S. 857—860. — *Derselbe*, Über Schwachbestrahlung. Klin. Wochenschr. 1925. S. 1815—1818. — *Derselbe*, Fall von erfolgreicher Ovarialtransplantation. Sitz. d. Med. Sekt. d. schles. Ges. f. vaterl. Kultur in Breslau v. 12. März 1926. Med. Klinik. 1926. S. 978. — *Derselbe*, Amenorrhöe. Med. Klinik. 1927. S. 1601—1606. — *Hellmuth, Karl*, Über künstlich erzeugte Glykosurien und ihre Bewertung für die Frühdiagnose der Gravidität in der Praxis. Klin. Wochenschr. 1922. S. 1152 f. — *Derselbe*, Untersuchungen über den Blut- und Liquorzucker während der Gravidität, sowie bei Myomen. Zeitschr. f. Geburtsh. u. Gynäkol. Bd. 90, S. 89—111 u. 486. 1926. — *Derselbe*, Beiträge zur Biologie des Neugeborenen. II. Mitteil. Arch. f. Gynäkol. Bd. 127, S. 293 bis 361. 1926. — *Derselbe*, Ist der Liquorzucker während der Gravidität sowie bei Myomen erhöht? Dtsch. med. Wochenschr. 1926. S. 785. — *Derselbe*, Besteht ein Zusammenhang zwischen dem Liquorzuckerspiegel und dem Menstruationszyklus? Zentralbl. f. Gynäkol. Jg. 50, S. 2741—2747. 1926. — *Henderson, James*, On the relationship of the thymus to the sexual organs. I. The influence of castration on the thymus. Journ. of physiol. Vol. 31, p. 222—229. 1904. — *Henkel, Max*, Beitrag zur konservativen Myomchirurgie. Sitz. d. Ges. f. Geburtsh. u. Gynäkol. zu Berlin v. 27. Mai 1904. Zeitschr. f. Geburtsh. u. Gynäkol. Bd. 52, S. 403—427. Disk. S. 513—524. 1904. — *Derselbe*, Über die Wechselbeziehung zwischen Uterus und Ovarien, ein Beitrag zur Behandlung gynäkologischer Blutungen. Münch. med. Wochensch. 1911. S. 337—340. — *Henneguy, F.*, Note sur la chute des oeufs de l'ovaire chez les batraciens. Journ. de Micrographie. Tome 3, p. 131 f. 1879. — *Henry, Jean-Robert*, Physiologie du corps jaune, Gaz. des hôp. civ. et milit. 1923. S. 445—448 u. 477—479. — *Herbich, Wilhelm*, Über die Häufigkeit der Amenorrhöe in der Zeit vom 1. April 1912 bis 1. Oktober 1920 und die Gründe für ihren Frequenzwechsel. Diss. Breslau 1921. — *Herbst, Curt*, Formative Reize in der tierischen Ontogenese. Ein Beitrag zum Verständnis der tierischen Embryonalentwicklung. Leipzig: Georgi 1901. — *Hergesell, Georg Erich Paul*, Das zeitliche Verhalten der Ovulation zur Menstruation. Diss. Leipzig 1905. — *Hermes*, Über die Erfolge der Kastration bei Myomen. Arch. f. Gynäkol. Bd. 48, S. 103—130. 1895. — *Hermstein, Alfred*, Über das Menstrualblut. Dtsch. med. Wochenschr. 1927. S. 1557 f. — *Derselbe*, Über die Lipoide des Menstrualblutes. Arch. f. Gynäkol. Bd. 130, S. 80—127. 1927. — *Hermstein, H.*, Anatomische und funktionelle Untersuchungen über die Bewegungen der Tube. Verhandl. d. dtsch. Ges. f. Gynäkol. 20. Vers. Bonn. Juni 1927. Arch. f. Gynäkol. Bd. 132, S. 7. Disk. S. 16—19. 1927. (Nur Titel!) — *Herold, Karl*, Die Blutzuckerregulation in Schwangerschaft, Geburt und Wochenbett. Zugleich ein Beitrag zur Frage der Leberschädigung und des renalen Diabetes in der Schwangerschaft. Arch. f. Gynäkol. Bd. 129, S. 323—375. 1926. — *Herrmann, Edmund*, Zur Chemie des Ovars und des Corpus luteum. Verhandl. d. dtsch. Ges. f. Gynäkol. 15. Vers. Halle a. S. Mai 1913. 2. Teil, S. 258—260. Disk. S. 300—342 u. 350—359. — *Derselbe*, Zur Physiologie des Corpus luteum. Verhandl. d. Ges. dtsch. Naturf. u. Ärzte. 85. Vers. Wien, Sept. 1913. 2. Teil, 2. Hälfte. Abt. f. Geburtsh. u. Gynäkol. S. 555—558. (Disk.). — *Derselbe*, Über eine wirksame Substanz im Eierstocke und in der Placenta. Monatsschr. f. Geburtsh. u. Gynäkol. Bd. 41, S. 1—50. 1915. — *Derselbe*, Über die innere Sekretion der weiblichen Keimdrüse. Militärarzt. 1917. Nr. 4/5. — *Derselbe*, Der Einfluß eines Corpus-luteum- resp. Placentar-Lipoids auf Blutungen, menstruellen Zyklus und Ausfallserscheinungen. Monatsschr. f. Geburtsh. u. Gynäkol. Bd. 54, S. 152—164. 1921. — *Derselbe*, Hormontherapie in der Gynäkologie und Geburtshilfe. Wien. med. Wochenschr. 1923. Sp. 1994—1999 u. 2054—2058. — *Derselbe*, Organische Veränderungen des Ovars als Grundlage für Funktionsstörungen. Wien. med. Wochenschr. 1924. Sp. 1697—1701 u. 1764—1771. — *Derselbe*, Bau und Wesen des hypoplastischen Ovars. Wien. med. Wochenschr. 1925. Sp. 1323—1328 u. 1415—1420. — *Derselbe*, Ergebnisse der Hormontherapie in der Gynäkologie und Geburtshilfe. Fortbildungskurse d. Wien. med. Fakultät. H. 78. Wien: Springer 1926. — *Herrmann, Edmund* und *Julius Neumann*, Über den Lipoidgehalt des Blutes normaler und schwangerer Frauen sowie neugeborener Kinder. Biochem. Zeitschr. Bd. 43, S. 47—55. 1912. — *Herrmann, Edmund* und *Marianne Stein*, Über die Wirkung eines Hormones des Corpus luteum auf männliche und weibliche Keimdrüsen. Wien. klin. Wochenschr. 1916. S. 778—782. — *Dieselben*, Heterologe Reizstoffwirkung auf bestimmte System- bzw. Geschlechtsmerkmale bei männlichen Kaninchen. Zentralbl. f. Gynäkol. Jg. 43, S. 425—428. 1919. — *Dieselben*, Ist die aus Corpus luteum bzw. Placenta hergestellte wirksame Substanz geschlechtsspezifisch? Zentralbl. f. Gynäkol. Jg. 44, S. 1449—1451. 1920. — *Herrmann, G.*, Beitrag zur konservierenden Behandlung entzündlicher Adnexerkrankungen. Zeitschr. f. Geburtsh. u. Gynäkol. Bd. 42, S. 193—237. 1900. — *van Herwerden, M.*, Beitrag zur Kenntnis des menstruellen Zyklus. Monatsschr. f. Geburtsh. u. Gynäkol. Bd. 24, S. 730—748. 1906. — *Hertwig, Oscar*, Lehrbuch der Entwicklungsgeschichte des Menschen und der Wirbeltiere. 10. Aufl. Jena: Fischer 1915. — *Herzenberg, Helene*, Neue Beiträge zur Lehre von den apokrinen Schweißdrüsen. Virchows Arch. f. pathol. Anat. u. Physiol. Bd. 266, S. 422—455. 1927. — *Hesselberg, Cora* and *Leo Loeb*, The cyclic changes in the mammary gland of the guinea pig. Proc. of the soc. f. exp. biol. a. med. Vol. 13, p. 164—166. 1915—1916. (76. Sitz. in New Haven v. 24. Mai 1916.) — *Hetényi, Géza* und *Stefan Liebmann*, Die Funktionsprüfung der Leber in der Gravidität, zugleich ein Beitrag zur Frage der renalen Schwangerschaftsglykosurie. Klin. Wochenschr. 1922. S. 1204—1206. — *Hewer, Evelyn E.*, The direct and indirect effects of X-rays on the thymus gland and reproductive organs of white rats. Journ. of physiol. Vol. 50, p. 438—458. 1915—1916. — *Heymann, Felix*, Zur Einwirkung der Kastration auf den Phosphorgehalt des weiblichen Organismus. (Vorläufige Mitteilung.) Hoppe-Seylers Zeitschr. f. physiol. Chem. Bd. 41, S. 246—258. 1904. — *Derselbe*, Zur Einwirkung der Kastration auf den Phosphorgehalt des weiblichen Organismus. Arch. f. Gynäkol. Bd. 73, S. 366—406. 1904. — *Heyn, Albrecht*, Über die Beziehungen der Ovarialfunktion zum Kalkgehalt des Blutserums. Sitz. d. nordwestdtsch. Ges. f. Gynäkol. in Hamburg v. 28. März 1925. Zentralbl. f. Gynäkol. Jg. 49, S. 1932 f. 1925. — *Derselbe*, Ovarialfunktion und vegetatives Nervensystem. Sitz. d. nordwestdtsch. Ges. f. Gynäkol. in Hamburg v. 7. Nov. 1925. Zentralbl. f. Gynäkol. Jg. 50, S. 435f. 1926. — *Derselbe*, Über die spezifische Funktion des Ovariums im weiblichen Körper und die Aussichten der organotherapeutischen Verwendung von Ovarialpräparaten. Sitz. d. med. Ges. in Kiel v. 18. Feb. 1926. Dtsch. med. Wochenschr. 1926. S. 729f. u. 1333—1336. Klin. Wochenschr. 1926. S. 1349. — *Derselbe*, Über die Ursachen der zu starken und zu häufigen Regelblutungen. Arch. f. Gynäkol. Bd. 127, S. 496—514. 1926. — *Derselbe*, Über biologische und therapeutische Versuche mit Ovarnon (Ovowop), einem neuen Ovarial-Trockenpräparat. Med. Klinik. 1926. S. 1457f. — *Derselbe*, Über die Grundumsatzbestimmung in der Gynäkologie. Sitz. d. nordwestdtsch. Ges. f. Gynäkol. v. 8. Mai 1926. Zentralbl. f. Gynäkol. Jg. 50, S. 2337—2339. 1926. — *Derselbe*, Der Einfluß der Ovarialfunktion auf den Grundumsatz des Weibes unter normalen und pathologischen Verhältnissen. Arch. f. Gynäkol. Bd. 129, S. 760—787. 1927. — *Derselbe*, Das klinische Bild der Ovarialinsuffizienz. Verhandl. d. dtsch. Ges. f. Gynäkol. 20. Vers. Bonn. Juni 1927. Arch. f. Gynäkol. Bd. 132, S. 203—206. Disk. S. 221—237. 1927. — *Heyn, Albrecht* und *Käthchen Haase*, Über die Beziehungen der Ovarialfunktion zum Kalkgehalt des Blutserums. Arch. f. Gynäkol. Bd. 126, S. 646—670. 1925. — *Heyn, Arthur*, Über Menstruation, Haarfärbung und Libido und ihre gegenseitigen Beziehungen. Zeitschr. f. Geburtsh. u. Gynäkol. Bd. 82, S. 136—152. 1920. — *Heynemann*, Genitalien von jugendlichen, kastrierten und nicht kastrierten Kaninchen, die mit „Sexualhormon" gespritzt sind. Dem. in d. Sitz. d. Geburtsh. Ges. zu Hamburg gemeinsam mit d. Hamburger Derm. Ges. v. 28. Jan. 1927. Zentralbl. f. Gynäkol. Jg. 51, S. 1657. 1927. — *Hieronymi, E.*, Die zyklischen Vorgänge im Genitale des weiblichen Säugetieres. Monatsschr. f. Geburtsh. u. Gynäkol. Bd. 63, S. 1—6. 1923. — *Higuchi, Shigeji*, Über die Transplantation der Ovarien. Arch. f. Gynäkol. Bd. 91, S. 214—242. 1910. — *Hildebrandt*, Zur Kastration der Frauen. Dtsch. med. Wochenschrift 1880. S. 104f. — *Hildebrandt, Paul*, Zur Lehre von der Milchbildung. Hofmeisters Beitr. z. chem. Physiol. u. Pathol. Bd. 5, S. 463—475. 1904. — *Hill, J. P.*, The early development of the Marsupialia, with special reference to the native cat (Dasyurus viverrinus). (Contributions to the embryology of the Marsupialia, IV.) Quart. journ. of microscop. science. N. S., Vol. 56, p. 1—134. 1911. — *Hill, J. P.* and *Chas. H. O'Donoghue*, The reproductive cycle in the marsupial Dasyurus viverrinus. Quart. journ. of microscop. science. N. S. Vol. 59, p. 133—174. 1913 (1914). — *Hinselmann, Hans*, Zur Frage der Reife des menschlichen Eierstockeies. Klin. Wochenschr. 1927. S. 2289. — *Hirsch, Arnold*, Zur Frage der Röntgenbiologie der Ovarien, besonders in generativer und eugenetischer Hinsicht (Reizbestrahlung, temporäre Sterilisierung). Arch. f. Frauenkunde u. Konstitutionsforsch. Bd. 11, S. 377—397. 1925 u. Diss. Berlin 1925. — *Hirsch, Hans*, Brunsthormon im Blute des Mannes. Klin. Wochenschr. 1928. S. 313f. — *Hirsch, Josef*, Über die Behandlung von Störungen der inneren Sekretion der Ovarien mit Glanduovin (Extractum ovariale). Berl. klin. Wochenschr. 1913. S. 1819f. — *Hirsch, Rahel* und *Ernst Blumenfeldt*, Innere Sekretion und Gesamtstoffumsatz des wachsenden Organismus. Versuche aus dem Jahre 1914. 1. Mitteil. Zeitschr. f. exp. Pathol. u. Therapie. Bd. 19, S. 494—504. 1918. — *Hisaw, Frederik L.*, *R. K. Meyer* and *C. K. Weichert*, Inhibition of ovulation and associated histological changes. Proc. of the soc. f. exp. biol. a. med. Vol. 25, p. 754—756. 1927—1928. (Sitz. d. Wisconsin

Branch v. 9. Mai 1928.) — *Hofacker, Carl*, Ein seltener Fall von Frühreife mit Menstruatio praecox. Verhandl. d. Ges. dtsch. Naturf. u. Ärzte. 70. Vers. Düsseldorf. Sept. 1898. 2. Teil, 2. Hälfte, Abt. f. Geburtsh. u. Gynäkol. S. 182f. — *Hofbauer, J.*, Die alimentäre Glykosurie der Graviden. Wien. klin. Rundschau 1899. S. 1f. — *Derselbe*, Beiträge zur Ätiologie und zur Klinik der Graviditätstoxikosen. Zeitschr. f. Geburtsh. u. Gynäkol. Bd. 61, S. 200—274. 1908. — *Derselbe*, Über Relationen weiblicher Generationsvorgänge zur Klinik der Cholelithiasis. Med. Klinik. 1909. S. 239—241. — *Derselbe*, Schwangerschaftstoxämie. Sitz. d. Ver. f. wiss. Heilk. zu Königsberg v. 22. Feb. 1910. Dtsch. med. Wochenschr. 1910. S. 1642—1647. — *Derselbe*, Zur Klärung des Begriffs „Schwangerschaftsleber". Arch. f. Gynäkol. Bd. 93, S. 405—412. 1911. — *Derselbe*, Ergänzungen zu meinen Arbeiten über Ursache und Behandlung von Eklampsie und Hyperemesis. Zentralbl. f. Gynäkol. Jg. 44, S. 144—147. 1920. — *Derselbe*, Die Ovarialtherapie in der Geburtshilfe und ihre wissenschaftliche Begründung. Zentralbl. f. Gynäkol. Jg. 44, S. 792—796. 1920. — *Derselbe*, Die alimentäre Glykosurie als diagnostische Probe. Zentralbl. f. Gynäkol. Jg. 46, S. 348—351. 1922. — *Derselbe*, Ein neues Prinzip gynäkologischer Bestrahlung. Verhandl. d. dtsch. Ges. f. Gynäkol. 17. Vers. Innsbruck. Juni 1922. Arch. f. Gynäkol. Bd. 117, S. 230—233. (Disk.) 1922. — *Derselbe*, Klinische Beobachtungen bei Hypophysenbestrahlungen. Verhandl. d. dtsch. Ges. f. Gynäkol. 18. Vers. Heidelberg. Mai 1923. Arch. f. Gynäkol. Bd. 120, S. 270—277. 1923. — *Derselbe*, Der hypophysäre Faktor beim Zustandekommen menstrueller Vorgänge und seine Beziehungen zum Corpus luteum. Zentralbl. f. Gynäkol. Jg. 48, S. 65—75. 1924. — *Hoffmann, Ernst*, Die Toleranz gegen Galaktose in der Norm und während der Menstruation. Zeitschr. f. exp. Pathol. u. Therapie. Bd. 16, S. 337—364. 1914. — *Hoffmann, Georg*, Anatomische Befunde bei Amenorrhöe während der Kriegszeit. Diss. Breslau 1920. — *Hofmeier*, Zur Frage der Superfetation. Verhandl. d. dtsch. Ges. f. Gynäkol. 17. Vers. Innsbruck. Juni 1922. Arch. f. Gynäkol. Bd. 117, S. 132f. (Disk.) 1922. — *Hofstätter, R.*, Zur Behandlung der Amenorrhöe. Zentralbl. f. Gynäkol. Jg. 36, S. 1536f. 1912. — *Derselbe*, Über die Mucosa des amenorrhoischen Uterus (mit spezieller Berücksichtigung der Kriegsamenorrhöe). Wien. klin. Wochenschr. 1918. S. 753—756. — *Derselbe*, Über die Verwendung von Hypophysensubstanzen bei der Behandlung der Amenorrhöe. Zentralbl. f. Gynäkol. Jg. 44, S. 68—74. 1920. — *Derselbe*, Graviditäten bei Amenorrhöe. Med. Klinik. 1922. S. 556—560. — *Derselbe*, Über Beziehungen zwischen dem befruchteten Ei und dem gelben Körper. Zentralbl. f. Gynäkol. Jg. 46, S. 542—547. 1922. — *Derselbe*, Spontane und artifizielle Änderungen des Menstruationsrhythmus. Wien. klin. Wochenschr. 1925. S. 618—621. — *Derselbe*, Über spontane und provozierte Ovulation und über Menstruationswellenverschiebung. Arch. f. Gynäkol. Bd. 126, S. 350—382. 1925. — *Derselbe*, Über das Primat der Eizelle. Wien. med. Wochenschr. 1925. Sp. 1328—1331. — *Derselbe*, Die Prognose der Funktionsschwäche der Ovarien, mit besonderer Berücksichtigung der Amenorrhöe. Arch. f. Gynäkol. Bd. 127, S. 39—79. 1926. — *Höhne, Ottomar*, Experimentelle Untersuchungen über das Schicksal arteigner und artfremder Spermatozoen im weiblichen Genitalapparat und in der Bauchhöhle. Verhandl. d. dtsch. Ges. f. Gynäkol. 15. Vers. Halle a. S. Mai 1913. 2. Teil, S. 514—516. Disk. S. 300—342 u. 350—359. — *Derselbe*, Die Befruchtung, Einbettung und Entwicklung des Eies. In Stoeckel, Walter, Lehrbuch der Geburtshilfe. 2. Aufl., S. 30 bis 81. Jena: Fischer 1923. — *Höhne, Ottomar* und *K. Behne*, Über die Lebensdauer homologer und heterologer Spermatozoen im weiblichen Genitalapparat und in der Bauchhöhle. Zentralbl. f. Gynäkol. Jg. 38, S. 5—20. 1914. — *Holzbach, Ernst*, Über die Funktion der nach Totalexstirpation des Uterus zurückgelassenen Ovarien und ihre Beziehung zu den postoperativen Erscheinungen. (Carcinom, Drüsenrezidive nach 7 Jahren.) Arch. f. Gynäkol. Bd. 80, S. 306—319. 1906. — *Derselbe*, Vergleichend anatomische Untersuchungen über die Tubenbrunst und die Tubenmenstruation. Zeitschr. f. Geburtsh. u. Gynäkol. Bd. 61, S. 565—580. 1908. — *Hörmann, Jakob*, Über Menstruatio praecox. Diss. Leipzig 1918. — *Hornung, R.*, Grundumsatz und spezifisch-dynamische Nahrungswirkung in Beziehung zur Ovarialfunktion. Verhandl. d. dtsch. Ges. f. Gynäkol. 20. Vers. Bonn. Juni 1927. Arch. f. Gynäkol. Bd. 132, S. 184—186. Disk. S. 221—237. 1927. — *Höser, Ernst*, Über die Hypophyse in ihren Beziehungen zu den weiblichen Geschlechtsorganen. Diss. Erlangen 1912. — *Huffmann, Minnie*, Zur Bestimmung des Gesamtcholesterins im Blute an geburtshilflichen und gynäkologischen Fällen. Zentralbl. f. Gynäkol. Jg. 39, S. 33—40. 1915. — *Hunter, John*, Account of an extraordinary pheasant. Philosoph. Transact. of the roy. soc. of London. Vol. 70, Teil 2, p. 527—535 (528). 1780. — *Hürzeler, O.*, Beitrag zur Frage der Beeinflussung des Blutzuckers durch das Ovarium. Monatsschr. f. Geburtsh. u. Gynäkol. Bd. 54, S. 215—219. 1921. — *Hüssy, Paul*, Neuere Anschauungen über das Wesen und den Zusammenhang von Menstruation und Ovulation. Korresp.-Blatt f. Schweiz. Ärzte. 1916. S. 129—140. — *Derselbe*, Zur Physiologie der Menstruation. 12. Sitz. d. gynäkol. Ges. d. dtsch. Schweiz in Baden v. 2. Mai 1920. Zentralbl. f. Gynäkol. Jg. 44, S. 770. 1920. — *Hüssy, Paul* und

J. Wallart, Interstitielle Drüse und Röntgenkastration. Zeitschr. f. Geburtsh. u. Gynäkol. Bd. 77, S. 177—188. 1915.

Ihm, Eduard, Die Bedeutung des Corpus luteum. Monatsschr. f. Geburtsh. u. Gynäkol. Bd. 21, S. 515—541, 656—671 u. 779—792. 1905. — *Imchanitzky-Ries, Marie* und *Julius Ries,* Die arsenspeichernde Funktion der Uterindrüsen als Ursache der Menstruation. Münch. med. Wochenschr. 1912. S. 1084—1086. — *Iscovesco, Henri,* Les lipoïdes de l'ovaire. Cpt. rend. hebdom. des séances de la soc. de biol. Tome 73, p. 16—18. 1912. (Sitz. v. 6. Juli 1912.) — *Derselbe,* Le lipoïde utéro-stimulant de l'ovaire. Propriétés physiologiques. Cpt. rend. hebdom. des séances de la soc. de biol. Tome 73, p. 104—106. 1912. (Dem. in d. Sitz. v. 13. Juli 1912.) — *Derselbe,* Les lipoïdes du corps jaune; leur rôle dans l'involution post-puerpérale de l'utérus. Cpt. rend. hebdom. des séances de la soc. de biol. Tome 73, p. 189—191. 1912. (Sitz. v. 20. Juli 1912.) — *Derselbe,* Les lipoïdes de l'ovaire, du corps jaune et du testicule. Propriétés homo-stimulantes, physiologiques et thérapeutiques. Presse méd. 1912. Teil 2, p. 845—847. — *Derselbe,* Action d'un lipoïde (VDc) extrait de l'ovaire, sur l'organisme. Cpt. rend. hebdom. des séances de la soc. de biol. Tome 75, p. 393f. 1913. (Sitz. v. 15. Nov. 1913.) — *Ishii, O.,* Observations on the sexual cycle of the guinea pig. Biol. bull. of the marine biol. laborat. Vol. 38, p. 237—250. 1920. — *Iwanoff, Elie,* La fonction des vésicules séminales et de la glande prostatique dans l'acte de la fécondation. Journ. de physiol. et de pathol. gén. Tome 2, p. 95—100. 1900. — *Derselbe,* Die künstliche Befruchtung der Haustiere. Aus dem Russischen unter Aufsicht des Herrn Verfassers übersetzt. Hannover: Schaper 1912. (S. 63.) — *Derselbe,* Rapports entre l'ovulation et le rut chez les brebis. Sitz. d. Réunion Biol. de Saint-Pétersbourg v. 22. Mai 1914. Cpt. rend. hebdom. des séances de la soc. de biol. Tome 77, p. 115—117. 1914. — *Iwanow, Elias,* Die Fistelanlegung als Methode zur Erforschung der Physiologie der männlichen und weiblichen Geschlechtsdrüsen. (Vorläufige Mitteilung.) Zentralbl. f. Physiol. Bd. 22, S. 397—400. 1908.

Jackson, A. Reeves, The ovulation theory of menstruation: Will it stand? Americ. journ. of obstetr. Vol. 9, p. 529—560. 1876. — *Jackson, Holmes C.,* The autonomic system as an integrator with special reference to the urogenital organs. Surg., gynecol. a. obstetr. Vol. 25, p. 346—360. 1917. — *Jacob, Lucien,* Rapports de la menstruation et de l'allaitement. Diss. Paris 1898. — *Jacobi, Mary Putnam,* The question of rest for women during menstruation. London: Smith, Elder & Co. 1878. — *Jacobsen, Aage Th. B.,* Untersuchungen über den Einfluß verschiedener Nahrungsmittel auf den Blutzucker bei normalen, zuckerkranken und graviden Personen. 8. nordischer Kongreß f. inn. Med. Lund 1913. Biochem. Zeitschr. Bd. 56, S. 471—494. 1913. — *Jaffé, Rudolf,* Bau und Funktion des Corpus luteum. Zentralbl. f. Gynäkol. Jg. 48, S. 1122—1129. 1924. — *Derselbe,* Lipoidstoffwechsel und Ovarium. Eine Erwiderung auf den Artikel von Prof. Robert Meyer in Nr. 29 dieser Zeitschrift. Zentralbl. f. Gynäkol. Jg. 48, S. 2414—2419. 1924. — *Derselbe,* Einiges über Keimdrüsen und Gesamtorganismus. Zeitschr. f. Konstitutionslehre. Bd. 11, S. 370—377. 1925. — *Derselbe,* Lipoidstoffwechsel und Keimdrüsen. Fortschr. d. Med. 1925. S. 15—18. — *Derselbe,* Experimentelle Untersuchungen über lipoidfreie Ernährung. Arch. f. exp. Pathol. u. Pharmakol. Bd. 132, S. 84—105. 1928. — *Jaffé, Rudolf* und *Ranßweiler,* Experimentelle Untersuchungen über künstliche Beeinflussung des Uteruswachstums. Frankfurt. Zeitschr. f. Pathol. Bd. 33, S. 458—470. 1926. — *Jäger, Franz,* Experimentelle Glykosurie bei graviden und nicht graviden Frauen. Zeitschr. f. Geburtsh. u. Gynäkol. Bd. 74, S. 586—599. 1913. — *von Jaksch,* Klinische Beiträge zur Kenntnis der alimentären Glykosurie bei funktionellen Neurosen, Phosphorvergiftung und Leberatrophie. Prag. med. Wochenschr. 1895. S. 281—283. — *Janošik, J.,* Corrélations fonctionelles entre les capsules surrénales et les glandes génitales. Arch. de biol. Tome 28, p. 627—635. 1913. — *Jaquet, A.,* Der respiratorische Gaswechsel. Ergebn. d. Physiol. 1. Abt., Jg. 2, S. 457—573 (536f.). 1903. — *Jardry, Henri,* La sécrétion interne de l'ovaire (Synergie thyro-ovarienne). Diss. Paris 1907. — *Jaworski, Josef v.,* Mangelhafte Ernährung als Ursache von Sexualstörungen. Wien. klin. Wochenschr. 1916. S. 1068f. *Jayle, F.,* Effets physiologiques de la castration chez la femme. Rev. de gynécol. Tome 1, p. 403 bis 436. 1897. — *Derselbe,* L'insuffisance ovarienne. Presse méd. 1900. p. 133—136. — *Derselbe,* De l'insuffisance ovarienne. Rev. de gynécol. Tome 5, p. 905—934. 1901. — *Jenkinson, J. W.,* Observations on the maturation and fertilisation of the egg of the Axolotl. Quart. journ. of microscop. science. N. S., Vol. 48, p. 407—482. 1904 (1905). — *Jentzer, A.* und *O. Beuttner,* Experimentelle Untersuchungen zur Frage der Kastrationsatrophie. (Untersuchungen an Kühen, Kaninchen und Hunden.) Zeitschr. f. Geburtsh. u. Gynäkol. Bd. 42, S. 66—103. 1900. — *Joelsohn, Feiga,* Über die Ursachen der Menstruation. Physiologische, anatomische und statistische Theorien und Untersuchungen. Diss. Bern 1913. — *John, Henry J.,* Glycosuria and pregnancy. Surg., gynecol. a. obstetr. Vol. 42, p. 543—545. 1926. — *Johnson, Joseph Taber,* Superinvolution of the uterus. 8. Vers. d. Americ. gynecol. Soc. Philadelphia. Sept. 1883. Americ. journ. of obstetr. Vol. 16, p. 1064—1069. (Disk.) 1883. — *Johnston, Charles G.*

and *Victor L. Gould*, The corpus luteum as the source of the follicular hormone. Surg., gynecol. a. obstetr. Vol. 42, p. 236—240. 1926. — *Dieselben*, The corpus luteum as the source of the follicular hormone. Surg., gynecol. a. obstetr. Vol. 42, p. 573 f. 1926. — *Johnston, George Woodruff*, Occurrence of the mammary secretion, accompanied by certain rational signs of pregnancy, in two non-pregnant women. Sitz. d. clinico-pathol. Soc. of Washington v. 19. Juni 1888. Amer. journ. of obstetr. Vol. 21, p. 830—835. 1888. — *Johnstone, Arthur W.*, The clinical importance of the menstrual wave. Transact. of the Americ. gynecol. Soc. New York. Mai 1896. Vol. 21, p. 57—75. (Disk.). — *Derselbe*, Internal secretion of the ovary. Ebenda. Washington. Mai 1900. Vol. 25, p. 269—279. — *Derselbe*, Internal secretion of the ovary. Med. news. Vol. 77, p. 519—522. 1900. — *Jordan, C. N.* and *Edward A. Doisy*, The effect of light upon the follicular hormone. Proc. of the soc. f. exp. biol. a. med. Vol. 24, p. 216—218. 1926—1927. (Sitz. d. Missouri Branch. v. 3. Nov. 1926.) — *Joris, Hermann*, L'hypophyse au cours de la gestation. Bull. de l'Acad. de méd. de Belg. 4. Sér., Tome 22, p. 823—846. 1908. Rapport par Leboucq. p. 791—793. (Sitz. v. 26. Dez. 1908.) — *Joseph*, Klinische Beobachtungen und Stoffwechseluntersuchungen nach Behandlung mit dem wasserlöslichen Ovarialhormon Follikulin. Verhandl. d. dtsch. Ges. f. Gynäkol. 20. Vers. Bonn. Juni 1927. Arch. f. Gynäkol. Bd. 132, S. 192—196. Disk. S. 221—237. 1927. — *Joseph, S.* und *E. Rabau*, Zur Frage der Brauchbarkeit der Lüttge-v. Merzschen Reaktion. Zugleich ein Vergleich der Alkoholextrakt-Reaktion (A.E.R.) und der Maturinreaktion. Dtsch. med. Wochenschr. 1926. S. 2191 f.

Kahler, H., Über den Einfluß der Menstruation auf den Blutzuckergehalt. Wien. klin. Wochenschr. 1914. S. 417f. — *Kalledey, Lajos*, Zur Hypofunktion der Ovarien. Verhandl. d. Ges. dtsch. Naturf. u. Ärzte. 85. Vers. Wien. Sept. 1913. 2. Teil, 2. Hälfte, Abt. f. Geburtsh. u. Gynäkol. S. 554f. — *Derselbe*, Zur Lehre von der Ätiologie und Organotherapie der Uterusblutungen. Verhandl. d. dtsch. Ges. f. Gynäkol. 15. Vers. Halle a. S. 1913. 2. Teil, S. 88—91. Disk. S. 300—342 u. 350—359. — *Derselbe*, Zur Lehre von der Ätiologie und Organotherapie der Uterusblutungen. Gynäkol. Rundschau. Bd. 7, S. 473—484. 1913. — *Derselbe*, Schwangerschaft nach Akromegalie. Zentralbl. f. Gynäkol. Jg. 37, S. 1030 bis 1033. 1913. — *Kaltner, August*, Studien über das Corpus luteum graviditatis beim Rind. Zentralbl. f. Gynäkol. Jg. 47, S. 1449—1451. 1923. — *Kamnitzer* und *Joseph*, Zur biologischen Diagnostik der Schwangerschaft. Therapie d. Gegenw. Jg. 62, S. 321—324. 1921. — *Dieselben*, Zur Phloridzindiagnostik der Frühgravidität. 2. Mitteilung. Therapie d. Gegenw. Jg. 62, S. 459—461. 1921. — *Karlin, M.*, Zwei Fälle von mit langandauernder Amenorrhöe komplizierter Uterusatrophie nach der Geburt. Zentralbl. f. Gynäkol. Jg. 48, S. 1554—1557. 1924. — *Karoliny, L.*, Beiträge zur Histologie der innersekretorischen Tätigkeit des Eierstockes. Orvosképzés. 1924. H. 3 u. 4. Ref.: Zentralbl. f. Gynäkol. Jg. 49, S. 1993. 1925. — *Kauders, Otto*, Experimentelle und klinische Untersuchungen zur Dosierungsfrage der Keimdrüsentherapie. Sitz. d. Ges. d. Ärzte in Wien v. 29. Mai 1925. Wien. klin. Wochenschr. 1925. S. 877 bis 881 u. 913—915. — *Kaufmann, Carl* und *Otto Mühlbock*, Ovarialfunktion und Lipoidstoffwechsel. I. Mitteilung: Die Beziehungen zwischen Cholesterinstoffwechsel und Ovarialfunktion. Arch. f. Gynäkol. Bd. 134, S. 603—625. 1928. — *Kaufmann, Carl* und *Kurt Räth*, Der Fettstoffwechsel des Corpus luteum und seine Zusammenhänge mit der Funktion. Arch. f. Gynäkol. Bd. 130, S. 128—151. 1927. — *Kaufmann, Paul*, Über den Einfluß der Organextrakte auf die Blutgefäße. Zentralbl. f. Physiol. Bd. 27, S. 530—532. 1913. — *Kayser, Curt*, Über eine neue Methode der Behandlung klimakterischer Beschwerden und verwandter Zustände. Berlin. klin. Wochenschr. 1920. S. 849. — *Kayser, F.*, Zur Frage der Transplantation der Ovarien beim Menschen. Berlin. klin. Wochenschr. 1910. S. 1122—1125. — *Kehrer, Erwin*, Physiologie der Schwangerschaft. In Halban, Josef und Ludwig Seitz, Biologie und Pathologie des Weibes. Bd. 6, Teil 2, S. 713—964. Berlin u. Wien: Urban u. Schwarzenberg. 1925. — *Kehrer, Ferd. Adolph*, Versuche über Kastration und Erzeugung von Hydrosalpinx. Beitr. z. klin. u. exp. Geburtsk. u. Gynäkol. Bd. 2, S. 282—292. 1887. — *Keitler, Heinrich*, Über das anatomische und funktionelle Verhalten der belassenen Ovarien nach Exstirpation des Uterus. Monatsschr. f. Geburtsh. u. Gynäkol. Bd. 20, S. 686—753. 1904. — *Keller, Karl*, Über den Bau des Endometriums beim Hunde mit besonderer Berücksichtigung der zyklischen Veränderungen an den Uterindrüsen. Anat. Hefte. 1. Abt., Bd. 39, S. 307 bis 391. 1909. — *Derselbe*, Vergleichende Physiologie der weiblichen Sexualorgane bei den Säugetieren. In Halban, Josef u. Ludwig Seitz, Biologie und Pathologie des Weibes. Bd. 1, S. 761—802. Berlin u. Wien: Urban & Schwarzenberg 1924. — *Keller, R.*, Blutgerinnungszeit und Ovarialfunktion. Arch. f. Gynäkol. Bd. 97, S. 540—582. 1912. — *Keppler, F.*, Das Geschlechtsleben des Weibes nach der Kastration. Verhandl. d. Gyn. Sekt. d. 10. internat. med. Kongr. Berlin. August 1890. Arch. f. Gynäkol. Bd. 39, S. 155. 1891. — *Derselbe*, Das Geschlechtsleben des Weibes nach der Kastration. Wien. med. Wochenschr. 1891. Sp. 1489—1492 u. 1523—1526. — *Kermarrec, Jean-René*, Contribution à l'étude des greffes de l'ovaire (greffes péritonéales et intraorganiques). Diss. Paris 1902. — *Kiesel, Fritz*, Die

Veränderung des Menstruationstermins durch gynäkologische Operationen. Diss. Marburg 1917. — *King, Jessie L.*, Menstrual records and vaginal smears in a selected group of normal women. Contributions to embryology. Vol. 18. Publication Nr. 363, p. 79—94. 1926. — *Kingsbury, B. F.*, The endocrine organs: A point of view. Endocrinology. Vol. 8, p. 91—102. 1924. — *Kirkham, W. B. and H. S. Burr*, The breeding habits, maturation of eggs and ovulation of the albino rat. Americ. journ. of anat. Vol. 15, p. 291—317. 1913—1914. — *Kisch, E. Heinrich*, Das Geschlechtsleben des Weibes in physiologischer, pathologischer und hygienischer Beziehung. Berlin u. Wien: Urban & Schwarzenberg 1904. — *Kitahara, Yoshitaka*, Über die Entstehung der Zwischenzellen der Keimdrüsen des Menschen und der Säugetiere und über deren physiologische Bedeutung. Roux' Arch. f. Entwicklungsmechanik d. Organismen. Bd. 52—97, S. 550—615. 1923. — *Kitzki, Friedrich W.*, Beiträge zur Kenntnis der Ausfallserscheinungen nach Totalexstirpation des Uterus per vaginam. Diss. Berlin 1898. — *Kiutsi*, Über die innere Sekretion des Corpus luteum. Monatsschr. f. Geburtsh. u. Gynäkol. Bd. 36, S. 399—403. 1912. — *Klaar, Josef*, Zur Kenntnis des weiblichen Axillarorgans beim Menschen. Wien. klin. Wochenschr. 1926. S. 127—131. — *Klaften, E.*, Über biologische Veränderungen nach Röntgenschwachbestrahlung bei einigen gynäkologischen Erkrankungen. Zentralbl. f. Gynäkol. Jg. 47, S. 1171—1174. 1923. — *Derselbe*, Über die diagnostische Verwertbarkeit der Phloridzinglykosurie in der Schwangerschaft. Zentralbl. f. Gynäkol. Jg. 48, S. 903—909. 1924. — *Derselbe*, Innere Sekretion, Basalstoffwechsel und Eiweißumsatz in der Gravidität. Eine klinisch-experimentelle Studie. Arch. f. Gynäkol. Bd. 129, S. 66—86. 1926. — *Derselbe*, Zur Kenntnis der hypophysären Amenorrhöe. Monatsschr. f. Geburtsh. u. Gynäkol. Bd. 74, S. 38—51. 1926. — *Kleemann, Erich*, Experimentelle Ergebnisse über die Wirkung von Hypophysenextrakt kastrierter und der Corpora lutea beraubter Tiere. Arch. f. Gynäkol. Bd. 101, S. 351—361. 1913. — *Klein, Gustav*, Über Ursache und Bedeutung der menstruellen Blutung. Münch. med. Wochenschr. 1911. S. 997—1000. — *Derselbe*, Zur Pathologie der menstruellen Blutung. Sitz. d. Münch. gynäkol. Ges. v. 26. Okt. 1911. Zentralbl. f. Gynäkol. Jg. 36, S. 136—139. (Disk.) 1912. — *Klein, H. V.*, Seltener Befund bei röntgenbestrahlten Kaninchenovarien. Sitz. d. Wien. Ges. f. Röntgenkunde v. Febr. 1927. Klin. Wochenschr. 1927. S. 1070. — *Derselbe*, Unterschiede in der Widerstandskraft der weiblichen und männlichen Keimdrüse. Virchows Arch. f. pathol. Anat. u. Physiol. Bd. 266, S. 357—391. 1927. — *Kleinhans, F.*, Experimentelles zur Corpus-luteum-Frage. Verhandl. d. Ges. dtsch. Naturf. u. Ärzte. 76. Vers. Breslau. 1904. 2. Teil, 2. Hälfte, S. 234f. — *Kleinhans, F. und F. Schenk*, Experimentelles zur Frage nach der Funktion des Corpus luteum. Zeitschr. f. Geburtsh. u. Gynäkol. Bd. 61, S. 283—295. 1908. — *Kleinknecht, F. und Schaare*, Hat die „physiologische Wellenbewegung" einen Einfluß auf die Lageempfindung der Frau? Zentralbl. f. Gynäkol. Jg. 52, S. 2709 f. 1928. — *Klemm, Wilhelm*, Menstruatio praecox. Diss. Jena 1902. — *Knauer, Emil*, Einige Versuche über Ovarientransplantation bei Kaninchen. (Vorläufige Mitteilung.) Zentralbl. f. Gynäkol. Jg. 20, S. 524—528. 1896. — *Derselbe*, Zur Ovarientransplantation (Geburt am normalen Ende der Schwangerschaft nach Ovarientransplantation beim Kaninchen). Zentralbl. f. Gynäkol. Jg. 22, S. 201—203. 1898. — *Derselbe*, Zu Dr. Arendts „Demonstration und Bemerkungen zur Ovarientransplantation" auf der 70. Vers. dtsch. Naturf. u. Ärzte zu Düsseldorf. Zentralbl. f. Gynäkol. Jg. 22, S. 1257—1260. 1898. — *Derselbe*, Über Ovarientransplantation. Wien. klin. Wochenschr. 1899. S. 1219—1222. — *Derselbe*, Die Ovarientransplantation. Experimentelle Studie. Arch. f. Gynäkol. Bd. 60, S. 322—376. 1900. — *Knaus, Hermann*, Zur Korrelation zwischen Thyreoidea und dem weiblichen Genitale. Münch. med. Wochenschr. 1923. S. 669f. — *Derselbe*, Zur Schilddrüsenfunktion in der Schwangerschaft. Arch. f. Gynäkol. Bd. 119, S. 459—467. 1923. — *Derselbe*, Über hormonale Sterilisierung weiblicher Tiere. Pflügers Arch. f. d. ges. Physiol. Bd. 203, S. 394—396. 1924. — *Derselbe*, Die Beziehungen der Schilddrüse zu den weiblichen Genitalorganen und zur Schwangerschaft. Eine experimentelle Studie. Arch. f. klin. Chirurg. Bd. 131, S. 412—424. 1924. — *Derselbe*, Vagotonie als Schwangerschaftssymptom. (Bemerkungen zur gleichnamigen Arbeit Dr. N. Louros'.) Zentralbl. f. Gynäkol. Jg. 48. S. 798—802. 1924. — *Knipping, Hugo Wilhelm*, Stoffwechselfragen und innere Sekretion in und nach der Schwangerschaft. Arch. f. Gynäkol. Bd. 116, S. 520—534. 1923. — *Knöpfelmacher, Wilhelm*, Über die Auslösung der Milchsekretion bei Mutter und Kind. Jahrb. f. Kinderheilk. Bd. 56, S. 791—795. 1902. — *Kocher, Theodor*, Bericht über ein zweites Tausend Kropfexcisionen. Arch. f. klin. Chirurg. Bd. 64, S. 454—469. 1901 (S. 465). — *Kochmann, M.*, Zur Frage des Ovarialhormons. Kurze Bemerkung zu der Arbeit von B. Zondeck und B. Brahn in Jg. 4, Nr. 51, S. 2445 dieser Wochenschrift. Klin. Wochenschr. 1926. S. 110. — *Derselbe*, (Ohne Titel). Sitz. d. Vereins d. Ärzte Halle a. S. v. 14. Juli 1926. Klin. Wochenschr. 1926. S. 2091. (Disk.). — *Kochmann, M. und W. Wagner*, Über das Stoffwechselhormon des Eierstockes. Zeitschr. f. d. ges. exp. Med. Bd. 53, S. 705—716. 1926. — *Kohan*, De l'influence de la castration sur la muqueuse utérine. Journ. russe d'accouchements et de gyn. März u. April 1896. Ref.: Ann. de gynécol.

Tome 46, p. 157f. 1896. — *Köhler, Hermann,* Über Kriegsamenorrhöe. Zentralbl. f. Gynäkol. Jg. 43, S. 358—368. 1919. — *Derselbe,* Autotransplantation von Ovarien ins Netz. Sitz. d. Ärztl. Vereins in Hamburg v. 16. Nov. 1920. Dtsch. med. Wochenschr. 1921. S. 91. — *Köhler, Robert,* Beitrag zur Organotherapie der Amenorrhöe. Zentralbl. f. Gynäkol. Jg. 39, S. 667—674. 1915. — *Derselbe,* Organextrakte als Wehenmittel. Zentralbl. f. Gynäkol. Jg. 39, S. 891—900. 1915. — *Derselbe,* Ovarienbefunde bei Kriegsamenorrhöe. Dem. in d. Sitz. d. Geburtsh.-Gynakol. Ges. in Wien v. 13. Nov. 1917. Zentralbl. f. Gynäkol. Jg. 42, S. 14—16. (Disk.). 1918. — *Derselbe,* Ovarienbefunde bei „Kriegsamenorrhöe". Zentralbl. f. Gynäkol. Jg. 42, S. 250—255. 1918. — *Derselbe,* Organextrakte als Wehenmittel. Vorläufige Mitteilung. Monatsschr. f. Geburtsh. u. Gynäkol. Bd. 52, S. 240—247. 1920. — *Derselbe,* Zur Frage der hormonalen Sterilisierung des weiblichen Tierkörpers. Zentralbl. f. Gynäkol. Jg. 48, S. 2424 bis 2432. 1924. — *Derselbe,* Ist die Menstrualblutung ein für die Gesundheit der Frau notwendiger Vorgang oder nicht? (Einige Bemerkungen zu der gleichnamigen Arbeit von B. Aschner in Nr. 10. 1927 dieser Zeitschrift.) Zentralbl. f. Gynäkol. Jg. 51, S. 1707—1712. 1927. — *Köhler, Robert* und *Tibor Revesz,* Zur Wertung der Beschwerden Amenorrhoischer. Zentralbl. f. Gynäkol. Jg. 50, S. 2994—3002. 1926. — *Kohn, Alfred,* Synkainogenese. Roux' Arch. f. Entwicklungsmechanik d. Organismen. Bd. 39, S. 112—130. 1914. — *Derselbe,* Der Bauplan der Keimdrüsen. Roux' Arch. f. Entwicklungsmechanik d. Organismen. Bd. 47, S. 95—118. 1920 (1921). — *Derselbe,* „Verjüngung" und „Pubertätsdrüse". Med. Klinik. 1921. S. 804—806. — *Kok, Friedrich,* Zur Ätiologie der Extrauterinschwangerschaft. Sitz. d. oberrhein. Ges. f. Geburtsh. u. Gynäkol. in Freiburg i. Br. v. 8. März 1925. Zentralbl. f. Gynäkol. Jg. 50, S. 1411. (Disk.). 1926. — *Derselbe,* Bewegungen des muskulösen Rohres der Fallopischen Tube. Arch. f. Gynäkol. Bd. 127, S. 384—430. 1926. — *Derselbe,* Experimentelle Untersuchungen über die pharmakologische Beeinflussung der Eileiter-Muskulatur. Verhandl. d. dtsch. Ges. f. Gynäkol. 20. Vers. Bonn. Juni 1927. Arch. f. Gynäkol. Bd. 132, S. 7—8. Disk. S. 16—19. 1927. — *Derselbe,* Experimentelle Untersuchungen über die pharmakologische Beeinflussung der Eileitermuskulatur als Beitrag zur Klärung der Frage nach dem Mechanismus des Eitransportes. Zentralbl. f. Gynäkol. Jg. 51, S. 2650—2656. 1927. — *Derselbe,* Über den Einfluß der Brunst auf die Pilocarpin- und Adrenalin-Reaktion des Eileiters. Zeitschr. f. d. ges. exp. Med. Bd. 56, S. 477—497. 1927. — *Kolde, Wolfgang,* Untersuchungen von Hypophysen bei Schwangerschaft und nach Kastration. Arch. f. Gynäkol. Bd. 98, S. 505—524. 1912. — *Derselbe,* Veränderungen der Nebenniere bei Schwangerschaft und nach Kastration. Arch. f. Gynäkol. Bd. 99, S. 272—283. 1913. — *Kölliker, Albert,* Über Entstehung des Geschlechtes. Sitz. d. Physik.-Med. Ges. in Würzburg v. 7. Mai 1864. Würzburger naturwiss. Zeitschr. Bd. 5, S. VIf. (Disk.). 1864. — *Kolmer, Walther,* Beziehungen von Nebenniere und Geschlechtsfunktion. Pflügers Arch. f. d. ges. Physiol. Bd. 144, S. 361—395. 1912. — *Kon, Jutaka,* Hypophysenstudien. I. Seltene Tumoren der Hypophysengegend (Teratom, Peritheliom, teleangiektatisches Sarkom). II. Über das Verhalten der Hypophyse nach Kastration. Beitr. z. pathol. Anat. u. z. allg. Pathol. Bd. 44, S. 233—273. 1908. — *Königstein, Hans,* Die Veränderungen der Genitalschleimhaut während der Gravidität und Brunst bei einigen Nagern. Pflügers Arch. f. d. ges. Physiol. Bd. 119, S. 553—570. 1907. — *Konstantinidis, Georg,* Über die Ausfallserscheinungen bei Hysterektomie mit Zurücklassung eines oder beider Ovarien. Diss. Jena 1909. — *Korentschewsky, W. G.,* Die Beziehungen zwischen Schild- und Keimdrüsen in Verbindung mit deren Einfluß auf den Stoffwechsel. Zeitschr. f. exp. Pathol. u. Therapie. Bd. 16, S. 68—89. 1914. — *Koslowsky,* Die Ursache der Kriegsamenorrhöe. Dtsch. med. Wochenschr. 1919. S. 324. — *Derselbe,* Über die Wirkung des Ovaradentriferins. (Beitrag zur Organotherapie der endokrinen Drüsen.) Dtsch. med. Wochenschr. 1919. S. 746—748. — *Köster, Paula,* Über Phloridzin als Schwangerschaftsdiagnostikum. Dtsch. med. Wochenschr. 1923. S. 182 f. — *Kouwer, B. J.,* Menarche. Nederlandsch tijdschr. v. geneesk. Jg. 41, 1. Hälfte, S. 1184—1195. 1905. — *Kovacs, Francis,* The influence of the male sex gland on the female. An experimental study to determine the sex ratio of the offspring. Americ. journ. of obstetr. a. gynec. Vol. 10, p. 527—544. 1925. — *Krainz, Kuno,* Über Reizwirkungen von Fremdkörpern auf die Uterusschleimhaut der Hündin. Arch. f. mikroskop. Anat., 1. Abt., Bd. 84, S. 122—141. 1914. — *Kramer, Alfred,* Unsere heutigen Anschauungen über Menstruation und Ovulation nebst Statistik über das erste Eintreten der Menstruation. Diss. Bonn 1905. — *Kranz, Hubert,* Über Beeinflussung der Genitalien und ihrer Funktion durch Trauma. Diss. Bonn 1920. — *Krasemann, Erich,* Zur Kenntnis der Menstruatio praecox. Monatsschr. f. Kinderheilk. Bd. 19, S. 317—321. 1921. — *Kraul, Ludwig,* Über die Ungerinnbarkeit des Menstrualblutes. Zentralbl. f. Gynäkol. Jg. 49, S. 471—473. 1925. — *Derselbe,* Zur Physiologie des Wochenbettes. Untersuchungen über den Einfluß der Lactation auf den Gesamtorganismus und auf das Genitale. Arch. f. Gynäkol. Bd. 130, S. 439—475. 1927. — *Derselbe,* Nervensystem und Eierstock. Verhandl. d. dtsch. Ges. f. Gynäkol. 20. Vers. Bonn. Juni 1927. Arch. f. Gynäkol. Bd. 132, S. 4—7. Disk. S. 16—19. 1927. — *Kraul, L.* und *G. Halter,* Über den Einfluß des weiblichen Genitales auf den Grundumsatz. (Vorläufige Mitteilung.) Wien. klin. Wochenschr. 1923. S. 538f. — *Dieselben*, Die Beziehungen des weiblichen Genitales zum Grundumsatz. Zeitschr. f. Geburtsh. u. Gynäkol. Bd. 87, S. 606—613. 1924. — *Krieger, Eduard*, Die Menstruation. Eine gynäkologische Studie. Berlin: Hirschwald 1869. — *Krönig, Bernhard*, (Ohne Titel). Dem. in d. Sitz. d. Ges. f. Geburtsh. zu Leipzig v. 16. Juni 1902. Zentralbl. f. Gynäkol. Jg. 26, S. 1024f. 1902. — *Krönig, Bernhard* und *C. J. Gauß*, Operationskastration oder Röntgenbehandlung der Myome. Münch. med. Wochenschr. 1912. S. 762—764. — *Kruieger* und *Offergeld*, Der Vorgang von Zeugung, Schwangerschaft, Geburt und Wochenbett an der ausgeschalteten Gebärmutter. Experimentelle und klinische Beiträge zur Lehre des gesamten Generationsprozesses nach Durchtrennung des Rückenmarks. Arch. f. Gynäkol. Bd. 83, S. 257—368. 1907. — *Krukenberg, G.*, Kastration und Flimmerepithel. Verhandl. d. dtsch. Ges. f. Gynäkol. 4. Vers. Bonn. 1891. S. 276—283. Disk. S. 285—291. — *Krupski, A.*, Beiträge zur Physiologie der weiblichen Sexualorgane des Rindes. Schweiz. Arch. f. Tierheilk. Bd. 59, S. 1—25. 1917. — *Derselbe*, Brunst und Menstruation. Schweiz. Arch. f. Tierheilk. Bd. 59, S. 603—614. 1917. — *Kubo, F.*, Artificial corpus luteum. 20. Vers. d. Kinki Gyn. Soc. in Osaka. Nov. 1927. Jap. Journ. of obstetr. a. gynecol. 1927. S. 62. — *Kudrjawzew, N. N.*, Untersuchungen über die Physiologie der genitalen Hormone. Die Einwirkung der Extrakte aus den Genitaldrüsen und der Testikulär- und Ovarial- (Durchspül-) Flüssigkeiten auf die peripheren Gefäße. II. Mitteilung. Zeitschr. f. d. ges. exp. Med. Bd. 47, S. 568—579. 1925. — *Kudrjawzew, N. N.* und *A. M. Worobjew*, Untersuchungen über die Physiologie der Genitalhormone. III. Über die Wirkung der Ovarial- (Durchspül-) Flüssigkeit auf das isolierte Herz, das Herz in situ und den Blutdruck. Zeitschr. f. d. ges. exp. Med. Bd. 48, S. 751—762. 1925—1926. — *Kühn*, Über die Beeinflussung der Tätigkeit der Ovarien durch ihnen spezifische Hormone. Sitz. d. Gyn. Ges. z. Breslau v. 4. Juli 1922. Zentralbl. f. Gynäkol. Jg. 46, S. 1773f. 1922. — *Kühn, Hans*, Untersuchungen über die Einwirkung der Kastration auf die Hypophyse bei Pferden. Diss. Bern 1910. — *Kundrat, Hanns* und *G. J. Engelmann*, Untersuchungen über die Uterusschleimhaut. Med. Jahrb., herausg. v. d. k. k. Ges. d. Ärzte, redigiert von Stricker. 1873. S. 135—177. — *Kuntzsch*, Indikationen, Technik und Resultate von 1000 Operationen bei entzündlicher, eitriger Adnexerkrankung und Beckeneiterung. Disk. zu Henkel, Max, Zur Klinik und operativen Behandlung entzündlicher Adnexerkrankungen. Sitz. d. Ges. f. Geburtsh. u. Gynäkol. zu Berlin v. 23. Juni 1905. Zeitschr. f. Geburtsh. u. Gynäkol. Bd. 56, S. 274—289 (S. 287). 1905. — *Küpfer, Max*, Beiträge zur Morphologie der weiblichen Geschlechtsorgane bei den Säugetieren. Der normale Turnus in der Aus- und Rückbildung gelber Körper am Ovarium des unträchtigen domestizierten Rindes (Bos taurus L.), nebst einigen Bemerkungen über das morphologische Verhalten der Corpora lutea bei trächtigen Tieren. Denkschriften d. Schweiz. Naturf. Ges. 1920. Bd. 56. (S. 1—128 u. 28 Farbentafeln u. Tafelerklärungen). — *Kupferberg, H.*, Zur temporären Sterilisierung mittels Radiumstrahlen. Strahlentherapie. Bd. 22, S. 141—147. 1926. — *Kuramitsu, Choizu* and *Leo Loeb*, The involution of the uterus following labor and the influence of castration and suckling on the process of involution. Americ. journ. of physiol. Vol. 55, p. 422—442. 1921. — *Dieselben*, The effect of suckling and castration on the lactating mammary gland in rat and guinea pig. Americ. journ. of physiol. Vol. 56, p. 40—59. 1921. — *Kurdinowski*, Über die reflektorische Wechselbeziehung zwischen den Brustdrüsen und dem Uterus und über die wichtige Rolle der reflektorischen Einflüsse im allgemeinen, sowohl in der Physiologie als auch in der Pathologie des graviden und nicht graviden Uterus. Arch. f. Gynäkol. Bd. 81, S. 340 bis 352. 1907. — *Kurtz, C.*, Alimentäre Amenorrhöe. Monatsschr. f. Geburtsh. u. Gynäkol. Bd. 52, S. 367—378. 1920. — *Kußmaul, A.*, Über geschlechtliche Frühreife. Würzburger med. Zeitschr. Bd. 3, S. 321—360. 1862. — *Küstner, Heinz*, Schwangerschafts- und Menstruations-Glykosurie. Vorläufige Mitteilung. Klin. Wochenschr. 1922. S. 312. — *Derselbe*, Über künstlich erzeugte Glykosurien und ihre Bewertung für die Frühdiagnose der Gravidität in der Praxis. Bemerkungen zur gleichlautenden Arbeit von Karl Hellmuth. Klin. Wochenschr. 1922. Nr. 23. Klin. Wochenschr. 1922. S. 1747. — *Derselbe*, Die Bedeutung der Funktionen der weiblichen Genitalorgane für den renalen Diabetes. Verhandl. d. dtsch. Ges. f. Gynäkol. 17. Vers. Innsbruck. Juni 1922. Arch. f. Gynäkol. Bd. 117, S. 158 bis 161. (Disk.). 1922. — *Derselbe*, Die Bedeutung der weiblichen Generationsorgane für den renalen Diabetes. Zentralbl. f. Gynäkol. Jg. 46, S. 1238—1241. 1922. — *Derselbe*, Der renale Diabetes während der Schwangerschaft, in seiner Abhängigkeit von den Funktionen der Drüsen mit innerer Sekretion. Monatsschr. f. Geburtsh. u. Gynäkol. Bd. 62, S. 119—126. 1923. — *Derselbe*, Die Beziehungen der weiblichen Keimdrüsen zum renalen Diabetes. Arch. f. Gynäkol. Bd. 122, S. 282—309. 1924. — *Derselbe*, Kritisches Sammelreferat über die Beziehungen der Ovarialfunktion zu den Uterusblutungen. Dtsch. med. Wochenschr. 1924. S. 933f. — *Derselbe*, Eigenartige Wirkung des Schwangerenserums besonders bei Eklampsie. Verhandl. d. dtsch. Ges. f. Gynäkol. 20. Vers. Bonn. Juni 1927. Arch. f. Gynäkol.

Bd. 132, S. 202f. Disk. S. 221—237. 1927. — *Kutzinski, A.*, Schwinden eines schweren hysterischen Symptomenkomplexes nach Kastration. Dtsch. med. Wochenschr. 1925. S. 1282. — *Kylin, Eskil*, Zur Frage der inneren Sekretion der Sexualdrüsen. Klin. Wochenschr. 1926. S. 367. — *Derselbe*, Zur Frage der inneren Sekretion der Sexualdrüsen. Zeitschr. f. d. ges. exp. Med. Bd. 50, S. 318 bis 335. 1926.

Labbé, Marcel, H. Stévenin et *Ludo Van Bogaert*, Le métabolisme basal dans le syndrome adiposo-génital. Cpt. rend. hebdom. des séances de la soc. de biol. Tome 88, p. 1285—1287. 1923. (Sitz. v. 19. Mai 1923.) — *Labhardt, Alfred*, Die Rolle des Ovariums im weiblichen Organismus. Sitz. d. med. Ges. Basel v. 6. Nov. u. 18. Dez. 1919. Schweiz. med. Wochenschr. 1920. S. 213f. u. 361—368. — *Derselbe*, Über das Verhalten des Corpus luteum zur Menstruation. Zentralbl. f. Gynäkol. Jg. 44, S. 185—192. 1920. — *Derselbe*, Zur Frage des Menstruationsgiftes. Zentralbl. f. Gynäkol. Jg. 48, S. 2626—2628. 1924. — *Labhardt, Alfred* und *Paul Hüssy*, Menstruation und Wellenbewegung. Zeitschr. f. Geburtsh. u. Gynäkol. Bd. 84, S. 715—741. 1922. — *Labusquière, R.*, I. Greffes ovariques, usages thérapeutiques du tissu et du suc ovarique (opothérapie); II. Comment la castration guérit l'ostéomalacie, d'après E. Curàtulo, de Rome. Ann. de gynécol. Tome 47, p. 226—252. 1897. — *Derselbe*, Greffes ovariques, leurs résultats. Ann. de gynécol. Tome 49, Teil 2, p. 123—128. 1898. — *Derselbe*, I. Greffes ovariques, leurs résultats. II. Existe-t-il un ralentissement du pouls physiologique chez les accouchées ? Ann. de gynécol. Tome 50, p. 123—135. 1898. — *Lacassagne, A.* et *G. Gricouroff*, À propos des phénomènes du rut provoqué, chez la lapine castrée, par injection de liquide folliculaire. Cpt. rend. hebdom. des séances de la soc. de biol. Tome 93, p. 928—930. 1925. (Sitz. v. 17. Okt. 1925.) — *Lahm, Wilhelm*, Zur Entwicklung der interstitiellen Geschlechtsdrüse (Pubertätsdrüse). Sitz. d. Ges. f. Natur- u. Heilk. Dresden v. 12. Dez. 1921. Klin. Wochenschr. 1922. S. 299. — *Derselbe*, Das Ovarialhormon und seine Bildungsstätte. Zeitschr. f. ärztl. Fortbildg. 1929. S. 78—81 u. 110—115. — *Lambert, M.*, Influence de la castration ovarique sur la nutrition. Cpt. rend. hebdom. des séances de la soc. de biol. Tome 55, p. 261—263. 1903. (Sitz. v. 21. Febr. 1903.) — *Derselbe*, Sur l'action des extraits du corps jaune de l'ovaire. Cpt. rend. hebdom. des séances de la soc. de biol. Tome 62, p. 18—20. 1907. (Sitz. v. 12. Jan. 1907.) — *Lampe*, Diskussionsbemerkung. Verhandl. d. dtsch. Ges. f. Gynäkol. 15. Vers. Halle a. S. 1913. 2. Teil, S. 300f. — *Lams, Honoré*, Étude de l'oeuf de Cobaye aux premiers stades de l'embryogenèse. Arch. de biol. Tome 28, p. 229—323. 1913. — *Derselbe*, L'épithélium de l'oviducte pendant le passage de l'oeuf chez quelques Mammifères. Cpt. rend. de l'Association des Anatomistes. 18. Vers. Lyon. März 1923. Bibliographie anatomique Suppl. 1923. p. 281—286. — *Landau, Leopold*, Zur Behandlung von Beschwerden der natürlichen und antizipierten Klimax mit Eierstockssubstanz. Berlin. klin. Wochenschr. 1896. S. 557 f. — *Landau, Theodor*, Über einige Anomalien der Brustdrüsensekretion. Dtsch. med. Wochenschr. 1890. S. 745 bis 747. — *Derselbe*, Amenorrhöe und Gynäkologie. Berlin. klin. Wochenschr. 1912. S. 1744 f. — *Landeker, A.*, Organ- und Strahlentherapie in ihrem Einfluß auf die genitalen Hypofunktionen und Hypoplasien des Weibes. Verhandl. d. dtsch. Ges. f. Gynäkol. 17. Vers. Innsbruck. Juni 1922. Arch. f. Gynäkol. Bd. 117, S. 376—383. 1922. — *Derselbe*, Beziehungen zwischen Frauenleiden und Stoffwechselstörungen, insbesondere Gelenkerkrankungen. Zentralbl. f. Gynäkol. Jg. 48, S. 2387—2391. 1924. — *Landsberg, Erich*, Die Bedeutung der innersekretorischen Drüsen für den Stoffwechsel in der Schwangerschaft. Verhandl. d. dtsch. Ges. f. Gynäkol. 15. Vers. Halle a. S. 1913. 2. Teil, S. 154—156. Disk. S. 300—342 u. 350—359. — *Derselbe*, Eiweiß- und Mineralstoffwechseluntersuchungen bei der schwangeren Frau nebst Tierversuchen mit besonderer Berücksichtigung der Funktion endokriner Drüsen. Ein Versuch einer Darstellung der Stoffwechselveränderungen in der Gravidität auf allgemein-biologischer Basis. Zeitschr. f. Geburtsh. u. Gynäkol. Bd. 76, S. 53—98. 1915 (S. 73—75 u. 86). — *Lane-Claypon, Janet E.*, On the origin and life-history of the interstitial cells of the ovary in the rabbit. Brit. med. journ. 1905. 2. Teil, p. 18—20. — *Lane-Claypon, Janet E.* and *E. H. Starling*, An experimental enquiry into the factors which determine the growth and activity of the mammary glands. Proc. of the roy. soc. of London. Series B. Vol. 77, p. 505—522. 1906. — *Lang, Leo*, Der Brunstzyklus des Rindes nach Untersuchungen am Ovarium unter besonderer Berücksichtigung der dabei auftretenden Lipoide. Zeitschr. f. Konstitutionslehre. Bd. 10, S. 79—98. 1925. — *Lange, M.*, Die Beziehungen der Schilddrüse zur Schwangerschaft. Zeitschr. f. Geburtsh. u. Gynäkol. Bd. 40, S. 34—72. 1899. — *Langerhans, Robert* und *N. Saveliew*, Beiträge zur Physiologie der Brustdrüse. Virchows Arch. f. pathol. Anat. u. Physiol. Bd. 134, S. 344—355. 1893. — *Lanz, Fried.*, Über alimentäre Gykosurie bei Graviden. Wien. med. Presse 1895. Sp. 1857—1861. — *Lanz, W.*, Untersuchungen über den Einfluß der Menstruation auf den Gasstoffwechsel der Frau. Zeitschr. f. Geburtsh. u. Gynäkol. Bd. 89, S. 133—141. 1926. — *Laqueur, Ernst*, Über weibliches Sexualhormon, im bes. das Menformon. Sitz. d. med. Sekt. d. Schles. Ges. f. vaterl. Kultur in Breslau v. 14. Dez. 1926. Klin. Wochenschr. 1927. S. 390—396. Disk.

S. 714f. — *Derselbe*, Über weibliches (Geschlechts-) Hormon. Sitz. d. med. Ges. in Kiel v. 6. Dez. 1928. Münch. med. Wochenschr. 1929. S. 177f. (Disk.). — *Laqueur, Ernst, P. C. Hart, S. E. de Jongh* und *J. A. Wijsenbeek*, Über das Hormon des östrischen Zyklus. II. Beitrag zu den chemischen und pharmakologischen Eigenschaften und zur Eichung eines östrogenen Hormons. Dtsch. med. Wochenschr. 1926. S. 4—6 u. 52—55. — *Dieselben*, Über weibliches Sexualhormon (Menformon), das Hormon des östrischen Zyklus. III. Bemerkungen zur Eichung, reaktivierender Einfluß auf senile Mäuse; antimaskuline Wirkung. Dtsch. med. Wochenschr. 1926. S. 1247—1250. — *Dieselben*, Über das weibliche Sexualhormon, das Hormon des östrischen Zyklus (Menformon). IV. Einfluß auf den Stoffwechsel, Widerstandsvermögen gegen physikalische und andere Eingriffe. Dtsch. med. Wochenschr. 1926. S. 1331—1333. — *Laqueur, Ernst* und *S. E. de Jongh*, Zur Wirkung des weiblichen Sexualhormons Menformon, im besonderen auf die Mamma, zugleich ein Beitrag zur Bedeutung der Dosierung von biologisch wirksamen Präparaten. Monatsschr. f. Geburtsh. u. Gynäkol. Bd. 80, S. 425—441. 1928. — *Laqueur, Ernst, S. E. de Jongh* und *M. Tausk*, Über weibliches Sexualhormon, Menformon. V. Über den feminisierenden Einfluß des Menformons auf die unentwickelte Brustdrüse. Dtsch. med. Wochenschrift 1927. S. 867 f. — *Laqueur, E.* und *Mitarbeiter*, Zur Beseitigung von Unstimmigkeiten auf dem Gebiete des Ovarialhormons. Klin. Wochenschr. 1927. S. 1382. — *Lataste, Fernand*, Sur le bouchon vaginal des rongeurs. Journ. de l'anat. et de la physiol. norm. et pathol. de l'homme et des animaux. Tome 19, p. 144—171. 1883. — *Derselbe*, Transformation périodique de l'épithélium du vagin des rongeurs (rythme vaginal). Cpt. rend. hebdom. des séances de la soc. de biol. Tome 44, p. 765—769. 1892. (Sitz. v. 15. Okt. 1892.) — *Lauche, Arnold*, Experimentelle Untersuchungen an den Hoden, Eierstöcken und Brunstorganen erwachsener und jugendlicher Grasfrösche (Rana fusca Roes.). Arch. f. mikroskop. Anat. 2. Abt., Bd. 86, S. 51—84. 1915. — *Laudenheimer*, Innersekretorische Therapie bei nervösen Zuständen. Verhandl. d. dtsch. Ges. f. inn. Med. 34. Kongr. in Wiesbaden. April 1922. S. 447 f. — *Lebreton, A.*, Opothérapie par le corps jaune. Cpt. rend. hebdom. des séances de la soc. de biol. Tome 51, p. 532f. 1899. (Sitz. v. 24. Juni 1899.) — *Derselbe*, Corps jaune et auto-intoxication gravidique. Ebenda. S. 628f. (Sitz. v. 8. Juli 1899.) — *Lederer, Richard* und *Ernst Pribram*, Experimenteller Beitrag zur Frage über die Beziehung zwischen Placenta und Brustdrüsenfunktion. Pflügers Arch. f. d. ges. Physiol. Bd. 134, S. 531—544. 1910. — *Lee, Milton O.*, Studies on the oestrous cycle in the rat. I. The effect of thyroidectomy. Endocrinology. Vol. 9, p. 410—420. 1925. — *Derselbe*, Studies on the oestrous cycle in the rat. II. The effect of thyroparathyroidectomy and parathyroidectomy. Endocrinology. Vol. 10, p. 43—55. 1926. — *Derselbe*, Basal metabolism in the rat during the oestrous cycle. 39. Vers. d. Amer. physiol. Soc. Rochester. April 1927. Americ. journ. of physiol. Vol. 81, p. 492f. 1927. — *Lehfeldt, Hans*, Klimakterium und Blutdruck. Zentralbl. f. Gynäkol. Jg. 50, S. 2889—2895. 1926. — *Lehmann, Joachim*, Zur Frage der Geschlechtsspezifität der Keimdrüseninkrete. Inkretwirkung und Veränderung der Kastrationshypophyse der Ratte. Pflügers Arch. f. d. ges. Physiol. Bd. 216, S. 729—748. 1927. — *Derselbe*, Über das Strukturbild der Hypophyse kastrierter und nicht kastrierter Ratten unter dem Einfluß parenteral und enteral zugeführter Placentarsubstanzen. Virchows Arch. f. pathol. Anat. u. Physiol. Bd. 268, S. 346—373. 1928. — *Leicher, Hans*, Über den Calciumgehalt des menschlichen Blutserums und seine Beeinflussung durch Störungen der inneren Sekretion. Sitz. d. med.-biol. Abends d. Universität Frankfurt a. M. v. 7. Febr. 1922. Münch. med. Wochenschr. 1922. S. 331. — *Derselbe*, Der Calciumgehalt des menschlichen Blutserums und seine Beeinflussung durch Störungen der inneren Sekretion. Verhandl. d. dtsch. Ges. f. inn. Med. 34. Kongr. in Wiesbaden. April 1922. S. 417—419. — *Derselbe*, Der Calciumgehalt des menschlichen Blutserums und seine Beeinflussung durch Störungen der inneren Sekretion. Dtsch. Arch. f. klin. Med. Bd. 141, S. 85 bis 116. 1922. — *Leiner, Joshua H.*, Pubertas precox with especial attention to mentality. Sitz. d. New York Neurological Soc. v. 6. April 1920. Endocrinology. Vol. 4, p. 369—380. 1920. — *Lembcke, H.* und *Paul Lindig*, Die Beziehungen der Schwangerschaft zur künstlich erzeugten Glykosurie. Monatsschr. f. Geburtsh. u. Gynäkol. Bd. 56, S. 283—289. 1921. — *Lemke, Hermann*, Ein Beitrag zu: Über die Beziehungen zwischen Menstruation und Gesamtorganismus. Diss. Jena 1920. — *Lengfellner, Karl*, Über Versuche von Einwirkung der Röntgenstrahlen auf Ovarien und den schwangeren Uterus von Meerschweinchen. Münch. med. Wochenschr. 1906. S. 2147 f. — *Lenhartz, H.*, Die Beziehungen der weiblichen Geschlechtsorgane zu inneren Erkrankungen. Verhandl. d. Kongr. f. inn. Med. 25. Kongr. Wien. April 1908. 2. Referat. S. 65—96. Disk. S. 125—157. — *Lenhossék, M. v.*, Das Problem der geschlechtsbestimmenden Ursache. Jena: Fischer 1903. — *Lenz, Fritz*, P. W. Siegels Urlaubskinder und die Lösung des Geschlechtsproblems. Münch. med. Wochenschr. 1919. S. 188 bis 190. — *Lenz, J.*, Vorzeitige Menstruation, Geschlechtsreife und Entwicklung. (Menstruatio, Pubertas et Evolutio praecox.) Mit besonderer Berücksichtigung der Skelettentwicklung. Arch. f.

Gynäkol. Bd. 99, S. 67—144. 1913. — *Leopold, Gerhard,* Studien über die Uterusschleimhaut während Menstruation, Schwangerschaft und Wochenbett. I. Die Uterusschleimhaut und die Menstruation. Arch. f. Gynäkol. Bd. 11, S. 110—144. 1877. II. Die Uterusschleimhaut während der Schwangerschaft und der Bau der Placenta. S. 443—500. III. Die Uterusschleimhaut im Wochenbett und ihre normale und mangelhafte Rückbildung. Bd. 12, S. 169—210. — *Derselbe,* Über die Veränderungen der Uterusschleimhaut während der Menstruation. Sitz. d. Ges. f. Geburtsh. in Leipzig v. 31. Juli 1876. Arch. f. Gynäkol. Bd. 11, S. 396f. (Disk.). 1877. — *Derselbe,* Untersuchungen über Menstruation und Ovulation. Arch. f. Gynäkol. Bd. 21, S. 347—408. 1883. — *Leopold, Gerhard* und *F. Ehrenfreund,* Über 151 vaginale Totalexstirpationen wegen Uterusmyomen und über den Einfluß der Erhaltung der Eierstöcke auf das spätere Befinden der Operierten. Beiträge zur Geburtshilfe und Gynäkologie. Rudolf Chrobak aus Anlaß seines sechzigsten Geburtstages gewidmet von seinen Schülern und Freunden. Bd. 2, Wien: Hölder 1903. S. 134—165. — *Leopold, Gerhard* und *M. Mironoff,* Beitrag zur Lehre von der Menstruation und Ovulation. Arch. f. Gynäkol. Bd. 45, S. 506—538. 1894. — *Leopold, Gerhard* und *Alberto Ravano,* Neuer Beitrag zur Lehre von der Menstruation und Ovulation. Arch. f. Gynäkol. Bd. 83, S. 566—586. 1907. — *Léopold-Lévi,* À propos des syndromes ovaro-thyroïdiens et thyro-ovariens. Cpt. rend. hebdom. des séances de la soc. de biol. Tome 72, p. 89—91. 1912. (Sitz. v. 20. Jan. 1912.) — *Derselbe,* Insuffisance ovarienne et opothérapie surrénalienne. Cpt. rend. hebdom. des séances de la soc. de biol. Tome 73, p. 604f. 1912. (Sitz. v. 7. Dez. 1912.) — *Leupold, Ernst* und *Franz Seisser,* Experimentelle Untersuchungen über die Bedeutung des Cholesterinstoffwechsels für die weiblichen Keimzellen. Arch. f. Gynäkol. Bd. 119, S. 552—562. 1923. — *Levin, Paul M.,* The failure of histamine to induce oestrous changes in spayed rats. Americ. journ. of physiol. Tome 82, p. 19—21. 1927. — *Levy,* Über Menstruation in der Schwangerschaft. Arch. f. Gynäkol. Bd. 15, S. 361—383. 1880. — *Lévy-Solal, Jean Dalsace* et *Cohen-Solal,* Vomissements incoercibles de la grossesse. Recherches expérimentales au moyen d'extraits placentaires. Phénomène du choc. Cpt. rend. hebdom. des séances de la soc. de biol. Tome 95, p. 526 f. 1926. (Sitz. v. 17. Juli 1926.) — *Lewin, Lucie,* Zur Frühdiagnose der Schwangerschaft mittels Maturin. Dtsch. med. Wochenschr. 1923. S. 117f. — *Lichtwitz,* Über Immunisierung mit Corpus luteum. Sitz. d. med. Sekt. d. Schles. Ges. f. vaterl. Kultur in Breslau v. 19. Febr. 1904. Dtsch. med. Wochenschr. 1904. S. 683f. — *Liebesny, Paul,* Die spezifisch-dynamische Eiweißwirkung. Biochem. Zeitschr. Bd. 144, S. 308—350. 1924. — *Derselbe,* Beiträge zur Pathologie des respiratorischen Gaswechsels. V. Mitteilung. Zur spezifisch-dynamischen Wirkung der Nahrungsmittel. Klin. Wochenschr. 1925. S. 156—159. — *Derselbe,* Beiträge zur Pathologie des respiratorischen Gaswechsels. VI. Mitteilung. Der Einfluß der Hypophyse auf den Energiestoffwechsel. Wien. klin. Wochenschr. 1925. S. 780—784. — *Derselbe,* (ohne Titel), Sitz. d. Ges. d. Ärzte in Wien v. 27. Mai 1926. Wien. klin. Wochenschr. 1926. S. 672. (Disk.) — *Derselbe,* Untersuchungen über die Beziehungen zwischen Keimdrüsen und Hypophyse und therapeutisch-experimenteller Nachweis der zentralen Regulierung der Keimdrüsen beim Menschen. Klin. Wochenschr. 1927. S. 52—57. — *Liebesny, Paul* und *H. Schwarz,* Beiträge zur Pathologie des respiratorischen Gaswechsels. Wien. klin. Wochenschr. 1922. S. 879—883. — *Liesau, Hermann,* Der Einfluß der Kastration auf den weiblichen Organismus mit besonderer Berücksichtigung des sexuellen und psychischen Lebens. Diss. Freiburg i. Br. 1896. — *Limon, Maurice Adolphe,* Étude histologique et histogénique de la glande interstitielle de l'ovaire. Diss. Nanzig 1901 u. Arch. d'anat. microscop. Tome 5. p. 155—190. 1902—1903. — *Derselbe,* Observations sur l'état de la „glande interstitielle" dans les ovaires transplantés. Journ. de physiol. et de pathol. générale. Tome 6, p. 864—874. 1904. — *Lindemann, Walther,* Zur Cocainmydriasis. Münch. med. Wochenschr. 1911. S. 2610 f. — *Derselbe,* Gesamtfett-, Cholesterin- und Cholesterinesterbestimmung bei Eklampsie und Amenorrhöe. Verhandl. d. dtsch. Ges. f. Gynäkol. 15. Vers. Halle a. S. Mai 1913. 2. Teil, S. 156—159. Disk. S. 300—342 u. 350—359. — *Derselbe,* Über Natur und Verbreitung vasokonstriktorischer und wehenerregender Substanzen im Körper. Verhandl. d. Ges. dtsch. Naturf. u. Ärzte. 85. Vers. Wien. Sept. 1913. 2. Teil, 2. Hälfte, Abt. f. Geburtsh. u. Gynäkol. S. 460—463. — *Derselbe,* Untersuchungen zur Lipoidchemie des Blutes bei Schwangerschaft, Amenorrhöe und Eklampsie. Zugleich ein Beitrag zur Verdauungslipämie und zur Theorie der Schwangerschaftslipämie. Zeitschr. f. Geburtsh. u. Gynäkol. Bd. 74, S. 819—845. 1913. — *Derselbe,* Beiträge zur biologischen Bedeutung der Lipoide, besonders für die Sexualfunktion des Weibes. Habilitationsschrift Halle 1915. — *Derselbe,* Zur Physiologie des Corpus luteum. Zentralbl. f. Gynäkol. Jg. 40, S. 593—595. 1916. — *Lindemann, Walther* und *Bernhard Aschner,* Über Natur und Verbreitung vasokonstriktorischer und wehenerregender Substanzen im Körper. Münch. med. Wochenschr. 1913. S. 2779 bis 2782. — *Lindenthal, Otto Th.,* Menstruation und Corpus luteum. Wien. klin. Wochenschr. 1903.

S. 301—305. — *Lindig, Paul*, Zur Pathologie der Brustdrüsensekretion. Zeitschr. f. Geburtsh. u. Gynäkol. Bd. 76, S. 726—745. 1915. — *Derselbe*, Die Brustdrüsensekretion beim Neugeborenen. Monatsschr. f. Geburtsh. u. Gynäkol. Bd. 47, S. 534—543. 1918. — *Derselbe*, Funktionsäußerungen und -bedingungen des isolierten Eierstockes. Verhandl. d. dtsch. Ges. f. Gynäkol. 17. Vers. Innsbruck. Juni 1922. Arch. f. Gynäkol. Bd. 117, S. 289—294. Disk. S. 304—308. 1922. — *Derselbe*, Weitere experimentelle Untersuchungen über Uterus und Ovarium als innersekretorisches System. Verhandl. d. dtsch. Ges. f. Gynäkol. 18. Vers. Heidelberg, Mai 1923. Arch. f. Gynäkol. Bd. 120, S. 233—237. 1923. — *Lindquist, Lorentz*, Redogörelse för en serie av myomlaparotomier. Hygiea. Jg. 79, p. 625—684. 1917. — *Linzenmeier, G.*, Behandlung der Sterilität durch Röntgenbestrahlung. Sitz. d. med. Ges. zu Kiel v. 13. Juli 1922. Münch. med. Wochenschr. 1922. S. 1168. (Disk.) — Zentralbl. f. Gynäkol. Jg. 46, S. 1560 bis 1562. 1922. — *Lipschütz, Alexander*, Über die Abhängigkeit der Körpertemperatur von der Pubertätsdrüse. Pflügers Arch. f. d. ges. Physiol. Bd. 168, S. 177—192. 1917. — *Derselbe*, Prinzipielles zur Lehre von der Pubertätsdrüse. Roux' Arch. f. Entwicklungsmechanik d. Organismen. Bd. 44, S. 207—212. 1918. — *Derselbe*, Die Gestaltung der Geschlechtsmerkmale durch die Pubertätsdrüsen. Roux' Arch. f. Entwicklungsmechanik d. Organismen. Bd. 44, S. 396—410. 1918. — *Derselbe*, Die Pubertätsdrüse und ihre Wirkungen. Bern: Bircher 1919. — *Derselbe*, Zur Frage der geschlechtsspezifischen Beeinflussung der Gonade durch eine heterosexuelle Geschlechtsdrüse. (Bemerkungen zur nachstehenden Arbeit von K. Wagner). Roux' Arch. f. Entwicklungsmechanik d. Organismen. Bd. 52—97. S. 384 f. 1923. — *Derselbe*, Latent glandular hermaphroditism. New „unbolting" experiments. Journ. of physiol. Vol. 59, p. 333—339. 1924. — *Derselbe*, Über de Antagonismus der Geschlechtsdrüsen und seine Bedeutung für die Pathologie. Klin. Wochenschr. 1924. S. 1903—1907. — *Derselbe*, Condition de l'utérus après la castration partielle. Cpt. rend. hebdom. des séances de la soc. de biol. Tome 90, p. 197—199. 1924. (Sitz. v. 26. Jan. 1924.) — *Derselbe*, À propos du mécanisme de l'action féminisante de la greffe ovarienne. L'hétérogreffe ovarienne de la Lapine au Cobaye n'éveille pas d'effet hormonal féminin. Cpt. rend. hebdom. des séances de la soc. de biol. Tome 91, p. 870 f. 1924. (Sitz. v. 18. Okt. 1924.) — *Derselbe*, Analyse, par fractionnement du temps de latence, de l'effet hormonal féminin chez les mâles féminisés. Cpt. rend. hebdom. des séances de la soc. de biol. Tome 92, p. 141—143. 1925. (Sitz. v. 24. Jan. 1925.) — *Derselbe*, Influence de l'âge du porteur sur la fonction endocrine de la greffe ovarienne. Cpt. rend. hebdom. des séances de la soc. de biol. Tome 93, p. 1066—1068. 1925. (Sitz. v. 31. Okt. 1925.) — *Derselbe*, Conditions déterminant la durée du temps de latence dans l'hermaphrodisme expérimental. Cpt. rend. hebdom. des séances de la soc. de biol. Tome 93, p. 1409—1411. 1925. (Sitz. v. 5. Dez. 1925.) — *Derselbe*, Bemerkungen zur Arbeit von Prof. S. Löwe: „Über einige Wirkungskennzeichen und Wirkungsbedingungen eines Ovarialhormons". Zentralbl. f. Gynäkol. Jg. 49, S. 2621—2623. 1925. — *Derselbe*, Is there an antagonism between the male and the female sex-endocrine gland? Endocrinology. Vol. 9, p. 109—116. 1925. — *Derselbe*, Réaction spécifique à la greffe ovarienne chez les cobayes mâles et femelles. Cpt. rend. hebdom. des séances de la soc. de biol. Tome 93, p. 1463 f. 1925. (Sitz. v. 12. Dez. 1925.) — *Derselbe*, Experimenteller Hermaphroditismus und der Antagonismus der Geschlechtsdrüsen. VIII. Mitteilung. Über die Bedeutung spermatogener Substanzen für das Zustandekommen des weiblichen hormonalen Effekts. — Hormon und Substrat. Pflügers Arch. f. d. ges. Physiol. Bd. 211, S. 305—323. 1926. — *Derselbe*, Experimenteller Hermaphroditismus und der Antagonismus der Geschlechtsdrüsen. XI. Mitteilung. Hyperfeminierung und protrahierte Brunst. Pflügers Arch. f. d. ges. Physiol. Bd. 211, S. 722—744. 1926. — *Derselbe*, Experimenteller Hermaphroditismus und der Antagonismus der Geschlechtsdrüsen. XII. Mitteilung. Der Einfluß des Alters des Wirtstieres auf das Zustandekommen des weiblichen hormonalen Effekts. — Schlußwort. Pflügers Arch. f. d. ges. Physiol. Bd. 211, S. 745—760. 1926. — *Derselbe*, Neue Untersuchungen über experimentellen Hermaphroditismus und über den Antagonismus der Geschlechtsdrüsen. Pflügers Arch. f. d. ges. Physiol. Bd. 221, S. 439—454. 1929. — *Lipschütz, Alexander* et *Leida Adamberg*, Hyperféminisation et rut prolongé. Base endocrine de l'hyperféminisation. Cpt. rend. hebdom. des séances de la soc. de biol. Tome 93, p. 1413 f. 1925. (Sitz. v. 5. Dez. 1925.) — *Dieselben*, Nouvelles expériences sur la loi de la constance folliculaire. Cpt. rend. hebdom. des séances de la soc. de biol. Tome 93, p. 1464 bis 1466. 1925. (Sitz. v. 12. Dez. 1925.) — *Lipschütz, Alexander, L. Adamberg, M. Tiitso, und S. Vešnjakov*, Experimenteller Hermaphroditismus und der Antagonismus der Geschlechtsdrüsen. IX. Mitteilung. Das Gesetz der konstanten Follikelzahl. — Die Beeinflussung des ovariellen Transplantats durch die Ovarien in situ. Pflügers Arch. f. d. ges. Physiool. Bd. 211, S. 682—696. 1926. — *Lipschütz, Alexander* und *Wilhelm Krause*, Recherches quantitatives sur l'hermaphrodisme expérimental. Cpt. rend. hebdom. des séances de la soc. de biol. Tome 89, p. 220—223. 1923. (Sitz. v. 23. Juni 1923.) *Dieselben*, Temps de latence dans l'hermaphrodisme expérimental. Cpt. rend. hebdom. des séances de la soc. de biol. Tome 89, p. 1135—1137. 1923. (Sitz. v. 8. Dez. 1923.) — *Lipschütz, Alexander, Wilhelm Krause* and *H. E. V. Voss*, Experimental hermaphroditism on quantitative lines. (Intratesticular ovarian transplantation by the method of Sand.) Journ. of physiol. Vol. 58, p. 461 bis 465. 1923—1924. — *Lipschütz, Alexander, F. Lange* et *D. Švikul*, La production d'hormones ovariennes ou testiculaires est-elle inhibée dans l'hermaphrodisme glandulaire latent? Cpt. rend. hebdom. des séances de la soc. de biol. Tome 92, p. 145—147. 1925. (Sitz. v. 24. Jan. 1925.) — *Lipschütz, Alexander* et *H. Perli*, Hermaphrodisme expérimental chez des mâles à testicule intact. Cpt. rend. hebdom. des séances de la soc. de biol. Tome 93, p. 1068f. 1925. (Sitz. v. 31. Okt. 1925.) — *Lipschütz, Alexander, H. Perli* et *D. Švikul*, Déclanchement de l'effet hormonal féminin par des substances d'origine testiculaire dans l'hermaphrodisme glandulaire latent. Cpt. rend. hebdom. des séances de la soc. de biol. Tome 92, p. 1179—1181. 1925. (Sitz. v. 2. Mai 1925.) — *Lipschütz, Alexander* et *M. Tiitso*, Le problème de l'hyperféminisation. Cpt. rend. hebdom. des séances de la soc. de biol. Tome 92, p. 143—145. 1925. (Sitz. v. 24. Jan. 1925.) — *Lipschütz, Alexander, M. Tiitso, D. Švikul* und *S. Vešnjakov*, Experimenteller Hermaphroditismus und der Antagonismus der Geschlechtsdrüsen. VII. Mitteilung. Störung der Spermatogenese und weiblicher hormonaler Effekt. Pflügers Arch. f. d. ges. Physiol. Bd. 211, S. 279—304. 1926. — *Lipschütz, Alexander, M. Tiitso, H. E. V. Voß S. Vešnjakov* und *L. Adamberg*, Experimenteller Hermaphroditismus und der Antagonismus der Geschlechtsdrüsen. X. Mitteilung. Die geschlechtsverschiedene Reaktion auf das ovarielle Transplantat. Vergleichende Versuche mit Ovarientransplantation bei Männchen und Weibchen. Pflügers Arch. f. d. ges. Physiol. Bd. 211, S. 697—721. 1926. — *Lipschütz, Alexander, S. Vešnjakov, R. Tuisk* et *L. Adamberg*, Essais de purification d'une hormone ovarienne à action morphogène. Cpt. rend. hebdom. des séances de la soc. de biol. Tome 94, p. 738 f. 1926. (Sitz. v. 20. März 1926.) — *Dieselben*, Quelques détails sur le titrage biologique de liquides contenant des hormones ovariennes. Cpt. rend. hebdom. des séances de la soc. de biol. Tome 94, p. 976 f. 1926. (Sitz. v. 17. April 1926.) — *Lipschütz, Alexander* et *H. E. V. Voss*, Dynamique de l'hypertrophie ovarienne. Expériences sur des chattes. Cpt. rend. hebdom. des séances de la soc. de biol. Tome 90, p. 199—201. 1924. (Sitz. v. 26. Jan. 1924.) — *Dieselben*, Experimenteller Hermaphroditismus und der Antagonismus der Geschlechtsdrüsen. VI. Mitteilung. Über die Bedeutung des operativen Eingriffs am Testikel für das Zustandekommen des weiblichen hormonalen Effekts. Pflügers Arch. f. d. ges. Physiol. Bd. 211, S. 266—278. 1926. — *de Lisi, L.*, Über die Funktion der Hoden und des Eierstockes der enthirnten Schildkröten. Roux' Arch. f. Entwicklungsmechanik d. Organismen. Bd. 47. S. 617—626. 1921. — *Lissac, Maurice*, Traitement des troubles consécutifs à la castration chez la femme. Opothérapie ovarienne. Diss. Paris 1896. — *Lisser, H.*, Organotherapy, present achievements and future prospects. Endocrinology. Vol. 9, p. 1—20. 1925. — *Lochner, Julius Albert*, Über Geisteskrankheit im Klimakterium. Diss. Leipzig 1870. — *Lode, Alois*, Experimentelle Beiträge zur Lehre der Wanderung des Eies vom Ovarium zur Tube. Nach Versuchen am Kaninchen. Arch. f. Gynäkol. Bd. 45, S. 293—322. 1894. — *Loeb, Leo*, Über die experimentelle Erzeugung von Knoten von Deciduagewebe in dem Uterus des Meerschweinchens nach stattgefundener Kopulation. Zentralbl. f. Pathol. 1907. Bd. 18, S. 563—565. — *Derselbe*, The production of deciduomata and the relation between the ovaries and the formation of the decidua. Proc. of the pathol. soc. of Philadelphia. Vol. 29, p. 141-154. 1907—1908. (Sitz. v. 9. April 1908.) — *Derselbe*, Über die künstliche Erzeugung der Decidua und über die Bedeutung der Ovarien für die Deciduabildung. Zentralbl. f. Physiol. Bd. 22, S. 498—500. 1908. — *Derselbe*, Über die Bedeutung des Corpus luteum. Zentralbl. f. Physiol. Bd. 23, S. 73—76. 1909. — *Derselbe*, Beiträge zur Analyse des Gewebewachstums. III. Die Erzeugung von Deciduen in dem Uterus des Kaninchens. Roux' Arch. f. Entwicklungsmechanik d. Organismen. Bd. 27, S. 89—105. 1909. — *Derselbe*, Weitere Untersuchungen über die künstliche Erzeugung der mütterlichen Placenta und über die Mechanik des sexuellen Zyklus des weiblichen Säugetierorganismus. Zentralbl. f. Physiol. Bd. 24, S. 203—208. 1910. — *Derselbe*, Über die Bedeutung des Corpus luteum für die Periodizität des sexuellen Zyklus beim weiblichen Säugetierorganismus. Dtsch. med. Wochenschr. 1911. S. 17—21. — *Derselbe*, Der normale und pathologische Zyklus im Ovarium des Säugetiers. Virchows Arch. f. pathol. Anat. u. Physiol. Bd. 206, S. 278—303. 1911. — *Derselbe*, Untersuchungen über die Ovulation nebst einigen Bemerkungen über die Bedeutung der sogenannten „interstitiellen Drüse" des Ovariums. Zentralbl. f. Physiol. Bd. 25, S. 336—341. 1911. — *Derselbe*, Über Hypotypie der zyklischen Veränderungen des Säugetierovariums und über ihre Beziehung zur Sterilität. Zentralbl. f. Physiol. Bd. 25, S. 342 f. 1911. — *Derselbe*, Beiträge zur Analyse des Gewebewachstums. IV. Über den Einfluß von Kombinationsreizen auf das Wachstum des transplantierten Uterus des Meerschweinchens. Roux' Arch. f. Entwicklungsmechanik d. Organismen. Bd. 31, S. 456—478. 1911. — *Derselbe*, The correlation between the cyclic changes in the uterus and the ovaries in the guinea-pig. Biol. bull. of the marine biol. laborat. Vol. 27, p. 1—44. 1914. — Derselbe, Further investigations on the cyclic changes in the mammalian ovary. Proc. of the soc. f. exp. biol. a. med. Vol. 13, p. 162—164. 1915 bis 1916. (76. Sitz in New Haven v. 24. Mai 1916.) — Derselbe, The relation of the ovary to the uterus and mammary gland from the experimental aspect. Transact. of the Americ. gynecol. soc. Pittsburg, Mai—Juni 1917. Vol. 42, p. 172—207. — Surg., gynecol. a. obstetr. Vol. 25, p. 300—315. 1917. — Derselbe, Corpus luteum and the periodicity in the sexual cycle. Science. N. S., Vol. 48, p. 273—277. 1918. — Derselbe, The effect of exstirpation of the uterus on the life and function of the corpus luteum in the guinea pig. Proc. of the soc. f. exp. biol. a. med. Vol. 20, p. 441—443. 1923. — Derselbe, The mechanism of the sexual cycle and the specifity of growth substances. Ebenda. p. 443—445. — Derselbe, The mechanism of the sexual cycle with special reference to the corpus luteum. Americ. journ. of anat. Vol. 32, p. 305—343. 1923/24. — Loeb, Leo and F. L. Haven, Effect of cyclic changes in female guinea pig on cell proliferation in epidermis. Proc. of the soc. f. exp. biol. a. med. Vol. 24, p. 898f. 1926—27. (Sitz. d. Missouri Branch v. 18. Mai 1927.) — Loeb, Leo and Cora Hesselberg, The cyclic changes in the mammary gland under normal and pathological conditions. I. The changes in the non-pregnant guinea pig. Journ. of exp. med. Vol. 25, p. 285—304. 1917. II. The changes in the pregnant guinea pig, the effect of lutein injections, and the correlation between the cycle of the uterus and ovaries and the cycle of the mammary gland. Ebenda. p. 305—321. — Loeb, Leo and William B. Kountz, The effect of follicular extract on the generative organs of hysterectomized guinea pigs. Proc. of the soc. f. exp. biol. a. med. Vol. 24, p. 728—731. 1926—1927. (Sitz. d. Missouri Branch v. 30. März 1927.) — Loeb, Leo and Choizu Kuramitsu, The influence of lactation on the sexual cycle in the rat and guinea pig. Americ. journ. of physiol. Vol. 55, p. 443—449. 1921. — Loisel, Gustave, Les phénomènes de sécrétion dans les glandes génitales. Revue générale et faits nouveaux. Journ. de l'anat. et de la physiol. norm. et path. Tome 40, p. 536—562. 1904. — Lommel, Über Infantilismus und Störungen der Geschlechtsreifung. Dem. in d. Sitz. d. Med.-Naturw. Ges. zu Jena, Sekt. f. Heilk., v. 15. März 1917. Berlin. klin. Wochenschr. 1917. S. 835. (Disk.). — Long, Joseph A., The oestrous cycle in rats. 16. Vers. d. Americ. soc. of zool. Baltimore. Dez. 1918. Anat. record. Vol. 15, p. 352. 1919. — Long, Joseph A. and Herbert McLean Evans, The oestrous cycle in the rat. 36. Vers. d. Americ. Assoc. of Anatomists. Washington, April 1920. Anat. record. Vol. 18, p. 241—244. 1920. — Dieselben, On the attainment of sexual maturity and the character of the first oestrus cycle in the rat. Ebenda. p. 244f. — Dieselben, Effect on the oestrus cycle of the removal of various portions of the reproductive system. Ebenda. p. 245. — Dieselben, Rhythmical recurrence of the typical oestrus cycle after ovarian transplantation. Ebenda. p. 245f. — Dieselben, The effect of copulation in delaying the occurrence of the next oestrus cycle and the production of a similar effect by mechanical stimulation of the cervix. Ebenda. S. 246f. — Dieselben, The inhibition of oestrus and ovulation by lactation. Ebenda. p. 247. — Dieselben, Corpora lutea of lactation in the rat as distinguished from the corpora of pregnancy and those of ovulation. Ebenda. p. 247f. — Dieselben, The survival and time of disappearance of the corpora lutea of pregnancy in the rat under various conditions. Ebenda. p. 248. — Dieselben, The experimental production of deciduomata in the rat, with special reference to the phases of the oestrus cycle. Ebenda. p. 248f. — Dieselben, A characteristic sign of pregnancy in the rat detectable from the thirteenth to the sixteenth day. Ebenda. p. 249. — Dieselben, On the production of the condition of „pseudopregnancy" by infertile coitus or mechanical stimulation of the cervical canal in the rat. 37. Vers. d. Americ. Assoc. of Anatomists. Philadelphia. März 1921. Anat. record. Vol. 21, p. 57. 1921. — Dieselben, A characteristic histology of the vaginal mucosa during lactation. Ebenda. p. 58. — Dieselben, On the production of deciduomata during lactation. Ebenda. p. 58f. — Dieselben, On the rapid maturation of the ovary by transplantation of the youthful gonad to adults. Ebenda. p. 60. — Dieselben, The oestrous cycle in the rat and its associated phenomena. Memoirs of the University of California. Vol. 6, p. 1—148. 1922. — Long, Joseph A. and Jessie E. Quisno, The ovulation period in rats. Science. N. S., Vol. 44, p. 795f. 1916. — Long, Joseph A. and H. P. Smith, Ovulation in mice. Science. N. S., Vol. 44, p. 796f. 1916. — Longley, W. H., The maturation of the egg and ovulation in the domestic cat. Americ. journ. of anat. Vol. 12, p. 139—172. 1911—1912. — Löschcke, Hermann, Untersuchungen über Entstehung und Bedeutung der Spaltbildungen in der Symphyse, sowie über physiologische Erweiterungsvorgänge am Becken Schwangerer und Gebärender. Zugleich ein Beitrag zur Frage der Beeinflussung des Knochenwachstums durch die Schwangerschaft. Arch. f. Gynäkol. Bd. 96, S. 525 bis 560. 1912. — Derselbe, Über zyklische Vorgänge in den Drüsen des Achselhöhlenorgans und ihre Abhängigkeit vom Sexualzyklus des Weibes. Virchows Arch. f. pathol. Anat. u. Physiol. Bd. 255, S. 283 bis 294. 1925. — Löser, Alfred, Milchsäureentwicklung in der lebenden menschlichen Placenta und im menschlichen Ovar. Vorläufige Mitteilung. Zentralbl. f. Gynäkol. Jg. 50, S. 363f. 1926. — *Derselbe,* Die Wirkung der Eierstocksüberpflanzung auf die infantile, innersekretorisch-kranke und alternde Frau. Med. Klinik. 1926. S. 1637—1640. — *Louros, Nicolas,* Vagotonie als Schwangerschaftssymptom. Zentralbl. f. Gynäkol. Jg. 47, S. 1667—1677. 1923. — *Derselbe,* Über den Erregbarkeitszustand des vegetativen Nervensystems in der Schwangerschaft und Eklampsie. Zeitschr. f. d. ges. exp. Med. Bd. 38, S. 241—260. 1923. — *Derselbe,* Vagotonie als Schwangerschaftssymptom. (Erwiderung auf den Aufsatz von Peyser. Zentralblatt f. Gyn. 1924. Nr. 8.) Zentralbl. f. Gynäkol. Jg. 48, S. 803f. 1924. — *Derselbe,* Zur Schwangerschaftsvagotonie. Zentralbl. f. Gynäkol. Jg. 48, S. 1903—1906. 1924. — *Loviot,* Ovulation sans menstruation pendant une période de 14 ans, au cours de laquelle il y a eu 4 grossesses. Sitz. d. Soc. obstétr. et gynécol. de Paris v. Nov. 1893. Ann. de gyneéol. Tome 41, p. 163. 1894. — *Löwe, S.,* Nachweis brunsterzeugender Stoffe im weiblichen Blute. Klin. Wochenschr. 1925. S. 1407. — *Derselbe,* Über einige Wirkungskennzeichen und Wirkungsbedingungen eines Ovarialhormons. (Vorläufige Mitteilung.) Zentralbl. f. Gynäkol. Jg. 49, S. 1735—1758. 1925. — *Derselbe,* Berichtigung zu A. Lipschütz. „Bemerkungen zur Arbeit von Prof. S. Löwe usw.". (Zentralblatt f. Gyn. 1925, S. 2621). Zentralbl. f Gynäkol. Jg. 50, S. 289f. 1926. — *Derselbe,* Zur Pharmakologie des Ovarialhormons. Sitz. d. med. Ges. Göttingen v. 23. Juli 1925. Klin. Wochenschr. 1925. S. 2036. — *Derselbe,* Neue Wertbestimmungsverfahren für Hormonpräparate. Verhandl. d. dtsch. pharmakol. Ges. 5. Vers. Rostock. August 1925. Arch. f. exp. Pathol. u. Pharmakol. Bd. 111. S. 39f. 1926. — *Derselbe,* Pharmakologisches über weibliche Sexualhormone. Sitz. d. Ges. f. Geburtsh. u. Gynäkol. zu Berlin v. 22. Januar 1926. Zeitschr. f. Geburtsh. u. Gynäkol. Bd. 90, S. 380—387. 1926. — *Derselbe,* Die Vagina als „Testis" des Ovariums. Einige allgemeine Bemerkungen über „Testieren" und „Titrieren" im Zusammenhang mit der Arbeit von B. Zondek und S. Aschheim in Jg. 5, Nr. 22, S. 979 dieser Wochenschrift. Klin. Wochenschr. 1926. S. 1327f. — *Derselbe,* Qualitative und quantitative Analyse in Anwendung auf weibliche Inkretzubereitungen. (Zugleich eine Antwort an Herrn O. O. Fellner.) Zentralbl. f. Gynäkol. Jg. 50, S. 551—556. 1926. — *Derselbe,* Emmenagoger Erfolg als hormontherapeutisches Ziel. Klin. Wochenschr. 1927. S. 59—61. — *Löwe, S.* und *F. Lange,* Der Gehalt des Frauenharnes an brunst-erzeugenden Stoffen in Abhängigkeit vom ovariellen Zyklus. (Über weibliche Sexualhormone. VII. Mitteilung.) Klin. Wochenschr. 1926. S. 1038f. — *Dieselben,* Prüfung des Hormongehaltes von Corpus-luteum-Präparaten. XI. Mitteilung über weibliche Sexualhormone. Arch. f. exp. Pathol. u. Pharmakol. Bd. 120, S. 48—64. 1927. — *Löwe, S., F. Lange* und *W. Faure,* Über weibliche Sexualhormone. III. Mitteilung. Die Wirksamkeit des Zyklushormons bei peroraler Zuführung. Dtsch. med. Wochenschr. 1926. S. 310—313. — *Dieselben,* Messung der Brunstreaktion in Körperflüssigkeiten. (1. Über weibliche Sexualhormone. V. Mitteilung.) Dtsch. med. Wochenschrift. 1926. S. 559—561. — *Löwe, S.* und *E. H. V. Voß,* Eine placentare Inkretdrüse Spenderin örtlich wirksamen Hormons? (Über weibliche Sexualhormone. VIII. Mitteilung.) Klin. Wochenschr. 1926. S. 1083—1085. — *Löwe, S., H. E. Voß* und *Elisabeth Paas,* Über weibliche Sexualhormone (Thelykinine). XIII. Mitteilung. Beobachtungen zur Frage der Thelykininwirkung an Vögeln. Pflügers Arch. f. d. ges. Physiol. Bd. 215, S. 453—456. 1927. — *Löwenhardt, Paul,* Die Berechnung und die Dauer der Schwangerschaft. Arch. f. Gynäkol. Bd. 3, S. 456—491. 1872. — *Löwenthal, Wilhelm,* Eine neue Deutung des Menstruationsprozesses. Arch. f. Gynäkol. Bd. 24, S. 169 bis 261. 1884. — *Derselbe,* Zwei kasuistische Beiträge zur Menstruationslehre. Arch. f. Gynäkol. Bd. 26, S. 156—162. 1885. — *Derselbe,* Bemerkungen zu E. A. Feoktistows „Einige Worte über die Ursachen und den Zweck des Menstrualprozesses." Arch. f. Gynäkol. Bd. 28, S. 158 bis 160. 1886. — *Löwy, A.,* Über den Einfluß des Oophorins auf den Eiweißumsatz. Berlin. klin. Wochenschr. 1899. S. 1100. — *Derselbe,* Neue Untersuchungen zur Physiologie der Geschlechtsorgane. Erg. d. Physiol. Jg. 2, 1. Abt., S. 130—158. 1903. — *Derselbe,* Die Steinachschen Versuche über Verjüngung durch Beeinflussung der Pubertätsdrüse. Therapie d. Gegenw. Jg. 61, S. 273—276. 1920. — *Derselbe,* Einfluß der Geschlechtsorgane auf den Erhaltungsumsatz. In Oppenheimer, Carl, Handb. d. Menschen u. d. Tiere. 2. Aufl. Jena: Fischer 1923. Bd. 6, S. 184—186. — *Löwy, A.* und *Paul Friedr. Richter,* Sexualfunktion und Stoffwechsel. Ein experimenteller Beitrag zur Frage der Organtherapie. Arch. f. Anat. u. Physiol. Physiol. Abt. Suppl.-Bd., S. 174—198. 1899. — *Dieselben,* Zur wissenschaftlichen Begründung der Organtherapie. Berlin. klin. Wochenschr. 1899. S. 1095—1100. — *Lubosch, W.,* Über den gegenwärtigen Stand der Lehre von der Eireifung. Referat. Verhandl. d. anat. Ges. München, 26. Vers. April 1912. Anat. Anz. 1912. Erg.-H. zu Bd. 41, S. 13—47. (Disk.) — *Luchsinger y Centeno, J.,* Über die zyklischen Veränderungen der weiblichen Brustdrüse. Beitr. z. pathol. Anat. u. z. allg. Pathol. Bd. 78, S. 594—617. 1927. — *Ludlum, S. D.* and *Ellice Mc Donald,* A study of menstruation. Surg., gynecol. a. obstetr. Vol. 41, p. 569—572. 1925. — *Ludwig, Fritz,* Die Placenta als wehenförderndes Organ. Monatsschr. f. Geburtsh. u. Gynäkol. Bd. 50, S. 256—282. 1919. —

Ludwig, H., Über Glykosurie und alimentäre Glykosurie in der Schwangerschaft. Wien. klin. Wochenschrift 1899. S. 305—317. — *Lusk, Graham,* Interpretation of disturbances in metabolism due to the glands of internal secretion. Endocrinology. Vol. 9, p. 213—220. 1925. — *Lutaud, A.,* De la menstruation dans ses rapports avec l'ovulation. — De la nidation utérine. Ann. de gynecol. Tome 5, p. 427—434. 1876. — *Lüthje, Hugo,* Über die Kastration und ihre Folgen. Arch. f. exp. Pathol. u. Pharmakol. Bd. 48, S. 184—222. 1902. Bd. 50, S. 268—272. 1903.

Maase, C., Schwangerschaft und Glykosurie. Ein kasuistischer Beitrag zu ihren ätiologischen Beziehungen. Charité-Annalen. Jg. 35, S. 33—41. 1911. — *McCartney, J. L.,* Studies on the mechanism of sterilization of the female by spermotoxin. Americ. journ. of physiol. Vol. 63, p. 207—217. 1923. — *McCone, James F.,* Preliminary report of transplantation of the ovaries. Americ. journ. of obstetr. Vol. 40, p. 214—218. 1899. — *McCord, Carey Pratt,* The pineal gland. The influence of the pineal gland upon growth and differentiation with particular reference to its influence upon prenatal development. Surg., gynecol. a. obstetr. Vol. 25, p. 250—260. 1917. — *McCrudden, Francis H.,* The effect of castration on the metabolism. Journ. of biol. chem. Vol. 7, p. 185—197. 1909—1910. — *MacDowell, E. C.,* The corpora lutea of pregnancy in living mice as a measure of prenatal mortality and fecundity. 21. Vers. d. Americ. soc. of zool. Cincinnati. Dez. 1923. Anat. record. Vol. 26, p. 395. 1923. — *McFarland, Joseph,* Preliminary remarks upon the functional variations of the normal human mammary gland. 37. Vers. d. Americ. assoc. of anat. Philadelphia, März 1921. Anat. record. Vol. 21, p. 72f. 1921. — *Derselbe,* Microscopic sections showing functional variations in normal human mammary glands. Ebenda. p. 89 (Dem.). — *Macht, David I.* and *O. Hyndman,* Effect of menotoxin injections on behavior of rats in the maze. Proc. of the soc. f. exp. biol. a. med. Vol. 23, p. 208f. 1925—1926. (New York Meeting v. 16. Dez. 1925.) — *Macijewska, Marie,* Menstruatio praecox. Diss. Berlin 1912. — *McIlroy, A. Louise,* The physiological influence of ovarian secretion. Proc. of the roy. soc. of med., obstetr. a. gynecol Sect. Vol. 5, 2. Teil, p. 342 bis 370. 1911—1912. (Sitz. v. 6. Juni 1912.) — *Dieselbe,* Some experimental work upon the physiological fonction of the ovary. Journ. of obstetr. a. gynecol of the Brit. Empire. Vol. 22, p. 19—26. 1912. — *Dieselbe,* Ovarian secretion. A review. Ebenda. Vol. 23, p. 265—287. 1913. — *McKenzie, Fred F.,* Correlations of external signs and vaginal changes with the ovarian cycle in swine. 40. Vers. d. Americ. assoc. of anat. Buffalo. April 1924. Anat. record. Vol. 27, p. 185f. 1924. — *Mackenzie, K. J. J.* and *Francis H. A. Marshall,* On ovariotomy in sows with observations on the mammary glands and the internal genital organs. Journ. of agricult. science. Vol. 4, p. 410—420. 1911—1912. — *Mackenzie, K. J. J., Francis H. A. Marshall* and *J. Hammond,* On ovariotomy in sows; with observations on the mammary glands and the internal genital organs. Part. III. Journ. of agricult. science. Vol. 6, p. 182—186. 1914. — *Magnus, Vilhelm,* Ovariets betydning for svangerskabet med saerligt hensyn til corpus luteum. Sitz. d. Medicinsk selskab v. 11. Sept. 1901. Norsk magaz. f. laegevidenskaben. Jg. 62, 4. Reihe, Bd. 16, S. 1138—1145. 1901. — *Derselbe,* Transplantation af ovarier med saerligt hensyn til afkommet. Norsk magaz. f. laegevidenskaben. Jg. 68, 5. Reihe, Bd. 5, S. 1057—1071. 1907. — *Magnus-Levy, Adolf,* Physiologie des Stoffwechsels. In von Noorden, Carl, Handb. d. Pathol. d. Stoffwechsels. 2. Aufl. Bd. 1. Berlin: Hirschwald 1906. S. 1—479. (Einfluß sexueller Vorgänge auf den Stoffwechsel. S. 399 bis 423.) — *Mahnert, Alfons,* Ein Beitrag zum Studium der Adrenalinblutdruckkurve in der Schwangerschaft und deren Beziehungen zum Cholesteringehalt des Blutes. Zeitschr. f. d. ges. exp. Med. Bd. 42, S. 442 bis 448. 1924. — *Derselbe,* Der Einfluß des Carcinomwachstums auf die Ovarialfunktion der weißen Maus. Arch. f. Gynäkol. Bd. 130, S. 275—282. 1927. — *Derselbe,* Hypophysenvorderlappen und Ovarium. Tierexperimentelle Untersuchungen über das Bestehen wechselseitiger Beziehungen zwischen dem Ovarium und dem Hypophysenvorderlappen. Zentralbl. f. Gynäkol. Jg. 52, S. 1754—1758. 1928. — *Derselbe,* Studien über die Wirkung des weiblichen Keimdrüsenhormons im Parabioseversuch. Krankheitsforschung. Bd. 7, S. 79—82. 1929. — *Mahnert, Alfons* und *H. Siegmund,* Tierexperimentelle Studien über die Wirkung von Corpus-luteum-Substanzen auf die Ovarialfunktion. Wien. klin. Wochenschr. 1927. S. 281. — *Dieselben,* Ovarialhormon und Ei. Zentralbl. f. Gynäkol. Jg. 51, S. 1626—1635. 1927. — *Mainzer,* Kranke mit Osteomalacie. Dem. in d. Sitz. d. Ges. f. Geburtsh. u. Gynäkol. zu Berlin v. 3. April 1908. Zeitschr. f. Geburtsh. u. Gynäkol. Bd. 62, S. 613—616 (Disk.). 1908. — *Mainzer, F.,* Vorschlag zur Behandlung der Ausfallserscheinungen nach Kastration. Dtsch. med. Wochenschr. 1896. S. 188. — *Derselbe,* Zur Behandlung amenorrhoischer und klimakterischer Frauen mit Ovarialsubstanz. Dtsch. med. Wochenschr. 1896. S. 393—396. — *Derselbe,* 200 vaginale Radikaloperationen wegen chronisch-eitriger und entzündlicher Adnexerkrankungen, nebst Untersuchungen über die Dauererfolge der vaginalen Radikaloperation. Arch. f. Gynäkol. Bd. 54, S. 421—505. 1897. — *Malamud, Thérèse,* Calcémie et cycle menstruel. Sitz. d. Soc. Argentine de Biol. v. 3. April 1924. Cpt. rend. hebdom. des séances de la soc. de biol. Tome 91, p. 26. 1924. — *Malamud, Thérèse* et *Pierre Mazzocco,* La calcémie des femmes réglées ou en ménopause. Vers. d. Soc. de Biol. de Buenos-Aires v. 2., 3., 4., 5. u. 6. Okt. 1922. Cpt. rend. hebdom. des séances de la soc. de biol. Tome 88, p. 396f. 1923. — *Mall, Franklin P.*, On the age of human embryos. Americ. journ. of anat. Vol. 23, p. 397—422. 1918. — *Mandelstamm, Alexander*, Bemerkungen zur Ovarientransplantation. Zentralbl. f. Gynäkol. Jg. 49, S. 2836f. 1925. — *Mandl, Ludwig*, Beitrag zur Frage des Verhaltens der Uterusmucosa während der Menstruation. Arch. f. Gynäkol. Bd. 52, S. 557—578. 1896. — *Derselbe*, Über den feineren Bau der Eileiter während und außerhalb der Schwangerschaft. Monatsschr. f. Geburtsh. u. Gynäkol. Bd. 5, Erg.-Heft, S. 130—139. 1897. — *Derselbe*, Beitrag zur Kenntnis der Funktion der weiblichen Keimdrüse. Beiträge zur Geburtshilfe und Gynäkologie. Rudolf Chrobak aus Anlaß seines sechzigsten Geburtstages gewidmet von seinen Schülern und Freunden. Wien: Hölder 1903. Bd. 1, S. 327—353. — *Derselbe*, Die klinische Bedeutung der Milchsekretion bei bestehender Schwangerschaft. Sitz. d. K. K. Ges. d. Ärzte in Wien v. 12. u. 20. Jan. 1905. Wien. klin. Wochenschr. 1905. S. 73—75 u. 98—102. (Disk.) — *Mandl, Ludwig* und *Oskar Bürger*, Die biologische Bedeutung der Eierstöcke nach Entfernung der Gebärmutter. Leipzig u. Wien: Deuticke 1904. — *Mann*, Die Schwangerschaftsglykosurie, eine Form des renalen Diabetes. Zeitschr. f. klin. Med. Bd. 78, S. 488—500. 1913. — *Mansfeld, O. P.*, Eierstock und Geschlechtstrieb. Verhandl. d. dtsch. Ges. f. Gynäkol. 17. Vers. Innsbruck. Juni 1922. Arch. f. Gynäkol. Bd. 117, S. 294—298. Disk. S. 304—308. 1922. — *Derselbe*, Die Eingriffe zwecks Erhaltung, Ersatz und Beeinflussung der Ovarialtätigkeit. Orvosi Hetilap. 1924. Nr. 45. Ref.: Zentralbl. f. Gynäkol. Jg. 49, S. 1996. 1925. — *Derselbe*, Über Ersatz und Beeinflussung der Eierstockfunktion. Zentralbl. f. Gynäkol. Jg. 49, S. 537—546. 1925. — *Marcuse, Siegmund*, Über den Eintritt der Menstruation, nach Angabe von 3030 Schwangeren in der Königl. Universitäts-Entbindungs-Anstalt zu Berlin. Diss. Berlin 1869. — *Marek, Richard*, Über einen Fall von Schwangerschaftsakromegalie. Zentralbl. f. Gynäkol. Jg. 35, S. 1612—1617. 1911; Jg. 38, S. 265—267. 1914. — *Marfan, A. B.*, Handbuch der Säuglingsernährung und der Ernährung im frühen Kindesalter. Nach der 2. Auflage des französischen Originals übersetzt und mit Anmerkungen versehen von Dr. Rudolf Fischl. Leipzig u. Wien: Deuticke 1904. (S. 259f.). — *Margarucci, O.*, Stato anatomico degli annessi dell'utero, dopo la rimozione di esso. Bull. della reale accad. di Roma. Vol. 22, p. 399 f. 1895—1896. — *Marine, David*, The thyroid gland in relation to gynecology and obstetrics. Surg., gynecol. a. obstetr. Vol. 25, p. 272 bis 275. 1917. — *Marshall, Francis H. A.*, Preliminary communication on the oestrous cycle and the formation of the corpus luteum in the sheep. Proc. of the roy. soc. of London. Vol. 68, p. 135—140. 1901. (Sitz. v. 7. März 1901.) — *Derselbe*, The oestrous cycle and the formation of the corpus luteum in the sheep. Proc. of the roy. soc. of London Vol. 71. p. 354f. 1903. — *Derselbe*, The oestrous cycle in the common ferret. Quart. journ. of microscop. science. N. S., Vol. 48, p. 323—345. 1904 (1905). — *Derselbe*, On the ovarian factor concerned in the recurrence of oestrus. Sitz. d. physiol. Soc. v. 18. Nov. 1911. Journ. of physiol. Vol. 43, p. XXIf. 1911—1912. — *Derselbe*, The physiology of reproduction. 2. Aufl. London: Longmans, Green & Co. 1922. — *Derselbe*, The internal secretions of the reproductive organs. Physiol. reviews. Vol. 3, p. 335—358. 1923. — *Marshall, Francis H. A.* and *E. T. Halnan*, On the post-oestrous changes occurring in the generative organs and mammary glands of the non-pregnant dog. Proc. of the roy. soc. of London (Series B). Vol. 89, p. 546—559. 1915—1917. (Sitz. v. 1. Aug. 1917.) — *Marshall, Francis H. A.* and *W. A. Jolly*, Results of removal and transplantation of ovaries. Transact. of the roy. soc. of Edinburgh. Vol. 45, p. 589—599. 1907. (Sitz. v. 3. Dez. 1906.) — *Dieselben*, Contributions to the physiology of mammalian reproduction. Part. I. The oestrous cycle in the dog. Part. II. The ovary as an organ of internal secretion. Philos. Transact. of the roy. soc. of London. Series B. Vol. 198, p. 99—141. 1906 a. Proc. of the roy. soc. of London Series B. Vol. 76, p. 395—398. 1905. (Abstract). — *Dieselben*, Preliminary communication upon ovarian transplantation and its effects on the uterus. Sitz. d. physiol. Soc. v. 2. Juni 1906. Journ. of physiol. Vol. 34, p. XXVIf. 1906. — *Marshall, Francis H. A.* and *J. G. Runciman*, On the ovarian factor concerned in the recurrence of the oestrous cycle. Journ. of physiol. Vol. 49, p. 17—22. 1914. — *Marshall, Francis H. A.* and *W. A. Wood*, On the ovarian factor concerned in the occurrence of oestrus. Journ. of physiol. Vol. 58, p. 74—80. 1923—1924. — *Martin, A.*, Zum Spätbefinden Ovariotomierter. Volkmanns Samml. klin. Vortr. N. F. 1899. Nr. 255 (Gynäkol. Nr. 92), S. 1577—1588. — *Derselbe*, Die sogenannten Ausfallserscheinungen. Berlin. klin. Wochenschr. 1912. S. 1735. — *Derselbe*, Kastration der Frauen. In Eulenburg, Albert, Real-Enzyklopädie der gesamten Heilk. 4. Aufl. Bd. 7, S. 531 bis 542. Berlin u. Wien: Urban & Schwarzenberg. — *Martin, Eduard*, Placenta-Opton als Wehenmittel. Eine vorläufige Mitteilung. Monatsschr. f. Geburtsh. u. Gynäkol. Bd. 54, S. 288—291. 1921. *Martin, Franklin H.*, Transplantation of ovaries. Transact. of the Americ. gynecol. soc. Philadelphia. Mai 1908. Vol. 33, p. 489—521. — Surg., gynecol. a. obstetr. Vol. 7, p. 7—21. 1908. — *Derselbe*, Ovarian Transplantation in lower animals and women; review of the literature and bibliography.

Transact. of the Americ. gynecol. soc. Atlantic City. Mai 1911. Vol. 36, p. 337—376. (Disk.). — Surg., gynecol. a. obstetr. Vol. 13, p. 53—63. 1911. — *Derselbe*, Ovarian Transplantation. A review of the literature and bibliography up to and including the earlier months of 1915. Transact. of the Americ. gynecol. soc. White Sulphur Springs. Mai 1915. Vol. 40, p. 33—58. Disk. S. 80—90. — Surg., gynecol. a. obstetr. Vol. 21, p. 568—578. 1915. — *Derselbe*, Greffes ovariennes (ovarian transplantations). Ann. de gynécol. Jg. 42, 2. Ser., Vol. 12, p. 156—175. 1916. — *Derselbe*, Progress in the study of ovarian transplantation and ovarian secretion. Transact. of the Americ. gynecol. soc. Pittsburg. Mai-Juni 1917. Vol. 42, p. 257—277. — Surg., gynecol. a. obstetr. Vol. 25, p. 336—346. 1917. — *Derselbe*, Ovarian transplantation. I. Brief abstract of articles published in 1917 to 1921 inclusive. II. Summary of abstracts arranged by subjects. III. Authors conclusions. IV. Exhaustive bibliography. Transact. of the Americ. gynecol. soc. Washington. 1922. Vol. 47, p. 11—31. (Disk.). — Surg., gynecol a. obstetr. Vol. 35, p. 573—585. 1922. — *Martin, L. F. Albert*, Résultats éloignés de l'ablation des annexes utérines par la laparotomie pour tubo-ovarites. Diss. Paris 1893. — *Martius, Heinrich*, Die Reizkörpertherapie in der Gynäkologie. Sitz. d. rheinisch-westf. Ges. f. inn. Med., Nerven- u. Kinderheilk. v. 3. Nov. 1922. Monatsschr. f. Geburtsh. u. Gynäkol. Bd. 63, S. 119—138. 1923. — *Marum, Gottlieb*, Erfahrungen mit der Ovarialschwachbestrahlung bei Frauen im noch fortpflanzungsfähigen Alter. Strahlentherapie. Bd. 18, S. 849—857. 1924. — *Mathes, P.*, Über die Einwirkung des Oophorin auf den Stoffwechsel von Frauen mit und ohne Ovarien. Monatsschr. f. Geburtsh. u. Gynäkol. Bd. 18, S. 261—279. 1903. — *Derselbe*, Die asthenische Enteroptose. In v. Frankl-Hochwart, L., C. v. Noorden und A. v. Strümpell, Die Erkrankungen des weiblichen Genitales in Beziehung zur inneren Medizin. Bd. 2, S. 363—408. Wien u. Leipzig: Hölder 1913. — *Matsuno, Joshimitsu*, Zur Kenntnis des Hermaphrodismus beim Menschen. Arch. f. Gynäkol. Bd. 119, S. 359—365. 1923. — *Derselbe*, Zur Kenntnis der Funktion des Corpus luteum. (Zugleich ein Beitrag zur Autoimplantation des prolabierten Corpus luteum.) Monatsschr. f. Geburtsh. u. Gynäkol. Bd. 64, S. 317—322. 1923. — *Matthaei*, Über Ovarientransplantationen an der Hand von drei im Jahre 1918 operierten Fällen. Sitz. d. Geb. Ges. zu Hamburg v. 24. Jan. 1922. Zentralbl. f. Gynäkol. Jg. 46, S. 435f. (Disk.). 1922. — *Mauclaire, P.*, Autogreffes sous-cutanées des ovaires après salpingo-ovariectomie. La gynécol. Tome 5, p. 494—505. 1900. — *Derselbe*, Autogreffes et homogreffes ovariennes dans le bord inférieur de l'épiploon. Ann. de gynécol. 2. Serie, Tome 12, p. 720—732. 1917. — *Maurer, F. E.*, Über den Jodgehalt des Blutes und seine Veränderungen in Menstruation und Gravidität. Arch. f. Gynäkol. Bd. 130, S. 70—79. 1927. — *Maxwell, Alice Freeland*, Fate and function of the ovaries after hysterectomy. Sect. on obstetr., gynecol a. abd. surg. d. Americ. med. Assoc. 75. Vers. Chicago. Juni 1924. Journ. of the Americ. med. Assoc. Vol. 83, p. 662—666. (Disk.) 1924. — *Mayer, August*, Experimentelles zur Milchsekretion. Verhandl. d. Ges. dtsch. Naturf. u. Ärzte. 84. Vers. Münster i. W. Sept. 1912. 2. Teil, 2. Hälfte. Abt. f. Geburtsh. u. Gynäkol. (Nur Titel.) S. 206f. (Disk.). — *Derselbe*, Diskussionsbemerkung. Verhandl. d. dtsch. Ges. f. Gynäkol. 15. Vers. Halle a. S. Mai 1913. 2. Teil, S. 310—312. — *Derselbe*, Über den Einfluß des Eierstocks auf das Wachstum des Uterus in der Fetalzeit und in der Kindheit. Sitz. d. oberrhein. Ges. f. Geburtsh. u. Gynäkol., gemeinsam mit der mittelrhein. Ges. f. Geburtsh. u. Gynäkol. in Heidelberg v. 26. Okt. 1913. Hegars Beitr. Bd. 19, S. 305f. (Disk.). 1914. — *Derselbe*, Über den Einfluß des Eierstocks auf das Wachstum des Uterus in der Fetalzeit und in der Kindheit und über die Bedeutung des Lebensalters zur Zeit der Kastration. Zeitschr. f. Geburtsh. u. Gynäkol. Bd. 77, S. 279—300. 1915. — *Derselbe*, Über Störungen von Menstruation und Schwangerschaft durch psychische Alterationen. Zentralbl. f. Gynäkol. Jg. 41, S. 569—589. 1917. — *Derselbe*, Über die blutstillende Wirkung des Follikelsaftes. Sitz. d. oberrhein. Ges. f. Geburtsh. u. Gynäkol. gemeinsam mit d. mittelrhein. Ges. v. 20. Okt. 1918 in Baden-Baden. Zentralbl. f. Gynäkol. Jg. 43. 1919. S. 68f. (Disk.). — Monatsschr. f. Geburtsh. u. Gynäkol. Bd. 49, S. 227—234. 1919. — *Derselbe*, Über Versuche zur Wiederherstellung der Konzeptionsmöglichkeit nach Verlust der Eileiter oder Eierstöcke. Zentralbl. f. Gynäkol. Jg. 48, S. 1621—1623. 1924. — *Mayer, Ernst*, Über die Beziehungen zwischen Keimdrüsen und Hypophysis. Arch. f. Gynäkol. Bd. 90, S. 600—625. 1910. — *Mayrhofer, C.*, Über die gelben Körper und die Überwanderung des Eies. Wien. med. Wochenschr. 1875. Sp. 43—46, 83—87, 127—130, 312—315, 368—371, 399—402, 424—427, 620—623, 647—650, 796—800, 940—943, 1020—1023, 1133—1136; 1876. Sp. 121—125, 265—268, 417—420 u. 451—454. — *Derselbe*, Gegen die Hypothese, die menschlichen Eierstöcke enthielten männliche und weibliche Eier. Arch. f. Gynäkol. Bd. 9, S. 442—447. 1876. — *Derselbe*, Über die gelben Körper und die Überwanderung des Eies. Wien: Braumüller 1876. — *Derselbe*, Einige Bemerkungen zu Dr. G. Leopolds Schrift: Die Überwanderung der Eier. Wien. med. Blätter. 1880. Sp. 895—898, 923—925 u. 946—948. — *Meier, Friedrich*, Über die klimakterische Blutdrucksteigerung. Med. Klinik. 1920. S. 701—705. — *Meiner, E.*, Schwangerschaft nach Röntgenreizbestrahlung der Ovarien. Zentralbl. f. Gynäkol. Jg. 49, S. 682f. 1925. —

Mendel, Kurt, Schwinden eines schweren hysterischen Symptomenkomplexes nach Kastration. Dtsch. med. Wochenschr. 1925. S. 947—949. — *Menge, Carl*, Über Arthropathia ovaripriva. Zentralbl. f. Gynäkol. Jg. 48, S. 1617—1621. 1924. — *Mennet*, Beitrag zur Frage der Röntgenreizbestrahlung der Ovarien. Schweiz. med. Wochenschr. 1925. S. 1091—1093. — *Mercier, L.*, Sur l'existence de néphrophagocytes dans le muscle utérin de femelles de Mammifères en gestation. Sitz. d. Réun. Biol. de Nancy v. 10. Febr. 1912. Cpt. rend. hebdom. des séances de la soc. de biol. Tome 72, p. 212—214. 1912. — *Derselbe*, Recherches sur les néphrophagocytes de l'utérus gravide chez la lapine. Sitz. d. Réun. Biol. de Nancy v. 12. Nov. 1912. Cpt. rend. hebdom. des séances de la soc. de biol. Tome 73, p. 534—536. 1912. — *Derselbe*, À propos des néphrophagocytes de l'utérus de la lapine gestante. Sitz. d. Réun. Biol. de Nancy v. 13. Jan. 1913. Cpt. rend. hebdom. des séances de la soc. de biol. Tome 74, p. 165f. 1913. — *Derselbe*, À propos du déterminisme de la sécrétion mammaire chez la lapine. Sitz. d. Réun. Biol. de Nancy v. 11. März 1913. Cpt. rend. hebdom. des séances de la soc. de biol. Tome 74, p. 646—648. 1913. — *Derselbe*, État de nos connaissances sur le déterminisme de l'apparition du lait chez la lapine gestante. Cpt. rend. hebdom. des séances de la soc. de biol. Tome 74, p. 887. 1913. (Sitz. v. 26. April 1913.) — *Mercier, L. et Raymond Poisson*, Observations rétrospectives sur le déterminisme des caractères sexuels secondaires chez les Gallinacés. Cpt. rend. hebdom. des séances de la soc. de biol. Tome 95, p. 8—10. 1926. (Sitz. v. 5. Juni 1926.) — *Merletti, C.* und *G. Angeli*, Die Nebennierentherapie der puerperalen Osteomalakie. Klin.-therapeut. Wochenschr. 1907. Sp. 1079—1082. — *Metzger, L.*, Zur Kasuistik des menstruellen Ikterus. Zeitschr. f. klin. Med. Bd. 53, S. 149—152. 1904. — *Derselbe*, Über menstruellen Ikterus. Münch. med. Wochenschr. 1905. S. 1145f. — *de Meuron, C.*, Über die Folgen der Uterusexstirpation mit und ohne Entfernung der Ovarien. Diss. Bern 1905. — *de Meyer, Joh.*, Observations et expériences relatives à l'action exercée par des extraits d'œufs et d'autres substances sur les spermatozoides. Arch. de biol. Tome 26, p. 65—101. 1911. — *Meyer, Joh.*, Klinische Untersuchungen über das Verhalten der Ovarien während der Menstruation. Arch. f. Gynäkol. Bd. 22, S. 51—56. 1884. — *Meyer, Max*, Zur Frage der Beziehungen zwischen Ovarien und Epithelkörperchen. Bruns' Beitr. Bd. 94, S. 373—380. 1914. — *Meyer, Robert*, Zur Lehre von der Ovulation und den mit ihr in Beziehung stehenden normalen und pathologischen Vorgängen am Uterus, nebst Bemerkungen zur Hormonlehre. Zentralbl. f. Gynäkol. Jg. 44, S. 473—479. 1920. — *Derselbe*, Zur Lehre von der Ovulation und den mit ihr in Beziehung stehenden normalen und pathologischen Vorgängen am Uterus, nebst Bemerkung zur Hormonlehre. Sitz. d. Ges. f. Geburtsh. u. Gynäkol. zu Berlin v. 27. Febr. u. 12. März 1920. Zeitschr. f. Geburtsh. u. Gynäkol. Bd. 83, S. 838—846. 1921. Disk. S. 851—867. (Sitz. v. 23. April 1920.) — *Derselbe*, Gibt es bei Menschen oder Affen Menstruation ohne Ovulation? Arch. f. Gynäkol. Bd. 122, S. 585—602. 1924. — *Derselbe*, Lipoide und Ovarialfunktion. Kritische Bemerkungen. Zentralbl. f. Gynäkol. Jg. 48, S. 1570—1575. 1924. — *Derselbe*, Lipoidstoffwechsel und Ovarium. (Bemerkungen zu dem gleichnamigen Aufsatze von Prof. Rudolf Jaffé in Nr. 44, 1924 ds. Ztschr.) Zentralbl. f. Gynäkol. Jg. 49, S. 71—76. 1925. — *Derselbe*, Über den Zusammenhang der ovariellen und uterinen Funktion, unter besonderer Berücksichtigung des aus jungen Schwangerschaften sich ergebenden Ovulationstermins beim Menschen. Zentralbl. f. Gynäkol. Jg. 49, S. 1345—1357. 1925. — *Derselbe*, Bemerkungen über Corpus-luteum-Funktion. Zentralbl. f. Gynäkol. Jg. 51, S. 1690—1701. 1927. — *Meyer-Ruegg, H.*, Über die innere Sekretion der Ovarien und die funktionellen Uterusblutungen. Sitz. d. schweiz. gynäkol. Ges. v. 19. Okt. 1919. Schweiz. med. Wochenschr. 1920. S. 241—248. Disk. S. 254—257. — *Mezer, Joseph H.*, Autografting of the ovary. Boston med. a. surg. journ. Vol. 168, p. 604f. 1922. — *Michaelis, Paul*, Altersbestimmung menschlicher Embryonen und Feten auf Grund von Messungen und von Daten der Anamnese. Arch. f. Gynäkol. Bd. 78, S. 267—288. 1906. — *Michels, Ernst*, Die Kastration beim Mammacarcinom. Münch. med. Wochenschr. 1905. S. 1136—1138. — *v. Mikulicz-Radecki, F.*, Über die Bedeutung der Ovariallipoide. Münch. med. Wochenschr. 1922. S. 851—854. — *Miley, Hugh H.*, Studies on vigor. IX. The effects of ovarian extirpation on fatigability of muscle in the rat. 39. Vers. d. Amer. physiol. Soc. Rochester. April 1927. Americ. journ. of physiol. Vol. 81, p. 500. 1927. — *Miller, J. W.*, Über Komplementbindung bei Immunisierung mit Corpus luteum. Zentralbl. f. Bakteriol., Parasitenk. u. Infektionskrankh., Abt. I, Orig. Bd. 46, S. 639—645. 1908. — *Derselbe*, Corpus luteum und Schwangerschaft. Das jüngste operativ erhaltene menschliche Ei. Berlin. klin. Wochenschr. 1913. S. 865—869. — *Derselbe*, Corpus luteum, Menstruation und Gravidität. Arch. f. Gynäkol. Bd. 101, S. 568—619. 1914. — *Minoura, Tadachika*, A study of testis and ovary grafts on the hen's egg and their effects on the embryo. Journ. of exp. zool. Vol. 33, p. 1—61. 1921. — *Möbius, P. J.*, Über die Wirkungen der Kastration. Halle a. S.: Marhold 1906. — *Modern, Fred S.* and *Grendon F. Reed*, Case of pluriglandular dyscrasia. Endocrinology. Vol. 9, p. 61—69. 1925. — *Momm, W.*, Beeinflussung der Amenorrhöe durch Röntgenstrahlen. Med. Klinik 1920. S. 680f. — *Mond, Richard*, Kurze Mitteilungen über die Behandlung der Beschwerden bei natürlicher oder durch

Operation veranlaßter Amenorrhöe mit Eierstockskonserven (Ovariin Merck). Münch. med. Wochenschrift 1896. S. 314—316. — *Derselbe,* Weitere Mitteilungen über die Einverleibung von Eierstockssubstanz zur Behandlung der Beschwerden bei natürlicher und antizipierter Klimax. Münch. med. Wochenschr. 1896. S. 837—841. — *Moore, Carl R.,* On the physiological properties of the gonads as controllers of somatic and psychical characteristics. I. The rat. Journ. of exp. zool. Vol. 28, p. 136—160. 1919. — *Derselbe,* On the physiological properties of the gonads as controllers of somatic and psychical characteristics. II. Growth of gonadectomized male and female rats. Journ. of exp. zool. Vol. 28, p. 459—467. 1919. — *Derselbe,* The production of artificial hermaphrodites in mammals. Science Vol. 52, p. 179—182. 1920. — *Derselbe,* On the physiological properties of the gonads as controllers of somatic and psychical characteristics. III. Artificial hermaphroditism in rats. Journ. of exp. zool. Vol. 33, p. 128—171. 1921. — *Derselbe,* On the physiological properties of the gonads as controllers of somatic and psychical characteristics. IV. Gonad transplantation in the guinea-pig. Journ. of exp. zool. Vol. 33, p. 365—389. 1921. — *Moore, Lillian M.* and *J. Lucile Barker,* Monthley variations in muscular efficiency in women. Americ. journ. of physiol. Vol. 64, p. 405—415. 1923. — *Moore, Lillian M.* and *Catherine R. Cooper,* Monthley variations in cardio-vascular activities and in respiratory rate in women. Americ. journ. of physiol. Vol. 64, p. 416—423. 1923. — *Morau, Henry,* Des transformations épithéliales physiologiques et pathologiques. Diss. Paris 1889. — *Derselbe,* Des transformations épithéliales de la muqueuse du vagin de quelques rongeurs. Journ. de l'anat. et de la physiol. de l'homme et des animaux. Tome 25, p. 277—297. 1889. — *Derselbe,* Du revêtement épithélial du péritoine tubo-ovarique et de sa transformation physiologique. Cpt. rend. hebdom. des séances de la soc. de biol. Tome 43, p. 395 bis 397. 1891. (Sitz. v. 23. Mai 1891.) — *Moreaux, René-Arsène-Jean-Joseph-Marie,* Sur l'existence de phénomènes sécrétoires dans l'épithélium de la trompe utérine chez les Mammifères et leur cause. Cpt. rend. de l'Association des Anatomistes. 13. Vers. Paris. April 1911. Bibliographie anatomique Suppl. 1911. p. 159—163. — *Derselbe,* Recherches sur la fonction glandulaire de la trompe utérine des Mammifères. Diss. Nanzig 1912. — *Derselbe,* Recherches sur la morphologie et la fonction glandulaire de l'épithélium de la trompe utérine chez les mammifères. Arch. d'anat. microscop. Tome 14, p. 515—576. 1912—1913. — *Morgan, T. H.,* Demonstration of the appearance after castration of cock-feathering in a hen-feathered cockerel. Proc. of the soc. f. exp. biol. a. med. Vol. 13, p. 31f. 1915—1916. (70. Sitz. in New York v. 17. Nov. 1915.) — *Derselbe,* The endocrine secretion of hen-feathered fowls. Endocrinology. Vol. 4, p. 381—385. 1920. — *Morley, W. H.,* Is there any clinical or experimental proof that the ovary has an internal secretion ? Transact. of the Americ. gynecol. soc. Atlantic City. Mai 1911. Vol. 36, p. 303—311. Disk. S. 359—376. — Surg., gynecol. a. obstetr. Vol. 13, p. 28—31. 1911. — *Derselbe,* The preparation and standardization of ovarian and placental extracts. Surg., gynecol. a. obstetr. Vol. 25, p. 324—328. 1917. — *Morris, Robert T.,* The ovarian graft. New York med. journ. Vol. 62, p. 436f. 1895. — *Derselbe,* Ovarian grafting. Americ. journ. of obstetr. Vol. 48, p. 784 bis 786. 1903. — *Derselbe,* Heteroplastic ovarian grafting followed by pregnancy and the delivery of a living child. Lancet. 1906. Teil 1, p. 1725. — *Mosbacher, Emil* und *Erwin Meyer,* Klinische und experimentelle Beiträge zur Frage der sogenannten Ausfallserscheinungen. Monatsschr. f. Geburtsh. u. Gynäkol. Bd. 37, S. 337—354. 1913. — *Moser, Emma Maria,* Untersuchungen über zyklische Veränderungen der cytologischen Bestandteile des Vaginalsekretes beim Menschen. Zeitschr. f. Geburtsh. u. Gynäkol. Bd. 93, S. 708—731. 1928. — *Mossé, Prosper* et *Oulié,* Influence de l'ovariotomie double et de l'ingestion d'ovaires sur quelques éléments de la sécrétion urinaire chez la chienne. Cpt. rend. hebdom. des séances de la soc. de biol. Tome 51, p. 447—449. 1899. (Sitz. v. 3. Juni 1899.) — *Moszkowicz, Ludwig,* Über den monatlichen Zyklus der Brustdrüse. Verhandl. d. dtsch. Ges. f. Chir. Berlin 1926. Arch. f. klin. Chir. Bd. 142, S. 374—418. 1926. — *Derselbe,* Über den monatlichen Zyklus der Mamma. Sitz. d. Ges. d. Ärzte in Wien v. 26. März 1926. Wien. klin. Wochenschr. 1926. S. 405f. (Disk.). Med. Klinik. 1926. S. 1058f. — *Derselbe,* Die hormonale Beeinflussung des Wachstums der Brustdrüse. Wien. klin. Wochenschr. 1927. S. 117—120. — *Moulonguet, P.,* Sur la physiologie du corps jaune gravidique de la femme. Cpt. rend. hebdom. des séances de la soc. de biol. Tome 95, p. 1392f. 1926. (Sitz. v. 4. Dez. 1926.) — *Moulonguet-Doléris, P.,* La glande à sécrétion interne de l'ovaire humain. Étude anatomique et physio-pathologique. La gynécol. Tome 22, p. 129 bis 162. 1923. — *Moynihan, Sir Berkeley,* Some aspects of cholelithiasis. Brit. med. journ. 1925. 1. Teil, p. 393—398. — *Mühsam,* Der aktuelle Menstruationstermin. Verhandl. d. Ges. dtsch. Naturf. u. Ärzte. 87. Vers. Leipzig. Sept. 1922. Abt. f. Anat., Physiol. S. 356. (Nur Titel!) — *Müller, B.,* Das Verhalten der Glandula thyreoidea im endemischen Kropfgebiet des Kantons Bern zu Schwangerschaft, Geburt und Wochenbett. Zeitschr. f. Geburtsh. u. Gynäkol. Bd. 75, S. 264—284. 1914. — *Müller, Peter,* Handb. d. Geburtsh. Stuttgart. 1888. — *Mulon, Clotilde,* Sur les rôles du corps jaune. Ann. de gynécol. 2. Serie.

Tome 12, p. 415—434, 458—486 et 545—561. — *Mulon, Paul,* À propos de la fonction des corps jaunes chez le cobaye. Cpt. rend. hebdom. des séances de la soc. de biol. Tome 64, p. 265—267. 1908. (Sitz. v. 15. Febr. 1908.) — *Derselbe,* Remarques sur l'origine de l'hormone ovarienne chez la femme. Cpt. rend. de l'Association des Anatomistes. 17. Vers. Gent. April 1922. Bibliographie anatomique. Suppl. 1922. p. 237—242. (Disk.). — *Münzer, Arthur,* Über die innere Sekretion der Keimdrüsen. Berlin. klin. Wochenschr. 1910. S. 2052—2056, 2110—2113 und 2150—2155. — *Muraoka, C.,* Über die „Glande myométriale endocrine" des Kaninchens. Frankfurt. Zeitschr. f. Pathol. Bd. 22, S. 208—230. 1919/1920. — *Muret, M.,* De l'organothérapie par l'ovaire. Sitz. d. Soc. Vaudoise de Méd. in Lavey v. 18. Juni 1896. Rev. méd. de la Suisse romande. Tome 16, p. 317—339. 1896. — *Murlin, John R.* and *Harold Bailey,* Relation of the sex glands to metabolism. Surg., gynecol. a. obstetr. Vol. 25, p. 332—336. 1917. — *Murphey, Howard S.,* Studies of the oestrous cycle in the ox. 38. Vers. d. Amer. Association of Anatomists. New Haven. Dez. 1921. Anat. record. Vol. 23, p. 29. 1922. — *Derselbe,* The cyclic changes of the tubular part of the genitalia of ox during the oestrous cycle. Second paper. 40. Vers. d. Amer. Association of Anatomists. Buffalo. April 1924. Anat. record. Vol. 27, p. 213f. 1924.

Nagel, Über die Struktur der Nebennieren. Arch. f. Anat. u. Physiol. u. wiss. Med. 1836. S. 365 bis 383. — *Nägeli, Oscar E.,* Über die neueren Forschungen auf dem Gebiete der Physiologie und Pathologie der Hypophysis cerebri auf Grund eigener Beobachtungen. Diss. Zürich 1911. — *Nägeli, Otto,* Übersicht über die Symptomatik der Osteomalacie als innersekretorischer pluriglandulärer Erkrankung. Nach 11 eigenen und nach Literaturbeobachtungen. Münch. med. Wochenschr. 1918. S. 585f. — *Derselbe,* Über den Antagonismus von Chlorose und Osteomalacie als Hypogenitalismus und Hypergenitalismus. Münch. med. Wochenschr. 1918. S. 609f. — *Derselbe,* Über die Konstitutionslehre in ihrer Anwendung auf das Problem der Chlorose. Dtsch. med. Wochenschr. 1918. S. 841—844. — *Naujoks, H.,* Die temporäre Sterilisierung durch Röntgenstrahlen. Zeitschr. f. Geburtsh. u. Gynäkol. Bd. 86, S. 638—653. 1923. — *Nawrath, Richard,* Ein Beitrag zur Behandlung ovarieller Krankheitsbilder mit Corpus-luteum-Präparaten. Diss. Breslau 1919. — *Négrier, C.,* Recherches anatomiques et physiologiques sur les ovaires dans l'espèce humaine, considérés spécialement sous le rapport de leur influence dans la menstruation. Paris: Bechet & Labé 1840. — *Nell,* Über die biologische Wirkung der Röntgenstrahlen auf das Ovarium. Sitz. d. med. Ges. in Bochum v. 19. Nov. 1925. Klin. Wochenschr. 1926. S. 242. — *Neu, Maximilian,* Bemerkungen zu dem Aufsatz von D. v. Velits: „Über Adrenalinwirkung bei Osteomalakie" in Nr. 29 d. Bl. Zentralbl. f. Gynäkol. Jg. 31, S. 1129—1135. 1907. — *Derselbe,* „Ein Beitrag zur Adrenalinbehandlung der Osteomalakie nach Bossi." Bemerkungen zu diesem Aufsatz von F. Kaeßmann im Zentralblatt für Gynäkologie. 1907. Nr. 44. Zentralbl. f. Gynäkol. Jg. 31, S. 1557—1560. 1907. — *Derselbe,* Bemerkungen zur Adreninämie des Blutes in der Gestationsperiode des Weibes. Münch. med. Wochenschr. 1910. S. 2533. — *Derselbe,* Beitrag zur Biologie des Blutes in der Gestationsperiode des Weibes. Med. Klinik. 1910. S. 1813. — *Derselbe,* Weitere experimentelle Beiträge zur Biologie des Blutes in der Gestationsperiode des Weibes. Münch. med. Wochenschr. 1911. S. 1810 bis 1814. — *Derselbe,* Über die biologische Auswertung des Serums in der Gestationszeit. Zentralbl. f. Gynäkol. Jg. 42, S. 297—301. 1918. — *Derselbe,* Zur Kritik der frühgraviditätsdiagnostischen Methoden. Monatsschr. f. Geburtsh. u. Gynäkol. Bd. 67, S. 63—70. 1924. — *Neu, Maximilian* und *Otto Schneider,* Zur Kritik der Frage: „Adreningehalt" des Blutes innerhalb der Gestationszeit. Auf Grund neuerer Untersuchungen. Arch. f. Gynäkol. Bd. 107, S. 35—44. 1917. — *Neubauer, E.* und *Josef Novak,* Zur Frage der Adrenalinämie und des Blutzuckers in der Schwangerschaft. Dtsch. med. Wochenschr. 1911. S. 2287—2289. — *Neumann, Friedr.* und *Otfried O. Fellner,* Über den Einfluß des Cholins und der Röntgenstrahlen auf den Ablauf der Gravidität. Münch. med. Wochenschr. 1907. S. 1131f. — *Neumann, H. O.,* Geschlechtsumstimmung und Tumorbildung. Verhandl. d. dtsch. Ges. f. Gynäkol. 20. Vers. Bonn. Juni 1927. Arch. f. Gynäkol. Bd. 132, S. 209—211. Disk. S. 221—237. 1927. — *Neumann, Julius* und *Edmund Herrmann,* Biologische Studien über die weibliche Keimdrüse. Sitz. d. K. K. Ges. d. Ärzte in Wien v. 17. März 1911. Wien. klin.Wochenschr. 1911. S. 411—417. Disk. S. 513—515. — *Neumann, Siegfried,* Weitere Untersuchungen über die Stoffwechselverhältnisse des Calciums, Magnesiums, der Phosphorsäure und des Nitrogens bei puerperaler Osteomalacie, mit besonderer Rücksicht auf die durch die Kastration und andere therapeutische Eingriffe verursachten Veränderungen des Stoffwechsels. Arch. f. Gynäkol. Bd. 51, S. 130—184. 1896. — *Neumann, Siegfried* und *Bernhard Vas,* Über den Einfluß der Ovariumpräparate auf den Stoffwechsel. Monatsschr. f. Geburtsh. u. Gynäkol. Bd. 15, S. 433—451. 1902. — *Neuweiler, W.,* Versuche über den Einfluß der Ernährung auf den Eintritt der Geschlechtsreife und das weitere Verhalten des ovariellen Zyklus. Zeitschr. f. Geburtsh. u. Gynäkol. Bd. 94, S. 28—43. 1928. — *Ney, Jacob,* Über das Vorkommen von Zucker im Harne der Schwangeren, Gebärenden und Wöchnerinnen. Arch. f. Gynäkol. Bd. 35, S. 239

bis 256. 1889 u. Diss. Basel 1889. — *Niedermeyer, Albert*, Seltene Fernwirkung innersekretorischer Störung des Ovariums. Dtsch. med. Wochenschr. 1924. S. 611f. — *Nielsen, Folmer*, De la corrélation physiologique entre les ovaires et l'utérus. Sitz. d. Réunion danoise de Biol. v. 2. Juni 1921. Cpt. rend. hebdom. des séances de la soc. de biol. Tome 85, p. 368f. 1921. — *Derselbe*, Action exercée par le corps jaune sur la maturation des follicules et sur la chaleur de la lapine. Sitz. d. Réunion danoise de Biol. v. 30. Juni 1921. Cpt. rend. hebdom. des séances de la soc. de biol. Tome 85, p. 614f. 1921. — *Nikolaeff, M. P.*, Versuche an isolierten Eierstöcken. Zeitschr. f. d. ges. exp. Med. Bd. 54, S. 32—57. 1926. — *Nilsson, Adda*, „Tidpunkten för menstruationens inträdande hos flickor i Stockholms folkskolor". Obstetriskgynekologiska sektionens förhandlingar 1916—1917. Hygiea. Jg. 79, Del 1, p. 183f. (Disk.) 1917. (Sitz. v. 27. Okt. 1916.) — *Dieselbe*, Über sog. Kriegsamenorrhöe. Zentralbl. f. Gynäkol. Jg. 44, S. 876—883. 1920. — *Niskoubina, Nadiejda*, Recherches sur la morphologie et la fonction du corps jaune de la grossesse. Diss. Nanzig 1909. — *Nolen, W.*, Ein Fall von zuerst in der Schwangerschaft aufgetretenem und in zwei nachfolgenden Schwangerschaften jedesmal rezidivierendem „Pseudotumor cerebri". Beitrag zur Physiologie und Pathologie der Schwangerschaft. Berlin. klin. Wochenschr. 1909. S. 2177—2180 u. 2244—2250. — *Norris, Charles C.* and *M. Vogt*, The relation of the endometrium to ovarian function. Vers. d. Americ. gynecol. soc. Hot Springs, Virginia. Mai 1923. Surg., gynecol. a. obstetr. Vol. 38, p. 33—37. 1924. — *Nothmann, Martin*, Über die Verwertbarkeit der renalen Schwangerschaftsglykosurie als Frühdiagnostikum der Schwangerschaft. Klin. Wochenschr. 1923. S. 880. — *Novak, Emil*, The corpus luteum. Its life cycle and its rôle in menstrual disorders. Journ. of the Americ. med. assoc. Vol. 67, p. 1285—1291. 1916. — *Derselbe*, Le corps jaune. Son cycle de développement, son rôle dans les troubles de la menstruation. Ann. de gynécol. 2. Sér., Tome 12, p. 487—503. 1917. — *Derselbe*, The rôle of the endocrine glands in certain menstrual disorders with special reference to primary dysmenorrhea and functional uterine bleeding. Vers. d. Assoc. for the study of internal secretions. New Orleans. 26. April 1920. Endocrinology. Vol. 4, p. 411—419. 1920. — *Derselbe*, An appraisal of ovarian therapy. 6. Vers. d. Assoc. for the study of internal secretions. St. Louis. 22. Mai 1922. Endocrinology. Vol. 6, p. 591—595. 1922. — *Derselbe*, Ovarian therapy. Journ. of the Americ. med. assoc. Vol. 83, p. 2016—2018. 1924. — *Novak, Emil* and *Richard W. Te Linde*, The pathological anatomy of the corpus luteum. (Abscess, cyst, hematoma, and neoplasm.) Johns Hopkins hosp. Bull. Vol. 34, p. 289—301. 1923. — *Novak, Josef*, Über die Bedeutung des weiblichen Genitale für den Gesamtorganismus und die Wechselbeziehungen seiner innersekretorischen Elemente zu den anderen Blutdrüsen. In L. v. Frankl-Hochwart, C. v. Noorden und A. v. Strümpell, Die Erkrankungen des weiblichen Genitales in Beziehung zur inneren Medizin. Bd. 1, S. 539—797. Wien u. Leipzig: Hölder. 1912. — *Derselbe*, Über die wechselseitigen Beziehungen zwischen Konstitutionsanomalien und Veränderungen des weiblichen Genitale. In L. v. Frankl-Hochwart, C. v. Noorden und A. v. Strümpell, Die Erkrankungen des weiblichen Genitales in Beziehung zur inneren Medizin. Bd. 1, S. 798—849. Wien u. Leipzig: Hölder 1912. — *Derselbe*, Die Rolle der Brustdrüsen in der Lehre von der inneren Sekretion. Zentralbl. f. d. ges. Gynäkol. u. Geburtsh. sowie deren Grenzgeb. Bd. 4, S. 49—62. 1914. — *Derselbe*, Zur Theorie der Corpus-luteum-Funktion und der ovariellen Blutungen. Zentralbl. f. Gynäkol. Jg. 40. S. 841—846. 1916. — *Derselbe*, Zur Kenntnis der Gynäkomastie und zur innersekretorischen Theorie der Brustdrüse. Zentralbl. f. Gynäkol. Jg. 43, S. 253—258. 1919. — *Derselbe*, Die Beziehungen zwischen Ovulation und Menstruation, sowie die sich daraus ergebenden Folgerungen über die Altersbestimmung von Feten und über die wahre Schwangerschaftsdauer. Biol. Zentralbl. 1921. S. 1—35. — *Derselbe*, Zur Frage der Bildung und Funktion des Corpus luteum. Bemerkungen zur gleichnamigen Arbeit H. Siebers im Zentralblatt für Gynäkologie. 1921. Nr. 10, S. 332. Zentralbl. f. Gynäkol. Jg. 45, S. 960—962. 1921. — *Derselbe*, Zur Bedeutung des Corpus luteum für den weiblichen Organismus. (Bemerkungen zu der gleichnamigen Arbeit von Th. Wiczynski in Nr. 51 dieses Zentralblattes. 1922.) Zentralbl. f. Gynäkol. Jg. 47, S. 701f. 1923. — *Derselbe*, Mittelschmerz und ovarielle Dysmenorrhöe. Bemerkungen zu dem gleichnamigen Artikel von G. H. Stratz in Nr. 18 dieses Zentralblattes. Zentralbl. f. Gynäkol. Jg. 48, S. 1476f. 1924. — *Derselbe*, Über Arthropathia ovaipriva. Zentralbl. f. Gynäkol. Jg. 48, S. 2218—2221. 1924. — *Derselbe*, Periodische, vom Ovarialzyklus abhängige Schwankungen des Blutgehaltes der Bauchdecken. Zentralbl. f. Gynäkol. Jg. 48, S. 2283—2285. 1924. — *Derselbe*, Über eine typische, auf ovarieller Unterfunktion beruhende Scheidenstenose. Wien. med. Wochenschr. 1925. Sp. 1354—1358. — *Derselbe*, Pathologie und Therapie der ovariogenen Blutungen. Med. Klinik. 1926. S. 871—874. — *Derselbe*, Wie sind die klimakterischen Blutungen zu erklären und wie sind sie zu behandeln? Seminarabend des Wiener med. Doktoren-Kollegiums v. 26. April 1926. Wien. klin. Wochenschr. 1926. S. 559. — *Derselbe*, Welche Veränderungen beobachtet man im Klimakterium an den Beckenorganen und wie werden die durch sie hervorgerufenen Störungen behandelt? Seminarabend des Wiener med. Doktoren-Kollegiums v. 26. April 1926.

Wien. klin. Wochenschr. 1926. S. 559 u. 1003 f. — *Derselbe*, Welche Störungen beobachtet man im Klimakterium außerhalb der Beckenorgane und wie werden die durch sie hervorgerufenen Störungen behandelt. Seminarabend des Wiener med. Doktoren-Kollegiums v. 26. April 1926. Wien. klin. Wochenschrift 1926. S. 560. — *Novak, Josef* und *E. Graff*, Beitrag zur Klinik und pathologischen Anatomie der Amenorrhöe. Zeitschr. f. Geburtsh. u. Gynäkol. Bd. 83, S. 289—312. 1921. — *Novak, Josef, O. Porges* und *R. Strisower*, Über Nierendiabetes in der Gravidität. Dtsch. med. Wochenschr. 1912. S. 1868f. — *Dieselben*, Über eine besondere Form von Glykosurie in der Gravidität und ihre Beziehungen zum echten Diabetes. Verhandl. d. dtsch. Ges. f. Gynäkol. 15. Vers. Halle a. S. Mai 1913. 2. Teil, S. 238 bis 244. Disk. S. 300—342 u. 350—359. — *Dieselben*, Über eine besondere Form von Glykosurie in der Gravidität und ihre Beziehungen zum echten Diabetes. Zeitschr. f. klin. Med. Bd. 78, S. 413—453. 1913. — *Nürnberger, Ludwig*, Kriegszeugung und ihre wissenschaftliche Verwertung. Sitz. d. ärztl. Vereins München v. 24. Mai 1917. Münch. med. Wochenschr. 1918. S. 252f. — *Derselbe*, Klinische und experimentelle Untersuchungen über die Lebensdauer der menschlichen Spermatozoen. Monatsschr. f. Geburtsh. u. Gynäkol. Bd. 53, S. 87—101. 1920. — *Derselbe*, Über die Verwendbarkeit der renalen Schwangerschaftsglykosurie zur Frühdiagnose der Gravidität. Münch. med. Wochenschr. 1921. S. 1124 bis 1126. — *Derselbe*, Über die Leberfunktion in der Schwangerschaft. Verhandl. d. dtsch. Ges. f. innere Med. 34. Kongr. Wiesbaden. April 1922. S. 64. — *Derselbe*, Keimdrüsenbestrahlung und Nachkommenschaft. Zugleich eine Erwiderung auf die Arbeit von *Unterberger*, „Experimentelle Röntgenschädigung der Ovarien und ihr Einfluß auf die Nachkommenschaft". Monatsschrift für Geburtshilfe und Gynäkologie. Bd. 60, S. 164. Monatsschr. f. Geburtsh. u. Gynäkol. Bd. 63, S. 7—18. 1923. — *Derselbe*, Erwiderung auf die Arbeit von *Unterberger* (Monatsschrift für Geburtshilfe und Gynäkologie. Bd. 64. S. 211). Monatsschr. f. Geburtsh. u. Gynäkol. Bd. 65. S. 369. 1924. — *Nußbaum, M.*, Innere Sekretion und Nerveneinfluß. Ergebn. d. Anat. u. Entwicklungsgesch. Bd. 15, S. 39—89. 1905.

Oceanu, P. et *A. Babes*, Les effets physiologiques de l'ovariotomie chez la chèvre. Cpt. rend. hebdom. des séances de l'acad. des sciences. Tome 140, p. 172—174. 1905. (Sitz. v. 16. Jan. 1905.) — *Ochoterena, Isaac* and *Eliseo Ramirez*, The origin and evolution of the interstitial cells and of the ovary and the significance of the different internal secretions of the ovary. Endocrinology. Vol. 4, p. 541 to 546. 1920. — *Ochsner, Edward H.*, Further observations on the function of the corpus luteum. Sitz. d. Southern surg. assoc. v. 17. Dez. 1919. Surg., gynecol. a. obstetr. Vol. 31, p. 496—501. 1920. — *Odeye, Joseph*, Influence des modifications utéro-ovariennes sur les affections du corps thyroide. Diss. Paris 1895. — *O'Donoghue, Charles H.*, The relation between the corpus luteum and the growth of the mammary gland. Sitz. d. Physiol. Soc. v. 21. Okt. 1911. Journ. of physiol. Vol. 43, p. XVIf. 1911—1912. — *Derselbe*, The artificial production of corpora lutea and their relation to the mammary glands. Ebenda. Vol. 46, p. VI. 1913. (Sitz. v. 15. Febr. 1913.) — *Offergeld*, Hormonale Beeinflussung der weiblichen Libido. Verhandl. d. dtsch. Ges. f. Gynäkol. 20. Vers. Bonn. Juni 1927. Arch. f. Gynäkol. Bd. 132, S. 214f. Disk. S. 221—237. 1927. — *Ogórek, Miroslaw*, Funktionierendes Ovarium bei nie menstruierter Frau. Sitz. d. Geburtsh.-gynäkol. Ges. in Wien v. 13. Juni 1911. Zentralbl. f. Gynäkol. Jg. 35, S. 241f. (Disk.) u. 1236—1240. 1911. — *Oike, M.*, Ovarian preparation to hypoplasia patients. 20. Vers. d. Kinki Gyn. Soc. in Osaka. Nov. 1927. Jap. Journ. of obstetr. a. gynecol. 1927. S. 61 (Disk.). — *Okey, Ruth* and *Ruth E. Boyden*, Studies of the metabolism of women. III. Variations in the lipid content of blood in relation to the menstrual cycle. Journ. of biol. chem. Vol. 72, p. 261—281. 1927. — *Okey, Ruth* and *Statie E. Erikson*, Studies of the metabolism of women. II. Cyclic variations in uric acid and total non-protein nitrogen content of blood. Journ. of biol. chem. Vol. 68, p. 687—709. 1926. — *Okey, Ruth* and *Elda I. Robb*, Studies of the metabolism of women. I. Variations in the fasting blood sugar level and in sugar tolerance in relation to the menstrual cycle. Journ. of biol. chem. Vol. 65, p. 165—186. 1925. — *Okintschitz, L.*, Über die gegenseitigen Beziehungen einiger Drüsen mit innerer Sekretion. Arch. f. Gynäkol. Bd. 102, S. 333—410. 1914. — *Oliver, James*, Menstruation — its nerve origin — not a shedding of mucous membrane. Journ. of anat. a. physiol. Vol. 21, p. 378—384. 1886—1887. — *Olshausen, R.*, Über die Wahl der Operation bei Myomen. Zentralbl. f. Gynäkol. Jg. 26, S. 1—8. 1902. — *Orgler, Ernst*, Zur Prognose und Indikation der Ovariotomie während der Schwangerschaft. Arch. f. Gynäkol. Bd. 65, S. 126—160. 1902. (Fall 1.) — *Orita, Inao*, Experimentelle Studien über den Einfluß der Ovarien auf den Stickstoff-Stoffwechsel. Arch. f. Gynäkol. Bd. 123, S. 133—167. 1925. — *Ottow, Benno*, Zur Kasuistik der funktionellen Amenorrhöe. St. Petersburger med. Zeitschr. 1912. S. 265 f.

Paillard, Henri, L'hypertension des femmes castrées. Journ. méd. franç. Tome 14, p. 328—332. 1925. — *Palmer, Leroy S.* and *C. H. Eckles*, Carotin — The principal natural yellow pigment of milk fat: its relations to plant carotin and the carotin of the body fat, corpus luteum and blood serum. II. The pigments of the body fat, corpus luteum and skin secretions of the cow. Journ. of biol. chem. Vol. 17, p. 211—221. 1914. — *Pankow, Otto*, Was lehren uns die Nachbeobachtungen von Reimplantationen der Ovarien beim Menschen? Zentralbl. f. Gynäkol. Jg. 32, S. 1040—1049. 1908. — *Derselbe*, Der Einfluß der Kastration und der Hysterektomie auf das spätere Befinden der operierten Frauen. Münch. med. Wochenschrift. 1909. S. 265—269. — *Derselbe*, Über Ovarientransplantation beim Menschen. Therapie d. Gegenw. Jg. 67, S. 68—72. 1926. — *Derselbe*, Die Bedeutung des Mutterbodens für die Wahl des Implantationsortes und die Implantationsart des menschlichen Eies. Zentralbl. f. Gynäkol. Jg. 50, 1926. S. 932—936. — *Derselbe*, Menopause und Ausfallserscheinungen nach später Kastration. In Bethe, A., G. v. Bergmann, G. Embden und A. Ellinger, Handbuch der normalen und pathologischen Physiologie mit Berücksichtigung der experimentellen Pharmakologie. Bd. 14, 1. Hälfte, 1. Teil, S. 669—692. Berlin: Springer 1926. — *Papanicolaou, George N.*, Specimens illustrating the histology of prooestrous and ovulation in the guinea-pig. 33. Vers. d. Americ. Assoc. of Anatomists. New York. Dez. 1916. Anat. record. Vol. 11, p. 444 (Dem.). 1916—1917. — *Derselbe*, Influence of removal of corpora lutea and ripe follicles on the oestrous periodicity in guinea-pigs. 36. Vers. d. Americ. Assoc. of Anatomists. Washington. April 1920. Anat. record. Vol. 18, p. 251. 1920. — *Derselbe*, The ovarian cystic fluid with special reference to its effect upon the reactions of the genital tract. Proc. of the soc. f. exp. biol. a. med. Vol. 21, p. 164—166. 1923. — *Derselbe*, Oestrus in mammals from a comparative point of view. Americ. journ. of anat. Vol. 32, p. 285—292. 1923/24. — *Derselbe*, The production of certain distinct types of reactions by the use of ovarian extracts. Proc. of the soc. f. exp. biol. a. med. Vol. 22, p. 106—108. 1925. (New York Meeting v. 19. Nov. 1924.) — *Derselbe*, The diagnosis of early human pregnancy by the vaginal smear method. Proc. of the soc. f. exp. biol. a. med. Vol. 22, p. 436f. 1925. (New York Meeting v. 20. Mai 1925.) — *Derselbe*, A specific inhibitory hormone of the corpus luteum. Its contrast with the female sex (follicular) hormone. Journ. of the Americ. med. assoc. Vol. 86, p. 1422—1424. 1926. — *Pappenheimer, Alwin M.*, The thymus gland and its possible relation to the female genital tract. Surg., gynecol. a. obstetr. Vol. 25, p. 276—283. 1917. — *Parhon, Constance*, Sur la teneur en cholestérine du liquide folliculaire de l'ovaire. Sitz. d. Sect. de Jassy d. Soc. Roumaine de Biol. v. 25. Nov. 1925. Cpt. rend. hebdom. des séances de la soc. de biol. Tome 93, p. 1623f. 1925. — *Dieselbe*, La réaction de Kottmann pendant l'époque menstruelle et intermenstruelle. Sitz. d. Sect. de Jassy d. Soc. Roumaine de Biol. v. 28. Mai u. 30. Juni 1926. Cpt. rend. hebdom. des séances de la soc. de biol. Tome 95, p. 779—781. 1926. — *Dieselbe*, Recherches sur l'action des lipoïdes placentaires sur la fonction menstruelle. Sitz. d. Sect. de Jassy d. Soc. Roumaine de Biol. v. 31. Jan. u. 28. Febr. 1927. Cpt. rend. hebdom. des séances de la soc. de biol. Tome 96, p. 1174 f. 1927. — *Parhon, C.* et *M. Goldstein*, Sur l'existence d'un antagonisme entre les fonctions de l'ovaire et celles du corps thyroïde. Arch. gén. de méd. Tome 195, p. 142—157. 1905. — *Parhon, C. I.*, *M. Cahane* et *V. Marza*, Sur la teneur en eau du sang, du tissu musculaire et de certains organes chez les animaux traités par des lipoïdes ovariens. Sitz. d. Sect. de Jassy d. Soc. Roumaine de Biol. v. 31. Jan. u. 28. Febr. 1927. Cpt. rend. hebdom. des séances de la soc. de biol. Tome 96, p. 1175—1177. 1927. — *Parhon, C. J.* et *C. Parhon*, Recherches concernant l'influence du traitement thyroïdien et ovarien sur le développement et l'aspect du plumage chez les oiseaux (Canards). Sitz. d. Sect. de Jassy d. Soc. Roumaine de Biol. v. 27. Juni, 12. u. 25. Juli 1923. Cpt. rend. hebdom. des séances de la soc. de biol. Tome 89, p. 683—686. 1923. — *Parhon, C. J.* et *Marie Parhon*, Sur la cholestérinémie chez les oiseaux et sur ses rapports avec la fonction de reproduction. Sitz. d. Sect. de Jassy d. Soc. Roumaine de Biol. v. 29. Mai 1923. Cpt. rend. hebdom. des séances de la soc. de biol. Tome 89, p. 349f. 1923. — *Parisot, J.*, Lésions des glandes génitales chez les diabétiques et chez les animaux rendus expérimentalement glycosuriques. Sitz. d. Réunion biol. de Nancy v. 20. Juli 1911. Cpt. rend. hebdom. des séances de la soc. de biol. Tome 71, p. 290—292. 1911. — *Parkes, A. S.*, The rôle of the corpus luteum in the maintenance of pregnancy. Journ. of physiol. Vol. 65, p. 341—349. 1928. — *Paton, D. Noel*, The thymus and sexual organs. III. Their relationship to the growth of the animal. Journ. of physiol. Vol. 42, p. 267—282. 1911. — *Paton, D. Noel* and *Alexander Goodall*, Contribution to the physiology of the thymus. Journ. of physiol. Vol. 31, p. 49—64. 1904. — *v. Patruban*, Zur Lehre von der Ovulation. Sitz. d. K. K. Ges. d. Ärzte in Wien v. 15. Jan. u. 19. Febr. 1875. Wien. Med. Wochenschr. 1875, Sp. 70f. u. 172. — *Pauchet, Victor*, Hystérectomie vaginale et laparotomie pour lésions des annexes de l'utérus. Résultats éloignés et comparés. Diss. Paris 1896. — *Payer, Adolf*, Über den Einfluß des Zuckers auf den Stoffwechsel der Schwangeren und auf den Geburtsverlauf. Monatsschr. f. Geburtsh. u. Gynäkol. Bd. 10, S. 559—580 u. 784—805. 1899. — *Péan*, De l'ablation des tumeurs du ventre, considérée dans ses rapports avec la menstruation, les appétits vénériens, la fécondation, l'état de grossesse et l'accouchement. Gaz. méd. de Paris Jg. 51, Sér. 6, Tome 2, p. 173f., 188f., 227f., 267—269 et 307f. 1880. — *Pearl, Raymond* and *Maynie R. Curtis*, Studies on the physiology of reproduction in the domestic fowl. VIII. On some physiological effects of ligation, section, or removal of the oviduct. Journ. of exp. zool. Vol. 17, p. 395—424. 1914. — *Pearl, Raymond* and *Frank M. Surface*, Studies on the physiology of reproduction in the domestic fowl. IX. On the effect of corpus luteum substance upon ovulation in the fowl. Journ. of biol. chem. Vol. 19, p. 263—278. 1914. — *Pelnář, J.*, Über die sogenannte klimakterische Neurose. Zeitschr. f. klin. Med. Bd. 82, S. 284—330. 1915. — *Perier, Ch.*, Anatomie et physiologie de l'ovaire. Habilitationsschrift Paris 1866. — *Peritz, G.*, Stoffwechsel bei endokrinen Störungen. B. II. Keimdrüsen. In Oppenheimer, Carl, Handbuch der Biochemie des Menschen und der Tiere. 2. Aufl., Bd. 7. Jena: Fischer 1925. S. 663f. — *Derselbe*, Die Keimdrüsen als Test für die Prüfung des Bockschen Nachweises der Hormone im Blute. Sitz. d. Ges. f. Geburtsh. u. Gynäkol. z. Berlin v. 23. Okt. 1925. Zeitschr. f. Geburtsh. u. Gynäkol. Bd. 90, S. 166 bis 175. (Disk.). 1926. — *Derselbe*, Die Wechselbeziehungen zwischen Hypophyse und den übrigen endokrinen Drüsen. In Oppenheimer, Carl, Handbuch der Biochemie des Menschen und der Tiere. 2. Aufl., Bd. 9. Jena: Fischer 1927. S. 456—462. — *Derselbe*, Die Wechselbeziehungen der Drüsen mit innerer Sekretion. In Oppenheimer, Carl, Handbuch der Biochemie des Menschen und der Tiere. 2. Aufl., Bd. 9. Jena: Fischer 1927. S. 483—496. — *Derselbe*, Über die Beziehungen zwischen Schilddrüse und Eierstock. Zugleich ein Beitrag zur Basedowfrage. Zeitschr. f. ärztl. Fortbild. 1928. S. 211—214. — *Peritz, G.* und *G. Scherk*, Die weibliche Keimdrüse. In Oppenheimer, Carl, Handbuch der Biochemie des Menschen und der Tiere. 2. Aufl., Bd. 9. Jena: Fischer 1927. S. 329—365. — *Peter*, Über Geschlechtsbestimmungen beim Menschen. Sitz. d. Med. Ver. in Greifswald v. 12. Mai 1922. Med. Klinik. 1922. S. 1133. — *Pettinari, Vittorio*, La greffe ovarienne sur les Mammifères. Cpt. rend. hebdom. des séances de la soc. de biol. Tome 92, p. 568f. 1925. (Sitz. v. 28. Febr. 1925.) — *Derselbe*, Féminisation et hyperféminisation par greffe ovarienne. Cpt. rend. hebdom. des séances de la soc. de biol. Tome 92, p. 1228f. 1925. (Dem. in d. Sitz. v. 2. Mai 1925.) — *Derselbe*, Phénomènes régénératifs dans les ovaires d'une vieille chienne après greffe ovarienne. Cpt. rend. hebdom. des séances de la soc. de biol. Tome 92, p. 1294f. 1925. (Dem. in d. Sitz. v. 9. Mai 1925.) — *Derselbe,* Sur la réaction spécifique à la greffe ovarienne du soma masculin et féminin neutralisé chez le cobaye. Cpt. rend. hebdom. des séances de la soc. de biol. Tome 95, p. 4f. 1926. (Sitz. v. 5. Juni 1926; Note présentée par E. Retterer.) — *Peyser, Fritz*, Untersuchungen über das vegetative Nervensystem in der Schwangerschaft. Zentralbl. f. Gynäkol. Jg. 48, S. 496—501. 1924. — *Pézard, A.* et *F. Caridroit*, Analyse de quelques déviations sexuelles secondaires chez les Gallinacés. Cpt. rend. hebdom. des séances de la soc. de biol. Tome 94, p. 741—744 1926. (Sitz. v. 20. März 1926.) — *Dieselben*, Forme neutre, changement de sexe de l'ovaire et valeur de C^θ chez les poules de race Sebright normale, variété dorée. Cpt. rend. hebdom. des séances de la soc. de biol. Tome 96, p. 1101—1104. 1927. (Dem. in d. Sitz. v. 30. April 1927.) — *Pézard, A., Knud Sand* et *F. Caridroit*, Féminisation d'un coq adulte de race Leghorn doré. Cpt. rend. hebdom. des séances de la soc. de biol. Tome 89, p. 947f. 1923. (Dem. in d. Sitz. v. 10. Nov. 1923.) — *Dieselben*, Le gynandromorphisme biparti expérimental. Cpt. rend. hebdom. des séances de la soc. de biol. Tome 89, p. 1103f. 1923. (Dem. in d. Sitz. v. 1. Dez. 1923.) — *Dieselben*, Gynandromorphisme biparti fragmentaire d'origine mâle. Cpt. rend. hebdom. des séances de la soc. de biol. Tome 89, p. 1271f. 1923. (Dem. in d. Sitz. v. 22. Dez. 1923.) *Dieselben*, Modifications raciales par greffe ovarienne chez les coqs. Cpt. rend. hebdom. des séances de la soc. de biol. Tome 90, p. 623—625. 1924. (Dem. in d. Sitz. v. 8. März 1924.) — *Dieselben*, Évolution et fonction d'un transplant ovarien chez un coq adulte Leghorn doré. Cpt. rend. hebdom. des séances de la soc. de biol. Tome 91, p. 1075f. 1924. (Dem. in d. Sitz. v. 15. Nov. 1924.) — *Dieselben*, Gynandromorphisme en mosaique et dysharmonies endocriniennes chez les Gallinacés. Cpt. rend. hebdom. des séances de la soc. de biol. Tome 91, p. 1146f. 1924. (Dem. in d. Sitz. v. 22. Nov. 1924.) — *Dieselben*, L'évolution des potentialités chez la poulette. Cpt. rend. hebdom. des séances de la soc. de biol. Tome 92, p. 495f. 1925. (Dem. in d. Sitz. v. 21. Febr. 1925.) — *Dieselben*, Inversion sexuelle du plumage observée chez nos sujets lors de la récente mue et notion du seuil hormonique. Cpt. rend. hebdom. des séances de la soc. de biol. Tome 93, p. 1094f. 1925. (Dem. in d. Sitz. v. 31. Okt. 1925.) — *Dieselben*, Quelques faits nouveaux concernant les greffes d'ovaires effectuées sur le coq domestique. Cpt. rend. hebdom. des séances de la soc. de biol. Tome 94, p. 520—522. 1926. (Dem. in d. Sitz. v. 27. Febr. 1926.) — *Dieselben*, La bipartition longitudinale de la plume. Faits nouveaux concernant le gynandromorphisme élémentaire. Cpt. rend. hebdom. des séances de la soc. de biol. Tome 94, p. 1074—1077. 1926. (Dem. in d. Sitz. v. 24. April 1926.) — *Pfaffenberger, Hans*, Gibt es eine regelmäßige Ovulation trotz Amenorrhöe? Diss. Erlangen 1926. — *v. Pfaundler, Meinhard*, Milchdrüsen, Laktation, Saugen. In Bethe, A., G. v. Bergmann, G. Embden und A. Ellinger, Handbuch der normalen und pathologischen Physiologie mit Berücksichtigung der experimentellen Pharmakologie. Bd. 14, 1. Hälfte, 1. Teil. Berlin: Springer 1926. S. 605—644. — *Pfeifer, Julius*, Diskussionsbemerkung. Verhandl. d. dtsch. Ges. f. Gynäkol. 15. Vers. Halle a. S. Mai 1913. 2. Teil, S. 341f. — *Pfeiffer, Carl*, Die Verpflanzung des

Eierstocks. Diss. Tübingen 1901. — *Pfeiffer, H.* und *H. Zacherl*, Über das Verhalten der Brunst bei der Parabiose der Ratte. I. Mitteilung. Klin. Wochenschr. 1926. S. 1522. — *Pfister, A.*, Die Wirkung der Kastration auf den weiblichen Organismus. Arch. f. Gynäkol. Bd. 56, S. 583—634. 1898. — *Pfister, Max*, Über die reflektorischen Beziehungen zwischen Mammae und Genitalia muliebria. Hegars Beitr. Bd. 5, S. 421—447. 1901. — *Pflanz, E.*, Pubertätshypertrophie beider Mammae. Zentralbl. f. Gynäkol. Jg. 26, S. 42 f. 1902. — *Pflüger, Eduard F. W.*, Über die Bewegungen der Ovarien. Arch. f. Anat., Physiol. u. wissenschaftl. Med. 1859. S. 30—32. — *Derselbe*, Über die Bedeutung und Ursache der Menstruation. Untersuchungen aus dem physiologischen Laboratorium zu Bonn. Berlin: Hirschwald 1865. S. 53—63. — *Derselbe*, Ob die Entwicklung der sekundären Geschlechtscharaktere vom Nervensysteme abhängt? Pflügers Arch. f. d. ges. Physiol. Bd. 116, S. 375—383. 1907. — *Philipp, E.*, Ein Beitrag zur hormonalen Wirkung der Placenta auf die Brustdrüse. Zentralbl. f. Gynäkol. Jg. 48, S. 2527f. 1924. — *Piccoli, Salvatore*, Sul siero ovariolitico. Ricerche sperimentali. Arch. di ostetr. e. ginecol. Vol. 3, p. 235—257. 1911—1912. — *Pichevin, Roland*, Des abus de la castration chez la femme. Diss. Paris 1889. — *Pinard, A.*, Des vomissements de la gestation. Ann. de gynécol. Tome 6, p. 385—399; 449 bis 482 et 527—555 (p. 457). 1909. — *Derselbe*, La menstruation dans ses rapports avec l'ovulation, la fécondation, la gestation et l'allaitement. Ann. de gynécol. 2. Serie, Tome 6, p. 721—733. 1909. — *Pineles, F.*, Diskussionsbemerkung. Verhandl. d. Kongr. f. inn. Med. 25. Kongr. Wien. April 1908. S. 147f. — *Pinesse, A.*, Résultats éloignés de l'ablation bilatérale des annexes par la laparotomie pour salpingo-ovarite. Étude clinique sur la statistique de M. le Dr. Lucas-Championnière, chirurgien de l'hôpital Saint-Louis. Diss. Paris 1894. — *Pinner, O.*, Über den Übertritt des Eies aus dem Ovarium in die Tube beim Säugetier. Arch. f. Anat. u. Physiol., Physiol. Abt. 1880. S. 241—255. — *Pittler, Curt*, Das zeitliche Verhalten der Konzeption zur Ovulation und Menstruation. Diss. Breslau 1916. — *Plato, J.*, Zur Kenntnis der Anatomie und Physiologie der Geschlechtsorgane. Arch. f. mikroskop. Anat. Bd. 50, S. 640—685. 1897. — *Plaut, Rahel*, Über den Einfluß des Ovarialhormons auf das Beckenwachstum. Zeitschr. f. physiol. Chem. Bd. 111, S. 36—42. 1920. — *Dieselbe*, Demonstration von Präparaten von Mamma, Uterus und Ovarien fünfwöchiger Meerschweinchen, die nach Steinach und Holzknecht mit Röntgen bestrahlt worden waren. Sitz. d. ärztl. Vereins zu Hamburg, Biol. Abt., v. 6. März 1923. Klin. Wochenschr. 1923. S. 953. (Disk.). — *Plaut, Rahel* und *H. A. Timm*, Über den Einfluß der Keimdrüsen auf den Stoffwechsel. Klin. Wochenschr. 1924. S. 1664—1666. — *Pok, Josef*, Über Kriegsamenorrhöe. Zentralbl. f. Gynäkol. Jg. 41, S. 483—487. 1917. — *Polano, Oscar*, Über Verschwinden einer Schwangerschaft. Ein Beitrag zur Lehre von der Blasenmole. Zeitschr. f. Geburtsh. u. Gynäkol. Bd. 59, S. 453—466. 1907. — *Derselbe*, Zur Behandlung der Dysmenorrhöe. Sitz. d. fränk. Ges. f. Geburtsh. u. Gynäkol. v. 30. Juni 1907. Münch. med. Wochenschr. 1907, S. 1731f. — *Derselbe*, Zur Behandlung der Dysmennorhöe von den Brustdrüsen aus. Münch. med. Wochenschr. 1907. S. 2335—2337. — *Derselbe*, Mamma und Menstruation. Verhandlungen d. dtsch. Ges. f. Gynäkol. Heidelberg. Mai 1923. Arch. f. Gynäkol. Bd. 120, S. 259f. Disk. S. 261—270. 1923. — *Derselbe*, Untersuchungen über die zyklischen Veränderungen der weiblichen Brust während der Geschlechtsreife. Zeitschr. f. Geburtsh. u. Gynäkol. Bd. 87, S. 363—373. 1924. — *Polgár, Emil*. Die Heilung der Osteomalacie mittels Kastration. Arch. f. Gynäkol. Bd. 49, S. 30—42. 1895. — *Policard, A.*, Recherches histochimiques sur la teneur en cendre de l'ovaire humain. Sitz d. Soc. de biol. de Lyon v. 9. Juli 1923. Cpt. rend. hebdom. des séances de la sec. de biol. Tome 88, p. 535—538. 1923. — *Poll, Heinrich*, Über Hahnenfedrigkeit. Verhandl. d. Anat. Ges. 26. Vers. München. April 1912. Anat. Anz. 1912. Erg.-H. zu Bd. 41, S. 11 (Disk.). (Nur Titel.) — *Derselbe*, Hahnenfedrigkeit, Vogelbälge in Autochrombildern und mikroskopische Präparate der Geschlechtsorgane solcher Exemplare. Verhandl. d. anat. Ges. 26. Vers. München. April 1912. Anat. Anz. 1912. Erg.-H. zu Bd. 41, S. 269 (Dem.). — *Pollak, Emil*, Die antizipierte Klimax und ihre nächsten Folgen für den Organismus. Monatsschr. f. Geburtsh. u. Gynäkol. Bd. 22, S. 327—347. 1905. — *Pool, Eugene H.*, The relation of the parathyroid system to the female genital apparatus. Surg., gynecol. a. obstetr. Vol. 25, p. 260—271. 1917. — *Poos, Fritz*, Genese und Deutung der Reaktionsformen der Hypophysis cerebri. Zeitschr. f. d. ges. exp. Med. Bd. 54, S. 709—784. 1926. — *Popielski, L.*, Über die spezifischen gerinnungshemmenden und blutdruckherabsetzenden Substanzen des weiblichen Genitalapparates. Biochem. Zeitschr. Bd. 49, S. 168—172. 1913. — *Posner, C.*, Sexualhormone, Lipoide und Organpräparate. Sitz. d. ärztl. Ges. f. Sex.-Wiss. u. Konst.-Forsch. v. 22. Mai 1925. Arch. f. Frauenkunde u. Konstitutionsforschung. Bd. 11, S. 233—237. 1925. — *Post, Charles G. jr.*, Differential count of leucocytes in vagina of rat during oestrous cycle. Proc. of the soc. f. exp. biol. a. med. Vol. 25, p. 9f. (New York Meeting v. 19. Okt. 1927.) 1928. — *Pottet, Maurice*, Contribution à l'étude anatomique, histologique et physiologique du corps jaune pendant la grossesse (plus spécialement chez la femme). Diss. Paris 1910. — *Derselbe*, Le rut, l'ovulation, la menstruation (d'après MM. Cl. Regaud et

G. Dubreuil). Ann. de gynécol. 2. Sér., Tome 7, p. 363—371. 1910. — *Potthast, Johannes,* Beiträge zur Kenntnis des Eiweißumsatzes im tierischen Organismus. Diss. Leipzig 1897. — *Pouchet, F. A.,* Théorie positive de la fécondation des Mammifères, basée sur l'observation de toute la série animale. Paris: Boret 1842. — *Derselbe,* Théorie positive de l'ovulation spontanée et de la fécondation des Mammifères et de l'espèce humaine, basée sur l'observation de toute la série animale. Paris: Baillière 1847. — *Pratt, J. P.* and *Edgar Allen,* Clinical tests of the ovarian follicular hormone. 77. Vers. d. Sect. on obstetr., gynecol. a. abd. surg. d. Americ. med. assoc. Dallas. April 1926. Journ. of the Americ. med. Assoc. Vol. 86, p. 1964—1968. 1926. — *Praud, J.,* Troubles névropathiques consécutifs à l'ablation de l'utérus et annexes. Diss. Paris 1896. — *Preissecker, Ernst,* Versuche zur Feststellung der Natur und Herkunft der Ovariallipoide. Zentralbl. f. Gynäkol. Jg. 52, S. 2740—2743. 1928. — *Prenant, A.,* La valeur morphologique du corps jaune. Son action physiologique et thérapeutique possible. Rev. gén. des sciences pures et appliquées. Tome 9, p. 646—650. 1898. — *Preobraskensky,* Über einige experimentelle Ergebnisse betreffend die Frage über Eierstockstransplantation. (Transplantation von Eierstöcken in die Bauchhöhle von Männchen.) Journ. Akuscherstwa i Shenskich bolesnei. Sept. 1899. Ref.: Frommels Jahresbericht über die Fortschritte auf dem Gebiete der Geburtsh. u. Gynäkol. Jg. 13, S. 511. 1899. — *Pribram, Egon Ewald,* Zur Frage des Cholesterinstoffwechsels während der Schwangerschaft und im Wochenbett. Verhandl. d. dtsch. Ges. f. Gynäkol. 18. Vers. Heidelberg. Mai 1923. Arch. f. Gynäkol. Bd. 120, S. 90—93. 1923. — *Prochownick, L.,* Über Ovaradentriferrin. Zentralbl. f. Gynäkol. Jg. 33, S. 1585—1587. 1909. — *Pryll, W.,* Kohabitationstermin und Kindsgeschlecht. Münch. med. Wochenschr. 1916. S. 1579—1582. — *Puppel, Ernst,* Die therapeutische Verwertung der Placenta. Monatsschr. f. Geburtsh. u. Gynäkol. Bd. 54, S. 280—288. 1921. — *Pychlau, Waldemar,* Über Blutungen nach Adnexoperationen (unter besonderer Berücksichtigung der sog. „Pseudomenstruation"). Diss. Heidelberg 1910.

Queirel et *Domergue,* De la glycosurie pendant l'état puerpéral (grossesse et suites de couches). III. Congrès international de gynécol. et d'obstetr. Amsterdam. August 1899. Ann. de gynécol. Tome 52, p. 332—340. 1899.

Raab, W., Das hormonal-nervöse Regulationssystem des Fettstoffwechsels. Zeitschr. f. d. ges. exp. Med. Bd. 49, S. 179—269. 1926. — *Raciborski, M. A.,* De la puberté et de l'âge critique chez la femme, au point de vue physiologique, hygiénique et médical, et de la ponte périodique chez la femme et les mammifères. Paris: Baillière 1844. — *Ralls, J. O., C. N. Jordan* and *Edward A. Doisy,* Simplified method of preparation of ovarian hormone, and properties of purified product. Proc. of the soc. f. exp. biol. a. med. Vol. 23, p. 592. 1925—1926. (Sitz. d. Missouri Branch v. 3. März 1926.) — *Dieselben,* An improved procedure for the extraction of the ovarian hormone and some chemical properties of the product. Journ. of biol. chem. Vol. 69, p. 357—380. 1926. — *Ramirez, Eliseo,* Ovaries and menstruation. Endocrinology. Vol. 8, p. 243—249. 1924. — *Rauber,* Über die Absonderung der Milch. Sitzungsber. d. naturf. Ges. zu Leipzig 1878. Jg. 5, S. 30—34. (Sitz. v. 10. Dez. 1878.) — *Ravano, Alberto,* Über die Frage nach der Tätigkeit des Eierstocks in der Schwangerschaft. Arch. f. Gynäkol. Bd. 83, S. 587—611. 1907. — *Reagan, Franklin P.,* Some results and possibilities of early embryonic castration. Anat. record. Vol 11, p. 251—258. 1916—1917. — *Derselbe,* Early castration of the vertebrate embryo. 14. Vers. d. Americ soc. of zool. New York. Dez. 1916. Anat. record. Vol. 11, p. 489f. 1916—1917. — *Rebaudi, Stefano,* Eierstock, Corpus luteum und Langerhanssche Zellinseln. Zentralbl. f. Gynäkol. Jg. 32, S. 1332—1334. 1908. — *Recasens, S.,* Strahlentherapie bei endokrinen Störungen des Sexualapparates. Med. Klinik 1924. S. 810—812. — *Regaud, Claudius* et *G. Dubreuil,* Existe-t-il des relations entre les phénomènes du rut et la présence de corps jaunes ovariens, chez la lapine. Cpt. rend. hebdom. des séances de la soc. de biol. Tome 64, p. 176—178. 1908. (Sitz. v. 1. Febr. 1908.) — *Dieselben,* Glande interstitielle de l'ovaire et rut chez la lapine. Cpt. rend. hebdom. des séances de la soc. de biol. Tome 64, p. 217. 1908. (Sitz. v. 8. Febr. 1908.) — *Dieselben,* Gravidité et glande interstitielle de l'ovaire, chez la lapine. Cpt. rend. hebdom. des séances de la soc. de biol. Tome 64, p. 396—398. 1908. (Sitz. v. 7. März 1908.) — *Dieselben,* À propos des corps jaunes de la lapine: Ils n'ont avec le rut aucune relation. (Deuxième note.) Cpt. rend. hebdom. des séances de la soc. de biol. Tome 64, p. 442—444. 1908. (Sitz. v. 14. März 1908.) — *Dieselben,* L'ovulation de la lapine n'est pas spontanée. Cpt. rend. hebdom. des séances de la soc. de biol. Tome 64, p. 552—554. 1908. (Sitz. v. 28. März 1908.) — *Dieselben,* Observations nouvelles relatives à l'indépendance des corps jaunes et du rut chez la lapine. (Quatrième note.) Cpt. rend. hebdom. des séances de la soc. de biol. Tome 64, p. 602f. 1908. (Sitz. v. 4. April 1908.) — *Dieselben,* Action du mâle sur le rut et l'ovulation chez la lapine. I. Le voisinage prolongé, sans accomplement, est insuffisant pour provoquer l'ovulation. Cpt. rend. hebdom. des séances de la soc. de biol. Tome 65,

p. 501—503. 1908. (Sitz. v. 28. Nov. 1908.) — *Dieselben*, Sur les relations fonctionelles des corps jaunes avec l'utérus non gravide. I. État de la question et méthodes de recherches. Cpt. rend. hebdom. des séances de la soc. de biol. Tome 66, p. 257—259. 1909. (Sitz. v. 13. Febr. 1909.) — *Dieselben*, Effets de la rupture artificielle des follicules de l'ovaire, au point de vue de la formation des corps jaunes chez la lapine. Cpt. rend. hebdom. des séances de la soc. de biol. Tome 67, p. 166—168. 1909. (Sitz. v. 17. Juli 1909.) — *Dieselben*, Nouvelles recherches sur les modifications de la glande interstitielle de l'ovaire, consécutives à l'isolement et à la cohabitation avec le mâle. Cpt. rend. hebdom. des séances de la soc. de biol. Tome 67, p. 348—350. 1909. (Sitz. v. 31. Juli 1909.) — *Regaud, Claudius* et *Ant. Lacassagne*, La glande interstitielle dans les ovaires de la lapine traités par les rayons X. Cpt. rend. de l'Association des Anatomistes 13.Vers. Paris. April 1911. Bibliographie anatomique Suppl. 1911. p. 311—313. — *Dieselben*, Sur l'évolution générale des phénomènes déterminés dans l'ovaire de la lapine par les rayons X. Cpt. rend. hebdom. des séances de la soc. de biol. Tome 74, p. 601—604. 1913. (Sitz. v. 15. März 1913.) — *Dieselben*, Sur les conditions de la stérilisation des ovaires par les rayons X. Ebenda. p. 783—786. (Sitz. v. 19. April 1913.) — *Dieselben*, Sur les processus de la dégénérescence des follicules, dans les ovaires roentgenisés de la lapine. Ebenda. p. 869—871. (Sitz. v. 26. April 1913.) — *Dieselben*, Sur la radiosensibilité (aux rayons X) des cellules épithéliales des follicules ovariens, chez la lapine. Ebenda. p. 1308—1311. (Sitz. v. 21. Juni 1913.) — *Regaud, Claudius* et *A. Policard*, Fonction glandulaire de l'épithélium ovarique et de ses diverticules tubuliformes chez la chienne. Cpt. rend. hebdom. des séances de la soc. de biol. Tome 53, p. 615f. 1901. (Sitz. v. 8. Juni 1901.) — *Reichenstein, Marek*, Glykosurie und Schwangerschaft. Wien. klin. Wochenschrift. 1909. S. 1445—1448. — *Derselbe*, Alimentäre Glykosurie und Adrenalinglykosurie. Mit besonderer Berücksichtigung der Glykosurie in der Gravidität und der Zuckerkrankheit. Wien. klin. Wochenschr. 1911. S. 862—869. — *Rein, G.*, Beitrag zur Lehre von der Innervation des Uterus. Pflügers Arch. f. d. ges. Physiol. Bd. 23, S. 68—84. 1880. — *Reinhardt, J. C.*, Adrenalin und Osteomalakie. Zentralbl. f. Gynäkol. Jg. 31, S. 1613—1616. 1907. — *Reinl, Carl*, Die Wellenbewegung der Lebensprozesse des Weibes. Volkmanns Samml. klin. Vortr. Nr. 243 (Gynäkol. Nr. 67). S. 1737—1770. 1884. — *Reiß, Max*, Brunstbeeinflussung und Cholesterinämie. Klin. Wochenschr. 1928. S. 849. — *Remak, R.*, Über Menstruation und Brunst. Neue Zeitschr. f. Geburtsk. Bd. 13, S. 175—233. — *Reni, William*, Wann beginnt die Schwangerschaft? Zentralbl. f. Gynäkol. Jg. 49, S. 1084—1086. 1925. — *Renner, Rudolf*, Über die Resultate der Kastration bei Myomen des Uterus. Diss. Tübingen 1895. — *Reprew, A. W.*, Einfluß der Entfernung der Geschlechtsorgane auf den Stoffwechsel bei weiblichen Tieren. Journal russkago obschtschestwa ochranenija narodnago sdrawija. Nr. 2. Ref.: St. Petersburg. med. Wochenschr. 1891. Russ. Lit.-Beil. S. 34. — *Reprieff*, Die weibliche Geschlechtsfunktion in ihrer Beziehung zum Gesamtorganismus. Arch. f. Frauenkunde u. Konstitutionsforschung. Bd. 11, S. 13—29. 1925. — *Retterer, Ed.*, Sur la morphologie et l'évolution de l'épithélium du vagin des Mammifères. Cpt. rend. hebdom. des séances de la soc. de biol. Tome 44, p. 101—107. 1892. (Sitz. v. 26. März 1892.) — *Derselbe*, Évolution de l'épithélium du vagin. (Deuxième note.) Cpt. rend. hebdom. des séances de la soc. de biol. Tome 44, p. 566—568. 1892. (Sitz. v. 25. Juni 1892.) — *Derselbe*, Sur les modifications de la muqueuse utérine à l'époque du rut. Cpt. rend. hebdom. des séances de la soc. de biol. Tome 44, p. 637—642. 1892. (Sitz. v. 9. Juli 1892.) — *Retterer, Ed.* et *S. Voronoff*, Sur la greffe d'ovaires de chièvre ou de brebis. Cpt. rend. hebdom. des séances de la soc. de biol. Tome 84, p. 104—106. 1921. (Sitz. v. 22. Jan. 1921.) — *Dieselben*, Évolution des placentas maternels ou caroncules après la greffe d'ovaires. Cpt. rend. hebdom. des séances de la soc. de biol. Tome 84, p. 187—189. 1921. (Sitz. v. 29. Jan. 1921.) — *Reusch, W.*, Das Verhalten der Menstruation nach gynäkologischen Eingriffen. Ein Beitrag zur Physiologie des Ovariums. Monatsschr. f. Geburtsh. u. Gynäkol. Bd. 44, S. 447—468. 1916. — *Reuß, A. v.*, Sehnervenleiden infolge von Gravidität. Wien. klin. Wochenschr. 1908. S. 1116—1119. — *Rhéaume, Pierre Z.*, Final results of ovarian grafting. Surg., gynecol. a. obstetr. Vol. 42, p. 433f. 1926. — *Rheinboldt, Meta*, Kohabitationstermin und Geschlecht des Kindes. Nach den Fällen der Heidelberger Universitäts-Frauenklinik im Kriegsjahr 1916/17. Diss. Heidelberg 1918. — *Ribbert, Hugo*, Über Transplantation von Ovarium, Hoden und Mamma. Roux' Arch. f. Entwicklungsmechanik d. Organismen Bd. 7, S. 688—708. 1898. — *Richardson, Edward H.*, The effect of hysterectomy upon ovarian function. Transact. of the Americ. gynecol. soc. Philadelphia. Mai 1918. Vol. 43, p. 114—132. (Disk.). — Surg., gynecol. a. obstetr. Vol. 28, p. 146—153. 1919. — *Richon, L.* et *P. Jeandelize,*, Influence da la castration et de l'ovariotomie totales sur le développement des organes génitaux externes chez le jeune lapin. (Sitz. d. Réunion biologique de Nancy v. 14. Dez. 1903.) Cpt. rend. hebdom. des séances de la soc. de biol. Tome 55, p. 1684f. 1903. — *Dieselben*, Effets de l'ovariotomie sur la croissance chez la lapine. Sitz. d. Réun. Biol. de Nancy v. 22. April 1907. Cpt. rend. hebdom. des séances de la soc. de biol. Tome 62, p. 756f. 1907. — *Richter*, Zur Transplantation der Ovarien. Sitz. d. gynäkol. Ges. zu Dresden v. 17. Nov. 1921. Zentralbl. f. Gynäkol. 1922.

S. 153—160. (Disk.) — *Ricker, Gustav* und *Albert Dahlmann*, Beiträge zur Physiologie des Weibes. Volkmanns Samml. klin. Vortr. N. F. Nr. 645—647. 1912. — *Riddle, Oscar*, Studies on the physiology of reproduction in birds. XIV. Suprarenal hypertrophy coincident with ovulation. Americ. journ. of physiol. Vol. 66, p. 322—339. 1923. — *Riddle, Oscar* and *Florence Flemion*, Studies on the physiology of reproduction in birds. XXVI. The rôle of the anterior pituitary in hastening sexual maturity in ring doves. Americ. journ. of physiol. Vol. 87, p. 110—123. 1928. — *Riddle, Oscar* and *Hannah Elizabeth Honeywell*, Studies on the physiology of reproduction in birds. XV. Increased blood sugar coincident with ovulation in various kinds of pigeons. Americ. journ. of physiol. Vol. 66, p. 340—348. 1923. — *Riddle, Oscar* and *Masaharu Tange*, Some limitations of the action of the so-called follicular hormone in birds. Proc. of the soc. f. exp. biol. a. med. Vol. 23, p. 648—652. 1925—1926. (New York Meeting v. 22. Mai 1926.). — *Dieselben*, Studies on the physiology of reproduction in birds. XXV. The action of the ovarian and placental hormone in the pigeon. Americ. journ. of physiol. Vol. 87, p. 97—109. 1928. — *Riebold, Georg*, Über die Wechselbeziehungen zwischen dem Ovulationsvorgang inkl. der Menstruation und inneren Krankheiten. Münch. med. Wochenschr. 1907. S. 1868—1871. — *Derselbe*, Über periodische Fieberbewegungen mit rheumatischen Erscheinungen bei jungen Mädchen (sogen. recurrierendes rheumatoides Ovulationsfieber). Verhandl. d. Ges. dtsch. Naturf. u. Ärzte. 79. Vers. Dresden. Sept. 1907. 2. Teil, 2. Hälfte, Abt. f. inn. Med. usw. S. 15—17 (Disk.). — *Derselbe*, Über periodische Fieberbewegungen mit rheumatischen Erscheinungen bei jungen Mädchen (sogen. recurrierendes rheumatoides Ovulationsfieber). Dtsch. Arch. f. klin. Med. Bd. 93, S. 15—42. 1908. — *Derselbe*, Beobachtungen der inneren Klinik über die Beziehungen der Ovulation zur Menstruation. Verhandl. d. Kongr. f. inn. Med. 25. Kongr. Wien. April 1908. S. 107—117. Disk. S. 125—157. — *Risse, Otto*, Über Amenorrhöe und ovarielle Reizbestrahlung. Sitz. d. oberrhein. Ges. f. Geburtsh. u. Gynäkol. v. 22. April 1923. Zentralbl. f. Gynäkol. Jg. 47, S. 1434. 1923. — *Ritchie, Charles G.*, Contributions to assist the study of ovarian physiology and pathology. London: Churchill & sons. 1865. — *Rittmann, Rudolf*, Blutcalciumspiegel und Menstruation. Ein Beitrag zur Analyse der endokrinen Störungen in der Menstruation, Gravidität und im Klimakterium. Wien. Arch. f. inn. Med. Bd. 8, S. 261—288. 1924. — *Röhrig, A.*, Experimentelle Untersuchungen über die Physiologie der Milchabsonderung. Virchows Arch. f. pathol. Anat. u. Physiol. Bd. 67, S. 119—146. 1876. — *Römer, R.*, Über den Lipoidgehalt und die Kobrahämolyse aktivierende Fähigkeit des Serums Schwangerer und Nichtschwangerer. Zeitschr. f. Geburtsh. u. Gynäkol. Bd. 71, S. 350—367. 1912. — *Römmert, Albert*, Über Schwangerschaftsglykosurie. Dtsch. med. Wochenschr. 1923. S. 912. — *Rosenblatt, Jacob*, Die Korrelation der Uterusschleimhaut zum Eierstock. Monatsschr. f. Geburtsh. u. Gynäkol. Bd. 77, S. 333—336. 1927. — *Rosenburg, Albert*, Über menstruelle, durch das Corpus luteum bedingte Mammaveränderungen. Frankfurt. Zeitschr. f. Pathol. Bd. 27, S. 466—506. 1922. — *Derselbe*, Die menstruellen Mammaveränderungen. Zentralbl. f. Gynäkol. Jg. 47, S. 111—116. 1923. — *Derselbe*, Die Bedeutung der menstruellen Mammaveränderungen für die Chirurgie. Zentralbl. f. Chirurg. Jg. 50, S. 510 f. 1923. — *Rosenlöcher, Karl*, Über Appendicitis und mensuellen Zyklus. Monatsschr. f. Geburtsh. u. Gynäkol. Bd. 80, S. 403—410. 1928. — *Rosin, H.*, Über den Arthritismus des Klimakteriums und seine Behandlung. Therapie der Gegenw. Jg. 58, S. 81—85. 1917. — *Ross-Johnson, Margaret* and *Evelyn E. Hewer*, The effect of lactation on ovulation. Journ. of physiol. Vol. 57, p. 143—145. 1923. — *Rößle, Robert*, Über die Hypophyse nach Kastration. Sitz. d. naturw.-med. Ges. zu Jena, Sektion f. Heilkunde v. 27. Febr. 1913. Münch. med. Wochenschr. 1913. S. 952 f. — *Derselbe*, Das Verhalten der menschlichen Hypophyse nach Kastration. Virchows Arch. f. pathol. Anat. u. Physiol. Bd. 216, S. 248—264. 1914. — *v. Rosthorn, Alfons*, Die Beziehungen der weiblichen Geschlechtsorgane zu inneren Erkrankungen. Verhandl. d. Kongr. f. inn. Med. 25. Kongr. Wien. April 1908. 1. Referat. S. 29—64. Disk. S. 125—157. — *Rötter, Emil*, Zur Frage von der Wichtigkeit des Corpus luteum für das Fortbestehen der Gravidität. Diss. Erlangen 1918. — *Roubitschek, R.*, Die renale Schwangerschaftsglykosurie als Frühsymptom der Gravidität. Klin. Wochenschr. 1922. S. 220f. — *Roulier, François*, Action des rayons X sur les glandes génitales. Diss. Paris 1906. — *Rubaschkin, W.*, Über die Reifungs- und Befruchtungsprozesse des Meerschweincheneies. Anat. Hefte. 1. Abt, Bd. 29, S. 507—553. 1905. — *Rubin, I. C.*, Sterility associated with habitual amenorrhea relieved by X-ray therapy. Sitz. d. New York Obstetr. Soc. v. 9. Febr. 1926. Americ. journ. of obstetr. a. gynecol. Vol. 12, p. 76—88. Disk. p. 130—132. 1926. — *Rubinstein, H.*, Über das Verhalten des Uterus nach der Exstirpation beider Ovarien und nach ihrer Transplantation an eine andere Stelle der Bauchhöhle. St. Peterburg. med. Wochenschr. 1899. S. 281—283. — *Rübsamen, W.*, Über Schilddrüsenerkrankungen in der Schwangerschaft. Arch. f. Gynäkol. Bd. 98, S. 268—296. 1912. — *Rudel, Eugen*, Beitrag zur Pathologie der Menstruatio praecox. Diss. Würzburg 1889. — *Ruge II, Carl*, Über Ovulation, Corpus luteum und Menstruation. Arch. f. Gynäkol. Bd. 100, S. 20—48. 1913. — *Derselbe*, Follikelsprung und Befruchtung. Arch. f. Gynäkol. Bd. 109, S. 302—346. 1917—1918. — *Derselbe*, Ovulation, Konzeption und willkürliche Geschlechtsbestimmung. Sitz. d. Ges. f. Geburtsh. u. Gynäkol. zu Berlin v. 22. Febr. 1918. Zeitschr. f. Geburtsh. u. Gynäkol. Bd. 81, S. 256—275. 1919. — *Rühl, Arthur*, Regelmäßigkeit im Wechsel der Ovarialfunktion. Arch. f. Gynäkol. Bd. 124, S. 1—26. 1925. — *Ryser, Hans*, Der Blutzucker während der Schwangerschaft, der Geburt, im Wochenbett und bei den Schwangerschaftstoxikosen. Dtsch. Arch. f. klin. Med. Bd. 118, S. 408—461. 1916.

Sacharoff, L., Zur Bedeutung der Kamnitzer-Josephschen Phoridzindiagnostik der Frühgravidität. Dtsch. med. Wochenschr. 1923. S. 1468 f. — *Sack, Waldemar Th.*, Über den Einfluß von Corpus luteum und Hypophyse (lobus anterior) auf den Stoffwechsel. Arch. f. exp. Pathol. u. Pharmakol. Bd. 70, S. 293—301. 1912 u. Diss. Heidelberg 1916. — *Sainmont, Georges*, Recherches relatives à l'organogenèse du testicule et de l'ovaire chez le chat. Arch. de biol. Tome 22, p. 71—162. 1906 bis 1907. — *Salazar, A. L.*, Sur le rôle endocrine ou trophique de la glande interstitielle ovarienne. Sitz. d. Soc. Portugaise de Biol. v. 2. Juni 1924. Cpt. rend. hebdom. des séances de la soc. de biol. Tome 91, p. 223f. 1924. — *Derselbe*, La chromatolyse dans les follicules de de Graaf au point de vue endocrine. Sitz. d. Soc. Portugaise de Biol. v. 19. März 1925. Cpt. rend. hebdom. des séances de la soc. de biol. Tome 92, p. 1247—1250. 1925. — *Salomon, H.*, Die Differentialdiagnose der Schwangerschaftsglykosurie und des Diabetes bei Schwangerschaft. Münch. med. Wochenschr. 1921. S. 386—388. — *Sand, Knud*, Experimentelle Studier over kønskarakterer hos pattedyr. Diss. Kopenhagen 1918 u. Kopenhagen: Hasselbalch 1918. — *Derselbe*, Experimenteller Hermaphroditismus. (Vorläufige Mitteilung.) Pflügers Arch. f. d. ges. Physiol. Bd. 173, S. 1—7. 1918. — *Derselbe*, Experiments on the internal secretion of the sexual glands, especially on experimental hermaphroditism. Journ. of physiol. Vol. 53, p. 257—263. 1919. — *Derselbe*, Études expérimentales sur les glandes sexuelles chez les Mammifères. Journ. de physiol. et de pathol. gén. Tome 19, p. 305—322. 1921. — *Derselbe*, Experiments on the endocrinology of the sexual glands. Endocrinology. Vol. 7, p. 273—301. 1923. — *Derselbe*, Die Kastration bei Wirbeltieren und die Frage von den Sexualhormonen. In Bethe, A., G. v. Bergmann, G. Embden und A. Ellinger, Handbuch der normalen und pathologischen Physiologie mit Berücksichtigung der experimentellen Pharmakologie. Bd. 14, 1. Hälfte, Berlin: Springer 1926. 1. Teil, S. 215—240. — *Derselbe*, Transplantation der Keimdrüsen bei Wirbeltieren. Ebenda. S. 251—292. — *Sandiford, Irene* and *Theodora Wheeler*, The basal metabolism before, during, and after pregnancy. Journ. of biol. chem. Vol. 62, p. 329—352. 1925. — *Sänger, M.*, Zur Kastration bei Kühen. Monatsschr. f. Geburtsh. u. Gynäkol. Bd. 5, Erg.-H. S. 193—195. 1897. — *Derselbe*, Zwei Fälle von abnormer Lactation. Sitz. d. ärztl. Ver. München v. 10. Juli 1912. Münch. med. Wochenschr. 1912. S. 2139. (Disk.). — *Sarwey, O.*, Über die primären Resultate und die Dauererfolge der modernen Myomoperationen. (Auf Grund von 430 operierten Fällen der Tübinger Klinik.) Arch. f. Gynäkol. Bd. 79, S. 277—315. 1906. — *Sauerbier, Ernst*, Zur Periodizität der Menstruation. Diss. Marburg 1917. — *Sauvé, Louis*, Les greffes ovariennes. Ann. de gynécol. Ser. 2, Tome 7, p. 155—173. 1910. — *Savini, E.*, Organothérapie génitale et tachycardie paroxystique. Cpt. rend. hebdom. des séances de la soc. de biol. Tome 71, p. 108—110. 1911. (Sitz. v. 8. Juli 1911.). — *Scammon, Richard E.*, Some peculiarities of the growth of the human uterus. 35. Vers. d. Amer. Assoc. of Anatomists. Pittsburgh. April 1919. Anat. record. Vol. 16, p. 163. 1919. — *Schaffer, Josef*, Über Bau und Funktion des Eileiterepithels beim Menschen und bei Säugetieren. Monatsschr. f. Geburtsh. u. Gynäkol. Bd. 28, S. 526—542 u. 666—688. 1908. — *Schäffer, R.*, Die Menstruation. In Veit, J., Handbuch der Gynäkologie. 2. Aufl. Bd. 3. Wiesbaden: Bergmann 1908. S. 1—153. — *Schatz, Curt*, Über das weibliche Sexualhormon. Monatsschr. f. Geburtsh. u. Gynäkol. Bd. 77, S. 370—380. 1927. — *Scheffel, Walter*, Schwangerschaftsglykosurie und ihre Verwendbarkeit zur Frühdiagnose unter Berücksichtigung des Blutzuckers. Monatsschr. f. Geburtsh. u. Gynäkol. Bd. 63, S. 69—82. 1923. — *Schein, Moriz*, Anregung der Milchsekretion durch Massage der Bauchdecken. Wien. klin. Wochenschr. 1898. S. 444—448. — *Schenk, Ferdinand*, Über Dauererfolge nach Myomotomie (supra-vaginaler Amputation) und radikaler, abdominaler Adnexoperation. Arch. f. Gynäkol. Bd. 62, S. 455—496. 1901. — *Derselbe*, Über die Veränderungen der Nebennieren nach Kastration. Bruns' Beitr. z. klin. Chirurg. Bd. 67, S. 316—327. 1910. — *Derselbe*, Kastration und Adrenalingehalt der Nebennieren. Arch. f. exp. Pathol. u. Pharmakol. Bd. 64, S. 362—368. 1911. — *Derselbe*, Keimdrüse und Hypophyse. Verhandl. d. dtsch. Ges. f. Gynäkol. Wien. 19. Vers. Juni 1925. Arch. f. Gynäkol. Bd. 125, S. 575—579. 1925. — *Derselbe*, Hypophysenbefunde bei Ratten nach operativer und Röntgenkastration. Verhandl. d. dtsch. Ges. f. Gynäkol. 20. Vers. Bonn. Juni 1927. Arch. f. Gynäkol. Bd. 132, S. 215—218. Disk. S. 221—237. 1927. — *Derselbe*, Über Veränderungen der Rattenhypophyse nach operativer und Röntgenkastration. Zeitschr. f. Geburtsh. u. Gynäkol. Bd. 91, S. 483—498. 1927. — *Schick, B.*, Das Menstruationsgift. Wien. klin. Wochenschr. 1920. S. 395—397. — *Schickele, Gustav,* Wirksame Substanzen in Uterus und Ovarium. Münch. med. Wochenschr. 1911. S. 123—126. — *Derselbe,* Biochemische Untersuchungen über Uterus und Ovarium. Verhandl. d. dtsch. Ges. f. Gynäkol. 14. Vers. München. 1911. S. 530—546. (Disk.). — *Derselbe,* Die Rolle des Ovarium unter den innersekretorischen Drüsen. Verhandl. d. dtsch. Kongr. f. inn. Med. 28. Kongr. Wiesbaden. April 1911. S. 520—522. — *Derselbe,* Weitere Untersuchungen über die innere Sekretion. Verhandl. d. Ges. dtsch. Naturf. u. Ärzte. 84. Vers. Münster i. W. Sept. 1912. 2. Teil, 2. Hälfte. Abt. f. inn. Med., Balneol. u. Hydrotherapie. S. 79—82. — *Derselbe,* Die sog. Wellenbewegung im Leben des Weibes. Verhandl. d. Ges. dtsch. Naturf. u. Ärzte. 84. Vers. Münster i. W. Sept. 1912. 2. Teil, 2. Hälfte. Abt. f. Geburtsh. u. Gynäkol. S. 207—209. — *Derselbe,* Die sogenannten Ausfallserscheinungen. Monatsschr. f. Geburtsh. u. Gynäkol. Bd. 36, S. 80—83. 1912. — *Derselbe,* Zur Deutung seltener Hypertonien. Med. Klinik. 1912. S. 1262—1264. — *Derselbe,* Beiträge zur Physiologie und Pathologie der Ovarien. Arch. f. Gynäkol. Bd. 97, S. 409—473. 1912. — *Derselbe,* Der Einfluß der Ovarien auf das Wachstum der Brustdrüsen. Beiträge zur Lehre der inneren Sekretion. Zeitschr. f. Geburtsh. u. Gynäkol. Bd. 74, S. 332—361. 1913. — *Derselbe,* Wehenerregende Substanzen und ihre Beziehungen zur inneren Sekretion. Verhandl. d. dtsch. Ges. f. Gynäkol. 15. Vers. Halle a. S. Mai 1913. 2. Teil, S. 146—148. Disk. S. 300—342 u. 350—359. — *Derselbe,* Die Bedeutung der Keimdrüsen für das Auftreten der Brunstveränderungen. Zeitschr. f. d. ges. exp. Med. Bd. 1, S. 539—544. 1913. — *Schiffmann, Josef,* Die Zunahme der Prolapse als Kriegsschädigung der Frauen. Zentralbl. f. Gynäkol. Jg. 41, S. 523 bis 525. 1917. — *Schiffmann, Josef* und *Rudolf Patek,* Die operative Therapie der chronisch entzündlichen Adnextumoren. Monatsschr. f. Geburtsh. u. Gynäkol. Bd. 34, S. 310—329. 1911. (S. 326—329.) — *Schil, Louis,* Recherches sur la glande mammaire sur les phases qu'elle présente au cours de son évolution et leur déterminisme. Diss. Nanzig 1912. — *Schilling, B.,* Kritische Bemerkungen über die glykosurischen Methoden der Frühdiagnose der Schwangerschaft. Orvosi Hetilap 1923. Nr. 10. Ref.: Zentralbl. f. Gynäkol. Jg. 48, S. 441. 1924. — *Schilling, Erich* und *Mechthild Göbel,* Zur Diagnostik der Schwangerschaft mittels Phloridzininjektion. Klin. Wochenschr. 1922. S. 889f. — *Schinz, Hans R.,* Der Röntgenabort. Zugleich ein Beitrag zum spontanen Früchteschwund, zur Eiüberwanderung und zur Frage der innersekretorischen Gewebselemente der Keimdrüsen. Strahlentherapie. Bd. 15, S. 146 bis 181. 1923. — *Schirokauer, Hans,* Zum Zuckerstoffwechsel in der Schwangerschaft. Sitz. d. Hufeland. Ges. in Berlin v. 18. Jan. 1912. Berlin. klin. Wochenschr. 1912. S. 500—503. — *Derselbe,* Zur Funktionsprüfung der Leber. Die alimentäre Lävulose-Hyperglykämie. Zeitschr. f. klin. Med. Bd. 78, S. 462 bis 475. 1913. — *Schleidt, Joseph,* Über die Hypophyse bei feminierten Männchen und maskulierten Weibchen. (Vorläufige Mitteilung.) Zentralbl. f. Physiol. Bd. 27, S. 1170—1172. 1914. — *Schlesinger, Otto,* Blutdruck, Blutzucker und Hämoglobingehalt bei Kriegsamenorrhöe. Arch. f. Gynäkol. Bd. 110, S. 475—495. 1918. — *Schlimpert* (und *M. Huffmann*), Untersuchungen auf Cholesterin im Blut von geburtshilflichen und gynäkologischen Fällen. Sitz. d. Freiburg. med. Ges. v. 18. Febr. 1913. Dtsch. med. Wochenschr. 1913. S. 583. — *Schmalfuß, G.,* Zur Kastration bei Neurosen. Arch. f. Gynäkol. Bd. 26, S. 1—35. 1885. — *Schmaltz, R.,* Das Geschlechtsleben der Haussäugetiere. 3. Aufl. Berlin: Schötz 1921. — *Schmid, G. Wilhelm,* Beiträge zur Physiologie der Brunst beim Rinde. Diss. Zürich 1902. — *Schmidt, H. E.,* Zur Frage der Schwangerschaftsunterbrechung durch Röntgenstrahlen. Dtsch. med. Wochenschr. 1909. S. 1064f. — *Schmincke, Alexander,* Sekundäres Ovarialcarcinom bei primärem ulceriertem Adeno-Carcinom des untersten Teiles der Flexura sigmoidea mit Lactation der Mamma und mit „Schwangerschafts"-Hypertrophie der Hypophyse. Dem. in d. Sitz. d. Münch. gynäkol. Ges. v. 20. Nov. 1913. Monatsschr. f. Geburtsh. u. Gynäkol. Bd. 39, S. 840 f. 1914. — *Schmitz, A.,* Nervenstörungen nach Kastration. Verhandl. d. Ges. dtsch. Naturf. u. Ärzte. 70. Vers. Düsseldorf. Sept. 1898. 2. Teil, 2. Hälfte, Abt. f. Geburtsh. u. Gynäkol. S. 160f. — *Schmotkin,* Klinische Untersuchungen über die Menstruation bei gesunden Individuen. Arch. f. Gynäkol. Bd. 97, S. 495—510. 1912. — *Schneider, Otto,* Über den Nachweis und Gehalt von gefäßverengernden Substanzen im Serum von Schwangeren, Kreißenden, Wöchnerinnen und vom Nabelschnurblute. Arch. f. Gynäkol. Bd. 96, S. 171 bis 187. 1912. — *Schochet, Sidney Sigsfried,* A suggestion as to the process of ovulation and ovarian cyst formation. A preliminary report. 32. Vers. d. Americ. Assoc. of Anatomists. New Haven. Dez. 1915. Anat. record. Vol. 10, p. 241 u. 447—457. 1916. — *Derselbe,* The physiology of ovulation; a preliminary report. Sitz. d. Chicago Gyn. Soc. v. 19. März 1920. — Surg. gynecol. a. obstetr. Vol. 31, p. 148f. Disk. S. 200f. 1920. — *Schöndorff, Bernhard,* Über den Einfluß der Schilddrüse auf den Stoffwechsel. Pflügers Arch. f. d. ges. Physiol. Bd. 67, S. 395—442. 1897. — *Schöner, Otto,* Bestimmung des Geschlechts am menschlichen Ei vor der Befruchtung und während der Schwangerschaft. Hegars Beitr. Bd. 14,

S. 454—475. 1909. — *Derselbe*, Zur Frage der Vorausbestimmung des Geschlechts beim Menschen. Hegars Beitr. Bd. 17, S. 237—245. 1912. — *Derselbe*, Zur Frage der Vorausbestimmung des Geschlechts beim Menschen. Hegars Beitr. Bd. 18, S. 290—306. 1913. — *Schottländer, Julius*, Zur Theorie der Abderhaldenschen Schwangerschaftsreaktion, sowie Anmerkungen über die innere Sekretion des weiblichen Genitales. Erwägungen auf morphologischer Grundlage. Zentralbl. f. Gynäkol. Jg. 38, S. 425—438. 1914. — *Schrader, Theodor*, Untersuchungen über den Stoffwechsel während der Menstruation. Zeitschr. f. klin. Med. Bd. 25, S. 72—90. 1894. — *Schröder, Hans*, Über den Kohlehydratstoffwechsel und alimentäre Lävulosurie in der Schwangerschaft. Zeitschr. f. Geburtsh. u. Gynäkol. Bd. 56, S. 134 bis 153. 1905. — *Schröder, Robert*, Neue Ansichten über die Menstruation und ihr zeitliches Verhalten zur Ovulation. Monatsschr. f. Geburtsh. u. Gynäkol. Bd. 38, S. 1—8. 1913. — *Derselbe*, Über die zeitlichen Beziehungen der Ovulation und Menstruation (mit epidiaskopischer Projektion). Verhandl. d. dtsch. Ges. f. Gynäkol. 15. Vers. Halle a. S. Mai 1913. 2. Teil, S. 251—257. Disk. S. 300—342 u. 350—359. — *Derselbe*, Über die zeitlichen Beziehungen der Ovulation und Menstruation. Arch. f. Gynäkol. Bd. 101, S. 1—35. 1914. — *Derselbe*, Über den Menstruationszyklus und die Menstruationsanomalien. Gynäkol. Rundschau. Bd. 10, S. 247—260, 283—292 u. 319—329. 1916. — *Derselbe*, Einige Bemerkungen zur Corpus-luteum-Funktion. Zentralbl. f. Gynäkol. Jg. 42, S. 589—593. 1918. — *Derselbe*, Der Ovulationstermin. Zentralbl. f. Gynäkol. Jg. 42, S. 633—638. 1918. — *Derselbe*, Der Menstruationszyklus und seine Anomalien. Das Ergebnis der kritisch zusammengestellten Gesamtliteratur der Jahre 1915, 1916, 1917, 1918. Monatsschr. f. Geburtsh. u. Gynäkol. Bd. 53, S. 207—251. 1920. — *Derselbe*, Der mensuelle Genitalzyklus und seine Anomalien. Das kritisch zusammengestellte Ergebnis der zugänglichen einschlägigen Gesamtliteratur der Jahre 1919 und 1920. Monatsschr. f. Geburtsh. u. Gynäkol. Bd. 56, S. 183—205 u. 308—325. 1921. — *Derselbe*, Über Substanzen, die das Genitale wirksam zum Wachstum stimulieren (mit makro- und mikroskopischen Demonstrationen). Sitz. d. Ges. f. Geburtsh. u. Gynäkol. zu Berlin v. 13. Febr. 1920. Zeitschr. f. Geburtsh. u. Gynäkol. Bd. 83, S. 830—838. (Disk.). 1921. — *Derselbe*, Die klinischen Anwendungsgebiete der Sexualhormonpräparate (ihre klinischen Teste). Dtsch. med. Wochenschr. 1929, S. 3—7. — *Schröder, Robert* und *F. Görbig*, Über Substanzen, die das Genitale wirksam zum Wachstum anregen. Zeitschr. f. Geburtsh. u. Gynäkol. Bd. 83, S. 764—786. 1921. — *Schröder, Robert* und *Frieda Neuendorff-Viek*, Der mensuelle Zyklus bei akut- und chronisch-entzündlicher Adnexerkrankung (zugleich ein Bild vom Verlauf der akuten und chronischen Endometritis „interstitialis"). Arch. f. Gynäkol. Bd. 115, S. 15—40. 1922. — *Schübel, Konrad*, Zur Kenntnis des Ovarialhormons. (Über die Wirkung des Sistomensins.) Münch. med. Wochenschr. 1927. S. 1571—1573. — *v. Schubert*, Über die physikalischen Grundlagen des Verfahrens von Bock zum Nachweis der Hormone im Blut. Sitz. d. Ges. f. Geburtsh. u. Gynäkol. zu Berlin v. 13. Nov. 1925. Zeitschr. f. Geburtsh. u. Gynäkol. Bd. 90, S. 179—197. (Disk.). 1926. — *Derselbe*, Untersuchungen über die Wirkung der Röntgenstrahlen auf den Oestrus der weißen Maus. Sitz. d. Berlin. med. Ges. v. 24. Nov. 1926. Med. Klinik. 1926. S. 1942. — *Schuchardt, Ludwig*, Quantitative Bestimmung von Kalk-, Magnesia- u. Phosphorsäure-Ausscheidung im Harn Osteomalacischer vor und nach den therapeutischen Eingriffen. (Kastration, Porro, künstl. Frühgeburt.) Diss. Würzburg 1897. — *Schugt, Paul*, Die Ovarialkastration der weißen Maus bei verschieden harten Röntgenstrahlen. Sitz. d. med. Ges. Göttingen v. 28. Jan. 1926. Med. Klinik. 1926. S. 470. — *Derselbe*, Untersuchungen über die Wirkung abgestufter Dosen von Röntgenstrahlen verschiedener Wellenlänge auf die Struktur und Funktion der Ovarien. Strahlentherapie. Bd. 27, S. 603—662. 1928. — *Schüller, Artur*, Der hypophysäre Typus der sexuellen Impotenz. Wien. klin. Wochenschr. 1924. S. 1041—1044. — *Schultz, Walther*, Transplantation der Ovarien auf männliche Tiere. Zentralbl. f. Pathol. Bd. 11, S. 200—202. 1900. — *Derselbe*, Über Ovarienverpflanzung. Monatsschrift f. Geburtsh. u. Gynäkol. Bd. 16, S. 989—1013. 1902. — *Derselbe*, Verpflanzungen der Eierstöcke auf fremde Spezies, Varietäten und Männchen. Roux' Arch. f. Entwicklungsmechanik d. Organismen. Bl 29, S. 79—108. 1910. — *Derselbe*, Bemerkung zur Arbeit von Knud Sand über experimentellen Hermaphroditismus. Pflügers Arch. f. d. ges. Physiol. Bd. 179, S. 217f. 1920. — *Schultze, Günter K. F.*, Ovarialtätigkeit, Kalium-Calcium-Gehalt des Blutserums und vegetatives System. Arch. f. Gynäkol. Bd. 126, S. 35—44. 1925. — *Schultze-Rhonhof, F.*, Tierexperimentelle Untersuchungen über das Hypophysenvorderlappenhormon mit besonderer Berücksichtigung der einzelnen Generationsphasen. Sitz. d. med. Sekt. d. naturh.-med. Ver. in Heidelberg v. 24. Juli 1928. Münch. med. Wochenschr. 1928. S. 83. *Schultze-Rhonhof, F.* und *R. Niedenthal*, Experimentelle Untersuchungen über die Beziehungen zwischen dem Hypophysenvorderlappen und dem Genitale. Sitz. d. oberrhein. Ges. f. Geburtsh. u. Gynäkol. zu Freiburg i. Br. v. 6. Mai 1928. Zentralbl. f. Gynäkol. Jg. 52, S. 1892—1895. 1928. — *Schulz, Fr. N.* und *O. Falk*, Phosphorsäureausscheidung nach Kastration. Zeitschr. f. physiol. Chem. Bd. 27, S. 250—254. 1899. — *Schulz, Margarete*, Über Operationen an den Genitalorganen während der

Gravidität. (26 Fälle aus den letzten 12 Jahren.) Diss. Breslau 1921. — *Schwarz, O. H.,* Blood sugar observations in late pregnancy complicated by hyperthyroidism. Proc. of the soc. f. exp. biol. a. med. Vol. 23, p. 585—589. 1925—1926. (Sitz. d. Missouri Branch v. 3. März 1926.) — *Schwarzkopf, Ernst,* Unsere Erfahrungen mit Ovo-Transannon bei Ausfallserscheinungen nach operativer und nach Röntgenkastration. Zentralbl. f. Gynäkol. Jg. 48, S. 1974—1976. 1924. — *Schweitzer, Bernhard,* Kriegsamenorrhöe. Münch. med. Wochenschr. 1917. S. 551—553. — *Derselbe,* Zu den Wechselbeziehungen zwischen Genital- und Mammafunktion. Zentralbl. f. Gynäkol. Jg. 47, S. 717—720. 1923. — *Scipiades, Elemér,* Über die innere Sekretion des Eierstocks. Arch. f. Gynäkol. Bd. 108, S. 157—223. 1918. — *Scott, Katharine Julia* and *Herbert McLean Evans,* Relation of nutrition to the oestrous cycle. 37. Vers. d. Amer. Assoc. of Anatomists. Philadelphia. März 1921. Anat. record. Vol. 21, p. 80f. 1921. — *Seaborn, E.* et *Ch. Champy,* Structure de l'ovaire de la Jument et son cycle évolutif en dehors de la gestation. Cpt. rend. hebdom. des séances de la soc. de biol. Tome 89, p. 1091—1093. 1923. (Sitz. v. 1. Dez. 1923.) — *Sebening, Walter,* Zur Physiologie und Pathologie der Brustdrüse. (Die menstruellen Veränderungen der weiblichen Brustdrüse. — Das Krankheitsbild der schmerzhaften Knotenbildung. — Mastitis chronica cystica.) Arch. f. klin. Chirurg. Bd. 134, S. 464—485. 1925. — *Seckinger, Daniel L.,* The effect of ovarian extracts upon the spontaneous contractions of the Fallopian tube of the domestic pig with reference to the oestrous cycle. Americ. journ. of physiol. Vol. 70, p. 538—549. 1924. — *Seckinger, Daniel L.* and *George W. Corner,* Cyclic variations in the spontaneous contractions of the Fallopian tube of Macacus rhesus. Anat. record. Vol. 26, p. 299—301. 1923. — *Segmüller, Heinrich,* Über Ausfallserscheinungen und Folgezustände nach doppelseitiger Ovariotomie. Diss. Erlangen 1914. — *Seitz, A.,* Der heutige Stand der Lehre von der Menstruation. Med. Klinik. 1922. S. 1013—1017. — *Derselbe,* Der konstitutionelle Faktor in der Pathogenese der gynäkologischen Blutungen. Verhandl. d. dtsch. Ges. f. Gynäkol. 18. Vers. Heidelberg. Mai 1923. Arch. f. Gynäkol. Bd. 120, S. 255—258. Disk. S. 261—270. 1923. — *Seitz, A.* und *F. Jeß,* Über die Bedeutung der renalen Schwangerschaftsglykosurie für die Diagnose der Schwangerschaft. Münch. med. Wochenschr. 1922. S. 6f. — *Seitz, Ludwig,* Über eine mit Schwellung einhergehende Hypersekretion der Schweiß- und Talgdrüsen in der Achselhöhle während des Wochenbettes, echte Milchsekretion vortäuschend. Arch. f. Gynäkol. Bd. 80, S. 517—531. 1906. — *Derselbe,* Über Follikelreifung und Ovulation in der Schwangerschaft. Zentralbl. f. Gynäkol. Jg. 32, S. 332—335. 1908. — *Derselbe,* Über Wachstumsursachen der Myome. Verhandl. d. dtsch. Ges. f. Gynäkol. 14. Vers. München. 1911. S. 524—527. Disk. S. 538—546. — *Derselbe,* Über Ovarialhormone als Wachstumsursachen der Myome. Münch. med. Wochenschr. 1911. S. 1281—1285. — *Derselbe,* Die Störungen der inneren Sekretion in ihren Beziehungen zu Schwangerschaft, Geburt und Wochenbett. Referat. Verhandl. d. dtsch. Ges. f. Gynäkol. 15. Vers. Halle a. S. Mai 1913. 1. Teil, S. 213—476. Disk. 2. Teil, S. 314 bis 342 u. 350—359. — *Derselbe,* Über die Ursache der zyklischen Vorgänge im weiblichen Genitale. Zentralbl. f. Gynäkol. Jg. 42. S. 838—844. 1918. — *Derselbe,* Primat der Eizelle, Corpus luteum, Menstruationszyklus und Genese der Myome. Arch. f. Gynäkol. Bd. 115, S. 1—14. 1921. (1922.) — *Derselbe,* Das vegetative Nervensystem in der Schwangerschaft und seine Störungen. Münch. med. Wochenschr. 1924. S. 887—889. — *Derselbe,* Röntgen- und Radiumbestrahlung. In Halban, Josef und Ludwig Seitz, Biologie und Pathologie des Weibes. Bd. 2, S. 291—464. Berlin u. Wien: Urban u. Schwarzenberg 1927. — *Derselbe,* Stimulierende Reizbestrahlung bei Frauenleiden. Strahlentherapie. Bd. 24, S. 227—252. 1927. — *Seitz, Ludwig* und *Hermann Wintz,* Über die Beziehungen des Corpus luteum zur Menstruation. Monatsschr. f. Geburtsh. u. Gynäkol. Bd. 49, S. 1—23. 1919. — *Dieselben,* Die Abhängigkeit der Röntgenamenorrhöe vom Menstruationszyklus sowie von der Größe und Verteilung der Dosis. Münch. med. Wochenschr. 1919. S. 475—477. — *Dieselben,* Unsere Methode der Röntgen-Tiefentherapie und ihre Erfolge. Strahlentherapie. 1920. V. Sonderbd. — *Seitz, Ludwig, Hermann Wintz* und *L. Fingerhut,* Über die biologische Funktion des Corpus luteum, seine chemischen Bestandteile und deren therapeutische Verwendung bei Unregelmäßigkeiten der Menstruation. Münch. med. Wochenschr. 1914. S. 1657—1661 u. 1734—1738. — *Selle, R. M.,* Changes of the vaginal epithelium of the guinea-pig during the oestrous cycle. 19. Vers. d. Amer. Soc. of Zool. Toronto. Dez. 1921. Anat. record. Vol. 23, p. 105. 1922. — *Derselbe,* Changes in the vaginal epithelium of the guinea-pig during the oestrous cycle. Americ. journ. of anat. Vol. 30, p. 428—449. 1922. — *Sellheim, Hugo,* Zur Lehre von den sekundären Geschlechtscharakteren. Hegars Beitr. Bd. 1, S. 229—255. 1898. — *Derselbe,* Kastration und Knochenwachstum. Hegars Beitr. Bd. 2, S. 236—259. 1899. — *Derselbe,* Kastration und Knochenwachstum. Verhandl. d. dtsch. Ges. f. Gynäkol. 8. Vers. Berlin. Mai 1899. S. 191—197. — *Derselbe,* Diskussionsbemerkung. Verhandl. d. dtsch. Ges. f. Gynäkol. 15. Vers. Halle a. S. Mai 1913. 2. Teil, S. 314—317. — *Derselbe,* Der Einfluß der Kastration auf das Knochenwachstum des geschlechtsreifen Organismus und Gedanken über die Beziehungen der Kastration zur Osteomalacie. Zeitschr. f.

Geburtsh. u. Gynäkol. Bd. 74, S. 362—373. 1913. — *Derselbe*, Behandlung der weiblichen Sterilität. Therapie d. Gegenw. Jg. 65, S. 385—391 u. 453—456. 1924. — *Derselbe*, Vermännlichung und Wiederverweiblichung. Verhandl. d. dtsch. Ges. f. Gynäkol. 19. Vers. Wien. Juni 1925. Arch. f. Gynäkol. Bd. 125, S. 567f. Disk. S. 589. 1925. — *Senator, H.*, Über menstruelle Gelbsucht. Sitz. d. Berlin. med. Ges. v. 23. Okt. 1872. Berlin. klin. Wochenschr. 1872. S. 615—618. Disk. S. 579. — *Derselbe*, Zur Kenntnis der Osteomalacie und der Organotherapie. Berlin. klin. Wochenschr. 1897. S. 109—112 u. 143f. — *Senn, Alfred*, Die Leistungsfähigkeit der abdominalen Totalexstirpation bei Myoma uteri. Gestützt auf 80 abdominale Totalexstirpationen des myomatösen Uterus, ausgeführt von Prof. Dr. M. Walthard in Bern. Diss. Bern 1908. — *v. Seuffert, Ernst*, Lehrbuch der physikalischen, biologischen und klinischen Grundlagen zur Strahlen-Tiefen-Therapie und ihrer Anwendung in der Gynäkologie. Mit einem Geleitwort von Geh.-Rat Prof. Dr. A. Döderlein. Berlin: Karger 1923. — *Sharlit, Herman, James A. Corscaden* and *W. G. Lyle*, Symptoms associated with the menstrual cycle and the effects thereon of ovarian therapy. Sitz. d. New York. Acad. of med., Sect. of obstetr. a. gynecol., v. 28. April 1925. Americ. journ. of obstetr. a. gynecol. Vol. 10, p. 246—253. Disk. 289—291. 1925. — *Shattock, S. G.*, The result of double oophorectomy upon the growth of the uterus in the rabbit. Proc. of the roy. soc. of med., path. sect. Vol. 3, 3. Teil, p. 51—60. 1909—1910. (Sitz. v. 16. Nov. 1909.) — *Shattock, S. G.* and *C. G. Seligmann*, The influence of oophorectomy upon the growth of the pelvis. Ebenda. p. 102—126. (Sitz. v. 18. Jan. 1910.) — *Sicard* et *Roussy*, Deux cas d'adipose douloureuse consécutifs à l'ovariotomie. Sitz. d. soc. méd. des hôp. v. 16. Okt. 1903. Gaz. des hôp. civ. et milit. 1903. S. 1196. — *Sieber, H.*, Zur Frage der Bildung und Funktion des Corpus luteum. Zentralbl. f. Gynäkol. Jg. 45, S. 332—340. 1921. — *Siegel, P. W.*, Krieg und Geschlechtsleben. Sitz. d. Freiburger med. Ges. v. 20. Juli 1915. Dtsch. med. Wochenschr. 1915. S. 1176. (Disk.) — *Derselbe*, Wann ist der Beischlaf befruchtend? Dtsch. med. Wochenschr. 1915. S. 1251—1253. — *Derselbe*, Zur willkürlichen Geschlechtsbestimmung. Münch. med. Wochenschr. 1916. S. 1787f. — *Derselbe*, Bedeutung des Kohabitationstermines für die Befruchtungsfähigkeit der Frau und für die Geschlechtsbildung des Kindes. Münch. med. Wochenschr. 1916. S. 748—750. — *Derselbe*, Zur Kriegsamenorrhöe. Zentralbl. f. Gynäkol. Jg. 41, S. 329—333. 1917. — *Derselbe*, Gewollte und ungewollte Schwankungen der weiblichen Fruchtbarkeit. Bedeutung des Kohabitationstermines für die Häufigkeit der Knabengeburten. Versuch einer Theorie der willkürlichen Geschlechtsbestimmung. Berlin: Springer 1917. — *Siegert, Friedrich*, Experimentelle Untersuchungen über die gegenseitigen Beziehungen von Nebennieren und Keimdrüsen. Zeitschr. f. Geburtsh. u. Gynäkol. Bd. 94, S. 553—618. 1928. — *Siegmund, Hermann*, Der monatliche Zyklus und seine hormonale Beeinflussung. (Sein wellenförmiger Ablauf und das Primat der Eizelle.) I. Experimenteller Teil. Wien. klin. Wochenschr. 1928. S. 185—190. — *Siegmund, H.* und *A. Mahnert*, Tierexperimentelle Untersuchungen über die Wirkung infantilen und fetalen Hypophysenvorderlappenhormons auf infantile Keimdrüsen. Münch. med. Wochenschr. 1928. S. 1835—1838. — *Sigismund, R.*, Ideen über das Wesen der Menstruation. Berlin. klin. Wochenschr. 1871. S. 624f. — *Simpson, A. R.*, Emmenologia. Sitz. d. Obst. Soc. of Edinburgh v. 8. Dez. 1875. Obstetr. Journ. of Great Britain a. Ireland. Vol. 3, p. 675—688. 1875—1876. — *de Sinéty*, Note sur l'indépendance relative qui peut exister entre l'ovulation et la menstruation. Cpt. rend. hebdom. des séances de la soc. de biol. Tome 28, p. 365 bis 367. (Disk.) 1876. (Sitz. v. 2. Dez. 1876.) — *Sippel, Albert*, Corpus luteum und Menstruation. Zentralbl. f. Gynäkol. Jg. 42, S. 361—367. 1918. — *Sippel, Paul*, Schwangerschaft nach homoioplastischer Ovarientransplantation bei Hypovarismus. Zentralbl. f. Gynäkol. Jg. 48, S. 15—19. 1924. — *Derselbe*, Die Reizwirkung von Röntgenstrahlen in der Gynäkologie und ihre therapeutische Verwendung. Strahlentherapie. Bd. 18, S. 110—136. 1924. — *Derselbe*, Die homöoplastische Ovarientransplantation bei Schizophrenie. Klin. Wochenschr. 1925. S. 401—403. — *Derselbe*, Die Behandlung ovarieller Blutungen durch Ovarientransplantation. Zentralbl. f. Gynäkol. Jg. 50, S. 99—105. 1926. — *Derselbe*, Das Transplantationsmaterial bei der homöoplastischen Ovarientransplantation. Klin. Wochenschr. 1926. S. 269f. — *Siredey* et *de Sinéty*, Activité de la fonction ovarienne malgré l'absence de la menstruation. Ann. de gynécol. Tome 8, p. 25—30. 1877. — *Skrobansky, K.*, Beitrag zur Immunisierung mit Eierstock. Münch. med. Wochenschr. 1903. S. 1913—1915. — *Derselbe*, (Ohne Titel.) Sitz. d. Geburtsh.-gynäkol. Ges. in Wien v. 15. Dez. 1903. Zentralbl. f. Gynäkol. Jg. 28, S. 657—668. 1904. — *Slonaker, James Rollin*, The effect of the follicular hormone on old albino rats. Americ. journ. of physiol. Vol. 81, p. 325—335. 1927. — *Derselbe*, Semi-ovariectomy, compensatory hypertrophy of the remaining ovary and migration of the ova in the albino rat. Americ. journ. of physiol. Vol. 81, p. 620—627. 1927. — *Slotta, K. H.*, Zur Chemie und Gewinnung des weiblichen Sexualhormons. Dtsch. med. Wochenschr. 1927. S. 2158f. — *Smith, H. P.*, The ovarian cycle in mice. 33. Vers. d. Americ. Assoc. of Anatomists. New York. Dez. 1916. Anat. record. Vol. 11, p. 407—410. 1916—1917. — *Smith, Philip E.*, Hastening development of female genitale system by daily homoplastic pituitary transplants. Proc. of the soc. f. exp. biol. a. med. Vol. 24, p. 131f. 1926—1927. (Sitz. d. Pacific Coast Branch in Berkeley v. 20. Okt. 1926.) — *Derselbe*, Genital system responses to daily, pituitary transplants. Proc. of the soc. f. exp. biol. a. med. Vol. 24, p. 337f. 1926—1927. (Sitz. d. Pacific Coast Branch in San Francisco v. 15. Dez. 1926.) — *Derselbe*, The induction of precocious sexual maturity by pituitary homeotransplants. Americ. journ. of physiol. Vol. 80, p. 114—125. 1927. — *Smith, Philip E.* and *Earl Theron Engle*, Induction of precocious sexual maturity in the mouse by daily pituitary homeo and heterotransplants. Proc. of the soc. f. exp. biol. a. med. Vol. 24, p. 561f. 1926—1927. (Sitz. d. Pacific Coast Branch in Berkeley v. 28. Febr. 1927.) — *Smith, Philip E.* and *James B. Graeser*, Experimental hypophysectomies in the rat. 40. Vers. d. Americ. Assoc. of Anatomists. Buffalo. April 1924. Anat. record. Vol. 27, p. 219. 1924. — *Snell, A. M., Frances Ford* and *L. G. Rowntree*, Studies in basal metabolism. 71. Vers. d. Sect. on Pharm. a. Therap. of the Americ. med. assoc. New Orleans. April 1920. Journ. of the Americ. med. assoc. Vol. 75, p. 515—523. 1920. — *Snyder, Franklin F.*, Changes in the Fallopian tube during the ovulation cycle and early pregnancy. Johns Hopkins hosp. Bull. Vol. 34, p. 121—125. 1923. — *Derselbe*, Changes in the human oviduct during the menstrual cycle and pregnancy. 40. Vers. d. Americ. Assoc. of Anatomists. Buffalo. April 1924. Anat. record. Vol. 27, p. 187. 1924. — *Sobotta, J.*, Die Befruchtung und Furchung des Eies der Maus. Arch. f. mikroskop. Anat. Bd. 45, S. 15—93. 1895. — *Derselbe*, Die Reifung und Befruchtung des Eies von Amphioxus lanceolatus. Arch. f. mikroskop. Anat. Bd. 50, S. 15—71. 1897. — *Derselbe*, Die Bildung der Richtungskörper bei der Maus. Anat. Hefte. 1. Abt., Bd. 35, S. 493—552. 1907 (1908). — *Derselbe*, Zur Frage der Wanderung des Säugetiereies durch den Eileiter. Eine kritische Betrachtung. Anat. Anz. Bd. 47, S. 448—464. 1914—1915. — *Derselbe*, Nachtrag zu meiner Mitteilung: „Zur Frage der Wanderung des Säugetiereies durch den Eileiter". Anat. Anz. Bd. 47, S. 602—604. 1914—1915. — *Sobotta, J.* und *G. Burckhard*, Reifung und Befruchtung des Eies der weißen Ratte. Anat. Hefte. 1. Abt., Bd. 42, S. 433 bis 497. 1910 (1911). — *Sokoloff, A.*, Über den Einfluß der Ovarien-Exstirpation auf Strukturveränderungen des Uterus. Arch. f. Gynäkol. Bd. 51, S. 286—302. 1896. — *Sonnenberg*, Die Brunst und ihre Ursache. Berlin. tierärztl. Wochenschr. 1907. S. 700f. — *Spack, A.*, Le cycle oestrien dans l'oviducte de la truie. Sitz. d. Soc. de biol. de Strasbourg v. 9. Febr. 1923. Cpt. rend. hebdom. des séances de la soc. de biol. Tome 88, p. 450—452. 1923. — *Späth, F.*, Zur Frage der Kriegsamenorrhöe. Zentralbl. f. Gynäkol. Jg. 41. S. 664—668. 1917. — *Specht, Otto*, Mikroskopische Befunde an röntgenisierten Kaninchenovarien. Arch. f. Gynäkol. Bd. 78, S. 458—493. 1906. — *Spiegler, Rudolf*, Kaliumblutspiegel im mensuellen Zyklus. Arch. f. Gynäkol. Bd. 134, S. 322—327. 1928. — *Spruck, George Wilhelm*, Über menstruelle Blutungen während der Schwangerschaft. Diss. Marburg 1920. — *Sserdjukoff, M. G.*, Zur Frage der funktionellen Beziehungen zwischen dem Drüsenparenchym des Ovarium und der Nebennierenrinde. Virchows Arch. f. pathol. Anat. u. Physiol. Bd. 237, S. 154—164. 1922. — *Derselbe*, Zur Frage der inkretorischen Störungen der Ovarien und epileptiforme Anfälle als Ausdruck eines pluriglandulären Syndrom. Arch. f. Gynäkol. Bd. 124, S. 284—304. 1925. — *Derselbe*, Über morphologische und inkretorische Verwandtschaft des Corpus luteum und der interstitiellen Eierstocksdrüse und über ihre funktionellen Besonderheiten. Vracebnoje obozrenie. 1925. Nr. 6, S. 248—256. Ref.: Ber. über d. ges. Gynäkol. u. Geburtsh. Bd. 10, S. 387. 1926. — *Ssobolew, L. W.*, Arbeitspläne. II. Parabioseversuche. Frankfurt. Zeitschr. f. Pathol. Bd. 13, S. 349—351. 1913. — *Städeler, G.*, Notiz über den Farbstoff des Eigelbs. Journ. f. prakt. Chem. Bd. 110, S. 148—150. 1867. — *Starling, Ernest H.*, Die chemische Koordination der Körpertätigkeiten. Verhandl. d. Ges. dtsch. Naturf. u. Ärzte. 78. Vers. Stuttgart. Sept. 1906. 1. Teil, gemeinschaftl. Sitz. d. med. Hauptgruppe. S. 246—260. — *Stegu, Josef*, Untersuchungen am Endometrium des Schweines mit besonderer Berücksichtigung des Flimmerepithels und der Brunstveränderungen. Österreich. Wochenschr. f. Tierheilk. 1912. S. 399f., 409—411, 419—421, 431—433 u. 442f. — *Stein, Marianne* und *Edmund Herrmann*, Über künstliche Entwicklungshemmung männlicher sekundärer Geschlechtsmerkmale. Roux' Arch. f. Entwicklungsmechanik d. Organismen. Bd. 48, S. 447 bis 488. 1921. — *Steinach, E.*, Geschlechtstrieb und echt sekundäre Geschlechtsmerkmale als Folge der innersekretorischen Funktion der Keimdrüsen. Zentralbl. f. Physiol. Bd. 24, S. 551—566. 1910. — *Derselbe*, Umstimmung des Geschlechtscharakters bei Säugetieren durch Austausch der Pubertätsdrüsen. Zentralbl. f. Physiol. Bd. 25, S. 723—725. 1911. — *Derselbe*, Willkürliche Umwandlung von Säugetier-Männchen in Tiere mit ausgeprägt weiblichen Geschlechtscharakteren und weiblicher Psyche. Eine Untersuchung über die Funktion und Bedeutung der Pubertätsdrüsen. Pflügers Arch. f. d. ges. Physiol. Bd. 144, S. 71—108. 1912. — *Derselbe*, Feminierung von Männchen und Maskulierung von Weibchen. Zentralbl. f. Physiol. Bd. 27, S. 717—723. 1913. — *Derselbe*, Pubertätsdrüsen und Zwitterbildung. Roux' Arch. f. Entwicklungsmechanik d. Organismen. Bd. 42, S. 307—332. 1917. — *Derselbe*, Künstliche und natürliche Zwitterdrüsen und ihre analogen Wirkungen. Drei Mitteilungen. Ebenda. Bd. 46, S. 12—28.

1920. — *Derselbe*, Verjüngung durch experimentelle Neubelebung der alternden Pubertätsdrüse. Ebenda. S. 555—618. — *Steinach, E., H. Heinlein* und *B. P. Wiesner*, Auslösung des Sexualzyklus, Entwicklung der Geschlechtsmerkmale, reaktivierende Wirkung auf den senilen weiblichen Organismus durch Ovar- und Placentaextrakt. Pflügers Arch. f. d. ges. Physiol. Bd. 210, S. 598—611. 1925. — *Steinach, E.* und *G. Holzknecht*, Erhöhte Wirkungen der inneren Sekretion bei Hypertrophie der Pubertätsdrüsen. Roux' Arch. f. Entwicklungsmechanik d. Organismen. Bd. 42. S. 490—507. 1917. — *Steiner, Herbert*, Sistomensin und Agomensin in der Therapie unregelmäßiger Blutungen. Med. Klinik. 1926. S. 63f. — *Steinhaus, Julius*, Menstruation und Ovulation in ihren gegenseitigen Beziehungen. Leipzig: Veit & Co. 1890. — *Stemshorn*, Zur Frage des mensuellen Zyklus der menschlichen Vaginalschleimhaut. Zentralbl. f. Gynäkol. Jg. 52, S. 2387—2392. 1928. — *Stephan*, Zur Frühdiagnose der Schwangerschaft. Verhandl. d. dtsch. Ges. f. Gynäkol. 17. Vers. Innsbruck. Juni 1922. Arch. f. Gynäkol. Bd. 117, S. 154—158. (Disk.) 1922. — *Stephenson, Wm.*, On the menstrual wave. Americ. Journ. of obstetr. Vol. 15, p. 287—294. 1882. — *Stern*, Über Ausfallserscheinungen bei beiden Geschlechtern. Verhandl. d. dtsch. Ges. f. Gynäkol. 20. Vers. Bonn. Juni 1927. Arch. f. Gynäkol. Bd. 132, S. 214. Disk. S. 221—237. 1927. — *Stern, Robert*, Beitrag zur Klinik und Organotherapie der Osteomalacie, nebst anatomischen Untersuchungen über die „interstitielle Eierstocksdrüse". Zeitschr. f. Geburtsh. u. Gynäkol. Bd. 68, S. 47—57. 1911. — *Stickel, Max*, Experimentelle Untersuchungen über den Einfluß der Drüsen mit innerer Sekretion auf die Uterustätigkeit. I. Teil: Ovarium. Arch. f. Anat. u. Physiol., Physiolog. Abt. 1913. S. 259—311. *Derselbe*, Zur Amenorrhöefrage. Zentralbl. f. Gynäkol. Jg. 41, S. 689—696. 1917. — *Derselbe*, Zur Amenorrhöefrage. Sitz. d. Ges. f. Geburtsh. u. Gynäkol. zu Berlin v. 18. Mai 1917. Zeitschr. f. Geburtsh. u. Gynäkol. Bd. 80, S. 711—719. (Disk.) 1918. — *Derselbe*, Zur Behandlung ovarieller Blutungen. Verhandl. d. dtsch. Ges. f. Gynäkol. 17. Vers. Innsbruck. Juni 1922. Arch. f. Gynäkol. Bd. 117, S. 284—288. Disk. S. 304—308. 1922. — *Stickel, Max* und *B. Zondek*, Klinische Untersuchungen über den Wert der Organotherapie bei ovariellen Blutungen. Zeitschr. f. Geburtsh. u. Gynäkol. Bd. 85, S. 83—106. 1923. — *Stieve, H.*, Die Entwicklung des Eierstockseies der Dohle (Colaeus monedula). Ein Beitrag zur Frage nach den physiologischerweise im Ovar stattfindenden Rückbildungsvorgängen. Arch. f. mikroskop. Anat., Zweite Abt., Bd. 92, S. 137—288. 1919. — *Derselbe*, Das Verhältnis der Zwischenzellen zum generativen Anteil im Hoden der Dohle (Colaeus monedula). Roux' Arch. f. Entwicklungsmechanik d. Organismen. Bd. 45, S. 455—497. 1919 (S. 487—492). — *Derselbe*, Entwicklung, Bau und Bedeutung der Keimdrüsenzwischenzellen. Ergebn. d. Anat. u. Entwicklungsgesch. Bd. 23, S. 1—249. 1921. — *Derselbe*, Abhängigkeit der Keimdrüse vom Zustand des Gesamtorganismus. Verhandl. d. Ges. dtsch. Naturf. u. Ärzte. 87. Vers. Leipzig. Sept. 1922. Abt. f. Anat. u. Physiol. S. 355. (Nur Titel!) — *Stockard, Charles R.*, Introductory: The general morphological and physiological importance of the oestrus problem. Americ. journ. of anat. Vol. 32, p. 277—283. 1923/24. — *Stockard, Charles R.* and *George N. Papanicolaou*, The existence of a typical oestrous cycle in guinea-pigs and its histology. 33. Vers. d. Americ. Assoc. of Anatomists. New York. Dez. 1916. Anat. record. Vol. 11, p. 411f. 1916—1917. — *Dieselben*, The existence of a typical oestrus cycle in the guinea-pig with a study of its histological and physiological changes. Americ. journ. of anat. Vol. 22, p. 225—283. 1917. — *Dieselben*, The vaginal closure membrane, copulation, and the vaginal plug in the guinea-pig, with further considerations of the oestrous rhythm. Biol. bull. of the marine biol. laborat. Vol. 37, p. 222—245. 1919. — *Stolper, Lucius*, Über den Einfluß der weiblichen Keimdrüse auf den Zuckerstoffwechsel. Gynäkol. Rundschau. Bd. 7, S. 93—107. 1913. — *Derselbe*, Zur Ätiologie und Diagnose der Hyperemesis gravidarum. Verhandl. d. Ges. dtsch. Naturf. u. Ärzte. 85. Vers. Wien. Sept. 1913. 2. Teil, 2. Hälfte, Abt. f. Geburtsh. u. Gynäkol. S. 559—561 (Disk.). — *Störk, Oskar* und *Hans v. Haberer*, Beitrag zur Morphologie des Nebennierenmarkes. Arch. f. mikroskop. Anat. Bd. 72, S. 481—496. 1908. — *Stotsenburg, James M.*, Observations on the influence of isolated ovaries on the body growth of the albino rat (Mus norvegicus albinus). Anat. record. Vol. 12, p. 259—263. 1917. — *Straßmann, Erwin*, Warum platzt der Follikel? Arch. f. Gynäkol. Bd. 119, S. 168—206. 1923. — *Derselbe*, Warum platzt der Follikel? Dem. in d. Sitz. d. Ges. f. Geburtsh. u. Gynäkol. zu Berlin v. 26. Okt. 1923. Zeitschr. f. Geburtsh. u. Gynäkol. Bd. 87, S. 640—652. (Disk.). 1924. — *Derselbe*, Die Kreislaufänderung durch Klimakterium und Kastration. Verhandl. d. dtsch. Ges. f. Gynäkol. 19. Vers. Wien. Juni 1925. Arch. f. Gynäkol. Bd. 125, S. 568—570. Disk. S. 587. 1925. — *Derselbe*, Die Kreislaufänderung durch Klimakterium und Kastration, besonders bei Myom. Arch. f. Gynäkol. Bd. 126, S. 169—232. 1925. — *Straßmann Paul*, Beiträge zur Lehre von der Ovulation, Menstruation und Konzeption. Arch. f. Gynäkol. Bd. 52, S. 134—234. 1896. — *Derselbe*, Beginn, Begriff der Schwangerschaft. In v. Winckel, F., Handbuch der Geburtshilfe. Bd. 1, 1. Hälfte. Wiesbaden: Bergmann 1903. S. 87—144. — *Derselbe*, Vorgänge bei der Befruchtung, erste Veränderungen des Eies. In v. Winckel, F., Handbuch der Geburtshilfe. Bd. 1, 1. Hälfte, Wiesbaden: Bergmann 1903. S. 144—188. — *Streck, Arnulf,* „Progynon"-Schering. Ein neues Zyklus-Hormonpräparat. I. Mitteilung: Amenorrhöe (ohne und mit Hypoplasia genitalis). Klin. Wochenschr. 1928. S. 1172 bis 1178. — *Stricker, W.,* Zu der Abhandlung über geschlechtliche Frühreife in dieser Zeitschrift. Bd. 3, S. 346. Aus einem Briefe des Herrn Dr. W. Stricker in Frankfurt a. M. an Prof. Kußmaul in Erlangen. Würzburger med. Zeitschr. Bd. 4, S. 138f. 1863. — *Stux, Herbert,* Zur Frage über die Vereinbarung des Stillens mit der Schwangerschaft. Monatsschr. f. Kinderheilk. Bd. 38, S. 481—499. 1928. — *Sümegi, Stefan* und *Stefan Liebmann,* Untersuchungen über den Zustand des vegetativen Nervensystems während der Schwangerschaft. Zeitschr. f. d. ges. exp. Med. Bd. 48, S. 154—165. 1926. — *Sutter, Monroe,* Cyclic changes in the mammary gland of the rat associated with the oestrous cycle. 37. Vers. d. Americ. Assoc. of Anatomists. Philadelphia. März 1921. Anat. record. Vol. 21, p. 59. 1921. — *Szanto, E.,* Über die Wirkung des Extractum corporis lutei. Gyógyászat. 1921. Nr. 38. Ref.: Zentralbl. f. Gynäkol. 1922. S. 679. — *Szegö, Paul,* Über Hauterkrankungen bei Störungen der Ovarienfunktion. Zentralbl. f. Gynäkol. Jg. 49, S. 1018—1022. 1925. — *Szenes, Alfred,* Die Diathermiebehandlung der Hypophysengegend bei ovariellen Ausfallserscheinungen. Wien. klin. Wochenschr. 1925. S. 330—332. — *Szenes, Alfred* und *Josef Palugyay,* Ergebnisse der Röntgenbestrahlung der Hypophysengegend bei ovariellen Ausfallserscheinungen. Wien. klin. Wochenschr. 1925. S. 503—507. — *Szenes, Alfred* und *Leo Stecher,* Die Beeinflussung des Grundumsatzes durch Röntgen- und Diathermiebehandlung der Hypophysengegend. Zeitschr. f. d. ges. exp. Med. Bd. 48, S. 126—140. 1925.

Tait, Lawson, The diagnosis and treatment of chronic inflammation of the ovary. Americ. journ. of obstetr. Vol. 15, p. 546—554. 1882. — *Takakusu, S.,* Untersuchungen über zentral bedingte Veränderung des Blutzuckergehaltes und über den Einfluß des inneren Sekretes des Ovariums auf diese Reaktion, zugleich ein neuer Nachweis der inneren Sekretion des Ovariums. Biochem. Zeitschr. Bd. 128, S. 1—31. 1922. — *Derselbe,* Untersuchungen über die gegenseitige Beeinflussung des Ovariums und des Uterus. Arch. f. mikroskop. Anat. u. Entwicklungsmechanik. Bd. 102, S. 1—50. 1924. — *Tandler, Julius,* Über den Einfluß der innersekretorischen Anteile der Geschlechtsdrüsen auf die äußere Erscheinung des Menschen. Sitz. d. K. K. Ges. d. Ärzte in Wien v. 18. März 1910. Wien. klin. Wochenschr. 1910. S. 459—467. — *Tandler, Julius* und *Siegfried Groß,* Über den Einfluß der Kastration auf den Organismus. Sitz. d. K. K. Ges. der Ärzte in Wien v. 6. Dez. 1907. Wien. klin. Wochenschr. 1907. S. 1596f. (Disk.). — *Dieselben,* Untersuchungen an Skopzen. Wien. klin. Wochenschr. 1908. S. 277—282. — *Dieselben,* Über den Einfluß der Kastration auf den Organismus. III. „Die Eunuchoide." Roux' Arch. f. Entwicklungsmechanik d. Organismen. Bd. 29, S. 290—324. 1910. — *Dieselben,* Die biologischen Grundlagen der sekundären Geschlechtscharaktere. Berlin: Springer 1913. — *Tandler, Julius* und *Karl Keller,* Über die Körperform des weiblichen Kastraten beim Rind. Sitz. d. Morphol.-physiol. Ges. zu Wien v. 31. Jan. 1910. Zentralbl. f. Physiol. Bd. 23, S. 1036f. 1909. — *Dieselben,* Über den Einfluß der Kastration auf den Organismus. IV. Die Körperform der weiblichen Frühkastraten des Rindes. Roux' Arch. f. Entwicklungsmechanik d. Organismen. Bd. 31, S. 289—306. 1910 (1911). — *Teebken, Georg,* Amenorrhöe in der Kriegs- und Nachkriegszeit. Ein Rückblick im 10. Jahre nach dem Kriege. Zentralbl. f. Gynäkol. Jg. 52, S. 2966—2978. 1928. — *Teel, Harold M.,* The effects of injecting anterior hypophysial fluid on the course of gestation in the rat. Americ. journ. of physiol. Vol. 79, p. 170—183. 1926. — *Derselbe,* The effects of injecting anterior hypophysial fluid on the production of placentomata in rats. Americ. journ. of physiol. Vol. 79, p. 184—187. 1926. — *Temesvary, Nikolaus,* „Kritische Bemerkungen zur sogenannten Eierstockreizbestrahlung". Zentralbl. f. Gynäkol. Jg. 50, S. 1847f. 1926. — *Terrillon,* Des troubles de la menstruation après les lésions chirurgicales ou traumatiques et après l'ovariotomie. Ann. de gynécol. Tome 18, p. 161—172. 1882. — *Thaler, Hans,* Wirkung kleiner Röntgendosen auf die funktionellen Erkrankungen der Ovarien. Sitz. d. Ges. d. Ärzte in Wien v. 13. Okt. 1922. Med. Klinik. 1922. S. 1572f. — *Derselbe,* Die Beeinflussung der Ovarien durch kleine Röntgendosen. Sitz. d. Ges. d. Ärzte in Wien v. 13. Okt. 1922. Münch. med. Wochenschr. 1922. S. 1559. — *Derselbe,* Über Röntgenbehandlung der Amenorrhöe und anderer auf Unterfunktion der Ovarien beruhender Störungen. Zentralbl. f. Gynäkol. Jg. 46, S. 2034—2043. 1922. — *Derselbe,* Röntgenreizbestrahlungen der Ovarien bei Amenorrhöen und anderen durch Unterfunktion der Ovarien hervorgerufenen Anomalien. Verhandl. d. dtsch. Ges. f. Gynäkol. 17. Vers. Innsbruck. Juni 1922. Arch. f. Gynäkol. Bd. 117, S. 279 f. Disk. S. 280—282. 1922. — *Derselbe,* Über Fernresultate konservierender Eingriffe an den Ovarien bei ovariellen Blutungen. Verhandl. d. dtsch. Ges. f. Gynäkol. 18. Vers. Heidelberg. Mai 1923. Arch. f. Gynäkol. Bd. 120, S. 248 bis 251. Disk. S. 261—270. 1923. — *Theilhaber, A.,* Zur Lehre von der Entstehung der Menstruation. Münch. med. Wochenschr. 1911. S. 465f. — *Thiemich,* Die Amenorrhöe der Stillenden und ihr Einfluß auf die Neukonzeption. Med. Klinik. 1913. S. 2065f. — *Thiercelin, Jules,* Contribution à l'étude de l'opothérapie ovarienne. Diss. Paris 1898. — *Thomas, Erwin*, Spezifizierte hormonale Wirkungen beim Fetus. In Oppenheimer, Carl, Handbuch der Biochemie des Menschen und der Tiere. 2. Aufl., Bd. 9. Jena: Fischer 1927. S. 288—291. — *Derselbe*, Weitere Beziehungen mütterlicher und fetaler Hormone. In Oppenheimer, Carl, Handbuch der Biochemie des Menschen und der Tiere. 2. Aufl. Bd. 9. Jena: Fischer 1927. S. 296—299. — *Thomas, T. Gaillard*, A contribution to the subject of the removal of the uterine appendages (Tait's Operation) for recurrent pelvic inflammation. Sitz. d. New York Acad. of Medicine v. 21. Dez. 1882. Americ. journ. of obstetr. Vol. 16, p. 84—88. (Disk.) 1883. — *Thomson, Arthur*, Recent researches on oogenesis. Quart. journ. of microscop. science. N. S. Vol. 26, p. 591—606. 1886. — *Thorn, Wilhelm*, Beitrag zur Lehre von der Atrophia uteri. Zeitschr. f. Geburtsh. u. Gynäkol. Bd. 16, S. 57—105. 1889. — *Derselbe*, Die praktische Bedeutung der Lactationsatrophie des Uterus. Münch. med. Wochenschr. 1901. S. 1872—1876. — *Derselbe*, Erwiderung auf den vorstehenden Aufsatz. (Von Fränkel, Ludwig, Die Lactationsatrophie des Uterus.) Münch. med. Wochenschr. 1901. S. 2107. — *Derselbe*, Die praktische Bedeutung der Lactationsatrophie. Verhandl. d. Ges. dtsch. Naturf. u. Ärzte. 73. Vers. Hamburg. Sept. 1901. 2. Teil, 2. Hälfte. Abt. f. Geburtsh. u. Gynäkol. S. 198—200 (Disk.). — *Derselbe*, Über vaginale Myomotomien und das Verhältnis der Enukleation zur Totalexstirpation. Zentralbl. f. Gynäkol. Jg. 26, S. 273—286. 1902. — *Derselbe*, Die Amenorrhöe der Stillenden. Gynäkol. Rundschau. Bd. 1, S. 2—4. 1907. — *Thumim, Leopold*, Über den Einfluß des Oophorins auf den Eiweißumsatz des Menschen. Therapie d. Gegenw. Jg. 41, S. 450—453. 1900. — *Derselbe*, Beziehungen zwischen Hypophysis und Eierstöcken. Berlin. klin. Wochenschr. 1909. S. 631—633. — *Tissier, Léon*, De la castration de la femme en chirurgie. (Opération d'Hégar ou de Battey.) Diss. Paris 1885. — *Tóth, St.*, Diskussion zu *Váró*. — *Tourneux, F.*, Modifications que subit l'épithélium du vagin de la taupe pendant la gestation. Cpt. rend. de l'Association des Anatomistes. 5. Vers. Lüttich. April 1903. Bibliographie anatomique Suppl. 1903. p. 59—62 (Disk.). — *Trapet, Arthur*, Über Schwangerschaft und Geburt bei doppeltem Uterus. Diss. Bonn 1906. — *Traugott, Carl*, Über alimentäre Hyperglykämie und Glykosurie mit besonderer Berücksichtigung der innozenten Glykosurie. Klin. Wochenschr. 1922. S. 2384. — *Triepel, Hermann*, Das Alter menschlicher Embryonen. Berlin. klin. Wochenschr. 1914. S. 1549 f. — *Derselbe*, Altersbestimmung bei menschlichen Embryonen. Anat. Anz. Bd. 46, S. 385—398. 1914. — *Derselbe*, Alter menschlicher Embryonen und Ovulationstermin. Ebenda. Bd. 48, S. 133—140. 1915—1916. — *Derselbe*, Betrachtungen über Ovulationstermin und Brunst. Ebenda. Bd. 52, S. 225—238. 1919—1920. — *Derselbe*, Über Ovulationstermin und Brunst. Sitz. d. med. Sekt. d. Schles. Ges. f. vaterl. Kultur zu Breslau v. 17. Okt. 1919. Berlin. klin. Wochenschr. 1920. S. 22 f. (Disk.). — *Tröscher, H.*, Über den Bau und die Funktion des Tubenepithels beim Menschen. Monatsschr. f. Geburtsh. u. Gynäkol. Bd. 45, S. 205—220. 1917. — *Tschernischoff, A.*, Die Eierstocksüberpflanzung, speziell bei Säugetieren. Zugleich ein Beitrag zur Frage der Transplantationsimmunität. Beitr. z. pathol. Anat. u. z. allg. Pathol. Bd. 59, S. 162—206. 1914. — *Tschirdewahn, Friedrich*, Über Ovulation, Corpus luteum und Menstruation. Zeitschr. f. Geburtsh. u. Gynäkol. Bd. 83, S. 80—113. 1921. — *Tsu-Zong-Yung*, Le rythme vaginal chez la lapine et ses relations avec le cycle oestrien de l'ovaire. Sitz. d. Soc. de Biol. de Strasbourg v. 23. Nov. 1923. Cpt. rend. hebdom. des séances de la soc. de biol. Tome 89, p. 1107—1109. 1923. — *Derselbe*, Les cellules vibratiles à vacuoles ciliées dans l'épithélium vaginal chez la lapine au cours du cycle oestrien de l'ovaire. Sitz. d. Soc. de biol. de Strasbourg v. 14. März 1924. Cpt. rend. hebdom. des séances de la soc. de biol. Tome 90, p. 775—777. 1924. — *Tsubura, Shiro*, Beiträge zur Kenntnis der inneren Sekretion der Keimdrüsen. I. Mitteilung. Keimdrüsen und Kohlehydratstoffwechsel. Biochem. Zeitschr. Bd. 143, S. 248—290. 1923. — *Derselbe*, Beiträge zur Kenntnis der inneren Sekretion der Keimdrüsen. II. Mitteilung: Keimdrüsen und respiratorischer Gaswechsel. Biochem. Zeitschr. Bd. 143, S. 291—322. 1923. — *Tsukahara, Isematsu*, Experimentelle Untersuchungen über die Beeinflussung der inneren Sekretion des Ovariums durch Röntgenstrahlen. Zeitschr. f. Geburtsh. u. Gynäkol. Bd. 85, S. 36—58. 1923. — *Tuffier, Théodore*, Greffes ovariennes. Bull. et mém. de la soc. de chir. de Paris. Tome 37, p. 1147—1159. 1911. (Sitz. v. 25. Okt. 1911.) Disk. S. 1193—1200. (Sitz. v. 8. Nov. 1911) u. 1221—1223. (Sitz. v. 15. Nov. 1911.) — *Derselbe*, Transplantation of ovaries. Surg., gynecol. a. obstetr. Vol. 20, p. 30—34. 1915. — *Tuffier, Théodore, Louis Géry* et *Vignes*, Étude anatomique sur l'involution d'un ovaire greffé et remarques sur le processus histologique de la greffe. Ann. de gynécol. 2. Sér., Tome 11, p. 97—101. 1914. — *Tuffier, Théodore et Vignes*, Étude anatomique de quatre greffes ovariennes chez la femme. Ebenda. S. 92—96. — *Tuttle, W. W. and S. Dykshorn*, Castration and ovariectomy on spontaneous activity and ability to learn. Proc. of the soc. f. exp. biol. a. med. Vol. 25, p. 469 f. 1927—1928. (Sitz. d. Iowa Branch v. 1. Febr. 1928.) — *Tziklice, M.*, Insuffisance ovarienne et greffe ovarienne. (Essai de thérapeutique expérimentale.) Diss. Paris 1907.

Uchigaki, S., Ein Fall von Milchsekretion bei Nullipara nach der Entfernung der linksseitigen

Ovarialcyste und des subserösen Myoms. Kinki Fujinkwa Gakkwai Zassi. Bd. 9, Nr. 1. 1926. — *Uiberall, Heinrich* und *Erich Urbach,* Zur Ovarialfunktion im Klimakterium. Klin. Wochenschr. 1927. S. 2379f. — *Unterberger, F.,* Hat die Ovarientransplantation praktische Bedeutung ? Sitz. d. Ver. f. wissenschaftl. Heilk. zu Königsberg i. Pr. v. 11. März 1918. Berlin. klin. Wochenschr. 1918, S. 776; Dtsch. med. Wochenschrift 1918. S. 903 f. — *Derselbe,* Die Transplantation der Ovarien. Arch. f. Gynäkol. Bd. 110, S. 173—229. 1918 (1919). — *Derselbe,* Experimentelle Röntgenschädigung der Ovarien und ihr Einfluß auf die Nachkommenschaft. Sitz. d. nordostdtsch. gynäkol. Ges. in Königsberg i. Pr. v. 25. Febr. 1922. Monatsschr. f. Geburtsh. u. Gynäkol. Bd. 60, S. 164—170. 1922. — *Derselbe,* Keimdrüsenbestrahlung und Nachkommenschaft. Eine Erwiderung auf die gleichnamige Arbeit von Nürnberger-Hamburg. Monatsschr. f. Geburtsh. u. Gynäkol. Bd. 64, S. 211—216. 1923. — *Ury, Oscar,* Über Cocainempfindlichkeit und deren Beziehung zur Adreninsekretion in den verschiedenen Phasen des weiblichen Geschlechtslebens. Zeitschr. f. Geburtsh. u. Gynäkol. Bd. 69, S. 621—633. 1911.

Van Beneden, Über die ersten Entwickelungsstadien der Säugetiere. Verhandl. d. anat. Ges. 13. Vers. Tübingen. Mai 1899. Anat. Anz. 1899. Ergänz.-H. zu Bd. 16, S. 29f. (Disk.) (Dcm.) — *Van de Velde, Th. H.,* Über den Zusammenhang zwischen Ovarialfunktion, Wellenbewegung und Menstrualblutung, und über die Entstehung des sogenannten Mittelschmerzes. Haarlem: De Erven F. Bohn. Jena: Fischer 1905. — *Derselbe,* Strahlenbehandlung in der Gynäkologie. Zentralbl. f. Gynäkol. Jg. 39, S. 313 bis 331. 1915. — *Van der Stricht, Omer,* Sur le processus de l'excrétion des glandes endocrines: Le corps jaune et la glande interstitielle de l'ovaire. Arch. de biol. Tome 27, p. 585—722. 1912. — *Váró, B.,* Über die Operation der Ovarialgeschwülste in der Gravidität. Sitz. d. kgl. Ges. d. Ärzte zu Budapest v. 27. März 1926. Klin. Wochenschr. 1926. S. 1393. — *Värting, M.,* Kriegsamenorrhöe und Sterilität. Zentralbl. f. Gynäkol. Jg. 42, S. 367—370. 1918. — *Vedeler,* Gynaekologiske Studier. Norsk magaz. f. laegevidenskaben. 3. Reihe, Bd. 9, S. 586—632. 1879. — *de Veer, A.,* Über die Wirkung von Ovarialextrakten unter besonderer Berücksichtigung des gasförmigen Stoffwechsels bei Ratten. Zeitschr. f. d. ges. exp. Med. Bd. 44, S. 240—255. 1924—1925. — *Veil, W. H.,* Über das Verhalten der genitalen Funktionen beim Myxödem des Weibes. Arch. f. Gynäkol. Bd. 107, S. 199—208. 1917. — *Veit, Johann,* Anatomie und Physiologie der weiblichen Sexualorgane. In Müller, Peter, Handbuch der Geburtshilfe. Bd. 1, S. 71—190. Stuttgart: Enke 1888. — *Derselbe,* Über die Glykosurie der Schwangeren. (Vorläufige Mitteilung.) Sitz. d. Ver. d. Ärzte in Halle a. S. v. 21. Feb. 1906. Münch. med. Wochenschr. 1906. S. 1437 f. (Disk.). — *Veler, C. D.* and *Edward A. Doisy,* Extraction of ovarian hormone from urine. Proc. of the soc. f. exp. biol. a. med. Vol. 25, p. 806f. 1927—1928. (Sitz. d. Missouri Branch v. 16. Mai 1928.) — *Ver Eecke, A.,* Les échanges organiques dans leurs rapports avec les phases de la vie sexuelle. — I. Étude des modifications des échanges organiques sous l'influence de la menstruation. Bull. de l'acad. roy. de méd. de Belgique. 4. Serie, Tome 11, p. 597—645. 1897. Rapport S. 573—575. (Sitz. v. 25. Sept. 1897.) — *Vértes, Oskar,* Der unmittelbare Einfluß der Ovariotomie auf die Menstruation, gleichzeitig Beiträge zur Frage der Ovulation und Menstruation. Gynäkol. Rundschau. Jg. 6, S. 289—301 u. 326 bis 333. 1912. — *Vignes, Henri,* Notes et recherches sur la menstruation. Diss. Paris 1914. — *Derselbe,* Influence de la lécithine et de la cholestérine sur la toxicité des oeufs et des ovaires. Ann. de l'inst. Pasteur. Tome 28, p. 437—440. 1914. — *Derselbe,* Recherches expérimentales sur le mécanisme de la menstruation. Ann. de gynécol. Jg. 42, 2. Ser., Tome 12, p. 25—36 et 104—115. 1916. — *Derselbe,* Fonctionnement des ovaires pendant la gestation. Progr. méd. 1922. p. 49—52. — *Villemin, Fernand,* Le corps jaune considéré comme glande à sécrétion interne de l'ovaire. Diss. Lyon 1908 et Paris 1908. Doin. — *Derselbe,* Sur le rôle du corps jaune ovarien chez la femme et la lapine. (Réponse à MM Cl. Regaud et G. Dubreuil.) Cpt. rend. hebdom. des séances de la soc. de biol. Tome 64, p. 363f. 1908. (Sitz. v. 29. Febr. 1908.) — *Derselbe,* Sur les rapports du corps jaune avec la menstruation et le rut. (Réponse à MM Regaud et Dubreuil.) Cpt. rend. hebdom. des séances de la soc. de biol. Tome 64, p. 444f. 1908. (Sitz. v. 14. März 1908.) — *Derselbe,* L'ovulation est-elle spontanée chez la lapine ? (Réponse à MM Regaud et Dubreuil.) Cpt. rend. hebdom. des séances de la soc. de biol. Tome 64, p. 662. 1908. (Sitz. v. 11. April 1908.) — *Vincent, Swale,* The experimental and clinical evidence as to the influence exerted by the adrenal bodies upon the genital system. Surg., gynecol. a. obstetr. Vol. 25, p. 294—299. 1917. — *Vineberg, Hiram N.,* What is the fate of the ovaries left in situ after hysterectomy ? Transact. of the Amer. gynecol. soc. White Sulphur Springs. Vol. 40, p. 59—90. (Disk.). 1915. Surg., gynecol. a. obstetr. Vol. 21, p. 559—567. 1915. — *Virchow, Rudolf,* Der puerperale Zustand. Das Weib und die Zelle. Gesammelte Abhandlungen zur wissenschaftlichen Medizin. Frankfurt a. M. 1856. S. 735—779 (S. 747). — *Viville, G.,* Die Beziehungen der Menstruation zum Allgemeinorganismus bei gynäkologischen Erkrankungen. Arch. f. Gynäkol. Bd. 97, S. 511—539. 1912. — *Vogt, Emil,* Ein Fall von Galaktorrhoea post combustionem, zugleich ein Beitrag zur Lehre des Antagonismus zwischen

Brustdrüsenfunktion und Ovulation. Zentralbl. f. Gynäkol. Jg. 33, S. 801—805. 1909. — *Derselbe,* Nachtrag zu dieser Arbeit. Ebenda. Jg. 35, 1911. S. 1599f. — *Derselbe,* Über die Peritonealflüssigkeit des Menschen. Verhandl. d. dtsch. Ges. f. Gynäkol. 18. Vers. Heidelberg. Mai 1923. Arch. f. Gynäkol. Bd. 120, S. 40—43 (Disk.). 1923. — *Derselbe,* Liquor cerebrospinalis und Blutzucker. Klin. Wochenschrift 1925. S. 597f. — *Derselbe,* Studien zur Biologie des Liquor cerebrospinalis. 1. Über die Abhängigkeit des Liquor cerebrospinalis vom Ovarium. Arch. f. Gynäkol. Bd. 127, S. 97—105. 1926. — *Derselbe,* Über biologische Beziehungen zwischen Insulin und Follikulin. Verhandl. d. dtsch. Ges. f. Gynäkol. 20. Vers. Bonn. Juni 1927. Arch. f. Gynäkol. Bd. 132, S. 189—191. Disk. S. 221—237. 1927. — *Voinot, Jean Baptiste-Marie-Joseph,* Essai sur l'épithélium de la trompe de Fallope chez la femme. Diss. Nanzig 1900. — *Voß, H. E.,* Über weibliche Sexualhormone (Thelytropine). XIV. Mitteilung. Beiträge zur Physiologie der vaginalen Brunstvorgänge des Meerschweinchens. Pflügers Arch. f. d. ges. Physiol. Bd. 216, S. 156—180. 1927. — *Vowinckel, Edith,* Adrenalinwirkung auf den Blutdruck bei Schwangeren, Wöchnerinnen und Eklamptischen. Zentralbl. f. Gynäkol. Jg. 48, S. 1394 bis 1403. 1924.

Wachs, O., Ein Fall von vorzeitiger Menstruation bei einem dreijährigen Kinde, nebst Bemerkungen über den gegenwärtigen Stand der Lehre von der Menstruatio praecox. Zeitschr. f. Geburtsh. u. Gynäkol. Bd. 1, S. 173—188. 1877. — *Wachsner, Kurt,* Über die Bestimmung des Ovulationstermines mittels der einzeitigen Röntgenkastration. Diss. Breslau 1921. — *Derselbe,* Kann die einzeitige Röntgenkastration zur genauen Bestimmung des Ovulationstermines dienen ? Strahlentherapie. Bd. 12, S. 508—511. 1921. — *Wadehn, F.,* Über Sexualhormone. Zeitschr. f. angew. Chem. Bd. 39, S. 468 bis 473. 1926. — *Wagner, G. A.,* Über die Wirkungsweise der Stimulationsbestrahlung der Ovarien. Sitz. d. südostdtsch. Ges. f. Geburtsh. u. Gynäkol. in Breslau v. 1. u. 2. Mai 1926. Zentralbl. f. Gynäkol. Jg. 50. S. 2541. 1926. (Disk.). — *Wagner, G. A.* und *Clara Schönhof,* Experimentelle und histologische Untersuchungen zum Studium des Wirkungsmechanismus kleinster Röntgendosen auf die weiblichen Keimdrüsen des Menschen. Strahlentherapie. Bd. 22, S. 125—140. 1926. — *Wagner, K.,* Experimentelle Untersuchungen über die Umwandlung des Geschlechts beim Frosch. Roux' Arch. f. Entwicklungsmechanik. d. Organismen. Bd. 52—97. S. 386—394. 1923. — *Wakeham, Glen,* Basal metabolism and the menstrual cycle. Journ. of biol. chem. Vol. 56, p. 555—567. 1923. — *Walker, A. Dunbar,* Ovulation and menstruation. Obstetr. journ. of Great Britain and Ireland. Vol. 2, p. 412—416. 1874—1875. — *Walker, Albert T.,* An inhibition in ovulation by the intraperitoneal injection of anterior hypophyseal substance in the domestic fowl. 40. Vers. d. Americ. Assoc. of Anatomists. Buffalo. April 1924. Anat. record. Vol. 27, p. 190. 1924. — *Derselbe,* An inhibition in ovulation in the fowl by the intraperitoneal administration of fresh anterior hypophyseal substance. Americ. journ. of physiol. Vol. 74, p. 249 bis 256. 1925. — *Wallentin, Gustav,* Menstruatio praecox. Diss. Breslau 1885. — *Walter, Hermann,* Über Beziehungen der weiblichen Keimdrüsen zu Nebennieren und Thymus. Frankfurt. Zeitschr. f. Pathol. Bd. 27, S. 276—289. 1922. — *Walthard, B.,* Funktionsprüfungen der Leber in Graviditate, sub partu, im Wochenbett und bei Eklampsie. Arch. f. Gynäkol. Bd. 116, S. 68—97. 1923. — *Walthard, M.,* Über die sogenannten psycho-neurotischen Ausfallserscheinungen. Zentralbl. f. Gynäkol. Jg. 32. S. 564 bis 568. 1908. — *Derselbe,* Über die Bedeutung psychoneurotischer Symptome für die Gynäkologie. Zentralbl. f. Gynäkol. Jg. 36, S. 489—500. 1912. — *Wang, Ging H.* and *Alan F. Guttmacher,* The effect of ovarian traumatization on the spontaneous activity and genital tract of the albino rat, correlated with a histological study of the ovaries. Americ. journ. of physiol. Vol. 82, p. 335—349. 1927. — *Watkins, Thomas J.,* Ovulation and menstruation as postoperative considerations. Transact. of the Americ. gynecol. soc. Swampscott. Juni 1921. Vol. 46, p. 271—275. — *Watrin, J.,* Le corps jaune „sensibilise" les capsules surrénales à l'action des facteurs qui déterminent leur hypertrophie gravidique. Cpt. rend. hebdom. des séances de la soc. de biol. Tome 77, p. 207—209. 1914. (Sitz. v. 27. Juni 1914.) — *Derselbe,* L'oeuf fécondé conditionne, avant sa fixation, l'hypertrophie des capsules surrénales chez la lapine. Cpt. rend. hebdom. des séances de la soc. de biol. Tome 77, p. 321—323. 1914. (Sitz. v. 11. Juli 1914.) — *Derselbe,* La phase folliculaire influence-t-elle l'hypertrophie gravidique des capsules surrénales ? Sitz. d. Soc. de Biol. de Nancy v. 15. Mai 1925. Cpt. rend. hebdom. des séances de la soc. de biol. Tome 92, p. 1451f. 1925. — *Derselbe,* Recherches nouvelles sur les injections de liquide folliculaire. Sitz. d. Soc. de Biol. de Nancy v. 9. Juli 1925. Cpt. rend. hebdom. des séances de la soc. de biol. Tome 93, p. 772f. 1925. — *Weber, A.,* Action cytolysante du venin muqueux cutané de Bombinator igneus sur les larves de la même espèce. Cpt. rend. hebdom. des séances de la soc. de biol. Tome 89, p. 133—136. 1923. (Sitz. v. 16. Juni 1923.) — *Weber, Ew.,* Untersuchungen über die Brunst des Rindes. Arch. f. wissenschaftl. u. prakt. Tierheilk. Bd. 37, S. 382—406 u. 442—454. 1911 u. Habilitationsschr. Berlin 1911. — *Wegener, Carl,* Untersuchungen über das spätere Befinden von Kranken, an denen vaginale Adnexoperationen mit oder ohne Erhaltung des Uterus ausgeführt sind. Diss. Kiel 1899. — *Wegner, Anton*, Gibt es Regelblutungen während der Schwangerschaft? Diss. Erlangen 1920. — *Wehefritz, Emil*, Pubertas praecox und Gravidität. Monatsschr. f. Geburtsh. u. Gynäkol. Bd. 63, S. 237—248. 1923. — *Weichert, Charles K.*, Production of placentomata in normal and ovariectomized guinea pigs and albino rats. Proc. of the soc. f. exp. biol. a. med. Vol. 25, p. 490f. 1927—1928. (New York Meeting v. 21. März 1928.) — *Weidenmann, Martina*, Thyreoidea und Menstruation. Zeitschr. f. Geburtsh. u. Gynäkol. Bd. 80, S. 419—447 (S. 437f.) 1918. — *Weil*, Geschlechtsspezifische Wirkungen von Keimdrüsenextrakten. Verhandl. d. Ges. dtsch. Naturf. u. Ärzte. 86. Vers. Bad Nauheim. Sept. 1920. Abt. f. Physiol. u. physiol. Chem. u. Pharmakol. S. 295. (Nur Titel!) — *Weil, A.*, Die Wirkung der Ovarialoptone auf die Milchsekretion. Münch. med. Wochenschr. 1921. S. 520f. — *Weil, Arthur*, Geschlechtsspezifische Wirkungen von Keimdrüsenextrakten. Pflügers Arch. f. d. ges. Physiol. Bd. 185, S. 32—41. 1920. — *Derselbe*, Die innere Sekretion. 3. Aufl. Berlin: Springer 1923. — *Weil, Josef*, Osteomalacie und Kastration. Prag. med. Wochenschr. 1895. S. 47f u. 62f. — *Weinberg, Benjamin*, Über das Vorkommen von Jod und Chlor in menschlichen Ovarien. Hegars Beitr. Bd. 19, S. 222-235. 1914. — *Weinberg, M.* et *H. Arnal*, Étude de l'atrophie des organes génitaux. Premier mémoire. Involution sénile de l'utérus humain. Bull. et mém. de la soc. anat. de Paris 1905. Jg. 80, 6. Ser., Tome 7, p. 345—379. — *Weinberg, Wilhelm*, Der Einfluß des Stillens auf Menstruation und Befruchtung. Zeitschr. f. Geburtsh. u. Gynäkol. Bd. 50, S. 7—20. 1903. — *Derselbe*, Zur Frage der Vorausbestimmung des Geschlechts beim Menschen. Hegars Beitr. Bd. 15, S. 278—285. 1910. — *Derselbe*, Zur Frage der Vorausbestimmung des Geschlechts beim Menschen. Hegars Beitr. Bd. 18, S. 147—151. 1913. — *Welti, E.*, Masculinisation et féminisation de Crapauds par greffe de glandes génitales hétérologues. Cpt. rend. hebdom. des séances de la soc. de biol. Tome 93, p. 1490—1492. 1925. (Sitz. v. 12. Dez. 1925.) — *Werner, Paul*, Über das Verhalten der Eierstocksfunktion nach Röntgentiefenbestrahlung. Sitz. d. geburtsh.-gynäkol. Ges. in Wien v. 16. April 1918. Zentralbl. f. Gynäkol. Jg. 42, S. 396—399. 1918. — *Derselbe*, Beitrag zur Kenntnis des Verhaltens der Eierstockfunktion nach der Röntgentiefentherapie. Arch. f. Gynäkol. Bd. 110, S. 434—450. 1918 (1919). — *Derselbe*, Über die Beeinflußbarkeit einiger gynäkologischer Krankheitsbilder durch Röntgenbestrahlung der Hypophysengegend. Sitz. d. Ges. d. Ärzte in Wien v. 15. Juni 1923. Zentralbl. f. Gynäkol. Jg. 47, S. 1260—1263. 1923. — *Werth, R.*, Über Ausfallserscheinungen nach abdominaler Myomotomie mit Zurücklassung der Ovarien. Verhandl. d. dtsch. Ges. f. Gynäkol. 8. Vers. Berlin. Mai 1899. S. 140 bis 147. Disk. S. 159—190 u. 226—264. — *Derselbe*, Die Erhaltung der Ovarien bei Myotomie, vaginaler Uterusexstirpation und Adnexoperationen. Verhandl. d. Ges. dtsch. Naturf. u. Ärzte. 73. Vers. Hamburg. Sept. 1901. 2. Teil, 2. Hälfte. Abt. f. Geburtsh. u. Gynäkol. S. 173—175 (Disk.). — *Derselbe*, Untersuchungen über den Einfluß der Erhaltung des Eierstockes auf das spätere Befinden der Operierten nach der supravaginalen Amputation und vaginalen Totalexstirpation des Uterus. Klin. Jahrb. Bd. 9, S. 529—602. 1902. — *Wester, J.*, Eierstock und Eibefruchtung und Unfruchtbarkeit bei den Haustieren. Berlin: Schötz 1921. — *Westman, Axel*, A contribution to the question of the transit of the ovum from ovary to uterus in rabbits. Suppl. ad Acta obstetr. et gynecol. scandinav. Vol. 5, p. 1—104. 1926. — *Westphalen, Friedrich*, Zur Physiologie der Menstruation. Mikroskopische Studien. Arch. f. Gynäkol. Bd. 52, S. 35—70. 1896. — *Weymeersch, A.*, Étude sur le mécanisme de l'avortement après ovariotomie double et sur la restauration utérine consécutive. Journ. de l'anat. et de la physiol. norm. et path. Tome 47, p. 233—300 et 414—447. 1911. — *Wheelon, Homer*, Precocious menstruation: observations on two cases of pubertas precox. Endocrinology. Vol. 9, p. 353—371. 1925. — *Wichern, Heinrich*, Ein klinischer Beitrag zur Frage der Ovarialhormone. Klin. Wochenschr. 1926. S. 1880—1882. — *Wiczynski, Thaddäus*, Zur Bedeutung des Corpus luteum für den weiblichen Organismus. Zentralbl. f. Gynäkol. Jg. 46, S. 2044—2050. 1922. — *Derselbe*, Zur Frage der Wechselbeziehungen zwischen dem Ovarial- und Menstruationszyklus. Zentralbl. f. Gynäkol. Jg. 49, S. 419—423. 1925. — *Wiedow*, Die Kastration bei Uterusfibrom. Arch. f. Gynäkol. Bd. 25, S. 299 bis 323. 1885. — *Wieloch, J.*, Über Geschlechtsbeeinflussung durch Röntgenstrahlen. Strahlentherapie. Bd. 13, S. 114—125. 1922. — *Derselbe*, Beitrag zur Röntgenreizbestrahlung der Ovarien. Zeitschr. f. Geburtsh. u. Gynäkol. Bd. 87, S. 1—12. 1924. — *Wieners, Aloys*, Die erste Menstruation nach der Entbindung. Diss. Rostock 1901. — *Wiesner, Bertold P.*, Zur Verwendung des Sexualzyklus als Test bei der Prüfung von Organextrakten. Klin. Wochenschr. 1926. S. 1269—1272. — *Wießner*, Über Blutdruckmessungen während der Menstruation und Schwangerschaft. Sitz. d. Ges. f. Geburtsh. zu Leipzig v. 19. Juni 1899. Zentralbl. f. Gynäkol. Jg. 23, S. 1335—1339. 1899. — *Wilhelm, Arndt*, Über den Grundumsatz bei Ovarialinsuffizienz und bei 2 Fällen von Metropathia haemorrhagica, gemessen durch den respiratorischen Gasstoffwechsel. Diss. Kiel 1925. — *Wilkerson, W. V.*, The origin and significance of the interstitial cells of the ovary; rat, mouse, and rabbit. 40. Vers. d. Amer. Assoc. of Anatomists. Buffalo. April 1924. Anat. record. Vol. 27, p. 191f. 1924. — *Williams, John*, Note on the discharge of ova, and its relation in point of time to menstruation. Sitz. d. Royal Soc. v. 27. Mai 1875. Obst. Journ. of Great Britain and Ireland. Vol. 3, p. 620—624. 1875—1876. — *Willier, Benjamin H.*, Structures and homologies of freemartin gonads. Journ. of exp. zool. Vol. 33, p. 62—127. 1921. — *Wilson, E. A.* and *T. Christie*, Puerperal insanity. Notes on cases treated by injections of ovarian extract (whole gland). Brit. med. journ. 1925. 2. Teil, p. 797 f. — *Wilson, Karl M.*, Correlation of external genitalia and sex-glands in the human embryo. Contributions to embryology Vol. 18. Publication Nr. 363, p. 23—30. 1926. — *Wiltshire, M. O. P.*, Some observations on basal metabolism in menstruation. Lancet 1921. 2. Teil, S. 388. — *Winter*, Menstruation und Epilepsie. Verhandl. d. dtsch. Ges. f. Gynäkol. 18. Vers. Heidelberg. Mai 1923. Arch. f. Gynäkol. Bd. 120, S. 270. (Disk.) 1923. — *Winternitz, Eugen*, Über Spätresultate der Kastration bei Myomen. Verhandl. d. dtsch. Ges. f. Gynäkol. 8. Vers. Berlin. Mai 1899. S. 147—153. Disk. S. 159—190 u. 226—264. — *Wintz, Hermann*, Experimentelle Kastration durch Cholin. Arch. f. Gynäkol. Bd. 110, S. 397—433. 1919. — *Derselbe*, Die physiologisch-chemische Wirkung des Follikelsaftes. Arch. f. Gynäkol. Bd. 113, S. 457—471. 1920. — *Derselbe*, Die Wirkung der Ovarialbestrahlung auf das innersekretorische System. Referat. Verhandl. d. Ges. dtsch. Naturf. u. Ärzte. 87. Vers. Leipzig. Sept. 1922. Abt. f. Röntgenkunde u. Strahlenbehandlung u. Geburtsh. u. Gynäkol. S. 354 u. 362. (Nur Titel!) — *Derselbe*, Diskussionsbemerkungen. Verhandl. d. dtsch. Ges. f. Gynäkol. 18. Vers. Heidelberg. Mai 1923. Arch. f. Gynäkol. Bd. 120, S. 262 f. 1923. — *Derselbe*, Experimentelle Untersuchungen zur inneren Sekretion von Corpus luteum und Placenta. Dtsch. med. Wochenschr. 1924. S. 67—69. — *Derselbe*, Weitere Ergebnisse meiner Untersuchungen über die innere Sekretion von Corpus luteum und Placenta. Vers. d. bayer. Ges. f. Geburtsh. u. Frauenheilk. am 22. Febr. 1925 in Nürnberg. Zentralbl. f. Gynäkol. Jg. 49, S. 1204—1207. 1925. — *Derselbe*, Untersuchungen über klimakterische Ausfallserscheinungen. Verhandl. d. dtsch. Ges. f. Gynäkol. 19. Vers. Wien. Juni 1925. Arch. f. Gynäkol. Bd. 125, S. 570—573. Disk. S. 587f. 1925. — *Derselbe*, Adipositas und Ovarium. Zentralbl. f. Gynäkol. Jg. 50, S. 964—972. 1926. — *Derselbe*, Erfahrungen mit der Beeinflussung innersekretorischer Drüsen durch Röntgenstrahlen. Strahlentherapie. Bd. 24, S. 412—438. 1927. — *Witschel, Wilhelm Karl*, Über Ausfallerscheinungen nach Entfernung der weiblichen Sexualorgane. Diss. Straßburg i. E. 1902. — *Witschi, Emil*, Die Beweise für die Umwandlung weiblicher Jungfrösche in männliche nach uteriner Überreife der Eier. Zur Kritik der Arbeit von K. Wagner. Arch. f. mikroskop. Anat. u. Entwicklungsmechanik. Bd. 102, S. 168—183. 1924. — *Wittgenstein, Hermann*, Die Einwirkung von Ovarialsubstanz auf Tuberkelbacillen. Wien. klin. Wochenschr. 1909. S. 1785—1788. — *Woronytsch, Nestor*, Zur Frage der menstruellen Schilddrüsenvergrößerung. Wien. klin. Wochenschr. 1914. S. 937—939. — *Wurm*, Hahnen- und Hennenfedrigkeit. Ornitholog. Monatsschrift. Bd. 24, S. 11—16. 1899.

Yatsu, Naohide, On the changes in the reproductive organs in heterosexual parabiosis of albino rats. Anat. record. Vol. 21, p. 216—228. 1921. — *Yocom, Harry B.* and *Ben I. Phillips*, Luteal cells in relation to color differences in the sexes of wild birds. 21. Vers. d. Americ. Soc. of Zool. Cincinnati. Dez. 1923. Anat. record. Vol. 26, p. 345. 1923.

Zacharjewsky, A. U., Über den Stickstoffwechsel während der letzten Tage der Schwangerschaft und der ersten Tage des Wochenbettes. Zeitschr. f. Biol. Bd. 30, S. 368—438. 1894. — *Zacherl, Hans*, Über das Verhalten der Brunst bei der Parabiose der Ratten. (2. Mitteilung.) Klin. Wochenschr. 1927. S. 1614f. *Derselbe*, Die Funktion der Keimdrüsen im Lichte der Parabioseforschung. Krankheitsforschung. Bd. 6, S. 174—194. 1928. — *Zangemeister, W.*, Studien über die Schwangerschaftsdauer und die Fruchtentwicklung. Arch. f. Gynäkol. Bd. 107, S. 405—465. 1917. — *Zangger, R.*, Heilung der Stiersucht durch manuelle Hülfe. Arch. f. Tierheilk. N. F., Bd. 15, S. 280—282. 1858—1859. — *Zietzschmann, Otto*, Über Funktionen des weiblichen Genitale bei Säugetier und Mensch. Ein Vergleich der zyklischen Prozesse der Brunst und Menstruation. Berlin. tierärztl. Wochenschr. 1921. I. Der ovariale Zyklus. S. 433—437. II. Der uterine Zyklus. S. 445—449. III. Die Steuerung und die inneren Zusammenhänge des ovarialen und uterinen Zyklus. S. 517—521. — *Derselbe*, Über Funktionen des weiblichen Genitale bei Säugetier und Mensch. Vergleichendes über die zyklischen Prozesse der Brunst und Menstruation. Arch. f. Gynäkol. Bd. 115, S. 201—252. 1921. — *Zikmund, E.*, Die innere Sekretion des Ovariums. Sbornik lekarski. Bd. 21, H. 5 u. 6, S. 161. Ref.: Zentralbl. f. Gynäkol. Jg. 46, S. 678. 1922. — *Zimmermann, Robert*, Hat der Uterus innersekretorische Bedeutung? Arch. f. Gynäkol. Bd. 134, S. 328—349. 1928. — *Zondek, Bernhard*, Vasomotorische Störungen im Klimakterium. Zeitschr. f. Geburtsh. u. Gynäkol. Bd. 82, S. 559—576. 1920. — *Derselbe*, Phloridzinglykosurie und Schwangerschaftsdiagnose. Zentralbl. f. Gynäkol. Jg. 46, S. 851—853. 1922. — *Derselbe*, Experimentelle Untersuchungen über den Wert der Organotherapie. Verhandl. d. dtsch. Ges. f. Gynäkol. 17. Vers. Innsbruck. Juni 1922. Arch. f. Gynäkol. Bd. 117, S. 19—26. (Disk.) 1922. —

Derselbe, Experimentelle Versuche, das Wachstum des Uterus zu steigern. (Weitere Untersuchungen über den Wert der Organotherapie.) Verhandl. d. dtsch. Ges. f. Gynäkol. 18. Vers. Heidelberg. Mai 1923. Arch. f. Gynäkol. Bd. 120, S. 251—255. Disk. S. 261—270. 1923. — *Derselbe*, Die Beziehungen der Ovarialfunktion zum Gesamtorganismus. Sitz. d. Hufelandischen Ges., Berlin v. 11. Jan. 1923. Klin. Wochenschr. 1923. S. 565. — *Derselbe*, Experimentelle Untersuchungen über den Wert der Organotherapie. Zeitschr. f. Geburtsh. u. Gynäkol. Bd. 86, S. 238—277. 1923. — *Derselbe*, Experimentelles zur Organotherapie. Sitz. d. Ges. f. Geburtsh. u. Gynäkol. zu Berlin v. 14. März 1924. Zeitschr. f. Geburtsh. u. Gynäkol. Bd. 88, S. 237—248. (Disk.) 1925. — *Derselbe*, Das Ovarialhormon und seine klinische Anwendung. Klin. Wochenschr. 1926. S. 1218—1224. — *Derselbe*, Das Ovarialhormon und seine klinische Anwendung. Nachtrag zu meiner Arbeit in Jg. 5, Nr. 27, S. 1218 dieser Wochenschrift, hinsichtlich der Anmerkung über Menformon. Klin. Wochenschr. 1926. S. 1521f. — *Derselbe*, Über die Funktion des Ovariums. Sitz. d. Ges. f. Geburtsh. u. Gynäkol. zu Berlin v. 22. Jan. 1926. Zeitschr. f. Geburtsh. u. Gynäkol. Bd. 90, S. 372—380. 1926. — *Derselbe*, Das Hormon des Ovariums und des Hypophysenvorderlappens. Sitz. d. Berlin. Med. Ges. v. 24. Nov. 1926. Med. Klinik. 1926. S. 1942. Disk. S. 2015f. — *Derselbe*, Ei und Hormon. Verhandl. d. dtsch. Ges. f. Gynäkol. 20. Vers. Bonn. Juni 1927. Arch. f. Gynäkol. Bd. 132, S. 176—179. Disk. S. 221—237. 1927. — *Derselbe*, Über den Nachweis der Wasserlöslichkeit des Ovarialhormons. Klin. Wochenschr. 1927. S. 1046. — *Derselbe*, Zur Beseitigung von Unstimmigkeiten auf dem Gebiete des Ovarialhormons. Klin. Wochenschr. 1927. S. 1382. — *Derselbe*, Darstellung des weiblichen Sexualhormons aus dem Harn, insbesondere dem Harn von Schwangeren. Klin. Wochenschr. 1928. S. 485 f. — *Derselbe*, Schwangerschaftsdiagnose aus dem Harn durch Nachweis des Hypophysenvorderlappenhormons. I. Grundlage und Technik der Methode. Sitz. d. Ges. f. Geburtsh. u. Gynäkol. zu Berlin v. 27. April 1928. Zeitschr. f. Geburtsh. u. Gynäkol. Bd. 94, S. 190—203. Disk. S. 218. 1928. — *Zondek, Bernhard* und *S. Aschheim*, Experimentelle Untersuchungen über die Funktion und das Hormon des Ovariums, geprüft am biologischen Testobjekt. Verhandl. d. dtsch. Ges. f. Gynäkol. 19. Vers. Wien. Juni 1925. Arch. f. Gynäkol. Bd. 125, S. 581—589. (Disk.) 1925. — *Dieselben*, Experimentelle Untersuchungen über die Funktion und das Hormon des Ovariums. (Vorläufige Mitteilung.) Klin. Wochenschr. 1925. S. 1388—1390. — *Dieselben*, Experimentelle Untersuchungen über die Funktion und das Hormon des Ovariums. Arch. f. Gynäkol. Bd. 127, S. 250—292. 1926. — *Dieselben*, Zur Funktion des Ovariums. I. Die Lokalisation des Hormons im menschlichen Ovarium. II. Die funktionelle Bedeutung der interstitiellen Zellen. III. Die Entstehung des Follikelsaftes. Klin. Wochenschr. 1926. S. 400—404. — *Dieselben*, Der Scheidenzyklus der weißen Maus als Testobjekt zum Nachweis des Ovarialhormons. Technik und Fehlerquellen. Klin. Wochenschr. 1926. S. 979—985. — *Dieselben*, Erwiderung. Klin. Wochenschr. 1926. S. 1328f. — *Dieselben*, Ovarialhormon, Wachstum der Genitalien, sexuelle Frühreife. Klin. Wochenschr. 1926. S. 2199—2202. — *Dieselben*, Das Hormon des Hypophysenvorderlappens. I. Testobjekt zum Nachweis des Hormons. Klin. Wochenschr. 1927. S. 248—252. — *Dieselben*, Ei und Hormon. Klin. Wochenschr. 1927. S. 1321f. — *Dieselben*, Ovulation in der Gravidität — ausgelöst durch Hypophysenvorderlappenhormon. Endocrinologie. Bd. 1, S. 10—22. 1928. — *Dieselben*, Das Hormon des Hypophysenvorderlappens. Darstellung, chemische Eigenschaften, biologische Wirkungen. Klin. Wochenschr. 1928. S. 831—835. — *Zondek, Bernhard* und *H. Bernhardt*, Biologische Prüfung von Ovarialpräparaten. Klin. Wochenschr. 1925. S. 2001f. — *Zondek, Bernhard* und *Benno Brahn*, Über Darstellung des Ovarialhormons in wässeriger Lösung. Klin. Wochenschr. 1925. S. 2445f. — *Zondek, Bernhard* und *E. Wolff*, Transplantation konservierter menschlicher Ovarien. Zentralbl. f. Gynäkol. Jg. 48, S. 2195—2198. 1924. — *Dieselben*, Über Explantation und Transplantation des Ovariums. Sitz. d. Ges. f. Geburtsh. u. Gynäkol. zu Berlin v. 11. Juli 1924. Zeitschr. f. Geburtsh. u. Gynäkol. Bd. 88, S. 474—483. (Disk.). 1925. — *Zondek, Hermann*, Die Krankheiten der endokrinen Drüsen. Berlin: Springer 1923. — *Derselbe*, Hypophyse und Keimdrüsen. Sitz. d. ärztl. Ges. f. Sex.-Wiss. u. Konst.-Forsch. v. 21. Nov. 1924 u. 16. Jan. 1925. Arch. f. Frauenkunde u. Konstitutionsforschung. Bd. 11, S. 4—12. Disk. S. 117—119. — *Zöppritz, Robert*, Zur Behandlung der Amenorrhöe. Verhandl. d. dtsch. Ges. f. Gynäkol. 15. Vers. Halle a. S. Mai 1913. S. 498—500. Disk. S. 300—342 u. 350—359. — *Zucker, Ralph*, Die Ausbildung der Geschlechtscharaktere und ihre Beziehung zu den Keimdrüsen. Abh. a. d. Geb. d. Sexualforsch. Bd. 4, S. 1—84. 1925. — *Zuntz, L.*, Experimentelle Untersuchungen über den Einfluß der Kastration und der Oophorindarreichung auf den Stoffwechsel der Frau. Sitz. d. Ges. f. Geburtsh. u. Gynäkol. zu Berlin v. 8. Juli 1904. Zeitschr. f. Geburtsh. u. Gynäkol. Bd. 53, S. 352—360. 1904. — *Derselbe*, Untersuchungen über den Einfluß der Ovarien auf den Stoffwechsel. Arch. f. Gynäkol. Bd. 78, S. 106—136. 1906. — *Derselbe*, Über die menstruelle Wellenbewegung der weiblichen Lebensprozesse. Sitz. d. Berlin. Physiol. Ges. v. 8. Dez. 1905. Arch. f. Anat. u. Physiol., Physiol. Abt. 1906. S. 393—396. — *Derselbe*, Weitere Untersuchungen über den Einfluß der Ovarien auf den respiratorischen Stoffwechsel. Arch. f. Gynäkol. Bd. 96, S. 188—203. 1912. — *Derselbe*, Stoffwechselversuche bei Osteomalacie. Arch. f. Gynäkol. Bd. 99, S. 145—166. 1913. — *Derselbe*, Stoffwechsel und Sexualität des Weibes. A. Menstruation. In Oppenheimer, Carl, Handbuch der Biochemie des Menschen und der Tiere. 2. Aufl., Bd. 7. Jena: Fischer 1925. S. 63—68. — *Derselbe*, Die Beeinflussung des Stoffwechsels durch die normalen Sexualvorgänge im weiblichen Organismus. Dtsch. med. Wochenschr. 1926. S. 1996—1998 u. 2040. — *Zupp, B. A.*, Studies of the oestrual flow of the pig. 40. Vers. d. Americ. Assoc. of Anatomists. Buffalo. April 1924. Anat. record. Vol. 27, p. 224f. 1924. — *Zweifel, Paul*, Referat über die Behandlung der Myome. Verhandl. d. dtsch. Ges. f. Gynäkol. 8. Vers. Berlin. Mai 1899. S. 22—83. Disk. S. 117—126, 159—190 u. 226—264. — * * * Über den Einfluß der Ovarientransplantation. Ein Beitrag zur Entstehung der Osteomalacie. Experimentelle Studien. Zeitschr f. Geburth. u. Gynäkol. Bd. 77, S. 49—81. 1915.

Genitalsystem. (Fortsetzung.)
Von J. Tandler, Wien.

B. Epoophoron und Paroophoron.

In jenem Teil des Ligamentum latum, der zwischen Tube, Ligamentum ovarii proprium und Hilus ovarii gelegen ist und Mesosalpinx oder Ala vespertilionis genannt wird, sieht man, speziell bei Kindern und jugendlichen Individuen, eine Anordnung von Schläuchen, die in ihrer Gesamtheit als Epoophoron bezeichnet werden und zuerst von Wrisberg und Rosenmüller beschrieben wurden. Diese Schläuche sind schon im auffallenden, viel besser aber im durchfallenden Lichte sichtbar, da die Mesosalpinx nur wenig Bindegewebe zwischen den beiden Peritonaeallamellen enthält.

Das Epoophoron besteht aus einem der Tube parallel verlaufenden Längskanal von verschiedener Länge, der manchmal sogar bis zur Uteruskante reicht. Diesem Hauptschlauch, Ductus longitudinalis (Ductus Gartneri), sitzen gegen das Ovar gerichtete, in ihrer Zahl variable Querschläuche auf, die manchmal bis an den Hilus ovarii reichen, manchmal schon früher enden. Während der längsverlaufende Schlauch im großen und ganzen geradlinig, manchmal tubenwärts konvex verläuft, sind die Querschläuche, Ductuli transversi, leicht gewunden, vor allem nahe ihrer Vereinigung mit dem Längsgang. Sie konvergieren gegen den Hilus ovarii (Abb. 25).

Mikroskopisch besteht das Epoophoron aus einem Epithel, das von verschiedenen Autoren verschieden beschrieben wurde. Im großen und ganzen handelt es sich um ein kubisches bis zylindrisches Epithel (Kölliker, Wichmann, Becker, Nagel); Rieländer beschreibt ein hochzylindrisches Epithel, das stellenweise flimmert, was auch Tourneux, Ballantyne u. a. nachgewiesen haben. Vielfach wurde auch angegeben, daß das Epithel Funktionsphasen zeige. Die epitheliale Wand ist außen von einer äußerst zarten Schichte von glatter Muskulatur und Bindegewebe umgeben. Während Kölliker, Schaffer u. a. die Muskulatur als deutlich sichtbar beschreiben, äußert Nagel, daß in der Wand der Schläuche nur spärlich Muskulatur vorhanden sei. Andere (Ampt, Watson) leugnen das Vorhandensein der glatten Muskelfasern überhaupt. Die Ductuli transversi, die sich makroskopisch bis an den Hilus ovarii verfolgen lassen, dringen, wie die mikroskopische Untersuchung lehrt, vielfach bis in die Substanz des Ovars ein, enden dort blind und gehen oft in die Markstränge über (Kölliker, Waldeyer u. a.). O. v. Franqué hat sie manchmal bis in die Rindensubstanz des Ovars verfolgen können.

Das Paroophoron liegt nach den Untersuchungen von Switalski, Robert Meyer, Rieländer u. a. lateral vom pelvinen Pol des Ovars zwischen den Ästen der Arteria ovarica. Es besteht aus äußerst dünnen, leicht gewundenen, vielfach auch parallel verlaufenden, kurzen Kanälchen, die stellenweise zu Gruppen angeordnet sind. Manchmal sieht man auch hirsekorngroße Körper, die bei mikroskopischer Untersuchung Glomeruli enthalten können. Die Kanälchen haben ein sehr feines Lumen, das von kubischen bis zylindrischen Zellen begrenzt ist. Während die Kanälchen des Epoophoron eine bindegewebige, muskelhaltige Wand besitzen, fehlt diese den Kanälchen des Paroophoron vor allem nach der Beschreibung Rieländers vollkommen.

Die Abstammung des Epoophoron und Paroophoron aus dem Wolffschen Körper wurde frühzeitig erkannt. Nur die genaue Bestimmung, aus welchem Teil der Urniere sich die beiden Rudimente herleiten, war vielfach Gegenstand der Auseinandersetzung

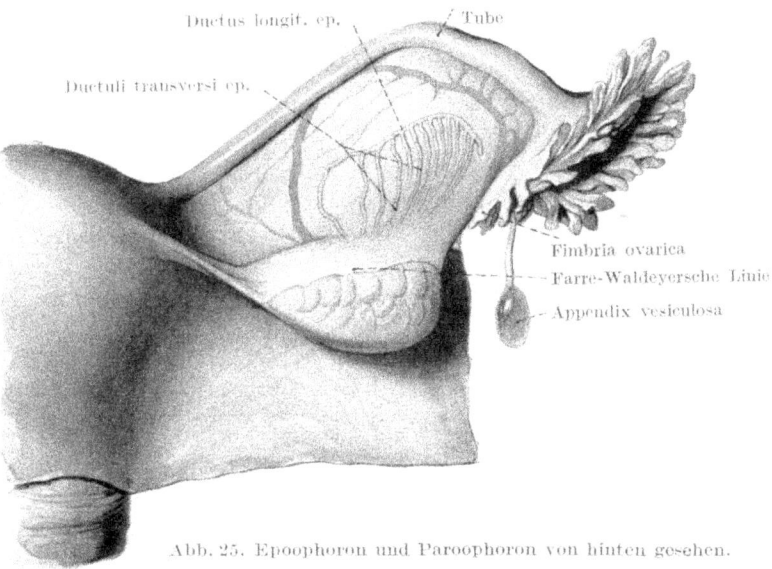

Abb. 25. Epoophoron und Paroophoron von hinten gesehen.

(Kobelt, Dursy, Waldeyer, Nagel). Felix hat gezeigt, daß das Paroophoron eine Restbildung des caudalen Anteils der Urniere darstellt, jenes Abschnittes, den er als Pars paragenitalis bezeichnet, während das Epoophoron dem kranialen Anteile entstammt, Pars epigenitalis. Der Ductus longitudinalis repräsentiert das Rudiment des Wolffschen Ganges, der als Gartnerscher Gang im Embryonalleben uterinwärts seine Fortsetzung findet und durch die Wand des Uterus und der Vagina bis nahe an das Hymen verfolgbar ist. Der Zusammenhang zwischen dem proximalen Teil (Ductus longitudinalis epoophori) und dem peripheren Teil schwindet sehr bald. Ersterer bleibt lange bestehen, während letzterer meistens frühzeitig verschwindet, in einzelnen Rudimenten jedoch bestehen bleiben kann. Diese liegen dann in der Uterus- resp. Vaginalwand.

In der Nähe des Ostium fimbriatum tubae finden sich blasenförmige, hanf- bis erbsengroße Gebilde, gestielte Hydatiden, Appendices vesiculosae Morgagni. Diese kommen nach Ballantyne in 57%, nach Luschka in 20% aller Fälle vor. Die gestielten Hydatiden enthalten eine wasserklare Flüssigkeit, ihre Wand ist bindegewebig, das Lumen von Flimmerepithel begrenzt.

Maße des Epoophoron.

Nach Henle:	Längs- und Querdurchmesser des Epoophoron . . .	15—25 mm
	Kanälchendurchmesser	0,3—0,5 mm
	Kanälchenwand	0,05 mm
Nach Örtel:	Durchmesser der Ductuli transversi	0,3—0,6 mm
	Länge ,, ,, ,, ...	1—1,5 mm
Nach Gegenbauer:	Längsdurchmesser des Epoophoron	2—3 cm
	Querdurchmesser des Epoophoron	2 cm
Nach Nagel:	Längsdurchmesser an der tubaren Seite	2—3 cm
	Längsdurchmesser an der dem Hilus ovarii zugekehrten Seite	1,5—2 cm

C. Akzessorische Nebennieren und Paraganglien im Ligamentum latum.

Innerhalb des Ligamentum latum kommen ab und zu Nebennierenrudimente vor, die Marchand 1883 als erster beschrieben hat. Wie schon dieser Autor richtig hervorhebt, handelt es sich um akzessorische Nebennieren, die nur aus Rindensubstanz bestehen. Seither wurde dieser Befund von vielen Autoren bestätigt.

Im allgemeinen handelt es sich um kleine, gelblichgraue Körperchen von Hirse- bis maximal Erbsengröße, die meistens im lateralen Anteil des Ligamentum latum dort liegen, wo die Vena spermatica int. das Ligament betritt (Marchand, Chiari, Dagonet, Gottschalk u. a.). Man nennt diese akzessorischen Nebennieren Marchandsche Körper. Während Marchand aber noch der Meinung war, daß diese akzessorischen Nebennieren hauptsächlich bei Kindern vorkommen, haben Nachuntersucher zeigen können, daß diese Körperchen auch bei Erwachsenen vorhanden sind und beschreiben Fälle solcher Art. Das verhältnismäßig seltenere Vorkommen bei Erwachsenen wurde damit erklärt, daß diese Nebennieren entweder cystisch degenerieren oder atrophisch werden, kurz während des Lebens verloren gehen, eine Annahme, die allerdings bis heute nicht erwiesen ist.

Auch die Entwicklung dieser Nebennieren wurde verschiedenartig geschildert. Einzelne Autoren (Graupner, Aichel, Pick) haben die Ansicht vertreten, daß es sich um Nebennierenstücke handelt, die tief unten im Wolffschen Körper entstanden sind, während andere, vor allem Marchand, der Meinung sind, daß diese Nebennieren zusammen mit dem Ovarium während des Descensus ovarii nach abwärts gewandert seien. Für keine der beiden Meinungen ist bisher ein zwingender Beweis erbracht worden. Vor allem ist es höchst unwahrscheinlich, daß caudale Anteile des Wolffschen Körpers den Boden zur Entwicklung von Nebennieren abgeben. Viel wahrscheinlicher ist wohl, daß beim Descensus ovarii abgeschnürte Nebennierenstückchen, wie sie vielfach in der Nähe der Nebenniere vorkommen, mit dem Ovar caudalwärts verschoben wurden. Eine besondere Bedeutung, vor allem eine funktionelle, kann diesen akzessorischen Rindenknötchen nicht zugemutet werden. Pick hat angegeben, daß sie manchmal Ausgangspunkt von Tumoren werden.

Wie schon erwähnt, bestehen diese Nebennieren nur aus Rinde. Auch in jenen Fällen, in denen Mark beschrieben wurde, unterblieb der Nachweis der Chromaffinität, der einzig entscheidend wäre. Hingegen beschreibt Kohn im Ligamentum latum chromaffine Körperchen, die mit dem Sympathicus in Beziehung stehen. Die Chromaffinität dieser Körperchen ist nachgewiesen. Kohn bezeichnet sie, da sie die gleichen Eigenschaften haben wie die übrigen Paraganglien, als Paraganglien des Ligamentum latum.

Mit der Beschreibung des Ovars ist die Darstellung des primären Geschlechtsmerkmals, der weiblichen Gonade, erledigt. Die Schilderung aller übrigen Anteile des Genitales erstreckt sich daher nur auf die subsidiären genitalen Merkmale und erfaßt das Kanalsystem, von dem ein Teil paarig bleibt, während ein anderer durch die Verschmelzung der paarigen Anlagen unpaarig wird. Die paarig gebliebenen Abschnitte der Müllerschen Gänge sind die Tuben, Eileiter, an deren Darstellung nun gegangen werden soll.

D. Der Eileiter — Tuba uterina (Fallopii).

Während die zur Vereinigung kommenden Anteile der beiden Müllerschen Gänge beim Menschen zum Utero-Vaginalrohre werden, bleibt jederseits das nicht zur Vereinigung gelangende Stück des Ganges als Tube erhalten. Anders ist dies bei jenen Tieren, bei denen ein Uterus bicornis bestehen bleibt. Die Grenze zwischen Uterus und Tube wird äußerlich durch die Kreuzungsstelle der Plica genito-inguinalis, also des Urnieren-Leistenbandes, mit den Müllerschen Gängen markiert. Doch ist auch bei den mit gehörntem Uterus versehenen Tieren die Grenze durch eine Volumszunahme des uterinen Anteiles der Müllerschen Gänge deutlich gekennzeichnet. Beim Menschen wird an der Uterusaußenfläche der freie Teil der Tube sichtbar, während der innerhalb der Wand befindliche, Pars intramuralis oder interstitialis, in die dicke Uterusmuskulatur aufgenommen und unsichtbar ist. Man hat daher die ganze Tube in eine Pars uterina oder interstitialis und in eine Pars abdominalis geschieden.

Die Tube reicht vom Ostium tubae uterinum bis zum Ostium tubae abdominale und stellt ein in seiner lichten Weite und in der Anordnung und Mächtigkeit der Wand wechselndes Rohr dar, das an der Tubenecke des Uterus unmittelbar über der Implantationsstelle des Ligamentum rotundum entspringt und in den freien Rand des Lig. latum aufgenommen ist.

Abgesehen von der Pars uterina besteht die Tube aus dem anschließenden engsten Teil, dem Isthmus, einem darauf folgenden weiteren und auch am meisten ausweitungsfähigen Teil, der Ampulla tubae, und dem Endstück, dem Infundibulum.

Die Pars uterina verläuft manchmal quer und geradlinig, meist aber leicht nach abwärts gebogen durch die dicke Wand des Uterus hindurch, um am Ostium uterinum in die Uterushöhle zu münden. Das Ostium hat einen Durchmesser von beiläufig 1 mm und ist bei nulliparen Personen leicht trichterförmig. Die Pars interstitialis ist nur wenig ausweitungsfähig.

Der Anfangsteil der Pars abdominalis, der Isthmus, ist kurz, drehrund und am Querschnitt kreisförmig. Dieser Teil der Tube ist fast ausnahmslos gestreckt. Der Übergang in den weiter lateral gelegenen Anteil, in die Ampulle, vollzieht sich manchmal allmählich, manchmal ziemlich plötzlich. Dieser Abschnitt ist, wenn wir von dem später zu besprechenden Infantilismus formalis absehen, leicht S-förmig gekrümmt, am Querschnitt abgeplattet.

Das Infundibulum tubae, auch Morsus diaboli genannt, trägt das Ostium tubae abdominale. Dieses stellt eine ganz feine Öffnung dar, die von dem Kranz der Fimbrien umgeben wird. Löst man diese Fimbrien langsam voneinander, ohne an ihnen zu zerren, so kann man sich überzeugen, daß die Tubenöffnung mit freiem Auge kaum sichtbar ist. Die vielfach wiedergegebenen Darstellungen, als ob das Ostium tubae abdominale eine ein bis mehrere Millimeter weite Öffnung darstellte, ist darin begründet, daß bei Zerrung an den Fimbrien der Tonus der zirkulären Muskulatur der Tubenöffnung überwunden und dadurch die Öffnung der Tube künstlich erweitert wird.

Die Fimbrien, 10—15 an der Zahl, in ganz verschiedener Größe entwickelt, stellen fransenartige Gebilde dar, die an ihrer dem Ostium zugekehrten Fläche feine Längsfalten aufweisen, an ihren Rändern aber gezähnelt oder mit sekundären Fransen und

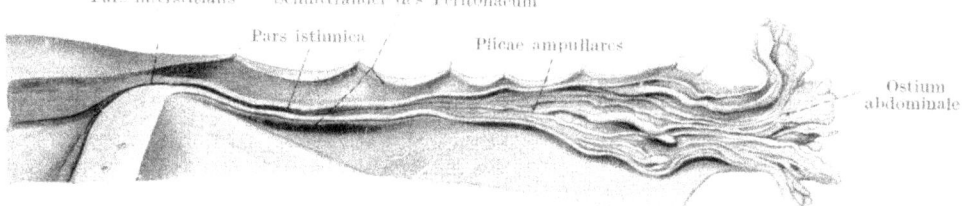

Abb. 26. Tube der Länge nach geschlitzt.

Anhängen besetzt sind. Die einzelnen Fimbrien sind bis $1^{1}/_{2}$ cm lang, verschieden breit und tragen unter Umständen auch deutliche sekundäre Fimbrien, die aus den eben erwähnten Zähnelungen hervorgehen. Eine der Fimbrien ist gewöhnlich besonders mächtig ausgebildet und am freien Rande des Peritonaeums, das vom Infundibulum gegen das Ovar zieht, angeheftet. Man hat diese am Margo infundibulo-ovaricus angeheftete Fimbrie als Fimbria ovarica bezeichnet, weil sie, gut entwickelt, das pelvine Ende des Ovariums zu erreichen pflegt. Diese mächtige Fimbrie, 2—3 cm lang, zeigt besonders starke Längsfalten und sekundäre Fimbrien.

Das Lumen des intramuralen Teiles der Tube ist sehr eng, etwa 1 mm im Durchmesser. In diesem Teile der Tube kommen einige ganz niedrige Falten vor. Ähnlich verhält sich der Isthmus, doch ist hier das Lumen bereits sternförmig. Auch dieser Teil der Tube ist nahezu nicht erweiterungsfähig.

Die Ampulle hat ein weites Lumen und enthält die Plicae ampullares, längs verlaufende, baumartig verästelte Falten, die unverstreichbar sind; stellenweise sind die Längsfalten miteinander durch quere Fältchen verbunden. Auf Grundlage seiner Untersuchungen kommt Aschoff zu der Feststellung, daß im großen und ganzen 4 solche Falten in der Ampulle vorhanden sind, während andere Autoren (Ballantyne und Williams) deren 15—20 zählen. Diese mächtigen Falten zerlegen das Lumen der Tube in zahlreiche Gänge und blinde Schläuche (Abb. 26). Im allgemeinen erhält die Tube durch diese Falten ein kompliziertes, sternförmiges Querschnittsbild.

Die Tube der erwachsenen Frau bildet im lateralen Anteil eine Schlinge um den kranialen Pol des Ovariums, so daß an der Tube zwei Schenkel mit einer dazwischen befindlichen Krümmung unterschieden werden können. Man spricht dann von einem vorderen Schenkel, der Curvatura tubae und einem hinteren Schenkel, die von hinten und oben her das Ovarium umgreifen und bedecken.

Die Tube des kindlichen Individuums zeigt gegenüber der eben beschriebenen Tube der Frau eine Reihe von Unterschieden. Die Pars intramuralis ist entsprechend der Schmächtigkeit der Uteruswände sehr kurz, ihre Mündung trichterförmig erweitert. Eine Ampulla tubae existiert nicht, ebensowenig eine deutliche isthmische Verengerung. Vielmehr erscheint die ganze Tube des Kindes gleichmäßig dick und drehrund. Die schräg vom Uterus nach außen und oben ansteigende Tube des Neugeborenen ist deutlich geschlängelt. Hierbei zeigt sich, daß die Tube länger ist als das zu ihrer Bedeckung vorhandene

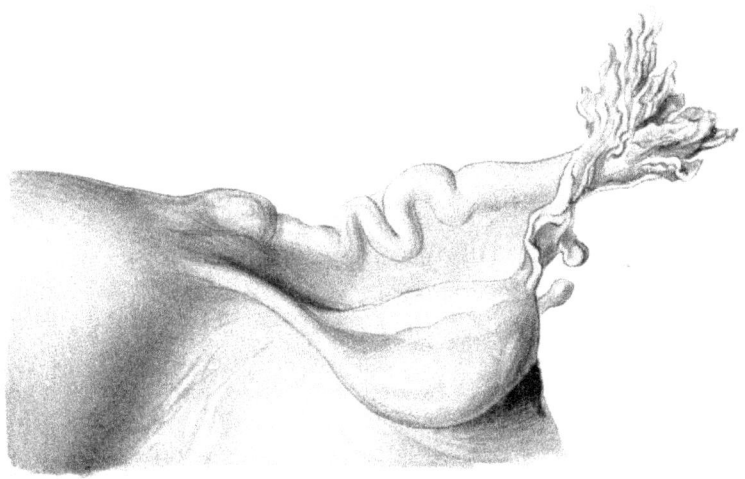

Abb. 27. Formaler Infantilismus der Tube.

Peritonaeum, so daß die Tubenschlingen in der viel kürzeren peritonaealen Scheide fixiert sind. Hält man eine solche Tube gegen das Licht, so sieht man die durchscheinenden peritonaealen Brücken von einer Schlingenhöhe zur anderen ziehen, ein Verhalten, welches begreiflich macht, daß die Schlängelungen der Tube durch Zug an derselben nicht ausgleichbar sind. Dieses beim Neugeborenen physiologische Verhältnis, das an fast allen Kindern längere Zeit besteht, bleibt in einem ziemlich hohen Prozentsatz aller Frauen während des ganzen Lebens erhalten, so daß man die in dieser Weise geschlängelten Tuben als mit einem formalen Infantilismus behaftet bezeichnen kann (Abb. 27).

Der Schlängelung der Tuben entspricht innen eine besondere Komplikation im Verlauf der Tubenfalten. An den mit formalem Infantilismus behafteten Tuben folgen naturgemäß die Plicae den Krümmungen der Tube, so daß gerade an diesen Stellen sich besonders viele Nebengänge und Buchten finden. Man hat vielfach der Meinung Ausdruck gegeben, daß gerade diese Stellen der Tube die Fortbewegung des Eies hindern und so eine tubare Implantation desselben begünstigen. Dieses anatomische Verhalten soll ein ätiologisches, zumindest aber ein prädisponierendes Moment der Tubengravidität darstellen.

Die Fimbrien des Kindes sind besonders kurz und starr und umstehen kranzartig das abdominale Ende der Tube, es ist noch nicht zur Entwicklung einer Fimbria ovarica gekommen.

Von den Varietäten der Tube sei hier nur das Vorkommen überzähliger Tuben ebenso wie jenes akzessorischer Ostien erwähnt, die einen reichlichen Fimbrienbesatz zeigen. Dieser erreicht allerdings nie die Größe des am normalen Ostium befindlichen. Die akzessorischen Ostien liegen in der lateralen Hälfte der Tube und fast ausnahmslos am oberen Umfange derselben, entsprechend dem freien Rande des Lig. latum.

Tubenmaße.

Länge:	Herausgenommen:	5—20 cm	(Henle)
	Herausgenommen:	14 cm	(Luschka)
	In situ:	10 cm	(Luschka)
	In situ:	8—18 cm	(Vierordt)
	In situ:	10—15 cm	(Bardeleben)
	Neugeborener:	2—3 cm	(Balantyne)
	Neugeborener:	3,6 cm	(Güntz)
	Ampulle:	11—14 cm	(Merkel)
	Isthmus:	3—6 cm	(Merkel)
	Pars interstit.:	0,7 cm	(Luschka)
	Differenzen zwischen rechts und links:	1—1,5 cm	(Luschka).
Dicke:	Isthmus:	2—4 mm	(Balantyne)
	Ampulle:	7—9 mm	(Balantyne)
	Ampulle:	6—8 cm	(Henle).
Wanddicke:	Isthmus: 0,3—0,4 mm, Ampulle: 0,9—1,2 mm (Orthmann), 1½ mm (Luschka).		

Die Dicke der Tubenwand beträgt etwa 1 mm. Die Wand besteht aus der Mucosa, der Muscularis und der Serosa.

Die Mucosa ist grau bis grau-rötlich gefärbt, ziemlich dick und geht am Ostium uterinum in jene des Corpus uteri, am Ostium fimbriatum allmählich in das Peritonaeum der Nachbarschaft über.

Das Epithel der Mucosa zeigt im großen und ganzen den Charakter des flimmernden Zylinderepithels, doch findet man insoferne Abweichungen, als neben den zylinderförmigen noch kubische, schließlich auch platte Elemente vorkommen. Von besonderem Interesse ist die Frage, ob das gesamte Epithel eine einheitliche Schichte von flimmernden Zellen darstellt. Schon Ebner hat im Köllikerschen Handbuch beschrieben, daß neben mit Flimmerhaaren versehenen Zellen auch solche ohne Flimmern vorkommen. Dieser Befund wurde später von anderen Autoren bestätigt, doch in anderer Weise erklärt. Diese flimmerlosen Zellen sind nach der Meinung von Courrier, Gianelli, Mandl, Moreaux, Schaffer, Westmann, Tröscher, wie auch schon vorher Chrobak, von Rosthorn annahmen, sekretorische Zellen. Schaffer, der sich mit der Histologie des Tubenepithels besonders beschäftigt hat, unterscheidet in der Tube drei Arten von Zellen: Flimmerzellen, flimmerlose Zellen und Übergangsformen. Nach diesen Angaben, denen sich andere Autoren angeschlossen haben, wären die verschiedenen Zellformen nichts anderes als Funktionsphasen einer Zellart.

Während der Menstruation werden geringe Veränderungen der Mucosa beschrieben. So erwähnen Westmann, Adler und Hitschmann, Tröscher die Zunahme sekretorischer Zellen während der Menstruation. Einzelne Autoren haben weiterhin angeführt, daß das Epithel der Tube während der Gravidität oder während der verschiedenen Funktionsperioden des Uterus verschiedenes Aussehen erhält. So beschreibt Snyder, daß das

Epithel während der Gravidität an Höhe einbüßt, während Voinot behauptet, daß das Cylinderepithel sich an jenen Stellen in kubisches umwandelt, an welchen in der darunter gelegenen Propria Reaktionserscheinungen decidualer Natur vorkommen. Solche deciduale Reaktionen leugnet Schmidt in der Nähe des Tubenostiums.

Neben den beschriebenen Arten von Zellen haben einzelne Autoren auch sog. Stiftchenzellen, lange, schmale, ziemlich protoplasmaarme Gebilde beschrieben, die Ebner, Schaffer und andere als in Ausstoßung begriffene Epithelzellen, Holzbach und Hörmann als entleerte sekretorische Zellen auffassen. Gegen das Vorkommen sekretorischer Zellen überhaupt spricht sich Hoehne aus, nach dessen Angaben die ganze Tube mit Flimmerepithel ausgekleidet ist.

Die Entwicklung des Flimmerepithels wurde ebenfalls in verschiedener Weise beschrieben. So gibt Wichmann an, daß die Flimmerzellen bereits nach dem vierten Embryonalmonat entstehen und daher am Neugeborenen schon vorhanden sind, Hoehne, daß sie im 6.—7. Fetalmonat zur Entwicklung gelangen, Voinot, daß sie erst kurz vor der Geburt auftreten. Alle Autoren sind darin einig, daß die ersten Flimmerzellen in der Nähe des Ostium abdominale tubae zum Vorschein kommen und ihre Entwicklung von dieser Stelle uterinwärts fortschreitet. Nach Hoehne bilden sich die Flimmerzellen in der umgekehrten Richtung während des Klimakterium zurück.

Das Vorkommen der Flimmerzellen und die Art des Flimmerbesatzes ist für die Erklärung des Eitransportes von Bedeutung. Während die einen der Meinung sind, daß die Fortbewegung des Eies einzig und allein auf die Flimmerbewegung zurückzuführen ist, hat Sobotta die entgegengesetzte Meinung insofern ausgesprochen, als er den Eitransport ausschließlich auf die Peristole der Tube zurückführt, eine Ansicht, der sich auch Kok anschließt. Grosser, der diese Frage genau studiert hat, kommt zu dem Resultat, daß die Flimmerbewegung die wichtigste Rolle beim Eitransport spiele, daß aber die Muskelkontraktionen der Tube und auch der Gefäßturgor dabei von Bedeutung sind. Ähnlich spricht sich auch Hasse aus. Grosser gibt schließlich der Meinung Ausdruck, daß speziell die Einbringung des Eies durch die Pars isthmica tubae in das Cavum uteri durch die Kontraktion der Muskulatur zustande komme, ein Vorgang, den er als „Tubarentbindung" des Eies bezeichnet.

Die Lamina propria mucosae ist gefäßreich, nimmt lateralwärts an Dicke zu. Die von Bennig, Bland Sutton und Ballantyne u. a. in der Tubenschleimhaut aufgefundenen Drüsen wurden von den übrigen Autoren nicht bestätigt. Die spärliche Bindegewebslage der Propria ist an den verschiedenen Stellen der Falten ungleichmäßig dick und zeichnet sich im allgemeinen durch ihren Zellreichtum aus. Eine Lamina basalis unter dem Epithel ist nicht vorhanden (v. Ebner). Ebenso sind die Ansichten über das Vorhandensein einer eigenen Submucosa strittig. Die Existenz derselben wird beispielsweise von Aschoff, Ebner und Mandl geleugnet.

Die Muscularis der Tube besteht aus einer zarten, der Schleimhaut angeschlosssenen inneren Längsschicht, an die sich das Stratum circulare anschließt, selbst wieder von einer oberflächlichen, also äußeren Längsschichte gedeckt. Die Dicke der Gesamtmuskulatur der Tube wird gegen den Uterus zu mächtiger. Eine scharfe Abgrenzung zwischen Uterus und Tubenmuskulatur besteht nicht. Es läßt sich zeigen, daß die zarte innere Längsschicht den intramuralen Teil der Tubenschleimhaut begleitet und an der

Tubenmündung in die submuköse Uterusmuskulatur übergeht, wie dies Ballantyne und Weidrich beschrieben haben. Die zirkuläre Tubenmuskulatur verschwindet in der Uterusmuskulatur, durch welche der intramurale Abschnitt des Eileiters hindurchzieht, während die starke äußere Längsschicht der Tubenmuskulatur in die oberflächliche Uterusmuskulatur übergeht. Die Tube wird also beim Eintritt in die Uteruswand ihrer Eigenmuskulatur verlustig und behält nur die schon erwähnten zarten, submukösen Längsmuskelfasern. Schon aus diesem Verhalten kann erschlossen werden, daß der intramurale Tubenabschnitt keine Selbständigkeit besitzt, sich also ganz anders verhält wie beispielsweise der Ureter an der Durchbruchsstelle durch die Blasenwand. Die lichte Weite der Pars intramuralis ist also von dem Zustand der umgebenden Uterusmuskulatur abhängig. Ein eigener Schließmuskel der Tube, wie er manchmal angenommen wurde, konnte bisher nicht einwandfrei nachgewiesen werden.

Die Serosa der Tube ist durch eine ziemlich straffe Subserosa an die Muskeloberfläche angeheftet und zieht dann als Mesosalpinx oder Tubengekröse gegen das Ovarium und das Lig. ovarii proprium weiter. Das Tubengekröse nimmt die für die Tube bestimmten Gefäße und Nerven auf.

E. Die Gebärmutter — Uterus.

Der Uterus stellt jenen Anteil des unpaaren subsidiären Geschlechtsorgans dar, das der Einbettung des befruchteten Eies, also der Nidation, dient. Er enthält daher die Frucht in ihren verschiedenen Entwicklungsstadien, ist Fruchtbehälter oder Tragsack und gebärt am Ende der Schwangerschaft die Frucht, indem er als Expulsionsapparat dient.

Dieser Vielfältigkeit der Aufgabe wird der Uterus dadurch gerecht, daß seine Schleimhaut die Nidation und die Placentation ermöglicht, sein Cavum die Frucht birgt, während seine Muskulatur den propulsatorischen Anteil darstellt. Allerdings ist dabei zu bemerken, daß nur ein Teil des Uterus austreibende Wirkung hat, während der andere als Geburtsweg adaptiert, den proximalen Anteil des Geburtskanales darstellt. Die beiden funktionell so verschiedenen Abschnitte des Uterus stoßen an jener Stelle zusammen, die man, wenigstens in physiologischer Beziehung, als den inneren Muttermund, Orificium uteri internum, bezeichnet.

Der Uterus des menschlichen Weibes teilt wohl die Mannigfaltigkeit seiner Funktion mit dem der übrigen placentalen Lebewesen, unterscheidet sich aber in seiner Form gegenüber jener, welche die übrigen Placentalia aufweisen. Teils ist die Vereinigung der paarigen Anlagen beim menschlichen Uterus vollständiger durchgeführt, teils ist die Abgrenzung des Uterus gegen die übrigen Anteile der Müllerschen Gänge stärker betont. Dies offenbart sich sowohl am proximalen als auch am distalen Uterusende. Bei den meisten Placentaliern ist die Paarigkeit des proximalen Uterusabschnittes durch die Uterushörner gewahrt. Der Übergang dieser Hörner in die Eileiter ist ein ganz allmählicher. Bei dem ebenfalls aus der Vereinigung der beiden Müllerschen Gänge entstehenden menschlichen Uterus ist die Vereinigung eine viel vollständigere, es kommt nicht mehr zur Ausbildung von Uterushörnern, höchstens ist in Erinnerung an die Art der Entwicklung das obere Uterusende leicht geschweift.

Man spricht dann von einem Uterus incudiformis. Diese Uterusform kommt beim Neugeborenen sehr häufig vor, stellt beim Erwachsenen aber eine Hemmungsbildung dar. Der Übergang der Tube in den Uterus vollzieht sich nicht allmählich, sondern ganz plötzlich. Auch die Absetzung des Uterus gegen die Vagina gewinnt an Deutlichkeit, so daß der ganze Uterus eine in sich besser geschlossene Form besitzt als beim Tier.

Die physiologische Funktion des Uterus, die Erfüllung der ihm gestellten Aufgaben ist von der Ovulation und von der Befruchtung eines Ovulums abhängig. Da diese Vorgänge erst nach der Reife des Individuums, also nach der Pubertät überhaupt möglich werden, kann die für die physiologische Beanspruchung des Uterus notwendige morphologische Voraussetzung erst nach der Pubertät eintreffen. Dementsprechend ist der kindliche Uterus weder nach seiner Form, noch nach seinem Gefüge reif, also beanspruchungsfähig und muß sich in beiden Beziehungen von dem Uterus nach der Pubertät unterscheiden. Dies erklärt die Formverschiedenheit zwischen dem Uterus eines Kindes und dem einer reifen Person. Aber auch die erstmalige Erfüllung der physiologischen Aufgabe, die Nidation, die Schwangerschaft und die Geburt ändert Gestalt und Gefüge der Gebärmutter und geben ihr die endgültige Form, die wohl durch darauffolgende Schwangerschaften noch abgeändert wird, um schließlich nach dem Klimakterium einer Rückbildung zu verfallen.

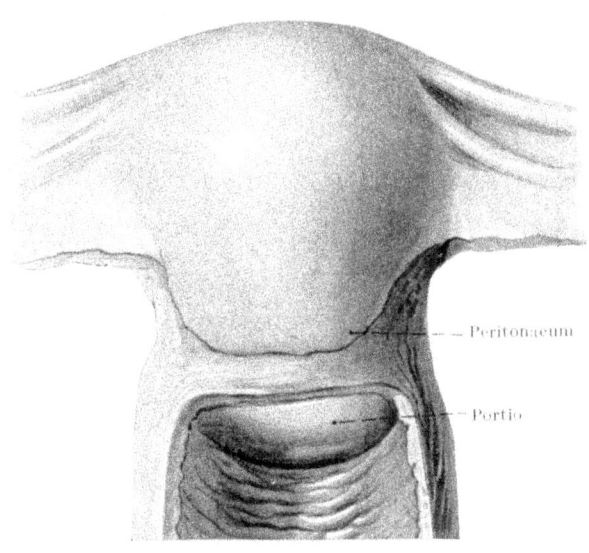

Abb. 28. Uterus einer Unipara.

Es empfiehlt sich daher, den Uterus einer uniparen Person als Paradigma der Beschreibung der Gebärmutter zugrunde zu legen (Abb. 28).

Man unterscheidet am Uterus eine leicht gewölbte vordere Fläche, Facies vesicalis, und eine stark gewölbte hintere Fläche, Facies intestinalis. Die beiden gehen jederseits in einem stumpfen Margo lateralis ineinander über und reichen von der Implantationsstelle der Tube bis zum distalen Uterusende. Das proximale Ende ist zum Fundus uteri ausgebaucht. Entsprechend der distal gerichteten Verjüngung des Organes sind die beiden lateralen stumpfen Kanten distalwärts konvergent gestellt. Beiläufig am Übergang des mittleren Drittels der Uteruslänge in das distale sind die Ränder ein wenig eingezogen und bilden hier die Taille des Uterus, die sich auch an der vorderen und hinteren Fläche durch eine seichte Einschnürung geltend macht. Der distal von dieser Einschnürung gelegene Anteil des Uterus wird als Cervix, Collum uteri, Uterushals, der darüber gelegene als Corpus bezeichnet. Der über die Implantationsstelle der Tuben hinausragende vorgewölbte Abschnitt bildet den Fundus uteri.

Das distale Stück der Cervix ragt in die Vagina rüsselförmig vor, Portio vaginalis cervicis, da die Vaginalwand den Gebärmutterhals kreisförmig umfaßt und oberhalb seines freien Endes angeheftet ist.

Der Vaginalansatz an der Cervix uteri vollzieht sich derart, daß die Scheide an der hinteren Fläche des Halses höher hinaufreicht als an der vorderen, so daß die seitlichen Ansatzränder schräg von hinten nach vorne abfallen. Den oberhalb des vaginalen Ansatzes gelegenen Teil der Cervix hat man als Pars supravaginalis bezeichnet. Schröder u. a. haben jenes Stück des Halses, das zwischen der Ansatzhöhe der hinteren Scheidenwand und jener der vorderen gelegen ist, noch separiert und als Pars intermedia bezeichnet, so daß also zu den bereits vorhandenen zwei Teilen, Pars supravaginalis und Pars vaginalis cervicis noch die Pars intermedia hinzukommt.

Die Portio vaginalis ist kurz, zapfenförmig. Durch den verschieden hohen Ansatz der Vagina erscheint die hintere Wand länger als die vordere. Auf der Höhe der Portio befindet sich eine dellenartige Einsenkung, in deren Tiefe der äußere Muttermund, Orificium uteri externum gelegen ist. Dieser ist bei der uniparen Person queroval (Abb. 31, 37) und ermöglicht daher die Unterteilung der Portio in eine vordere und eine hintere Muttermundslippe. Die querovale Öffnung ist seitlich nach Geburten unregelmäßig, entsprechend den Lacerationen, die durch die Geburt hervorgerufen werden.

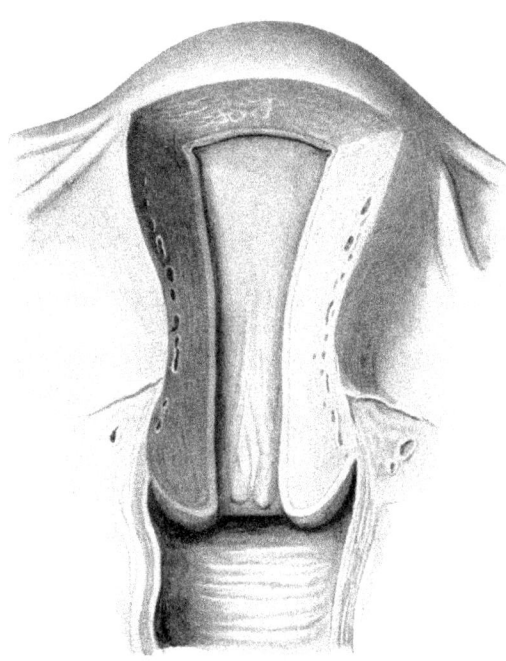

Abb. 29. Uterus einer Unipara von vorne geöffnet.

Die äußere Betrachtung des aus seiner Umgebung gelösten Uterus zeigt, daß die Längsachse desselben nicht geradlinig, sondern gebrochen verläuft, so daß der ganze Uterus nach vorne abgeknickt ist. Cervix und Corpus bilden miteinander einen nach vorne offenen Winkel, den Anteflexionswinkel. Die Erscheinung selbst bezeichnet man als Anteflexio uteri. Sie ist am uniparen Uterus etwas geringer als am nulliparen, beträgt durchschnittlich 100°. Hierbei ist die Einstellung der beiden Schenkel des Winkels keineswegs eine absolute; so wird der Winkel kleiner, die Anteflexio nimmt also zu, wenn die Blase entleert wird, nimmt ab, wenn die Blase gefüllt wird. Der Scheitel des Winkels sitzt in der Höhe der Taille.

Die Konsistenz des Uterus ist fest, die Farbe im großen und ganzen gelblichgrau, mit einem leisen Stich ins blaßrote. Der von dem Peritonaeum überzogene Anteil des Uterus ist selbstverständlich glatt und glänzend, der übrige Anteil rauh und faserig.

Die Uterushöhle der uniparen Person zerfällt in drei Teile: Das Cavum fundi, das Cavum corporis und das Cavum cervicis, letzteres meistens Cervicalkanal genannt. Die Abgrenzung dieser drei Teile ist allerdings eine konventionelle (Abb. 29). Verbindet man an einem in der Breite eröffneten Uterus die beiden Tubenostien durch eine gerade Linie, so ragt die Uterushöhle über diese Linie ein wenig nach aufwärts. Diese seichte, aber breite Ausbuchtung stellt das Cavum fundi dar. Unterhalb dieser Linie liegt das Cavum corporis, gegen den

Cervicalkanal durch eine nicht immer deutlich wahrnehmbare Einschnürung geschieden. Man hat diesen ringförmigen, 3—4 mm langen Abschnitt als Orificium internum uteri, innerer Muttermund, bezeichnet. Sowohl seine anatomische Lokalisation als auch die Frage, ob der anatomische Muttermund mit dem funktionellen vor allem während der Schwangerschaft und der Geburt übereinstimmt, war und sind Gegenstand lebhaftester Auseinandersetzungen. Was nun jenseits, also vaginalwärts von dem sog. inneren Muttermund liegt, stellt den meist mit Schleim gefüllten Cervicalkanal dar.

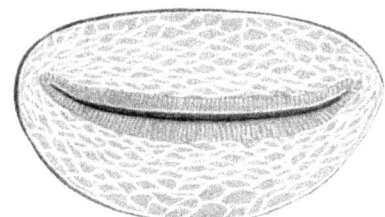

Sehen wir von der kranialwärts gekehrten fundalen Ausbuchtung ab, so stellt das

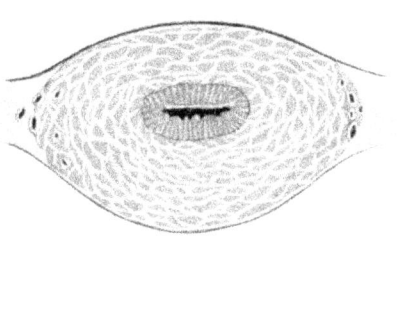
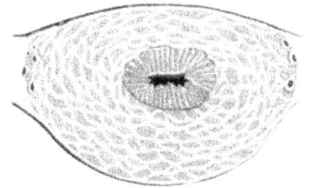
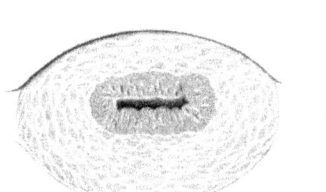
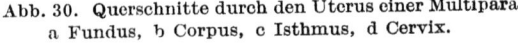
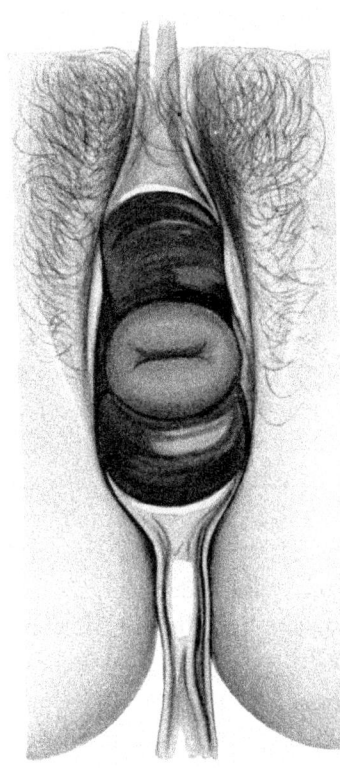

Abb. 30. Querschnitte durch den Uterus einer Multipara.
a Fundus, b Corpus, c Isthmus, d Cervix.

Abb. 31. Portio vaginalis einer Unipara.

ganze Cavum uteri einen am Querschnitt frontalgestellten nahezu spaltförmigen Raum mit je einer breiten vorderen und hinteren Wand und zwei seitlichen Rändern dar. Die Ränder, die manchmal lumenwärts konvex, vielfach geradlinig, manchmal lumenwärts sogar konkav verlaufen, konvergieren nach abwärts gegen den inneren Muttermund. Dort, wo die Abgrenzung des Fundus mit dem oberen Ende des seitlichen Randes zusammenläuft, befindet sich jederseits das Ostium tubae uterinum, das manchmal direkt in der eben beschriebenen Ecke liegt, manchmal im Grunde einer seichten trichterförmigen Ausstülpung der Uterushöhle zu sehen ist.

Sieht man von der durch die Plicae palmatae gegebenen Unregelmäßigkeit im Querschnitt des Cervicalkanals ab, so ist derselbe beiläufig kreisförmig, in der Mitte seines Verlaufes meistens etwas weiter, um am Ende desselben entsprechend dem Orificium uteri externum eine mehr querovale Form anzunehmen.

Eine Serie von Querschnitten (Abb. 30) zeigt das wechselnde Lumen des Uterus. Man sieht zunächst den Querspalt des Uteruskörpers, dann die Einengung durch den inneren Muttermund, die Zunahme der lichten Weite gegen das Orificium uteri externum.

Die Betrachtung der Schleimhaut ergibt, daß die Corpusschleimhaut im großen und ganzen glatt ist, manchmal sieht man in derselben, speziell in der hinteren Wand, eine in der Mittellinie verlaufende leicht erhabene Leiste, während die Schleimhaut des Cervicalkanales die Plicae palmatae enthält. Diese palmwedelartigen Falten von verschiedener Höhe sind an der vorderen und hinteren Wand mehr oder minder deutlich ausgeprägt und reichen nur bis in die Gegend des inneren Muttermundes.

Die Schleimhaut des gesamten Uterus hat ein mattes, samtiges Aussehen und ist graurötlich. Sie ist mit der Unterlage fest verbunden, niemals in Falten abhebbar.

Wie schon eingangs erwähnt, sind wir bei der Darstellung des Uterus von der Beschreibung des Uterus einer uniparen Person ausgegangen. Für die systematische Schilderung des Uterus ist es nun notwendig, in ähnlicher Art den Uterus in den verschiedenen Lebensaltern und Funktionsperioden zur Darstellung zu bringen.

a) Der Uterus des Neugeborenen (Abb. 32, 33).

Der Uterus des Neugeborenen ist platt, entsprechend der mangelhaften Ausbildung des Myometriums. Ein Fundus existiert nicht, dementsprechend ist die obere Uteruswand entweder geradlinig oder nach außen leicht konkav, eine Erscheinung, die man als Uterus incudiformis physiologicus bezeichnet hat. Die seitlichen Uteruskanten verlaufen nahezu parallel, so daß die in späterer Zeit so auffällige Verjüngung des Uterus gegen die Portio vollkommen fehlt. Die Einziehung in der Höhe des inneren Muttermundes ist an den Seitenkanten des Uterus kaum angedeutet, fehlt an der vorderen und hinteren Uteruswand vollkommen, der Anteflexionswinkel ist größer als am geschlechtsreifen Uterus. Ganz besonders fällt die verhältnismäßig starke Entwicklung der Cervix auf. An derselben beteiligt sich sowohl die Pars supravaginalis als auch die Portio. Diese ragt als ein langes rüsselförmiges Gebilde weit in die kindliche Vagina hinein. Der Fornix vaginae ist dementsprechend besonders tief. Abweichungen von der eben beschriebenen Uterusform des Neugeborenen kommen insoferne vor, als manchmal der Uterusfundus leicht konvex über die Implantationsstelle der Tube hinausragt, manchmal findet man auch schon eine stärker entwickelte Anteflexio.

Zu bemerken ist noch, daß der Uterus in den ersten Tagen nach der Geburt eine leichte Schwellung zeigt, die sich in wenigen Tagen verliert, ein Vorgang, welcher der Anschwellung der Brustdrüse beim Neugeborenen parallel läuft und so wie diese auf den innersekretorischen Apparat der Mutter zurückzuführen ist. Diese Erscheinung und ihre Ätiologie wurden seinerzeit von Halban ausführlich beschrieben.

Für den Uterus des Neugeborenen ist noch charakteristisch, daß an der vorderen Uterusfläche die Umschlagstelle des Peritoneums verhältnismäßig hoch oben erfolgt, wie dies der überaus seichten Fossa vesico-uterina entspricht, während an der hinteren

Fläche das Peritonaeum bis über den Ansatz der Vagina nach abwärts reicht, entsprechend der embryonalen Tiefe der Excavatio recto-uterina.

Die Uterushöhle ist querspaltförmig, durch die mächtigen Plicae palmatae stark eingeengt, vielfach unregelmäßig gestaltet, die Tubenmündungen sitzen beiderseits am höchsten Punkte der Uterushöhle, ein Cavum fundi fehlt. Der Übergang in den langen Cervicalkanal vollzieht sich ganz allmählich, die spindelförmige Ausweitung des Cervicalkanals fehlt gewöhnlich.

Auffällig ist die mächtige Entwicklung der Plicae palmatae, die beim Neugeborenen bis an die obere Wand des Uterus reichen, demnach sich über Cervix und Corpus erstrecken. Ihre Ausbildung ist eine mächtige, die seitliche Fältelung reicht bis an die Seitenwand des Uteruscavums.

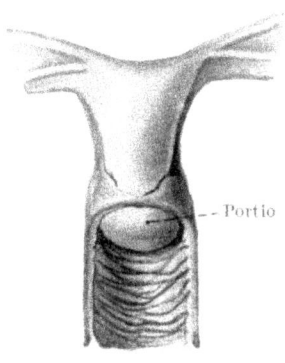
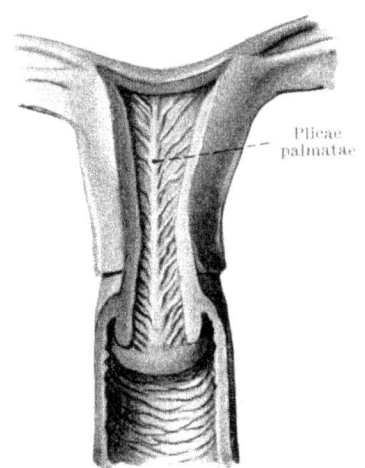

Abb. 32. Uterus einer Neugeborenen von hinten gesehen.

Abb. 33. Uterus einer Neugeborenen von hinten geöffnet.

Die Dicke der Wand ist allseitig gering, ganz auffällig dünn ist die fundale Wand des Uterus. Die Schleimhaut ist in den ersten Tagen nach der Geburt rötlich verfärbt und succulent, sie hat im großen und ganzen das Aussehen der prämenstruellen Schleimhaut der reifen Gebärmutter.

b) Der Uterus des Kindes.

Da die funktionelle Beanspruchbarkeit des Uterus erst nach der Reife des Individuums eintritt, ist die Latenzzeit eine verhältnismäßig lange. Dies entspricht der relativen Spätreife des Menschen und macht es begreiflich, daß die Umformung des Uterus, auf eine lange Zeit verteilt, ganz allmählich eintritt, allerdings zur Zeit der Pubertät eine besondere Beschleunigung erfährt.

Zunächst zeigt sich bei der allgemeinen Größenzunahme des Uterus insoferne eine Umdimensionierung desselben, als das Corpus durch die Einlagerung der Muskulatur schneller wächst als der cervicale Anteil. Dadurch bleibt die Cervix in der Entwicklung zurück, ihr Überwiegen beim Neugeborenen verschwindet. Gleichzeitig damit kommt es zur Vorwölbung des muskulären Fundus und zur Anhäufung von Muskulatur und Ausbauchung der vorderen und hinteren Uterusfläche. Eine deutlich nachweisbare Taille des Uterus fehlt vorläufig allerdings. Das Zurückbleiben der Cervix erklärt auch die rasch fortschreitende Konvergenzstellung der seitlichen Uteruskanten, so daß die Cervix verhält-

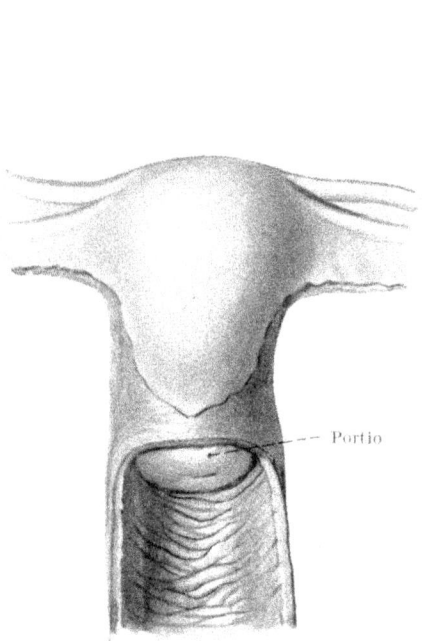

Abb. 34. Uterus einer Nullipara von hinten gesehen.

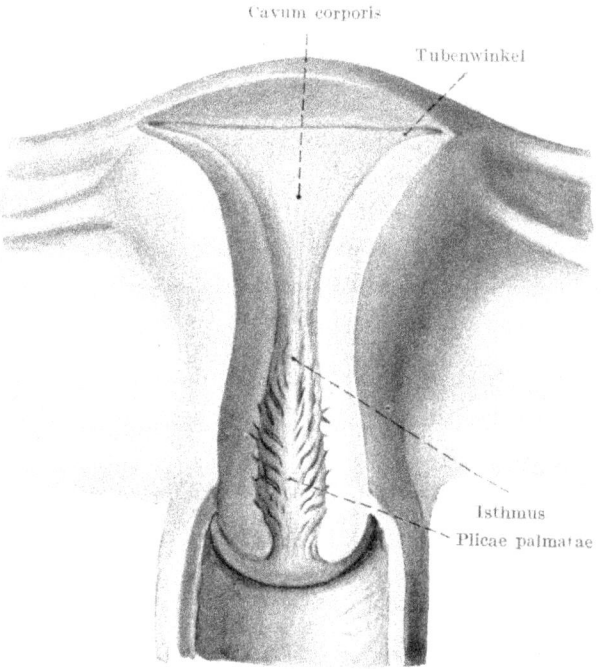

Abb. 35. Uterus einer Nullipara von hinten geöffnet.

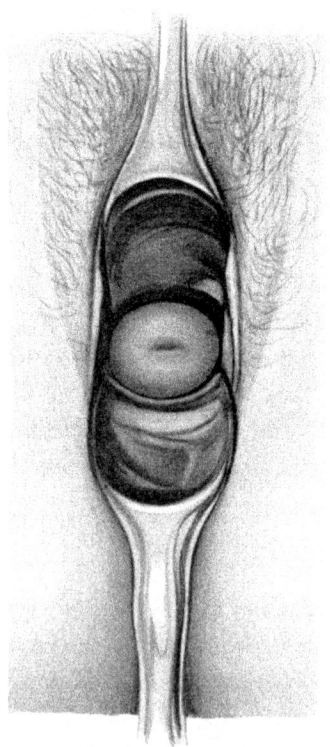

Abb. 36. Portio vaginalis einer Nullipara.

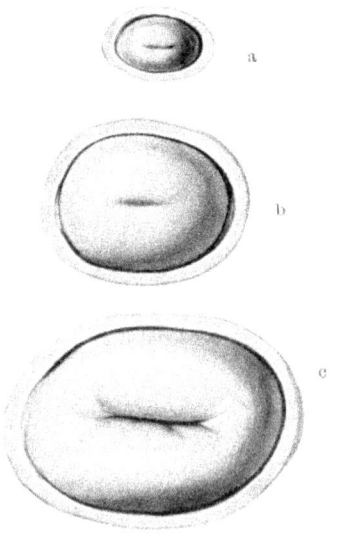

Abb. 37. Portio vaginalis.
a Kind, b Nullipara, c Unipara.

nismäßig schmächtiger und zarter erscheint wie jene der Neugeborenen. Gleichzeitig nimmt die Anteflexion zu. Die Entwicklung der Muskulatur bringt außerdem eine deutliche Konsistenzvermehrung mit sich. Die Portio vaginalis wird kürzer, gerundeter und glatter, der äußere Muttermund grübchenförmig, meistens kreisrund bis queroval. Die Verkürzung der Portio geht Hand in Hand mit dem Seichtwerden des Fornix vaginae. Die vordere Uterusfläche ist weiter nach abwärts mit Peritonaeum überzogen.

Die Uterushöhle ist spaltförmig, die Absetzung des Cervicalkanals am Orificium uteri internum ist deutlicher geworden. Da mit dem 6. Lebensjahre die Plicae palmatae kürzer werden und in der Folge normalerweise aus dem Corpus vollkommen verschwinden, ist die Umrandung des querspaltartigen Cavum corporis eine einfachere, glatte. Ein Cavum fundi fehlt aber nach wie vor, ja vielfach ist die Fundusmuskulatur in einer lumenwärts konvexen Linie gegen die Uterushöhle vorgebaucht.

So entwickelt sich allmählich aus dem Uterus der Neugeborenen der kindliche, schließlich der nullipare (Abb. 34—37).

c) Der Uterus der multiparen Personen (Abb. 38).

Der Uterus multiparer Personen zeigt die schon beim uniparen beschriebenen Eigentümlichkeiten stärker betont. Die Hinterwand und der Fundus ragen noch stärker vor, die Taille des Uterus nimmt im allgemeinen zu, es kommt zunächst zur vollkommenen

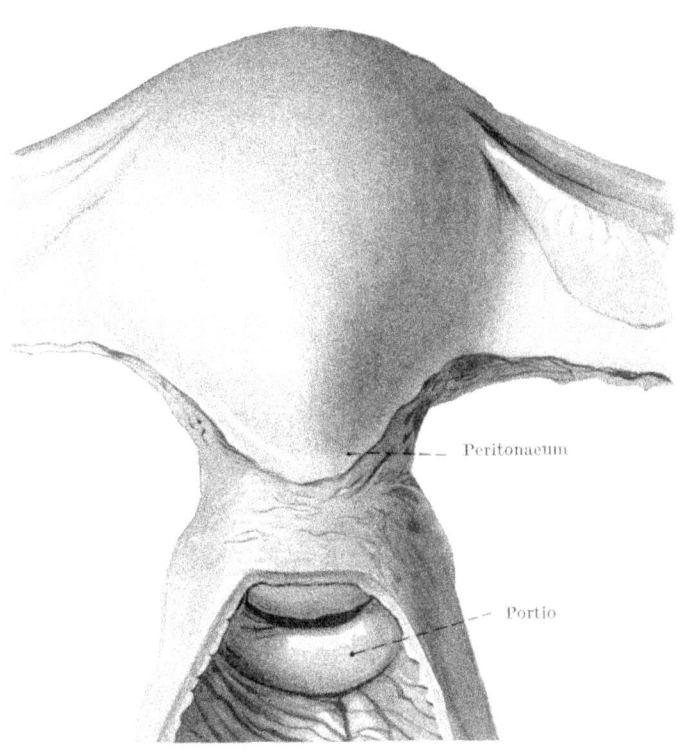

Abb. 38. Uterus einer Multipara von hinten gesehen.

Konsumption der vorderen, schließlich auch der hinteren Muttermundslippe. Die Lacerationen sind deutlicher, die Form des äußeren Muttermundes daher unregelmäßig, das Orificium uteri externum stärker klaffend. Meistens nimmt die Anteflexio uteri ab. Das Cavum corporis ist nicht mehr spaltförmig, sondern weit klaffend, das Cavum fundi stark ausgehöhlt. Die Plicae palmatae der Cervix sind meistens verschwunden. Der Cervicalkanal ist so wie die ganze Cervix verhältnismäßig kürzer geworden.

d) Der senile Uterus.

Mit dem Klimakterium beginnt die Altersinvolution des Uterus. Auch sie erstreckt sich vor allem auf den muskulären Apparat desselben. Dementsprechend sieht man, daß die durch die Involution herbeigeführte Uterusform in letzter Linie abhängig ist von der

Gestalt des Uterus, die er durch seine Beanspruchung erhalten hat. So bewahrt der nullipare Uterus auch im Senium im großen und ganzen seine Form bei gleichmäßigem Dickenverlust seiner Wände, während der Uterus multiparer Personen auch im Stadium der Involution noch die Veränderungen, die aus seiner Beanspruchung hervorgegangen sind, zeigt. Im großen und ganzen wird der Uterus in allen seinen Dimensionen verjüngt, der Involutionsvorgang ist im Bereiche der Cervix besonders stark, der ganze Uterus bekommt dementsprechend eine nahezu dreieckige Form. Der senile Uterus ist hart und fällt durch seine blasse Farbe auf. Das Cavum ist meistens weit, die Schleimhaut blaß, atrophisch.

Zu den auffälligen Altersinvolutionen des Uterus gehört auch die Sklerose der Uterinarterien wie sie von Kahlden, Simmonds u. a. beschrieben wurde. Sie tritt, wie Kaufmann hervorhebt, bereits verhältnismäßig frühzeitig auf, ja vielleicht am frühesten von allen Körperarterien. Man hat die im Alter beobachteten Blutungen aus dem Uterus auf die Arteriosklerose der Uteringefäße zurückgeführt und schon Cruveilhier beschreibt solche Blutungen als Apoplexia uteri. Die stark geschlängelten, durch geringe Zwischenräume voneinander getrennten Uterusarterien fallen am Querschnitt des senilen Uterus ganz besonders auf.

Uterusmaße.

Länge:	Neugeborener:	2,5—3,0 cm (Symington)	Corpus:	0,9 cm (Legay)
		3,8 cm (Güntz)	Collum:	2,4 cm (Legay)
		3,3—3,6 cm (Hach)		
	Virgo:	6,0—7,5 cm (Hoffmann)	Cervix:	2,9—3,4 cm (Kraus)
		7—8 cm (Nagel)		
	Frau:	7,5 cm (Luschka)		
		8 cm (Merkel)		
		8—9 cm (Nagel)		
		8,7—9,4 cm (Krause)		
	Gravide:	37,5 cm (Luschka)		
Breite des Corpus:	Neugeborener:	1,8 cm (Güntz)		
	Nullipara:	3,2 cm (Luschka)		
		3,4—4,5 cm (Krause)		
		4 cm (Nagel)		
		4,3 cm (Merkel)		
		4,0—5,5 cm (Hoffmann)		
	Frau:	5 cm (Merkel, Luschka)		
		5—6 cm (Nagel)		
		5,4—6,1 cm (Krause)		
	Gravide:	26,4 cm (Luschka)		
Breite der Cervix:	Nullipara:	1,5—3 cm (Hoffmann)		
		1,2 cm (Luschka)		
		2,5 cm (Krause)		
	Frau:	2,7—3,2 cm (Krause)		
Transversal-Durchmesser:	Fundus:	2,2—3 cm (Hoffmann)		
	Cervix:	1,5—2,5 cm (Hoffmann)		
	Nullipara:	1,8—2,7 cm (Krause)		
	Frau:	3 cm (Merkel, Nagel)		
		3,2—3,6 cm (Krause)		
	Gravide:	24,4 cm (Luschka).		

Zirkumferenz:	Gravide:	70 cm		
Wanddicke:	Nullipara:	1,0—1,5 cm (Merkel)	Vordere Wand:	0,5—1,0 cm (Luschka)
	Frau:	2,0 cm (Merkel)	Hintere Wand:	1,2—1,6 cm (Luschka)
		1,4—1,6 cm (Krause)	Cervixwand:	0,4—0,9 cm (Luschka)
	Gravide:	1,4 cm (Luschka)	Funduswand:	1,0 cm
	post partum:	2,7 cm	Tubenwinkelwand:	0,8 cm
Relative Länge:	Corpus zu Cervix:	Nullipara: 4,5 : 2,5 cm (Merkel)		
		3,5 : 3,5 cm (Luschka)		
	Frau:	5,5 : 2,5 cm (Merkel)		
		5,0 : 2,5 cm (Luschka)		
Gewicht:	Nullipara:	25,5—44,0 g (Quain)		
		32—40 g (Krause)		
		40—50 g (Nagel)		
		44—60 g (Hoffmann)		
	Frau:	60—70 g (Nagel)		
		80—120 g (Hoffmann)		
		102—117 g (Krause)		
	Senil:	20—30 g		

Spezifisches Gewicht: 1,052 (Vierordt).

		Corpus	Collum
Höhlenlänge:	Nullipara:	4—6 cm	1,2—4,4 cm (Schnepf)
	Frau:	4,2—8 cm	2,7—3 cm
	Senile Nullipara:	5—7 cm	2—2,3 cm
	Senile Frau:	4,5—7,8 cm	1,8—2,2 und weniger.
	12 Wochen post partum:	6,5 cm (Hansen).	

Höhlenbreite:	Am Fundus:	Nullipara: 2,3 cm (Kause)	
		Frau: 2,6 cm Krause)	
	In Corpus Mitte:	Nullipara: 0,8 cm (Krause)	
		Frau: 1,1 cm (Krause)	
Fassungsinhalt:	Nullipara:	2—3 ccm (Sappey, Krause, Testut)	
	Multipra:	3—5 ccm	
	Gravide:	5,000—7,000 ccm.	
		Breite	Tiefe
Cervicalkanal:	Nullipara:	0,7 cm	0,5 cm (Krause)
	Frau:	0,3 cm	0,6 cm (Krause)
Orificium uteri int.:	Nullipara: Durchmesser		0,23 cm (Krause)
	Länge:		3—5 mm (Bardeleben)
	Querdurchmesser:		4 mm (Nagel)
	Sagittaldurchmesser:		3 mm (Nagel)
Orificium uteri ext.:	Nullipara: Querdurchmesser:		9 mm (Krause)
	Sagittaldurchmesser:		9 mm (Krause)
	Frau: Querdurchmesser:		8—16 mm (Krause)
	Sagittaldurchmesser:		5 mm (Krause).

Die Schichten des Uterus.

Die Uteruswand setzt sich im großen und ganzen aus drei Schichten zusammen:

Aus der Tunica serosa, Perimetrium, aus der Tunica muscularis, Myometrium, und aus der Tunica mucosa, Endometrium.

Die Veränderungen, welche die ganze Gebärmutter während der ersten Schwangerschaft erfährt, hinterlassen ihre Spuren, mehr oder minder stark ausgeprägt, in allen drei Wandbestandteilen. Doch sind dieselben makroskopisch nur in der Muskelschichte nachweisbar.

a) Das Perimetrium.

Das Peritonaeum des Uterus gelangt teils auf dem Wege des Uterusgekröses, das von der seitlichen Beckenwand gegen die laterale Uteruskante verläuft und als Ligamentum latum bezeichnet wird, teils von der hinteren Beckenwand und dem Rectum, teils von der Blase zum Uterus.

Das an den genannten Anteilen durch eine lockere Subserosa wenig fixierte Peritonaeum erlangt, auf den Uterus übergegangen, eine viel stärkere Anheftung, ohne sonst seinen Charakter zu verändern. Bei Volumsvergrößerung des Uterus wird das Peritonaeum nicht nur passiv gedehnt, sondern es wächst auch in der Fläche. Während der Gravidität vollziehen sich am Peritonaealüberzug des Uterus Veränderungen, die in einer deutlichen Dickenzunahme der Serosa bestehen. Stellenweise sollen nach Schmorl und Kinoshita deciduaähnliche Wucherungen erscheinen.

Die Fixation des Peritonaeums ist am Corpus allseitig eine besonders starke, wird lateralwärts gegen die Uteruskanten und basalwärts gegen die Cervix etwas lockerer. Der Mangel jeglicher Fett- und Bindegewebseinlagerung macht es begreiflich, daß am Corpus und am Fundus die Eigenfarbe des Myometriums durch das nahezu vollkommen durchsichtige Peritonaeum zum Vorschein kommt. Die starke Fixation bewirkt die vollkommene Glätte und Faltenlosigkeit der Serosa.

Während die hintere Cervixwand vom Peritonaeum überzogen ist, bleibt die vordere im allgemeinen peritonaealfrei, doch tritt knapp oberhalb der Umschlagstelle des Peritonaeums von der vorderen Uteruswand auf die hintere Blasenwand eine Auflockerung der Subserosa ein, so daß die Stelle der Umschlagsfalte bereits geringen Verschiebungen des Peritonaeums zugänglich ist.

Gerade diese Stelle ist deshalb von Interesse, weil hier die Ablösung des Peritonaeums beispielsweise bei der Operation gelingt. Zu bemerken wäre noch, daß die Höhe der Umschlagsstelle auf die Längsachse des Uterus projiziert, abgesehen von Altersveränderungen und individuellen Verschiedenheiten, auch noch abhängig ist von der Zahl der Graviditäten, ja auch von der Einstellung des Uterus zur Blase. So rückt die relativ hochgelegene Umschlagsfalte des Kindes bis zur Vollentwicklung des Uterus einer uniparen Person allmählich nach abwärts. Häufige Graviditäten verlegen diese Umschlagstelle noch tiefer an der Cervix vaginalwärts.

Ein ähnlicher Vorgang, nur in weit gesteigertem Ausmaße vollzieht sich, wenn der Uterus lange Zeit in Retroversionsstellung verharrt. Man findet in solchen Fällen nicht selten die ganze Vorderfläche der Cervix mit Serosa überzogen, ja manchmal erreicht der peritonaeale Überzug sogar den Fornix anterior vaginae. Doch bleibt das Peritonaeum, wie weit es auch nach abwärts reichen mag, an der vorderen Cervixfläche locker fixiert, demnach verschieblich.

b) Das Myometrium.

Obwohl die Uterusmuskulatur kurze Zeit nach der Vereinigung der beiden Müllerschen Gänge am Embryo zur Anlage kommt und eine gewisse Höhe der Differenzierung im Embryonalleben erlangt, spielt sich der größte Teil der Entwicklung des Myometriums erst im postfetalen Leben ab, eine Tatsache, die bei der Besprechung der formalen Genese der Gebärmutter bereits hinlänglich erörtert wurde. Die lange Latenzzeit erklärt sich aus dem Umstande, daß die Beanspruchung der Uterusmuskulatur erst in die Zeit der ersten Gravidität, in einer Beziehung erst sogar in jene der ersten Geburt fällt.

Dadurch unterscheidet sich der Uterus von allen übrigen Hohlorganen des menschlichen Körpers, ein Unterschied, der sich vor allem in der Entwicklung und Ausbildung seiner Muskulatur und deren Beanspruchung offenbart. Alle übrigen Eingeweiderohre werden schon vor der Geburt des Individuums, sicherlich aber unmittelbar nach derselben regelmäßig und kontinuierlich beansprucht, gleichgültig, ob die Periodizität der Beanspruchung mehr oder minder genau gewahrt ist. Die Beanspruchung der Uterusmuskulatur tritt sehr spät nach der Geburt des Individuums ein, zeigt keinesfalls Kontinuität, sicher auch keine regelmäßige Periodizität. Denn wenn man von den immerhin noch strittigen, vielfach als Peristaltik beschriebenen Bewegungen des Uterus während der Menstruation oder, wie dies auch angegeben wurde, während des Coitus absieht, bleibt die Beanspruchung des Uterus im Sinne der intermittierenden Innervation auf den Zeitpunkt der Geburt beschränkt. Dabei sehen wir von jenen Kontraktionen ab, die unzweifelhaft während der Schwangerschaft vorkommen, wenn auch nicht erwiesen ist, daß sie jeden graviden Uterus betreffen. Die Kontraktion der Uterusmuskulatur verläuft sicherlich peristolisch, also koordiniert, wenn es auch bisher nicht gelungen ist, am menschlichen Uterus den Ablauf der Peristole einwandfrei zu fassen.

Die bei einzelnen Tieren experimentell nachgewiesene peristaltische Bewegung des Uterus, die am uterinen Tubenende beginnt und vaginalwärts abläuft, ist, solange isolierte Uterushörner vorhanden sind, wohl eindeutig und der Kontraktionsform anderer schlauchförmiger Organe sicher analog.

Schwieriger wird schon die Deutung des Kontraktionsphänomens im unpaaren Teile des Uterus, der aus der Vereinigung der beiden Hörner hervorgeht. Man ist wohl berechtigt anzunehmen, daß die Peristole am menschlichen Uterus ebenfalls an der Tubenuterusgrenze beginnt und von hier vaginalwärts abläuft. Dabei endet die peristolische Welle des Expulsionsapparates dort, wo dieser selbst sein Ende findet, am inneren Muttermund. Die weitgehende Verschmelzung der beiden Müllerschen Gänge am menschlichen Uterus und der damit verbundene Verlust der Uterushörner hat nicht nur zu einer Komplikation im Bereiche der Uterusperistaltik geführt, sondern auch die Anordnung der Muskelelemente bedeutend beeinflußt. Der Muskelbelag der Uterushörner am zweihörnigen Uterus ist viel leichter in seinem Gefüge erkennbar als der des menschlichen Uterus.

Bevor wir an die Beschreibung der Anordnung des Myometriums gehen, wird es sich empfehlen, einiges über die allgemeine Anatomie und Histologie der Uterusmuskulatur zu sagen.

Mikroskopischer Bau der Uterusmuskulatur.

Das Myometrium besteht aus glatten Muskelfasern von wechselnder Form und durchschnittlicher Länge von 40—60 μ. Im graviden Uterus finden sich glatte Muskelfasern von 300—600 μ Länge (Minot, Ebner, Bumm). Die einzelnen Muskelfasern sind am Querschnitte kantig, sie tragen einen in der Mitte gelegenen, länglichen Kern. Vielfach wurde auch behauptet, daß eine und dieselbe Zelle mehrere Kerne besitze. Während der Gravidität kommt es nicht nur zu einer Verlängerung und Verbreiterung der einzelnen Muskelzellen, sondern auch zur Neubildung (Ebner, Stieve), die allerdings von manchen Autoren wiederum geleugnet wird. Im Puerperium verlieren die Muskelzellen an Länge und Breite, es kommt stellenweise zur hyalinen oder zur fettigen Degeneration (Minot). Ein Zugrundegehen der Fasern wurde geleugnet. Stieve beschreibt zyklische Veränderungen der Muskulatur entsprechend der Menstruation, woraus hervorzugehen scheint, daß das Myometrium in einem viel höheren Grade an den funktionellen Phasen des Uterus beteiligt ist, als dies bisher angenommen wurde. Auch an der formalen Umgestaltung des kindlichen Uterus sind die Muskelfasern beteiligt.

Bayer erwähnt ausdrücklich, daß die Fasern der Uterusmuskulatur in den letzten Monaten des Fetallebens ganz besonders an Länge zunehmen. Sie erreichen im Uterus des Neugeborenen nahezu die gleiche Länge, die sie im erwachsenen Uterus besitzen. Die postfetal einsetzende Involution geht mit einer Verkleinerung der Muskelfasern einher, die in diesem Zustand bis zum Eintritt der Pubertät verharren. Die zu dieser Zeit eintretende Verdickung der Uteruswand führt Bayer auf das Entstehen neuer Muskelfasern zurück.

Zwischen den Muskelfasern befindet sich interstitielles Bindegewebe, in dem auch elastische Fasern untergebracht sind. Obwohl die Menge dieses Bindegewebes im großen und ganzen, wie dies der dichten Anordnung der glatten Muskelfasern entspricht, eine geringe ist, zeigt die Anordnung desselben eine Reihe von Komplikationen. So sehen wir auch, daß die Angaben über Menge und Anordnung des interstitiellen Bindegewebes schwankend sind. So gibt Hoffmann an, daß das Bindegewebe nahe der Oberfläche des Uterus dichter ist als in der Tiefe. Auch der Bindegewebsgehalt des Corpus und der Cervix ist verschieden. Das Corpus ist bindegewebsärmer als die Cervix, eine Tatsache, die einzelne Autoren mit der verschiedenartigen Beanspruchung dieser beiden Abschnitte der Gebärmutterwand bei der Geburt erklärt haben. Die innerhalb des Bindegewebes vorhandenen elastischen Fasern sind wohl über den ganzen Uterus ausgebreitet, aber vor allem innerhalb der Cervix gut entwickelt (Acconi). Woltke gibt an, daß elastische Fasern, besonders in den äußeren und mittleren Muskelschichten des Corpus und Fundus uteri reichlich vorhanden sind. An der Portio sollen die elastischen Fasern ein oberflächliches dichtes Netz bilden. Die elastischen Fasern in der Tiefe der Uteruswand bilden um die Gefäße angeordnete Flechtwerke. Die Menge des elastischen Gewebes vermehrt sich zu Beginn der Schwangerschaft. Am Uterus der Multiparen ist mehr elastisches Gewebe vorhanden als in jenem der Nulliparen. Der ganze Bindegewebsbestand ist auch vom Alter des Individuums abhängig, insoferne als man am kindlichen Uterus durchschnittlich dichteres Bindegewebe findet als im Uterus der Erwachsenen. Im Greisenalter nimmt die Menge des Bindegewebes ganz bedeutend zu.

Anordnung der Uterusmuskulatur.

Diese war seit jeher Gegenstand lebhaftesten Interesses der Anatomen und Geburtshelfer schon deshalb, weil man sich vielfach vorstellte, auf dem Wege morphologischer Untersuchungen die komplizierte, ja vielfach geheimnisvolle Arbeitsleistung dieses Hohlmuskels erklären zu können.

Die Aufgabe reizte um so mehr, als ihre Lösung auf ganz besondere Schwierigkeiten stieß. Der dichtgewebte, vielfach verfilzte Muskelbestand des Uterus setzt der analytischen Untersuchung ganz besondere Hindernisse entgegen. Es darf daher nicht wundernehmen, wenn man auf allen möglichen Wegen der Untersuchungstechnik sich bemühte, die Anordnung der Muskel zu ergründen. Die Schwierigkeit der Aufgabe macht einerseits die große Menge der Untersuchungen, andererseits aber auch die Vielfältigkeit der dabei zutage geförderten Resultate verständlich. Dies um so mehr, als die meisten Untersuchungen schließlich und endlich nur Artefakte zutage brachten, da man sich bemühte, Muskellagen und Muskelzüge voneinander zu sondern und diese vielfach nach bestimmten, oft aprioristischen Grundsätzen zu ordnen. Mit Ausnahme der Herzmuskulatur gibt es kein Organ, dessen Muskel Gegenstand einer solch großen Anzahl wissenschaftlicher Untersuchungen und Publikationen gewesen ist, wie die Muskulatur des Uterus.

Der Übergang der Tube in den Uterus beispielsweise verlockte zur Identifizierung der in der Tubenwand leichter überblickbaren Muskellagen mit den einzelnen Schichten der Uterusmuskulatur. Andere Autoren legten das Hauptgewicht darauf, die von den verschiedenen Ligamenten in den Uterus einstrahlenden Muskel innerhalb der Uteruswand zu verfolgen und ihre Anordnung auf die aus den Ligamenten einstrahlenden Muskelfasern abzustimmen. Ja manche Forscher sahen gerade in der aus den Adnexen stammenden Muskulatur den Hauptanteil der Uterusmuskulatur überhaupt. Waren diese Untersuchungen mehr darauf zugeschnitten, gleichsam die morphologische Kontinuität zu ergründen, sind andere von mechanistischen Voraussetzungen ausgegangen und haben dementsprechend versucht, die Prinzipien der Mechanik auf die Anordnung der Uterusmuskulatur zu übertragen. Daher das Bestreben, vor allem Längs- und zirkuläre Lagen festzustellen, Sphincteren zu konstruieren, um auf diese Weise dem Phänomen der Expulsion während der Geburt eine morphologische Unterlage zu bieten.

Gerade diese Art der Betrachtung rückte in den Vordergrund, als man am Uterus vom Standpunkte der Geburtsmechanik zwei mechanisch ungleichwertige Teile unterschied, einen expulsatorischen, repräsentiert durch das Corpus uteri, und einen sich mehr passiv verhaltenden, dem Geburtsweg zugehörigen, dargestellt durch die Cervix. Ganz besonderes Interesse aber heischte die Frage nach der Muskelstruktur des Übergangsteiles zwischen den beiden eben erwähnten Abschnitten, dem sog. unteren Uterinsegmente, dessen morphologische Grundlage man kennen lernen wollte.

Die Identifikation der einzelnen Teile des ruhenden und des während der Geburt beanspruchten Uterus, also beispielsweise die Identifizierung des Orificium uteri internum als Grenze zwischen dem expulsatorischen Teile und dem proximalen Teile der Geburtswege brachte neue Schwierigkeiten und damit neue Versuche, das Problem der Muskelanordnung zu lösen und dadurch das Problem des unteren Uterinsegmentes zu beantworten.

Von welcher Fragestellung immer die verschiedenen Autoren ausgingen, ihr Hauptbestreben war darauf gerichtet, den Schichtenbau der Uteruswand zu ergründen und, wenn dies nicht ging, einen zu konstruieren.

Schon die älteste der modernen Arbeiten, die ausführlichen Untersuchungen von Bayer aus dem Jahre 1885, geht darauf aus, Muskelschichten und Muskelzüge darzustellen und zu sondern. Bayer selbst gibt eine genaue historische Auseinandersetzung über die vor ihm erschienenen Arbeiten zurück bis auf Swammerdam.

Die nach der Bayerschen Arbeit erschienenen Untersuchungen gehen fast ausnahmslos in derselben Richtung. Bayer selbst hat versucht, durch mühevolle Auffaserungen der

Uteruswand im normalen, graviden und puerperalen Zustand Einblick in den verworrenen Aufbau des Systems zu erlangen.

Im großen und ganzen unterscheidet er: Zunächst eine innere, submuköse Schichte von Fasern, die in Spiraltouren, von den beiden Tubenostien stammend, gegen den inneren Muttermund verlaufen. Den gewundenen Verlauf dieser Fasern leitet Bayer von der Torsion der Tuben her. Auf diese innere Schichte folgt eine mittlere, deren Faserverlauf ganz besonders kompliziert ist, insoferne als in diese Schichte die Muskelfasern der Ligamente einstrahlen, die sich hier kreuz und quer verfilzen.

Auf diese mittlere Schichte folgt die oberflächlichste Schichte, längsverlaufend, sowohl die vordere als auch die hintere Uteruswand deckend, wie schon Héliér beobachtet hat. So wie die innerste Schichte sich hauptsächlich als eine Fortsetzung der Tubenmuskulatur ansehen läßt, sind an dem Aufbau der mittleren und der äußeren Schichte hauptsächlich die Ligamente beteiligt. Dabei strahlen diese Ligamentmuskeln, auf dem Weg des Lig. rotundum, des Lig. ovarii proprium und des Lig. sacro-uterinum kommend, in den Uterus ein. Besonders kompliziert ist nach der Beschreibung Bayers der Verlauf der Ligamenta sacro-uterina, die, beiderseits in die Cervix eintretend, sich in der hinteren Wand des Uterus überkreuzen, in der mittleren Schichte nach vorne verlaufen und daselbst noch einmal die Mittelebene überschreiten, so daß sie eine ringartige Anordnung aufweisen. Bayer spricht von sphincterartigen Muskellagen, die hauptsächlich in der Mittelschichte gelegen sind. Die Ligamenta rotunda setzen teils die äußere Schichte zusammen, teils durchbrechen sie dieselbe und ziehen entweder spiralig oder longitudinal verlaufend gegen die Cervix, um als Sphincter der Uterushöhle zu wirken. Die Eröffnung dieses Sphincters in dem oberen Anteil des Cervicalkanales gehe durch die Wechselwirkung zwischen den zirkulären und den hauptsächlich vom Ligamentum rotundum kommenden Längsfasern vor sich, indem letztere durch ihre Zugwirkung den Sphincter überwinden. Diese am normalen Uterus gewonnenen Resultate erhärtete Bayer durch seine Befunde am graviden und am puerperalen Uterus.

Der komplizierte Verlauf der Fasern allein zeigt schon, wie bei aller Genauigkeit der Willkür des Präparators Raum gegeben ist und wieviel schließlich und endlich bei der Verfolgung der Fasersysteme persönliche Ansicht und Auffassung der mechanischen Bestimmung mitsprechen. Es werden eben Artefakte erzeugt und diese dann beschrieben.

Die Zahl der Schichten wird auch von anderen Autoren im großen und ganzen festgehalten, einzelne, wie beispielsweise Hoffmann, vor allem aber Henle, gehen in der Unterteilung noch weiter. So spricht Hoffmann von einer äußersten Längsschichte, einer darauffolgenden netzartigen Schichte, unter der die mittlere Schichte gelegen ist, die vor allem durch die Einstrahlung der Ligamente zustande kommt. An die eben erwähnte schließt sich dann die Kreisfaserschicht an, der die innerste Längsschichte folgt. Kreitzer und Henle wiederum unterscheiden eine äußere longitudinale Schichte, die vorne in die Vagina, hinten in das Labium posterius der Portio und in die Ligamenta sacro-uterina übergeht. Diese Längsschichte deckt die supravasculäre Ringschichte, auf welche ein Flechtwerk mit großen und kleinen Gefäßen folgt. Als innerste Schichte bezeichnet auch Henle longitudinale, submukös verlaufende Muskelfasern.

Im allgemeinen sprechen die Autoren, beispielsweise Miller, Sappey, Gegenbauer,

Hartmann von einem M. sphincter uteri, der in der Höhe des inneren Muttermundes besonders stark entwickelt sei, eine Angabe, die auch Bayer macht.

Faßt man die bis in die letzte Zeit geförderten Resultate der analytischen Untersuchungen der Uterusmuskulatur zusammen, so ergibt sich wohl ein gewisser Schichtenbau, insoferne als die **äußersten** und die **innersten** Fasern im allgemeinen einen **Längsverlauf** aufweisen, ohne daß **distinkte Lagen nachweisbar wären**. Von diesen längsgeordneten Schichten ist wieder die äußere die bei weitem mächtigere. Zwischen den beiden Längsschichten befindet sich nun eine **netzartige** Schichte mit eingelagerten, deutlich sichtbaren Gefäßlumina, in der eine hauptsächlich querverlaufende Richtung der Elemente nachweisbar ist.

In dem Bestreben, den Verlauf der aus den Ligamenten stammenden Muskulatur innerhalb der Uteruswand festzustellen, sind zweifelsohne die Autoren zu weit gegangen, da sie von der Annahme ausgingen, daß die Ligamentmuskulatur einen besonders wichtigen Anteil der Muskelwand beistelle. Dem entspricht auch die Beschreibung der Ligamente als Anheftungen von Muskelzügen, die von der Nachbarschaft zum Uterus ziehen, also einen wichtigen Beitrag zum Aufbau der Muskelwand liefern. Diese Betrachtung entspricht der besonders hohen Wertung, welche die Ligamente als Suspensionsmittel des Uterus erfuhren. Heute, wo diese Ansicht längst als irrig erwiesen ist, kann man die Beteiligung der Ligamentmuskulatur am Aufbau der Uteruswand kaum mehr als bedeutungsvoll ansehen. Vielmehr sind die in den Ligamenten verlaufenden Muskelfasern gegen die Nachbarschaft ausstrahlende Muskelbündel, die den eng gesammelten Bestand an Muskeln verlasssen, um sich zur Nachbarschaft zu begeben, wie wir dies auch andernorts bei der Blase, bei der Prostata, beim Oesophagus usw. sehen, ohne daß man bei diesen Organen zu der Annahme gekommen wäre, es handle sich dabei um wichtige Beiträge von Muskeln aus der Nachbarschaft an das betreffende Organ.

Die Auffassung über das gegenseitige Verhältnis zwischen Ligament- und Uterusmuskulatur hat sich daher umgekehrt. Nicht die Ligamente bringen dem Uterus Muskelfasern, sondern das Myometrium strahlt an einzelnen Stellen in die Nachbarschaft aus. Der ganze Bestand der Muskulatur stellt eine funktionelle und morphologische Einheit dar, deren Beanspruchung **synchron** und **synergisch** in allen ihren Teilen erfolgt. Jede Kontraktion der Uteruswand setzt sich daher auf die Ligamentmuskulatur fort. Einzelne dieser Kontraktionen der Uterusbänder können wir beobachten, andere nicht. Die drahtharte Konsistenz der strangförmig von der Leistengegend zum Fundus uteri gravidi verlaufenden Ligamente während der Kontraktion des Uterus ist allgemein bekannt. Mit dem Schluß der Wehe verschwindet auch das Ligament unter dem tastenden Finger. Die Ligamente stellen **Verankerungen des Myometriums** in der Nachbarschaft vor, die nur in bestimmten Augenblicken beansprucht werden. Die Ligamenta rotunda z. B. fixieren den Fundus uteri gegen sein kranialwärts gerichtetes Abrücken während der Wehe. Die morphologische Zusammengehörigkeit des Myometriums mit der Bändermuskulatur ist sowohl entwicklungsgeschichtlich als auch durch die Beobachtung der gleichsinnigen Veränderungen zu beweisen. Die Ligamentmuskulatur kommt zusammen mit der subserösen Muskulatur des Uterus zur Entwicklung, wie dies Werth-Gruschew u. a. beschrieben haben. Sieht man daher von der in der Tiefe bleibenden ursprünglichen Muskulatur der Müllerschen Gänge ab, so bildet die oberflächliche Uterusmuskulatur und die von ihr ausstrahlende Ligamentmuskulatur eine morphogenetische Einheit. Zu der eben beschriebenen Entwicklungsgemeinschaft kommt auch die Schicksalsgemeinschaft von Uterus- und Ligamentmuskulatur. Die Ligamente nehmen an Mächtigkeit zu, wenn die Uterusmuskulatur aus dem kindlichen Zustand in den beanspruchbaren zur Zeit der Pubertät übergeht. Die Ligamentmuskulatur hypertrophiert zusammen mit der Uterusmuskulatur während der Schwangerschaft, bildet sich zurück im Puerperium und atrophiert, wenn den Uterus die Atrophie des Seniums erreicht.

c) Die Mucosa.

Dient das Myometrium der Fruchtaustreibung und zeigt demnach nicht nur eine unverhältnismäßig lange Manifestationszeit und die eben besprochene Abhängigkeit ihres Bestandes von der funktionellen Beanspruchung, so dient die Mucosa des Uterus der Nidation und zeigt dementsprechend ebenfalls eine lange Manifestationszeit bis zu dem Manifestationsdatum, an dem zum erstenmal die Voraussetzung der Eieinbettung, eingetreten ist. Der zyklische Verlauf der Eiabstoßung, also der Ovulation, bringt es mit sich, daß die präparatorischen Vorgänge innerhalb der Uterusschleimhaut ebenfalls zyklisch verlaufen müssen, da die Schleimhaut zeitgerecht für die Nidation präpariert sein muß. Unterbleibt die Nidation, dann muß es zum Abbau, zur Destruktion kommen, auf welche der neuerliche Aufbau der empfangsbereiten Schleimhaut folgt.

Auf das Stadium der gleichsam indifferenten Uterusschleimhaut beim Kind folgt die Veränderung derselben bei der ersten Menstruation, an die sich die phasengemäßen zyklischen Veränderungen der Schleimhaut schließen, um endlich mit Eintritt der Menopause unter Verlust der Zyklen wieder in einen gleichsam indifferenten Zustand zu gelangen. Der zyklische Ablauf wird durch die gegenseitige Abgrenzung der einzelnen Perioden offenbar. Als Grenze werden die menstruellen Veränderungen verwendet, da sich die Menstruation am einfachsten manifestiert. Die Zahl der in einem Jahr ablaufenden Zyklen ist nach Spezies verschieden, es ist wahrscheinlich, daß die Häufung der Zyklen bei manchen Spezies eine durch die Domestikation erworbene Erscheinung darstellt. Tritt bei einer Spezies die Brunst nur einmal im Jahr auf, dann spricht man von einem monoestrischen Zyklus. Der Eintritt dieser Erscheinung ist abhängig von der Aufzuchtswahrscheinlichkeit des Neugeborenen. Treten mehrere Male im Jahr Brunsterscheinungen auf, die durch den Eintritt menstruationsähnlicher Erscheinungen gekennzeichnet sind, so spricht man von einem polyoestrischen Zyklus. Von der Zahl dieser Zyklen hängt die Dauer jedes einzelnen ab.

Beim menschlichen Weibe, das polyoestrisch ist, umfaßt der Zyklus durchschnittlich 28 Tage. Er kennzeichnet sich durch das in Intervallen von je 28 Tagen stattfindende Auftreten der Menstruation. Diese ist charakterisiert durch den Ausfluß von Schleim und Blut aus dem Muttermund.

Der zyklische Ablauf dieser Veränderungen ermöglicht die Einteilung in einzelne Phasen, welche das verschiedenartige Aussehen und die verschiedenartige Struktur der Schleimhaut bedingen. Es ist daher selbstverständlich, daß die Beschreibung der Uterusschleimhaut zur Aufgabe hat, die prägnanten Eigenschaften der Mucosa in einzelnen Phasen festzuhalten.

Man teilt die Phase gewöhnlich derart ein, daß man von einem prämenstruellen, einem menstruellen und von einem postmenstruellen Stadium spricht. Zwischen dem postmenstruellen Stadium des einen Zyklus und dem folgenden prämenstruellen befindet sich ein ganz kurzes Zeitintervall der verhältnismäßigen Ruhe. Es wird sich empfehlen, das Ruhestadium als Grundlage der Beschreibung zu benützen.

Von grundlegender Bedeutung für die Erkenntnis der zyklischen Veränderungen der Schleimhaut waren vor allem die Arbeiten von Hitschmann und Adler, die an einem sehr reichlichen Material durch besonders genaue Untersuchungen die einzelnen phasengemäßen Veränderungen beschrieben haben. An diese grundlegenden Arbeiten schließen sich eine ganze Reihe von Publikationen an.

Die ganze Frage der menstruellen Veränderungen der Uterusmucosa wurde noch kompliziert durch die Fragestellung nach dem zeitlichen wechselseitigen Verhältnis zwischen Menstruation und Ovulation. Während man lange Zeit der Meinung war, daß die Menstruation das äußere Kennzeichen der Ovulation darstelle, daß also beide Vorgänge zeitlich ineinander fallen, haben die Untersuchungen der letzten Jahre mit immer größerer Deutlichkeit ergeben, daß zwischen beiden Vorgängen insoferne eine zeitliche Interferenz vorliegt, als die Ovulation zwischen je zwei aufeinanderfolgende Menstruationen fällt. Hier erhob sich nun neuerdings die Streitfrage, in welchem Zeitpunkte zwischen zwei aufeinanderfolgenden Menstruationen die Ovulation eintrete. Es kann kaum ein Zweifel bestehen, daß der Eintritt der Ovulation gewisse individuelle Schwankungen zeigt, nicht nur in dem Sinn, daß Zeitverschiedenheiten bei den einzelnen Personen vorhanden sind, sondern daß auch an ein und derselben Frau Unregelmäßigkeiten vorkommen. Ob und inwieferne diese mit den vielfach beobachteten Menstruationsschwankungen zusammenhängen, ob letztere durch erstere verursacht werden, ist noch nicht entscheidbar (Seitz, Labhart und Schröder).

Schon die Tatsache, daß zeitliche Anomalien der Menstruation durch allgemein somatische Verhältnisse, Erkrankungen der verschiedensten Art, ja sogar durch Milieueinflüsse des häufigeren auftreten können, legt die Frage nahe, ob diese Anomalien oder Variationen durch gleichartige Störungen der Ovulation bedingt sind. Erinnert sei dabei an die merkwürdigen Menstruationsstörungen bei Infektionskrankheiten und die ebenso eigentümlichen Menstruationsanomalien, wie sie durch Unterernährung, durch Hungerzustände ausgelöst werden.

Dahin gehört auch die während des letzten Krieges vielfach beobachtete und beschriebene Menstruationsanomalie, die wegen ihres angeblichen Zusammenhanges mit dem Krieg als Kriegsamenorrhöe bezeichnet wurde. Ebeler und Schröder haben sich mit diesem Gegenstand in Sammelreferaten beschäftigt und auch die zugehörige Literatur zusammengestellt. Man hat alle möglichen Ursachen für die Kriegsamenorrhöe gefunden; ihr Vorhandensein ist unzweifelhaft, wenigstens betonen die verschiedenen Autoren, daß die auch im Frieden vorhandene Amenorrhöe während des Krieges stellenweise die 10—20fache Häufigkeit aufgewiesen hat. Die einen haben den Hunger beschuldigt und sprechen von einer Hungeramenorrhöe, andere waren der Meinung, daß die mangelhafte Ernährung zusammen mit der vermehrten Arbeit schuld daran sei. Einzelne beschuldigten auch die Fleisch- und Fettarmut in der Ernährung, manche wieder sind der Überzeugung, daß vor allem psychische Affekte maßgebend waren.

Die Feststellung der Ovulation in ihrem zeitlichen Zusammenhange mit der Menstruation hat eine große Anzahl von Autoren beschäftigt. Im allgemeinen hat die Untersuchung ergeben, daß die Ovulation beiläufig in die Mitte des Intervalles zwischen zwei Menstruationen fällt, meistens aber in die erste Hälfte des Intervalles. So gibt Grosser an, daß die Ovulation in der auf die Menstruation folgenden Woche vor sich gehe, und hält den 8. Tag für den wahrscheinlichsten. Ähnlich äußern sich R. Meyer und Ruge. Speziell Ruge sagt, daß der Augenblick der Ovulation, das ist der der Follikelberstung, wohl individuell verschieden sei, doch in den ersten 14 Tagen nach der Menstruation erfolge. Marcotti schließt sich dieser Meinung an, hält aber den 15. Tag für den wahrscheinlichsten. Ähnlich äußert sich auch Fränkel, der allerdings an einer anderen Stelle den Zeitpunkt der Ovulation auf den 18.—19. Tag verlegt.

Seitz und Winz, ebenso auch Wachserer haben versucht, diese Frage durch Röntgenisation der Ovarien zu lösen. Speziell Seitz und Winz schließen aus ihren Experimenten, daß der Follikelsprung in der Mitte des Zyklus liege. Schröder, der sich so wie andere mit diesem Problem mikroskopisch beschäftigt hat, kommt gleichfalls zu dem Schluß, daß der tatsächliche Follikelsprung etwa am 15. Tag erfolge. In einem Sammelreferat stellt er auch die verschiedenen Ansichten und die dazugehörige Literatur zusammen.

Man zählt zwar die oestrischen Zyklen nach den Menstruationen, da diese den zyklischen Ablauf am besten offenbaren, doch ist die Menstruation selbst von der Ovulation ursächlich bedingt, so daß die eigentliche Berechnung der Zyklen nach der Ovulation erfolgen müßte. Bei der Interferenz der beiden Vorgänge wäre daher die Menstruation nicht am Anfange des Zyklus, sondern vielmehr in der Mitte desselben gelegen, so daß man wohl sagen kann, daß der Zeitpunkt der Ovulation gerade in den Ruhezustand der Uterusschleimhaut fällt.

Die Dauer der Ruhe wird verschieden angegeben, je nachdem, welche Dauer für das vorhergehende postmenstruelle und das darauffolgende prämenstruelle Stadium berechnet wird. Nichtsdestoweniger empfiehlt es sich, diesen indifferenten Zustand der Uterusschleimhaut zum Ausgangspunkt der Besprechung zu nehmen, und daran die während der verschiedenen Phasen eintretenden Veränderungen der Uterusschleimhaut anzuschließen. Doch sei gleich hier bemerkt, daß eine genaue Abgrenzung der Phasen funktionell nicht existiert, diese vielmehr allmählich ineinander übergehen und daß dementsprechend auch das morphologische Bild der einzelnen Phasen nicht in sich abgeschlossen ist, sondern daß vielmehr die Wandlung der einzelnen Elemente allmählich eintritt. So ist eine Beschreibung der charakteristischen Eigenheiten jeder einzelnen Phase nur auf der Höhe derselben zu geben, da die Übergänge fließende sind. Bei der Beschreibung muß wieder die Schleimhaut des Corpus von jener der Cervix geschieden werden.

1. **Das Ruhestadium. Die Schleimhaut des Corpus uteri** ist während der Ruhe graurötlich, blaß. Sie ist unverschieblich und nicht faltbar, zeigt ein samtartiges Aussehen.

Die oberflächliche Bedeckung der Schleimhaut besteht aus Cylinderepithel. Dieses ist entweder mit Flimmerhaaren versehen oder zeigt Sekretionsphasen. Es bedeckt nicht nur die Oberfläche, sondern gelangt auch in die Tiefe der Drüsenschläuche ohne seinen Charakter zu ändern. Das Flimmerepithel flimmert gegen die Cervix (Hofmeier). Die Ausbreitung desselben ist von den verschiedenen Autoren in verschiedener Art und Weise beschrieben worden. Während ursprünglich die Meinung vertreten war, daß die ganze Oberfläche des Uteruskörpers flimmert, hat man später gefunden, daß nur einzelne Inseln der in Ruhe befindlichen Schleimhaut mit Flimmerepithel bedeckt sind. Diese Meinung vertritt Mandl, Höhne, Schaffer. Zwischen den Flimmerepithelinseln sitzen die sekretorischen Cylinderzellen.

Auch darüber, ob Flimmerzellen in sekretorische übergehen, resp. ob sekretorische Flimmerhaare bekommen können, herrscht Meinungsverschiedenheit. Während Mandl und Höhne der Ansicht sind, daß die Flimmerzellen in sekretorische übergehen können, widerspricht Geist dieser Ansicht und bestreitet die Möglichkeit dieser Wandlung. Außer den eben beschriebenen Elementen finden sich noch Stiftchenzellen (Barfurth), über deren Vorkommen in der Anatomie der Tube berichtet wurde. Hitschmann und Adler heben die lebhafte Färbbarkeit der gesamten Cylinderzellen mit Eosin hervor und beschreiben auch das Auftreten von Granula, die in die Drüsenlumina ausgestoßen werden können. Geist erwähnt auch noch das häufige Vorkommen durchwandernder Lymphocyten. An einzelnen Stellen der Corpusschleimhaut wurden Inseln von Plattenepithel beschrieben (Friedländer, R. Meyer, C. Ruge II). Manche Autoren sehen in diesem Vorkommnis die Erscheinung einer Zellmetaplasie, die Höhne von der Verschmelzung der beiden Ductus Mülleri herleitet, während Ruge und R. Meyer diese Metaplasie leugnen. Sie sehen diese Plattenepithelinseln als etwas Normales schon deshalb an, weil sie sich nicht so selten vorfinden und vor allem bei fetalen und kindlichen Uteri häufig sind. Unter dem Epithel befindet sich eine mit länglichen, abgeplatteten Kernen versehene Basalmembran (Ellenberger). Diese Basalmembran wird von Hörmann als eine Ansammlung verfilzter kollagener Fasern (Grenzfaserschicht) geschildert.

Auch über die Einzelheiten der Propria mucosae herrschen verschiedene Meinungen. Allgemein wird die Propria als eine zellreiche Schicht beschrieben, vielfach ist der Zellreichtum ein so großer, daß durch die Aneinanderfügung dieser Zellen die Propria das Aussehen von lymphatischem Gewebe erhält. Nagel spricht von lymphoiden Zellen der Propria. Die einzelnen Zellen sind rund bis länglich und wurden vor allem bei Kindern als spindelig beschrieben. Die Kerne dieser protoplasmaarmen Zellen sind groß und rund. Zwischen den Zellen sind feine Fasern nachweisbar.

Basalwärts geht die Propria ohne scharfe Abgrenzung in das interstitielle Bindegewebe der Muscularis über. Innerhalb der Propria finden sich reichlich Capillarnetze zwischen den Krypten eingelagert, die um die Kryptenmündungen besonders dicht gestellt sind. Innerhalb der Propria sind die Krypten untergebracht. Diese schlauchförmigen, schräg oder normal auf die Oberfläche der Schleimhaut gestellten Vertiefungen tragen dasselbe Epithel wie die zwischen ihnen befindlichen Felder der Schleimhaut. Auch hier findet man teils Flimmerzellen, deren Flimmerstrom gegen den Drüsenausgang gerichtet ist, teils Sekretionszellen, so daß Oberfläche und Krypten ähnlichen Epithelcharakter besitzen.

Aus diesem Grunde wurde auch vorgeschlagen, nicht von Drüsen, sondern von Krypten zu sprechen. Doch ist der Ausdruck Drüsen, Glandulae uterinae, der vorherrschende.

Die Drüsenschläuche stehen während des Ruhestadiums im allgemeinen schräg zur Oberfläche und verlaufen wenig geschlängelt. Dabei sind die einzelnen Schläuche gleichmäßig eng, so daß ihre Seitenwände am Längsschnitt parallel verlaufen. Das blinde Ende ist gewöhnlich einfach, manchmal gegabelt und reicht meistens bis an die Muskulatur, vielfach auch noch ein Stück weit in dieselbe hinein.

Die einzelnen Drüsenschläuche sind voneinander durch breite Zonen der Propria geschieden. Die Drüsen reichen über die ganze Innenfläche des Corpus, werden gegen die Tubenostien spärlicher und verschwinden am Anfang der Pars interstitialis tubae.

2. Im prämenstruellen Stadium wird die Farbe der Schleimhaut dunkler. Die Mucosa bekommt ein deutlich geschwollenes Aussehen, teils durch die Hyperämie der Gefäße, teils durch die stärkere Durchtränkung des Gewebes mit Gewebsflüssigkeit. Man schätzt die Dickenzunahme der Schleimhaut auf das zwei- bis dreifache. Ganz charakteristisch sind die Veränderungen der Drüsen.

Diese betreffen aber nicht die Drüse in ihrer ganzen Tiefe gleichmäßig, sondern in verschiedenem Ausmaß. Die Veränderungen geben der Gesamtheit der Schleimhaut in den verschiedenen Schichten ein charakteristisches Aussehen, das zu einer Unterteilung derselben in drei Schichten geführt hat. So spricht man von einer oberflächlichen Schicht, Compacta, einer mittleren Schicht, Spongiosa, und einer tiefen Schicht, Basalis, eine Unterteilung, die bereits Hitschmann und Adler in ihrer klassischen Beschreibung vorgenommen haben. Schröder, der der Ansicht ist, daß Compacta und Spongiosa jene Abschnitte der Schleimhaut darstellen, die bei der Menstruation abgestoßen werden, faßt dieselben als Functionalis zusammen und stellt sie der Basalis gegenüber. Im prämenstruellen Stadium nehmen die einzelnen Drüsenschläuche an Länge zu, und zwar mehr als es der Dickenzunahme der Schleimhaut entspricht. Dies tritt in der Schlängelung der Drüsen zutage, nur verhalten sich die einzelnen Abschnitte der Drüsenschläuche in den drei Schichten verschieden. In der Compacta ändert sich wohl das Epithel, doch bleibt das Drüsenlumen nahezu in seinem früheren Zustand erhalten, die einzelnen Lumina rücken entsprechend der Zunahme der Gewebsflüssigkeit im interglandulären Gewebe auseinander. Das relative Zurücktreten der Drüsenschläuche gegenüber den breiten Stromapfeilern gibt dieser Schicht das Aussehen einer mehr soliden Masse, daher der Name Compacta.

Ganz besonders stark sind die Veränderungen in der Spongiosa. Die Drüsenlumina werden weiter, verlieren ihre parallelen Ränder, zeigen buchtenartige Ausweitungen, zwischen denen Falten vorspringen. Diese Ausweitungen der Drüsen bringen die Wände benachbarter Drüsen so nahe aneinander, daß das dazwischen gelegene interglanduläre Gewebe kaum sichtbar ist. Die Schleimhaut erhält auf diese Weise ein schwammartiges Aussehen, weshalb man eben diese Schicht als Spongiosa bezeichnet hat. In der basalen Schicht zeigen die Drüsen in Lumen und Anordnung nahezu die früheren Verhältnisse.

Den eben beschriebenen Veränderungen der Drüsenlumina entsprechen Umwandlungen der einzelnen Epithelzellen, die in den verschiedenen Schichten auch in ihrer Tinktion zum Ausdruck kommen. So bleibt die Zellreihe der Basalis unverändert, die Kerne der einzelnen Drüsen sind einander nahe, wodurch bei Hämalaun-Eosinfärbung die Basalis dunkelgefärbt erscheint. Ganz anders verhalten sich die Drüsenwände in der Spongiosa und Compacta. Hier erscheinen die Zellreihen viel lichter. Die genauere Betrachtung lehrt, daß diese Auflichtung zurückzuführen ist auf die durch Quellung der Zellen entstandenen größeren Distanzen zwischen den einzelnen Zellkernen, die sich in diesem Stadium noch ganz gut färben und auch sonst kein abnormes Verhalten zeigen. Die einzelnen Zellen sind hoch, ihre Kerne liegen basal, Mitosen fehlen vollständig. In den Zellen kommt es zur Entwicklung von mit Eosin stark gefärbten Körnchen, ein Verhalten, das Hitschmann und Adler als Sekretanbildung bezeichnet haben. Später sieht man den Sekretionsvorgang soweit gediehen, daß im Lumen der einzelnen Drüsenschläuche Sekretmassen nachweisbar werden, die sich mit Mucicarmin färben.

In der gleichen Zeit kommt es auch zu Veränderungen des Bindegewebes. Dieses bleibt in der Basalschicht nahezu in dem gleichen Zustand wie während der Ruhe. Das Bindegewebe der Compacta und Spongiosa aber erhält einen deciduaähnlichen Charakter, die einzelne Bindegewebszelle wird plasmareich und polygonal.

3. Das menstruelle Stadium: Die eben besprochenen prämenstruellen Veränderungen erreichen knapp vor dem Eintritt der Menstruation ihren Höhepunkt. Die Schleimhaut erscheint stark hyperämisch, rötlichblau verfärbt, stellenweise mit kleinen Ekchymosen versehen und stark verdickt. Die Dickenzunahme schwankt nach der Angabe der Autoren um das 4—5fache gegenüber dem Ruhestadium. Nach Leopold beträgt die Dicke der Schleimhaut 6—7 mm. Diese Dickenzunahme bringt es auch mit sich, daß die Corpusschleimhaut sich gegen jene der Cervix um so deutlicher absetzt, als sie wulstförmig über letztere lumenwärts vorragt.

Innerhalb der Compacta, aber auch innerhalb der Spongiosa kommt es zur Zerreißung der mächtig ausgeweiteten Blutgefäße und dadurch zur Blutung. Nebstbei wandern auch rote Blutkörperchen durch Diapedese aus. Ebenso nimmt die Zahl der polymorphkernigen Leukocyten und Lymphocyten rasch zu. Die ausgeweiteten Drüsenschläuche entleeren ihr Sekret, die Zellen werden niedriger, die Schläuche selbst enger. Sie beginnen wieder parallele Grenzen zu bekommen.

Die Abstoßung von Gewebsteilen geschieht innerhalb der Spongiosa, so daß die Compacta nahezu vollkommen verschwindet. Die Abstoßung geschieht nicht an allen Stellen gleichzeitig, vielmehr bleiben an einzelnen Punkten Teile der Spongiosa noch einige Zeit erhalten, die erst später abgestoßen werden oder sich auch ganz wieder zurückbilden können (Schröder). In seltenen Fällen kommt es zur einheitlichen flächenhaften Abstoßung der Compacta und Spongiosa, ein Vorkommnis, das Hitschmann und Adler als Dysmenorrhoea membranacea bezeichnet haben. Die Art und Schnelligkeit, mit der die Abstoßung der Schleimhautpartien erfolgt, wird mit der Kontraktionskraft des Uterus in Zusammenhang gebracht.

4. Im postmenstruellen Stadium ist die Schleimhaut niedrig geworden, manchmal blass, manchmal leicht rötlich verfärbt. Es kommt zunächst zur Regeneration des Oberflächenepithels unmittelbar nach dem Aufhören der Menstruation, so daß schon einen Tag nach derselben ein vollkommen geschlossener Epithelbesatz vorhanden ist. Die Drüsenschläuche werden wieder etwas weiter, leicht gewunden, der Unterschied zwischen der basalen Drüsenschicht und der funktionellen Schichte fehlt. Das im Stroma vorhandene ausgetretene Blut wird ohne Pigmentbildung resorbiert. Sowohl im Epithel wie auch im Stroma sind zahlreiche Kernteilungsfiguren zu sehen. Die Dauer des postmenstruellen Stadiums scheint individuellen Variationen zu unterliegen. Dementsprechend ist das

Ruhestadium verschieden kurz, ja es wird in einzelnen Fällen zweifelhaft, ob man von einem effektiven Ruhestadium überhaupt sprechen kann.

Die Cervixschleimhaut unterscheidet sich von der des Corpus vor allem dadurch, daß sie die phasengemäßen Veränderungen der oestrischen Zyklen nicht mitmacht. Man findet wohl im prämenstruellen Stadium eine leichte Auflockerung und Schwellung der Schleimhaut, doch nicht mehr. Die Schleimhaut ist blaß und mit Falten versehen. Das Oberflächenepithel ist Cylinderepithel, in dem stellenweise Flimmerzellen vorkommen. Die Abgrenzung des Cylinderepithels der Cervix gegen das Plattenepithel der Portio scheint eine individuell variable zu sein. So wird von einzelnen Autoren ausdrücklich bemerkt, daß das Cylinderepithel nur bis zur Mitte des Cervicalkanales reicht und sich hier allmählich, manchmal auch ziemlich rasch in das Plattenepithel der Portio umsetzt. Stöhr gibt an, daß im nulliparen Uterus das Cylinderepithel weiter in die Cervix reicht, während sich bei multiparen Personen der Übergang der beiden Epithelformen etwa in der Mitte der Cervix vollzieht. Andere Autoren geben an, daß der Übergang der beiden Epithelarten erst am Orificium uteri ext. erfolgt. Im Epithel sind Sekretionszellen mit deutlich nachweisbaren Sekretionserscheinungen vorherrschend.

Die Propria ist lockerer gewebt, hauptsächlich faserig, enthält nur wenig Zellen, hingegen reichlich elastische Fasern und ist dadurch von dem Stroma der Corpusschleimhaut verschieden. In der Nähe des äußeren Muttermundes ist die Propria zu einzelnen Papillen erhoben.

Die Drüsen enthalten eine zylindrische Auskleidung ohne Flimmerzellen, sind an ihren Enden ausgeweitet und zeigen eine lebhafte Sekretion. Die Drüsenschläuche sind schräg gestellt und gegen das Corpus uteri gerichtet, so daß die Uterusdrüsen und die Cervixdrüsen gegen den inneren Muttermund konvergent gestellt sind. Die Drüsen reichen durch die Propria hindurch bis in die Muscularis, die ebensowenig wie im Corpus uteri durch eine Submucosa von der Schleimhaut geschieden ist. Stellenweise sind die Cervixdrüsen cystisch ausgeweitet, Ovula Nabothi.

Die Cervixdrüsen sind Schleimdrüsen, deren Sekretion fortlaufend ist; wenigstens läßt sich eine phasengemäße Veränderung wie in den Drüsen des Corpus nicht nachweisen. In allen Stadien des Zyklus färben sie sich mit Mucicarmin gleichmäßig rot.

Nach dem Klimakterium wird die Schleimhaut des Uterus atrophisch, sie ist blaß, äußerst dünn, die Drüsen nehmen an Zahl ab, stellenweise sind sie cystisch entartet. Innerhalb des Stromas ist eine starke Zunahme der bindegewebigen Elemente zu bemerken, stellenweise kommt es sogar zum Verlust des Oberflächenepithels und zur Verklebung der einander gegenüberliegenden Wände.

Bei der makroskopischen Beschreibung des Uterus wurde wohl die Unterteilung desselben in Corpus und Cervix gegeben, wie sie der landläufigen Meinung entspricht, doch von einer genaueren Beschreibung des Überganges der beiden Abschnitte ineinander Umgang genommen, da erst die histologische Untersuchung der Uterusschleimhaut imstande ist, wenigstens bis zu einem gewissen Grade Klarheit in diese strittige Frage zu bringen. Die Betrachtung der Uterushöhle lehrt wohl, daß dieselbe in den viel engeren Cervixkanal rasch übergeht, doch vollzieht sich der Übergang nicht so plötzlich, daß man imstande wäre, mit apodiktischer Sicherheit eine Grenzlinie zwischen Höhle und Kanal festzustellen. Der Vergleich vieler Uteri bestätigt diese Tatsache. Man spricht daher wohl von einem inneren Muttermund, weiß aber, daß eine präzise Angabe seines Sitzes am nicht graviden Uterus nicht gegeben werden kann. Der während der Schwangerschaft am Präparat sichtbare, während der Geburt bei eröffnetem Cervicalkanal tastbare, sog. innere Muttermund stellt wohl eine scharfrandige Grenze zwischen Corpus und Cervix dar, doch ist er mit dem inneren Muttermund des nicht graviden Uterus nicht identisch.

Die Erkenntnis, daß die Übergangszone zwischen Corpus und Cervix während der Geburt eine ganz besondere Beanspruchung erfährt und nicht nur funktionell, sondern auch anatomisch gegen die übrigen Teile des Uterus abzugrenzen ist, hat vor allem aus praktischen Gründen zu der Lehre vom unteren Uterinsegment geführt. Dadurch wurde der gravide, resp. gebärende Uterus anders eingeteilt wie der nicht gravide. Es ist daher das Bestreben, die Zugehörigkeit des unteren Uterinsegmentes zu einem der beiden Uterusteile zu erkennen, verständlich. Daß trotzdem eine vollständige Einigung auf diesem Gebiet nicht erzielt wurde, beweist die Schwierigkeit der Entscheidung.

So sind Schröder, Hofmeier, Franque, Ruge der Meinung, daß man im Uterus nur Corpus und Cervix unterscheiden könne. Küstner, Büttner u. a. unterscheiden wohl auch Corpus und Cervix, rechnen aber das untere Uterinsegment zur Cervix. Aschoff und seine Schüler, vor allem Sternberg und Nürnberger, weiters Veit, Rosthorn sind für die Dreiteilung des Uterus und sprechen von Corpus, Cervix und dem dazwischengelegenen Abschnitt, dem Isthmus. Auch die histologische Untersuchung, von der man erwarten konnte, daß sie bei dem leicht erkennbaren Unterschied im Aufbau der Schleimhaut des Corpus und der Cervix eine Klärung dieser Frage bringen müßte, hat eine eindeutige Klärung nicht gebracht; denn während Aschoff, Kaufmann, Nürnberger, Sternberg u. a. dem Isthmus eine charakteristische Schleimhaut zuschreiben, haben Büttner und Gräsel dies bestritten. Aschoff beschreibt zwischen der Corpus- und Cervixschleimhaut eine Zone von Schleimhaut, die sich morphologisch zumindest am ruhenden Uterus vollkommen von den Nachbargebieten unterscheidet, er bezeichnet diesen Teil des Uterus als Isthmus. Die Schleimhaut des Isthmus ist dünn und drüsenarm. Während die Drüsenschläuche von Corpus und Cervix schräg gegen das Orificium externum gerichtet sind, sind die des Isthmus schräg nach oben gestellt, so daß aus dieser Verlaufsrichtung schon die Zone des Isthmus erkennbar ist. Die obere Grenze, an der also Corpus- und Isthmusdrüsen konvergent zueinander gestellt sind, entspricht dem inneren Muttermund, den er auch als Ostium anatomicum bezeichnet zum Unterschied vom Ostium histologicum, das die untere Grenze des Isthmus darstellt. Die ganze Zone umfaßt etwa das obere Drittel der Cervix. Die Drüsenzellen sind niedrig, das Protoplasma wenig gefärbt und gegen das Lumen scharfrandig. Während Büttner einen morphologischen Unterschied der Isthmusschleimhaut noch anerkennt, einen funktionellen aber leugnet, bezweifelt Gräsel auch den morphologischen und hält weder Drüsenverlauf noch das Aussehen der Drüsenzellen für charakteristisch. Nürnberger, der die Dreiteilung des Uterus nach Aschoff akzeptiert und durch seine Untersuchungen ebenso wie Sternberg die Befunde von Aschoff stützt, beschreibt auch zyklische Veränderungen der Isthmusschleimhaut, spricht von prämenstrueller Veränderung, beobachtet Fältelungen und beschreibt auch die Restitution des Epithels. Während der Gravidität geht die

Isthmusschleimhaut ähnliche Veränderungen ein wie die Corpusschleimhaut. Der Isthmus repräsentiert jenen Teil des Uterus, der während der Gravidität und der Geburt das untere Uterinsegment darstellt.

1911 haben Ancel und Bouin in der Wand des graviden Uterus beim Kaninchen eine Reihe von Zellen beschrieben, die sie als Glande endocrine myométriale bezeichnet haben. Sie trauen denselben, wie schon der Name sagt, endokrine Wirksamkeit zu. Diese Zellen sollen nach Angabe der beiden Autoren aus Bindegewebszellen des Uterus hervorgehen und am Ende der Gravidität wieder zu solchen werden. Die Nachuntersuchung der verschiedenen Autoren (Keiffer, Fränkel, Muraoka, Fornero u. a.) haben wohl das Vorkommen dieser Zellen beim Kaninchen und Meerschweinchen bestätigt, aber nur Keiffer und Fornero haben sie auch beim Menschen gefunden. Besonders Fornero beschreibt unter dem Namen Glande interstitielle myométriale epitheloide Zellen, die zyklische Veränderungen durchmachen. Auch er hält diese Zellen für innersekretorische Elemente und mißt ihnen besondere Bedeutung für die puerperalen Veränderungen des mütterlichen Organismus bei.

F. Die Scheide, Vagina.

Die an den Uterus angeschlossene Vagina stellt das Kopulationsorgan dar und dient außerdem als Geburtskanal. In Anpassung gerade an diese letztere Funktion zeichnet sich das Vaginalrohr durch seine besondere Dehnbarkeit aus.

Die Scheide bildet ein plattes Rohr, das am Introitus vaginae, Scheideneingang, beginnt und mittels des Fornix anterior und posterior an der Portio vaginalis uteri endet.

Der Scheideneingang ist am virginellen Individuum durch die Scheidenklappe, Hymen, deutlich markiert. Nach der ersten Geburt wird der Scheideneingang durch die noch vorhandenen Hymenreste, Carunculae hymenales, Carunculae myrthiformes, gekennzeichnet, die nach mehreren Geburten vollkommen verschwinden. Der Scheideneingang verändert sich durch die Geburten auch insoferne, als ein Teil der ursprünglich unmittelbar an den Eingang anschließenden Vaginalwand nach außen umgestülpt wird, ein Vorgang, der als physiologischer Vaginalprolaps bezeichnet wird. Derselbe macht sich nicht nur in einer Vorwulstung der hinteren Vaginalwand bemerkbar, sondern wird auch deutlich bei einem Vergleich des gegenseitigen Verhältnisses zwischen Introitus vaginae und Urethralmündung. Während nämlich bei nulliparen Personen die Öffnung der Urethra eng an die Vaginalöffnung angeschlossen ist, wird durch den Prolaps der vorderen Vaginalwand die Distanz zwischen den beiden Lumina viel größer, ein Beweis, daß die vordere Vaginalwand vulvwärts umgekrempelt ist.

Der Uterus ist entsprechend seiner Anteversion derart schräg auf die Vaginalachse in die Scheide eingesetzt, daß die hintere Scheidenwand länger ist als die vordere. Die vordere und hintere Umschlagstelle bezeichnet man dann als Fornix vaginae anterior und posterior.

Auch dieser Anteil der Vagina zeigt Veränderungen infolge der abgelaufenen Geburten. Ist schon an der nulliparen Person der vordere Fornix viel seichter als der hintere, so wird diese Differenz nach der Geburt insoferne größer, als der vordere Fornix fast vollständig verschwindet. Die mit den Geburten einhergehende Verkürzung der Portio führt naturgemäß zu einem immer weitergehenden Verschwinden beider Fornices, ein Vorgang, der durch die Altersatrophie des Genitales seinen Höhepunkt findet.

Die distale Hälfte der Vagina trägt an ihrer vorderen und hinteren Fläche eine komplizierte Anordnung von Falten (Rugae), während die proximale Hälfte, von einer

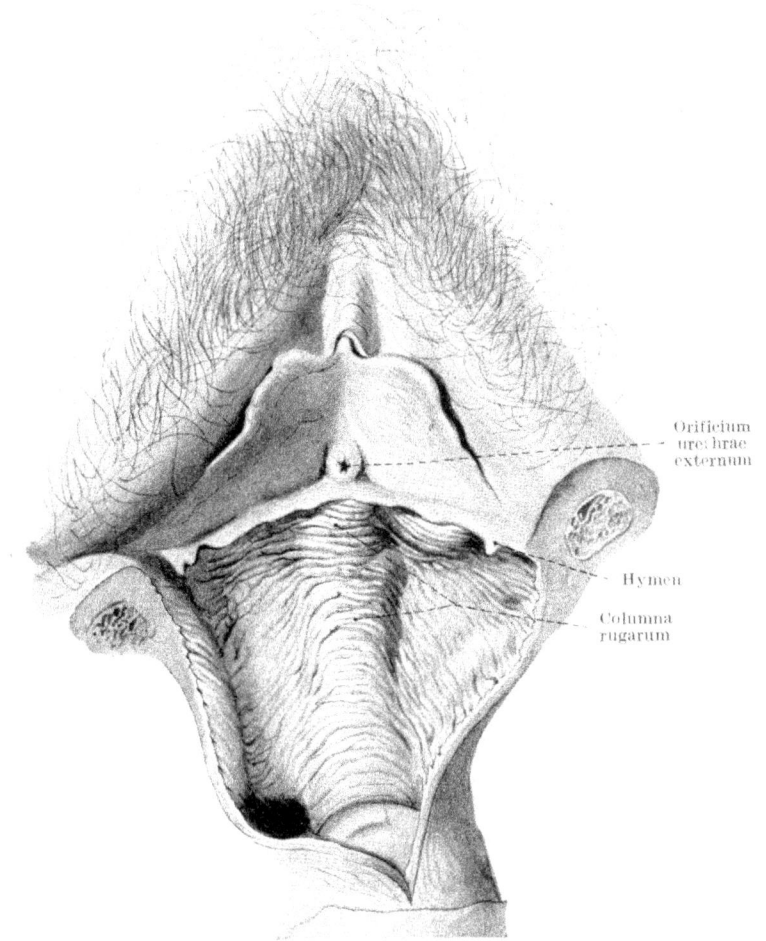

Abb. 39. Vagina und Genitale externum von hinten eröffnet.

geringgradigen Fältelung abgesehen, nahezu vollkommen glatt ist. In dem mit Falten besetzten Abschnitt der Vagina ist sowohl die vordere als auch die hintere Wand lumenwärts vorgewölbt, Columna rugarum anterior und posterior, so daß die Vagina im Querschnitt die schon vielfach beschriebene H-förmige Figur aufweist. Speziell die vordere Wand ist stärker vorgewölbt als die hintere, wobei diese Vorwölbung distalwärts durch die Einlagerung der Urethra an Mächtigkeit gewinnt, Carina urethralis.

Die Anordnung der Querfalten an den beiden Vaginalwänden ist derart, daß sich die einzelnen Falten gegen die seitliche Vaginalwand abflachen. Die Falten sind nahe dem Introitus am höchsten und werden proximalwärts immer seichter, teils stehen diese Falten dachziegelartig, teils sind sie voneinander so weit entfernt, daß sie einander nicht mehr berühren. Vielfach springen die Falten einer Columna rugarum in die Vertiefung zwischen je zwei Rugae der entgegengesetzten Wand ein. Vielfach sind die Falten auch der Quere nach geteilt, manchmal fließen sie netzförmig ineinander, die höchsten erreichen eine Höhe von etwa 1 cm. Die Rugae sind am virginalen Individuum am besten entwickelt, verlieren mit fortschreitendem Alter allmählich an Höhe, vor allem aber durch die Geburten. Schließlich können sie auch vollkommen verschwinden. Ihre Ausbildung zeigt dabei weitgehende individuelle Variationen.

Ganz auffällig ist der Faltenreichtum sowie die stärkere Entwicklung der einzelnen Falten beim Kind, wo sie manchmal bis in die Fornices reichen, ja noch die Außenfläche der Portio bedecken können. Beim Kind sitzen auf diesen Falten auch Zotten, die später spurlos verschwinden.

Der proximale, glatte Anteil der Vagina zeigt manchmal an der vorderen Wand jederseits ein bis zwei äußerst zarte, flache Fältchen, die seitwärts neben der Portio erscheinen und konvergent zueinander distalwärts ziehen. Diese Fältchen entsprechen den der Vagina vorne anliegenden Ureteren. Sie wurden seinerzeit von Pawlik zuerst beschrieben und als Ureterfalten bezeichnet.

Das Lumen der Vagina ist am Introitus am engsten, nimmt ganz allmählich proximalwärts an Weite zu und ist unmittelbar unter den Fornices am größten. Dieser Teil der Vagina erweitert sich auch gegen Ende der Gravidität bei der Größenzunahme der Portio.

Vaginamaße.

Länge:		Vordere Wand	Hintere Wand	
	Vierordt:	5,5—6 cm	7—8 cm	erwachsen
	Rauber-Kopsch:	7—8 cm	8—10 cm	erwachsen
	Graaf:	11—14 cm		erwachsen
	Ballantyne:	2,5—3,5 cm		bei Neugeborenen
	Vierordt:	5,5 cm	6,5 cm	13 Jahre
Breite:		3 cm bei entnommener Vagina (Hoffmann).		
Wanddicke:		2 mm (Vierordt).		
		3—4 mm (Bardeleben).		
Fornix: Anterior:		2—5 mm; Posterior: 10—25 mm (Bardeleben).		
Columnae:		7—15 mm an der Leiche (Henle).		
Rugae (Krause):		Länge 27—41 mm. Breite 14—16 mm. Dicke 7—9 mm. Bei Virgo größer.		

Schichten: Die Vaginalwand besteht aus der Mucosa, der Muscularis und der bindegewebigen Adventitia.

Die Schleimhaut der Vagina ist in ihrem proximalen Anteil blaß, gewinnt distal immer mehr rötlichen Ton. Während der Gravidität wird dieser Abschnitt durch die venöse Hyperämie livid verfärbt. Das Epithel der Schleimhaut ist ein vielschichtiges Plattenepithel, das in seiner oberflächlichen Schichte Keratohyalinkörner zeigt, aber nicht verhornt. Die ganze Schleimhaut trägt hohe, stellenweise sehr schlanke Papillen. Drüsen fehlen, nur ausnahmsweise sollen cervixdrüsenähnliche Gebilde im proximalen Abschnitt der Vagina vorhanden sein (Preuschen, Runge, Schaffer).

Die Propria mucosae besteht aus Bindegewebe mit verhältnismäßig viel elastischen Fasern, innerhalb welcher sich ein oberflächliches und ein tiefes Fasernetz nachweisen läßt. Ansammlungen von Lymphocyten, stellenweise zu Solitärknötchen verdichtet, lassen sich nachweisen.

Die Propria geht ohne scharfe Grenze in die Muscularis über, die selbst wieder mit elastischen Fasern durchsetzt ist. Die glatte Muskulatur zeigt netzförmig durchflochtene Fasern, die allerdings innen einen mehr zirkulären, außen einen mehr longitudinalen Verlauf zeigen. Die äußerste Schichte der Muskulatur ist einheitlich längsverlaufend.

Die Muskulatur strahlt in die der Cervix uteri aus. Muskuläre Zusammenhänge mit Urethra und Rectum sind deutlich nachzuweisen. Die Vagina ist außen von Bindegewebe — Adventitia vaginae — überzogen.

G. Das äußere Genitale, Genitale externum.
(Abb. 40, 41.)

a) Der Schamberg, Mons veneris.

Während die Unterbauchgegend beiderseits gegen die Vorderfläche des Oberschenkels durch je eine seichte Furche abgegrenzt ist, läuft sie zwischen den beiden Beinen in eine dreieckige Prominenz aus, die als Mons veneris beschrieben wird. Die Abgrenzung des äußeren Genitales gegen die Innenfläche des Oberschenkels wird als Genitocruralfurche bezeichnet, ihre Tiefe hängt von der Mächtigkeit der Fettentwicklung sowohl am Mons veneris als auch am Oberschenkel ab. Nach hinten spitzt sich der Mons veneris immer mehr und mehr zu und läuft dann in Form der beiden Labia majora perinealwärts aus. Kranial ist der Mons veneris durch eine nach unten konvexe Furche abgegrenzt, die sich manchmal direkt mit der Inguinalfurche vereinigt, manchmal oberhalb derselben lateralwärts und abwärts ziehend verschwindet. An älteren Personen, vor allem an solchen mit stärkerem Fettansatz, entwickelt sich oberhalb der eben beschriebenen Grenzfurche noch eine zweite, mit ihr parallel verlaufende.

Der Mons veneris ist an manchen Personen verhältnismäßig stark mit Fett unterfüttert und nach der Pubertät mit den Schamhaaren, Crines pubis, bedeckt. Das behaarte Feld ist kranialwärts scharfrandig quer abgesetzt. Manchmal sieht man auch in der Medianlinie eine kleine, spitz nach aufwärts verlaufende Ausbuchtung des Haarbesatzes, eine Form, die an die männliche Behaarung erinnert. Sehr oft sieht man bei Frauen mit nach aufwärts spitz zulaufender Haargrenze der Crines frühzeitiges Auftreten buschiger Augenbrauen, stärkere Behaarung des Körpers und Andeutung von Bart (Arrhenoidie). Die Haare reichen bis an die hintere Commissur der Labien und lassen normalerweise das Perineum frei.

Die Haare stehen einzeln, sind bei weitem nicht so dicht wie das Kopf- oder Barthaar angeordnet, erreichen auch nur eine bestimmte Länge. Sie sind fast ausnahmslos gekräuselt oder geringelt, dicker als die Kopfhaare, vielfach struppig. Die Farbe der Haare ist durchschnittlich um eine Nuance lichter als jene der Kopfhaare. Manchmal sieht man allerdings bei Personen der lichten Komplexion — blondhaarig-blauäugig — dunklere bis schwarze Schamhaare, immerhin auffällig, allem Anschein nach eine bei psychopathischen Individuen häufigere Erscheinung.

b) Die großen Schamlippen, Labia majora.

Der Mons veneris verschmälert sich perinealwärts zu dem zwischen den beiden Schenkeln vorspringenden keilförmigen Wulst, Cunnus, welcher die Schamspalte, Rima pudendi, Fissura pudendi, enthält. Diese wird beiderseits durch die Labia pudenda externa, Labia majora oder große Schamlippen begrenzt.

Die wulstförmigen Schamlippen gehen vorne ohne besonders markierte Grenze ineinander über, während sie sich nach hinten zu kontinuierlich verschmälern und abflachen und meistens durch eine quergestellte Verbindungsfalte miteinander verbunden sind, Commissura posterior. Diese grenzt das Perineum nach vorne zu ab. Vielfach sieht man allerdings, daß eine deutliche Commissura post. fehlt und daß die Labia majora sich gegen das Perineum allmählich verlieren. Den Übergang der beiden Labia majora ineinander am vorderen Ende der Rima pudendi hat man auch als Commissura anterior bezeichnet, obwohl hier von einer eigenen Bildung, die mit diesem Namen belegt werden könnte, nichts vorhanden ist.

Jedes Labium hat eine äußere, behaarte Fläche und eine innere, der Schamspalte zugekehrte, meistens haarlose, glatte Fläche, die an jugendlichen Personen leicht rot gefärbt ist und schleimhautähnlichen Charakter trägt.

Die Mächtigkeit der Labia majora hängt von dem Fettgehalt derselben ab. Beim Embryo sind sie verhältnismäßig flach, so daß die in diesem Lebensalter stark entwickelten Labia minora aus der Schamspalte hervorragen. Mit zunehmendem Alter werden die großen Schamlippen mächtiger, die Labia minora gelangen in die Tiefe, die Schamspalte ist geschlossen. Gegen Ende der Gravidität werden die Labia majora vielfach gedunsen, an ihrer Innenfläche livid verfärbt. Nach mehreren Geburten bleibt die Rima pudendi klaffend, bis schließlich mit zunehmendem Alter eine Atrophie des Fettgewebes eintritt, so daß die Labia schlaff und hängend werden, während die Vulva weit klafft.

c) Die kleinen Schamlippen, Labia minora.

Zieht man die Labia majora auseinander, so daß die Rima pudendi klafft, so überblickt man die ganze Vulva mit den Labia minora, der Klitoris und dem Vestibulum.

Die Labia minora stellen ein schmales Faltenpaar dar, das vorn die Klitoris umfaßt, hinten aber entweder an der Innenfläche der Labia majora frei ausläuft oder eine Verbindung untereinander zeigt. Diese wird durch eine schmale, feine, quergestellte Falte gebildet, welche das eine Labium mit dem anderen verbindet, Frenulum labiorum.

Jedes Labium nimmt ventralwärts an Mächtigkeit zu und spaltet sich knapp unterhalb der Klitoris in zwei Schenkel. Ein Schenkel umgreift die Klitoris von oben her und umhüllt mit dem gleichen Schenkel der anderen Seite die Klitoris ventralwärts, während der andere Schenkel, flacher gestaltet, an die untere Fläche der Klitoris herantritt und an ihr endet. Man hat diese Umhüllung der Klitoris als Praeputium clitoridis bezeichnet, den Anwachsungsrand der inneren Schenkel als Frenulum clitoridis.

An jedem Labium minus kann man eine äußere, dem Labium majus zugekehrte, und eine innere Fläche unterscheiden, die ineinander in einem freien Rand übergehen. Dieser Rand ist glatt oder leicht gekerbt bis gezähnelt. Die Größe der Labia minora ist individuell verschieden. Meistens sind die kleinen Schamlippen von den großen vollkommen gedeckt, manchmal überragen sie aber die Rima pudendi, wobei der vorragende Teil seine blaßrötliche Farbe und den Schleimhautcharakter verliert, derb wird und die Farbe und das Aussehen des Integuments erhält. Diese Teile sind auch meistens stark pigmentiert.

d) Der Scheidenvorhof, Vestibulum.

Der von den kleinen Schamlippen umfaßte Teil der Vulva wird als Vestibulum bezeichnet. Er ist hinten, falls ein Frenulum labiorum vorhanden ist, durch dieses

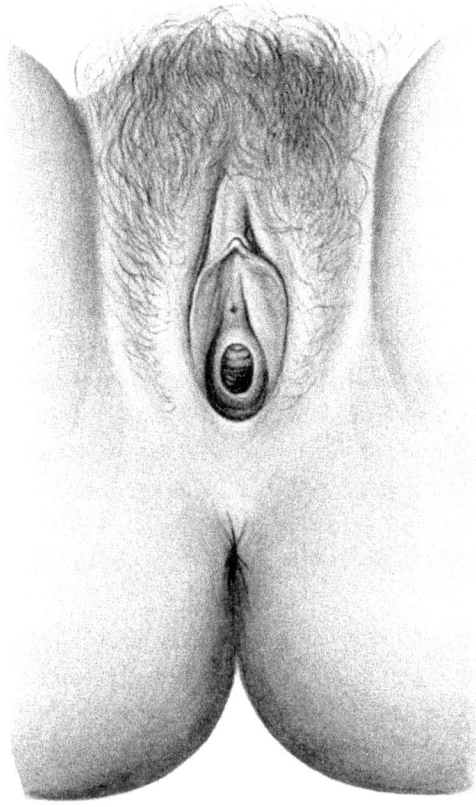
Abb. 40. Hymen annularis.

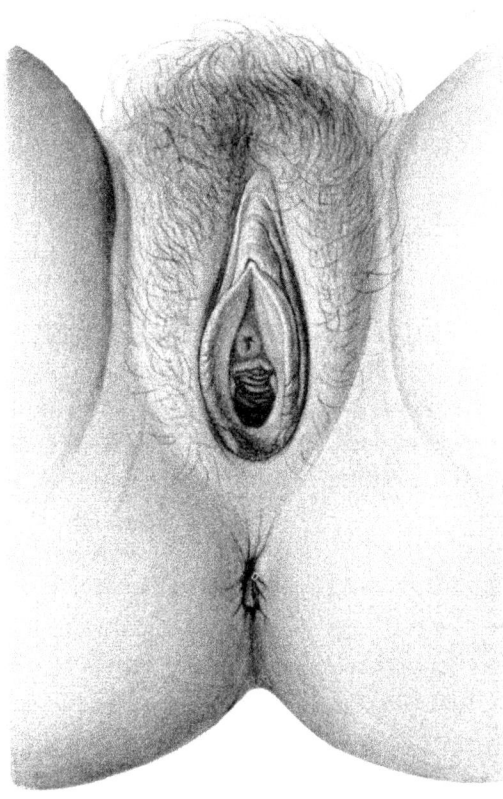
Abb. 41. Genitale externum einer Unipara.

deutlich abgegrenzt. Die kleine Mulde vor dem Frenulum, die bei virginalen Personen bis an den Hymenalansatz reicht, bezeichnet man als Fossa navicularis. Im oberen Anteil des Vestibulums sieht man die Mündung der Urethra.

Aber auch das Orificium urethrae externum ändert seine Form. An nulliparen Personen ist das Orificium meistens ein feiner Längsspalt mit einem zarten Rand. Bei multiparen Personen ist das Lumen stern- oder kreisförmig, mit aufgewulsteten Rändern. In der Umgebung des Ostium urethrae externum sieht man einzelne kleine Grübchen und Mündungen feiner Kanälchen. Diese sind teils kurze blinde Gänge, Skenesche Gänge, teils die Ausführungsgänge kleiner Drüsen.

In der Tiefe des Vestibulums, am Eingang der Vagina befindet sich der Hymen,

Valvula vaginae. Dieser stellt eine den Scheideneingang entweder an der ganzen Zirkumferenz oder nur teilweise umgreifende, verschieden hohe Schleimhautfalte dar, welche die erste, gleichzeitig auch höchste Falte der Columna rugarum post. repräsentiert.

Der Hymen zeigt eine besondere Mannigfaltigkeit der Form und Ausdehnung. Dementsprechend hat man auch die verschiedenen Formen mit Namen belegt. So spricht man von einem Hymen annularis, semilunaris, lobatus, fimbriatus, cribriformis, septus usw. Versperrt die Scheidenklappe vollkommen den Scheideneingang, so daß ein Abschluß der Vagina eintritt, so spricht man auch von einem Hymen imperforatus. Das Hymen ist auch in seiner Dickenausdehnung variabel, ist manchmal nur zart und häutchenförmig, manchmal derb und fleischig.

Bei der Defloration kommt es gewöhnlich zu Einrissen, die entweder seitwärts oder analwärts gerichtet sind. Die vollkommene Zerreißung erfolgt erst bei der ersten Geburt, die danach noch bestehenden wärzchenförmigen Reste werden als Carunculae hymenales bezeichnet. In seltenen Ausnahmefällen kann auch das Hymen vollkommen fehlen.

e) Der Kitzler, Klitoris.

Der kavernöse, erektile Apparat des Weibes besteht aus der Klitoris und den Bulbi vestibuli, erstere in die Crura, das Corpus und die Glans zerfallend, letztere paarig neben dem Introitus vaginae gelegen. Crura und Corpus clitoridis sind dem Corpus cavernosum penis homolog, während die paarigen Bulbi vestibuli dem hinteren Anteil des Corpus cavernosum urethrae entsprechen und beim Manne den Bulbus urethrae darstellen. Der Teil des Corpus cavernosum urethrae, welcher die Pars pendulans penis umgibt, findet seine Analogie bei der Frau in jenem kompressiblen Venenkörper, der den distalen Anteil der Urethra umschließt und mit der Glans clitoridis in direkter Verbindung steht, Pars intermedia (Abb. 42).

Der Aufbau der Crura und des Corpus clitoridis gleicht im großen und ganzen jenem des Corpus cavernosum penis. Auch hier befindet sich an der Oberfläche eine Membran aus dichtem, fibrösem Gewebe, Tunica albuginea clitoridis. Die Crura sind ebenso wie die Crura penis am vorderen Rand des Ramus inferior ossis pubis fixiert. Sie konvergieren symphysenwärts und heben sich knapp vor der Symphyse von der Unterlage ab, um sich zum kurzen Schaft, Corpus clitoridis, zu vereinigen. An der vorderen Seite des Corpus clitoridis haftet, ähnlich wie beim Penis, ein bindegewebiger Apparat, der das Corpus clitoridis an die Symphyse heftet, Ligamentum suspensorium clitoridis, das Testut bis gegen die Linea alba nach aufwärts verfolgt.

Das Corpus ist gegen die beiden Crura winkelig abgebogen und zieht hakenförmig gekrümmt gegen den Introitus vaginae. Der freie Teil der Klitoris zeigt, was seine Größe anlangt, sehr viele individuelle Variationen. Der freie Teil der Klitoris ist in eine Duplikatur der Schleimhaut eingefaßt, welche auch noch die kleine aufsitzende Glans umgibt, Praeputium clitoridis.

In der Klitoris wurden verschiedene Nervenendigungen, Meißnersche, Pacinische Körperchen, sog. Endkolben beschrieben (Luschka, Krause, Webster). Im inneren Blatt des Praeputium kommen nach Saalfeld manchmal Talgdrüsen vor. Die Crura clitoridis sind vom Musculus ischiocavernosus ebenso umgriffen, wie die Crura penis beim Manne. Dieser Muskel endet am Dorsum clitoridis.

Die Bulbi vestibuli verhalten sich in ihrem Aufbau ebenso wie der Bulbus urethrae beim Manne, was den Charakter des spongiösen oder kavernösen Gewebes anlangt. Sie liegen zu beiden Seiten des Introitus vaginae, knapp vor den Glandulae vestibulares Bartholini. Über ihre Oberfläche zieht, ebenso wie beim Manne, der Musculus bulbocavernosus, nur treffen die beiden Hälften einander nicht in einer Raphe, sondern ziehen getrennt nach vorne in die Nähe der Klitoris. Man hat den Musculus bulbocavernosus der Frau als Musculus constrictor cunni bezeichnet.

So wie beim Manne zieht zu den Bulbi eine Arteria bulbi, zu den Corpora cavernosa clitoridis eine Arteria profunda clitoridis, während über den Rücken des

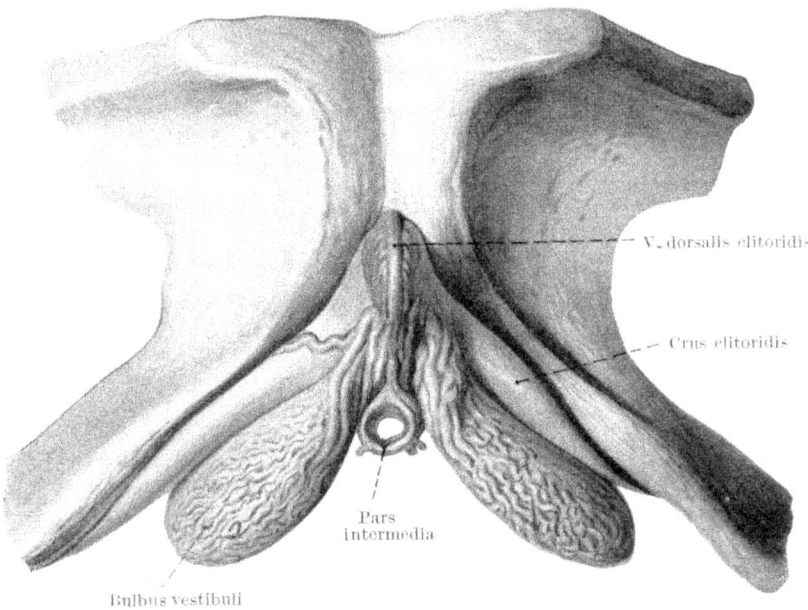

Abb. 12. Corpus cavernosum clitoridis und Bulbi vestibulares.

Corpus clitoridis die Arteria dorsalis clitoridis verläuft. Kobelt und Gussenbauer haben aus den Bulbi vestibuli Venen sowohl in die Vena pudenda, als auch in die Vena haemorrhoidalis inferior verfolgt. Gussenbauer gibt auch an, daß die Venen der Bulbi vestibuli mit dem Plexus venosus vaginalis in Verbindung stehen. Durch die Pars intermedia stehen die Bulbi auch in Verbindung mit den Venen der Klitoris, die durch die Vena dorsalis clitoridis mit dem Plexus vesicalis impar anastomosieren.

Histologischer Aufbau.

Die Haut an der äußeren Fläche des Labium majus zeigt alle Charaktere des Integumentes, trägt geschichtetes Plattenepithel, Haare, besonders große Talgdrüsen und Schweißdrüsen. Auch an der Innenfläche der Labia majora kommen Haare vor und fast immer Talgdrüsen. Das subcutane Bindegewebe ist straff und nimmt in seinen großen Maschen das Fett der Labia majora auf. Die Venen der Labia majora sind mächtig entwickelt und bilden einen Plexus venosus.

Die **Labia minora** tragen an ihrer Oberfläche geschichtetes Plattenepithel, das in seinen oberflächlichsten Schichten verhornen kann, in den tiefsten Schichten Pigment trägt. Die Papillen sind hoch, an der äußeren Fläche der Labia minora befinden sich reichlich **Talgdrüsen**, an der Innenfläche spärlichere Talgdrüsen, die erst beim Kinde entstehen und zur Zeit der Pubertät besonders mächtig werden. Die Grundlage besteht aus Bindegewebe mit dichtem Venenplexus und glatter Muskulatur. In den Labia minora fehlt das Fett. Das äußere Integument geht im Vestibulum in die Vaginalschleimhaut über.

Am äußeren Genitale der Frau finden sich einerseits kleinere **Drüsen** der verschiedensten Abstammung und des verschiedensten Aussehens, andererseits ein großes Drüsenpaket, bezeichnet als **Glandulae vestibulares majores, Bartholini-, Duvernoy-Tiedemann-, Huguier-, Merysche Drüsen**. Sie entsprechen den Glandulae Cowperi, Gland. bulbo-urethrales des Mannes. Diese etwa $1^1/_2$ cm im Durchmesser großen Drüsen haben gelblich-graurote Farbe, sind an ihrer Oberfläche unregelmäßig gelappt. Sie kommen konstant vor, sezernieren bereits beim Neugeborenen etwas Sekret. Sie wachsen zur Zeit der Pubertät ziemlich rasch und bilden sich relativ früh zurück. An alten Frauen sind sie kaum mehr auffindbar.

Das Sekret der Drüsen ist weißlich-schleimig. Die Drüsen zeigen alveotubulären Aufbau. Die Ausführungsgänge sind stellenweise erweitert, mit kubischem bis zylindrischem Epithel ausgekleidet. Der etwa $1^1/_2$ cm lange Ausführungsgang mündet weit hinten in das Vestibulum, und zwar knapp vor dem Frenulum der Labia minora in der Fossa navicularis. Der Drüsenkörper liegt in die Muskulatur des Trigonum urogenitale eingebettet hinter dem Bulbus vestibuli.

Von den kleineren Drüsen sind die **Glandulae vestibulares minores** konstant. Diese stellen mohn- bis hanfkorngroße Drüschen dar, die in der Schleimhaut des Vestibulum gelegen, hauptsächlich aber zwischen Urethral- und Vaginalmündung angehäuft sind. Die Drüsen sind alveolär und besitzen kurze, manchmal auch verzweigte Ausführungsgänge, die entsprechend der Verteilung der Drüsen zwischen Urethra und Vagina zum Vorschein kommen.

Neben diesen Drüsen kommen im Septum urethro-vaginale rudimentäre, periurethrale Drüsenschläuche besonders am Blasenhals vor, wenig geschlängelt, tubulös, mit einem zweireihigen, niederen Epithel ausgekleidet. Sie sind oftmals in ein lockeres, bindegewebiges Lager eingebettet und durchbrechen auch die glatte Muskelfaserschicht, bis zur quergestreiften Muskulatur reichend. Sie wurden von Sachs als Homologa der **Prostata** aufgefaßt und dürften mit den von Henle beschriebenen Lacunen der Harnröhrenmündung identisch sein.

Außerdem befinden sich hier kleine **paraurethrale Cysten**, die nach Sachs aus Morgagnischen Lacunen hervorgegangen sind.

Davon zu unterscheiden sind die paraurethralen Gänge, auch **Skene-Malpighische Gänge** bezeichnet, welche 5—30 mm lang sein können, keinen Drüsencharakter tragen und von Waldeyer mit Prostatagängen identifiziert wurden. Es ist wohl anzunehmen, daß die Identifikation, die Sachs auf Grundlage ausführlicher Untersuchungen vorgenommen hat, die richtige ist, so daß man auch von einer **Prostata feminina**, die äußerst rudimentär ist, sprechen kann.

III. Das Gefäßsystem.

Das Gefäßsystem des weiblichen Genitales ist gegen jenes der Nachbarorgane, vor allem aber gegen das der Beckenwand nicht scharf abgrenzbar. Dies gilt vor allem von dem venösen Schenkel des Blutgefäßsystems, wo die plexusartigen Zusammenhänge zwischen Gefäßen des Beckeninhaltes und der Beckenwand besonders intime sind. Daher sollen im folgenden nur jene Gefäße eine ausführliche Beschreibung finden, die den Beckeninhalt versorgen, während die Beckenwandgefäße nur soweit als notwendig berücksichtigt werden.

Es ist von vornherein klar, daß die Blutgefäße des Beckens in Aufbau und Anordnung der verschiedenartigen funktionellen Beanspruchung der Beckenorgane bei der Frau angepaßt sein müssen, daß sie vor allem der durch die Gravidität eintretenden Vergrößerung des Uterus und den mit den Zyklen einhergehenden Hyperämien entsprechend angepaßt sein müssen. Dazu kommt noch die Beweglichkeit der einzelnen Beckenorgane, des Ovars, des Uterus, die regelmäßig eintretende Erweiterung und Verkleinerung der Blase. Bis zu einem gewissen Grade zeigen die Gefäße durch ihren Verlauf den im Embryonalleben von einzelnen Abschnitten des Genitales zurückgelegten Wanderungsgang durch ihren Ursprung und Verlauf an.

Alle diese Momente beeinflussen die Morphologie der Blutgefäße des Beckeninhaltes.

A. Arterien.

Sieht man von der aus der Aorta entspringenden Art. ovarica ab, so stammen alle übrigen Arterien des Beckeninhaltes aus der Art. hypogastrica.

a) Arteria ovarica. Diese entspringt aus der Aorta unmittelbar unterhalb des Ursprunges der Art. renalis, läuft als eine bei nicht schwangerem Uterus feine Arterie nach lateral und unten. Hierbei wird sie von den Vv. ovaricae flankiert, mit denen zusammen sie bis zu ihrer Eintrittsstelle in das Ovarium verläuft.

Von Peritonaeum gedeckt erreicht die Arterie den Ureter beiläufig in der Mitte seines abdominalen Stückes, kreuzt ihn ventralwärts und gelangt dadurch an dessen laterale Seite, wo sie auf den M. psoas zu liegen kommt. An der Kreuzungsstelle entläßt sie einen ganz feinen Zweig, zum Ureter.

Im weiteren Verlaufe traversiert sie die Art. iliaca ext., wendet sich dabei medialwärts und bettet sich in jene seichte Bauchfellfalte ein, die als Lig. suspensorium ovarii, besser als Plica vasorum bezeichnet wird. In dieser gelegen, kreuzt sie den Ureter nochmals ventral und erreicht das Lig. latum.

Während die obere Überkreuzung zwischen Ureter und Arterie eine fixe ist, hängt das gegenseitige Verhältnis der beiden Gebilde an der unteren Kreuzungsstelle von der augenblicklichen Einstellung der Tube und des Ovarium und dem damit verbundenen Verhalten der Plica vasorum ab. Hebt man die Tube und das Ovarium auf, strafft dadurch die Plica vasorum und zieht sie nach vorne, so wird gleichzeitig damit die Art. ovarica vom Ureter lateralwärts entfernt und die Kreuzung aufgehoben.

Im Ligamentum latum teilt sich die Arterie in drei Äste: Ein Ast verläuft in der Mesosalpinx eng angeschlossen an die Tube medialwärts bis zum Tubenwinkel und gibt auf diesem Wege der Tube Äste ab. Der zweite Ast gelangt an den Hilus ovarii und versorgt das Ovarium. Der dritte Ast verläuft längs des Ansatzes des Mesovariums nach medial, dann oberhalb des Lig. ovarii proprium gegen den Tubenwinkel, um hier direkt in den R. ovaricus der Art. uterina zu inoskulieren. Diese direkte Verbindung zwischen Art. ovarica und Art. uterina wurde auch als Circulus ovaricus bezeichnet.

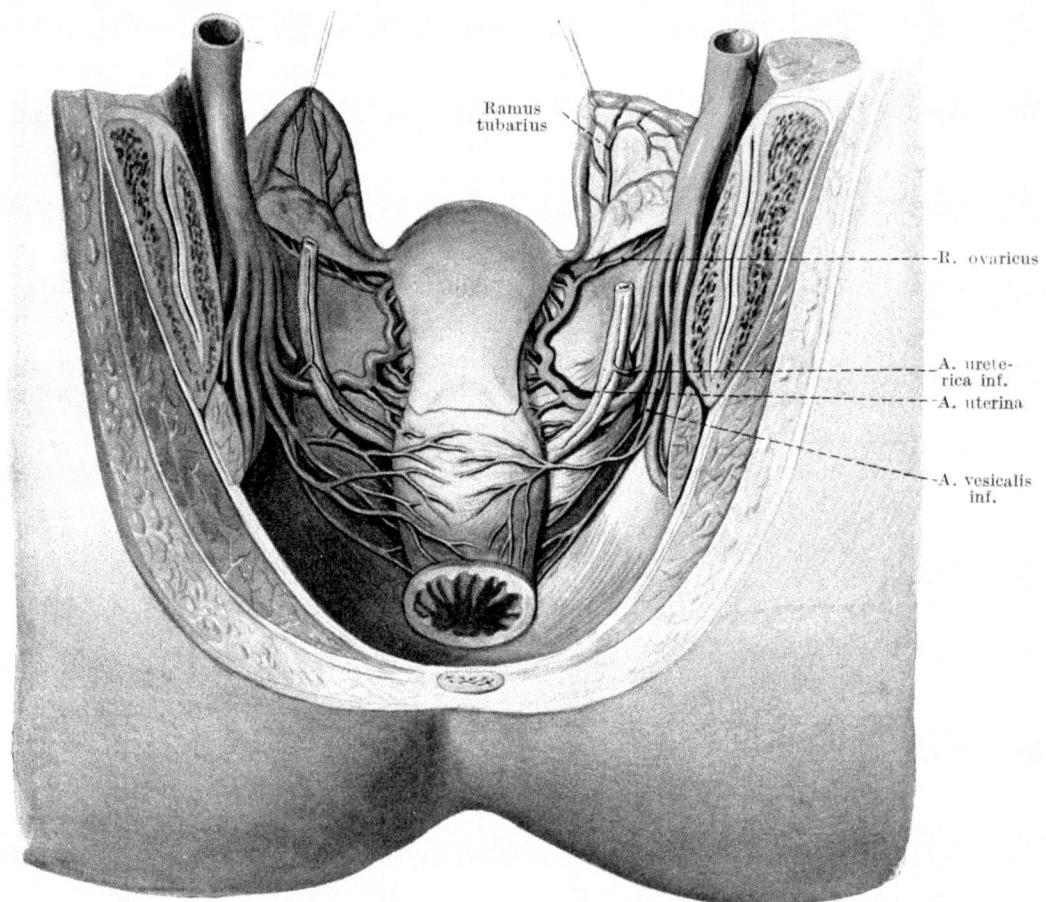

Abb. 43. Arterien des Genitale internum von hinten, hintere Beckenwand entfernt.

Während der Gravidität wächst die Arterie mächtig sowohl in die Breite als auch in die Länge. Es kommt zu starken Schlängelungen der Arterie, die sich auch nach der Gravidität nicht mehr vollkommen ausgleichen.

Die Hauptgefäße des weiblichen Genitales nehmen ihren Ursprung aus der Art. hypogastrica. Diese stellt einen der beiden Äste der Art. iliaca communis dar und gelangt von der Linea terminalis in das kleine Becken, wo sie sich nach verschieden langem Verlaufe an einem Punkte in ihre Äste spaltet. Man unterscheidet im allgemeinen viscerale und parietale Äste, je nach dem Versorgungsgebiet. Von diesen gelangen nur die visceralen Äste zum Beckeninhalt.

Die meisten von einer Stelle radiär abziehenden Äste zeigen in der Art ihres Ursprunges weitgehende Variationen, im großen und ganzen aber lassen sich die Äste in vordere und hintere Äste unterteilen. Letztere sind rein parietal und stellen, von den kleineren Zweigen abgesehen, meistens nur die Aa. glutaea sup. und inf. bei, während die vorderen Äste die Art. obturatoria, die Art. uterina und die Art. pudenda interna bilden. Am häufigsten ist jene Kombination, bei welcher die Art. uterina und die Art. pudenda int. gemeinsam entspringen.

b) Art. uterina. Die Art. uterina, ein unter normalen Umständen schon ziemlich starkes Gefäß, wird während der Gravidität zum mächtigsten Ast der Art. hypogastrica. Sie zeigt gegen Ende der Schwangerschaft einen Durchmesser von beiläufig 4 mm. Nach ihrem Ursprung zieht sie, neben dem Ureter gelegen, schräg nach vorne und abwärts bis an jene Stelle, an welcher das Lig. latum die seitliche Beckenwand erreicht. Hier biegt die Arterie plötzlich medialwärts, kreuzt nach ganz kurzem Verlauf den Ureter an dessen ventraler kranialer Seite und gelangt, immer an der Basis des Lig. latum verlaufend, an die laterale Uteruskante, wo sie sich in der Höhe des inneren Muttermundes in zwei Äste spaltet: Der stärkere, R. uterinus, zieht brüsk abbiegend nach aufwärts und folgt korkzieherartig gewunden der Kante des Corpus uteri, während der andere schwächere R. cervico-vaginalis längs der Cervix nach abwärts gelangt (Abb. 43, 45, 46).

In ihrem Verlauf an der Basis des Lig. latum ist die Arterie in den Plexus venosus uterinus eingebettet und bildet mit ihm einen transversal verlaufenden Gefäßstrang, dem glatte Muskelfasern angeschlossen sind. An der Kreuzungsstelle mit dem Ureter sind die Gefäße und der Harnleiter durch dichteres Bindegewebe aneinandergebunden. Hier entläßt die Art. uterina die Art. ureterica inferior. Die Fixation der Arterie am Uterus, aber auch am Ureter macht es begreiflich, daß Veränderungen des Situs uteri sich auch auf den Ureter auswirken. Zieht man den Uterus nach abwärts, so überträgt sich dieser Zug durch die Gefäße, Venen und Arterie, auch auf den Ureter.

Der nach abwärts ziehende R. cervico-vaginalis versorgt durch Abgabe medialwärts ziehender Äste zunächst die Cervix uteri und gelangt hierauf an die Vagina, deren obere Hälfte er mit Blut speist. Der R. uterinus entläßt während seines ganzen Verlaufes eine Reihe von Ästen, die nahezu rechtwinkelig von ihm abgehen, die Uterussubstanz betreten und das Corpus uteri versorgen. Die starken Äste liegen im Stratum vasculosum. Die von beiden Seiten kommenden Zweige anastomosieren miteinander.

Das Ende des R. uterinus teilt sich gewöhnlich in zwei Äste, von denen der eine als R. fundi medialwärts zieht, während der andere als R. tubarius in die Mesosalpinx gelangt und daselbst mit dem R. tubarius der Art. ovarica anastomosiert.

Der R. fundi zeichnet sich durch seine besondere Mächtigkeit aus und steht mit dem der anderen Seite in offener Kommunikation. Alle Muskeläste sind, wenn auch in geringerem Maße als der R. uterinus, geschlängelt. Sie sind es vor allem, die während der Gravidität eine besondere Vergrößerung erfahren.

Vor dem Ende entläßt der R. uterinus noch zwei Äste, den schwachen Ramus des Lig. teres, der längs dieses Bandes distalwärts zieht, in der Gravidität eine nennenswerte Größe erreicht, und mit der Art. epigastrica inferior auf dem Wege der Art. spermatica externa anastomosiert. Der stärkere R. ovaricus zieht lateralwärts und setzt sich direkt durch den Circulus ovaricus, Eierstockarkade, mit der Art. ovarica in Verbindung.

c) Art. vesicalis superior. Diese Arterie ist ursprünglich ein kleiner Ast der Art. umbilicalis, die beim Fetus als der wichtigste Ast der Art. hypogastrica im Bogen die vordere Bauchwand erreicht und zum Umbilicus zieht. Nach der Geburt bleibt das zwischen dem Ursprunge aus der Art. hypogastrica und der Abgabestelle der Art. vesicalis sup. befindliche Stück der Art. umbilicalis, allerdings mit weit reduziertem Lumen, bestehen, so daß auf diesem Wege die Blasenarterie aus der Art. hypogastrica abgeht. Die Art. vesicalis sup. spaltet sich gewöhnlich in mehrere Äste, Aa. vesicales superiores, welche den oberen Teil und die Hinterwand der Blase versorgen.

d) Aa. vesicales inferiores. Manchmal aus der Art. hypogastrica direkt abgehend, manchmal aus einem ihrer Äste entspringend, ziehen sie längs der lateralen Beckenwand nach vorne und erreichen den Blasengrund, um diesen und vor allem das Trigonum vesicae zu versorgen (Abb. 43). Einzelne dieser Äste ziehen auch noch zur vorderen Vaginalwand, Rr. vesicovaginales.

e) Art. haemorrhoidalis media. In ähnlicher Art wie die unteren Blasenarterien entspringt die Art. haemorrhoidalis media, die nach unten und innen zieht und an die Curvatura perinealis recti gelangt (Abb. 46). Ihre kranialwärts verlaufenden Zweige anastomosieren mit der Art. haemorrhoidalis superior, während die caudal gerichteten sich mit der aus der Art. pudenda interna stammenden A. haemorrhoidalis inf. verbinden.

f) Art. pudenda interna. Die Blutversorgung des Perineums und des Genitale externum gehört der Art. pudenda int. zu. Diese Arterie entspringt entweder mit der Art. glutaea inf. oder mit der Art. uterina aus einem kurzen oder längeren Truncus communis und zieht sofort nach ihrem Ursprunge an der Beckenseite des Plexus sacralis steil nach abwärts. Sie erreicht das Foramen infrapiriforme und gelangt durch dieses an die Dorsalseite des Lig. sacrospinosum. Um dieses Ligament gewunden erreicht die Arterie das Foramen ischiadicum minus, durch das sie die Fossa ischiorectalis betritt (Abb. 44).

Der lateralen Beckenwand eng angeschlossen zieht sie in der Fossa ischiorectalis nach vorne. Vom Fettgewebe derselben durch ein dichtes Bindegewebsblatt geschieden (Fascie des M. obturator internus), liegt sie der medialen Seite des Tuber ossis ischii an. In die genannte Muskelfascie eingescheidet, im sog. Alcockschen Kanal, gelangt sie nach vorne, wo sie den Kanal verläßt, um längs des aufsteigenden Schambeinastes nach oben zu ziehen. In diesem Stück ihres Verlaufes zieht die Arterie längs des Ursprunges des Diaphragma urogenitale, in die Muskel-Sehnensubstanz desselben eingebettet, symphysenwärts, um als Art. dorsalis clitoridis zu enden.

Abgesehen von Muskel- und Nervenästen, die sie noch innerhalb des Beckens abgibt, entläßt die Arterie schon in der Fossa ischiorectalis die Art. haemorrhoidalis inferior. Diese perforiert, gewöhnlich in mehrere Stämmchen aufgelöst, die mediale Wand des Alcockschen Kanals und zieht durch das Fett der Fossa ischiorectalis medialwärts zum Anus.

Am vorderen Ende des Alcockschen Kanals entläßt die Art. pudenda interna die starke Art. perinei, die zunächst am hinteren Rande des Diaphragma urogenitale von dem variabel entwickelten M. transversus perinei superficialis gedeckt wird, dann medial- und vorwärts zieht und sich in mehrere Äste auflöst, die insgesamt an der caudalen Fläche des Diaphragma verlaufen. Der erste Ast zieht als Art. transversa perinei medialwärts und erreicht die hintere Zirkumferenz des Introitus vaginae, um hier die Haut des Dammes zu versorgen. Die nächsten Äste gelangen schräg nach vorne, liegen hierbei zwischen dem M. bulbocavernosus und ischiocavernosus und versorgen als Aa. labiales posteriores die großen Schamlippen.

Die Fortsetzung der Art. pudenda, die Art. clitoridis, verläuft, wie schon erwähnt, im Ansatze des Diaphragma urogenitale und gelangt nach vorne und oben. Sie entläßt

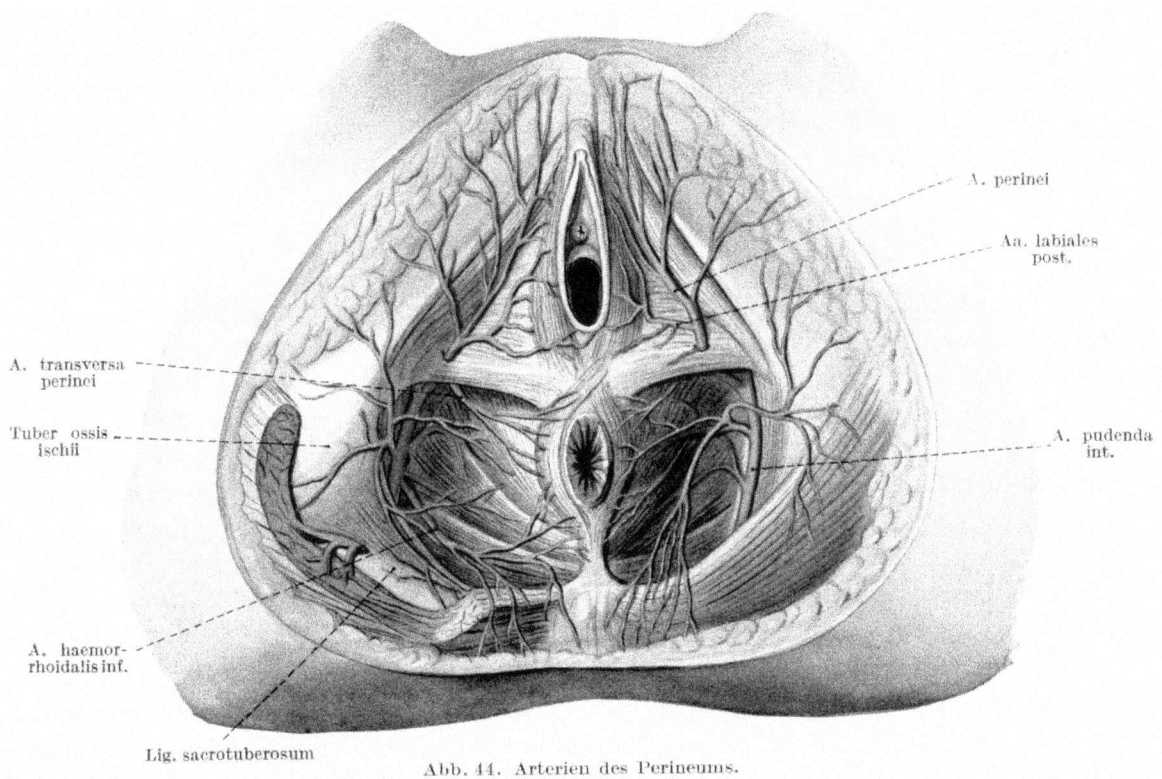

Abb. 44. Arterien des Perineums.

in diesem Verlauf die Art. bulbi vestibuli, die quer medialwärts zieht und den Bulbus vestibuli versorgt, außerdem kleine Äste zur Urethralschleimhaut abgibt.

Längs des Ansatzes des Crus clitoridis gibt die Arterie einen oder mehrere Aa. profundae clitoridis ab, die in das Corpus cavernosum clitoridis eintreten und dieses versorgen. Der Rest der Art. clitoridis gelangt schließlich als Art. dorsalis clitoridis auf den Rücken der Klitoris.

Aus dem Gebiete der Art. iliaca externa stammen die Art. spermatica externa und die Aa. pudendae externae.

g) Die Art. spermatica externa, ein Ast der Art. epigastrica inf., entsteht knapp oberhalb des Lig. Pouparti und gelangt an das Lig. teres, mit dem sie durch den Leistenkanal nach außen gelangt. Diese Arterie anastomosiert mit dem Ramus des Lig. teres aus der Art. uterina.

h) Die Aa. pudendae externae, mehrere aus der Art. femoralis entspringende Gefäße durchsetzen das Trigonum Scarpae des Oberschenkels, durchbrechen die Lamina cribrosa der Fascia lata und ziehen schließlich als subcutane Gefäße zu den Labia majora und zum Mons veneris.

B. Die Venen.

Die schon bei den Arterien besprochene Unmöglichkeit der Abgrenzung zwischen den für die Beckenwände bestimmten und den Beckeneingeweiden zugehörigen Gefäßen erreicht bei den Venen wenn möglich einen noch höheren Grad. Bei den Beckenvenen ist dies um so leichter begreiflich, als das Venensystem im allgemeinen eine viel größere Neigung zur Anastomosen- und Netzbildung zeigt. Hierzu kommt noch, daß die Beckeneingeweide selbst von mächtigen Venengeflechten umfaßt werden, deren Abflüsse nach allen möglichen Richtungen erfolgen. Die schon beim Arteriensystem hervorgehobene, für bestimmte Gestationsphasen höhere Beanspruchbarkeit und die daraus folgende Erweiterungsfähigkeit der Gefäße erreicht im venösen Schenkel des Beckenkreislaufes ihr Maximum.

Dies erklärt sich abgesehen von jenen Umständen, die für die Erweiterung der Arterien notwendig sind, aus der verminderten Stromgeschwindigkeit und der damit verbundenen Erweiterung des Strombettes. So sehen wir nicht nur innerhalb der Uteruswand die bekannten mächtigen Venen während der Gravidität, sondern auch ganz abnorm starke Venengeflechte am Beckenboden. Die Verlangsamung der Stromgeschwindigkeit, die leichte Behinderung der Zirkulation und die sich daraus ergebende Stase macht es begreiflich, daß es im Bereiche dieser mächtigen Geflechte leicht zu Thrombosen, zur Verödung einzelner Abschnitte, schließlich vielfach zur Bildung von Phlebolithen kommt. Die ungeheuere Hyperämie erklärt die mächtigen Blutungen, die netzförmige Anordnung die schwere Stillbarkeit derselben bei Verletzungen.

In ihrer Anordnung schließen sich die Venen im großen und ganzen den Arterien an. So sehen wir auch bei den Venen, daß ihr Hauptteil das im Becken befindliche Blut dem Stromgebiet der V. hypogastrica zuführt, während bestimmte Abschnitte der V. cava inf. und der V. iliaca ext. zugehörig sind.

Wenn wir zunächst von den dem Rectum zugehörigen Venen absehen, die mit den Venen des Urogenitalsystems nur subcutan in stärkere Verbindungen treten, bilden die Venen des Urogenitalsystems ein mächtiges Stromgebiet, das in seinem oberen Anteile Blase, Uterus samt Adnexen und den proximalen Anteil der Vagina umfaßt und im Becken verbleibend seinen Abfluß in die V. hypogastrica und V. cava inf. besitzt. Der untere Anteil umfaßt das Gebiet des Genitale externum, die Vagina und erreicht das Beckeninnere erst auf dem Umweg über die V. pudenda int.

Selbstverständlich sind diese beiden Anteile nicht voneinander streng abgrenzbar, da sowohl entlang der Urethra als auch entlang der Vagina breite, vielfach plexusartig entwickelte Kommunikationen bestehen.

Die pelvinen Geflechte ordnen sich um den Uterus und die Blase. Die im Uterus vorhandenen Venen sammeln sich am Uterusrande und bilden daselbst einen den R. uterinus der Art. uterina umspinnenden feinmaschigen Plexus, der nach drei Richtungen hin seine

Abfuhrmöglichkeit hat. Man kann einen oberen, einen mittleren und einen unteren Plexus uterinus unterscheiden (Abb. 45—47).

Die Venen des Fundus gelangen längs des R. tubarius der Art. ovarica und längs der Eierstockarkade der Art. uterina und ovarica lateralwärts. Dieser weitmaschige Plexus empfängt dort, wo er am Hilus ovarii vorbeizieht, die Venen des Ovariums und der Tube und gelangt in den Plexus ovaricus, der in langgezogenen Maschen die Art. ovarica begleitet. Während der Gravidität ist er zu einem mächtigen Venenkonvolut angeschwollen, das über die Linea terminalis kranialwärts zieht; allmählich gehen aus diesem Plexus

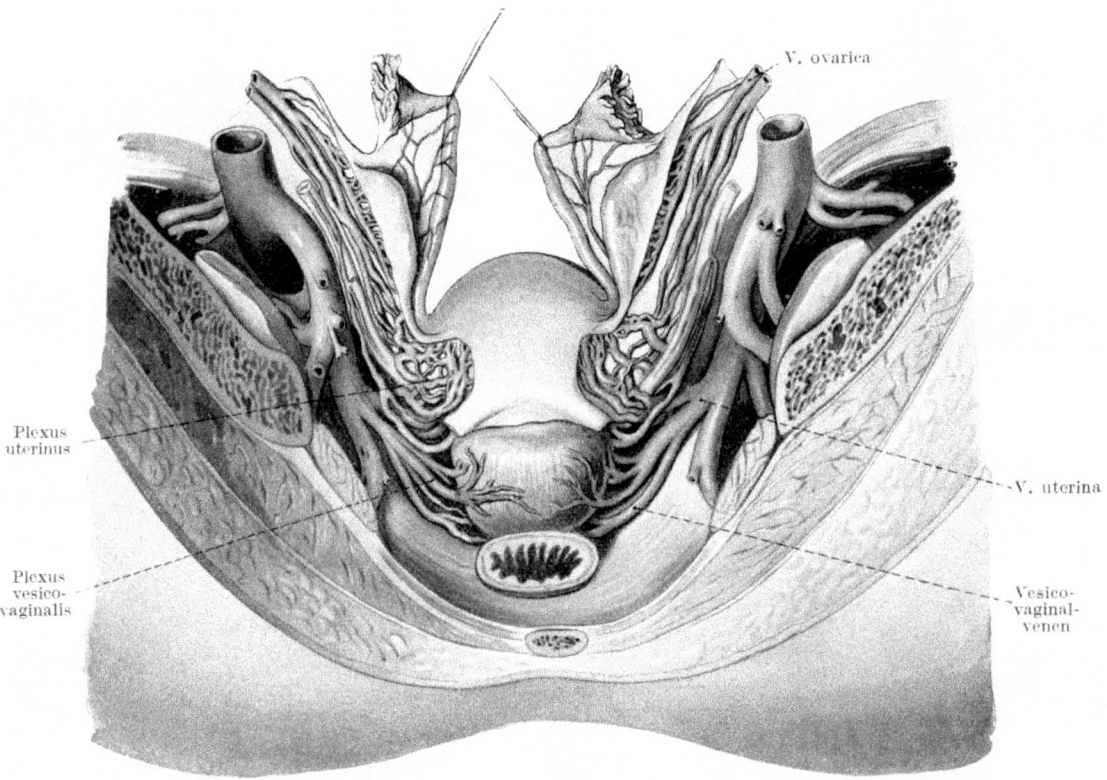

Abb. 45. Venen des inneren Genitales von hinten gesehen. Hintere Beckenwand entfernt.

zwei Venen hervor, welche die Art. ovarica in ihrem abdominellen Verlaufe flankieren, bis sie sich schließlich knapp vor der Mündung zur einheitlichen V. ovarica vereinigen. Diese mündet linkerseits meist in die V. renalis, rechts in die V. cava inferior. Im Gesamtverlauf folgen Plexus ovaricus und V. ovarica genau der gleichnamigen Arterie.

Die Venen des mittleren Uterusabschnittes, im Plexus uterinus an der Seitenkante des Uterus gesammelt, bringen ihr Blut in einen mächtigen, an der Basis des Lig. latum verlaufenden Venenplexus, welcher, der Art. uterina folgend, die Durchbruchsstelle des Ureters durch das Parametrium umgreift und sich an der lateralen Beckenwand mit den aus dem unteren Plexus stammenden Venen verbindet. Zu einer meist einfachen V. uterina vereinigt, bringen diese Venen das Blut zur V. hypogastrica. Dabei folgt die V. uterina dem Verlaufe der Art. uterina.

Der caudale Anteil des Uterus und der proximale Abschnitt der Vagina sind von dem Plexus utero-vaginalis umsponnen. Teile dieses Plexus reichen, die laterale Vaginalwand umgreifend, an die Seite der Blase und stellen die Verbindung mit dem Plexus vesicalis dar, so daß in diesen Plexus utero-vaginalis auch ein Teil des

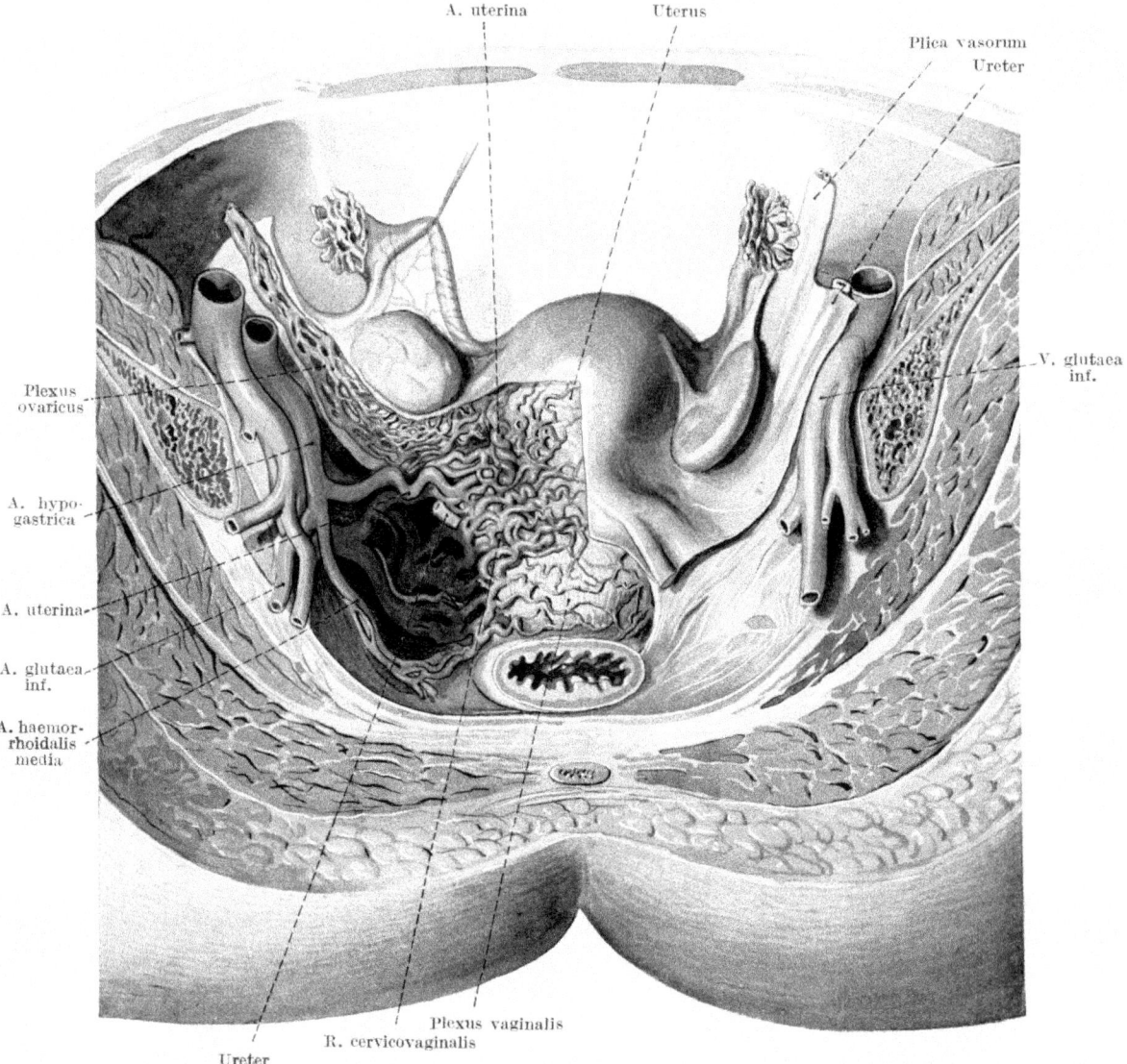

Abb. 46. Arterien und Venen des inneren Genitales von hinten gesehen. Hintere Beckenwand entfernt.

Blasenblutes abfließt, Plexus vesico-vaginalis. Die aus diesem Plexus entstehenden mächtigen Venen gelangen, noch tiefer als die mittleren Plexus in der Basis des Lig. latum gelegen, lateralwärts und vereinigen sich, am Ende ihres lateral gerichteten Zuges zur V. uterina.

Aus dem unteren Anteil des Plexus utero-vaginalis gelangen mächtige Venen längs der vorderen und hinteren Vaginalwand nach abwärts, um die Verbindung mit den perinealen Venen herzustellen.

Die Venen der Blase umspinnen, im perivesicalen Bindegewebe gelegen, mit feineren Ästen die hintere Blasenwand, während die großen Äste, am Blasengrunde gelegen, diesen nach vorne umgreifen, um an der vorderen Blasenfläche ein engmaschiges Netz zu bilden, Plexus vesicalis impar, der durch die V. dorsalis clitoridis, die unter der Symphyse durchbricht, mit den Venen des äußeren Genitales in Verbindung kommt.

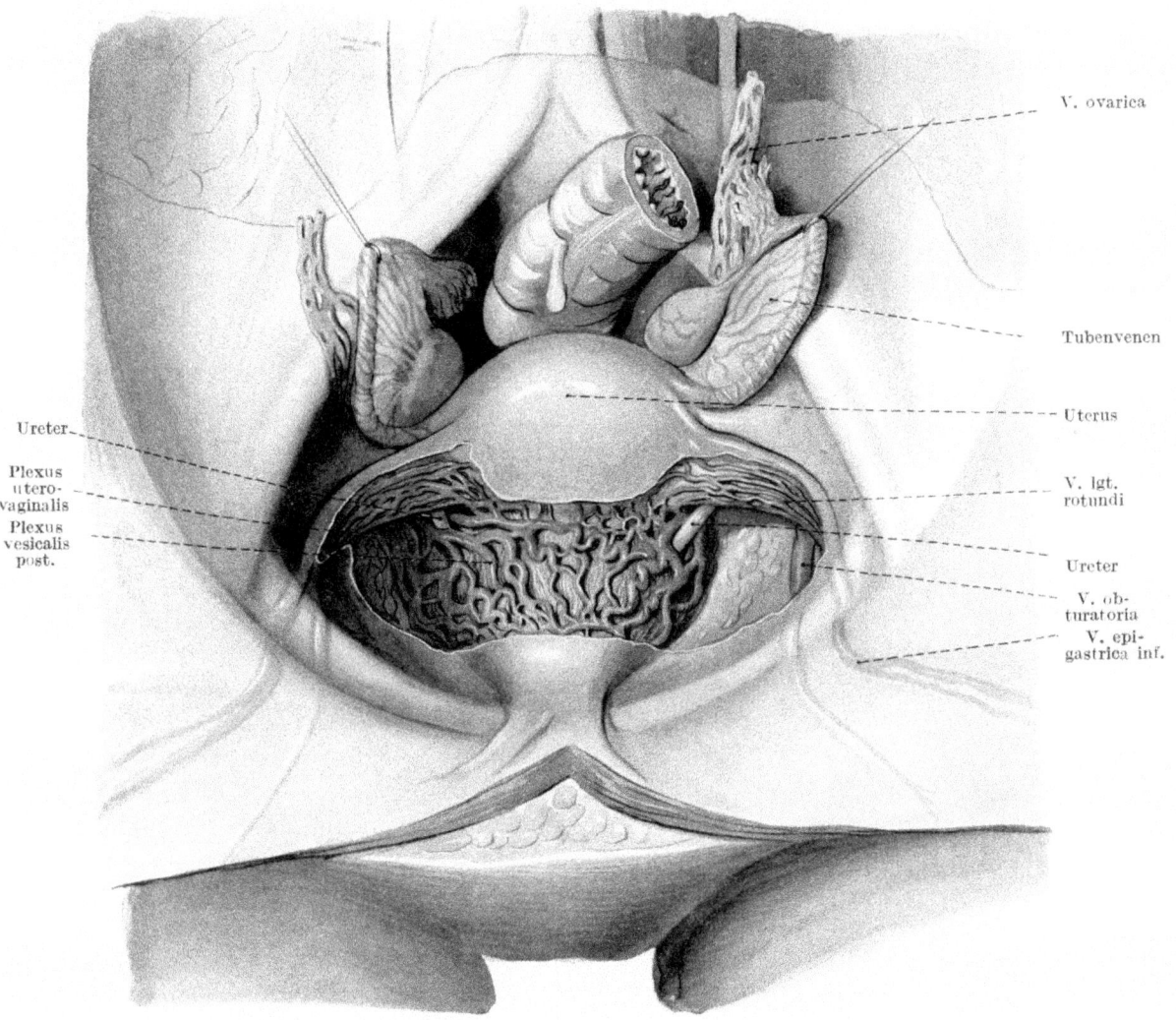

Abb. 47. Venen der Excavatio vesico-uterina von vorne oben gesehen.

Die aus dem Plexus vesicalis stammenden Venen gelangen teils als Vv. vesicales direkt zur V. hypogastrica, teils als Verbindungen mit dem Plexus utero-vaginalis mit diesem zur V. uterina.

Aus dem bisher Gesagten ersieht man, daß vor allem am Grunde des Parametrium ein mächtiges Venenkonvolut liegt, das nach aufwärts den Uterus, nach vorne die Blase umgreift, dessen Abflußgebiet aber hauptsächlich lateralwärts gerichtet ist.

Die Venen des Genitale externum entstehen zum Teil als Abflüsse des kavernösen Gewebes der äußeren Geschlechtsteile, und zwar als Venen der Bulbi vestibuli und der

Crura des Corpus cavernosum clitoridis. Sie sammeln sich als V. clitoridis, um längs der gleichnamigen Arterie in den Alcockschen Kanal zu gelangen (Abb. 48).

Zu ihnen stoßen Venen der Labia majora und minora, sowie die Abflüsse des weitmaschigen Netzes, das den distalen Teil der Vagina umgibt. Diese teils in der Tiefe auf dem Diaphragma urogenitale gelegenen, teils subcutan verlaufenden Venen anastomosieren direkt mit Venen, welche dem Stromgebiet der V. femoralis zugehörig sind und als Vv. pudendae externae bezeichnet werden. Letztere bringen das Blut über die mediale Fläche des Oberschenkels gegen die Fossa ovalis, um hier teils in die

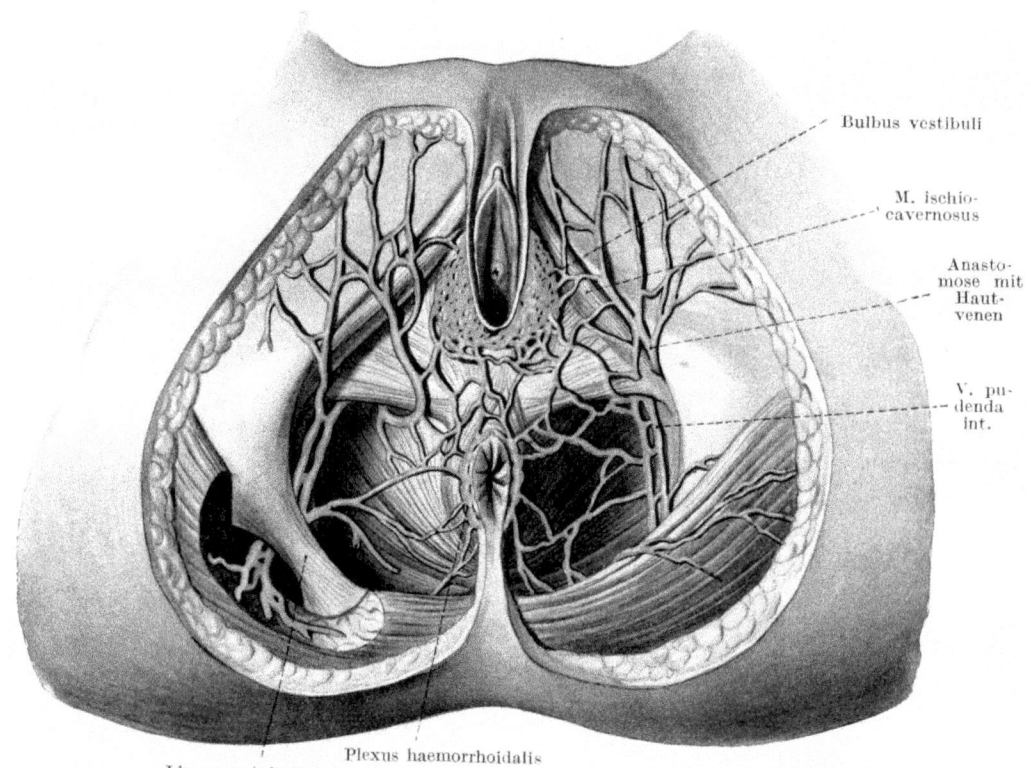

Abb. 48. Venen des Perineums.

V. saphena magna zu münden, teils selbständig die Fascia cribrosa zu durchbrechen und in die V. femoralis zu münden. Zu ihnen gesellen sich die Venen, die in der Tiefe in die V. obturatoria münden, schließlich Venen, die über den Mons veneris subcutan weiterziehen und dem Stromgebiet der V. tegumentosa und der V. epigastrica superficialis zugehören. Durch die V. epigastrica anastomosieren diese oberflächlichen Venen mit jenen unter normalen Umständen allerdings sehr schwach entwickelten Venen, welche, den Leistenkanal durchbrechend, dem Lig. teres als Vv. lig. teretis folgen. Am graviden Uterus sieht man ein mächtiges Venennetz, vielfach mit varikösen Erweiterungen versehen, aus dem oberen Plexus uterinus längs des Ligaments in die Leistengegend verlaufen.

Die Venen des äußeren Genitales communicieren aber nicht nur durch die eben erwähnten Anastomosen mit jenen des Genitale internum, sondern auch durch die V. dorsalis clitoridis. Diese bringt das Blut durch einen zwischen dem Lig. transversum pelvis und dem Lig. arcuatum gelegenen Schlitz in das Becken, und zwar in den schon beschriebenen Plexus vesicalis impar. Hierzu kommen noch Venen, welche, die Urethra umspinnend, auf diesem Wege ebenfalls zum Blasenplexus ziehen, schließlich die längs der Vagina verlaufenden Venen, welche das Blut in den Plexus vesico-vaginalis und utero-vaginalis bringen.

Die früher erwähnten Vv. labiales communicieren durch ein subcutan gelegenes weitmaschiges Netz mit den übrigen Perinealvenen und den Vv. haemorrhoidales inferiores. Ihr Abfluß geschieht teils durch die Vv. haemorrhoidales inferiores und perineales, die

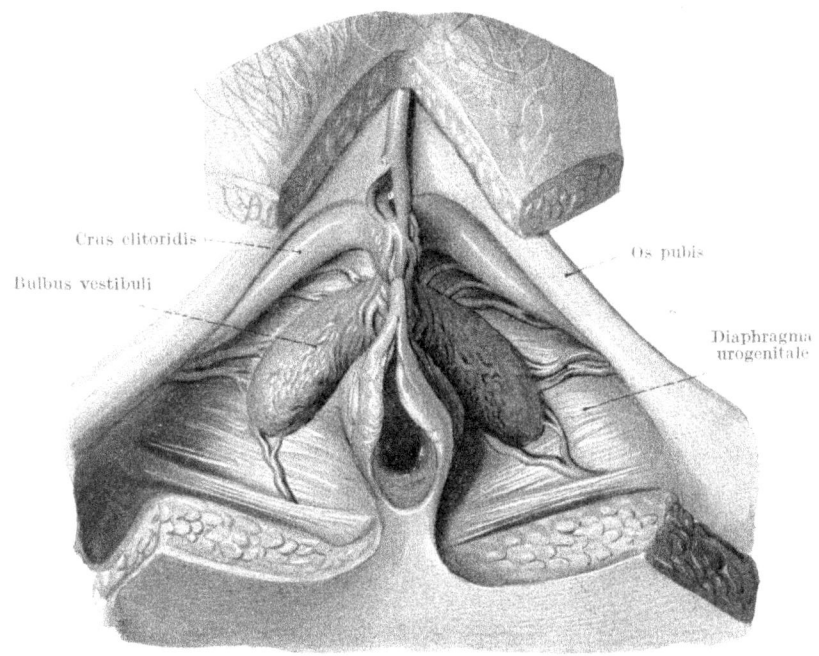

Abb. 49. Bulbi vestibuli mit den venösen Abflüssen.

in transversaler Richtung vom Anus am Perineum lateralwärts ziehen und die mediale Wand des Alcockschen Kanals durchsetzend, in die in mehrere Bahnen gespaltene V. pudenda interna münden.

Die V. pudenda interna gelangt durch das Foramen ischiadicum minus aus der Fossa ischiorectalis hinaus und durch das Foramen infrapiriforme mit der gleichnamigen Arterie in das Beckeninnere, um auf diesem Wege in die V. hypogastrica zu gelangen.

Während aber die einzelnen Äste der V. hypogastrica als isolierte Stämme verlaufen, zeigt der Zusammenfluß der die V. hypogastrica zusammensetzenden Venen insoferne eine Besonderheit, als diese mächtigen Venenstämme, V. obturatoria, uterina, pudenda, glutaea, noch knapp vor ihrem Ende durch breite Anastomosen verbunden sind und so noch einen netzförmigen Charakter annehmen.

Die V. hypogastrica vereinigt sich schließlich mit der V. iliaca externa zur V. iliaca communis.

C. Das Lymphgefäßsystem.

Schon bei der Besprechung des Blutgefäßsystems wurde darauf hingewiesen, wie gering die Abgeschlossenheit der einzelnen Gefäßbezirke, vor allem der venösen, im Bereiche der Beckenorgane ist, eine Tatsache, die wohl ihre praktische Bedeutung hat, da die weitgehenden Anastomosen die Verschleppung von Krankheitsmaterial und das Übergreifen pathologischer Prozesse von einem Gefäßbezirk auf den anderen ganz besonders begünstigen.

Noch weniger abgrenzbar sind die Lymphgefäßbezirke. Nur gewinnt diese Frage im Lymphgefäßsystem noch dadurch ganz besondere Bedeutung, daß eine Reihe von Erkrankungen, und zwar gerade sehr häufige, ihre Propagation hauptsächlich auf dem Lymphwege erfahren. Dahin gehört vor allem die Weiterleitung entzündlicher Prozesse und die Ausstreuung des Carcinoms.

Die erweiterte operative Technik hat es möglich gemacht, in der Bekämpfung des Carcinoms den Propagationswegen zu folgen und die in diese Stromgebiete eingebauten Schleußen, die Lymphdrüsen, ebenfalls operativ anzugehen und im Zusammenhang mit dem ursprünglichen Carcinomherd zu entfernen. Gehört es doch heute zu den Forderungen der operativen Technik, carcinomatös erkrankte Organe zusammen mit den zugehörigen Lymphdrüsen zu entfernen.

Die anatomische Definition der Regionarität sagt, daß jene Lymphdrüse zu einer Gegend oder einem Organabschnitt regionär ist, die als erste die Lymphe der betreffenden Region aufnimmt. Wären die capillaren Lymphgefäße der einzelnen Regionen gegeneinander absolut abgrenzbar, dann würde die eben erwähnte anatomische Definition der natürlichen Abgrenzung entsprechen. Doch ist diese Voraussetzung nicht erfüllt und es kann daher nicht wundernehmen, wenn anatomische Forderung und praktische Erfüllung einander vielfach nicht entsprechen.

Daher wird es klar, daß krankhafte Veränderungen gleichsam im Zentrum einer zu einer bestimmten Lymphdrüse gehörigen Region wohl diese betreffen werden, daß aber schon in den Randgebieten die Regionarität nicht mehr volle Geltung haben kann. Dies ist um so wichtiger, als bei der eigentümlichen Anordnung der Lymphgefäße am Genitale nahe nebeneinanderliegende Organbezirke voneinander topisch weit entfernten Lymphdrüsen regionär zugehörig sind.

Zu diesen im Organ selbst gelegenen Komplikationen kommt nun noch die zentral vorhandene, insoferne als die Lymphdrüsen in Gruppen und Strängen angeordnet sind, die dahin gelangenden Lymphgefäße vielfach untereinander communicieren, wodurch die regionäre Zugehörigkeit gerade bei den Lymphdrüsen des Genitales vielfache Abweichungen zeigt.

Daher kommt es, daß die von den Anatomen gewonnene Erkenntnis über den Verlauf der Lymphgefäße und über die regionäre Zugehörigkeit der Drüsen unvollständig blieb und daß gerade die bei den Operationen erhobenen Befunde in vielen Beziehungen die anatomischen Erkenntnisse auszubauen berufen waren.

Wenn im folgenden das Lymphgefäßsystem des Genitales zur Darstellung gelangen soll, so ist zunächst notwendig, hervorzuheben, daß an diesem System drei prinzipielle Teile zu unterscheiden sind: der eine gegeben durch das Lymphcapillarsystem der einzelnen Organe, der zweite durch die Lymphgefäße, welche die aus den Capillaren

1. Die Lymphcapillaren.

Diese bilden eng- oder weitmaschige Netze innerhalb der Schleimhautauskleidung des gesamten Urogenitalapparates und stehen ebenso wie die Blutcapillaren der ganzen

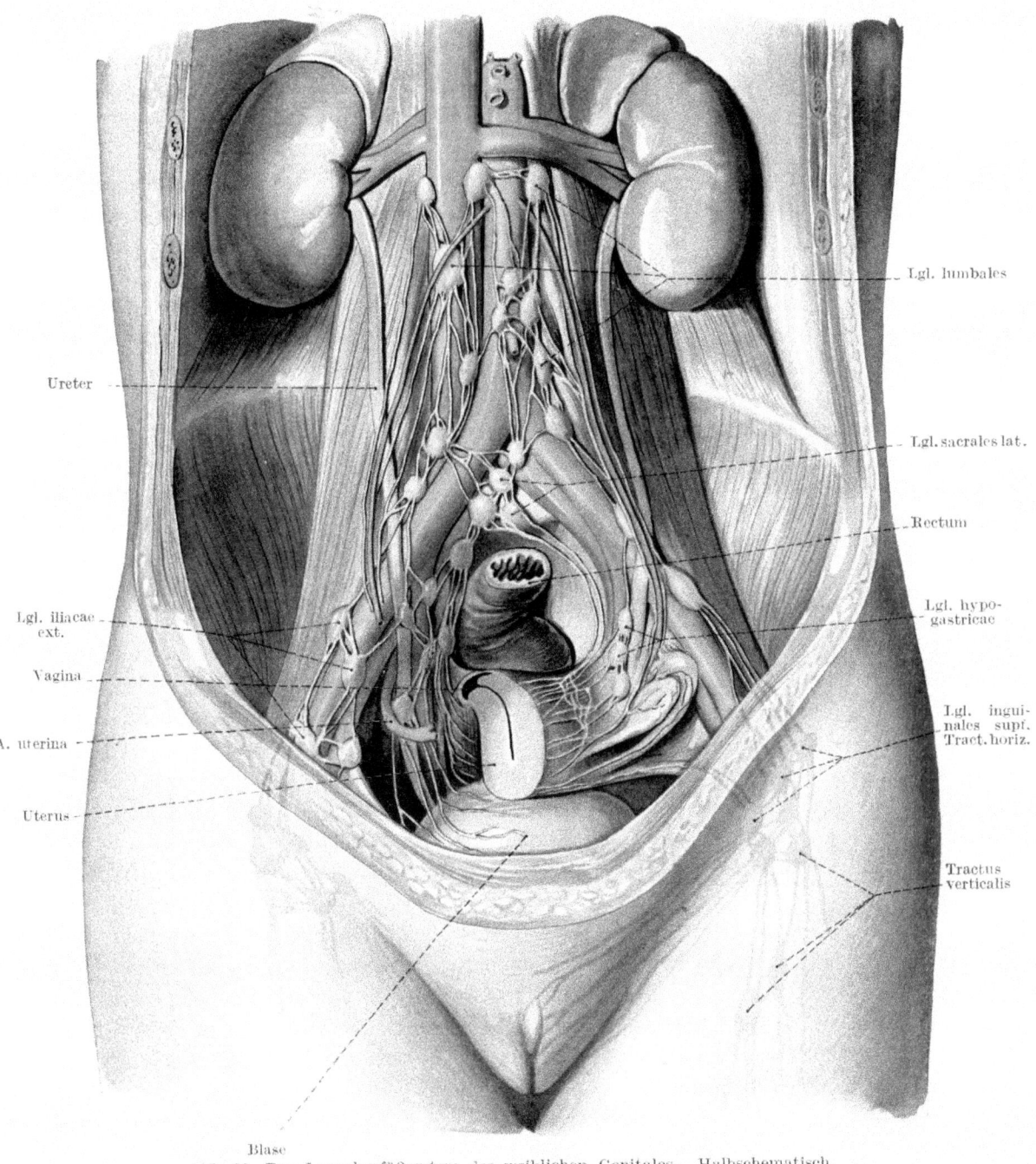

Abb. 50. Das Lymphgefäßsystem des weiblichen Genitales. Halbschematisch.

Fläche nach in offener Verbindung. Ihre netzförmige Anordnung wurde von den einzelnen Autoren in der verschiedensten Art wiedergegeben, doch halten alle diese Wiedergaben einer strengeren Kritik kaum stand. Nichtsdestoweniger ist an der Existenz dieses Capillarnetzes in der Schleimhaut nicht zu zweifeln. Einfacher darstellbar sind die weitmaschigen Capillaren in der Submucosa, vor allem aber in der Muskulatur. Die netzförmigen Ausbreitungen der Capillaren in der Subserosa sind entsprechend ihrer verhältnismäßig leichten Darstellbarkeit noch am besten bekannt.

2. Die Lymphgefäße.

Schon innerhalb der Organe sammeln sich die Capillaren zu feineren Lymphgefäßen, die untereinander vielfache Anastomosen haben, schließlich immer stärker werdend an die Oberfläche des Organs treten und sich zu größeren Lymphstämmen vereinigen. Diese Lymphstämme, der sichtbare Ausdruck der zu einer Region gehörigen Abfuhrwege, zeigen verschiedenes Kaliber, verlaufen in größerer Zahl nebeneinander und sind stellenweise durch Queranastomosen miteinander verbunden, so daß man, wenn auch nicht von Netzen, so doch mindestens von Zügen sprechen kann.

Diese Lymphgefäßstämme sind wenigstens in ihren mächtigen Zügen topographisch ziemlich genau bekannt und nur sie sollen Gegenstand der Beschreibung sein. Dabei sollen diese Lymphgefäßstämme nach ihrer Zugehörigkeit zu bestimmten Organen oder Regionen geordnet und beschrieben werden.

a) Lymphgefäße des Uterus. Diese lassen sich in zwei Gruppen teilen, von denen die eine die Lymphe von der Cervix, die andere vom Corpus uteri abführt. Neben den in der Schleimhaut und in der Muscularis befindlichen Anastomosen ist vor allem eine Kette von Anastomosen zu erwähnen, die längs der lateralen Uteruskante die cervicalen und die Corpusgefäße verbindet. Die aus der Cervix abführenden Lymphgefäße lassen sich in zwei Hauptbahnen sondern: An der Seitenkante der Cervix tritt eine Reihe von Lymphgefäßen aus, die längs der Art. uterina lateralwärts zieht, mit dieser den Ureter kreuzt, um hierauf, der Arterie folgend, bis zu den Lgl. hypogastricae zu gelangen. An der hinteren Wand der Cervix treten einige feine Lymphgefäße in die Plicae Douglasi und verlaufen in diesen bogenförmig nach hinten und oben. Sie erreichen schließlich die Lgl. sacrales laterales.

Sämtliche aus dem Corpus uteri austretenden Lymphgefäße gelangen an die seitliche Uteruskante, wo sie sich in mehreren Zügen anordnen. Die aus dem unteren und mittleren Drittel des Uteruskörpers hervorkommenden Lymphgefäße ziehen oberhalb der Art. uterina mit dieser lateralwärts und gelangen ebenfalls zu den Lgl. hypogastricae.

Die Lymphgefäße des oberen Drittels erscheinen unmittelbar unter dem Lig. ovarii propr., dem sie, zu einigen Stämmen vereinigt, lateralwärts folgen. Sie verlaufen in weiterer Folge am Ansatz des Mesovars an das Lig. latum vorbei und nehmen gerade in dieser Strecke die Lymphgefäße des Ovars auf. Längs der Vasa ovarica ziehen diese Lymphgefäße zunächst in der Plica vasorum, später retroperitoneal gelagert nach aufwärts und enden teils in den Lgl. lumbales inferiores, teils in den Lgl. lumbales superiores.

Die Lymphgefäße des Fundus uteri, die mit jenen der Tube in offener Kommunikation stehen, schließen sich als äußerst zarte Stämme dem Lig. teres uteri an und ziehen mit diesem durch den Leistenkanal, um in eine der medialen Lgl. inguinales superfic. zu münden.

Kurz zusammengefaßt ergibt sich, allerdings schematisiert, folgende regionäre Zugehörigkeit der uterinen Lymphgefäße:

      Cervix uteri . . . . Lgl. hypogastricae
              Lgl. sacrales lat.
      Corpus uteri . . . Lgl. hypogastricae
              Lgl. lumbales
              Lgl. inguinales superfic.

b) Lymphgefäße der Tube und des Ovars. Die Lymphgefäße der Tube sammeln sich in einigen Stämmchen, die an der Ansatzstelle der Mesosalpinx zum Vorschein kommen. Die vom Isthmus kommenden Lymphgefäße zeigen die schon erwähnten Anastomosen mit den Lymphgefäßen des Fundus uteri. Die aus der Pars ampullaris kommenden vereinigen sich mit den eben erwähnten und ziehen in der Mesosalpinx lateralwärts, um sich schließlich mit den ovariellen Lymphgefäßen zu vereinigen.

Die Lymphgefäße des Ovars treten im Hilus ovarii aus, vereinigen sich mit den vorhin beschriebenen Lymphgefäßen des oberen Anteiles des Corpus uteri und ziehen längs der Vasa ovarica aufwärts. Diese nehmen schließlich noch einige aus dem Ostium tubae kommende Gefäße auf.

c) Lymphgefäße der Blase. Sowohl die vordere als auch die hintere Blasenwand sind mit einem weitmaschigen Netz feiner Lymphgefäße umgeben, welche die aus der Schleimhaut und aus der Muskulatur stammende Lymphe aufnehmen. Am Grunde der Blase vereinigen sich die beiden Anordnungen der oberflächlichen Lymphgefäße zu mehreren stärkeren Lymphstämmen, die längs des Ureters proximalwärts ziehen und an der Kreuzungsstelle des Ureters mit der Art. uterina sich mit den aus der Cervix stammenden Lymphgefäßen vereinigen. Vielfach liegt an der Kreuzungsstelle eine kleine Lymphdrüse, die dann wenigstens für einen Teil der Blasenlymphgefäße regionär ist.

d) Lymphgefäße der Vagina. Die Lymphgefäße des proximalen Drittels der Vagina treten teils an der vorderen, teils an der hinteren Wand derselben aus. Die Lymphgefäße an der vorderen Vaginalwand vereinigen sich vielfach mit jenen des Blasengrundes, während jene der hinteren Vaginalwand zusammen mit den vorhin beschriebenen Lymphgefäßen der Cervix uteri zu den Lgl. sacrales lat. führen. Man hat auch Verbindungen von Lymphgefäßen des Fornix vaginae mit solchen des Rectum beschrieben.

Die Lymphe des mittleren Drittels der Vagina sammelt sich vor allem in kleinen Lymphgefäßen an der lateralen Vaginalwand, die nach aufwärts führen, auch noch Lymphe des oberen Drittels aufnehmen und zu den Lgl. hypogastricae gelangen.

Das Lymphgebiet des unteren Drittels der Vagina gehört schon zu jenem des Genitale externum.

e) Lymphgefäße des Genitale externum und des Rectum. Die Lymphgefäße des Genitale externum sammeln sich aus der Vulva und den Labien und ziehen in mehreren lateralwärts gerichteten Zügen, die untereinander anastomosieren, zu den Lgl. inguinales superfic. Ihnen schließen sich die Lymphgefäße des Perineums bis zur vorderen Umrandung des Rectum an. Ebenso die aus der Pars cutanea des Rectum stammenden, während die Lymphe der Pars mucosa recti längs des Rectums nach aufwärts zieht und in kleinen Lgl. ano-rectales ihre regionäre Lymphdrüsen findet. Die höher gelegenen Partien des Rectums sind regionär den im Mesorectum gelegenen Lgl. mesorectales zugehörig.

3. Die Lymphdrüsen.

Die Beschreibung der Lymphdrüsen im allgemeinen, vor allem aber jener, die zu den Beckeneingeweiden gehören, gestaltet sich aus verschiedenen Gründen schwierig. Zunächst ist zu bemerken, daß die Lymphdrüsen in Paketen oder Nestern beisammenliegen, wobei die Zahl der ein solches Paket zusammensetzenden Drüsen äußerst variabel ist. Sind viele Drüsen vorhanden, dann sind die einzelnen klein, sind es wenige, dann sind die einzelnen sehr groß, so daß es den Anschein gewinnt, daß die für eine Region vorhandene Drüsenmasse konstant, doch gleichsam das eine Mal in mehrere kleinere, das andere Mal in wenige große Teile aufgeteilt ist. Hierzu kommt gerade bei den Beckenlymphdrüsen der Umstand, daß die einzelnen Drüsenpakete nahe aneinander liegen, so daß ihre Abgrenzung gegeneinander oft eine vollkommen willkürliche wird. Eigentlich liegt ein kontinuierlicher Zug von Lymphdrüsen von der Leistenbeuge bis zum Zwerchfell vor, der nicht nach der regionären Zugehörigkeit, sondern nach der Lage in verschiedene Pakete unterteilt wird.

Daß diese Art der Unterteilung der individuellen Auffassung unterliegt, ist nur selbstverständlich. Hierzu kommt noch der Mangel einer einheitlichen Nomenklatur, ein- und dieselbe Drüsenansammlung hat die verschiedensten Namen. Es soll daher, bevor wir an die Beschreibung der einzelnen Pakete gehen, eine Festlegung der hier gebrauchten Namen erfolgen, wobei zu bemerken ist, daß selbstverständlich die in der Beschreibung der Lymphstämme verwendeten Namen mit den hier angeführten identisch sind.

Wir finden in der Inguinalgegend Lgl. inguinales superficiales. Ein Teil dieser Drüsen liegt eng angeschlossen der V. saphena magna, also mit seiner Längsachse nahezu vertikal, Tractus verticalis, ein anderer Teil parallel dem Lig. Pouparti, also beiläufig horizontal, Tractus horizontalis. Für das Genitale kommt nur der Tractus horizontalis in Betracht, da in ihm die für das Genitale regionär zugehörigen Lymphdrüsen gelegen sind. Die aus den Lgl. inguinales superficiales stammenden Lymphgefäße durchbrechen die Fascia cribrosa und ziehen mit der V. femoralis medial von ihr gelagert, durch die Lacuna lymphatica beckenwärts. Unter der Fascie gelegen befinden sich die Lgl. inguinales profundae.

Nach der Passage der Lacuna treten die Lymphgefäße in das Becken ein und gelangen zu einem längs der Vasa iliaca angeordneten Lymphdrüsenbestand, Lgl. iliacae externae. Eine dieser Lymphdrüsen liegt häufig schon in der Lacuna lymphatica dem Septum crurale auf und wird als Rosenmüllersche Lymphdrüse bezeichnet. Längs der Art. hypogastrica bis an die Aufteilungsstelle der A. iliaca communis in die Hypogastrica und die Iliaca ext. findet sich eine Anordnung von Drüsen, Lgl. hypogastricae. Längs der Art. iliaca communis liegen die Lgl. iliacae communes, an die sich die Lgl. lumbales inferiores und superiores, letztere schon in der Höhe der Renalarterie gelegen, anschließen. Diese Lymphdrüsen liegen teils vor der Aorta, teils vor der V. cava inferior.

An der hinteren Beckenwand, zwischen der seitlichen Zirkumferenz des Rectum und der Art. hypogastrica bis an das Peritonaeum hinaufreichend, befinden sich die Lgl. sacrales laterales.

a) Lgl. inguinales superficiales. Zum Tractus horizontalis dieser Gruppe ist das ganze äußere Genitale mit dem distalen Drittel der Vagina, der Damm und die Pars cutanea recti regionär zugehörig. Zu einer dieser Drüsen gelangen jene Lymphgefäße, die vom Fundus uteri längs des Lig. teres durch den Inguinalkanal ziehen. Zum Tractus verticalis gehört der Hauptanteil der unteren Extremitäten.

Die in den Lgl. inguinales superficiales gesammelte Lymphe durchströmt teils die Lgl. inguinales prof., teils gelangt sie an ihnen vorbei zusammen mit den aus den tiefen Inguinaldrüsen stammenden Lymphgefäßen zu den Lgl. iliacae ext., so daß diese beiden Lymphdrüsengruppen Schaltdrüsen darstellen.

b) Die Lgl. hypogastricae sind die regionären Lymphdrüsen für die Blase, für das obere und mittlere Drittel der Vagina, für die Cervix und das mittlere Drittel des Corpus uteri. Eine dieser Lymphdrüsen ist nicht selten bis an die Kreuzungsstelle der Art. uterina mit dem Ureter vorgeschoben. Die aus den Lgl. iliacae ext. und aus den Lgl. hypogastricae stammende Lymphe vereinigt sich zum größten Teile in den Lgl. iliacae communes.

c) Lgl. sacrales laterales. Diese empfangen die Lymphe aus der Cervix uteri und aus dem oberen Drittel der Vagina. Sie stehen vielfach in Verbindung mit den Lgl. hypogastricae. Die aus ihnen abfließende Lymphe zieht teils direkt zu den Lgl. lumbales inferiores, teils zu den Lgl. iliacae communes.

d) Lgl. lumbales. Diese Lymphdrüsen bilden einen zusammenhängenden Strang, der in seinem unteren Anteil als Lgl. lumbales inferiores, in dem höher oben gelegenen Teil als Lgl. lumbales superiores bezeichnet wird. Abgesehen von den bisher beschriebenen Zuflüssen kommt zu den Lgl. lumbales noch der Lymphstrom vom Rectum, von den Lgl. anorectales und Lgl. mesorectales. Zu den Lgl. lumbales gehört auch noch die aus dem oberen Anteil des Uteruskörpers, aus der Tube und dem Ovarium auf dem Wege der Vasa lymphatica ovarica stammende Lymphe, so daß diese Lymphdrüsen für die eben erwähnten Gebiete regionär sind.

IV. Die Nerven.

Die Innervation des Genitales ist entsprechend dem Aufbau desselben und der Zugehörigkeit seiner einzelnen Teile zu verschiedenen Systemen eine äußerst komplizierte, wenn wir unter Genitale nicht nur den Genitalschlauch und die Gonaden verstehen, sondern jenen funktionellen Komplex, der essentiell die funktionellen Aufgaben des Genitales zu erfüllen imstande ist. Faßt man das Genitale so auf, so gehört nicht nur der Uterus, die Scheide, die Ovarien hierher, sondern auch die Dammuskulatur, die quergestreifte Muskulatur des äußeren Genitales, die Haut und die Schleimhaut desselben.

280   J. Tandler: Anatomie und topographische Anatomie der weiblichen Genitalien.

Die äußere Muskulatur, die funktionell mit dem Genitale zusammenhängt, erhält ihre Innervation auf dem Wege der Spinalnerven. Dasselbe gilt von der Innervation der Haut des äußeren Genitales. Insoweit gehört ein Teil des Genitales zum cerebrospinalen System. Ganz anders sind die Innervationsverhältnisse des inneren Genitales, also des Genitalschlauches und der Gonaden. Hierzu kommt noch, daß ein weitgehender

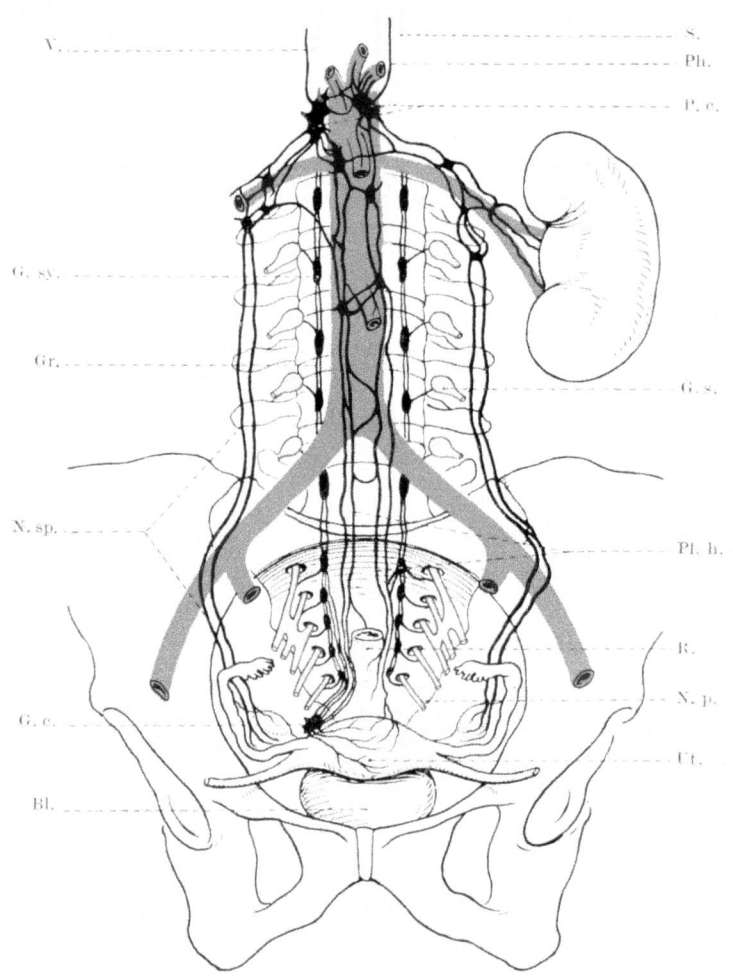

Abb. 51. Schema über die Nerven des inneren Genitales.
Bl. Blase, G. c. Ganglion cervicale. Gr. Grenzstrang. G. s. Ganglion spinale. G. sy. Ganglion sympathicum. N. p. Nervus pelvicus. N. sp. Nervus spermaticus (ovaricus). Ph. Nervus phrenicus. P. c. Plexus coeliacus. Pl. h. Plexus hypogastricus. R. Rectum. S. Nervus splanchnicus. Ut. Uterus. V. Nervus vagus.

Nervenzusammenhang zwischen dem im kleinen Becken untergebrachten Genitale einerseits, der Blase und dem Enddarm andererseits existiert, so daß man vielfach besser von einer Innervation der Beckeneingeweide als von einer solchen der drei eben angeführten Abschnitte sprechen kann.

Die Beckeneingeweide folgen in ihrer Innervation dem allgemeinen Schema der Eingeweideinnervation überhaupt. Das heißt, sie erhalten: 1. sympathische und

2. parasympathische Nerven. Was zunächst die sympathische Innervation anlangt, so entstammt sie den im caudalen Anteil des Rückenmarks gelegenen sympathischen Zentren. Die sympathischen Nerven benützen dabei verschiedene Wege, indem sie entweder den caudalen Teil des Grenzstranges oder das viel höher gelegene Ganglion coeliacum, mesentericum superius et inferius passieren.

Die parasympathische Innervation, also die zweite Art vegetativer Versorgung, entstammt zentral dem sakralen Anteil der im Rückenmark gelegenen parasympathischen Zentren. Der vom Parasympathicus benützte Weg geht durch den Nervus pelvicus, wie man die Summation jener Nervenfasern bezeichnet, die mit den Sakralnerven austreten und dann gesondert zu den Beckenorganen verlaufen.

Weder die sympathischen noch die parasympathischen spinalen Zentren stehen mit dem Erfolgsorgan in direkter Verbindung. Beide werden auf ihrem Wege umgeschaltet. Im großen und ganzen ist die Annahme, die auch Meyer-Gottlieb verficht, richtig, daß die Umschaltung des sympathischen Systems paravertebral und prävertebral, die des parasympathischen aber peripher in den Organscheiden oder in den Organwänden geschieht. Diese Annahme besteht zu Recht, wenn man im einzelnen Falle auch nicht angeben kann, ob da oder dort gelegene Ganglienzellen der Umschaltung des Sympathicus oder des Parasympathicus dienen.

Aus dem bisher Gesagten ergibt sich die anatomische Grundlage der beiden Systeme einerseits, der hinzukommenden cerebrospinalen Fasern andererseits. Die Darstellung der letzteren stößt ebensowenig auf Schwierigkeiten wie jene eines cerebrospinalen Nerven, da diese als wohlumschriebene Nerven identifiziert und bis in ihre feinen Verzweigungen verfolgt werden können. Ganz anders beim sympathischen und parasympathischen System, das auch in seinem pelvinen Abschnitt morphologisch vermengt erscheint, seine ganglionären Umschaltungsstellen entweder als distinkte makroskopische Ansammlungen trägt, oder in zerstreute, makroskopisch nicht mehr erweisbare Bestände von Ganglienzellen aufgelöst ist. Wir werden daher im folgenden zunächst die anatomisch nachweisbaren Anteile des sympathischen und des parasympathischen Systems, soweit als möglich beschreiben und daran die Darstellung des cerebrospinalen anschließen.

Das vegetative System soll vom Zentrum peripherwärts verfolgt und beschrieben werden. Der eine Teil, der Sympathicus, hat seine spinalen Ursprungszellen innerhalb des Seitenhorns des Rückenmarks, in dem die Kerne, eng aneinander gereiht, vom 8. Cervicalsegment bis zum 3. Lumbalsegment reichen. Von diesem ganzen Abschnitt entstammen die den Beckenorganen zugehörigen sympathischen Neurone dem unteren Teile desselben. Die parasympathischen Rückenmarkszentren des vegetativen Systems sind die Zellen innerhalb der Übergangszone zwischen Vorderhorn und Hinterhorn von S_2 bs S_4.

Die aus den Ursprungszellen stammenden sympathischen Fasern ziehen mit den vorderen Wurzeln der betreffenden Segmentalnerven peripherwärts und gelangen teils zu den paravertebralen Ganglien des Grenzstranges, teils zu jenen praevertebral befindlichen Ganglien des Sympathicus, die systematisch dem Ganglion coeliacum, mesentericum superius und inferius zugehören. Die parasympathischen Fasern gelangen ebenfalls mit den vorderen Wurzeln der entsprechenden Segmentalnerven aus dem Rückgratskanal heraus, separieren sich hierauf und bilden den Nervus erigens seu pelvicus, der direkt zu dem peripheren Plexus gelangt.

Die Verbindung der prävertebralen und paravertebralen sympathischen Ganglien mit dem peripheren Plexus geschieht durch Nervengeflechte, die folgenden Verlauf nehmen:

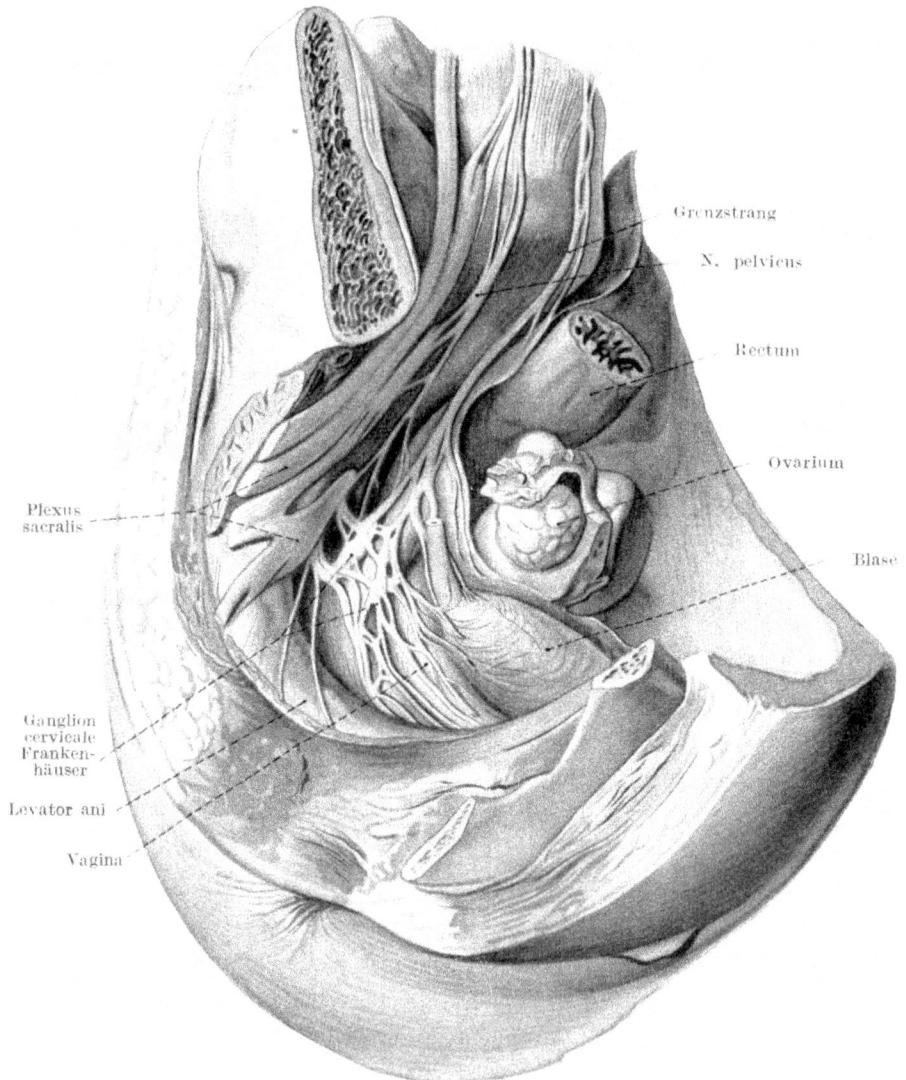

Abb. 52. Frankenhäusersches Ganglion von latera gesehen. Seitliche Beckenwand entfernt.

Vom Ganglion coeliacum und mesentericum superius und den renalen Ganglien zieht ein sympathisches Nervengeflecht als Plexus aorticus längs der Aorta caudalwärts, empfängt auf diesem Wege Nervenfasern aus dem Ganglion mesentericum inferius und teilt sich in der Gegend des Promontoriums in je einen neben dem Rectum gelegenen Plexus hypogastricus. Ein anderer Teil der Nervenfasern, ebenfalls aus dem Plexus aorticus und den Renalganglien stammend, umspinnt geflechtartig die Arteria spermatica seu ovarica und folgt dieser in ihrem Verlauf in das Becken als Plexus art. ovaricae.

Im Becken angelangt, verhalten sich der Plexus hypogastricus und der Plexus art. ovaricae folgendermaßen: Ersterer zieht teils längs der Art. hypogastrica und uterina durch den lateralen und basalen Anteil des Ligamentum latum medialwärts und gelangt an die laterale Kante des Uterus. Hier verbindet er sich mit den als N. erigens kommenden Fasern des Parasympathicus und bildet den Plexus uterinus oder das Frankenhäusersche Geflecht. Der Plexus arteriae ovaricae gelangt mit der Arterie durch die Gefäßfalte teils zum Hilus ovarii, teils zur Tube, zum Teile auch zum Plexus uterinus. In dem an die Seitenkanten des Uterus angeschlossenen Abschnitt des Ligamentum latum befindet sich daher ein engmaschiges, mit viel Bindegewebe durchwirktes Nervengeflecht, in das zahlreiche Ganglienzellen eingelagert sind. Die starke Vermengung mit straffem Bindegewebe und die dadurch bewirkte Zusammenfassung gibt dem Ganzen einen einheitlichen Charakter, der die ursprüngliche Beschreibung Frankenhäusers als ein Ganglion erklärlich macht. Frankenhäuser hat als erster eine genaue Beschreibung dieses Nervenplexus gegeben, dessen proximale Verbindungen allerdings schon vor ihm bekannt waren. So beschreibt Tiedemann die Verbindung des Plexus hypogastricus mit dem Uterus, Lee jene des Plexus sacralis mit dem Uterus. Dahl hat in neuerer Zeit eine sehr genaue Beschreibung des ganzen Nervenbestandes gegeben.

Wie schon erwähnt, fließen in den Plexus Frankenhäuser die sympathischen Fasern auf dem Wege des Plexus hypogastricus und ovaricus mit den parasympathischen Fasern der Nervi erigentes zusammen, so daß die peripherwärts vom Frankenhäuserschen Geflecht ziehenden Nervenfasern aus beiden Anteilen des vegetativen Systemes bestehen. Bevor wir an die genaue Beschreibung des Plexus uterinus gehen, sei nur erwähnt, daß er ebenso wie die peripherwärts ziehenden Nerven derart untergebracht ist, daß alle diese Teile durch die periodisch auftretenden Volumschwankungen nicht in Mitleidenschaft gezogen werden.

Der mikroskopische Aufbau des Plexus Frankenhäuser wurde beim Erwachsenen zuerst von Dahl dargestellt. Dahl fand, daß die makroskopisch erkennbaren Ganglienknoten aus kleineren, durch Bindegewebe und Fett miteinander verbundenen Knötchen bestehen und daß im interganglionären Gewebe Gefäße verlaufen. In die Knötchen treten in ihrer Majorität markhaltige Fasern ein, in den Aufteilungen der Nerven finden sich größere Anhäufungen von Ganglienzellen. Die Zellen sind multipolar und von faserigen Kapseln umgeben. Die aus dem Ganglion Frankenhäuser austretenden Nerven gelangen zur Vagina, teilweise auch zum Ovar, der größte Teil vor allem zum Uterus.

Innerhalb der Uteruswand hat zunächst Remak Nervenfasern gefunden. Er und Kilian haben angegeben, daß im schwangeren Uterus nur markhaltige Fasern vorhanden sind. Bordé hat mittels Methylenblaufärbung marklose Fasern nachgewiesen. Die Uterusnerven sind auf die gesamte Muskulatur des Uterus verteilt, nach Clivio, der die Golgimethode verwendete, stark gewunden, mit Seitenästen vielfach versehen, die nach Angabe dieses Autors in der Mucosa dichte Geflechte bilden. Nach Köstlin sollen sie sogar bis unter das Epithel reichen. Kalischer und Käffer geben an, daß die Uterusnerven in ihren Hauptzügen den Uterusgefäßen folgen. Die neueren Untersuchungen von Dahl lehren, daß sowohl markhaltige als auch marklose, stark gewellte Nervenfasern in der Uteruswand vorhanden sind. In den Tubenecken soll ihr Bestand besonders dicht sein.

Einen Unterschied in der Art der Nervenversorgung zwischen Cervix und Corpus uteri konnte Dahl nicht finden, hingegen soll die Portio nur vereinzelte dünne, marklose Fasern besitzen. Spezielle Nervenendigungen sind nicht nachweisbar. Das Verhalten der markhaltigen und marklosen Fasern ändert sich auch im graviden Uterus nicht. Vielfach wurden außer den eben beschriebenen von einzelnen Autoren zerstreute Ganglienzellen innerhalb der Uteruswand gefunden, während andere Autoren das Vorkommen derselben leugnen. Auf Grund genauerer Untersuchungen erklärt Dahl, daß es ihm niemals gelungen sei, in der Uteruswand Ganglienzellen nachzuweisen, er hält die Funde früherer Autoren für Artefakte.

Die Nerven der Tube stammen teils aus dem Plexus Frankenhäuser, teils aus dem Plexus ovaricus. Sie finden sich als marklose, aber auch als einzelne markhaltige Fasern sowohl in der Serosa, als auch in der Mucosa des Eileiters. Während Köstlin feine Nervenfasern bis unter das Epithel der Mucosa ziehen läßt, Herff dieselben in den Schleimhautfalten nachweist, gelang Dahl dieser Nachweis nicht, vielmehr bleiben nach ihm die Nervenfasern in der Submucosa. Auch innerhalb der Tuben sind die meisten Nervenfasern an den Verlauf der Gefäße gebunden. Sie werden immer spärlicher, je weiter man die Tuben peripherwärts verfolgt. Die von manchen Autoren beschriebenen Ganglienzellen in der Tubenwand konnte Dahl trotz systematischer Untersuchung nicht nachweisen.

Die Nerven des Ovars treten am Hilus ovarii, aus dem Plexus art. ovaricae stammend, in das Stroma ein und folgen in ihrem Hauptverlauf den Arterien, wie dies schon Vedeler und H. Mayer, Riese, Wallart und schließlich Dahl beschrieben haben. Während Ellischer u. a. marklose und markhaltige Nervenfasern schildern, findet Dahl im Stroma ovarii nur noch ganz feine marklose Nervenfasern. Während einzelne Autoren feine Nervenfasern bis unter die Follikel verfolgen konnten, wie dies auch Dahl bestätigt, haben andere besonders intime Beziehungen zwischen Nervenfasern und Follikeln beschrieben. Nach Herff und Gawronski endigen die Fasern in der Membrana granulosa. Wallart beschreibt Nervenfasern, welche die interstitiellen Drüsenzellen des Ovars umspinnen. Auch innerhalb des Ovars konnte Dahl Ganglienzellen nicht nachweisen.

Der obere und der mittlere Teil der Vagina gehören unzweifelhaft noch in den Bereich des vegetativen Systems, wie die zahlreichen marklosen und wenigen markhaltigen Fasern, vor allem aber das Vorkommen der Ganglienzellen beweist. Der distale Abschnitt der Vagina zeigt wohl noch marklose Fasern, doch scheinen hier Ganglienzellen nicht mehr vorzukommen, wenigstens gelang es Dahl nicht, solche nachzuweisen. Der erste, der Nervengeflechte in der Vagina nachwies, war Tiedemann 1822. Gawronski beschreibt Nervenstämme innerhalb der Muscularis und der Submucosa, die er bis ins Epithel verlaufen läßt, während nach Köstlin die feinen Nervenfasern bereits in den Papillen der Propria mucosae endigen. Er beschreibt auch zahlreiche Vater-Paccinische Körperchen und Krausesche Endkolben. Den Zusammenhang dieser Gebilde mit dem Plexus Frankenhäuser hat Dahl unzweifelhaft nachgewiesen, es gelang ihm auch, die Nerven für den oberen und mittleren Teil der Scheide noch makroskopisch darzustellen.

Nach seiner Angabe sind die Nerven vorwiegend marklos, verlaufen mit den Gefäßen und liegen mit ihren Stämmen im peripheren Bindegewebe. Er beschreibt ferner kleine Äste von Ganglienzellen längs der Vagina in den eben erwähnten Abschnitten, während im caudalen Teil der Vagina keine Ganglienzellen vorkommen. Die eben erwähnten Ganglienzellen liegen nur im perivaginalen Bindegewebe, solche Zellen innerhalb der einzelnen Schichten der Vaginalwand nachzuweisen, ist ihm nicht gelungen. Ebensowenig konnte er die von Köstlin erwähnten Nervenendigungen finden.

Aus rein praktischen Gründen ergibt sich die Notwendigkeit, neben der Innervation des Genitalschlauchs auch jene der übrigen Beckeneingeweide zu beschreiben und dies um so mehr, als die anatomischen Zusammenhänge zwischen den Blasen- und Genitalnerven ebenso wie zwischen Genital- und Rectalnerven nachweisbar sind. Ähnlich wie bei der Innervation des Genitalschlauches erhält die Blase ebenfalls Nervenfasern von beiden Abschnitten des vegetativen Nervensystems. Auch hier liegt das sympathische Rückenmarkzentrum im Lumbalmark. Auch hier verlaufen die sympathischen Bahnen vom Plexus aorticus abdominalis über die Plexus hypogastrici zur Blase, während die parasympathischen Nerven in den Nerv. pelvici enthalten sind. Alle diese Nervenfasern vereinigen sich am Blasengrund, beziehen dabei noch Fasern vom Frankenhäuserschen Plexus und zeigen Verbindungen mit den Nervengeflechten des Rectums. Zu beiden Seiten des Blasengrundes befindet sich jederseits der mächtige Plexus vesicalis, der seine dichteste Anordnung in der Umgebung der Ureteren zeigt und von hier ein immer grobmaschigeres Netz über den Blasenkörper nach aufwärts und nach abwärts sendet. In diesem Netz finden sich plattenförmige Verdichtungen, ähnlich jenen des Frankenhäuserschen Ganglions, die ebenfalls Ganglienzellen in großem Ausmaß enthalten.

Die peripher von den ganglionären Ansammlungen gelegenen Nerven, hauptsächlich markloser Natur, enthalten auch beim Plexus vesicalis beide Elemente, sympathische und parasympathische, gemischt. Der Plexus vesicalis liegt in der bindegewebigen Scheide der Blase, wieder so untergebracht, daß er von Volumschwankungen der Blase möglichst wenig betroffen wird. Einzelne Ganglienzellen sind weit vorgeschoben. Dahl beschreibt beispielsweise Ganglienzellen innerhalb der Muskulatur und in der Submucosa. Nach seiner Beschreibung liegt jede der Ganglienzellen des intramuralen Systems in einer von Endothelzellen ausgekleideten Kapsel. Die Unterbringung der Ganglienzellen in engem Anschluß an die Blasenfläche, noch mehr die Einlagerung von Ganglienzellen in die Blasenwand, sollen die anatomische Grundlage der autonomen Blasenkontraktionen abgeben.

Die spinalen Zentren des Rectum liegen im 2.—5. Sakralsegment und umfassen noch das erste Coccygealsegment. Hierzu kommen höher gelegene, dem 2.—5. Lumbalsegment zugehörige. In dieser Beziehung stimmen die Angaben der Autoren ziemlich gut überein. Die Bahnen, die von den eben erwähnten Zentren zum Mastdarm führen, benützen zwei Wege. Der eine führt über das Ganglion mesentericum inf. und die Nn. hypogastrici zum Plexus hypogastricus, der andere über die Nn. erigentes. Im großen und ganzen lassen sich an der Innervation des Rectum zwei Abschnitte unterscheiden, deren zuführende Nerven als Nn. haemorrhoidales superiores und medii bezeichnet werden. Erstere stammen aus dem Plexus mesentericus inferior und ziehen zum oberen Anteil des Rectums, wo sie den Plexus haemorrhoidalis sup. bilden. Die Nn. haemorrhoidales medii stammen aus dem sakralen Anteil des Grenzstranges und aus dem Plexus hypogastricus inferior. Sie gelangen nach Poirier und Charpy zusammen mit der Art. haemorrhoidalis media an den Darm, wo sie den Plexus haemorrhoidalis medius bilden. Die beiden Geflechte, das obere und das mittlere, hängen miteinander zusammen, ebenso wie die Geflechte beider Seiten starke Anastomosen zeigen. Im allgemeinen reicht das vegetative System bis zur Durchtrittsstelle des Rectum durch den Levatorschlitz, der Sphincter ani extern. erhält seine Fasern auf dem Wege des Nervus pudendus und des Nervus haemorrhoidalis inferior aus dem cerebrospinalen Nervensystem. Verbindungen des vegetativen Systems des Rectums mit jenem des Uterus und der Blase sind vorhanden. Innerhalb der Rectalwand finden sich reichlich Ganglienzellen und marklose Nervenfasern, die bis in die Submucosa verfolgt werden können. Der

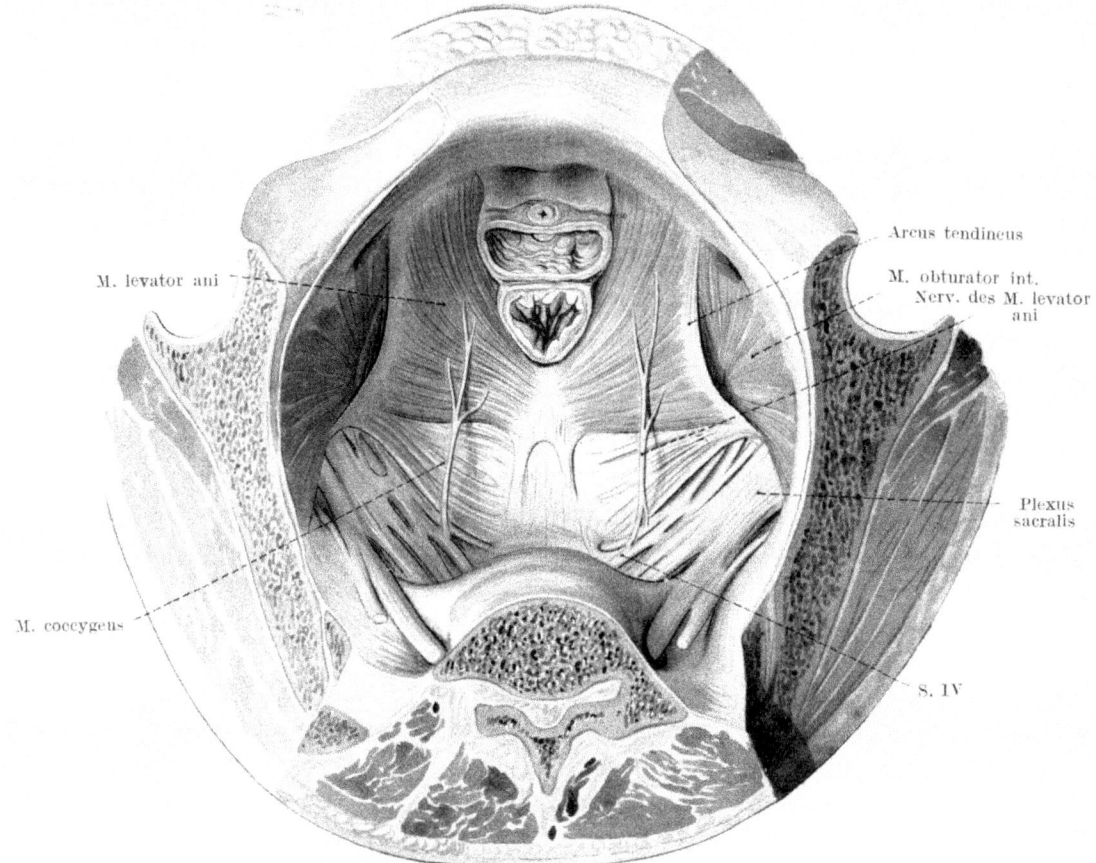

Abb. 53. Innervation des Diaphragma pelvis.

Meißnersche und der Auerbachsche Plexus reichen im Rectum tief nach abwärts bis an den Sphincter.

Wie schon in der Einleitung des Kapitels hervorgehoben wurde, ist an der Innervation des Genitales sowohl das vegetative als auch das cerebrospinale Nervensystem beteiligt. Wir haben im vorhergehenden das vegetative System beschrieben, mit Ausnahme jenes Teils, der, dem animalischen System eng angeschlossen, noch Abschnitte des äußeren Genitales versorgt. Das cerebrospinale Nervensystem übernimmt die Innervation jener Muskeln, die, als Beckenbodenmuskulatur anatomisch zusammengefaßt, im Dienste der Genitalfunktion stehen. So innerviert ein Ast des 4. Sakralnerven den Musc. levator ani, während das Diaphragma urogenitale, der M. ischio- und bulbocavernosus sowie der Rabdosphincter ani auf dem Wege des N. pudendus seine willkürliche Innervation erhält.

Die Nerven. 287

Das cerebrospinale System versieht auch die Haut und die Weichteile des äußeren Genitales mit sensiblen Fasern. Allerdings beteiligt sich an dieser Innervation außer dem N. pudendus der N. ilioinguinalis aus dem ersten Lumbalsegment. Der N. pudendus entstammt dem ersten bis dritten Sakralsegment, geht vom mächtigen Plexus sacralis ab und verläßt durch das For. infrapiriforme den Beckenkanal, gelangt durch das Foramen ischiadicum minus in die Fossa ischiorectalis, in der er, der Art. pudenda eng an-

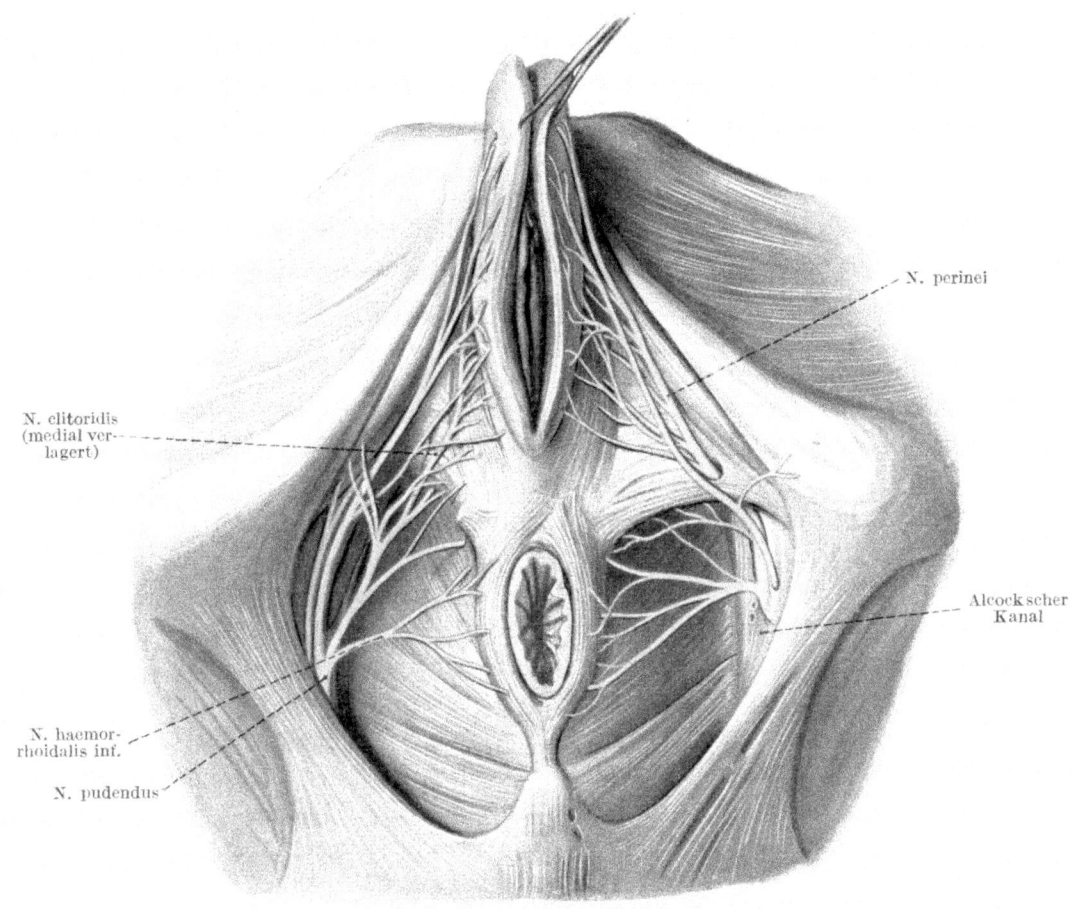

Abb. 54. Die Nerven des Perineums.

geschlossen, den Alcockschen Kanal zur Passage benützt. Zusammen mit der Art. haemorrhoidalis inferior verlaufen seine nach der Perforation der medialen Wand dieses Kanals abgegebenen Äste zum M. sphincter ani externus und zur Analhaut, während die Fortsetzung des Stammes nach vorne zieht, und in der Folge die Nn. perinei abgibt, die den M. ischio-cavernosus und die Labia majora und minora versorgen.

Der Nerv spaltet sich hierauf in die oberflächlich gelegenen Nn. labiales posteriores und in einen tiefer gelegenen, der längs des Ansatzes des Diaphragma urogenitale nach vorne zieht und noch die Klitoris innerviert, N. dorsalis clitoridis. Die zu den seitlichen Anteilen des Perineum gehörige sensible Innervation übernimmt der N. cutaneus femoris posterior.

Topographische Anatomie des weiblichen Beckens.

Die topographische Anatomie des weiblichen Genitales muß in ihrer Darstellung jenen Anforderungen entsprechen, die wir auch sonst an die topographisch-anatomische Beschreibung zu stellen berechtigt sind. Sie muß daher unter dem Gesichtswinkel der praktischen Auswertbarkeit und Verwendbarkeit jene Zustände und Veränderungen beschreiben, die für den handelnden Arzt bedeutungsvoll sind, und muß wenn auch wissenschaftlich interessante doch praktisch irrelevante Besonderheiten beiseite lassen. Gerade in der topographischen Darstellung ist die dogmatische Betrachtung, nach der die Organe ohne Rücksicht auf ihre Beweglichkeit und Verschieblichkeit räumlich eingestellt werden, um so mehr zu vermeiden, als bei der praktischen Betätigung in allererster Linie diese Verschieblichkeiten bedeutungsvoll sind. Gilt dies von der topographischen Anatomie im allgemeinen, so gilt dies von jener der Bauchbeckenhöhle im besonderen. Denn die in diesen Höhlen befindlichen Organe sind in ihrer Topik von einer ganzen Reihe von Faktoren abhängig, die bei der Aufsuchung eines Organes und bei der Beurteilung seiner Einstellung berücksichtigt werden müssen.

Die anscheinend exakte, tatsächlich aber nur dogmatische Darstellung anatomischer Verhältnisse bringt es mit sich, daß diejenigen, die an der Hand solcher Beschreibungen und Anweisungen an die Umwertung des Erlernten in die Betätigung gehen, sich im Einzelfall getäuscht und verlassen fühlen und sich daher berechtigt glauben durch das Experiment am Lebenden das zu ergänzen, was ihnen die topographische Anatomie nicht geboten hat. Denn keine der gegebenen Darstellungen paßt auf den Einzelfall, da nicht ein individualisierter Träger der von den Anatomen dem Genus homo zugeschriebenen Eigenschaften, sondern immer ein Individuum mit seinen individuellen Variationen zum Arzt kommt.

Nicht die genaue, womöglich unter Angabe des Millimetermaßes gegebene Beschreibung der Lage irgendeines Organes nützt dem untersuchenden oder operierenden Arzt, sondern die Erkenntnis jener Ursachen, welche die Topik zu bestimmen und zu beeinflussen imstande sind, und die Kenntnis der Variationsmöglichkeiten. Die noch so genau beschriebene Einstellung des Uterus wird hinfällig, wenn man bedenkt, daß der Uterus beweglich ist und beweglich sein muß, ja daß vielmehr eine auf die betreffende Beschreibung passende Topik des Uterus, wenn er in dieser Lage fixiert ist, die Darstellung eines kranken Uterus enthalten muß. Denn der fixierte Uterus ist ein kranker Uterus.

Wenn daher im folgenden die Topographie des weiblichen Genitales zur Darstellung kommen soll, so müssen in derselben gerade jene Momente Berücksichtigung finden, von denen einleitend die Rede war.

Da der Beckenraum einen Teil des Bauchraums darstellt, daher den statischen Verhältnissen desselben unterliegt, die im Bauchraum wirkenden Kräfte auch auf den Beckenraum einwirken, so ist es selbstverständlich, daß über den Rahmen der Topographie des Beckenkanals hinaus einzelne allgemeine Grundsätze der Bauchhöhlentopographie erörtert werden müssen. Hierzu kommt noch als eine nicht unbeträchtliche Komplikation der Umstand, daß die im Beckenkanal vorhandenen Organe aus funktionellen

Gründen in die Außenwelt führen, woraus nicht nur eine andere funktionelle Beanspruchung dieser Organe erfolgt, sondern auch eine ganz andere Beanspruchung der den Beckenboden bildenden Anteile der gemeinsamen Bauchwandmuskulatur. Diese funktionelle Komplikation offenbart sich in einer komplizierten Architektur des Beckenbodens. Während also bei der Besprechung der Topik der einzelnen Bauchhöhlenorgane die Bauchwand als etwas anatomisch Gegebenes einer besonderen Erörterung gar nicht bedarf, steht das Gefüge des Beckenbodens bei der Betrachtung der Beckentopographie gleichsam im Vordergrund des Interesses. Es wird daher nicht wundernehmen, wenn in dem Kapitel über die Topographie der Beckenorgane die morphologische und funktionelle Betrachtung der Beckenbodenmuskulatur einen breiten Raum beansprucht.

Die im Bauchbeckenraum untergebrachten Eingeweide sind in ihrer Gesamtheit, wenn auch in verschiedenem Ausmaße, unter physiologischen Umständen beweglich, haben also eine physiologische Exkursionsweite für ihre Bewegungen. Gesellt sich zu dieser eine Verstärkung im Sinne pathologischer Beweglichkeit, so ergeben sich eine Reihe von Krankheitsbildern, von denen die einen beispielsweise als Ptosen, Enteroptosen, zusammengefaßt werden, während andere das Krankheitsbild der Hernie, des Prolapses bieten. Wie oft auch diese pathologischen Exkursionsweiten der Organe zu bleibenden oder vorübergehenden Dystopien führen mögen, so sehr die dabei sich abspielenden Prozesse und ihre prinzipiellen Ursachen gleich sein mögen, ist für das ärztliche Interesse im Einzelfall nicht der Vorgang an sich entscheidend, sondern die durch ihn hervorgerufene krankhafte Störung und nicht zuletzt auch die leichte Erkennbarkeit des Prozesses. Dazu kommt natürlich die Häufigkeit des Vorganges. Die kraniokaudale Verschiebung des Uterus beispielsweise, die Senkung desselben, das Erscheinen des Uterus in der Vulva, also der Uterus- oder besser gesagt der Genitalprolaps, unterscheidet sich prinzipiell von ähnlichen Vorgängen der kraniokaudalen Verschiebung anderer Organe nicht, ruft aber das Interesse des Arztes, vor allem durch die erfolgenden Störungen und durch die Häufigkeit hervor. Es ist daher selbstverständlich, daß die pathologische Topographie des Uterus vor allem Gegenstand ärztlicher Untersuchungen geworden ist. Es wird um so begreiflicher, daß im folgenden die Topographie der Beckenorgane des Weibes von der Topographie des Uterus ausgeht.

A. Allgemeine Topographie des Uterus.

Als ein Teil des Peritonaealhöhleninhaltes zeigt der Uterus eine physiologische Beweglichkeit, die um so ausgesprochener sein muß, als erstens der Uterus als Hohlorgan sich unter bestimmten Voraussetzungen vergrößert resp. verkleinert, und zweitens die in seiner unmittelbaren Nachbarschaft gelegenen Organe, Blase und Mastdarm, durch ihre eigenen Volumsveränderungen die Beweglichkeit des Uterus erheischen.

Daher ist die Lage des Uterus, abgesehen von allen übrigen Faktoren, im Augenblicke der Betrachtung nicht nur abhängig vom physiologischen Zustand des Uterus selbst, sondern auch von jenem der Nachbarorgane. Ähnlich wie die eben erwähnten Faktoren wirken auf die Uteruslage bestimmend die Lage des Individuums im Raume und die Verhältnisse des Abdominaldrucks mit seinen komplizierten Komponenten. Sie alle bestimmen, in verschiedener Richtung wirksam, ununterbrochen die Einstellung des Uterus und sind daher bei jeder Darstellung der Gebärmuttertopik zu berücksichtigen.

Das Erlahmen dieser lebendigen Kräfte durch den Tod schaltet die verschiedenen Komponenten aus und macht es begreiflich, daß die von den Anatomen früher gegebene, natürlich auf diese lebendigen Kräfte nicht Rücksicht nehmende Bestimmung der Uterustopik falsch sein mußte. Die Darstellung der Uteruslage, wie sie von den Anatomen durch Jahrhunderte gegeben wurde, bildet kein Ruhmesblatt in der Geschichte der Anatomie. Die intuitive künstlerische Darstellung Leonardo da Vincis hat die mühsame exakt wissenschaftliche der Anatomen an Richtigkeit weit übertroffen.

Erst die Berücksichtigung der lebenden, die Topik des Uterus bestimmenden Kräfte, also die Untersuchung der Uteruslage an der Lebenden durch B. Schultze hat die richtige Erkenntnis ermöglicht. Der Uterus wird also durch die Einwirkung der verschiedenen Kräfte gleichsam im Kompromißwege in eine bestimmte Lage gebracht, die wir am besten als Gleichgewichtslage des Uterus bezeichnen können. Diese ist aber eine labile. Erhöhung oder Herabsetzung der einen oder der anderen Krafteinwirkung bringt den Uterus aus seinem labilen Gleichgewicht, in das er auf Grund des normalen Kompromisses wieder zurückkehrt. Da die verschiedenen auf den Uterus einwirkenden Kräfte nicht nur in ihrer Größe, sondern auch in ihrer Richtung gesetzmäßig sind, sind auch die Exkursionsmöglichkeiten des Uterus gesetzmäßig und daher zu fassen, so daß wir von Hauptrichtungen der Uterusbeweglichkeit sprechen können.

Nehmen wir die Gleichgewichtslage des Uterus als gegeben an, so zeigt sich, daß die Bewegungsrichtungen der Gebärmutter in zwei Hauptrichtungen zusammengefaßt werden können. Der Uterus bewegt sich beiläufig in der Beckenführungslinie in kraniokaudaler Richtung und umgekehrt. Er hat dabei die Tendenz, in seine Gleichgewichtslage wieder zurückzukehren. Ich möchte die Gleichgewichtsstellung des Uterus innerhalb dieser Bewegungslinie als Positio uteri bezeichnen, obwohl die Ausdrücke Dextro- und Sinistropositio allerdings in einem anderen Sinne, bereits vergeben sind. Die zweite Hauptrichtung der Uterusbeweglichkeit aus der Gleichgewichtslage trifft die Einstellung der Uterusachse zur Vaginalachse. Hier ist die Gleichgewichtsstellung die Anteversio, gemessen am Anteversionswinkel. Die Bewegungen des Uterus verlaufen im Sinne der Vergrößerung resp. der Verkleinerung des Anteversionswinkels. Die Uterusneigung wird verändert. Ich möchte die Gleichgewichtslage des Uterus in diesem Sinne als Versio des Uterus bezeichnen.

Daß Veränderungen der Positio und der Versio uteri meist miteinander kombiniert vorkommen, tut der prinzipiellen Bedeutung dieser Analyse nicht Abbruch. Die Erkenntnis, daß der Uterus beweglich sein muß, soll er normal sein, hat die verschiedenen Autoren dazu bewogen, bei der Beschreibung der Uterustopik wohl diese Beweglichkeit hervorzuheben, hier und da auch die Beeinflussungen dieser Topik durch Faktoren verschiedener Art zu studieren und schließlich der von ihnen erkannten Einstellung des Uterus im Beckenraum einen bestimmten Namen zu geben. Denn so sehr die Lehre von der Beweglichkeit des normalen Uterus für die Gesamterkenntnis der genitalen Topographie von Bedeutung war, hat die vielfach vertretene Meinung, als ob diese Beweglichkeit jegliche Feststellung der Uteruslage unmöglich mache, weit über das Ziel geschossen. Mit Recht sagt Waldeyer, daß der Uterus zu den am meisten beweglichen Teilen des Körpers gehöre, und daß auf Grund dieses Verhaltens die Meinung ausgesprochen worden sei, daß es eine normale Lage des Uterus überhaupt nicht gebe, eine Ansicht, der der Anatom niemals beipflichten könne. Er spricht von einer für das Genus homo charakteristischen Lage des

Uterus, die er als typische bezeichnet, und folgert: Normale Uteruslagen gibt es also mehrere, typisch ist nur eine. Merkel betont ebenfalls die Beweglichkeit des Uterus und spricht von einer Grundstellung des Uterus. Beide kommen zu der Angabe, daß der Uterus in der aufrechten Stellung des Weibes in der Mitte des kleinen Beckenraumes liegt, so daß das Orificium uteri externum ungefähr in der Höhe des oberen Symphysenrandes und in der Frontalebene der Spinae ischiadicae gelegen ist. Der äußere Muttermund liegt daher der hinteren Beckenwand näher als der vorderen. Entsprechend der Anteversion des Utorus gehe ein durch den vordersten Punkt des Fundus gefälltes Lot durch die Mitte des Septum uretrovaginale. Ein durch den inneren Muttermund gelegtes verlaufe hinter der Mitte des Dammes vorbei, ein vom äußeren Muttermund ziehendes durch das hintere Viertel des Dammes. Wenn hier nur Waldeyer und Merkel zitiert wurden, so nur deshalb, weil gerade diese beiden Autoren zusammenfassend die Erkenntnisse einer großen Zahl von Forschern für ihre Aussage verwendet haben. Man hat natürlich auch auf die Exkursionsweiten in der Beweglichkeit des Uterus Rücksicht genommen und vor allem die Einflußnahme der Blase und des Mastdarms auf die Uterustopik studiert. Die Abhängigkeit der Uteruslage von Alter, von den Gestationsphasen, waren ebenfalls Gegenstand ausgedehnter Untersuchungen. Gewiß wird der Uterus durch die Füllung des Rectum gehoben, durch die Füllung der Blase nach hinten, eventuell nach hinten und oben verschoben. Der Uterus des Kindes liegt anders als der der erwachsenen Frau, die schwangere Gebärmutter zeigt eine andere Topik als die nichtschwangere, doch sind alle diese Verschiebungen nur Exkursionen aus der Gleichgewichtslage heraus, individuell bedeutungsvoll, prinzipiell aber nicht maßgebend. Sehen wir daher vorderhand von allen Schwankungen der Positio und der Versio ab und werfen wir zunächst die Frage auf, welche Momente statischer und dynamischer Natur die Gleichgewichtslage des Uterus erhalten, so empfiehlt es sich, zwischen Positio und Versio in der Argumentation zunächst streng zu unterscheiden.

Der Uterus wird, wenn wir von der Positio ausgehen, innerhalb des Beckenkanals nur dann in einer bestimmten Höhe, also im Gleichgewicht erhalten sein, wenn die auf ihn einwirkenden Kräfte sich gegenseitig aufheben. Aus rein praktischen Gründen kann man wohl von jenen Kräften, die den Uterus aus seiner Gleichgewichtslage kranialwärts verschieben sollen, vollkommen absehen. Denn praktisch handelt es sich vor allem darum, die kraniokaudale Verschiebung und die ihr zugrunde liegenden Kräfte zu studieren. Unter dieser Voraussetzung lautet die Fragestellung wie folgt: Welche Kräfte wirken auf den Uterus im Sinne der kraniokaudalen Verschiebung ein, und welche Kräfte halten den Uterus gegen die kraniocaudale Verschiebung fest? Sieht man von dem Eigengewicht des Uterus ab, das als zu gering sicher nicht in Betracht kommt, so bleibt nur der auf dem Uterus lastende Druck innerhalb der Abdominalhöhle, der Abdominaldruck. Gegen ihn als die eine Kraft muß der Uterus im Sinne seiner Gleichgewichtslage erhalten, also fixiert werden. Der Widerpart der dislozierenden Tendenz, gegeben durch den Abdominaldruck, ist daher der Fixationsapparat des Uterus. Es ist daher notwendig, zunächst die mechanischen Voraussetzungen für das Gegenspiel der Kräfte zu studieren. Von den fixatorischen Komponenten und ihrem komplizierten morphologischen Substrat soll erst die Rede sein, wenn wir uns kurz mit der Wirksamkeit des Abdominaldruckes vertraut gemacht haben.

Wenn wir von der Annahme ausgehen, daß die Abdominalhöhle ein in sich geschlossenes, mit steifen Wänden versehenes, mit einem bestimmten Inhalt gefülltes Cavum ist, so herrscht in demselben ein bestimmter Inhaltsdruck, der nach der Beschaffenheit des Inhaltes sich an jeder einzelnen Stelle der Wand als Wanddruck bemerkbar macht. Wäre dieser Inhalt ein gasförmiger, so würde die Druckhöhe an allen Punkten dieser Wand dieselbe sein, ganz gleichgültig, wie dieses in sich geschlossene System im Raume orientiert ist. Wäre der Inhalt der Abdominalhöhle eine Flüssigkeit, dann wäre der Druck an den einzelnen Stellen der Wand ein verschiedener, er wäre proportional der Höhe jener Flüssigkeitssäule, die auf der betreffenden Wandstelle lastet, und daher von der Lage des Systems im Raum abhängig. Es ist daher zunächst notwendig zu entscheiden, welcher Art der Abdominalinhalt ist.

Man geht nicht weit fehl, wenn man den gesamten Abdominalinhalt, bestehend aus parenchymatösen Organen, aus mit Luft und Flüssigkeit gefüllten Hohlräumen einer Flüssigkeit gleichsetzt, die das spezifische Gewicht des Wassers hat, so daß also der Druck innerhalb dieses Systems den Gesetzen des hydrostatischen Druckes entsprechen muß. Es ist weiter auch klar, wenn wir vorderhand bei der Annahme des steifwandigen Systems bleiben, daß dieser Druck am Boden proportional der gesamten Höhe, an irgendeiner Stelle der Seitenwand proportional der Distanz dieses Punktes von der oberen Fläche, also wieder der Höhe, sein muß. Es ist ebenso selbstverständlich, daß jede Lageveränderung des in sich geschlossenen Systems den Druck an den einzelnen Wandstellen verändern muß. Da der Mensch seiner Orthoskelie entsprechend den größeren Teil seines Lebens stehend, gehend oder sitzend in aufrechter Stellung des Rumpfes verbringt, ist nach dem eben Angeführten der Abdominaldruck am Boden der Bauchhöhle und an den in seiner Nähe untergebrachten Organen am größten. Lageveränderungen des Rumpfes, Horizontallagerung, die Knieellbogenlage, müssen die Druckverhältnisse an den einzelnen Stellen der Abdominalwand verändern, so daß nicht nur die Druckhöhe auf die Bauchwand, sondern auch jene auf die Organe, also auch auf den Uterus sich ändern muß. Die Druckhöhe auf den Uterus ist daher von der Lage des Individuums im Raume abhängig.

Die voranstehende Argumentation bezieht sich auf einen Hohlraum mit steifen Wänden. Die Bauchhöhle aber ist, wenn wir von den knöchernen Begrenzungen derselben absehen, von muskulären Wänden umgriffen. Die Muskelwand besteht aus quergestreifter Muskulatur, die nicht nur kontinuierlich, also tonisch, sondern auch diskontinuierlich, also intermittierend innerviert ist. Dadurch ändert sich nicht nur die Wandspannung, sondern auch das Volumen der Bauchhöhle, Faktoren, die imstande sind, den Abdominaldruck zu vergrößern resp. zu verringern.

Zu der Abhängigkeit der Druckhöhe an jedem einzelnen Punkte der Abdominalwand, wie sie durch die hydrostatischen Bedingungen gegeben ist, kommt nun auch die Abhängigkeit von der Wandspannung. Der Tonus der Abdominalmuskulatur gehorcht den allgemeinen Gesetzen der tonischen Innervation und ist daher von allen möglichen Faktoren abhängig. Wir sprechen, wie ich glaube mit Recht, von einem konstitutionellen Tonus und werden es daher begreiflich finden, daß derselbe bei hypertonischen Menschen größer ist als bei hypotonischen. Wir wissen, daß die tonische Innervationshöhe und damit die Wandspannung abhängig ist von psychischen Momenten, vom Ernährungszustand, von Krankheiten, Alter usw. Alle diese Momente üben daher einen bestimmten Einfluß auf die Höhe des Abdominaldruckes im ganzen aus, geben aber außerdem der Gesamtform des Individuums, daher auch jener des Abdomens ein charakteristisches Gepräge. So wie der Hypertoniker im ganzen anders aussieht als der Hypotoniker, wie sich sein Hals, seine Schultereinstellung, sein Thorax von dem des Hypotonikers unterscheiden, so unterscheidet sich auch die Konfiguration der Bauchhöhle von jener des Hypotonikers.

Der durch die hydrostatischen Gesetze und durch die tonische Innervation bedingte Abdominaldruck wird durch die intermittierenden Kontraktionen der Abdominalmuskulatur gesteigert und erreicht gerade durch sie sein Maximum. Dabei sind die Beanspruchungsbedingungen dieser Abdominalmuskulatur verschiedenartige. Denn wir beanspruchen die Abdominalmuskulatur nicht nur beim Respirationsakt, sondern auch bei einer ganzen Reihe anderer Aktionen. Schon der aufrechte Stand bedeutet Beanspruchung der Abdominalmuskulatur im Sinne der Feststellung des Rumpfes, im Sinne der Pendelung um das Gleichgewicht; der Gang erhöht diese Beanspruchung, ebenso größere Arbeitsleistungen unseres Gesamtkörpers oder auch nur der Extremitäten, gar nicht zu sprechen von den Beanspruchungen dieser Muskelgruppe bei der Defäkation und schließlich bei der Frau während der Preßwehen.

Zu den bisher erwähnten Komponenten des Abdominaldrucks gesellen sich jene, die auf die Volumschwankungen der in der Bauchhöhle untergebrachten Hohlorgane zurückzuführen sind. Die Vermehrung des Inhaltes steigert den Inhaltsdruck. Dieser wird wohl bei geringen Volumszunahmen durch den Tonus der Abdominalmuskulatur ausgeglichen, bleibt aber bei bedeutenderen Volumszunahmen größer. Es kommt zur Spannung der Abdominalmuskulatur, zum Hochstand des Zwerchfells und dadurch zu gewissen Erscheinungen innerhalb unseres Rumpfes. Die Abdominalmuskulatur adaptiert sich an die Volumsvermehrung und dies um so leichter, je langsamer sie vor sich geht, d. h. je mehr Zeit dieser Muskulatur für den adaptiven Vorgang bleibt.

Die aufgezählten mechanischen Komponenten des Abdominaldrucks bestimmen in ihrer harmonischen Wirkung nicht nur Höhe des Abdominaldrucks an jedem einzelnen Punkte, sondern erklären uns auch eine ganze Reihe von physiologischen und pathologischen Erscheinungen. Während der Abdominaldruck am Beckenboden in der aufrechten Stellung des Menschen sein Maximum erreicht, an der abdominalen Fläche des Zwerchfells aber sein Minimum, sehen wir die sofort eintretende Änderung schon bei der Horizontallage, in der das Druckminimum am Diaphragma schwindet und auf die vordere Bauchwand übergeht. Einsinken derselben, Höherstellung des Zwerchfells sind Folgeerscheinungen der veränderten Körpereinstellung. Bringen wir eine Person in Knieellenbogenlage, dann wandert das Druckmaximum auf das Zwerchfell, während sich das Druckminimum am Beckenboden befindet. Das Zwerchfell wird thorakalwärts vorgetrieben, am Beckenboden kann der Druck unteratmosphärisch werden, es kommt beispielsweise zum Einströmen von Luft in die Vagina.

Während der aufrechten Stellung wächst die Druckhöhe an der vorderen Bauchwand, je weiter man derselben nach abwärts folgt. Die Abdominalmuskulatur der unteren Bauchregion ist daher stärker beansprucht, sie ist am jugendlichen und vor allem am hypertonischen Menschen imstande, diesen Druck aufzuheben, gibt ihm am alten oder am hypotonischen Individuum nach; daraus erklärt sich die Vorwölbung der Unterbauchregion am Hypotoniker. Ist diese Muskulatur der Unterbauchregion aus irgendeinem

Grund, Schwangerschaft, rapider Fettansatz in den Mesenterien, überbeansprucht gewesen, dann kommt es schließlich zum Hängebauch.

Das Gefüge der Bauchwand bringt es mit sich, daß sie an einzelnen Stellen gegen den Abdominaldruck eine geringere Widerstandsfähigkeit besitzt. An diesen Punkten entstehen bei gesteigerter Beanspruchung Hernien. An anderen Stellen hat das Gefüge durch traumatische Kontinuitätstrennungen gelitten. Auch hier entstehen Brüche. Da die Hernien der Ausdruck der Differenz zwischen Widerstandsfähigkeit der Wand und Druckhöhe sind, hängen Art der Entstehung der Brüche, ebenso wie ihre Lokalisation nicht nur von der Beanspruchbarkeit der betreffenden Wandstelle, sondern auch von der dauernden oder passageren Höhe des Abdominaldruckes ab.

Ziehen wir aus dem bisher Gesagten nunmehr die Nutzanwendung auf den Uterus, so ergibt sich folgendes: Entsprechend der Orthoskelie des Menschen lastet der stärkste Abdominaldruck auf dem Beckenboden. Die ihm zunächst gelegenen Organe stehen daher während der aufrechten Stellung unter dem größten Adominaldruck. Der am Beckenboden gelagerte Uterus ist mithin durch den Abdominaldruck stark belastet. Das ununterbrochene Spiel in der physiologischen Wirksamkeit der Abdominalwände und der kontinuierlich sich ändernde Inhaltsdruck des Abdominalinhaltes bringen eine ununterbrochene Reihe von Steigerungen und Herabsetzungen des Abdominaldruckes mit sich, die sich regelmäßig auf den Uterus auswirken. Sie beeinflussen in ihrer Gesamtheit die Positio des Uterus. **Der Abdominaldruck ist daher diejenige Kraft, die den Uterus aus seiner Positio zu drängen sucht.** Soll er in seiner Gleichgewichtslage bleiben, muß er durch eine Gegenkraft gehalten werden. Diese kann nur von den Fixationsmitteln aufgeboten werden.

Es ist daher unsere Aufgabe, zunächst die Fixationsmittel des Uterus zu besprechen, sie einzeln zu beschreiben, ihre Wirksamkeit zu analysieren und schließlich den Gesamtwiderstand zu erweisen, den sie gegen den Abdominaldruck aufzubieten imstande sind. Es ist begreiflich, daß wir zu diesem Behufe ziemlich weit ausholen müssen, um so weiter, als in dem Kapitel „Deskriptive Anatomie des Genitales" die Beschreibung gerade jener Organe ausgelassen wurde, die fixatorisch in Betracht kommen. Dahin gehören in erster Linie die Beckenbodenmuskulatur, die Ligamente und die Fascien. Ihre Darstellung wird im Zusammenhang mit ihrer Beanspruchbarkeit und ihrer Wirksamkeit an Wert gewinnen.

Die Analyse der organischen Möglichkeiten im Sinne der Fixation ergibt rein mechanisch zwei Anordnungen: Entweder Organe oder Organteile fixatorischen Charakters gelangen von der Nachbarschaft zum Uterus und wirken als Aufhängevorrichtungen desselben oder Organe und Organanteile liegen peripher vom Uterus und sind durch ihre Lage zum Uterus imstande, den Uterus zu tragen. Beide können nur die eine mechanische Aufgabe besitzen, den auf dem Uterus lastenden Abdominaldruck zu paralysieren und dadurch die Gleichgewichtslage zu erhalten. Schon diese Art der Betrachtung ergibt die naturgemäße Einteilung der Fixationsmittel der Gebärmutter in solche, die den Uterus suspendieren, und in solche, die ihn tragen, also unterstützen. Man kann daher von einem Suspensionsapparat und von einem Stützapparat des Uterus sprechen. Soweit sich Anatomen und Gynäkologen in früherer Zeit mit der Topographie des Uterus befaßt haben, hat sie die Frage, auf welche Momente die Fixation des Uterus zurückzuführen ist, entweder gar nicht oder nur nebenbei beschäftigt. Man hat meistens behauptet, daß der Uterus durch seine Ligamente, bis zu einem gewissen Grad auch durch den Beckenboden fixiert werde. Im großen und ganzen aber wurde der Angelegenheit keine besondere Bedeutung beigemessen. Sicher wurde aus ihr keine prinzipielle Frage gemacht. Auf Grund anatomischer und physiologischer Untersuchungen, welche bis in das Jahr 1893 zurückreichen, habe ich behauptet, daß der Uterus nicht suspendiert, sondern getragen wird, eine Meinung, die in einer gemeinsam mit Halban durchgeführten Arbeit niedergelegt ist. Dort haben wir uns auch bemüht, vor allem in der anatomischen Besprechung des Genitalprolapses alle jene Momente zusammenzutragen, derer wir im Laufe der langen Untersuchungen zur Stütze dieser Behauptung habhaft werden konnten. In keiner mir bekannt gewordenen Abhandlung ist die prinzipielle Frage, ob der Uterus suspendiert oder gestützt ist, in so prägnanter Fassung beantwortet worden. Die Größe des verarbeiteten Materials und seine Mannigfaltigkeit hat unsere Stellungnahme begründet.

Kurze Zeit nach dem Erscheinen unseres Buches über „die Anatomie und Ätiologie des Genitalprolapses" hat sich E. Martin durch eine Reihe von Untersuchungen zu erweisen bestrebt, daß der Uterus nicht getragen, sondern suspendiert sei, und durch die anatomische Darstellung dieses Suspensionsapparates zu beweisen gesucht, daß der Beckenbindegewebsapparat zu diesen ihm zugemuteten Leistungen ganz besonders geeignet sei. Im großen und ganzen habe ich wohl beim Verfolgen der Literatur seit damals den Eindruck, daß die Zahl jener Autoren, für die der Uterus getragen und nicht suspendiert ist, eine nicht geringe ist, währenddem jene Autoren, die den Uterus nur suspendiert sein lassen, verschwindend klein zu sein scheint, wenn es solche überhaupt noch gibt. Die meisten haben sich auf den beliebten Weg des Kompromisses begeben und huldigen der Ansicht, daß beide Momente, Suspension und Unterstützung, zusammenarbeiten, wobei die einen dieser, die anderen jener die größere Bedeutung beimessen. Zu ihnen gehört auch Halban, der in einer Studie „Operative Behandlung des weiblichen Genitalprolapses" den extremen von mir vertretenen Standpunkt verlassen und sich ebenfalls dem Kompromiß zugewendet hat, da er ausdrücklich sagt: „Die ganze Last hat, abgesehen von der höchst wichtigen und weitaus im Vordergrund stehenden Wirkung der Bauch- resp. Beckenbodenmuskulatur in letzter Linie die Fascia endopelvina zu tragen".

Für die rein akademische Betrachtung mag die Frage, ob der Uterus suspendiert oder getragen wird, oder ob beide Faktoren den Uterus gegen den Abdominaldruck im Gleichgewicht erhalten — denn immer handelt es sich um die Paralysierung des Abdominaldruckes — interessant, aber keinesfalls bedeutungsvoll sein. Ganz anders wird aber diese Entscheidung dann, wenn Dystopien des Uterus, vor allem Senkung oder Prolaps, Gegenstand therapeutischer Bemühungen sind. Jemand, der der Idee anhängt, der Uterus sei suspendiert, begeht eine logische Inkonsequenz, wenn er den Versuch macht, den Unterstützungsapparat, vor allem den Levator ani oder das Diaphragma urogenitale, zu reparieren oder zu stärken. Derselben Inkonsequenz wird der schuldig, der überzeugt von der Bedeutung des Unterstützungsapparates die Suspensionsmittel des Uterus operativ verkürzt oder verändert. Am einfachsten ist natürlich der Kompromiß: Er gestattet die Operation in beiden Richtungen. Praktisch mag der Erfolg ja entscheiden und vor allem auf Seite jener sein, die sowohl den Unterstützungsapparat als auch den Suspensionsapparat operativ zu verbessern trachten, um so mehr als es im einzelnen Falle schwer ist, den Anteil des Nutzeffektes festzustellen, der aus dem einen oder dem anderen operativen Vorgang erfolgt. Theoretisch, vor allem ätiologisch ist es aber nicht gleichgültig, denn es ist von Bedeutung zu wissen, warum die eine Operation hilft, die andere nicht. Manche Operationen, die in einer bestimmten Intention gemacht wurden und von denen man glaubte, daß sie gerade aus einem bestimmten Grunde helfen, haben wohl geholfen, aber nicht aus der vom Operateur vermuteten Ursache.

Die Interposition des Uterus, wie sie mein frühverstorbener Freund Wertheim angegeben hat, hat nicht deshalb geholfen, wie er selbst auch vielfach meinte, weil er den Suspensionsapparat des Uterus anders beansprucht hat, sondern einfach deshalb, weil er den Uterus gleichsam als Pessar des Uterus verwendet und die Übertragung der Last auf die Levatorschenkeln auf diesem Weg erzielt hat. Die Suspension des Uterus durch die Adams-Alexandersche Operation hilft nicht dadurch, daß eines dieser angeblichen Suspensionsmittel verkürzt wird, sondern dadurch, daß der Uterus in eine andere topische Beziehung zum Levator gebracht wird.

Ich persönlich stehe nach wie vor auf dem Standpunkt, daß der Uterus von der Beckenbodenmuskulatur getragen wird und daß einzig und allein diese quergestreifte Muskulatur imstande ist, den Abdominaldruck zu paralysieren und dadurch die Beckenorgane in ihrer Lage zu erhalten.

Wenn wir uns nun der Besprechung des Suspensions- und des Unterstützungsapparates zuwenden, so wird es notwendig sein, bei jedem der beiden Systeme zunächst die anatomische Beschreibung zu bringen und dann die funktionelle Beanspruchbarkeit auseinanderzusetzen.

a) Positio uteri.
1. Der Suspensionsapparat.

Die einfache Analyse ergibt, daß dieser nur beigestellt sein kann vom Peritonaeum, von den zum Uterus ziehenden glatten Muskeln und vom fibrillären und elastischen Bindegewebe, das von der Nachbarschaft zum Uterus zieht. Von den Gefäßen und Nerven als fixatorischen Elementen können wir von vornherein vollkommen absehen.

Es hat Autoren gegeben, die dem Peritonaeum eine solche suspendierende Wirksamkeit zugemutet haben, ja man hat direkt von einem Diaphragma peritonaeale gesprochen. Es würde wohl keinem Arzte einfallen, daß an einer defekten Stelle der Abdominalwand die Entstehung einer Hernie durch das Peritonaeum verhindert werden könne. Jeder weiß, daß bei Drucksteigerung im Abdominalcavum dort, wo nur Peritonaeum die Bauchwand bildet, eine Hernie entsteht und entstehen muß, und niemand wird eine solche Hernie durch Raffung des Peritonaeums oder ähnliche Manipulationen heilen wollen. Ich halte es daher für überflüssig, mit langen Argumentationen die Bedeutungslosigkeit des Diaphragma peritonaeale für die Paralysierung des Abdominaldruckes auseinanderzusetzen.

Die zum Uterus ziehenden glatten Muskeln sowie das Bindegewebe bilden Bestandteile jenes Apparates, der fälschlich von alters her als Ligamente des Uterus bezeichnet wird. Fälschlich deshalb, weil es sich keinesfalls um genau abgrenzbare, in sich abgeschlossene anatomische Gebilde handelt, sondern um Züge von glatten Muskeln und Bindegewebe, die in ihrer Gesamtheit einen bestimmten architektonischen Aufbau haben und von den übrigen weniger verdichteten Zonen der gleichen Gewebsarten eben durch die Dichte ihrer Anordnung mehr oder minder distinkt unterschieden werden können. Man hat diese verdichteten Züge künstlich gegen die Nachbarschaft abgegrenzt, herauspräpariert und sie als Ligamente bezeichnet. Wir werden noch Gelegenheit haben, diesen Muskel-Bindegewebsapparat im ganzen zu beschreiben, wollen aber aus ihm jene Teile zunächst herausheben, die, überkommenerweise Ligamente genannt, als Aufhängeapparat aufgefaßt wurden.

Konventionell spricht man im Sinne der Suspension von den Ligamenta rotunda, den Ligamenta sacro-uterina und von dem Ligamentum latum. Während aber bei den zuerst genannten es sich noch immerhin um bestimmte Züge handelt, besteht beim Ligamentum latum schon deshalb diese Einheitlichkeit nicht, weil der kraniale Abschnitt des Ligamentum latum, aus einer rein peritonaealen Duplikatur bestehend, fast von niemandem als für die Suspension in Betracht kommend angesehen wird. Man hat daher diesen kranialen Abschnitt schon frühzeitig als Ala vespertilionis separiert und später als Mesosalpinx bezeichnet.

Nur der basale Anteil des Ligamentum latum könnte daher als Fixationsapparat des Uterus gelten. An der Basis des Ligamentum latum wurden aus dem hier vorhandenen Muskelbindegewebe querverlaufende Züge separiert und von Kocks als Ligamentum cardinale beschrieben. Später hat Mackenroth ebendaselbst Muskelbindegewebszüge, also dasselbe anatomische Substrat herauspräpariert und Ligamentum transversum colli genannt. Beide Autoren haben die von ihnen beschriebenen Ligamente als Suspensionsapparate des Uterus angesehen.

Ligamentum cardinale, Ligamentum transversum.

Dieses Band, gegen die Nachbarschaft nur künstlich abgrenzbar, besteht aus schwachen Zügen glatter Muskulatur, welche die Vasa uterina begleiten. Sie verlaufen dem Zuge dieser Gefäße entsprechend transversal von der Beckenwand zum Collum uteri. Irgendwelche mechanische Bedeutung für die Suspension des Uterus kann ihnen nicht zugesprochen werden. Auch Merkel lehnt dies ab und sieht in diesen Muskelfasern Geleitbündel der Vasa uterina, eine Einrichtung, die auch an anderen Gefäßen des menschlichen Körpers vorkommt. So lassen sich glatte Muskelfasern in den Gefäßscheiden der verschiedenen Extremitätengefäße auffinden.

Das Ligamentum rotundum.

Das Ligamentum rotundum, das, wie der Name sagt, als spulrunder Strang am Tubenwinkel des Uterus entspringt, dabei mehr aus der Vorderfläche des Uterus hervorgeht, verläuft zunächst lateralwärts und ein wenig kaudalwärts, zieht dann im Bogen leicht aufsteigend an der lateralen Beckenwand nach vorne, traversiert die Linea terminalis und die daselbst liegenden großen Gefäße. Hierauf kreuzt es das Ligamentum umbilicale laterale und erreicht die vordere Bauchwand. Über die Vasa epigastrica hinwegziehend erreicht es die Fovea inguinalis lateralis und den daselbst gelegenen Anulus inguinalis abdominalis. Der Richtung des Leistenkanals entsprechend zieht das Ligament von außen oben nach innen unten, um am Anulus inguinalis subcutaneus zu erscheinen. Hier splittert sich das Ligament auf und verschwindet im Bindegewebe des Mons veneris. Das Band ist von seinem Ursprung am Uterus bis zum Eingang des Leistenkanals vom Peritonaeum gedeckt, das an ihm straff fixiert ist. Die durch das Ligament aufgeworfene peritonaeale Falte ist meistens sehr niedrig, manchmal aber zu einer mesenteriumähnlichen Duplikatur erhoben. Über die mechanische Beanspruchbarkeit des Ligaments lehrt der Versuch folgendes:

Tastet man das Ligament in cadavere, so ist es weich und vollkommen entspannt. Aber auch an der lebenden Frau läßt sich zeigen, daß die Konsistenz dieses Ligaments keine andere ist und daß es auch hier vollkommen entspannt seinen bogenförmigen Verlauf besitzt. Zieht man den Uterus durch ein per vaginam eingebrachtes Instrument soweit nach abwärts als möglich, so ändert sich der bogenförmige Verlauf ein wenig, das Ligament hebt sich von der Seitenfläche ab, ohne aber gespannt zu sein. Das Ligament kann also schon nach dem bisher Gesagten auch dann, wenn der Uterus seine Positio ändert und caudalwärts verlagert wird, den Uterus unter keiner Bedingung suspendieren.

Das Ligament besteht aus glatter Muskulatur, der am distalen Ende ganz wenige quergestreifte Muskelfasern zugesellt sind.

Das Ligamentum sacro-uterinum.

Das Ligamentum sacro-uterinum wird zum Unterschied vom Ligamentum rotundum, das immerhin in sich abgeschlossen ist, durch einige glatte Muskelfasern repräsentiert, die in den Douglasschen Falten untergebracht sind. Entfernt man das Peritonaeum an diesen Falten, so erscheinen wenig distinkte Muskelbündel, die zuerst von Luschka beschrieben wurden. Sie sind an ihrer Ursprungsstelle am Uterushals zu einem deutlichen Muskelstrang zusammengefaßt, der sich nach kurzem Verlauf auffasert und in der Plica sacro-uterina in leicht medialwärts konkavem Bogen gegen die Kreuzbeinhöhlung zieht. Hier enden diese Muskelfasern im präsakralen Bindegewebe.

Nur bei genauer Präparation des Substrates der Douglasschen Falten ist es möglich, innerhalb des hiergelegenen Bindegewebes am nicht graviden Uterus die wenigen feinen glatten Muskelfasern darzustellen. Lateralwärts von ihnen sieht man ebenfalls glatte Muskelfasern, so daß von einem distinkten Musculus sacro-uterinus, wie er beschrieben wurde, kaum die Rede sein kann. Zieht man den Uterus nach abwärts, so werden die bogenförmig verlaufenden Plicae sacro-uterinae nahezu geradlinig angespannt, natürlich auch die in ihnen gelegenen glatten Muskelfasern der Ligamente. Daraus aber zu schließen, daß diese Ligamente imstande sind, auf die Dauer dem Abdominaldruck Widerstand zu leisten, ist schon in Anbetracht der geringen Entwicklung dieser Ligamente sicher falsch. Hierzu kommt noch, daß die glatten Muskeln bei Belastung unter Erscheinungen der Hypertrophie elongiert werden, wie dies beispielsweise an Präparaten von Uterusprolaps unzweifelhaft nachweisbar ist.

Außer den eben angeführten Muskelbindegewebsbeständen, die künstlich isoliert als Ligamente bezeichnet werden, bestehen noch Züge von lockerem Bindegewebe als Anteile des Beckenbindegewebes. Da das gesamte Beckenbindegewebe in einem eigenen Kapitel behandelt werden wird, ist es überflüssig, hier Näheres über diese Gewebsform zu sagen.

Nur so viel sei hervorgehoben, daß von diesem Beckenbindegewebe nur jener Anteil bestenfalls dem Suspensionsapparat zugerechnet werden kann, der an irgendeiner Stelle kranial vom Uterus entspringt und zum Uterus zieht. Solche Züge lockeren Bindegewebes bestehen aber nicht oder wenigstens nicht in nennenswerter Ausdehnung. Ihre suspendierende Tätigkeit kann daher vollkommen übergangen werden.

Die Analyse des gesamten Suspensionsapparates ergibt also, daß derselbe nicht imstande sein kann, den Uterus gegen den auf ihm lastenden Abdominaldruck zu suspendieren und das Tiefertreten desselben zu verhindern, noch weniger ihn, einmal aus seiner Gleichgewichtslage gedrängt, in dieselbe zurückzuführen. Material und Anordnung dieses Apparates widersprechen der Beanspruchung im Sinne der Suspension.

2. Der Unterstützungsapparat.

Die gesamte Beckenbodenmuskulatur ist in zwei Hauptgruppen angeordnet, von denen die eine auf die Öffnung des Digestionstraktes, auf den Anus, die andere auf jene des Urogenitaltraktes zentriert ist, beim Mann auf die Urethra, bei der Frau auf Urethra und Vagina. Zur ersten Gruppe gehören der Musculus levator ani, Diaphragma pelvis, und der Musculus spincter ani. Zum Urogenitalsystem sind der Musculus sphincter urethrae externus, der Musculus transversus perinei profundus zu zählen. Diese beiden Muskeln zusammen mit anderen Muskelfasern und Bindegewebe bilden eine dreieckige Sehnenmuskelplatte, Diaphragma urogenitale. Außerdem gehören zur Urogenitalmuskulatur noch der Musculus bulbocavernosus und ischiocavernosus. Im Sinne der Beanspruchung als Bauchwandmuskeln kommen nur das Diaphragma pelvis und das Diaphragma urogenitale in Betracht. Es sollen daher zunächst diese beiden Muskeln beschrieben werden.

Das Diaphragma pelvis. (Abb. 55—60.)

Dieses wird durch eine Reihe von Muskeln dargestellt, die als Musculus levator ani zusammengefaßt werden. Sie sind ursprünglich Schwanzmuskel gewesen, haben sich aber beim Rudimentärwerden des Schwanzes nicht rückgebildet, sondern sind mit dem Eintreten der Orthoskelie in den Dienst einer anderen Funktion getreten. Sie schließen den Beckenboden ab. Dabei haben diese Muskeln ihren Ursprung an den einzelnen Beckenknochen beibehalten, teilweise auch ihre Insertion am Schwanzrudiment, am Os coccygis. Ein Teil der Muskelfasern erreicht aber nicht mehr das Os coccygis, sondern vereinigt sich mit der homologen Muskulatur der kontralateralen Seite in der Medianlinie und haftet so mittelbar am Steißbein. Es gelingt leicht in Analogie mit der ursprünglichen Schwanzmuskulatur den Musculus levator ani in je einen Musculus pubo-, ilio-, ischio-coccygeus aufzulösen. Diese Muskelindividuen schließen jederseits eng aneinander, decken einander teilweise und bilden eine einheitliche Muskelplatte, die aus zwei symmetrischen Hälften besteht. Von der Beschreibung der einzelnen Muskeln kann schon deshalb abgesehen werden, weil sie zu einem einheitlich beanspruchbaren Gebilde zusammengefaßt sind.

Jede Hälfte des Levator ani entspringt an der lateralen Beckenwand in einer bogenförmig verlaufenden Linie, die von der Spina ossis ischii über den M. obturator internus hinweg bis nahe an die Symphyse reicht. Diese Ursprungslinie wird teils vom Knochen, teils von einer verdichteten Zone der Fascie des M. obturator internus beigestellt. Man hat sie als **Arcus tendineus** des Levator ani bezeichnet. Bei gut entwickeltem Levator reichen die Muskelfasern auch über diese Linie hinauf, manchmal bis zur Linea terminalis.

Die von der seitlichen und vorderen Beckenwand kommenden Fasern verlaufen derart, daß die weiter rückwärts entspringenden nahezu transversal ziehend die Spitze des Os

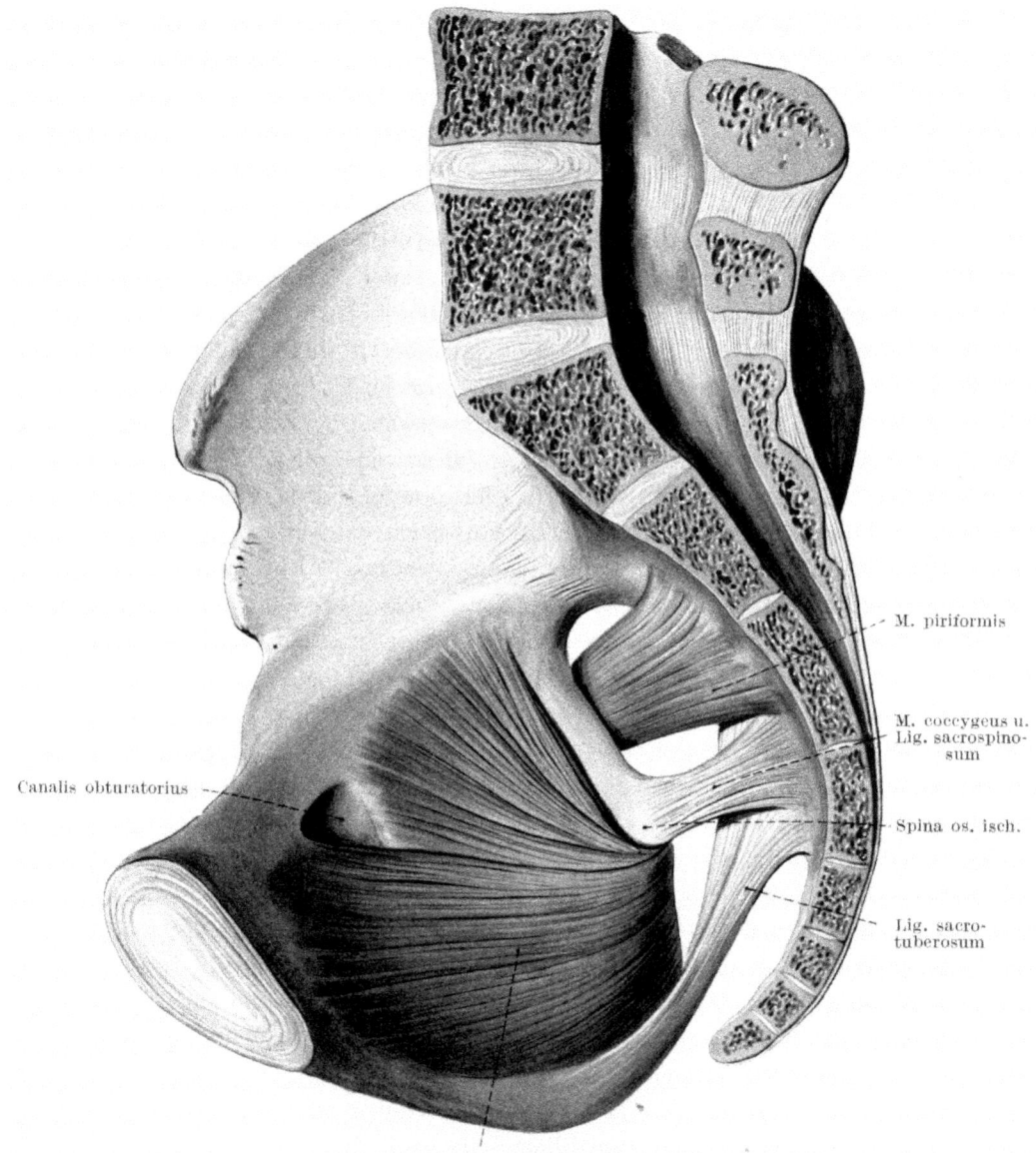

Abb. 55. Seitliche Beckenwand mit den Muskeln und Bändern.

coccygis resp. die Raphe erreichen, während die vorderen Fasern um so mehr sagittal verlaufen, je weiter vorne die betreffenden Muskelbündel entspringen. Dabei zeigt sich, daß die hinten gelegenen Fasern in leicht perinealwärts konvexem Bogen ziehen, während die vorderen Fasern steil perinealwärts absteigen. Sie umgreifen dabei Urethra, Vagina und Rectum vollkommen.

Diese eigentümliche Anordnung der einzelnen Anteile des Levator ani bringt es mit sich, daß man an ihm einen hinter dem Rectum gelegenen Abschnitt unterscheiden kann, der einheitlich ist, Levatorplatte, während der vordere Anteil in zwei Schenkel gespalten, Crura m. levatoris, einen sagittal gestellten Spalt umschließt, den Hiatus des Levator ani. Durch ihn treten Urethra, Vagina und Rectum nach außen.

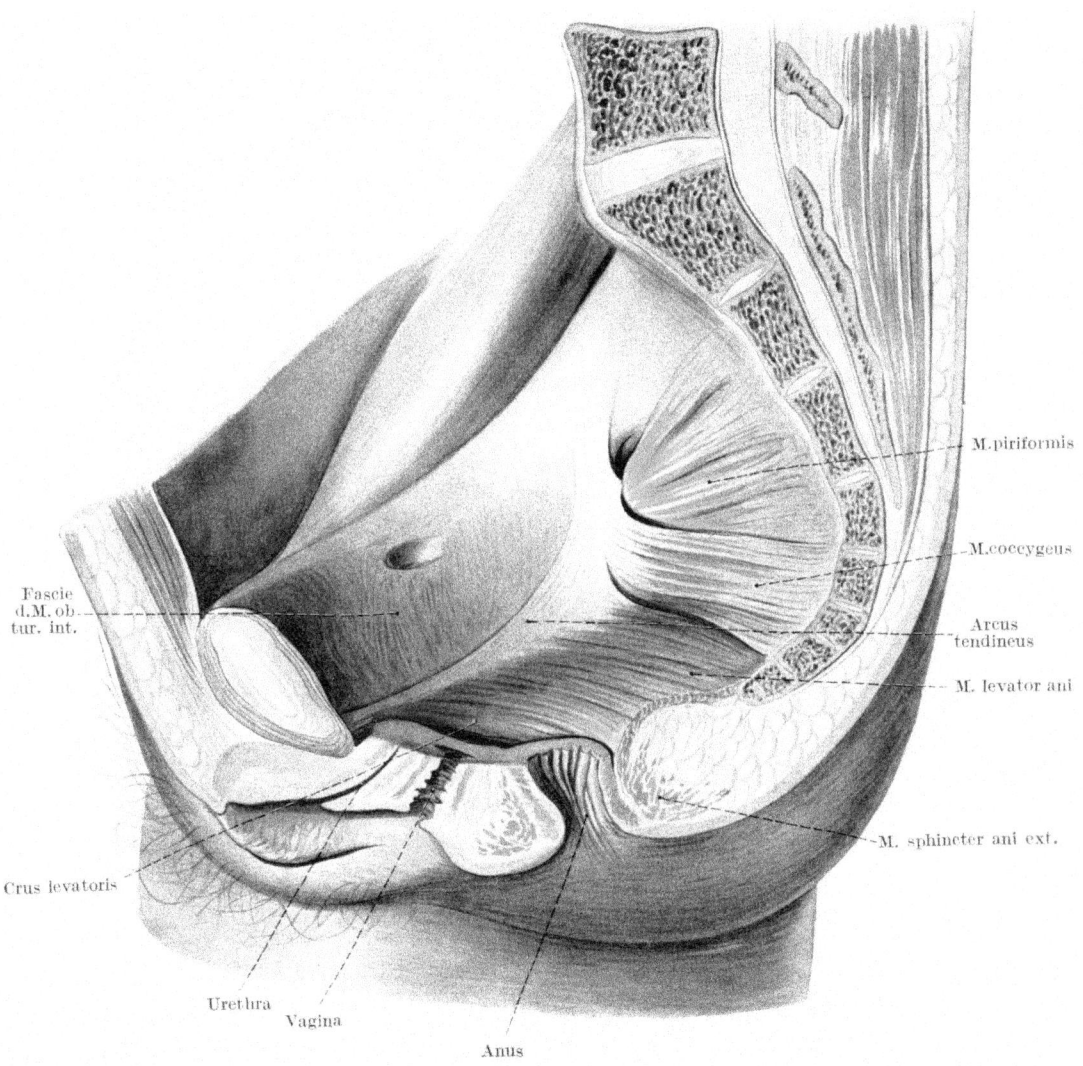

Abb. 56. M. levator ani am Medianschnitt.

Von ganz besonderem Interesse ist die Form der Levatorplatte. Wenn man an einem gut konservierten weiblichen Becken die Beckeneingeweide ausräumt und den Levator ani von der Beckenhöhle darstellt, so zeigt sich, daß die Levatorplatte von der Spitze des Os coccygis an allmählich beckenwärts aufsteigt, um dann plötzlich an der hinteren Umrandung des Hiatus abzustürzen. Es entsteht auf diese Weise ein kurzer Querwulst hinter dem Hiatus, der sakralwärts allmählich in eine an der Steißbeinspitze gelegene Grube, Fossa coccygea, nach vorne steil gegen den Hiatus abfällt. Der Querwulst läuft jederseits allmählich verflachend gegen die Levatorschenkel aus. Noch deutlicher wird der Verlauf der Levatorplatte am Medianschnitt. Stellt man ein median halbiertes weibliches Becken in normaler Beckenneigung auf, so sieht man, daß der tiefste Punkt des Beckenbodens gerade an der Spitze des Os coccygis, also in der Fossa coccygea gelegen ist. Von hier steigt der durch die Levatorplatte gebildete muskulöse Beckenboden allmählich gegen die hintere

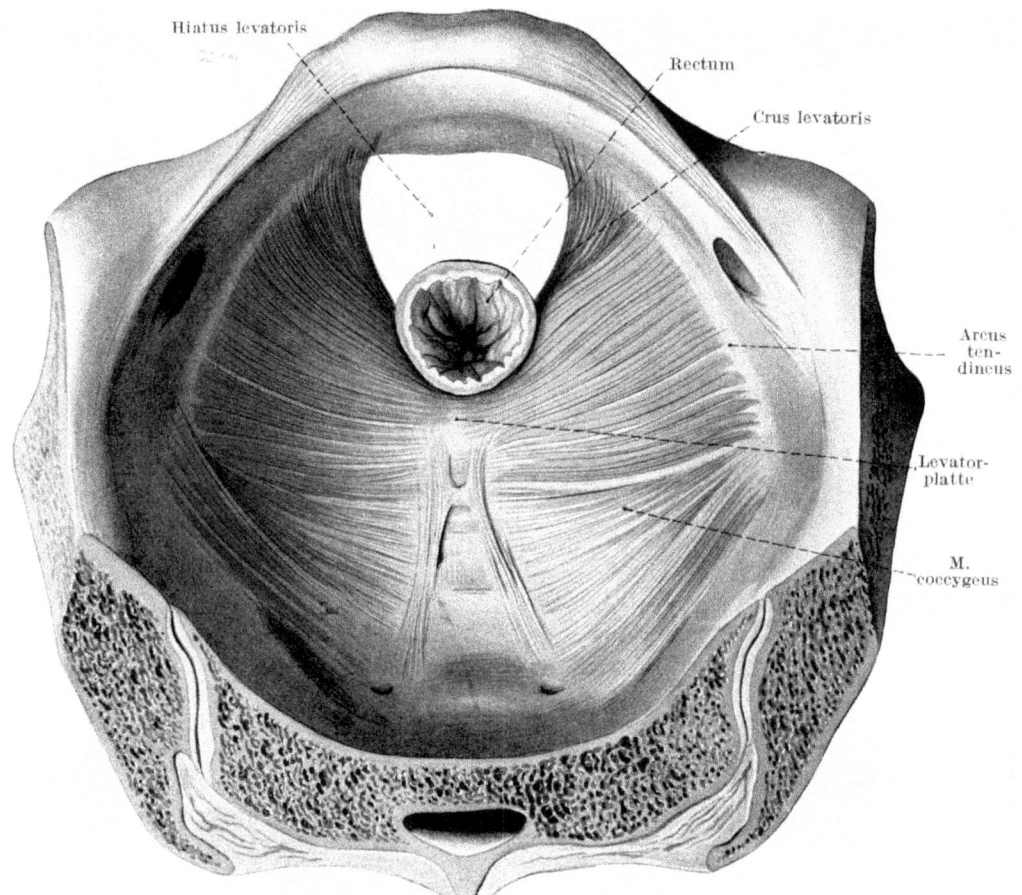

Abb. 57. M. levator ani, vom Becken aus gesehen.

Umrandung des Hiatus auf, um dann gleichsam umgekrempt steil perinealwärts zu verlaufen. Der vordere Kontur des Kreuzbeins, wo dieses die Excavatio pelvina bildet, zusammen mit dem Verlauf des Levator ani bilden eine S-förmig geschwungene Linie. Ein Medianschnitt durch ein mit den Eingeweiden versehenes Becken zeigt, daß der Verlauf des Rectum sich mit jenem der eben besprochenen Linie vollkommen deckt. Beide Verlaufsarten, jene des Rectum sowie jene der Knochenmuskelwand stehen untereinander in einem kausalen Zusammenhang, wie dies die Entwicklung des Beckenbodenverlaufes und der Rectumform lehrt. Am Neugeborenen ist eine Fossa coccygea kaum angedeutet, da die Levatorplatte noch nicht den beschriebenen geschwungenen Verlauf nimmt. Dem Rectum fehlt die Curvatura perinealis nahezu vollständig. Beim Prolaps mit Senkung des Beckenbodens verliert die Levatorplatte ihre normale Form und läuft mehr oder minder steil zur Analöffnung hinunter. Die Curvatura perinealis recti ist verschwunden. Man sieht schon daraus, daß der Mastdarmverlauf von der Gestalt der Levatorplatte abhängig ist. Da aber Anordnung und Verlauf des Levator das Resultat der Orthoskelie sind, ist auch der für den Menschen charakteristische Verlauf des Rectum mittelbar durch die Orthoskelie bedingt.

Die Fasern, die die Levatorschenkel zusammensetzen, verlaufen in ihrem Hauptanteile schräg von vorne nach hinten. Die in der Nähe der Symphyse entspringenden

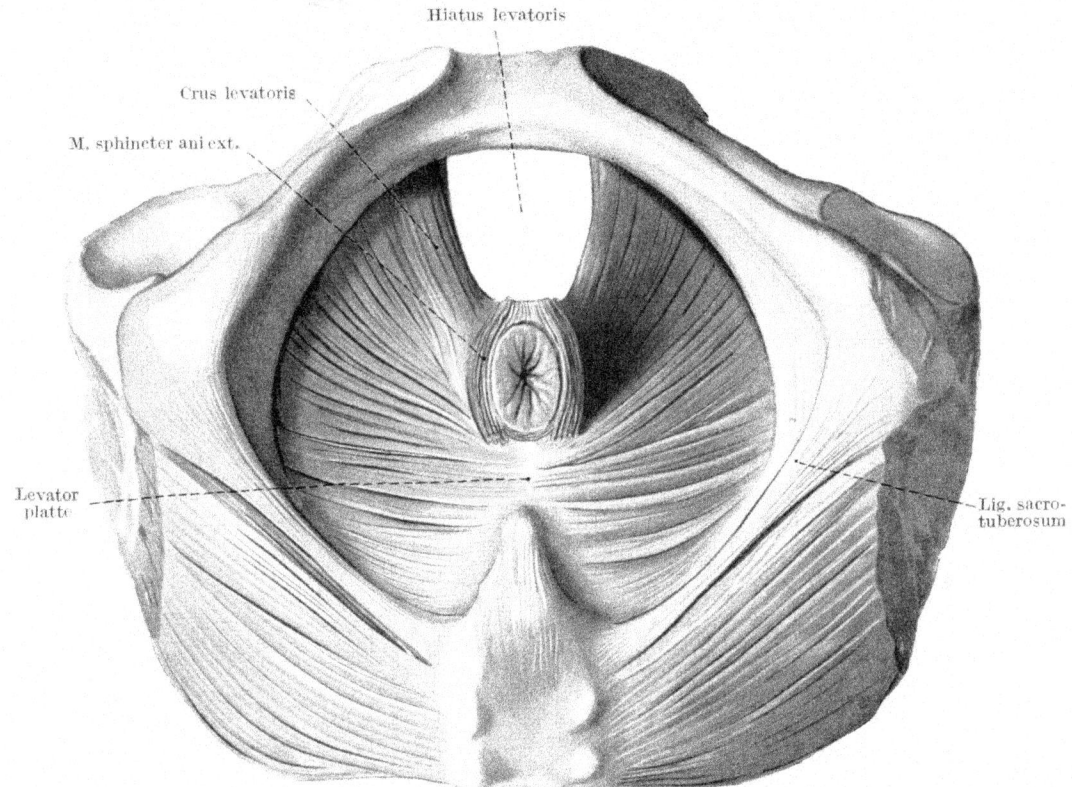

Abb. 58. M. levator ani von unten gesehen.

bilden dabei den freien Rand des Hiatus und umgreifen, in die Levatorplatte eingegangen, das Rectum, zu dem sie die schon beschriebene Einstellung besitzen. Der Muskelbestand eines jeden Levatorschenkels bildet beiläufig ein Dreieck. Die Spitze befindet sich in der Nähe der Symphyse. Die eine Seite des Dreiecks wird durch die Insertionslinie des Levator am Arcus tendineus dargestellt und ist leicht lateralwärts konvex. Die zweite Seite ist vom freien Rand gebildet, also medialwärts konkav. Dabei ist dieser Rand ein wenig caudalwärts umgekrempt. Die dritte Seite ist jene, an der die Levatorschenkel in die Platte übergehen, und kann nur künstlich durch eine frontalgestellte Linie dargestellt werden, die vom hinteren Rand des Levatorspaltes zur lateralen Beckenwand zieht. Diese dreieckige Muskelplatte sinkt von ihrer lateralen Kante medialwärts derart ab, daß der vordere Anteil stärker geneigt ist als derjenige, der in die Levatorplatte übergeht. Die Betrachtung des ganzen Levator vom Becken her, noch besser aber von der perinealen Seite zeigt den eben beschriebenen Verlauf ganz deutlich.

Der Vollständigkeit halber sei noch angeführt, daß einige Muskelfasern des freien Randes der Levatorschenkel sich absplittern und in der Frontalebene unmittelbar vor dem Rectum medialwärts ziehen, um sich hier in jenem Bindegewebsmuskelbestand zu verlieren, der das Substrat des Perinealkeils bildet. Diese Fasern wurden als **prärectale Fasern** des Levator ani zuerst von Luschka beschrieben. Entfernt man an einem gut konservierten Objekt alle Gebilde, die perinealwärts den Levator decken,

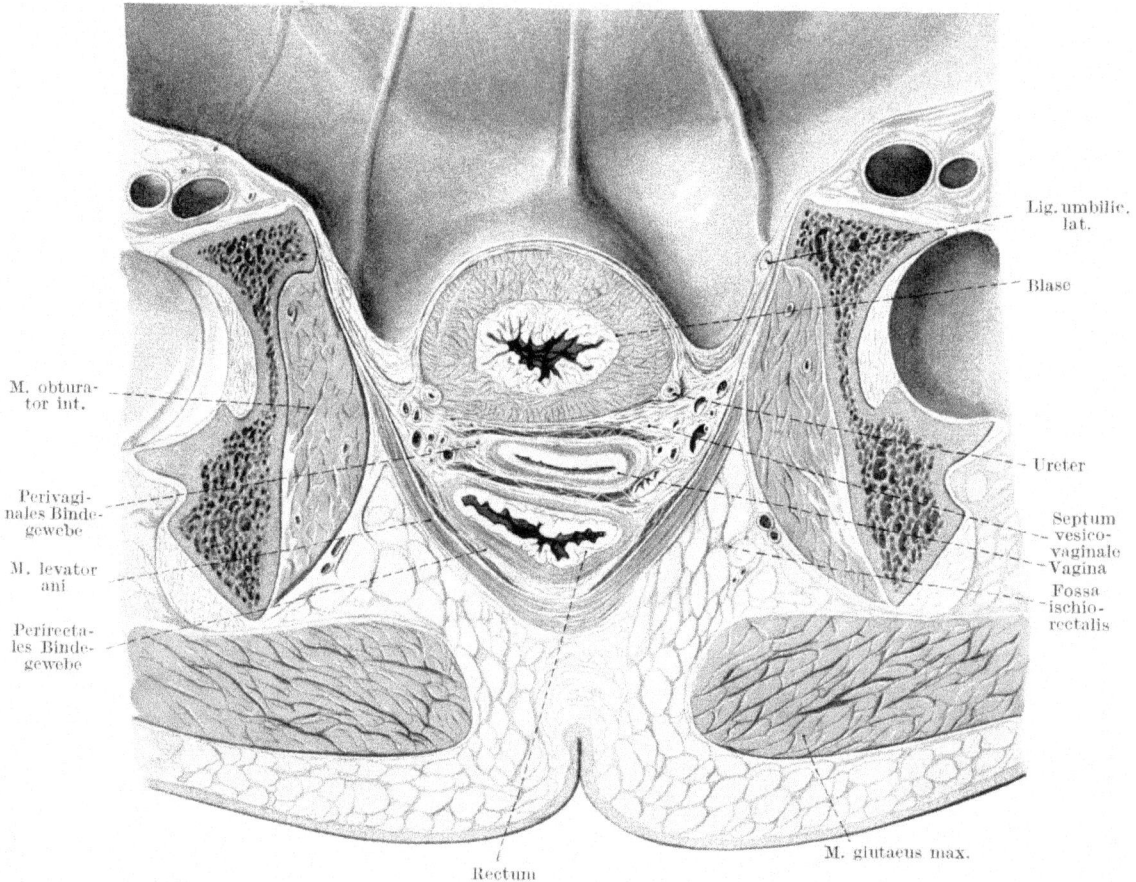

Abb. 59. Frontalschnitt durch die Levatorplatte.

so überblickt man die eigentümliche Anordnung des Levator. Man sieht den Umkremplungsrand der Levatorplatte, die Schrägstellung der Levatorschenkel und bemerkt auch, daß sich diese nicht nur von außen nach innen neigen, sondern auch von vorne nach hinten, da der Ursprung der Levatorschenkel höher liegt als der Übergang in die Levatorplatte. Bei dieser Ansicht des Beckenbodens sieht man jederseits von der Medianebene eine tiefe Grube, **Fossa ischio-rectalis**, deren laterale Steilwand durch die seitliche Beckenwand, deren mediale Wand durch die schräg absteigenden Fasern des Levator ani gebildet wird. Der eben beschriebene Verlauf des Levators macht es begreiflich, daß die Fossa ischio-rectalis vorne schmäler und tiefer, rückwärts breiter und flacher ist. Man sieht bei dieser Gelegenheit auch, daß der Beckenbodenverschluß in seinem dorsalen Anteil, der für die Mechanik des Beckenbodens und für die Statik der Beckeneingeweide nicht in

Betracht kommt, durch das Ligamentum sacrospinosum und den Musculus coccygeus vervollständigt wird. Dieser verschieden stark entwickelte Muskel verläuft zusammen mit dem fächerartig ausgebreiteten Ligament vom Seitenrand der unteren zwei Kreuzbeinwirbel und vom Steißbein zur Spina ossi ischii. Die zwischen dem kranialen Rand des eben beschriebenen Muskelbandapparates und der Incisura ischiadica gelegene Öffnung, Foramen ischiadicum majus, wird durch den Musculus piriformis verschlossen. Das Diaphragma pelvis wird von einem Ast des vierten Sakralnerven innerviert. Derselbe verläuft an der pelvinen Fläche des Muskels jederseits nach vorne und läßt sich bis in die Crura

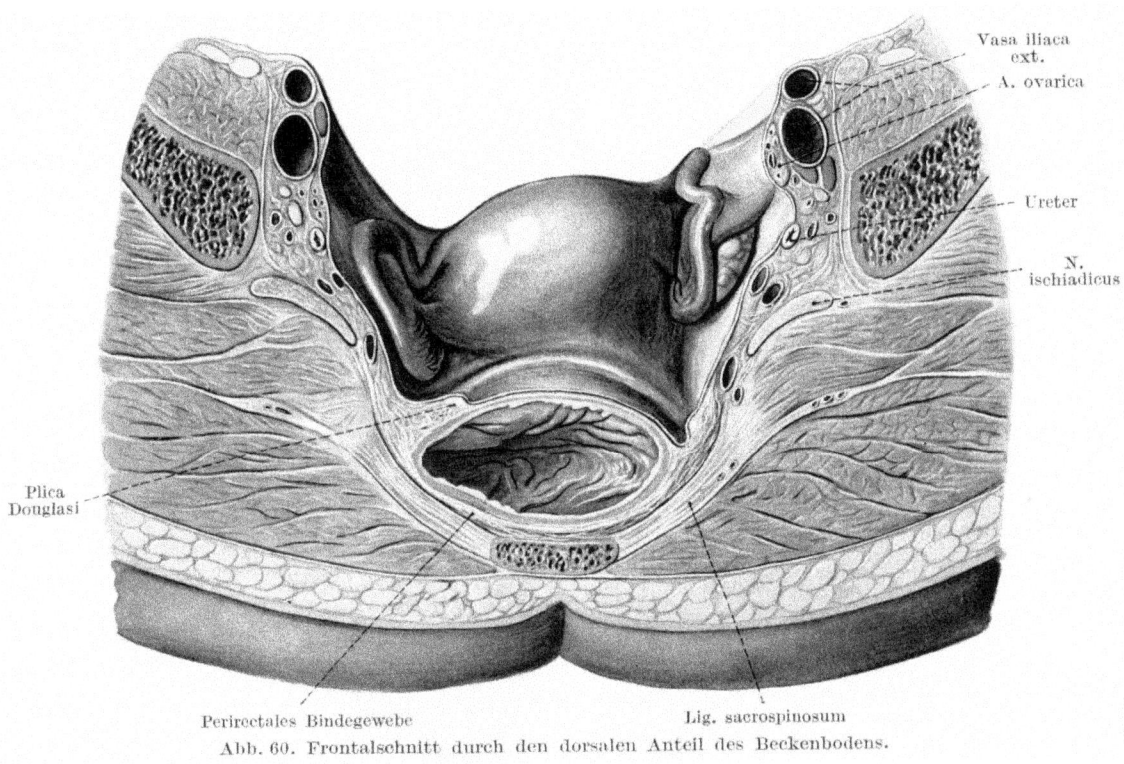

Abb. 60. Frontalschnitt durch den dorsalen Anteil des Beckenbodens.

des Levator verfolgen. Er liegt mehr als daumenbreit vom freien Rande des Levatorschenkels entfernt (Abb. 53).

Das Diaphragma pelvis zeigt in der Mächtigkeit seiner Entwicklung Varietäten, die praktisch nicht uninteressant sind. An manchen Personen sind sämtliche Anteile des Muskels mächtig entwickelt, besser am weiblichen Individuum als am männlichen. Die Ausbildung einer Raphe ist selten. Meistens handelt es sich um einen direkten Übergang der beiderseitigen Fasern in der Mittellinie, ohne daß eine lineare Raphe nachweisbar wäre. An der pelvinen Seite der Levatorplatte, speziell in der Nähe der Steißbeinspitze, sieht man nicht selten sehnige Einwebungen in verschiedener Ausdehnung. An einzelnen Personen sind die den Levator ani zusammensetzenden Muskeln nicht zum Aneinanderschluß gekommen, so daß zwischen ihnen schmälere oder breitere Muskellücken oder Spalten entstehen, durch welche Fett und Bindegewebe aus dem Becken in die Fossa ischio-rectalis hindurchdringt.

Das Diaphragma urogenitale (Abb. 61, 62).

Das caudal vom Diaphragma pelvis gelegene Diaphragma urogenitale repräsentiert eine dreieckige Muskelsehnenplatte, die den Winkel zwischen den beiden aufsteigenden Schambeinästen erfüllt. Die abgestumpfte Spitze des Dreiecks reicht in den Symphysenwinkel und endet knapp unterhalb des Ligamentum arcuatum, so daß zwischen diesem und dem Diaphragma ein schmaler seitlich abgerundeter Spalt übrigbleibt. Die Basis des Muskeldreiecks sieht nach hinten und unten. Der freie Rand des Diaphragma ist in der Mitte mit dem dahinter gelegenen Muskelbindegewebsgeflecht des Centrum tendineum perinei verwachsen und daher an dieser Stelle nur künstlich isolierbar. Die seitlichen Enden

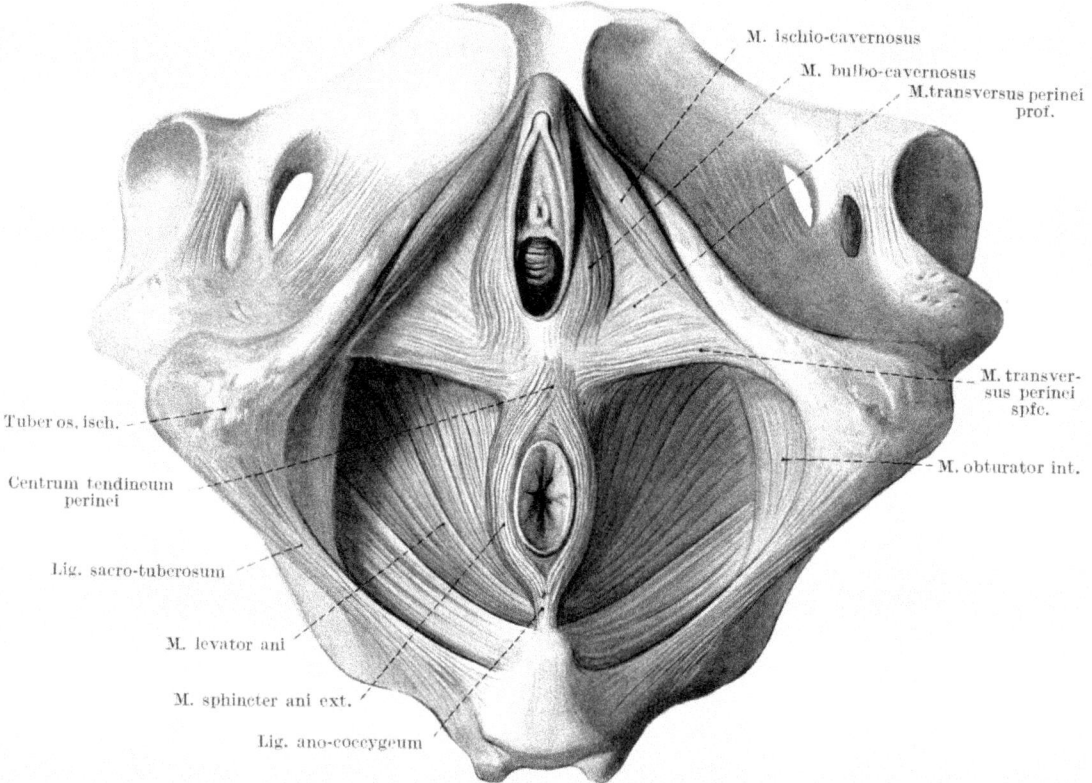

Abb. 61. Beckenbodenmuskulatur von unten. Diaphragma urogenitale.

dieses hinteren Randes laufen spitz gegen das Tuber ossis ischii aus, so daß der hintere Rand doppelt geschwungen seine Konkavität nach hinten unten kehrt. Das Diaphragma urogenitale entspringt an den Schambeinästen hinter den freien Rändern des Knochens, so daß zwischen der dreieckigen Muskelsehnenplatte und dem Knochen je eine seichte, mit der Öffnung medialwärts gekehrte, am Querschnitt dreieckige Rinne ausgespart ist. Das wegen seiner Gestalt auch als Musculus trigonalis bezeichnete Diaphragma urogenitale liegt zu den Levatorschenkeln und dem Hiatus caudal. Es verdeckt die vorderen Anteile der Schenkel vollkommen und schließt den Levatorspalt von seinem vorderen Anfang bis nahezu an die vordere Wand des Rectum. Zwischen dem hinteren Rande des Diaphragmas und der vorderen Rectalwand gelangt man durch den Hiatus in den Beckenkanal.

Das Diaphragma urogenitale ist aus phylogenetisch verschiedenwertigen Muskelanteilen hervorgegangen. An seinem Aufbau beteiligt sich nicht nur der **Sphincter urethrae externus** und der aus der Muskulatur des Sinus urogenitalis stammende, von Kalischer als **Musculus sphincter urogenitalis** beschriebene Muskel, sondern auch Muskulatur, die wahrscheinlich aus accessorischer Muskulatur, den Bartholinischen

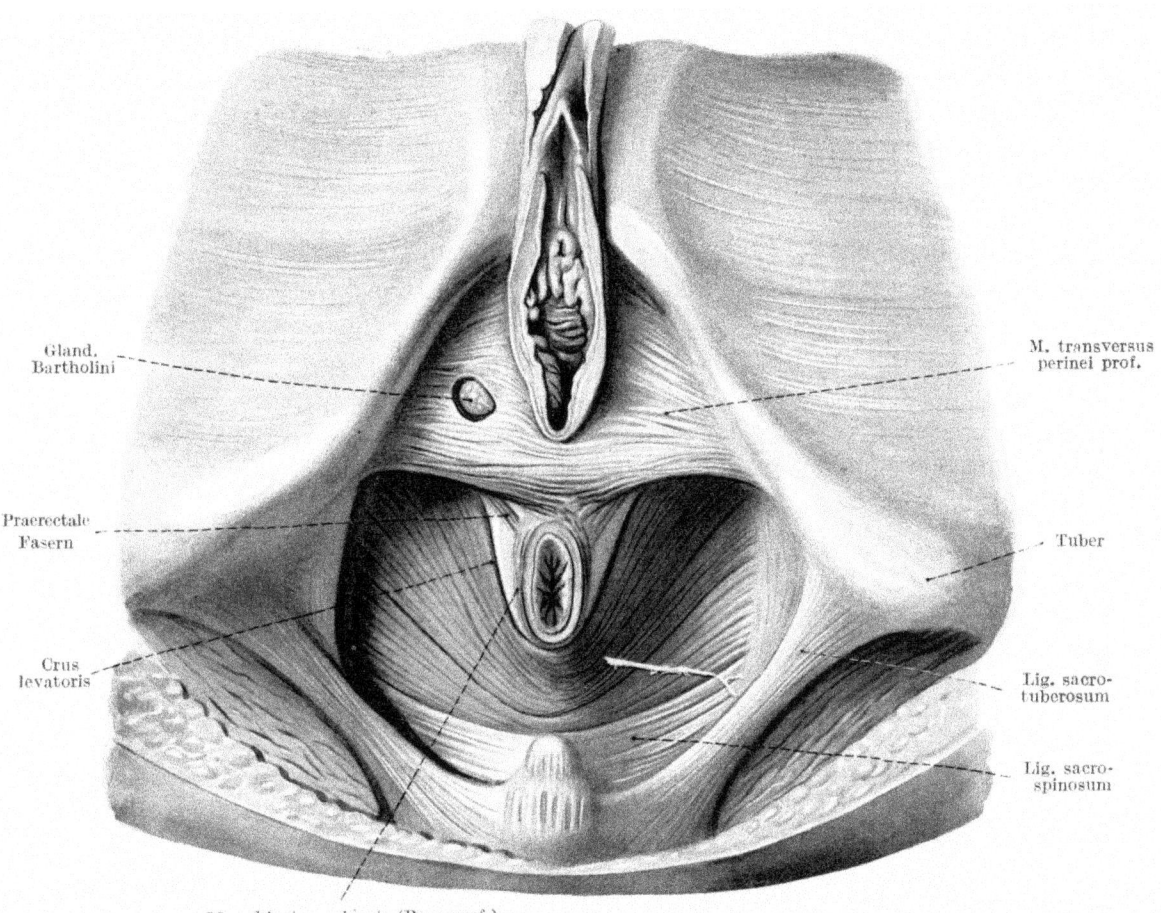

Abb. 62. Beckenbodenmuskulatur von unten. Diaphragma urogenitale und Glandula Bartholini.

Drüsen zugehörig, stammt. Man hat einzelne Muskelabschnitte isoliert und sie auch mit Namen belegt. So vor allem jene Muskelfasern, die kräftig entwickelt in der Nähe des hinteren Randes des Diaphragmas verlaufen, **Musculus transversus perinei profundus**. Für die mechanische Beanspruchung des Diaphragma urogenitale kommen diese separierbaren Muskelzüge einzeln gewiß nicht in Betracht, daher kann hier von ihrer näheren Beschreibung abgesehen werden. Entfernt man von der perinealen Seite alle Gebilde, die das Diaphragma urogenitale zudecken, so überblickt man es in seinem ganzen Umfang, es ist in der Mittelebene von der Vagina und von der Urethra durchbrochen. Der hintere Rand ist nahezu rein fleischig. Die von beiden Seiten kommenden Fasern des Musculus transversus perinei profundus durchkreuzen sich in der Mittelebene, größtenteils hinter der Vagina gelegen, ein geringer Teil vor derselben. Symphysenwärts von dem fleischigen

Randteil überwiegt zu beiden Seiten das sehnige Gewebe, während in unmittelbarer Umgebung der Urethra das Muskelfleisch des Sphincter urethrae angeordnet ist. Der vor der Urethra gelegene Anteil ist rein sehnig, ligamentös, weshalb auch dieser Abschnitt als Ligamentum transversum pelvis (Henle) separiert wurde. Der zwischen ihm und dem Ligamentum arcuatum gelegene bereits beschriebene Spalt wird von der Vena dorsalis clitoritis zum Durchtritt benützt. Die Präparation lehrt, daß der Sphincter urethrae die Urethra nicht nur im Bereiche des Diaphragmas umgibt, sondern ihr noch ein Stück über dasselbe hinaus beckenwärts folgt. Durchschneidet man das Diaphragma urogenitale sagittal, so zeigt sich, daß es einen keilförmigen Querschnitt hat, der Rücken des Keiles sieht nach hinten und unten und ist vom Musculus transversus perinei profundus gebildet. Die stumpfe Schneide stellt das Ligamentum transversum dar.

Die rückwärtige Partie des Muskels erscheint am Medianschnitt dadurch verstärkt, daß hier nicht nur die wenigen prärectalen Fasern des Levator ani einstrahlen, sondern auch dadurch, daß Fasern des M. bulbocavernosus und des Sphincter ani ext. sich mit dem M. transversus perinei profundus verbinden. An derselben Stelle finden sich Bindegewebe und elastisches Gewebe, sowie glatte Muskelfasern in ziemlicher Ausdehnung, weshalb diese Stelle auch als Centrum tendineum perinei bezeichnet wurde. Das Ganze bildet das Substrat des Dammes, soweit er zwischen Scheiden- und Analöffnung gelegen ist. Am Medianschnitt durch das weibliche Becken bemerkt man die ziemlich plötzliche Dickenzunahme des Septum rectovaginale, das durch die hier eben beschriebene Verflechtung von Muskel und Bindegewebe herbeigeführt wird. Es bildet eine beiläufig dreieckige Figur, deren hinterer Rand durch die Pars analis recti, deren vordere Wand durch das distale Ende der hinteren Vaginalwand, deren Basis durch die Perinealhaut gegeben ist. Man hat diesen ganzen Teil wegen seiner Gestalt auch als Perinealkeil bezeichnet.

Die übrigen Perinealmuskeln (Abb. 61, 62).

Bevor wir an die mechanische Beanspruchbarkeit der beiden den Beckenkanal abschließenden Diaphragmen gehen, sei der Vollständigkeit halber auch die übrige Perinealmuskulatur beschrieben.

Um das Ende des Rectum sind die Schlingen des M. sphincter ani ext. angeordnet, ein Teil dieser Fasern ist subcutan gelegen, Pars cutanea oder Pars superficialis. Diese Fasern strahlen teils in die Haut des Vorderdammes, teils in jene des Hinterdammes gegen die Fovea coccygea aus. Den Darm selbst umgreifend, bildet die tiefe Partie des Muskels, Pars profunda, eine kurze Muskelmuffe, die das Ende des Rectums umfaßt und ebenfalls mit der Nachbarschaft in Verbindung steht. Hinten gehen die Fasern beider Seiten teils ineinander über, teils durchkreuzen sie sich und sind vielfach an die Spitze des Os coccygis durch Bindegewebe mittelbar fixiert. Man hat diesen Bindegewebsapparat als Lig. anococcygeum bezeichnet. Vorne strahlt der größte Teil dieser Muskelbündel in das Centrum tendineum aus. Zum Sphincter ani stoßen auch häufig Fasern, die oberflächlich gelegen, vom Schambeinast transversal gegen das Centrum tendineum ziehen. Man hat diese wenigen Fasern M. transversus perinei superficialis genannt.

Mit dem Unterstützungsapparat des Genitales hängen zwei Muskeln noch zusammen; der Musculus ischiocavernosus, der die Crura des Corpus cavernosum clitoritis einscheidet, oberflächlich sehnig ist und mit demselben bis auf das Dorsum des freien Clitorisanteiles zieht. Die Bulbi vestibuli, voneinander durch die Breite der Vagina geschieden, sind oberflächlich durch eine dünne Muskelschichte, M. bulbocavernosus, umhüllt, die an den seitlichen Abhängen des freien Clitorisanteiles und in dem benachbarten Bindegewebe entspringt und hinten in das Centrum tendineum einstrahlt. Gerade dieser Muskel zeigt eine weitgehende individuelle Verschiedenheit.

Das Diaphragma urogenitale ist vom N. pudendus int. innerviert, der dem Muskel Äste abgibt, und zwar an jener Stelle, wo er längs der Insertion des Muskels am Schambein entlang läuft. Dort geschieht auch die Innervation des Bulbo- und Ischio-cavernosus. Der M. sphincter ani ext. erhält seine motorischen Äste ebenfalls aus dem N. pudendus, doch durch einen quer durch das perineale Fett verlaufenden Ast, N. haemorrhoidalis inf.

Funktion der Beckenbodenmuskeln.

Für den Mechanismus des Beckenverschlusses und damit für die Frage: Wie wird der Uterus unterstützt? kommt die Funktion der zuletzt genannten Muskeln nicht in Betracht. Es bleibt nur die Funktion der beiden Diaphragmen, und hier wollen wir zunächst mit der Funktion des Levator ani beginnen.

Der gesamte Beckenboden wird mit Ausnahme des zwischen den Levatorschenkeln gelegenen Hiatus von der quergestreiften Muskulatur des Levator ani gebildet. Dieser muskulöse Verschluß bildet einen Teil der gesamten Bauchwandmuskulatur und ist in seiner Beanspruchbarkeit genau so bestellt wie die übrigen Bauchwandmuskeln. Die Komplikation, die hier erscheint, ist durch die den Hiatus passierenden Hohlorgane herbeigeführt.

Die tonische Innervation der Muskeln des Diaphragma pelvis wird auf den Bauchhöhleninhalt genau so einwirken, wie jene der übrigen Bauchwandmuskeln, die bereits beschrieben wurde. Der Orthoskelie des Menschen entsprechend wird allerdings gerade die Beckenbodenmuskulatur stärker beansprucht. Wenn das Diaphragma pelvis zur Kontraktion gelangt, dann kann nach dem Faserverlauf rein mechanisch nur folgendes hervorgerufen werden: Die bogenförmig zur Levatorplatte vereinigten Muskelfasern werden verkürzt, der Bogen ganz abgeflacht, und zwar vor allem in jenem Anteil, der von der Steißbeinspitze am weitesten entfernt, also am beweglichsten ist. Die Kontraktion der Levatorplatte wird daher zur Folge haben, daß der unmittelbar hinter dem Rectum gelegene Abschnitt des Muskels gehoben wird, wodurch die beckenwärts gerichtete konvexe Krümmung der S-förmig gebogenen Levatorplatte noch verstärkt wird. Gleichzeitig damit wird die hinter diesem Teil gelegene Vertiefung relativ verstärkt. Die von vorne kommenden Levatorschenkel werden während des Kontraktionsphänomens ebenfalls verkürzt, sie verlieren daher ihren bogenförmigen Verlauf und verschmälern den Hiatus des Levator. Es rücken also die beiden Levatorschenkel gegen die Medianebene.

Diese Funktion der Levatorschenkel läßt sich prüfen, wenn man die Zeigefinger der beiden Hände in die Scheide einführt und sie voneinander soweit als möglich entfernt. Fordert man die betreffende Person dann auf, ihre Bauchwandmuskulatur durch Husten oder Pressen zu innervieren, so fühlt man die beiden Levatorränder und bemerkt, wie die beiden Zeigefinger der untersuchenden Hände einander genähert werden. Zu dieser

Verringerung des Querdurchmessers des Hiatus kommt nun noch die Verkürzung desselben. Die um das Rectum gewundenen Fasern des Levators ani, auch als M. puborectalis bezeichnet, werden verkürzt, die Curvatura perinealis recti wird nach vorne gezogen, die Knickung des Rectum verstärkt und die Hinterwand der Scheide gegen die vordere gepreßt. Die auf diese Weise eintretende Verkürzung des Hiatus bringt auch einen Verschluß des Rectum mit sich, weshalb die von Holl gewählte Bezeichnung ‚Sphincter recti' sicher richtig ist. Doch gilt diese Sphincterenwirksamkeit auch in geringerem Maße während der tonischen Innervation dieser Muskeln. Sie wird während der Kontraktion derselben verstärkt.

Da die Fasern aber nicht nur von vorne nach hinten, sondern auch von oben nach unten ziehen, so ist es klar, daß die Verkürzung der Levatorschenkeln den Anus erheben. Dieser äußerlich am leichtesten sichtbaren Wirkung des Muskels verdankt der ganze muskulöse Apparat den Namen Levator ani.

Die Wirkung des Levator ani äußert sich aber nicht nur auf die äußere Konfiguration des Dammes und auf die Form des Rectum, sondern auch auf jene der Vagina. Durch das Zusammenrücken der beiden Levatorschenkel werden die beiden seitlichen Vaginalwände vorgestülpt, so daß es zu einer Einschnürung des Scheidenlumens kommt. Ebenso wird durch die Verkürzung des Hiatus nicht nur die hintere Rectalwand gegen die vordere gepreßt, sondern auch diese gegen die hintere Vaginalwand, welche symphysenwärts gehoben wird. Dadurch entsteht bei der Kontraktion des Levator ani eine Einschnürung an der Vagina.

Die bisher beschriebene Wirksamkeit des Levator ani stellt das Resultat seiner Kontraktion dar, unabhängig von den Vorgängen der Koordination. Gehen wir aber über den rein mechanischen Effekt, welchen der isolierte Muskel zu erzielen imstande ist, hinaus und betrachten wir den Muskel in seiner harmonischen Zusammenarbeit während der koordinierten Bewegungen, so ergibt sich zunächst folgendes: Sämtliche Bauchwandmuskeln bilden untereinander ein koordinatives System, das für die verschiedensten Funktionen beansprucht werden kann. Das System besteht aus drei Muskelgruppen, dem Zwerchfell, der Bauchwandmuskulatur (Mm. obliqui, transversus und rectus abdominis) und aus der Beckenbodenmuskulatur. Die drei Muskelgruppen sind während der Koordination zentral gekoppelt, wie dies ihren weit auseinanderliegenden Innervationszentren und den zugehörigen Bahnen entspricht. So wird das Diaphragma durch den vierten Cervicalnerven, den Nervus phrenicus, die Bauchwandmuskulatur durch die sechs unteren Thorakalnerven, das Diaphragma pelvis durch den vierten Sakralnerven innerviert. Wie bei jeder Koordination handelt es sich um eine synchron und synergisch ablaufende, im Sinne des zu erzielenden Effekts dosierte Innervation der für eine Bewegung notwendigen Muskulatur. Dabei sind die an dem Koordinationsphänomen beteiligten Muskelgruppen derart innerviert, daß die stärker innervierte die schwächer innervierte zielstrebig überwindet.

Diese allgemeinen Grundsätze auf die gesamte Muskelwand des Bauchbeckenraumes angewendet, ergeben die verschiedenartige Verwertung dieser Muskulatur und deren funktionelle Manifestation. Wir wollen hier absehen von der koordinativen Zusammenarbeit der Bauchwandmuskeln mit der Rückenmuskulatur im Sinne der Aufrechterhaltung des Rumpfes, der Pendelung um die Gleichgewichtslage während des Ganges oder des

Laufes, wollen absehen von der Feststellung des Rumpfes als Operationsbasis für die verschiedenen Arbeitsformen der oberen Extremität, sondern wollen uns nur darauf beschränken, die Auswirkungen der Koordination auf jene Funktionen zu besprechen, die auf die Lage der Beckeneingeweide Einfluß zu üben imstande sind. Wenn alle Bauchwandmuskeln gleichmäßig innerviert werden, verkleinern sie den Bauchbeckenraum und erhöhen dadurch den Abdominaldruck. Überwindet Bauchwand- und Beckenbodenmuskulatur im Sinne der angestrebten Koordination das Diaphragma, so wird dieses nach aufwärts getrieben, der Thorakalraum wird verkleinert und damit ein Teil der muskulären Exspiration geleistet. Erfolgt diese Koordination explosionsartig, so ist das Resultat ein Hustenstoß. Werden Diaphragma und Bauchwandmuskeln gekoppelt, so daß sie das Diaphragma pelvis überwinden, so wird der Hiatus des Levator geöffnet, es kommt beispielsweise zur Entleerung des Rectum, allerdings auch mit Unterstützung der rectalen Muskulatur. Gleichzeitig wird der Levator perinealwärts vorgestülpt, womit auch ein Tiefertreten der auf dem Beckenboden aufruhenden Eingeweide verbunden ist. Zu betonen aber ist, daß der Levator ebenso wie jede andere Muskelgruppe erst überwunden werden muß und daß er daher gerade im Moment des gesteigerten Abdominaldruckes sich in jenem Zustand befindet, der seine Widerstandsfähigkeit ganz besonders stärkt. In dem Augenblicke, in dem das Kontraktionsphänomen der muskulären Widersacher nachläßt, kehrt der Musculus levator ani in seine Ausgangsstellung zurück, die seiner tonischen Innervation entspricht und ihn geeignet macht, an dem nächsten Koordinationsphänomen teilzunehmen. Daher sieht man auch, daß die Analöffnung während der Defäkation, bei der der Levator überwunden wird, wohl perinealwärts gedrängt wird, sich aber in dem Momente wieder beckenwärts zurückzieht, in dem die übrigen Bauchwandmuskeln erschlaffen. Gerade wegen dieser Bewegung des Anus hat der Muskel seinen Namen erhalten. Die Elevation der Analöffnung ist nicht die Funktion des Muskels, sondern der Ausdruck des Zurückgehens in die Ausgangsstellung. Man hat in Verkennung dieser Tatsachen nicht nur dem Muskel einen seine Funktion nicht bezeichnenden Namen gegeben, sondern hat vielfach zur Erklärung des unrichtigen Namens ihm die physiologische Aufgabe zugemutet, die Analöffnung über die Kotsäule nach aufwärts zu ziehen.

Noch viel besser ist die Rückkehr in die Ausgangsstellung bei Preßwehen zu sehen. Preßt die Frau, so wird der ganze Damm vorgetrieben, der Levator also überwunden und ein bestimmtes Segment des Kindesschädels erscheint in der Vulva. Ist die Preßwehe vorbeigegangen, hat der Druck aufgehört, so trachtet der nun entlastete Levator ani in seine Ausgangsstellung zurückzukehren und nimmt dabei den auf ihm liegenden Kopf des Kindes beckenwärts zurück. Das sichtbare Segment des Schädels verkleinert sich. Die Beobachtung dieses Phänomens vor mehr als 30 Jahren war es, die mich als Studenten dazu gebracht hat, die Anatomie und Physiologie des Levator ani ganz besonders zu studieren.

Aus dem bisher Gesagten ergibt sich, daß während der Ruhelage die tonische Innervation des Levator ani die Positio uteri zu erhalten imstande ist, daß aber auch der gesteigerte Abdominaldruck den Uterus nur in geringem Grade caudalwärts verschieben kann, weil in diesem Momente auch der Levator ani kontrahiert und daher widerstandsfähiger ist. Er ist imstande, auch in diesem Moment den Uterus zu tragen. Aber selbst im Kampfe mit den anderen Muskelgruppen besiegt, kehrt er sofort in seine Ausgangsstellung zurück und ist daher neuerdings befähigt, den Uterus zu tragen. Und so, wie die Baucheingeweide von der Bauchwandmuskulatur in ihrer Lage erhalten werden und nicht durch die Gekröse suspendiert sind, so wird auch der Uterus in seiner Gleichgewichtslage durch den Levator erhalten und nicht suspendiert.

Die anatomische Analogie, aber auch die homodyname Beanspruchbarkeit der Bauchwand und der Beckenbodenmuskulatur lassen sich durch die Betrachtung pathologischer Verhältnisse beweisen.

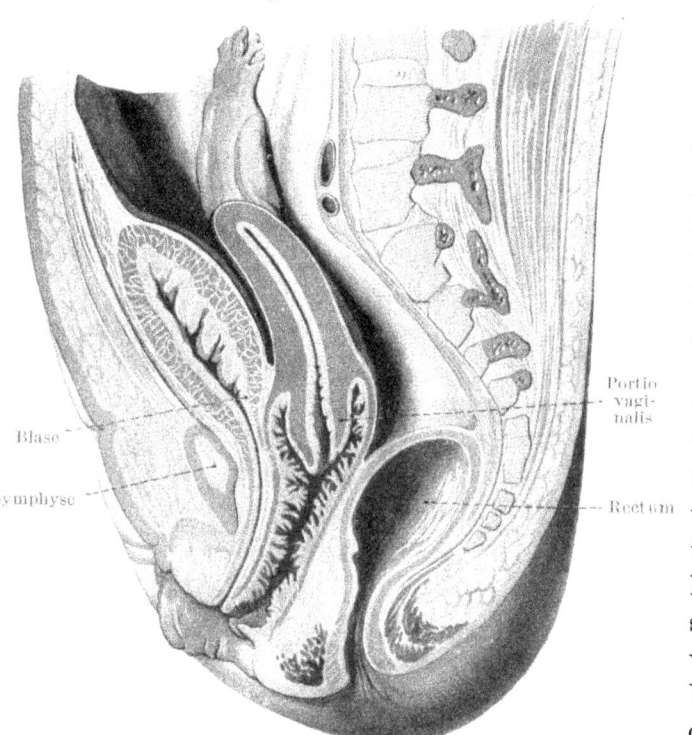

Abb. 63. Normaler Situs uteri einer Neugeborenen, Medianschnitt.

Defekte des Levator ani setzen seine Funktionstüchtigkeit herab, mindern die Sicherung der Positio oder bringen sie zum Verschwinden. Diese Defekte können in dem Tonus oder in der Kontraktionsfähigkeit des Muskels liegen, können aber auch Defekte mechanischer Natur sein, wie Zerreißung, Lückenbildung usw. Und auch diesbezüglich verhält sich der Levator nicht anders als ein anderer Bauchwandmuskel. So wie die Hypotonie der Bauchwandmuskeln die Enteroptose ermöglicht, gestattet die Hypotonie des Levator ani die Senkung des Uterus. Überdehnung der vorderen Bauchwandmuskeln kann schließlich zum Hängebauch führen, wie Überdehnung des Levator zur Senkung der Beckeneingeweide, schließlich zu einer bestimmten Form des Prolaps führt. Erweiterung von physiologischen Öffnungen an der vorderen Bauchwand, z. B. Anulus inguinalis, Anulus umbilicalis, führt zur Hernie, Erweiterung des Hiatus zu einer ganz bestimmten Form des Prolaps, die als Hernie des Hiatus aufzufassen ist. Und so, wie ein im Anschluß an ein Trauma entstandener Muskeldefekt der Bauchwand zu einem Bauchwandbruch führt, so können auch Defekte des Levator ani Gelegenheit zur Prolapsbildung abgeben. Die Gesetzmäßigkeiten, die für die Bauchwandmuskulatur gelten, haben auch für die Beckenbodenmuskulatur Geltung. Die Häufigkeit der pathologischen Dystopien des Uterus erklärt sich aus jenen Komplikationen, die teils durch die Einfügung des Vaginalkanals, teils durch die funktionelle Beanspruchung des Uterus herbeigeführt werden.

Daß aber die Beckenbodenmuskulatur den einzigen wirklichen Stützapparat des Uterus darstellt, ersieht man eindeutig aus jenen Fällen, in denen die Beckenbodenmuskulatur gelähmt ist. In Fällen von Spina bifida, in denen das für den vierten Sakralnerven bestimmte Rückenmarkssegment geschädigt ist, kommt es zur Lähmung des Levator ani. Die Folge dieser Lähmung ist das Tiefertreten des Anus, die trichterförmige Umgestaltung des Perineums und bei weiblichen Kindern das Entstehen des sogenannten kongenitalen Uterusprolapses (Abb. 63, 64). Meistens kann man beobachten, daß der Prolaps erst zum Vorschein kommt, wenn das Kind atmet oder schreit, wodurch der Abdominaldruck gesteigert wird. Aber nicht nur der Uterus tritt in solchen Fällen tiefer, es kommt auch zur Senkung der Blase, also des gesamten Beckeninhalts. Wohl ist in den verschiedenen Publikationen über den angeborenen Uterusprolaps angeführt, daß die betreffenden Kinder an einer Spina bifida gelitten haben, ebenso wie bei der Beschreibung dieser Mißbildung einzelne Autoren erwähnen, daß auch ein Prolapsus uteri bestehe, doch sind Spina bifida und Uterusprolaps nicht in kausalen Zusammenhang gebracht worden. Graaf hat eine Reihe von kongenitalen Uterusprolapsen aus meinem Institut beschrieben und nachgewiesen, daß es sich dabei um eine Lähmung des Levator ani handelt.

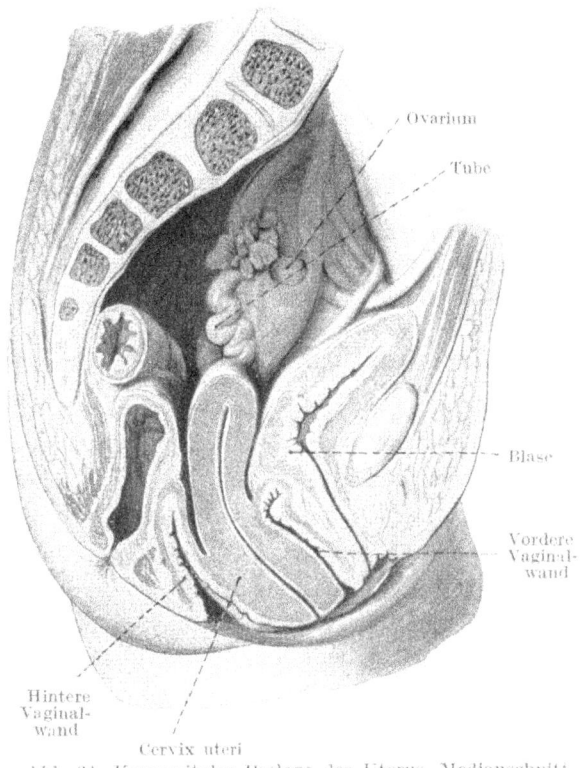

Abb. 64. Kongenitaler Prolaps des Uterus. Medianschnitt einer Neugeborenen.

Von Interesse sind auch jene seltenen Fälle von virginalem Prolaps, in denen das Vorkommen der bekannten Haarbüschel in der Sakralregion auf das Vorhandensein einer Spina bifida occulta hinweist. Nicht minder interessant ist das Erscheinen eines Uterusprolapses bei Frauen im Anschluß an Rückenmarksläsionen, die eine Lähmung der Beckenbodenmuskulatur herbeigeführt haben. Alle diese Erscheinungen beweisen, welche Bedeutung die Intaktheit des Levator ani für die normale Positio uteri hat.

Die Betrachtung der funktionellen Beanspruchbarkeit des Diaphragma urogenitale ergibt folgendes: Das caudal von den Levatorschenkeln gelegene Diaphragma urogenitale verschließt rein mechanisch den Hiatus vom unteren Symphysenrand bis an die vordere Circumferenz des Rectum. Die im Diaphragma befindlichen Muskelbündel sind, soweit sie um die Harnröhre geordnet sind, Schließmuskeln derselben. Die übrigen Muskeln, vor allem die von einem Schambeinast zum anderen ziehenden Fasern des Transversus perinei profundus stellen einen Muskelbestand dar, der zwischen zwei gegeneinander nicht beweglichen Anteilen des Skelets ausgespannt ist. Sie können demnach zur Bewegung im landläufigen Sinn nicht verwendet werden. Vielmehr kann die Innervation dieses Muskelbestandes nur darin bestehen, seine Widerstandsfähigkeit gegen Druck zu erhöhen. Da das Diaphragma urogenitale in den gesamten Koordinationsvorgang der Beckenbodenmuskulatur eingeschlossen ist, ergibt sich folgende Funktion dieses Muskels: Solange der Hiatus des Levator ani bei der tonischen Innervation geschlossen ist, wird dieser Verschluß durch den Tonus des Diaphragma urogenitale mechanisch gesichert. In dem Moment, in dem der Levatorschlitz durch die Kontraktion des Levator verengert wird, wird auch das Diaphragma urogenitale kontrahiert, also resistenter und vermehrt so die Widerstandsfähigkeit des Beckenbodens. Wird der Hiatus aber eröffnet, da der kontrahierte Levator überwunden wurde, so bleibt caudal von ihm noch der Widerstand des Diaphragma urogenitale, das in diesem Augenblick durch seine Kontraktion an Widerstandsfähigkeit gewonnen hat. Das Diaphragma urogenitale verschließt also den Hiatus im Moment der größten Gefahr, das ist, wenn der Hiatus klafft.

Bei der Defäkation liegt das Druckmaximum hinter dem hinteren Rand des Diaphragma, so daß dieses selbst noch imstande ist, den geöffneten Hiatus bis auf den Teil, in dem das Rectum liegt, zu verschließen. Anders verhält sich allerdings das Diaphragma während der Geburt. Durch die vollkommene Entfaltung und Überdehnung jenes Anteils der Vagina, der vom Diaphragma urogenitale umgriffen ist, wird auch das Diaphragma selbst in Mitleidenschaft gezogen. Wird der Vaginalkanal beim Durchtritt des Kindesteiles kreisförmig ausgedehnt, so kommt es zu einer Auffaserung des muskulösen hinteren Anteils des Diaphragma urogenitale, zu einer Überdehnung und schließlich zur Zerreißung der Fasern. Die Sektion puerperaler Becken zeigt die Blutungen in das Diaphragma urogenitale und die Zerreißungen seiner Muskelfasern. Im Moment des Austrittes des Kindes ist also nicht nur der Hiatus des Levator maximal eröffnet, sondern auch das Diaphragma als Verschluß des Hiatus außer Funktion gesetzt. Wohl kommt es nach der Geburt zu einer Reparation der Beckenbodenmuskulatur, doch nicht zu einer Restitutio ad integrum, physiologischen Geburtsablauf vorausgesetzt. Die überdehnten Levatorschenkel erholen sich in kurzer Zeit, die Verschlußmöglichkeit des Hiatus tritt in unvermindertem Maße meistens wieder ein. Viel geringer ist die Restitutio im Bereiche des Diaphragma urogenitale. Die aufgefaserten und zerrissenen Muskelbündel erholen sich nicht mehr vollständig, es kommt zur Bildung fibröser Narben, zum Klaffen des Introitus vaginae, kurzz um physiologischen Vaginalprolaps der Frauen, die geboren haben. Daß dadurch die Widerstandsfähigkeit des gesamten Beckenbodens vermindert wird, ist wohl klar. Der Grad dieser Verminderung ist individuell verschieden und abhängig von der Art der Geburt.

In dem Zusammenwirken der beiden Diaphragmen liegt demnach die Exaktheit des Beckenbodenverschlusses und die Fähigkeit, die darüber gelegenen Eingeweidestücke nicht nur zu stützen, sondern auch wirklich zu tragen. Natürlich ist dazu nicht nur die funktionelle Unversehrtheit der Beckenbodenmuskulatur notwendig, sondern auch die richtige Einstellung der einzelnen Eingeweidestücke zum Beckenboden. Doch soll darüber erst gesprochen werden, wenn wir die typischen Verhältnisse der Versio uteri kennengelernt haben.

b) Die Versio uteri.

In den einleitenden Bemerkungen über die Topik des Uterus haben wir die Positio und die Versio uteri unterschieden und unter letzterer die Einstellung der Gebärmutterachse

zur Scheidenachse verstanden. Die Gleichgewichtsstellung des Uterus in der Versio ist die
Anteversio. Sie ist zweifelsohne die phylogenetisch und ontogenetisch prädisponierte
Lage. Die vergleichend anatomische Betrachtung lehrt, daß der Uterovaginalkanal bei
quadrupeden Säugern ventralwärts konkav verläuft, so daß die Vereinigungsstelle der
beiden Uterushörner der vorderen Bauchwand näher liegt, als der Übergang des Uterus in
die Vagina, daß also auch hier schon eine Anteversio uteri vorhanden ist. Entwicklungsgeschichtlich läßt sich nachweisen, daß die beiden Ductus Mülleri in jener Strecke, in der
sie zum Uterovaginalkanal vereinigt werden, einen ähnlichen Verlauf nehmen, so daß sich
schon frühzeitig vor der Differenzierung in Vagina und Uterus eine Knickung der beiden
Anlagen gegeneinander bemerkbar macht. Daher kann man wohl von einer phylogenetisch
und ontogenetisch prädisponierten Anteversio sprechen. Auch die Knickung der Uterusachse, also die Anteflexio uteri, die ohne Zweifel die Erhaltung der Anteversio zu
unterstützen imstande ist, zeigt sich am fetalen Uterus.

Da der Uterus normalerweise auch in seiner Versionsebene beweglich ist, den Grad
seiner Anteversion physiologisch ändert, bisweilen die Anteversio vollkommen verlassen
und in die Retroversio übergehen kann, ist die Frage berechtigt, wer hält den
Uterus in der Anteversio und welche Kräfte sind am Werke, den Uterus aus
dieser Gleichgewichtslage zu bringen? Während wir bei der Positio zeigen konnten,
daß der Abdominaldruck jene Kraft darstellt, gegen die der Beckenboden die Positio
wahrt, ist die Wirkung des Abdominaldruckes auf die Versio uteri eine ganz andere. Ist
der Uterus in Anteversio, dann trifft der Abdominaldruck auf die hintere Uterusfläche
und jede Steigerung desselben wird die Anteversio vermehren. Nehmen wir an, der Uterus
befinde sich aus irgendeinem Grund in Retroversio, dann trifft der Abdominaldruck die
vordere Uteruswand und wird daher nicht nur die Rückkehr des Uterus in die Gleichgewichtsstellung verhindern, sondern auch die Retroversio erhalten resp. steigern. Man
kann nur sagen, der Abdominaldruck erhält den Uterus in jener Versio, in der sich
der Uterus augenblicklich befindet. Er kann weder eine Anteversio noch eine Retroversio erzeugen.

Bevor wir an die Besprechung jener Kräfte gehen, durch deren Einwirkung die
Versio uteri beeinflußt wird, empfiehlt es sich noch einige Bemerkungen über die Art,
in der sich der Uterus neigen soll, zu machen.

Man hat sich vielfach vorgestellt, daß der Uterus bei den verschiedenen Graden
der Versio sich um eine transversale, beiläufig in der Höhe des inneren Muttermundes
verlaufende Achse dreht. Sie wurde von Aran zuerst beschrieben, als Aransche Achse
bezeichnet, erhielt sogar durch die Auffindung des Ligamentum Kocks-Makenroth
ein anatomisches Substrat.

Da nach dieser Vorstellung der Uterus um eine transversal verlaufende Achse drehbar
ist, folgerte man mit Recht, daß die Drehung um diese Achse derart vor sich gehe, daß
die Senkung des Fundus nach vorne und unten eine Bewegung der Portio nach hinten
und oben und umgekehrt hervorrufen müsse. Diese Vorstellung mußte von der Annahme
ausgehen, daß der Uterus suspendiert sei. Wird aber, wie wir zu beweisen versucht haben,
der Uterus nicht suspendiert, sondern vom Beckenboden getragen, so fällt mit diesem
Beweise nicht nur die Aransche Achse, sondern auch die Vorstellung über den Mechanismus
der Rotation. Ein auf eine Unterlage gestellter Körper kann nur auf seiner Unterstützungs-

fläche geneigt resp. gekippt werden. Und so verhält sich der Uterus, der, allerdings mittelbar, auf den Beckenboden aufgestellt ist. Er wird an seinem Unterstützungspunkt gekippt. Anatomisch wird dieser Unterstützungspunkt durch die Portio, die Unterstützungsfläche durch die Vagina beigestellt. Der Mechanismus der Rotation ist also ein ganz anderer, auf ihn hat Zug an der Portio nach hinten und oben gewiß nicht jene Auswirkung, die sie haben müßte, falls der Uterus um die Aransche Achse drehbar wäre.

Sehen wir von der Einwirkung des Abdominaldruckes auf die Versio uteri ab, so bleiben jene organischen Anordnungen, die nach der Meinung der Autoren die Versio beeinflussen. Man hat sich vorgestellt, daß das Peritonaeum, das von der vorderen Wand des Uterus auf die hintere Blasenwand übergeht, geeignet sei, die Anteversio zu erhalten. Nach dem bei der Positio über das Peritonaeum Gesagten, ist die Einflußnahme desselben auch in Beziehung auf die Versio eine kaum nennenswerte. Ist einmal der Uterus aus irgendeinem Grunde durch längere Zeit in Retroversio, so wird das Peritonaeum gedehnt und sicher unwirksam. Sagittalschnitte durch Becken mit Retroversio uteri lehren, daß das Peritonaeum, dessen vordere Umschlagstelle normalerweise in der Höhe des inneren Muttermundes gelegen ist, über die vordere Fläche der Cervix uteri hinunterzieht und sogar noch den Fornix vaginae erreicht. Ein Beweis dafür, daß das Peritonaeum gedehnt und der Unterlage angepaßt wird. Vielfach wurde auch die Meinung ausgesprochen, daß jenes lockere Bindegewebe, das zwischen Cervix und Blase gelegen, in das Septum vesicovaginale übergeht, die Anteversio unterstütze. Auch das ist sicher nicht entscheidend. Auch die Tatsache, daß der Uterus gleichsam in die vordere Vaginalwand implantiert sei, wodurch die Winkelstellung zwischen Vagina und Uterus gegeben sei, hat man benützt und daraus gefolgert, daß die Anteversio auch durch die Vaginalwand erhalten werde. Auch diesem Moment kommt keine Bedeutung zu. Nahezu einheitlich aber kommen alle Autoren zu dem Schlusse, daß die Ligamente für die Anteversio von besonderer Bedeutung seien. Es ist daher notwendig, die Wirksamkeit der Ligamente als Fixatoren der Anteversio in ähnlicher Art und Weise zu analysieren, wie dies bei der Besprechung der Positio geschehen ist.

Der Verlauf des Ligamentum rotundum im Bogen vom Uterus längs der lateralen Beckenwand bis in den Inguinalkanal und die Schlaffheit dieses Bandes sowohl an der Leiche wie auch an der Lebenden, auch dann, wenn man den Uterus bis in die Vulva vorzieht, wurde schon bei der Besprechung der Positio beschrieben. Ähnlich verhält sich dieses Ligament auch bezüglich der Versio. Bringt man den Uterus in maximale Retroversio, so hebt sich wohl der dem Uterus näher liegende, also proximale Teil des Bandes von der lateralen Beckenwand ein wenig ab, aber das Ligament bleibt trotz alledem schlaff. Man ist nicht imstande, irgendeine Versionsstellung des Uterus herbeizuführen, bei der dieses Ligament gestrafft werden würde.

Die Vorstellung, daß das Ligamentum rotundum die Anteversio zu erhalten vermöge, war ohne Zweifel die logische Voraussetzung all jener Operationen, die von Adams, Alexander und den anderen Autoren vorgeschlagen wurden, um den retrovertierten Uterus in Anteversio zu erhalten.

Das Ligamentum sacro-uterinum soll, wie dies vielfach angegeben wurde, unterhalb der Aranschen Achse an den Uterus fixiert, die Cervix uteri nach hinten ziehen und dadurch den Uterus um diese Achse derart drehen, daß das Corpus uteri nach vorne gelangt. Ganz abgesehen davon, daß die Muskelfasern des Ligaments unter physiologischen Umständen äußerst schwach sind, gelangen sie beiläufig in der Höhe der sog. Aranschen Achse an den Uterus und ziehen längs der hinteren Wand desselben nach aufwärts. Aber selbst wenn diese Muskelzüge wirklich unterhalb der Achse an den Uterus gelangten, wäre das Ligament noch immer kein Retraktor cervicis uteri Luschka und damit ein Rotator des Uterus, da ja, wie schon erwähnt, der Uterus um diese Achse gar nicht drehbar ist. Deshalb ist die in dem Ligamentum sacrouterinum vorhandene spärliche Muskulatur keinesfalls imstande, die Versio zu beeinflussen. Davon kann man sich auch überzeugen, wenn man den Uterus in Retroversion bringt; man stößt dabei keinesfalls auf ein durch die Ligamente gegebenes Hindernis.

Die übrigen muskulären Anordnungen der Ligamente wurden von keiner Seite als Mittel für die Erhaltung der Anteversio angeführt, weshalb von einer näheren Auseinandersetzung darüber abgesehen werden kann.

Die Ligamente des Uterus sind also weder Mittel zur Fixation der Positio, noch solche zur Erhaltung der Versio. Es drängt sich daher die Frage auf, in welcher Art und Weise diese Ligamente überhaupt beansprucht werden. Hierzu sei zunächst erwähnt, daß diese Ligamente nicht eigene Bestände von sonst unabhängigen Muskelfasern sind, sondern Teile der Uterusmuskulatur darstellen und daher das Schicksal derselben in jeder Beziehung teilen. Hypertrophie während der Gravidität, Atrophie im Puerperium treffen Uterus samt seinen Ligamenten. Es sei denn, daß besonderer Zug an dem Ligamentum sacro-uterinum, wie dies beim Prolaps der Fall ist, zur Elongation und zur Hypertrophie dieses Bandes führt. Außerdem sehen wir, daß die Ligamente synchron und synergisch mit den Uterusmuskeln innerviert werden, wie dies vor allem für das Ligamentum rotundum seit langem bekannt ist. Dieses Band ist ja auch, während eine Wehe über den Uterus läuft, durch die vordere Bauchwand als ein deutlicher von oben außen nach unten innen verlaufender, gespannter Strang nachweisbar. Ebenso spannt sich unzweifelhaft das Ligamentum sacro-uterinum in demselben Moment. Die Beanspruchung der Uterusligamente fällt daher einzig in jene Zeit, in welcher die Uterusmuskulatur selbst beansprucht wird, also in die Zeit der Geburt. Dabei verlaufen die Ligamente in craniocaudaler Richtung und können einzig und allein die Aufgabe haben, während der Kontraktion des Uterus durch ihre eigene Kontraktion das Höhersteigen des Uterus, vor allem des Fundus uteri, hintanzuhalten. Sie werden demnach nur während der Geburt als Fixationsapparate benützt, zu einer Zeit, in welcher der Uterus gegen die Retroversio und gegen die caudale Dystopie durch seine Form und seinen Inhalt geschützt ist. In diesem Moment sind sie Fixatoren des Uterus, aber nicht im Sinne der Positio und der Versio, sondern um der kranialwärts gerichteten Verschiebung des Uterusfundus entgegenzutreten.

Die Analyse der organischen Behelfe für die Erhaltung der Anteversio hat also ergeben, daß dieselben den ihnen zugemuteten Aufgaben nicht gerecht werden können. Vielmehr zeigt sich, daß die phylogenetisch und ontogenetisch prädisponierte Anteversio uteri vor allem durch den Abdominaldruck erhalten wird. Voraussetzung dafür ist allerdings, daß der Uterus durch den Beckenboden getragen wird und daß sich die Druckkomponente im Sinne der Erhaltung der Anteversio, also auf die hintere obere Uteruswand auswirkt. In dem Augenblick, in dem aus irgendeinem Grund der Abdominaldruck auch die vordere Uteruswand trifft, wird die Anteversio zunichte gemacht. Dieser Vorgang wird insolange vereitelt, als die vordere Uteruswand der hinteren Blasenwand eng anliegt. Solange also der Abdominaldruck seine Wirksamkeit zwischen Blase und Uterus nicht entfalten kann, erhält er die Anteversio.

Die gegenseitige Lage der vorderen Uterus- und der hinteren Blasenwand bedingt unter normalen Verhältnissen den engen Anschluß der Wände beider Organe aneinander, derart, daß zwischen ihnen nur ein capillarer Spalt bleibt, während zwischen hinterer Uteruswand und Rectum das Cavum rectouterinum mit Eingeweiden gefüllt ist. Hier liegt vor allem die Flexura sigmoidea und der untere Teil des Ileum. Sind einmal aus irgendeinem Grunde zwischen Uterus und Blase Darmstücke eingedrungen, trifft damit der Abdominaldruck die vordere Uteruswand, so ist die normale Anteversio uteri solange gestört, solange die Eingeweide die Excavatio vesicouterina erfüllen.

Wird durch irgendeine Manipulation oder durch uns unbekannte natürliche Vorgänge der Inhalt der Excavatio vesicouterina entfernt, diese selbst zu einem capillaren Spalt geschlossen, dann tritt die die Anteversio erhaltende Druckkomponente des Abdominaldrucks wieder auf. Klaffen der Excavatio vesicouterina und Retroversio stehen demnach in einem ätiologischen Verhältnis zueinander. Ursache ist das Eindringen von Eingeweiden in die Excavatio, Folge die Retroversio. Die Erhaltung der capillaren Spaltform der Excavatio vesicouterina bedeutet daher die Erhaltung der Anteversio.

Unter diesem Gesichtspunkte sind auch all jene Operationen zu verstehen, die man gegen die Retroversio unternommen hat. Erfolg und Mißerfolg werden begreiflich. Jede Art der Ventrofixation des Uterus, gleichgültig ob sie durch direkte Befestigung des Uterus an der vorderen Bauchwand oder durch Verkürzung der Ligamenta rotunda herbeigeführt wird, bringt die Entleerung der Excavatio vesicouterina mit sich und ermöglicht dadurch die normalen Belastungsverhältnisse der hinteren Uteruswand durch den Abdominaldruck. Die Verkürzung der Ligamente bedeutet also nicht eine günstigere Art ihrer Beanspruchung, sondern nur den Verschluß der Excavatio vesicouterina und die daraus folgende Erhaltung der Anteversio, die nicht durch die Verkürzung des Ligaments, sondern durch den Abdominaldruck bedingt ist. Sind die übrigen Bedingungen, vor allem der Beckenboden und die Einstellung des Uterus zur Beckenbodenmuskulatur entsprechend, und ist die Entleerung der Excavatio vesico-uterina vollkommen gelungen, dann ist die Operation von Erfolg begleitet. Sind die angeführten Bedingungen nicht erfüllt, dann dringen Darmstücke trotz der Verkürzung der Ligamente zwischen Blase und Uterus, dann werden die Ligamente elongiert, da sie nicht imstande sind, den Abdominaldruck zu paralysieren, die Erfolglosigkeit der Operation wird offenbar.

B. Allgemeine Topographie der übrigen Beckenorgane.

Die Art und Weise, in der wir bisher die Topographie des Uterus dargestellt haben, ist durch die Fragestellung, welche Momente erhalten den Uterus in seiner Gleichgewichtslage, gegeben. Diese Fragestellung selbst aber ist durch die praktische Bedeutung der Störungen in der Gleichgewichtslage dieses Organs diktiert. Denn sie sind es vor allem, die wegen ihrer Häufigkeit und wegen ihrer Folgeerscheinungen das ihnen von den Gynäkologen entgegengebrachte Interesse erklären. Die bisher durchgeführte Analyse ist aber nicht vollständig, denn ihr fehlt noch die Betrachtung des gegenseitigen Verhältnisses zwischen Uterus und Beckenbodenmuskulatur. Da aber auch andere Organe, vor allem die Blase, bei der Darstellung dieses Verhältnisses in Betracht kommen, um so mehr als Dystopien des Uterus fast ausnahmslos von solchen anderer Beckenorgane begleitet sind, empfiehlt es sich zunächst die Topographie der übrigen Beckenorgane anzuführen. Wir wollen mit der Topographie der Blase beginnen.

Hierbei müssen wir ähnlich wie in der deskriptiven Anatomie den Blasengrund vom Blasenkörper und der Blasenspitze sondern. Während nämlich in den verschiedenen Phasen der Blasenfüllung das Trigonum vesicale seine topische Einstellung im großen und ganzen beibehält, ändert sich die Lagebeziehung der ganzen übrigen Blase entsprechend dem Füllungszustand derselben. Die leere Blase liegt hinter der Symphyse geborgen und steigt entsprechend ihrem Füllungszustand über den oberen Symphysenrand bauchwärts in das Cavum praeperitonaeale hinein. Gleichzeitig wird der Querdurchmesser der Blase größer, der Blasenfundus wird entfaltet. Daß gleichzeitig damit der antero-posteriore Durchmesser der Blase wächst, den Uterus nach hinten drängt und den Anteversionswinkel desselben vergrößert, ist selbstverständlich.

Für die Fixation der Gesamtblase, also für die Lage derselben im Beckenraum ist nur die Befestigung des Trigonum vesicale bedeutungsvoll. Denn das Blasendreieck bildet nicht nur in funktionellen und descriptiv-anatomischen Beziehungen, sondern auch in topographischer Richtung den Fixpunkt der Blase. Auch hier erhebt sich zunächst die Frage, ist die Blase suspendiert oder wird sie von ihrer Unterlage getragen, wenn auch nicht verhehlt werden kann, daß die Entscheidung dieser Frage bei der Blase nicht jene Bedeutung hat wie beim Uterus.

An Muskelbindegewebszügen, die als Aufhängeapparat der Blase in Betracht kämen, gibt es nur wenige. Wohl ziehen Muskelbindegewebszüge als Ligamenta pubovesicalia vom Blasenkörper, dort wo er in die Urethra übergeht, gegen die hintere Fläche des Os pubis und enden zusammen mit dem Arcus tendineus. Doch kann ihnen schon deshalb keine besondere Bedeutung beigemessen werden, weil sie sich an einer Stelle der Blase festsetzen, die erfahrungsgemäß durch das darunter gelegene Diaphragma urogenitale ganz besonders getragen wird. Auch jenen Beckenbindegewebszügen, die man Ligamenta pubovesico-uterina bezeichnet hat, ist keinerlei suspensorische Wirksamkeit zuzumuten. Hingegen läßt sich durch die Präparation und an Frontalschnitten deutlich zeigen, daß der Blasenboden in seinem mittleren Anteil durch das Diaphragma urogenitale, in seinen seitlichen Abschnitten durch die Levatorschenkel getragen wird. Die Beteiligung der beiden Muskeln erklärt sich aus der Lage des Diaphragma urogenitale zum Hiatus des Levator ani.

Dieses Verhältnis macht es aber auch begreiflich, daß die Beteiligung an dem Unterstützungsapparat abhängig sein muß teils von der im Augenblick gegebenen Weite des Hiatus, teils von dem Füllungszustand der Blase, der die Breite des Blasenbodens bestimmt. Ist der Hiatus nahezu geschlossen, so schieben sich die beiden Levatorschenkel zwischen Blasengrund und Diaphragma urogenitale medialwärts, liegen daher in einer breiteren Ausdehnung direkt unter der Blase und tragen dieselbe. Wird der Hiatus geöffnet, rücken die Schenkel des Levator auseinander, dann nimmt der dadurch zum Vorschein kommende Anteil des Diaphragma urogenitale an Breite zu und trägt mehr von der Blase als früher. Da das contrahierte Diaphragma urogenitale den Hiatus gerade dann verschließt, wenn er breit geöffnet ist, so ist es in diesem Momente die kräftigste Stütze des Blasenbodens. Ist die Blase gefüllt und hat der Querdurchmesser der Blase zugenommen, so liegen gerade die seitlichen, nun entfalteten Anteile der Blase auf den Levatorschenkeln und können von diesen um so mehr getragen werden, so daß die gefüllte Blase durch die Zunahme ihres basalen Flächeninhaltes an Unterstützungsmöglichkeit nur gewinnen kann und daher um so besser in ihrer Lage erhalten bleibt.

Die Beanspruchung des Diaphragma während der Geburt und die daraus folgende Schwächung jener Partien des Diaphragmas, die in der Umgebung der Vagina liegen, macht es begreiflich, daß der hinter dem Trigonum gelegene Anteil der Blase weniger unterstützt ist als bei nulliparen Personen. Daher stellt sich sehr häufig eine geringe Senkung dieses Blasenabschnittes ein, die sich durch eine Vertiefung des Recessus retrouretericus offenbart. Das Geburtstrauma trifft am wenigsten den vorderen Abschnitt des Diaphragma urogenitale, weshalb gerade dieser Teil am besten unterstützt ist. Dies um so mehr, als die Urethra unmittelbar nach ihrem Austritt von den Muskelfasern des Diaphragma urogenitale umgriffen wird. Es ist daher die Blase am Orificium urethrae internum am besten fixiert, eine Tatsache, die schon aus der Betrachtung der verschiedenen Grade der Cystocele hervorgeht. Denn von ganz wenigen Ausnahmen abgesehen, in denen auch die Urethra nach abwärts verdrängt wird, beginnt die Blasenaussackung bei der Cystocele am Recessus retrouretericus, bei höheren Graden beginnt auch eine Schrägstellung des Trigonum derart, daß sich der Torus interuretericus senkt und das Trigonum mehr oder minder steil zum Harnröhrenbeginn aufsteigt.

Das nächste Organ, dessen Befestigung noch hier besprochen werden muß, ist das Rectum.

Von den beiden Anteilen des Rectum, Pars sacralis und Pars perinealis, ist erstere der Hohlkrümmung des Kreuzbeins angeschlossen und findet dadurch den nötigen Widerstand gegen Verlagerungen. Bedeutungsvoll ist im Zusammenhang mit den übrigen Organen nur die Pars perinealis mit ihrer charakteristischen Krümmung. Besichtigt man an einem Medianschnitt das Verhältnis zwischen Beckenbodenmuskulatur und Rectum, so sieht man, daß letzteres der Krümmung der Levatorplatte eng angeschlossen ist. Die hintere Fläche der Pars perinealis liegt der pelvinen Fläche der Levatorplatte eng an, so daß dort, wo die Levatorplatte ihren Umkrempelungsrand besitzt, auch der Scheitelpunkt der Curvatura perinealis recti gelegen ist. Die Abhängigkeit der perinealen Krümmung des Mastdarms von dem Verhalten des Levator ani läßt sich durch den Vergleich kindlicher und erwachsener Becken erweisen, ebenso wie sie durch die Befunde an pathologisch veränderten Beckenbodenmuskeln bewiesen werden kann. Am Neugeborenen ist die Levatorplatte leicht gekrümmt und steigt verhältnismäßig steil nach abwärts, genau so verhält sich das Rectum. Eine ausgesprochene Curvatura perinealis fehlt noch. Mit fortschreitendem Wachstum ändert sich unter dem Einfluß der Orthoskelie die Krümmung der Levatorplatte und gleichsinnig jene der Pars perinealis recti, bis schließlich die Verhältnisse am Erwachsenen erreicht werden. In den Fällen von sog. kongenitalen Uterusprolaps bei Spina bifida ist die Levatorplatte gelähmt, steigt ab, das Rectum verläuft nahezu gradlinig, schräg nach vorne geneigt. In jenen Fällen von Uterusprolaps Erwachsener, die mit weitgehender Schädigung des Levator ani verbunden sind, so daß die Levatorplatte nahezu gradlinig nach vorne und unten biegt, verliert das Rectum die Curvatura perinealis und verläuft der Levatorplatte eng angeschlossen, so wie diese.

Aus all dem bisher Gesagten geht wohl die Abhängigkeit der Mastdarmform von der Levatorplatte zur Genüge hervor. Die gegenseitigen Beziehungen aber zwischen Levator und Pars perinealis recti machen es verständlich, daß der auf der Levatorplatte liegende Teil des Rectum von ihr getragen werden muß, und daß gerade die Levatorplatte die Lageerhaltung des Mastdarms besorgt. Hierzu kommt noch die schon beschriebene Wirksamkeit jenes Anteils des Levator, der als Musculus puborectalis bezeichnet, auch den Verschluß des Rectum besorgt. Durch die Verkürzung des Hiatus in der sagittalen Richtung während der Kontraktion des Levator wird nicht nur die Knickung der Curvatura perinealis recti verstärkt, sondern auch das Rectum um so mehr in seiner Lage fixiert.

Aber nicht nur Uterus, Blase und Rectum, sondern auch die Vagina wird durch die Beckenbodenmuskulatur fixiert. Der proximale Anteil der Vagina, der oberhalb der Berührungsfläche zwischen Curvatura perinealis recti und Vagina gelegen ist, wird von der Levatorplatte getragen. Der distale Anteil der Vagina steckt im Diaphragma urogenitale und verdankt seine Fixation diesem Muskel. Erst wenn das Geburtstrauma die Widerstandsfähigkeit verringert hat, kommt es zu dem schon beschriebenen physiologischen Vaginalprolaps, und nur wenn die Zerstörungen besonders weitgehende sind, leidet die Fixation dieses Anteils der Vagina. An den hinteren Rand des Diaphragma urogenitale schließt sich die Vereinigung des Diaphragma urogenitale mit den Fasern des Musculus bulbocavernosus, des Sphincter ani und der präreetalen Fasern des Levator an. Sie gibt zusammen mit den zahlreichen Bindegewebsfasern und dem elastischen Gewebe das Centrum tendineum perinei, welches den durch die Divergenz der hinteren Vaginalwand und der vorderen Rectalwand geschaffenen keilförmigen Raum erfüllt. Das Muskelsehnengewebe dieses Perinealkeiles ist geeignet, den ihm aufliegenden distalen Abschnitt der hinteren Vaginalwand und dadurch auch den entsprechenden Teil der vorderen Vaginalwand zu stützen, so daß eigentlich auch die ganze Vagina von der Beckenbodenmuskulatur unterstützt und getragen wird.

Aus dem bisher Gesagten geht hervor, daß die gesamten Beckeneingeweide von der Beckenbodenmuskulatur fixiert werden. Die einen behalten dabei eine größere, die anderen eine geringere physiologische Exkursionsweite in ihrer Beweglichkeit. Die Art, in der sie getragen oder unterstützt werden, hängt aber nicht nur von der Architektur der Beckenbodenmuskulatur ab, sondern auch von dem Verhältnis des betreffenden Stückes der Beckeneingeweide zur Beckenbodenmuskulatur. Daher kommt es auch, daß die verschiedenen Abschnitte in verschiedener Art von der Beckenbodenmuskulatur unterstützt werden.

Störungen der gegenseitigen Lage zwischen Beckenbodenmuskulatur und einzelnen Beckeneingeweiden oder Schädigungen der Beckenbodenmuskulatur wirken sich auch bei den Dystopien in verschiedener Weise aus. Unter normalen Umständen liegt der Uterus zum Beckenboden so, daß seine Portio gegen die Steißbeinspitze zielt. Sein größerer Anteil fällt in die Projektion der Levatorplatte und wird von ihr getragen. Steigt der Abdominaldruck, so wird der Uterus gegen die Levatorplatte gedrängt und durch sie auch in diesem Momente in seiner Lage erhalten. Aber auch wenn ein Teil des Uterus in die Projektion des Hiatus fällt, genügt die physiologische Enge des Hiatus und die mechanische Wirkung des Diaphragma urogenitale, das den Hiatus verschließt, für die Unterstützung des Uterus. Die Eröffnung des Hiatus während der Defäkation bringt wohl den Uterus in Gefahr, doch wird sie durch das Diaphragma urogenitale abgewendet. Die Möglichkeit des Descensus uteri wird durch den Defekt des Diaphragma urogenitale im Anschluß an Geburten gesteigert. Ist einer der Levatorschenkel oder sind beide geschädigt, klaffen sie, so kann der Uterus hinuntergedrängt werden, wenn er in die Projektion des Hiatus fällt. Liegt er aber in der Projektion der Levatorplatte, so bleibt er in seiner Lage erhalten. So erklärt sich beispielsweise, daß unter Umständen auch bei tiefen Perinealrissen mit sicherer Zerreißung des Levator ein Prolapsus uteri nicht eintritt.

Im allgemeinen aber wird die Schädigung der Levatorschenkel und des Diaphragma die Wahrscheinlichkeit des Uterusprolaps vergrößern, um so mehr als durch diese Schädigung nicht nur der Hiatus im allgemeinen weiter wird, sondern auch während der Drucksteigerungen, also im Momente der stärksten Belastung, nicht mehr verschlossen werden kann. Fällt der Uterus in die Projektion des Hiatus, so wächst die Wahrscheinlichkeit der Dystopie um so mehr, je weniger der Hiatus, sei es durch das Kontraktionsphänomen der Levatorschenkel, sei es durch ein zerstörtes Diaphragma urogenitale geschlossen werden kann.

Dabei wird der nach vorn gerichtete Fundus des antevertierten Uterus von dem in seinem vorderen Abschnitte meistens intakten Diaphragma urogenitale und durch die auf diese Weise fixierte Blase besser getragen als die in die Projektion des rückwärtigen Anteiles fallende Cervix. Der gesteigerte Abdominaldruck drückt daher vor allem die Cervix uteri nach abwärts, so daß es schließlich und endlich zur Retroversio respektive zur Einstellung des Uterus in die Vaginalachse kommt. Ist dies einmal geschehen, dann trifft der Abdominaldruck den Fundus uteri und treibt den Uterus unter Invagination der Scheide nach außen. Die Retroversio uteri allein bedeutet bei intakter Levatorplatte unter der Voraussetzung, daß der Uterus in die Projektion der Levatorplatte fällt, keine Gefahr des Prolapses. So ist es zu verstehen, daß in vielen Fällen der vollkommen retrovertierte Uterus nicht prolabiert.

In all den bisher angeführten Möglichkeiten wird der Uterus durch den Hiatus vorgetrieben, passiert also gleichsam als Hernieninhalt einen Bruchring, der seitlich von den freien Rändern der Levatorschenkel, hinten durch die Levatorplatte und vorne durch den Rest des Diaphragma urogenitale beigestellt wird. Diese Art des Prolapses wäre als Hernie des Hiatus zu bezeichnen. Erste Art des Prolaps. Dabei sind wir von der Annahme ausgegangen, daß die Levatorplatte ihre normale Form behält.

Geht diese aber verloren, weil der Levator seinen normalen Tonus verloren hat oder weil er gelähmt ist, dann verschwindet die S-förmige Krümmung der Levatorplatte, sie wird zu einer mehr oder minder steil abfallenden schiefen Ebene, auf welcher der Inhalt der Beckenhöhle, vor allem der Uterus nach abwärts gleitet. Es kommt zur Senkung des ganzen Beckenbodens und der ihm aufgelagerten Organe, zu einer Erscheinung, die einem Bauchwandbruch analog ist. Zweite Art des Prolaps.

Während bei den Hernien des Hiatus das Rectum, von der Levatorplatte getragen, im großen und ganzen Lage und Form behält, wird bei der zweiten Form des Prolaps auch das Rectum in Mitleidenschaft gezogen. Die Curvatura perinealis wird mehr oder minder ausgeglichen, das Rectum verläuft dadurch gestreckter, entsprechend dem Verlauf der Levatorplatte. Das so in seinem Halt gestörte Rectum gleitet ebenfalls nach abwärts, die Analöffnung tritt tiefer, es kommt zur Rectocele. Da bei den Defekten des Diaphragma urogenitale der vordere Abschnitt dieses Stützapparates weniger betroffen ist, bleibt die Urethra und das anschließende Trigonum in seiner Lage, während der hinter dem Torus interuretericus gelegene Teil des Blasenfundus mit dem Uterus und der Vagina vorgedrängt wird. Dies äußert sich in den frühesten Stadien durch die Vertiefung des Recessus retro-uretericus als Anfang der Cystocele. Allmählich wird immer mehr und mehr vom Blasenfundus in die Hernie einbezogen, bis es schließlich zur ausgesprochenen Cystocele kommt. Steigert sich die Ausdehnung der Hernie, so verliert auch das Trigonum seinen Halt und wird nach unten und vorne umgeklappt, so daß schließlich nur mehr die Urethra ihren normalen Verlauf behält. Die Art der Entwicklung ist bei beiden Formen der Uterusdystopien ähnlich.

Es kann nicht Aufgabe der topographischen Anatomie sein, die verschiedenen Formen des Uterusprolaps und die Ätiologie dieser Dystopie des weiteren auszuführen. Ebenso kann hier nicht weiter auf ihre topischen Eigentümlichkeiten eingegangen werden, denn dies ist Aufgabe der speziellen Darstellung des Genitalprolapses. Diese wird natürlich davon abhängen, ob der Autor ein Anhänger der Suspensions- oder der Unterstützungstheorie des Uterus ist oder ob er sich auf den Kompromißstandpunkt gestellt hat.

C. Die Lagebeziehung der einzelnen Beckenorgane zueinander.

Die bisher gegebene Beschreibung der Topographie der Beckeneingeweide hat sich auf die Fixation der einzelnen Organe, schließlich auf jene des gesamten Beckeninhaltes erstreckt. Es ergibt sich nun die Notwendigkeit, die gegenseitige Lagebeziehung der einzelnen Eingeweidestücke zu beschreiben. Hierbei empfiehlt es sich, mit der Schilderung jener Verhältnisse zu beginnen, die sich dem Beschauer bieten, wenn er nach Eröffnung der Bauchhöhle in das Becken sieht.

1. Peritonaeum. (Abb. 65.)

Insolange der Darm in seiner normalen Lage belassen wird, überlagert er die Beckeneingeweide so vollständig, daß von ihnen nichts sichtbar ist. Nur wenn die Blase gefüllt ist, kann man nahe der vorderen Bauchwand ein Segment derselben erblicken. Hebt man nun das Dünndarmkonvolut am Beckeneingang ein wenig auf, so wird der vordere Anteil der Linea terminalis beiderseits, weiters ein größeres Stück der Blase und der der hinteren Blasenwand anliegende antevertierte Uterus sichtbar, von ihm wegziehend die Adnexe. Man sieht dann das Ligamentum teres uteri beiderseits über die Linea terminalis ziehen und in der Gegend des inneren Leistenringes verschwinden. Das Cavum Douglasi und der anschließende rückwärtige Anteil des Beckens bleibt dabei vom Darm erfüllt und wird erst sichtbar, wenn man den gesamten Darm stark kranialwärts schiebt und die im Cavum Douglasi gelegenen Abschnitte des Dünn- und Dickdarmes heraushebt

Hierbei zeigt sich, daß ganz regelmäßig das Colon sigmoideum und die letzte Schlinge des Ileum das Cavum rectouterinum ausfüllt. Nach Entfernung dieser beiden liegt der Beckeneingang in seiner ganzen Ausdehnung frei.

Entlang der vorderen Bauchwand verläuft in der Medianlinie eine Peritonaealfalte, **Plica umbilicalis media**, die von der Blasenspitze gegen den Nabel kranialwärts zieht und sich hierbei verjüngt. Sie enthält den obliterierten Urachus, **Ligamentum umbilicale medium**. Diese meist flache Falte ist manchmal mesenteriumartig erhoben und enthält dann an ihrem freien Rand das eben erwähnte Ligament. Von der seitlichen

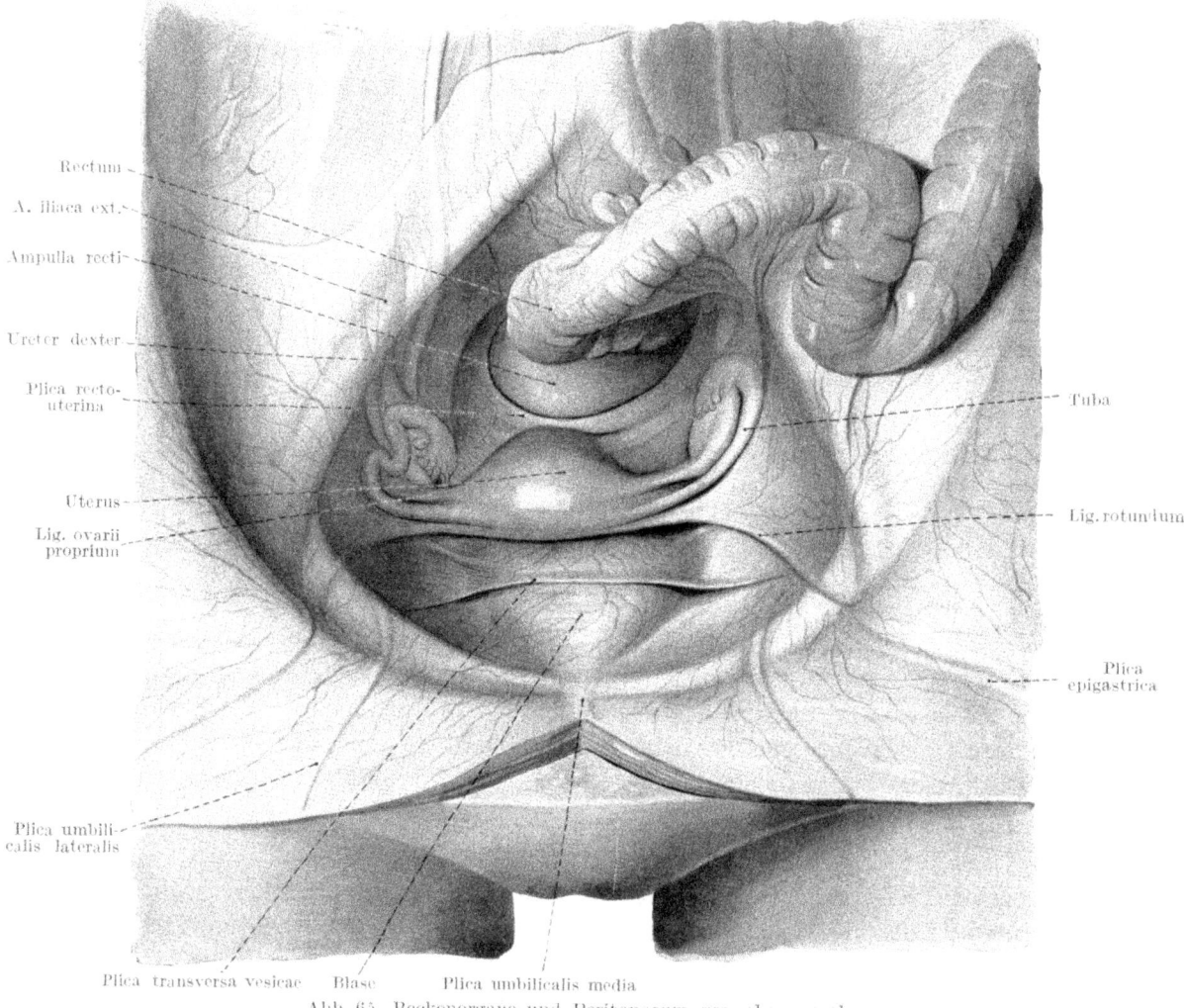

Abb. 65. Beckenorgane und Peritonaeum von oben gesehen.

Beckenwand kommend, steigt jederseits über die vordere Zirkumferenz der Linea terminalis eine flache Peritonaealfalte auf, **Plica umbilicalis lateralis**, die in ihrem Zug über die vordere Bauchwand mit dem Ligamentum umbilicale medium konvergiert und sich mit der Plica umbilicalis media entweder in Nabelhöhe oder knapp darunter vereinigt. Den Inhalt der Plica umbilicalis lateralis bildet das Rudiment der obliterierten Nabelarterie, **Ligamentum umbilicale laterale**. Auch diese Falten sind meistens flach, manchmal aber gekrösartig erhoben und ragen dann gegen das Cavum abdominale vor. Die beiden Plicae umbilicales laterales begrenzen zusammen mit der Linea terminalis ein Dreieck, dessen Spitze am Nabel, dessen Basis an der Symphyse liegt. In dieses Dreieck, das durch die Plica umbilicalis medialis in zwei symmetrische Hälften geschnitten ist, ragt der Scheitel der gefüllten Blase hinauf.

Das Peritonaeum des erwähnten Dreiecks kennzeichnet sich gegenüber dem der übrigen vorderen Bauchwand vor allem dadurch, daß es lockerer fixiert, gegen die Unterlage leicht verschieblich und in Falten abhebbar ist. Die lockere Subserosa an dieser Stelle zeigt eine besondere Anordnung, die noch im Zusammenhang mit dem anderen Beckenbindegewebe beschrieben werden soll. Infolge dieser eigentümlichen Anordnung scheint die muskulös-sehnige Bauchwand wenig oder gar nicht durch. Lateral von der Kreuzungsstelle der Linea terminalis mit dem Ligamentum umbilicale laterale setzt sich die vordere Bauchwand gegen die schräge Abdachung des die Fossa iliaca erfüllenden Musculus iliopsoas scharfrandig ab. Das Peritonaeum der Fossa iliaca schlägt sich hier in jenes der vorderen Bauchwand um, so daß eine steilrandige Furche entsteht, in deren Tiefe die Resistenz des Ligamentum Pouparti tastbar ist.

Knapp lateral vom Ligamentum umbilicale laterale erscheint eine sehr flache Peritonaealfalte, die längs der vorderen Bauchwand ein Stück kranialwärts zu verfolgen ist, dann aber meistens verschwindet. Sie enthält die Vasa epigastrica, Plica epigastrica. Medial von ihr sinkt die vordere Bauchwand zur Fovea inguinalis medialis, lateral zur Fovea inguinalis lateralis ein wenig ein. Letztere ist nicht nur durch ihre Lage, sondern auch durch das Ligamentum teres uteri gekennzeichnet. Am Beckeneingang sieht man dieses aus der Beckentiefe im Bogen aufsteigende Band von einer platten Peritonaealfalte bekleidet über die den Beckeneingang flankierenden Vasa iliaca externa hinwegziehen, um in der Fovea inguinalis lateralis zu verschwinden. An dieser Stelle befindet sich meist ein seichtes Grübchen, manchmal auch ein scharfrandig abgegrenztes peritonaeales Diverticel, Diverticulum Nucki, als Rudiment des embryonalen Processus vaginalis. Die Fovea inguinalis lateralis wird medialwärts durch die Plica epigastrica, caudalwärts durch das Ligamentum Pouparti begrenzt, die zueinander konvergent verlaufen, während eine obere laterale Grenze eigentlich fehlt, so daß die seitliche Leistengrube allmählich in die benachbarte vordere Bauchwand übergeht. Caudal und dorsal von der Fovea inguinalis lateralis, knapp außerhalb des durch die Vasa iliaca externa gebildeten Gefäßwulstes sinkt das Peritonaeum vor allem an mageren Personen dellenartig ein und bildet hier die Fovea cruralis. Stellt die Fovea inguinalis medialis jene Stelle dar, an der die Hernia inguinalis directa sich vorstülpt, die Fovea inguinalis lateralis jene, an der die Hernia indirecta austritt, so kennzeichnet die Fovea cruralis die Austrittstelle der Hernia cruralis.

Folgt man dem von den Vasa iliaca externa aufgeworfenen Wulst längs des Beckeneingangs nach hinten und oben, so gelangt man an eine flache breite Peritonaealfalte, die von oben kommend, den Gefäßwulst kreuzt, um beckenwärts zu verschwinden. Die Falte enthält die Arteria ovarica und die hier zu einem Plexus aufgelöste Vena ovarica. Die Falte wurde fälschlich als Ligamentum suspensorium ovarii bezeichnet. Angemessener wäre die Bezeichnung Plica vasorum, da es sich gewiß nicht um ein ligamentöses Gebilde, noch weniger aber um einen Suspensionsapparat handelt. Folgt man der Falte kranialwärts, so sieht man sie allmählich flacher werdend verschwinden, die in ihr enthaltenen Gefäße an mageren Personen durch das Peritonaeum hindurchscheinen, links gegen den Recessus subsigmoideus ziehen, während sie rechts unter dem Coecum verschwinden. Unmittelbar hinter der eben beschriebenen Gefäßfalte erscheint, beiderseits über den Rand des Beckeneingangs hinwegziehend, je eine **Plica ureterica**, die mehr oder minder deutlich entwickelt, den Ureter beherbergt. Links läßt sich die Falte bis an die Spitze des Recessus subsigmoideus verfolgen, während sie rechts unter dem Endstück der aufsteigenden letzten Ileumschlinge medial vom Coecum verschwindet. Am hinteren Rand des Beckeneinganges läuft das Übergangsstück des Colon sigmoideum in das Rectum gewöhnlich rechts von der Medianebene beckenwärts. Hier sei noch in aller Kürze das Verhältnis des Coecum und der Appendix zum Beckeneingang erwähnt.

Da in einer großen Zahl aller Fälle das **Coecum** über die Fossa iliaca dextra nach abwärts tritt und dadurch Inhaltsstück des Beckenkanals wird, kreuzt es die Linea terminalis in solchen Fällen. Aber selbst dann, wenn das Coecum auf der Fossa iliaca liegt, kreuzt der **Processus vermiformis** die Linea terminalis in allen jenen Fällen, in denen er sich in Caudalposition befindet. Man kann ihn, normale Verhältnisse vorausgesetzt, bequem von der seitlichen Beckenwand abheben und sieht dann, wie sich sein Mesenteriolum anspannt und gegen den Winkel zwischen Ileum und Coecum ausläuft. Nicht selten gelingt es zu zeigen, daß bei dieser Anspannung eine mehr oder minder stark ausgeprägte kleine Falte von der Wurzel des Mesenteriolum beckenwärts zieht. Diese zuerst von Klado beschriebene Falte ist kein organisches Gebilde, sondern ein Artefakt, erzeugt durch den Zug am Peritonaeum.

Besichtigt man nun im Anschluß an die peritonaealen Verhältnisse des Beckeneingangs das Relief des Beckenkanals, so ergibt sich folgendes: An der vorderen Wand des Beckenkanals zieht das Peritonaeum über die Blase nach abwärts, um in der Mittellinie in der spaltförmigen Excavatio vesicouterina zu verschwinden, während es seitwärts über den Blasenabhang verläuft und jenseits desselben an die vordere Wand des Beckenkanals gelangt. In diesem Bereiche ist das Peritonaeum leicht abhebbar und bildet bei wenig gefüllter oder ganz kontrahierter Blase einige querverlaufende Falten, deren größte von einem Beckenrand über die hintere Blasenfläche hinweg zum anderen zieht. Sie ist die konstanteste Reservefalte des Peritonaeums, zeigt einen typischen Verlauf und wurde als **Plica transversa vesicae** bezeichnet. Seitlich von der Blase sinkt, wie schon erwähnt, das Peritonaeum ein und bildet eine Grube, deren seitliche Begrenzung von der seitlichen Beckenwand bis an die Insertion des Ligamentum latum reicht, während die hintere Wand durch dieses Band gebildet wird. Die Geräumigkeit dieser Grube, **Fossa paravesicalis**, hängt vor allem vom Füllungszustand der Blase ab. Die Gruben beider Seiten kommunizieren durch den zwischen hinterer Blasen- und vorderer Uteruswand befindlichen Spalt der Excavatio vesicouterina. Ist die Blase stark kontrahiert, das Peritonaeum fettarm, so gelingt es nicht selten, am seitlichen Blasenabhang, dort wo er in die Fossae paravesicales übergeht, jederseits eine ganz kurze vom Parametrium gegen die Blase verlaufende Vorwölbung zu sehen, die durch den daselbst befindlichen Ureter vorgeworfen wird.

Es ist das jenes Stück des Ureters, das ventral von der Durchbruchsstelle durch die Basis des Ligamentum latum gelegen ist und daher auch vor der Kreuzung des Ureters mit der Arteria uterina liegt. Wir wollen diesen Teil des Ureters als **Pars praearteriosa** bezeichnen.

Am seitlichen Abhang der Fovea paravesicalis sieht man, der Beckenwand eng angeschlossen, den nach oben konkaven bogenförmigen Verlauf des Ligamentum umbilicale laterale, manchmal auch eine kleine peritonaeale Delle, die dem Anfang des Canalis obturatorius entspricht. Hier liegt die Austrittsstelle der seltenen Hernia obturatoria. An der hinteren Wand der Fovea paravesicalis, die wie schon beschrieben von dem quer das Becken durchsetzenden Ligamentum latum gebildet wird, verläuft vom Tubenwinkel des Uterus kommend das Ligamentum rotundum uteri zunächst schräg nach außen und unten, um dann, an der lateralen Beckenwand angekommen, im Bogen nach vorne und oben bis zur Kreuzungsstelle mit den Vasa iliaca zu ziehen. Hier erreicht das runde Mutterband den Beckeneingang. Durch das Ligamentum latum beider Seiten und den zwischen ihnen gelegenen Uterus wird der basale Anteil des Beckenkanals in zwei Teile geschieden. Vorne liegt jederseits eine Fossa paravesicalis und zwischen den beiden die Excavatio vesico-uterina, während hinter der Querwand der Ligamente sich ein einheitlicher weiter Raum befindet, der sich bis an die seitliche Beckenwand erstreckt, von hinten her durch die Vorragung des Rectums eingeengt wird. Er verjüngt sich gegen den Beckenboden zu und wird durch die von beiden Seiten vorspringenden halbmondförmigen Plicae rectouterinae Douglasii cranial abgegrenzt. Caudal von diesen Falten endet er ein wenig erweitert an der kranialen Wand der Ampulla recti. Diese immer mit Darm gefüllte Höhle ist das Cavum recto-uterinum Douglasii. Die Scheidewand zwischen dem vorderen und hinteren Anteil der Beckenhöhle steht schräg nach vorne, der Anteversio uteri entsprechend. Am oberen Rande dieser Scheidewand liegt die Tuba uterina, den freien Rand der Mesosalpinx bildend. Die Tuben ziehen bis gegen die laterale Beckenwand, biegen dann nach hinten, unten und innen und umgreifen das Ovar. Die Mesosalpinx überdeckt dabei den Eierstock nahezu vollständig. Die Asymmetrie der Tuben, die asymmetrische Einstellung des Uterus bringen es mit sich, daß der Verlauf der Tuben eine große Zahl von Variationen aufweist. Am kindlichen Individuum laufen die Tuben schräg nach hinten und oben und erreichen die Linea terminalis, so daß die Unterteilung des Beckens in einen vorderen und hinteren Beckenraum viel vollständiger ist als am Erwachsenen. Bei infantilem Hochstand des Ovars kann dieser Verlauf auch an erwachsenen Personen beobachtet werden.

Seitwärts von den Douglasschen Falten steigt die seitliche Wand des hinteren Beckenraumes allmählich auf. Hier erscheint zunächst die flache Plica ureterica, deren Anfang an der Linea terminalis bereits beschrieben wurde. Die beiden Plicae uretericae konvergieren gegen den Blasengrund und verschwinden am hinteren Abhang des basalen Anteiles des Ligamentum latum.

Der über diesen Falten gelegene Teil der seitlichen Beckenwand ist in seinem Relief von dem Fettgehalt der Subserosa abhängig. Handelt es sich um eine magere Person, so sieht man aus dem Wulst, den die Arteria iliaca communis an der Linea terminalis bildet, einen zweiten viel schwächeren beckenwärts ziehen, der den Anfangsteil der Arteria hypogastrica enthält. Zwischen der Falte der Arteria hypogastrica und der Arteria iliaca ext. sinkt das Peritonaeum der seitlichen Beckenwand deutlich zur Fossa hypogastrica ein, die am weiblichen Individuum wegen der Einlagerung des Ovars, vor allem des pelvinen Pols desselben, als Fossa ovarica bezeichnet wird. Keinesfalls verdankt diese Grube der Einlagerung des Ovars ihre Existenz, denn sie ist nicht nur beim Weib, sondern auch beim Mann vorhanden und findet sich beim Weib auch dann, wenn der

Descensus ovarii aus irgendeinem Grunde nicht vollständig eingetreten und das Ovar in der Fossa iliaca oberhalb der Linea terminalis liegen geblieben ist.

Der Fond des hinteren Beckenraumes, das Cavum Douglasii, ist an den einzelnen Personen verschieden tief, am Kind meistens tiefer als an Erwachsenen. Die vordere Wand wird durch den Fornix vaginae und die Cervix uteri gebildet, während die hintere Wand vom peritonaealen Überzug des Rectum beigestellt wird. Zu beiden Seiten des vorspringenden Rectum sinkt das Peritonaeum zu je einer Fossa pararectalis ein. Die Abgrenzung des Cavum Douglasii gegen den hinteren Beckenraum geschieht durch die schon erwähnten Plicae Douglasii.

2. Topographische Beziehungen des Uterus. (Abb. 65—69.)

Die topographischen Beziehungen des Uterus zur Nachbarschaft gestalten sich im allgemeinen wie folgt: Daß der Uterus in Anteversio der hinteren Blasenwand eng anliegt, wurde bereits gesagt. Das zwischen ihm und der Blase befindliche Cavum vesicouterinum reicht normalerweise am Uterus beiläufig bis an die Höhe des inneren Muttermundes, so daß die vordere Wand des Corpus uteri wohl einen peritonaealen Überzug besitzt, die Cervix aber frei bleibt. Bemerkt sei noch, daß das Cavum vesicouterinum des Neugeborenen und des Kindes verhältnismäßig seichter ist, als das des Erwachsenen, daß demnach am Kind ein viel größerer Teil der vorderen Uteruswand peritonaealfrei bleibt.

Daß diese peritonaeale Begrenzung nicht eine absolut fixe ist, geht daraus hervor, daß bei längerdauernder Retroversio uteri das Cavum vesico-uterinum vertieft wird. An solchen Objekten zeigt die ganze vordere Uteruswand peritonaealen Überzug. Durch die enge Anlagerung des Uterus an die Blase entsteht an der Blasenoberfläche eine seichte Delle, Fovea uterinavesicae. Bei Personen mit schlaffer Blase kann diese Vertiefung ziemlich weitgehend sein, wodurch die Blase unter Umständen Napfform gewinnt. Bei der Anfüllung der Blase wird der Uterus gehoben, der Anteversionswinkel wird größer, bei Entleerung der Blase kleiner.

Während sich zwischen Corpus uteri und Blase das Peritonaeum mit dem spaltförmigen Cavum vesico-uterinum einschiebt, liegt die Cervix uteri der hinteren Blasenfläche direkt an, mit ihr durch einen noch später zu beschreibenden Bestand von Bindegewebe verbunden. Die Berührungsfläche der Blase entspricht jener Stelle, an der die hintere Blasenwand in den Blasengrund übergeht.

In derselben Höhe kommen auch die aus dem Parametrium austretenden Ureteren zum Vorschein, die von beiden Seiten her die Uteruskante umgreifen. Sie stehen wie aus dem bisher Gesagten hervorgeht, nicht zum Corpus uteri, sondern zur Cervix uteri in Beziehung. (Abb. 66.)

Das wechselseitige Verhältnis zwischen Ureteren und Cervix war vielfach Gegenstand der Auseinandersetzung, schon deshalb, weil bei den verschiedenen Operationen am Uterus die Ureteren in das Operationsfeld fallen und dadurch die besondere Aufmerksamkeit des des Operateurs beanspruchen. Die auf Josef zurückgehenden schematischen Darstellungen des Verhältnisses zwischen Ureteren und Cervix zeigen die beiden Ureteren von den Seitenkanten des Uterus je ein bis eineinhalb Zentimeter entfernt. Diese Angabe basiert auf der Vorstellung, daß der Uterus streng in der Medianlinie orientiert ist. Unter natürlichen Verhältnissen ist dies bekanntlich fast niemals der Fall, da der Uterus extramedian gelegen, nach der einen oder anderen Seite mit seinem Corpus abweicht, wodurch die Cervix nach der entgegensetzten Seite abweicht. Da die Ureteren ihre Lage behaupten, ist die Ursache der Seitenverschiedenheit in dem Verhältnis zwischen Uterus und Ureteren auf die Lageveränderungen des Uterus zurückzuführen. So sieht man, daß bei der Neigung des Uteruskörpers die Distanz zwischen Cervix und Ureter, bedeutend verringert wird. Rückt der Uterus stark aus der Medianebene, so kann es vorkommen, daß die Entfernung zwischen Ureter und Uteruskante auf der einen Seite so klein wird, daß der Uterus und der Harnleiter

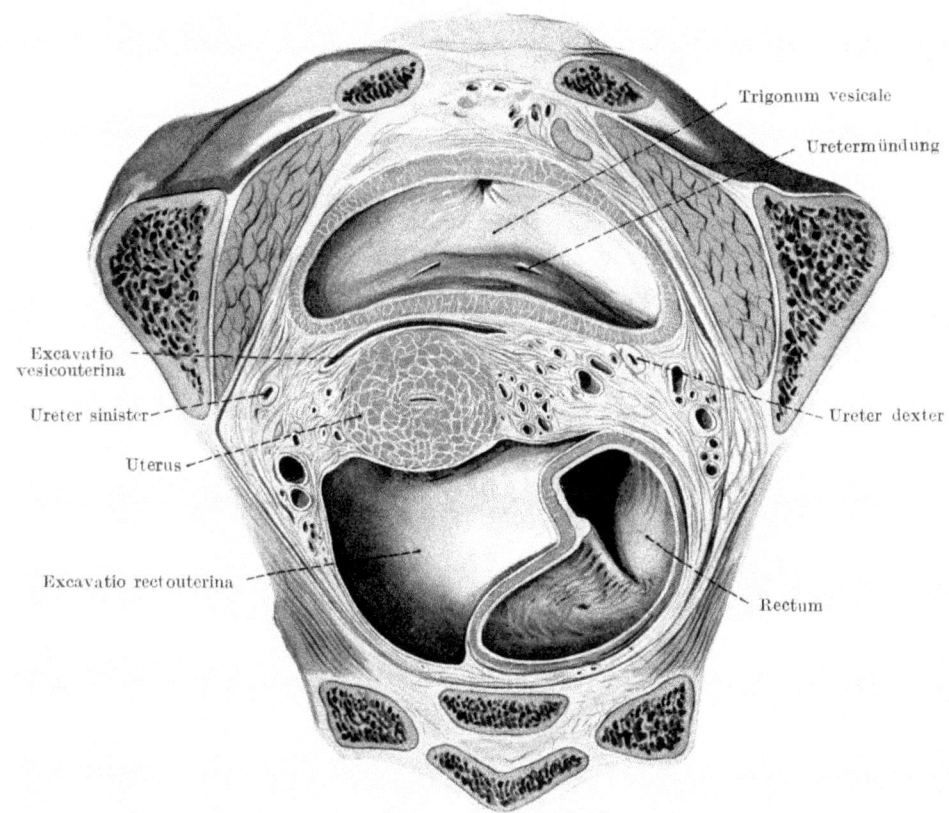

Abb. 66. Lage der Ureteren zum Uterus. Horizontalschnitt.

einander nahezu berühren, während die Distanz auf der anderen entsprechend wächst. Die Veränderungen in den topischen Beziehungen zwischen Uterus und Ureter bei den Lageveränderungen des Uterus sollen bei der Topographie des Ureters behandelt werden.

Zum Rectum tritt der Uterus insoferne in Beziehung, als seine Portio durch die hintere Vaginalwand hindurch der vorderen Rectalwand aufliegt. Ist das Rectum leer, so findet man nicht selten die Portio neben dem Rectum dorsalwärts geglitten, so daß das Rectum neben die Portio zu liegen kommt. Da die Ampulla recti aber meistens gefüllt ist, wodurch der Breiten- und Tiefendurchmesser des Rectum zunimmt, liegt die Portio uteri in den meisten Fällen der Ampulla recti auf. Wird die Ampulla noch weiter gefüllt, dann erhebt sie den Uterus mit ihrer vorderen Wand und beeinflußt auf diese Weise seine Einstellung. Eine Veränderung der Versio muß damit nicht verbunden sein. Bei der Retroversio uteri, bei der schließlich die im Cavum recto-uterinum gelegenen Darmstücke auf die vordere Seite des Uterus gelangen, liegt die Hinterfläche desselben der Ampulla recti breit auf.

3. Topographische Beziehungen der Blase. (Abb. 65—69.)

Wie schon bei der Besprechung der Blasenfixation erwähnt, stellt das Trigonum vesicae das Punctum fixum der Blase dar und gewinnt damit auch nahezu unwandel-

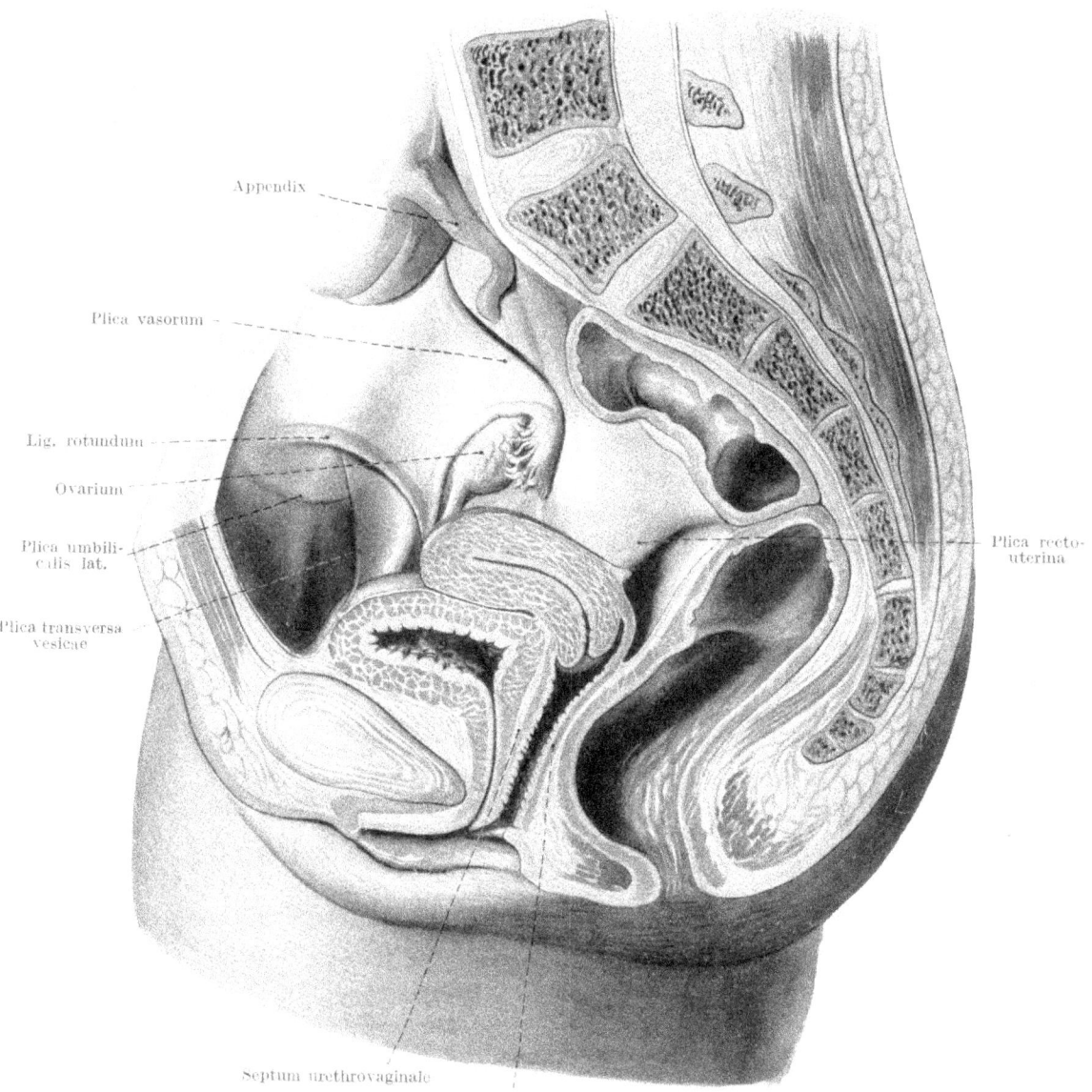

Abb. 67. Topographie des Uterus bei leerer Blase. Medianschnitt.

bare Beziehungen zur Nachbarschaft, während die übrigen Anteile der Blase in ihren Verhältnissen zur Umgebung nach dem Füllungszustand der Blase wechseln. Es empfiehlt sich daher zunächst die Topik des Blasendreiecks darzustellen.

Dieses ruht der vorderen Vaginalwand auf, von ihr durch den Bindegewebsbestand des Septum vesico-vaginale geschieden. Teilt man die vordere Vaginalwand in drei Teile, so liegt im distalen Drittel der vorderen Vaginalwand, in die Carina urethralis eingebettet, die Urethra, zwischen den beiden das Septum urethrovaginale. Das mittlere Drittel trägt das Trigonum, während das proximale zu den Ureteren in einem noch später zu beschreibenden Verhältnisse gelegen ist.

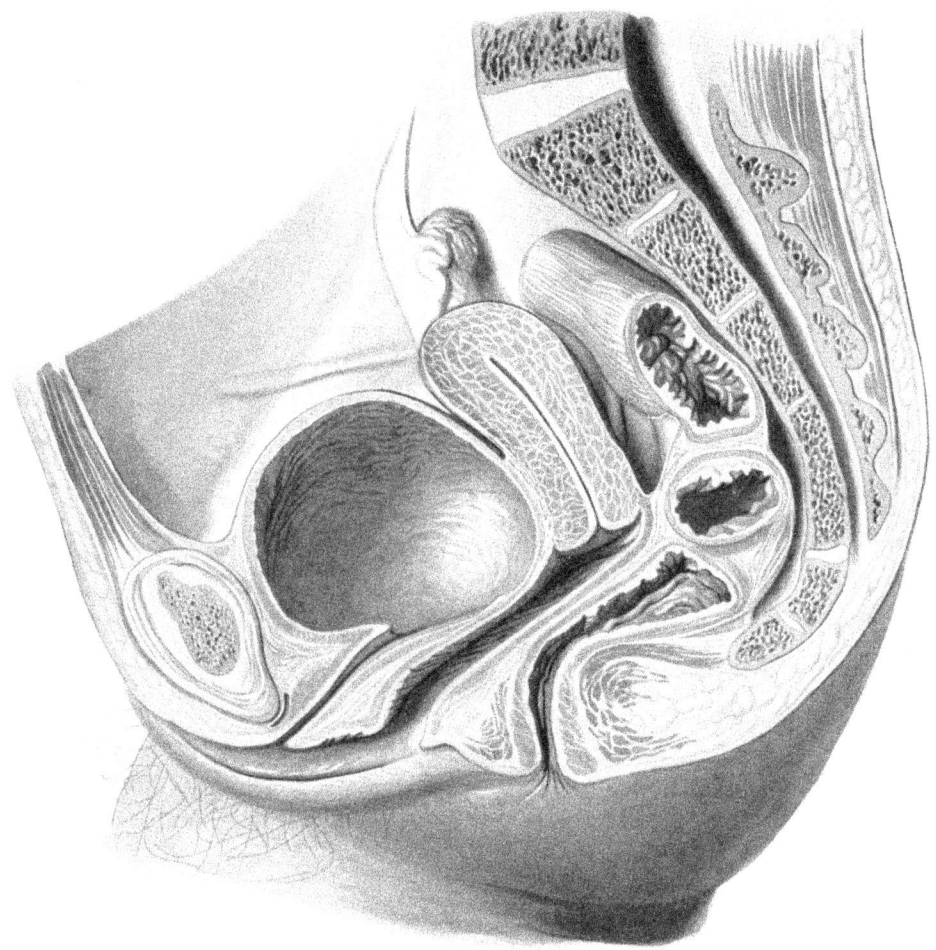

Abb. 68. Topographie des Uterus bei gefüllter Blase. Medianschnitt.

Die gegenseitige Lagebeziehung zwischen Trigonum und Vagina sind stabil nicht nur deshalb, weil das Trigonum fix ist, sondern auch deshalb, weil die Flächenvergrößerung dieses Blasenteils während der verschiedenen Funktionsphasen der Blase sehr gering ist.

Dort, wo hinter dem Recessus retrouretericus die untere Blasenwand in die hintere übergeht, hebt sie sich von der Vagina ab und bildet damit die vordere Grenze jenes Bindegewebsspaltes, der zwischen Cervix uteri, Blase und proximalem Drittel der vorderen Vaginalwand gelegen ist. Über die Beziehungen der hinteren Blasenwand zum Uterus und zum Darm wurde das Nötige bereits gesagt.

Die vordere Blasenwand der erwachsenen Person liegt in leerem Zustande der hinteren Fläche der Symphyse an, während am kindlichen Individuum entsprechend der Steilstellung des Trigonum nahezu die ganze vordere Fläche der am Sagittalschnitt lanzettförmigen Blase mit der vorderen Bauchwand in Kontakt ist. Gerade dieser Umstand erklärt die leichtere Zugänglichkeit der Blase im präperitonaealen Raum bei Kindern und hat von jeher die Durchführung der Sectio alta vesicae erleichtert.

Die mit der Blasenfüllung einhergehende Streckung der vorderen Blasenwand bringt eine immer weitergehende Anlagerung dieser Wand an die vordere Bauchwand bei der Erwachsenen mit sich. Dabei wird das Peritonaeum normalerweise mit nach aufwärts genommen, so daß der pertionaealfreie Anteil der vorderen Blasenfläche entsprechend der Blasenausdehnung vergrößert wird. Nur in seltenen Fällen kommt es, wahrscheinlich im Gefolge einer abnormen Fixation des Peritonaeums knapp oberhalb der Symphyse, zu einer Überkleidung der vorderen Blasenwand mit Peritonaeum, wodurch die direkte Anlagerung der vorderen Blasenwand an die Bauchwand verhindert ist. In solchen Fällen findet man einen feinen peritonaealen Spalt zwischen Blasenperitonaeum und peritonaealer Auskleidung der vorderen Bauchwand und gelangt bei der suprapubischen Blasenoperation nicht in das Cavum Retii, sondern in das Cavum peritonaeale.

Während der Blasenfüllung nimmt auch der Querdurchmesser der weiblichen Blase speziell am Blasengrund ganz bedeutend zu. Dadurch werden die seitlichen Blasenausbuchtungen immer mehr lateralwärts vorgeschoben und die Fossae paravesicales verschmälert. Bei mächtiger Blasenfüllung reicht die Blasenseitenwand nahezu an die Seitenwand des Beckens. Daß sich hierbei die Beziehungen der seitlichen Blasenausbuchtung zu den Levatorschenkeln ändern, wurde bereits hervorgehoben.

Die hintere Wand der mächtig ausgedehnten seitlichen Blasenausstülpung kommt auch in Beziehung zum parametranen Bindegewebe des Ligamentum latum. In einzelnen Fällen reicht die seitliche Blasenausstülpung so weit nach hinten, daß das Peritonaeum der vorderen Wand des Ligamentum latum entfaltet wird. Es zieht dann über den Blasentumor hinweg, der auch das parametrane Bindegewebe nach hinten ausstülpt, so daß die Blase auch die hintere Wand des Ligamentum latum mehr oder minder stark vorwölbt und in das Cavum recto-uterinum hineinragt. Durch die Entfaltung des Ligamentum latum gewinnt es den Anschein, als ob die Blase im Ligamentum latum läge, weshalb man sie dann als **intraligamentäre Blase** bezeichnet hat. Da die eben beschriebene Blasenausbuchtung meist nur auf einer Seite vorkommt, wird der Uterus stark nach der anderen Seite verdrängt.

4. Topographische Beziehungen des Rectums. (Abb. 65—69.)

Die topographischen Beziehungen des Rectum zum Uterus wurden bereits hinlänglich beschrieben. Jene des Rectum zur Vagina gestalten sich im großen und ganzen wie folgt:

Die hintere Vaginalwand liegt mit Ausnahme des proximalen Stückes und des Fornix dem Rectum an, geschieden von ihm durch das Septum recto-vaginale, das in seinem proximalen und mittleren Anteil so zart ist, daß Formveränderungen des Rectum sich an der Vagina ausprägen. Der distale Anteil des Septum ist zum Perinealkeil verbreitert.

Ist die Ampulle gefüllt, so wölbt sie die hintere Vaginalwand entsprechend vor. Diese

Vorwölbung umfaßt den ganzen proximalen Teil der hinteren Vaginalwand bis nahezu an jene Stelle, an der die Spitze des Perinealkeils gelegen ist. Ganz besonders erhöht sich die Vorwölbung der hinteren Vaginalwand durch das Anpressen des Scheitels der Curvatura perinealis recti in dem Moment, in dem diese selbst durch die Verkürzung der Levatorschenkel vaginalwärts gedrängt wird. Hier entsteht in diesem Moment ein deutlich tastbarer Querwulst an der Vagina. Entsprechend der tonischen Innervation des Levator ist hier normalerweise die Beziehung zwischen hinterer Vaginalwand und vorderer Rectalwand eine ganz besonders enge.

5. Topographische Beziehungen der Tube. (Abb. 65, 67.)

Die im freien Rand des Ligamentum latum verlaufenden Tuben sind in ihrer Lage vor allem von der Einstellung des Uterus abhängig. Sie verlaufen daher bei der Anteversio uteri von vorne innen nach hinten außen und entsprechend der asymmetrischen Einstellung des Uterus ebenfalls asymmetrisch. Viel freier ist das Ostium fimbriatum tubae mit dem anschließenden Teil derselben. Dieser Abschnitt der Tube umgreift den pelvinen Pol des Ovars, so daß das Tubenostium an die hintere Fläche des Ovars zu liegen kommt. Die weitgehende Beweglichkeit des abdominellen Tubenendes macht es begreiflich, daß dieser Anteil der Tube von der Unterlage leicht abhebbar ist. Die geschlängelte Tube des kindlichen Individuums zieht steil nach aufwärts und erreicht die Linea terminalis. In Fällen von topischen Infantilismus behält die Tube diese Verlaufsart.

6. Topographische Beziehungen des Ovars. (Abb. 65, 67.)

Das an der hinteren Fläche des Ligamentum latum gelegene Ovar sieht in den hinteren Beckenraum und ist mit seiner Längsachse gewöhnlich schräg von oben hinten außen nach unten vorne innen eingestellt. Es liegt dabei meist in der Fossa hypogastrica, überdeckt von jenem Anteil der Mesosalpinx, welcher der Curvatura tubae und dem hinteren Tubenschenkel zugehörig ist. Eine Ovarialtasche, wie sie vom Tubengekröse bei manchen Tieren gebildet wird, fehlt beim Menschen vollständig. Da der Ureter, retroperitonaeal gelegen, die Fossa hypogastrica passiert, liegen Ovar und Ureter, nur durch das Peritonaeum geschieden, eine Strecke weit eng aneinander. Die den oberen Ovarialpol umgreifende Tube kreuzt an dieser Stelle auch den Ureter. Beim topischen Infantilismus kann das Ovar oberhalb der Linea terminalis liegen bleiben und manchmal links vom Mesosigmoid, rechts vom Coecum vollkommen gedeckt sein. Hochstand des Ovars ist immer mit gestrecktem Verlauf der Tuben, vielfach auch mit formalen Mißbildungen des Uterus, Uterus bicornis, unicornis verbunden. Durch das Ligamentum ovarii proprium mit dem Uterus direkt verbunden, folgt es den Exkursionen desselben bis zu einem gewissen Grad.

7. Topographische Beziehungen des Ureters. (Abb. 65, 66, 69—71.)

Von ganz besonderer Bedeutung ist der relativ komplizierte Verlauf des Ureters, dessen Lagebeziehungen zu einzelnen Organen, wie Uterus, Vagina, Blase, schon Erwähnung gefunden haben. Es soll nun im folgenden die Topographie des Ureters im Zusammenhang dargestellt werden.

An der Linea terminalis geht der abdominale Anteil des Ureters in den pelvinen über. Die Stelle ist meist durch eine kleine spindelförmige Erweiterung des Ureters gekennzeichnet. Der linke Ureter kommt dabei an der Spitze des Recessus subsigmoideus zum Vorschein, während der rechte durch das mit dem Peritonaeum parietale verwachsene Mesocolon ascendens gedeckt wird und unter dem aufsteigenden Schenkel der letzten Ileumschlinge zum Vorschein kommt.

Der Ureter betritt das Becken vor der Articulatio sacro-iliaca, die Distanz zwischen den beiden Ureteren entspricht daher an dieser Stelle dem transversalen Durchmesser des Sacrum. Hier gelangt der Ureter zunächst in Beziehung zu den Arteriae iliacae, die wechselnd sein kann. In dem einen Fall kreuzt der Ureter noch die Arteria iliaca communis und liegt in seiner Fortsetzung medial und hinter der Arteria hypogastrica, in dem anderen Fall kreuzt er bereits die Arteria iliaca externa und liegt dann vor der Arteria hypogastrica. Diese Lagebeziehungen können symmetrische sein, es kann aber auch vorkommen, daß an einem und demselben Individuum auf der einen Seite das zuerst beschriebene Verhalten, auf der anderen das an zweiter Stelle erwähnte vorliegt. Vielfach hat man aus dieser Asymmetrie auf eine asymmetrische Lage des Ureters geschlossen und einmal den einen, einmal den anderen Ureter als der Medianebene näher gelegen bezeichnet. Die Beziehungen zum Skelet einerseits, die Beobachtungen über die physiologischen Asymmetrien bei der Aufteilung der Gefäße andererseits lehrt, daß die Asymmetrie nicht auf die Lage des Ureters, sondern auf jene der Gefäße zurückzuführen ist.

Von der Kreuzungsstelle, an welcher der Ureter meist noch eine deutlich sichtbare, wenn auch seichte Plica ureterica vorwirft, gelangt der Ureter in den Fond der Fossa hypogastrica und in der Folge längs der seitlichen Beckenwand immer tiefer in das Becken. Sein Verlauf ist dabei bogenförmig mit der Konvexität nach hinten und unten. Schließlich gelangt der Ureter in das Parametrium und wird hier ventro-kranialwärts von der querverlaufenden Arteria uterina gekreuzt. Das Stück zwischen Linea terminalis und Arteria uterina möge als Pars retro-arteriosa ureteris bezeichnet werden, es liegt vom Peritonaeum gedeckt im hinteren Beckenraum.

Manchmal, speziell bei fettarmen Personen, kann man den Verlauf des Ureters durch das Peritonaeum hindurch bis an jene Stelle verfolgen, an der er an der Basis des Ligamentum latum verschwindet.

Während des ganzen Verlaufes sind die beiden Ureteren zueinander konvergent gestellt, eine Einstellung, die in der Pars praearteriosa besonders sinnfällig wird. Die Kreuzung des Ureters mit der Arteria uterina in dem angeführten Sinn ist eine absolut konstante. An der Kreuzungsstelle selbst ist die bindegewebige Hülle des Ureters und dadurch auch der Ureter selbst mit der Nachbarschaft, vor allem mit der Arteria uterina, innig verbunden. Erst die Lösung dieses Bindegewebes bringt die Beweglichkeit des Ureters gegenüber der Arteria uterina mit sich. An derselben Stelle ist der Ureter in die Maschen des Plexus venosus uterinus aufgenommen, wodurch seine Lagebeziehungen zum Gefäßstiel des Uterus noch intimer wird.

Nach der Passage der eben erwähnten Kreuzungsstelle gelangt der Ureter an die vordere Fläche des basalen Anteiles des Ligamentum latum und kommt damit in den vorderen Beckenraum, dort, wo sich die spaltförmige Excavatio vesico-uterina zu den Fossae paravesicales ausweitet. Auch an dieser Stelle ist, wie bereits beschrieben, der Ureter durch eine faltenartige Erhebung des Peritonaeums hindurch manchmal sichtbar.

Hier gelangt der Ureter an die laterale Kante der Vagina, überschreitet sie und kommt dadurch schon nahe seiner Mündungsstelle mit der vorderen Vaginalwand in Berührung. Es

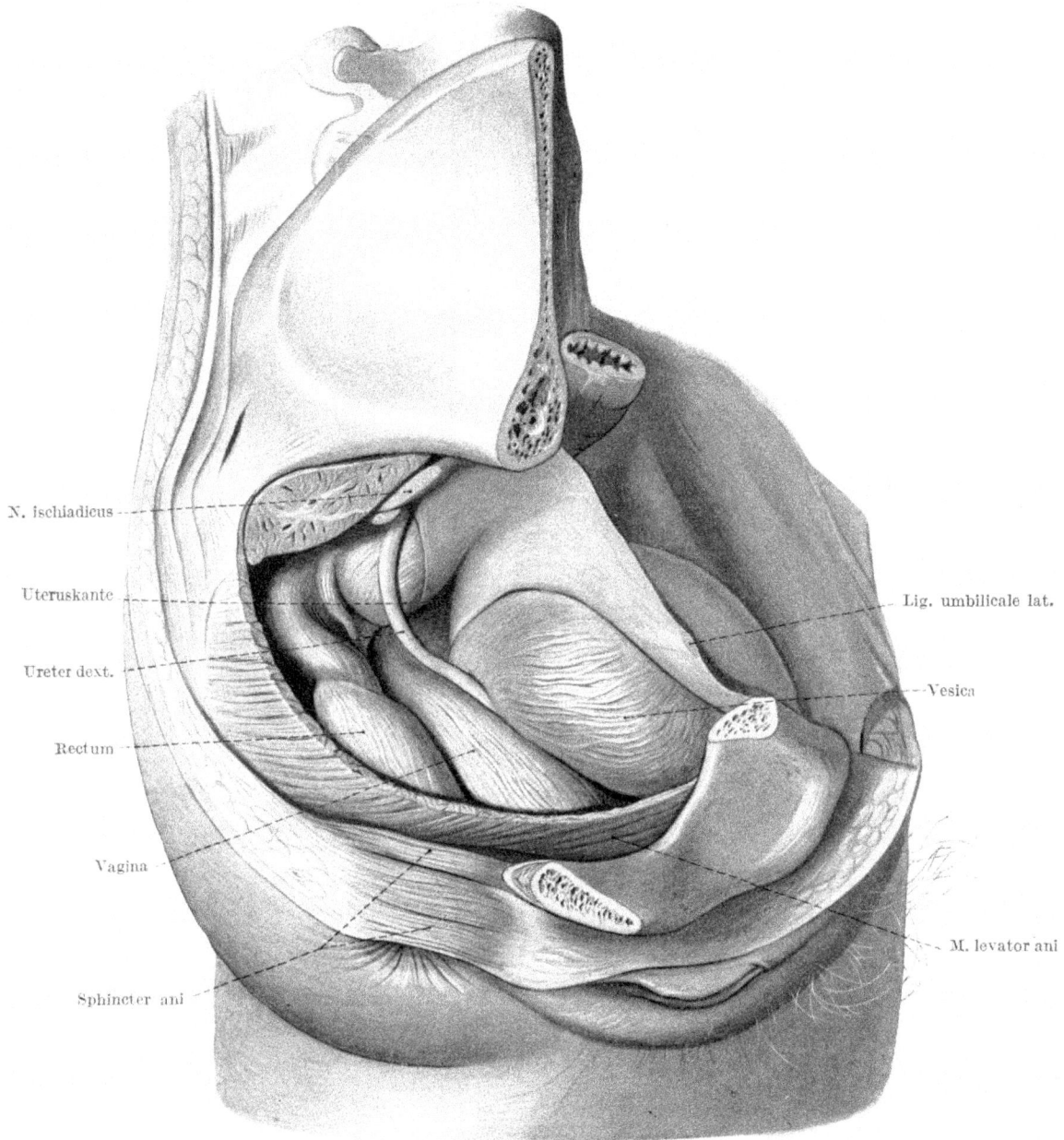

Abb. 69. Beckenorgane von rechts lateral dargestellt, seitliche Beckenwand entfernt.

entspricht diese Einlagerung dem schon erwähnten proximalen Drittel der Vagina, so daß es möglich ist, bei Schlitzung der vorderen Vaginalwand den Ureter deutlich darzustellen.

Die im proximalen Drittel der Vagina nicht selten sichtbaren von außen oben nach innen unten verlaufenden, zuerst von Pawlik beschriebenen Falten kennzeichnen, wenn auch nicht verläßlich, beiläufig den Verlauf des Ureters.

Der Verlauf der Pars retro-arteriosa ureteris ist im hinteren Beckenraum darstellbar, jener der Pars praearteriosa im vorderen. Legt man an einem Becken diese beiden Teile in ihrer ganzen Länge frei, so sieht man deutlich die Eintrittsstelle des Ureters in das parametrane Bindegewebe rückwärts, die Austrittsstelle aus demselben vorne. Der im parametranen Bindegewebe gelegene kurze Teil zeigt die schon beschriebenen topischen Beziehungen zur Seitenkante des Uterus.

Am proximalen Anteil der Pars pelvina ureteris liegt die Arteria ovarica mit dem sie einhüllenden Plexus der Vena ovarica dem Ureter dicht auf. Die Gefäße

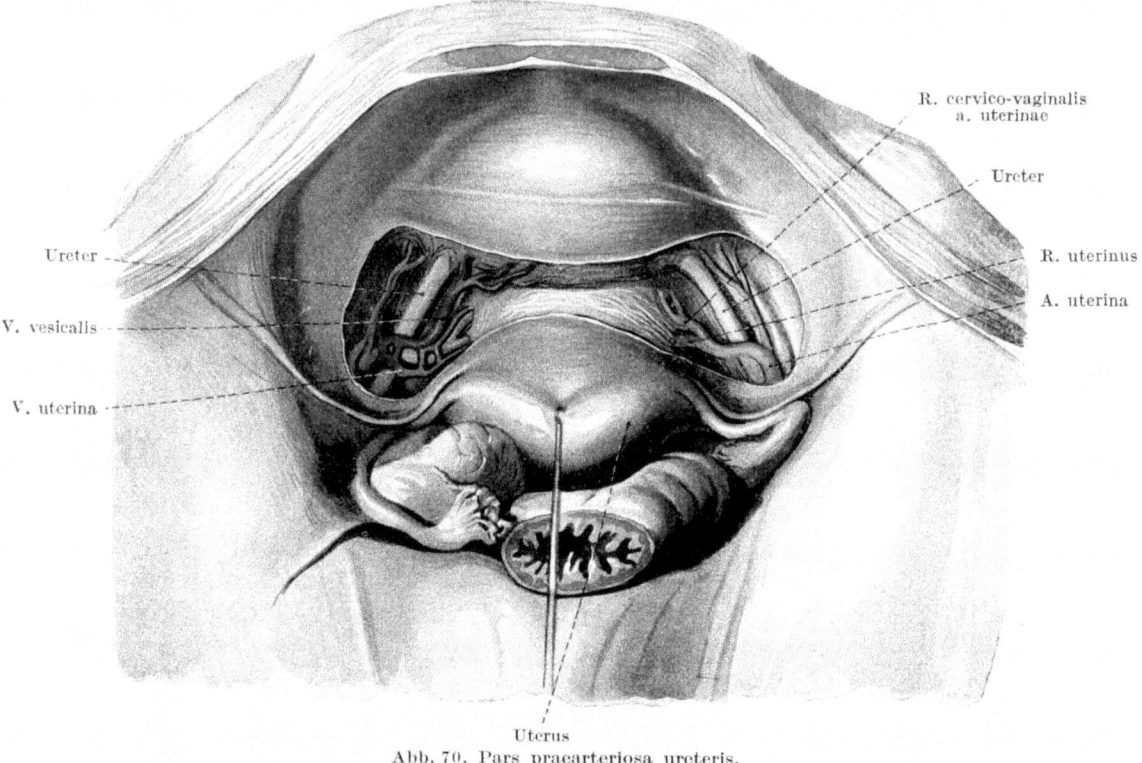

Abb. 70. Pars praearteriosa ureteris.

gelangen in diese Lage, nachdem sie den Ureter höher oben ventralwärts gekreuzt haben und so aus der medialen Lage in die laterale gelangt sind. In der Plica vasorum (Ligamentum suspensorium ovarii) gelegen, ziehen die Gefäße lateral vom Ureter nach abwärts, heben sich schließlich von der Unterlage ab, um medialwärts zum Ovarium zu gelangen. Hierbei kreuzen die Gefäße ein zweites Mal den Ureter ventralwärts, diesmal von außen nach innen.

Die intimen Lagebeziehungen zwischen Ureter und Gefäßen an der eben erwähnten Kreuzungsstelle können dadurch aufgehoben werden, daß Tube und Ovarium gehoben und zusammen mit dem Gefäßstrang aus der Nähe des Ureters gebracht werden. Diese Veränderung ist für die Unterbindung der Vasa ovarica ohne Gefährdung des Ureters nicht ohne Bedeutung.

Von ganz besonderem Interesse ist die gegenseitige Fixation zwischen uterinem Gefäßstrang und Ureter deshalb, weil topische Veränderungen des einen Teiles solche des anderen mit sich bringen müssen. Während bei normaler Einstellung des Uterus die Arteria uterina in ihrem proximalen Anteil ein Stück weit parallel mit dem Ureter distalwärts zieht, um dann von der seitlichen Beckenwand abbiegend transversal zu verlaufen und den Ureter zu kreuzen, wird die Parallelstellung der beiden Gebilde bei Zug am Uterus, also bei der Erzeugung des artefiziellen Prolapses bedeutend gefördert. Gleichzeitig erzeugt der Zug am Uterus auch einen solchen an der Arteria uterina, welche die Form und die Lage des unter ihr gelegenen und mit ihr eng verbundenen Ureters beeinflußt. Statt des leicht geschwungenen Verlaufes bildet der Ureter eine caudalwärts gerichtete

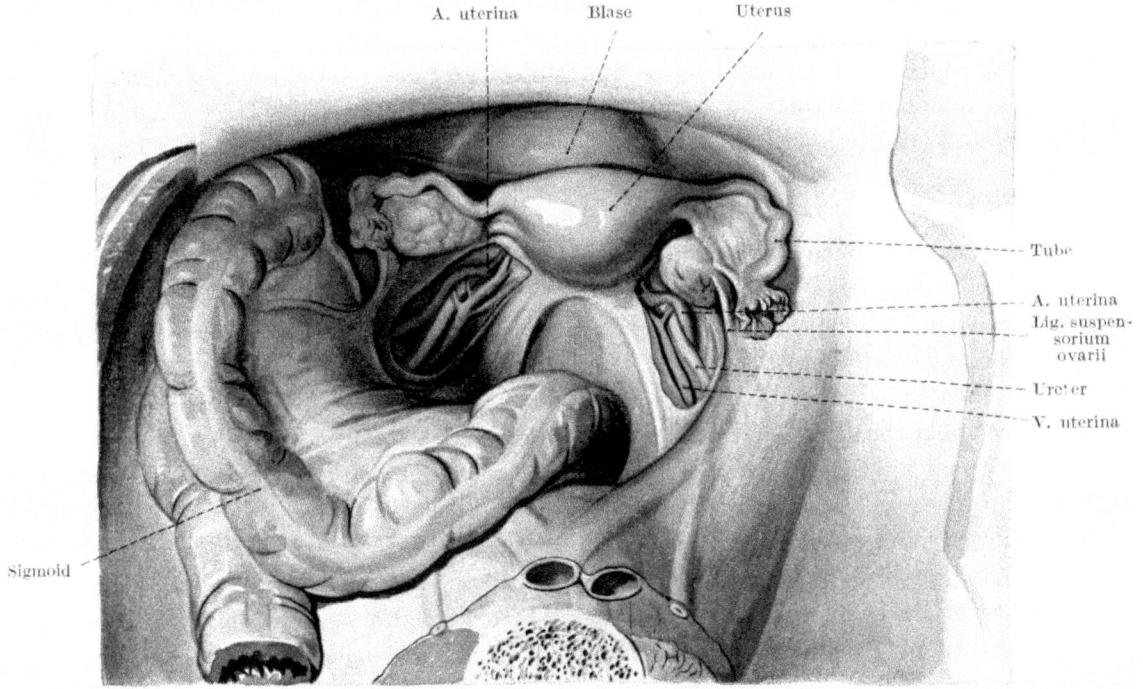

Abb. 71. Pars retroarteriosa ureteris.

Schlinge, wobei der Scheitel der Kreuzungsstelle des Ureters mit der Arteria uterina entspricht. Der Zug an dem Uterus bringt auch einen Zug am Ureter mit sich, eine Tatsache, die sich auch dadurch ausdrückt, daß der gespannte Ureter das Peritonaeum des hinteren Beckenraumes zu einer viel deutlicheren Falte erhebt. Die Schlingenbildung des Ureters ist ermöglicht durch die Fixation seines Blasenendes, das selbst wieder von der Fixation des Trigonums abhängig ist. Ändert das Trigonum seine Einstellung, indem es um seine Spitze nach abwärts umgeklappt wird, wie dies bei der Cystocele der Fall ist, dann tritt auch das Blasenende des Ureters tiefer, von einer Ureterschlinge ist nichts mehr zu sehen, hingegen verlaufen Ureter und elongierte Arteria uterina auf eine lange Strecke, einander eng anliegend, nahezu parallel.

Ist Blase, Uterus und Vagina als Inhalt einer Hernie des Hiatus levatoris zwischen den Levatorschenkeln nach außen getreten, dann passiert der Ureter ebenfalls die vom Levator begrenzte Bruchpforte und kann unter Umständen gerade an dieser Stelle komprimiert werden. In solchen Fällen sieht man nicht selten eine Erweiterung des Ureters, welche von der Bruchpforte verschieden weit nierenwärts reicht, während der distal von der Bruchpforte gelegene Anteil des Ureters seine normale Lichtung behält.

D. Die Topographie des Perineums.

Die Oberflächenkonfiguration der Regio perinealis ist in erster Linie abhängig von der Einstellung der unteren Extremität. Hiervon hängt auch die Sichtbarkeit der Dammregion ab. Bei geschlossenen Beinen befindet sich zwischen den beiden Nates nur der schmale Spalt der Crena ani, der sich bei Abduction der Beine und Beugung im Hüftgelenk bedeutend erweitert und das Perineum zum Vorschein kommen läßt. Wohl wird durch diese Bewegung die Einstellung der beiden Mm. glutaei geändert, dieselben rücken mit ihren medialen Rändern auseinander, doch bedecken sie noch die Sitzknorren. An dem so freigelegten Perineum hat man als Hinterdamm den zwischen der Analöffnung und der Steißbeinspitze gelegenen Abschnitt bezeichnet, während der zwischen Vulva und dem Anus gelegene Teil Vorderdamm genannt wird.

Die Steißbeinspitze ist durch die Fovea coccygea gekennzeichnet, allerdings nur an gut genährten Personen, an denen die Haut tatsächlich zu einem kleinen Grübchen eingesunken ist, während an mageren Personen die Steißbeinspitze, von dünner Haut überzogen, als Vorwölbung sichtbar wird.

In allen Fällen aber ist sie deutlich tastbar. Ebenso tastbar sind die Tubera ossis ischii und schließlich der Knochenrahmen des Beckens bis zur Symphyse.

Die Haut der Regio perinealis ist bei der Frau gewöhnlich unbehaart oder haararm. In enger Umgebung des Anus und vom Anus bis an die Vulva ist die Haut auch bei fetten Personen zart, dünn, fettarm und mit der Unterlage dicht verwachsen. Die Falten am Anus sind radiär gestellt. Die ganze übrige Haut des Perineums ist dick und derb, gegen die Unterlage verschieblich, insoweit sie nicht durch besonderen Fettreichtum prall gespannt ist.

Entfernt man die Haut des Perineums, so ist sie zu beiden Seiten medial von den Tubera ossis ischii so ablösbar, daß unter ihr eine Bindegewebsmembran erscheint, die vielfach Lücken aufweist und hinten in die Fascie der die Fossa ischio-rectalis überwölbenden Mm. glutaei maximi übergeht. Nach vorne geht dieses oberflächliche Gebilde, Fascia perinei superficialis genannt, unter der Haut der Regio pudendalis an die Vorderseite des Beckens.

In der Umgebung des Anus liegt in dieser Schicht die oberflächliche Lage des Sphincter ani externus, der nach hinten gegen die Kreuzbeinspitze, nach vorne in die Haut des Vorderdammes ausstrahlt und hier mit den Fasern des Musculus transversus perinei superficialis in Verbindung tritt. Die Ablösung der Haut am Vorderdamm bringt wegen der Einstrahlung der Hautmuskulatur gewisse Schwierigkeiten mit sich.

Die Darstellung dieser Fascia superficialis ist nur an mageren Personen leicht durchführbar, an fetten Personen ist der Zusammenhang des Panniculus adiposus mit dem darunter gelegenen Corpus adiposum der Fossa ischio-rectalis ein so intimer, daß es nur sehr schwer, oft gar nicht gelingt, eine Grenze zwischen den beiden Fettlagern darzustellen.

Vulvarwärts geht die Fascie als ein äußerst dünnes Bindegewebsblatt über den Musculus bulbocavernosus hinweg an die Vorderfläche der Symphyse und ist leicht von dem in den Labia majora eingelagerten verschieden stark entwickelten Fette abzulösen. Man sieht bei dieser Gelegenheit auch die Ausstrahlung des Musculus bulbocavernosus gegen die Haut des Vorderdammes.

Entfernt man nun das subcutane Bindegewebe, das als Fascia superficialis bezeichnet wird, so eröffnet man damit die Basis der beiden Fossae ischiorectales, deren Aufbau im mittleren Anteil ein verhältnismäßig einfacher, im vorderen und rückwärtigen Abschnitt aber etwas komplizierter ist.

Das ganze Spatium, das medial von dem nach abwärts steigenden Levator ani, lateral vom perinealen Abschnitt der seitlichen Beckenwand und perinealwärts von der eben beschriebenen Fascia superficialis begrenzt wird, stellt die Fossa ischiorectalis dar. Der Levator ani trägt natürlich seine caudale Fascie, welche die eigentliche Grenze bildet, ebenso wie an der lateralen Wand die Fascie des Musculus obturator internus. Diese Fascie zieht dabei über die an der medialen Seite des Tuber ossis ischii verlaufende Rinne hinweg und bildet so die mediale Wand eines Kanals, dessen laterale Wand vom Periost und dessen Basis von den Ausstrahlungen des Ligamentum sacrotuberosum gebildet wird, Alcockscher Kanal.

Die Komplikation im hinteren Anteil der Fossa ischiorectalis wird herbeigeführt durch die Überlagerung der Grube durch den Musculus glutaeus maximus, der von der hinteren Kreuzbeinfläche kommend, sich kulissenartig über die Fossa ischiorectalis von hinten und außen vorschiebt. Im vorderen Anteil der Fossa ischiorectalis besteht die Komplikation in der Einschiebung des Diaphragma urogenitale. Zwischen diesem und den Levatorschenkeln bleibt ein schmaler Spalt, in den sich die Fossa ischiorectalis direkt fortsetzt. Er ist mit Bindegewebe und Fett erfüllt und reicht vom freien hinteren Rand des Diaphragma urogenitale bis an die vordere Knochenwand des Beckens. Caudal vom Diaphragma urogenitale setzt sich die Fossa ischiorectalis ebenfalls fort. Hier verjüngt sie sich zu einem dreieckigen Raum, dessen Boden vom Diaphragma urogenitale, dessen mediale Wand durch den Bulbus und den Musculus bulbocavernosus, dessen laterale Wand durch das Crus clitoridis und den Musculus ischiocavernosus beigestellt wird. Die Spitze dieses Raumes ist der Konvergenz des Musculus ischio- und bulbocavernosus entsprechend nach vorne gerichtet.

Die Architektur der ganzen Fossa ischiorectalis wird klar, wenn man das Corpus adiposum mit den durch dasselbe verlaufenden Gefäßen und Nerven entfernt. Man sieht dann die unter dem Glutaeus maximus liegende Nische sowie den zwischen Diaphragma pelvis und Diaphragma urogenitale nach vorne reichenden Spalt und überblickt das gegenseitige Verhältnis zwischen den beiden Diaphragmen.

Entfernt man nun noch den überragenden Anteil des Musculus glutaeus maximus, so erscheinen die seitlichen Partien der Levatorplatte mit dem anschließenden Musculus coccygeus.

Die Nerven und Gefäße der perinealen Gebilde gelangen fast ausnahmslos zu ihrem Versorgungsgebiete, indem sie teils das Perineum transversal durchlaufen, teils der Anheftungsstelle des Diaphragmas folgen und so die betreffenden Organe erreichen. Schlitzt man die Fascia obturatoria im Bereiche des Alcockschen Kanals, so sieht man, der Beckenwand eng anliegend die A. pudenda int. von 1—2 Venen flankiert und den N. pudendus. Die Gebilde gelangen in diesen Kanal nach der Passage des Foramen ischiadicum majus, Pars infrapiriformis, und winden sich im Bogen um das Ligamentum sacrospinosum. Nachdem sie dieses traversiert haben, gelangen sie nach medialwärts, zwischen der eben erwähnten Wand und das Ligamentum sacrotuberosum, medial vom M. obturator int., also durch das Foramen ischiadicum minus in den Alcockschen Kanal, in dem sie nach vorn verlaufen.

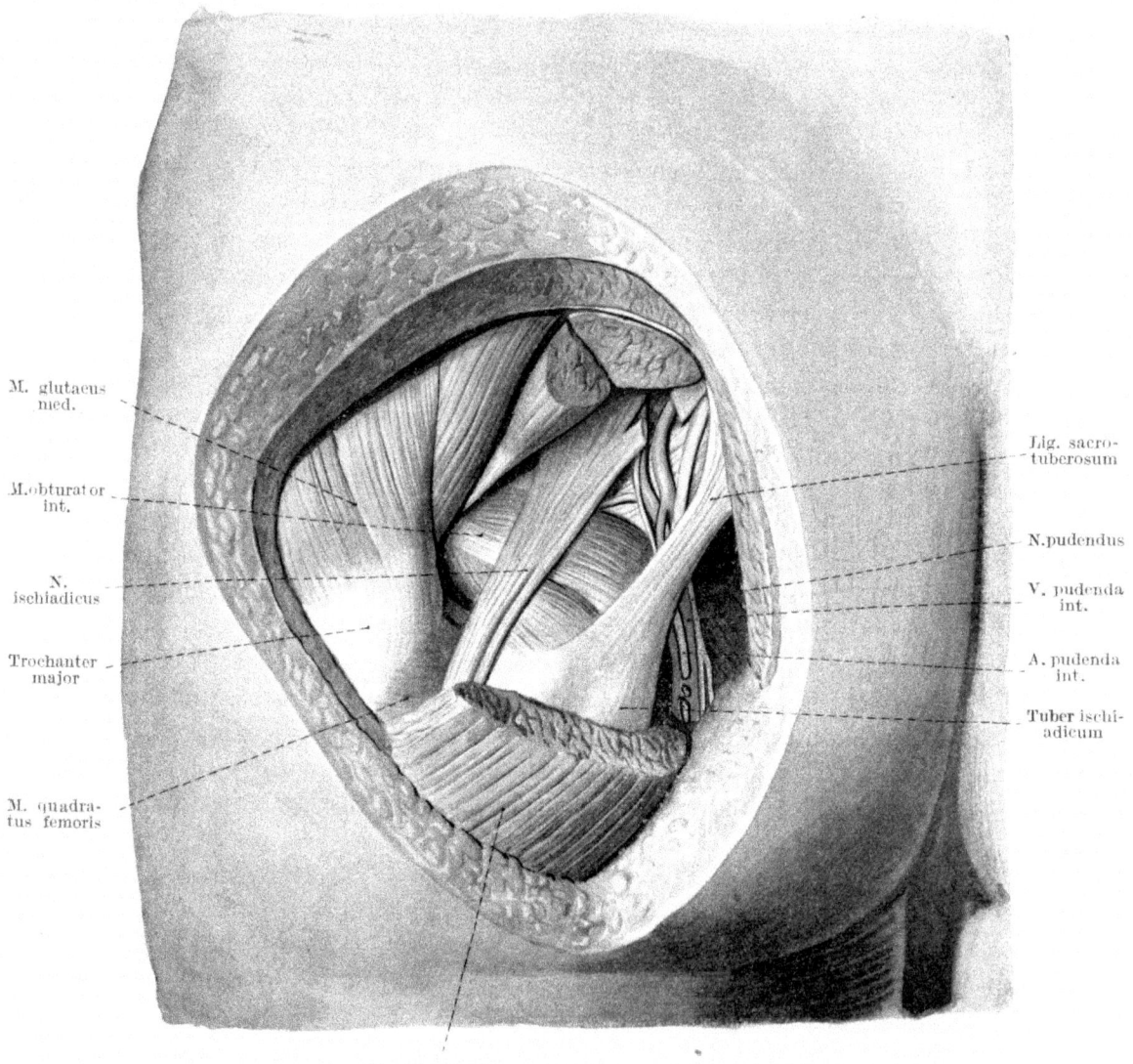

Abb. 72. Vasa pudenda im Foramen ischiadicum minus.

Die Arteria entläßt zunächst die A. haemorrhoidalis inf., die quer durch das Corpus adiposum zum Anus zieht, unmittelbar hinter dem hinteren Rande des Diaphragma urogenitale einen zweiten Ast, die A. transversa perinei. An derselben Stelle durchbrechen die Nn. haemorrhoidales inf. und etwas weiter vorn der N. perinei die mediale Wand des Alcockschen Kanals, um, in mehrere Äste gespalten, zusammen mit den eben genannten Arterien medialwärts zu ziehen. Die Nn. haemorrhoidales inf. gelangen zur

Analhaut und zum Sphincter ani ext., die Äste des N. perinei teils zum Vorderdamm, teils als Nn. labiales post. zu den Labien.

Die Fortsetzung des Hauptstammes der Arterie und des Nerven gelangen nach der Passage des Alcockschen Kanals an den hinteren Rand des Diaphragma urogenitale und ziehen längs des Ansatzes desselben am Schambein, von sehnigen Fasern bedeckt,

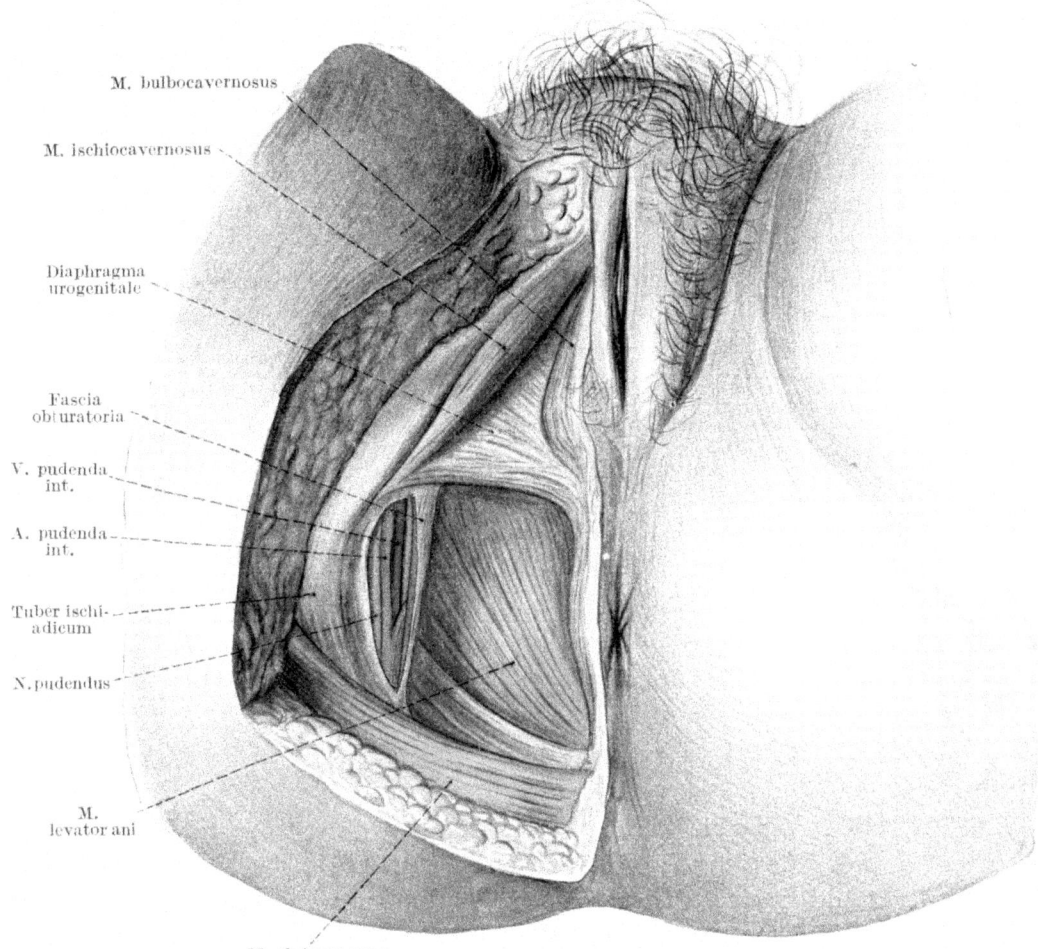

Abb. 73. Fossa ischiorectalis. Alcockscher Kanal eröffnet.

nach vorne. Sie biegen als A. dorsalis clitoridis und N. dorsalis clitoridis auf das Dorsum der Clitoris. Auf diesem Wege entläßt die Arterie noch einige Äste zur Muskulatur, zur Urethra und zur Glandula Bartholini.

Entfernt man in der Mitte des Vorderdammes die oberflächlichen Fasern des Sphincter ani und des M. bulbocavernosus, so zeigt sich der Zusammenhang zwischen der tiefen Portion des Sphincter ani und dem hinteren Rande des Diaphragma urogenitale. An nulliparen Personen präsentiert sich hier ein wirklicher Muskelbestand, während bei Multiparen diese ganze Region narbig-bindegewebig geworden ist, nur in den seitlichen Partien bleibt die Muskulatur des M. transversus perinei profundus deutlich nachweisbar. Daß an dieser Stelle fibröses Bindegewebe und elastische Fasern zusammen mit dem Muskel und Muskelresten das Centrum tendineum perinei bilden, wurde bereits in der Beschreibung der Beckenbodenmuskulatur erwähnt.

Da das Diaphragma urogenitale an seinem lateralen Rand von den Crura clitoridis und den sie überdeckenden Fasern der Mm. ischiocavernosi, in seinem medialen Abschnitt vom M. bulbocavernosus und den Bulbi vestibuli überlagert wird, ist es notwendig, will man die gesamte Ausdehnung des Diaphragma überblicken, diese Gebilde zu entfernen. Man sieht dann den Durchtritt der Vagina und der Urethra durch das Diaphragma, kranialwärts von der Urethra das Lig. transversum pelvis, darüber unter der Symphyse gelegen die Öffnung, durch welche die V. dorsalis clitoridis beckenwärts verläuft. Die Oberfläche des Diaphragma ist von der caudalen Fascia gedeckt, die am hinteren Rande der dreieckigen Sehnenmuskelplatte an die pelvine Seite derselben gelangt.

Die Darstellung des Levator ani erfordert zunächst die Entfernung der caudalen Levatorfascie und in der Medianebene die Entfernung des Ligamentum anococcygeum. Man ist dann imstande, die Pars analis recti von den Rändern des Hiatus deutlich abzulösen und zu zeigen, daß die Fasern des Levator ani das Rectum umgreifen, aber nicht mit ihm zusammenhängen. Verfolgt man die Levatorschenkel beiderseits nach vorne, ohne auf die wenigen prärectalen Fasern derselben Rücksicht zu nehmen, so gelangt man an den hinteren Rand des M. transversus perinei profundus, unter dem die Levatorschenkel verschwinden. Die Durchschneidung des Diaphragma urogenitale lateral von der Vagina ermöglicht die Freilegung der Levatorschenkel bis zur Symphyse. Man sieht auch hier, wie die Levatorschenkel die Vagina umgreifen, so daß es gelingt, den ganzen Hiatus von unten her bloßzulegen und das Verhältnis von Rectum und Vagina zum Hiatus darzustellen. Gerade das Verhältnis der Levatorschenkel zur Vagina und zum Rectum in der Tiefe des Vorderdammes ist für die Anlegung der Levatornaht von ganz besonderer Bedeutung.

E. Das Beckenbindegewebe.

In dem Kapitel „Topographie der Beckeneingeweide" wurde nicht nur das gegenseitige Lageverhältnis der einzelnen Eingeweidestücke besprochen, sondern es wurde auch der Versuch gemacht, durch eine Analyse der auf den Uterus wirksamen Kräfte sowie der ihn in seiner Lage erhaltenen Momente die Ätiologie der Uterustopik zu bestimmen.

Bei dieser Besprechung ergab sich, daß die dislozierenden Momente durch den Abdominaldruck dargestellt, während die die Topik erhaltenden durch die Beckenbodenmuskulatur repräsentiert werden.

Das Für und Wider, ebenso wie die Argumentation der verschiedenen Autoren wurde an dieser Stelle durchbesprochen und schließlich und endlich das Resultat gefördert, daß die Beckeneingeweide, vor allem aber der Uterus die Erhaltung ihrer normalen Lage dem Kampf zwischen dem muskulären Widerstand des Beckenbodens und der dislozierenden Kraft des Abdominaldruckes verdanken.

Bei diesen Argumentationen spielte die Fragestellung nach der suspendierenden Komponente der glatten Muskulatur und des Beckenbindegewebes eine wichtige Rolle. Es wurde dargetan, daß an der Erhaltung der Gleichgewichtslage der Beckenorgane das gesamte Beckenbindegewebe nicht beteiligt ist.

Wenn man von diesem Standpunkte aus Anordnung und Funktion des Beckenbindegewebes betrachtet, wird es klar, daß ein Großteil all jener Argumente, die von den verschiedenen Autoren für die Anordnung des Beckenbindegewebes verwendet wurde, nun ihre Verwendbarkeit verloren hat.

Damit ist natürlich nicht gesagt, daß das Gefüge des Beckenbindegewebes an Bedeutung verloren habe, sondern nur daß seine Bedeutung eine ganz andere ist als die, die ihm von jenen Autoren zugeschrieben wird, die an die suspendierende Tätigkeit des Beckenbindegewebes glauben. Die Beschreibung und die Deutung des Beckenbindegewebes im Ganzen und in seinen einzelnen Teilen leidet aber nicht nur daran, daß ihm Funktionen zugemutet wurden, die es nicht hat, und daß aus diesen Funktionen Anordnungen deduziert werden, die nicht existieren, sondern auch daran, daß vielfach unter Wortmißbrauch und Begriffsverwirrung verschiedene Namen für dieselben Gebilde geprägt oder Namen verwendet wurden, die längst anderweitig vergeben sind.

Will man daher an eine Analyse des Beckenbindegewebes gehen, will man seine Anordnung und sein Gefüge beschreiben, so ist es zunächst notwendig, eine Reihe allgemeiner Betrachtungen prinzipieller Natur vorauszuschicken.

Ganz abgesehen davon, daß innerhalb eines Bindegewebsbestandes das Instrument des Präparanten eine Menge von Artefakten zu erzeugen imstande ist, die dann mit verschiedenen Namen belegt, die Literatur belasten und das Chaos der Nomenklatur noch vermehren, werden ganz verschiedene Gebilde, seien sie nun Artefakte oder wirklich in sich abgegrenzte Bildungen, mit falschen Namen belegt.

So sprechen die einen von einer Fascia pelvis und verstehen darunter die kraniale Fascie der Beckenbodenmuskulatur, unterscheiden aber dann auch an ihr eine Pars visceralis, die die Beckeneingeweide umhüllt, also mit der Muskulatur sicherlich nichts zu tun hat. W. A. Freund bezeichnet einen Bindegewebsbestand als Fascia endopelvina, der sich nach seiner Meinung über Blasen- und Scheidengrund ausdehnt. Rosthorn nennt sämtliche derbe Bindegewebsfasern, die von den Bindegewebshüllen der Beckenorgane ausstrahlen und durch das lockere Bindegewebe ziehen, Fascia endopelvina. Langer-Toldt versteht unter Fascia endopelvina ein Bindegewebsblatt, das von der Beckenwand abgeht, um eine fibröse Bekleidung der Beckeneingeweide, insbesondere der Harnblase herzustellen. Für Halban u. a. ist Fascia endopelvina die Fortsetzung der Fascia endoabdominalis, unter welcher sie ein unter dem Peritonaeum gelegenes Bindegewebsblatt verstehen.

Man sieht schon aus dieser kurzen Zusammenstellung, was alles im Laufe der Zeit als Fascia endopelvina beschrieben wurde. Nicht anders verhält es sich beispielsweise mit dem Arcus tendineus der Fascia pelvis. Langer-Toldt u. a. verlegen diesen Sehnenbogen, an dem sich Fascia endopelvina und Fascia pelvis voneinander trennen, an die laterale Beckenwand. Waldeyer beschreibt unter demselben Namen die Vereinigungsstelle des visceralen und parietalen Blattes der Fascia pelvis am medialen Rand des M. levator ani. Ihm schließen sich Martin und auch Halban an, nur nennt Halban das viscerale Blatt allem Anschein nach Fascia endopelvina.

Die einen haben also den Arcus tendineus nahe dem Ursprungsrand des M. levator ani, die anderen nahe seinem freien Rand beschrieben. Die beiden Arcus, die denselben Namen tragen, sind also um die ganze Breite des M. levator ani voneinander geschieden.

Die hier angeführten Beispiele ließen sich noch vermehren, vor allem dann, wenn man auch die Namengebung kleinerer Anteile des Beckenbindegewebes überprüft.

Um wenigstens teilweise in Hinkunft solche Mängel zu beseitigen, sei zunächst hervorgehoben, daß der Name Fascie auch dann an einen Auxiliärapparat der Muskulatur vergeben ist, wenn man nicht ausdrücklich das Wort Muskelfascie gebraucht. Fascien sind in ihrer Existenz an die Muskulatur gebunden und stellen mit dem Muskel und seinem intramuskulären Bindegewebe nicht nur eine anatomische, sondern auch eine funktionelle Einheit dar.

Man muß sich daher entschließen, alle Bindegewebsbestände, gleichgültig, welche Form oder welche Lage sie haben, wenn sie nicht die erwähnte anatomische und funktionelle Gemeinsamkeit mit der Muskulatur besitzen, mit anderen Namen zu belegen. Ich habe das schon vor vielen Jahren ausdrücklich betont, bin aber in den Fehler der Inkonsequenz insoferne verfallen, als ich auch in der letzten Darstellung im Handbuch der Frauenheilkunde von Menge-Opitz neben dem Namen „Basaler Bindegewebszug" den Ausdruck „Fascia endopelvina" benützt habe.

Ich habe schon damals das gesamte Beckenbindegewebe zusammen mit den Fascien unter Befolgung prinzipieller Gesichtspunkte in Fascien der Beckenmuskeln, in Bindegewebshüllen der Organe und in den subserösen Bindegewebsapparat gesondert. Diese Einteilung hat nicht nur ihre anatomische und entwicklungsgeschichtliche, sondern auch ihre funktionelle Begründung.

Für die Fascien gilt das eben Gesagte. Zwischen Serosa parietalis und Leibeswand ist überall subseröses Bindegewebe eingeschaltet, das die Aufgabe hat, die Serosa an der Unterlage zu fixieren, allerdings ist Art und Grad dieser Fixation von lokalen Verhältnissen abhängig. Die funktionelle Beanspruchung dieses subserösen Bindegewebes prägt seine Form. So sehen wir die Serosa parietalis im Thorax im allgemeinen fest an die Unterlage fixiert durch ein Bindegewebsblatt, das zusammen mit der die Thoraxmuskeln deckenden Fascie, als Fascia endothoracica bezeichnet wurde, obwohl es sich hier sicher nicht um eine Fascie sensu strictiori handelt.

Nicht viel anders verhält sich die Serosa des Abdomens. An der unteren Fläche des Diaphragma ist die Serosa äußerst straff gewebt und fixiert das Peritonaeum sehr fest an die Unterfläche des Zwerchfelles. An der vorderen Bauchwand gilt stellenweise dasselbe, während anderenorts eine lockere Anheftung stattfindet, hier sehen wir auch eine weitergehende Faltenbildung und Beweglichkeit der Serosa, so beispielsweise an der Umschlagstelle des Peritonaeum parietale ventrale in das Peritonaeum parietale dorsale im Sulcus inguinalis. Noch weiter aufgelockert ist die Subserosa, die das Peritonaeum der Fossa iliaca an die daruntergelegene Fascie des M. iliopsoas heftet.

Durch den Einbau einer Reihe von Organen, die ein eigenes Gekröse nicht besitzen, entsteht zwischen der Knochenmuskelwand des Beckenkanals und der über die Organe hinwegführenden Serosa eine zunächst besonders locker gewebte subseröse Bindegewebsschicht, die ursprünglich wohl aus weitmaschigem, einheitlich angeordneten, lockeren Bindegewebe bestanden hat, prinzipiell aber nichts anderes ist als die Subserosa, wie sie sonst im Cavum abdominale oder im Thorax vorhanden ist.

Während aber bei den mit Gekröse versehenen Eingeweidestücken die Blutgefäße von und zu diesen Eingeweiden im Bindegewebe der Mesenterien verlaufen, müssen bei diesen Organen, die nicht im Besitz eines Mesenteriums sind, die Gefäße und Nerven das Balkenwerk der Subserosa auf dem Zug von der Beckenwand zu den Erfolgsorganen benützen. So sehen wir innerhalb des einheitlichen Bindegewebslagers schon Verdichtungen im Gefolge des nutritiven Apparates auftreten.

Die Exkursionsmöglichkeiten der mit Gekröse versehenen Organe werden durch die Mesenterien gewährleistet, die während dieser Bewegungen, insoweit sie über die normale Exkursionsweite nicht hinausgehen, kaum eine Beanspruchung auf Zug zeigen. Ganz anders verhält sich dies im Bereiche des subserösen Bindegewebsapparates des Beckens. Hier sehen wir vor allem zwei Momente formgebend wirksam: Das eine wird beigestellt durch die weitgehenden Volumschwankungen der Organe, das zweite durch die Exkursionen der einzelnen Organe, wie sie durch Füllung und Entleerung, oder durch topische Veränderungen verursacht werden.

So zeigt sich, daß die Volumschwankungen der Organe zu einer Verdichtung der sie umhüllenden Bindegewebsbestände führt, die sich dann zu wirklichen, die Form des Organs nachahmenden Bindegewebsschläuchen umgestalten. Man spricht von bindegewebigen Hüllen der Beckenorgane. Diese Verdichtungen, längst bekannt, wurden vielfach als visceraⅼes Blatt der Fascia pelvina benannt, zum Teil auch als visceraⅼes Lager des Beckenbindegewebes (Waldeyer).

Die von der Beckenwand zum Peritonaeum und zu den peritonaealen Inhaltsstücken, das sind eben die Beckenorgane, verlaufenden lockeren, ursprünglich gleichmäßig verteilten Bindegewebszüge, werden bei den räumlichen Verschiebungen der Organe auf Zugbeanspruchung wie alle Bindegewebsformationen mit Verdichtung, unter pathologischen Umständen mit Hypertrophie reagieren.

So entwickeln sich neben den schon beschriebenen, dem nutritiven Apparat zugehörigen Bindegewebszügen noch andere auf dem Wege

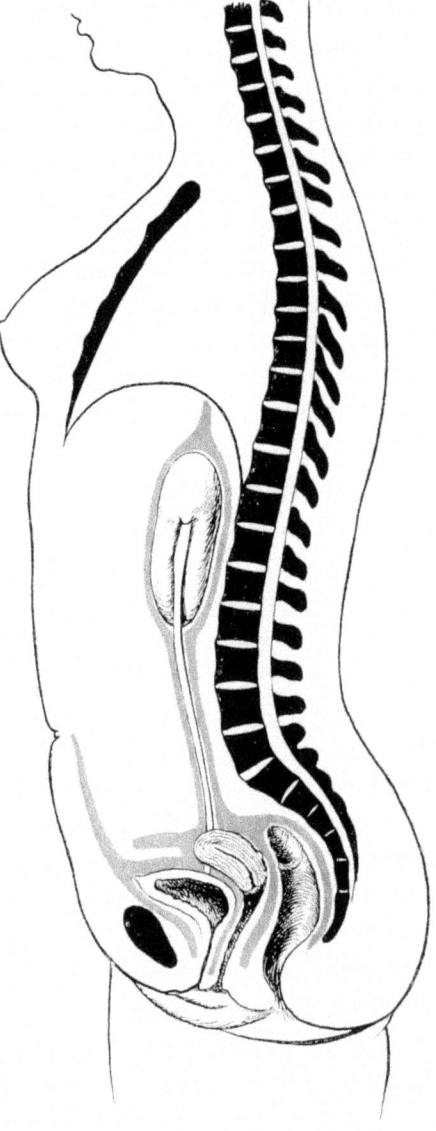

Abb. 74. Schema über den Verlauf der Tela urogenitalis im Medianschnitt. Bindegewebe blau.

funktioneller Anpassung. Der zwischen diesen Verdichtungszonen des subserösen Bindegewebes zurückbleibende Anteil behält entweder sein ursprünglich lockeres Gefüge oder wird noch grobmaschiger. Gerade an diesen Stellen kommt es dann zur Entwicklung von sogenannten Spalträumen oder Bindegewebsräumen, die vielfach von Fetteinlagerungen besetzt werden.

So wird aus dem ursprünglich einheitlichen Bestand des subserösen Bindegewebes ein komplizierter Aufbau verschiedenen Gefüges. Gerade das gibt bei oberflächlicher Betrachtung das Bild von verschiedenen Anordnungen, deren gemeinsamer Ursprung verwischt ist. Trotz allem aber muß man daran festhalten, daß es sich nicht nur um eine einheitliche Anlage, sondern um ein einheitliches subseröses Bindegewebslager handelt, das sich zu verschiedenen Formationen differenziert hat.

Für den gesamten Aufbau ist aber noch ein Umstand erwähnenswert. Der retroperitonaeal zur Ausbildung gelangende Uro-Genitalapparat erfährt in der Entwicklungsgeschichte eine Reihe von topischen Verschiebungen, auf deren letzte Ursachen und auf deren feineren Vorgang hier nicht eingegangen werden kann. All diese Vorgänge spielen sich innerhalb eines gemeinsamen subserösen Bindegewebslagers ab, das von dem oberen Nierenpol längs der hinteren Wand des Peritonaeum parietale dorsale bis an den Beckenboden und von hier bis zum Nabel reicht. Dieses Bindegewebslager (Abb. 74), mit der Entwicklungsgeschichte des Genitales zusammenhängend, habe ich seinerzeit als Tela uro-genitalis bezeichnet. Aus der Gesamtheit des subserösen Bindegewebes des Peritonaeums erfährt die Tela urogenitalis nicht nur die Beanspruchung der übrigen Subserosa, sondern wird auch noch im Aufbau durch die Vorgänge am Uro-Genitalapparat weitgehend beeinflußt.

Die Untersuchungen des embryonalen Bindegewebes an dieser Stelle, aber auch die des kindlichen zeigen die Richtigkeit des bisher Besprochenen. Alle Beschreiber stimmen darin überein, daß beim Neugeborenen der Bindegewebsbestand keine Verdichtungszonen aufweist, mit Ausnahme jener Züge, die den nutritiven Apparat begleiten. Erst allmählich, also während der durch das Leben gesetzten Beanspruchungen kommt es zur Entwicklung der Verdichtungen und damit zur weitgehenden Differenzierung.

Hier handelt es sich aber nicht etwa um eine Beanspruchung auf Zug, der durch die Suspension der Organe hervorgerufen wird, sondern einzig und allein um jene Beanspruchung, die durch Vergrößerungen und Verkleinerungen der Hohlorgane oder durch Verschiebung innerhalb des Beckencavums herbeigeführt werden. Denn wie die Analyse der Beanspruchbarkeit des Beckenbindegewebes zeigt, ist dieses im Sinne der Suspension auf die Dauer nicht zu belasten, da es mit Elongation und Hypertrophie reagiert. So finden wir beispielsweise beim Descensus der Beckenorgane die bindegewebigen Verdichtungszonen, insoweit sie Anteile der Ligamente und der Bindegewebshüllen darstellen, hypertrophisch und elongiert.

Wenn man von der Voraussetzung ausgeht, daß die Beckenorgane suspendiert sind, daß also bestimmte Züge des Beckenbindegewebes im Sinne dieser Suspension beansprucht werden, dann ist es selbstverständlich, daß man bei der präparatorischen Darstellung derselben, also bei der Schaffung der zugehörigen Artefakte, gerade solche Bindegewebsbestände, Ligamente, erhält, die dem Präparanten entweder aus der Literatur bekannt sind, oder im gegebenen Augenblick besonders willkommen erscheinen.

Faßt man aber den gesamten Bindegewebsapparat in dem oben besprochenen Sinne als subseröses, einheitliches Bindegewebslager auf, dessen Struktur durch ganz andere funktionelle Anpassungen bestimmt wird, geht man also nicht auf die Suche nach Suspensionsmitteln, dann erhält man auch entsprechend den geänderten Voraussetzungen andere Resultate.

Natürlich gilt das eben Gesagte, das heißt vor allem das über die Beanspruchung des Bindegewebes auf Zug hervorgehobene auch dann, wenn es sich um eine geänderte Zugrichtung handelt. Denn wenn, wie vielfach behauptet wird, das Bindegewebe nicht nur suspendierende Wirkung hat, sondern auch unterstützende, äußert sich diese Beanspruchung in letzter Linie doch als Zug.

Die Meinung, daß das Beckenbindegewebe die Beckenorgane nicht nur suspendiert, sondern auch unterstützt, ist nicht neu. Sie wurde nur in jüngerer Zeit ganz besonders von Martin propagiert, der sogar der Meinung Ausdruck gab, daß der muskuläre Beckenboden nur bis zu einem gewissen Grad die subserösen Bindegewebszüge in der Lageerhaltung der Beckenorgane unterstützt, wobei ihm nur eine untergeordnete Rolle beigemessen werden könne. Martin glaubt nämlich, daß überall dort, wo Muskulatur und Fascie gemeinsam Druck auszuhalten haben, der Fascie die größere Bedeutung zuzuschreiben ist. Er scheint diese Meinung aus praktischen Beobachtungen zu schöpfen. Gewiß ist es für die Vermeidung einer postoperativen Ventralhernie von Bedeutung, daß nicht nur die Muskel, sondern auch die Fascienränder miteinander vereinigt werden. Man vergißt nur, daß die von den Operateuren als Fascie bezeichneten Ränder meistens nicht der Fascie angehören, sondern der Aponeurose der queren Bauchmuskulatur und daß sich daher die Vereinigung der beiden Ränder nicht als Fasciennaht, sondern als Sehnennaht qualifiziert. Daß die Sehnennaht von Bedeutung ist, darüber herrscht wohl kaum eine Meinungsdifferenz. Aber auch dort, wo keine Aponeurose ist, empfiehlt es sich, die Muskelfascie zu nähen, aber nicht weil sie gegen die Wirkung des Abdominaldruckes widerstandsfähiger ist, sondern deshalb, weil der in seine Fascienhülle gekleidete Muskel besser beanspruchbar ist. Fascie und endomuskuläres Bindegewebe gehören zum Muskel und unterstützen seine Wirksamkeit. Dort wo die Fascie aber allein Wand des Abdominalcavums bildet, weil aus irgendeinem Grunde die Muskelränder nicht miteinander exakt vereinigt wurden, oder vereint geblieben sind, gerade dort tritt die Ventralhernie ein. Muskulatur mit Fascie, also der Muskel in seiner Integrität, leistet dem Abdominaldruck genügenden Wiederstand, Fascie allein unter gar keiner Bedingung. Die Beobachtung, die daher Martin zugunsten seiner Theorie macht, ist recht, ihre Erklärung aber falsch. In jüngster Zeit hat sich Halban der Argumentation Martins angeschlossen. Er hat seinerzeit in gemeinsamer Arbeit mit mir die suspendierende Wirkung des Bindegewebes negiert, bestätigt aber heute die unterstützende Wirkung desselben Gewebes.

Vom Standpunkt der mechanischen Beanspruchung des Beckenbindegewebes im Sinne der Erhaltung der Topik sind die verschiedenen Formationen des Beckenbindegewebes nicht bedeutungsvoll. Trotz alledem aber ist ihre genaue, besonders aber ihre prinzipielle Analyse wichtig, da Ausbreitung und Ausbreitungsweg einer ganzen Reihe pathologischer Prozesse durch das Gefüge des Beckenbindegewebes bestimmt werden. Insoweit ist es notwendig, genauer auf die Beschreibung dieses Gefüges einzugehen, wobei die oben genannte Einteilung der verschiedenen Bindegewebsqualitäten festgehalten werden soll.

1. Fascien der Beckenmuskel.

Die hier vorhandenen Muskeln zerfallen in zwei Gruppen, in jene, die vom Becken zur Extremität ziehen und in jene, die den Beckenboden überkleiden.

a) **Fascien der Extremitätenmuskel.** Zu dieser Gruppe gehören der M. iliopsoas, der M. obturator internus und der M. piriformis.

Die Fascie des M. iliopsoas kommt, soweit sie den Psoas deckt, aus der Lumbalregion, soweit sie dem M. iliacus zugehörig ist, vom Darmbeinkamm. Medial- und caudalwärts begrenzt sich die verhältnismäßig derbe Fascie an der Linea terminalis und am

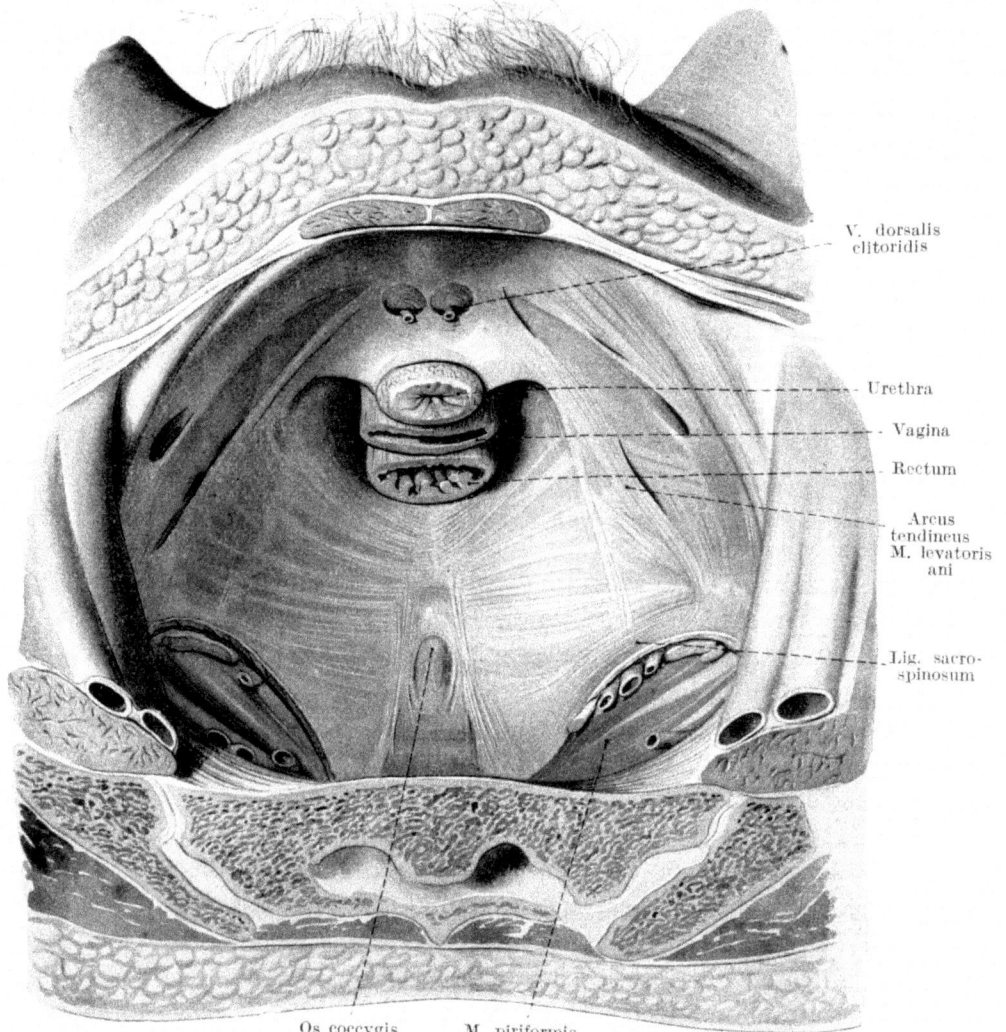

Abb. 75. Fascia pelvis durch Entfernung der Tela urogenitalis dargestellt.

Lig. Pouparti. Eine lockere Subserosa heftet das Peritonaeum an die Fascie des M. iliopsoas. Die in dieser Gegend sich abspielenden Prozesse manifestieren sich in verschiedener Weise. Retroperitonaeale Eiterungen folgen der Linea terminalis und steigen über sie gegen den Beckenboden ab. Retrofasciell gelegene Abscesse, wie z. B. der Psoasabsceß, ziehen hinter dem Lig. Pouparti zusammen mit dem Muskel durch die Lacuna musculorum und kommen im Trigonum femorale zum Vorschein.

Die **Fascia obturatoria** bekleidet den M. obturator internus und umrandet den

Canalis obturatorius. Durch den Arcus tendineus des M. levator ani zerfällt die Fascie in zwei Teile, in einen kranial vom Bogen gelegenen, der noch das Beckencavum begrenzt, und in einen caudalen, der die laterale Wand der Fossa ischio-rectalis darstellt. Die Fascie des M. piriformis folgt als ein dünnes Bindegewebsblatt dem Muskel durch das Foramen ischiadicum majus.

b) Die Fascien der Beckenbodenmuskulatur. Die Fascienumhüllung des M. levator ani zerfällt in ein kraniales und in ein caudales Fascienblatt. Die Fascia cranialis entsteht dort, wo der Muskel selbst an der Beckenwand entspringt. Ihre Ursprungslinie läuft daher von der Symphyse bis zur Spina ossis ischii. Sie deckt die kraniale Fläche des Levator ani, ihr eng anliegend, vollkommen bis zum Rand des Hiatus. Daselbst geht sie in die caudale Fascie über. Die kraniale Fascie zusammen mit dem oberhalb des Arcus tendineus gelegenen Abschnitte der Fascia obturatoria und zusammen mit dem pelvinen Anteil der Fascie des M. piriformis bildet die fascielle Auskleidung des Beckencavum. Man hat sie auch als Fascia pelvis bezeichnet. (Abb. 75.) Da es sich bei den drei Bestandteilen der Fascia pelvis, wenn man schon diesen Namen gebrauchen will, um Fascien sensu strictiori handelt, so kann man sie nicht, wie dies ebenfalls geschehen ist, in ein parietales und in ein visceralees Blatt auflösen.

Die caudale Fascie des Levator ani folgt der perinealen Seite des Muskels und bildet die Decke und die mediale Begrenzung der Fossa ischiorectalis.

Die Fascie des Diaphragma urogenitale zerfällt ebenfalls in eine kraniale und in eine caudale. Nur das kraniale Blatt tritt zum Beckenraum in Beziehung. Es folgt dem Diaphragma urogenitale und verwächst dort, wo die caudale Fascie des Levator ani dem Levatorschenkel folgend nach vorne gelangt, mit dieser Fascie.

2. Die Bindegewebshüllen der Beckenorgane. (Abb. 76—80, 83.)

Die im Raume des kleinen Beckens gelegenen Hohlorgane besitzen an ihrer Oberfläche bindegewebige Hüllen, die diese Organe bis zu ihrem Durchtritt durch die Beckenbodenmuskulatur begleiten, perivesicales, perivaginales, perirectales Bindegewebe. Die Entwicklung dieses Bindegewebes wurde bereits beschrieben. Einzelne Teile dieses Bestandes separat zu bezeichnen, ist Wortmißbrauch. So wurde z. B. das perivaginale Bindegewebe als Vagina vaginae auch als Perivagina fibrosa besonders benannt.

Das Verhalten dieser Bindegewebsscheiden zur Nachbarschaft hängt von den Beziehungen der Organe, die sie bekleiden, ab. Dort, wo ein Organ oder ein Teil desselben unmittelbar unter dem Peritonaeum liegt, bildet die Bindegewebsscheide des Organs mit der Subserosa eine Einheit, wobei der Zusammenhang der beiden Schichten von der Textur der Subserosa abhängig ist. Dieser Zusammenhang ist besonders stark z. B. am Corpus und Fundus uteri. Hier gelingt es nicht, Oberfläche der Uterusmuskulatur vom periuterinen, dieses vom subserösen Bindegewebe zu scheiden. Anders verhält es sich z. B. an der hinteren Blasenwand, wo dies leicht gelingt.

Sehr deutlich ist das perivaginale Bindegewebe gegen das der Nachbarschaft abzugrenzen, eine Beziehung desselben zu dem Peritonaeum existiert hier überhaupt nicht.

Die Bindegewebsscheiden benachbarter Organe können sich aneinanderlegen, schließlich miteinander verschmelzen, so daß eine septumartige Bildung zustande kommen kann.

Dort, wo die Verschieblichkeit, sei es durch die weitgehenden Volumschwankungen des Organs, sei es aus irgendeinem anderen Grunde, sehr groß ist, ist diese Verschmelzung

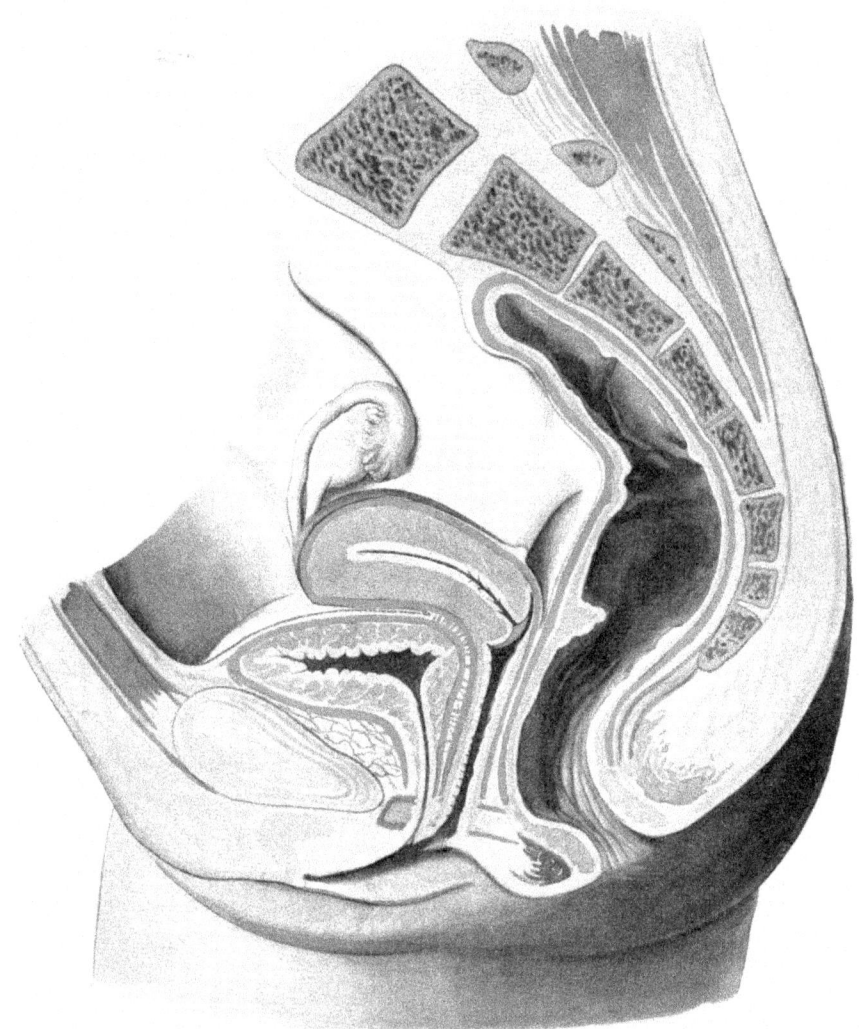

Abb. 76. Die Muskelfaszien (rot) und Bindegewebshüllen der Beckenorgane (blau) im Medianschnitt. Halbschematisch.

nur locker. Je geringer die Verschieblichkeit, um so einheitlicher wird das Gefüge des Septums. So ist der bindegewebige Überzug der vorderen Cervicalwand und des obersten Drittels der vorderen Vaginalwand mit dem perivesicalen Bindegewebe des Fundus vesicae eine sehr lockere. Die Verbindung zwischen der Bindegewebshülle des mittleren Anteiles der Vagina mit jener des Trigonum (Septum vesico-vaginale) ist bereits straff und nimmt caudalwärts kontinuierlich zu. Im Septum vesico-vaginale sind aber die beiden Blätter noch isolierbar, so daß man von einem einheitlichen bindegewebigen Septum vesico-vaginale nicht sprechen kann.

Im Septum urethro-vaginale verschmelzen die beiden Blätter vollkommen. Dabei sind Muskelbündel, die von dem einen Organ zum anderen ziehen, an der Vereinheitlichung des Septums mitbeteiligt.

Im kranialen Anteil sind die beiden bindegewebigen Hüllen des Rectum und der

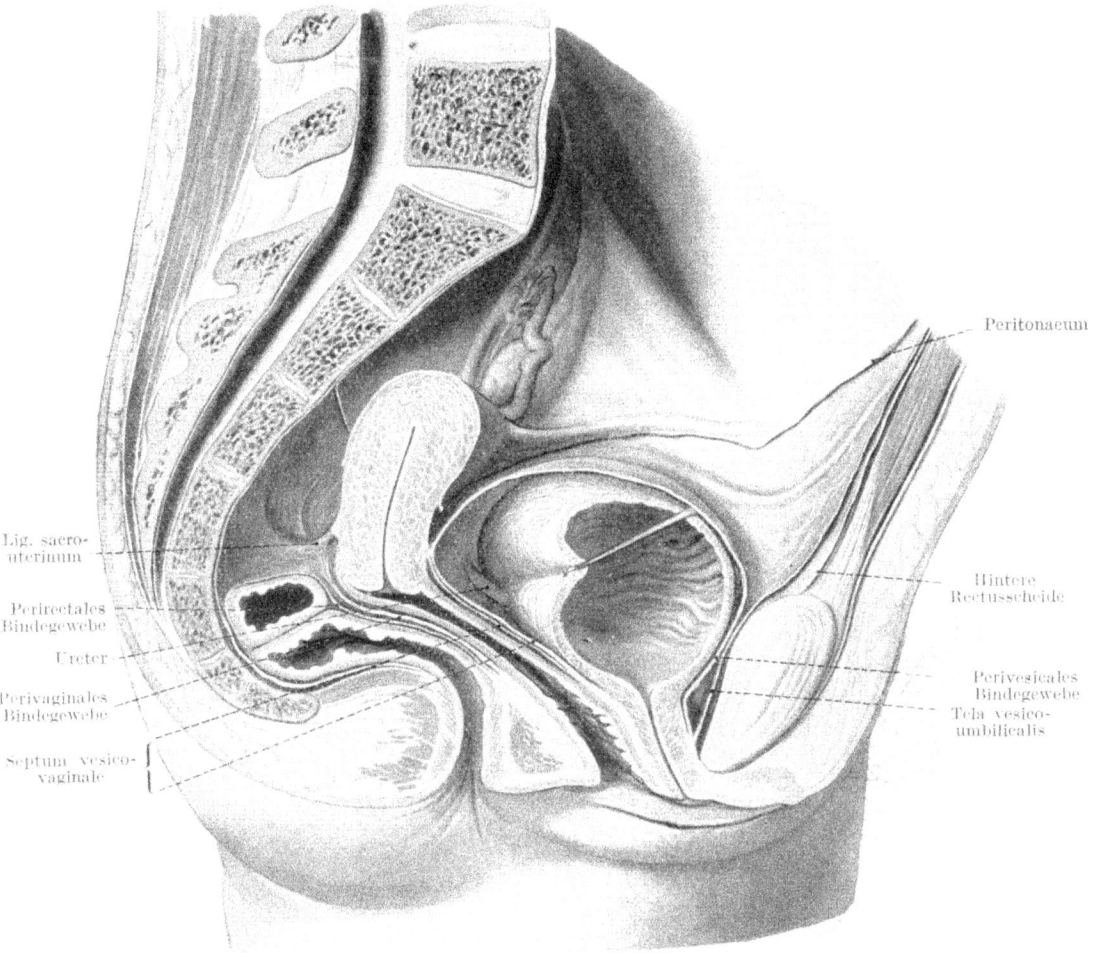

Abb. 77. Bindegewebshüllen der Beckenorgane. Am Sagittalschnitt präpariert.

Vagina nur locker miteinander verbunden. Folgt man ihnen caudalwärts, so verschmelzen sie miteinander und verschwinden schließlich vollkommen, da sie von glatter und quergestreifter Muskulatur sowie von elastischen Elementen bis zur Unkenntlichkeit durchbrochen sind (Centrum tendineum perinei).

3. Der subseröse Bindegewebsapparat. (Abb. 77—84.)

Zwischen der Beckenwand, die einheitlich durch die früher beschriebene Fascia pelvina ausgekleidet wird und dem Peritonaeum, sowie den peritonaealfreien Anteilen der Beckeneingeweide befindet sich der Bindegewebskörper, von dem wir gesagt haben, daß er systematisch der Subserosa zugehörig ist. Seine Größe verdankt er der Divergenz zwischen Serosa und Beckenwand. Dieser ganze Bindegewebskörper zeigt als erste Differenzierung die im früheren Kapitel beschriebenen bindegewebigen Hüllen, die ja systematisch der Subserosa zuzurechnen sind. Die weiteren Differenzierungsprodukte im Sinne jener Beanspruchungen, die schon beschrieben wurden, stellen platten- oder bänder-

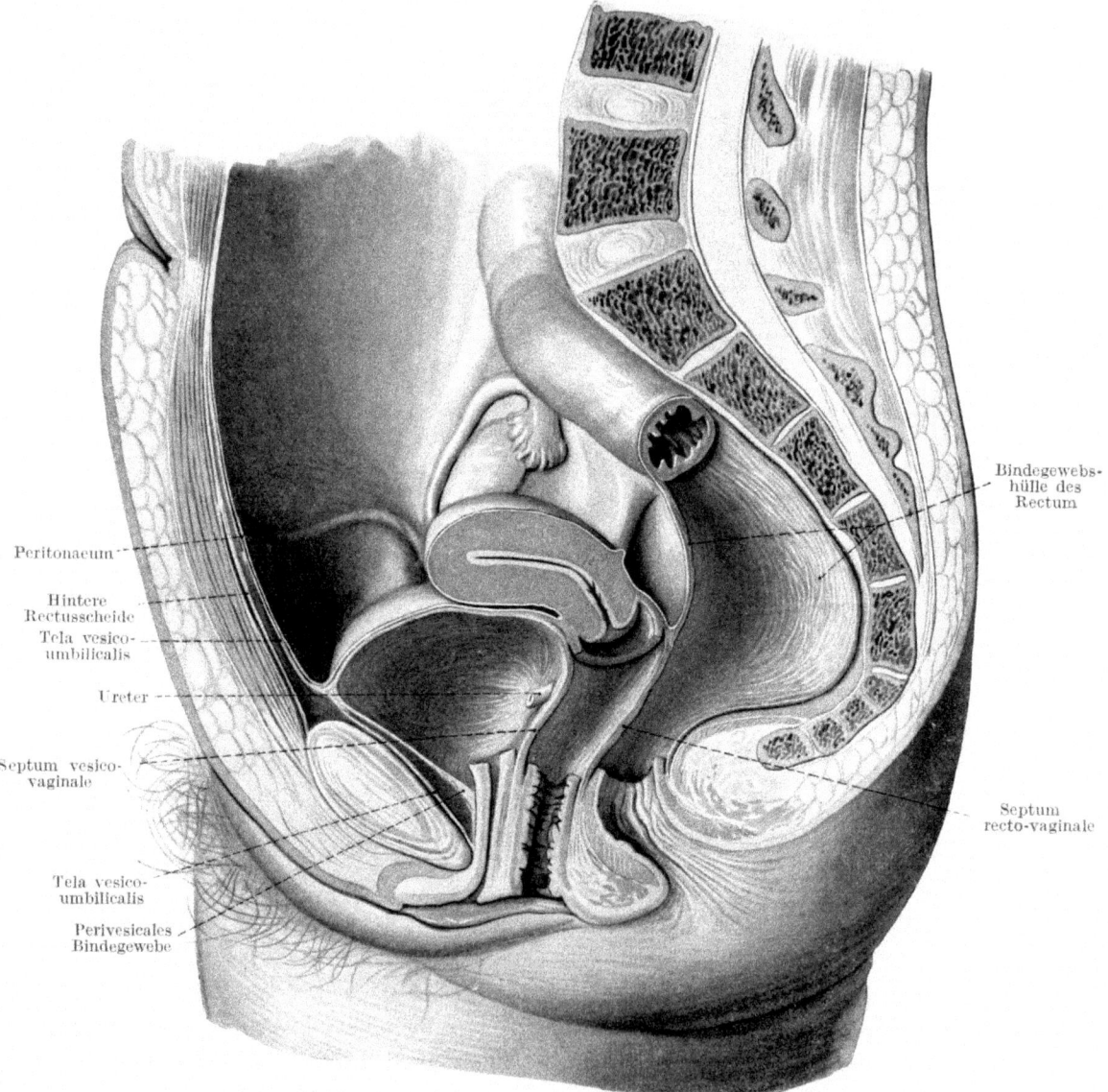

Abb. 78. Bindegewebshüllen der Beckenorgane nach Entfernung von Blase, Vagina und Rectum.

artige Gebilde dar, die mehr oder minder genau aus dem Zusammenhang gelöst, mit besonderen Namen belegt werden.

Das lockere zwischen diesen Zügen vorhandene Bindegewebe bildet dann, wieder künstlich zur Darstellung gebracht, die bekannten Bindegewebsräume. Es empfiehlt sich zunächst, von den dicht gewebten Bindegewebszügen auszugehen, und zwar sollen nur jene Bestände beschrieben werden, die als regelmäßige Verdichtungszonen seit langer Zeit bekannt und praktisch von Bedeutung sind. Sie sind mit verschiedenen Namen belegt, soweit diese heute noch geläufig sind, sollen sie im Sinne der Verständigung hier angeführt werden.

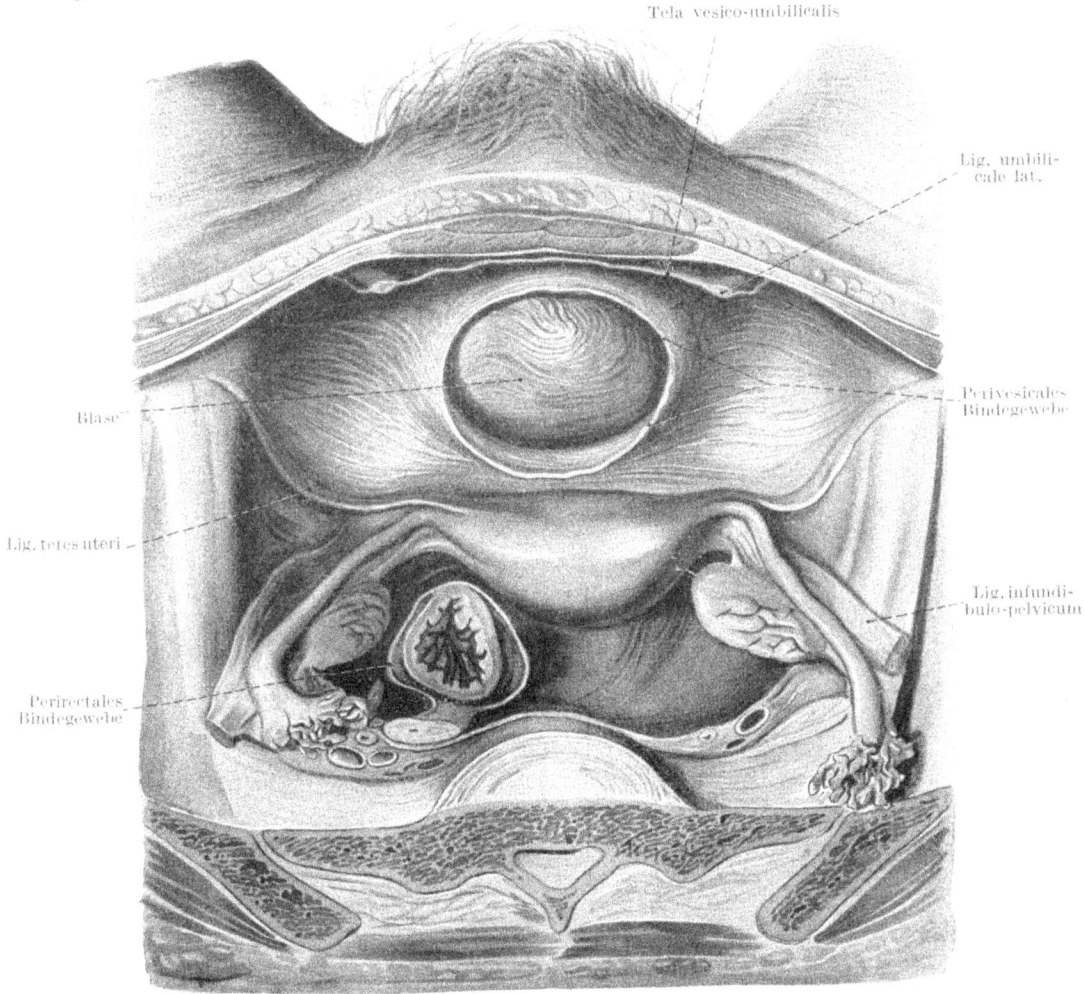

Abb. 79. Subseröses Bindegewebe nach Entfernung des Peritonaeums. Das Bauchfell am Fundus uteri und an der Tube belassen.

Folgende Gebilde kommen hierbei in Betracht:
a) Tela vesico-umbilicalis.
b) Der Bindegewebszug im basalen Anteil des Lig. latum.
c) Der Bindegewebszug des Lig. sacro-uterinum.
d) Der Bindegewebszug des Lig. vesico-uterinum.
e) Das Bindegewebsblatt des Lig. teres uteri.
f) Das Bindegewebsblatt des Lig. suspensorium ovarii.
g) Die Tela endopelvina.

In der hier angeführten Reihenfolge sollen nun in kurzem die genannten Anteile beschrieben und dargestellt werden.

a) **Die Tela vesico-umbilicalis.** Dieses in seinen Hauptanteilen leicht darstellbare Bindegewebsblatt gehört entwicklungsgeschichtlich zur Tela urogenitalis und reicht daher so weit, als der mit der Entwicklung des Urogenitalsystems zusammenhängende Raum im Embryonalkörper. In Konsequenz des früher über den Namen „Fascie" gesagten bezeichne ich dieses in der Literatur als Fascia vesico-umbilicalis hinlänglich beschriebene Gebilde als Tela vesico-umbilicalis.

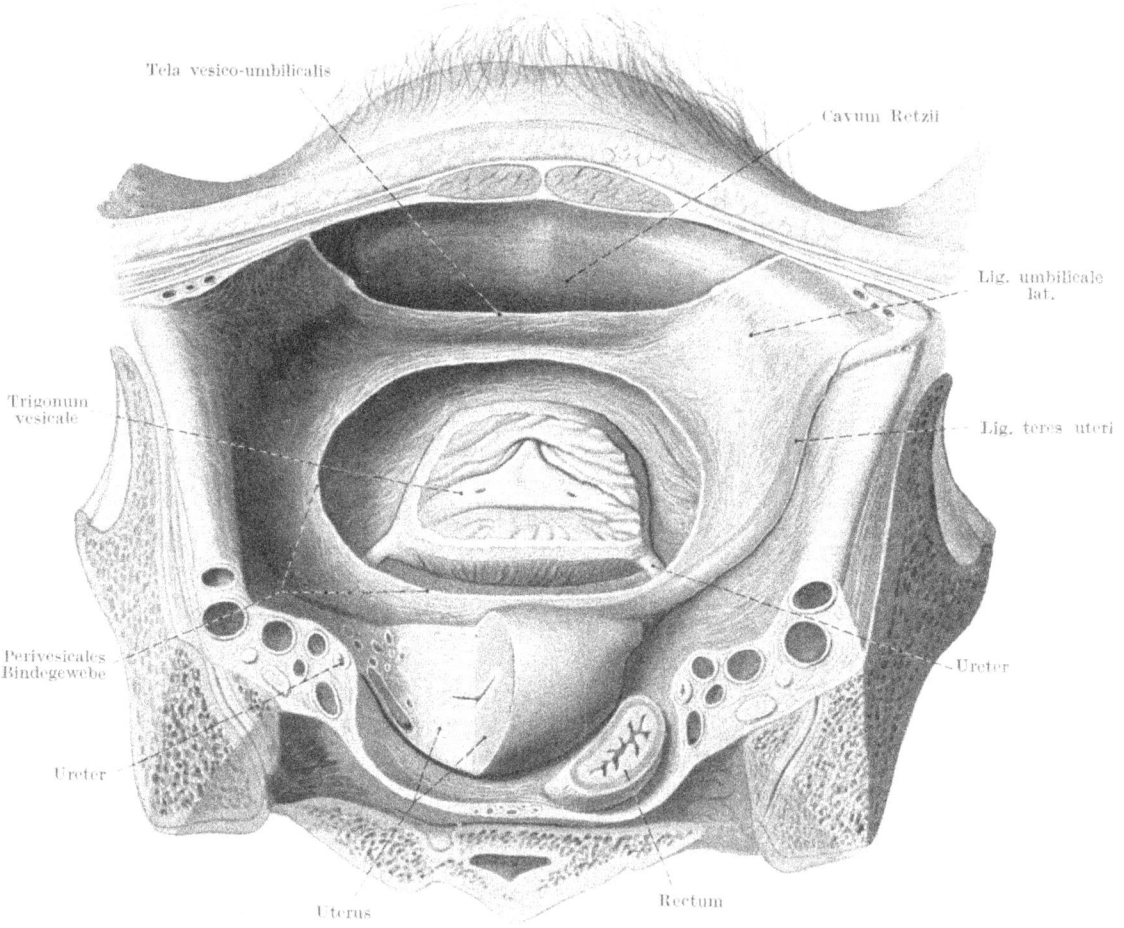

Abb. 80. Perivesicales Bindegewebe, dargestellt durch Entfernung des Peritonaeum und des Corpus vesicae.

Velpeau, der erste Beschreiber, nannte es Fascia propria (Fascia sous-péritoneal), Delbet, Aponeurose ombilico-vésicale. Die Tela vesico-umbilicalis ist zum Unterschied von allen übrigen Bindegewebsverdichtungen der Subserosa am kindlichen Individuum besser und leichter darstellbar als später. Das Bindegewebe ist am Kind dichter gewebt und succulenter.

Die Tela breitet sich vom Nabel als Spitze beckenwärts dreieckig aus und hat als seitliche Begrenzung je eine A. umbilicalis. Jenseits der beiden Lig. umbilicalia lateralia befindet sich eine anfänglich locker gewebte, lateralwärts immer dichter werdende Subserosa. Die Bindegewebslage erreicht den Blasenscheitel und geht hier in das perivesicale

Bindegewebe wohl über, ist aber auf dem Zug gegen den Beckenboden von der vorderen
Umhüllung der Blase noch zu trennen. Mit der hinteren Symphysenfläche ist es nur
durch wenige lockere Bindegewebszüge verbunden.

Nahe dem Beckenboden schlägt sich die Tela vesico-umbilicalis über die laterale
Blasenwand nach hinten jederseits um und geht in das Blasenbindegewebe über. Ihre
eigenen untersten Anteile fließen mit dem Bindegewebe des Lig. vesico-uterinum zusammen
und reichen bis an das Bindegewebe des basalen Anteiles des Lig. latum.

Die Tela vesico-umbilicalis ist von der hinteren Fascie der Abdominalmuskulatur
leichter als von dem Peritonaeum parietale anterius abzulösen. Der von dem lockeren
Bindegewebe durchzogene Raum zwischen Tela und der Fascie bildet das bekannte Cavum
Retzii, über das noch gesprochen werden wird.

Am Neugeborenen und am Kinde läßt sich zwischen Serosa und der Tela in dem
vom Nabel bis zum Blasenscheitel reichenden Teile meistens noch ein Bindegewebsblatt
separieren, das Delbet seinerzeit zuerst beschrieben hat (Delbetsche Fascie).

b) Der Bindegewebszug im basalen Anteil des Lig. latum. Der Bestand
dieses Bindegewebszuges ist von der in ihm und mit ihm ziehenden glatten Muskulatur
eigentlich nicht zu trennen. Dazu kommt noch die Einlagerung der mächtigen Uterusgefäße. Schon aus diesen Umständen geht die reiche, aber verwirrende Nomenklatur
des Gebildes hervor.

Luschka und Henle sprechen von einem basalen Abschnitt des Lig. latum,
Virchow von einem eigentlichen Parametrium. Kocks hat das Ganze als Lig.
cardinale, Mackenrodt als Lig. transversum colli bezeichnet. Merkel, der diesen
Apparat hauptsächlich mit der Gefäßausbreitung in Zusammenhang bringt, bezeichnet
ihn als Tunica vasorum uteri. Martin, für den die mechanische Beanspruchung im
Vordergrund der Betrachtung steht, nennt dasselbe Gebilde Retinaculum uteri, Pars
medialis. Amreich spricht von einem lateralen Parametrium.

Sehen wir von der Vermengung mit glatter Muskulatur ab, deren isolierte präpara-
torische Darstellung ja doch nicht gelingt, so handelt es sich um eine Verdichtungszone
von Bindegewebe, untermengt mit glatter Muskulatur, durchsetzt von mächtigen Gefäßen, die von der lateralen Beckenwand nahezu transversal zur seitlichen Uteruskante
beiläufig in der Höhe des inneren Muttermundes zieht.

Der Ursprungsrand an der lateralen Beckenwand ist lang und dem bogenförmigen
Verlauf dieser Gebilde angepaßt. Medialwärts konvergieren diese Fasern, so daß das ganze
Gebilde von oben dargestellt, dreieckig ist. Dabei ist der hintere und vordere Rand nur
dadurch zur Darstellung zu bringen, daß man ihn gegen das benachbarte lockere Bindegewebe künstlich abgrenzt. Der ganze Bestand ist aber nicht in einer Ebene ausgebreitet,
sondern erhebt sich keilförmig kranialwärts, so daß er im Sagittalschnitt wieder beiläufig
dreieckig erscheint. Die Spitze des Keiles sieht dabei nach aufwärts, die Basis ist gegen
den Beckenboden gerichtet. Die Schneide des Keiles läuft längs des Lig. ovarii proprium
und längs der Insertionslinie des Mesovariums. An der Basis des Keiles ist die stärkste
Verdichtung, hier liegen auch die meisten glatten Muskelfasern und sind auch die Gefäße
eingebettet. Dieser Anteil wird auch von den beiden Ureteren durchbrochen.

Aus dem eben beschriebenen Bindegewebslager erhebt sich an der vorderen schrägen
Wand das dünne Bindegewebsblatt des Lig. teres uteri, vom lateralen Ende der Keil

schneide das Bindegewebsblatt des Lig. suspensorium ovarii. Der vordere Rand des Keilrückens hängt mit dem Bindegewebe des Lig. vesico-uterinum, der hintere Rand mit dem Lig. sacro-uterinum zusammen.

c) Der Bindegewebszug des Lig. sacro-uterinum. Der Zusammenhang dieses Bindegewebszuges mit dem früher beschriebenen wird durch einen Streifen lockeren Binde-

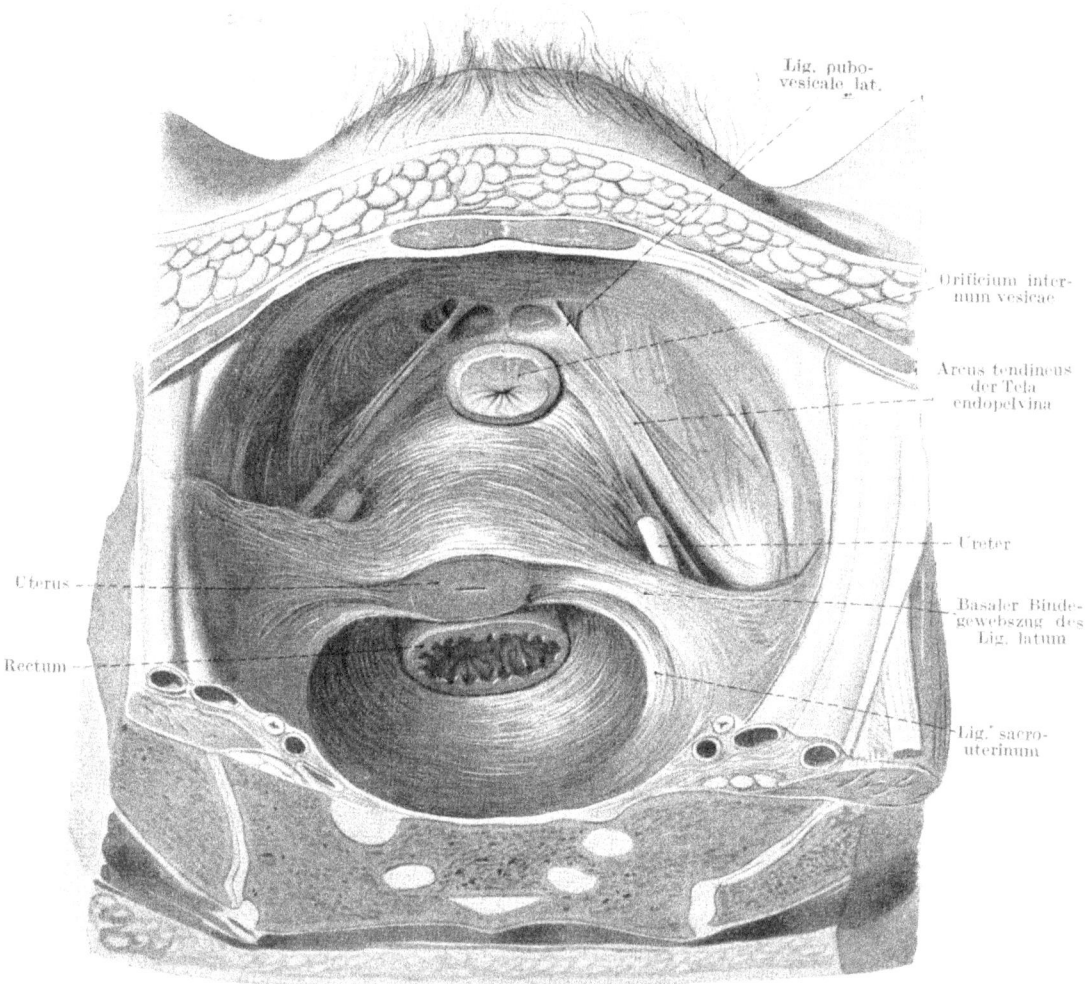

Abb. 81. Die Verdichtungszüge der Tela urogenitalis um die Vagina, Uterus und Rectum. Blase und Uteruskörper entfernt.

gewebes hergestellt. Die stärkste Verdichtung des Bindegewebes, aber auch die Vermengung mit glatten Muskelfasern tritt nahe dem peritonaealen Rand des Lig. sacro-uterinum ein. Der subseröse Charakter des Bindegewebslagers kennzeichnet sich hier durch den innigen Zusammenhang mit der Serosa der Douglasschen Falten. Der mediale freie Rand des Bindegewebszuges folgt natürlich dem Verlaufe der Douglasschen Falten, er ist also medialwärts konkav und zeigt alle Variationen dieser Falten. Die Randständigkeit dieses Bindegewebszuges und seine exponierte Lage, da er nicht nur oben, sondern auch beckenwärts von Peritonaeum ein Stück weit überzogen wird, bringen es mit sich, daß die auf Überbeanspruchung folgende Hypertrophie, wie beispielsweise beim Prolaps, gerade hier am ehesten sinnfällig wird.

d) Der Bindegewebszug des Lig. vesico-uterinum. Dieser Bindegewebszug, der wie schon erwähnt, mit der vorderen Kante des parametranen Bindegewebes in Zusammenhang steht, läuft mit seinem medialen Rande von der Cervix uteri gegen die seitliche

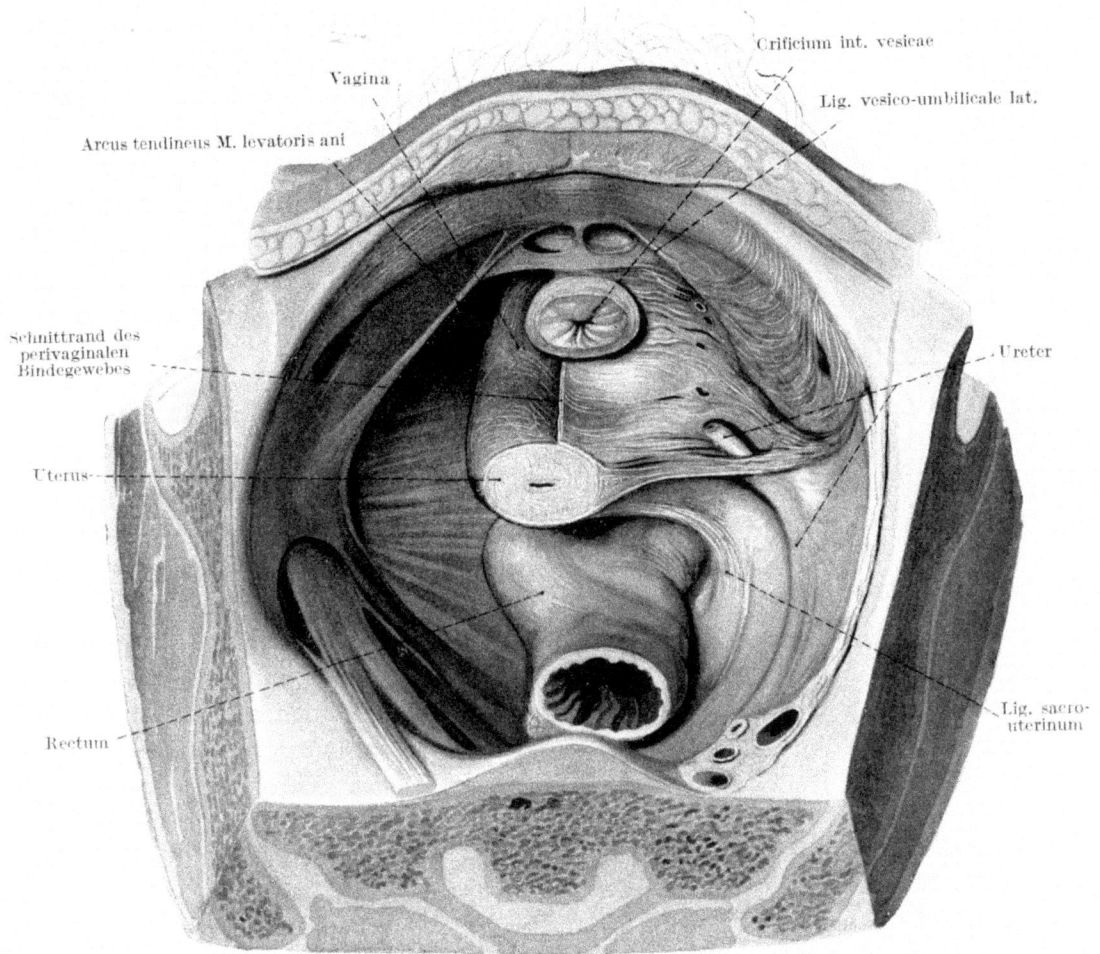

Abb. 82. Die Verdichtungszüge der Tela urogenitalis (rechts); nach Entfernung derselben Darstellung der Fascia pelvis (links).

Blasenwand und verliert sich symphysenwärts. Mit ihm steht das perivesicale Bindegewebe und die basale Partie der Tela vesico-uterina in Zusammenhang. Lateralwärts geht es in lockeres Bindegewebe über, das das Spatium paravesicale erfüllt. In das dicht geordnete Bindegewebe dieses Zuges ist auch die Pars praearteriosa ureteris eingebettet.

e) Das Bindegewebsblatt des Lig. teres uteri. Von dem parametranen Bindegewebszug entwickelt sich in der daselbst beschriebenen Art ein feines Bindegewebsblatt. Dieses bildet den Inhalt der zum Lig. rotundum ziehenden gekrösartigen Falte, die das Lig. latum mit dem Lig. rotundum verbindet.

f) Das Bindegewebsblatt des Lig. suspensorium ovarii. Die zum Ovarium ziehenden Gefäße verlaufen in einer Peritonaealfalte, Plica vasorum, Lig. suspensorium ovarii oder auch Lig. infundibulo-pelvicum genannt. In ihr befindet sich, die Gefäße begleitend, ebenfalls ein Bindegewebszug, der sich oberhalb der Linea terminalis in dem subserösen Bindegewebe der Fossa iliaca verliert.

g) **Die Tela endopelvina.** Basal von den gesamten bisher beschriebenen Bindegewebszügen liegt nun eine flächenartig entwickelte Verdichtungszone, die von der lateralen Beckenwand bis an die bindegewebigen Hüllen der im Beckenkanal befindlichen Beckeneingeweide zieht. Sie wurde, wie schon in der allgemeinen Auseinandersetzung beschrieben, von verschiedenen Autoren in ganz verschiedener Art und Weise dargestellt und benannt. Vor allem hat man für dieses Gebilde den Namen Fascia endopelvina gewählt.

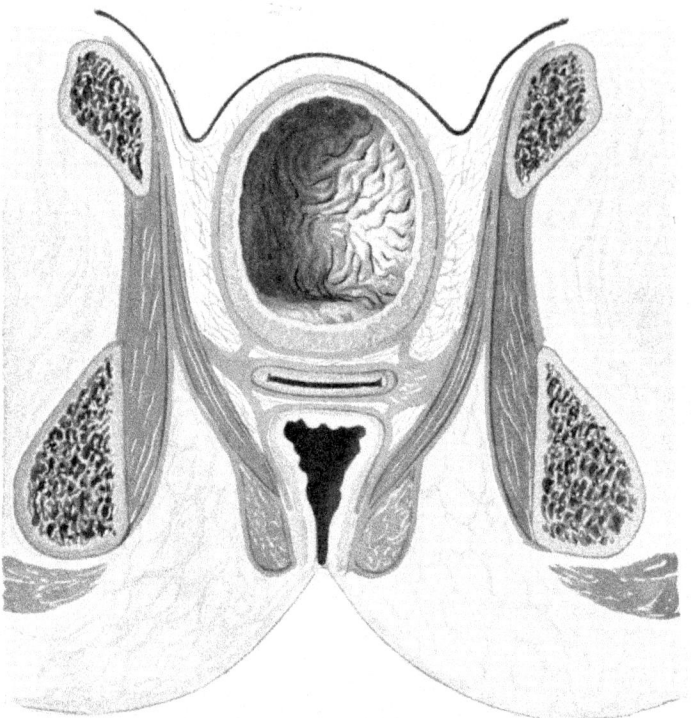

Abb. 83. Die Muskelfaszien und Bindegewebshüllen der Beckenorgane im Frontalschnitt. Schematisch.

Dort, wo die bindegewebigen Hüllen der Blase und der Vagina und des Rectums auf die kraniale Fascie des M. levator ani stoßen, entsteht eine dichte Bindegewebsplatte, die beiderseits der Fascia pelvis locker aufliegend, lateralwärts verläuft. Der mediale Rand der Tela endopelvina beginnt an der Symphyse, umgreift den Blasenboden, die Vagina und das Rectum. Dieser Rand ist als eine weiße Linie sichtbar, wurde daher von den englischen Autoren als „White line" bezeichnet.

Waldeyer hat diese Linie ganz überflüssigerweise als Arcus tendineus fasciae pelvis benannt und damit noch mehr Verwirrung in die Nomenklatur gebracht. Denn der Name Arcus tendineus war seit jeher für den sehnigen Bogen an der lateralen Beckenwand vergeben. Halban schließt sich der Nomenklatur von Waldeyer an.

Der laterale Rand der Tela endopelvina zieht von der Symphyse in lateral konvexem Bogen zur Spina ossis ischii. Von hier strahlt der Bogen gegen das Bindegewebe an der vorderen Fläche der Sacrumspitze aus. Ich habe seinerzeit diesen längst bekannten Arcus tendineus, den Holl z. B. als Arcus tendineus fasciae visceralis, Langer-Toldt als Arcus tendineus fasciae pelvis bezeichnet hat, Arcus tendineus der Fascia endopelvina genannt. Da aber der Ausdruck der Fascie vollkommen fallen soll, empfiehlt es sich, diesen Sehnenbogen als Arcus tendineus der Tela endopelvina zu bezeichnen.

Das ganze, flächenartige Gebilde ist demnach lateralwärts konvex, medial dreimal konkav eingeschnitten, um die Blase, die Vagina und das Rectum. Die vordere, ausgezogene, an die Symphyse reichende Spitze ist besonders verstärkt, auch mit wenigen glatten Muskelfasern versehen. Dieser Rand wird als Lig. pubo-vesicale bezeichnet

Die flächenhafte Ausbreitung, die Vollständigkeit und Einheitlichkeit der Bindegewebsplatte unterteilen den Beckenraum in zwei Abschnitte: Einen, subperitonaeal gelegen zwischen Peritonaeum und Tela endopelvina, erfüllt mit all den Bindegewebs-

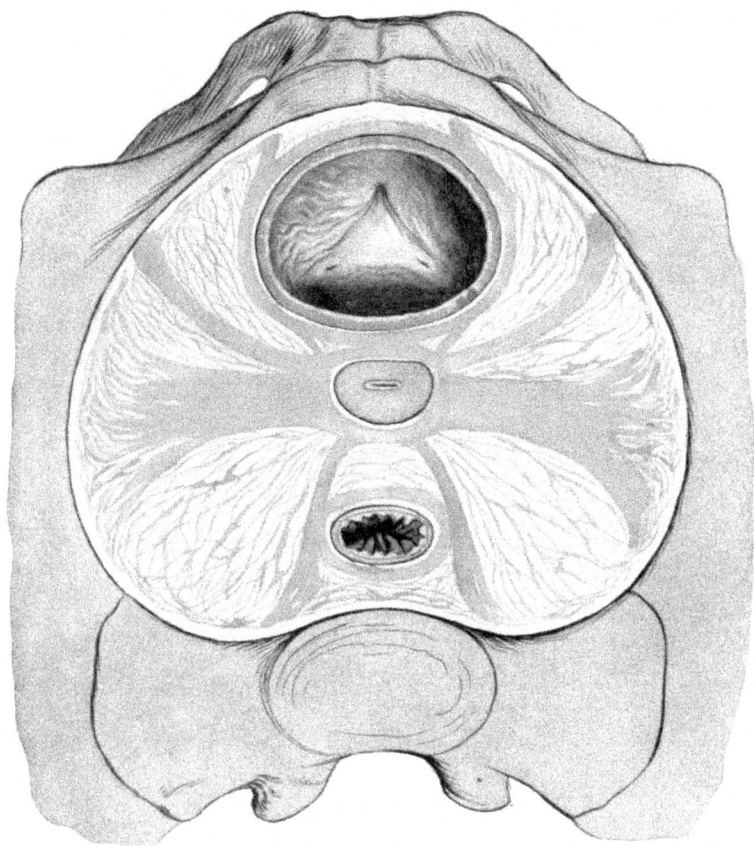

Abb. 84. Schematische Darstellung der Verdichtungszonen des Tela urogenitalis, besonders der Uterusligamente.

beständen, die bis nun beschrieben wurden, und in einen zweiten zwischen der Unterfläche der Tela endopelvina und der Oberfläche der Fascia cranialis des Levator ani. Dieser auf der Fascie des Beckenbodens gelegene Raum, schmal, spaltförmig, nur von wenig Bindegewebsfasern erfüllt, sei als epifascieller Raum bezeichnet.

Die dem Beckenboden zugekehrte Seite der Tela endopelvina ist, wie aus dem bisher Gesagten hervorgeht, scharf abgrenzbar. Der kranialen Seite ruhen zum Teil die vorhin beschriebenen Bindegewebszüge auf, weshalb ihre Abgrenzung stellenweise schwieriger wird.

Der Beschreibung der Tela endopelvina lag die Betrachtung je einer Hälfte des Beckens zugrunde. Es ist nur noch die Frage zu beantworten, wie die beiden Hälften der Tela endopelvina miteinander zusammenhängen. Dieser Zusammenhang kann nur in den zwischen den Kanälen gelegenen Spatien erfolgen und geschieht durch jene Anteile der bindegewebigen Hüllen dieser Kanäle, die sich in diesen Zwischenräumen selbst befinden. Das perivesicale Bindegewebe geht zu beiden Seiten lateralwärts in die Tela endopelvina über und zieht an der Blasenbasis über die Medianlinie hinweg, von einer Seite zur anderen. Genau so verhält sich auch das perivaginale Bindegewebe der vorderen Vaginalwand. Die beiden sind miteinander verbunden, wie dies schon bei der Beschreibung der Bindegewebshüllen betont wurde. Man hat nun den zwischen den beiderseitigen Umschlagslinien der bindegewebigen Hüllen und der Tela endopelvina gelegenen Abschnitt des perivesicalen und perivaginalen Bindegewebes zusammengefaßt und als Septum vesico-vaginale beschrieben.

Dieses Septum teilt das Schicksal aller Bindegewebslager, wenn sie besonders beansprucht werden, es wird verdichtet und hypertrophiert. In diesem Zustande ist es leichter darstellbar und hat daher in jüngster Zeit das besondere Interesse einzelner Autoren erregt, die sich der Meinung hingeben, hier eine neue anatomische Besonderheit gefunden zu haben.

So schreibt Halban, daß das Septum vesico-vaginale in den Anatomielehrbüchern als das viscerale Blatt der Fascia endopelvina dargestellt werde. Leider stand mir ein solches Lehrbuch, in dem das Septum als visceraler Blatt der Fascia endopelvina beschrieben wird, nicht zur Verfügung. Mir ist auch diese Art der Beschreibung unbekannt. Halban findet dann, daß die Anatomen dieses Septum vesico-vaginale als ein dünnes Blatt beschrieben haben und wundert sich, daß das von ihm gefundene Gebilde bisher in den Lehrbüchern der Anatomie nicht dargestellt wird. Das von ihm gefundene Gebilde kann schon deshalb in den Lehrbüchern der Anatomie nicht als fascienartige Verdickung beschrieben werden, weil die fascienartige Verdickung das Resultat einer Überbeanspruchung infolge eines pathologischen Prozesses ist.

Genau so wie zwischen Blase und Vagina die beiden Hälften der Tela endopelvina zusammenhängen, befindet sich auch zwischen Rectum und Vagina ein solcher Zusammenhang, der nur etwas lockerer ist und viel weniger das Interesse verdient, da er bei den Dystopien des Genitales weniger in Betracht kommt.

4. Das lockere Bindegewebe.

Schon in der allgemeinen Betrachtung über das Beckenbindegewebe wurde hervorgehoben, daß zwischen den Verdichtungszonen lockeres Bindegewebe übrig bleibt, das zwischen sich weite Bindegewebslücken umfaßt. Die Weitmaschigkeit des Gewebes, die Zartheit der Bindegewebszüge machen es begreiflich, daß hier bei der Präparation leicht verhältnismäßig große Räume entstehen, die dann ohne Rücksicht darauf, daß es sich um Artefakte handelt, als Kavitäten, Cavum praevesicale, paravesicale usw. beschrieben wurden. Rosthorn hat für diese Räume den Ausdruck Subserosium gewählt.

Irgendwelche pathologische Prozesse, die mit Einschmelzung des Bindegewebes und Ansammlung von Flüssigkeiten verbunden sind, folgen bei ihrem Vordringen dem geringeren Widerstand des lockeren Bindegewebes entsprechend der Verbreitung desselben. Die Verdichtungszonen leisten in solchen Fällen größeren Widerstand und bilden schließlich die natürliche Wand der pathologisch entstandenen Räume. Die auf dem Wege der Lymphbahn fortschreitenden Prozesse müssen ganz im Gegensatz zu dem bisher Gesagten schon deshalb die Verdichtungszonen als Ausbreitungswege benützen, weil die Lymphgefäße in den verdichteten Bindegewebszügen liegen. Die Verschiedenheit in der Ausbreitung der beiden pathologischen Prozesse ist also anatomisch begründet.

Die leichte Ausbreitbarkeit von Eiterungen in den lockeren Bindegewebsbeständen hat auch dazu geführt, daß man in Nachahmung pathologischer Prozesse die Anordnung des Bindegewebes anatomisch dadurch zu prüfen versucht hat, daß man Flüssigkeiten, Wasser, Luft, Injektionsmassen injiziert hat (W. A. Freund, Schlesinger, König, Rosthorn, Rieffel, Sellheim, Delbet, Jung u. a.). Es ist dieses Verfahren natürlich mit derselben Vorsicht zu genießen wie alle übrigen Methoden, denn es setzt Artefakte.

a) Das Cavum praevesicale Retii. Das Cavum Retii hat als vordere Begrenzung die Fascia transversa abdominis, als hintere Abgrenzung die Tela vesico-umbilicalis, der spaltförmige Raum wird seitlich durch das Lig. umbilicale laterale begrenzt. Abwärts bis in die Gegend der Symphyse ist der Raum durch diese Ligamente geschlossen. Jenseits der Linea terminalis hängt er mehr oder minder deutlich mit dem Cavum paravesicale zusammen, manchmal ist das lockere Bindegewebe an dieser Stelle etwas verdichtet, so daß eine zarte Bindegewebsplatte die Abgrenzung der beiden Räume markiert.

In der Mittellinie und nahe derselben reicht der Raum zwischen Blase und Symphyse bis auf den Beckenboden. Das Cavum ist durch eine lockere, in der Medianlinie verlaufende Bindegewebslamelle symmetrisch geteilt. Diese Verdichtung des Bindegewebes beginnt am Lig. pubo-vesicale mediale und zieht über die vordere Blasenwand und am Lig. umbilicale mediale nach aufwärts.

Vor dem Cavum Retii liegt oberhalb der Symphyse das Cavum praefasciale (Cavum Retii anterius). Dieses kommt dadurch zustande, daß die Mm. recti an der vorderen Symphysenfläche, die hintere Rectusscheide aber an der hinteren Symphysenfläche inseriert.

b) Das Cavum paravesicale. Das Cavum paravesicale wird gegen die freie Bauchhöhle durch das Peritonaeum und durch die dünne, dem Peritonaeum folgende subseröse Bindegewebsschicht gedeckt. Das an dieser Stelle grubenförmig vertiefte Cavum peritonaeale läuft medialwärts in die Excavatio vesicouterina aus. Das Cavum paravesicale reicht lateral und nach vorne bis an die Fascie des M. obturator und den davor liegenden Knochenabschnitt des Os pubis. An der vorderen medialen Spitze befindet sich die Kommunikation mit dem Cavum Retii. Dahinter bildet die mediale Wand des Cavum das perivesicale Bindegewebe und der Bindegewebszug des Lig. vesico-uterinum. Die Hinterwand der Kavität wird durch den Bindegewebszug im basalen Anteil des Lig. letum dargestellt. Den Boden der Höhlung bildet die Tela endopelvina.

Durch das Peritonaeum gelangt man in das lockere Bindegewebe und in diesem ohne besonderen Widerstand bis an die Basis des Beckenbodens. Im medialen Anteil der Höhlung findet man die Pars praearteriosa des Ureters. Erwähnt sei noch, daß man nach der Freilegung des Peritonaeums in der Inguinalregion in das Cavum gelangen kann, wenn man das Peritonaeum seitlich von der Blase ablöst.

c) Der pararectale Raum. Der pararectale Raum ist ebenfalls gegen den freien Bauchraum durch das Peritonaeum hinter dem Ligamentum latum abgegrenzt. Das Cavum pararectale wird seitwärts durch die hinter dem Lig. latum gelegene seitliche Beckenwand begrenzt und reicht hier über die Fascie des M. piriformis bis vor das Kreuzbein. Die mediale Grenze bildet das perirectale Bindegewebe, die vordere Abgrenzung das Bindegewebe des Lig. latum. Der Boden wird durch die Tela endopelvina dargestellt, die allerdings an dieser Stelle bereits aufgelockert ist, so daß man durch sie hindurch auf die kraniale Fascie des M. levator ani gelangt. Hinter dem Rectum kommuniziert es durch einen Spaltraum, der ebenfalls mit lockerem Bindegewebe erfüllt ist, retrorectaler Raum. Dieser Raum reicht nach aufwärts bis an den 4. Sakralwirbel, das ist bis an jene Stelle, wo das Mesorectum endet.

d) **Der vesico-vaginale Raum.** Die beiden zum Schluß beschriebenen Räume, paravesicaler und parerektaler Raum sind paarig und symmetrisch angeordnet. Zwischen der Blase und dem oberen Drittel der Vagina befindet sich ein unpaarer, in der Medianlinie liegender Spaltraum, der vorne durch das perivesicale, hinten durch das perivaginale Bindegewebe begrenzt wird. Zu beiden Seiten findet seine Abgrenzung durch die Umschlagslinie der Tela endopelvina in das perivesicale Bindegewebe statt, eben jene Stelle, welche verdichtet als Lig. vesico-uterinum bezeichnet wird. Dieser schmale Spaltraum findet seine untere Grenze durch die bereits beschriebene Verlötung der bindegewebigen Hüllen der Blase und der Scheide im Septum urethro-vaginale. Nach aufwärts zu reicht der Raum bis an die Cervix uteri, wo das perivesicale Bindegewebe mit dem pericervicalen verschmilzt.

Das lockere Bindegewebe dieses Raumes ist es, welches beim Tiefertreten des Uterus die Abrollung der Vagina von der Blase ermöglicht. In diesen Raum gelangt man regelmäßig bei der Eröffnung der vorderen Vaginalwand und bei den entsprechenden vaginalen Operationen.

e) **Der recto-vaginale Raum.** Ähnlich wie zwischen den oberen Anteilen des parivesicalen und parivaginalen Bindegewebes sich der eben beschriebene Raum befindet, liegt auch zwischen dem perivaginalen Bindegewebe der hinteren Vaginalwand und dem perirectalen Bindegewebe der vorderen Rectalwand ein schmaler Spaltraum, der sich seitwärts bis an das Lig. sacro-uterinum erstreckt. Der Raum verschmälert sich nach abwärts durch die Verlötung der beiden erwähnten Bindegewebsblätter knapp oberhalb des beschriebenen Perinealkeiles. Seine obere Grenze wird durch das dichtere Bindegewebe gebildet, das am Boden des Cavum Douglasii gelegen ist.

Literaturverzeichnis.

Acconi, G., Ricerche sull' innervazione dell' utero umano. Folia gynaecol. Vol. 1. — *Derselbe,* Di alcune fini particolarità di struttura della mucosa uterina, della decidua e dell' uovo. Boll. soc. med.-chir. di Pavia. Vol. 26. 1912. — *Altuchoff* und *W. Snegiroff,* Eine neue Methode der Unterbindung der Arteriae uterinae per laparatomiam. Monatsschr. f. Geburtsh. u. Gynäkol. Bd. 3. 1896. — *Amann, J. A.,* Lehrbuch der mikroskopisch-gynäkologischen Diagnostik. — *Ampt, C.,* Über das Parovarium bei Neugeborenen und Erwachsenen. Diss. Berlin 1895. — *Amreich, J.,* Zur Anatomie und Technik der erweiterten vaginalen Carcinomoperation. Arch. f. Gynäkol. 1924. — *Ancel, P.* et *F. Villemin,* Sur la cloison vésicorectale chez l'homme. Bibl. anat. Tome 16. — *Arx,* Zum Begriff von Formbildung und Formerhaltung im tierischen und menschlichen Organismus. Ballon- oder Ständertheorie? Arch. f. Anthropol. Bd. 17. — *Aschoff, L.,* Über die Lage des Paroophoron. Verhandl. d. pathol. Ges. Bd. 2. München 1900. — *Derselbe,* Über die Berechtigung und Notwendigkeit des Begriffes Isthmus uteri. Verhandl. d. dtsch. pathol. Ges. Bd. 12. Kiel 1908. — *Derselbe,* Zur Cervixfrage. Monatsschr. f. Geburtsh. u. Gynäkol. Bd. 22. 1905. — *Derselbe,* Lehrbuch der pathologischen Anatomie.

Bachrach, R., Über die Gefäßverteilung in der Blasenschleimhaut. Zeitschr. f. angew. Anat. Bd. 1. 1914. — *Bardeleben, K.,* Über die Blase und die weiblichen Beckenorgane. Verhandl. d. anat. Ges. in Würzburg. Jena 1888. — *Barnick, P.,* Beitrag zur Kenntnis von den Urethralgängen des Weibes. Diss. med. Leipzig 1907. — *Bartels, B.,* Das Lymphgefäßsystem. In Bardelebens Handbuch der Anatomie des Menschen. Bd. 3. Jena 1909. — *Baumgartner-Nelson-Dock,* Development of the uterine glands in man. Americ. journ. of anat. Vol. 27, Nr. 2. — *Bayer, H.*, Zur physiologischen und pathologischen Morphologie der Gebärmutter. Freunds Gynäkologische Klinik. Bd. 1. — *Derselbe*, Vorlesungen über allgemeine Geburtshilfe. I. Anatomie der weiblichen Geschlechtsorgane. Straßburg 1908. — *Derselbe*, Über ein abnormes muskulöses Ligament des Uterus. Zentralbl. f. allg. Pathol. Bd. 19. 1908. — *Beiling, K.*, Beiträge zur makroskopischen und mikroskopischen Anatomie der Vagina und des Uterus der Säugetiere. Arch. f. mikroskop. Anat. Bd. 67. — *Benaroieff*, Die Lage des Ovariums. Arch. f. Gynäkol. Bd. 59, 1899. — *Benckiser* und *Hofmeier*, Beiträge zur Anatomie des schwangeren und kreißenden Uterus. Stuttgart 1887. — *Bergglas, B.*, Anatomie des Beckenbindengewebes bei Prolops, Zentralbl. f. Gynäkol. 1929. — *Beurnier, C.*, Recherches sur les moyens de fixité de l'utérus. Ligaments ronds de l'utérus. Thèse de Paris 1886. — *Bien, G.*, Über Furchenbildung an der Oberfläche des menschlichen Ovariums. Monatsschr. f. Geburtsh. u. Gynäkol. Bd. 32. 1910. — *Bing, R.*, Kompendium der topischen Gehirn- und Rückenmarksdiagnostik. Wien 1922. — *Björkheim, E.*, Zur Kenntnis des Epithels im Uterovaginalkanal des Weibes. Anat. Anz. 1906. — *Derselbe*, Zur Kenntnis der Schleimhaut im Uterovaginalkanal des Weibes in den verschiedenen Altersperioden. Anat. Hefte. 1907. — *Blaisdell, F.*, The anatomy of the sacro-uterine Ligaments. Anat. record. Vol. 12. 1917. — *Blumreich, L.*, Die Entwicklung der Fallopischen Tube beim Menschen. Inaug.-Diss. Berlin 1895. — *Bouin* et *Ancel*, A propos de la glande myométriale. Cpt. rend. des séances de la soc. de biol. Tome 73, p. 36. — *Boyd, T.*, Über Klitoris- und Präputialdrüsen, besonders beim Menschen und einigen Tieren. Arch. f. Gynäkol. Bd. 89. 1909. — *Braus, H.*, Über den feineren Bau der Glandula bulbourethralis (Cowperschen Drüsen) des Menschen. Anat. Anz. Bd. 17. 1899. — *Brill, W.*, Untersuchungen über die Nerven des Ovariums. Arch. f. mikroskop. Anat. Bd. 86. 1915. — *Bruhns, C.*, Über die Lymphgefäße der weiblichen Genitalien nebst einigen Bemerkungen über die Topographie der Leistendrüsen. Arch. f. Anat. u. Physiol. 1898. — *Bucura, C.*, Über den physiologischen Verschluß der Nabelarterien und über das Vorkommen von Längsmuskulatur in den Arterien des weiblichen Genitales. Zentralbl. f. Gynäkol. Bd. 27. 1903. — *Bumm, E.* und L. *Blumreich*, Ein neuer Gefrierdurchschnitt durch die Leiche einer in der Austreibungsperiode verstorbenen Kreißenden und seine Bedeutung für das untere Uterinsegment. Zeitschr. f. Geburtsh. u. Gynäkol. Bd. 57. 1906.

Cerf, L., Les vaisseaux sanguins du périnée et des viscères pelviens. Thèse de Paris. 1895. — *Clark, H.*, A contribution to the Origin of Uterine Muscle in Relation to Blood-Vessels. Journ. of obstetr. a. gynecol. of the Brit. Empire. Vol. 20. — *Clark, J.*, The Origin, developpement and degeneration of the bloodvessels of the human ovary. John Hopkins hosp. reports. 1900. — *Courrier*, Contribution à l'étude morphologique et fonctionelle de l'épithélium du pavillon de l'oviducte chez les mammifères. Cpt. rend. des séances de la soc. de biol. Tome 84.

Dahl, W., Die Innervation der weiblichen Genitalien. Zeitschr. f. Geburtsh. u. Gynäkol. Bd. 78. 1916. — *Debaisieux*, Recherches anatomiques et expérimentales sur l'innervation de la vessie. Le Nevraxe 1913. — *Delbet, P.*, Anat.-chirurg. de la vessie. Thèse de Paris. 1895. — *Disse, J.*, Untersuchungen über die Lage der menschlichen Harnblase und ihre Veränderungen im Laufe des Wachstumes. Anat. Hefte. 1891. — *Derselbe*, Die Harnorgane. In Bardelebens Handbuch der Anatomie des Menschen. Jena 1902. — *Döderlein, A.*, Die Ergebnisse der Gefrierdurchschnitte durch Schwangere. Ergebn. d. Anat. u. Entwicklungsgesch. v. Merkel-Bonnet. 1894. — *Eggeling, H.*, Zur Morphologie der Dammuskulatur. Morphol. Jahrb. Bd. 24. 1896.

Farabeuf, L., Les vaisseaux sanguins des organes génitourinaires, du périnée et du pelvis. Paris 1906. — *Feitel, A.*, Zur arteriellen Gefäßversorgung des Ureters. Zeitschr. f. Geburtsh. u. Gynäkol. Bd. 46. 1901. — *Felix, W.*, Die Entwicklung der Harnorgane in Hertwigs Handbuch der vergleichenden und experimentellen Entwicklungsgeschichte. Bd. 3. 1905. — *Frankl, O.*, Das runde Mutterband. Denkschrift d. Akad. Wien, Mathem.-naturw. Kl. Bd. 74. — *Franqué, O.*, Cervix und unteres Uterinsegment. Stuttgart 1897. — *Derselbe*, Zur Kenntnis der Lymphgefäße der Uterusschleimhaut usw. Verhandl. d. dtsch. Ges. f. Gynäkol. Kiel 1905. Leipzig 1906. — *Freund, R.*, Zur Lehre von den Blutgefäßen der normalen und kranken Gebärmutter. Habilitationsschr. Halle 1904. — *Derselbe*, Die Krankheiten des Beckenbindegewebes. Veits Handbuch d. Gynäkol. 2. Aufl. — *Freund, W. A.*, Lageentwicklung der Beckenorgane. Breslau 1863. — *Friedländer, F.*, Abnorme Epithelbildung im kindlichen Uterus. Zeitschr. f. Geburtsh. u. Gynäkol. Bd. 38. 1898. — *Derselbe*, Über einige Wachstumsveränderungen des kindlichen Uterus und ihre Rückwirkung auf die spätere Funktion. Arch. f. Gynäkol. Bd. 56. 1898. — *Fritsch, H.*, Die Krankheiten der weiblichen Blase. Veits Handbuch der Gynäkologie. 1897. — *Funke, E.*, Über den Verlauf der Ureteren. Dtsch. med. Wochenschr. 1897. — *Füth, H.*, Weitere Beiträge zur Verschiebung des Coecums während der Schwangerschaft. Arch. f. Gynäkol. 1914.

Geist, S. H., Untersuchungen über die Histologie der Uterusschleimhaut. Arch. f. mikroskop.

Anat. Bd. 81. 1912. — *Derselbe*, Die senile Involution der Eileiter. Arch. f. mikroskop. Anat. Bd. 81. 1912. — *Geller, F. C.*, Untersuchungen über die Genitalnervenkörperchen in der Klitoris und in den kleinen Labien. Zentralbl. f. Gynäkol. Bd. 46. 1922. — *Goelet, A. H.*, Ligation of uterine artery for control of hemorrhage in tumors. Med. record. 1894. — *Gottschalk, S.*, Die Unterbindung der Vasa uterina bei Myom. Zentralbl. f. Gynäkol. 1893. — *Grosser, O.*, Ovulation und Implantation und die Funktion der Tube beim Menschen. Arch. f. Gynäkol. Bd. 110. — *Derselbe*, Die Beziehungen zwischen Eileiter und Ei bei den Säugetieren. Anat. Anz. Bd. 48. 1915. — *Derselbe*, Die Aufgaben des Eileiters der Säugetiere. Anat. Anz. Bd. 50. 1917. — *Grusdew, W.*, Zur Histologie der Fallopischen Tuben. Zentralbl. f. Gynäkol. Bd. 21. 1897. — *Gubaroff, A.*, Über die Unterbindung der Uterusgefäße. Zentralbl. f. Chirurg. 1889.

Halban, J., Operative Behandlung des weiblichen Genitalprolapses unter Berücksichtigung der Anatomie und Ätiologie. Wien 1919. — *Derselbe*, Zur Prolapsfrage. Zentralbl. f. Gynäkol. 1918. Nr. 21. — *Halban, J.* und *Tandler, J.*, Anatomie und Ätiologie des Genitalprolapses beim Weibe. Wien-Leipzig. Braumüller. 1907. — *Hammerschlag*, Die Lage des Eierstockes. Zeitschr. f. Geburtsh. u. Gynäkol. Bd. 37. 1897. — *Harvey, R. W.*, Variations with Distension in the Wall and Epithelium of the Bladder and Ureter. Anat. record. Vol. 3. — *Hasse, C.*, Die normalen Lagen der weiblichen Beckenorgane. Arch. f. Anat. u. Physiol. 1910. Anat. Abt. — *Hauch, E.*, Über Anatomie und Entwicklung der Nieren. Anat. Hefte. Bd. 22. 1903. — *Hecht, P.*, Ein Beitrag zur Kenntnis von den Talgdrüsen der Labia minora. Anat. Anz. Bd. 47. 1914. — *Heckner, F.*, Beiträge zur Anatiome des Gefäßverschlusses post partum. Wien. klin. Rundschau. Jg. 8, H. 3. — *Hegar, K.*, Anatomische Untersuchungen an nulliparen Uteris mit besonderer Berücksichtigung des Isthmus. Beitr. z. Geburtsh. u. Gynäkol. Bd. 13. 1909. — *Heiß, R.*, Beiträge zur Anatomie der Blasenvenen. Arch. f. Anat. u. Physiol. 1915. Anat. Abt. — *Derselbe*, Über den Sphincter vesicae internus. Arch. f. Anat. u. Physiol. 1915. — *Derselbe*, Demonstration von vier Beckensituspräparaten usw. Verhandl. d. anat. Ges. Marburg 1921. — *Hitschmann, F.* und *L. Adler*, Der Bau der Uterusschleimhaut des geschlechtsreifen Weibes mit besonderer Berücksichtigung der Menstruation. Monatsschr. f. Geburtsh. u. Gynäkol. Bd. 27. 1908. — *Hoehne*, Über die Flimmerung im weiblichen Genitalapparat mit besonderer Berücksichtigung des Eitransportes. Verhandl. d. dtsch. gynäkol. Ges. 1911. — *Hoeven, P. C. T.*, Die Schleimhaut der Gebärmutter. Arch. f. Gynäkol. Bd. 95. 1912. — *Holl, M.*, Die Muskeln und Fascien des Beckenausganges (männlicher und weiblicher Damm). Bardelebens Handbuch der Anatomie des Menschen. Jena 1897. — *Derselbe*, Zur Homologie der Muskeln des Diaphragma pelvis. Anat. Anz. Bd. 10. 1894. — *Derselbe*, Zur Homologie und Phylogenese der Muskeln des Beckenausganges. Anat. Anz. Bd. 12. 1896. — *Holzbach, E.*, Studien über den feineren Bau des sezernierenden Uterus- und Tubenepithels. Beitr. z. Geburtsh. u. Gynäkol. Bd. 13. 1909. — *Hoogkamer, J.*, Die Nerven der Gebärmutter. Arch. f. Gynäkol. 1913. S. 10. — *Hörmann, K.*, Über das Bindegewebe der weiblichen Geschlechtsorgane. 3. Die Bindegewebsfasern in der Schleimhaut des Uterus. Arch. f. Gynäkol. Bd. 86. 1908. — *Horn, O.*, Histologische Studien über den menschlichen Uterus im graviden, nichtgraviden und puerperalen Zustande, mit besonderem Hinblick auf die Pathogenese der Ruptura uteri. Berlin 1917. — *Hübner, H.*, Beitrag zur Histologie der normalen Urethra. Frankfurt. Zeitschr. f. Pathol. 1909.

Iwanoff, N., La musculatur des ligaments de l'utérus et la repartition des faiscaux musculeux dans l'utérus. Ann. de gynécol. et d'obstétr. Jg. 38. — *Derselbe*, Die Muskulatur der Mutterbänder in Verbindung mit der Anordnung der Muskelfasern in der Gebärmutter selbst. Arch. f. Anat. u. Physiol. 1911. Anat. Abt.

Jaschke, Th., Klinisch-anatomische Beiträge zur Ätiologie des Genitalprolapses. Zeitschr. f. Geburtsh. u. Gynäkol. Bd. 74, H. 2/3. — *Joessel, G.* und *Waldeyer, W.*, Lehrbuch der topographisch-chirurgischen Anatomie. Bonn 1899. — *Joris, H.*, L'innervation des muscles lisses dans les parois vésicales. Bull. de l'acad. de méd. belg. Série 4. Tome 20. — *Jung, P.*, Untersuchungen über die Innervation der weiblichen Genitalorgane. Monatsschr. f. Geburtsh. u. Gynäkol. Bd. 21. 1905.

Kalischer, O., Die Urogenitalmuskulatur des Dammes mit besonderer Berücksichtigung des Harnblasenverschlusses. Berlin 1900. — *Keibel, F.*, Zur Entwicklungsgeschichte des menschlichen Urogenitalapparates. Arch. f. Anat. u. Entwicklungsgesch. 1896. — *Keibel, F.* und *F. Mall*, Handbuch der Entwicklungsgeschichte des Menschen. Bd. 2. Leipzig 1911. — *Keiffer, H.*, Existe-t-il une glande myométriale dans l'utérus humain? Ann. Bull. soc. des sciences méd. et natur. Bruxelles. Tome 72. — *Derselbe*, Le systèm nerveux ganglionnaire de l'utérus humain. Bull. de l'acad. de méd. belg. Série 4. Tome 20. — *Kermauner, F.*, Sacrouterinligament und Niere. Studien zur Pathologie der Entwicklung. Bd. 2, H. 3. — *Kielmann, A.*, Zur Klärung der Cervixfrage. Zeitschr. f. Geburtsh. u. Gynäkol. Bd. 22. 1893. — *Klein, G.*, und *K. Groschuff*, Über intraepitheliale Drüsen der Urethralschleimhaut. Anat. Anz. Bd. 12, 1896. — *Kollmann, J.*, Der Levator ani und der Coccygeus bei den geschwänzten Affen und den Anthropoiden. Verhandl. d. anat. Ges. Bd. 8. 1894. — *Kraus, E.*, Zur Anatomie der Portio vaginalis. Zentralbl. f. Gynäkol. Bd. 38, S. 18. — *Kroemer, P.*, Die Lymphorgane der weiblichen Genitalien und ihre Veränderungen bei malignen Erkrankungen des Uterus. Arch. f. Gynäkol. Bd. 73. 1904. — *Derselbe*, Über den Bau der menschlichen Tube. Verhandl. d. Naturf. u. Ärzte, 77. Vers. Meran 1905. — *Derselbe*, Untersuchungen über den Bau der menschlichen Tube. Leipzig 1907. — *Külz*, Untersuchungen über das postfetale Wachstum der menschlichen Niere. Diss. med. Kiel 1899. — *Küstner, O.*, Lage und Bewegungsanomalien des Uterus und seiner Nachbarorgane. Veits Handbuch der Gynäkologie. Wiesbaden 1897.

Latarjet et *Laroyenne*, Les artères de l'uretère. Cpt. rend. soc. anat. 10. Réunion. Marseille 1908. — *Leblanc, E.*, Le pli suspenseur péritonéal génito-mesenterique chez la nouveaunée, son rôle dans les positions paramédianes de l'utérus. Bibl. anat. Tome 24, Fasc. 3. — *Leclerque, J.* et *Crépin*, A propos du mecanisme de la perforation gangréneuse de l'utérus. Bull. soc. méd. lég. de France. Tome 46, Nr. 5. — *Leßhaft, P.*, Über die Muskeln und Fascien der Dammgegend beim Weibe. Morphol. Jahrb. Bd. 9. 1884. — *Lichtenberg, A.* und *F. Völker*, Die Form der menschlichen Blase. Anat. Anz. Bd. 27, Erg.-H. Verhandl. d. anat. Ges. Genf 1905. — *Luschka, H.*, Die Muskulatur des Bodens des weiblichen Beckens. Wien. Denkschr. 1858.

Macry, N., Beitrag zur Kenntnis der Befestigungs- und Bewegungsorgane des Uterus. Arch. f. Gynäkol. Bd. 8. 1909. — *Maleeff, N.*, Contribution à l'etude de la structure du coll uterin. Thèse méd. Lausanne 1904. — *Mandl, L.*, Über das Epithel im geschlechtsreifen Uterus. Zentralbl. f. Gynäkol. Jg. 32, S. 13. 1908. — *Martin, A.*, Lage und Bandapparat des Eierstockes. Festschrift für C. Ruge. Berlin 1896. — *Martin, E.*, Der Haftapparat der weiblichen Genitalien. Berlin 1911. — *Derselbe*, Der Prolaps. Berlin 1912. — *Derselbe*, Die Erkrankuugen des Beckenbindegewebes. Halban-Seitz, Biologie und Pathologie des Weibes. Bd. 5. — *Martin, F.*, Vaginal ligation of a portion of the broad ligaments for uterine humors or hemorrhage. Americ. journ. of obstetr. Vol. 27. 1893. — *Mayer-Ruegg*, Die Vorgänge in der Uterusschleimhaut während der Men- struation. Pflügers Arch. f. d. ges. Physiol. Bd. 173. — *Menge, C.*, Bildungsfehler der weiblichen Genitalien. Veits Handbuch der Gynäkologie. Wiesbaden 1910. — *Menge-Opitz*, Handbuch der Frauenheilkunde. J. Tandler, Anatomie. Wiesbaden. 5. Aufl. — *Merkel, F.*, Handbuch der topographischen Anatomie. Braunschweig 1899. — *Meyer, R.*, Über die fetale Uterusschleimhaut. Zeitschr. f. Geburtsh. u. Gynäkol. Bd. 38. — *Derselbe*, Über epitheliale Gebilde im Myometrium des fetalen und kindlichen Uterus einschließlich des Gartnerschen Ganges. Berlin 1899. — *Moraller, Hochl, Mayer*, Atlas der normalen Histologie der weiblichen Geschlechtsorgane. Leipzig 1912. — *Moritz, E.*, Zur Frage des Epithels im Isthmus uteri. Zentralbl. f. Gynäkol. Jg. 36. 1912. — *Motzfeldt, K.*, Angeborene Mißbildungen der Nieren und Harnwege. Beitr. z. pathol. Anat. Bd. 59. 1914. — *Müller, L.*, Beiträge zur Histologie und Physiologie der Blaseninnervation. Sitzungsber. physik.-med. Ges. Würzburg 1916/17. — *Muraoka, C.*, Über die „Glande myométriale endocrine" des Kaninchens. Frankfurt. Zeitschr. f. Pathol. Bd. 22. 1919.

Nagel, W., Die weiblichen Geschlechtsorgane. Bardelebens Handbuch der Anatomie. Jena 1896. — *Natanson* und *Zinner*, Zur Anatomie der intraligamentären Harnblase. Monatsschr. f. Geburtsh. u. Gynäkol. Bd. 22. 1905. — *Nehrkorn, A.*, Quergestreifte Muskelfasern in der Uteruswand. Arch. f. pathol. Anat. Bd. 151. — *Notkin, Sch.*, Über das Harnblasenepithel des Menschen. Anat. Hefte. Bd. 58. 1920.

Oertel, A., Anatomie, Histologie und Topographie des weiblichen Urogenitalapparates. Halban-Seitz, Biologie und Pathologie des Weibes. Berlin 1923. — *Ovenden, E.*, The lateral fixation of the cervix uteri. Journ. of anat. a. physiol. Vol. 41.

Paschkis, R., Zur Frage des Vorkommens der Talgdrüsen am inneren Blatte des Praeputiums. Monatsschr. f. prakt. Dermatol. Bd. 41. 1905. — *Derselbe*, Zur Kenntnis der Anomalien der Harnblase. Zeitschr. f. urol. Chirurg. Bd. 4. — *Pauliucu-Burla, V.*, Drüsen und drüsige Gebilde in der Scheide. Wien. klin. Wochenschr. Bd. 35. 1922. — *Peter, K.*, Untersuchungen über Bau und Entwicklung der Niere. I. Die Nierenkanälchen des Menschen und einiger Säugetiere. Jena 1909. — *Peterfi, T.*, Die Muskulatur der menschlichen Harnblase. Anat. Hefte. 1914. — *Pick, L.*, Die Marchandschen Nebennieren und ihre Neoplasmen. Arch. f. Gynäkol. Bd. 64. 1901. — *Pineles, F.*, Weiblicher Geschlechtsapparat und Nervensystem. Aus Erkrankungen der weiblichen Genitalien in Beziehung zur inneren Medizin. Bd. 2. — *Poirier* et *Charpy*, Traité d'anatomie humaine. Paris 1901. — *Popowsky, J.*, Zur Entwicklungsgeschichte der Dammuskulatur des Menschen. Anat. Hefte. 1899. Nr. 38. — *Pretti, P.*, Beitrag zum Studium der histologischen Veränderungen der Scheide. Zeitschr. f. Geburtsh. u. Gynäkol. Bd. 38. 1898.

Rauber-Kopsch, Lehrbuch der Anatomie. 12. Aufl. Leipzig 1922. — *Retterer, E.*, Les fibres cellules de l'utérus gravide sont stries en travers. Cpt. rend. des séances de la soc. de biol. Tome 78. 1915. — *Retterer* et *A. Lelièvre*, Structure et evolution de la muqueuse et utérine. Obstétrique. Tome 4. — *Rieländer, A.*, Das Paroophoron. Marburg 1904. — *Robinson, B.*, The utero-ovarien artery. The uterine segment. Americ. gynecol-journ. 1901. — *Roith, O.*, Zur Innervation des Uterus. Monatsschr. f. Geburtsh. u. Gynäkol. Bd. 25. 1907. — *Rosenburg, A.*, Über menstruelle, durch das Corpus luteum bedingte Mammaveränderungen. Frankfurt. Zeitschr. f. Pathol. Bd. 27. 1922. — *Rösger, P.,* Zur fetalen Entwicklung des menschlichen Uterus, insbesondere seiner Muskulatur. Festschrift zum 50jährigen Jubiläum d. Ges. f. Geburtsh. u. Gynäkol. 1894. — *Rossa, E.,* Über akzessorisches Nebennierengewebe im Ligamentum latum und seine Beziehungen zu den Cysten und Tumoren des Ligamentes. Arch. f. Gynäkol. Bd. 56. 1898. — *Rosthorn, A.,* Die Krankheiten des Beckenbindegewebes. Veits Handbuch der Gynäkologie. Bd. 3. — *Roux, C.,* Beiträge zur Kenntnis der Aftermuskulatur des Menschen. Arch. f. mikroskop. Anat. Bd. 19. 1881.

Schaffer, J., Zur Kenntnis der glatten Muskelzellen, insbesondere ihrer Verbindung. Zeitschr. f. wiss. Zool. Bd. 66. 1899. — *Derselbe,* Beiträge zur Histologie menschlicher Organe. VIII. Glandula bulbourethralis (Cowperi) und vestibularis major (Bartholini). Sitzungsber. d. Akad. Wien, Mathem.-naturw. Kl. Abt. III. Bd. 126. 1917. — *Derselbe,* Über Bau und Funktion des Eileiterepithels beim Menschen und bei Säugetieren. Monatsschr. f. Geburtsh. u. Gynäkol. Bd. 28, H. 5. — *Derselbe,* Lehrbuch der Histologie und Histogenese. 2. Aufl. Leipzig 1922. — *Schüller, M.,* Ein Beitrag zur Anatomie der weiblichen Harnröhre. Festschrift für B. S. Schultze. Berlin 1883. — *Schultze, O. und M. Lubosch,* Atlas und kurzgefaßtes Lehrbuch der topographischen und angewandten Anatomie. 3. Aufl. München 1922. — *Schwalbe, G.,* Zur Anatomie der Ureteren. Verhandl. d. anat. Ges. 10. Vers. Berlin 1896. — *Sellheim, H.,* Das Verhalten der Muskeln des weiblichen Beckens im Zustand der Ruhe und unter der Geburt. Wiesbaden 1902. — *Derselbe,* Die diagnostische Bedeutung der Lig. sacrouterina. Beitr. z. Geburtsh. u. Gynäkol. Bd. 8. 1904. — *Derselbe,* Ligamenta teres uteri und Alexander-Adamsche Operation. Hegars Beitr. z. Geburtsh. u. Gynäkol. Bd. 4. 1901. — *Derselbe,* Obligate und Fakultative Befestigungsmittel der Eingeweide im Bauche. Gynäkol. Rundschau 1912. Nr. 20. — *Derselbe,* Die Befestigung der Eingeweide im Bauche usw. Zeitschr. f. Geburtsh. u. Gynäkol. Bd. 80. 1918. — *Derselbe,* Das Verhalten der Muskeln des weiblichen Beckens im Zustande der Ruhe und unter der Geburt. Wiesbaden 1912. — *Sobotta, J.,* Beiträge zur vergleichenden Anatomie und Entwicklungsgeschichte der Uterusmuskulatur. Arch. f. mikroskop. Anat. Bd. 38. — *Derselbe,* Über den Mechanismus der Aufnahme der Eier der Säugetiere in den Eileiter und des Transportes durch diesen in den Uterus. Anat. Hefte. 1916. — *Solger, B.,* Zur Kenntnis der spindelförmigen Erweiternngen des menschlichen Harnleiters. Anat. Anz. Bd. 12. 1896. — *Spuler, A.,* Über die normale Entwicklung des weiblichen Genitalapparates. Veits Handbuch der Gynäkologie. 1910. — *Stammler, A.,* Zur Kenntnis der aberrierenden, überzähligen Ureteren. Zeitschr. f. urol. Chirurg. Bd. 2. — *Sternberg, H.,* Zur Frage des Isthmus uteri. Beitr. z. Geburtsh. u. Gynäkol. Bd. 19, H. 3. — *Sternberg, L.,* Über doppelte Nierenbecken. Diss. med. Berlin 1888. — *Stoeckel, W.,* Beitrag zur operativen Behandlung der Lageveränderungen von Uterus und Scheide. Zentralbl. f. Gynäkol. 1924. Nr. 26. — *Stöhr, Ph. und W. Möllendorf,* Lehrbuch der Histologie. 19. Aufl. 1922.

Tandler, J., Lehrbuch der systematischen Anatomie. Leipzig 1918. — *Derselbe,* Über Vorrierenrudimente beim menschlichen Embryo. Anat. Hefte 1905. — *Derselbe,* Über den Einfluß der innersekretorischen Anteile der Geschlechtsdrüsen auf die äußere Erscheinung des Menschen. Wien. klin. Wochenschr. Jg. 23, Nr 13. 1910. — *Tandler, J.-J. Halban,* Topographie des weiblichen Ureters. Wien 1901. — *Testut, L.,* Traite d'anatomie humaine. 6. Aufl. Paris 1912. — *Torre, F.,* Über die intimen Beziehungen des Peritonäums zum Muskelgewebe des Uterus. Gynäkol. Rundschau 1913. — *Derselbe,* Besteht vom geburtshilflichen Standpunkte aus ein wohldefinierter Typus der Muskulatur des Uterus? Gynäkol. Rundschau. Bd. 8. — *Derselbe,* Des rapports intimes du peritoine avec le tissu musculaire uterin. Obstétrique. Tome 18. 1913.

Uffelmann, Zur Anatomie der Harnröhre. Zeitschr. f. rat. Med. Bd. 17. 1863.

Vilaseca, S., Sur le stroma de l'ovaire du foetus humain. Cpt. rend. des séance de la soc. de biol. Tome 82. — *Villiger, E.,* Die periphere Innervation. 3. Aufl. Leipzig 1919.

Waldeyer, W., Die Lage der inneren weiblichen Beckenorgane bei Nulliparen. Anat. Anz. Bd. 1. 1886. — *Derselbe,* Bemerkungen über die Lage des Ureters. Verhandl. d. anat. Ges. 1897. — *Derselbe,* Das Becken. Bonn 1899. — *Walter, H.,* Über Beziehungen der weiblichen Keimdrüsen zu Nebennieren und Thymus. Frankfurt. Zeitschr. f. Pathol. Bd. 27. 1922. — *Weill, P.,* Gland myometrial endocrine dans l'utérus de la rate gestante. Cpt. rend. des séances de la soc. de biol. Tome 82. — *Weiller, M.,* Die Innervation des M. levator ani. Anat. Anz. Bd. 27. 1905. — *Westman, A.,* Sezernierende Zellen im Epithel der Tuba Falloppii. Anat. Anz. Bd. 49. 1916/17. — *Weymeersch,* Glande myométriale et néphrophagocytes. Bull. soc. belge gynécol. et obstétr. Tome 24. Nr. 9. — *Worthmann, F.,* Beitrag zur Kenntnis der Nervenausbreitung in Klitoris und Vagina. Diss. med. Breslau 1906.

Zuckerkandl, O., Über die Bloßlegung des Uterus mittels Spaltung des Septum rectovaginale. Wien. med. Presse. 1889. — *Derselbe,* Beiträge zur Lehre von den Drüsen im Bereiche des Douglasschen Raumes. Dtsch. Zeitschr. f. Chirurg. Bd. 31. 1891. — *Derselbe,* Atlas der topographischen Anatomie. 1902.

Entwicklungsgeschichte des weiblichen Genitalapparates.

Von

A. Spuler, Erlangen.

Mit 104 Abbildungen im Text.

Einleitung.

Die Wirbeltiere sind, abgesehen von ihrem Vorderende, dem Archisoma, zu dem die Region des Vorderhirns, vielleicht nicht mehr die des Mittelhirns gehört, segmentiert. Der segmentierte Körper, das Neosoma, besteht aus ursprünglich gleichwertigen, hintereinandergelagerten Abschnitten. Die Gliederung zeigt sich bei der Embryonalentwicklung der niederen Vertebraten in ursprünglicher Form in Teilen des Zentralnervensystems und den dorsalen Abschnitten des Mesoderms, während die ventralen Teile des letzteren ungegliedert sind.

Innerhalb des Mesoderms findet sich jederseits ein Spaltraum, die Leibeshöhle, das Cölom, dessen Gliederung der des Mesoderms entspricht; in den hinteren Abschnitten des Körpers verschmelzen die beiderseitigen Cölome sekundär ventral vom Darm zu einem unpaaren Raume. Die Segmentierung finden wir im ganzen Mesoderm, woraus sich aber das ursprüngliche Vorhandensein eines vordersten, nicht segmentierten Mesoderms nicht bestreiten läßt. Bei den Amnioten finden sich sekundäre Verschiebungen in den Gliederungsverhältnissen des Mesoderms.

Die Leibeshöhle steht bei den segmentierten bilateral symmetrischen Tieren im Dienst des Sekretionsapparates, der Nieren. Da der Exkretionsapparat eine kontinuierliche Funktion hat, die Geschlechtszellen aber nur periodisch ausgestoßen werden, so dürfte ersterer der entscheidende Faktor bei der Entstehung des Cöloms gewesen sein. Ursprünglich waren sicherlich Mesoderm und Cölom vollkommen segmentiert und die einzelnen Segmente waren einander gleich organisiert. Im Mesoderm eines jeden befanden sich ein paar Exkretionsapparate und ein paar Anhäufungen von Geschlechtszellen. Als sezernierendes Organ diente wohl ursprünglich das ganze Cölomepithel; durch jederseits ein segmentales Kanälchen wurden die Exkrete aus dem Körper entfernt. Dieser Weg in die Außenwelt wurde der periodischen Entleerung der Geschlechtszellen nutzbar gemacht, und es scheint mir die Annahme, daß die Lokalisation der Geschlechtszellen in der Cölomwand damit in ursächlichem Zusammenhang steht, berechtigt. Erst sekundär kam es zu einer Verschmelzung der ventralen Abschnitte der Leibeshöhle zu zwei symmetrischen, ungegliederten Hohlräumen seitlich und ventral vom Darmkanal. Der entscheidende biologische Vorteil dieses Vorganges ist wohl darin zu erblicken, daß der Darm dadurch in seinen mechanischen Funktionen von der Körperwand weitestgehend unabhängig gemacht wird. Mit der

Ausbildung nicht gegliederter Leibeshöhlen ist eine erhebliche Vergrößerung der Gesamtoberfläche der Leibeshöhle verbunden; für die Exkretion ist nur ein Teil derselben erforderlich, namentlich mit der Entwicklung eines für die Absonderung spezialisierten Gefäßapparates. So wird es verständlich, daß der exkretorische Apparat auf Teile des segmentierten Mesoderms und benachbarte Bezirke des unsegmentierten beschränkt ist. Bei der weiteren Differenzierung des Gesamtorganismus werden die Aufgaben der einzelnen Mesodermsegmente spezialisert, so daß vor allem die vordersten Segmente mit der Exkretion und der Beherbergung bzw. Vermehrung der Sexualzellen nichts mehr zu tun haben.

Dieser phylogenetische Vorgang tritt bei der Ontogenese ebenfalls in Erscheinung.

Die indifferente Bildungsstätte für das Material zum Anbau neuer Abschnitte der Keimblätter und der Chorda dorsalis liegt am Hinterende des Tieres und bleibt über einen langen Zeitraum tätig. An die Bildung der einzelnen Abschnitte schließt sich ihre Weiterentwicklung an; daher sind die Abschnitte des Körpers, je weiter sie nach vorn, oralwärts, liegen, desto weiter vorgeschritten in ihrer Ausbildung. Da aber mit der höheren Entwicklungsstufe des Vorderkörpers der werdende Organismus als Ganzes auf eine vorgeschrittene Entwicklungsstufe kommt, so ist es verständlich, daß weiter hinten gelegene Abschnitte, ohne das Geschehen in vordersten Segmenten vollständig zu durchlaufen, sofort späteren Organisationsstufen entsprechende Gebilde entstehen lassen: Die in den vordersten Kanälchen angelegte primitivste Nierenform, die Vorniere, wird in dahinter gelegenen nicht wiederholt, sondern an ihrer Stelle bildet das Blastem von vornherein die zweite Form: Urnierenkanälchen. Schließlich wird bei den Amnioten in den hintersten in Betracht kommenden Körperabschnitten das für die Nierenbildung bestimmte Material unmittelbar für die Schaffung von Urnierenkanälchen und solchen der stammesgeschichtlich jüngsten Form, der Nachniere, verwandt.

Jeder der durch die Quergliederung entstandenen Mesodermbezirke, der Ursegmente oder Somiten, wird ursprünglich gesondert in einen dorsomedialen, verdickten Abschnitt, das Myotom oder Epimer oder Ursegment im engeren Sinne, und einen verhältnismäßig dünnen Strang, das Nephrotom, Mesomer oder den Ursegmentstiel, welcher die Verbindung mit dem ungegliedert bleibenden ventralen Mesoderm, den Seitenplatten, dargestellt. Die Ursegmentstiele sind das Mutterlager, aus dem die Exkretionsorgane und die sich anschließenden abführenden Wege stammen.

Bei der Ontogenie höherer Typen der Wirbeltiere können für die Erreichung der definitiven Form nicht notwendige Zwischenstadien ausgeschaltet werden. Im Bereich des Urogenitalapparates findet sich das einmal bei der Anlage der Geschlechtsdrüsen, bei denen ein Stadium mit segmentaler Anordnung ausgefallen ist, dann beim Harnsystem darin, daß das für seinen Aufbau bestimmte Material größtenteils nicht mehr in Ursegmentstiele angeordnet wird, sondern von einem noch nicht segmentierten Zellstrang aus unmittelbar zum Aufbau von Harnkanälchen verwandt wird. Dieser Vorgang tritt bei der menschlichen Embryonalentwicklung in besonders ausgesprochener Weise in Erscheinung.

Bei den eigentlichen Wirbeltieren münden die Vornierenkanälchen nicht mehr getrennt nach außen, wenn sie auch noch engste Lagebeziehungen zum Ektoderm erlangen können. Sie biegen vielmehr am oder nahe dem Ektoderm nach hinten ab und vereinigen sich mit dem jeweils folgenden, wodurch jederseits ein Längsgang entsteht, der vom hintersten Vornierenkanälchen aus frei auswächst und, der Entwicklung des Mesoderms vorauseilend, rasch zum erweiterten Endabschnitt des Darmkanals, zur Kloake, gelangt, der Wolffsche Gang oder primäre Harnleiter (W. Felix). Dieser Gang wird gegen die Medianebene zu in die Nähe der Entstehungszone der Ursegmentstiele verlagert. Da bei der späteren Entwicklung des Exkretionssystems eine Wechselwirkung zwischen ihm, resp. Abkömmlingen von ihm, und dem Blastem, aus welchem die sezernierenden Kanälchen hervorgehen, deutlich erkennbar ist, so ist der Gedanke nicht von der Hand zu weisen, daß solche Wechselwirkungen bzw. Einwirkungen der schon differenzierten Zellen des Wolffschen Ganges auch auf das noch indifferente Nierenblastem stattfinden, und diese Beziehungen es sind, die zum Überspringen des Stadiums der segmentierten Ursegmentstiele Veranlassung geben oder wenigstens dazu beitragen.

Wie wir oben schon erwähnt haben, dienten die ursprünglichen segmentalen Exkretionskanäle zur Entleerung der Geschlechtszellen. Nach der Zusammenfassung der Abfuhrwege durch einen Sammelgang übernahm er auch diese Aufgabe.

Im männlichen Geschlecht werden durch Schaffung einer Verbindung der Hodenkanälchen mit Exkretionskanälchen die Geschlechtszellen nicht mehr in die unsegmentierte Leibeshöhle entleert, sondern unmittelbar durch das Exkretionssystem geleitet. Die großen weiblichen Keimzellen aber gelangen bis herauf zu den Säugern in die große Leibeshöhle, oder in abgekapselte Teile derselben und werden daraus durch einen neugebildeten Gang entleert. Das Zellmaterial, aus dem er entsteht, gehört zum Bereich des Harnsystems.

Die Abführwege der Geschlechtszellen zeigen in ihrer Entstehung bei den verschiedenen Ordnungen der Wirbeltiere erhebliche Verschiedenheiten, die darauf hinweisen, daß diese Bildungen erst innerhalb des Wirbeltierstadiums entstanden sind. Auf diese Dinge hier einzugehen scheint mir nicht geboten, doch möchte ich nicht verfehlen, auf die klassische Bearbeitung hinzuweisen, welche diese Probleme durch W. Felix (1904) erfahren haben.

A. Entstehung der Vorniere und des Wolffschen Ganges (primären Harnleiters).

a) Vorniere.

Bei dem Amphioxus und den niedersten Vertebraten, den Myxinoiden, wird nur eine Nierenform gebildet, die Vorniere (Pronephros); bei den übrigen Anamniern haben wir zwei Nierenformen, die nur vorübergehend entwickelte Vorniere und als bleibendes Organ, die Urniere (Mesonephros); bei den Amnioten zwei vorläufige Systeme, Vor- und Urniere, und als bleibendes Gebilde die Nachniere oder Amniotenniere, auch Niere schlechthin genannt (Metanephros). Die Anlage der einzelnen Kanälchen erfolgt getrennt, durch Einmündung in einen Gang werden die einzelnen Kanälchen zu einem Organ zusammengefaßt.

Die Vornierenkanälchen entstehen aus den Ursegmentstielen, die ursprünglich hohl sind, einen engen Abschnitt des Cöloms enthaltend; verschwindet der Hohlraum, so läßt sich sein virtuelles Vorhandensein in den dann soliden Ursegmentstielen vielfach aus der radiären Anordnung der Zellen noch nachweisen.

Das einzelne Vornierenkanälchen (Abb. 1) sproßt an der dem Ektoderm zugewandten Seite aus dem Nephrotom aus und erstreckt sich, als Hauptkanälchen bezeichnet, verschieden weit gegen das Ektoderm, um dann caudalwärts abzubiegen. Durch Auflockerung der Nephrotomzellen zwischen dem dicken Myotom und der Abgangsstelle des Vornierenkanälchens wird dieses an seiner dorsomedialen Seite isoliert, bleibt aber durch den erhalten bleibenden Rest des Ursegmentstieles mit

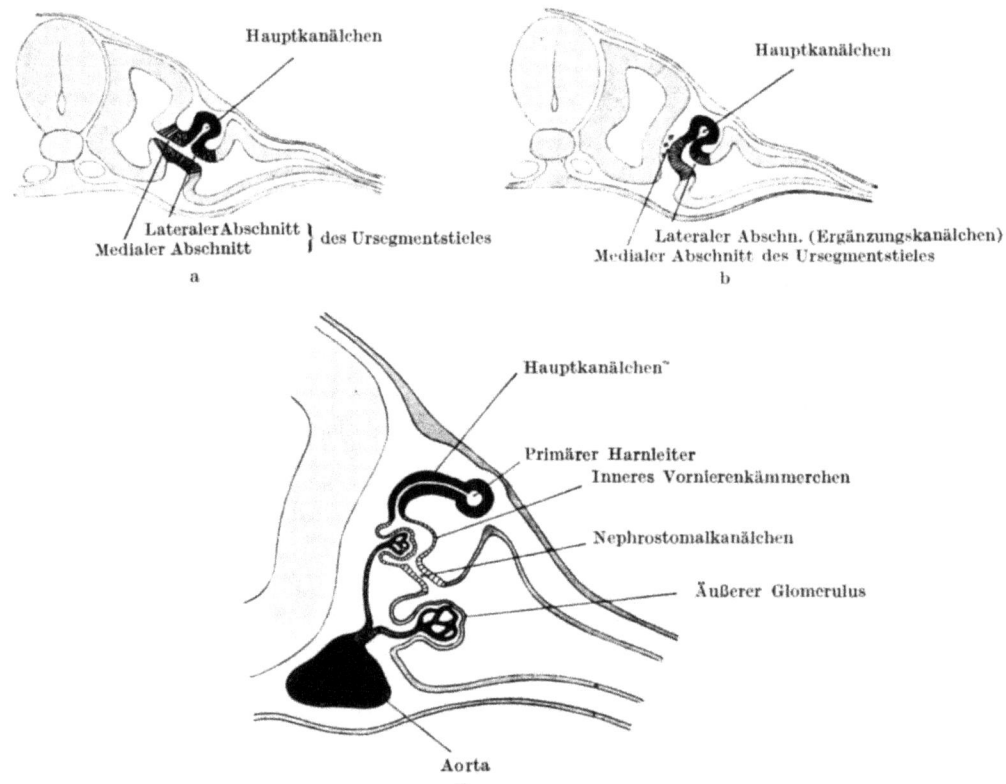

Abb. 1, a, b und c. Schema der Entwicklung eines Vornierensegmentes. Der Ursegmentstiel ist schraffiert, das Hauptkanälchen schwarz dargestellt. a Das Hauptkanälchen entsteht als eine Ausstülpung des parietalen Teiles des Ursegmentstieles, seine Lichtung steht durch die des Ursegmentstieles mit der Lichtung der Seitenplatte in Zusammenhang. b Der Ursegmentstiel hat durch Auflösung seines medialen Abschnittes den Zusammenhang mit dem Ursegment im engeren Sinne verloren, sein lateraler Abschnitt erscheint als Fortsetzung des Hauptkanälchens und bildet das Ergänzungskanälchen. c Das Ergänzungskanälchen teilt sich in das innere Vornierenkämmerchen und das Nephrostomalkanälchen; in das innere Vornierenkämmerchen stülpt sich ein von der Aorta her versorgter innerer Glomerulus ein. Der äußere Glomerulus stülpt sich, medial von der Mündung des Nephrostomalkanälchens, dem Nephrostom, in das Seitenplattencölom aus. (Nach den Originalen von W. Felix[1].)

dem unsegmentierten Cölomepithel in Zusammenhang. Dieser Abschnitt des Apparates, das Ergänzungskanälchen (W. Felix) kann sich nahe der Aussprossungsstelle erweitern zu einem, bei voller Ausbildung, mit einem Glomerulus versehenen Vornieren-

---

[1] Herrn Prof. Dr. W. Felix, Zürich, danke ich auch an dieser Stelle herzlich für seine große Freundlichkeit, daß er eine größere Anzahl von seiner Meisterhand stammender Originale zu seinen klassischen Bearbeitungen dieses Gebietes uns zur Wiedergabe überlassen hat.

kämmerchen, das einerseits durch ein kurzes enges Stück, das Nephrostomalkanälchen, das „Ergänzungskanälchen" im engere Sinne, in die Leibeshöhle mündet, andererseits mit dem durch die Aussprossung entstandenen Hauptkanälchen zusammenhängt. Medioventral von der Mündungsstelle des Nephrostomalkanälchens, dem Vornierentrichter, kann von direkten Nebenästchen der Aorta aus ein Gefäßknäuel (Glomus) in die Leibeshöhle hinein entwickelt werden.

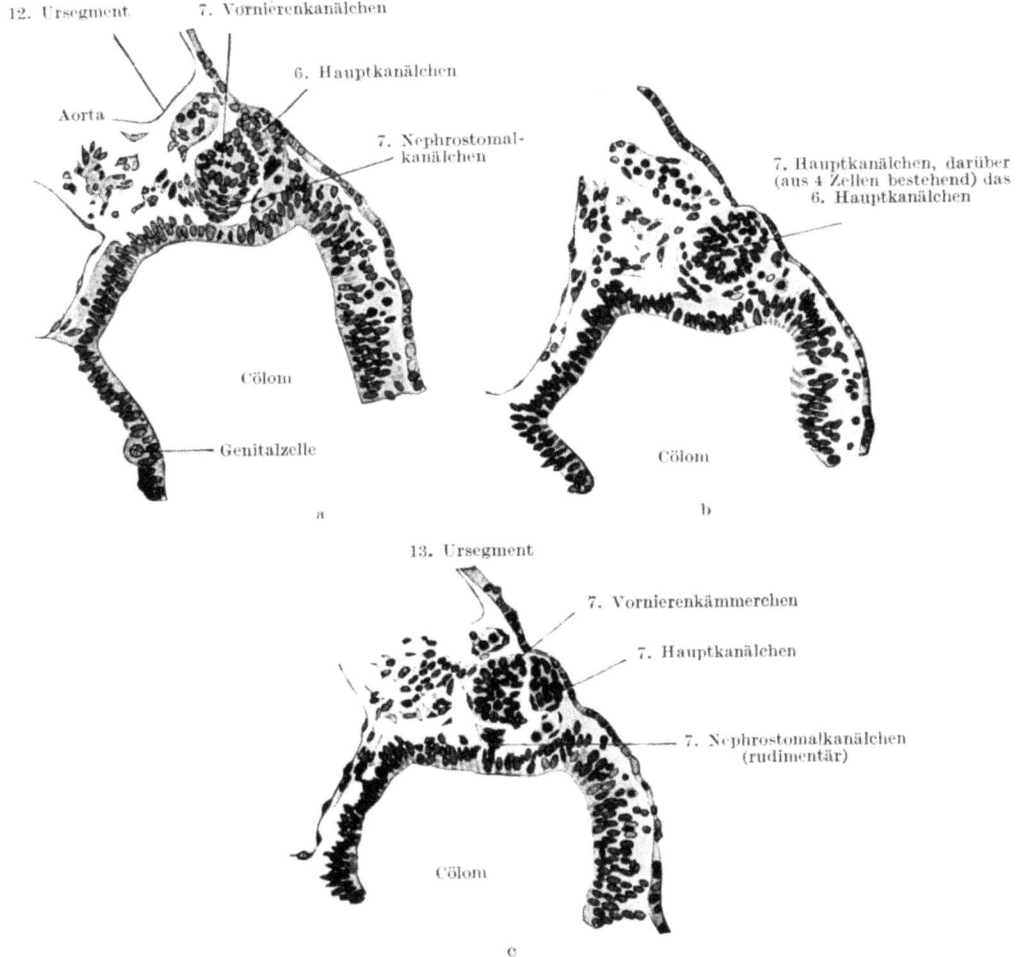

Abb. 2. Drei Schnitte aus einem menschlichen Embryo von 2,5 mm gr. L. und 23 Ursegmentpaaren (Samml. R. Meyer, Berlin, 300). Vergr. 238 : 1. a Schnitt durch das 7. Vornierenkämmerchen und das 6. Hauptkanälchen, ventral vom 6. Hauptkanälchen die Anlage der Vena cardinalis posterior; in dem visceralen Mesoblast eine extraregionäre Genitalzelle. b 7. Vornierenkämmerchen und 7. Hauptkanälchen in Zusammenhang. c 7. Vornierensegment in Vornierenkämmerchen und Hauptkanälchen getrennt; rudimentäres 7. Nephrostomalkanälchen. Die Schnitte sind 5 μ dick; wenn a als erster angenommen ist, folgt b als sechster und c als achter Schnitt. (Nach W. Felix.)

Bei der Vorniere kommt es also bei ihrer vollen Ausbildung zur Entwicklung von zweierlei Glomeruli, einmal zur Bildung der medial von dem Vornierentrichter am ungegliederten Seitenplattencölom gelegenen äußeren (auch als Glomus bezeichnet) und zur Entwicklung von inneren (Abb. 1). Ein innerer Glomerulus kommt bei den Amnioten nicht zur Anlage.

Die quere Aufteilung des an die Myotome sich anschließenden Mesoderms zu Ursegmentstielen kann sich bei sekundär abgeändertem Verlauf der Entwicklung auf die vorderen Ursegmente beschränken, und das Material, welches für die Bildung der Ursegmentstiele und ihrer Abkömmlinge bestimmt ist, bildet dann in den weiter hinten gelegenen Teilen des Tierkörpers zwischen den Myotomen (Ursegmenten im engeren Sinne) und den unsegmentierten Seitenplatten gelegene Längsstränge, die nephrogenen Gewebsstränge, die beim Menschen schon beim 9. oder 10. Ursegment, also sehr weit mundwärts, noch im Bereich der Vorniere beginnen.

Die Vorniere ist bei den Amnioten weitgehend ein rudimentäres Organ. „Die menschliche Vorniere[1] ist innerhalb der Säugetierreihe die weitaus am besten ausgebildete", urteilt W. Felix in F. Keibel und F. P. Malls Handbuch der Entwicklungsgeschichte des Menschen (S. 750). Sie besitzt, abgesehen von inneren Glomeruli, alle Bestandteile (Abb. 2).

Die erste Anlage fand W. Felix bei einem Embryo von 1,73 mm größter Länge (gr. L.) mit 9—10 Ursegmentpaaren. Während die hinteren Kanälchen noch in Entwicklung sind, werden die vorderen rückgebildet. Bei einem Embryo von 2,6 mm gr. L. waren Vornierenanlagen im 2., 4. und 6. Segment der linken Seite vorhanden; als Regel betrachtet Felix ihr Auftreten im 7. bis 14. Ursegment, wobei nur die vorderen Anlagen aus metamer getrennten Ursegmentstielen entstehen (Abb. 3). Die Bildung der äußeren Glomeruli ist zeitlich verschoben, sie tritt erst sehr spät auf, zu einer Zeit, in der die Vornierenkanälchen schon in Rückbildung begriffen sind; sie sind nach völliger Rückbildung der Vornierenkanälchen, etwa bei 4,9 mm gr. L., noch vorhanden.

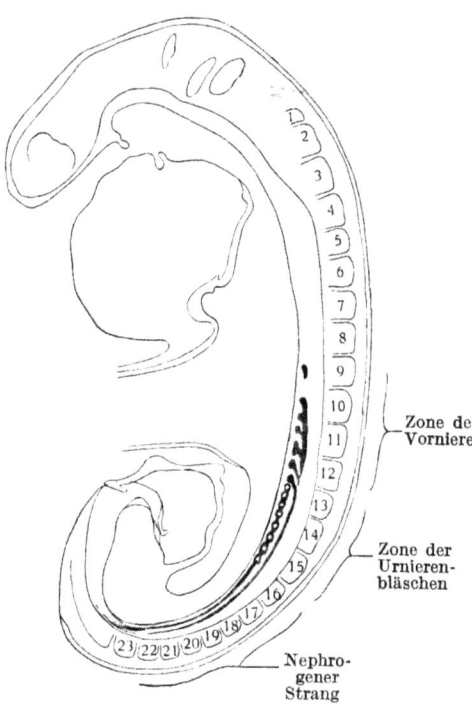

Abb. 3. Rekonstruktion der linken Vornieren- und Urnierenanlage eines menschlichen Embryos von 2,5 mm g. L. mit 23 Ursegmentpaaren (Samml. R. Meyer, Berlin, 300). Unter Benutzung der Rekonstruktionsfigur von Thomson. Die Vorniere besteht aus sieben Kanälchen; das vorderste, im 9. Segment, ist in Rückbildung, das 2.—5. Kanälchen sind durch die Ausbildung des Sammelganges verbunden, das freie 6. Kanälchen ist im Begriff, sich mit dem 5. und 7. zu verschmelzen; das 7. Kanälchen setzt sich in den Wolffschen Gang fort, der bis in das unsegmentierte Mesoderm reicht. Hinter dem 7. Vornierenkanälchen beginnt die Urnierenanlage; in Höhe des 13.—15. Ursegmentes sind im nephrogenen Strang 8 Urnierenbläschen entwickelt, dahinter setzt sich der Strang bis in das unsegmentierte Mesoderm fort. (Nach W. Felix.)

b) Primärer Harnleiter (Wolffscher Gang).

Die caudalwärts umbiegenden Endstücke der Vornierenkanälchen bilden das Vornierensammelrohr, das aus einzelnen Abschnitten bestehen kann (Abb. 3). Das Endstück desselben wächst ohne Unterbrechung caudalwärts aus und wird zum Wolffschen Gang.

---

[1] Im Original nicht gesperrt.

Die Frage, ob der primäre Harnleiter caudal vom 13. Segment, dem Ende der Vornierenkanälchenanlage, frei auswächst oder auch dort noch aus nephrogenem Material in loco gebildet wird, glaubte Felix offen lassen zu sollen, aber an der Herkunft von den Vornierenblastem sei durchaus nicht zu zweifeln.

Sein hinteres freies Ende lagert sich dem Ektoderm an, verlötet mit ihm (Abb. 4) und erscheint als eine verschieden lange verdickte Leiste dem Ektoderm angeschlossen. Manche Autoren nehmen an, daß, in Analogie mit den Selachiern, das Material der Leiste sich als Fortsetzung des Wolffschen Ganges allmählich weiter kloakenwärts aus

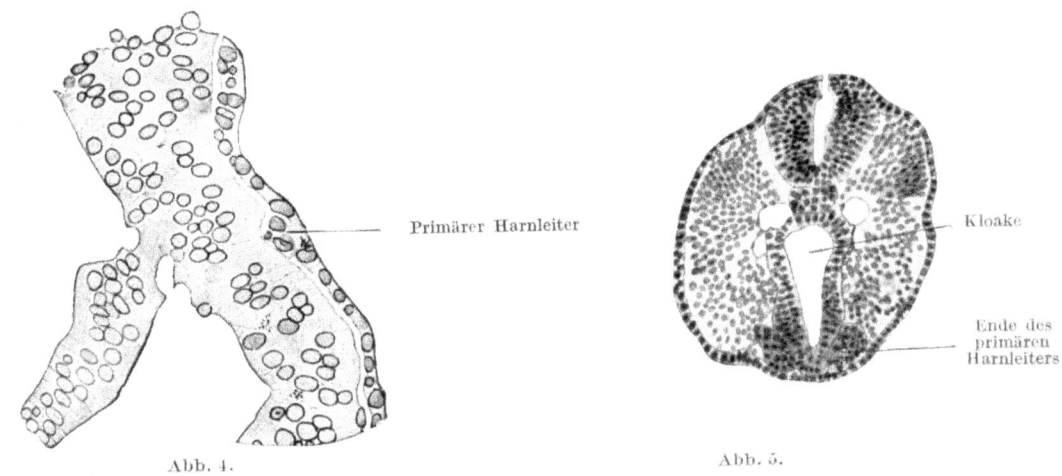

Abb. 4. Schnitt durch das caudale Ende des primären Harnleiters. Menschlicher Embryo von 2,5 mm gr. L. und 23 Ursegmentpaaren (Samml. R. Meyer, Berlin, 300). Vergr. 180 : 1. Das Ende des primären Harnleiters ist noch vom Ektoderm abgrenzbar. (Nach W. Felix.)

Abb. 5. Menschlicher Embryo von 4,25 mm Sch.-St.-L. und 27 bis 28 Ursegmentpaaren (Embryo H. M. I, Samml. des antom. Inst. Zürich). Vergr. 150 : 1. Die Kloakenwand wird beiderseits, links stärker durch das verdickte Ende des primären Harnleiters eingebaucht und dieses liegt links dem Ektoderm unmittelbar an. (Nach W. Felix.)

dem Ektoderm differenziere und dann vom Hautepithel loslöse, der so entstehende Teil des Ganges also ektodermalen Ursprungs sei. Keine ektodermale Verdickung fanden Fleischmann (1887) bei Hund und Katze und Keibel (1888) beim Igel. Bei der Katze sah ich (1910) eine Einlagerung des Ganges in das Ektoderm, aber keine Verschmelzung.

Bei dem menschlichen Embryo von 2,5 mm gr. L. mit 23 Ursegmentpaaren beschreibt ihn Felix (1911, S. 750) „als eine solide, [im Querschnitt] halbmondförmige Zellenmasse, die mit ihren konkaven Flächen dem nephrogenen Strang, bzw. dem Urnierenbläschen, anliegt, er zeigt ferner Kaliberschwankungen — —". „Gegen sein caudales Ende zu nimmt er mehr und mehr an Masse ab, besteht schließlich nur aus 1—3 Zellen und endet am Ektoderm" (Abb. 4). Felix kann aus dem Befund „weder auf eine Verbindung des Ganges mit dem Ektoderm noch auf eine Vorbereitung zur Gangbildung im Gebiet des Ektoderms schließen". Bei einem 3 mm langen Embryo fand ihn Keibel im Ektoderm endigend, H. Meyer (1890) selbst fand das Hinterende bei seinem Embryo von 4,25 mm gr. L. unabhängig vom Ektoderm frei verlaufend.

Bei den Reptilien, für die wir allerdings nur spärliche Angaben besitzen, wächst der Sammelgang dem Ektoderm dicht angelagert, aber ohne Beteiligung desselben, nach hinten;

bei den Vögeln wächst er in erheblichem Abstand vom Ektoderm ebenfalls nur durch die Vermehrung seiner Zellen, also ganz selbständig, aus; nehmen wir dazu die Angaben für die Säuger, so kann man wohl behaupten, daß er trotz der innigeren Beziehungen zum Ektoderm, dem er mit seinem äußeren Umfang eingelagert sein kann, **ohne vom übrigen Mesoderm oder vom Ektoderm Material zu beziehen, nach hinten wächst**. Dies geschieht rascher als die Segmentierung der hinteren Abschnitte des Mesoderm erfolgt. Sein Lumen scheint nicht kontinuierlich aufzutreten; auch beim Menschen (von 3 mm N.-St.-L.) fand Janošik (1887) ihn diskontinuierlich hohl werdend. Seine Anfangsteile wurden beim Menschen wiederholt diskontinuierlich beobachtet. Bei 2,5 mm Länge des Embryo hat er die Kloake noch nicht erreicht (R. Meyer 1904), und endet bei einem anderen Embryo der gleichen Größe im 20. Segment am Ektoderm (Thompson 1907). Er gelangt verschieden nahe der Kloakenmembran an die laterale Kloakenwand, kann dort längere Zeit blind geschlossen bleiben, das Epithel der Kloake eventuell vortreibend, und bricht schließlich durch. Beim Menschen können die Gänge schon bei 2,3 mm gr. L. bis zur Kloake gelangen (Keibel, 1896) und öffnen sich schon bei 4 mm (nur auf einer Seite, Bremer) und bei 4,2 mm gr. L. in dieselbe (Keibel 1896), während W. Felix sie bei 4,25 mm gr. L. und 27—28 Ursegmentpaaren in Höhe der caudalen Fläche des 28. Segmentes ventralwärts abbiegend und in der Nähe des Ektoderms mit aufgetriebenem Ende der Kloakenmembran dicht angelagert fand (Abb. 5).

Den Wolffschen Gang hat man lange Zeit, wenn er seine Funktion gewechselt, als Urnierengang bezeichnet. Nach den scharfsinnigen lichtvollen Ausführungen von Felix (1904) ist diese Bezeichnung besser zu vermeiden und das Gebilde als **primärer Harnleiter** zu bezeichnen.

B. Die Urniere und die Urogenitalfalte.
a) Entstehung der Urniere.

Die nach den Vornierenkanälchen auftretenden Urnierenkanälchen entstehen ebenfalls aus den Ursegmentstielen. Bei den Selachiern finden sich ursprüngliche Verhältnisse. Es werden die hohlen Nephrotome, die Ursegmentstiele, von den verdickten Myotomen abgeschnürt, biegen sich nach außen um und legen sich mit dem abgeschnürten, geschlossenen Ende dem in die Tiefe, in ihre Nähe verlagerten Wolffschen Gang an; sie brechen dann in ihn durch. So stellt jedes Urnierenkanälchen einen das Seitenplattencölom mit dem primären Harnleiter verbindenden Kanal dar (Abb. 6). **Im Gegensatz zu der Vorniere entsteht das Urnierenkanälchen also aus dem ganzen Ursegmentstiel.** Die Verbindung mit der Seitenplattenwand ist der Urnierentrichter, das Nephrostom. Bei der weiteren Ausbildung bleibt das anschließende Kanälchen auf eine kurze Strecke eng und wird zum Nephrostomalkanälchen. Über diesem entwickelt sich die erweiterte Bowmansche Kapsel und an deren medialer Seite, entsprechend dem von der Aorta kommenden Blutgefäß, der Glomerulus. Der Rest des Nephrotoms wird zu dem sezernierenden und zum abführenden Kanälchen. Ein Urnierenkanälchen besteht also ebenso wie ein Vornierenkanälchen, abgesehen vom Nephrostomteil, aus drei Abschnitten: dem Malpighischen Körperchen bzw. Bowmanscher Kapsel (inneres Vornierenkämmerchen), sezernierendem Abschnitt (Ergänzungskanälchen der

Vorniere) und abführendem Abschnitt (Hauptkanälchen der Vorniere). Bei den Säugern mit ihrer geringen Zahl von Ursegmenten finden sich schon sehr früh starke Veränderungen im Bereich dieser Teile, so daß nur in den vordersten Teilen der Embryonen die Anlagen für die Urniere segmental gelagert angetroffen werden, wie dies auch für ganz junge menschliche Embryonen angegeben worden ist (Kollmann, 1891).

Beim Menschen werden nur im Bereich der 9—10 vordersten Segmente die Ursegmentstiele voneinander getrennt, während die segmentale Abgliederung der Ursegmente (im engeren Sinne) caudalwärts weiterschreitet. Die Absetzung derselben von der nicht segmentierten Masse der Ursegmentstielanlage schreitet

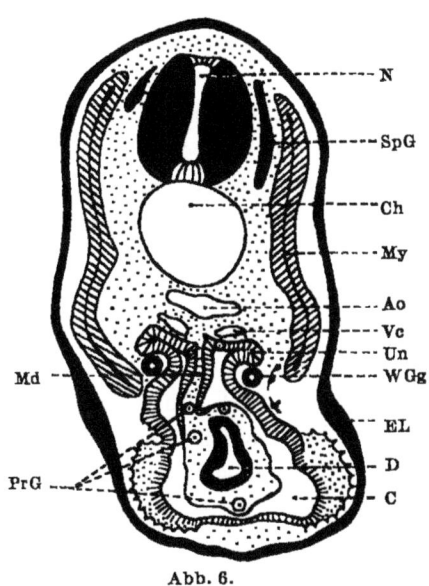
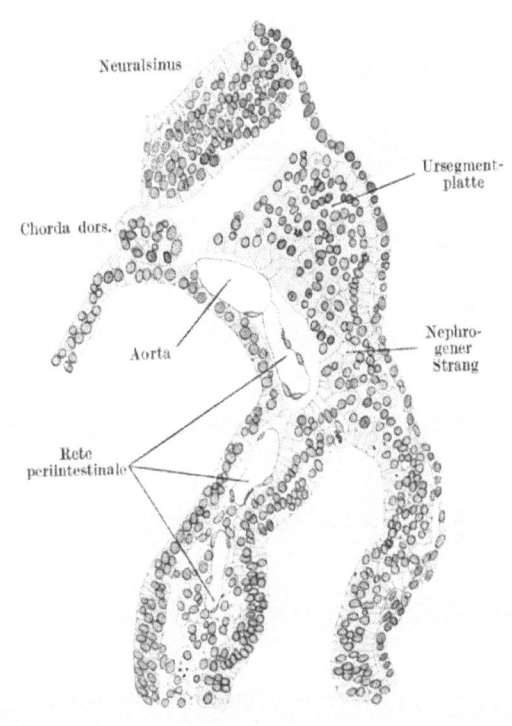

Abb. 6. Abb. 7.

Abb. 6. Querschnitt durch einen Embryo von Pristiurus melanostomus. Ao Aorta, C Cölom, Ch Chorda dorsalis, D Darm, EL Anlage der Extremitätenleiste, Md Mesenterium dorsale, My Myotom, N Neuralrohr, Pr. G extraregionäre Genitalzellen, Sp G Spinalganglion, Un Urnierenanlage, Vc Vena cardinalis, WGg Wolffscher Gang. Das Nephrotom ist von dem Ursegment im engeren Sinne, dem Myotom, abgeschürt und nach außen umgebogen, so daß sein blindes Ende den in die Tiefe verlagerten Wolffschen Gang berührt. Die durch Kreis mit Mittelpunkt wiedergegebenen Genitalzellen aus drei Schnitten zusammengestellt, eine schon in der Genitalleistenregion gelegen. Das Mesenchym ist durch Punktierung wiedergegeben, rechts sind 3 lateral vom Wolffschen Gang heruntergewanderte Mesenchymzellen schwarz gezeichnet.

Abb. 7. Schnitt unmittelbar hinter dem caudalen Ende des primären Harnleiters von einem menschlichen Embryo von 2,5 mm gr. L. (Samml. R. Meyer, Berlin, 300). Die noch nicht segmentierte Ursegmentplatte ist durch den dünnen nephrogenen Strang mit den Seitenplatten verbunden. (Nach dem Originale von W. Felix.)

sogar rascher fort als die Abgliederung der Ursegmente, so daß also ein Gewebsstrang isoliert wird, der „nephrogene Strang", welcher früh schon bis in die Kloakengegend isoliert ist (bei 2,5 mm gr. L. und 23 Ursegmentpaaren, W. Felix)[1] (Abb. 7). Cranial wird der Strang durch Ausbildung von Urnierenkanälchen verbraucht, während er caudal weiter wächst und schließlich bis in die oder noch etwas über die Gegend der Verbindung des primären Harnleiters mit der Kloake reicht.

---

[1] Dabei kann ein medialer Teil der Ursegmentstielanlage zur Mesenchymbildung verwandt werden (Schreiner 1902, beim Kaninchen).

Bei einem menschlichen Embryo von 5,3 mm gr. L. fand Felix den nephrogenen Strang im 26. oder 27. Ursegment (3. oder 4. Lumbalsegment) unterbrochen durch Auflockerung und Auseinandertreten der sonst kompakten Zellmasse. So zerfällt er in einen langen cranialen „mesonephrogenen" (Schreiner 1902) und einen kurzen caudalen „metanephrogenen" (Schreiner 1902) Abschnitt, aus welch letzterem die sekretorischen Abschnitte der dritten, der Amniotenniere, entstehen.

Die Entwicklung der Urniere erfolgt sehr rasch; wurden bei einem Embryo von 2,5 mm gr. L. Anlagen von Urnierenkanälchen im 2., 3. und 4. Thoracalsegment gefunden, so waren bei einem Embryo von 4,25 mm Sch.-St.-L. bis zum 26. von insgesamt isolierten 28 Ursegmenten, also bis zum 3. Lumbalsegment, die Urnierenkanälchen angelegt, und damit die caudale Grenze ihrer Entstehung erreicht. Aber die Urnierenbildung schreitet zuerst auch kopfwärts weiter, denn Felix fand beim Embryo von 4,25 mm Sch.-St.-L., die vorderste Urnierenanlage im 7., Ingalls (1907) bei 4,9 mm gr. L. sie im 5. (ein rudimentärer Glomerulus) Rumpfsegment, Abb. 8, Piper (1900) bei 6,8 mm N.-St.-L. sie im 6. Rumpfsegment und ebenso Felix bei 5,3 mm gr. L. im 6. Rumpfsegment. Im Bereich dieser 18 Segmente fanden sich als Höchstzahl 83 Kanälchen, ungleich über die einzelnen Segmente verteilt, in den letzten Segmenten stark angehäuft. Sie treten von vornherein nicht den Ursegmenten entsprechend, also dysmetamer, auf, bis zu vier auf ein Segment. Da die Vornierenkanälchen, wie oben schon erwähnt, vom 5. Cervicalsegment ab angelegt werden, so kommen Urnierenkanälchen fast in dem gesamten Vornierengebiet vor.

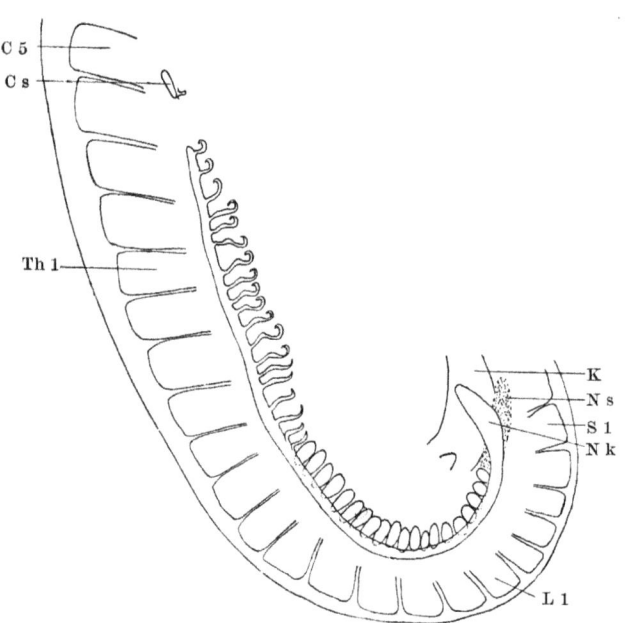

Abb. 8. Urnierenanlage eines menschlichen Embryos von 4,9 mm L. C 5 fünftes Hals-, Th1 erstes Brust-, L 1 erstes Lenden-, S 1 erstes Sakralsegment; C s isolierter Anfangsteil des Wolffschen Ganges mit Glomerulusanlage, K Kloake, N k Anschwellung am Ende des primären Harnleiters, erste Anlage der Ureterenknospe, N s nephrogener Strang. (Nach N. W. Ingalls.)

Am Vorhandensein eines Glomerulus können die Urnierenkanälchen als solche erkannt werden. Denn es besitzen die Vornierenkanälchen der Amnioten niemals einen inneren Glomerulus, so daß dessen Vorhandensein ein Kanälchen mit Sicherheit als Urnierenkanälchen feststellen läßt; und es „entwickeln sämtliche Urnierenkanälchen, auch die am weitesten cranial gelegenen, sofort der Rückbildung anheimfallenden, einen solchen" (Felix 1911, S. 677).

Beim Menschen geht die Bildung der einzelnen Urnierenkanälchen von Zellkugeln oder, weiter hinten im Embryo, von länglichen Gebilden aus, die zu Bläschen werden. Dabei bleibt ein Teil des nephrogenen Gewebes übrig, das eine kompakte

Verbindung mit der Seitenplatte darstellt und, nach Felix' Feststellung, einem rudimentären Nephrostomalkanälchen entspricht, das aber beim Menschen niemals eine mit Lumen versehene Kommunikation zwischen Leibeshöhle und Urnierenkanälchen entstehen läßt. An der lateralen Seite des Bläschens bildet sich ein Stiel, welcher dem primären Harnleiter zugewendet ist (Abb. 9b) und mit ihm verschmilzt (Abb. 9c). Das ursprüngliche Bläschen wächst senkrecht zu dem Stiel caudal und kranial aus, und dann entsteht nahe dem Stiel in einem der Querbalken die Einstülpung des Glomerulus, so daß aus dem nunmehr wandständig aus niederem,

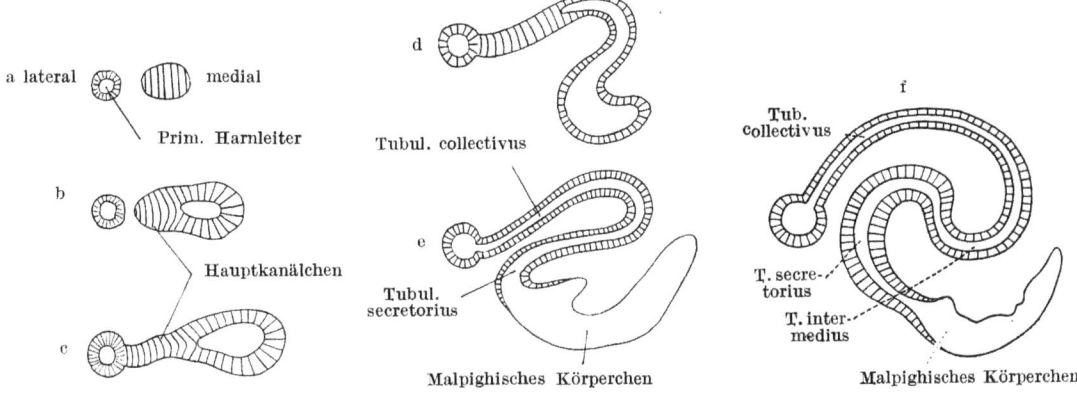

Abb. 9, a—f. Schemata der Entwicklung eines einzelnen Urnierenkanälchens. a Solides Urnierenbläschen; b Auftreten der Lichtung im medialen Teil, Auswachsen des lateralen als Hauptkanälchen gegen den primären Harnleiter; c das Hauptkanälchen hat den primären Harnleiter erreicht; d Beginn der Bildung des Malpighischen Körperchens, S-förmige Krümmung der Anlage; e Malpighisches Körperchen gebildet, der ventrale lateralkonvexe und der dorsale medialkonvexe Bogen gebildet; f stärkere Krümmung des mittleren Schenkels, der den Übergang vom Tub. secretorius zum Tub. collectivus bildende Tub. intermedius wird kenntlich. a—e nach W. Felix, f nach Lewis Darstellung.

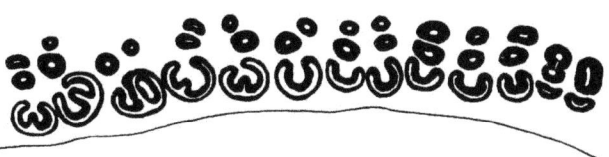

Abb. 10. Schräg sagittaler Schnitt durch hintere (8.—20. von hinten gezählte) Urnierenkanälchen eines menschlichen Embryos von 8 mm gr. L., links weiter entwickeltes kraniales, rechts caudales Ende des Bildes. Auf der kranialen Seite die sekretorischen Abschnitte durch die größere Dicke der epithelialen Wand von den über ihnen gelegenen Tub. collectivi deutlich unterschieden. (Präparat von A. Fleischmann.)

über dem Glomerulus aus kubischem Epithel bestehenden Gebilde ein Malpighisches Körperchen wird (Abb. 9d, e). Das Urnierenkanälchen krümmt sich allmählich S-förmig, so daß aus dem ventral gelegenen Malpighischen Körperchen und dem anschließenden sekretorischen Kanälchen ein lateralwärts konvexer Bogen wird, an den sich das Sammelkanälchen als medialwärts konvexer Bogen anschließt. Sein Ende überragt lateralwärts den ventralen Bogen, um den Wolffschen Gang zu erreichen (Abb. 9e, f). Die Ausbildung der Kanälchen erfolgt in der Richtung vom Kopf- zum Schwanzende (Abb. 10), das Hohlwerden der Anlagen vom Bläschen ausgehend gegen den primären Harnleiter hin. Die S-Form ist bei einem Embryo von 4,25 mm Sch.-St.-L. noch nicht, bei einem solchen von 4,9 mm N.-L. schon bei den 18 vordersten Anlagen erreicht. Bei 9,5 mm gr. L. fand

378   A. Spuler, Entwicklungsgeschichte des weiblichen Genitalapparates.

Felix sämtliche Kanälchen S-förmig und alle in den primären Harnleiter einmündend. Bei 7,5 mm L. beschreibt F. T. Lewis (1920) die durch Einkrümmung des mittleren Schenkels des S entstandene Form als „doppelte Spirale", Abb. 9f. Beim voll ausgebildeten Kanälchen ist der Anfangsteil zu einer großen Bowmanschen Kapsel geworden, in die der für den Menschen typische kleine Glomerulus hinein-

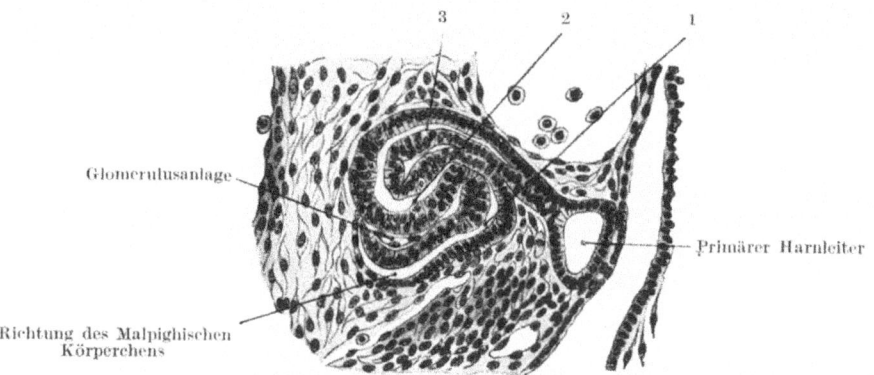

Abb. 11. Querschnitt durch ein vollständig entwickeltes Urnierenkanälchen des 29. Segmentes eines Kaninchenembryos des Stadiums XI. 1 Lateralwärts konvexer erster Bogen, 2 Beginn des medialkonvexen zweiten Bogens, 3 Tubulus collectivus. Man hat auch 1 als erste, 2 als zweite und 3 als dritte Windung des Urnierenkanälchens bezeichnet. (Nach Schreiner, 1902.)

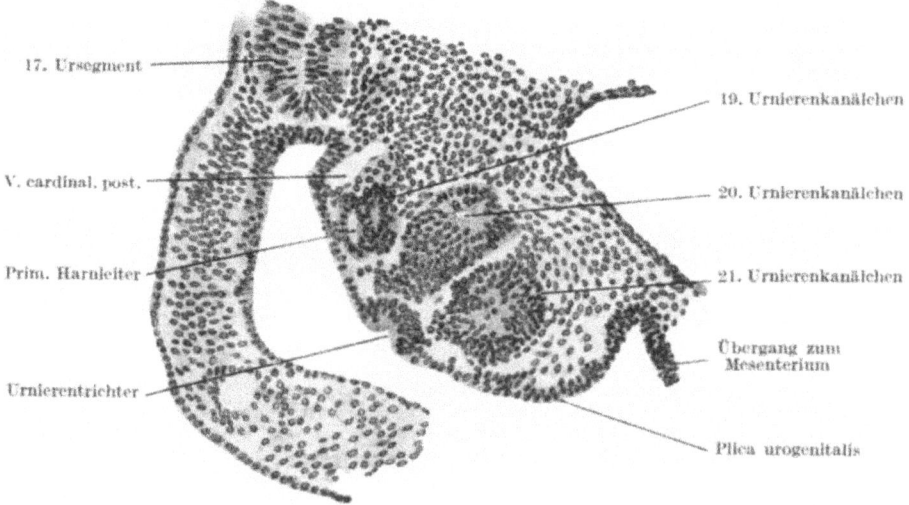

Abb. 12. Querschnitt der Urniere eines menschlichen Embryos von 4,9 mm N.-St.-L. in Höhe des 17. Ursegmentes (Embryo 137, G. 31, der Samml. des anatom.-biolog. Institutes, Berlin). Der Urnierentrichter steht mit einem rudimentären Nephrostomalkanälchen des 20. Urnierenkanälchens in Zusammenhang, seine Lichtung ist nicht in die des Kanälchens fortgesetzt. (Nach dem Originale von W. Felix.)

ragt. Auf eine Verengerung des Lumens folgt der Tub. secretorius (v. Mihalkovics), der postglomerularis (Nicolas), der sich meist ansehnlich erweitert und durch hohes, helles Epithel mit vielleicht nur sehr vorübergehend auftretendem Wimpersaum und basal gelagerten ovalen Kernen ausgezeichnet ist. In der Mitte des eingekrümmten Querbalkens schließt sich ein engerer Abschnitt mit niederem Epithel an: Tub. intermedius, der allmählich in den Tub. collectivus übergeht. Die Biegung des zweiten

Bogens wird bei älteren Embryonen stärker und schiebt sich als Schleife cranial- oder caudalwärts vor[1]. Aus den Anlagen von Nephrostomalkanälchen kann es in Verbindung mit dem angrenzenden Cölomepithel, nicht in vorderen, wo das Gewebe aufgelöst wird, wohl aber im Niveau hinterer Urnierenkanälchen zur Bildung von zahlreichen Urnierentrichtern kommen, Abb. 12; so hat Felix sie bei dem Embryo von 4,9 mm L. „rechts entsprechend dem 21., dem 23. und den 28.—32. Kanälchen, links entsprechend dem 22. und den 24. bis 34. Kanälchen" gefunden (1911, S. 786).

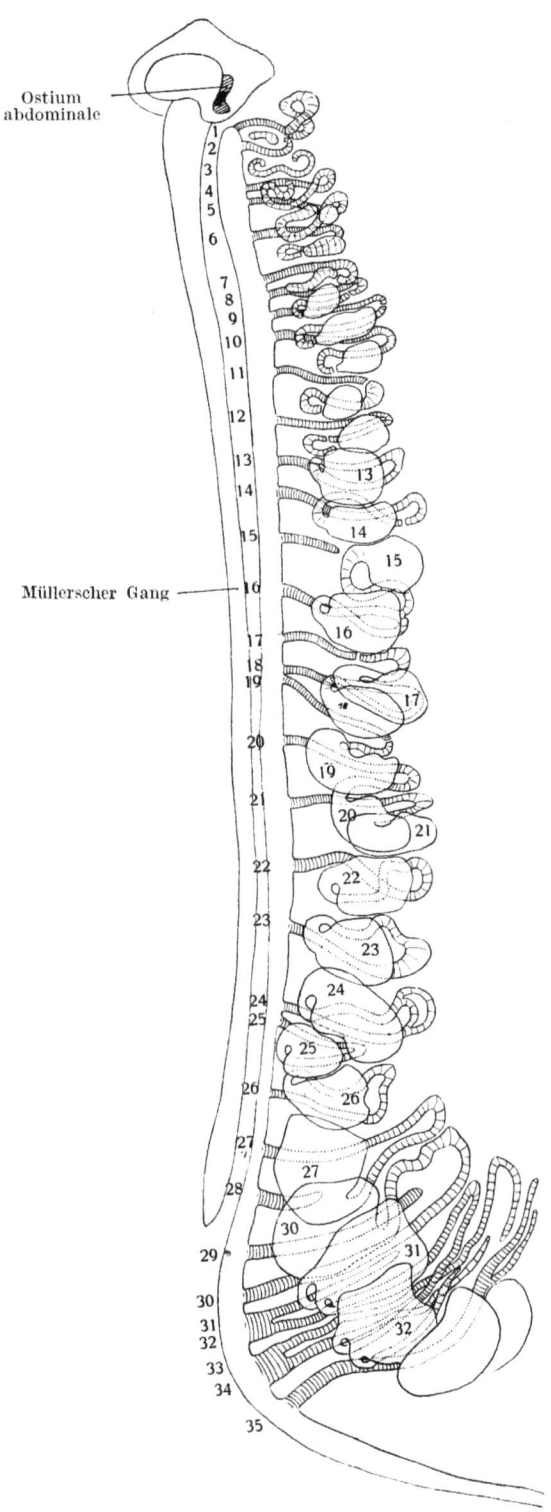

Abb. 13. Modell der rechten Urniere des Wolffschen und des Müllerschen Ganges eines menschlichen Embryos von 19,4 mm gr. L. (Embryo Ma. 2, Samml. Hochstetter, Wien). Die sämtlichen Urnierenkanälchen in den Thorakalsegmenten und einzelne in den Lumbalsegmenten zeigen Rückbildungserscheinungen. Die Kanälchen 1—12, also das vordere Drittel der vorhandenen, zeigen Fehlen des Malpighischen Körperchens oder dieses rudimentär und abgetrennt vom Tub. secretorius; alle 12 zeigen auch Unterbrechungen, entweder im Tub. secretorius oder zwischen Tub. secretorius und collectivus; die Tub. collectivi sind selten hohl, und wenn hohl, so sind die Lichtungen mit degenerierendem Epithel ausgefüllt. Kanälchen 33 besteht aus Tub. collectivus und einem Stück des secretorius, 34 und 35 nur aus Tub. collectivi. Über 35 liegen zwei große Malpighische Körperchen ohne jede Verbindung. Ebenso besteht Kanälchen 31 nur aus einem collectivus, ihm scheint ein Malpighisches Körperchen mit 2 Tub. secretorii zu entsprechen. Von den übrigen Kanälchen sind 14, 17, 18, 19 unterbrochen, 13, 14, 15, 16, 17, 19, 21, 23, 25 und 26 haben einen soliden Tub. collectivus, die Kanälchen 22 und 24 einen soliden secretorius; die T. collectivi 28, 29 und 31 stellen ureterenartige Gebilde dar; die Kanälchen 31, 32 und 33, 34 zeigen gemeinsame Mündung in den primären Harnleiter, 35 einen Nebensproß. Gut ausgebildet sind also nur die Kanälchen 20, 27, 30 und 32, letzteres mit 2 Tub. secretorii, deren einer bald blind endigt. Durch die Abknickung des primären Harnleiters am Ende der Urniere werden die Malpighischen Körperchen des 27. bis 34. (35.?) Kanälchens zu einer Gruppe zusammengedrängt, aus der später die Paragenitalis hervorgeht. Der Müllersche Gang ist noch gerade, er erreicht noch nicht die Abknickungsstelle des primären Harnleiters.
(Verkleinert nach dem Original von W. Felix.)

---

[1] Eine Knäuelung, wie sie Kollmanns Rekonstruktion eines Urnierenkanälchens von einem menschlichen Embryo von 10.2 mm L. aufweist, wurde nie wieder gefunden.

Die gesamte Urniere verläuft zuerst parallel der Medianebene, aber entsprechend der dorsalen Konvexität des Embryos dorsalkonvex gekrümmt. Die sehr großen Malpighischen Körperchen haben zunächst noch alle Platz. Mit zunehmender Entwicklung (schon bei 9,5 mm gr. L.) beeinflussen sie sich in ihrer Gestalt oder auch in der Lage. Die Schleife des Tubulus colletivus überragt schon häufig medial die Bowmansche Kapsel, auch das Endstück verläuft auf einer großen Strecke, namentlich am Hinterende, lateral vom Malpighischen Körperchen, um den primären Harnleiter zu erreichen. Weiterhin kommt es im caudalen Gebiet zu der Vereinigung von D. collectivi untereinander und zur Verschmelzung von mehreren Einmündungen in den Wolffschen Gang zu einer einzigen. Es hängt dies mit der Abwinkelung des primären Harnleiters in dieser Gegend zusammen (Abb. 13).

Durch diese Umbildungen am Hinterende wird die Scheidung der Urniere in zwei Teile offenbar, in den cranialen, der zum Geschlechtsabschnitt der Urniere, der **Regio epigenitalis** (W. Felix), und in den caudalen, der bei Tieren mit erhalten bleibender Urniere zum Drüsenabschnitt wird, bei den Amnioten ebenfalls zugrunde geht und die **Regio paragenitalis** (W. Felix) bildet. Aus der Regio epigenitalis entsteht das **Epoophoron** (beim Mann die Epididymis), aus der Regio paragenitalis das **Paroophoron** (beim Mann die Paradidymis).

b) Rückbildung der Urniere.

Sowie die Urniere ihre vordersten Kanälchen angelegt hat (im 6. Cervicalsegment beim Embryo von 5,3 mm gr. L.), beginnt auch schon ihre Rückbildung vom cranialen Ende her. Bei einem Embryo von 21 mm gr. L. liegt das kraniale Urnierenende bereits in Höhe des 1. Lumbalsegmentes. Zum Teil handelt es sich um ein Zusammendrängen der Urnierenkanälchen caudalwärts, ganz überwiegend aber handelt es sich nach W. Felix' Befunden um ein Zugrundegehen cranialer Urnierenbezirke. „Nach Segmenten berechnet würden die oberen fünf Sechstel der Urniere — — zurückgebildet und nur das caudale Sechstel, 1.—3. Lumbalsegment, das sind 3 Segmente, erhalten bleiben. Nach Kanälchen berechnet würden 37 zurückgebildet, bei 83 in maximo zur Entwicklung kommenden Kanälchen, also zwei Drittel aller Kanälchen, und 26, also ein Drittel, erhalten" (Felix 1911, S. 796). Auch der primäre Harnleiter wird, entsprechend den Urnierenkanälchen, von seinem cranialen Anfang ab völlig rückgebildet. Ob in der Zeit von 7 mm gr. L. des Embryos bis zu 19,4 mm gr. L. noch nachträglich Urnierenkanälchen neugebildet werden, ist zweifelhaft, doch nehmen H. v. Winiwarter (1910) und Felix (1911, S. 798) an, „daß nachgebildete Kanälchen durch Teilung und Sprossung aus den vorhandenen entstehen". Dafür kann Felix als wesentlich den Nachweis von als Ausstülpung vom primären Harnleiter aus entstehenden Urnierenureteren, die bei Gymnophionen und Vögeln für die nachentstandenen Kanälchen charakteristisch sind, bei einem menschlichen Embryo von 12,5 mm gr. L. (im 12. Thoracal- und 1. Lumbalsegment sechs sichere und zwei unsichere) und bei einem Embryo von 19,9 mm (drei sichere Urnierenureteren) anführen.

<small>Da die ersten ausgebildeten Glomeruli beim Menschen bei 7 mm Länge sich finden, die ersten allgemeinen Rückbildungserscheinungen bei 20 mm auftreten, so könnte seine Urniere wohl sezernieren, haben doch Nicolas und v. Winiwarter beim Menschen sekretorische Erscheinungen im Tub.</small>

secretorius (Rudimente von Bürstensäumen) und auch in dem Tub. intermedius beobachtet. Da aber die ersten Glomeruli der Nachniere erst bei einem über ein Drittel längeren, an Masse reichlich doppelt so großen Stadium, bei 30 mm, ausgebildet sind, so müßte der Massenzunahme eine Funktionsabnahme parallel gehen (Weber, 1897). Jedenfalls kann die Sekretionstätigkeit beim Menschen nicht erheblich sein; anders z. B. beim Schwein, bei dem erst bei 5 cm N.-St.-L. die Rückbildung des Organes beginnt, und bei dem die Sekretionstätigkeit der dicken Abschnitte mit ihrem hohen Epithel mit histologischen Methoden leicht nachgewiesen werden kann. Beim Menschen ist der Konnex von Mutter und Kind ein so inniger, daß es keine Bedenken hat anzunehmen, daß, wenn auch eine Sekretion der Urniere möglich wäre und stattfände, sie doch, wie auch für längere Zeit die der Nachniere, von dem werdenden Organismus ganz entbehrt werden könnte, wie denn auch ältere Feten ganz ohne Nieren bekannt geworden sind.

c) Bildung der Urogenitalfalte.

Das einzelne Urnierenkanälchen bildet ein S, dessen beide Schenkel dorsoventral übereinander stehen. Durch die Größe der Malpighischen Körperchen der Urniere, die auch beim Menschen recht erheblich ist, wird die Masse des Gebildes erheblich vergrößert. Dadurch ist es bedingt, daß mit ihrer Entwicklung die Urniere den Teil der Leibeshöhlenwand, hinter dem sie entsteht, ventral vordrängt. So entstehen zu beiden Seiten der Mittelebene zwei Falten, die dieser parallel verlaufen.

Ursprünglich trägt die Leibeshöhle dorsal eine Kante, welche der Ursprungsgegend der Ursegmentstiele entspricht (Abb. 14). Vom Kopfende her wird die Leibeshöhle dorsalwärts erweitert durch eine mediale, zur Abgrenzung des dorsalen Mesenteriums, und eine zweite laterale Falte, die zwischen sich die dorsale Leibeshöhlenwand begreifen (Abb. 15). Dieses Gebiet wird durch die Urniere und die Vena cardinalis posterior in die Leibeshöhle vorgedrängt

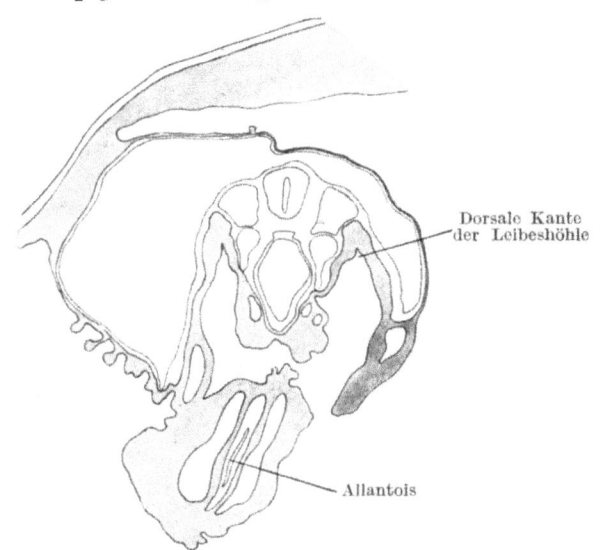

Abb. 14. Querschnitt eines menschlichen Embryos von 2,6 mm gr. L. und 13—14 Ursegmentpaaren, in der Höhe des 13. Ursegmentes (Embryo Pfannenstiel III). Parietales und viscerales Blatt des Mesoderms stoßen dorsal unter spitzem Winkel zusammen, dem Schnittbild der dorsalen Kante; eine dorsale Leibeswand ist noch nicht vorhanden. (Nach dem Original von W. Felix.)

und bildet dann zunächst einen breiten Wulst (Abb. 16), der im 4. Cervicalsegment beginnt und allmählich sich caudalwärts ausdehnt, um schließlich bis zum 5. Lumbalsegment zu reichen. Bevor die hintersten Teile gebildet werden, sind die vordersten — entsprechend der Rückbildung der Urniere — wieder verschwunden. Beim Embryo von 9,5 mm gr. L. erreicht die Vorwulstung der Urogenitalfalte zuerst das 4. Lumbalsegment, und bei 26 mm gr. L. ist der craniale Teil bis zum 1. Lumbalsegment rückgebildet. Bei älteren Embryonen erscheint sie dadurch auf das 3.—5., schließlich das 4.—5. Lumbalsegment beschränkt, daß das Wirbelgebiet rascher in die Länge wächst als die Urogenitalfalte. Sie wird von erheblich höherem Epithel überzogen als die übrige Cölomwand. Über dem Wolffschen, später über dem Müllerschen Gange ist das Cölomepithel noch höher (Bornhaupt, Nagel).

382　　　A. Spuler, Entwicklungsgeschichte des weiblichen Genitalapparates.

Die laterale Leibeshöhlenfalte dringt gegen die Körpermitte vor und löst damit das Urnierenblastem von der Rumpfwand los. Die Gegend des Wolffschen Ganges bildet auf der lateralen Seite eine Leiste (Abb. 17). Auf der medialen Seite kommt es im Anschluß an die mediale Leibeshöhlenkante zur Entwicklung der Geschlechtsleiste, die durch ihre Verdickung die Malpighischen Körperchen lateralwärts und vor allem dorsalwärts verdrängt. Durch eine sich allmählich

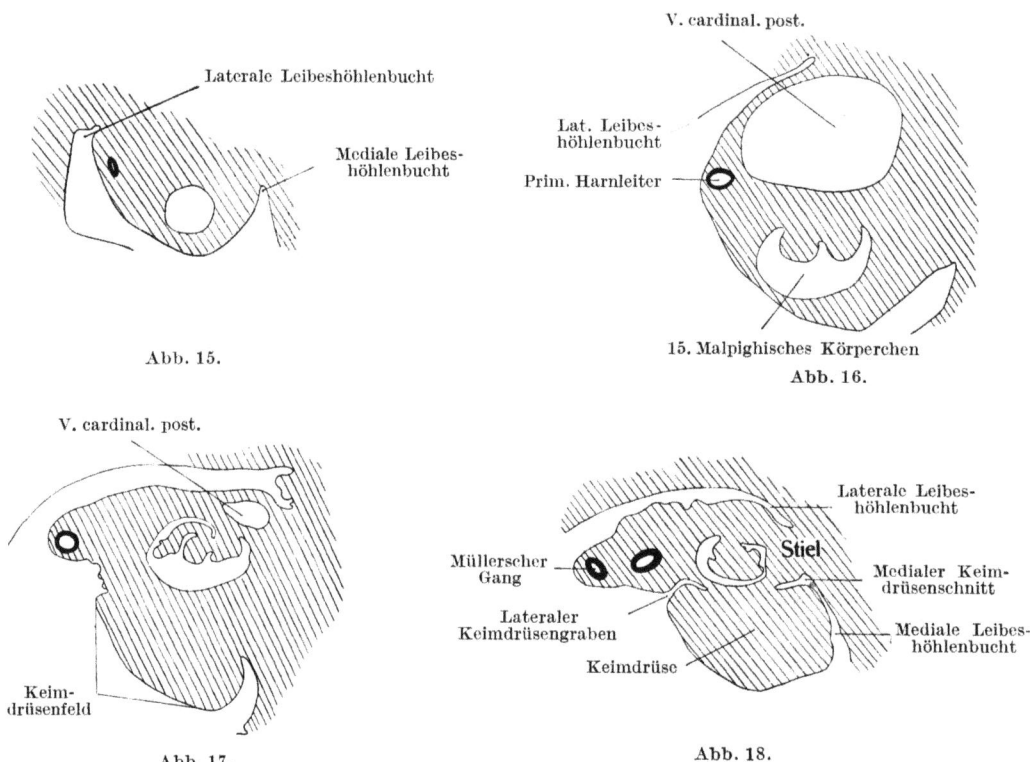

Abb. 15. Urogenitalfalte mit primärer Kuppe. Querschnitt der Mittelplatte eines menschlichen Embryos von 4,9 mm N.-L., in Höhe des 17. Ursegmentes (Embryo 137, G. 31, Samml. des anatom.-biolog. Institutes Berlin). Die dorsale Leibeswand wird durch die Urniere in die Leibeshöhle vorgestülpt, wodurch die Plica urogenitalis entsteht. Diese scheidet eine mediale und eine laterale Bucht der Leibeshöhle. Primärer Harnleiter dick schwarz, Malpighisches Körperchen ausgespart dargestellt, wie auch in den folgenden Abbildungen.

Abb. 16. Querschnitt der Urogenitalfalte eines menschlichen Embryos von 7 mm gr. L., in Höhe zwischen 13. und 14. Rumpfsegment (Embryo Chr. I, Samml. Prof. Hochstetter, Wien). Durch die in ihr liegende Vena cardinalis posterior wird die Urogenitalfalte vergrößert; die laterale Leibeshöhlenbucht dringt tief, dorsomedialwärts gerichtet, vor, so daß die Basis der Falte schräg verläuft und das Malpighische Körperchen bestimmt, wie in der vorigen Abbildung die Lage der Faltenkuppe; über dem primären Harnleiter ist eine neue Kuppe entstanden.

Abb. 17. Querschnitt der Urogenitalfalte eines menschlichen Embryos von 12,5 mm gr. L., in Höhe zwischen 18. und 19. Rumpfsegment (Embryo Ma. 1, Samml. Prof. Hochstetter, Wien). Die laterale Leibeshöhlenbucht ist weit medialwärts vorgedrungen, wodurch die Basis der Urogenitalfalte fast sagittal verläuft, ihre Kuppe wird durch die Vorwölbung über dem primären Harnleiter gebildet, so daß sie eine dorsale und eine ventrale Fläche aufweist. Fast im ganzen Bereich der ventralen Fläche ist die Keimdrüse angelegt und hat durch ihr dorsalwärts gerichtetes Wachstum das Malpighische Körperchen dorsalwärts gedrängt. Durch eine Furche zwischen primärem Harnleiter und Keimdrüsenfeldrand wird dieses isoliert, und der primäre Harnleiter erscheint im Querschnittsbild zungenförmig lateralwärts vorgeschoben.

Abb. 18. Querschnitt der Urogenitalfalte eines menschlichen Embryos von 19,4 mm Sch.-St.-L., zwischen 21. und 22. Spinalganglion (Embryo Ma. II, Samml. Prof. Hochstetter, Wien). Die mediale Leibeshöhlenbucht ist dorsal- und etwas lateralwärts vorgedrungen, hat dadurch die Basis der Urogenitalfalte zum Faltenstiel verschmälert. Zwei Gräben schneiden die Keimdrüse aus der Urogenitalfalte heraus, wodurch diese in Plica genitalis und Plica mesonephridica gesondert wird. Durch Hineinwachsen des Müllerschen Ganges ist die Urogenitalfalte lateralwärts verbreitert. (Abb. 15—18 nach den Originalen von W. Felix.)

vertiefende Falte wird die Genitalleiste, abgesehen von ihrem Vorder- und Hinterende, von dem die Urnierenkanälchen sowie den Wolffschen und dann auch den Müllerschen Gang enthaltenden Drüsenteil abgesetzt. Diese Falte (lateraler Keimdrüsengraben von Felix) dehnt sich weiterhin medialwärts, die mediale Leibeshöhlenfalte (medialer Keimdrüsengraben) lateralwärts aus und dadurch wird die Geschlechtsdrüse, abgesehen vom cranialsten Ende, bis auf eine dünne Platte, das Mesogenitale, das Mesovarium (beim Mann das Mesorchium), isoliert: Abb. 18. Auf ihrer medioventralen Seite wird die Urogenitalfalte geteilt in eine medial liegende Genitalfalte (Plica genitalis) und eine laterale Urnierenfalte (Plica mesonephridica).

Durch das weitere Vordringen der lateralen Cölomfalte wird der Komplex so weit von der Rumpfwand isoliert, daß nur ein dünnes, nicht unerheblich sich verlängerndes

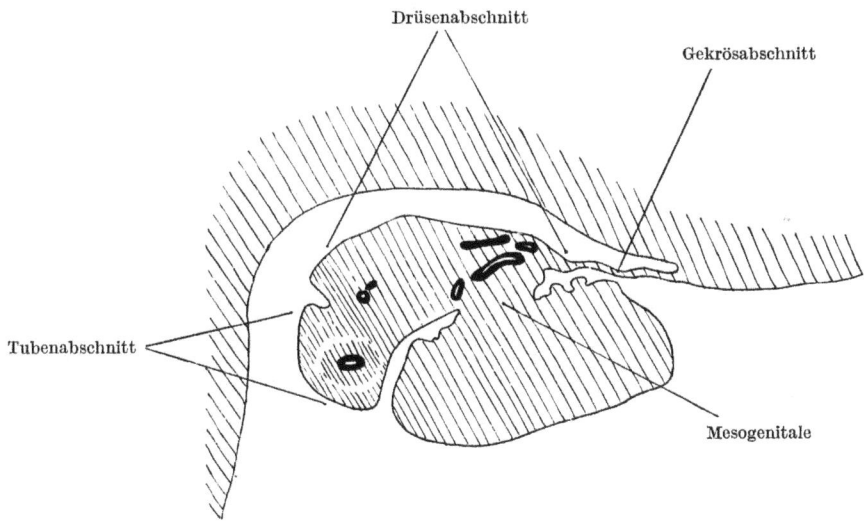

Abb. 19. Querschnitt der Urogenitalfalte eines menschlichen Embryos von 50 mm K.-F.-L. (Embryo 272 der Samml. R. Meyer, Berlin). Sie wird durch eine neue, dorsolaterale Furche, sowie durch die Verdünnung des medialen, basalen Abschnittes zum Urnierengekröse in drei Abteilungen gesondert: den Tubenabschnitt mit dem Müllerschen Gange, den Drüsenabschnitt mit primärem Harnleiter und Urnierenkanälchen und den Gekrösabschnitt. Die Urnierenfalte legt sich lateralwärts der Keimdrüsenfalte an. (Nach dem Originale von W. Felix.)

Urnierengekröse denselben an seiner medialen Seite mit der Bauchhöhlenwand verbindet (Abb. 19).

Das ungeteilte Vorderende der Urogenitalfalte ist mit der Zwerchfellanlage verbunden durch das „Zwerchfellband der Urniere" (Koelliker), das durch örtliche stärkere Mesenchymbildung entsteht. Am Hinterende fehlen die Urnierenbestandteile und die Verlängerungen der Urnierenwülste enthalten dann nur noch den primären Harnleiter, in späterer Zeit dazu den Müllerschen Gang.

Nach der Entstehung des Müllerschen Ganges wird der ihn enthaltende Abschnitt des Urnierenwulstes regelmäßig (Felix, 1911) durch eine dorsolaterale Falte abgegrenzt, doch kommen auch ventrale Abgrenzungen zur Beobachtung. Es tritt nach Felix (1911, S. 768/769) dabei ein Geschlechtsunterschied auf, indem „bei dem weiblichen Embryo der Tubenabschnitt nur den Müllerschen Gang enthält, beim männlichen Embryo Müllerschen Gang und [primären] Harnleiter, doch kommt beim [Manne] sehr häufig eine sekundäre Falte vor, welche den Tubenabschnitt noch in einen Abschnitt für den Müllerschen Gang und einen Abschnitt für den Harnleiter zerlegt". Die von höherem Epithel überzogene Tubenfalte (v. Mihalkovics, 1885) fand sich schon bei einem Embryo von 13 mm gr. L. deutlich abgegrenzt.

Anfangs liegen die beiden Urogenitalfalten parallel zur Medianebene nahe beieinander; ihre nur den Wolffschen Gang enthaltende hinterste Partie weicht aber schon frühzeitig etwas nach innen ab und zieht im Bogen ventralwärts zur seitlichen Kloakenwand. Mit der Entwicklung der medial von ihr gelegenen Nebennieren, dann auch der Nachnieren, werden die Urnierenwülste im Bereich dieser Organe lateralwärts abgedrängt und mehr und mehr schräg gestellt, wobei es zur Verlängerung des zu einem dünnen Blatt werdenden Urnierengekröses kommt. Bei dieser Drehung des oberen Urogenitalfaltenendes macht sich auf der linken Seite ein Einfluß des sich zusammen mit der Milz nach links entwickelnden (sich „drehenden") Magens geltend, wodurch im Extrem die Abknickung des lateralwärts verschobenen Teiles der Urogenitalfalte, indem dieser horizontal zu liegen kommt, verschwinden kann (Felix).

Durch die Seitwärtsverschiebung kommt der Ursprung der Urogenitalfalte im sich stark verschmälernden hinteren Bauchhöhlenende weiter lateralwärts zu liegen.

Die ursprünglich an der seitlichen Kloakenwand mündenden Wolffschen Gänge rücken auf deren Hinterseite und nahe aneinander, dadurch verschmelzen die beiden Falten, in denen sie liegen, dem Beckenboden entlang in der Medianen, und diese Verschmelzung dringt cranialwärts vor, wobei natürlich die Gänge einander parallel gerichtet werden. Dadurch entsteht ein vertikal gestellter hinterster Abschnitt der Gänge, dessen zu einem frontalen Septum verschmolzene Falten von der seitlichen Leibeswand ihren Ursprung nehmen. Nachdem zwischen die primären Harnleiter die Müllerschen Gänge hinein- und hinuntergewachsen sind, stellt das Gebilde den „Genitalstrang" (Thiersch, 1862), die Plica genitalis dar.

Dieser, wie schon gesagt, vertikal gestellte Abschnitt wird mit dem unteren Ende des lateralwärts verschobenen oberen Abschnittes durch einen annähernd horizontal verlaufenden Teil verbunden. Die Abgangsstelle des horizontalen Abschnittes der Genital- bzw. der Urogenitalfalte von der Leibeswand weicht nach oben, entsprechend der quergerichteten Erweiterung der Leibeshöhle, mehr und mehr auseinander und kommt dabei mehr und mehr hinter die Gänge und schließlich hinter und medial von den Gängen zu liegen. Während beim weiblichen Embryo dies so entstandene frontale Septum von der Blasenanlage getrennt in die Höhe wächst, also von Anfang an ein Cavum vesicouterinum, zuerst in Gestalt einer Spalte, in Erscheinung tritt, erfolgt nach W. Felix beim männlichen von vornherein eine Verwachsung mit der Blase, so daß nur der oberste Teil des Septums frei bleibt. Dagegen fand A. Szenes (1924) an dem großen Hochstetterschen Serienmaterial, daß das Cavum vesico-genitale, bzw. seine „Fissura genitalis", „bei männlichen Embryonen (von 43,3—27 mm) seichter ist als bei gleich alten weiblichen, — daß ihre Tiefe in jüngeren Entwicklungsstadien (26—24 mm) bei beiden Geschlechtern ungefähr gleich groß ist und — daß sie schließlich bei noch jüngeren Embryonen beider Geschlechter gänzlich fehlt." Diese Verhältnisse beruhen auf der stärkeren Zunahme des Mesenchyms der Müllerschen Gänge im weiblichen Geschlecht.

Schließlich ist noch festzustellen, daß die Abknickungsgegend zwischen oberem vertikalem und horizontalem Abschnitt durch die von der Bauchwand zur Plica mesonephridica ziehende Plica inguinalis fixiert wird.

Diese Falte, die Anlage des Lig. uteri rotundum, fand Felix schon bei einem Embryo von 13 mm gr. L. in Form einer knopfförmigen Wucherung an der Knickungsstelle der Urogenitalfalte angelegt. Sie erreicht sehr bald die ventrale Bauchwand, und zwar ziemlich weit lateral, an der dort entstandenen „Crista inguinalis" (Felix). Diese wird später, mit der Verlagerung der Anlage des M. rectus abdominis, medianwärts und zugleich, durch die Aufrichtung der Bauchwand zwischen Genitalhöcker und dem ventralen Umfang des sich verhältnismäßig verkleinernden Nabelstranganasatzes, cranialwärts verschoben. Die Plica inguinalis geht nach der Gliederung der Plica mesonephridica von deren lateraler Abteilung, dem Tubenabschnitt, aus.

C. Entwicklung der Müllerschen Gänge.

Zur Zeit der Anlage der Müllerschen Gänge befindet sich das entsprechende Urnierengebiet in Rückbildung, wodurch die laterale Leiste über dem Wolffschen Gange zur von erhöhtem, zylindrischem, eventuell sogar geschichtetem Epithel überzogenen Kuppe der Kante des schmächtig gewordenen cranialen Teils der Urogenitalfalte wird. Die Entstehung der Müllerschen Gänge der Amnioten hat zuerst Th. Bornhaupt (1867) nachgewiesen[1]. Bei menschlichen Embryonen werden sie, nach His, frühestens bei 7—7,5 mm L. angelegt. Die erste Anlage, als umschriebene Epithelverdickung, als „Trichterfeld", fand Felix in Höhe des dritten Thoracalsegmentes bei einem Embryo von 10 mm gr. L. Dieses Feld erstreckte sich bei 11 mm gr. L. noch über das vierte Thoracalsegment, und auf ihm fand sich auf der lateralen Seite, medianwärts gerichtet, eine tiefe Rinne (Abb. 20). Ihr tieferer hinterer Teil wird dadurch von der Oberfläche abgeschnürt, „daß die ventrale Lippe gegen die dorsale Lippe emporwächst und mit ihr verschmilzt" (Felix, 1911, S. 889), worauf das Epithel durchbricht. Der Müllersche Gang besteht also jetzt aus einer trichterförmigen Öffnung, dem Ostium abdominale tubae, und einer sich caudal anschließenden Spitze, die sich zwischen das hier verdickte Cölomepithel und den Wolffschen Gang einschiebt. Schon von Waldeyer (1870), Henning (1873), Kollmann (1882) wurden mehrere Öffnungen am abdominalen Tubenende beobachtet. Neuerdings wurde das Vorkommen

---

[1] Bornhaupt sagt von Hühnerembryonen des 6. Bebrütungstages (l. c. S. 38): „Bevor die Verwachsung dieses Fortsatzes [der Anlage des Zwerchfellbandes der Urniere] mit dem Zwergfelle stattgefunden hat, bildet das verdickte Peritonealepithel, einwärts von dem sich entwickelnden Zwerchfellbande an der unteren Fläche des Wolffschen Körpers eine tiefe Falte (cf. Taf. I, Fig. 14 und 15), welche sich eine gute Strecke nach hinten fortsetzt. Die durch diese Falte gebildete Rinne läuft nach hinten in ein trichterförmige, sehr enge Höhle aus, deren Wandungen mit dem die Falten bildenden Theilen des Peritonealüberzuges innig zusammenhängt. Die Rinne führt demnach nach hinten in die Lichtung eines blind endenden Canals. Derselbe liegt zwischen der äußeren Wand des Wolff'schen Ganges und dem Peritonealepithele (cf. Taf. I, Fig. 16 und 17). Indem nun die [solide, wie Bornhaupt auf S. 39 betont] Spitze der Wand dieses Canales nach hinten weiter wuchert, drängt sie im Laufe des 6. und 7. Tages immer längere Strecken des Wolff'schen Ganges vom Peritonealüberzuge ab, wobei die Höhle langsamer folgt. Dadurch, daß das Peritonealepithel vom Wolff'schen Gange abgehoben wird, bildet sich an der äußeren Wand des Wolff'schen Ganges eine vorspringende Leiste, an der das Peritonealepithel gleichfalls bedeutend verdickt ist (cf. Taf. III, Fig. 20)."

von 2—4 Nebentrichtern, dorsal und ventral vom Beckenanfang, als normal festgestellt, aber nur bei weiblichen Embryonen. Sie durchlaufen die gleiche Entwicklung wie der Haupttrichter und verbinden sich durch ihre losgelösten Spitzen mit diesem und werden hohl. Dadurch wird das Gebiet um den Rand des Haupttrichters zerspalten, wodurch die Fimbrien des Ostium abdominale angelegt werden. Sie werden bei Embryonen von gegen 30 mm L. durch Aufwulstung deutlich.

Weiter caudal als die Nebentrichter finden sich, wie es scheint nur bei weiblichen Embryonen, aber nicht regelmäßig, bis zu vier, als Nebentuben bezeichnete Einsenkungen, welche, nach meist kurzem Verlauf, blind endigen, also den Müllerschen Gang nicht erreichen. Durch abdominalen Verschluß und Herausschälung einer solchen Nebentube mit umgebendem Mesenchym entsteht die Morgagnische Hydatide (Appendix vesiculosa), die übrigen verschwinden normalerweise im Laufe der Entwicklung.

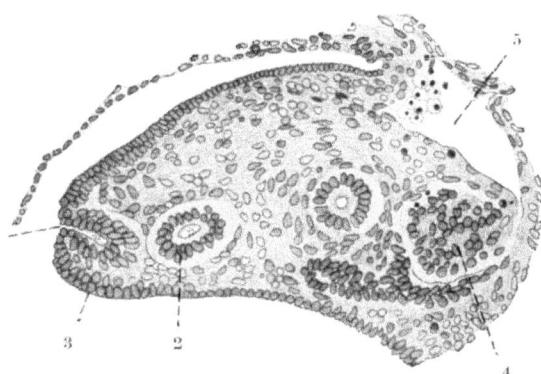

Abb. 20. Querschnitt durch das proximale Ende des Wolffschen Körpers eines 12 mm langen menschlichen Embryos. 1 Ursprungstrichter des Müllerschen Ganges, 2 Wolffscher Gang, 3 verdicktes Cölomepithel an der ventro-lateralen Kante der Urogenitalfalte, 4 Glomerulus der Urniere, 5 Vena card. post. (Nach W. Nagel.)

Das solide Endstück der Anlage des Müllerschen Ganges wendet sich gegen den primären Harnleiter (Wolffschen Gang) und wächst dann dem Wolffschen Gang, ihn als Leiter benützend (Nagel), entlang, wobei es ihn eindrücken kann, so daß es in einer Rinne desselben getroffen wird (Abb. 21). Aber stets lassen sich seine Zellen von denen des Wolffschen Ganges scharf abgrenzen, natürlich auch von dem meist weiter entfernten und durch Mesenchym von ihm getrennten Cölomepithel. Das Wachstum erfolgt also durch Vermehrung des ursprünglich als Trichter vom Cölomepithel aus angelegten Materials. In der soliden, häufig verdickten Wachstumsspitze[1] sind die Zellen polyedrisch und zeigen in der äußeren Schicht keine Anordnung zu einer radiär zur Peripherie gestellten Zellenlage. Sowie aber die Lichtung, die der kurz bleibenden, soliden Wachstumsspitze anfangs rasch folgt, in die neugebildete Strecke vordringt, ordnen sich die Zellen zu einer Cylinderepithellage mit deutlicher Lichtung (Abb. 22). Entsprechend seinem Weiterwachsen verwandelt sich also der Müllersche Gang in ein von oft recht hohem Cylinderepithel ausgekleidetes Rohr.

Das Auswachsen erfolgt rasch und führt zu einer raschen Längenzunahme des Ganges, bis er beim Embryo von 17 mm Länge den zweiten Lumbalwirbel erreicht, dann aber nimmt seine Länge nur langsam zu, bedingt durch das rasche Hinabsteigen des Ostium abdominale. Felix (1911, S. 891) führt dies auf drei Ursachen zurück: Erstens wächst der Anfangsteil des Müllerschen Ganges nicht mehr (oder wohl nur wenig) in die Länge, der gesamte Embryo aber tut dies sehr energisch; zweitens muß der mit ihm zusammenhängende Tubenanfang dem Zwerchfellband der Urniere folgen, drittens wandelt sich durch Schwund von Urniere und cranialem Teil der Keimdrüse der Urogenitalwulst in eine schlaffe

---

[1] Auch bei der Katze traf ich sie verdickt.

Falte um, an der sich die Tube schlängelt und damit ihr craniales Ende tiefer lagern kann. Dieses überragt aber stets den cranialen Eierstockspol.

Als Zeit der ersten Anlage des Müllerschen Ganges werden recht verschiedene Stadien angegeben, so 7—7,5 mm L. von His, 8—14 mm von H. Meyer (1890), Tourneux (1892), Nagel (1894), Felix (1906, 1911). Vollendung der Trichterbildung wurde bei 12 mm N.-L. von Mc Callum (1902) gefunden, dagegen noch die primitive Rinne bei 16 mm gr. L. von Bierfreund (1889). Beim Schwein fand F. Keibel (1897) die erste Anlage zwischen 12,4 und 19,4 mm gr. L.

Nach den vorliegenden Angaben schwankt der Zeitpunkt, in dem der Müllersche Gang angelegt wird, erheblich; stets ist die Urniere schon stark entwickelt, eine Geschlechtsdifferenzierung aber noch nicht wahrnehmbar.

Der Müllersche Gang liegt in seinen zuerst entstandenen Teilen cölomwärts und lateral vom primären

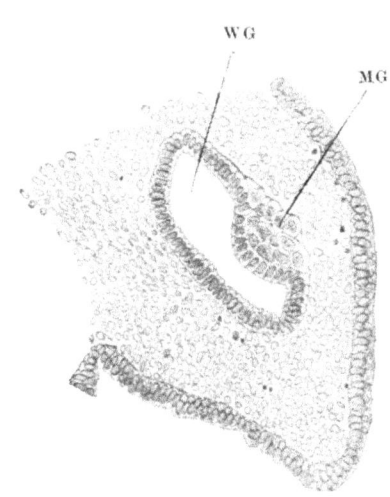
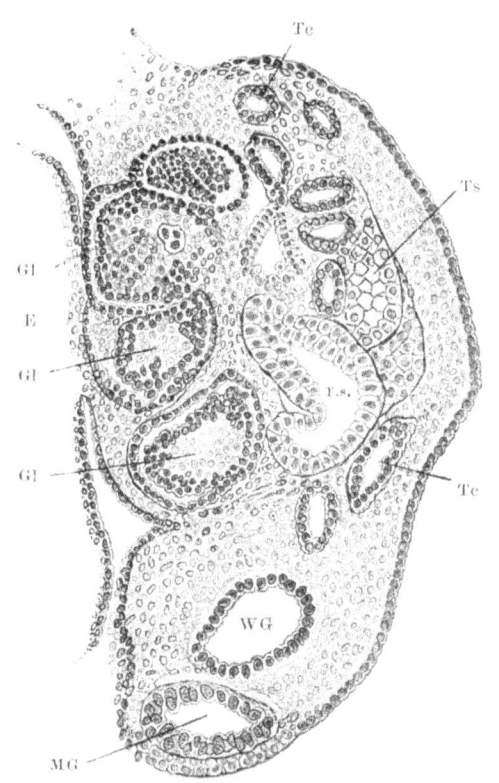

Abb. 21. Querschnitt durch die ventrolaterale Kante der Urniere eines menschlichen Embryos von 22 mm L. Sie wird von hohem Epithel überzogen. Die solide Spitze des Müllerschen Ganges, MG, hat die laterale Wand des Wolffschen Ganges, WG, eingebuchtet. (Nach W. Nagel.)

Abb. 22. Querschnitt durch die Urniere und den Müllerschen Gang eines menschlichen Embryos von 20 mm L. E Ansatzstelle der Keimdrüse, Gl Glomeruli, Tc Tubuli collectivi, Ts Tubuli secretorii, MG Müllerscher Gang, WG Wolffscher Gang. Der Müllersche Gang ist von dem erhöhten Peritonealepithel scharf abgegrenzt, seine Zellen bilden ein Cylinderepithel. (Nach W. Nagel.)

Harnleiter und wölbt, von Mesenchym umgeben, die Urnierenoberfläche zu der von erhöhtem, zylindrischem Epithel überzogenen Tubenfalte (v. Mihalkovics, 1885) vor. Diese gelangt in ihrem Verlauf nach abwärts von der lateralen Seite des Urnierenwulstes auf dessen ventrale Kante (Abb. 23 A, rechts), und dann weiter nach innen, um im Bereich des Beckens medianwärts vorzuragen (Abb. 23 B). Dies ist bedingt durch den Weg der Müllerschen Gänge, die, an der Knickungsstelle der Urogenitalfalte angekommen, ventral vor die primären Harnleiter gelangen, dann dem horizontalen Abschnitt derselben entlang sich zu der nunmehr vorläufig abgeschlossenen Verwachsungszone, dem Genitalstrang, begeben und dort zwischen die Wolffschen Gänge zu liegen kommen (Abb. 23 C).

Mit der Verengerung der Bauchhöhle im unteren Bereich des großen Beckens gelangt die Urogenitalfalte weiter nach vorn und wendet sich aus einer mehr sagittalen in die Frontalebene; noch bis ins große Becken verschmelzen die beiden Falten, wie oben schon ausgeführt wurde, sich frontal einander nähernd, miteinander, so daß sie das frontal

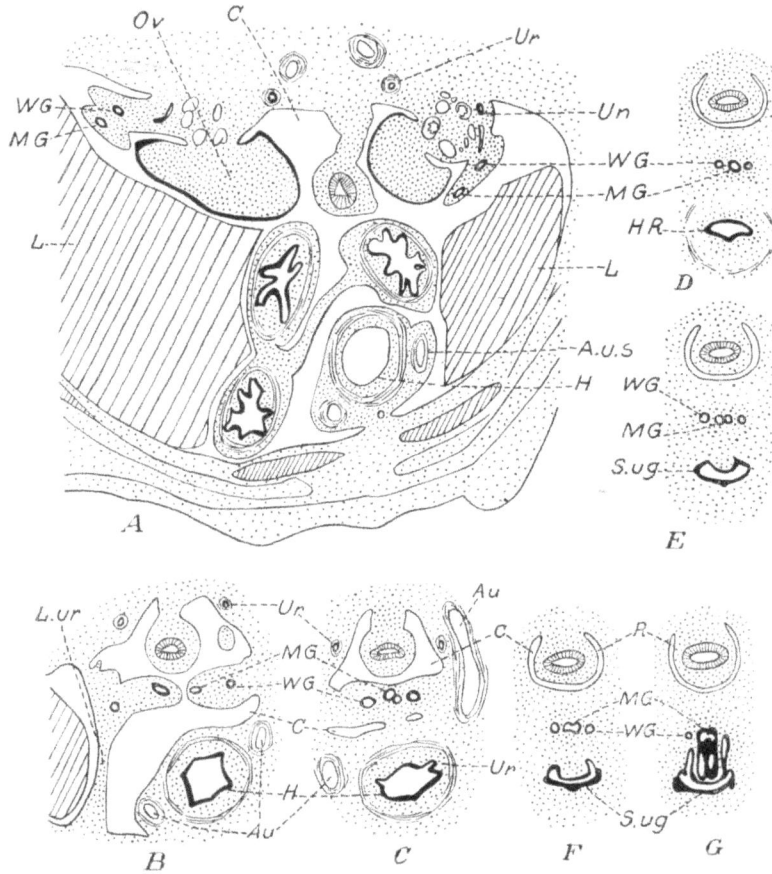

Abb. 23. A—G. Querschnitte durch die Urogenitalfalten und den Geschlechtsstrang eines menschlichen Embryos von 29 mm Sch.-St.-L. (Embryo Lo. von 25 mm N.-L., 29 mm Sch.-St.-L. der Samml. W. His, Leipzig.) Querschnitte aus dem in Abb. 24 dargestellten Modell von F. Keibel. A der cranialste Schnitt des Modells, das caudale Urnierenende noch getroffen, der Müllersche Gang links nach ventrolateralwärts, rechts schon ventromedialwärts vom Wolffschen Gange; dorsal und links von der Harnblase liegen Darmquerschnitte; in B sind die frontal gerichteten Urogenitalfalten einander genähert; in C miteinander und teilweise auch mit der dorsalen Harnblasenwand verschmolzen, die Lichtungen der einander berührenden, schräg zueinander gelagerten Müllerschen Gänge noch getrennt. In D sind die Lichtungen der Müllerschen Gänge verschmolzen, das Cölom um das Rectum, wie auch auf den folgenden Abbildungen ein schmaler Spaltraum. Bei E sind die Müllerschen Gänge nochmals, auf eine ganz kurze Strecke, voneinander getrennt, bei F ihre Lichtungen wieder vereinigt. Der in G dargestellte Schnitt geht durch den ventralwärts abgewickelten Endteil der Müllerschen Gänge und trifft diese ungefähr im Längsschnitt, ihre Lichtungen sind hier wieder getrennt, ebenso die Wölbungen der Enden, welche die dorsale Wand des Sinus urogenitalis zum Müllerschen Hügel vorbuchten; seitlich von ihnen die Endteile der Wolffschen Gänge in den Sinus urogenitalis mündend. A u Arteria umbilicalis, A.u.s Arteria umbilicalis sinistra, C Leibeshöhle, H Harnblase, HR Harnröhre, L Leber, L. ur Ligamentum uteri rotundum, MG Müllerscher Gang, Ov Ovarium, R Rectum (die Hinweisstriche zu kurz), S. ug Sinus urogenitalis, Un Urniere, Ur Ureter, WG Wolffscher Gang. (Nach Keibel.)

gestellte Septum urogenitale, die Anlage der Ligamenta lata (im weiteren Sinne), bilden. Sind die Müllerschen Gänge am Septum urogenitale angelangt, so schwenken sie schwanzwärts ab und wachsen, nun auffallend schnell, durch es hindurch und sind, wie die Wolffschen Gänge, aber stärker, dorsocaudal ausgebogen, knicken sich dann ventralwärts um (Abb. 24) und erreichen zwischen den primären Harnleitern die dorsale Wand des Sinus urogenitalis, diesen vorwölbend zum Müllerschen Hügel (Abb. 23 G).

Nach Felix (1911, S. 892) erreicht der linke Müllersche Gang die Wand des Sinus urogenitalis frühestens bei 21 mm gr. L., der rechte ihn aber erst bei 28,5 gr. L. Sie werden, oft, solange sie noch getrennt sind, speziell im männlichen Geschlecht, bis in das Ende mit der Lichtung versehen. Ihrer Verschmelzung geht eine Aneinanderlagerung der nun weiter von den Wolffschen Gängen entfernten Müllerschen Gänge voraus.

Über das Wachstum des Müllerschen Ganges und seine Lage zu den Rumpfsegmenten gibt die folgende Tabelle von Felix (1911, S. 890) Auskunft.

Das untere Ende der Müllerschen Gänge liegt entweder in gleicher Höhe mit dem des primären Harnleiters oder etwas caudal von ihm; dabei ist im Auge zu behalten, daß die Mündungen der primären Harnleiter sagittale Schlitze darstellen und daß diese in dieser Zeit sich als Rinnen (Streifen) mit ihrem charakteristischen Epithel abwärts in der Kloakenwand fortsetzen können, eine Folge des weiteren Emporsteigens ihrer Mündungsstelle. Einen Durchbruch des Lumens des Müllerschen Ganges in das Lumen

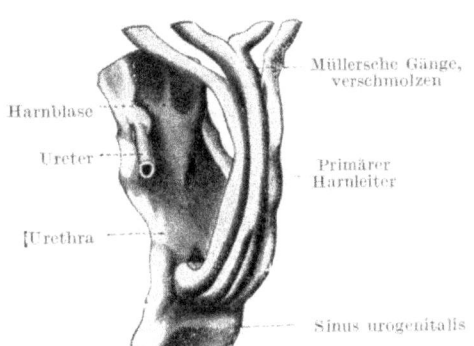

Abb. 24. Epithelmodell des Genitalstranges eines weiblichen menschlichen Embryos von 29 mm Sch.-St.-L. (Embryo Lo. der Samml. His, Leipzig.) Die dorsalwärts konvexen Müllerschen Gänge sind teilweise verschmolzen, die noch getrennten caudalen Endstücke sind ventralwärts abgeknickt. Die Abb. 23 zeigt Querschnittsbilder dieses Embryos, Abb. 23 A den kranialsten Schnitt des Modells. (Verkleinert nach Keibel.)

Tabelle über das Wachstum der Müllerschen Gänge.
Th = Thoracal-, L = Lumbal-, S = Sacralsegment.

Länge des Embryo mm	Rechts		Links		Rechts absol. Länge in Mikren	Links absol. Länge in Mikren
	Anfang	Ende	Anfang	Ende		
12,5	7. Th.	8. Th.	—	—	330	—
13	9. „	11./12. „	8./9. Th.	11. Th.	—	—
13,5	9. „	11./12. „	11. „	1. L.	990	1035
14,75	—	—	10. „	1. „	—	—
17	10./11. „	2. „	10./11. „	2. „	1440	1220
18	10. „	2. „	10./11. „	2. „	1420	1270
19,4	11./12. „	3. „	—	—	1785	—
21	1. L.	1. S.	1. L.	1. S.	1560	1740
22	12. Th.	—	—	—	—	—
28,5	2. L.	Müllerscher Hügel	—	—	—	—
30	2./3. „	„	3. „	Müllerscher Hügel	—	—
35	2./3. „	„	4./5. „	„	—	—
50	4. „	„	5. „	„	—	—
60	4. „	„	5. „	„	—	—
70	1. S.	„	—	„	—	—

des Sinus urogenitalis fand ich in diesem Stadium der Entwicklung bei keiner Tierart (Carnivoren, Nager, Paarhufer), wohl aber kann es zur Dehiszenz der epithelialen Wand kommen, aber dies Loch bleibt durch das dann schon gewucherte Epithel des Sinus urogenitalis geschlossen; bei Meerschweinchen von 30 d. 6 h. p. coit. habe ich dies wiederholt beobachtet, Abb. 25. Sehr ähnliche Verhältnisse zeigt für einen menschlichen Embryo die in Abb. 26 wiedergegebene Fig. 6 von W. Nagel (1891); es ist jedoch das offene Ende der vereinigten Müllerschen Gänge durch das gewucherte Epithel des Sinus urogenitalis weiter von der Sinuslichtung entfernt.

Die Müllerschen Gänge können im Genitalstrang schräg zu einander gelagert sein oder auch so, daß der eine erst weiter dorsal, caudalwärts mehr ventral von dem

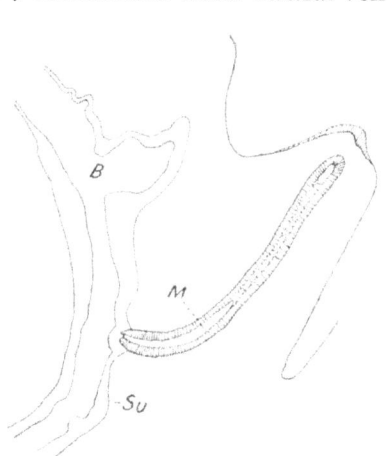
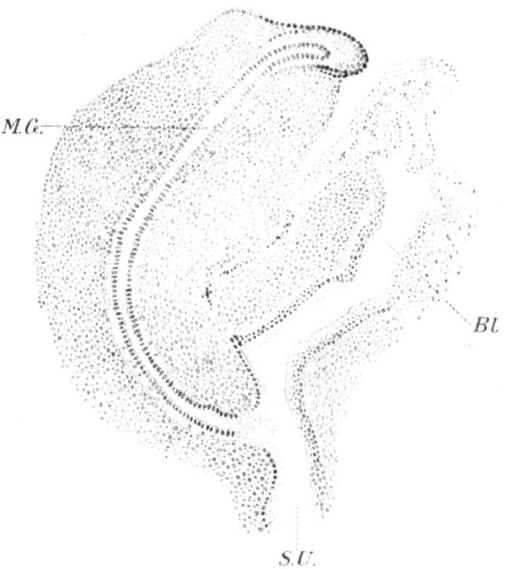

Abb. 25.   Abb. 26.
Abb. 25. Sagittalschnitt durch einen Meerschweinchenembryo von 30 Tagen 6 Stunden post coitum. Mündung der verschmolzenen Müllerschen Gänge, durch das Epithel des Sinus urogenitalis verschlossen. B Harnblase; M Müllerscher Gang; Su Sinus urogenitalis. (Nach einem Präparat von A. Fleischmann.)
Abb. 26. Sagittalschnitt durch Geschlechtsstrang und Sinus urogenitalis eines männlichen menschlichen Embryos von 5,5 cm R. L. mit außergewöhnlich starker Ausbildung der vereinigten Müllerschen Gänge. Die Öffnung des Müllerschen Ganges wird durch eine zapfenförmige Wucherung des Epithels des Sinus urogenitalis von dessen Lichtung zurückgedrängt und verschlossen. Bl Harnblase, M.G. vereinigter Müllerscher Gang, S.U. Sinus urogenitalis.
(Nach W. Nagel.)

andern liegt. Bei der Vereinigung resultiert daraus eine Schrägstellung der Querachse des Uterus, oder, im zweiten Falle, eine Drehung derselben, so daß das entstehende Organ einen spiraligen Verlauf nimmt. Die Verschmelzung kann auch an mehreren Stellen gleichzeitig, also unzusammenhängend, erfolgen, wie dies schon Dohrn (1871) beobachtet hat.

„Die Vereinigung erfolgt frühestens bei Embryonen von 22 mm Länge und spätestens bei Embryonen von 28,5 mm Länge" (Felix), das Geschlecht scheint auf den früheren oder späteren Beginn der Vereinigung keinen Einfluß zu haben.

Die völlige Verschmelzung des Genitalabschnittes fand Bierfreund (1889) frühestens bei Embryonen von 32 mm Länge. Die dem Sinus urogenitalis benachbarten Abschnitte aber wurden allgemein noch auf sehr lange Zeit unvereinigt gefunden (Tourneux und Legay, 1884, v. Mihalkovics, 1885, Bierfreund, 1889, Tourneux, 1892); indes kommt Felix (1911, S. 893) zu dem Ergebnis, daß dies nur für das weibliche Geschlecht, wo sie erst bei Embryonen von 50 mm K.-F.-L. eintritt, gelte, ,,während bei männlichen Embryonen die Vereinigung caudalwärts sofort auf das horizontale Endstück der Müllerschen Gänge bis zu deren blindem Ende fortschreitet".

Die Angaben über Nichtvereinigung in fortgeschrittenen Entwicklungsstadien beziehen sich auf Mißbildungsvorgänge.

Der getrennt bleibende craniale Abschnitt des Müllerschen Ganges wird zur Tuba uterina (Falloppiae), der folgende, in seinem Beginn nicht verschmolzene, zum Uterus. Die Grenze zwischen beiden ,,ist schon auf frühen Entwicklungsstufen erkennbar; sie wird nämlich angegeben durch die — — Umbiegungsstelle des Wolffschen Körpers nach innen, welche bei etwas älteren Embryonen noch ausgesprochener wird und eine fast rechtwinkelige Abknickung darstellt (Abb. 27). Von dieser Stelle nun ziehen zarte Bindegewebsfasern nach der vorderen seitlichen Beckenwand hin und — — bilden die erste Anlage des Ligamentum teres (bzw. beim Mann des Gubernaculum Hunteri) und bezeichnen mithin die Grenze zwischen Uterus und Tube" (Abb. 28) (Nagel, 1897, S. 546). In der

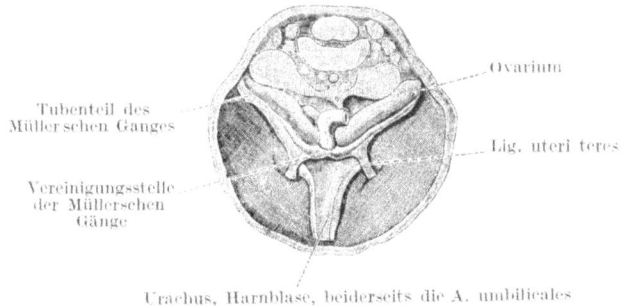

Abb. 27. Beckenorgane eines weiblichen menschlichen Embryos von 4 cm L., von oben gesehen. Die langgestreckten Ovarien sind einander mit ihren caudalen Polen stark genähert. (Nach W. Nagel.)

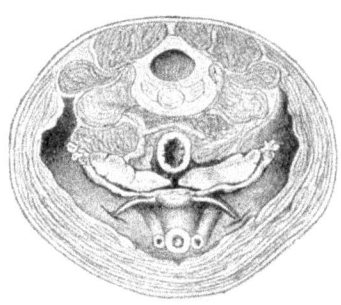

Abb. 28. Beckenorgane eines weiblichen menschlichen Embryos von 12 cm R.-L. Ansicht von oben. (Nach W. Nagel.)

12. Woche erreicht die Verschmelzung der Lichtungen und der Genitalfalten diese Stelle und damit ist die Anlage eines einheitlichen Uterus vollendet (Roesger, 1894), doch läßt das proximale Ende noch durch seine Breite und eine seichte herzförmige mediane Einkerbung auf seiner Kuppe, sowie die nach den Seiten gerichteten Tubenwinkel seinen paarigen Ursprung erkennen (Nagel, 1897). Nach der bisherigen Lehrmeinung bleibt das unterste Ende der Müllerschen Gänge nach ihrer Verschmelzung solide (Nagel, 1891) oder wird es nachträglich (Tourneux und Legay, 1884, Roesger, 1894), jedenfalls aber findet sich vom 4. Monat ab als Fortsetzung des hohlen Teiles eine solide, von polyedrischem Epithel ausgefüllte Strecke, die sich mit dem Epithel des Sinus urogenitalis untrennbar verbindet. Die Herkunft des soliden Epithelstrangs ist noch strittig und soll später erörtert werden.

Die abdominale Öffnung der Tube entsteht aus der Trichteröffnung, von der aus der Müllersche Gang entstanden ist; manchmal ist sie (sicherlich individuelle Varietät) geschlossen angetroffen worden (Amann, 1892), so daß eine sekundäre Eröffnung zur Entstehung des Ostium abdominale tubae führen kann. Um die Öffnung erscheinen bei Embryonen von gegen 30 mm die Fimbrien in Gestalt von Aufwulstungen und bilden schon im 4. Monat 3—5 dicke, durch Einkerbungen getrennte Lappen (Ballantyne, 1891); durch deren weitere Gliederung nähern sich die Fimbrien ihrer definitiven Gestalt, doch bleiben die Zipfel im späteren fetalen Leben und beim Neugeborenen noch gedrungener.

Nach der Rückbildung der Urniere wird das Ostium tubae mit dem Ovarium durch eine peritoneale Falte verbunden, die wegen der Entstehung der Tube an der lateralen Urnierenseite aufzufassen ist als eine Kombination von Teilen des Zwerchfellbandes der Urniere mit cranialen Partien des Mesovariums. Hier bleibt das Epithel zeitlebens höher. Der Streifen nimmt an Breite zu, wobei sich, bei etwa 60 mm K.-F.-L., eine Rinne ausbildet; er erhält eine analog der Tube gebaute mesenchymatische Wand und wird so zur Fimbria ovarica.

Zuerst verlaufen die Tuben gestreckt, bald aber wachsen sie in die Länge; durch den Schwund des cranialen Teiles des Eierstockes wird ihr Ursprungspunkt dem uterinen Ende genähert, und so müssen sie eine Schlängelung annehmen, wobei der primäre Verlauf in einer Halbspiralen (Nagel, 1894) bedingt, daß diese den Charakter von spiraligen Windungen annehmen (Bayer, 1885 und 1902, Freund, 1888, Blumreich, 1895); nach Nagel (1897) finden sich indes wirklich korkzieherartige Windungen nur zuweilen. Bei diesem Längenwachstum kommt es zu verschieden starken Längenunterschieden beider Tuben, die natürlicherweise von Einfluß sind auf die Art ihrer Schlängelung (His, 1881, Freund, 1888).

Die Schlängelung der Tuben ist in der späten Embryonalzeit und beim Neugeborenen noch erheblich stärker als die des sie überziehenden Peritoneums; daher überbrückt dieses die gegen die Oberfläche gerichteten Konkavitäten der Schlängelung; während der Kindheit kommt es zur stärkeren Verdickung des ampullären Abschnittes und bei der Pubertätsentwicklung zum Ausgleich zwischen Peritoneum und Tubenoberfläche.

Mit der Entwicklung der Schleimhautfalten in der Tube beginnt die Sonderung des ampullären Abschnittes. Das Epithel der Tube ist ein bald hohes, bald niedriges Cylinderepithel und bildet erst kurz vor der Geburt oder beim Neugeborenen Flimmern (de Sinéty, 1875, Popoff, 1893, Wendeler, 1897). Es vergrößert seine Oberfläche durch Faltenbildung, die, nach Felix (1911, S. 896) schon bei 50 mm K.-F.-L., als zwei dorsale und zwei ventrale, hauptsächlich durch höheres Epithel bedingte Längsfalten auftreten, nicht erst bei Embryonen von 8—10 cm, wie seinerzeit Wendeler (1897) angegeben hat. Die Falten werden, vom Ostium abdominale her sich ausbildend, höher und breiter. Bei Embryonen zwischen 8 und 25 cm R.-L., also bis zum 7. Monat, treten ins Lumen sich entwickelnde Nebenfalten auf, zu denen später gegen das Mesenchym gerichtete Rinnen hinzukommen, so daß sich beim Neugeborenen bereits Nebenfalten 2. und 3. Ordnung vorfinden. Der Faltungsprozeß geht weiter, erreicht aber mit dem ersten Dezennium noch lange nicht die Komplikation, wie sie für das geschlechtsreife Organ charakteristisch ist. In der Nähe des Uterus kommt es zu geringerer Entwicklung und im Bereich des Isthmus kann man noch bei der Erwachsenen die vier (fünf) primären Falten, mit nur geringen Andeutungen sekundärer ausgestattet, vorfinden.

Die Differenzierung des Mesenchyms beginnt erst lange, nachdem das epitheliale Rohr angelegt ist, dabei ist dessen Vorhandensein die Bedingung für die Anordnung der sich differenzierenden Elemente. Fehlte das epitheliale Rohr, so könnte es zur Ausbildung eines den normalen ähnliche Verhältnisse zeigenden mesenchymatischen Teiles der Müllerschen Gänge nicht kommen. Sowie also Bindegewebe und Muskulatur derartig entwickelt sind, muß zur Zeit ihrer Anlage ein zentrales epitheliales Gebilde (Rohr oder Strang) vorhanden gewesen sein. Fehlt dieses später, so kann es erst, nachdem die beiden Hauptschichten des Mesenchyms angelegt waren, verloren gegangen sein.

Das Mesenchym differenziert sich schon bei 50 mm K.-F.-L., zuerst in zwei Schichten, eine zellreichere, zuerst ganz schmale, innere und eine äußere, peripher wohl abgegrenzte, mit deutlicher konzentrischer Anordnung senkrecht zur Tubenachse gestreckter Elemente mit längeren Kernen. Die innere Schicht wird zur Schleimhaut; in der äußeren treten vom 4. Monat an Muskelzellen auf (Frommel, 1886) und im 5. trifft man schon eine geschlossene Ringmuskellage (Popoff, 1893, Werth und Grusdew, 1898). Später entsteht außen an dieser, zuerst in einzelnen Zügen auftretend, die Längsmuskellage, die von dem Cölomepithel durch eine bindegewebige Subserosa getrennt bleibt. In der

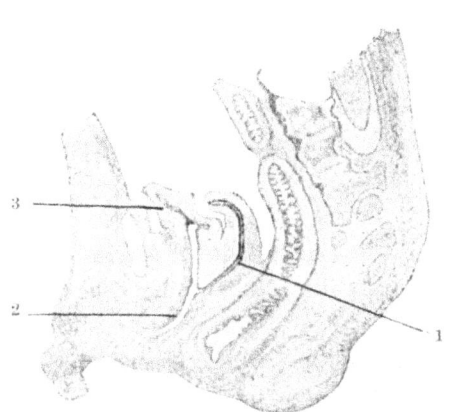
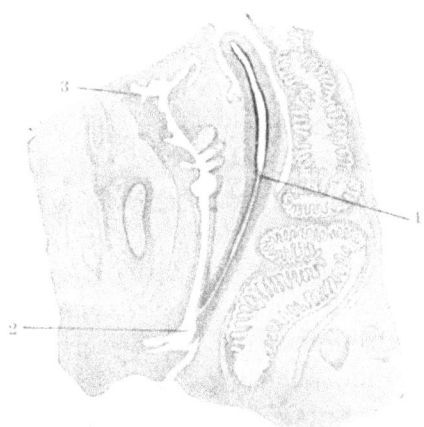

Abb. 29. Sagittaler Längsschnitt durch das Becken eines weiblichen menschlichen Embryos von 6 cm R.-L.   Abb. 30. Sagittaler Längsschnitt durch das Becken eines weiblichen menschlichen Embryos von 10 cm R.-L.
In beiden Abbildungen bedeuten 1 Grenze zwischen Plattenepithel und Cylinderepithel des Uterus; 2 Canalis urogenitalis; 3 Harnblase. (Nach W. Nagel.)

Mucosa treten vom 6. Monat ab, stärker in den vorspringenden Teilen der Falten, innere Längsmuskeln auf. Die Längsmuskulatur kommt auch in den Fimbrien um das Ostium abdominale zur Entwicklung.

Von Anfang an verlaufen die Müllerschen Gänge im Genitalstrang in ventral-konkavem Bogen (s. Abb. 24) und diese Lage wird vom Uterus beibehalten. Dabei hat das rasch in die Länge wachsende Organ eine langgestreckte Gestalt, überragt erheblich das kleine, bald auch das große Becken und zeigt etwas unterhalb seiner Mitte eine geringe Abwinkelung und eine sich allmählich verstärkende Neigung des Fundusendes nach vorn.

Bei Embryonen von 6—12 Rumpflänge (und darüber) findet Nagel eine besondere Beugung des obersten Endes, „welche bei einigen Embryonen einen so hohen Grad erreicht, daß dieser obere Abschnitt (das spätere Corpus uteri) horizontal liegt (Abb. 29); der hierdurch entstandene, von dem (an der Vaginalgrenze) wohl zu unterscheidende neue Knickungswinkel liegt in der Gegend des (späteren) inneren Muttermundes" (1897, S. 553). Wenn die Anlage der Plicae palmatae diese Stelle fixieren läßt, so kann sie erheblich über der Anteflexionsstelle liegen. Ich finde diese bei einem Embryo von 13,5 cm Länge dicht über dem Ende des Douglasschen Raumes; ob es stets so ist, müßte erst noch festgestellt werden. Zu der Abwinkelung des in Abb. 29 abgebildeten Falles ist zu bemerken, daß die Ausbildung des epithelialen Rohres bei 6 cm Rumpflänge noch keine Beurteilung der Lage des inneren Muttermundes bzw. des Isthmus gestattet, und daß eine derartige Abwinklung normalerweise bald wieder verloren gehen muß, sofern normale Verhältnisse vorliegen, wie es die in Abb. 30 wiedergegebene Nagelsche Abbildung zeigt.

Das Epithel des Uterus ist im Corpusteil ein einschichtiges niedriges Cylinderepithel, das ausnahmsweise (Björkenheim, 1907) zweischichtig angetroffen wurde. Gegen die Cervix, in Höhe der oben erwähnten Abwinkelung des Organes, geht es über in ein höheres mehrschichtiges Cylinderepithel, das Felix schon bei 38 mm gr. L. von dem Fundusepithel verschieden fand und das Nagel (1891) bei einem Embryo von 4—4,5 cm Rumpflänge doppelt so hoch antraf als das der Fundusgegend. Weiterhin dringt dieses geschichtete Cylinderepithel, ein Lumen scharf begrenzend, caudalwärts in der verdickten mittleren Partie des Uterovaginalkanales vor; die lateralen schmäleren Partien des quergestreckten Uterusquerschnittes bleiben dabei zunächst ohne Lumen. Es trifft auf das anders geartete, zentral blasige Zellen zeigende Epithel, das sich im untersten, an den Müllerschen Hügel grenzenden Abschnitt des Kanales findet, diesen ganz ausfüllt und allmählich in die Höhe wächst. An gut erhaltenem Material finde ich stets eine deutliche Grenze zwischen dem blasigen, das Lumen erfüllenden und dem Cylinderepithel. Vom 4. Monat ab zeigt sich auch an der Cervix, deren Lumen zu einem Querschlitz wird, ein stärkeres Epithelwachstum, das zu einer geringen Wellung der Oberfläche führt. Diese Wellung des Querschnittes findet sich bis zur Geburt regelmäßig und wurde ausnahmsweise noch beim Erwachsenen beobachtet. In den Wellentälern bilden sich später (sekundäre) Längsfalten, deren sich im unteren Teile des Uterus vorn und hinten je eine, im oberen Teil je zwei ausbilden (R. Meyer, 1898). Im Anschluß an diese kommt es zur Bildung von Nebenfalten. Diese ansehnliche Schräglängsfaltung, welche die Dicke der Muscularis beeinflußt (bei einem Embryo von 13,5 cm Sch.-St.-L.), fand schon J. Fr. Meckel „gegen die Mündungen der Trompeten [zu] konvergieren[d]", was ich bestätigen kann. Mit dem stärkeren Längenwachstum gleichen sich die Falten wieder aus und gehen bei der stärkeren Entwicklung, welche das Corpus bei der Pubertätsentwicklung durchmacht, verloren[1].

Für einen weiblichen Embryo von 13,5 mm Sch.-St.-L. kann ich Tourneux und Legays Angaben, daß der untere Cervixabschnitt, den ich, an die Vagina anschließend, eine Strecke weit verlötet finde, zunächst glatt bleibt, während in dem oberen, namentlich in dem obersten, sich erhebliche Buchten zeigen, die nach der Rekonstruktion hauptsächlich, und zwar speziell ventral gelegene, Querriefen darstellen, bestätigen. Felix fand sie frühestens bei Embryonen von 125 mm Länge. Wenn diese Querwülste länger werden, so „steigen sie schräg in die Höhe". Sie sind die Anlagen der Plicae palmatae und lassen bei älteren Embryonen (z. B. von 160 mm Länge) außer der unteren Endzone etwa das obere Drittel der Cervix faltenfrei, womit die Isthmuszone sich manifestiert.

Die Cervicalschleimdrüsen entwickeln sich aus soliden Epithelsprossen, nach Rösger schon bei 11 cm, nach Nagel bei 16 cm, nach Tourneux und Legay bei 17,5 Rumpflänge, nach Bayer mit dem 7. Monat. Erst gegen Ende der Fetalzeit findet sich Schleim im Cervixepithel.

---

[1] Friedländer (1898) hat sie als Ausstrahlungen der Tubenfalten gegen den inneren Muttermund gedeutet, eine sicherlich nicht haltbare Theorie. Auch seine Meinung, daß die Verschmelzungszonen der Müllerschen Gänge in Gestalt einer dorsalen und einer ventralen Medianleiste noch lange Zeit erhalten bleiben und in der Cervix zu den Längsleisten der querangelegten, später sich schräg stellenden Plicae palmatae werden, im Corpus von Kindern noch als Längsleisten sichtbar seien, ist nicht haltbar.

Die Corpusdrüsen entstehen viel später, nach Möricke (1881) können sie schon am Ende der Schwangerschaft auftreten, zumeist fehlen sie noch beim Neugeborenen und treten erst im Laufe der ersten fünf Lebensjahre auf — können aber bei 12—14jährigen Mädchen noch fehlen (Wyder, 1878) —, erreichen aber erst mit der Pubertät ihre volle Ausbildung (de Sinéty, 1875, Wyder, 1878, Friedländer, 1898, eigene Befunde).

Ihre Bildung erfolgt, nach Holzbach (1905), vielfach durch Rinnenbildung im Epithel mit nachfolgender Abschnürung der Rinnen, daher verlaufen die Uterindrüsen eine Zeitlang der Oberfläche parallel: die Abfaltung wurde als ontogenetische Wiederholung einer Faltung der Uteruswand gedeutet [?!].

Im Uterus sind häufig bei älteren Feten und kleinen Kindern Inseln oder Streifen von geschichtetem Plattenepithel, einmal doppelt soviel Plattenepithel als Cylinderepithel, gefunden worden (Natanson, 1906, 1907). Die Vermutung, daß es sich um Verlagerungen von Vaginalepithelien handele, scheint mir zulässig, da ja normalerweise dieses noch in die Partien direkt über der Organgrenze, dem äußeren Muttermund, eindringt und Epithelpfröpfe, die in das Uteruslumen hineinragen, auch bei Tieren gefunden werden. Wahrscheinlicher aber ist mir, daß es sich um eine Metamorphose des Uterusepithels handelt. Das Plattenepithel scheint später in der Regel zugrunde zu gehen, doch ist auch bei der Erwachsenen ein Überwiegen des Plattenepithels angetroffen worden (Sitzenfrey 1907).

Der mesenchymatische Teil der Uteruswand zeigt ebenso wie der getrennt bleibende Teil der Müllerschen Gänge, wenn eine Differenzierung zum Ausdruck kommt, bei 60 mm K.-F.-L. (nach Felix), eine innere zellreiche Lage, in der zunächst nur spärliche feine Bindegewebsfibrillenzüge auftreten, und eine periphere Lage von zirkulär angeordneten, spindeligen Elementen, welche ventral und dorsal bis ans Cölomepithel heranreicht, seitlich gegen das lockere Mesenchym der Ligamenta lata wohl abgegrenzt ist und den vertikalen Teil des Wolffschen Ganges eben noch einbezieht. Sie wird von einer schmalen Zone verdichteten nicht aus zirkulär gestreckten Zellen bestehenden Mesenchyms überlagert, der Anlage der Serosa bzw. Subserosa. Die zirkuläre Schicht, die Anlage der Muscularis, nimmt rascher als die innere, die Anlage der Mucosa uteri, an Stärke zu, doch treten erst im 4. Monat in ihr Muskelzellgruppen auf. Diese Ringmuskellage setzt sich von der entsprechenden Tubenmuskulatur auf den Fundus uteri fort (G. v. Hoffmann, 1876, Sobotta, 1891, Werth und Grusdew, 1898) und wegen der Abknickung der Gangachse kommt es dort zu Überkreuzungen. Dabei findet durch die zahlreichen starken Gefäße eine Störung des rein zirkulären Verlaufes statt. Diese Muskellage erreicht nicht den unteren Teil der Portio. Von der Scheide aus erstreckt sich Längsmuskulatur über die Cervix; von dieser strahlen Bündel parallel zu ihrer Oberfläche in die Portio ein. An der Grenze der Mucosa kommen in der Cervix innere Längsfaserbündel, in ihrer Lage von der Faltenanordnung abhängig, zur Entwicklung. Vom 7. Monat an treten auch im Körper, dem Stratum longitudinale submucosum tubae entsprechend, Längsmuskeln auf. Die äußere Tubenlängsmuskulatur setzt sich als Längsbündel auf der vorderen und hinteren Korpuswand fort. Dazu tritt dann noch eine Vergrößerung der Muscularis in den letzten zwei Monaten durch Entwicklung von Längs- und Ringzügen in der ursprünglich außerhalb der Muscularis gelegenen Gefäßzone und innerhalb der Ringmuskulatur. Damit ist die Muscularis uteri s. str. gebildet. Wenn um die primären Harnleiter Mesenchym differenziert war, so wird es übernommen (Koelliker, 1861)[1]. Durch die einstrahlende Muskulatur der Ligamenta rotunda und der spät erst Muskulatur enthaltenden Ligamenta ovarii propria und sacrouterina, welch letzterer Muskelzüge

---

[1] Über das indifferente Stadium kommt ihr Mesenchym bei den Tieren, soweit ich die Stadien verfolgt habe, im weiblichen Geschlecht normalerweise nicht.

die ganze Cervix und Teile des Corpus umkreisen und deren ganze Wand durchsetzen (Sellheim, 1904), sowie durch im subserösen Bindegewebe sich differenzierende Züge entsteht das Stratum musculare subserosum. Durch einen medianen Zug desselben wird die oben erwähnte, lange sich erhaltende Einkerbung des Fundus schließlich ausgefüllt; dadurch erhält dieser seine definitive Gestalt (Werth und Grusdew).

Der Cölomepithelüberzug des Uterus verhält sich in seinem hinteren Abschnitt im Laufe der Entwicklung recht verschieden. Bei 13,5 cm Sch.-St.-L. reicht der vordere Douglas'sche Raum nicht ganz bis ins Niveau des inneren Muttermundes, zum gleichen Teil der Gesamtlänge des Uterus auch schon bei 8,2 cm, ebenso wiederum bei 16 cm (Tourneux und Legay); der hintere Douglas'sche Raum reicht bei 29 mm Sch.-St.-L. (Keibel 1896) erheblich über die Anlagerungsstelle der Müllerschen Gänge nach abwärts, bei 8,2 cm Sch.-St.-L. dagegen steht sein unteres Ende an der Grenze zwischen unterstem und 2. Viertel des ganzen Uterus und bei 13,5 cm über der Grenze von mittlerem und unterem Drittel, ist also ganz erheblich gestiegen. Bei der Geburt hat er sich oft weiter über die Scheide hinabgesenkt als den definitiven Verhältnissen entspricht; diese werden wohl durch die Massenzunahme auch der untersten Abschnitte des Genitalapparates und die dadurch bedingte Hebung des Grundes des hinteren Douglas'schen Raumes erreicht.

Schon die erste Anlage des Uterus kann asymmetrisch erfolgen (s. oben S. 390), doch ist das eine Ausnahme. Die fetale Asymmetrie der Lage, bei der als Regel die linke Seite nach vorn geschoben ist, wird durch die Lage der in der späteren Fetalzeit mit Meconium gefüllten, nach unten konvexen Schlinge der Flexura sigmoidea und die des Rectums im kleinen Becken bedingt. Auf Lage und Form des Uterus zur Zeit der hauptsächlichen histiogenetischen Vorgänge ist oben schon hingewiesen worden. Bei Feten aus den letzten Monaten der Schwangerschaft und bei Neugeborenen kennzeichnet sich der Uterus dadurch, daß sein Corpus eine dreieckige, von vorn nach hinten abgeplattete Gestalt hat mit nur wenig gewölbtem Fundus. Das Corpus hat ferner eine dünnere Wand als die auch in ihrer Längsausdehnung in der Entwicklung zunächst weit vorauseilende Cervix; seine Länge beträgt, beim Neugeborenen, nur reichlich die Hälfte von jener der Cervix. Die Cervix hat eine spindelförmige Gestalt mit dicken Wandungen, ihre wenig hervorragende Portio vaginalis zeigt in der Regel an der Außenfläche ähnliche Falten, wie man sie später nur in der Scheide findet (Nagel, 1897, S. 551). Im Laufe der ersten Kinderjahre steht das Wachstum des Organs still, dann beginnt die Schlußentwicklung, energischer aber erst kurz vor der Pubertät. Das Aussehen des Uterus ändert sich, indem das Corpus länger wird und dickere Wandungen erhält. Hierdurch werden seine Kanten abgerundet und die Gestalt des ganzen Uterus birnförmig, der Fundus erhält eine größere (dorsale) Wölbung" (Nagel, 1897, S. 551). Weniger als das Corpus wächst die Cervix; der Isthmus behält seine im frühen Kindesalter schon erreichte Länge bei. Die Portio vaginalis wölbt sich mehr hervor und wird kegelförmig, nachdem schon ihre Oberfläche in den ersten Lebensjahren die Falten verloren hatte. Die Wachstumsverhältnisse, auch die der einzelnen Abschnitte, finden sich in der folgenden, von W. Felix (1911, S. 905) nach Angaben von Hegar (1908) entworfenen Tabelle [1].

---

[1] Man vergleiche auch die Angaben in den Tabellen bei J. Tandler. S. 238.

Alter	Länge des Körpers mm	Länge des Isthmus mm	Länge der Cervix mm	Gesamtlänge mm
Fetus von 7 Monaten	—	—	—	22
Kind von 5 Wochen	—	—	—	27
1 Jahr	10	—	—	23
14 Monate	10	5	12	27
2½ Jahre	8	6	12	26
3 ,,	9—10	5—6	10	25
3½ ,,	6	5	16	27
9 ,,	9	4,5	13	27
11 ,,	12	6	19	37
13 ,,	—	—	27	56
15 ,,	—	—	—	59
16 ,,	41	12	25	78
17 ,,	27	6	22	55
17 ,,	20	4	16	40
18 ,,	36	5	31	72
19 ,,	27	5	28	60
19 ,,	28	6	27	61
19 ,,	24	8	21	53
20 ,,	30	6	16	52
20 ,,	30	7	21	58
22 ,,	35	5	29	69
28 ,,	40	10	28	78
29 ,, (nullipare Frau)	34	10	34	78
30 ,, (Mädchen)	38	7	29	74

Die normale Anteflexion des Uterus ist schon im späteren Fetalleben deutlich (siehe oben S. 393), ausnahmsweise kommt schon fetal eine Rückwärtslagerung des Organs vor.

D. Entwicklung des Eierstockes.
a) Herkunft der Geschlechtszellen.

Die Geschlechtsdrüsen der Wirbeltiere sind bei ihrer ersten Entstehung indifferent und erhalten erst später die speziellen Charaktere des Hodens oder des Eierstockes. Aus dieser gemeinsamen indifferenten Anlage, in Zusammenhang mit dem Vorkommen normaler Zwitterbildung oder vereinzelter Geschlechtszellen des anderen Geschlechts in den Drüsen des einen bei niederen Vertebraten, ferner aus der zwitterigen Anlage der Geschlechtsgänge, sowie der ursprünglich indifferenten Anlage des Sinus urogenitalis und der äußeren Geschlechtsteile erklärt sich das häufige Vorkommen hermaphroditischer Bildungen auch bei den Säugern und dem Menschen.

Bei diesen werden die Geschlechtsdrüsen, wie der ganze Sexualapparat, sehr spät angelegt, und ihre Entwicklung hat mit der Geburt noch nicht ihren Abschluß gefunden, sondern dehnt sich bis zum Eintritt der Geschlechtsreife aus. Für die niederen Vertebraten, und bis herauf zu dem Amnioten, ist von vielen Seiten gezeigt worden, daß die Sexualzellen nicht zuerst an der Stelle auftreten, an der sich später die Geschlechtsdrüse bildet, sondern schon früher, entfernt von ihr, in Erscheinung treten und vielleicht von Zellen stammen, die sich als Keimbahnzellen, schon vor der Mesodermbildung, vielleicht schon von bestimmten Furchungszellen ableiten lassen (Balfour, 1878, Nußbaum, 1880, 1901, Goette, 1890, Boveri, 1892, Eigenmann, 1891, 1897, C. K. Hoffmann, 1892, Schmid, 1898, Wheeler, 1899, Beard, 1900, 1904, Woods, 1902, Felix und Böhi, 1904, Allen, 1904, Rubaschkin, 1907). Nachdem sie bei Vögeln schon von Keibel und Abraham (1900), Nußbaum (1901) und Rubaschkin (1907) nachgewiesen waren, wurde ihr Vorkommen bei Säugern, das schon Paladino (1887) angegeben hatte, durch Ingalls (1907, beim Menschen) und Rubaschkin (1909) aufgezeigt und 1911 auch für den Menschen von W. Felix genauer beschrieben.

Die Lage der primären Geschlechtszellen bei den Selachiern zeigt Abb. 31. Für die Amphibien ist durch H. Abramowiczs Untersuchungen an Triton taeniatus (1913) und die Erörterung der Befunde früherer Untersucher (Bouin 1900, Allen 1904, King 1904, Duskin 1907, Kuschakewitzsch 1910, Schapitz 1912, Spehl und Polus 1912) in überzeugender Weise festgestellt, daß die primären Genitalzellen in den frühesten Stadien (nach dem Text und den Abb. 1—8!) in paariger Anordnung, später median und unpaar, durch aufeinanderfolgende Differenzierung und Loslösung einzelner Zellen vom dorsalen Entoderm ihren Ursprung nehmen. Durch die Entwicklung des dorsalen Mesenteriums wird die Anlage gespalten und ihre Teile rücken seitwärts auseinander. Unter Vortreibung des Peritonealepithels in die Leibeshöhle entstehen so die Genitalleisten.

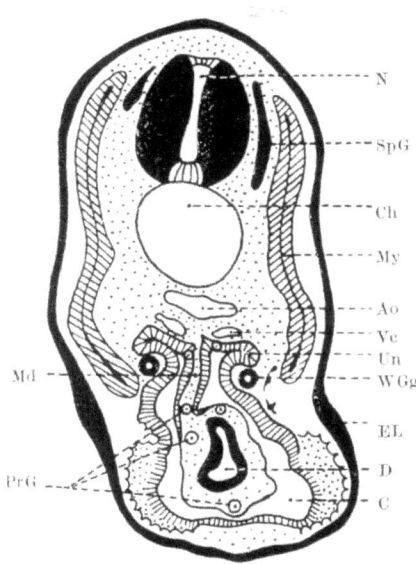

Abb. 31. Querschnitt durch einen Embryo von Pristiurus melanostomus. Ao Aorta, C Coelom, Ch Chorda dorsalis, D Darm, EL Anlage der Extremitätenleiste, Md Mesenterium dorsale, My Myotom, N Neuralrohr, Pr G extraregionäre Genitalzellen, Sp G Spinalganglion, Un Urnierenanlage, Vc Vena cardinalis, WGg Wolffscher Gang. Das Nephrotom ist von dem Ursegment im engeren Sinne, dem Myotom, abgeschürt und nach außen umgebogen, so daß sein blindes Ende den in die Tiefe verlagerten Wolffschen Gang berührt. Die durch Kreis mit Mittelpunkt wiedergegebenen Genitalzellen aus drei Schnitten zusammengestellt, eine schon in der Genitalleistenregion gelegen. Das Mesenchym ist durch Punktierung wiedergegeben, rechts sind 3 lateral vom Wolffschen Gang heruntergewanderte Mesenchymzellen schwarz gezeichnet.

Bei verschiedenen Vogelarten hat Hoffmann (1892) bei Embryonen mit 23 Ursegmentpaaren nicht nur zwischen den Zellen des splanchnischen Cölomepithels, zwischen ihm und dem Entoderm und im Entoderm, sondern auch im Dotter des Keimwalles sexualzellenähnliche Zellen gefunden, später sind sie nur in dem embryonalen Teil des splanchnischen Mesoderms (Keibel und Abraham, 1900, Rubaschkin, 1907) gefunden worden, wo sie auch Nußbaum (1901) am 2. Bebrütungstage (seinem Ende?) beobachtet und als nicht vom Cölomepithel stammende, wanderungsfähige, primordiale Keimzellen angesprochen hatte. Rubaschkin fand sie hinter der Art. omphalo-mesenterica zuerst im 24. und 25., vereinzelt auch im 26. Segment, später, aber spärlicher, bis zum 30. Segment. Er hat Übergänge des splanchnischen Epithels in Sexualzellen beobachtet, während das sonst, auch von Felix (1908), nicht geschehen ist. Stimmt Rubaschkins Angabe auch für die frühesten Zellen (bei 22—23 Segmenten, die er nicht beobachtet hat), so sind bei den Vögeln die ersten Sexualzellen indifferent gebliebene, nicht differenzierte Cölomepithelzellen, wofür ihre extraregionäre Entstehung spricht. Treten die Sexualzellen erst an einer morphologisch umgebildeten Stelle des Cölomepithels, der Keimleiste, oder doch an deren Ort auf, so liegt es näher, sie als durch uns unbekannte Prozesse rückdifferenzierte Cölomepithelderivate, also als sekundäre Geschlechtszellen anzusprechen.

Für die Säuger hat W. Rubaschkin (1908) beschrieben, daß die primären Genitalzellen bei Meerschweinchen und Kaninchenembryonen mit 6—7 Ursegmenten sich im Entoderm caudal vom Primitivstreifen finden. Sie rücken dann in cranialer Richtung vor und finden sich nach Abfaltung des Darmes in seinem Epithel. Später treten sie in das den Darm umgebende Mesenchym über, wandern durch das dorsale Mesenterium und erreichen schließlich das Epithel der medialen Seite des Urogenitalwulstes.

Durch Darstellung der Mitochondrien konnte Rubaschkin (1910) schon beim Meerschweinchenembryo mit 4 Ursegmenten an der oben angegebenen Gegend des Entoderms abgerundete oder polygonale Zellen mit primitiven körnigen Chondriosomen unterscheiden, die sich, ihren primitiven Chondriosomencharakter behaltend, im Laufe der Entwicklung, wie oben angegeben, verlagern und mit anderen Methoden sich als die großen, körnigen durch den großen, fein strukturierten Kern ausgezeichneten „Urgenitalzellen" darstellen (v. Berenberg-Goßler, 1912).

Beim Menschen hat Paladino schon 1887 an typischer Stelle, im Mesenterium, geschlechtszellenartige Zellen beschrieben. Dann hat Ingalls (1907) bei einem menschlichen Embryo von 4,9 mm L. Sexualzellen „in oder unter dem Cölomepithel nahe der Wurzel des Mesenteriums — im Gebiet der ersten fünf Rumpfsegmente" (l. c. S. 547) aufgefunden. Genauere Angaben verdanken wir Felix; er hat bei einem Embryo von 2,6 mm gr. L. und 13—14 Somitenpaaren zwischen der entodermalen Kloakenwand und dem visceralen Mesoblast freie, großkernige Zellen, mit großem Zelleib, teilweise Dotterplättchen enthaltend, aufgefunden (Abb. 2a)[1]. Auch bei einem Embryo von 2,5 mm gr. L. und 23 Somitenpaaren lagen im ganzen 12 Urogenitalzellen in der Nähe der Kloake. „Endlich hatte ein Embryo von 4,9 mm N.-L. und 33—35 Ursegmentpaaren im 1.—5. und im 11.—12. Rumpfsegment typische Genitalzellen, teils im, teils unter dem Cölomepithel" im Mesenterium, nahe seiner Wurzel, „oder in dem medialen Abhang der Urogenitalfalte" (Felix, 1911, S. 861), s. Abb. 32. **Somit ist auch für den Menschen das Auftreten von extraregionären primären Genitalzellen nachgewiesen.**

b) Anlage der indifferenten Keimdrüse.

Die Keimdrüse der Säuger wird an der medioventralen Hälfte der Urogenitalfalte durch eine Verdickung des Epithels angelegt. Lateral wird das Epithel niederer, einschichtig,

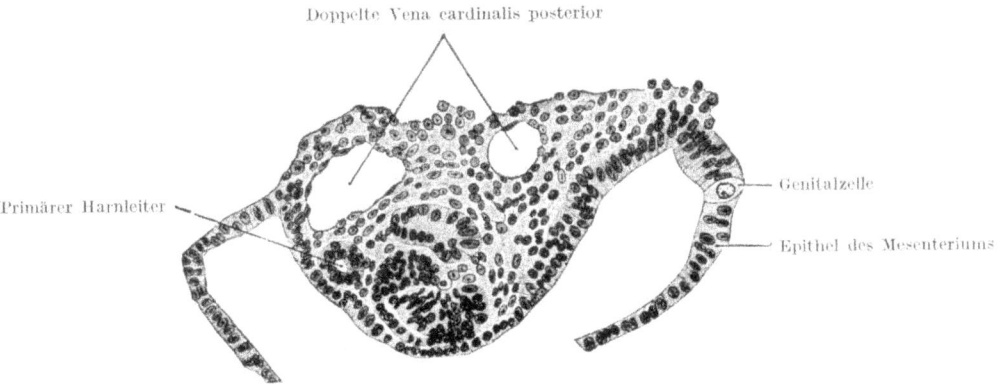

Abb. 32. Querschnitt in Höhe des 11. Ursegmentes durch die Urogenitalfalte eines menschlichen Embryos von 4,7 mm Sch.-St.- und 4,9 mm N.-L. (Embryo 137, G. 31 der Sammlung des anatom.-biolog. Institutes, Berlin). Auf der medialen Seite der noch wulstförmigen Urogenitalfalte ist das Cölomepithel verdickt. Im an seiner Wurzel ebenfalls verdickten Epithel des Gekröses liegt eine primäre Genitalzelle. (Nach Felix.)

medial reicht höheres Epithel zuerst bis auf die Gekrösewurzel, doch wird bei der Entwicklung der medialen Abgrenzungsrinne dieser Teil gegen das Keimdrüsenfeld als Zone mit niederem Epithel abgegrenzt. Ursprünglich ist weder lateral noch medial eine

---

[1] Mehrkernige Gebilde als Urgenitalzellen anzusprechen (Abb. 609a von Felix), halte ich nicht für zulässig.

scharfe Abgrenzung des Keimfeldstreifens möglich; ebenso findet sich auch cranial wie caudal keine scharfe Grenze.

Bei dem menschlichen Embryo von 4,9 mm gr. L. der Sammlung der anatomisch-

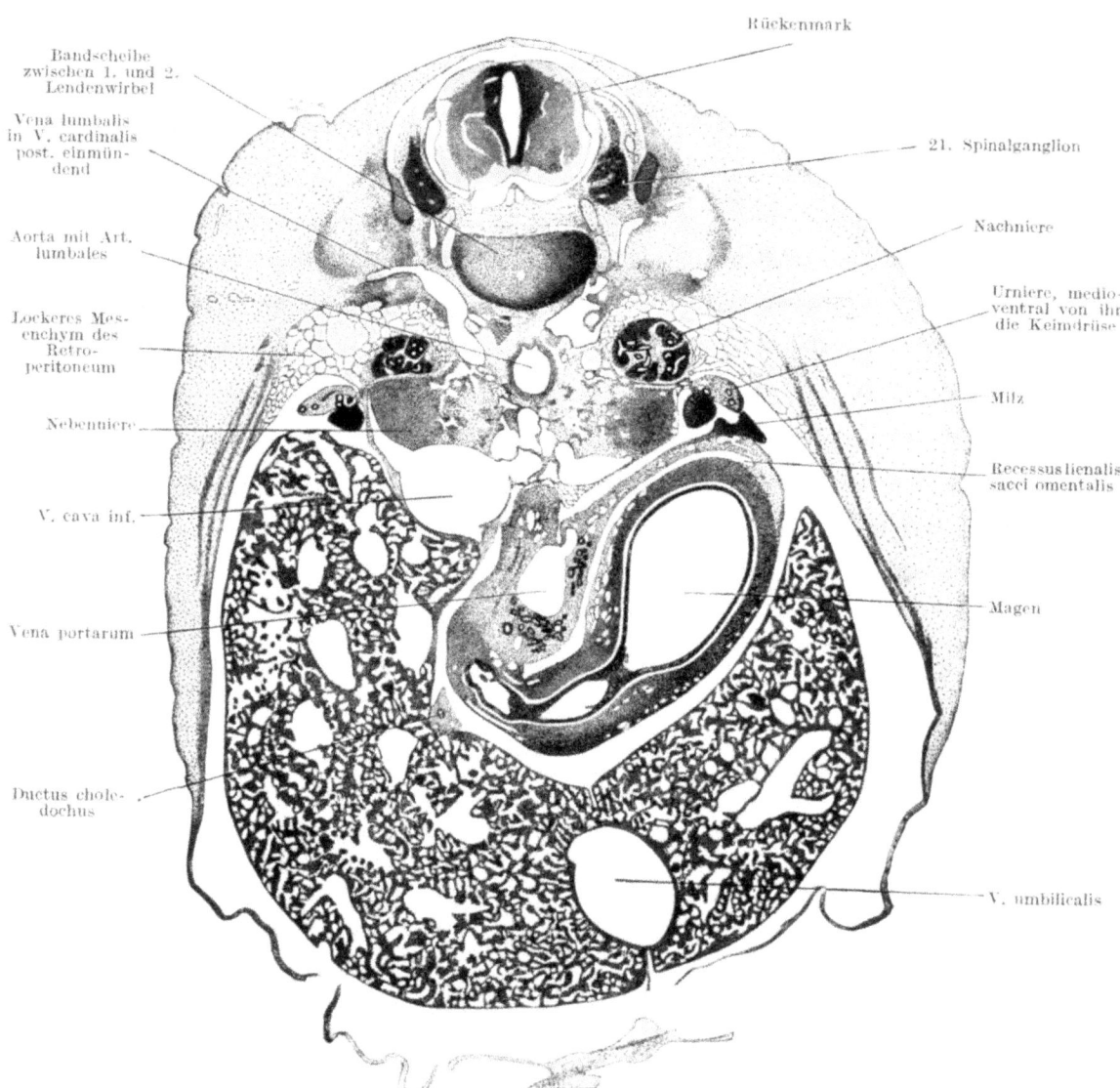

Abb. 33. Querschnitt eines menschlichen Embryos von 19,4 mm gr. L., in der Höhe des 21. Spinalganglion (Embryo Ma. 2,58 der Sammlung Prof. Hochstetter, Wien). Übersicht über die Lagebeziehungen von Urniere, Keimdrüse und Baucheingeweiden. Der Magen hat seine sog. Linksdrehung begonnen, er stößt mit der Milzanlage an die linke Urogenitalfalte, durch Schrumpfung ist dieser Komplex gegenüber der Urogenitalfalte etwas medianwärts verschoben; zwischen ihm und der Vena portarum das Pankreas. Die beiden Urogenitalfalten liegen noch symmetrisch, sie sind in Plica mesonephridica und Plica genitalis getrennt. Zwischen beiden Urogenitalfalten sind die Nebennieren eingeschaltet; hinter diesen liegen die Nachnieren, von einem ganz lockeren Gewebe umgeben. (Nach W. Felix.)

biologischen Anstalt Berlin ist im vorderen Bereich der Anlage zwar lateral ein Niederwerden des Epithels deutlich, medial aber setzt es sich gleichmäßig fort in das hohe Epithel des splanchnischen Mesoderms, das, nur ventral vom Darm niederer werdend, den ganzen

Darm umgibt (Abb. 32). Weiter hinten aber findet sich diese erhöhte Epithelzone noch nicht. Erst beim Embryo von 5,3 mm L. findet sich der Keimfeldstreifen durch das vielschichtig gewordene Epithel über eine größere Strecke angelegt und auch medial vom Epithel der Gekröswurzel unterschieden.

Die bei 4,9 mm L. im und unter dem Epithel des medialen Teils der Urogenitalfalte und im dorsalen Darmgekröse von Ingalls und Felix aufgefundenen Urgenitalzellen wurden bei Embryonen von 5,3 mm gr. L. (Felix, 1911) und von 7 mm L. (Elze, 1908), bei denen die Anlage des Keimfeldes beiderseits über eine große Strecke abgrenzbar geworden ist, nicht aufgefunden[1]. Demnach nehmen in das Keimfeld gelangte primäre Sexualzellen beim Menschen, wie auch sonst bei Amnioten, die Gestalt der Cölomepithelien dieser Gegend an, sie „verschwinden". Da zugrunde gehende Zellen nie beobachtet wurden, müssen wir annehmen, daß sie erhalten bleiben. Daß bei der Vermehrung durch Mitose namentlich sie vermehrt werden, und alle nachträglich als solche manifest werdenden Geschlechtszellen von ihnen stammen, ist möglich, wenn auch — die Befunde bei Amphibien sind dafür bedeutungsvoll — nicht wahrscheinlich. Durch die Mitochondrien-Darstellung dürfte man zu diese Frage lösenden Befunden kommen.

Die weitere Entwicklung des Keimdrüsenfeldes vollzieht sich durch eine gegen die benachbarten Bowmanschen Kapseln gerichtete Massenzunahme des Keimepithels, das mit welliger Kontur, das anliegende Mesenchym vor sich her und zusammenschiebend, in die Urogenitalfalte eindringt.

Durch die oben geschilderte Dickenwucherung des Epithels entsteht, unter geringer Vermehrung des Mesenchyms, über die ganze Länge der Urniere an ihrer medioventralen Seite die Genitalleiste (Stria germinativa von Koelliker 1879) Waldeyers (1870) Keimwall, von den dorsolateralwärts verlagerten epithelialen Bestandteilen der

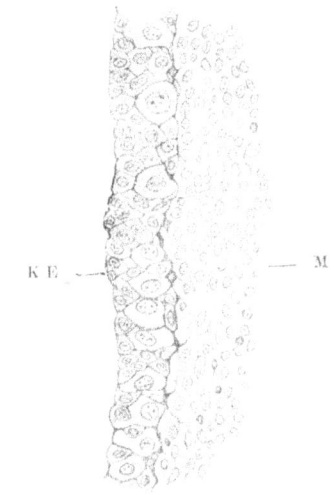

Abb. 34. Querschnitt durch die Keimdrüsenanlage eines Schweinsembryos von 11 mm Länge. M Mesenchymatisches Stroma; KE mehrschichtiges Keimepithel mit (hellen) Urgenitalzellen. (Nach W. Nagel.)

Urniere durch das nicht gewucherte, wohl aber durch Zusammenschiebung verdichtete Mesenchym derselben abgegrenzt. Durch das Auftreten der die Genitalleiste aus dem Gesamtbezirk der Urogenitalfalten herausgrabenden Längsfurchen wird die Genitalleiste seitlich, zuerst scheint's, auf ihrer medialen Seite, scharf begrenzt.

Nunmehr treten Gruppenanordnungen in der gewucherten, sich weiterhin stark vermehrenden Keimleiste auf (Abb. 35) und es beginnen schmälere oder umfänglichere

---

[1] Bei menschlichen Embryonen von 8—12 mm Länge fand Nagel (1889; 1897, S. 539, 540) „eine wulstartige Verdickung des Cölomepithels, welche gegen das Stromagewebe (Mesenchym) des Wolffschen Körpers deutlich abzugrenzen ist. Unter den Zellen dieses Keimepithelwulstes treten einige durch ihren Protoplasmareichtum und ihren großen blassen, mit Gerüst versehenen Kern besonders hervor: die Ureier. Allerlei Übergangsformen zeigen an, daß die Ureier aus den Keimepithelzellen entstehen." Bei Säugerembryonen findet man diesen Angaben entsprechende Bilder, wie die in Abb. 34 wiedergegebene Nagelsche Abbildung zeigt. Da W. Felix (1911) in seiner gründlichen Untersuchung indes für den Menschen Derartiges nicht berichtet, sondern das Wiederauftreten von differenzierten Sexualzellen erst für wesentlich weiter vorgeschrittene Entwicklungsstadien angibt, so bedarf diese Frage erneuter Nachprüfung.

Zellgruppen sich ins Mesenchym vorzuwölben gegen die Bowmanschen Kapseln, die ja auf der medialen Urnierenseite liegen. Sie zeigen stellenweise noch keine scharfe Abgrenzung (v. Mihalkovics, 1885, Janošik, 1890, Coert, 1898, eigene Befunde). Entsprechend der kopfschwanzwärts fortschreitenden Entwicklung, die ja auch die Gestaltung der Urniere beherrscht, dehnt sich das Keimdrüsenfeld caudalwärts aus, während es am cranialen Ende schon zurückgebildet wird, so daß es schließlich bis zum 2. Sacralsegment, also,

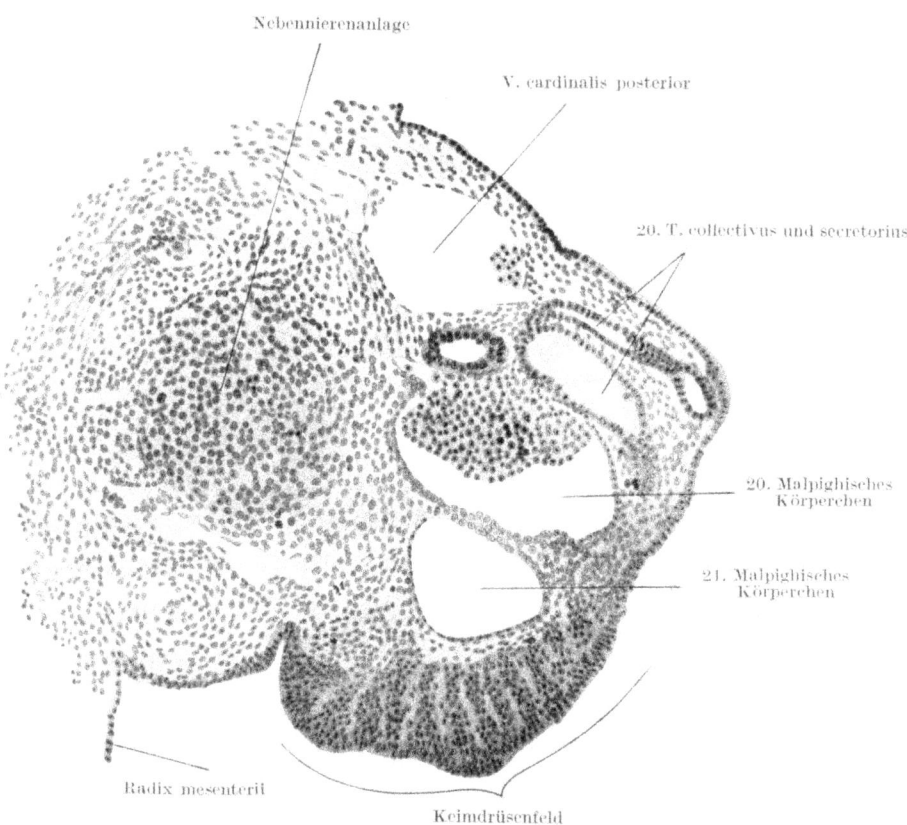

Abb. 35. Querschnitt der Plica urogenitalis eines menschlichen Embryos von 11 mm gr. L. (Embryo P. I. der Sammlung Prof. Hochstetter, Wien). Vergr. 150 : 1. Das 20. Urnierenkanälchen ist fast vollständig in den Schnitt gefallen, auch die Einmündung in den Wolffschen Gang, über dem die Kuppe der Urogenitalfalte liegt. Medial von der Urniere liegt die Anlage der Nebenniere. Auf der ventralen Fläche der Urogenitalfalte liegt das Keimdrüsenfeld, das medial durch eine Furche scharf begrenzt ist. Es besteht aus gewuchertem Cölomepithel, das, abgesehen von der oberflächlichen Zone, zu Strängen aufgelockert erscheint; es ist gegen das Mesenchym deutlich abgegrenzt und zeigt keinerlei Differenzierung seiner Zellen. (Nach dem Originale von W. Felix.)

vom 6. Thoracalsegment ab gerechnet, über 14 Körpersegmente reicht. Am Ende der indifferenten Periode erstreckt es sich vom 9. Brust- bis zum 2. oder 3. Lendensegment.

Die Frage der Mesenchymbildung in dem Bereich der Keimdrüsenanlage bedarf einer eingehenderen Erörterung. Zunächst ist festzustellen, daß das Mesenchym, welches das epitheliale Darmrohr umgibt, vom splanchnischen Cölomepithel seine Entstehung nimmt. Dieser Vorgang führt zur Bildung eines an diesen Stellen sehr zellreichen Gewebes; die Kernteilungsfiguren finden sich zahlreich, namentlich in dem Cölomepithel.

Auch lateral von der Gekröswurzel zeigt sich lebhafte Mesenchymbildung, die nur an den Verbindungsstellen mit den Ursegmentstielen bzw. an den Stellen der Anlage von Nephrostomtrichtern fehlt.

Bei Kaninchenembryonen von 12 Tagen hat Coert (1898) an der medialen Urnierenfläche eine gegen das Urnierenmesenchym nur undeutlich abgegrenzte Epithellage aus etwas größeren Zellen beschrieben, die sich in lebhafter mitotischer Vermehrung befinden. Ihre oberflächliche Schicht wird später zum Epithel der Keimleiste, während aus den tiefer gelegenen Zellen zunächst noch Mesenchymzellen gebildet werden, wie auch sonst vom Cölomepithel. Coert nimmt auch für die Zeit des gegen die Unterlage wellig abgegrenzten Keimwalles, mit Schulin (1881), — wohl mit Recht — an, daß auch zu dieser Zeit noch eine Mesenchymbildung stattfindet. Die platten, an der Oberfläche der Epithelvorwulstungen gelagerten Zellen, die Coert vom Epithel ableitet, möchte ich nach ihrer Form und dem Aussehen ihres Kernes für erst als Mesenchymzellen in ihre Lage gelangte Elemente halten. Nach der von Nagel beschriebenen deutlichen Abgrenzung des verdickten Epithels des Keimfeldes gegen das Mesenchym der Urniere bei menschlichen Embryonen von 8—12 mm Länge könnte die lokale Mesenchymbildung nur einen geringen Umfang haben. Bei dem Embryo von 4,9 mm gr. L. der Sammlung der anatomisch-biologischen Anstalt, Berlin sind infolge der angewandten Färbung, wie es scheint, Boraxcarmin nach Pikrinsäure- (Sublimat-) Konservierung, vielleicht mit Pikrinsäurenachfärbung, trotz vorzüglicher Erhaltung die feineren Protoplasmaverzweigungen schwer zu sehen. Aber die für die Stadien der Mesenchymbildung typischen Bilder, die ich vor langen Jahren ja genau geschildert habe (1896), sind mit Sicherheit festzustellen auch auf der medialen Seite der Urogenitalfalte. Später könnte trotzdem eine Neubildung von Mesenchymelementen aufhören in Zusammenhang mit der raschen Vermehrung des Keimfeldepithels, die eine Differenzierung des frisch entstandenen Zellmaterials hintanhält. Wenn später bei der Aufspaltung dieser Zellmasse Mesenchym auftritt, so handelt es sich um eine Differenzierung an Ort und Stelle, zu der allerdings, sekundär, durch Hereinwucherung mesenchymatisches Material hinzukommen kann. Dies ist sicherlich bei der Einwucherung der Gefäße der Fall.

Die Urgenitalzellen erreichen beim Menschen (bei 22 mm Länge) einen Durchmesser von 10—16 μ mit helleren, ein deutlicheres feines Chromatinnetz und große Nucleolen zeigenden Kernen von etwa 8 μ und haben einen klareren Zellenleib mit körnigen Chondriosomen, auch Dotterkörnchen, während die anderen Epithelzellen nur 8 μ Durchmesser besitzen. Die Urgeschlechtszellen treten sowohl in der sich mehr und mehr verdickenden oberflächlichen Lage, wie auch in den zunehmenden und sich schärfer abgrenzenden Strängen auf, daneben liegen auch in diesen kleinere Zellen und Übergänge zu diesen.

Gegen das Ende des nur kurz dauernden indifferenten Stadiums sondert sich eine kontinuierlich bleibende epitheliale Decke von dem an Masse rasch zunehmenden Epithelkerne ab, der selber scharf von der Urniere abgesetzt erscheint. Schließlich findet eine Auflockerung des Kernes in strangartige Zellgruppen statt. Gleichzeitig sondert sich das zu den epithelialen Bildungen in Beziehung stehende Mesenchym ab, und damit ist das indifferente Stadium der Geschlechts- (Keim-) Drüse abgeschlossen.

c) Auftreten der Geschlechtsmerkmale[1].

Bei den Säugern zeigen sich an den Keimdrüsen selbst geschlechtliche Unterschiede bei den einzelnen Familien, scheint's, zu recht verschiedener Zeit; beim Menschen, nach Nagel, schon bei Embryonen von 11—13 mm gr. L., nach Felix frühestens bei 13 mm gr. L.

Zuerst tritt die spezifische Ausgestaltung der Geschlechtsdrüse im männlichen Geschlechte auf. Die oberflächliche Epithellage bleibt dauernd scharf getrennt von dem Kern und zeigt nur vereinzelt relativ kleine sexualzellenartige, sog. genitaloide Zellen. Der gegen Ende des indifferenten Stadiums in strangartige Zellgruppen aufgelockerte Kern entwickelt wie mit einem Schlage die Hodenstränge (Felix, 1911, S. 868), die sich allmählich schärfer abgrenzen und miteinander anastomosieren. Sie sind quer zur Längsachse des Organs und radiär zur Ansatzstelle des Mesorchismus, dem späteren Hilus, angeordnet. Mit der Anlage der Geschlechtsstränge und ihrer Sonderung sowie der Bildung des Blastems für das Rete testis ist das Material für den Hoden gesondert. Die Urgeschlechtszellen schwinden in dem niedrigeren männlichen Keimepithel, nachdem sie nie so groß und so weit im Bau von den anderen Epithelien verschieden gewesen sind als beim weiblichen Geschlecht. Das Fehlen dieser Merkmale charakterisiert eine gleichalterige Keimdrüse als weiblich. Dies ist bei nur wenig über 13 mm großen Embryonen natürlich ein unsicheres Merkmal, da eine verspätete Entwicklung einer männlichen Keimdrüse vorliegen könnte.

Durch mehrere mesenchymatische Zellagen sind die peripheren Enden der männlichen Geschlechtsstränge stets vom Oberflächenepithel getrennt. Diese Trennungsschicht stellt die Anlage der rasch an Dicke zunehmenden und sich von der Oberfläche aus zentralwärts ausgestaltenden Albuginea dar. Die zugespitzten zentralen Enden der Schläuche vereinigen sich, nach Felix, zu einem der Ansatzstelle des Hodengeköses aufgelagerten Zellstrang, dem Reteblastem; dieses steht mit den aus der Vereinigung von je 2—3 Hodenkanälchen entstandenen Endstücken in Verbindung. Nachdem sich die Schläuche im Querschnitt abgerundet haben, wird das nicht zum Aufbau der Hodenkanäle verwandte Material mesenchymatisch und zeigt schon sehr früh, bei Embryonen von 21 mm Länge, an der Oberfläche der Kanälchen Differenzierung zu längsgerichteten Spindelzellen. Geschlechtszellen sind schon bei der Entstehung der Schläuche kenntlich, sie nehmen ziemlich rasch an Größe zu, bleiben aber im Verhältnis zu den weiblichen klein. Vom 5. Monat ab sollen sie allmählich verschwinden, so daß sie bald nach der Geburt nicht mehr angetroffen werden (Branca und Basseta, 1907 und Popoff, 1909). Erst mit der Pubertätsentwicklung träten von neuem als Sexualzellen ausgestaltete Zellen, Spermatogonien, auf. Felix fand die Zahl der Genitalzellen im 7. Monat nicht vermindert und im Hoden eines Neugeborenen auffallend viele, womit sich meine Befunde decken. Die nicht zum Aufbau verwandten, großwerdenden Zellen der mesenchymatischen Zwischenstränge liefern die interstitiellen oder Leydigschen Zellen. Durch Schwund der Zwischenstränge vom 5. Monat ab entsteht das Bild der Septula, das im 6. Monat deutlich ist.

---

[1] Erfolgt die Geschlechtsbestimmung durch ein x-Chromosom, so ist das Geschlecht mit der Kopulation der beiden Geschlechtszellen endgültig bestimmt. Bei Insekten ist durch Transplantation von Geschlechtsdrüsen des einen Geschlechts auf Larven (Raupen) des anderen Geschlechts nachgewiesen, daß eine (hormonale) Umstimmung des andersgeschlechtlichen Somas nicht stattfindet, somit ist das Zellmaterial des Somas endgültig determiniert.

Dagegen hat R. Hertwig für urodele Amphibien nachgewiesen, daß der Alters- (Reife-, bzw. Überreife-) Zustand der Eier für das Geschlecht der aus ihnen sich entwickelnden Tiere von großem Einfluß ist, und, daß bei Säugern eine (hormonale) Umstimmung des Somas durch Überpflanzung andersgeschlechtlicher Keimdrüsen stattfindet, ist erwiesen. Da also dieses mit der Befruchtung nicht endgültig determiniert ist, kann eine endgültige Geschlechtsbestimmung nur durch Sexualchromosome nicht angenommen werden. Die Frage eingehender zu erörtern, unter Einbeziehung der Zwitterbildungen, ist hier nicht der Ort.

Bei dieser Sachlage ist es zur Geschlechtsbestimmung wesentlich, daß **Geschlechtsunterschiede außerhalb der Geschlechtsdrüsen bekannt geworden sind**. Nach Felix' Erfahrungen kommen Nebentrichter am Ostium abdominale tubae nur bei weiblichen Embryonen zur Anlage, und zwar schon bei 13 mm langen. Doch liegen nur spärliche Beobachtungen vor. Daß das Hinterende des Urogenitalstranges, schon bevor es zur Verschmelzung zum Genitalstrang kommt, mit der Hinterwand der Blasenanlage im männlichen Geschlecht verschmolzen sei, im weiblichen aber nicht (Felix), konnte Szenes nicht bestätigen. Endlich möchte ich für ältere Embryonen darauf hinweisen, daß bei männlichen Säugetierembryonen sehr früh schon eine stärkere Mesenchymwand um die Wolffschen, bei weiblichen um die Müllerschen Gänge angelegt wird und zugleich auf den größeren Abstand der Wolffschen Gänge von den Müllerschen im Urogenitalstrang des männlichen Geschlechts. Man wird unter Berücksichtigung dieser Eigenheiten doch **erst bei 18—20 mm Länge einen Embryo auf Grund positiver Befunde als weiblichen feststellen können**.

d) Entstehung des Eierstockes.

Während beim männlichen Geschlecht durch die ersten Sonderungen in der Genitalleiste das Material für den Aufbau der Hodenkanälchen, also das Anlagematerial für die Sexualzellen ein für alle Male von dem Keimepithel gesondert wird, ist das beim weiblichen nicht der Fall. Das Epithel der männlichen Geschlechtsdrüse funktioniert nach der entscheidenden Sonderung nur noch als Oberflächenepithel, wenn es auch zeitlebens nicht zum peritonealen Plattenepithel wird, sondern aus etwa kubischen, großkernigen Zellen besteht. **Im weiblichen Geschlecht aber nehmen mehrere Zellproliferationen vom Keimepithel ihren Ausgang**. Aber auch im weiblichen Geschlecht handelt es sich nach der herrschenden Lehrmeinung nur um die Embryonalzeit und das erste und zweite Lebensjahr. Schon lange Zeit also vor der Pubertät funktioniert es beim Menschen nur als Oberflächenepithel des Ovariums, doch wird es ohne Rücksicht auf die Funktion zeitlebens als Keimepithel bezeichnet. Näheres hierüber ist Seite 414 ausgeführt.

Im weiblichen Geschlecht tritt eine Sonderung in ballen- oder strangartige Gebilde mit zahlreichen genitaloiden und deutlich charakterisierten Genitalzellen und andererseits in dazwischen gelegenes, zur Mesenchymbildung bestimmtes Material viel später als im männlichen Geschlecht und ganz allmählich ein. Die Masse erstreckt sich keilförmig, aber nur sehr unscharf abgrenzbar, in das Mesovarium hinein (Abb. 36). Dieses Endstück des Epithelkernes enthält nur wenige genitaloide Zellen, und aus ihm entsteht später das Rete ovarii, es wird daher als Reteblastem bezeichnet. **Die Differenzierung des Ovariums beginnt in der Nähe des späteren Hilus und erstreckt sich allmählich gegen die Oberfläche**.

Nach Felix treten die ersten Spuren von Bindegewebe „bei 28 mm langen Embryonen auf, zunächst ganz regellos". Beim Embryo von 5 cm K.-F.-L. reichen deutliche Züge von gestreckten Bindegewebszellen bis in die Nähe der Oberfläche (Abb. 36). Sie sind als von der Umgebung des Reteblastems ausgehende, etwa radiär angeordnete Züge, Septa ovarii (Felix), ausgebildet. Diese verzweigen sich und treten miteinander in Verbindung und bilden „ein Netz, das in der sog. Markzone weite und grobe, in der sog. Rindenzone enge und feine Maschen knüpft; das feine Rindennetz tritt schließlich bis an die Unterseite des Oberflächenepithels heran" (Felix, 1911, S. 876). Hier bilden sie eine der Albugineabildung des Hodens homologe, als **primitive Albuginea des Ovariums** bezeichnete Schicht. Im Anschluß an die Differenzierung von mesenchymatischen Zügen kommt es zur Einwucherung von Gefäßen, naturgemäß vom Mesovarium aus. Diese dringen langsamer gegen die Rinde vor als die Bindegewebsanlage erfolgt.

Spätestens bei Embryonen von 80 mm K.-F.-L. beginnt sich durch eine Wucherung des Keimepithels eine neue Rindenschicht zu bilden (Abb. 37 u. 38), dieser

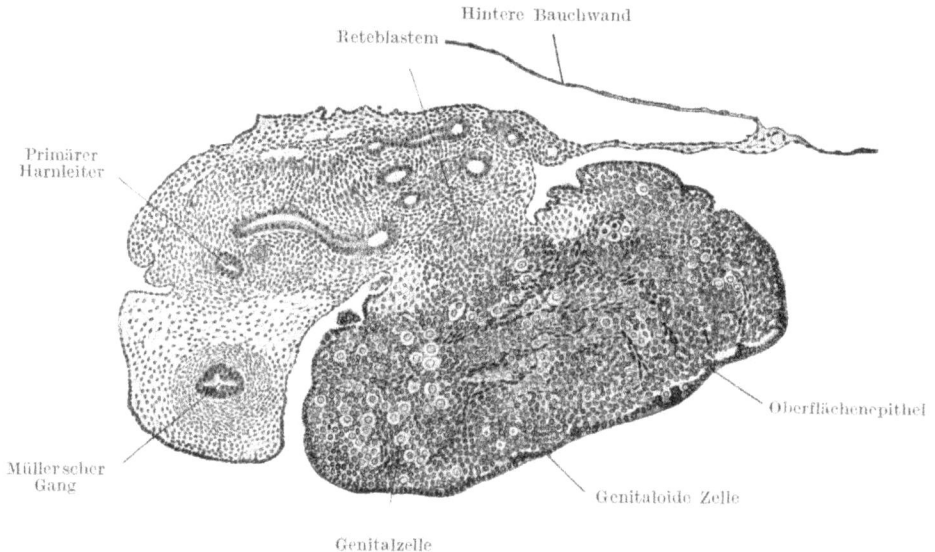

Abb. 36. Querschnitt durch den Eierstock eines menschlichen Embryos von 50 mm K.-F.-L. (Embryo 272 der Sammlung Prof. R. Meyer, Berlin.) Vergr. etwa 75:1. Die Urogenitalfalte ist gegliedert in den Tubenabschnitt mit dem Müllerschen Gang, den Drüsenabschnitt mit primärem Harnleiter und Urnierenkanälchen und den ganz dünnen Gekrösabschnitt. Der Eierstock hängt durch das breite Mesovarium mit dem Drüsenabschnitt zusammen. Sein Oberflächenepithel ist deutlich vom Epithelkern abgegrenzt. Dieser zerfällt undeutlich in eine Markschicht mit zahlreichen Genitalzellen und eine genitalzellenarme Rindenschicht. Im Epithelkern liegen zahlreiche Züge von jungem Bindegewebe. Das Reteblastem liegt im Mesovarium und im Hilusgebiet, es enthält genitaloide Zellen. (Nach W. Felix.)

zweiten, beim Hoden fehlenden Proliferation verdanken die Bildungen ihre Entstehung, die allgemein als **Pflügersche Schläuche** bezeichnet werden. Die bei dem ersten Schub entstandenen, den Samenkanälchen des Hodens homologen Epithelstränge werden beim Ovarium als Markstränge (-Schläuche) (v. Koelliker) bezeichnet. Sie stehen mit der epithelialen Rindenzone teilweise in (primärem) Zusammenhang und sind am Hilus der entstehenden Geschlechtsdrüse von den sich allmählich entwickelnden Strängen des Rete ovarii durch eine breite Mesenchymzone getrennt, den **bindegewebigen Basalkern** (noyau conjonctif basal Sainmont, 1905).

Die Markstränge, ihren Zusammenhang mit dem, was man jetzt Rete ovarii nennt, und dadurch mit dem umgebildeten, von ihm als Geschlechtsteil der Urniere unterschiedenen und beim Weib Epoophoron genannten Teil des Wolffschen Körpers hat zuerst Waldeyer (1870) beim Hund gesehen und damals allerdings noch genetisch zu dem Epoophoron gezogen. Den Namen „Markstränge" hat ihnen nach Befunden beim Hundefetus 1874 A. v. Koelliker gegeben und, nachdem Van Beneden (1880) sie zuerst genau beschrieben und in solide und hohle Gebilde unterschieden hatte, letztere 1898 „Markschläuche" genannt. Schon Van Beneden hat sie mit den Hodenkanälchen verglichen, erst Janošik und v. Mihalkovics (1885) haben aber nachgewiesen, daß sie nicht von der Urniere, sondern vom Keimepithel aus entstehen.

Die Ausbildung der Markstränge ist bei den einzelnen Spezies und auch individuell eine sehr wechselnde. Sie enthalten, von der Hilusgegend aus peripherwärts fortschreitend, sich ausgestaltende junge Eizellen, können in Zellballen zerlegt werden, auch in perlschnurartig gestaltete Stränge, in denen sich Follikel ausbilden können, die aber nicht die für De Graafsche Follikel typische Gestalt annehmen, auch nie einen Discus proligerus enthalten. Ihre Eizellen zeigen nicht die Kernstruktur der zu den Reifeteilungen und damit zur Befruchtung befähigten Eier (Oocyten) der aus der zweiten Epithelwucherung entstandenen Primordialfollikel. Sie gehen, nach Felix (1911) vom 3. Monat ab, ausnahmslos zugrunde (v. Winiwarter, 1900, v. Winiwarter und Sainmont, 1908).

Beim Menschen ist das Schicksal der Markstränge in neuerer Zeit untersucht worden von Bühler (1894 und 1906), Wichser (1899), v. Winiwarter (1900, 1908), Rieländer (1904) und dann von Felix (1911) bei einer Anzahl von Entwicklungsstadien beschrieben.

Bei einem Embryo von 4 cm bilden sie unregelmäßige Stränge oder Zellhaufen, die hier und da mit den Pflügerschen Schläuchen in Zusammenhang stehen und von dem eben in

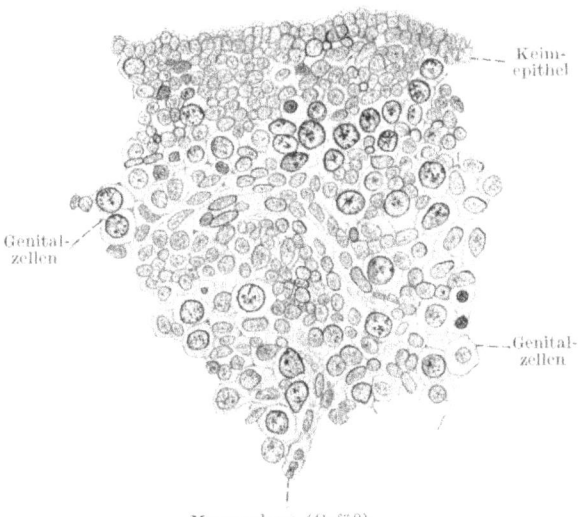

Abb. 37. Teil eines Schnittes durch die Eierstocksanlage eines menschlichen Embryos von 7 cm R.-L. (Nach W. Nagel.)

Entwicklung begriffenen Rete durch den bindegewebigen Basalkern getrennt sind (Sainmont, 1905). Bei einem Embryo von 5 cm sind die Markstränge noch schwer zu unterscheiden und enthalten zahlreiche Genitalzellen, beim Embryo von 7 cm waren sie durch das vermehrte Bindegewebe stärker voneinander getrennt und durch die Vergrößerung des basalen Bindegewebskernes zu einer halbmondförmigen Zone gegen die Rinde vorgewölbt, enthielten indes nur spärlicher Oocyten, beim Embryo von 9 cm Länge findet v. Winiwarter wieder deren mehr und bei 4 Monate alten solche mit weiter entwickeltem Zellkern. Mit 6 Monaten sind die Markstränge teilweise zu Markfollikeln mit unregelmäßigerer Granulosa, teilweise — in den tiefsten Lagen — in Gruppen von Eizellen mit verschieden gebauten Kernen, ohne Follikelbildung, zerfallen. In der späteren Embryonalzeit gingen vereinzelt Markfollikel durch Bindegewebswucherung zugrunde, die meisten erst nach der Geburt, kleine Markstrangreste verschwinden durch fettige Degeneration. Rieländer (1904) hat bei älteren Feten und kleinen Kindern Reste der Markstränge in wechselnder Menge gefunden, sowohl solide, wie auch hohle (wie sie Bühler schon 1894 beim Menschen festgestellt hat). Sie „stehen sowohl mit dem Rete ovarii wie mit der Rindenschicht in Verbindung. Ihre Zellen sind protoplasmareicher als die Rindenzellen, ihre Umhüllung ist durch eine feine strukturlose Membran gegeben. Sie enthalten einzelne Genitalzellen. Bei einem 2jährigen Mädchen und später" hat Bühler (1906, S. 730) jede Spur davon vermißt; dagegen hat Rieländer (1904) sie wiederholt, selten bis zur Rinde verfolgbar, auch bei Frauen gefunden.

Die Degeneration ihrer Eizellen beginnt mit Verklumpungen des Chromatins; der Kern wird pyknotisch, verliert seine Membran, zugleich treten Zerfallserscheinungen im Protoplasma auf. Schon weiter entwickelte, mit Follikelrudimenten versehene Eizellen zeigen vielfach noch normale Kerne, wenn die weniger differenzierten des Markstrangabschnittes schon in voller Degeneration sind. Der Prozeß beginnt zentral, betrifft jedoch

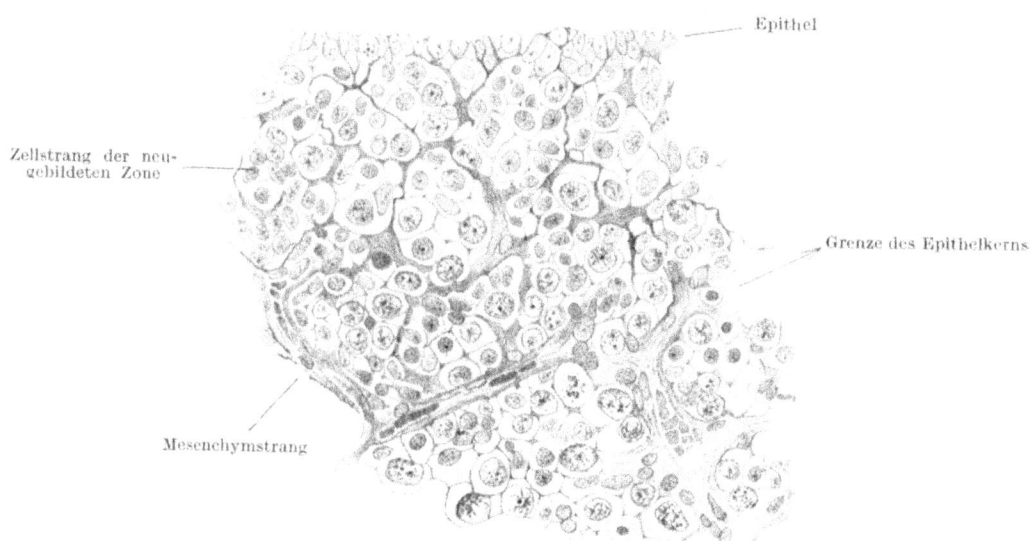

Abb. 38. Schnitt durch das oberflächliche Rindengebiet des Eierstockes eines menschlichen Embryos von 11 cm R.-L. Das oberflächliche Keimepithel hängt vielfach mit den Zellsträngen der neugebildeten Zone zusammen. Im Bereiche des Epithelkernes sind die Epithelzellgruppen durch stärkere gefäßführende Mesenchymzüge getrennt. Einzelne Primärfollikel in Ausbildung. (Nach W. Nagel.)

nicht das ganze Material gleichzeitig, so daß in der Nähe des Rete noch in späterer Zeit Markstränge sich finden, in der Regel sind aber auch sie bis zur Geburt verschwunden. Der Raum der zerfallenden Markgebilde wird durch Bindegewebe ersetzt. Dieser Prozeß läßt den bindegewebigen Basalkern sich weiter und weiter gegen die Oberfläche ausdehnen und so das Stroma ovarii entstehen.

Die zweite Proliferation des Keimepithels dauert lange Zeit und läßt große Mengen von in der frühen Zeit nur undeutlich zu Ballen oder anastomosierenden Strängen angeordnetem Material entstehen (Abb. 38—40). Dem entspricht ein sehr starkes Wachstum des Ovariums. In späterer Zeit findet man das neugebildete Material deutlicher schon bei seiner Entstehung in Strangform auftreten. Der Neubildungsprozeß reicht bis in den 7. Monat. Ich finde zu der Zeit zahlreiche genitaloide Zellen im Keimepithel und in den mit der Oberfläche zusammenhängenden Strängen; dabei nimmt der Differenzierungsgrad der Genitalzellen mit der Entfernung von der Oberfläche zu. Danach kann man meines Erachtens nicht daran zweifeln, daß es sich in der Haupt-

Entstehung des Eierstockes.

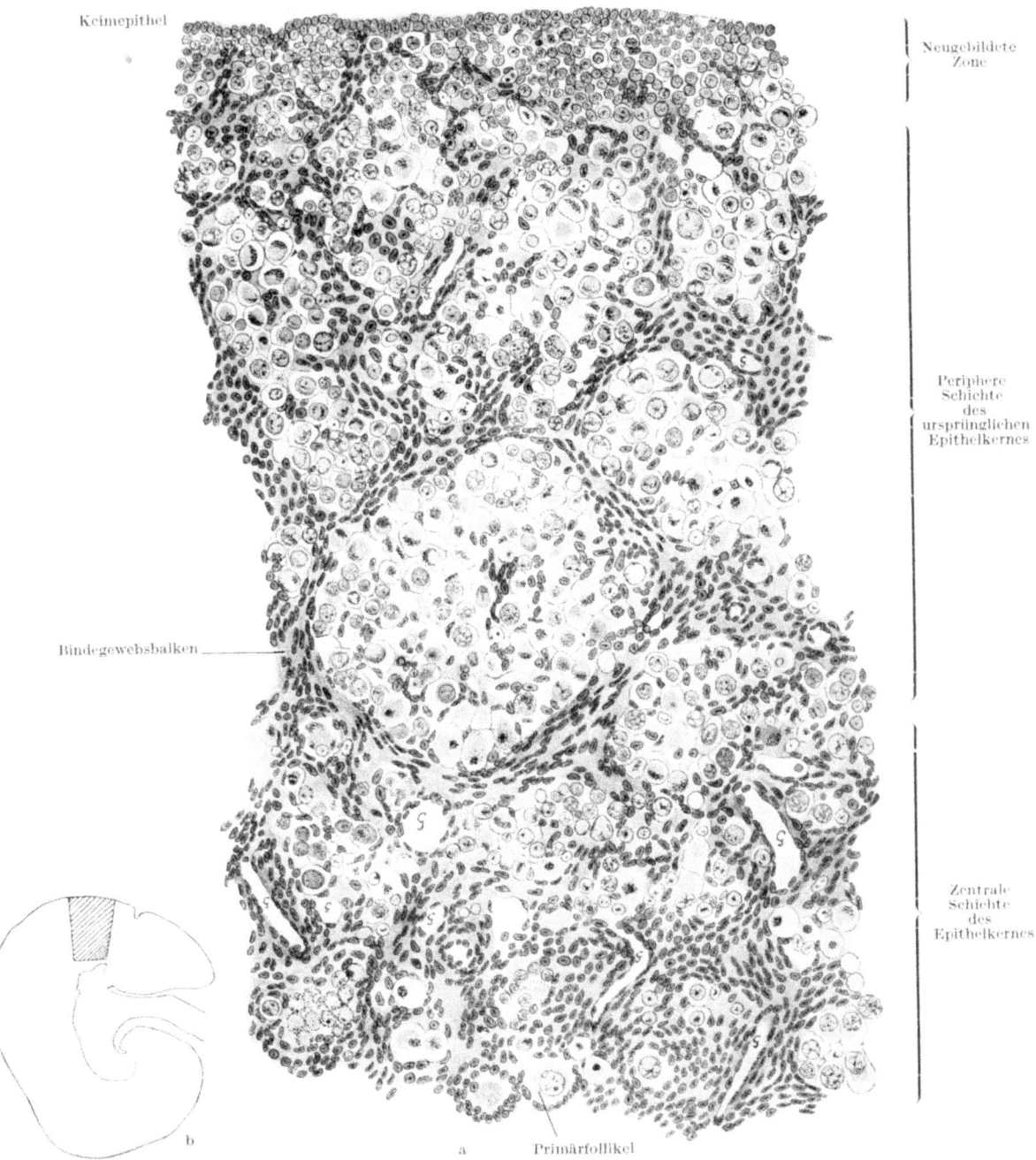

Abb. 39 a und b. Querschnitt durch den Eierstock eines menschlichen Embryos von 18 cm R.-L., 27 cm K.-F.-L. (Embryo R. M. 152 der Sammlung Prof. R. Meyer, Berlin). Vergr. von a 230 : 1. Das schraffierte Feld in Abb. b gibt den in Abb. a dargestellten Teil des Schnittes an. Die Gefäßlichtungen sind durch ein eingeschriebenes „G" gekennzeichnet. Die zentral schon dicken Bindegewebsbündel werden gegen die Oberfläche zu schlanker und einzelne reichen schon bis zum Oberflächenepithel. Dieses ist nur stellenweise von der oberflächlichen, neu gebildeten Rindenzone abgegrenzt, an anderen Stellen deutlich mit den zahlreiche junge Genitalzellen enthaltenden Zellbalken in Zusammenhang. In der peripheren Schichte des Epithelkernes liegen verschieden große Eiballen, in der, nur zum Teil abgebildeten zentralen Schichte sind diese in Aufteilung begriffen, es finden sich da zahlreiche Primärfollikel abgegrenzt. Wie die pyknotischen oder in Auflösung begriffenen Zellkerne anzeigen, befinden sich zahlreiche Eizellen im Zerfall. (Nach den Originalen von W. Felix.)

sache — die Mitosen zeigen, daß auch in dem neugebildeten Material sich die Zellen vermehren — um Neubildung vom Keimepithel aus handelt.

Streckenweise wird das Keimepithel durch neugebildetes Bindegewebe der definitiven Albuginea ovarii scharf abgegrenzt (Abb. 40), so daß der Wucherungsprozeß nicht überall statthat.

Der Untergang von Zellmaterial erstreckt sich nicht nur auf die Markstranggeneration, sondern ergreift auch die sekundäre Rindenschicht, die neogene Zone — das hat auch Felix schon für sehr wahrscheinlich gehalten. Bei Neugeborenen findet man außerordentlich zahlreiche Eizellen, mit den meist um sie, aber vielfach nicht gleichmäßig angeordneten Follikelzellen, in Degeneration, und dieser Vorgang reicht, nicht nur in vereinzelten Fällen, bis zu den oberflächlichst gelegenen jungen Eizellen.

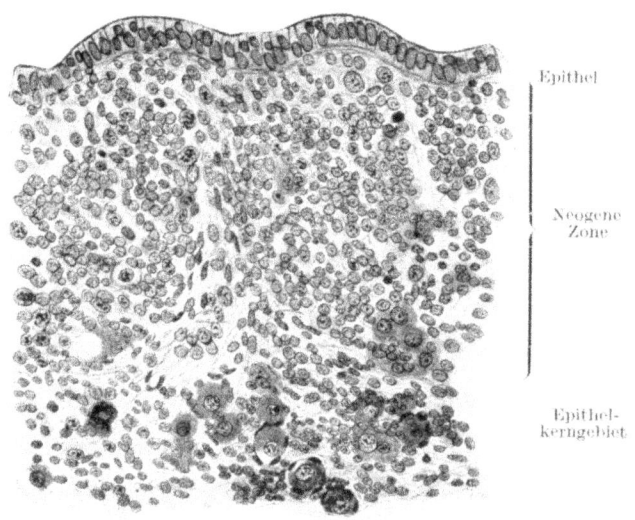

Abb. 40. Schnitt durch einen Teil der Rindenzone des Ovariums eines siebenmonatlichen menschlichen Embryos. Das zylindrische Keimepithel ist durch eine feine Bindegewebslage größtenteils scharf abgegrenzt. In den Zellsträngen und -ballen der neogenen Zone einzelne (großkernige) Genitalzellen, dazwischen feine Mesenchymzüge. In dem Gebiet der primären Rinde des Epithelkernes neben einem Zellballen (nahe dem rechten Rande der Abbildung) primäre Eifollikel, zwischen ihnen stärkere Mesenchymzüge. (Nach Bühler.)

In der neugebildeten Zone läßt sich, nach v. Winiwarter (1900), eine regelmäßige Umbildung der Kernstruktur der werdenden Eizellen verfolgen:

Bei 23tägigen Kaninchenembryonen sind die Kerne der Cylinderzellen, die das oberflächliche Keimepithel darstellen, gewöhnlich fein granuliert, dunkler gefärbt (noyaux protobroques a), als die der darunterliegenden Zellen der Rindenzone. Diese sowie die Kerne der sich gegen die primitive Albuginea vorwölbenden epithelialen Zellmassen sind kleiner, kugeliger, stärker granuliert, aber heller: noyaux protobroques b. Beide Arten befinden sich in lebhafter mitotischer Vermehrung. Neben ihnen treten, in den oberflächlichen Schichten sehr spärlich, zahlreicher in den Zellballen, größere, kugelige, hellere Kerne mit stärker entwickeltem peripherem Netz und, wie auch die noyaux protobroques, mit zentralen unregelmäßigen Chromatinmassen auf: noyaux deuterobroques, die aus protobrochen Kernen entstehen. Einen halben Tag nach der Geburt zeigen sich in den tiefen Zellballen oberflächlicher gelegene, aber nicht direkt ans Mesenchym angrenzende große runde Kerne, ganz erfüllt mit feinen Chromatinfäden: noyaux leptotènes = leptotäne Kerne. Zentraler liegen in der gleichen Gegend Kerne, bei denen das Chromatin in Form ziemlich feiner, unregelmäßig gekörnter Fäden auf einen Haufen zusammengezogen ist, von dem aus feine Chromatinfäden den Kern peripher umkreisen oder sich vollständig in einem Haufen versammeln: noyaux synaptènes (richtiger synaptotènes). Bei 4tägigen Kaninchen finden sich in den tiefen Schichten große Kerne, ganz erfüllt von dickeren Chromatinfäden: noyaux pachytènes, bei 10tägigen runde oder etwas gestreckte Kerne mit oft perlschnurförmigen oder gezähnten Chromatinfäden, die oft verdoppelt sind und stets einige große Nucleolen haben: noyaux diplotènes, endlich in der Zone unter diesen Eier mit exzentrischen Kernen — die ein Netz aus evtl. gedoppelten, vielfach unregelmäßigen Strängen und deutliche Nucleolen aufweisen: noyaux dictyènes — und mit Balbianischen Nebenkernen und Dotterkörnchen.

Beim Menschen finde ich in den größer und heller gewordenen Kernen der sich ausbildenden Genitalzellen im Keimepithel und nahe demselben zuerst deutliche, in regelmäßigen Abständen voneinander liegende Chromatinanhäufungen, wie sie auch in den genitaloiden Zellen der Hodenkanälchen Neugeborener typisch angetroffen werden.

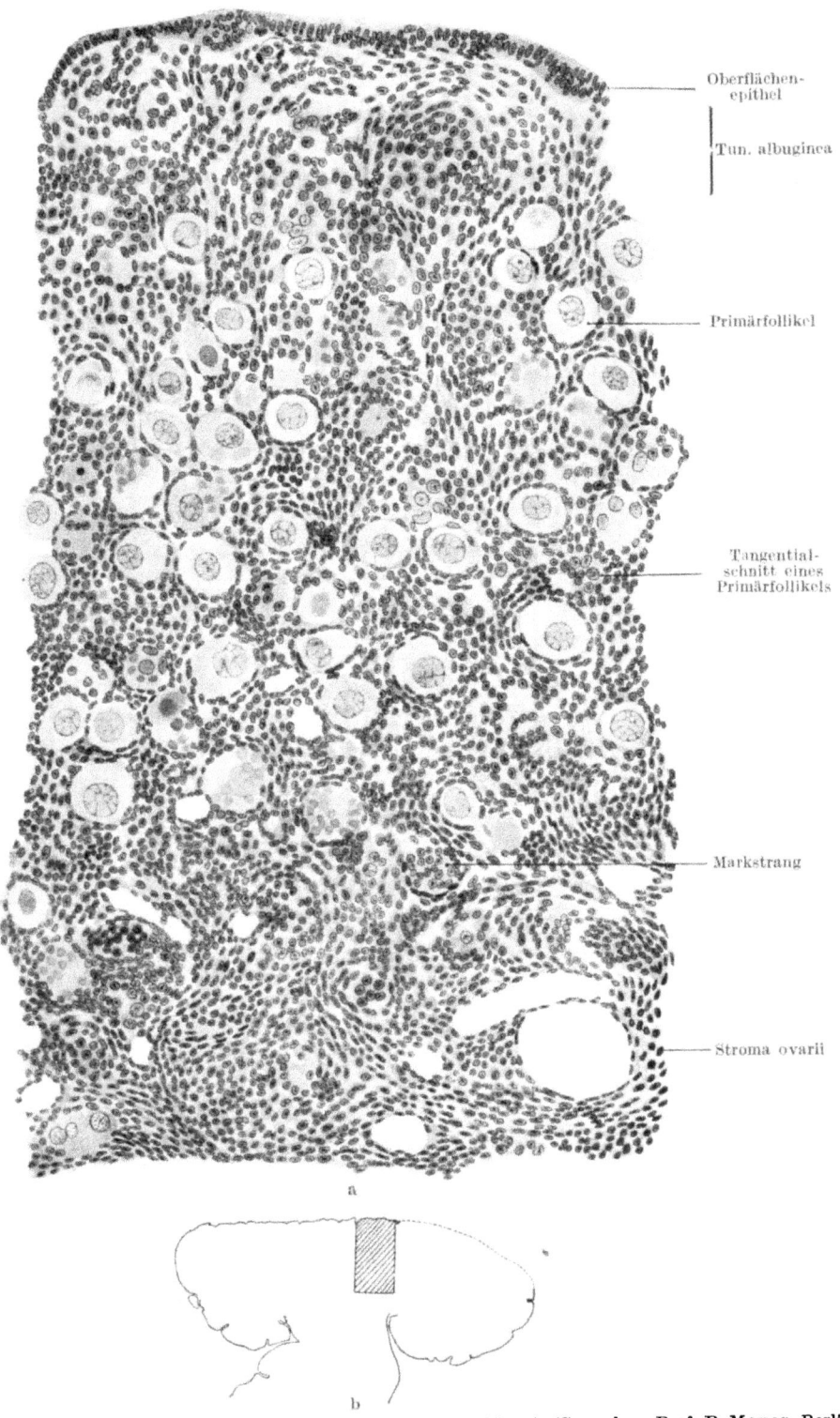

Abb. 41. Querschnitt des Eierstockes eines menschlichen Embryos des 8. Monats (Sammlung Prof. R. Meyer, Berlin). Vergr. von a 230 : 1; das schraffierte Feld der Abb. b gibt den in Abb. a dargestellten Teil des Schnittes an. Die Gefäßlichtungen sind weiß gehalten. Unter dem stellenweise gewucherten Oberflächenepithel liegt die Tunica albuginea; es folgt die breite Rindenschicht, dann ein schmälerer Teil der Markschicht, deren äußeres Drittel (s. Abb. b). In der Rindenschichte liegen isolierte, meist wohl abgegrenzte Primärfollikel. Im Stroma der Markschicht befinden sich Reste von Marksträngen; zum Teil enthalten diese einzelne Genitalzellen oder Gruppen von solchen. (Nach dem Originale von W. Felix.)

Die sich teilenden Zellen stellen Oogonien, die sich in ihren Kernen differenzierenden und, schon lange vor der Primärfollikelbildung, heranwachsenden Oocyten erster Ordnung dar (Skrobansky, 1903).

Bei der Ausbildung der Rindenzone vermehrt sich das Epithel und das Mesenchym und beide Gewebsarten durchwachsen einander, Waldeyer (1870). Bei dem Dickenwachstum der Rindenzone bleibt die untere Grenze der Eiballen ungefähr an ihrer Stelle, die Masse des Ovariums nimmt also zentrifugal zu. Der Aufteilungsprozeß, der bald mehr Ballen, bald zusammenhängende Stränge bildenden Zellmassen, der Pflügerschen Schläuche, schreitet also von der Tiefe gegen die Oberfläche fort, und, während oben das Material dieser zweiten Epithelwucherung noch vermehrt wird, sind nahe der Markzone bereits einzelne oder einige Eizellen mit spärlichen, eine schmale Hülle bildenden undifferenzierten Epithelzellen durch eine Schicht sich konzentrisch anordnenden Bindegewebes zu Primärfollikeln isoliert (Abb. 39, 40 und 41).

Beim Menschen nimmt die neugebildete Zone bei Embryonen von über 5 cm Länge besonders seitlich zu, wodurch die seitlichen Massen verdickt werden, und dadurch kommt der Ansatz des Mesovariums in eine tiefe Furche zu liegen. (Dabei kann das Keimepithel und die Materialneubildung sich über die Kante des Keimdrüsengrabens etwas auf eine topographisch zum Mesovarium gehörende kurze Strecke ausdehnen.) Hierdurch bildet sich der pilzhutförmige, dreieckige Querschnitt des Ovariums aus. Nach v. Winiwarter (1908) kommen bei Embryonen von 9 cm schon Primärfollikel der Rindenzone vor, die bei viermonatlichen Embryonen zahlreich werden und bei sechsmonatlichen schon den größten Teil der Rindenzone einnehmen; bei diesem Stadium befinden sich in den tiefsten Schichten schon einzelne weiterentwickelte Follikel mit einschichtigem kubischem Epithel. Im 7. Monat können schon reife De Graafsche Follikel vorkommen (Owtschinnikow, 1903).

Felix begrenzt die Zeit, in der sich beim Menschen noch ein kontinuierlicher Zusammenhang von Zellsträngen mit dem Keimepithel findet, mit Embryonen von 18 cm Rumpflänge.

Nach der Bildung des Materiales der Pflügerschen Schläuche kann eine dritte Epithelwucherung in Gestalt solider Sprossen stattfinden.

Beim Kaninchen erfolgt sie vom 18. Tage p. part. ab, und mit 6 Wochen bilden die Sprossen eine dichte Lage unter dem Epithel im Bindegewebe, in das sie eingedrungen sind, bis zu ein Viertel der Rindendicke einnehmend (v. Winiwarter, 1900). Sie können sekundär mit den Primordialfollikeln in Verbindung treten; es entstehen indes in ihnen keine Keimzellen. Schon von Waldeyer sind diese Epithelsprossen beobachtet worden (beim Kaninchen und besonders beim Hund).

Bei der Katze ist 9—10 Wochen nach der Geburt die Degeneration der Markstränge und der von ihnen stammenden Follikel beendigt. Dasselbe Schicksal erleiden nach v. Winiwarter und Sainmont (1908) alle Eier und De Graafschen Follikel, welche von der zweiten Epithelsprossung, den Pflügerschen Schläuchen, stammen. Die ersten Follikel dieser Sprossung gleichen in manchem Markfollikeln, nehmen aber mehr und mehr den Charakter definitiver De Graafscher Follikel an; dementsprechend zeigt sich bei ihrem Untergang zuerst der Modus bei der Atresie von Markfollikeln, schließlich der bei den De Graafschen Follikeln übliche; die meisten aber gehen schon im Stadium der Primärfollikel zugrunde. Ungefähr mit 85 Tagen enthält das Ovarium die meisten und größten vieleiigen Follikel, ohne Call-Exnersche Körper, die vorher sich zahlreich finden. Dann tritt ein rapider Zerfall ein, unter Resorption des Liquors und Hypertrophie der Theca interna. Mit 95 Tagen ist das Ovarium nur noch halb so groß als mit 85, und mit $3^1/_2$—4 Monaten sind alle Follikel, auch alle primären, verschwunden. Man sieht unter dem Epithel nur eine Lage epithelialer Stränge, die teilweise die Reste des Follikelepithels untergegangener Primärfollikel darstellen. Teilweise aber besteht sie aus den Strängen des unterdessen aufgetretenen dritten Schubs, der „invaginations épithéliales", die sich morphologisch von den Resten der indifferenten Follikelepithelzellen nicht unterscheiden lassen.

„Toujours est-il que c'est à leurs dépens que se formeront la zone corticale définitive et les oeufs définitifs de l'adulte" (l. c., S. 89). Als „cordons épithéliaux primitifs" schlugen die Autoren vor die Reste der Follikel des zweiten Schubs zu bezeichnen. Als „cordons épithéliaux secondaires" die der definitiven Follikel, die bei der Katze vom dritten Schub abstammen. Auch bei Cavia stammen die definitiven Eier von einem dritten Schub kurz vor der Geburt (Rubaschkin, 1912).

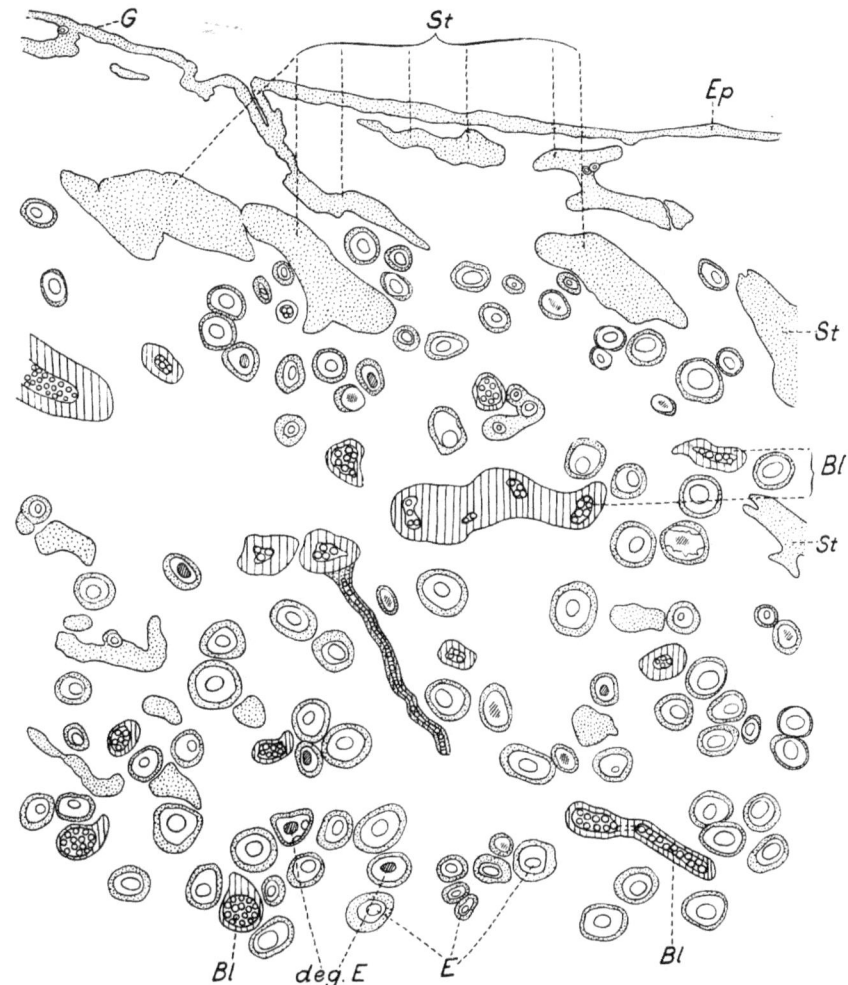

Abb. 42. Schnitt durch die Rindenzone des Eierstockes eines neugeborenen Mädchens. Bl Blutgefäße, durch Schraffierung der Wand und kleine Kreise in der Lichtung gekennzeichnet; deg. E in Degeneration befindliche Eizellen, die Kerne sind schraffiert; E Eizellen, durch einen eingezeichneten Kreis bezeichnet, die Follikelschichte punktiert; Ep Keimepithel; G Genitalzelle am Anfang eines Zellstranges der 3. Wucherung; St Zellstränge, punktiert, zwei derselben in Zusammenhang mit dem Keimepithel, junge Genitalzellen durch den Kontur und eingezeichneten Kreis wiedergegeben.

Beim Menschen sind nach der Formation der Pflügerschen Schläuche nur oft recht tief eindringende Epitheleinsenkungen beschrieben, die mit der Entstehung von Geschlechtszellen nichts zu tun haben, sondern Veränderungen des Oberflächenreliefs darstellen, die gelegentlich zu Cystenbildungen Veranlassung geben können.

Ein ganz anderes Bild, als es sich im 7. und 8. Fetalmonat findet, zeigt das Ovarium des Neugeborenen (Abb. 42). Neben meist zu Primärfollikeln ausgestalteten Eizellen findet man scharf abgegrenzte, miteinander zusammenhängende Stränge kleiner Zellen mit kleinen Zelleibern, in denen sich verschieden zahlreich genitaloide Zellen und deutliche, jugendliche Genitalzellen finden. Diese Stränge stehen vielfach mit dem Keimepithel in Zusammenhang, und ich habe auch an diesen Stellen im Epithel größere hellere Zellen feststellen können, die ich für genitaloide halten muß. Die isolierten jungen Eizellen zeigen zu einem erheblichen Teil Entartungs- und Zerfallserscheinungen; sie gehen also zugrunde. Bedenkt man, daß wir für diesen Zerfall nicht zu lange Zeiträume annehmen können, wenn man den Verlauf des Prozesses bei den Marksträngen und einem Teil des neogenen Materials im Fetalleben vergleicht, so kommt man zu der Meinung, daß der größte Teil der isolierten Eizellen im Ovarium des Neugeborenen in der ersten Zeit des postuterinen Lebens zugrunde geht.

Das Ovarium nimmt trotz des Zerfalls von zahlreichen Eizellen bzw. Primärfollikeln im 1. und 2. Lebensjahr kontinuierlich an Größe zu; es ist zu vermuten, daß es die oben beschriebenen Stränge sind, durch deren Wachstum und Umgestaltung diese Massenzunahme erfolgt. Leider steht mir eine ausreichende Reihe von Stadien vom 8. Embryonalmonat bis zum Ende des 2. Lebensjahres, die eine Lösung dieser wichtigen Frage ermöglichten, nicht zur Verfügung. **Ich glaube, daß die für die Befruchtung in Betracht kommenden Eier ganz oder doch überwiegend diesen spät gebildeten Zellsträngen, der dritten Wucherung des Keimepitheles, entstammen.**

Die Neubildung von Oogonien dauert beim Menschen sicher bis ins zweite Lebensjahr (Foulis 1876, Balfour 1878, v. Ebner 1902). Am längsten liefert das Epithel noch neues Material in der Gegend des Hilus (v. Ebner 1902, S. 526).

Indes hat schon Pflüger (1863, S. 91) behauptet, daß auch bei erwachsenen Katzen und Hündinnen „zu gewissen Zeiten junge Eier und Follikel sich aufs Neue erzeugen" und Schrön (1862, S. 412) bei brünstigen Katzen die Neubildung einzelner Eizellen vom Keimepithel aus nachgewiesen. v. Winiwarter und Sainmont (1908) haben dies nicht gefunden. Für den Hund ist von Wagener (1879) und Spuler (1910) die Neubildung bei geschlechtsreifen Tieren bestätigt. Für die Fledermaus hat van Beneden (1880) Eineubildung bei den Erwachsenen beschrieben, Paladino für Hund, Bär und Delphin, doch konnte dieser durch seine Abbildungen und Schnitte weder v. Ebner (1902) noch Waldeyer (1906) überzeugen. Bei Nagetieren (Ratte, Maus) war, nach v. Ebner (1902, S. 531), „eine Neubildung von Eiern aus dem Keimepithel — — zu finden und beim Meerschweinchen und Kaninchen sogar die Bildung von Eischläuchen —." Kingery (1917) fand Bildung der definitiven Eier bei der Maus bis zur Pubertät, Arai (1920) bei der weißen Ratte bis zum Alter von einem Jahr, Edg. Allen (1923) bei der Maus während der ganzen Sexualperiode kurz vor und während der Brunst; Yun-Chan Sun (1923) bei Cavia nahe der Ovulationszeit kleine Eizellen in beträchtlicher Menge im und dicht unter dem Keimepithel, zu andern Zeiten nur vereinzelte. Beim Frettchen dauert die Neubildung von Ei- und Follikelzellen durch die ganze Sexualperiode (Robinson, 1918). Für den Menschen hat (nach Edg. Allen) Koster (1868) durch Wucherung des Keimepithels neugebildete Eier bei 32- und 37jährigen kurze Zeit schwangeren Frauen beschrieben und v. Ebner eine zwischen Keimepithel und Albuginea gelegene Eizelle einer jüngeren Frau abgebildet (1902, Abb. 1218, S. 530) und in diesem Falle Neubildung von Eiern bei der erwachsenen Frau angenommen. Eine solche haben auch Paladino (1898) und Amann (1899) behauptet, letzterer von einer 63jährigen Frau, was mit normaler Eibildung wohl nichts zu tun hat. Auch die vielfach bei älteren Feten, Kindern und Erwachsenen vorkommenden spalten- oder schlauchförmigen Epitheleinsenkungen führen nicht zur Bildung normaler Eier.

Aus den Primärfollikeln entstehen durch Vermehrung der Follikelzellen, die zunächst eine einschichtige kubische, dann mehrschichtige Zellenlagen bilden, in denen der Liquor folliculi an zahlreichen, später zu einem Hohlraum konfluierenden Stellen auftritt, und den dadurch isolierten Discus proligerus umspült, die De Graafschen Follikel.

Die allergrößte Mehrzahl der Primärfollikel und Eizellen geht aber schon während des intrauterinen Lebens und in den ersten Lebensjahren zugrunde.

Wachstumserscheinungen der Follikel finden sich, nach Runge (1906), intrauterin nur ausnahmsweise, beim reifen Neugeborenen sind sie die Regel, und es können ganz ausnahmsweise Follikel schon platzen, im ersten Lebensjahre finden sie sich stets. Die Follikelgröße nimmt im 2. und 3. Jahre stark zu — die Primärfollikel nehmen an Zahl ab. Mit dem 3. Lebensjahre erhält der Eierstock den Charakter des erwachsenen. In den Ovarien von Feten und kleinen Kindern kommen öfter große atypische, mehreiige Follikel vor, entstanden durch unvollständige Zerlegung Pflügerscher Stränge oder solcher des dritten Schubs; sie kommen, neben mehrkernigen Eiern, indes in allen Altersstufen zur Beobachtung. Nach Schottländer (1905) können sie noch im späteren Alter durch Bindegewebswucherung in eineiige Follikel zerlegt werden. Bei Tieren, speziell beim Hunde, können viel-, öfter bis sechseiige Follikel die Regel sein.

Wie die ganze histologische Differenzierung des Ovariums, so beginnt auch die Bildung De Graafscher Follikel in den tiefsten Zonen, dabei wachsen dieselben hauptsächlich in der Richtung nach der Oberfläche als der Gegend des geringsten Widerstandes, dringen aber auch gegen die gefäßreiche zentrale Zone vor, diese einengend. Großenteils kommen sie auch späterhin nicht zur Reife, sondern gehen atretisch zugrunde unter verschiedenen Erscheinungen, je nach dem Entwicklungsstadium, in dem ihre Degeneration beginnt (vgl. hierüber A. Spuler, 1901 und Böshagen, 1904), dabei gehen die Veränderungen im Follikelepithel bzw. in der Eizelle der Proliferation der Theca (interna und auch externa) zeitlich voraus. An Stelle der ihre normale Entwicklung beendenden oder zugrunde gehenden De Graafschen Follikel treten, kontinuierlich oder periodisch, andere Primärfollikel in die Weiterentwicklung ein, und, solange noch Material vorhanden ist, kann sich dieser Vorgang wiederholen. Im Klimakterium werden in der Regel keine intakten Follikel mehr gefunden; unter 15 Fällen wurde einmal noch ein Corpus luteum beobachtet (Weber, 1904). Auch das Eierstocksepithel soll, platt geworden, teilweise im Alter verloren gehen.

Was die mesenchymatischen Teile des Eierstockes anlangt, so vermehrt sich das Bindegewebe (= Stroma) mit der Entwicklung des Organes und ist bei der Aufteilung der epithelialen Formationen aktiv beteiligt, wobei es zuerst in der nicht als isolierende Grenzschicht ausgebildeten, der Grenzschicht des Hodens entsprechenden primitiven Albuginea die Markstränge peripher umgibt; erst aber vom 7. Monat ab bildet sich eine dickere oberflächliche Bindegewebsschicht, die aber erst vom 2. Lebensjahr ab derber wird, die sekundäre Albuginea. Ihre Ausbildung ist nach Runge im 5. Lebensjahre beendet.

Im Hilus bildet das Bindegewebe eine stärkere kompakte Masse um das Rete ovarii oder seine Reste und peripher von diesen den bindegewebigen Basalkern Sainmonts und herrscht nach dem Untergang der Markschläuche in der Markzone des Organes. Es gewinnt schon Beziehungen zu den Primärfollikeln und bildet mit der Entwicklung der De Graafschen Follikel deren Theca interna und externa.

Wie in dem Hoden, wo sie Leydig (1850) entdeckte, finden sich auch im Ovarium (His, 1865) eigenartige große, sich scharf abgrenzende, vielfach gelbliches Pigment und Fettkörnchen enthaltende Zellen mit großen hellen Kernen, die interstitiellen Zellen, deren Homologie schon Waldeyer (1871) erkannte. Sie ähneln durch ihre Größe und ihr helleres Aussehen bei ihrem Auftreten genitaloiden Zellen, doch zeigen ihre sehr hellen

Kerne eine abweichende Struktur. An ihrer Abstammung von gewöhnlichen Bindegewebszellen, in die sie sich auch wieder zurückbilden können, ist nicht zu zweifeln. Sie treten in sehr verschiedener Menge und Lokalisation bei den verschiedenen Säugern auf und sind in ihrer Gesamtheit als Drüse mit innerer Sekretion als „interstitielle Drüse" angesehen worden, die für den Ablauf der Entwicklung im Embryonalleben, im postembryonalen speziell für die periodische Reifung und das Platzen der Follikel Bedeutung haben sollen (Loisel, 1902, Regaud und Policard, 1901, Bouin und Ancel, 1903/04). Dagegen glauben Sainmont (1905) und v. Winiwarter (1908), daß sie eine trophische Funktion hätten, und ihre Befunde und Ausführungen scheinen mir recht überzeugend.

Die in neuerer Zeit viel behandelte Frage nach der Bedeutung der „interstitiellen Drüse" des näheren zu erörtern, ist hier nicht der Ort. Meine Anschauung, wie sie in dem vorhergehenden Passus (1910) wiedergegeben ist, hat sich nicht geändert. Auch H. Stieve hat neuerdings zu dem Problem Stellung genommen und sich gegen die Meinung gewandt, daß die periodischen Erscheinungen im Geschlechtsleben von der sog. interstitiellen Drüse geregelt würden.

Für das Ovarium des Menschen gibt v. Winiwarter (1908) an, daß er beim Embryo von 4 cm Länge vereinzelte oder in kleinen Gruppen gelegene interstitielle Zellen im basalen Bindegewebskern und zwischen den Marksträngen, namentlich um die Blutgefäße, oft direkt an einer Capillarenwand, gefunden hat, daneben Übergänge zu gewöhnlichen Bindegewebszellen. Ebenso verhielt sich ein Embryo von 5 cm Länge, dagegen waren sie bei einem von 5,5 cm Länge stark vermindert [oder noch nicht entwickelt?]. Bei einem Embryo von 7 cm Länge waren zwischen den Marksträngen, im Hilus und auch im Mesovarium junge, noch nicht ganz abgerundete interstitielle Zellen vorhanden und bei einem von 9 cm ebenso angeordnete, aber reichlicher. Mit 4 Monaten traf v. Winiwarter zahlreiche junge, aber auch vielfach, besonders an den Gefäßen, scharf abgegrenzte, mit exzentrischem Kern in fein granuliertem, in der Mitte dichterem Zellenleib, sog. „transitorische", und vereinzelt große, längliche, mit exzentrischem Kern in der dichten dunkeln Innenzone, zahlreichen feinen Fetttröpfchen in einer mittleren Zone und mit schmaler heller Außenzone des Leibes, „erwachsene" interstitielle Zellen. Mit 5 Monaten war der Befund wesentlich derselbe, mit 6 Monaten aber sah er junge und transitorische um das Rete ovarii, solche und erwachsene, oft enorm große mit plumpen Ausläufern, zwischen den Marksträngen, erwachsene namentlich an den Markfollikeln, oft in mehreren Schichten um sie, und — an neuer Stätte — zwischen den tiefen Abschnitten der Pflügerschen Schläuche und um die Rindenfollikel. Dieser dritte Schub, der bei der Katze getrennt ist, greift beim Menschen in den zweiten über. Er ist der bleibende. Ganz überwiegend liegen die interstitiellen Zellen in der Theca interna De Graafscher Follikel.

Wallart (1907) fand beim Neugeborenen in ihnen kein Fett, eine Zunahme der fetthaltigen Zellen bis zur Geschlechtsreife und bis zum Ende des 2. Jahrzehnts (mit der Follikelreife zunehmend, Hofbauer, 1906), später eine Abnahme, die höchste Entwicklung des Fettgehaltes bei der Gravidität in den hochentwickelten Zellen der sehr breiten Theca interna.

Der fetale Eierstock erhält seine Blutversorgung durch eine der caudalen, ventral von der Nebenniere vorbeiziehenden Urnierenarterien; sie schickt nicht, wie beim Hoden, der daran schon makroskopisch zu erkennen ist, einen Ast über die Drüse, sondern verzweigt sich vom Hilus aus in das Organ (Clark, 1901).

Während die Keimdrüse zuerst als langgestrecktes Gebilde breit der Unterlage aufsitzt, wird sie, verhältnismäßig dicker werdend, bald von dieser abgesetzt. Vom 7. Monat ab erhält sie den dreieckigen Querschnitt, an dessen lateraler, sich weiterhin zu einer ansehnlichen Furche vertiefender Seite das Mesovarium sich ansetzt. Es kann die dreieckige, pilzhutartige Form bis zur Geburt bestehen bleiben.

In späterer Embryonalzeit schwanken die Eierstöcke in Länge und Breite und in ihrem Verlauf, bald gestreckt, bald geknickt, sehr. Anschließend an das Mesovarium wölben sich die Seitenteile gegen die Urogenitalfalte vor und die Querschnittskonturen laufen zu einer stumpfen Kante zusammen, es kann diese Mittelkante aber auch, gegebenenfalls auf lange Strecken, abgeflacht sein.

Solange die Ovarien vertikal stehen, liegt das Mesovarium dorso-lateral, die Mittelkante medial, die der Tube zugewandte Fläche ventral, die andere dorsal. Senkt sich der obere Ovarialpol nach außen und abwärts, so wird zugleich das Ovarium so gedreht, daß die Mittelkante dorsalwärts sieht, die ursprünglich dorsale Fläche caudalwärts und die ventrale cranialwärts. Die Kanten zeigen häufig Einkerbungen, die sich auf größere Strecken der Flächen erstrecken können. Bei der Beweglichkeit der Ovarien und infolgedessen der Abhängigkeit ihrer Lage von der Lage und dem Zustand (Meconiumfüllung) des Darmkanales, hauptsächlich rechts des Dünndarmes, links der Flexura sigmoidea, ist es begreiflich, daß ihre Lage eine wechselnde ist, und erhebliche Asymmetrien häufig angetroffen werden; namentlich die Drehung in die horizontale Lage tritt zu sehr verschiedenen Zeiten ein, manchmal erst nach der Geburt.

Nach der Drehung verläuft die Längsachse schräg von außen oben (und zuerst auch hinten) nach innen, unten (und vorn), und die ursprünglich caudalen, nunmehr medialen Pole nähern sich einander, so daß sie die Hinterwand des Uterus berühren (Abb. 43). Die Eierstöcke füllen dann größtenteils den hinter den Genitalfalten gelegenen Abschnitt des großen Beckens aus. Allmählich werden sie relativ kleiner. Bei Neugeborenen liegen sie noch immer im großen Becken, auf dem Rande des Beckeneingangs, und berühren mit ihrem uterinen Ende die hintere Fläche des den Beckeneingang überragenden Uterus. Mit der Größenzunahme des Beckenquerdurchmessers entfernt sich der lateral befestigte Eierstock immer mehr vom Uterus und sinkt mit seinem medialen Pol verschieden stark nach abwärts. „Bei Neugeborenen (meist) und auch bei Kindern aus den ersten Lebensjahren ist der Eierstock walzenförmig; bei Erwachsenen hat er im allgemeinen eine plattrundliche Form" (Nagel, 1897).

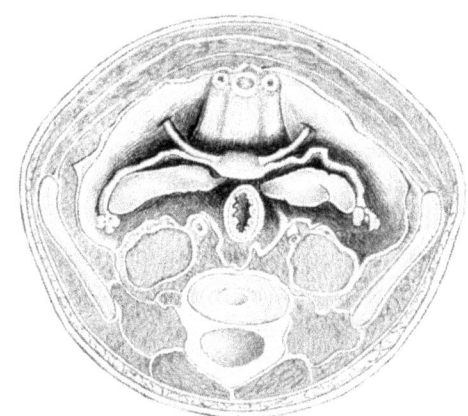

Abb. 43. Beckenorgane eines weiblichen menschlichen Embryos von 17 cm R.-L. Ansicht von oben. (Nach W. Nagel.)

Ein Descensus ovariorum findet normalerweise nicht statt. Der untere Pol der Keimdrüse erreicht das zweite Sacralsegment, sein endgültiges Niveau, frühestens bei menschlichen Embryonen von 50 cm Länge. Nach Felix ist zu der Zeit ein großer cranialer Teil der Keimleiste, wohl drei Viertel derselben, schon rückgebildet, denn Felix fand den cranialen Pol des angeführten Stadiums in Höhe des 4. Lumbalsegmentes, das caudale Ende aber findet sich bei älteren Embryonen am 2. oder an der Grenze vom 1. und 2. Sacralsegment, somit so tief oder tiefer als beim entwickelten Weib der untere (mediale) Pol des Eierstocks. Daher handelt es sich nicht um einen Descensus des Ovariums, wie das, bevor die außerordentlich starken Rückbildungen beobachtet waren, angenommen wurde. Die abwegige Vermutung, daß das langgestreckte Keimfeld sich gegen seine Mitte im Laufe der Entwicklung verkürze, und das Bestreben, etwas dem tatsächlichen

Descensus testis Analoges auch beim weiblichen Geschlecht aufzufinden, haben die fälschliche Annahme eines normalen Descensus ovariorum veranlaßt. Zuweilen indes vollzieht sich, als Mißbildung, ein dem des Hodens entsprechender Descensus ovarii, so daß die Ovarien in den Leistenkanal und sogar bis in das Homologon des Hodensackes, die großen Schamlippen, gelangen.

E. Entstehung der Blutgefäße der Vorniere, der Urniere sowie der Keimdrüse.
a) Die Vornierengefäße.

Bei den niederen Wirbeltieren (Selachiern, Ganoiden, Teleostiern, urodelen Amphibien) entwickelt sich zwischen Entoderm und visceralem Mesoderm ein System von visceroventralen Bogengefäßen, welche die dorsale Aorta mit einem ventralen Längsgefäß verbinden. In dieses Bogensystem sind „beim Amphioxus die Wundernetze, welche die Harnkanälchen umspinnen, so eingeschaltet, daß sie die aufeinander folgenden Bogengefäße untereinander verbinden" (Felix, 1911, S. 753), so daß jederseits eine Längscommissur entsteht. Bei den niederen Vertebraten wird nur eine craniale Gruppe dieser visceroventralen Bogengefäße, aus der die Aortenbogen entstehen, und eine caudale Gruppe angelegt. Diese dient mit den sich entwickelnden Längscommissuren zur Versorgung des Vornierensystems und wird später für den Aufbau der Darmarterien verwandt, wobei die beiden Längscommissuren von besonderer Bedeutung sind. Für die Reptilien hat Hochstetter die ursprüngliche Versorgung des Darmgebietes durch eine größere Anzahl zumeist paariger Aortenäste nachgewiesen, die mit der Ausbildung des dorsalen Gekröses unpaar werden und bis auf eines, das zur Arteria omphalomesenterica wird, der Rückbildung anheimfallen. Bei Vögeln und Säugern entstehen aus der noch paarigen Aorta zahlreiche Gefäße zu Darm, bzw. Dottersack, die in das Dottersackgefäßnetz münden. „Sie als Repräsentanten der caudalen Gruppe des visceroventralen Bogensystems aufzufassen, liegt nicht der geringste Hinderungsgrund vor" (W. Felix, 1911, S. 755). Aus seiner gründlichen Bearbeitung der Gefäße beim menschlichen Embryo kommt W. Felix[1] zu dem Ergebnis, „daß auch der menschliche Embryo ein visceroventrales Bogensystem entwickelt, das in zwei Gruppen sich scheidet, in die craniale Gruppe der Aortenbogen und in die caudale Gruppe", aus der ursprünglich die Vornierenarterien sich entwickelten. „Genau so wie bei Amphioxus, bei Ganoiden und Teleostiern entwickelt sich zwischen den Bogengefäßen der caudalen Gruppe ein Längscommissurengefäß, dessen Beziehung zur Vorniere nicht mehr zur Entwicklung gelangt (es fehlen ja, wie überhaupt bei den Amnioten, die inneren Glomeruli); es ist aber möglich, daß das Gefäß des äußeren Glomerulus aus diesem Längscommissurengefäß hervorgeht" (1911, S. 760 und 761).

Die Arteriae umbilicales des Menschen werden schon sehr frühzeitig angelegt. Sie stehen durch Teile des periintestinalen Gefäßnetzes und dessen paarige Wurzeln mit der dorsalen Aorta, bzw. den noch paarigen Aorten, in Zusammenhang. Mit der Entwick-

---

[1] Daß das Material für die Bildung des periintestinalen Gefäßblattes „durch Delamination von dem visceralen Mesoblast abgelöst wird" (1911, S. 758), dürfte nicht zutreffen, da zu der Zeit schon reichlich Mesenchym, auch vom visceralen Mesoderm, gebildet ist.

lung der caudalen Abschnitte des Embryonalkörpers rücken sie caudalwärts, um schließlich als ventrale Äste der Aorta, physiologisch als ihre Hauptfortsetzung, zu erscheinen.

Die Vena cardinalis posterior wird lateralwärts von den Vor-, bzw. Urnierenkanälchen angelegt, jedoch sind Anlagen von Venen des Vornierensystems nicht bekannt geworden.

b) Die Urnierengefäße, die Arterien.

Die Urnierenarterien entspringen seitlich an der Aorta und ziehen zu den Malpighischen Körperchen, um in der Glomerulusanlage zuerst aufgetrieben zu endigen. Später bilden sie in den Glomeruli Gefäßnetze. Entsprechend der anteroposterioren Entwicklung der Urniere — wie ja überhaupt des Embryos — werden sie zuerst in vorderen Partien gebildet, allmählich in weiter caudal gelegenen, und entsprechend der Rückbildung des cranialen Teiles der Urniere werden sie vom Kopfende her frühzeitig rückgebildet. Daher zeigen die vorhandenen einen transversalen Verlauf.

Sie treten nicht paarig, segmental angeordnet auf, aber wie die Urnierenkanälchen in den caudaleren Abschnitten gedrängt, mehrere im Gebiet eines Segmentes, angelegt werden, so weisen zwar die Thoracalsegmente manchmal in jedem Segment je eine Arterie auf oder wenig mehr Arterien, als der Segmentanzahl entspricht, aber in den caudalen Abschnitten finden sich verhältnismäßig viel mehr, ,,in der Lendengegend können bis 4 Arterien in einem Segmente liegen. Es sind immer weniger Arterien als Kanälchen vorhanden [1], es muß also eine Arterie immer mehrere Kanälchen versorgen — —" (Felix, 1911, S. 800). Die Gesamtzahl der Urnierenarterien gibt Felix' auf in maximo 30 auf jeder Seite an, während das Maximum der Urnierenkanälchen einer Seite von ihm auf 83 berechnet wurde.

Die Urnierenarterien wurden zuerst bei Embryonen von 5,3 mm gr. L. gefunden. ,,Bei einem Embryo von 7 mm gr. L. waren 10 Urnierenarterien im Gebiet des 1.—6. Thoracalsegmentes vorhanden, ein Embryo von 9,5 mm gr. L. besaß 18 solcher Arterien im 2.—12. Thoracalsegment, bei einem Embryo von 10 mm gr. L. waren 9 Urnierenarterien auf das 7. Thoracal- bis 1. Lumbalsegment beschränkt, ein Embryo von 11 mm hatte 7 Arterien auf das 6.—11. Thoracalsegment verteilt; bei einem Embryo von 13 mm ist die Rückbildung [fast?] beendet, er besitzt noch 11 Arterien im 10. Thoracal- bis 3. Lumbalsegment, und ganz ähnlich steht es bei einem Embryo von 18 mm, bei welchem 9 Arterien" sich in den gleichen Segmenten fanden (W. Felix, 1911, S. 799).

Erhalten bleiben die Urnierenarterien vom 10. Thoracal- bis zum 3. Lumbalsegment (Abb. 44), die nicht nur die Urniere, sondern bleibende Organe versorgen: das Zwerchfell, die Nebenniere, die Nachniere, die Keimdrüsen und Lymphknoten und sympathische Ganglien zwischen den Arteriae mesentericae superior und inferior.

Zwischen Aorta und Urniere hat sich die rasch zu einem voluminösen Organ heranwachsende Nebenniere entwickelt (Abb. 35 und 44). Nach dem Verhalten zu ihr teilt Felix die Urnierenarterien in drei Gruppen: 1. eine craniale Gruppe, bestehend, bei dem Embryo der Abb. 44, aus 1. und 2. Urnierenarterie, die dorsalwärts über die Nebenniere wegziehen, 2. eine mittlere — rechts 3. und 4., links 3., 4. und 5., die durch die Nebenniere hindurch ihren Weg nehmen und 3. eine caudale Gruppe — rechts 5. und 6., links 6. und 7. Urnierenarterie —, die ventral von der Nebenniere verlaufen. Ebenfalls ventral, vor der Nachniere vorbei, ziehen die caudalsten Gefäße. ,,Die Urnierenarterien 5—9, bzw. 7—9, wahrscheinlich aber noch mehr, bilden in dem Winkel zwischen Keimdrüse, ventral,

---
[1] Im Original nicht gesperrt.

Urniere, lateral, und Nachniere, dorsal, — das Rete arteriosum urogenitale" (Felix, 1911, S. 801), aus dem die angeführten Organe arterielle Äste erhalten. Dieses arterielle Netz macht die Organgefäße vom Erhaltenbleiben bestimmter seiner Wurzelgefäße unabhängig, so erklärt sich, warum die aus dem Netz hervorgehenden bleibenden Arterien „innerhalb bestimmter Grenzen eine Variabilität ihrer Ursprungshöhe aus der Aorta aufweisen" (W. Felix, l. c., S. 802).

Die ventral von der Nebenniere gelegenen Urnierenarterien verlagern ihre Ursprungsstelle von der Aorta ventralwärts. Da die Arteria spermatica interna (ovarica)

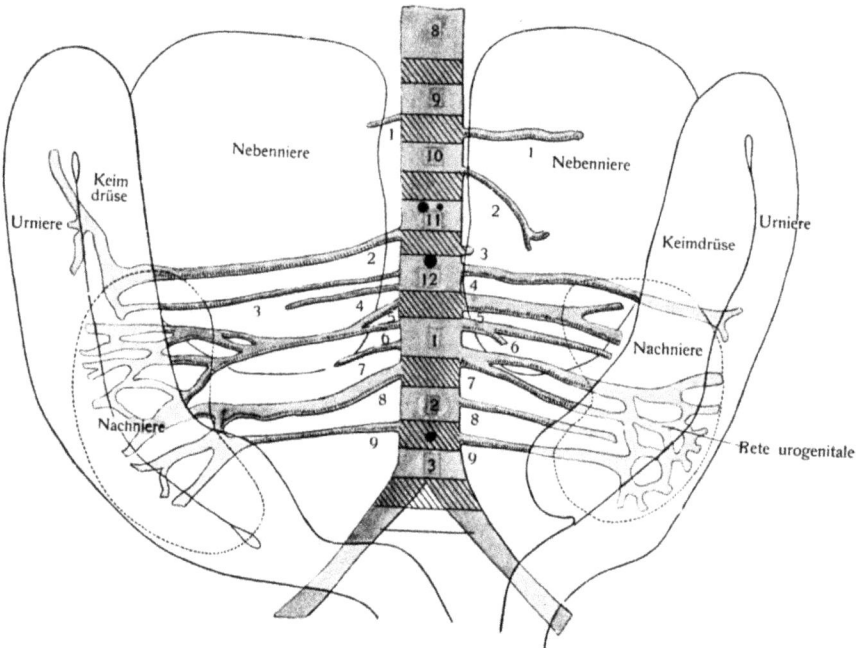

Abb. 44. Rekonstruktion der Urnierenarterien eines menschlichen Embryos von 18 mm gr. L., eingetragen in das Modell eines Embryos von 19,4 mm gr. L. von der Ventralseite gesehen. Durch fortlaufende Konturen sind begrenzt: Urnieren, Nebennieren und Keimdrüsen, durch punktierte Linien die Nachnieren, die Arterien sind grau getönt. Von den Brustsegmenten sind das 8. bis 12., von den Lendensegmenten das 1. bis 3. bezeichnet. Die auf der Aorta stehenden schwarzen Kreise geben die Ursprungsstellen der Darmarterien an, der in diesem Falle noch paarigen A. coeliaca, der Mesenterica superior und der Mesenterica inferior. Die Urnierenarterien sind durch daruntergesetzte Ziffern bezeichnet. Auf der rechten Seite bilden die Urnierenarterien 5, 6, 8 und 9, auf der linken die Urnierenarterien 7 (gegabelt), 8 und 9 zwischen Keimdrüse und Nachniere das Rete arteriosum urogenitale.
(Nach dem Originale von W. Felix.)

in der Regel aus einer der ventral von der Nebenniere vorbeiziehenden Arterien hervorgeht, so wird ihr Ursprung auf den vorderen Umfang der Aorta verschoben, wo normalerweise ja die Spermaticae entspringen. Ist eine akzessorische Spermatica aus der ersten Gruppe entstanden, so muß sie dorsal von der Arteria renalis und dem Nierenbecken bzw. dem Ureter liegen.

Die Nachniere gewinnt mit ihrem Emporsteigen in cranialer Richtung Beziehungen zu dort gelegenen Urnierenästen, während die zu caudaleren aufgegeben werden. Von den noch vorhandenen Urnierenarterien versorgen mehrere dieselbe, wenn sie ihre endgültige Lage erreicht hat. Aus einer dieser, der letzten der 2. oder der vordersten der 3. Gruppe entsteht die normale Arteria renalis, während die andern sich rückbilden. Bleiben solche erhalten, so richtet sich ihr Verlauf und ihr Eintritt in die Nierensubstanz nach dem Verlauf der Gruppe, zu der sie gehören.

Da die Arteria spermatica interna ihren Ausgang von einer in das Rete arteriosum urogenitale ziehenden Urnierenarterie nehmen kann, von der auch Blut in einer (überzähligen) Renalis zur Niere zieht, so kann sie als Abzweigung einer solchen erscheinen.

Die Urnierenvenen.

Die Vena cardinalis posterior entwickelt sich cranio-caudalwärts und verläuft dorsal und etwas näher deren lateralen Grenze über der Urniere. Beide Venen vereinigen sich zur Vena caudalis. Vor der Vereinigung mündet in die Vena cardinalis posterior die ventral von der Urniere und mehr medianwärts gelegene Vena subcardinalis. Diese entspringt am cranialen Urnierenende blind. Durch zahlreiche Queräste treten die beiden Venen miteinander in Verbindung. Nachträglich verliert die Vena subcardinalis ihre caudale Verbindung (s. Abb. 45), dagegen gewinnt sie cranialwärts Anschluß an die das Blut aus der Leber abführende Vena hepatica revehens communis. Da die Querverbindungen zwischen den Urnierenkanälchen zu Capillaren aufgeteilt werden, so durchläuft das aus der Vena cardinalis posterior durch die Urniere und die Vena subcardinalis zur Vena hepatica revehens und zum

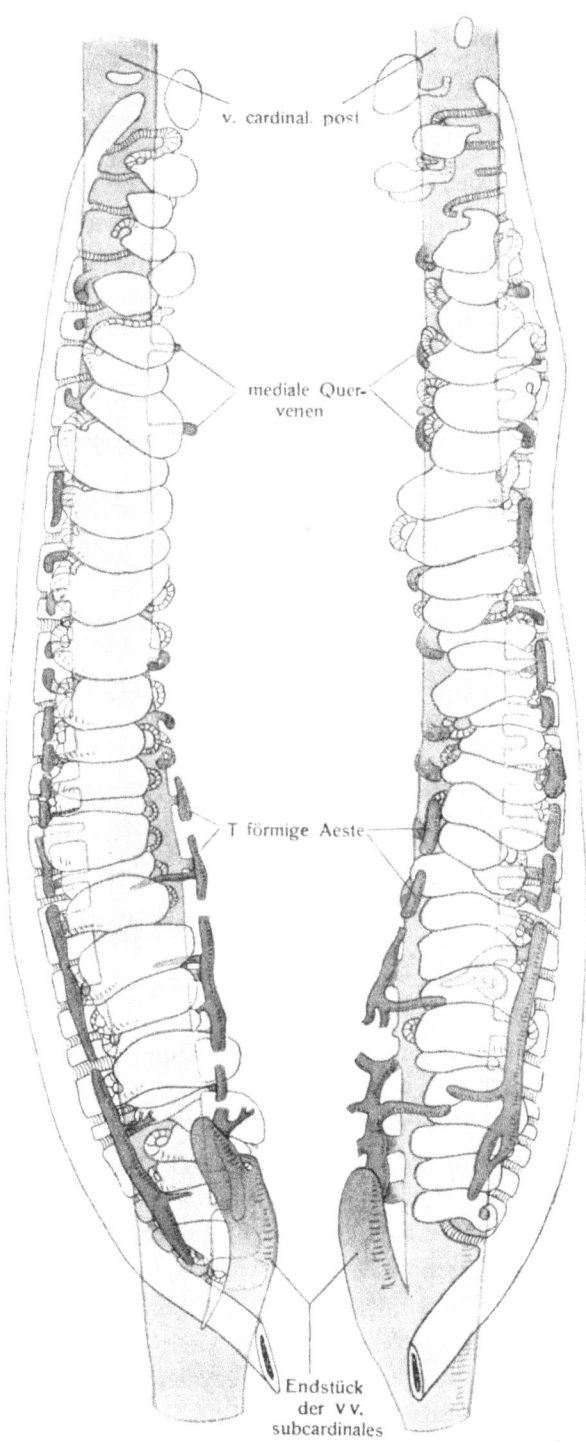

Abb. 45. Rekonstruktion der Venen der Urniere eines menschlichen Embryos von 9,5 mm gr. L. (Embryo Ma. 3 der Sammlung Prof. Hochstetter, Wien), eingezeichnet in die Abbildung des Urnierenmodells. Die Venae cardinales posteriores entwickeln je zwei Längsreihen horizontal verlaufender, querer Nebenäste, die in einer medialen und einer lateralen Reihe angeordnet sind. Die medialen Äste laufen an der medialen Seite der Malpighischen Körperchen vorbei, die lateralen treten zwischen den Urnierenkanälchen und dem primären Harnleiter durch. An ihren Enden entwickeln die meisten Nebenäste, namentlich im caudalen Abschnitt, Nebenzweige, je einen oral- und einen caudalwärts gerichteten, wodurch die Nebenäste T förmig erscheinen. Diese verbinden sich mit den ihnen entgegenkommenden benachbarten Zweigen zu Strecken je eines medialen und eines lateralen Längsgefäßes, der medialen, bzw. lateralen Vena subcardinalis.
(Nach dem Originale von W. Felix.)

Herzen fließende Blut einen zweiten Capillarkreislauf „und verhält sich somit wie das Blut, das aus der Vena portarum durch die Leber hindurch in die Vena hepatica einströmt; deswegen wurde die Bezeichnung Pfortaderkreislauf der Urniere gewählt" (W. Felix, 1911, S. 804).

Beim Menschen wird außer der Vena cardinalis posterior auch eine Vena subcardinalis, und zwar eine doppelte, angelegt (Abb. 45). Die mediale und laterale Vena subcardinalis entstehen aus medialen, bzw. lateralen Nebenästen der Vena cardinalis posterior; diese Nebenäste ziehen, die medialen an den Malpighischen Körperchen vorbei; die lateralen zwischen Wolffschem Gang und den Tubuli collectivi hindurch ventralwärts und gabeln sich, ventral von der Urniere, in kopfwärts, bzw. schwanzwärts gerichtete Zweige, welche sich teilweise zu einem medialen und einem lateralen Längsgefäße zusammenschließen (Abb. 45). Die ganze Bildung fällt sehr bald der Rückbildung anheim.

Da Felix bei seiner Rekonstruktion des Venensystems eines menschlichen Embryos von 9,5 mm gr. L. in den cranialen Partien nur ungegabelte Queräste der Vena cardinalis posterior fand, in den mittleren nur eine Gabelung der lateralen, erst weiter caudalwärts auch T-Teilung der medialen Queräste, erst aber im caudalen Drittel eine Verschmelzung zu Längsgefäßen, so ist, bei der antero-posterior verlaufenden Entwicklung nicht anzunehmen, daß es beim Menschen zur vollen Ausbildung von Längsgefäßen komme. Ein einheitlicher Endabschnitt für je die beiden subcardinalen Venen wird, wohl von der Vena cardinalis posterior aus, angelegt.

In den Quervenen sieht Felix die Anlage eines Urnierenpfortaderkreislaufes. „Weil aber schon bei einem Embryo von 12 mm gr. L. die Venae subcardinales und mit ihnen die Quervenen — — in Rückbildung begriffen sind, so" glaubt er „nicht, daß es überhaupt zur Ausbildung eines Pfortaderkreislaufes kommt" (1911, S. 807).

F. Rückbildung der Urniere; Entstehung der Urogenitalverbindung: Rete, Epoophoron; Schicksal der Wolffschen Gänge und Paroophoron.

a) Rückbildung der Urniere.

Während man früher die Rückbildung der Urniere bei menschlichen Embryonen von 20—21 mm beginnen ließ und die Autoren sich darüber nicht einig waren, ob dieser Vorgang im cranialen oder im caudalen Teil beginne, hat W. Felix (1911, S. 795) festgestellt, daß sie anhebt, sobald ihr cranialwärts gerichtetes Wachstum beendet ist; das ist der Fall bei einem Embryo von 5,3 mm gr. L., also zu einer Zeit, in der caudalwärts noch neue Kanälchen gebildet werden. Die Rückbildung beginnt am cranialen Ende, schreitet regelmäßig fort bis zu Embryonen von 21 mm gr. L. und führt in dieser Periode zum Untergang der Mehrzahl der Urnierenkanälchen. In dieser Zeit „fällt die Linie, welche die cranialen Grenzen verbindet vom 6. Cervical- bis zum 1. Lumbalsegment, das ist eine Verschiebung um 15 Segmente"; dabei findet eine Zusammendrängung von Urnierenkanälchen caudalwärts statt, aber sie ist, nach Felix, unwesentlich gegenüber dem Zugrundegehen. „Nach Segmenten berechnet würden die oberen fünf Sechstel der Urniere, 6. Cervical- bis 12. Thoracalsegment, das sind 15 Segmente, rückgebildet", und nur 3 Segmente bleiben erhalten. Nach Kanälchen berechnet, würden 57 zurückgebildet, bei 83 in maximo zur

Entwicklung kommenden Kanälchen, also zwei Drittel aller Kanälchen, und 26, also [fast] ein Drittel erhalten". Bei Embryonen von 21 mm gr. L. ab zeigen sich in dem noch erhaltenen lumbalen Teil der Urniere stets Unterbrechungen einzelner Kanälchen, zumeist zwischen sezernierendem und abführendem Röhrchen. Fast regelmäßig wird bei der Rückbildung das Malpighische Körperchen vom Tubulus secretorius getrennt.

Bei der Rückbildung der kranialen Urnierenbezirke wird der entsprechende Teil des Wolffschen Ganges ebenfalls aufgelöst.

Der lumbale Rest der Urniere zerfällt in einen vorderen, den „Sexualteil", von Felix als „Epigenitalis" bezeichnet, und einen hinteren, den „Drüsenteil", die „Paragenitalis" von Felix. In der etwa 12—18 (20) Kanälchen enthaltenden Epigenitalis-Gegend kommt es bei Beginn der zweiten Rückbildungsperiode vom cranialen Ende her rasch zu einer Auflösung sämtlicher Malpighischen Körperchen und auch, wenn auch langsamer, der absondernden Kanälchen, so weit diese zu der Zeit noch erhalten sind; dagegen bleiben die abführenden Abschnitte erhalten. In der eine wechselnde Zahl von Kanälchen enthaltenden Paragenitalisgegend bleiben Malpighische Körperchen und Tubuli secretorii erhalten, sind aber durch Unterbrechungen von den Tubuli collectivi und dem primären Harnleiter getrennt. Bei der Abknickung des primären Harnleiters und der Abgrenzung von seinem horizontalen Abschnitt werden die Tubuli collectivi, welche zu diesem Teil gehören, mit ihm weit entfernt von den Malpighischen Körperchen und absondernden Kanälchen der Regio paragenitalis, die ihre Lage hinter der Regio epigenitalis beibehalten. Die Gebilde der Regio paragenitalis werden nach Felix (1911, S. 809) „sehr häufig in zwei Gruppen getrennt, in eine craniale, welche den Epigenitaliskanälchen dicht anliegt, und eine etwas mehr caudal gelegene". Die Tubuli secretorii und die Malpighischen Körperchen der ersten Gruppe verschwinden (nach H. v. Winiwarter, 1910, „meist" nach W. Felix, 1911) vollständig, „können aber auch erhalten bleiben", in letzterem Falle haben wir zwei Paragenitalisreste.

In seiner sehr gründlichen Bearbeitung des Epoophoronproblems bestätigt S. E. Wichmann (1916) die Angaben H. v. Winiwarters (1910), wonach die vordersten 3(—4) Kanälchen der Epigenitalisregion aufgelöst werden. Die übrigen, aber nicht alle, dienen der Urogenitalverbindung, wobei Reste der Zwischenregion bzw. der sekretorischen Kanälchen noch längere Zeit, zumeist als abgeschnürte Stücke, erhalten bleiben.

b) Die Entstehung der Urogenitalverbindung.

1. Das Rete ovarii.

Zuerst wurde das Rete ovarii von E. Van Beneden (1880) genau beschrieben (bei erwachsenen Fledermäusen) und mit dem Rete Halleri des Hodens in Parallele gebracht.

Über seine Herkunft haben lange Zeit sehr verschiedene Anschauungen geherrscht, doch dürfte nunmehr auch für den Menschen die Frage seiner Herkunft eindeutig geklärt sein.

Bei der Untersuchung relativ alter, 5—6 cm langer Katzen-, Hunde- und Kaninchenembryonen hatte v. Mihálkovics (1885) gefunden, daß von den Kapseln Malpighischer Körperchen der Regio epigenitalis der Urniere Stränge in den Hilus des Hodens hineinwuchsen und daß solche Stränge auch bei menschlichen Embryonen das Corpus

Highmori bildeten; daraus hatte er auf eine analoge Bildung des Rete ovarii geschlossen.

Dagegen kam Coert (1898) bei Kaninchen- und Katzenembryonen zu dem Ergebnis, daß die kleineren, dunkleren Cölomepithelien des niedrigeren cranialen Geschlechtsleistenabschnittes in das anliegende Mesenchym einwuchern und dann Zellstränge bilden, die zwischen die Geschlechtsstränge des Keimlagers und die Glomeruli der Urniere eindringen und so die erste Anlage des Rete testis bzw. ovarii, das „Reteblastem" bilden. Bei der weiteren Entwicklung gelangen die Retestränge in die Tiefe unter die Keimdrüse, ragen aber noch kopfwärts vor, manchmal bis zur Tubenmündung. B. M. Allen (1904) fand, bei Kaninchen- und Schweinsembryonen, ebenfalls im cranialen Teil der Genitalleiste, solide Stränge bis zu den Bowmanschen Kapseln der Malpighischen Körperchen ins Mesenchym vorgedrungen; diese enthalten Geschlechtszellen, die er vereinzelt auch im Mesenchym findet. Bei Schweinsembryonen von 3 cm gr. L. trennen sich die soliden Stränge der mittleren Region (wohl nicht alle) vom Keimepithel, die Schläuche der cranialen aber nicht. Diese enthalten auch, allerdings nur selten, Geschlechtszellen, die später zugrunde gehen. Beim Embryo von 4 cm lösen sich die hinteren Dreiviertel dieser cranialen Retestränge vom Cölomepithel, und ziemlich gleichzeitig entstehen aus benachbarten Bowmanschen Kapseln ein bis drei Ausstülpungen, die mit ihnen in Verbindung treten. Die Retestränge selbst bilden eine verzweigte, anastomosierende zylindrische Masse, die ins craniale Ende der Geschlechtsdrüse vorspringt.

Gegen diese Entstehung des Reteblastems aus der ersten Wucherung des Epithels des cranialen Teiles der Genitalleiste hat sich Sainmont (1905) in einer eingehenden Untersuchung der Verhältnisse bei der Katze gewandt. Er findet im vorderen Teil der Urniere, dorsal und medial von den Kanälchen und Körperchen des Wolffschen Körpers, in anteroposteriorer Reihenfolge aus den Kapseln von Malpighischen Körperchen, deren Glomeruli vollständig untergehen, hervorsprossend, 12—14 Schläuche und stimmt also mit v. Mihálkovics (1885) überein.

Auch in einer späteren Arbeit haben Sainmont und v. Winiwarter (1909) für die Katze an der Herkunft des Rete ovarii von den Kapseln Malpighischer Körperchen der Urniere festgehalten, und auch für den Menschen hat dies v. Winiwarter (1908, 1910) getan. Nach ihm entsteht das Rete aus der Bowmanschen Kapsel Malpighischer Körperchen der späteren Regio epigenitalis der Urniere in Gestalt von soliden Strängen, welche auf den Hilus der Geschlechtsdrüse zu auswachsen. Dabei sind die schon degenerierten vordersten Malpighischen Körperchen nicht beteiligt. Die ersten Rete-Anlagen seien vielleicht schon beim Embryo von 14 mm L. zu beobachten, deutlich sind sie bei 19 mm L. Die Glomeruli der bei der Retebildung beteiligten Körperchen gingen sehr früh durch Degeneration und Ausstoßung verloren, das Epithel der Bowmanschen Kapseln werde kubisch und diene der Verbindung zum Epoophoron. Die Retestränge bilden eine kompakte Masse im Hilusgebiet der Geschlechtsdrüse und erstrecken sich bis in die Nachbarschaft der epithelialen Stränge derselben, der Markstränge des Ovariums. Die Verbindung der Retestränge mit diesen findet v. Winiwarter schon sehr früh, bei Embryonen von 3—4 cm L. Sie kommt früher und leichter zur Beobachtung beim männlichen Geschlecht. Beim Ovarium würden die Verbindungen unterbrochen „en partie et prématurément". Die voluminöse Retemasse steht schräg zur Ovarialachse und liegt zum kleineren Teil im Ovarium, zum größeren im Mesovarium. Die mittleren Retestränge erhalten schon von 9 cm Embryonallänge ab eine schwache Lichtung und bilden weiterhin richtige Netze. Die Stränge und Schläuche des im Ovarium gelegenen Reteteiles bewahren sich eine gewisse Unabhängigkeit und entsprächen den geraden Endstücken der Hodenschläuche, die danach vom Urnierenmaterial geliefert würden.

Demgegenüber stehen aus neuerer Zeit die Ergebnisse von W. Felix (1911) und S. E. Wichmann (1912), nach deren Befunden die Ableitung der Retestränge von Wucherungen des Malpighischen Kapselepithels nicht aufrecht zu erhalten ist. Nach Felix gelangt das Retematerial mit der ersten Wucherung des Keimfeldepithels in die Tiefe und bleibt, halb in Ovarium, halb im Mesovarium gelegen, als Reteblastem eine kompakte Zellmasse, welche lange Zeit keine histologische Differenzierung zeigt. „Die blinden Enden der [Tubuli] collectivi werden von dem Epithelkern der indifferenten Keimdrüse so umwachsen, daß jene wie in Buchten desselben zu liegen kommen". Es „liegen also von Anfang an Tubuli collectivi und Retekanälchen Wand an Wand" (Felix, 1911, S. 913), woraus die Auffassung, daß sie genetische Beziehungen zu Urnierenteilen hätten, begreiflich wird. Die schon von E. Allen (1904, beim Schwein) im Reteblastem nachgewiesenen Genitalzellen wurden auch beim Menschen beobachtet, s. Abb. 35. Sie verschwinden allmählich und sind beim Menschen nach 5,5 cm K. F. L. nicht mehr vorhanden (Felix).

Das Rete stammt also nach Felix beim Menschen von einer Einwucherung des Keimepithels und zwar dem zuerst entstandenen Teil der sich bildenden Wucherungsmasse, s. Abb. 35. Darin, daß die Differenzierung der Retestränge sich nicht in Zusammenhang mit Cölomepithel oder der Bowmanschen Kapsel Malpighischer Körperchen vollzieht, stimmt S. E. Wichmann mit ihm überein. Nach Befunden beim Hund (und Schwein) kommt dieser (1912) in einer umfassenden Erörterung des Reteproblems zu dem Ergebnis, daß das Rete das noch nicht differenzierte Mesoderm, das er als „primäres Mesenchym" bezeichnet, zum Mutterboden habe, welches zwischen dem progonalen Teil der Geschlechtsleiste und den Bowmanschen Kapseln der Urniere gelegen ist. Es entspricht nach seiner Lage den Nephrostomalkanälchen und schließt sich caudal an die Gewebsmassen an, die der Nebennierenrinde ihren Ursprung geben. Dieses indifferente Mesoderm (primäre Mesenchym) steht ursprünglich mit dem Cölomepithel in Zusammenhang, so daß es begreiflich erscheint, daß es als Wucherung desselben angesprochen wurde.

Bei Triton hat H. Abramowicz in der Genitalleiste bei jungen Embryonen, von den Mesenchymzellen gut unterscheidbar, Abkömmlinge des Cölomepithels gefunden, und dieses offenbar indifferente Material, aus dem die Follikelzellen und die sekundären Gonocyten entstehen, bildet auch die „Genitalstränge" (= Urogenitalverbindungsstränge), die also nicht vom differenzierten Mesenchym (wie es Bouin und King dargestellt hatten), auch nicht durch Sproßbildung vom Urnierenepithel aus, entstehen. J. Firket (1914) kam beim Hühnchen zu einer ganz sich mit S. E. Wichmanns deckenden Auffassung; er sagt (S. 245): „Un cordon urogénital, si tant est qu'on puisse l'isoler, n'est rien autre chose qu'un canalicule néphrostomien ayant perdu et sa lumière centrale et ses connexions avec l'épithélium coelomique" und S. 247 zur Erklärung der verschiedenen Lagerungsverhältnisse: „chez les amniotes, cet organe constitue un ensemble phylogéniquement stationaire qui ne participe pas au raccourcissements cranio-caudaux de l'appareil urinaire et de l'ébauche génitale."

Die Verbindung der Retestränge mit Teilen der Urniere ist also eine sekundäre und sie erfolgt nicht mit den Bowmanschen Kapseln der Urniere, sondern mit den abgeschnürten Endstücken der bei der Rückbildung unterbrochenen Urnierenkanälchen der Regio epigenitalis (Abb. 46).

Das Reteblastem ist allseitig abgrenzbar, nur mit den Marksträngen des Eierstockes steht es in Verbindung. In ihm entstehen unscharf abgegrenzte, miteinander anastomosierende, solide Stränge aus eng aneinander gelagerten, kleinbleibenden Zellen (frühestens bei Embryonen von 60 mm KFL. nach Felix), die nachträglich, frühestens nach Felix ebenfalls bei 60 mm KFL., eine Verbindung mit den Epoophoronkanälchen erlangen. Vom 7. Monat ab, im männlichen Geschlecht wesentlich früher, finden sich

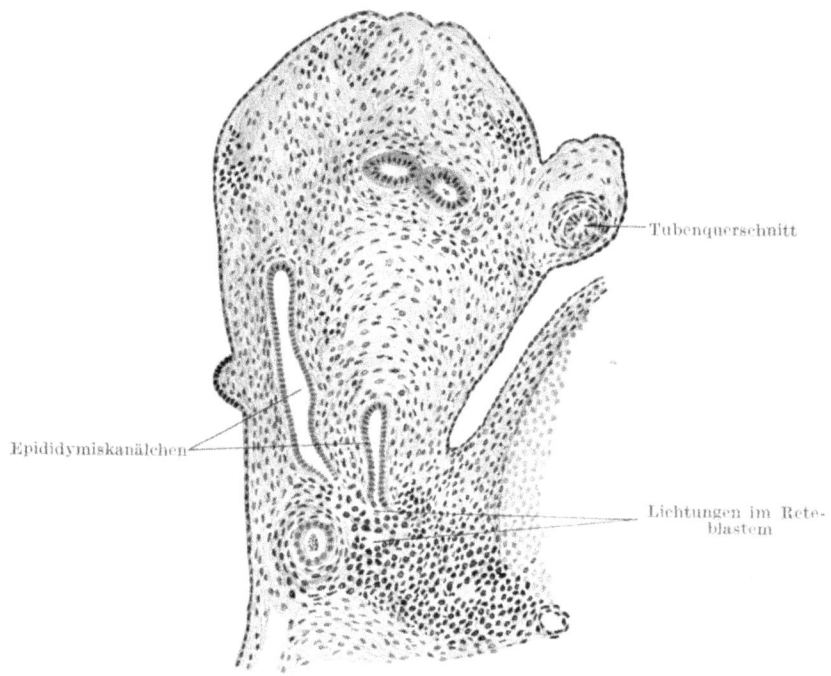

Abb. 46. Querschnitt durch die Nebenhodenanlage eines männlichen menschlichen Embryos von 5 cm L. Rechts oben der Tubenwulst mit dem Tubenquerschnitt; links daneben der Querschnitt des Wolffschen Ganges und Schrägschnitt eines Epididymiskanälchens nahe seiner Einmündung in diesen. Zwei Epididymiskanälchen sind längs getroffen, eines bis zu einer Lichtung im Reteblastem. Etwas unterhalb und links davon liegt der Querschnitt eines in Degeneration befindlichen Urnierenkanälchens mit Zerfallsprodukten in seiner Lichtung.
(Nach S. E Wichmann.)

n den Strängen enge Lichtungen, die von einer Lage kleinzelliger, aber relativ großkerniger, kubischer Epithelien begrenzt werden. Das Rete erstreckt sich bis in die basalen Bindegewebsmassen des Ovariums.

Gegen Ende der Schwangerschaft kondensiert sich Mesenchym um die Retegebilde, aber es kommt nicht zur Bildung einer richtigen Wand wie um die Epoophoron-Kanälchen.

Rieländer (1904) konnte bei älteren Früchten das Rete deutlich in Verbindung mit dem Epoophoron antreffen. Wohl erhalten kann es beim Neugeborenen in der Mitte des Mesovariums als kompakte Zellmasse, in der typische Kanälchen mit kleinzelligem Epithel entwickelt sind und sich bis in die Basis des Ovariums verfolgen lassen, vorgefunden werden. Nachdem Wichser (1899) es noch bei einem 14jähr. Mädchen, v. Franqué (1898) bei einem 24jähr. aufgefunden, konnte Rieländer (1904) Reste desselben bei etwa ⅓ der untersuchten Fälle feststellen. Andererseits kann das Rete schon frühzeitig verschwinden, so daß es schon im Fetalleben nicht mehr angetroffen wird.

2. Das Epoophoron.

Nachdem Regner de Graaf (1672), Nikolas Venette (1698), Morgagni (1706) und Santorini (1739) das Organ beim erwachsenen Weibe entdeckt hatten, und Venette es richtig mit den Epididymis-Kanälchen des Mannes homologisiert zu haben scheint, wie S. E. Wichmann (1916, S. 9 ff.) ausführt, hat es zuerst Wrisberg (1800) bei Schweinsembryonen gesehen. Neu entdeckt wurde das Epoophoron 1802 bei menschlichen Neugeborenen und Kindern von J. Chr. Rosenmüller, und er hat seine Homologie mit der Epididymis und dem Vas deferens vermutet. Diese Homologie ist dann bald nachgewiesen worden von J. Fr. Meckel (1808) und von Joh. Chr. Mueller (1815) bei Embryonen verschiedener Säugetiere. Dieser hat auch die Kanälchen von dem kleiner werdenden Wolffschen Körper bei Mann und Weib abgeleitet. Auffallenderweise ließ dagegen H. Rathke (1825) bei weiblichen Embryonen die Urniere gänzlich verschwinden, Joh. Müller (1830) beim Menschen sogar in beiden Geschlechtern (nach S. E. Wichmann).

L. Jakobson (1830) bestätigte die selbständige Entstehung der „Müllerschen Gänge" und leitete die Epoophoronkanälchen von Resten der „Primordialniere" ab und stellte die Identität der Gartnerschen Gänge mit dem Wolffschen Gange fest. In seiner klassischen Schrift: Der Neben-Eierstock des Weibes, das längst vermißte Seitenstück des Neben-Hodens des Mannes entdeckt!, Heidelberg 1847, hat dann G. L. Kobelt die Grundlagen für die neueren Forschungen auf diesem Gebiete gelegt. Er ließ zuerst die Epoophoronkanälchen aus den mittleren Kanälchen der Urniere entstehen, während die vordersten zugrunde gingen und ebenso die hintersten, nachdem sie bis in das Bündel des Vasa spermatica zu beobachten waren. Er hat auch, wenn wir von Venettes und Santorinis Deutungsversuchen absehen, als erster in dem Epoophoron, von ihm Parovarium genannt, kein rudimentäres Organ, sondern eine tätige Drüse erblickt, die sich parallel dem Entwicklungsstande des Eierstockes weiter entwickelt. „Auch konnte ich mich bei der frischen Lebensfülle desselben während der ganzen Zeit, in welcher noch neue Follikel und Eichen nachgebildet werden, der Vermuthung kaum entschlagen, daß der Nebeneierstock mit der Regeneration der verbrauchten ovula in allernächster Beziehung stehen möchte. Jedenfalls ist er ein absonderndes Organ — —". Auch den Zerfall der Epoophora mit der Verödung der Eierstöcke hat er schon festgestellt[1]. Kobelts morphologische Befunde wurden bald durch H. Meckel (1848), das Wachstum des Organs bis zur Pubertät und seine Rückbildung durch Follin (1850) bestätigt. Dieser fand das Organ bei nach der Entbindung verstorbenen Frauen rötlich und vergrößert, „so daß er eine infolge der Schwangerschaftshypertrophie zustande gekommene Sekretion annahm" (Wichmann 1916, S. 23/24).

Die heute allgemein angenommenen Bezeichnungen Epoophoron für die Reste des Sexualteils der Urniere und Paroophoron für die Reste des caudal sich anschließenden Drüsenteils derselben stammen von Waldeyer (1870), doch hat dieser selbst, wie

---

[1] Die wundervollen Kobeltschen makroskopischen Präparate sind durch die Zerstörung der Freiburger Anatomie durch eine französische Fliegerbombe ein Opfer des Weltkrieges geworden.

Coert (1898) betonte, auch das Rete als Rest des Sexualteils des Wolffschen Körpers angesehen und damit die Lehre von der Natur des Rete auf lange Zeit unglücklich beeinflußt. Die von Waldeyer behaupteten Reste des Drüsenteils der Urniere, sein Paroophoron, die medial vom Eierstock, bis dicht an den Uterus reichend, im Lig. latum beim erwachsenen Weibe liegen sollten, sind nie wieder aufgefunden worden. Schon Kobelt (1847) hat (s. o.) den Sitz des Paroophorons in den Endästen der Art. spermatica interna richtig gesehen, ebenso v. Mihálkovics (1885), und später ist es dort vielfach aufgefunden worden. Die durch Waldeyers Meinung, daß die vom Wolffschen Gang aussprießenden Kanälchen des Sexualteils der Urniere bis in die Geschlechtsdrüse hineinwucherten, angerichtete Verwirrung wurde erst durch Van Benedens (1880) Beschreibung der Verhältnisse bei erwachsenen Fledermäusen und die embryologischen Untersuchungen von S. Janošik (1885) und G. W. v. Mihálkovics (1885) geklärt. Durch sie wurden Markstränge, Rete und Epoophoron als eigenartige Bildungen festgestellt. Doch hat noch F. Tourneux (1888) das Rete testis und ovarii unter der Bezeichnung Epoophoron mitbegriffen, und auch W. Nagel (1889) hat noch das Epoophoron im Sinne Waldeyers abgegrenzt.

Bei Betrachtung der Rückbildungserscheinungen der Urniere haben wir gesehen, daß Malpighische Körperchen und Tubuli secretorii in der Regio epigenitalis zugrunde gehen und für die Urogenitalverbindung nicht in Betracht kommen [1], dagegen der Tubulus collectivus und wohl ein Teil des Tubulus intermedius, biegen doch die Kanälchen vor ihrem, manchmal etwas aufgetriebenen, Ende stark ab, was Wichmann besonders hervorgehoben hat. Daß er die Abzweigung eines nachgebildeten Mesonephroskanälchens an einem Epoophoronkanälchen fand, spricht, da diese allgemein kurz nach dem Ende des Tubulus secretorius hervorsproßend beobachtet wurden, sehr für seine Meinung, daß bei diesem (männlichen) Embryo nur der Tubulus secretorius zugrunde gegangen sei. Die Verbindung mit den Retekanälchen fand Wichmann an einem männlichen Embryo von 5 cm L., s. Abb. 46, bei dem 4.—11. (erhaltenen) Urnierenkanälchen; doch fand er zwar spaltförmige Lumina aber „noch nicht deutlich abgegrenzte Reteschläuche".

Bei einem operativ gewonnenen weiblichen Embryo von 5 cm L. fand er dagegen bei sämtlichen 16 oder 17 Kanälchen des Epoophorongebietes den Tubulus secretorius noch erhalten, bei den 3 ersten aber der ganzen Länge nach in Degeneration, bei den übrigen fand sich über der Abwinkelungsstelle des Kanälchens eine Strecke weit das Lumen beinahe regelmäßig verschwunden, und daran schloß sich unter plötzlicher Erweiterung des Lumens der Tubulus secretorius, der am 14., 16. und 17. noch mit dem weitgehend atrophierten Malpighischen Körperchen in Zusammenhang war. Die Kanälchen 4—13 waren in Berührung mit dem Rete, aber „ohne deutliche Kommunikation mit den meistenteils soliden Retesträngen" (l. c. S. 87).

Bis zu 9 cm Länge des Embryos nimmt die Mesosalpinx erheblich an Größe zu, und entsprechend wachsen die Epoophoronkanälchen in die Länge. Bei einem weiblichen Embryo von 9,5 cm Länge war der Wolffsche Gang medial vom Epoophorongebiet schon stärker rückgebildet und es mündeten in ihn rechts noch 16, links nur

---

[1] Auch v. Winiwarters (1910) Ausführungen und Abbildungen können mich nicht davon überzeugen, daß in frühesten Stadien, bei 10 mm gr. L., das ganze Urnierenkanälchen zur der Bildung der Urogenitalverbindung verwandt werde.

noch 12 Kanälchen mit recht engen Abschnitten (Abb. 47). Bald werden die Kanälchen erheblich weiter und „verlaufen mit kleinen, kaum angedeuteten Windungen gegen das Lig. latum". In der Höhe des Mesovariums biegen sie ab und kommen stark verengt (Abb. 47), in dessen Ansatzbereich mit dem Reteblastem in Berührung; sie können dann verschieden stark abgewinkelt gegen den Sammelgang, also zurück, verlaufen. An dieser Stelle fand sich auch bei diesem Embryo bei einem Kanälchen eine Zweiteilung. Diese engen Abschnitte zeigten Entartungserscheinungen des Epithels und nahmen cranialwärts an Länge ab, so daß sie an den 3—4 ersten Kanälchen nicht mehr nachzuweisen waren. Wichmann schließt aus diesen Befunden, daß zwischen 5 und 9,5 cm Embryonallänge noch eine „in caudaler Richtung vor sich gehende Rückbildung

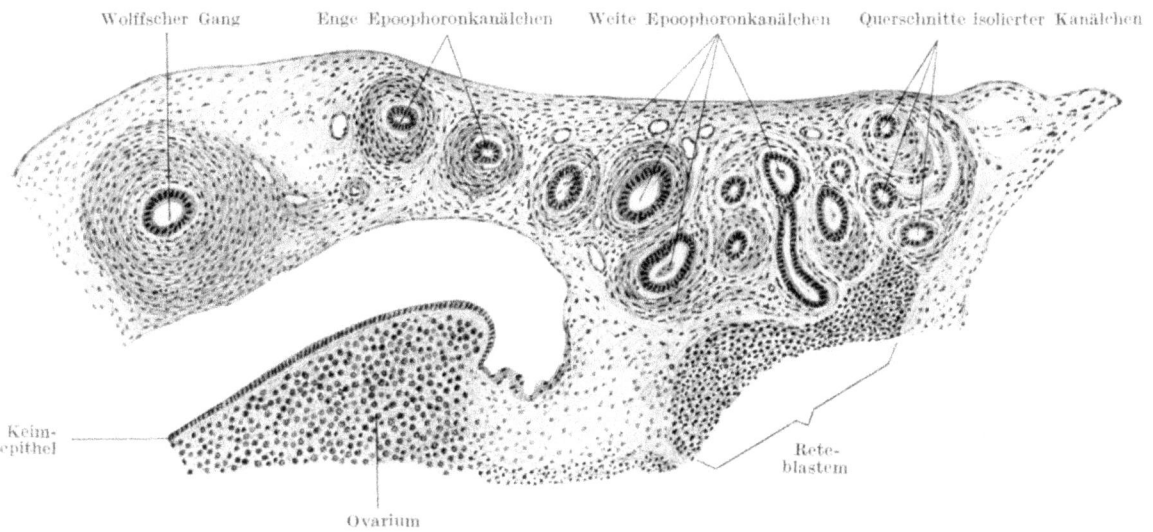

Abb. 47. Querschnitt durch den Epoophoronteil der Mesosalpinx, das Lig. latum und Teile des Mesoovariums und Ovariums eines weiblichen menschlichen Embryos von 9,5 cm L. Der Wolffsche Gang mit dicker mesenchymatischer Wand, aus konzentrisch zum Epithelrohre angeordneten Elementen. Um die Epoophoronkanälchen wohlabgegrenzte Lagen konzentrisch angeordneten Mesenchyms, an der rechten Gruppe schwach entwickelt. Unter dem weiten Querschnitt rechts ein blind endender Kanälchenteil längs getroffen, in das Reteblastem hineinragend.
(Nach S. E. Wichmann.)

des ehemaligen Tubulus secretorius im Gang ist" (l. c. S. 91). Wenn man bedenkt, daß viel früher schon die Tubuli secretorii abgetrennt wurden, so wird man in den zugrunde gehenden, schon beim 5 cm langen Embryo engen, Abschnitten der Epoophoronkanälchen die dem Untergang verfallene Pars intermedia ganz oder doch zu ihrem größten Teile erblicken müssen, zumal abgeschnürte Reste der Tubuli secretorii, gegen das Paroophoron hin zahlreicher werdend, bei diesem Objekte aufgezeigt wurden. Erst bei einer Embryonallänge von 8 cm fand Wichmann im Rete deutliche Lumina, „ganz deutliche Kommunikationen zwischen diesen und den Epoophoronkanälchen" aber auch bei 9,5 cm Länge noch nicht. Erst bei 11 cm Embryonallänge fand sich der Reihe nach eine Verbindung mit den meist noch soliden Retesträngen, und an einigen Stellen mit Sicherheit eine Verbindung der Lumina der Rete- und der Epoophoronkanälchen. Diese selbst waren — im Mündungsgebiet in den Wolffschen Gang, den Ductus epoophori longitudinalis, am wenigsten — stärker geschlängelt. Der Einmündungsteil bildet in der dicker gewordenen Mesosalpinx gewöhnlich einen gegen deren vordere Fläche konvexen Bogen. Nach Bau des Epithels oder Verlauf waren verschiedene Abschnitte an den einzelnen Epoophoronkanälchen nicht mehr zu unterscheiden und sie verliefen, namentlich die cranialen (= lateralen), stärker schräg medial gegen die Mitte des Mesovarialansatzes, entsprechend der stärkeren Abschnürung des oberen, lateralen Eierstockspoles vom Mesovarium. Reste der abgeschnürten Urnierenkanälchenteile waren vereinzelt noch anzutreffen. Auf diesem Stadium bildet also das Epoophoron ein Organ mit einheitlich gebauten Kanälchen.

Durch die Umformung des Mesovariums, welche mit der Absetzung der beiden Eierstockspole verbunden ist, wird die Strecke, in der die Epoophoronkanälchen enden, relativ stark verkürzt, während dies an ihrer Verbindung mit dem Sammelgang nicht der Fall ist. Daraus erklärt sich der konvergente Verlauf, namentlich der lateralen Kanälchen, gegen die Abgangsstelle des Mesovariums und die in ihm gelegenen Teile des Rete ovarii. Die cranialsten, nach ihrer Lage jetzt lateralsten Kanälchen enden noch im Lig. latum, die mittleren reichen bis zum Rete, also bis an den Ansatz oder den Anfangsteil des Mesovariums. „Einige der medialsten Kanälchen verlaufen dagegen an dem Rete vorbei, eine erhebliche Strecke nach dem Lig. latum hinab. Die untere Begrenzungslinie des Epoophoron wird also in der Tat bedeutend länger sein, als man es gewöhnlich angenommen hat, und verläuft lateral von oben aus dem unteren Teile der Mesosalpinx medial nach unten zum Lig. latum. In der Mitte streift sie das bis nahe an die Ligamentlinie heranrückende Rete ovarii" (Wichmann 1916, S. 99). Dabei ist der Abstand des Sammelgangendes der Epoophoronkanälchen von der Tube am medialen Ende etwas größer als am lateralen, die Entfernung der oberen Begrenzungslinie des Organs von der Tube aber in der Fetalzeit recht veränderlich.

Die trapezförmige Gestalt und der relative Abstand von Tube und Fimbria ovarica werden von dem Organ im Laufe der weiteren Entwicklung beibehalten; es nimmt somit bedeutend an Größe zu. Nach Tourneux (1888, S. 187) beträgt die Länge seiner Obergrenze: im 6. Embryonalmonat: 0,5 cm, beim Kind von 18 Tagen: 1,3 cm, von 6 Jahren: 1,7 cm, bei Frauen (zwischen 20 und 30 Jahren): 3—4,5 cm; die Länge der Kanälchen bei den gleichen Stadien: 2—2,5, bzw. 7, bzw. 12, bzw. 15—20 mm. Die nach der Pubertätsperiode erreichte Größe scheint das Organ während der Geschlechtsperiode des Weibes zu behalten.

Die Epoophoronkanälchen liegen dabei dicht am vorderen Blatt der Mesosalpinx und vor den mit zunehmendem Alter mächtiger werdenden Blutgefäßen des Organs, die den Anastomosen der Vasa tubaria der Arteria uterina mit der Arteria ovarica entstammen.

Mit der Zeit nimmt die Schlängelung, als Ausdruck des relativ stärkeren Längenwachstums, namentlich des oberen Teiles und besonders an den lateralen Kanälchen, zu, und vom 5. Monat ab finden sich scharf umgebogene Windungen, die eine Dickenzunahme des Organs herbeiführen und die Vorderfläche der Mesosalpinx vorbuchten, in individuell verschiedenem Grade. Dabei fallen Emporrücken der Kanälchenenden bei ihrer Loslösung vom Rete mit stärkerer Vorwölbung der Mesosalpinxfläche zusammen, bzw. bedingen diese (Wichmann). Auch beim Neugeborenen finden sich nicht selten diese Erscheinungen im oberen lateralen Teil des Organs (Schickele, 1902) und bei Kindern hat

Wichmann „beinah in jedem Falle" diese Vortreibungen angetroffen, bei stets gestreckt verlaufender Hinterfläche der Mesosalpinx. Diese Vorwölbungen kommen bei Erwachsenen, wenn überhaupt, nach den vorliegenden Angaben nur sehr selten vor, abgesehen von Andeutungen bei Schwangeren. Die Epoophoronkanälchen wachsen daher wohl in der Kindheit weniger in die Länge als die Mesosalpinx an Ausdehnung zunimmt. Sie sind bei Erwachsenen weniger geschlängelt und die einzelnen Kanälchen weiter voneinander entfernt als in der späten Fetalzeit und bei Kindern.

Im Klimakterium verliert das Organ rasch seine typische Gestalt und zerfällt unter Cystenbildung, namentlich in den lateralen Partien der Mesosalpinx (G. L. Kobelt). Hierbei können nicht selten von neuem Vortreibungen und Prolapse des vorderen Mesosalpinxblattes entstehen (Wichmann).

Der gewebebildende Ausbau der um das epitheliale Rohr angesammelten Mesenchymlage beginnt (bei Embryonen, von 7 (v. Winiwarter) bis 8 cm Länge (Wichmann), in der ersten Hälfte des dritten Monats, indem sich die Zellen tangential zum Umfang des Röhrchens strecken, also eine zirkuläre von dem Mesosalpinxgewebe ziemlich scharf abgesetzte Schicht bilden. Diese wird in den folgenden Monaten dichter und schärfer abgegrenzt; im 5. Monat bildet sich darum eine bindegewebige Längsschicht, die indes gegen das Ligamentgewebe nicht scharf abgegrenzt ist (v. Winiwarter, 1910, S. 230, und Fig. 21 und Wichmann, 1916, Taf. II, Fig. 6). Die lange strittig gewesene Muskulatur bildet nun eine schmale innere Längsschicht und eine ansehnliche Circularis, die sich gegen den Sammelgang allmählich verjüngt, dagegen am Reteende plötzlich verschwindet (Wichmann 1916, S. 152), während nach v. Winiwarter (1910, S. 231) die Muskulatur erst im 9. Monat differenziert wird und sie nach W. Felix (1911, S. 911) im Vas deferens männlicher Embryonen sehr spät auftritt. Erst im letzten Monat nimmt die Wanddicke merklich zu und beim Neugeborenen finden sich fast stets innere Längsbündel neben der von C. Ampt (1895) aufgezeigten geschlossenen Ringsmuskellage und auch äußere Längsbündel, dicht an der Ringslage. Merkwürdige Schräglängszüge, welche die Kuppen der Windungen gewissermaßen zusammenheften, fand Wichmann (l. c. S. 154). Von da ab nimmt die Muskulatur zu, zunächst in den ersten 5 Kindheitsjahren die innere Längsschicht, dann bildet sich eine starke, bündelige äußere Längsmuskelschicht. Die Wand erreicht damit bei dem Erwachsenen die doppelte Dicke wie beim Neugeborenen; es überwiegt manchmal, nach C. Ampt, die Längsmuskulatur.

Die Nebensprossen der Epoophoronkanälchen erhalten keine ausgebildete Mesenchymwand, ebenso weisen zahlreiche atypische Kanälchen nicht den Aufbau der Wand aus drei Schichten auf. Im Alter wird die Anordnung der Muskulatur, besonders bei Vielgebärenden, unregelmäßiger, nach der Menopause finden sich fast regellos verlaufende, von der Ligamentmuskulatur schwierig oder nicht abgrenzbare Muskelbündel. Elastische Fasern konnte Wichmann von der zweiten Hälfte der Gravidität ab nachweisen.

Das Epithel des Epoophorons ist ein einschichtiges Cylinderepithel, für das A. v. Kölliker (1854) als Erster das Vorkommen von Flimmerzellen angenommen hat, was von Becker (1857) durch Beobachtung bestätigt wurde. In der Folgezeit wurde im allgemeinen angenommen, daß es neben flimmernden auch flimmerlose Strecken besitze. In seiner grundlegenden Monographie: „Das Epoophoron", hat S. E. Wichmann auch die Epithelverhältnisse eingehend und kritisch untersucht (1916, S. 166 ff.). Das kubische

Epithel der Tubuli collectivi wird bei ihrer Umbildung zu den Querkanälchen des Epoophorons höher, zylindrisch, und in ihm wurden in der zweiten Hälfte des 4. Monats die ersten Flimmerzellen gefunden, also zu der Zeit, in der überhaupt im erhöhten „Müllerschen Epithel" Flimmerzellen auftreten. Im 5. Monat vermehren sich die Epithelzellen, wodurch die Zellen höher und dichter gelagert werden und die Kerne manchmal zweizeilig angeordnet sind — dies aber nur zu dieser Zeit. Die Flimmerzellen sind größer und breiter als die übrigen. Ihre Zahl nimmt mit dem Alter zu und Wichmann konnte bei einem Embryo vom 7. Monat an ihnen Sekretionsvorgänge nachweisen. Daneben fand er einzelne eine Geißel tragende Zellen, namentlich bei niedercylindrischen oder kubischen Formen. An beiden Enden der Kanälchen fand er niederes, degenerierendes Epithel, so daß also erst von jetzt ab die bleibenden Epoophoronkanälchen ihre endgültige Abgrenzung erfahren. Dieser Demarkationsprozeß erstreckt sich auf die letzten drei Embryonalmonate, so daß sich beim Neugeborenen in den Enden „beinah" normales Epithel findet. Die Flimmerzellen haben weiter an Menge zugenommen, in den Lichtungen fand sich wenig tröpfchenförmiges Sekret. Auch bei Kindern fanden sich stets Flimmerzellen, aber fast keine Sekretionserscheinungen in den meist enger gewordenen Kanälchen, dagegen sie auftreibende Sekretanhäufungen in den nicht mit eigentlicher Mesenchymwand versehenen, von kubischem Epithel ausgekleideten Nebensprossen. Bei Erwachsenen hat das im allgemeinen recht gleichmäßige Cylinderepithel stets Flimmerzellen, im 4. Jahrzehnt mehr; an Anzahl nehmen sie bei Frauen, die geboren haben, bis zur Menopause zu und sind während der Menstruation größer und blasser, sekretgefüllt. Während der Gravidität, schon im zweiten Monat, erreicht das Organ sein Funktionsstadium, in den letzten Schwangerschaftsmonaten zeigen weite Strecken nur sekretorisches Flimmerepithel, aber die Flimmern sind plumper und schwach färbbar, sekretentleerte Zellen flimmerlos. Die Schläuche zeigen zahlreiche unregelmäßige, sekretgefüllte Ampullen und Divertikel, deren Epithel ganz nieder ist. Nach dem Ende der Schwangerschaft verschwinden die Veränderungen rasch. Nach der Menopause tritt rasch Degeneration des kubisch und platt werdenden Epithels ein, das Sekret erscheint in den sich bildenden Cystchen wie eingedickt, enthält, nach der Färbungsreaktion, Schleim.

Wichmann hat selber die Frage erörtert, ob es sich um wirkliches Flimmerepithel handle. In der menschlichen Urniere kommt es im Tubulus secretorius zur Ausbildung von Bürstensäumen bei den sekretorischen Zellen (Nicolas, v. Winiwarter: Andeutung eines Bürstensaumes), die mit den Wimperpinseln, wie sie mir im Vas deferens und in den Nebenhodenkanälchen der Säuger, wo sie so schön ausgebildet sind, seit Mitte der neunziger Jahre wohl bekannt sind. In den Tubuli collectivi, aus denen die Epoophoronkanälchen sich bilden, wie in der sich an den Tubulus secretorius anschließenden Portio intermedia sind ebenfalls Sekretionsvorgänge an den Zellen beobachtet, die allerdings Nicolas, dem sich hierin Wichmann anschließt, als Ausdruck degenerativer Vorgänge ansah, wozu dieser auch die sekretorischen Bilder an den „Flimmerzellen" im embryonalen Epoophoron stellt. Für die Frage, ob es sich um Cilien tragende Zellen handelt, sind diese Beurteilungen der biologischen Einreihung der morphologischen Erscheinungen an den Zellen belanglos. Nach den offenbar sehr objektiv angefertigten Abbildungen Wichmanns kann ich die „Flimmern" nur für Stereocilien, für sekretorische

"Wimpern" halten, so daß es sich um denen im Nebenhoden und Vas deferens entsprechende "Wimperzellen" handelt. Bei den "Geißelzellen" Wichmanns dagegen dürfte es sich eher um Zellen mit beweglicher Cilie handeln.

Durch Wichmann ist der Nachweis, daß es sich beim Epoophoron um ein tätig werdendes Organ handelt, wie seinerzeit schon Kobelt und auch Pfannenstiel annahmen, wohl erbracht. Über die Wirkung des Inkretes konnte er nichts feststellen, was auch schon früher Bucura nicht gelang.

c) Schicksal der Wolffschen Gänge.

Die Wolffschen Gänge werden beim weiblichen Geschlecht zuerst in ihrem caudalen Teil, vom hinteren Ende des Ovariums ab, rückgebildet, bei menschlichen Embryonen von 3 cm Länge, zur gleichen Zeit in der bei männlichen Embryonen der Müllersche Gang zugrunde zu gehen beginnt. Dabei wird zunächst das Epithelrohr des mittleren Teiles aufgelöst, während die mesenchymatische Wand noch erhalten bleibt. Die Auflösung schreitet dann vom Eintritt des Wolffschen Ganges in das Mesenchym, das den Uterovaginalkanal umgibt, gegen das Ende am Sinus urogenitalis fort und führt in der Regel zu seiner vollständigen Rückbildung.

Bei Wiederkäuern und beim Schwein sind die primären Harnleiter bei ausgewachsenen Weibchen öfter recht gut zu erkennen und sind ja schon von Malpighi, dann wieder von Gartner (1822) gesehen worden, und führen nach diesem als rudimentäre Organe auch den Namen Gartnersche Gänge. Erst viel später wurden sie bei älteren menschlichen Embryonen (Beigel 1878, Koelliker 1879) entdeckt und dann auch bei Kindern und Erwachsenen oftmals beobachtet und beschrieben. An ihrer mesenchymatischen Wand hat Fr. v. Mandach (1899), beim Kinde, drei Schichten, innere Längs-, mittlere Ringsund äußere Längsschichte, nachgewiesen. Ihr Weg führt vom Epoophoron aus, der Tube entlang, zum Uterus, den sie in Höhe der Pars isthmica erreichen, dann in dessen Muskulatur sich tiefer einsenkend, aber die Schleimhaut nicht erreichend, hinab zur Portio, über das seitliche Scheidengewölbe und, der Vagina entlang, bis zum Hymen. Der Gartnersche Gang liegt (R. Meyer 1901 und 1907) im unteren Teil der Vagina lateral und dorsal, zuweilen ganz dorsal, und er mündet, erst im Hymen sich ventral wendend, zumeist nahe dem oder auf dem freien Rande des Hymens resp. auf seinen Resten auf der Vorhofseite. Die Mündung seitlich an dem Hymen hatte schon v. Mihálkovics (1885) postuliert, indem er den Hymen für ein Derivat des von ihm so genannten Müllerschen Hügels hielt. Gewöhnlich sind nur kürzere Strecken des Ganges erhalten, doch gelang es R. Meyer (1897) ihn beim Neugeborenen aus der Portio über das Scheidengewölbe bis zu dem Hymen ununterbrochen nachzuweisen und Klein (1899, mit Hengge und Seitz, Hengge 1900) fand ihn bei einer Neugeborenen vom Parovarium bis zum Hymen, mit kurzer Unterbrechung im Lig. latum, erhalten, in der Portio und an der Scheide mit zahlreichen Epithelsprossen versehen.

Als „Ampulle des Gartnerschen Ganges" hat R. Meyer (1899) den dilatierten, mit zahlreichen Ausstülpungen versehenen Teil des Ganges in der Cervix, der Portio und eventuell auch noch im Bereich des Scheidengewölbes und obersten Scheidenabschnittes beschrieben und als dem ampullären Teil des Vas deferens homolog aufgefaßt. Die Ampulle fällt häufig schon bei Feten des 2. Monats durch ihr weiteres kreisrundes Lumen auf;

sie nimmt gegen Ende des 5. Monats bereits in der Cervix uteri die Form eines durch frontale Kompression entstandenen Spaltes an und zeigt Biegungen und den Beginn größerer Ausbuchtungen, wie sie van Ackeren schon in der Mitte dieses Monats fand. Zumeist kommt es im ampullären Teil eines erhaltenen Wolffschen Ganges, individuell sehr wechselnd, zur Bildung von Drüsen schon im fetalen Leben (R. Meyer 1907 b). In der Cervixgegend hat Fredet (1904 b) bei einem achtmonatlichen Fetus kleine Divertikel des Wolffschen Ganges mit Cylinderepithel und eigener zirkulärer Muskelschicht gefunden. Das Epithel der Wolffschen Gänge ist nahe der Mündung meist ein sehr verschieden weit ausgebreitetes, geschichtetes Plattenepithel, kann aber ausnahmsweise auch bis ins Plattenepithel des Hymens einschichtiges Cylinderepithel bleiben. Auf unregelmäßiger Proliferation beruhende Mehrschichtigkeit des Epithels ist in Höhe des unteren Teils „der Scheide schon bei älteren Feten stets zu finden" (R. Meyer 1901, S. 20), sonst trägt der Gang normalerweise einschichtiges Cylinderepithel, schon bei einem Fetus aus der Mitte des 4. Monats fand Fredet (1904 a) im vaginalen Abschnitt des Wolffschen Ganges zwei Lagen großer, eosinophiler Cylinderzellen und entsprechendes Sekret hie und da im Lumen.

Das im Bereich der Epoophoronkanälchen gelegene Stück des Wolffschen Ganges erfährt zunächst keine Rückbildung, sondern nimmt noch an Größe zu und seine mesenchymatische Wand entwickelt sich zu ansehnlicher Dicke, im Bauplan derjenigen der Querkanälchen entsprechend. Bei 9,5 cm Länge wölbt sie beide Flächen der Mesosalpinx leicht vor, und zeigt eine histiogenetische Differenzierung (Abb. 47). Bald darauf muß die Rückbildung beginnen, denn bei 11 cm langen Embryonen fand Wichmann „die mesenchymatische Wand desselben schon verhältnismäßig weniger stark", ebenso sein Epithelrohr im Verhältnis zu den Epoophoronkanälchen enger und einzelne der Kanälchen nicht mehr mit ihm in Verbindung, da sie in der Nähe ihrer Mündung in den Sammelgang zuerst unterbrochen werden. Die Zahl der nicht mehr einmündenden Kanälchen nimmt in der Folgezeit zu, doch erst im 5. Monat, bei einem Fetus von 25 cm Länge, fand Wichmann die erste deutliche Fragmentierung des Sammelganges, bei nur noch 6, bzw. 8 in ihn offen einmündenden Querkanälchen. An diesen Einmündungsstellen war der Sammelgang, auch in seiner fibro-muskulären Wand am stärksten entwickelt, teilweise cystisch erweitert, dazwischen aber war das sonst ausgesprochen zylindrische Epithel niederer, die mesenchymatische Wand erheblich dünner, stellenweise das Epithelrohr verschwunden oder auch der Gang ganz unterbrochen. Die Rückbildung des Ganges setzt sich rasch fort, im 7. Monat fand Wichmann nur noch drei kurze Fragmente. Schon vom 3. Monat ab wird der Gang verhältnismäßig kürzer, wie sich aus dem Verlauf der Mündungsabschnitte der Querkanälchen ergibt, deren laterale medialwärts gerichtet sind, während die medialen lateralwärts ziehen.

Bei älteren Feten, Neugeborenen und Kindern wurden beinahe stets kleinere Fragmente des Sammelganges gefunden, doch nie längere Kanäle, bei Erwachsenen endlich finden sich nur als große Seltenheiten Reste desselben. Während G. L. Kobelt (1847, S. 21) schon ausführte: „Der ehemalige Ausführungsgang des Wolffschen Körpers, welcher die Gefäßkegel an der Basis zusammenhält, hat sich unter die Masse derselben zurückgezogen und ist überhaupt im Verhältnis zu ihnen genetisch zurückgeblieben"[1] und den medialwärts gerichteten Verlauf der oberen Enden der Querkanäl

---

[1] Von mir gesperrt.

chen gut abbildete, einen Sammelgang nicht einzeichnend, so hat doch erst C. Gebhard (1899) wieder dies beobachtet. Er hat sich gegen die verbreitete Lehrmeinung, daß der Sammelgang erhalten bleibe, als erster gewandt, ist aber nicht genügend gewürdigt worden. Er sagte: „Eine Einmündung in einen stärkeren Strang wird vorgetäuscht dadurch, daß die umgebogenen Enden sämtlicher Stränge sich dicht aneinander lagern und zu einem Bündel vereinigt eine Strecke weit uterinwärts ziehen" (Gebhard 1899, S. 477, im Original gesperrt). Wichmann bestätigt dies für die lateralen Kanälchen, während die medialen lateralwärts gerichtet sind.

d) Die Tubo-Rete-, Tubo-Epoophoron- und Tubo-Rete-Epoophoronkanälchen.

Vom Epoophoron oder dem Rete zur Fimbria ovarica oder auch zum Endteil der Tube ziehende und dort mündende Kanälchen sind wiederholt beobachtet worden. Sie stellen nach Wichmann die einzigen Verbindungen des Epoophorons mit der Leibeshöhle dar. M. Roth (1882) hat im männlichen und weiblichen Geschlechte Verbindungen der Epoophoron-, bzw. Epididymislichtungen mit der Leibeshöhle beobachtet, Abb. 48; der bei einer Erwachsenen gefundene „Tubo-parovarialkanal" mündete in der Rinne der Fimbria ovarica, daneben lag ein rudimentäres ebenso mündendes Kanälchen. Er vermutete schon, daß die Mündungen in die Leibeshöhle mit „Trichtern", gleich Urnieren-Nephrostomen, zusammenzustellen seien. Solche Kanäle sind verhältnismäßig zahlreich

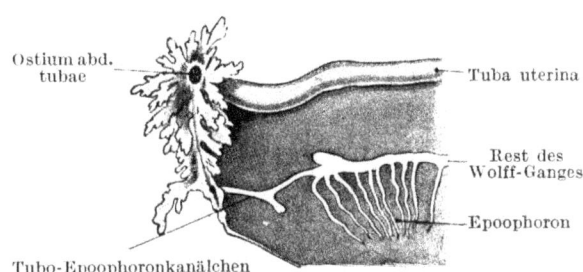

Abb. 48. Tubo-Epoophoron-Kanälchen eines 19jähr. Mädchens, natürl. Größe. (Nach Roth.)

beobachtet worden. H. v. Winiwarter (1910) hat von der Fimbria ovarica, bzw. dem kranialsten Abschnitt des Müllerschen Ganges in den kranialen Teil der Urniere verlaufende Kanälchen bei menschlichen Embryonen von 14, 19, 30 und 40 mm Länge gefunden und bei den zwei ältesten Stadien dieses Kanälchen in offener Verbindung mit dem vordersten Urnierenkanälchen; auch er spricht sie als nachträglich gebildete Nephrostomalkanälchen an. Neben solchen Tubo-Epoophoronkanälchen hat S. E. Wichmann (1912) Kanälchen beobachtet, welche von der Fimbria ovarica aus zum Rete zogen und mit dessen Kanälchen Verbindungen eingingen (= „Tubo-Retekanälchen") und auch eine Fortsetzung des Röhrchens zur Verbindung mit einem Epoophoronkanälchen (= „Tubo-Rete-Epoophoronkanal"). Wichmann leitet diese Bildungen von cranialsten Reteanlagen her, die, im Bereich des erhöhten Müllerschen Epithels gelegen, von den Ergänzungs-Nephrostomalkanälchen entsprechendem Anlagenmaterial stammen. Er sagt (1912, S. 691): „Ausnahmsweise können die Retestränge, welche also Homologa der Ergänzungskanälchen [der Urniere] wären, ihre primäre Verbindung mit dem Geschlechtsleistenepithel (= Müllerschem Epithel) beibehalten. Das Verbindungsstück kann, gleich wie der Retestrang selbst, sekundär ein Lumen bekommen. Dann erhalten wir offene Verbindungen der Rete- und mittelbar auch der Urnierenkanälchen (bzw. der aus ihnen entstandenen Epoophoronkanälchen) mit der Cölomhöhle durch Öffnungen, die als Nephrostome der Ergänzungskanälchen — — — zu deuten sind [1]."

e) Das Paroophoron.

Als Paroophoron hat Waldeyer (1870) die Reste des sekretorischen Abschnittes der Urniere bezeichnet; die von ihm medial von dem Epoophoron gesehenen Kanälchen sind hier nie wieder gefunden worden; es könnte sich dabei nur um zufällig erhalten gebliebene Reste der von den Malpighischen Körperchen und Tubuli secretorii getrennten Tubuli collectivi der Pars paragenitalis gehandelt haben. In früherer Zeit ist die Abgrenzung dieser Region von der Epigenitalis unter Umständen schwierig, so noch bei 5 cm Länge des Embryos (Wichmann). Nach der Rückbildung des medialen (caudalen) Teiles der Wolffschen Gänge sind die beiden Gruppen durch die eintretenden Äste der Vasa spermatica voneinander getrennt. Wie oben bei Besprechung der Rückbildung der Urniere schon dargelegt wurde, sind es die Malpighischen Körperchen und die Tubuli secretorii, welche das Paroophoron bilden, während die Epoophoronkanälchen umgebildete Tubuli collectivi sind. Diese Reste liegen von der Untergrenze der Ansatzstelle des Mesovariums ab nach abwärts im verdickten Lig. latum zwischen den Verzweigungen der Arteria spermatica, manchmal ganz nahe an der Beckenwand (R. Meyer, 1899, L. Aschoff, 1899), etwas medial vom freien Rand des Lig. latum nach Rieländer (1904), wohin sie schon G. L. Kobelt gelangen ließ [2], s. Abb. 49.

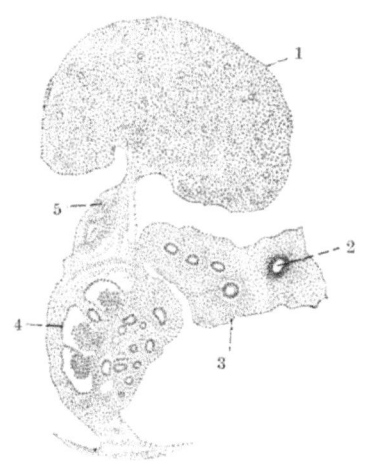

Abb. 49. Querschnitt durch Ligamentum latum und Eierstock eines menschlichen Embryos aus dem dritten Monat.
1 Ovarium, 2 Müllerscher Gang (Tuba Falloppiae, 3 Mesosalpinx mit Epoophoronkanälchen, 4 Ligamentum latum mit Paroophoron (in Rückbildung befindlichen Malpighischen Körperchen und Kanälchen), 5 Mesovarium mit Reteanlage. (Nach W. Nagel.)

Es besteht im späteren fetalen Leben und beim Neugeborenen aus isolierten gewundenen Kanälchen von kubischem oder zylindrischem, nichtflimmerndem (nach anderen Angaben auch flimmerdem) Epithel mit relativ chromatinreichen Kernen um ein enges Lumen, die keine besondere eigene mesenchymatische Wand haben. Glomeruli finden sich noch bei der Hälfte des Materials. Die graugelbliche Färbung des Gebildes ist bedingt durch gelbliches bis gelblichbraunes, eisenfreies Pigment in den Hohlräumen, den Epithelzellen oder in Zellen des umgebenden Mesenchyms. Es kann fehlen. Bei Kindern von 4 Monaten bis zu 5 Jahren fehlte das Parovarium von 21 Fällen fünfmal (Rieländer, 1904). Das Organ geht also in der frühen Kindheit rasch zugrunde. Bei den Erwachsenen finden sich als letzte Reste einzelne schleimige Cysten im Lig. latum, oft nahe dem Uterus nach v. Franqué (1898). Diese nahe dem Uterus gelegenen Cysten werden eher auf Reste von Tubuli collectivi oder Reste des Wolffschen Ganges zurückzuführen sein.

---

[1] Im Original gesperrt.
[2] In Kobelts Rückblick heißt es S. 46/47: „17. Die untersten Blinddärmchen [der Urniere] verkommen und entsprechen den Vasa aberrantia Halleri, mehrere derselben verlängern und winden sich bis in das Bündel der Vasa spermatica hinein."

Im Anhang hieran sei auf das Vorkommen von Plattenepithelinseln auf der Vorder- und der Hinterseite der Mesosalpinx hingewiesen. Sie kommen erst in der späteren Fetalzeit zur Beobachtung, namentlich aber bei kleinen Kindern und auch bei Erwachsenen; die sog. „Keimepithelcysten" sind wohl von ihnen herzuleiten (v. Franqué, 1898, Wichmann, 1916, S. 128 und 129). Fast zum normalen Befund gehören aus den bei Neugeborenen häufig erweiterten untersten Enden der Epoophoronkanälchen abzuleitende bis haselnußgroße Cysten, die längs der unteren Grenze des Epoophorons frei im Bindegewebe des Ligamentes, namentlich im lateralen unteren Teil der Mesosalpinx,

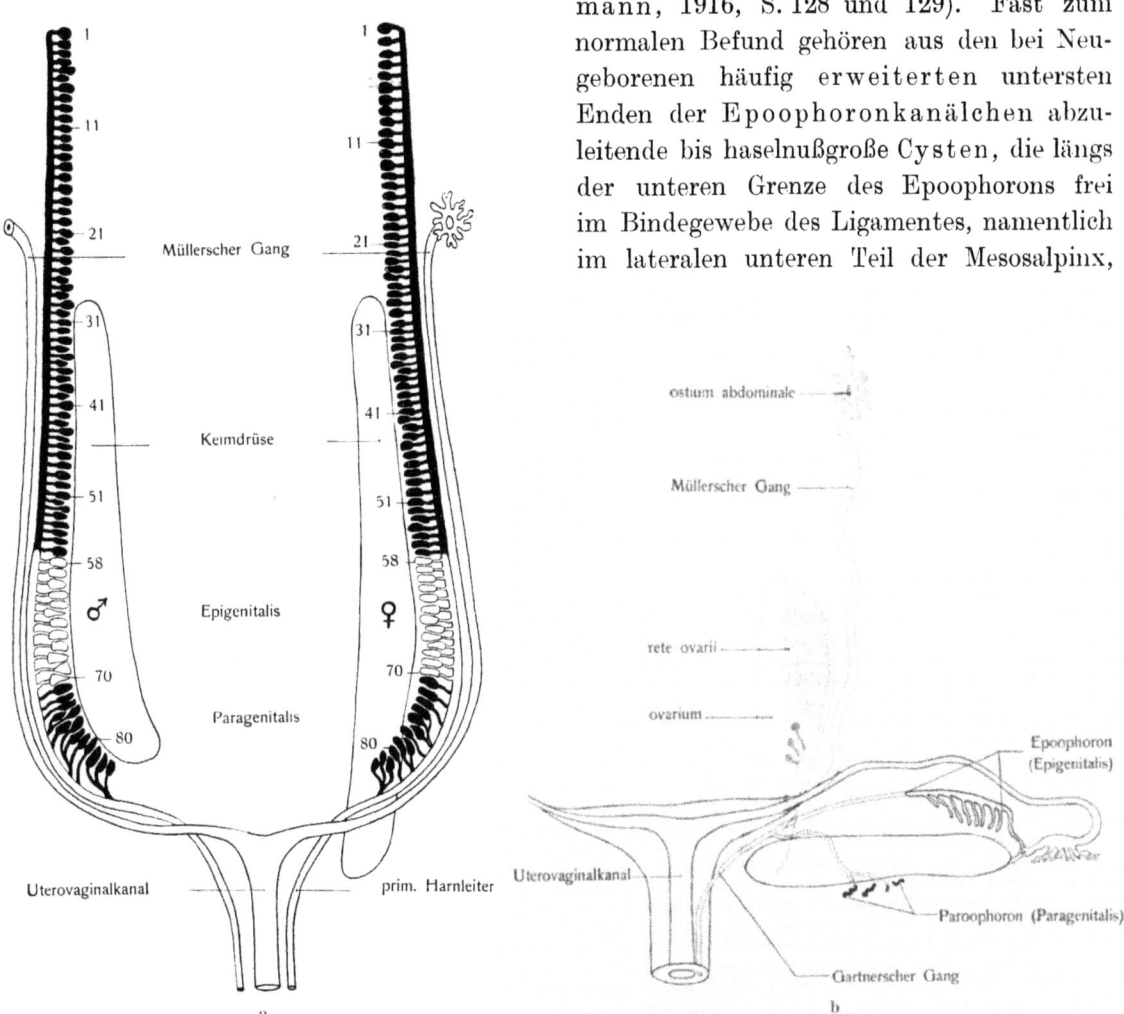

Abb. 50a und b. Schematische Darstellung der gesamten Urniere, der Keimdrüse und der Ausführungsgänge. Fig. a zeigt die ursprüngliche Lage, links im männlichen, rechts im weiblichen Geschlecht; die Ziffern geben die Ordnungszahlen der Urnierenkanälchen an. Die in der zweiten Rückbildungsperiode verschwindenden Kanälchen sind mit Konturen gezeichnet, die in der ersten Rückbildungsperiode sich auflösenden, sowie die ihnen entsprechenden Teile des Wolffschen Ganges sind flächig schwarz gezeichnet; ausgefüllt schwarz sind auch die Urnierenkanälchen der Regio epigenitalis, sowie die der R. paragenitalis. Fig. b. Die Organe im weiblichen Geschlecht nach der Verlagerung: ihre ursprüngliche Lage ist durch gerasterte Linien angegeben, der zugrunde gehende Teil des Wolffschen Ganges punktiert. Das Erhaltenbleiben des Anfangsteiles des Wolffschen Ganges im Bereich des Epoophorons und bis zur Fimbria ovarica ist nicht normal. — Nach den Originalen von W. Felix.

liegen (Kobelt, 1847, Schikelé, 1902, Wichmann, 1916). Die Bildung eingeschlossener oder gestielter Epoophoroncysten im Klimakterium ist schon oben, S. 431 erwähnt. Auch cystische Erweiterungen der Reste abgeschnürter Stücke von Epoophoronkanälchen, anschließend an die Untergrenze des Organs gelagert, gehören fast zum normalen Befund, nach Wichmann auch Erweiterungen bei Erwachsenen erhaltener Reteschläuche.

G. Die Bänder des Genitalapparates.

Wenn das Zwerchfell angelegt ist, so ist der kraniale Pol der Urniere mit ihm durch eine Bauchfellfalte verbunden, das Zwerchfellband der Urniere. Mit der fortschreitenden Rückbildung der Urniere muß es deren oberem Pol folgen, indem es in seinem bisherigen Bereich eingeebnet wird, um caudalwärts davon durch Verschmälerung des bisher von Urniere eingenommenen Bereichs sich neu zu bilden. Ist dieser Prozeß in die Gegend gelangt, in der die Vasa spermatica interna zum Urogenitalapparat ziehen, so kommen diese in das Urnierenligament zu liegen; dieses bekommt hierdurch einen dauernden Inhalt und bleibt somit als Gekröse dieser Gefäße erhalten. Nach der Loslösung der Urniere, von der lateralen Seite her, von der hinteren Rumpfwand liegt sie zwischen den Genitalgängen und ihrem Gekröse. Die an ihrer medioventralen Seite entwickelte Geschlechtsdrüse wird so weit von der Unterlage abgeschnürt und abgehoben, daß sie nur durch ein Ligament, das Mesogenitale, bzw. Mesovarium, mit der Urniere verbunden bleibt. Im weiblichen Geschlecht bleibt von der Urniere oberhalb der Ursprungsstelle des Mesovariums nur das Epoophoron erhalten, das nur einen geringen Querdurchmesser besitzt. Dadurch wird der Teil zwischen dem Ursprung des Mesovariums und der sich entwickelnden Tube, welche den äußersten Teil der Urogenitalfalte einnimmt, zu einem breiten Bande, der Mesosalpinx. Ihr freier Rand entfällt die Fimbria ovarica, ihre Verbindung mit der seitlichen Beckenwand führt zur Bezeichnung Lig. infundibulopelvicum, für den lateralsten Teil des Mesovariums zu der Unterscheidung dieser Partie als Lig. ovaricopelvicum. Der Abschnitt des Urogenitalgekröses zwischen Beckenboden bzw. unterer Seitenwand des kleinen Beckens, der dicker ist als die Mesosalpinx, wird als Lig. latum s. str. bezeichnet. In der Mesosalpinx entwickeln sich, im Anschluß an die Bildung der Tunica muscularis der Epoophorenkanälchen, Züge glatter Muskulatur neben dem in ihr gelegenen Gefäßapparat.

Da das Ovarium ebenfalls eine starke Rückbildung seiner kranialen Abschnitte erfährt und eine Neubildung auf der caudalen Seite, so wird sich die zum kranialen, später äußeren Pol ziehende Falte senken müssen, bis die definitive Lage des Eierstockes erreicht ist; so wird sie zum Lig. infundibuloovaricum. Die vom caudalen, später medialen Pol der Keimdrüse zum Urnierenligament ziehende Falte findet ihren Halt an der Stelle, an der die Plica inguinalis von der ventralen Seite der Urogenitalfalte zur Crista inguinalis an der vorderen Bauchwand hinzieht. Bis dahin erstreckt sich die Umbildung der Müllerschen Gänge zum Corp. uteri. Daher liegt die Abgangsstelle des aus der Verbindung der Plica mit der Crista inguinalis sich entwickelnden Lig. uteri rotundum unterhalb der Tubenecke des Uterus und ebenda findet, auf der dorsalen Seite, der postgenitale Teil der Mesogenitalfalte, des Mesovariums, sein Ende. In ihm entwickeln sich außer Bindegewebszügen Parallelzüge glatter Muskulatur, die in die subseröse Muskulatur des Uterus und zur Wurzel des Lig. rotundum ausstrahlen; so bildet sich der als Lig. ovarii proprium bezeichnete Strang.

An der Umbiegungsstelle der Urogenitalfalte und damit der Genitalgänge, in das Verbindungsstück zu dem wieder in einer Sagittalebene verlaufenden caudalsten Abschnitt derselben entwickelt sich ein mit der Bauchwand verbundener Höcker, die Plica inguinalis; er verbindet sich mit einem ursprünglich von der lateralen, dann, — medianwärts verschoben —, von der vorderen Bauchwand, seitwärts der Arteria umbilicalis vorragenden Vorsprung, der Crista inguinalis, zu der Anlage des Ligamentum uteri rotundum. In dieser Crista liegt von vornherein ein Strang dichten Mesenchyms, der bis nahe an die Körperoberfläche reicht, die Bauchwand radiär durchsetzend. Bei der Entwicklung der schrägen Bauchmuskeln biegen Fasern der Mm. obliquus abdominis internus und transversus nach innen auf die Spitze dieses Mesenchymstranges, der Chorda gubernaculi, um, so daß ein Muskelkegel, Conus muscularis inguinalis, entsteht. Der M. abdominis externus jedoch biegt auf den äußeren Teil des Stranges um und seine Aponeurose bildet die Anlage der im männlichen Geschlechte sog. Fascia cremasterica (Cooperi), die auch den in Fortsetzung der Chorda gubernaculi angelegten Mesenchymstrang, das Lig. labiale, überzieht. Dieses hat in der Haut der Labia maiora (beim Manne als Lig. scrotale im Scrotum) seinen Ursprung; von dem Conus muscularis aus zieht ein Mesenchymstrang zu dem Winkel zwischen Tube und Corpus uteri. Nahe der Bauchwand bleibt im Lig. rotundum quergestreifte Muskulatur erhalten, im übrigen Teil entwickeln sich Züge glatter Muskulatur, die mit der subserösen Uterusmuskulatur der Ventralseite und durch die subserösen Muskelzüge der Seitenkante mit dem Lig. ovarii proprium in Verbindung stehen.

Die Muskelzüge im Bereiche der Vasa uterina[1], die von der Beckenwand frontal durch das Ligamentum latum zum Collum uteri ziehen, das Lig. cardinale (Kocks), das L. transversum colli (Mackenroth), und ebenso die in den Douglasschen Falten verlaufenden Züge glatter Muskulatur, die Ligamenta sacrouterina, werden mit der subserösen Uterusmuskulatur angelegt und erfahren erst mit der Pubertätsentwicklung ihre volle Ausbildung.

H. Entstehung und Aufteilung der Kloake, Entwicklung der Vagina und des Sinus urogenitalis.
a) Entstehung der Kloakenmembran.

Im hinteren Bezirk des Primitivstreifens, in dem von Anfang an eine scharfe Grenze zwischen Entoderm und dem darüber liegenden Material besteht, wird sekundär das Mesoderm eliminiert, so daß sich hinten an die Zuwachszone des Körpers[2], den Hauptteil des Primitivstreifens, ein Bezirk anschließt, in dem Ektoderm und Entoderm unmittelbar aneinander liegen. Diese Bildung ist die Anal- oder Aftermembran der

---

[1] R. Meyer (1920) hat gegen Kermauners (1920) Meinung, daß bei der Entstehung der Ligamenta sacrouterina das Abrücken der Urogenitalstranges von seinem Entstehungsort nahe der Wirbelsäule und — wesentlicher — die Nierenwanderung maßgebend seien, sofort Stellung genommen, da bei Embryonen bis über 3 Monate keine Spur von ihnen zu sehen ist.

[2] Die erste morphogenetische Differenzierung im Keimscheibenmaterial der Amnioten, wie auch an der Blastula der niederen Vertebraten besteht in der Ausbildung einer sagittal gestellten Zuwachszone, wodurch die Bildung des Neosomas eingeleitet wird. Dadurch wird der Wirbeltierkeim zu einem bilateral symmetrischen Organismus. Dieser Vorgang geht formativen Prozessen im Bereich des entodermalen Anlagematerales voraus. Mit der Ausbildung der dorsalen Urmundslippe wird die Zuwachszone in ihr und ihrer Nachbarschaft lokalisiert. Ihnen entspricht der Primitivstreifen der Amnioten, abgesehen von seinem hintersten bei der Kloakenmembranbildung beteiligten Teile. Daß die Zuwachszone endständig liegt, ist für die Entstehungsweise des Neosomas das Entscheidende. Diese Auffassungen habe ich schon seit Jahrzehnten in meinen entwicklungsgeschichtlichen Vorlesungen vertreten.

älteren Autoren, die Kloakenmembran Tourneux' (membrane cloacale). Mit der Abgrenzung des Hinterendes des Embryonalbezirkes und der Entwicklung des Schwanzhöckers wird sie auf die Bauchseite verlagert und ihr ursprünglich kraniales Ende ist dann schwanzwärts gerichtet, ihr ursprüngliches Hinterende kopfwärts und liegt in nächster Nähe des Hinterrandes des Nabels, bzw. des Bauchstieles.

Beim Menschen entsteht die Ekto-Entodermverbindung schon bevor es zur Ausbildung von Urwirbeln kommt, sie erfolgt durch Verdrängung des Mesoderms (B. Henneberg, 1914, S. 458, Embryo aus dem Besitz von Strahl) und bildet keinen Strang, sondern einen Streifen, also eine Kloakenmembran (Textfig. 13 von Frassi, 1908), der sich bei O. Grossers Embryo (1913, S. 656) „bis in den Haftstiel und den Anfang des Allantoisganges verfolgen" ließ. Ein „Afterkanal" oder „Afterblastoporus" (Bonnet) ist beim Menschen nicht gefunden.

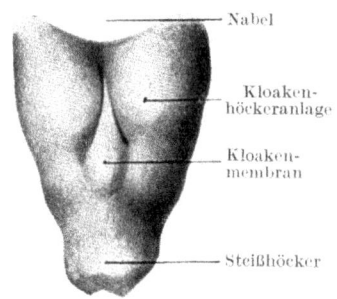

Abb. 51. Modell der Kloakenmembran eines menschlichen Embryos von 3 mm gr. L. (Embryo E. B. der Samml. His, Leipzig.) Die rautenförmige Kloakenmembran ist zwischen der paarigen Anlage des Kloakenhöckers etwas eingesunken. Nach der Originalzeichnung von W. Felix.

Bei einem über 3 Wochen alten Embryo von etwa 2,5 mm gr. L. ist die Kloakenmembran bereits auf die Ventralseite gekehrt und durch die Kloakenbucht vorgewölbt. Sie liegt über der Rinne des Hinterdarms. „Ihr Ektoderm kommt in Form einer medianen schmalen Leiste der entodermalen Rinne bis zur Berührung und partiellen Verschmelzung entgegen." — „Die Kloakenmembran reicht dabei bis an das Caudalende des Darmes, so daß ein Schwanzdarm noch nicht vorhanden ist. Das Epithel ist im Gebiet der Kloakenbucht etwas höher als sonst im Enddarm — —. Mit der epidermalen Kloakenmembran stehen die Zellen der entodermalen Kloakenbucht auf 14 Schnitten zu $10\,\mu$ durch dichte Plasmodesmen in fester Verbindung. Am kranialen Ende des Aneinanderliegens von Entoderm und Epidermis ist die Verbindung so innig, daß eine scharfe Abgrenzung der beiden Komponenten gegeneinander nicht mehr möglich ist" (O. Veit und P. Esch, 1922, S. 362). Das Mesoderm wölbte bereits zwei unscharf abgegrenzte niedere Längswülste seitlich der Kloakenmembran vor.

Die Kloakenmembran schildert F. Keibel in seiner für die Lehre von der Kloake beim Menschen grundlegenden Arbeit vom Jahre 1896 für einen Embryo von 3 mm Länge, Abb. 51, als eine vorn schmälere, etwas zwischen die vorgewulstete Leibeswand versenkte — weshalb man von einer Kloakenrinne spricht —, hinten dagegen breitere und vorgewölbte, vorn seitlich scharf abgegrenzte Zone, in der das Ektoderm wohl abgegrenzt, vorn dicker als hinten, das voluminösere Entoderm überzieht. Über diesem Bezirk reicht das endodermale Rohr bis zur Chorda, die seine dorsale Wand etwas vorbuchtet. Caudalwärts geht es in den zu dieser Zeit noch sehr kurzen, mit kurzem Lumen versehenen postanalen oder Schwanzdarm über (Abb. 7 A). Der Schwanzdarm liegt ventral dem Ektoderm unmittelbar auf und sein Ende liegt auf einem Hügel. Nach Henneberg (1914, bei der Ratte) bleibt der Schwanzdarm an dieser Stelle, seinem Ende, am längsten mit dem Ektoderm in Berührung und nach seiner Loslösung bleibt die Stelle als Mesenchym enthaltendes Höckerchen bestehen. Die von F. Keibel bei zwei menschlichen Embryonen von 39 und

51 Tagen an der Ventralseite der Schwanzspitze beschriebenen Höckerchen möchte Henneberg so deuten.

Die Kloake geht bei 4,2 mm gr. L. allmählich in den nunmehr schon in erheblicher Ausdehnung durch Mesoderm vom Ektoderm getrennten Schwanzdarm über, dessen Spitze zum Primitivstreifenrest geht. Bei 6,5 mm gr. L. fand Keibel den Schwanzdarm von der Kloake ziemlich scharf abgesetzt, lang und schmal, und dicht caudal von der Kloake fanden sich Rückbildungserscheinungen. Er wird also schon sehr bald in der Nähe seines Vorderendes aufgelöst; sein Mündungsbezirk wird, nach meinen Befunden an Säugern (Cavia, Ovis, Sus, Felis, 1910, S. 608) in die Bildung der dorsalen Rectalwand einbezogen, wie dies F. Keibel (1896, S. 109) für den Menschen schon vermutet hat.

Die Kloakenmembran verlängert sich in der ersten Zeit durch Ausschaltung des Mesoderms nabelwärts (Henneberg, 1916, S. 466/467). Daher wird die Kloake ventral durch eine relativ sehr lange und schmale Membran geschlossen. Bei dem 3 mm langen Embryo ermittelte F. Keibel (1896, S. 127) ihre Länge zu 0,26 mm, ihre Breite am kranialen Ende zu 0,02 mm, schwanzwärts zunehmend zu 0,1 mm und dann rasch auf 0,05 mm sich wieder verschmälernd (Abb. 51), und bei einem Embryo von 4,2 mm gr. L. fand er die Kloakenmembran erheblich gewachsen, auf 0,46 mm Länge. Bald aber hört dies auf, und sie verkürzt sich vom Nabelende her (bei einem Embryo von, konserviert 6,5, frisch vielleicht 8 mm Länge), um dann wieder, absolut betrachtet, zu wachsen, 0,5 mm lang bei 11,5 mm Länge des Embryos.

Wie oben von dem O. Veitschen Embryo von 2,5 mm gr. L. ausgeführt ist, wurde bei ihm eine Verschmelzung der beiden Komponenten der Kloakenmembran gefunden, auch konnte F. Keibel (1896) bei dem Embryo von 4,2 mm gr. L. eine Grenze zwischen beiden Keimblättern nicht mehr auffinden; ebenso waren beim 10. Embryo (Strahl) der Normentafel von Keibel und Elze von 4 mm gr. L. Ektoderm und Entoderm nicht mehr zu unterscheiden. Dagegen waren bei dem Keibelschen Embryo von 3 mm L. Ektoderm, $1/5$ der Dicke, und Entoderm, $4/5$, wohl zu unterscheiden, und bei einem Embryo von 4,7 mm Sch.-St.-L. (Ingalls, 1907) die beiden Komponenten getrennt, das einschichtige Ektoderm dünner als das zweischichtige Entoderm. Bei Cavia fand ich, bei 18 Tage, 16 Stunden p. coit., einmal das entodermale Epithel nicht über die aus einheitlichem (ektodermalem) Epithel gebildete Kloakenmembran hinwegziehend, sondern es schien beiderseits an dieser zu enden.

In den frühen Stadien scheint die Dicke der Aftermembran Schwankungen unterworfen; so fand N. W. Ingalls (1907, S. 511 und 553) bei einem Embryo von 4,9 mm Länge die Kloakenmembran am dünnsten in ihrer Mitte, und den ektodermalen Anteil, wie stets, dünner als den entodermalen und, wie seine Textabb. 7 zeigt, gegenüber dem über Mesenchym befindlichen Ektoderm stark verschmälert. Dagegen hat Gage (1904) bei einem in der Entwicklung sehr nahe stehenden dreiwöchentlichen Embryo eine mit dem verdickten Epithel der hinteren Extremitäten in Zusammenhang stehende epitheliale Verdickung der Kloakenmembran als „anal plate" beschrieben.

b) Ausgestaltung der Kloake.

Die Endkammer des Darmes bis einschließlich der Abgangsstelle der Allantois bildet die Kloake (entodermale Kloake, G. Born, 1894, auch als Urodaeum H. Gadow, 1887, A. Fleischmann, 1902 bezeichnet), die anfangs einen ovalen, ventral eine ziemlich ausgesprochene Rinne bildenden Querschnitt besitzt, Abb. 52. Bei 2,6 mm gr. L. geht der Allantoisstiel ziemlich dicht über dem Ende der fast bis zum Nabel reichenden Kloakenmembran, annähernd in rechtem Winkel scharf abgesetzt von der Kloake, ab; über ihm ist die Kloake kopfwärts durch einen Sattel gegen den weiten Hinterdarm abgegrenzt, Abb. 53. Bei 3 mm gr. L. des Embryos überragt die Kloake ansehnlich das Vorderende der Kloakenmembran und setzt sich dorsal in ein weiteres Rohr, den Darm, ventral, sich rasch verjüngend, in den engeren, durch den Nabel aus dem Embryo hinausführenden Allantoisstiel fort (Abb. 55A).

Die Wolffschen Gänge gelangen mit aufgetriebenem Ende in dem Winkel zwischen Kloakenmembran und Ektoderm, auf der Abbildung 52 auf der linken Seite das Ektoderm unmittelbar berührend, zur Kloake, sich dieser dicht anlagernd. Hinter

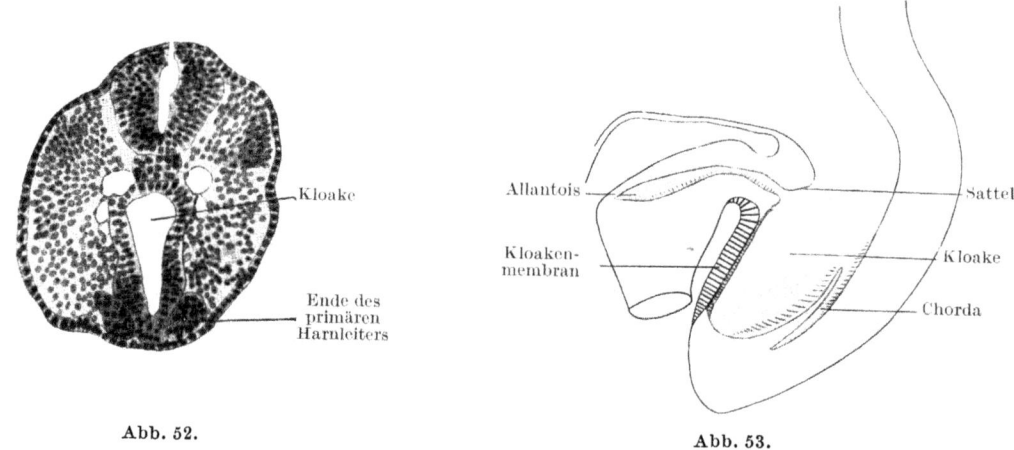

Abb. 52. Abb. 53.
Abb. 52. Querschnitt durch einen menschlichen Embryo von 4,25 mm Sch.-St.-L. (Embryo H. M. I der Sammlung des anatomischen Institutes Zürich). (Nach W. Felix.)
Abb. 53. Rekonstruktion des caudalen Körperendes eines menschlichen Embryos von 2,6 mm gr. L. und 13—14 Ursegmentpaaren (Embryo Pfannenstiel III). Vergr. 60 : 1. Der Allantoisstiel geht in rechtem Winkel von der Anlage der Kloakenwand ab; eine kraniale Wand der Kloake erscheint als Verlängerung der Kloakenmembran nur angedeutet. Nach dem Originale von W. Felix.

der Mitte derselben, zuerst weit ventral, nahe der Kloakenmembran, sich mit der seitlichen Kloakenwand verbindend, vielleicht aber auch beim Menschen zuerst mit dem Ektoderm neben ihr vorübergehend verschmelzend (Keibel, 1986, S. 72, Fig. 2), kommen sie zur Einmündung.

Beim Menschen erfolgt die Einmündung bald nach der Anlagerung an die Kloakenwand; F. Keibel fand sie schon bei einem Embryo von 4,2 mm gr. L., W. Ingalls bei 4,7 mm nur die Anlagerung, bei 6,5 mm gr. L. war die Einmündung erfolgt (Keibel), während sie W. Felix nie bei Embryonen unter 7 mm gr. L. fand.

Beim Meerschweinchen erreichen die Wolffschen Gänge 18—18$^1/_2$ Tage p. coit. etwas keulig verdickt das Ektoderm am Hinterende der Kloakenmembran. Kurz darauf wird die Verbindung mit dem Ektoderm gelöst, nach dem schon zuvor eine Anlagerung an die Kloakenmembran durch eine Vorwölbung des Kloakenentoderms beobachtet werden kann. Von 19 Tagen 9 Stunden p. coit. ab waren sie stets der Kloake angelagert (Spuler, 1910, S. 590). Bekanntlich erfolgt ihre Einmündung bei Cavia sehr spät, erst bei 30 Tagen (S. Weber, 1897).

In frühester Zeit schon ist der ventrale Kloakenbezirk über der Kloakenmembran, namentlich vorn, sehr eng, so daß das Lumen da aus einem schmalen Spaltraum besteht. Bei dem 10. Embryo der Normentafel von Keibel und Elze findet sich im kranialsten Teil die Kloakenmembran zur Kloakenplatte umgebildet.

Bald rückt das Entoderm durch die Mesenchymentwicklung erheblich von der Chorda ab; dann befindet sich die Teilungsstelle zwischen Allantoisstiel und Enddarm nur noch wenig vor dem Vorderende der Kloakenmembran. Die Gestalt der Kloake hat sich ganz erheblich dadurch geändert, daß an ihrem Vorderende ventral nicht mehr die Allantois nahe der Kloakenmembran abgeht, sondern sich hier die ventrokraniale Kloakenwand ganz erheblich vergrößert hat, Abb. 54.

c) Aufteilung der Kloake.

Die Abtrennung des Rectums von der übrigen Kloake beginnt (nach Felix) bei Embryonen von 4,9 mm N. L. bis 5,3 mm gr. L. Das Epithel bleibt im Bereich des Darmes und des anschließenden Teiles der Kloake höher, während es ventralwärts niederer wird. Der Querschnitt des Darmes nimmt im Verhältnis erheblich ab, womit ein Schmalerwerden des dorsalen Kloakenabschnittes verbunden ist. Der in der Medianen breiter gewordene Sattel zwischen Allantoisstiel und Enddarm setzt sich seitlich in je eine Falte fort, welche die Wand der Kloake kantig eindrückt, so daß der Hinterrand des Sattels eine sichelförmige Gestalt hat. Diese Einkerbungen verstreichen aber nach kurzem Verlauf. Auch weiterhin treten in der Entwicklung keine kulissenartigen Seitenfalten auf, wie sie seinerzeit von Rathke erschlossen wurden und lange Zeit unangefochten in der Lehrmeinung sich behauptet haben. Es ist das Verdienst Tourneux' (1884), daß er sich zuerst bei der Deutung der vorgefundenen Stadien der Kloakenteilung von der traditionellen Anschauung freigemacht hat.

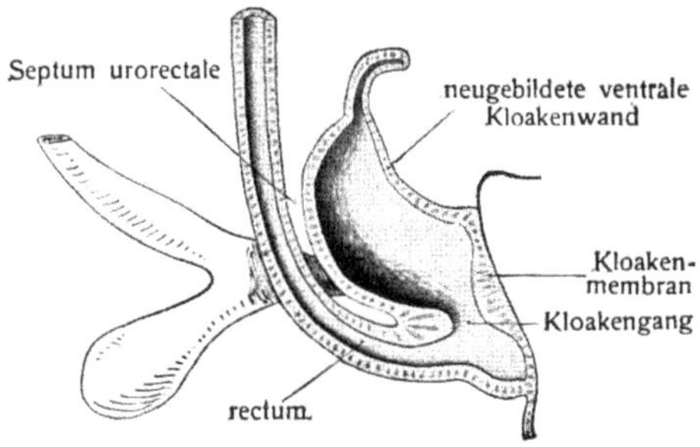

Abb. 54. Modell der Harnblase eines menschlichen Embryos von 7 mm gr. L. (Embryo Chr. 1 der Sammlung Hochstetter), in der Medianebene sagittal durchschnitten. Die Kloake ist stark gewachsen, durch die fast rechtwinkelig von der Kloakenmembran abgehende neugebildete ventrokraniale Kloakenwand ist die Abgangsstelle des Allantoisstieles weit von der Kloakenmembran entfernt. Die Teilung der Kloake in Rectum und ventralen Kloakenrest ist fast vollendet; zwischen dem beide trennenden Sattel und der Kloakenmembran bleibt nur noch eine röhrenförmige Verbindung von Rectum und ventralem Kloakenrest, der Kloakengang Reichels. (Nach W. Felix.)

Wenn das engere Darmrohr mit seiner Vorderwand in spitzem Winkel auf den weiteren Teil der Kloake aufstößt, während seine dorsale Wand sich ziemlich kontinuierlich in die dorsale und hintere Wand der Kloake fortsetzt, so müssen die Formverhältnisse sich so gestalten, daß der Raum in dem Winkel zwischen Kloake und ventraler Darmwand einen Sichelkeil darstellt, der sich nach den Seiten und caudal allmählich zuschärft und schließlich endigt. Nun findet man, daß das Darmrohr sich bei den in Betracht kommenden Stadien am Übergang in die Kloake etwas trichterförmig erweitert; daher verläuft die Grenzfurche, die sich vorn seitlich zwischen Darm und Kloake befindet, nicht spitzwinkelig gegen die dorsale Kloakenwand, sondern dieser annähernd parallel. Die Querschnittsbilder dieser Bildung sind es, die noch lange Zeit als Beweise für die Rathkesche Faltentheorie gedeutet worden sind.

Daß die Anlage des Darmes im dorsalen Kloakenteil sich in der Gestaltung ihres Querschnittes schon vor der Abtrennung ähnlich verhält wie der schon abgetrennte Abschnitt, zeigen das Keibelsche Modell von einem 3 mm langen Embryo (1896, Taf. III, Fig. 1), Abb. 55, A, und die Fig. 562 von Felix (1911, S. 784) sehr gut. Eine Verlängerung der eben besprochenen Darmkloakenfurche weiter nach rückwärts, als es durch die Formverhältnisse selber bedingt ist, wie sie auch die Fleischmann-Dimpflschen Modelle (1906) von Cavia zeigen, kann sehr wohl durch die Umbildung des noch nicht ventral geschlossenen Darmes in der Richtung zu dem Zustand des schon geschlossenen erklärt werden, so daß auch hier nicht von dem aktiven Vorwachsen frontaler Trennungsfalten gesprochen werden kann, wenn auch natürlich das hier gelegene mesenchymatische Material in die Bildung des Septum urorectale eingeht.

Es handelt sich also um eine hinten konkave, frontale Scheidewand, den **Perinealsporn Tourneux'** (repli périnéal, éperon périnéal), welche, allmählich gefolgt von der Leibeshöhle, auf die Kloakenmembran zu vorwächst, sich dabei erheblich verdickt und schließlich in bald noch genauer zu erörternder Weise die Trennung der Kloake in einen

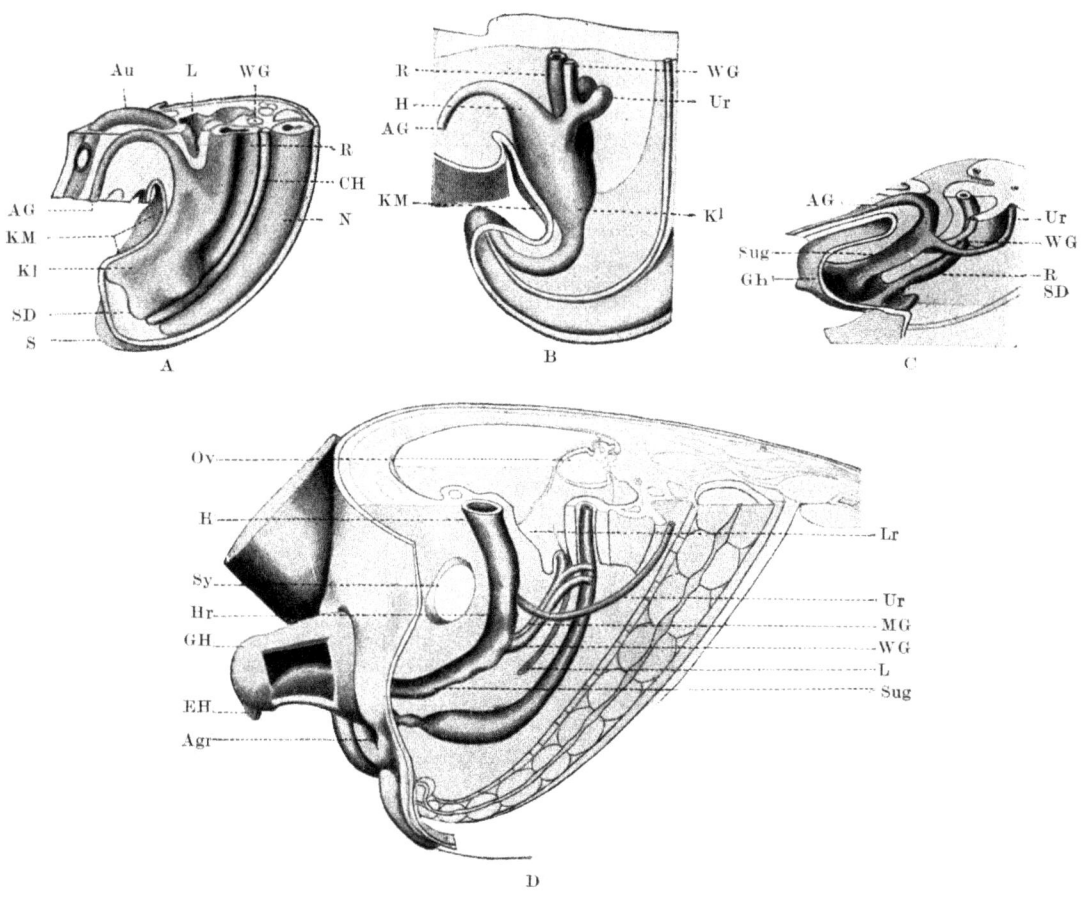

Abb. 55. Modelle der Kloakengegend menschlicher Embryonen. A von 3 mm gr. L. (Embryo E. B. der Samml. His, Leipzig), B von 6,5 mm N. L. (Embryo Hs 7 der Samml. Keibel), C von 14 mm N. L., (Embryo Hg der Samml. His, Leipzig), D von 25 mm N. L., 29 mm Sch.-St.-L. (Embryo Lo der Samml. His, Leipzig). AG Allantoisgang, Agr Analgrübchen, Au Arteria umbilicalis, Ch Chorda dorsalis, EH Epithelhörnchen, GH Kloaken (Eig. C)-, bzw. Genitalhöcker, H Harnblase, Hr Harnröhre, Kl Kloake, KM Kloakenmembran, L Leibeshöhle, Lr Lig. uteri rotundum, MG verschmolzene Müllersche Gänge, N Neuralrohr, Ov Ovarium, R Rectum, S Schwanz, SD Schwanzdarm, Sug Sinus urogenitalis, Sy Symphysis oss. pub., Ur Ureterenknospe (Fig. B), bzw. Ureter, WG Wolffscher Gang. (Nach F. Keibel.)

dorsalen hinteren Darmteil und einen ventralen, vorderen, von Joh. Müller Sinus urogenitalis genannten Teil bewirkt.

d) Bildung der Kloakenplatte.

Mit der Massenzunahme des Mesenchyms zwischen Nabel und Vorderende der Kloakenmembran und seitlich von dieser wird die ganze Gegend bis zu der Innengrenze der hinteren Extremität vorgewölbt und bildet die Anlage des Kloakenhöckers, der oralen Afterlippe Fleischmanns. Zugleich tritt an die Stelle der Kloakenmembran eine dicke, epitheliale Platte, der bouchon cloacal Tourneux' (1888), die Kloakenplatte Keibels (1896).

Beim Maulwurf hat J. Disse (1905) gefunden, daß sie vom Nabelende her durch Verklebung der Seitenwände des ventralen Kloakenabschnittes entsteht, während das Ektoderm wohl abgegrenzt sie überkleidet, Abb. 56 und 57. Für den Menschen zeigte mir die gleiche Entstehungsweise eine Sagittalschnittserie durch einen Embryo von 8 mm Länge. E. Retterer hatte seinerzeit diese epitheliale Verschlußplatte als Ektoderm angesprochen und G. Born (1894) diese Hypothese angenommen. Dagegen hatte F. Keibel bei seinem Material von 4,2 mm Länge ab eine Ekto-Entodermgrenze nicht mehr beobachtet und sich also zu dieser Frage geäußert (1896, S. 129): „. . . ich muß ausdrücklich betonen, der Beweis, daß der Entwicklungsprozeß wirklich in dieser Weise vor sich geht, und daß demnach die Epithelplatte im Kloakenhöcker wesentlich ektodermal ist, ist nicht geführt und ist bis jetzt nicht zu führen. Die Frage, wieviel

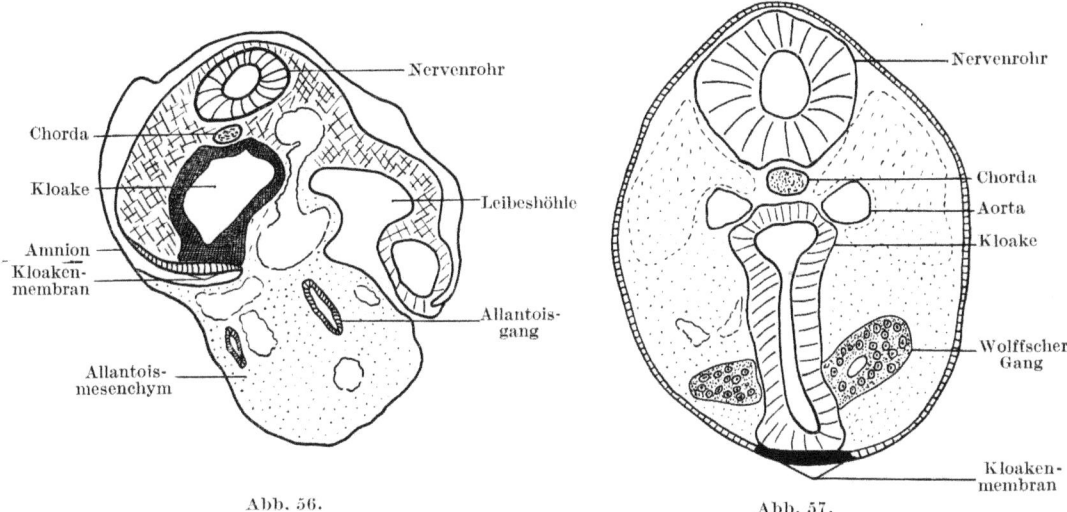

Abb. 56. Querschnitt durch die Mitte der Kloake eines Maulwurfembryos von unter 1 mm Länge. Das Ektoderm ist von dem dickeren Entoderm deutlich abgegrenzt. (Nach J. Disse.)

Abb. 57. Querschnitt durch den kranialen Teil der Kloake eines etwas älteren Maulwurfsembryos als der Abb. 56 zugrunde liegende. Die einander parallelen ventralen Teile der Kloakenseitenwand sind einander schon stark genähert, an der Kloakenmembran sind das schwarz wiedergegebene Ektoderm und das Entoderm voneinander abgegrenzt. (Nach J. Disse.)

Ektoderm und wieviel Entoderm sich an dem Aufbau der Kloakenplatte beteiligt, muß unentschieden bleiben. Tritt kein Ektoderm nachträglich in die erste Anlage der Kloakenmembran ein, und ist die Wachstumsenergie in ihren entodermalen und ektodermalen Bestandteilen die gleiche, dann überwiegt der Anteil des Entoderms bei weitem." A. Fleischmann (1902, S. 660) ist „durch seine Studien bestimmt worden, die Hauptmasse der — — Kloakenplatte als entodermale Zellen anzusehen, welche von einer einschichtigen Ektodermlage bedeckt sind." Disse betonte zwar: „Die Kloakenplatte ist lediglich entodermaler Abkunft", läßt aber (S. 517): „am kranialen wie am caudalen Ende eine Wucherung des Ektoderms" auftreten, wodurch „je ein epitheliales Ansatzstück, das die Enden der Platte darstellt", gebildet wird!

Wenn man bedenkt, daß der Wolffsche Gang beim Säuger dem Ektoderm eingelagert nach hinten wächst, daß er sich da noch, unmittelbar bevor er sich an die Kloake anlegt, befindet, so könnte man zu der Meinung kommen, daß mit ihm zusammen das Ektoderm in die Kloakenbildung eintritt, daß also der Teil zwischen Wolffschem Gang und Kloakenmembran schon Ektoderm sei, die (dünne) Epitheldecke über der jungen Kloake eine vom Körperektoderm stammende Deckschicht. Ich konnte an einem relativ großen Material von Cavia, das ich Herrn A. Fleischmann verdanke, keine sichere Bestätigung für eine derartige Hypothese finden (s. auch oben S. 442). Es könnte auch die Beteiligung des Ektoderms im Stadium der Kloakenplatte stattfinden, entsprechend den oben zitierten Ausführungen F. Keibels. Nimmt man hier ein Vorwachsen des Ektoderms an, so ist zu bedenken, daß man den Charakter des Epithels gleich findet von der Platte bis zu der Mündungsgegend der Wolffschen Gänge, hinten bis zum Beginn der die ehemalige Mündung des Schwanzdarms markierenden Stelle, soweit würde dann das Ektoderm vordringen, das Epithel der eigentlichen Harnröhre sowie der Blase aber bliebe entodermal. Endlich wäre es denkbar, daß erst nach Eröffnung des Sinus urogenitalis das Ektoderm vorrückte, doch ist das bei dem Charakter des Epithels der Vagina nicht wahrscheinlich. Nun aber könnten die Verhältnisse auch so aufgefaßt werden, daß man in dem Verschwinden der Grenze zwischen den zwei Schichten der Kloakenmembran bei der Bildung der Kloakenplatte den Ausdruck für das Nichtvorhandensein einer wirklichen biologischen Differenzierung in Ektoderm und Entoderm im Bereich der doch unmittelbar hinter der indifferenten Zuwachszone, dem vorderen Teil des Primitivstreifens, sich ausbildenden Kloakenmembran sähe. Könnte man nachweisen, daß das Material erst von vorn her beim Schwinden des Mesoderms an die Bildungsstätte der Membran gelangte, und dafür sprechen manche Befunde, so wäre diese Auffassung wesentlich gestützt.

Seitdem ich diese Ausführungen machte (1910, S. 611—613), ist mir nichts bekannt geworden, das in dieser schwierigen Frage weiterführen könnte, auch die sorgfältigen Untersuchungen B. Hennebergs (1913, 1914) haben keine Lösung gebracht.

Während die Kloake zuerst einen allerdings schmalen, aber doch im Sagittalschnitt recht ansehnlichen Hohlraum darstellt, verliert sie durch das Vordringen des Septum urorectale und die Entwicklung der Kloakenplatte (Keibel, 1896), des bouchon cloacal Tourneux' (1888), den dieser schon als einen lichtunglosen Teil der Kloake (bzw. des Sinus urogenitalis) ansah, ihren Hohlraum so weit, daß ihre Lichtung nur noch einen den Darm mit dem Allantoisstiel verbindenden Gang darstellt, den Kloakengang Reichels (1893), s. Abb. 56; er bleibt nach dem vorliegenden Material beim Menschen im Bereich der noch ungeteilten Kloake weiter als bei Ungulaten, bei denen die Kloakenplattenbildung so weit in die Tiefe greift, daß sich die Epithelplatte, allerdings durch einige Reste der Lichtung unterbrochen, vorn und auch unten dem Perinealsporn anlegt. Dieser gelangt beim Menschen nach 5 Wochen zur definitiven Verlötung mit der Kloakenplatte; bei einem Embryo von 11 mm gr. L. fand Felix (1911, S. 851) die Aufteilung vollendet, wodurch der „primitive Damm" gebildet ist; kurz darauf weichen vor ihm die Epithelien der Kloakenplatte auseinander, bei Embryonen von 13 mm gr. L. ab, wodurch der nunmehr vom Darm völlig abgegrenzte Sinus urogenitalis seine Mündung erhält, während der Anus zunächst noch epithelial verschlossen bleibt.

Die zuerst ganz ventral liegende Verbindung des primären Harnleiters mit der seitlichen Kloakenwand rückt allmählich weiter dorsal, so daß sie bei 5,3 mm gr. L. in die Mitte derselben gelangt. Während die Abtrennung des Rectums vor sich geht, vergrößert sich, in Zusammenhang mit der Streckung des Hinterendes des Embryos, der Abstand zwischen dorsaler Leibeshöhlenwand und Kloake. Dabei wird der Verlauf der primären Harnleiter ein gestreckterer und ihre Einmündung rückt weiter empor bis zur Oberkante der transversal erweiterten Restkloake. Deren ursprüngliche einheitliche dorsale Wand wird dadurch abgeknickt, so daß man an ihr einen kranialen dorsalen, dem Körperkontur annähernd parallelen Teil von dem steil gegen das caudale Ende der Kloakenmembran verlaufenden caudalen Teil unterscheiden kann. Der dorsoventrale Durchmesser der Restkloake vergrößert sich, das Mesenchym zwischen ihr und dem Rectum nimmt in ihrem mittleren Drittel stärker zu, wodurch die caudale Wand eine Einbuchtung erfährt. Mit der beginnenden Mesenchymwucherung, die zur Bildung des Genitalhöckers führt, wird auch die kraniale Wand in ihren mittleren Partien eingebuchtet. Dadurch entsteht eine mittlere, engere Partie, welche die dorsale, kranialwärts erweiterte Harnröhren-Harnblasenanlage von der ventralen, erweiterten, vorn in die Kloakenplatte ausgezogenen Pars phallica des Sinus urogenitalis trennt. Die mittlere enge Abteilung bildet mit einem Teil der caudalen Wand des dorsalen erweiterten Teiles die Pars pelvina des Sinus urogenitalis. Bei einem Embryo von 11 mm Länge ist diese Aufteilung der Restkloake beendet (Felix 1911, S. 853).

Die obere und mittlere Partie werden in sagittaler Richtung verengert, die untere dagegen in sagittaler gestreckt und in frontaler schmal gehalten, so daß die größten Durchmesser der beiderlei Abschnitte senkrecht aufeinander stehen. Das Endstück des primären Harnleiters, welches an dem Winkel zwischen dorsaler und caudaler Wand der Restkloake mündet, wird trichterförmig erweitert zum Kloakenhorn und in die Wand der Harnblasen-Harnröhrenanlage aufgenommen. An seiner Bildung beteiligen sich, nach Felix, „auch die benachbarten Wandabschnitte" dieser Anlage. Die Erweiterung des primären Harnleiters erstreckt sich bis zur Abgangsstelle des Ureters, der von seiner ursprünglich dorsalen Lage nach lateral gerückt ist. Nunmehr münden auf etwa gleicher Höhe die Wolffschen Gänge und die Ureteren selbständig in die Blase. Die Ureteren liegen bei ihrer Isolierung lateral von den nicht nur relativ, sondern auch absolut einander näher rückenden Wolffschen Gängen. Die Ureterenmündungen rücken bald kranialwärts weiter ab und zugleich weiter auseinander, so daß durch sie und die Mündungen der an ihrer Stelle bleibenden Wolffschen Gänge ein dreieckiges Stück Blasenwand abgegrenzt wird, die Anlage des Trigonum vesicae (Lieutaudi).

Die Ureteren münden auf der seitlichen Kante der Blasenanlage, welche bei der Umformung in einen frontal gestellten Spaltraum in der Mitte zunächst ventral stärker vorgewölbt wurde, als an den Seiten, so daß sie zu der Zeit einen halbmondförmigen Querschnitt besitzt. Während so das Hinterende der Blase im Prinzip den definitiven Bau erkennen läßt, markiert sich, bei 25,8 mm N.-St.-L., deren Vorderende auch durch das Verhalten des Epithels, das bei der Verengerung des Lumens zum Urachus ziemlich plötzlich an Höhe abnimmt.

Bei Embryonen von über 8 Wochen wird der Genitalstrang „im weiblichen Geschlecht vorn nur durch eine kleine Aussackung des Cöloms von der Blase getrennt, während der hintere Douglassche Raum sich bis über den Müllerschen Hügel nach abwärts einsenkt. Zu dieser Zeit ist auch schon die Harnröhrenanlage gegen die Anlage der allmählich weiter werdenden Blase durch eine wenn auch schwache, so doch ganz deutliche Einschnürung abgesetzt", sie ist „außerdem durch eine Leiste in der Mitte ihrer ventralen Fläche ausgezeichnet, die an der Grenze der Blase aufhört" (Keibel). Nach unten bildet die Mündung der Wolffschen Gänge, bzw. der Müllersche Hügel, die Grenze der Harnröhre, deren Fortsetzung von da ab der Sinus urogenitalis bildet.

Das ursprünglich einschichtige Cylinderepithel der Harnröhren-Harnblasenanlage bleibt oberhalb der Ureterenmündungen und auf der ventralen Seite oberhalb einer etwas caudaler gelegenen Stelle „zunächst einschichtig und wird dann höchstens zwei- oder dreischichtig [bei Embryonen von 13 mm gr. L.], unterhalb der Mündung wird es sofort zwei- bis dreischichtig, später — bei Embryonen von 45 mm gr. L. — vier- bis fünfschichtig". „Schließlich verliert das Oberflächenepithel der Harnröhre auch noch seinen blasigen Charakter und wird kubisch". Bei Embryonen von 55 m K.-F.-L. zeigt sich „ein Übergangsepithel gleich dem der erwachsenen Harnröhre" (Felix, 1911, S. 855). Nur das Epithel des Müllerschen Hügels bleibt einschichtig, ich fand es so noch typisch ausgebildet bei einem weiblichen Embryo von 8,2 cm Sch.-St.-L. (Abb. 68, S. 459). Dabei fand sich im benachbarten Gebiet sowohl der Harnröhre, wie des Sinus urogenitalis das gleiche Cylinderepithel über dem geschichteten Plattenepithel, so daß also hier die Cylinderzellschicht durch unter ihr sich entwickelndes geschichtetes „Übergangsepithel" von dem Mesenchym abgehoben war.

Beim männlichen Embryo behält die Pars pelvina des Sinus urogenitalis, in deren Verlängerung die erste Urogenitalöffnung auftritt, ihre Form als langes Rohr bei und wächst noch lange Zeit in die Länge. **Dagegen nimmt die weibliche Pars pelvina an Länge fortlaufend ab und wird ventralwärts verlagert, so daß sie, ventral vom Trigonum urogenitale liegend, nach der herrschenden Lehrmeinung zum Vestibulum vaginae wird.** Beim männlichen Geschlecht bildet der Sinus urogenitalis die Fortsetzung der Harnröhre, in die auf ihrer Dorsalseite die zu den Ductus deferentes gewordenen primären Harnleiter, den caudalen Rest der Müllerschen Gänge, den Utriculus masculinus, zwischen sich fassend, auf dem Colliculus seminalis einmünden. Beim weiblichen Geschlecht münden in den Rest der Pars pelvina des Sinus urogenitalis hinten die vom Hymen begrenzte Vagina und vor dieser die Urethra.

J. Entstehung der Vagina und Entwicklung des Sinus urogenitalis.

Die menschliche Vagina gilt nach der herrschenden Lehrmeinung für den umgebildeten caudalsten Abschnitt der verschmolzenen Müllerschen Gänge. Nur wenige Stimmen sind in neuerer Zeit gegen diese Ansicht laut geworden, dagegen war man zu der Zeit, als die Grundlagen für die Lehre von der Entstehung des Genitalapparates geschaffen wurden, anderer Meinung, so Joh. Müller selbst, Joh. Fr. Meckel, Rathke, Valentin und noch Bischoff (1842), der, wie Joh. Müller, nur die Vagina aus dem Sinus urogenitalis entstehen ließ, und auch noch G. L. Kobelt (1847, S. 18 und 47).

H. Rathke (1832, S. 61) sagt: „Früher bin ich der Meinung gewesen, — —, daß die weibliche Harnröhre und die Scheide durch eine Spaltung derjenigen Röhre, welche im frühesten Lebensalter der weiblichen Säugetiere der männlichen Harnröhre entspricht, erzeugt würde." Spätere Untersuchungen aber haben ihn zu folgender Ansicht gebracht: „Die kleine, kegelförmige und die Eileiter aufnehmende Aussackung, welche sich ganz in der Nähe der Harnblase früher schon aus der Harnröhre gebildet hatte, verlängert sich sehr rasch und — — nimmt — — an Weite zu, und gewinnt nach einiger Zeit sowohl beim Schweine als bei den Wiederkäuern die Form einer etwas platt gedrückten, ziemlich lang gestreckten — — Flasche, deren nicht unbedeutend langer Hals in die Eileiter übergeht, und deren eine platte Seite nach oben [dorsal], die andere aber nach unten [ventral] sieht. Mit dem zunehmenden Alter der Frucht erlangt sie ein immer mehr gestrecktes Aussehen, es wölben sich — — ihre platten Seiten, — — und es entsteht sogar, wo der Hals in den Körper dieses Gefäßes übergeht, — — eine schwache ringförmige Einschnürung" (l. c. S. 61). „Sehen wir auf die Bedeutung des — — Gefäßes, so stellt, — —, der Körper desselben die sog. Scheide (Vagina), der Hals aber den sog. Hals der Gebärmutter dar." Es „dehnt sich auch die ursprüngliche Harnröhre [unser Sinus urogenitalis], von welcher es [das Gefäß] — eine teilweise Aussackung ist, immer mehr in die Weite, nur sehr wenig dagegen in die Länge aus, und stellt zuletzt einen kurzen Kanal dar, — —. Diesen Kanal nun hat man die Scham genannt. Passender dürfte für ihn der Name Schamkanal sein." Rathke meint, „daß der Schamkanal und derjenige Abschnitt der männlichen Harnröhre, welcher innerhalb des kleinen Beckens liegt, analoge und nur verschiedentlich metamorphosierte Teile sind, die weibliche Harnröhre aber im männlichen Körper kaum angedeutet ist" (l. c. S. 61).

a) Entstehung des epithelialen Rohres der Vagina.

Sowie man die Beschaffenheit des Genitalstranges, um den es sich nach seinen Bildern sicher handelt, erkannt hatte, mußte die Rathkesche Ansicht, daß der unpaare weibliche Geschlechtsgang durch Aussackung aus dem Sinus urogenitalis entstünde, natürlich fallen, und damit die Lehre aufkommen, daß die Scheide aus dem untersten Abschnitt der Müllerschen Gänge entstünde, der weibliche Sinus urogenitalis aber nur das Vestibulum liefere. Diese Lehrmeinung haben durch sich ergänzende Betrachtungsweisen Thiersch (1852) und Leuckart begründet, und sie bestand lange Zeit unerschüttert.

Neben embryologischen Befunden (Tourneux und Legay, 1884, Retterer, 1891) waren es Mißbildungen im Bereich der Vagina: das Vorkommen eines Septum transversum im unteren Drittel, Blindsackbildungen hinter dem Hymen bei fehlendem Uterus, abnorme Verbindungen von Urethra und Vagina, die zuerst zu abweichenden Beurteilungen führten. Von einem Fall ausgehend, bei dem 9 mm oberhalb der normalen Urethralmündung eine Einmündung der Urethra in die Vagina in Gestalt eines 11 mm langen Spaltes vorhanden war, wurde es Schauta (1891, S. 490) „im höchsten Grade wahrscheinlich", daß bei der Entwicklung der Harnröhre ihre Isolierung stattfände, „erstens durch Wachstum eines Septum vesico-vaginale nach abwärts, zweitens aber durch Verschluß des Geschlechtsspaltes und Bildung einer Harnröhrenmündung zu einer Zeit, in der jenes von oben wachsende Septum noch nicht seine untere Wachstumsgrenze erreicht hat. Es müßte also zu dieser Zeit der Entwicklung außer dem regelmäßigen Orificium cutaneum urethrae noch eine zweite, höher oben in die Scheide ausmündende Öffnung der Harnröhre vorhanden sein, und unser Fall würde ein Stehenbleiben auf dieser Stufe der Entwicklung darstellen." Dieser Schluß ist nicht richtig, da eine Abfaltung des vorderen Abschnittes des Sinus urogenitalis zur Bildung des unteren Teiles der Harnröhre ebenfalls bei Störung des Verwachsungsprozesses zu einer solchen Bildung, wie sie Schauta vorlag, führen könnte.

Von andersartigen Mißbildungen ausgehend hielt R. Löfquist (1903)[1] das Vestibulum vaginae und eine mehr oder minder große Einsenkung hinter dem als Falte gebildeten Hymen für ektodermal angelegt; es entsteht ein Blindsack, wenn die Verschmelzung mit den Müllerschen Gängen ausbleibt.

Auf Grund entwicklungsgeschichtlicher Studien beim Menschen hat auch Retterer (1891) einen doppelten Ursprung der Vagina, aus Müllerschen Gängen und Sinus urogenitalis, behauptet.

Er sagt l. c. S. 291/292: „— — on voit, chez le foetus féminin, le sinus urogénital se cloisonner à partir du point d'aboucheament des canaux de Müller. Le cloisonnement se fait d'après un mode identique à celui que j'ai décrit dans le cloaque: a cet effet, les parois latérales du sinus urogénital — — [forment] chacune un pli. Ces deux plis se rapprochent, étranglent le sinus urogénital et le divisent en un canal antérieur (urèthre) et en un canal postérieur (vagin)." Der Verschluß des Sinus urogenitalis erfolgt von oben nach unten zu, gegen Ende des 4. Monats reicht die Vereinigung bis zur oberen Grenze des „bulbe vaginal", während des 5. und 6. Monats erreicht der Prozeß die untere Partie desselben. Durch diese Aufteilung entsteht nur der untere Abschnitt der Vagina. „La portion du vagin qui répond au bas-fond de la vessie et au segment supérieur de l'urèthre, entouré d'un sphincter uréthral strié complet, est un dérivé des canaux de Müller. Quant à la portion du vagin, qui correspond —, — à la moitié inférieure environ [de l'urèthre] où le sphincter uréthral strié est interrompu sur la paroi postérieure, elle résulte, comme le segment de l'urèthre qui est en rapport avec elle, du cloisonnement du sinus urogénital" (l. c., S. 292). „Une portion très minime du sinus urogénital produit, chez le foetus féminin, le vestibule du vagin" (l. c., S. 293).

Durch vergleichend-anatomische Betrachtungen kam Retterer (1891b) alsbald zur Bekräftigung seiner Auffassung; dabei unterscheidet er einen Typus der Mündung der weiblichen Genitalwege, bei dem der Sinus urogenitalis vollständig geteilt wird, so daß Vagina und Urethra getrennt auf der Körperoberfläche ausmünden (Meerschweinchen, Mausartige), von einem andern, bei welchem noch ein ungeteilter Sinus urogenitalis von erheblicher Länge erhalten bleibt (Pferd, Wiederkäuer, Hund und Katze, Kaninchen). Zu diesen käme als 3. Abteilung ein vollständiges Fehlen der Teilung des Sinus urogenitalis, so daß der

---

[1] Zitiert nach G. Schwalbes Jahresber.

Uterus direkt in diesen mündet (Hyäne). Das menschliche Weib steht mit seinem kurzen ungeteilten Abschnitt des Sinus urogenitalis zwischen den beiden ersten Abteilungen.

Schon vor Retterer war W. Nagel (1889) zu einer ähnlichen Ansicht gekommen, doch hat er sie schon nach einem Jahr verlassen.

Er meinte: „Das letzte Stück der vereinigten Müllerschen Gänge wird zum Cervicalkanal und nicht, wie sonst gelehrt wird, zur Vagina; die Mündung in den Sinus urogenitalis wird zum Orificium externum uteri. Dafür, daß das unterste Stück der vereinigten Müllerschen Gänge wirklich zum Cervicalkanal wird, spricht, ganz abgesehen davon, daß man an Längsschnitten die Gestalt der hinteren Muttermundlippe deutlich erkennen kann, ferner der Umstand, daß in diesem untersten Stück das oben erwähnte hohe Cylinderepithel an mehreren Stellen sich stärker vermehrt und über das Niveau des übrigen Epithels sich erhebt. Hierdurch erhält die innere Epithelfläche, nach dem Lumen des Kanales zu, ein welliges Aussehen. Diese Epithelwucherungen sind meines Erachtens die Anlage der Plicae palmatae."

Als Retterer nach 12 Jahren (1903) auf das Thema zurückkam, untersuchte er die Entstehung der Scheide beim Meerschweinchen und ließ nunmehr die ganze Vagina durch eine Aufteilung des Sinus urogenitalis entstehen:

„A partir de l'abouchement des canaux de Müller, le vagin résulte du dédoublement du sinus uro-génital. Les phénomènes débutent par l'épaississement, puis le rapprochement, et, enfin la soudure des parois latérales du sinus" (l. c. S. 1571). — — „De sorte que, chez la femelle à partir de l'embouchure des canaux de Müller, la moitié ventrale seule du sinus urogénital est reservée à l'excrétion de l'urine" (l. c., S. 1572).

Ihm hat sich S. Pozzi (1907, nach Bolk, 1907) angeschlossen, nachdem er zuvor (1884) lediglich den Rest des weiblichen Sinus urogenitalis als vagin inférieur angesprochen hatte.

Schon früher waren F. Tourneux und Ch. Legay (1884) auf Grund von Befunden an menschlichen Embryonen zu der Auffassung gekommen, daß zwar die Hauptmasse des Vaginalepithels aus dem untern Abschnitt der vereinigten Müllerschen Gänge entstehe, indem sich das Epithel derselben zu geschichtetem Plattenepithel umbilde, daß indes an der Bildung des untersten Teiles die Endabschnitte der Wolffschen Gänge sich beteiligten.

In ihrer Zusammenfassung, S. 376, sagen sie: „4°. Les extrémités inférieures des canaux de Wolff participent à la formation du canal génital, en se fusionnant avec les canaux de Müller. Ce fait nous parait démontré par l'examen des foetus humains de 7,5/10,5 et de 9/12,5 (voy. fig. 8 et 9), aussi par l'abouchement dans la cavité vaginale (si non dans le vestibule) des deux canaux de Wolff persistants chez la vache adulte (conduits de Gartner). L'extrémité inférieure du canal génital résultant ainsi de la fusion des canaux de Wolff et de Müller, est primitivement pleine, sans lumière centrale."

Auf Grund embryologischer Studien und von Mißbildungen (Vorkommen eines zweiten Septums, „Septum transversum", etwa 2,5 cm über dem Hymen und Atresie im Bereiche des untersten Drittels der Scheide) kam B. Hart (1901) ebenfalls zu der Auffassung, daß vom Endstück der Wolffschen Gänge keulenförmige, aus geschichtetem Plattenepithel bestehende Gebilde, „Wolffian bulbs", entstünden, welche an der Bildung der Vagina beteiligt seien. „The epithelial cells of these proliferated into the Muellerian vagina, mapped out the fornices and pased into the lower third of the cervical canal, blocking these up and rendering them solid for a time" (1901, S. 341), entsprechend den Angaben von Tourneux und Legay. Der unterste, etwa 2,5 cm hohe, Längsfalten tragende Teil sei der aus den Wolffschen „bulbs" entstandene; nach seiner Darstellung stammt indes das ganze Epithel der Vagina — und um das, nicht um die mesenchymatische Wand handelt es sich bei der Frage nach der Herkunft des Organs — von den Wolffian bulbs. Auch das Epithel des Sinus urogenitalis läßt er sich beteiligen. Nachdem er angeführt, daß der

Müllersche Gang am Müllerschen Hügel ende, die Wolffschen Gänge darunter, fährt er fort (S. 343): „It follows therefore, from what has gone before, that the upper portion of the urogenital sinus enters into the formation of the vagina, and that the lower end of the vagina is due to a blending of Wolffian ducts and urinogenital sinus". — Diese Darstellung hat er 1911 ergänzt durch die Angabe: „Outside the bulbs, and higher up, the epithelial streams from each bulb communicate before entering the Muellerian ducts". Wood Jones (1904) habe das Vorkommen der doppelten Bulbs bestätigt, sie aber von den Müllerschen Gängen abgeleitet.

Durch Untersuchungen an nur drei Stadien der weißen Ratte kam H. A. E. Kempe (1903) zu der Ansicht, daß bei den Placentaliern die distalen Enden der Müllerschen Gänge Verschmelzungen mit dem benachbarten Epithel der Rückwand des Sinus urogenitalis und dem der Enden der Wolffschen Gänge eingehen können, wodurch die Bildung einer dicken Sinus-Rückwand und zweier seitlicher „Sinushörnchen" bedingt ist; während dessen beginnt die Verschmelzung der Müllerschen Gänge und die Bildung des „Vaginalblindsackes". Dieser wird durch eine „Vaginalendplatte" mit dem Sinus urogenitalis verbunden; an diese Endplatte schließt sich eine Teilung des sich stark verkürzenden Sinus urogenitalis an. Die Rückwand des Sinus urogenitalis, welcher die „Endplatte" gewissermaßen an- bzw. eingefügt ist, wäre also an der Bildung von Genitalstrangepithel beteiligt. Die für 1903 merkwürdigen theoretischen Anschauungen über die Entstehung der Müllerschen Gänge und ihre Beziehungen zu den Wolffschen bei den Säugern haben den Verfasser, einen Schüler C. K. Hoffmanns, bei seinen exakten tatsächlichen Beobachtungen, trotzdem er sich Mühe gab, mit der größten Vorsicht zu urteilen, zu diesen nicht annehmbaren Resultaten geführt. Später (1904) läßt er [1] die Vagina der Placentalier nicht aus der Verwachsung der Müllerschen Gänge, sondern aus einer zum Kanal gewordenen Tasche entstehen. Den Hymen faßt er als letzten Rest des Bodens des Vaginalblindsackes auf und sieht in ihm die Grenze der Vagina gegen den zum Vestibulum umgeformten Sinus urogenitalis (1903, S. 83).

Auf die neueste Arbeit von J. Mijsberg (1924), die eine Beteiligung der Endstücke der primären Harnleiter an der Bildung der Vagina beschreibt, werde ich später, S. 463, zu sprechen kommen.

Während von embryologischer Seite die Entstehung der Vagina in neuerer Zeit zumeist nach den Befunden an jungen Stadien beurteilt wurde, die prinzipielle Seite des Problemes von dem Geschehen in der späteren Zeit aus nicht in Angriff genommen wurde, hat Louis Bolk (1907) erst bei einem Embryo von etwa 15 cm ganzer Länge eingesetzt und von da ab die Gestaltung bis zum reifen Zustand verfolgt. Die Ergebnisse seiner gedankenreichen Studien hat er (S. 265 und 266) in folgenden Sätzen zusammengefaßt:

„1. Die Urethra des Menschen ist doppelter Herkunft; der obere Teil geht aus der gemeinschaftlichen Blasen-Urethral-Anlage hervor, der untere Teil stammt vom primitiven Sinus urogenitalis her.

2. Der caudale Abschnitt des Septum urogenitale beim Menschen entsteht durch ein Zusammenwachsen zweier Falten, die beiderseitig von der Seitenwand des primitiven Sinus urogenitalis sich erheben, sich einander nähern, in der Medianebene zur Verschmelzung kommen und in dieser Weise das primitive Septum nach unten verlängern.

3. Die Vagina des Menschen ist doppelter Herkunft; zum größten Teil geht sie aus dem unteren Abschnitt der verschmolzenen Müllerschen Gänge hervor, dieser Abschnitt ist als „Pars müllerica" zu unterscheiden; der untere kleinere (vielleicht etwa das untere Drittel) läßt sich vom primitiven Sinus urogenitalis ableiten, diesen Teil möchte ich „Pars adiuncta" nennen.

---

[1] Nach dem Referat in Schwalbes Jahresber.; das Original war mir leider nicht zugänglich.

4. Der Hymen ist eine durch Faltenbildung der Seitenwände des primitiven Sinus urogenitalis entstandene Klappe, die paariger Herkunft ist, durch Übergreifen auf die Hinterwand des primitiven Sinus urogenitalis sich zu einer halbmondförmigen Membran ausbildet und durch eine Verschmelzung auch der vorderen Enden beider Falten sich zu einer mehr ringförmigen Klappe entwickelt.

5. Das Orificium hymenale ist eine primäre Öffnung.

6. Das Vestibulum vaginae stellt nur einen Teil des primitiven Sinus urogenitalis dar.

7. Das Perineum anterius (Carina urethralis) ist entwicklungsgeschichtlich progressiver Natur."

Zu meinen Untersuchungen über die Entstehung der Vagina der Säuger konnte ich das reiche Serienmaterial benützen, das A. Fleischmann und seine Schüler zu ihren

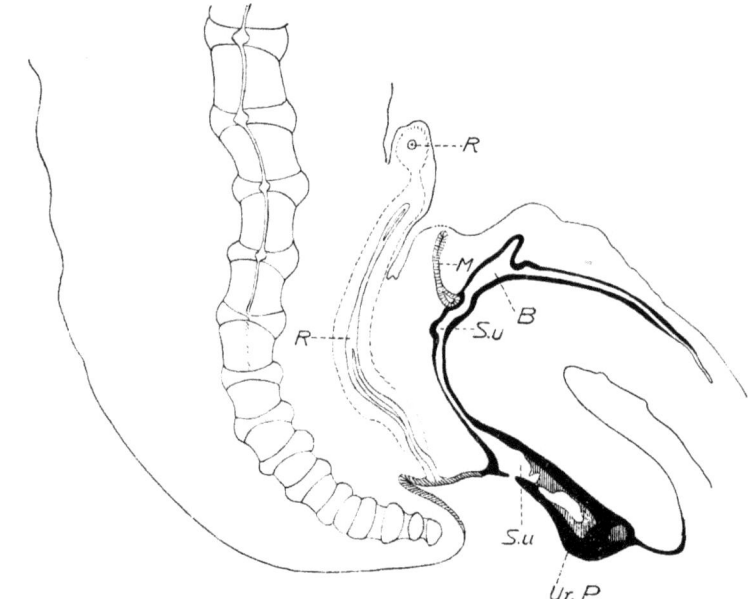

Abb. 58. Sagittalschnitt durch das caudale Ende eines Meerschweinchenembryos von 28 Tagen p. coit. B Harnblase, M vereinigte Müllersche Gänge, R Rectum, S. u. Sinus urogenitalis, Ur. P. Uralplatte.
(Nach einem Präparat von A. Fleischmann.)

Studien zusammengebracht hatten. Für dessen Überlassung schulde ich Herrn A. Fleischmann herzlichen Dank.

Das vollständigste Material stand mir von Cavia zur Verfügung, daher gehe ich von den Befunden an diesem aus. Beim Meerschweinchen wird zuerst die Wand des Sinus urogenitalis durch das etwas aufgetriebene Ende der vereinigten Müllerschen Gänge zu dem Müllerschen Hügel vorgewölbt (Abb. 58). Der Damm hat zu dieser Zeit schon eine erhebliche Breite erreicht, das Lumen des Sinus urogenitalis ist nach außen durchgebrochen und die Lichtungsbildung in der „Uralplatte" (Fleischmann) ist schon im Gange. Die Wolffschen Gänge münden, wie üblich, mit spaltförmigem Ende.

Zwei Tage später erscheint der Genitalgang ohne Auftreibung am Ende, aber eröffnet, jedoch überdeckt von einer etwas verdickten Lage des Sinus-urogenitalis-Epithels (Abb. 59). Nunmehr beginnt dieses, das Ende des Genitalganges zurückdrängend, in den Müllerschen Hügel hineinzuwachsen; dieser wird flacher und zentral schwach eingedellt. Die Wucherung des Sinusepithels bildet dann einen Kegel, den „Conus vaginalis" (Abb. 60). Später wird das Lumen des Genitalganges über dem Conus geschlossen (Abb. 61). Auf diesem Stadium haben sich bereits seitliche, frontal gestellte Falten am Sinus urogenitalis entwickelt, und ihre Verschmelzung hat am cranialen Ende schon begonnen, wie die Abb. 62 zeigt. Der untere, weitere Ansatz am Conus vaginalis ist durch die Ausbildung des oberen Teiles

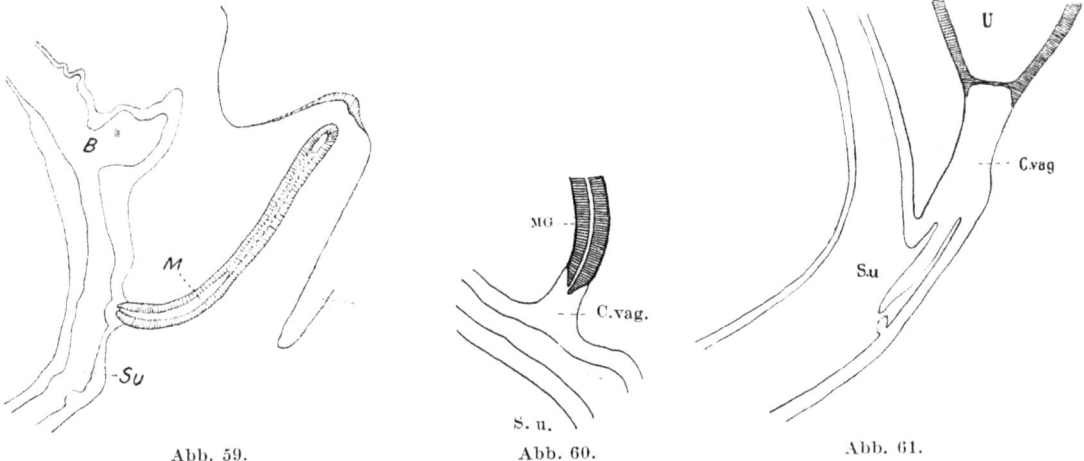

Abb. 59. Sagittalschnitt durch einen Meerschweinchenembryo von 30 d 6 h p. coit. B Blase; M vereinigte Müllersche Gänge, Su Sinus urogenitalis. (Abb. 59—63 nach Präparaten von A. Fleischmann.)

Abb. 60. Aus einem sagittalen Medianschnitt durch einen Meerschweinchenembryo von 32 Tagen und 23 Stunden p. coit. MG offenes caudales Ende der vereinigten Müllerschen Gänge, C. vag. Conus vaginalis, S. u. Sinus urogenitalis.

Abb. 61. Aus einem annähernd medianen Schnitt durch einen weiblichen Cavia-Embryo von 4,55 cm Länge. C. vag. Conus vaginalis, U geschlossenes Unterende des Uterus, S. u. Sinus urogenitalis.

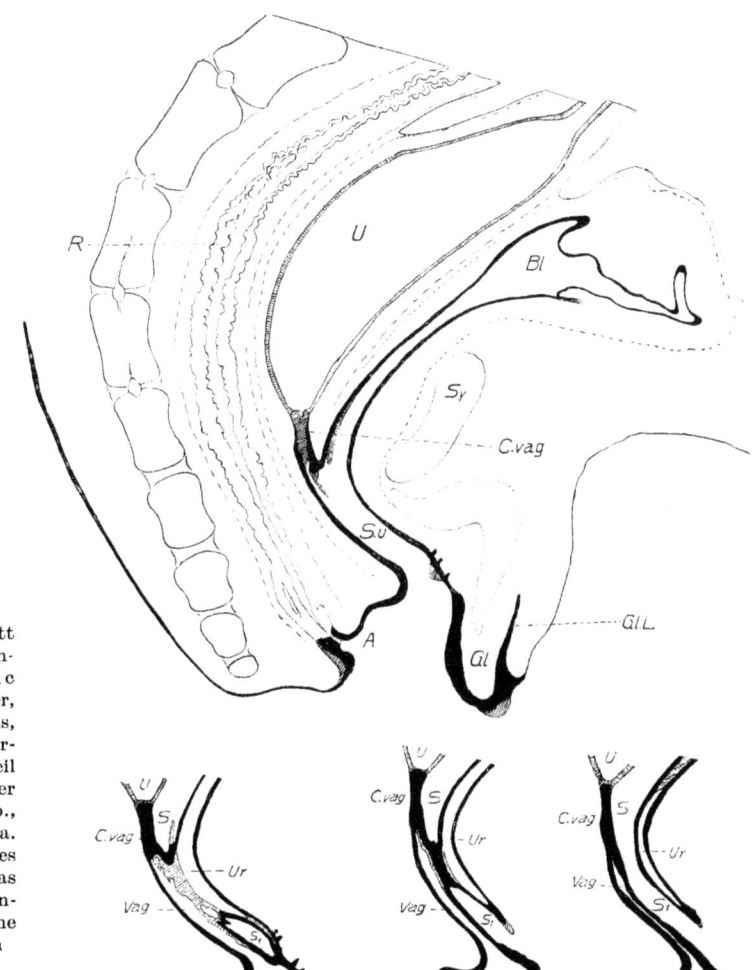

Abb. 62.
Annähernd sagittaler Medianschnitt durch einen weiblichen Meerschweinchenembryo von 4,55 cm L. a, b und c seitlich folgende Schnitte. A After, Bl Harnblase, C.vag. Conus vaginalis, Gl Glans clitoridis, Gl L Glandarlamelle, R Rectum, S cranialer Teil der Septalfalte, S$_t$ caudaler Teil der Septalfalte, Sy Symphysis oss. pub., U Uterus, Ur Urethra, Vag Vagina. Der craniale Teil der Dorsalseite des Uterus ist durch Schrumpfung etwas eingedellt. Die Grenzen der mesenchymatischen Wandungen der Organe sind durch unterbrochene Linien wiedergegeben.

des Septum urogenitale vom ungeteilten Sinus abgetrennt. Die Fig. a, b und c geben die folgenden Schnitte der nicht genau median geschnittenen Serie und zeigen, wie stark, bis weit hinab, die frontalen Trennungsfalten bereits entwickelt sind. Um die weiteren Umgestaltungen, das Tiefertreten des Uterus, die starke Verkürzung des Sinus urogenitalis, die kurze Vagina, die Umgestaltung der Clitoris aufzuzeigen, gebe ich die schwächer als Abb. 62 vergrößerte Abb. 63; die einen Medianschnitt von einem 42 Tage alten Embryo darstellt. Der Querschnitt von Vagina und Urethra gestaltet sich so, daß ein schmälerer, rundlicher vorderer Kanal durch die Plicae urovaginales von einem breiten, spaltartigen hinteren abgegrenzt und dann abgetrennt wird.

Damit hat die Aufteilung des Sinus urogenitalis noch nicht ihr Ende erreicht, hat doch Cavia getrennte Mündungen von Scheide und Harnröhre an der Körperoberfläche, Abb. 63; doch haben diese Vorgänge

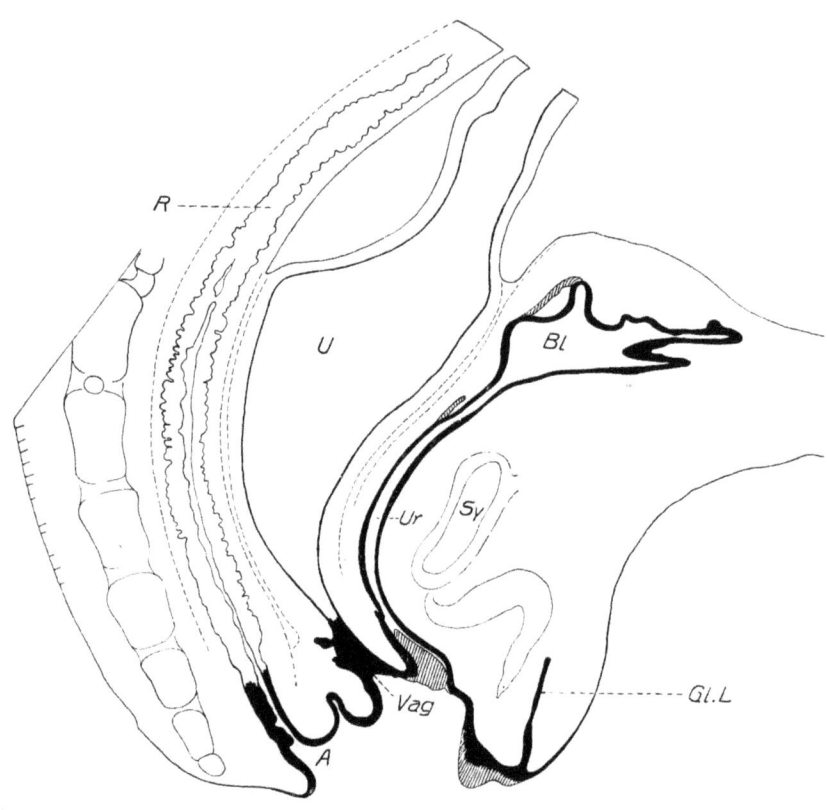

Abb. 63. Annähernd sagittaler Medianschnitt durch einen weiblichen Meerschweinchenembryo von 5,6 cm Länge. A After, Bl Harnblase, Gl. L. Glandarlamelle, R Rectum, Sy Symphysis oss. pub., U Uterus, Ur Urethra, Vag Vagina. Die Dorsalwand des Uterus im cranialen Teil eingedellt. Das ektodermale Epithel im After schwarz wiedergegeben. Die Grenzen der mesenchymatischen Wandungen der Organe sind durch unterbrochene Linien angegeben. Ein Vergleich mit Abb. 62 zeigt die großen morphologischen Umbildungen im Bereich des Geschlechtsapparates.

im Geschehen beim Menschen keine Parallele. Über die Befunde bei anderen Säugern sei hier nur erwähnt, daß sich, wie ja auch in den Mündungsverhältnissen der Müllerschen Gänge, auch im Verhalten des Conus vaginalis recht erhebliche Verschiedenheiten herausgestellt haben.

Beim Menschen vollzieht sich die Verschmelzung der distalen Teile der Müllerschen Gänge beim Weibe sehr spät, so daß sie erst gegen das Ende des 4. Monats vollendet ist, die Enden demnach lange Zeit in der Nähe des Sinus urogenitalis durch einen Mesenchymkeil auseinander gehalten werden. Leider gestatten die Angaben und Abbildungen, die mir bekannt sind, nicht, sich ein abschließendes Urteil zu bilden über die ersten Wucherungsprozesse des Epithels des Sinus urogenitalis an der Anlagerungsstelle der Müllerschen Gänge. Daß nähere Beziehungen zu den Wolffschen

Gängen vorhanden sein können, zeigen die Abbildung von Tourneux und Legay (1884, pl. XXI, fig. 1) und ihre Textangaben, doch konnte ich mir aus ihrer Darstellung über die Formverhältnisse keine genaue Vorstellung bilden.

Daß auch beim Menschen das Lumen in den Müllerschen Gängen, entgegen Nagels Meinung, soweit vordringt, daß ihr Epithel auch an ihren Enden ein um das Lumen radiär gestelltes Cylinderepithel ist, wenn diese den Sinus urogenitalis zum Müllerschen Hügel vorbuchten, zeigt mit voller Deutlichkeit eine Abbildung Keibels (1896, Taf. VII, Fig. 54). „Eine freie Ausmündung findet freilich nicht statt, hingegen drängen die Enden der Müllerschen Gänge die dorsale Wand des Sinus urogenitalis zu einem kräftigen Wulst, dem Müllerschen Hügel, vor" (Keibel, 1896). Aber auch Nagels Fig. 2 (1891, Taf. 35) zeigt, obgleich das Epithel schräg geschnitten ist, deutlich um die Lichtung der Enden der Müllerschen Gänge Cylinderepithel, das bei dem rechten Müllerschen Gang teils durch die eingezeichnete Grenzlinie, teils durch die langovale Kernform scharf vom Epithel des Sinus urogenitalis abgesetzt ist; sie stammt von einem weiblichen Embryo von 3 cm R.-L., Abb. 64. Auch auf Nagels Fig. 3 (l. c.), von einem männlichen Embryo von 4 cm R.-L., zeigt der bis ans Ende verschmolzene Müllersche Gang um die halbmondförmige Lichtung Cylinderepithel. Vorn ist dieses nicht gegen das Sinusepithel, das die Vorderwand des Genitalkanales in dorsalwärts konvexem Bogen hineinwölbt, abgegrenzt. Die Nagelsche Fig. 1, 1891, Taf. 35, s. Abb. 65, stammt von einem weiblichen Embryo von 4 cm R.-L. und stellt einen etwas schrägen, die Mündung des einen Wolffschen Ganges noch mittreffenden Schnitt dar. Sie zeigt eine deutliche Grenze zwischen dem oberflächlichen Cylinderepithel des Müllerschen Ganges und dem gewucherten des

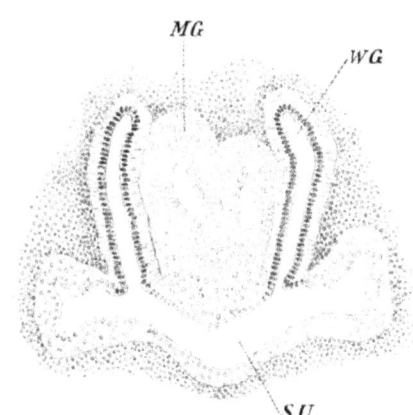

Abb. 64. Querschnitt durch den Sinus urogenitalis eines weiblichen menschlichen Embryos von 3 cm R. L. WG Wolffsche Gänge, MG Endabschnitte der Müllerschen Gänge, S.U. Sinus urogenitalis. An den Mündungen der Wolffschen Gänge ist ihr einschichtiges Cylinderepithel lateral von dem geschichteten kubischen Epithel des Sinus urogenitalis scharf abgesetzt, während es medial sich in die oberflächliche Epithellage fortsetzt. Die hohlen Enden der beiden Müllerschen Gänge sind teils durch Konturen, teils durch die Kernformen wohl abzugrenzen gegen die solide Zellmasse, die mit den mittleren Partien des Sinusepithels in Zusammenhang steht.
(Nach W. Nagel.)

Sinus urogenitalis; vermutlich war der Müllersche Gang eröffnet und seine Lichtung in den Conus vaginalis zentral etwas eingetreten. Eine sehr scharfe Epithelgrenze dagegen zeigt Nagels Fig. 6 (1891, Taf. 36) von einem männlichen Embryo von 5½ cm R.-L., der eine „außergewöhnlich starke Ausbildung der vereinigten Müllerschen Gänge und des Geschlechtsstranges aufweist". Sie zeigt, Abb. 66, in dem flach gewordenen Müllerschen Hügel einen Conus vaginalis von der gleichen Form und fast von der gleichen relativen Größe wie Abb. 60. An ihn schließt sich das etwas aufgetriebene einheitliche Endstück des Genitalkanales, das eröffnet ist, an. Dieses ist von einschichtigem Cylinderepithel ausgekleidet, das ganz scharf von dem Sinusepithel des Conus abgesetzt ist.

Dieses Gebilde spricht Nagel als den distalen Teil der Müllerschen Gänge an und hält es für identisch mit der Wachstumsspitze der nach abwärts auswachsenden Müllerschen Gänge. Hierin kann ich ihm nicht beipflichten, denn bei tierischem Material finde ich ein Erhaltenbleiben eines soliden, anders gebauten

Endteiles der Müllerschen Gänge nicht, und daß es sich beim Menschen ebenso verhält, ist durch die eben angeführten Abbildungen von Nagel und Keibel belegt.

In Abb. 23 G (nach Keibel, 1896), S. 388, berühren die Enden der Müllerschen Gänge die Wolffschen Gänge nicht; wohl aber in Fig. 1, Taf. XX von Tourneux und Legay (1884) von einem männlichen Embryo von 3,2 cm R.-L., wobei sie deren mediale Seiten etwas gegen die Lichtung vorwölben. Auch in der Nagelschen Fig. 2 (1891 Taf. 35) von einem weiblichen Embryo von 3 cm gr. L. zeigt sich die Anlagerung, s. Abb. 64. Die Wolffschen Gänge zeigen zu der Zeit einschichtiges Cylinderepithel, das sich noch etwas auf das Relief

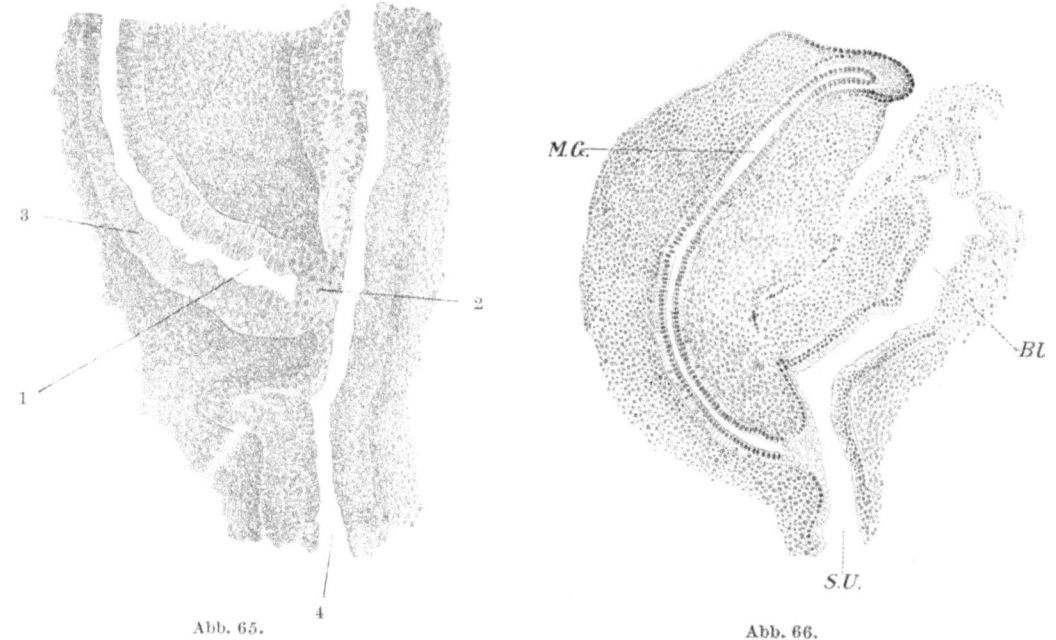

Abb. 65. Abb. 66.

Abb. 65. Annähernd sagittaler Schnitt durch das untere Drittel des vereinigten Müllerschen Ganges und des cranialen Teiles des Sinus urogenitalis eines weiblichen menschlichen Embryos von 4 cm R.-L. 1 Lichtung des vereinigten Müllerschen Ganges; 2 solider Epithelzapfen, der sich von dem Epithel des Sinus urogenitalis nicht abgrenzt, 3 Cylinderepithel der Uterusanlage; 4 Sinus urogenitalis. Die oberflächlichen Cylinderzellen mit gestreckt ovalen Kernen sind scharf von dem soliden Epithelzapfen abgegrenzt. (Nach W. Nagel.)
Abb. 66. Sagittaler Medianschnitt durch Geschlechtsgang und Sinus urogenitalis eines männlichen menschlichen Embryos von 5,5 cm R.L. mit außergewöhnlich starker Ausbildung der vereinigten Müllerschen Gänge. Das offene Ende des Müllerschen Ganges wird durch eine zapfenförmige Wucherung des Epitheles des Sinus urogenitalis von dessen Lichtung zurückgedrängt und verschlossen. Bl. Harnblase, M. G. vereinigter Müllerscher Gang, S. U. Sinus urogenitalis. (Nach W. Nagel.) Vgl. Abb. 60 von Cavia.

des Sinus urogenitalis fortsetzt, um dann, mit scharfer Grenze, sich an das Sinusepithel anzuschließen. Das zeigen auch für den Menschen die Nagelschen Abbildungen (l. c. Fig. 1, 2 und 3). Die Tourneux und Legaysche Fig. 1 (1884, pl. XX) von einem etwas älteren weiblichen Embryo zeigt rechts lateral, links lateral und medial in die Mündung etwas vorgedrungen das geschichtete Sinusepithel, links ist es an der Außenseite scharf gegen das einschichtige Epithel des primären Harnleiters abgesetzt. Bei der die Verhältnisse „bei weiblichen Embryonen von 4—5—6 cm Länge" darstellenden Abb. 65 (nach Nagel) befindet sich in dem Endstück des Wolffschen Ganges, deutlicher auf der vom Müllerschen Hügel abgewandten Seite, Sinusepithel, das kontinuierlich mit dem der Sinusoberfläche zusammenhängt.

Das erste mir zur Verfügung stehende Stadium, das guterhaltenes Epithel zeigt, ein weiblicher Embryo von 8,2 cm St.-Sch.-L., läßt sich gut mit dem in fig. 15, pl. XXII (von 10/14,5 L.) abgebildeten von Tourneux und Legay vergleichen. Meine Präparate zeigen absolut unzweideutig, daß die von diesen Autoren etwas über der Mitte des Genitalganges angenommene und in ihrer Fig. 16, wohl etwas schematisiert, bei starker Vergrößerung dargestellte Grenze zwischen Cylinder- und geschichtetem Plattenepithel nicht vorhanden ist, wohl aber geht dort das einschichtige Corpusepithel in das mehrschichtige der distalen Teile des Genitalkanals über, dessen oberflächliche Zellen vielfach niederer sind. Platte Zellen an der Oberfläche kann ich zahlreich finden, und sie werden hauptsächlich wahrgenommen, wo das Epithel schräg durchschnitten ist; aber um den Übergang in ein geschichtetes Pflaster- (Platten-)Epithel handelt es sich an dieser Stelle nicht. Nach Felix (1911, S. 892) bildet sich „dieses mehrschichtige Epithel" — „dessen Oberfläche bald zylindrisch, bald kubisch sein kann, — zunächst in dem cranialen Teil und schiebt sich dann allmählich auch in die distale Hälfte des Uterovaginalkanales vor und trifft hier (bei Embryonen von 70 mm gr. L.) auf das blasige Epithel, ——". Da Felix für das gleiche Stadium S. 892 angibt: „Der eigentliche Durchbruch [der Müllerschen Gänge in den Sinus urogenitalis] erfolgt erst bei Embryonen von 70 mm K.-F.-L.", so kann damit, da ja das horizontale unterste Stück der Vaginalanlage solide ist, nur das Auftreten der trichterförmigen Delle im Anfang des Conus vaginalis gemeint sein und außerdem, daß dort eine Epithelgrenze nicht existiert.

Bei günstiger Schnittrichtung finde ich eine scharfe Epithelgrenze etwas über der in Abb. 67 mit C. vag. bezeichneten Stelle. Da ragt das Epithel des Sinus urogenitalis, das zentral schon in der Lumenbildung begriffen ist, seitwärts etwas proximalwärts vor, so daß das Epithel des Genitalganges in der Mitte vorgewölbt und geschlossen endigt. Bei ungünstiger Schnittrichtung ist die Grenze mit Sicherheit nur stellenweise festzustellen. Bei der Beurteilung der Sachlage muß man sich natürlich nach den günstigen Stellen richten.

Wir finden also auch beim Menschen einen wohl entwickelten Conus vaginalis, der die Müllerschen Gänge vom Sinuslumen zurückgedrängt hat. Ob der Conus beim weiblichen Geschlecht ursprünglich aus einer medianen oder aus zwei paramedianen Wucherungen gebildet wird, darüber kann ich nichts aussagen, das Vorhandensein eines kleinen cranialen Mesenchymkeiles zwischen den so lange bei weiblichen menschlichen Embryonen getrennt bleibenden Enden der Müllerschen Gänge kann theoretisch so oder so verwertet werden.

Die Verhältnisse bei dem weiblichen Embryo von 8,2 cm Sch.-St.-L., von dem das in Abb. 67 wiedergegebene Modell stammt, sind genauer zu ersehen aus den Abb. 68 und 69, die nach einem in 100facher Vergrößerung angefertigten Modell gemacht sind. Sie stellen die einander zugewandten Seiten eines Schnittes dar, der etwas seitlich von der Mitte des Müllerschen Hügels liegt. Der Müllersche Hügel (oder vielleicht der mittlere Restteil des ursprünglichen) ist sehr scharf abgegrenzt dadurch, daß er über dem Mesenchym nur ein einschichtiges Cylinderepithel trägt (Abb. 68 und 69). Dieses Epithel setzt sich über dem geschichteten Plattenepithel des Sinus urogenitalis und der als seine Verlängerung erscheinenden, unten etwas sagittal erweiterten Urethra fort. In den Müllerschen Hügel ragen zwei „Mesenchymtropfen" hinein, durch kurze Stiele mit dem übrigen

Mesenchym verbunden (Abb. 68), miteinander im Müllerschen Hügel zusammenhängend. Zwischen beiden reicht das geschichtete Epithel des Conus vaginalis bis an das Mesenchym heran (Abb. 69); indem es sich über dem Mesenchym gabelt, hängt es oben und

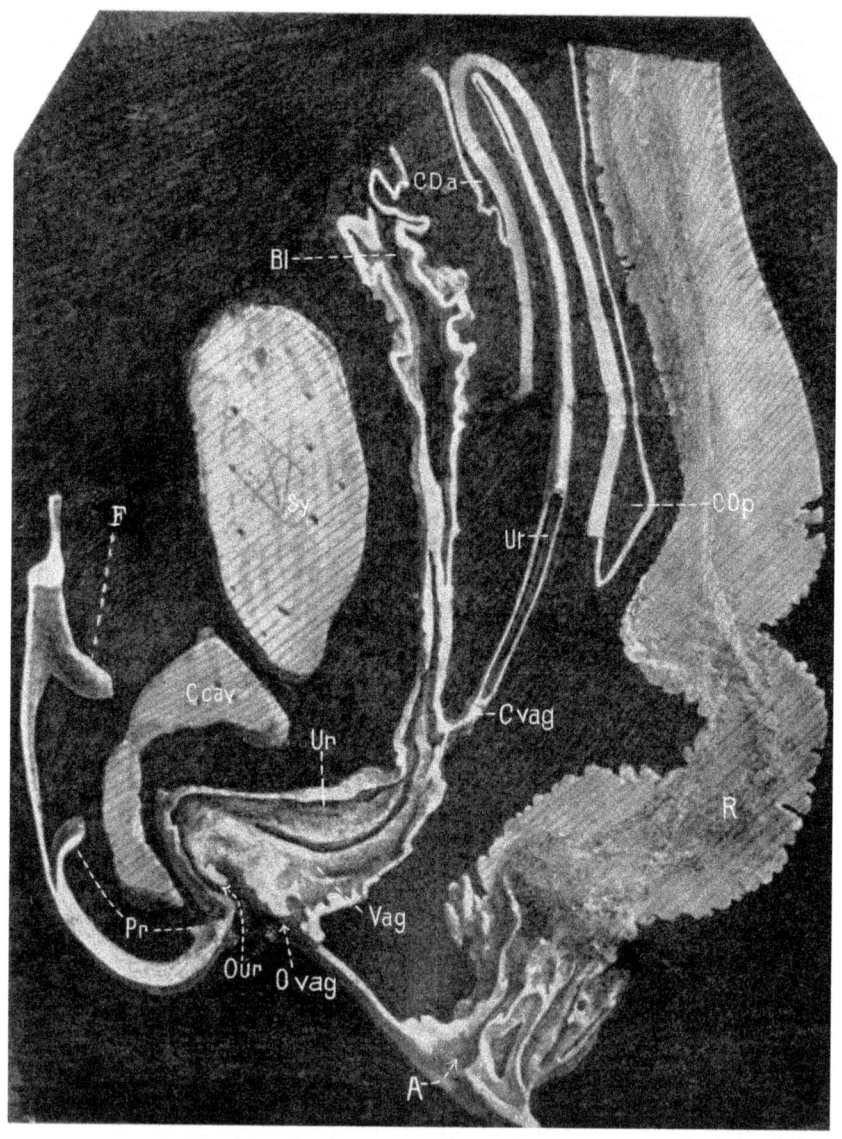

Abb. 67. Annähernd medianer Sagittalschnitt durch das Modell des caudalen Endes eines weiblichen menschlichen Embryos von 8,2 cm Sch.-St.-L. Die craniale und die dorsale Wand des cranialen Teiles des Sinus urogenitalis und damit die Crista urethralis anterior großenteils entfernt. A After, Bl Harnblase, C cav Corpus cavernosum clitoridis, CDa Cavum Douglasi anterius, CDp Cav. Dougl. posterius, C vag Conus vaginalis, F Grenzfurche zwischen Clitoris und Labium maius, Our Mündung des die Fortsetzung der Urethra bildenden Weges, Ovag Mündung des Scheidenweges, Pr Präputial- (= Glandar-)lamelle, R Rectum, Sy Symphysis oss. pub., Ut Uteruslichtung, Vag Untere Seitenwandfalte.

unten mit dem Sinusepithel zusammen. Seitlich, unterhalb des Müllerschen Hügels beginnend, ist die Lichtung des Sinus urogenitalis jederseits zu einer Spitze ausgezogen, die in die Epithelmasse des Conus vaginalis sich einsenkt.

Dieser selber besteht aus einer mittleren dünneren Platte, an deren cranialer Seite die Verbindung mit der in die Urethra ziehenden Sinusepithelwand durch die zwei Stiele des in den Müllerschen Hügel vorspringenden Mesenchyms unterbrochen ist. Seitlich liegt in Höhe des Müllerschen Hügels je eine erhebliche Verdickung, in der jederseits schon ein Hohlraum entstanden ist; dieser geht von dem Raum um die seitlichen Teile des Müllerschen Hügels und dem in den Conus vaginalis eindringenden Zipfel aus. Nach vorn, oben und etwas medianwärts setzt er sich in je einen schmalen Spaltraum fort,

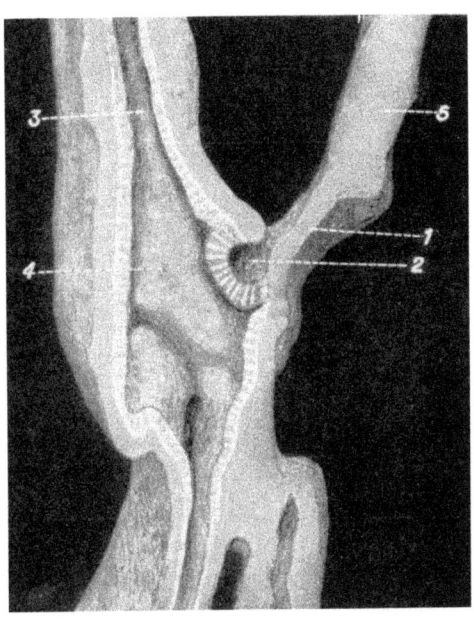
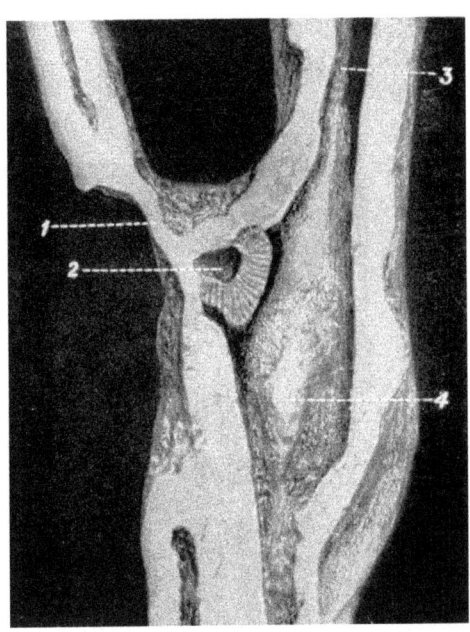

Abb. 68.   Abb. 69.

Abb. 68. Annähernd sagittal paramedian durchschnittenes Modell der Verbindungsgegend des Genitalkanales mit dem Sinus urogenitalis eines menschlichen Embryos von 8,2 cm Sch.-St.-L. Rechte Hälfte. Das oberflächliche Cylinderepithel im Sinus urogenitalis und im caudalen Teil der Urethra ist durch radiäre Striche gekennzeichnet. 1 Mittlere schmale Lamelle des Conus vaginalis, 2 „Mesenchymtropfen" unter dem einschichtigen Cylinderepithel des Müllerschen Hügels, vor dem Conus vaginalis mit dem Wandmesenchym zusammenhängend, 3 frontale Falte in der Urethra, 4 verbreiterter Teil derselben im Sinus urogenitalis, 5 seitlich von der Lichtung getroffener Cervixteil des Uterus.
Abb. 69. Linke Hälfte des Modells der Abb. 68. 1 mittlere schmälere Platte des Conus vaginalis, 2 Mesenchym unter dem einschichtigen Cylinderepithel des Müllerschen Hügels, 3 frontale Falte in der Urethra, 4 verbreiterter Teil derselben im Sinus urogenitalis.

der über dem Müllerschen Hügel zu dem engeren, oberen Teil der Urethra führt. Er wird durch eine tiefe Falte von dem vorderen Teil der Lichtung getrennt. Im Modell berühren die beiderseitigen Falten einander beinahe, vor und etwas unterhalb des Müllerschen Hügels, in breiter Fläche, Abb. 68 und 69, bei 4. Gegen und in die Urethra verjüngen sich die Falten beiderseits, Abb. 68 und 69, bei 3. Im Bereich der Verbindungsspalten springt die Urethra, resp. ihr Mündungstrichter, sagittal dorsalwärts vor, seitlich von dieser dorsalen Erweiterung erscheint die Urethra frontal erweitert. Die seitliche Erweiterung des Sinus urogenitalis fällt nach unten steil ab zu der engen Partie des Sinus urogenitalis, an die sich gegen die Körperoberfläche seine gefaltete Partie anschließt; nach oben geht die Erweiterung in zwei Schenkel auseinander, deren vorderer sich rascher und etwas stärker medianwärts verjüngt als der hintere, der zum Conus vaginalis geht. Diese Schenkel bilden die teilweise hohlen verdickten seitlichen Teile desselben und hängen mit der in den Abb. 67 zu sehenden Anschwellung der Conusplatte zusammen. Über dieser Anschwellung liegt die frontal schmalste Stelle, dann erweitert sich der Genitalkanal rasch in frontaler Richtung.

Wesentlich veränderte Bilder findet man an den Modellen eines weiblichen Embryos von 13,4 cm Sch.-St.-L., 16 cm R. L. über die Krümmung gemessen. Wie die Gesamtansicht des Medianschnittes Abb. 70, sowie Abb. 71, in der Ansicht von oben und Abb. 72 in der Ansicht von unten zeigen, ist die den Sinus urogenitalis mit dem Genitalkanal verbindende Plattenepithelmasse unterbrochen. Dies kann eine sekundäre Durchbrechung sein, wie eine solche offenbar bei L vorliegt, es könnte aber auch sein, daß die

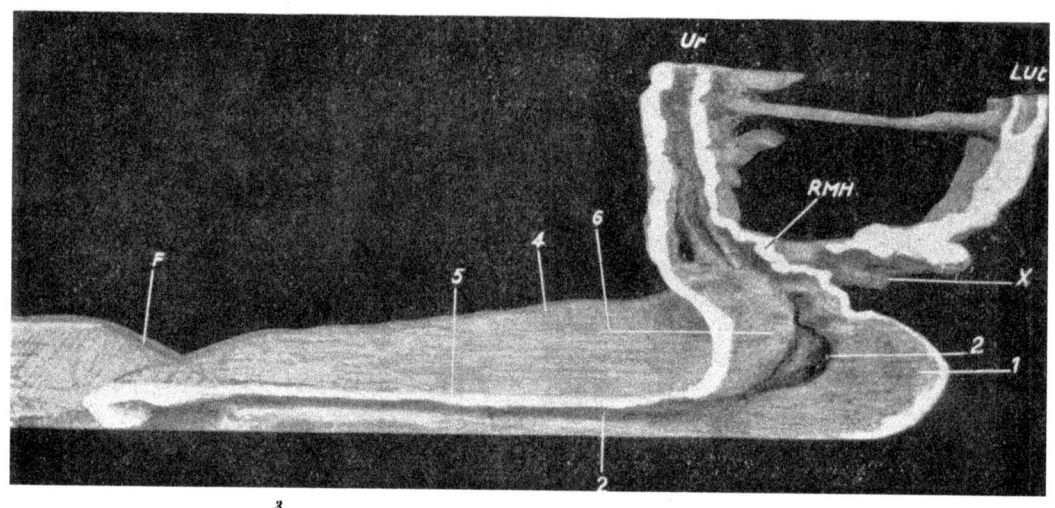

Abb. 70. Modell des dorsalen Teiles des Sinus urogenitalis, eines Teiles der Urethra sowie des Conus vaginalis mit Uterusende von einem weiblichen menschlichen Embryo von 13,4 cm Sch.-St.-L., in 100facher Vergr. modelliert, auf ²/₅ verkleinert, median durchschnitten. F Grenzrinne zwischen Clitoris und Labium maius, L Ut Lichtung des Uterus, RMH Rest des Müllerschen Hügels, Ur Urethra, durch eine Wachsstütze mit dem Ende des Uterus verbunden, X der in den Abb. 72 und 73 mit E bezeichnete Vorsprung der rechten Seite. 1 Caudale Ausbuchtung des Sinus urogenitalis, 2 Eingangsspalte der Bartholinischen Seitenwandrinne, 3 Vorderende derselben, 4 seitliche Grenzrinne der Crista urogenitalis anterior, 5 Ende dieser sagittalen Medianfalte, 6 seitliche Fortsetzung derselben zu der frontalen Falte des Sinus urogenitalis, s. Abb. 72 bei F.d und F.s und Abb. 73, 76 und 77 bei F.

mittlere Partie des Conus nicht zur Ausbildung kam, sondern auf die in Abb. 71 etwas nach hinten vorspringende, aus einer schmalen Platte bestehende Vorderkante des Loches beschränkt blieb. Diese liegt in dem cranialen Teil der als Rest des Müllerschen Hügels anzusprechenden spitzen Vorragung Abb. 70 RMH, Abb. 72 M. Seitlich und unterhalb des Hügelrestes, oben bis an die eben bezeichnete Lamelle reichend, gehen vom Sinus urogenitalis zwei nach hinten gerichtete hohle Hörner ab, welche die Unterbrechung umgreifen und sich an der cranialen Seite zu einer Platte vereinigen (Abb. 71, Cr). Auf der caudalen Seite springen sie stark über das Niveau der Platte vor und enden mit caudalwärts vorgewölbten Enden (Abb. 72 u. 73, E), nachdem sie lateralwärts je zwei Hervorragungen gebildet haben. Sie haben beide Beziehungen zu den ventralwärts vorspringenden Seitenkanten der Vaginalanlage. Auf die Einzelheiten ihrer Gestaltung, die sich aus den Abbildungen ergibt, einzugehen, ist an dieser Stelle wohl nicht geboten. Diese sich auch in die

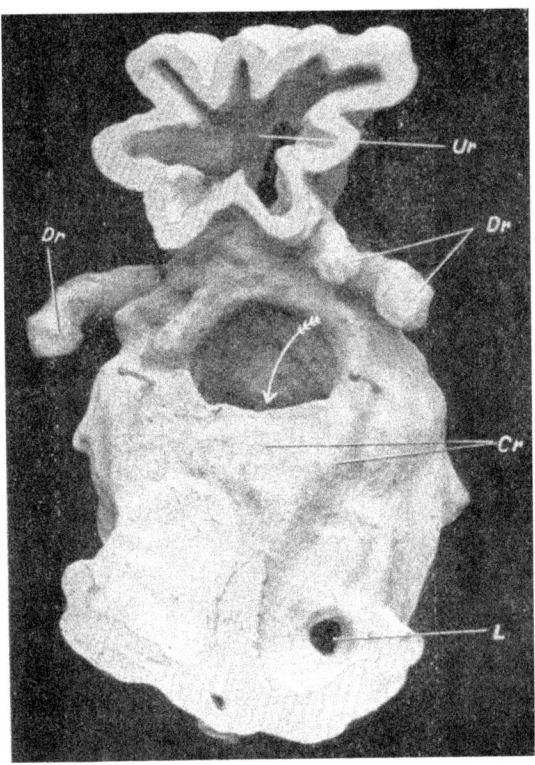
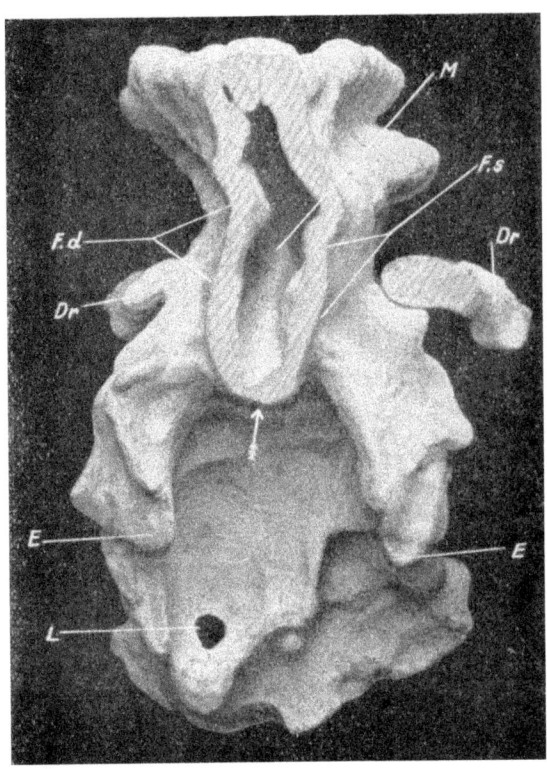

Abb. 71.   Abb. 72.

Abb. 71. Modell der Verbindung des Genitalkanals mit dem Sinus urogenitalis des gleichen Embryos wie in Abb. 70, in 200facher Vergr. modelliert, die Abbildung auf $^{13}/_{15}$ verkleinert, von der cranialen Seite gesehen, Schnittflächen schraffiert. Der Pfeil zeigt die Unterbrechung im Conus vaginalis. Cr sich gabelnde Festsetzung der ventralen Mittelleiste der Vaginalanlage, Dr Drüsenanlagen, L Loch in der Epithelplatte, Ur Urethrallichtung.

Abb. 72. Dasselbe Modell, wie in Abb. 71, von der caudalen Seite gesehen. Schnittflächen schraffiert. Der Pfeil zeigt den dorsalsten noch sichtbaren Teil der Öffnung in der Platte des Conus vaginalis. Dr Drüsenanlagen, E Vorsprünge an den hohlen verdickten Seitenteilen der Epithelmasse des Conus vaginalis, (vgl. Abb. 70 u. 73), F. d frontale Falte des Sinus-urogenitalishalses der rechten, F. s dieselbe der linken Seite, L Loch in der Epithelplatte, M Rest des Müllerschen Hügels.

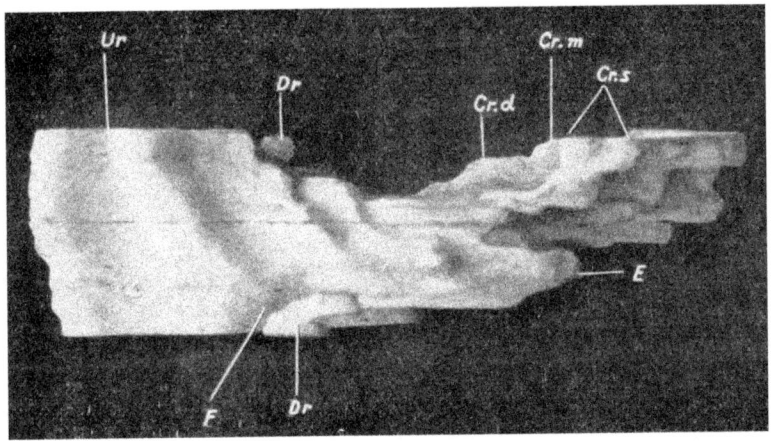

Abb. 73. Dasselbe Modell wie in den Abb. 71 u. 72, von der linken Seite gesehen. Cr. d rechter Seitenkamm der Vaginalanlage, Cr. m mittlerer ventraler Längskamm derselben, Cr. s linker Seitenkamm derselben, Dr Drüsenanlagen, E Ende des linken hohlen Hornes, F oberer Teil der am Hals des Sinus urogenitalis befindlichen seitlichen Längsfalte, Ur Urethra.

Hinterkante (mehr das Rechte, Abb. 72) und in die unten gegabelte Vorderkante (mehr das Linke, Abb. 71 Cr) der Vaginalanlage fortsetzenden Epithelhörner sind von geschichtetem Epithel ausgekleidet wie der Sinus urogenitalis (Abb. 77, X). Der Müllersche Hügel zeigt auch bei diesem Embryo einen niederen, leider nicht gut erhaltenen, andersartigen Epithelüberzug, Abb. 77 (die Oberfläche des Epithels punktiert wiedergegeben).

Unterhalb der Verbindungen mit dem Uterovaginalkanale ist der Sinus urogenitalis spaltförmig, etwa in der Mitte mit einer Einbiegung auf der rechten, gegenüber mit einer stärkeren Ausbiegung an der linken Seite (Abb. 76). Diese Partie bildet eine Art Hals,

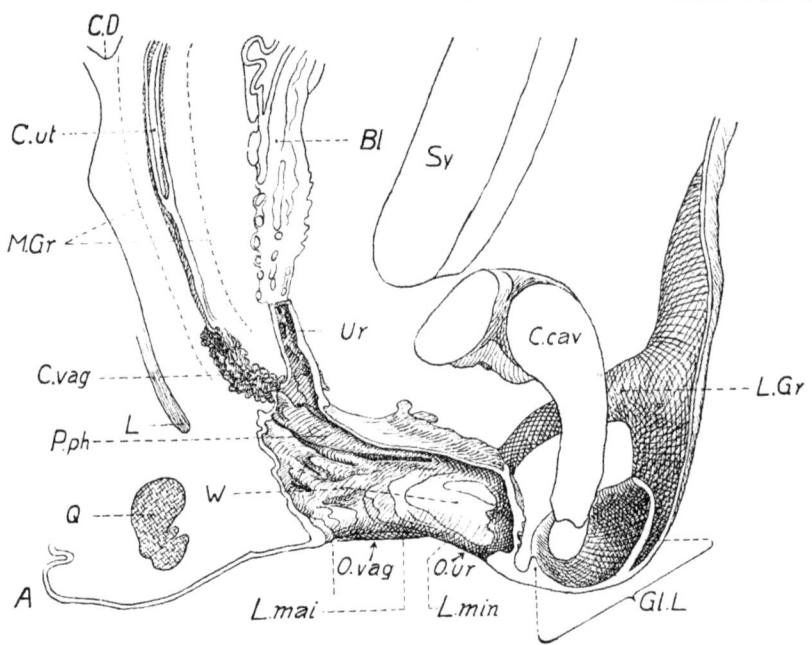

Abb. 74. Medianschnitt durch das Modell der Gegend des Sinus urogenitalis eines menschlichen weiblichen Embryos von 13,5 cm Sch.-St.-L. Der Schnitt geht links von den Resten der Uralplatte in der Glans clitoridis vorbei, die Crista urogenitalis anterior ist teilweise entfernt. A Vorderende des Anus, Bl Beginn der Harnblase, C. cav Corpus cavernos-clitoridis, CD caudales Ende des hinteren Douglasschen Raumes, C. ut Cavum uteri, C. vag Conus vaginalis, Gl. L Glandularlamelle, L Längsmuskulatur des Rectums, L. Gr Grenzrinne zwischen Labium maius und Clitoris, L. mai Labium maius, L. min Labium minus, O. ur in Verlängerung der Urethra gelegene Erweiterung der Öffnung des Sinus urogenitalis, O. vag. desgleichen, in Verlängerung der Vagina, P. ph Plica parahymenalis, Q Musc. sphincter ani externus, Sy Symphysis oss. pub., W Wulst im extrapelvinen Teil des Sinus urogenitalis.

an die sich unten der erweiterte, schon stark gefaltete Teil des Sinus urogenitalis anschließt.

Auch bei dem Embryo von 13,5 cm Sch.-St.-L. zeigt sich diese halsartige Abteilung am Sinus urogenitalis, siehe Abb. 74. Darüber geht der Conus vaginalis ab, der nach seinem Abgang vom Sinus zunächst einen kleinen Querschnitt zeigt. Bald aber erweitert er sich, namentlich in frontaler Richtung. An beiden Seiten liegen dickere Teile mit zahlreichen Epithelsprossen, die nach hinten ausgezogen erscheinen, zwischen ihnen liegt auf der Dorsalseite ein schmaler, kurzer Zapfengrat. Cranial von diesen seitlichen Zapfen ist die Vagina frontal verschmälert. Von der seitlichen Zapfengegend aus erscheint die Hinterwand, schräg medianwärts emporsteigend, viel stärker als sonst mit Wucherungszapfen besetzt. Aus der Vereinigung beider Züge entsteht eine dorsale mediane Wucherungszone, die nach oben mit einer Bildung, die ich als Anlage der Fornices ansprechen möchte, abschließt. Über der Einziehung, cranialwärts von den verdickten seitlichen Höckern, erweitert sich die Vaginalanlage frontal und diese Partie zeigt eine noch recht gleichmäßig verlaufende Oberfläche. Das Uteruslumen ist wesentlich weiter cranialwärts verschoben als beim vorigen Stadium.

Anders sieht die eben besprochenen Bildungen W. Mijsberg (1924) an.

Erst bei einem Embryo von 56 mm Sch.-St.-L. sieht er den bis zu seinem blinden Ende mit Lichtung versehenen Uterovaginalkanal das Sinusepithel berühren; bei einem weiter entwickelten von 50 mm Sch.-St.-L. aber hat er „seinen direkten Zusammenhang mit dem Sinus urogenitalis [-Epithel] verloren" (l. c., S. 699). Dagegen erstreckt sich der Uterovaginalkanal bei einem Fetus von 60 mm Sch.-St.-L. „noch bis an die Wand des Sinus urogenitalis, wo sein Epithel mit demjenigen des Sinus verschmilzt" (ibid.). Sein Lumen „reicht bis dicht unter das Lumen des Sinus". Dagegen fand er wieder bei Embryonen von 68 und 75 mm Sch.-St.-L. Abtrennung des Uterovaginalkanales vom Sinus urogenitalis durch Mesenchym. Dieser Kanal ist in seinem unteren Teil ein solider Strang aus geschichtetem kubischem Epithel, dessen zentrale Epithelmasse aus großen, blaßkernigen Zellen besteht wie in den Wolffschen Höckern. Bei dem Embryo von 90 mm Sch.-St.-L. findet sich im unteren Viertel des Uterovaginalkanales kein Lumen, aber das Epithel dieses Stranges sei das gleiche, wie das darüber die Lichtung begrenzende. Der Kanal ist durch eine dünne Epithelplatte mit dem Sinus verbunden, welche nahe dem verdickten Uterovaginalkanal in ihrer Mitte von einem kleinen Blutgefäß unterbrochen ist.

Bei einem Fetus von 103 mm Sch.-St.-L. stößt „das untere Ende der Vagina — an die hintere obere Wand des Sinus urogenitalis —; es verschmilzt dort die epitheliale Bekleidung der Vagina mit derjenigen des Sinus" (l. c., S. 704). Auch beim Fetus von 120 mm Sch.-St.-L. fand sich eine epitheliale Verbindung von Uterovaginalkanal und Sinus urogenitalis, ebenso verhielt sich der von 155 mm Sch.-St.-L.

Daneben findet Mijsberg Produkte der Endstücke der Wolffschen Gänge, die „Wolfian bulbs" Berry Harts, seine „Wolffschen Höcker".

Er geht von dem Embryo von 49 mm aus, bei dem die Wolffschen Gänge sich erweiternd blind endigen „an dem Epithel des Müllerschen Hügels. Ihre epitheliale Wand setzt sich dort unmittelbar in das Epithel des Sinus urogenitalis fort". Dann gewinnen sie Beziehungen zu den seitlichen unteren Teilen des Uterovaginalkanales und stellen die Verbindung desselben mit dem Sinus urogenitalis dar, wo dieser nicht direkt mit dem Kanal verbunden ist. Die Enden der Wolffschen Gänge nehmen die Gestalt länglicher Bläschen an, deren Lichtung mit der des Wolffschen Ganges zusammenhängt. Ihr Epithel wird mehrschichtig, oberflächlich mit kubischen Zellen, dann wird es dicker und füllt schließlich die Lichtung aus, von nun an werden die Gebilde als „Wolffsche Höcker" bezeichnet. Bei 68 mm L. des Embryo erstrecken sie sich „auch eine kleine Strecke weit an den beiden Seiten des Sinus" (l. c. S. 700), und bei dem Fetus von 75 mm L. liegen sie nicht mehr seitlich, sondern „unter dem caudalen Ende des Uterovaginalkanals, überragen ihn seitlich noch immer". — An ihren ventralen Enden fassen sie „den Sinus zwischen sich und sind mit dessen Seitenwänden verwachsen. Der Sinus besitzt an dieser Stelle zwei seitliche Ausstülpungen, welche in den Höcker hineinragen" (l. c. S. 700). Sie haben auf ihren medialen Seiten je einen Längskamm. Durch Verwachsung dieser Kämme entstünde die mittlere dünne Platte bei dem Embryo von 90 mm. Das Epithel zeigt an seiner Oberfläche platte Zellenlagen und abgestoßenes Epithel füllt das Lumen. Seine Darstellung betrifft weiterhin noch Embryonen von 16, 17, und 21 cm Sch.-St.-L., also die Zeit der Massenentwicklung der Vagina.

Bei zweien der untersuchten Embryonen hat Mijsberg keine Spur der Wolffschen Höcker aufgefunden, bei einem waren sie außerordentlich klein. Aus seinen Befunden schließt Mijsberg, daß ein Conus vaginalis beim Menschen nicht vorkomme; nur der untere Teil der Vagina, etwa das untere Drittel, wird hauptsächlich durch die Wolffschen Höcker, welche aus den unteren Enden der Wolffschen Gänge hervorgehen, gebildet" (S. 758). Zuvor aber sagt er, daß beim Fehlen der Wolffschen Höcker „die weitere Entwicklung auch zu dem Entstehen einer normalen Vagina führen kann" (S. 744 unten). Ebenso spricht er für die Fälle mit erhaltenem distalen Abschnitt der Wolffschen Gänge aus: „Die Vagina ist in diesen Fällen also nur von den Müllerschen Gängen gebildet worden" (S. 745). Wie ist so etwas möglich? Ich habe S. 456 schon darauf hingewiesen, daß eine

Anzahl guter Abbildungen dafür sprechen, daß die „Wolffian bulbs" durch Eindringen des Sinusepithels in die Enden der Wolffschen Gänge entstehen, daß es sich dabei nicht um eine Umwandlung des zu der Zeit einschichtigen Cylinderepithels der Wolffschen Gänge handelt; sehr beweisend ist dafür die Fig. 5 von Berry Hart (1911). Diese, offenbar Wiedergabe nach einem Lichtbild, zeigt sehr klar, daß die geschichtete Plattenepithelmasse des Wolffian bulb an das offene, mit einschichtigem Cylinderepithel ausgekleidete Ende des Wolffschen Ganges ohne irgendein Zeichen eines Überganges anstößt. Auch viele Stellen von Mijsbergs Text zeigen, daß er zwischen Sinus-urogenitalis-Epithel und dem der Wolffschen Höcker keinen Unterschied fand.

Merkwürdig ist die vorkommende Unterbrechung zwischen den Wolffschen Höckern (s. Abb. 70 und 71). Da der Müllersche Gang normalerweise seine epitheliale Verlötung mit dem Sinusepithel beibehält, so handelt es sich wohl um eine sekundäre Trennung, die durch das lange Erhaltenbleiben einer Trennung der Enden der Müllerschen Gänge beim menschlichen Weibe begreiflich wird. Auf die Beziehungen zu Befunden bei Säugern, insbesondere bei den Marsupialiern, kann hier nicht eingegangen werden.

Aus dem vorliegenden Material ziehe ich den Schluß, daß beim Menschen neben einer medianen plattenförmigen Wucherung des Sinusepithels in der Regel durch Einwucherung des Sinus-urogenitalis-Epithels in die Enden der Wolffschen Gänge, die an ihren medialen Seiten schon frühzeitig mit den noch getrennten Enden der Müllerschen Gänge in Berührung stehen, die Epithelmasse der Vaginalanlage (Conus vaginalis) gebildet wird. Da es sich um Epithel des Sinus urogenitalis handelt, wird es verständlich, daß die Art der Einwucherung (Defekte der medianen Partie, andererseits Fehlen der Wolffschen Höcker) variieren kann, ohne daß eine Mißbildung die Folge zu sein braucht, wohl aber kann ein Längsseptum in Strecken der Vagina eine Folge des Fehlens der mittleren Platte oder ihrer Durchbrechung sein. Da der Uterovaginalkanal sich über der erweiterten Stelle am unteren Teile einschnürt, namentlich von der dorsalen Seite her, um sich dann wieder zu erweitern, so findet auch das Vorkommen des zweiten, sog. Septum transversum seine Erklärung.

Was das Wachstum der Vaginalanlage anlangt, so geht dasselbe, wenn erst die Sproßbildung an der Oberfläche einsetzt, sehr rasch vor sich. Der Zeitpunkt scheint wechselnd, wie sich namentlich aus den Angaben über ihre obere Abgrenzung ergibt. Das geschichtete Pflasterepithel steigt in der schon in Differenzierung begriffenen mesenchymatischen Wand des Genitalkanales in die Höhe, wie das W. Nagel seinerzeit dargetan hat. Dabei dringt wohl das geschichtete Pflasterepithel der Basalmembran entlang, das Cylinderepithel abhebend vor, entsprechend dem, was man beim Vordringen des geschichteten Epithels im Sinus urogenitalis und des Ektoderms im Anus beobachten kann. Bei der Oberflächenvergrößerung durch die Sprossenbildung werden die Leistenskulpturen der Vagina angelegt, wobei der Querschnitt stark vergrößert wird und dabei auch seine Gestalt modifiziert. Die obere Grenze wird eindeutig bestimmt durch die Entwicklung von einer vorderen und hinteren Epithelplatte, welche, etwas cranialwärts abgebogen, in das Mesenchym eindringen, Abb. 75. Die beiden vereinigen sich seitlich. Sie stellen die Fornix-vaginae-Anlage dar. In der Zeit ihres Auftretens besteht zweifelsohne eine große Variabilität.

Während Kußmaul (1859) Ende des 3. Monats, Dohrn (1875) 15.—16. Woche, Bayer (1903) Beginn des 5. Monats angaben, hat ihn W. Nagel beim Embryo von 12 cm R.-L. angetroffen, dagegen bei solchen von 14—15 cm R.-L. noch nicht. Koelliker (1861/79) gibt 5.—6. Monat, Geigel (1883) erst den 6. Monat an. Da die Fornices zuerst als schwache Eindellungen auftreten, so ist es sehr wohl möglich, daß diese teilweise noch nicht als Beginn der Fornixbildung angesprochen wurden.

Über den Verlauf der Fornix- und Portio-Bildung sind sehr verschiedene Befunde bekannt geworden. Entweder geht eine Ausweitung des cranialsten Vaginalteils mit der Ausbildung der Grenze einher, oder es bildet sich von der in der Gegend noch dünnen Vaginalanlage vor ihrem Ende eine vordere und, stets weiter cranialwärts, eine hintere Epithellamelle; nach dem einen Autor zuerst die zur Abgrenzung der sich nach hinten verwölbenden vorderen Portio-Lippe, in anderen, wohl den selteneren Fällen aber zuerst die für die hintere Lippe; oder auch es entsteht gleich eine Ringfalte (v. Koelliker, van Ackeren).

In der Regel entwickelt sich „das hintere Scheidengewölbe früher als das vordere, und die hintere Muttermundslippe erlangt dadurch früher als die vordere eine vollkommenere Ausbildung" (Nagel, 1891, S. 649). Mit Eintreten der Wucherung des vaginalen Epithels und der dadurch sich einstellenden Ausweitung der Vagina werden auch die Anlagen des Scheidengewölbes erweitert, und zwar kommt es vorn zunächst ebenfalls zur Ausbildung eines hohen Gewölbes, wie das schon v. Mihalkovicz (1885, S. 350) hervorgehoben hat. Die Oberfläche der Portio vaginalis zeigt eine Faltenskulptur, die während der ganzen fetalen Periode und bis zur Pubertät erhalten bleibt; allerdings ist sie bei der Geburt schon viel weniger ausgebildet und kann zu dieser Zeit schon nur noch in Andeutungen vorhanden sein. Sie besteht aus feinen Radiärfurchen an den Muttermundlippen und deren Außenflächen, namentlich der vorderen. Diese werden durch kleinere quere Furchen verbunden; „seltener kommen quere Furchen als Hauptfurchen vor, die dann durch ganz wenig radiär verlaufende Nebenfurchen vereinigt werden" (Felix, 1911, S. 898).

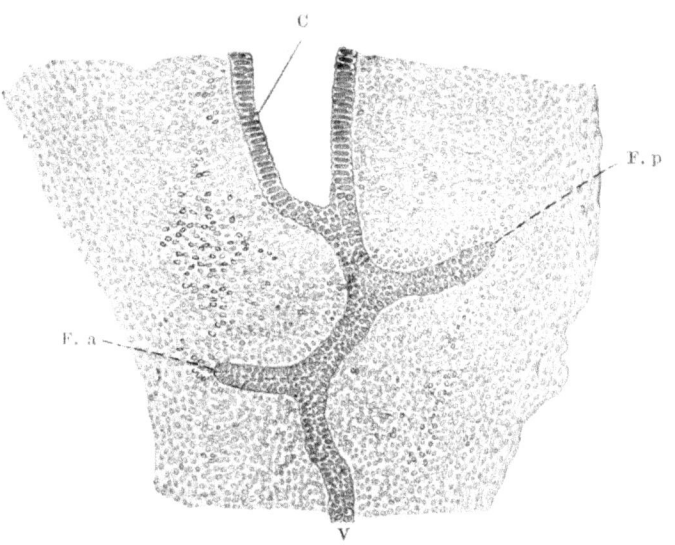

Abb. 75. Sagittalschnitt durch den mittleren Teil des Geschlechtsstranges eines weiblichen menschlichen Embryos von 17 cm R. L. C Cervixepithel, F. a Anlage des vorderen, F. p Anlage des hinteren Scheidengewölbes, V Vagina. (Nach W. Nagel.)

Die Bildung einer Lichtung in der Vagina durch Zerfall der zentralen Epithelmassen beginnt in den untersten Teilen, bei Embryonen von 15—20 cm R.-L. (Nagel, 1891), und endet mit dem Freiwerden der Portio vaginalis. Die scharfe Grenze zwischen dem geschichteten Plattenepithel der Vagina und dem mehrschichtigen Cylinderepithel der Cervix liegt zuerst im Cervicalkanal (Tourneux und Legay, 1884). Wenn die Schleimbildung im Cervixepithel beginnt, so drängt dieses das Plattenepithel zurück bis zum äußeren Muttermund und, in einem Drittel der Fälle, noch über ihn hinaus bis auf die Außenseite der Portio.

Es entsteht dadurch Fischels kongenitales histologisches Ectropium. Noch im Laufe der Fetalzeit wird die Außenfläche wieder mit Plattenepithel überzogen, so daß zumeist der äußere Muttermund die zackige, auch mit Inselbildung einhergehende Epithelgrenze bildet. Bei kleiner Portio, bei engem Cervicalkanal und engem Muttermund liegt die Grenze indes im Cervicalkanal, bei weitem Muttermund und breiter Portio auf der vaginalen Seite dieser (Bild der sog. „physiologischen Erosion").

Über die Längenverhältnisse von Scheide und Gebärmutter gibt die folgende Tabelle (abgeändert nach der von Tourneux und Legay, 1884, S. 379) Auskunft.

Tabelle über die Länge von Uterus und Vagina.

Rumpfgröße (Alter) des Fetus	Länge des Uterovaginalkanals	Länge der Vagina	Länge des Uterus
7,5 cm	5 mm	2,2 mm	2,8 mm
9 „	6,5 „	8,5 „	3 „
10,5 „	10 „	5,5 „	4,5 „
12,5 „	13 „	6,5 „	6,5 „
12,5 „	9,5 „	6,5 „	3 „
13,5 „	19,5 „	11,5 „	8 „
14 „	20 „	8,5 „	11,5 „
16 „	21 „	10 „	11 „
16,5 „	21 „	9,5 „	11,5 „
19 „	25 „	11 „	14 „
20 „	29 „	16 „	13 „
21 „	29 „	15 „	14 „
8. Monat	—	—	19 „
39 cm	—	—	23 „
1 Tag	—	—	32 „
8 Tage	35 „	10 „	25 „
20 „	32 „	11 „	21 „
4 Monate	50 „	30 „	20 „
5 „	53 „	28 „	25 „
3 Jahre	65 „	40 „	25 „

b) Spätere Entwicklung des Sinus urogenitalis.

Die Beziehungen der Vaginalanlage zu den Umgestaltungen des Sinus urogenitalis hat W. A. Mijsberg (1924) einer eingehenden Untersuchung unterzogen, und er kommt zu dem Ergebnis, daß eine Aufteilung des Sinus urogenitalis durch eine frontale Scheidewand, wie sie z. B. für Meerschweinchen, Ratte, Schwein (Retterer, Spuler, Henneberg) feststeht, wie sie Retterer und Bolk auch für den Menschen behauptet hatten, beim Menschen nicht vorkommt. Ich selber hatte mich (1910) auf Grund von einander fast berührenden Falten im oberen Bereich des Sinus urogenitalis bei menschlichen Embryonen und der Bolkschen Darstellung von der Verschmelzung entsprechender Seitenfalten im Sinus urogenitalis für eine solche Aufteilung des Sinus ausgesprochen.

Der Sinus urogenitalis des Menschen zeigt nach Mijsberg schon bei 25 mm Sch.-St.-L. eine Einwölbung seiner craniodorsalen und caudalen Seite und eine seitliche Rinnenbildung, in welcher die Bartholinischen Drüsen als solide Epithelknospen schon angelegt waren. Bei 49 mm fanden sich neben der hinteren einspringenden Falte, der „Crista urogenitalis posterior" Mijsbergs, ausspringende Rinnen, deren sich vertiefende linke in die Mitte rückt, während sich die rechte in die rechte Bartholinische Seitenwandrinne fortsetzt. Auf der linken Seite wird diese neu gebildet. Diese vertiefen sich ansehnlich; ihren oberen Rand bezeichnet Mijsberg als „Parahymenalfalte", ihren unteren als „untere Seitenwandfalte". Auch auf der vorderen Medianfalte, der „Crista urogenitalis anterior", erhebt sich eine ausspringende Rinne, deren unterer Rand als „obere Seitenwandfalte" bezeichnet wird. Sie gelangt vorn auf die linke Seitenwand, die rechte Grenzrinne der Crista urogenitalis anterior wird zur Medianrinne, deren Ränder zur Uralplatte verschmelzen. „Seitlich und etwas über dem Müllerschen Hügel ist das Urethraende vorgebuchtet durch die obere Urogenitalfalte."

Die Parahymenalfalten verlängern sich nach aufwärts bis seitlich dicht unterhalb des Müllerschen Hügels. Diesen fand Mijsberg vom Embryo von 60 mm Sch.-St.-L. ab verschwunden [1]. Von der oberen Urogenitalfalte zweigte sich in den folgenden Stadien nach hinten eine divergierende „untere Urogenitalfalte" ab; zwischen beiden war ein seitlicher Recessus des Sinus urogenitalis. Diese Recessus „sind es, an welche sich die Wolffschen Höcker von den Seiten anlegen" [Mijsberg (1924, S. 723)]; sie sind als Beginn der Lichtung in den verdickten seitlichen Partien des Conus vaginalis, die von den Wolffschen Höckern stammen, bei meinem Embryo von 8,2 cm Sch.-St.-L. wohl entwickelt (s. S. 459). Bei Fehlen der Wolffschen Höcker fehlen auch diese Recessus und ist die seitliche Vorwölbung über der Urethralgrenze nicht gespalten. Vom 60 mm langen Embryo ab verschwindet die Crista urogenit. post. Die von jetzt ab symmetrischen Bartholinischen Seitenrinnen sind nach hinten oben verlängert, entsprechend die Parahymenalfalten. Beim Embryo von 68 mm Sch.-St.-L. trat im vorderen Teil der Crista urogenit. ant. auf ihr eine selbständige Rinne auf.

Die Crista urogenitalis wird zunächst sehr stark, um später immer mehr sich abzuflachen. Beim Embryo von 75 mm Sch.-St.-L. beginnt der Sinus urogenitalis niederer zu werden, und dieser Prozeß setzt sich energisch fort; zunächst behält der Kontur der caudalen Wand eine flache Bogenform, vom Embryo von 120 mm Sch.-St.-L. ab springt die Mündungsgegend der Vagina immer mehr vor und es erscheint damit die Hinterwand darunter zu einem Winkel ausgebuchtet. Die stärker werdende Vorwölbung einer „Portio hymenalis vaginae" (Bolk) führt zur Verschiebung auch der Urethralmündung nach vorn, die hintere seitliche Wand des Sinus wird relativ kürzer, die Mündung der Bartholinischen Drüsen erscheint nach hinten verlagert und liegt bei dem Embryo von 160 mm Sch.-St.-L. unterhalb des Vorderendes der Pars hymenalis. Die Crista urogenitalis ant. setzt sich hinten jederseits in die obere Urogenitalfalte fort, und diese wird vom Embryo von 103 mm Sch.-St.-L. ab unten von der Sinuswand durch eine Verlängerung der Seitenrinne neben der Crista urogenitalis ant. abgesetzt, während sie nach oben in die Urethralwand verstreicht. Dadurch entstehen seitlich an der Urethralöffnung „Urethrallippen" (Mijsberg). Die zeitweise sehr tief gewordene Bartholinische Seitenrinne verbreitert sich hinten und führt dort zu einer transversalen Verbreiterung des Sinus urogenitalis, vorn verläuft sie in die Grenzrinne der Crista urogenitalis ant. Später wird sie flacher und verschwindet schließlich ganz. Von ihr kann sich in verschiedener Höhe eine der unteren Seitenwandfalte etwa parallele Extrafalte erheben, die hinten, schmal werdend, bis an die Parahymenalfalte reicht, vorn in die Seitenwandfalte verstreicht. Unterhalb der unteren Seitenwandfalte konnten vom Embryo von 12 cm Sch.-St.-L. ab zwei kleinere Rinnen festgestellt werden, die keine besondere Bedeutung für die Ausgestaltung des Sinus urogenitalis haben. Die Rinnen und Falten verschwinden allmählich, doch kommt der Parahymenalfalte Bedeutung für die Hymenbildung zu.

c) Entstehung des Hymens.

Mit der Frage nach der Herkunft der Vagina ist natürlich die nach der **morphologischen Bedeutung und der Entstehung des Hymens** aufs engste verknüpft. Nimmt man an, daß die ganze Vagina aus dem untersten Abschnitt der Müllerschen Gänge entstehe, so ist das Nächstliegende, im Hymen ein Derivat des Müllerschen Hügels zu sehen; doch läßt er sich auch von einer selbständigen Faltenbildung an dem Unterende des Genitalganges ableiten (Dohrn). Läßt man die ganze Vagina oder deren unteren Abschnitt aus dem Sinus urogenitalis sich entwickeln, so wird man a priori in dem Hymen eine sekundäre Bildung im Bereich des Sinus urogenitalis sehen. Nimmt man eine Beteiligung der Wolffschen Gänge an der Bildung der Vagina an (B. Hart, 1901, H. A. E. Kempe, 1903),

---

[1] Daß ihn Mijsberg in späteren Stadien nicht auffand, ist mir nur erklärlich, wenn sein charakteristisches Epithel nicht ausreichend erhalten war. Man vergleiche die Abb. 68, 69 und 77.

so kann man die Enden des primären Harnleiters auch für die Hymenbildung in Betracht ziehen, wie B. Hart (1901): „The Hymen is derived from bulbous proliferation of the lower ends of the Wolffian ducts"; daher entspräche er dem Colliculus seminalis und sei eine ektodermale Bildung, entsprechend Harts Annahme, die Wolffschen Gänge seien ektodermaler Herkunft.

Die Lehrmeinung muß die Öffnung im Hymen als Perforationsöffnung ansehen, daher man bei ihrem Fehlen von Hymen imperforatus spricht, die andern Meinungen dagegen müssen im Fehlen einer Hymenalöffnung eine abnorme totale Verwachsung von in der

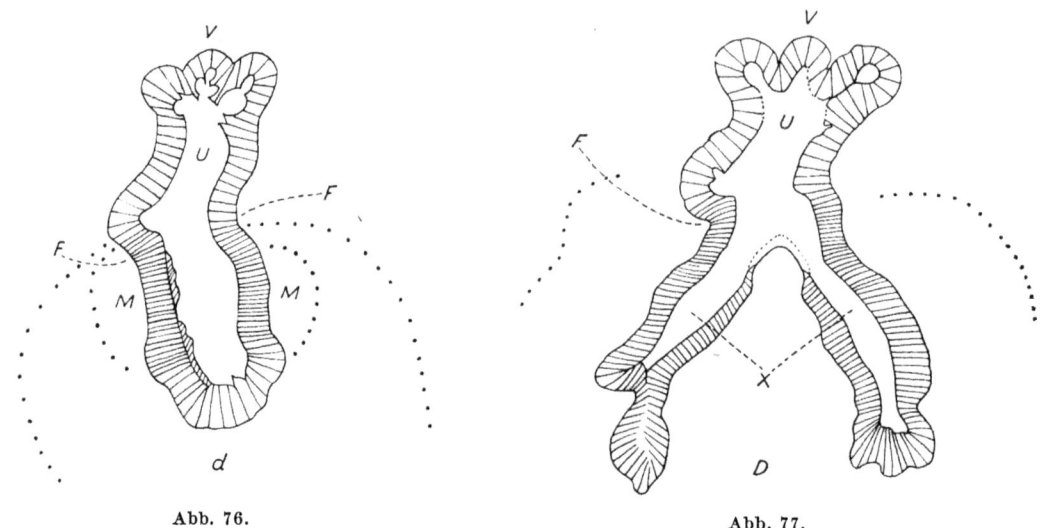

Abb. 76.   Abb. 77.

Abb. 76. Querschnitt durch den halsartigen Teil des Sinus urogenitalis eines weiblichen menschlichen Embryos von 13,4 cm Sch.-St.-L., von oben gesehen. Der Schnitt liegt dicht über der Basis des in den Abb. 71 bis 73 dargestellten Modelles. V ventral, d dorsal. Die Dichte der Schraffur des Sinusepithels gibt seinen Zellenreichtum wieder. U der in Verlängerung der Harnröhre gelegene Teil, F die beiden seitlichen Längsfalten. Die Grenze der Mesenchymwand des Genitalkanales durch eine Punktlinie angegeben; dieses ist über dem zellreichsten Epithel besonders zellreich, das durch M und die innere Punktlinie bezeichnete Gebiet.

Abb. 77. Querschnitt durch den cranialsten Teil des Sinus urogenitalis eines weiblichen menschlichen Embryos von 13,4 cm Sch.-St.-L., von oben gesehen, der die dorsalwärts abgehenden Hörner X getroffen hat. V ventral, D dorsal Durch Punktlinien ist die Grenze des verdichteten Mesenchyms um den Genitalkanal angegeben. U der in Verlängerung der Urethra gelegene Teil des Sinus urogenitalis. Durch die Dichte der Radiärfraktur ist für das Sinusepithel dessen Zellkernreichtum ausgedrückt. Das schlecht erhaltene Epithel des Restes des Müllerschen Hügels durch eine punktierte Linie angezeigt. F die medianwärts vorspringende linke Längsfalte im Bereich des zellreichen Epithels und Mesenchyms, die flachere der rechten Seite liegt dorsaler, seitlich vom Rest des Müllerschen Hügels.

Norm teilweise getrennt bleibenden Falten sehen, daher diese Anomalie als Hymen occlusivus (Bolk, 1907) bezeichnen.

Durch die Vorwölbung der Mündungsgegend der Vagina ragt ihre untere Wand über den nach hinten winkelig zurückspringenden Sinus urogenitalis vor, bildet ein Dach über seinem hinteren Teil, das aus einer Mesenchymlamelle besteht, die oben von Vaginal-, unten von Sinusepithel begrenzt ist. Diese bezeichnet Mijsberg als unpaare Hymenanlage. Wenn der Kegel des Vaginalendes sich weiter vorstülpt, so werden auch seitliche Teile zur Dachbildung herangezogen. Diese senken sich um so steiler medialwärts herab, je mehr die Öffnung der Vagina die Gestalt eines sagittalen Schlitzes annimmt. Diese seitlichen Partien unterscheidet Mijsberg als paarige Hymenanlagen. Die sich nach hinten zurückziehende Parahymenalfalte verläuft auf die Unterseite der Hymenanlage und verstreicht dort gegen die Mitte der Bildung. Der Sinus wird immer niederer, die Mündungen von Scheide und Urethra kommen tiefer zu liegen und entfernen sich unter Bildung der Carina urethralis, des Perineum anterius von Bolk, voneinander. Die Öffnung der Vagina erscheint als sagittaler Schlitz zwischen der in den Rest des Sinus urogenitalis hereinragenden Hymenalfalte. Nur durch Deformation entsteht das Bild des Hymen semilunaris.

Die Abb. 76 zeigt einen Querschnitt durch die halsartige Einschnürung des Sinus urogenitalis, von der oben schon die Rede war. Seitlich findet sich in dem hinteren Abschnitt das Bild einer starken Vermehrung des Epithels und bis hierher reicht die Mesenchymverdichtung um die Wolffschen Hörner. In diese hinein führt jederseits ein Recessus, Abb. 77, der sich, seitlich und hinten gelegen, von oberhalb des spitzen Restes des Müllerschen Hügels bis unterhalb dieser Bildung ausdehnt.

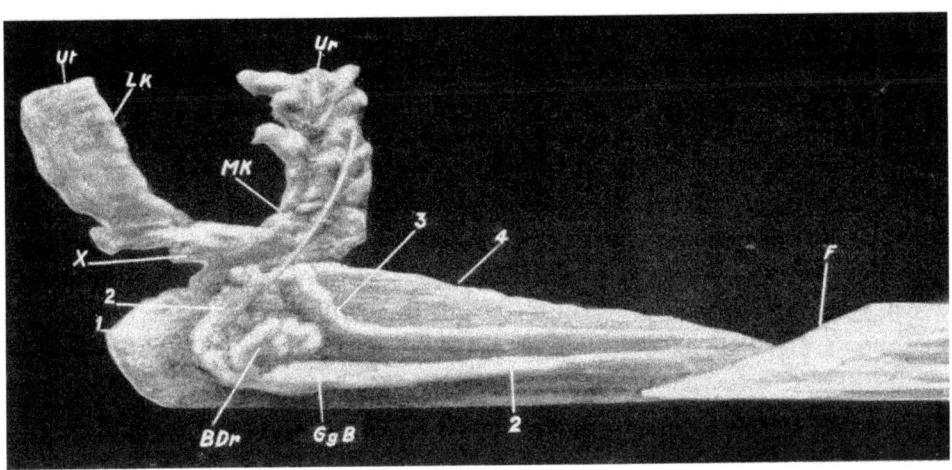

Abb. 78. Modell des dorsalen Teiles des Sinus urogenitalis, der Harnröhre und des distalen Teiles des Genitalkanales eines weiblichen menschlichen Embryos von 13,4 cm Sch.-St.-L., von rechts und schräg von dorsal und unten gesehen. B Dr Bartholinische Drüse, F Grenzfurche zwischen Clitoris und Labium maius, Gg B Ausführungsgang der Bartholinischen Drüse, L K lateraler Kamm der Vaginalanlage, M K Stelle der Mittelkante des Modelles, von der aus sich die Urethra dorsalwärts zum Sinus urogenitalis erweitert, Ur Urethra, 1 caudale Ausbuchtung des Sinus urogenitalis, 2. Bartholinische Seitenwandrinne, 3 Sonderrinne, die beiderseits mit der Grenzrinne der Crista urogenitalis anterior verschmilzt, vielleicht eine Modifikation der Extrarinne Mysbergs, 4 seitliche Grenzrinne der Crista urogenitalis anterior.

Dieser ganze Bereich sowie die zwischen ihm gelegenen Partien hängen bei vorhandener Mittelplatte zusammen und werden sicherlich zur Bildung eines Vaginalabschnittes vereinigt. Die beiden nach hinten gerichteten Falten der Urethra bilden die Fortsetzung der beiden Recessus nach oben, nachdem sie die, namentlich rechts sichtbare, Furche hinter der Urethralmündung passiert haben. Daß in der Gegend ein stärkeres Wachstum stattfindet, ist kein Zweifel. Es führt zu einer Verlängerung der hinteren Urethralwand nach abwärts; inwieweit und ob dabei auch die craniale Wand der untersten Vaginalanlage verlängert wird, ist nach den meines Erachtens aberranten Verhältnissen dieses Embryos nicht zu beurteilen. Ich gebe die Abb. 78 zur Darstellung des Außenreliefs dieser Gegend; die Erörterung des Problems soll an anderer Stelle erfolgen.

Hier genügt die Feststellung, daß alles dafür spricht, daß die Vaginalanlage vom Sinus-urogenitalis-Epithel aus erfolgt, mit oder ohne Beteiligung von in die Enden der Wolffschen Gänge eingedrungenen Epithelien, die dort die Wolffian bulbs Berry Harts bilden, daß aber eine Aufteilung des Sinus urogenitalis durch Bildung einer frontalen Scheidewand durch Verschmelzung seitlicher Falten nicht statthat.

Da der Müllersche Hügel verschwindet, da er seine Gestalt dabei erheblich ändert und über den Bildungsstellen der Wolffschen Höcker und auch teilweise der mittleren Partien des Conus vaginalis liegt, so kann er für die Hymenbildung nicht in Betracht kommen. Diese erfolgt durch die Ausbildung der Pars hymenalis der Vagina; eine Unterscheidung des zusammenhängenden Bildungsmaterials in eine unpaare mittlere und zwei paarige seitliche Hymenanlagen scheint mir entbehrlich, wird aber, da sie zu einer richtigen Vorstellung der Gestalt des Hymens führen kann, vielleicht angenommen werden. Die Carina urethralis möchte L. Bolk aus entwicklungsgeschichtlichen und vergleichend anatomischen Gründen „Perineum anterius" nennen, und er sieht auf Grund seiner ausgedehnten Untersuchungen an Primaten in ihm in seiner menschlichen Form ein spezifisch menschliches Gebilde.

Während das Epithel des Sinus urogenitalis ursprünglich den Charakter eines geschichteten Plattenepithels zeigt, wird er später in ein 2(—3)schichtiges Epithel mit oberflächlicher Cylinderzellenlage umgebildet; Tourneux (1889, S. 255) hat die Umbildung bei Embryonen von 7,5 cm R.-L. erst in den vorderen Abschnitten angetroffen, bald, schon bei 8,2 cm, finde ich dieses umgewandelte Epithel, abgesehen von den Übergangszonen zum Hautepithel, überall. Es bleibt die oberflächliche Cylinderepithelschichte bis zu 15 cm R.-L. erhalten, dann verschwindet sie, und es erscheint rasch das definitive geschichtete Plattenepithel; schon bei 16 cm Sch.-St.-L. fand Vit. Müller diese Umbildung vollzogen.

d) Entstehung der Prostatadrüsen, der paraurethralen Gänge und vaginaler Schleimdrüsen.

Die ersten Anlagen der Prostatadrüsen, die beim Mann schon in der Mitte des dritten Monats deutlich sind, finden sich beim Weibe erst am Ende des dritten Monats (Tourneux, 1889, W. Nagel, 1897, R. Meyer, 1907). W. A. Mijsberg (1924) fand die erste Anlage der seitlichen und vorderen bei 5 cm Sch.-St.-L., die auch der hinteren bei 60 mm Sch.-St.-L. großen weiblichen Embryonen. Sie entwickeln sich zunächst langsam. Erst bei 12,5 cm R.-L. sind sie zahlreicher und weiter entwickelt, „dans toute la hauteur du canal de l'urèthre, plus abondants et plus dévelopés toutefois au voisinage de l'extrémité inférieure du cordon gènital où ils occupent de préférence la paroi postérieure" (Tourneux, 1889, S. 257). Zu Anfang des 6. Monats zeigen die ziemlich zahlreichen Drüsen einen offenen Ausführungsgang, die Anlagen der sekretorischen Teile noch stets solid, manchmal verzweigt; doch fand Mijsberg schon bei einem Embryo von 103 mm Sch.-St.-L. Anlagen mit Lumen. Namentlich im unteren Teil der Harnröhre finden sich die Drüsen in späterer Zeit wohl entwickelt.

„Die an dem hinteren Rand der Harnröhrenmündung gelegenen Drüsen, die sog. paraurethralen Gänge (Ductus paraurethrales), zeichnen sich manchmal durch ihre größere Länge aus, auch werden sie früher hohl als die übrigen" (W. Nagel, 1897, S. 561). Nach R. Meyer (1901, 1907) münden sie beim Neugeborenen noch meist in die Harnröhre, ebenso die anderen Schleimdrüsen; nur vereinzelt finden sich zu dieser Zeit posturethral gelegene Drüsen. Bei den Erwachsenen liegen die Mündungen der paraurethralen Gänge innen dicht über der Mündung der Urethra, meist von einem ringförmigen oder ovalen Randwulst umgeben „gerade da, wo die seitlichen Längswülste der Schleimhaut der Harnröhre auf der Hinterwand der Harnröhre nach der Mittellinie umbiegen" (Schüller, 1883, S. 410), manchmal aber auch, mit den Mündungen der kleinen Drüsen, um die Harnröhrenöffnung, namentlich retrourethral; „sollte dieses häufig der Fall sein, so kann ich nur einen physiologischen Prolaps der Harnröhrenmündung im postfetalen Leben als Ursache dieser Ortsverschiebung ansehen" (R. Meyer, 1901, S. 23). Daß die paraurethralen Gänge (auch Skenesche Gänge genannt, nach ihrem Wiederentdecker, der sie für urethrale Drüsen hielt), die schon De Graaf, Haller, Morgagni, Boerhave bekannt waren, mit den Resten der Wolffschen Gänge nichts zu tun haben können, hat schon M. Schüller (1883) richtig erkannt und haben dann van Ackeren und Tourneux (1889) endgültig festgestellt. Nach W. A. Mijsberg sind sie „als abgeschnürte Teile des Sinus urogenitalis zu betrachten, in welchen Sinusdrüsen einmünden. Sie entstehen im Anfang der 2. Hälfte der Schwangerschaft" (1924, S. 758).

In den späteren Monaten sollen im untersten Teil der Vagina nach R. Meyer (1901) ausnahmsweise „echte Schleimdrüsen und Cysten" entstehen können, doch ist über das spätere Schicksal derartiger Anlagen nichts bekannt. (Über die Drüsen des Sinus urogenitalis siehe S. 485.)

e) Ausbildung der mesenchymatischen Wand der Scheide.

Die Differenzierung der mesenchymatischen Wand der Scheide vollzieht sich erst spät, entsprechend der späten Ausbildung des Organes.

Bei 8,2 mm Sch.-St.-L. findet man um die Mündung des Conus vaginalis kleine Mesenchymzellen dicht zusammengedrängt, nach unten und oben gehen sie in weniger dicht gelagerte gestreckte Zellen über; um den gefalteten Sinus urogenitalis erscheinen sie als den Oberflächen des Sinus parallel gelagerte, gestreckt spindelige Elemente, deren Masse nach außen nicht deutlich abgegrenzt ist. Nur hinter dem Conus vaginalis hat sich bereits eine selbständige dichte Spindelzellschicht, die in der Umbildung in Muskulatur begriffen ist, differenziert. Sie ist längsgerichtet, verliert sich nach oben und unten und wird in den mittleren Partien von einer ungefähr zirkulär angeordneten Zellschicht überlagert. Unten erscheinen die benachbarten Züge der Mesenchymzellen um den Sinus urogenitalis in ihrem Verlauf durch sie beeinflußt. Später, bei 13,5 cm Sch.-St.-L., erstreckt sich diese nun deutlich muskulöse Lage weiter kopfwärts und grenzt oben die hinten stark entwickelten weiten Blutgefäße im Bereich des gewucherten Conus vaginalis ab; nach unten verliert sie sich an den obersten Teilen des Sinus urogenitalis, über die vorn die zirkuläre mittlere Zellschicht der mesenchymatischen Harnröhrenwand herunterreicht. Die mächtigen Netze weiter Blutgefäße (Venen) in der Sinuswand werden nach hinten abgegrenzt durch Bindegewebszüge, welche schräg nach hinten und cranialwärts aufsteigen zu dem Unterende der Längsmuskulatur des Mastdarmes; sie bilden die Anlage eines bindegewebigen Septum recto-vestibulo-vaginale.

Bei 26 cm Gesamtlänge des Fetus, wenn die Uterusmuskulatur schon im Bereich des Corpus und der Cervix angelegt ist, hört sie „bereits in einiger Entfernung oberhalb des Abganges des hinteren Fornixschenkels auf, so daß — — reichlich das Gebiet der späteren Portio vaginalis noch muskellos erscheint. Das Wandgewebe gleicht hier schon mehr dem vaginalen, ist aber etwas kernreicher — —. Im Bereich der Vagina — — — enthält dasselbe ein deutlicheres und gröberes Fibrillennetz als die Uterusmucosa und ist erheblich weniger zellreich, nach außen schließt sich ein schmaler Streifen dicht fibrillären Bindegewebes an". Diesem wieder dicht angefügt finden wir ein gleichfalls schmales, der Uterusmuskulatur gegenüber ganz selbständiges „Lager fast ausschließlich längsgerichteter Muskulatur, Abb. 79. Dasselbe ist vorn breiter als hinten, etwa 0,05 : 0,03 mm. — — In der Nähe des späteren Orific. externum und noch deutlicher etwas darunter finden sich nur ganz vereinzelte, außerordentlich schmächtige Ringbündel an der Innenseite der Längsschicht. Mit Annäherung an den schon ausgehöhlten und ampullär erweiterten Teil des Scheidenganges mischen sich mehr Ringbündel, z. T. auch in die longi-

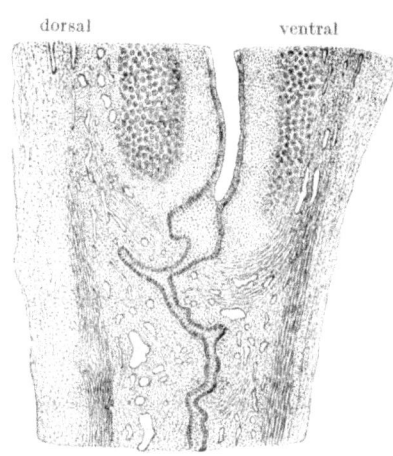

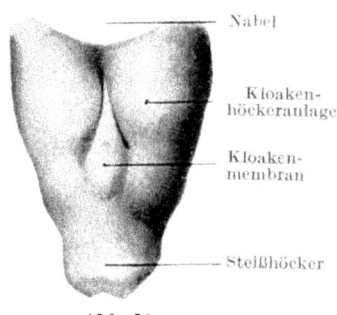

Abb. 79.   Abb. 80.

Abb. 79. Mediansagittalschnitt durch den mittleren Teil des Genitalstranges eines menschlichen weiblichen Fetus von 26 cm L. Aussprossung der Fornices von der soliden Vaginalanlage; deren geschichtetes Epithel ist in den Anfang des Cervicalkanales eingedrungen; Anlage der mesenchymatischen Wand. (Nach Werth u. Grusdew.)

Abb. 80. Modell der Kloakenmembran eines menschlichen Embryos von 3 mm gr. L. (Embryo E. B. der Samml. His, Leipzig.) Die rautenförmige Kloakenmembran ist zwischen der Anlage des Kloakenhöckers etwas eingesunken. Die Kloakenhöckeranlage ist paarig und zeigt eine caudale und eine craniale Vorwölbung.
Aus Keibel, 1896. (Nach der Originalzeichnung von W. Felix.)

tudinalen eingesprengt, diesen bei, dagegen ist vom Übergang in die Ampulle an abwärts bis zum hymenalen Ende die Wand noch muskellos" (Werth und Grusdew, S. 343 und 344). Mit der nun einsetzenden mächtigen Entwicklung der epithelialen Vagina macht auch die mesenchymatische Wand rasche Fortschritte und es kommt zu starker Entwicklung einer inneren Bindegewebsschicht um die entstandenen Epithelleisten, die auch auf die vaginale Seite der Portio sich erstreckt. „Die Muskulatur der Scheide hat dicht unterhalb der Gewölbe bereits (Embryo von 31 cm Gesamtlänge) eine erhebliche Breite. Längs- und zirkulärgerichtete Bündel, letztere weit überwiegend, sind untereinander durchflochten. Auch in die dicht fibrillär gewordene subepitheliale Bindegewebsschicht sind vorwiegend längsgerichtete Bündel eingesprengt. In unmittelbarer Fortsetzung der Scheidenmuskulatur indet sich ein hohes und breites Lager vorwiegend zirkulärer dicker Muskelbündel über den Scheidengewölben, welches die Cervixanschwellung bedingt" (Werth und Grusdew, S. 356). (Siehe auch oben S. 395.) Weiterhin tritt noch innerhalb der Ringslage eine innere Längsschicht über die Gewölbegegend deutlicher hervor. Später bildet sich, namentlich von der Geburt ab, das supravaginale Ringlager um, die innere Cervixschicht, samt anschließender Muskulatur, wächst stärker nach abwärts und der Wulst des Ringlagers wird eine verhältnismäßig schmale Lage, welche die innere vaginale Zirkulärmuskulatur in die äußere, vaginale [Ringmuskel-] Lamelle der Portio fortsetzt. Zwischen sie und die innere, die Uteruslamelle der Portio, „schiebt sich eine breitere, bindegewebsreichere Ring- und Längsmuskulatur, — — welche aus — — der Cervixwand stammt, bis an den Rand der Muttermundslippen ein" (Werth und Grusdew, S. 390 und 391). Das Gefäßnetz der Vagina entwickelt sich weiter, hängt unten mit den weiten Gefäßnetzen um den Sinus urogenitalis zusammen und erstreckt sich allmählich weiter nach oben und rings um die Vagina herum, während es zuerst überwiegend an ihrer Hinterseite angelegt und nur da weiter ausgebildet ist. Die Mucosa der Vagina, sagen Tourneux et Legay (1884, S. 363) von einem Fetus von 19 cm R.-L. „est sillonée dans toute son épaisseur par un réseau de larges capillaires sanguines de 12 à 15 μ de diamètre. Ce réseau se prolonge dans toute la portion du col occupée par un épithélium pavimenteux, puis, s'incurvant en dehors, passe au-dessous de la tunique musculeuse du col, pour se continuer avec le riche plexus veineux sous-musculaire de l'utérus".

K. Entwicklung der äußeren Geschlechtswerkzeuge.
a) Entstehung des Kloakenhöckers.

Der Kloakenhöcker wurde von A. Szenes (1924) schon bei einem Embryo von 10,44 mm gr. L. nachgewiesen als eine querorale flache Erhebung, die, vom Nabelstrangansatz ausgehend, durch vermehrtes Mesenchym emporgewölbt erscheint und, von

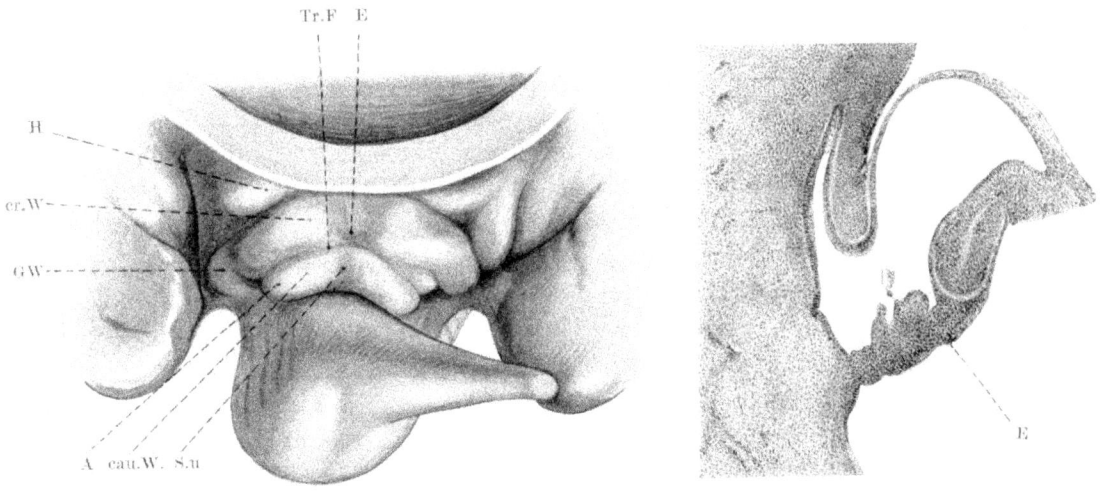

Abb. 81.   Abb. 82.

Abb. 81. Modell des caudalen Körperteiles eines menschlichen Embryos von 10,44 mm Sch.-St.-L. (Embryo E 10 der Sammlung Hochstetter, Wien.) Vergr. ²⁴/₁. A Anlage des Analhöckers, E flache mediane Erhebung auf dem cranialen Wulst, GW Anlage des Geschlechtswulstes, H subumbilicale Erhebung, die später verschwindet, cau.W. caudaler Wulst, cr.W. cranialer Wulst, S.u Sulcus urogenitalis, den caudalen Querwulst teilend, Tr.F quere Trennungsfurche zwischen cranialem und caudalem Wulst. (Nach A. Szenes.)

Abb. 82. Mediansagittalschnitt durch die Kloake eines menschlichen Embryos von 10,44 mm Sch.-St.-L. (Embryo E 10 der Sammlung Hochstetter, Wien.) Vergr. ⁵⁰/₁. E Erste Anlage der Tourneuxschen Epithelquaste. Die durch eine aufgehellte Linie wiedergegebene craniale Grenze der Kloakenmembran ist zu gerundet und zu weit caudalwärts vorgebuchtet wiedergegeben. (Nach A. Szenes.)

der Kuppel ab die Kloakenplatte in sich bergend, mit dieser bis zum caudalen Kloakenende reicht, Abb. 81 u. 82. Die bei dem Keibelschen Modell der Kloakengegend eines Embryos von 3 mm gr. L. (Abb. 80) seitlich von dem vorderen spitzwinkeligen Teil der Kloakenmembran gelegenen Kloakenwülste sind wohl als eine paarige Vorstufe des unpaaren Kloakenhöckers anzusehen, zumal sie je eine größere craniale und eine kleinere caudale Vorwölbung erkennen lassen. Der Kloakenhöcker zeigt, abgesehen von einem kleinen, medianen Hügel in seiner cranialen Abteilung, eine paarige Gliederung schon bei seinem Auftreten. Man kann von Anfang an an ihm einen oralen und einen caudalen Abhang unterscheiden. Seitlich wird er durch flache rundliche Erhebungen, die erste Anlage der Geschlechtswülste, von der Ursprungsstelle der hinteren Extremität getrennt. Vorn schiebt sich seitlich zwischen ihn und den hinteren Nabelumfang jederseits ein quergestreckter Wulst ein, der keine Bedeutung für die spätere Ausgestaltung dieser Gegend hat. Der Kloakenhügel wird durch eine seitlich tiefere Querfurche „in einen breiteren und höheren cranialen und einen schmäleren und niedrigeren caudalen Wulst geteilt" (Szenes, S. 108). Der caudale Wulst ist durch eine mediane Furche geteilt, und diese gabelt sich oralwärts zur Abgrenzung eines flachen medianen Hügels, nahe dessen caudalem Ende die erste Andeutung des Epithelhörnchens, Abb. 82 zu sehen ist. Diese Furchen bilden zusammen eine Y-förmige Figur (Spaulding, 1921).

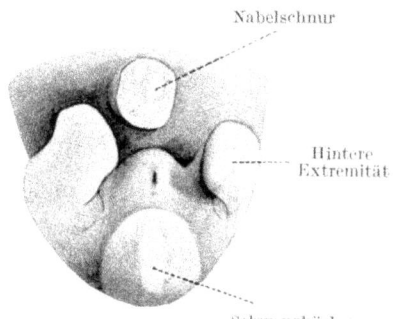

Abb. 83. Caudales Körperende eines menschlichen Embryos von 18 mm Länge, nach einer Photographie von Robert Meyer, Berlin. Zwischen den hinteren Extremitäten befindet sich der Kloakenhöcker. Er zeigt auf seinem analen Abfall die gestreckte Mündung des Sinus urogenitalis und dahinter das Aftergrübchen. (Nach der Originalzeichnung von W. Felix.)

Schon bei einem Embryo von 11 mm gr. L. hat sich an dem caudalen Wulst seitlich ein vorher nur angedeuteter Höcker, die Anlage des Analhöckers, abgesondert; die medialen Abschnitte sind mit dem nun stärker vorragenden Mittelhügel auf dem cranialen Wulst in Verbindung getreten und fassen die bis an die Höckerhöhe heranreichende Urogenitalfurche zwischen sich. Sie sind seitlich von dem vorderen Kloakenwulst durch eine Furche gut abgesetzt, und diese Grenzfurche läuft, latero-caudal abbiegend, um die Anlage des Analhöckers außen herum, um dann medianwärts in die schon vorhandene Grenzfurche des Schwanzes zu verlaufen.

Szenes hat die durch diese Furche abgegrenzten Wülste als „Genitoanalhöckerwülste" bezeichnet. Der craniale Wulst wird durch die craniocaudal gestreckten Genitalwülste von der hinteren Extremität getrennt, sein schmäleres seitwärts und schwanzwärts gerichtetes Ende ist durch eine flache Furche als selbständige Vorwölbung abgegrenzt, die zwischen Analhöcker und Genitalwulst eingeschaltet liegt. Diese Bildung ist vielleicht als die vom Blastem des Kloakenhöckers stammende caudale Geschlechtswulstanlage Hennebergs (1926) anzusprechen. Sie ist auch auf A. Szenes' Abb. 12, von einem Embryo von 12,84 mm gr. L., zu sehen und liegt auch hier zwischen Analhöcker und cranialem Kloakenwulst. Zu dieser Zeit ist das Septum urorectale an die Körperoberfläche gelangt und damit der primitive Damm gebildet.

b) Die Bildung des Afters.

An der Kloakenplatte gelangt dort, wo der Darmteil der Kloake das Ektoderm erreicht, schon bevor die Teilung durch das frontale Septum urorectale vollendet ist, eine quer, also senkrecht zur Achse der Kloakenplatte, gestellte ektodermale Epithelleiste, die vielleicht der den Kloakenhöcker teilenden Querfurche von Szenes entspricht, zur Ausbildung. Ihr entspricht auf der Oberfläche eine schwache Furche, die Fissura ani transversa. Dieser „verdanken wir die Beschreibung, daß die Mündung des Anus ursprünglich eine transversale Spalte sei" (Keibel, 1896, S. 83), während doch schon H. Rathke (l. c. S. 64) beim Schwein die Verhältnisse so dargestellt hat: „Sobald der Damm entstanden ist, findet man zwischen ihm und der Schwanzwurzel eine ziemlich lange Querfalte, die auf den ersten Anblick den After darzustellen scheint. Bei näherer Untersuchung jedoch ergibt sich bald, daß der After tiefer, nämlich in der Mitte dieser Furche liegt und ein kleines rundes Loch darstellt." Hinter der Epithelleiste ist die Oberfläche etwas herausgewölbt und wird durch eine scharfe Epithelfalte von der Wurzel des schon erheblich verkümmerten Schwanzes abgegrenzt; dieser Wulst ist die hintere Afterlippe Fleischmanns. Durch eine flache mediane Delle wird er geteilt, wodurch das Bild der Analhöcker Reichels entsteht, deren erste Anlage oben geschildert wurde.

Statt zwei können auch drei Höckerchen angedeutet sein, deren eines, kleineres, median liegt (Tourneux, 1889). Bei einem Embryo von 20 mm Länge fand F. Herzog (1904) die Analfurche seitlich nach vorn gekrümmt, hinter ihr die beiden Höckerchen von dem Schwanzhöcker durch die quere, nach vorn konvexe Schwanzfalte getrennt. Auch bei 28 mm Länge fand er noch den After in einer queren Furche und auch noch die Analhöcker. Indes kann schon bei 29 mm Sch.-St.-L. hinten und seitlich um den schon eine vertikale Spalte darstellenden After ein Afterwall in Form eines nach vorn offenen Hufeisens gebildet sein, in dem Analhöcker nicht mehr zu sehen sind, so wie Tourneux ihn um die vertikale Afterfalte bei Embryonen von 34 und 37 mm Länge sah und „bourrelet anal" benannte. Es wurde aber auch bei weiblichen Embryonen von etwa 31 mm Sch.-St.-L. der After zwar von einem Wall umgeben, aber noch in einem ovalen Quergrübchen gefunden. Die zuerst hinter der Querfurche gelegenen Wucherungen des Mesenchyms erstrecken sich also später seitwärts vom After weiter nach vorn, nach Keibels Meinung (1896, S. 126) erheben sie „sich von der Tiefe aus nach der Oberfläche, so daß so eine Fortsetzung des primitiven Dammes und ein richtiger ektodermaler Aftertrichter entsteht, ein Proctodaeum, das freilich nicht im alten Sinne durch Einstülpung zustande gekommen ist". Ein Nachvornwachsen der Analhöcker im Sinne Reichels zur Bildung des Dammes findet also nicht statt. Für eine Umbildung der Gegend beim Menschen durch unter dem Epithel sich abspielende Wachstumsprozesse spricht sich auch Tourneux aus, der beim Schaf zu dem Ergebnis gekommen war, daß der Damm lediglich durch den Perinealsporn gebildet werde. Dagegen kam Herzog zu der Ansicht (l. c., S. 717): das Septum urorectale (der Perinealsporn) erreicht „die Körperoberfläche nicht dadurch, daß er in der Richtung der Längenachse des Körpers gegen dieselbe hinwächst, sondern er nähert sich ihr dadurch, daß die leistenartig vorstehenden Gewebsteile, in die er distal seitlich übergeht (die Wände der Kloake, weiter unten die Wände der Dammfurche), sich einander nähern und miteinander in der Mittellinie verwachsen". Für diese Art der Entwickelung spricht die von Reichel „in der vorderen Wand des Rectums beobachtete Raphe und ebenso eine Art Raphe an der hinteren Wand der Urethra [recte des Sinus urogenitalis], die [er] bei allen von [ihm] untersuchten Embryonen nachweisen konnte".

Überlegt man sich, daß die Muskulatur des Perineums paarig angelegt wird und beim Menschen auch bleibt, so kann wohl daran kein Zweifel sein, daß mesodermale Massen von den Seiten zusammenwachsen zur Bildung des definitiven Dammes. Normalerweise erfolgt dieses Zusammenwachsen subepithelial, wobei vorn in der Dammfurche noch längere Zeit kein geschichtetes Plattenepithel auftritt (Abb. 84). Kommt aber beim Menschen ausnahmsweise das bei Ungulaten so wohl entwickelte, die Pars analis recti als epitheliale Röhre nach vorn zum Sinus urogenitalis, resp. gegen seinen soliden Epithelverschluß fortsetzende Analrohr zur Entwicklung, so kann wohl — drängt ausnahmsweise Mesenchym das Analrohr umhüllend vor, so müßte — das Zusammenwachsen distal von diesem Gebilde erfolgen, so daß dann eine epitheliale Kommunikation zwischen den untersten Teilen des Sinus urogenitalis und des Rectums zustande kommt. Liegt die Kommunikation höher, so muß eine Entwicklungsstörung im Bereich des Perinealsporns zur Erklärung herangezogen werden.

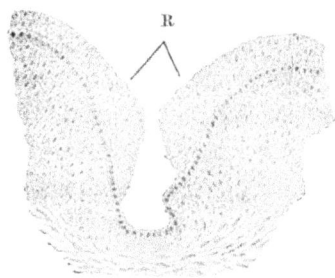

Abb. 84. Querschnitt durch den vordersten Teil der Dammfurche eines weiblichen menschlichen Embryos von 4 cm R.L. R Die verdickten Randpartien des Hautepithels. (Nach W. Nagel.)

Während sich der Sinus urogenitalis alsbald nach der Bildung des primitiven Dammes öffnet, bei Embryonen von 14 mm N.-L. (Keibel), bleibt die Analmembran noch lange erhalten, noch bei 25 mm N.-L., 29 mm Sch.-St.-L. (Alter $8^1/_2$—9 Wochen) fand sie Keibel (1896, Taf. V, Fig. 17, Medianschnittrekonstruktion und Taf. VII, Fig. 55, S. 130) erhalten. Nachdem sie durchgebrochen ist, dringt wohl das ektodermale Epithel noch eine Strecke nach innen vor, aber nur eine kurze Strecke weit.

c) Entwicklung des Genitalhöckers.

Der vordere Teil des Kloakenhöckers wird nach der Ausbildung des Dammes gegen diesen, seine hintere Abteilung, durch eine scharfe quere Furche abgeschlossen und bildet nunmehr den Genitalhöcker oder Phallus. Dieser erhebt sich als Zapfen von der Körperoberfläche, nachdem der craniale Ursprungsrand entsprechend der Entstehung der caudalen Bauchwand von dem Nabelhinterrand sich entfernte. Während sein caudaler Abhang zuerst ventralwärts und nur etwas caudalwärts gerichtet war, sieht er nunmehr caudalwärts und trägt an dieser Seite die spaltförmige, in ihrem caudalen Teil erweiterte Öffnung des Sinus urogenitalis, soweit diese nach vorn reicht. An diese schließt sich nach vorn die durch Verlötung der Sinusseitenwände entstandene Kloakenplatte an, die wir nunmehr als „Uralplatte" (Fleischmann), abgekürzt aus Urogenitalplatte, — denn Urethralplatte ist ein unrichtiger Terminus — bezeichnen wollen. Schon sehr früh findet sich eine wechselnd stark sich ausbildende, frei hervorragende Epithelwucherung an ihrem Vorderende, die Epithelquaste Tourneux's, neuerdings meist als Epithelhörnchen bezeichnet.

In dieser frühen Zeit, von 18 mm Sch.-St.-L. ab, ist es A. Szenes (1924) gelungen, einen konstanten Geschlechtsunterschied in den äußeren Genitalien festzustellen.

Zieht man durch die Basalfläche des Phallus eine mediane Linie, so bildet die Phallusachse bei weiblichen Embryonen mit dieser caudoventralwärts einen stumpfen Winkel, der bei Embryonen bis zu 20 mm 120° beträgt (Abb. 85), bei älteren kleiner wird, aber bei 26 mm immer noch mindestens 90° ausmacht; bei männlichen Embryonen aber ist dieser Winkel ein spitzer von durchschnittlich 81° (Abb. 86). Infolge dieses Stellungsunterschiedes erscheinen die in der Frühzeit seitlich durch deutliche Längsfurchen vom Schaft abgesetzten, die Rinne über der Uralplatte bzw. die Urogenitalöffnung begrenzenden Falten, die Genitalfalten, beim weiblichen Embryo länger und niederer, beim männlichen kürzer und höher. **Bis zu 26 mm Sch.-St.-L. ist damit ein Merkmal zur Geschlechtsbestimmung aufgezeigt.**

Von 26 mm Sch.-St.-L. der Embryonen ab besteht in Größe oder Achsenstellung des Phallus kein Unterschied zwischen den Geschlechtern; der Genitalhöcker ist weiter stark gewachsen

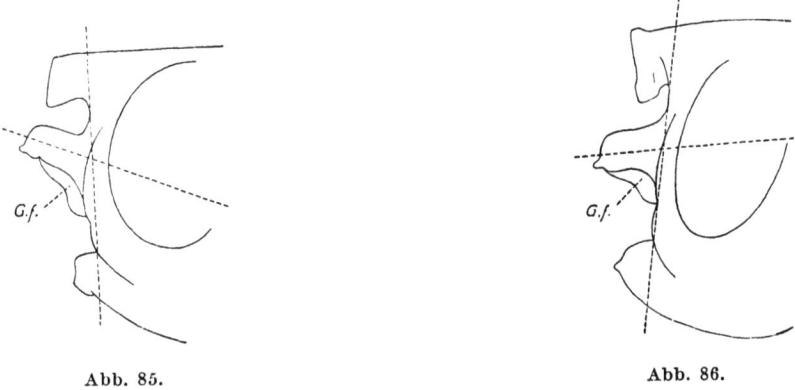

Abb. 85. Abb. 86.

Abb. 85. Profilansicht des Modells der äußeren Geschlechtsorgane eines weiblichen menschlichen Embryos von 20,05 mm Sch.-St.-L. (Embryo Ha 17 der Samml. Hochstetter, Wien). G. f. Genitalfalten. Der ventrocaudale Winkel zwischen den Medianen der Phallusbasis und der Phallusachse ist größer als ein rechter. Die Genitalfalten sind niederer und länger. (Nach A. Szenes.)

Abb. 86. Profilansicht des Modells der äußeren Geschlechtsorgane eines männlichen menschlichen Embryos von 20,66 mm Sch.-St.-L. (Embryo Nr. 2 der Samml. Hochstetter, Wien). G. f. Genitalfalten. Der ventro-caudal gelegene Winkel zwischen den Medianen der Phallusbasis und der Phallusachse ist kleiner als ein rechter. Die Genitalfalten sind höher und kürzer. (Nach A. Szenes.)

und hat in beiden Geschlechtern Penisform angenommen. **Bei männlichen Embryonen, von 25 mm Sch.-St.-L. ab, reichen die Genitalfalten, seitlich parallel begrenzt, zwischen den Geschlechtswülsten durchziehend noch bis zur queren hinteren Grenzfalte**, Abb. 87; beim weiblichen Geschlecht aber bilden bei über 25 mm langen (Sch.-St.-L.) Embryonen die zu den lateralen Abschnitten der Analwülste hinlaufenden Hinterenden der Geschlechtswülste einen medialen Fortsatz, der sich als Keil zwischen den Analwulst und die Genitalfalten in die Perinealgegend einschiebt, Abb. 88, 89 und 90. Daß aber auch schon früher am Hinterende der Genitalfalten sich ein von ihnen, außer in der Medianzone, abgesetzter, mit dem Wulst vor der Fissura ani transversa verschmolzener Fortsatz des caudalen Endes der Genitalwülste vorfinden kann, zeigt Keibels Fig. 8, Taf. IV (1896) von einem Embryo von 11,5 mm N.-L. (Embryo S Bul. 1 der Sammlung F. Keibel). Bei Embryonen von über 30 mm Sch.-St.-L. sind die Geschlechtswülste beim Weib hinter der Genitalspalte vereinigt, sie konvergieren mit ihren medialen, von den Geschlechtsfalten scharf abgegrenzten Seiten nach hinten (Spaulding, dieser für ältere Stadien, Szenes), und zwar so, daß sie in einem spitzen Winkel hinter der Geschlechtsspalte zusammenstoßen. Den Winkel fand A. Szenes, der diese Geschlechtsunterschiede einleuchtend dargestellt hat, mit dem

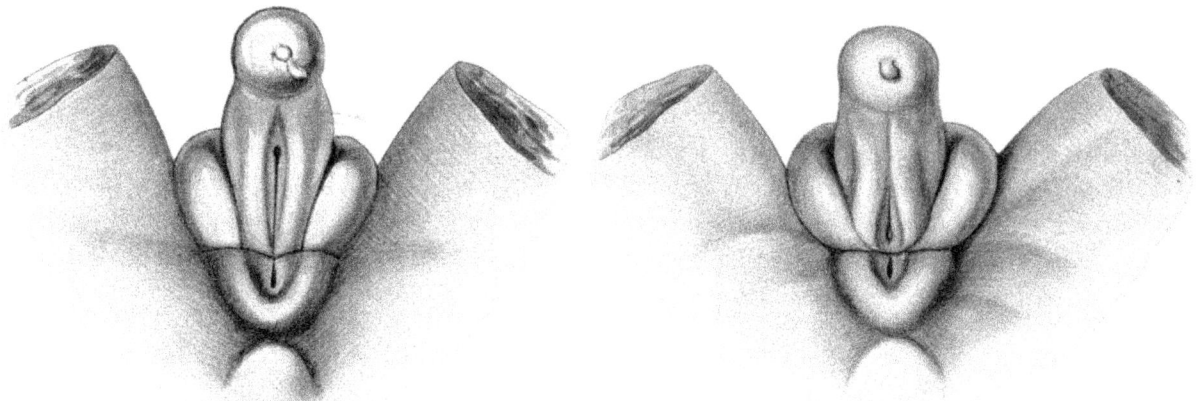

Abb. 87.   Abb. 88.

Abb. 87. Modell der äußeren Geschlechtsorgane eines männlichen menschlichen Embryos von 36,4 mm Sch.-St.-L. (Embryo E 14 der Samml. Hochstetter, Wien). Vergr. 15/1. Die Geschlechtsfalten ziehen zwischen den Geschlechtswülsten hindurch zur Peritonealgrenze. (Nach A. Szenes.)

Abb. 88. Modell der äußeren Geschlechtsorgane eines weiblichen menschlichen Embryos von 28,84 mm Sch.-St.-L. (Embryo E 20 der Samml. Hochstetter, Wien). Vergr. 15/1. Der rechte Geschlechtswulst reicht auf dem Original nicht so weit medianwärts, so daß die auf dem Original an ihrem caudalen Ende stärker gerundete und dickere Geschlechtsfalte bis an den Analwulst heranreicht. Der linke Geschlechtswulst reicht (richtig wiedergegeben) als Keil zwischen Geschlechtsfalte und Analwulst medianwärts. (Nach A. Szenes.)

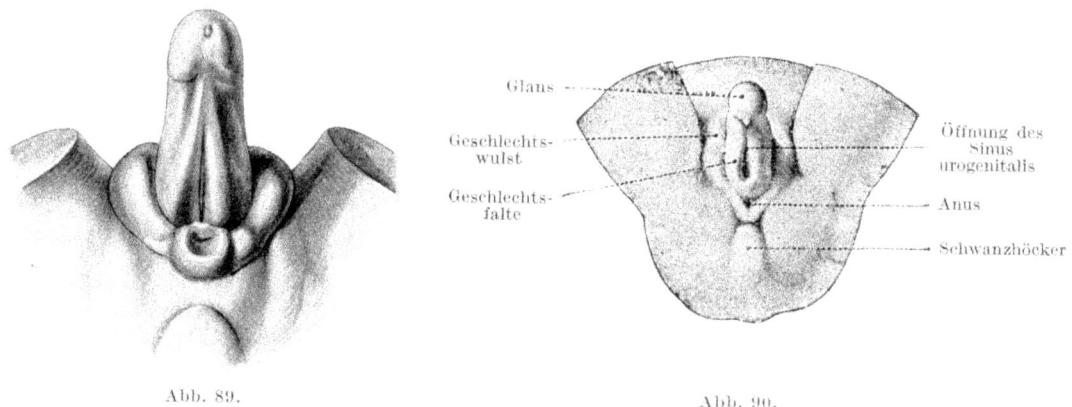

Abb. 89.   Abb. 90.

Abb. 89. Modell der äußeren Geschlechtsorgane eines weiblichen menschlichen Embryos von 28 mm Sch.-St.-L. (Embryo E 11 der Samml. Hochstetter, Wien). Vergr. 15/1. Die Clitoris ist zu schlank, die dorsale Begrenzung der Aftergrube zu abgerundet wiedergegeben. Die Geschlechtswülste ziehen beiderseits gegen die Seite des Analwulstes und erscheinen in zwei Enden geteilt, links deutlicher; das eine derselben schiebt sich zwischen Geschlechtsfaltenende und Analwulst medianwärts hinein. (Nach A. Szenes.)

Abb. 90. Caudales Ende eines weiblichen menschlichen Embryos von 29 mm Sch.-St.-L. (Embryo Lo der Samml. His, Leipzig). Der rechte Geschlechtswulst ragt mit einer Keilspitze zwischen den Analwulst und die caudal breit verschmolzenen Geschlechtsfalten hinein. (Nach Keibel.)

Alter der Embryonen abnehmend, zwischen 49° und 74° und bei Embryonen von über 100 mm auch caudad in eine Spalte fortgesetzt. Hinter der Spitze des Winkels verwachsen die dort abgeflachten weiblichen Geschlechtswülste, und dabei kommt es auch im weiblichen Geschlecht zur Bildung einer allerdings schwachen Raphe. Im männlichen

Geschlecht aber ziehen die Genitalfalten, mit zunehmendem Alter schmäler werdend, zwischen den Genitalwülsten durch zur Perinealgrenze, Abb. 87 und 91.

Die Urogenitalöffnung erreicht bei einem weiblichen Embryo von 11,5 mm N.-L. (Keibel, 1896, Taf. IV, Fig. 3) die hintere Grenze der Glans noch nicht, wohl aber bei dem weiblichen Embryo von 29 mm Sch.-St.-L. (Abb. 90). Hier bleibt sie in beiden Geschlechtern lange Zeit stehen, man hat daher auch von einem „Ostium urogenitale primitivum" gesprochen. Erst bei männlichen Embryonen von 49 mm Sch.-St.-L. und darüber wird der in der Glans gelegene Rest der Uralplatte allmählich aufgespalten. Die Spalte erreicht aber die distalste Partie, das Epithelhörnchen, auch bei 84 mm Sch.-St.-L., nach Szenes, noch nicht. Dabei bildet die Öffnung entweder eine schmale Spalte, oder sie erscheint zu einer Raute erweitert.

Bei weiblichen Embryonen dehnt sich, nach Szenes, die Urogenitalspalte langsamer gegen die Spitze aus, sie weicht nicht etwa mit zunehmendem Alter von der hinteren Glansgrenze zurück; sie gelangt, von Ausnahmen abgesehen, erst bei Embryonen von über 54 mm Sch.-St.-L. an diese Grenze, nachdem zuvor nur eine an die Urogenitalspalte sich anschließende Furche auf der Uralplatte sich bis dahin erstreckte. Die Urogenitalöffnung ist bis zu Embryonen von 60 mm L. eine von dem offen erhaltenen Hinterende ab nach vorn ziehende Spalte, die am Vorderende meist erweitert ist, und nimmt von 68 mm L. ab eine Rautenform an.

Bei dem männlichen Geschlecht wird die Urogenitalspalte von Embryonen von etwa 44 mm ab, von der Penisbasis gegen die Spitze fortschreitend, geschlossen, und entsprechend rücken die Geschlechtswülste in der Mitte zusammen; bei 44 mm Sch.-St.-L.

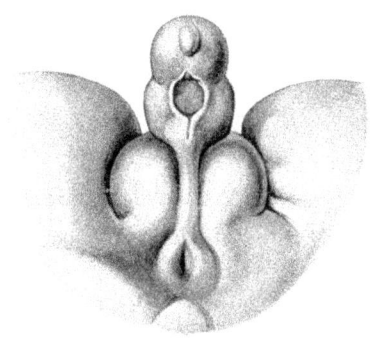

Abb. 91. Modell der äußeren Geschlechtsteile eines männlichen menschlichen Embryos von 49 mm Sch.-St.-L. (Embryo Ma 4 der Samml. Hochstetter, Wien). Vergr. 10/1. (Nach A. Szenes.)

hat die Bildung eines median gelegenen Scrotalwulstes, der von Anfang an eine ausgesprochene Raphe zeigt, die noch bei 49 mm als Verlängerung der Unterkante der Genitalfalten angesprochen werden kann, Abb. 91, schon begonnen. Sie ist bei 54 mm Sch.-St.-L. vollendet; aber zunächst und bis zu über 70 mm Sch.-St.-L. erscheint das Scrotum noch aus zwei ovalen Hügeln gebildet, erst bei 80 mm Sch.-St.-L. langen Embryonen zeigt sich das Scrotum als einheitliches Gebilde. Der Penis erscheint durch diese Wulstbildung an seiner Unterseite kürzer als die Clitoris gleich alter weiblicher Embryonen und wird aus der etwas caudal gekrümmten Stellung, welche der Phallus in beiden Geschlechtern bis dahin besitzt, aufgerichtet, so daß er nahezu senkrecht zur Körperachse steht. Dagegen bleibt die Clitoris in ihrer Stellung und wird, nunmehr im Wachstum zurückbleibend, stärker caudalwärts gekrümmt, was sich bei Embryonen von 60 mm Sch.-St.-L. ab zeigt, so daß für diesen Zeitraum Szenes die Angaben Herzogs über die verschiedene Stellung von Penis und Clitoris bestätigt; für die von Herzog angegebene Periode von 28—31 mm Länge aber hat, wie aus den obenstehenden Angaben sich ergibt, Szenes eine solche Sexualdifferenz nicht feststellen können.

Schon sehr früh kommt es, zuerst an der Ventralseite und daran anschließend an den lateralen, zur Andeutung eines Sulcus coronarius, zur Abgrenzung der Glans, nach

Felix bei 21 mm langen Embryonen; Szenes konnte die Anlage der flachen Grenzfurche, des Sulcus coronarius glandis auf der Caudalseite des Phallus bis zu 13 mm L. zurückverfolgen. Bald wird das Ende des Genitalhöckers ringsherum durch den flachen Sulcus coronarius abgegrenzt und erhält dadurch ein knopfartiges Aussehen, beim weiblichen Embryo erscheint es meist, aber nicht immer, hügeliger, auch kleiner als beim männlichen. Die Bildung des Praeputiums erfolgt viel später.

Auch beim Menschen wird durch die Entwicklung einer Schichte lockeren Bindegewebes der Querschnitt des Geschlechtshöckers geteilt in einen Kern und in einen Hautmantel, die „Schafthaut" Hennebergs. Diese Hautzone ist es, welche die Präputialfalte entstehen läßt. Im männlichen Geschlecht umgreift sie den Penisschaft vollständig, im weiblichen Geschlecht setzt sie sich in die Außenwand der kleinen Labien fort und läßt wohl auch deren vorwachsenden, faltigen, ihren Querdurchmesser verlängernden Randteil entstehen, sind doch so typische Integumentalorgane wie Haare da gefunden worden.

d) Entstehung des Präputiums.

Die Abgrenzung der Eichel von dem Schaft des Geschlechtshöckers tritt, wie oben S. 479 schon erwähnt, sehr früh ein, und bei 26 mm langen Embryonen erscheint die Glans bereits deutlich aufgetrieben (Felix). In den meisten Fällen ist die Glans clitoridis kleiner als die des Penis und nicht gestreckt, „eichelförmig", sondern kugeliger gestaltet. Die Präputialbildung beginnt im weiblichen Geschlecht viel später als im männlichen. Die erste Anlage des Praeputiums in Form einer wulstigen Falte, die, mit den apicalen Teilen der Geschlechtsfalten verschmolzen, von der caudalen Seite des Penis schräg, sich der Basis nähernd, zur cranialen Seite zieht, dort noch einen Teil des Schaftes basalwärts freilassend, hat Szenes zuerst bei einem männlichen Embryo von 38,3 mm Sch.-St.-L. beobachtet, beim weiblichen erst bei 43,3 mm, dann wieder bei 52 mm gefunden, dagegen bei anderen der gleichen Größe vermißt.

Die Grenze des Sulcus coronarius wird von der sich unter Verlötung des Epithels der einander zugewandten Flächen vorschiebenden Vorhaut überschritten beim männlichen Geschlecht bei 60, im weiblichen erst bei 70 mm Sch.-St.-L. Bei einem weiblichen Fetus von 8,2 mm Sch.-St.-L. fand ich das Praeputium oral in der Mitte die Glans bis zur Hälfte überziehend; es bedeckt bei 135 mm Sch.-St.-L. bereits den größten Teil der Glans, die später erheblich überragt werden kann. An der caudalen Seite aber bleibt das Praeputium weit in der Entwicklung zurück. Das Hochklappen des Daches an einem Kinderwagen veranschaulicht gut den Vorgang beim Vorwachsen der Vorhaut.

A. Fleischmann (1907) hat die Vorhautbildung (bei Säugern) dadurch entstehen lassen, daß aus dem die Phallusspitze bedeckenden Epithel eine ventral offene, sonst dem Querschnitt der Oberfläche angepaßte Epidermislamelle in die Tiefe wachse und damit den apicalen Teil zerlege in die Glans und eine sie umgebende Manschette, das Praeputium; da die Lamelle mit der Uralplatte nicht zusammenhängt, so bleibt das Frenulum ausgespart. Ich selber hatte mich (1910) dieser Auffassung nicht angeschlossen, nur angenommen, daß das Oberflächenepithel anfangs gegen die Gliedbasis aktiv vorwachse, da von Anfang an ein solides Epithelgebilde die Vorhaut von dem Penisschaft trennt. Nach den Angaben von Spaulding (1921) und Szenes (1925) verläuft aber wohl der Prozeß so, daß von Anfang an durch Mesenchymwucherung die Haut des Schaftes apicalwärts vorgewölbt wird, und es dabei alsbald zur Verlötung des Epithels in der entstehenden Falte kommt. Daß indes anfangs das Epithel aktiv vorwachsend eindringe, ist nicht ausgeschlossen (vgl. auch B. Henneberg, 1918, S. 385). W. Felix (1911) hat sich ohne nähere Begründung der Lehre Fleischmanns angeschlossen, wie er ja auch die Trennung des Kloakenhöckers durch eine Bogenfurche in Phallus und Genitalwulst übernahm. Daß die Vorhaut auch beim Menschen vorwachse, das zeigten mir die histologischen Befunde. Denn die „Glandarlamelle" (Fleischmann) — ein recht brauchbarer Terminus — besitzt auf der inneren Seite eine schön ausgebildete basale Cylinderzellenlage, während die basalen Zellen auf ihrer präputialen Seite ganz nieder sind, wie das schon Tourneux (1889) beschrieben hat. Daraus ergibt sich, daß es sich um ein Vorwachsen des präputialen Mesenchyms handelt, wobei das Epithel der äußeren Lage ausgezogen wird; auch die Struktur des Vorderrandes des Mesenchyms bestätigt diese Auffassung. Nur ganz allmählich erhält auch die äußere Basallage der Glandarlamelle Cylinderzellencharakter. Die Leiste bleibt solid bis nach der Geburt, was sich auch bei neugeborenen Knaben findet, und noch bei einem 3jährigen Mädchen wurde das Epithel noch nicht in zwei Schichten getrennt gefunden.

Die Aufspaltung des Glansabschnittes der Uralplatte geht bei männlichen Embryonen dem Vorwachsen des Praeputiums voraus. Im männlichen Geschlecht wird die Spalte von der Basis her geschlossen, so daß die mit dem Randwulst, den Lippen der Genitalfalten, vereinigten caudalen Anfänge des Präputialwulstes ebenfalls verwachsen; so wird der Präputialsack geschlossen. Wenn hier das Praeputium vorwächst, so zieht es eine kurze Strecke die Fortsetzung der Genitalfaltenlippen apicalwärts aus. Diese Lippen ziehen am Schafte naturgemäß bis zum Hinterende der bestehenbleibenden Urogenitalöffnung und bilden das **männliche einheitliche Frenulum**. Da aber das Praeputium auf seiner dem Präputialsack zugewandten Seite eine Raphe trägt, so muß diese Gegend durch Aneinanderstoßen von den Seiten her vorwachsender Mesenchymmassen entstehen. **Im weiblichen Geschlecht folgt der Eröffnung des Glansteils der Uralplatte kein Verschließen derselben.** Daher bleiben die Genitalfalten in ihren Endabschnitten getrennt und setzen sich jederseits als Frenulum clitoridis zur Basis der Glans fort. So erhält das Weib zwei oder, wie man sich auch ausgedrückt hat, ein gespaltenes Frenulum. Da das Praeputium beim Weibe über die craniale Wölbung und, caudalwärts abnehmend, über die Seiten der Glans vorwächst, so geht nahe der Basis der Glans clitoridis von den Genitalfalten bzw. den Frenula clitoridis, eine Falte ab, die der ventrocaudale Rand der caudal offenen Vorhaut ist. An dem Modell eines weiblichen Embryos von 8,2 cm Sch.-St.-L. ist das schon mit aller Deutlichkeit zu sehen; Szenes fand die Bildung bei 10 cm Sch.-St.-L. Vielleicht kann der Spalt zwischen Frenulum clitoridis und Frenulum praeputii in späterer Zeit zu einer Epithellamelle werden, denn W. Felix (1911, S. 931) unterscheidet von der eigentlichen Glandarlamelle, — die er bei weiblichen Embryonen in Abb. 654 von 60 mm K.-F.-L. und in Abb. 644 von 80 mm K.-F.-L. abbildet, bei makroskopischer Betrachtung aber erst bei 173 mm Sch.-St.-L. fand —, zwei paarige, laterale Epithelplatten, die er ebenfalls als „Glandarlamelle" bezeichnet. Er fand sie erst spät (bei einem Embryo von 34,7 cm Sch.-St.-L., über den Rücken gemessen). „Alle drei Lamellen zusammen bilden eine enge Schleife, welche die Glans clitoridis und die späteren Frenula clitoridis umschließt" (Abb. 92). Er zweifelt selber, „ob sie wirklich als Lamellen angelegt werden und dann erst sich aushöhlen, oder ob sie von Anbeginn an als Furchen auftreten". — — „Durch diese lateralen Furchen werden die oralen Abschnitte der Nymphen der Länge nach geteilt, und wir unterscheiden von nun an einen

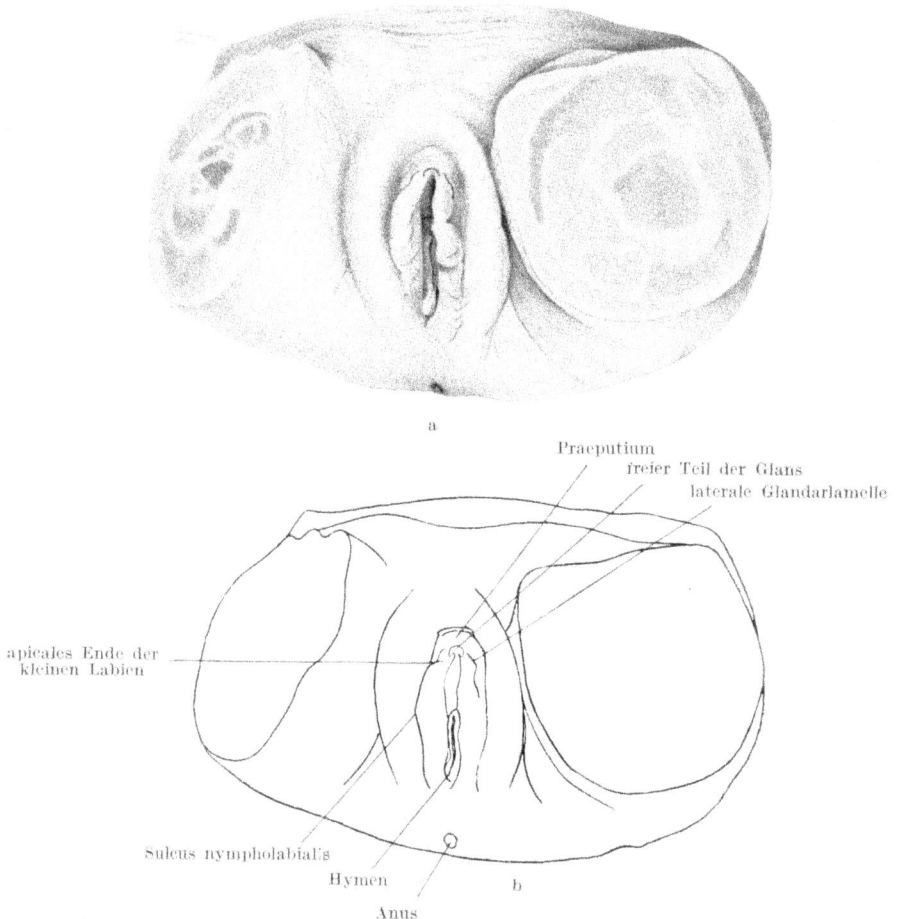

Abb. 92a und b. Äußere Geschlechtsorgane eines weiblichen menschlichen Embryos von 34,7 cm Scn.-St.-L. (über den Rücken gemessen). Vergr. 3/2. Die kleinen Labien sind an ihrem apicalen Ende geteilt in das laterale Frenulum praeputii und das mediale Frenulum clitoridis. Die „lateralen Glandarlamellen" (Felix) liegen zwischen den kleinen Schamlippen und dem Übergang der Hautschicht der Clitoris in das Praeputium, sie sind mit der als halbkreisförmige Linie erscheinenden Glandarlamelle nicht in Zusammenhang und begrenzen vorn scharf das Frenulum praeputii lateral. (Nach den Originalen von W. Felix.)

ungeteilten Abschnitt, die definitiven Nymphen, und einen geteilten Abschnitt, dessen lateraler Teil die seitlichen Teile des Praeputium liefert, dessen medialer Teil zum Frenulum clitoridis wird." Danach müßten sie zwischen dem Frenulum clitoridis und der ventrocaudalen Kante des Praeputiums, also dessen Frenulum liegen. Wenn indes die seitlichen Lamellen nicht mit der Glandarlamelle zusammenhängen, wie es Abb. 92 zeigt, so sind es solid gewordene Falten zwischen dem apikalen Teil der Nymphen und dem gegen die caudale Clitorisseite vorgeschobenen stark entwickelten Übergangsabschnitt von Praeputium und Hautmantel der Clitoris, der „Schafthaut" Hennebergs.

e) Öffnung des Sinus urogenitalis, Bildung der Labia minora.

Die Öffnung des Sinus urogenitalis macht bei weiblichen Embryonen nach Szenes für lange Zeit halt an der Hintergrenze der Glans. Erst spät eröffnet sich auch die Uralplatte in der Glans und damit wird diese auf ihrer kurzen caudalen Seite gespalten. Ich glaube, daß der zeitliche Verlauf dieser Vorgänge ein sehr veränderlicher ist. So ist bei dem oben schon angeführten weiblichen Embryo von 8,2 cm Sch.-St.-L. die Uralplatte schon bis zum Epithelhörnchen gespalten und in Fig. 37 und 38a, Taf. I bildet A. Szenes die äußeren Genitalien von zwei weiblichen Embryonen von 47 mm Sch.-St.-L. ab, bei denen, bei Fig. 38a sehr deutlich, in der Glans eine Öffnung bzw., in Fig. 37, eine Spalte vorhanden ist, die durch einen nicht eröffneten Teil der Uralplatte von der weit basalwärts endenden Urogenitalöffnung getrennt ist. Da die Uralplatte bei jungen menschlichen Embryonen in der Tiefe von einer Fortsetzung der Lichtung des Sinus urogenitalis erweitert getroffen wird, sich diese Lichtung (bei Säugermaterial) über der sonst geschlossenen Uralplatte bis in die Glansregion ausdehnt, so kann das Zustandekommen einer solchen Variante wohl verstanden werden. Von einer sekundären Öffnung im Gegensatz zu der des übrigen Sinus urogenitalis zu sprechen besteht, strenggenommen, kein Anlaß, denn die Uralplatte ist jederzeit als mit einem virtuellen Spaltraum ausgestattet zu betrachten.

Gegen Ende des dritten Monats beginnen in den apicalen Partien die Genitalfalten auszuwachsen und nehmen damit die Gestalt der Labia minora an. Die Labia maiora sind seitlich schon zu großen, einander sich nähernden Wülsten herangewachsen. Der analwärts gelegene Teil der Genitalfalten aber beginnt nach W. Felix erst bei 223 mm Sch.-St.-L. (über die Krümmung gemessen) wulstig vorzuwachsen, wächst aber sehr langsam und erreicht erst bei Feten von 347 mm Sch.-St.-L. die Gestalt wirklicher Schamlippen. Durch die Massenentwicklung der Labia maiora sind sie in der letzten Fetalzeit und in der frühen Kindheit in der Spalte zwischen diesen verborgen und erreichen erst in der Pubertätsentwicklung ihre individuell und nach Rassen sehr wechselnde Größe.

Schon bei weiblichen Embryonen von 25 mm Sch.-St.-L. aufwärts kann eine Verbindung der Genitalfalten hinter der Urogenitalöffnung durch eine Furche vom Damm abgegrenzt sein, indes kann noch bei erheblich größeren Embryonen eine über den Damm wegziehende Furche (bis 43,3 mm Sch.-St.-L.) oder ein Einschneiden der Urogenitalspalte zwischen die im Perineum sich vereinigenden Geschlechtswülste (bis 47 mm) angetroffen werden. Erst von da ab (Szenes, S. 94[1]) findet sich eine an den Damm vorn angeschlossene, deutliche Querverbindung zwischen den caudalen Enden der Genitalfalten, eine wirkliche Commissura posterior labiorum minorum.

f) Endumbildung der Mündung des Sinus urogenitalis.

Zunächst ist festzustellen, daß auch beim Menschen die Kloakenplatte, die spätere Uralplatte (Urogenitalplatte), von hinten her aufgespalten wird (Keibel, 1896). Dabei trifft die Spalte in der Tiefe auf den schon vorher mit einer Lichtung versehenen Teil dieser gegen die Oberfläche geschlossenen Epithelbildung. Die Spalte führt also in der Tiefe in einen erweiterten Raum, der durch die Crista urogenitalis anterior eingebuchtet

---

[1] maiorum bei Szenes ist ein Druckfehler.

ist, so daß in ihm in der Tiefe jederseits eine Rinne entsteht (Abb. 67 und 74). In dem der Phallusspitze zugewandten, dem apicalen Abschnitte wird die Vorwölbung frontal schmaler und flacher, und es erhebt sich auf ihr eine Epithelleiste, also ein noch nicht eröffneter Teil der Uralplatte. Dieser wird apicalwärts höher und erreicht, da die Lichtung, der Richtung der Clitoris folgend, stark caudalwärts abbiegt (Abb. 74), am oralen Ende der Sinus-urogenitalis-Öffnung die Oberfläche, so daß also der apicalste Teil der Uralplatte noch geschlossen bleibt. Beim weiblichen Embryo erweitert sich bis Anfang des dritten Monats der Querdurchmesser der Mündung, so daß die bekannte Rautenform der Öffnung entsteht; diese wird dann wieder mehr spaltförmig und man sieht, daß die Seitenwände in der Mitte zwischen Oberfläche und dem quer erweiterten Grund zu je einer gestreckten Vorwölbung gegen die Lichtung vorgetrieben werden, die apicalwärts plötzlicher abfällt als caudalwärts und eine vordere Öffnung, bis auf eine Verbindungsspalte, von einer hinteren scheiden (Abb. 67 und 74). An den oben S. 462, Abb. 72, 73 und 78 besprochenen verengten halsartigen Abschnitt des Sinus urogenitalis schließt sich eine nach vorn gerichtete sagittale Erweiterung desselben an, die sich in die beiden Rinnen neben der Crista urogenitalis anterior fortsetzt (Abb. 70 bei 6, 74). Dieser im Querschnitt halbmondförmige Raum wird durch die beiden Vorwölbungen der Seitenwände nicht eingeengt und setzt sich, apicalwärts seinen frontalen Durchmesser allmählich verkleinernd, bis zur Mündung fort (Abb. 67 und 74). Er bildet die Fortsetzung des Urethralteiles des Sinus und erscheint als eine die Pars fixa und libera des weiblichen Gliedes durchsetzende, gegen die Oberfläche großenteils abgeschlossene kanalartige Rinne, ein virtuelles Homologon des topographisch entsprechenden Teiles des männlichen Sinus urogenitalis.

Es sei angeführt, daß beim männlichen Geschlecht, nach Herzog (1904), der Verschluß des Sinus urogenitalis nicht an dem Rande der Genitalfalten erfolgt, sondern in ihrer Mitte, so daß in der Tiefe ein geschlossener Kanal entsteht, an der Oberfläche zunächst eine seichte Rinne. Auch das öfter beobachtete Ausbleiben des Verschlusses am caudalen Sinusende männlicher Embryonen, das wohl zumeist nur einen vorübergehenden Zustand darstellt, muß man in Betracht ziehen, wenn man würdigen will, wie weitgehend die oben dargestellte teilweise Abgrenzung einer in der Tiefe gelegenen kanalartigen Lichtung nicht nur ein Analogon, sondern ein Homologon zu den Vorgängen im männlichen Geschlecht ist. Auf das Vorkommen eines „Phallus canalisatus" (Henneberg, 1922) auch bei Primaten, bei Galago sp. und Otolicnus crassicaudatus (Pehrson, 1914), muß als für die oben besprochenen morphologischen Beziehungen wesentlich hingewiesen werden. Basalwärts von dem der Glans entsprechenden Abschnitt dieser Clitoris erheben sich seitlich, sich basalwärts erhöhende, gegen ihr caudales Ende sich rascher wieder verjüngende Falten, die den Introitus vaginae trichterförmig zwischen sich fassen. Diese Lefzen, die ihrer Form und Lage nach den Labia minora entsprechen (bei Otolicnus findet sich eine Andeutung der Labia maiora) bilden nebst der Clitoris eine am Rande geteilte (em. pro gestellte) ziemlich hohe Scheibe (T. Pehrson, 1914, S. 172, Abb. 9).

Wie im caudalen Abschnitte des Sinus urogenitalis die Faltenbildungen verschwinden, so verschwinden auch im apicalen Teil die Besonderheiten. Die Epithellamellen eröffnen sich vollständig. Nunmehr schließt sich an die Oberflächenkante der kleinen Schamlippen eine Spalte, welche sich von dem Spalt in der Clitoris ab vertieft bis zu der vorgewulsteten Harnröhrenmündung, dann als Grund die Carina urethralis hat, dann die spaltförmige Vaginalmündung mit dem Hymen, um hinten gegen die Oberfläche durch die Commissuren der kleinen und großen Schamlippen abgegrenzt zu werden. Es besteht kein Zweifel, daß dieser Raum von ektodermalem Epithel ausgekleidet wird; wann und wie der Epithelwechsel sich vollzieht, ist allerdings nicht genauer erforscht. Wenn man die Epithelverhältnisse berücksichtigt, dann ist dieser Raum, wie er endgültig umwandet ist, ein ektodermaler Spaltraum; wenn man aber die morphogenetischen Vorgänge, wie sie oben geschildert wurden, für entscheidend erachtet, so ist er entlang seinem First ein in seinem Epithel metamorphosierter Teil der Pars extrapelvina des Sinus urogenitalis, in dem oberflächlichen Spalt zwischen den freien Labien aber ein wirklicher ektodermaler Spaltraum. Ich kann also B. Henneberg nicht beistimmen, der in dem Vestibulum des menschlichen Weibes keinen Teil des Sinus urogenitalis erblickt.

g) Die Drüsen im Bereich des Sinus urogenitalis.

In der Eichelspalte der Clitoris hat Tourneux (1889) bei Embryonen von 9,5 und 12,5 cm Sch.-St.-L. mediane Epitheleinsenkungen gegen die Anlage des Corpus cavernosum gefunden; er deutet sie als Anlage der nur einmal von Wertheimer ausgebildet gefundenen, sonst durch eine der Guérinschen Grube des Mannes entsprechende, mit Becherzellen ausgestattete Krypta vertretenen „Glande clitoridienne". Seitlich unten an der Umschlagsstelle vom Praeputium auf die Glans clitoridis kommt häufig ein Epithelschlauch zur Entwicklung, an dessen Ende drüsige Buchten entstehen können (R. Meyer, 1901). Die Tysonschen Drüsen bilden sich, nach Schweigger-Seidel und Nagel, „bei Embryonen von 12—15 cm R.-L., und zwar an der Umschlagsstelle des Praeputium, als kurze, gewundene Ausbuchtungen der zylindrischen Epithelschicht".

Nachdem schon Tiedemann (1840) bei 5—7monatlichen Embryonen die Glandulae vestibulares maiores (Bartholini) gefunden und Huguier (1849) festgestellt hatte, daß sie schon vor dem 4. Monat auftreten müßten, hat Tourneux (1889) sie schon im 3. Monat entstehen sehen als solide Epithelsprossen des Epithels des Sinus urogenitalis, worin er Toldts (1877) Ansicht bestätigt. Nach Vit. Müller (1892) ist die erste Anlage bei Embryonen von 4—8 cm Sch.-St.-L. zu finden; stets gehen die Anlagen von den Kanten der zwei unteren ventralen Strahlen der fünf, welche der Sinus urogenitalis zu der Zeit im Querschnittsbild aufweist, aus.

W. Felix (1911, S. 493) fand sie bei einem Embryo von 30 mm gr. L·, endlich Mijsberg (1524, S. 729) die Knospe der linken bei einem Embryo von 25 mm Sch.-St.-L., und zwar im Grunde seiner Bartholinischen Seitenwandrinne, der von V. Müller angegebenen Stelle. Bei einem weiblichen Embryo von 49 mm Sch.-St.-L. findet er, daß die Anlagen bedeutend an Länge zugenommen haben und sie, also die Anlagen des Ganges, bzw. des „Stammdrüsenschlauches" (Lichtenberg, 1906), bereits hohl sind.

Sie gehören nach F. Keibels Befunden bei Echidna sicherlich dem Ektoderm an. Bei 7,5—8 cm Sch.-St.-L. treten die ersten Verzweigungen am Ende der Anlagen auf, bei 8,2 cm fand ich die wenigen Drüsensprossen noch solid, den Ausführungsgang bereits hohl. In den sezernierenden „Endkammern" (Waldeyer) wurde bei Feten von 15 und 16 cm Länge bereits Sekret- (Schleim-) Bildung in Drüsenzellen angetroffen. Schon bei

19—21 cm Sch.-St.-L. ist die Drüse so weit entwickelt, daß sich das Verhältnis der entwickelten zu den angelegten Endkammern ungefähr wie beim Neugeborenen verhält, jedoch findet in der ganzen Zeit bis zur Geburt eine Fortentwicklung des Organes statt, so daß es beim ausgetragenen Kind einen reichlich doppelt so großen Durchmesser als beim Fetus von 26 cm Länge besitzt. Die weibliche Drüse entwickelt sich rascher als die homologe Cowpersche Drüse im männlichen Geschlechte. Den gegen den Drüsenkörper sich schon erheblich ampullär erweiternden Ausführungsgang begleiten bereits beim Embryo von 19 cm Sch.-St.-L. die Schleimdrüsen. Der Stammdrüsenschlauch entspringt in einem langgestreckten, sich allmählich caudalwärts vertiefenden lateralen Recessus der Seitenwandrinne und trennt sich, an der Grenze von caudalem und mittlerem Drittel des geraden Teils der Rinnenlänge bei dem der Abb. 78 zugrunde liegenden Embryo, in spitzem Winkel von der Rinne ab, um etwa in Höhe der nach dorsal erfolgenden Abbiegung der Seitenwandrinne sich rechtwinkelig lateralwärts abzubiegen; nach kurzem Verlauf verzweigt er sich in die Drüsenschläuche (Abb. 78 GgB und BDr).

Die Bartholinische Drüse entwickelt sich, scheint's, häufig nicht entsprechend der allgemeinen Entwicklung des Embryonalkörpers; schon die erste Anlage erfolgt ja zu recht verschiedener Zeit. Häufig wurden starke Asymmetrien auch in späteren Entwicklungsstadien beobachtet (Huguier, van Ackeren, 1889, J. Thomas, 1905), ein Fehlen der Drüse der einen Seite bei einem Fetus von 12 cm Sch.-St.-L. (Mijsberg, 1924), ja ein Fehlen der Drüsen noch bei einer 6 monatlichen Frucht (van Ackeren, 1889).

Beim Neugeborenen hat sie ihren embryonalen Charakter schon fast ganz verloren. Von da ab bildet sie sich zunächst nur langsam weiter, um von der Pubertätsentwicklung ab (bis zum 18. Jahr) rasch zu wachsen (Huguier). Im Klimakterium bildet sie sich zurück und kann in hohem Lebensalter (vielleicht) ganz verschwinden (Fr. Tiedemann, 1840).

Ziemlich dicht hinter den Bartholinischen Gängen sind beim Neugeborenen diesen ähnliche, aber kürzere Schläuche stets zu finden und entwickeln nicht selten, besonders an ihrem Ende, Schleimdrüsen (R. Meyer, 1901).

Da sich, wie auch sonst, die Neigung zur Drüsenentwicklung zuerst und am ausgedehntesten in den Furchen des Sinus einstellt, namentlich in der Rinne zwischen seinem Dach und der Seitenwand, bei Feten von 20 cm Sch.-St.-L. ab in weiterer Verbreitung (Mijsberg), so zeigt sich die ursprüngliche Faltung des Sinus beim Neugeborenen noch im Verteilungsmodus der Vorhofsdrüsen. In der praeurethralen Partie findet R. Meyer schon bei älteren Feten normalerweise (doch hat er sie in einem Falle vermißt) Schleimdrüsen, zumeist kleine, den Bartholinischen Drüsen sehr ähnliche, beim Neugeborenen schon tätige. Paraurethral, dem 2. Strahlenpaar von vorn des Vestibulums, an dem R. Meyer jederseits auf dem Querschnitte fünf Strahlen unterscheidet, entsprechend, entstehen kleine Drüsen und Buchten; dann folgt der drüsenärmste Teil des Sinus. Erst hinter den Bartholinischen Gängen kommt wieder eine drüsenreiche Zone. In der Furche zwischen Hymen und kleinen Schamlippen entwickeln sich, überwiegend an den Schamlippen, hinten von der Fossa navicularis, dicht am Hymen, drüsige Buchten und zahlreiche kleine einfache oder verzweigte tubulöse Drüsen, die Glandulae vestibulares minores; das Epithel ihrer sekretorischen Abschnitte gleicht ganz dem der Endkammern der Bartholinischen Drüsen (Vit. Müller). R. Meyer

(1907, S. 26) findet diese Drüsen „jedoch mehr bei Feten bis zum 7. Monate, während bei Neugeborenen sich diese Gebilde mehr auf den Sulcus allein beschränken und recht häufig schon gänzlich verschwunden sind". In der Fossa navicularis entsteht neben der Medianebene, meist durch eine drüsenfreie Strecke nach vorn isoliert, jederseits eine „drüsige Bucht", deren Schläuche ins rectovaginale Bindegewebe, auch in die vaginale Ringmuskelschicht und andererseits in die basalen Teile des Hymens reichen können. Schleimdrüsen hat R. Meyer auch am inneren Schenkel des cranialen Teiles der Nymphen gefunden.

Epidermoidale Gebilde.

Von epidermoidalen Gebilden kommen auf den kleinen Labien freie Talgdrüsen vor, die nach Martin und Léger (1862) auf der Außenseite früher entstehen als auf der inneren und am Übergang zu den großen Labien manchmal schon beim Neugeborenen angetroffen werden. Nach E. Wertheimer (1882) und Fr. Lebram werden die Talgdrüsen an der lateralen Seite der Nymphen schon in den ersten Lebensmonaten angelegt; „zur vollkommenen Ausbildung kommen sie erst gegen Ende des 3. Jahres. An der Innenseite erfolgt die erste Anlage einzelner Drüsen gegen Ende des 2. Jahres, eine Reifung dieser Drüsen vollzieht sich im 3.—6. Lebensjahre" (Fr. Lebram, S. 186). C. Ruge (1899) hat diese, in Entstehung wie auch definitiver Ausgestaltung, individuell sehr variabeln Bildungen erst im 3. und 4. Lebensjahre, und zwar zuerst an der medialen Seite der kleinen Labien, namentlich an der Grenze des Vorhofsepithels, der „Drüsenlinie" Ruges, auftreten sehen. Erst im 5.—10. Lebensjahr sah er, wie auch schon Wertheimer, die Anlagen unter weiterer Vergrößerung hohl werden, noch im 15. traf er sie schlank, mit schlauchförmigen Verästelungen; später aber, also mit Eintreten der Pubertät, mit kugeligem, typisch gebautem Drüsenkörper. Nach dem Eintreten des Klimakteriums werden sie atrophisch (Lebram) und können im hohen Alter größtenteils verschwinden (C. Ruge). Eine stärkere Ausbildung erhält der Talgdrüsenapparat während der Gravidität (Wertheimer, Lebram). Haare entwickeln sich nicht häufig an der äußeren Seite der kleinen Schamlippen, R. Meyer hat dort manchmal sehr lange Haarbälge angetroffen.

h) Ausbildung der Corpora cavernosa und der Gefäße.

Das Corpus cavernosum penis sive clitoridis ist in den ersten Spuren schon bei Embryonen von 14,75 mm L. (Felix) bis 20 mm L. als eine dichte Ansammlung mesenchymatischer Zellen angelegt (Herzog, Lichtenberg). Das Corpus cavernosum glandis tritt erst später, bei 22 mm L. nach Felix, auf und zwar als eine bis an das Epithel der Glans heranreichende, peripher ausgesprochenere Verdichtung des Mesenchyms; aber es wird früher vascularisiert. Die ersten Gefäßlichtungen treten nach W. Felix in der Glans bei Embryonen von 28 mm gr. L. auf, indes fand Lichtenberg bis 4,5 cm Rumpflänge in ihr noch keine Gefäßbildung, sondern erst bei 6 cm R.-L.; danach scheint die Zeit ihres Beginns veriabel zu sein. Als Anlage des Corpus cavernosum urethrae ist um das Epithel des Sinus urogenitalis schon früh eine Lage dicht gedrängter Mesenchymzellen vorhanden, zu einer scharfen Abgrenzung kommt es aber erst bei Embryonen von 7 cm K.-F.-L. (Felix). Bei Embryonen von 6,8 cm R.-L. ist (beim Manne) die Gefäßbildung schon weiter gediehen als in dem zuerst angelegten Corpus cavernosum penis.

Bei einem weiblichen Embryo von 8,2 cm Sch.-St.-L. fand ich die vielfach radiär angeordneten Gefäße mit den Enden der Arteriae centrales corporis cavernosi clitoridis und der Arteriae dorsales clitoridis zusammenhängen. In den Corpora cavernosa clitoridis ziehen die von den Zentralarterien abgehenden, noch nicht weiten Gefäße radiär und stehen mit den schon wohl entwickelten Gefäßnetzen um den Sinus urogenitalis durch sehr viele Anastomosen in Verbindung. Bei 13,5 cm Sch.-St.-L. stehen die weit in die Glans hineinreichenden (s. Abb. 74) Corpora cavernosa clitoridis vorne, gegen die Spitze der Glans gerichtet, in verhältnismäßig derbem bindegewebigem Zusammenhang mit dem Corpus cavernosum glandis. Die relativ engen und nicht dichten Gefäßnetze der Glans behalten die Beziehungen zu den Schwellkörpergefäßen und der Arteria dors. clitoridis bei und stehen auch mit den das benachbarte Ende der geteilten Uralplatte umgebenden Gefäßnetzen in weiten Verbindungen. Die schon reich entwickelten cavernösen Gefäßbildungen der Corpora cavernosa clitoridis verbinden sich im Bereich der Clitoris durch weite Anastomosen mit den Geflechtbildungen um den Sinus urogenitalis. In dem nach unten offenen Abknickungswinkel der Corpora cavernosa clitoridis und dahinter stehen sie mit den schon weit entwickelten, aber nicht so fortlaufend wie die Corpora cavernosa clitoridis abgegrenzten Bulbi vestibuli in vielfachen Verbindungen als Anlage des Plexus venosus intermedius, die Gefäße der Bulbi wiederum mit den weitmaschigeren Netzen um den Sinus urogenitalis, die sich in die Anlagen der kleinen Labien fortsetzen und an den caudalen unteren Teilen des Sinus schwächer entwickelt sind. Nach oben am Sinus gehen sie in engere Netze über, welche sich hinten und auch noch seitlich über den Conus vaginalis erstrecken, an dessen Vorderseite aber erst, als noch enge Netze, angelegt sind. Das Corpus cavernosum clitoridis zeigt ein schmales medianes, bis zur Spitze reichendes, aber nicht bis zur cranialen Seite durchgreifendes, gefäßfreies Septum.

Daß die Anlage des Corpus cavernosum urethrae sich anders verhält als die des Corpus cavernosum phalli, hat für männliche Embryonen schon Tourneux (1889, S. 251) hervorgehoben: „A aucun stade du développement (3me, 4me, 5me mois lunaire), la portion spongieuse proprement dite du canal de l'urèthre n'est enveloppée d'un tissu dense comparable à celui du gland ou des corps caverneux."

Die Anlagen der Bulbi vestibuli werden bei Embryonen von 6,5 cm R.-L. gebildet durch zwei ovale Gebilde zu beiden Seiten des Sinus urogenitalis, welche aus einer Zellanhäufung bestehen. Sie werden dicht umlagert von den cranial viel weiter emporreichenden Musculi bulbocavernosi, die, ebenso wie die Ischiocavernosi und die Muskeln des Beckenbodens, bei Embryonen von 6 cm R.-L. bereits deutlich angelegt sind. Auch beim Embryo von 9 cm fand Vit. Müller die gleiche Form der Anlage der Vorhofszwiebeln, während ich sie bei 8,2 cm Sch.-St.-L. schon mit, allerdings noch nicht erweiterten, Gefäßnetzen versehen fand. Bei 10 cm R.-L. fand auch V. Müller Gefäßlichtungen und die Bulbusanlage allmählich etwas emporgerückt. Bei 13 cm liegt der Musculus bulbocavernosus nach außen und unten vom Bulbus. Mit zunehmendem Alter „wird der unter dem Bulbus liegende Teil des Muskels immer größer. Durch die Verschiebung des Bulbus vestibuli und des Muskels kommen immer größere Abschnitte der Bartholinischen Drüse unter sie zu liegen, beim Embryo von 19 cm R.-L. bereits die ganze Drüse, und sie wird von außen und unten vom Musculus bulbocavernosus eingehüllt. Beim Embryo von 25 cm R.-L. sind bereits Muskelbündel an ihrer Innenseite zu sehen, sie kann teilweise in den Bulbus hineinwachsen (V. Müller).

i) Die großen Schamlippen.

Die Geschlechtswülste erheben sich dicht neben dem Phallus, sind aber nicht aus seiner Basis entstanden. Zwischen ihnen und dem Geschlechtshöcker entsteht seitlich eine scharfe Grenze. Die Geschlechtswülste dehnen sich allmählich in beiden Geschlechtern der cranialen Seite der Phallusbasis entlang medianwärts aus, bis sie als flache, gegen den Phallus in der medianen Gegend nicht, auch bei 13,5 mm Sch.-St.-L. noch nicht, durch eine Furche abgesetzte Vorwölbung verschmelzen. Die Verwachsung der Geschlechtswülste erfolgt durch Verbindung der Mesenchymmassen unterhalb der Epidermis, welche dadurch in die Höhe gehoben wird.

Nach W. Felix (1911, S. 927) entsteht durch Wucherung des Mesenchyms an der ventralen Grenze der Pars pelvina des Sinus urogenitalis ein sich zwischen Penisbasis und Analöffnung einschiebendes unpaares Scrotalfeld. Ein Breiterwerden des Dammes bei männlichen Embryonen (bei 38,5 Sch.-St.-L.: 0,5 mm) gegenüber dem weiblichen (bei 37,9 mm: 0,2 mm; bei 39,4—39,8 mm: 0,38 mm) hat auch Szenes (S. 97) festgestellt. „Dieses Feld wird" nach Felix „bei Embryonen von 60 mm K.-F.-L. in toto emporgehoben und bildet den unpaaren Scrotalwulst, in den von oben her die beiden Geschlechtswülste auslaufen"; dabei entsteht an der Oberfläche eine mediane Delle.

Da auch bei Säugern verschiedener Familien (Nager, Raubtiere, Wiederkäuer, Schweine, katarrhine Affen), zum Teil schon lange, von dem Phallus getrennte, paarige Anlagen der Genitalwülste nachgewiesen sind, bestand für mich seit langem kein Zweifel, daß es sich beim Menschen ebenso verhält. Das von Spaulding und Szenes beigebrachte Material hat meines Erachtens die Frage endgültig entschieden. Die interessante Feststellung B. Hennebergs (1926), daß bei Ratte und Schwein die endgültigen Geschlechtswülste aus zwei Anlagen entstehen, aus der schon bisher bekannten und einer caudalen, welche örtliche Beziehungen zum Phallus hat, Abb. 93, ist für den Menschen noch nicht nachgeprüft. Ich habe oben, S. 474, schon

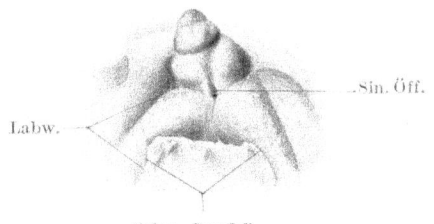

Abb. 93. Äußere Geschlechtswerkzeuge eines weiblichen Rattenembryos von 19¹/₂ Tagen. Der Schwanz ist abgebrochen, bei Labw die craniale und die caudale Geschlechtswulstanlage. (Nach B. Henneberg.)

ausgeführt, daß ich in dem laterocaudalen Abschnitt des cranialen Kloakenwulstes in Szenes' Fig. 9 und 11, Abb. 81, nicht in dem lateralen Abschnitt des caudalen, wie Henneberg meint, die caudale Geschlechtswulstanlage vermute. Die Veränderungen dieses Gebildes, die Szenes in seinen Abb. 11 und 12 von anschließenden Stadien dargestellt hat, bestärken mich in dieser Auffassung. Daß die doppelte Innervation der Labia maiora und des Scrotums beim Menschen — die cranialen Teile werden vom N. ilioinguinalis, die caudalen, wie der Phallus, vom N. pudendus versorgt — für diese Auffassung spricht, hat Henneberg schon hervorgehoben.

Mit zunehmendem Alter erscheinen die Geschlechtswülste weiblicher Embryonen in ihren caudalen Partien, verglichen mit männlichen, abgeflachter. Sie nehmen in der späteren Entwicklung in ihren seitlichen und namentlich auch in den cranialen seitlichen Abschnitten an Größe erheblich zu. Die einsinkende Clitoris wird seitlich scharf abgegrenzt, aber in der Mitte bleibt sie noch bei 27 cm Sch.-St.-L. durch eine schmale Zone, die durch die kranialen Ausläufer der seitlichen Grenzfalten abgegrenzt erscheint, mit der Anlage des Mons pubis in Verbindung. Erst bei dem Fetus von 34,7 cm Sch.-St.-L., Abb. 92, sehen wir auch cranial eine Grenzfalte ausgebildet. Je stärker der weibliche Phallus im Wachstum zurückbleibt und mehr und mehr zwischen die Geschlechtswülste einsinkt, desto mehr treten die Labia maiora im Bilde hervor. Nach hinten laufen sie schmal zu, verstreichen gegen den Damm und bilden als ihre craniale Grenze die Commissura posterior labiorum maiorum. Im letzten Monat der Schwangerschaft findet eine starke Fettanhäufung in den großen Labien und im Schamberg statt, so daß die Schamlippen bei Neugeborenen einander dicht anliegen und die anderen Geschlechtsteile vollständig verdecken, auch der Mons pubis sehr kräftig von der Bauchwand vorspringt. In diesem Aussehen des Pudendum muliebre ändert sich während der Kinderjahre nichts Wesentliches.

Die Haut der großen Labien und des Mons veneris erhält erst mit der Pubertätsentwicklung ihre volle Ausgestaltung durch die **stärkere Entwicklung ihrer Drüsen und die Entstehung der platthaarigen Pubes**, die sich nicht in der Mittellinie gegen den Nabel auszieht. Doch kommt, ohne sonstige körperliche Zeichen von Zwittertum, auch Haarbildung nach männlichem Typus vor.

Anhang.

Abriß der Entwicklungsgeschichte der Milchdrüse.
a) Morphologische Stellung der Mammarorgane und Theorien über ihre Entstehung.

Die Säugetiere sind Haartiere und die Entwicklung ihrer Hautdrüsen hängt mit der Haarbildung zusammen [1]. Dies gilt auch für die Mammardrüsen. Die Fähigkeit, die Jungen zu säugen, ist also von der Entwicklung des Haarkleides abhängig. Bei der biologischen Bedeutung der Mammarorgane und ihrem Vorkommen bei allen Säugern ist es begreiflich, daß man die verschiedenen Ausbildungen des Apparates aufeinander zurückzuführen bemüht war. Bei Monotremen und Marsupialiern kommen, allerdings nicht auf gleiche Weise entstehend, Mammarorgane in sich bergende Beutel für zeitweise Aufnahme der Jungen vor, bei den Placentaliern fehlen sie. Daher versuchte man in den Organen der Placentalier Analoge zu den Bildungen bei den niederen Säugern nachzuweisen. Die Mammartaschentheorie C. Gegenbaurs hat lange Zeit allgemeine Anerkennung gefunden und lebte in den Lehrbüchern noch recht lange weiter, als sie nicht nur erschüttert war, das geschah schon 1882 durch G. Rein, sondern abschließend widerlegt war, vor allem durch E. Bresslaus Forschungen. Auch Klaatschs Versuche, sie gegenüber dem sich anhäufenden Material exakter Beobachtungen zu retten, sind fehlgeschlagen. Trotzdem haben diese Theorien einen großen heuristischen Wert gehabt.

Versuche, eine andere Theorie an ihre Stelle zu setzen, sind gemacht worden, doch gibt es viele Erscheinungen, worüber eine einheitliche Auffassung noch nicht erzielt ist. E. Bresslau zog die Brutflecke der Vögel heran, vermehrt durchblutete Hautpartien, die der Erwärmung der Eier dienen, und nahm an, daß die Vorfahren der Säuger, — eierlegend, wie noch die Monotremen —, die Eier bebrütet hätten, wobei beide Geschlechter sich beteiligten. Die reichliche Durchblutung führte zur Hypertrophie

---
[1] Wenn auch die Drüsen mit denen haarloser Wirbeltiere in genetische Beziehungen gebracht werden können (J. Schaffer, 1926), so sind doch mit dem Auftreten der Haare diese das beherrschende Integumentalgebilde.

der Drüsen dieser Hautbezirke, und das wäre die Basis für das Entstehen des Säugens. Diese Theorie nimmt also eine Entstehung innerhalb des Stammes der Haartiere an. Die Annahme einer polyphyletischen Entwicklung der Mammarapparate bei den Säugern verträgt sich daher sehr wohl mit ihr. Kommt man zu der Auffassung, daß die Mammarorgane der Monotremen von Grund aus von denen der übrigen verschieden seien, so berührt das die Gedankengänge Bresslaus[1] nicht. Gleichwohl hat man nach wie vor das Bedürfnis gehabt, wenigstens die Organe der Marsupialier und Placentalier als monophyletisch entstanden aufzufassen. Da sie von ähnlichen Stellen der ventralen Körperoberfläche und in Fortentwicklung schlauchförmiger, von der Primäranlage der Haare stammender Drüsen entstanden sein müssen, so muß ihre Ontogenie sehr viel Gemeinsames haben, auch wenn sie polyphyletischen Ursprungs sind.

Ganz neue Gesichtspunkte kamen in das Mammarproblem, als O. Schultze bei verschiedenen Säugern als erste Anlage die „Milchlinie" eine „von der Wurzel der vorderen Extremität zu der der hinteren Extremität bis in die Inguinalfalte hinein" verlaufende „feine, leistenförmige Erhabenheit", nachwies (O. Schultze, 1892, S. 265/266). Ein Lustrum später wurde eine zweite eigenartige Bildung des Hautepithels, der gleich gelagerte, aber cranial und caudal Verlängerungen aufweisende breitere Milchstreif (Schwalbe-H. Schmidt) aufgezeigt, von dem bald erkannt wurde, daß er die primäre Bildung sei. Vor 30 Jahren meinte man, das morphologische Problem der Milchdrüse stünde vor dem Abschluß, aber bis heute ist man zu einer befriedigenden Erklärung der Entstehung und zu einer einheitlichen Auffassung der prospektiven Bedeutung der beiden Bildungen noch nicht gekommen. Den Versuch, von der Entwicklung des Beutlers Myrmecobius fasciatus aus die Milchlinie zu deuten, hat Bresslau selbst wieder aufgegeben. Sie von den Seitenlinienorganen der Fische und geschwänzten Amphibien abzuleiten, war ein allzu kühner Versuch J. Bromans, der keinen Anklang fand. Die resignierte Auffassung, daß es sich um kontinuierliche Anlage des Materials getrennter Bildungen, also um Bildungen ohne phylogenetische Bedeutung handle, nach Analogie der Ganglienleiste am Zentralnervensystem oder der Zahnleiste (Profé) kann nicht befriedigen und verlangt mindestens eine prospektive Ergänzung. Der Lösungsversuch Brouhas, der den Warzenhof mit heranzog, scheint mir zwar nicht das Problem von Milchstreif und Milchlinie zu lösen, aber doch in der Homologisierung der Bildungen bei Monotremen, Marsupialiern und Placentaliern auf dem rechten Wege zu sein.

b) Milchstreifen und Milchlinie.

An menschlichen Embryonen der ersten Wochen ist allmählich ein so großes Material zusammengetragen worden, daß die Entstehung beider Bildungen weitgehend geklärt erscheint. Zuerst wurde beim Menschen die Milchlinie O. Schultzes, vielfach auch Milchleiste genannt, durch Kallius (1897) beschrieben und mit ausgezeichneten Zeichnungen, in denen auch in dem kurz gefaßten Text nicht beschriebene Bildungen klar dargestellt sind, belegt. Kurz darauf wurde auch der Milchstreifen von H. Schmidt (1897) als besondere Bildung erkannt und mit dem von G. Schwalbe vorgeschlagenen

---

[1] Indes sind die Vögel fortgebildete Dinosaurier, die Säuger aber haben mit diesen stammesgeschichtlich keinen Zusammenhang.

Terminus bezeichnet. Durch H. Schmitt (1898), der das reichhaltige Material Fz Keibels benutzte, sowie Strahl (1898) und Hirschland (1898) wurden in der nächsten Zeit weitere Befunde veröffentlicht, die durch Brouha (1905), Elze (1908), Berk (1913) und Broman (1920) belangreiche Ergänzungen erfuhren.

Die primäre von beiden Bildungen ist der Milchstreifen (Hirschland, Henneberg). Bei einem Embryo von 4 mm Länge fand sich hinter dem Herzen (also mehr dorsal) an der seitlichen Leibeswand, eine breite Zone verdickten Epithels, die sich gegen die Dorsalseite verlor und ventral stellenweise, sich abflachend, bis zur Mittellinie zu verfolgen war. Hinter (wohl caudal gemeint) dem von hohem Epithel bedeckten Stummel der vorderen Extremität wäre die Verdickung am auffälligsten (Hirschland). Bei einem Embryo von 4,2 mm Länge war, außer auf der Kiemenbogengegend, erhöhtes Epithel, wenig sich ausbreitend, um die Extremitätenanlagen (H. Schmitt). Es handelt sich bei diesen jungen Stadien also um diffuse Epithelverdickungen, noch nicht um eine abgegrenzte Bildung. Dagegen fand Hirschland bei einem Embryo von 6,75 mm Länge, abgesehen von den Epithelverdickungen auf den Anlagen beider Gliedmaßen, direkt caudal vom Ursprung der vorderen Extremität eine von zwei Furchen begrenzte Erhebung der Leibeswand, die von höherem Epithel überzogen war (Abb. 94). Schwanzwärts wird der Mesenchymwall niederer, seine Grenzfurchen verstreichen, auch das Epithel wird niederer, aber die Bildung ist bis zur Wurzel der unteren Extremität verfolgbar, und in der Inguinalregion wird das Ektoderm wieder beträchtlich höher. Es handelt sich um einen gut ausgebildeten Milchstreifen.

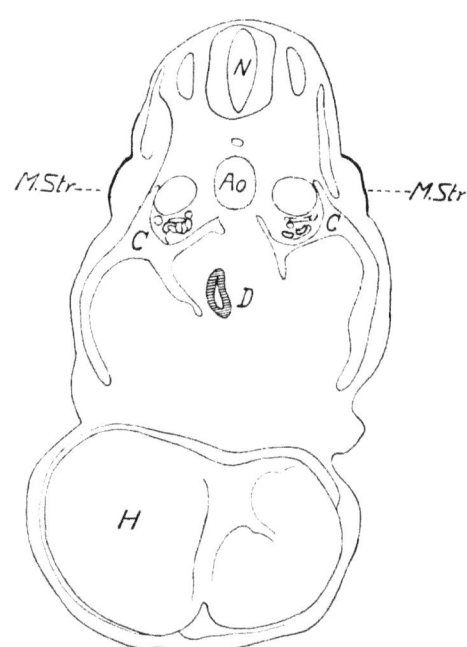

Abb. 94. Querschnitt durch einen menschlichen Embryo von 6,75 mm gr. L. Ao Aorta, C Cölom, D Darm, H Herz, M. Str. Milchstreifen, N Neuralrohr. Verkleinert nach Hirschland.

Bei einem Embryo von 7 mm gr. L. fand Elze den Milchstreifen, durch die zylindrische Form seiner protoplasmareichen Zellen ausgezeichnet, „etwa von der Achselhöhle bis zum Beginn der hinteren Extremität" sich erstreckend. Bei einem solchen von 8 mm Länge geht von der, an der Achsenhöhlengegend ausgesprochener, erhöhten Epithelzone um die Basis des vorderen Extremitätenstummels der Milchstreif aus, der am Anfang in seiner mittleren Region auf 4 Kernreihen verdickt ist und rascher dorsalwärts, allmählicher ventralwärts sich abflacht. Caudalwärts wird er schmäler, sein Epithel wird niederer, und in der Mitte zwischen den beiden Gliedmaßenanlagen ist der Streif flacher, weniger scharf begrenzt. Gegen den Ansatz der hinteren Extremität wird er wieder, ventralwärts sich ausdehnend, breiter, und die beiden Milchstreifen vereinigen sich dann, wie H. Schmitt feststellt, am Kloakenhöcker, und laufen als eine ausgiebige, starke Epidermisverdickung bis über die Kloakenregion hinaus. Bei einem Embryo von 9 mm Länge fand Brouha auf dem Gebiet des etwa ebenso gestalteten Milchstreifens eine Milchlinie, die nahe dem cranialen Anfang des Milchstreifens sich als eine rasch breiter werdende, in das Mesenchym eingesenkte Epithelverdickung von linsenförmigem Querschnitt darstellt, die sich caudal verschmälert und fast bis zum Anfang der hinteren Extremität zu verfolgen war. Bei 9,5 mm Sch.-St.-L. fand H. Schmitt auch im Bereich des Milchstreifens die keulenförmig gestaltete Milchleiste, in ihrem vorderen breiten Teil, der Anlage des Mammarorgans, von linsenförmigem Querschnitt; die Einsenkung der Milchleiste ins Mesenchym erschien nicht gleichmäßig. Caudal von ihr fand sich eine erneute Einsenkung des auf 3 Schichten verdickten Epithels ins Mesenchym am dorsalen Teile des Milchstreifens, die mit dem erhöhten, 2—3 schichtigen Epithel um die Beinstummel verschmolz. Im ventralen Teil war eine kurze ähnliche Anlage. Auch bei diesem Embryo fand sich eine Verbindung des Milchstreifens mit dem erhöhten Epithel des Geschlechtshöckers.

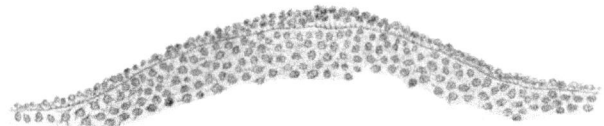

Abb. 95. Querschnitt durch den Milchstreifen und den cranialen Anfang der Milchleiste der linken Seite eines menschlichen Embryos von etwa 15 mm K.-St.-L. Von der Milchleiste ab wird der emporgewölbte Milchstreifen niederer, unter der ganz geringen Einsenkung der Milchleiste liegen die Mesenchymkerne dichter. (Nach Kallius.)

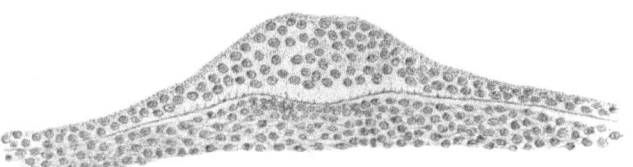

Abb. 96. Querschnitt durch Milchstreifen und Milchleiste der rechten Seite eines menschlichen Embryos von etwa 15 mm K.-St. L. An die Milchleiste schließt sich beiderseits der allmählich niederer werdende Milchstreifen an. Unter der Einsenkung der Milchleiste liegen die Kerne der Mesenchymzellen erheblich dichter. (Nach Kallius.)

Auch bei dem von F. Berk (1913) beschriebenen Embryo von 9,2 mm gr. L. reichte die Milchlinie bis fast an die Basis der hinteren Extremität. Im schmalen caudalen Teil „scheinen in seinem Verlauf zwei Anschwellungen vorzukommen, die sich in ungefähr gleichen Abständen voneinander auf die Bauchwand im Bereich der Epithelverdickung verbreiten". Bei einem 10 mm langen Embryo fand Broman (1920) eine Ausdehnung der, allerdings da sehr niedrigen, Milchlinie bis zur Inguinalgrenze der hinteren Extremität. Über eine kurze nochmalige stärkere Anhäufung von Epithelzellen hinter dem Ende der Milchlinie berichtet Berk von einem Embryo von 11,1 mm Sch.-St.-L. Auch der Embryo von 11,5 mm Länge, der H. Schmitt vorlag, hat in der Mitte des Milchstreifens eine ins Mesenchym vorgewölbte, von der Milchlinie isolierte Epithelverdickung, die auf die untere Extremität aufstößt. Von dem Kalliusschen Embryo von etwa 15 mm K.-St.-L. zeigen die Abb. 95 und 96 das Querschnittsbild von Milchstreifen und Milchlinie. Bei einem wesentlich älteren Embryo von 16,5 mm Länge, also noch vor der Zeit der sog. Hyperthelien, sieht Broman (1920) in einer Epithelknospe in Mitte der Inguinalfurche einen Rest des caudalen Endteiles der Milchlinie. Dagegen betont Brouha (1905) von zwei 10 mm langen Embryonen, daß er die Milchlinie zwar in ihrem cranialen

Bereich stärker ausgebildet, aber schon caudal kürzer geworden fand, den Milchstreifen aber noch bis zum Ansatz des Beines verfolgen konnte.

Aus diesen Befunden ergibt sich, daß die Milchlinie des Menschen in einer kurzen Periode in Anlagen noch von der Achselhöhlengegend der oberen bis zu der Leistengrenze der unteren Gliedmaßen reicht.

Im caudalen Bereich kommt es offenbar öfter zur Entwicklung bzw. längeren Erhaltung von isolierten Milchlinienrudimenten vor dem Ansatz der hinteren Gliedmaße, also in der Inguinalregion des Bauches. Da der Milchstreifen am Ansatz der hinteren Extremität ein zweites Maximum seiner ersten Anlage wie seiner Ausbildung besitzt, so erscheint diese Gegend für derartige Bildungen prädisponiert. Da beide Extremitäten nach dem gleichen Bauplan aufgebaut werden, so kann die gleiche Ausbildung entsprechender Teile ihrer Nachbarschaft als Auswirkung dieser Gleichartigkeit betrachtet werden. Die geschützte Lage dieser Teile der ventrolateralen Rumpfwand kommt als wesentlicher Faktor, namentlich bei der hinteren Gliedmaße, hinzu. Aus diesen morphogenetischen und biologischen Gründen erklärt sich meines Erachtens das Überwiegen der Anordnung der ausgebildeten Milchdrüsen in diesen Regionen, wenn die Anzahl der Mammarorgane reduziert ist.

Die Fortsetzung der Zone des erhöhten Epithels bis zur präcervicalen Halsbucht kann nicht als ein Teil des Milchstreifens angesehen werden. Die Umgreifung der Basen der Extremitätenstummel durch erhöhtes Epithel, das auf der dorsalen Seite niederer bleibt, kann auf einer Auswirkung der Milchstreifenbildung beruhen. Bei der ersten Anlage der Gliedmaßen findet sich zwar in weitester Verbreitung, von der Extremitätenleiste der Selachier ab bis zu den Amnioten, erhöhtes Epithel, das sich aber später vor allem an der Spitze, der Zuwachszone, lokalisiert. Diese Epithelverdickungen haben mit der Anlage des Milchstreifens nichts zu tun, wie sich schon aus ihrem Vorkommen bei Nichtsäugern ergibt. Die caudale Verlängerung des erhöhten Epithels bis über die Kloake (sogar bis auf den Anfang des Schwanzes ist beobachtet) scheint mir eine Auswirkung der Milchstreifenbildung zu sein, die mit der Verschiebung der hinteren Extremität in cranialer Richtung und der damit einhergehenden Verkürzung des caudalen Rumpfabschnittes zusammenhängt[1].

Die Milchlinie des Menschen selbst verkürzt sich caudo-cranialwärts rasch, während ihr vorderer Teil sich weiterentwickelt. Mit der Einsenkung der verdickten Epithelleiste in das Mesenchym beginnt dieses lokal zu wuchern, die Zellvermehrung setzt am cranialen Ende der Anlage am energischsten ein. Da grenzt sich die Epithelialverdickung schärfer vom Milchstreifen ab, und mit der Zunahme ihrer Einsenkung ins Mesenchym flacht sich ihre Vorwölbung über die Körperoberfläche ab. Sie liegt auf dem höchsten Teil des Milchstreifenwalles, der sich mit der Milchlinie, aber langsamer, rückbildet und im Bereich der entstehenden „primären Anlage" (G. Rein) des Mammarorgans, dorsal und ventral durch Rinnen abgegrenzt sein kann. Zur Zeit der beginnenden Verkürzung, in die das Kalliussche Stadium fällt, zeigt das Oberflächenbild eine keulenförmige Epithelverdickung, deren dickes Ende cranialwärts gegen die Achselhöhle gerichtet ist, und deren schlank zulaufendes

---

[1] Ich verweise auf das Vorkommen von Zitzen an der medialen Seite des Oberschenkels und einer medianen an der Schwanzwurzel bei Nagern (vgl. Fig. 4, Taf. XXI, XXII von Profé, 1898).

Hinterende bis zur Nabelgegend reicht. Sie ist in frühen Stadien bis zu fünfmal so lang als breit, um sich bei Embryonen von etwa 12 mm Länge ab stärker zu verkürzen.

Die Milchlinienanlage befindet sich näher dem dorsalen Rand des erhöhten Bandes des Milchstreifens und wird regelmäßig von dem erhöhten Epithel, noch mehr von dem sich entsprechend der Reduktion der Milchlinie abflachenden Mesenchymwall überragt. Von der Milchlinie aus, wo es drei- und vierschichtig sein kann, nimmt das sie umsäumende Epithel an Höhe ab; dorsal geschieht dies rascher, und die Grenze gegen das normale Körperepithel ist schärfer, ventral ist es weiter ausgebreitet und geht, die mesenchymatische Vorwölbung überschreitend, erst in der flachen Grenzfurche ins Körperepithel über. Vielleicht hängt das verschiedene Verhalten auf der dorsalen und der ventralen Seite damit zusammen, daß die ursprünglich weiter dorsal liegenden Milchstreifen samt den Milchlinien ventralwärts verlagert werden. Schon O. Schultze hat die topographischen Beziehungen zu dem Rande des gegen die Mittellinie vorrückenden vollentwickelten Teiles der Körperwand erkannt.

c) Entstehung der Mammaranlagen.

Während die Milchlinie restlos verschwindet, soweit ihr Material nicht zu Mammaranlagen verwandt wird, bleibt der Milchstreifen erhalten und bildet die vom erhöhten Epithel bedeckte mesenchymatische Vorwölbung, welche die epithelialen Mammaranlagen umgibt (Abb. 97). Ich kann also denen nicht beipflichten, welche mit dem nicht zur primären Anlage des Mammarorgans werdenden Teil der Milchlinie auch den Milchstreifen spurlos verschwinden lassen, wie dies ein sonst so guter Beobachter wie Brouha für einen Embryo von 13,5 mm Länge, also zu ungewöhnlich früher Zeit, angibt.

Obwohl schon Kallius die Emporwölbung des Milchstreifens sehr richtig abgebildet hat (s. Abb. 95 u. 96), H. Schmitt sie in seinen Beschreibungen nicht übergangen, auch eine Bedeutung der Bildung für die Entwicklung des Mammarorgans erwogen hat[1], und auch weiterhin, namentlich in den Abbildungen, weniger in den Beschreibungen, dieses erhöhte Epithel auf einem das einzelne Mammarorgan umgebenden Mesenchym- (Cutis-) wall vielfach sich angegeben findet, so hat man doch den Zusammenhang mit dem Milchstreifen nicht erkannt, die Bildung selbst auch vielfach übersehen.

Schon S. 493/94 haben wir mehr oder weniger von dem cranialen Teil der Milchlinie getrennte Epithelverdickungen im Bereich des Milchstreifens erwähnt. Eine solche spindelförmige, durch einen Strich kernreicheren Epithels mit dem caudalen Ende des kürzeren, keulenförmigen, cranialen Teils der Milchlinie verbundene Epithelverdickung fand F. Berk auf der rechten Seite eines Embryos von 14 mm gr. L. An ihr befand sich ein „knopfförmiger Zellhaufen". Bei einem Embryo von 13,3 mm Sch.-St.-L. fand er auf dem noch bis zur unteren Extremität reichenden Milchstreifenwall der linken Seite cranial von der normalen Anlage einen isolierten Epithelhügel, der kaum gegen das Mesenchym vorgewölbt war; außerdem caudal von der normalen Anlage auf dem wieder höher gewordenen Milchstreifengebiet einen Epithelknopf und nach diesem

---

[1] Er sagt (l. c. S. 279) von der Cutiserhebung, ob ihr „eine Beziehung zur Milchstreifenanlage zuzuschreiben ist, möchte ich nicht mit Sicherheit entscheiden, aber für unmöglich halte ich es nicht".

nochmals eine, auf eine kurze Strecke gesteigerte Epithelverdickung. Er spricht diese isolierten Epithelwucherungen als Anlagen von Mammarorganen, als typische Hyperthelien an. Diese mehr oder weniger isolierten Epithelverdickungen am caudalen Ende der Milchlinie scheinen regelmäßig vorhanden zu sein; nimmt man dazu das, scheint's, häufige Vorkommen von Hyperthelien bei katarrhinen Primaten und die Häufigkeit einer akzessorischen Zitze oder Mamma nahe dem Ansatz der vorderen Extremität in der Achselgrubengegend, und das Vorhandensein des „Achselhöhlenorgans", so scheint die Vermutung nicht abzuweisen, daß der Mensch noch regelmäßig die Anlage von jederseits drei Milchdrüsen besitzt, wie das Berk in seiner, unter Kallius' Leitung angefertigten Dissertation, natürlich mit Vorbehalt, ausspricht. Eine Kondensation aus einer gestreckten, mehreren Anlagen der polymasten Formen gleichwertigen Anlage liegt wohl in der menschlichen Mammaranlage vor.

Überzählige Anlagen im Bereich der Milchlinie sind wiederholt auch bei älteren Embryonen, von Mitte des dritten Monats ab, beobachtet worden.

Anders zu beurteilen sind die zahlreichen circumscripten Epithelverdickungen mit und ohne Einsenkung ins Mesenchym, die zuerst von Hugo Schmidt (1897), dann von Heinrich Schmitt (1898) eingehend dargestellt worden sind. Sie treten bei Embryonen von 19 (17) bis etwa 60 mm Sch.-St.-L. so gut wie regelmäßig auf und sind später verschwunden. Ihr Auftreten beginnt mit der Umbildung der Mammaranlage aus einem Zapfen zu einem kugeligen, bald kolbigen

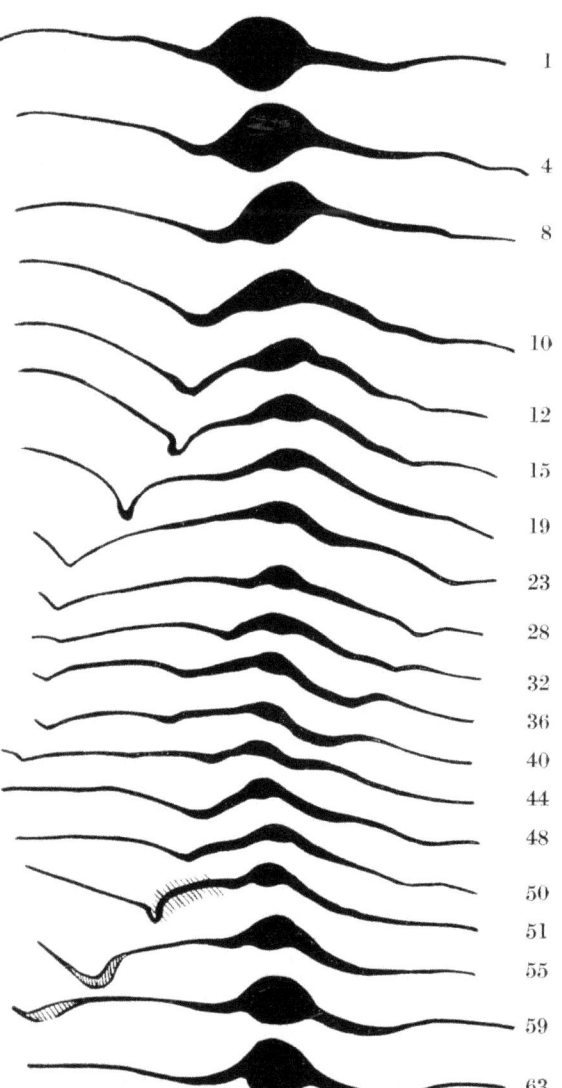

Abb. 97. Querschnitte durch Milchstreifen und Milchlinie eines Schweinsembryos von 15 mm Sch.-St.-L. Die Ziffern bezeichnen die Ordnungszahl der abgebildeten Schnitte. Zwei Schrägfalten, die auf Schrumpfung beruhen, durchziehen die Fläche. Zwei Mammarorgane von ihrer Mitte ab und der sie verbindende Teil der Milchlinie sind dargestellt.

Gebilde, also dem Auftreten einer scharfen Grenze zwischen Epidermis und Mammaranlage. Sie liegen meist cranialwärts von der nunmehr ventral von der vorderen Extremität auf der Brustwand gelegenen Mammaranlage, namentlich entlang dem ventralen Ansatz der vorderen Extremität und kommen in sehr wechselnden Mengen, einige wenige bis zu 40, vor. Schon H. Schmidt wies darauf hin, daß sie im Bereich des erhöhten, mehrschichtigen Epithels seines Milchstreifens gelegen seien. H. Schmitt griff das auf, aber widersprach der Auffassung Schmidts, der diese Bildungen für überzählige Mammaranlagen, echte Hyperthelien, angesprochen hatte. H. E. Walter (1902) behandelte dann nochmals diese akzessorischen Epithelverdickungen und stellte, da sie meist in einem gewissen Umkreis von der Mammaranlage, namentlich lateral und cranial von ihr auftreten, die Hypothese auf, sie seien Rudimente der inzwischen von E. Bresslau entdeckten Marsupialtaschen der Beuteltiere. Daß die Schmidtschen „Hyperthelien" zur Zeit des Kolbenstadiums der menschlichen Mammaranlage entstünden, und während dieses lange dauernden Stadiums auch verschwänden, daß sich die nicht erhalten bleibenden Teile der Bresslauschen Marsupialtaschen ebenso verhielten, auch die Lage der Hyperthelien zur Mammaranlage und ihr ständiges Zurückbleiben in der Entwicklungsstufe hinter der eigentlichen Milchdrüsenanlage, ferner ihren meist größeren dorso-ventralen als cranio-caudalen Durchmesser und den Umstand, daß sie meist nicht über die Oberfläche hervorragen, führte Walter zugunsten seiner Hypothese an; also eine ganze Reihe von Gründen; gleichwohl konnte E. Bresslau (1909) nicht zustimmen.

J. Broman (1920) wurde durch die Anordnungsähnlichkeit der Bildungen in einem Falle mit den Epithelwucherungen bei einem Embryo einer antarktischen Robbe und durch den konstanten Befund einer Reihe von Epidermiswucherungen bei Schweinsembryonen von 25—30 mm Länge, einwärts von der Reihe der Mammaranlagen, die er mit der von E. Bresslau (1915) gefundenen Anlage von einzelnen großen Sinushaaren neben den sehr zahlreichen Mammaranlagen von Sciuriden (Eichhörnchen) zusammenbrachte, zu der Hypothese veranlaßt, daß es sich bei den H. Schmidtschen Bildungen um Tasthaaranlagen handle: „die Milchdrüsen und die Tasthaare sind wahrscheinlich während der Phylogenese aus gemeinsamen Anlagen hervorgegangen (l. c. S. 36). Sowohl von L. Plate (1922) wie von Fr. Maurer (1922) wurde diese Hypothese mit guten Gründen abgelehnt. Da die umschriebenen Epithelwucherungen, wo sie in ansehnlicher Zahl auftreten, wie die Anordnungsbilder von Walter und Brouha zeigen, namentlich in einer Reihe in einem geringen Abstand von der Abgangsstelle des Armes sich befinden, so hat das Auftreten von doppelten Milchlinien ein besonderes Interesse wie J. Broman (1911) eine in seiner Abb. 634, Berk eine linksseitige auf seiner Tafel 4, abgebildet haben.

Bei einem Embryo von etwa 18 mm Länge fand F. Berk einseitig (links) ventral von der oberen Extremität einen breiten erhöhten Streifen mit geringen Erhebungen lateral und medial, die caudalwärts zu zwei Epithelleisten werden. Die mediale ist die normale Milchlinie, welche in die schon kolbenförmige Mammaranlage übergeht; caudal von dieser findet sich noch auf 100 μ eine Epithelverdickung. Die laterale Leiste sieht wie eine Milchlinie aus, endet plötzlich nach 100 μ, überragt (auf 50 μ) von Mesenchymerhebung und Epithelverdickung.

Diese Befunde sprechen doch sehr dafür, daß im Bereich des Milchstreifens eine Prädisposition zur Bildung epithelialer Wucherungen, wie die normale, beim Menschen offenbar variable Milchlinie eine ist, besteht, und daß diese Fähigkeit im Bereich der Mammaranlage in besonderem Maße vorhanden ist.

Neben diesen Bildungen der vorderen Partien der Rumpfwand sind auch eigenartige transitorische Gebilde in der Inguinalgegend bekannt geworden (H. Schmidt, 1897, Walter, 1902, Brugsch und Unger, 1903, Broman, 1920, 1921, 1925), die wegen der wiederholt beobachteten Hyperthelien an den Labia maiora und der regelmäßigen

Ausdehnung des Milchstreifens bis in diese Körpergegend ein besonderes Interesse haben. Bei den zuerst angeführten Beobachtern handelt es sich um tropfenartige kernreiche Hervorragungen über die Körperoberfläche, die symmetrisch auftraten — solche Gebilde sind auch in der Achselhöhle gefunden worden (H. Schmitt) —, und die als in Abstoßung befindliche Epithelwucherungen gedeutet werden können. Dagegen berichtete J. Broman über taschenartige Bildungen auf der Bauchwand dicht an der Abgangsstelle der hinteren Extremität, die er bei Embryonen von 19—25 mm Länge aufgefunden hat. Er fand beiderseits eine Grube, die lateral von einer stärkeren Hautfalte mit verdicktem Epithel begrenzt war; dabei fand sich bei dem Embryo von 20 mm Länge dicht oberhalb und medial eine überzählige Mammaranlage, und caudalwärts endigte die Falte rechts mit einer ähnlichen Knospe, letztere Bildung war auch bei den Embryonen von 21 und 23,5 mm Länge vorhanden. In einer langgestreckten Epithelverdickung an dieser Stelle bei Embryonen von 16,5 und 17 mm Länge sieht er Vorstufen dieser taschenartigen Bildungen, die er mit der Anlage des Marsupialierbeutels vergleicht. Bei älteren Embryonen wurde nichts mehr gefunden[1].

d) Apokrine Hautdrüsen im Bereich des Milchstreifens.

Die Region des Milchstreifens ist der Sitz mehrerer Gruppen von apokrinen Hautdrüsen, zu denen die Milchdrüsen gehören. Lange Zeit hat man diese zu den Talgdrüsen gestellt wegen der Endbläschen und in der irrigen Meinung, daß Fettabsonderung bei schlauchförmigen Hautdrüsen nicht vorkomme, obwohl A. Kölliker die Absonderung von Fettkügelchen schon vor vielen Jahrzehnten nachgewiesen hat. Erst Benda (1893) hat endgültig nachgewiesen, daß die Milchdrüsen modifizierte Schlauchdrüsen sind. Sie gehören zu dem stammesgeschichtlich älteren Typus derselben, zu den Apokrinen (P. Schiefferdecker, 1917). Bei diesen erfolgt beim ersten Akt der Sekretion eine Abstoßung des in die Drüsenlichtung vorgewölbten Zellteiles samt dem in ihm aufgespeicherten Sekret, Heidenhains Decapitationsvorgang. Daran schließt sich eine Periode fortlaufender Sekretion ohne Verlust von Protoplasma, die merokrine Periode.

Nach Schiefferdecker (1917) sind außerhalb der Primaten, abgesehen von einzelnen Körpersstellen, z. B. Fußsohlen bei Carnivoren, Rüsselscheibe und Carpaldrüsen des Schweines, nur Drüsen des apokrinen Typus anzutreffen. Diese entstehen stets von Haarbälgen aus, wenn auch ihre Mündung nachträglich auf die Epidermisoberfläche verlagert werden kann. Sie werden erst bei den Primaten durch sog. kleine, echte Schweißdrüsen, die „ekkrinen" Schiefferdeckers, in wechselndem Maße ersetzt, die nicht von Haaranlagen aus, sondern aus den tiefsten Schichten des Stratum Malpighi direkt ihre Entstehung nehmen. Noch innerhalb der Menschheit hat Schiefferdecker eine verschiedene Verbreitung der apokrinen Drüsen festgestellt; am weitesten verbreitet fand er sie, nach dem Vorkommen in der Parotidengegend, beim Australier, Beschränkung auf den Rumpf beim Chinesen, auf untere und mittlere Teile des Abdomens und Mons pubis bei einem Neger, auf Labia maiora, Mons pubis und untere Bauchregion (außerdem in Axilla und Areola mammae bei der „Deutschen

---

[1] Broman (1925) fand auch bei Schweinsembryonen eine entsprechende Bildung als vorübergehende Erscheinung und das Schaf besitzt in der Inguinalgegend „Schmiergruben" (Leisering und Müller, 1873), die „Inguinaldrüsen" Francks (1871), auch Inguinaltaschen genannt, die auch bei Antilopen gefunden wurden. B. Malkmus (1887) sah in ihnen Marsupiumreste und Profé kam auf Grund ihrer Entwicklung zu derselben Ansicht, doch wurde diese Deutung von späteren Untersuchern abgelehnt.

Frau"[1], und auf Axilla und Areola beschränkt beim „deutschen" Mann. Da bei diesem in der Inguinalgegend sowie circumanal, wie ja längst festgestellt, ebenfalls apokrine Drüsen sich finden, so dürften diese, wie auch die Mollschen Drüsen der Cilien, sowie die Ceruminaldrüsen allgemein bei den Menschen vorkommen. Bei den Anthropomorphen (Gorilla und Schimpanse) kommen in den Achselgruben, zu einem Organ zusammengelagert, nur apokrine Drüsen vor (J. Klaar, 1926, nach Brinkmann, 1909 liegen da auch ekkrine Drüsen).

Beim Menschen befinden sich in dem sehr verschieden stark entwickelten „Achselhöhlenorgan" P. Schiefferdeckers (1917) apokrine Drüsen, daneben, mit diesen gemischt oder, zumeist, oberflächlicher gelagert, ekkrine, echte, auch als kleine bezeichnete Schweißdrüsen; dann liegen apokrine Drüsen in der Areola mamillae, bzw. papillae, in der Inguinalregion und circumanal.

Überlegt man, daß die Milchstreifen von der Achselhöhle bis zur Inguinalregion und darüber hinaus, auf der Geschlechtshöckergehend, die sehr hohes Epithel tragen kann, sich vereinigend, bis über die Kloakengegend (Hirschland) sich erstrecken, so liegt es nahe, die apokrinen Drüsen dieser Region mit ihm genetisch in Zusammenhang zu bringen. Schiefferdecker hat ferner gezeigt, daß sich in der gleichen Region glatte Hautmuskelschichten finden, seine „Muscularis sexualis": in der Achselgrube, wo den Haaren teilweise die eigenen Muskeln fehlen, in Zitze und Warzenhof und, vom Scrotum (Tunica dartos) bzw. den Labia maiora ausstrahlend, in der Genitalregion und auch circumanal. Den Besitz epithelialer Muskelzellen teilen die apokrinen mit den ekkrinen Drüsen, aber die Drüsenmuskulatur ist wesentlich reichlicher an den Drüsenabschnitten der apokrinen entwickelt, insbesondere an den Achselhöhlendrüsen (und den Mollschen der Augenlider sowie den Ceruminaldrüsen). Im Milchstreifen liegt ein Organ vor, das das Auftreten dieser apokrinen Drüsengruppen verständlich macht, wenn man annimmt, daß das Epithel seiner Gegend spezifische Bildungsfähigkeit besitzt auch zu Zeiten, wo wir es morphologisch nicht von der übrigen Epidermis unterscheiden können (Hirschland). Man hat in dem Achselhöhlenorgan, das im weiblichen Geschlecht in Korrelation zu Veränderungen in der Genitalsphäre steht (Loeschcke, 1925)[2], ein zu einem Duftorgan umgestaltetes Milchdrüsenrudiment erblickt. Seine apokrinen Drüsen ähneln weitgehend den „Mammardrüsen" (Gegenbaur, 1886) der Monotremen. Derartige Drüsen habe ich ausnahmsweise auch in der Mamma selbst gesehen. In der Achselhöhle kommen auch nach dem Typus der Milchdrüsen richtige Milch absondernde Drüsen vor, (Geyl, 1907, A. Seitz, 1909), die man als weiterdifferenzierte Formen betrachten kann (Champneys und Bowlby, 1895).

Loeschcke kommt zu dem Schlusse, „daß das Achselorgan einen Zyklus durchmacht, der dem der Geschlechtsorgane vollständig entsprechend läuft" (l. c. S. 288). Für die Gravidität fand er, daß „eine relative Hemmung im Wachstum des Achselorgans, eine fast vollständige Hemmung in seiner sekretorischen Reifung auftritt". J. Klaar (1926), der beide Arten von Schlauchdrüsen schon in der Axilla des Säuglings, volle Sekretionstätigkeit vom 12. Lebensjahr ab, also zu Beginn der Pubertätsentwicklung, an seinem

---

[1] Gemeint ist wohl die „germanische", vielleicht auch die „arische" Frau, denn die deutsche Bevölkerung ist keine rassische Einheit.

[2] Loeschcke mißt trotz der ihm bekannten Variabilität des Organs, für die Beurteilung des zyklischen Verhaltens, der Dicke des Organs und ebenso den Sekretionsbildern besondere Bedeutung bei. Auch beim Manne werden nach meinen Befunden Größe, Weite und Form der Drüsen, wie ihre Sekretionstätigkeit sehr verschieden angetroffen, und da kann es sich nicht um östrische Abhängigkeit handeln.

operativ gewonnenen Material feststellte, fand „für keine Phase" der cyklischen Vorgänge am Genitale entsprechende Vorgänge an dem Achselhöhlenorgan, wohl aber eine teilweise Hemmung der Sekretion an verschieden großen Abschnitten des Organs Schwangerer.

E. Bresslau und H. v. Eggeling, diese um die Kenntnis des Mammarorgans so verdienten Forscher, kamen zu der Überzeugung: „Die Drüsen des Mammarapparates der Monotremen sind andere als die der übrigen Säugetiere" (E. Bresslau, 1909, S. 328, nach C. Gegenbaur, 1886, der allerdings die der übrigen noch für modifizierte Talgdrüsen hielt). Sie haben sich divergent aus indifferenten Schlauchdrüsen primitiver Säugetiere entwickelt.

Da, wie oben erwähnt, in der Achselhöhle wie in der Mamma neben für den Ort normalen Drüsen auch solche vom Typus des anderen Ortes vorkommen, und sich in der Areola Übergänge von apokrinen Schlauchdrüsen bis zu voll funktionierenden Milchdrüsen finden, so kann ich die Drüsenform der Monotremen nur für eine etwas modifizierte Form von der Milchdrüsenstufe halten, welche eine phylogenetische Vorstufe der Milchdrüse der höheren Säugetiere ist. Damit soll natürlich nicht etwa gesagt sein, daß innerhalb der gesamten Säuger die Milchdrüse monophyletisch differenziert worden sei.

e) Entwicklung der Mammaranlage.

In den ersten Stadien der Entstehung der Milchlinie, mit deren cranialem Teil beim Menschen zugleich das Mammarorgan angelegt wird, bei Embryonen von 9 mm Länge ab, findet sich eine Einsenkung der verdickten Partie ins zellreicher gewordene unterliegende Mesenchym, so daß das Gebilde im Querschnitt Linsenform hat [1]. Frühestens bei Embryonen von 13,5 mm Länge (Brouha, 1905), meist bei solchen von über 15 mm Sch.-St.-L. ist durch Rückbildung des caudalen Teils der Milchlinie die Mammaranlage zu einem rundlichen, zunächst längsovalen Gebilde geworden, das stärker in den Mesenchymwall einsinkt, durch seine basale hohe Cylinderzellschicht, deren Kerne erheblich von der Basis entfernt liegen, sich deutlich vom Oberflächenepithel absetzend. Dieses Organ buchtet dann die Unterlage stärker ein, es erhält Zapfenform, dann, indem die Verbindung mit der Oberfläche sich etwas einschnürt, Kugelform, bald, durch eine geringe Streckung der Anlage Kolbenform. Bei der Kugelform, bei Embryonen von 17 mm gr. L. ab, ist die Oberfläche nicht mehr emporgewölbt und erhält dann eine allmählich tiefer werdende Delle. Bei Embryonen von über 25 mm Länge findet sich die ausgesprochene Kolbenform. Die Mammaranlage verharrt in dieser durch einen Hals von der Oberfläche abgesetzten Form sehr lange Zeit, allmählich an Größe etwas zunehmend. Der Zeitpunkt, in dem die Weiterentwicklung einsetzt, ist individuell sehr wechselnd, bei 65—110, ja noch 130 mm Länge.

Schon im Stadium der Milchlinie ist das Mesenchym unter der Epithelwucherung zellreicher, mit der Ausbildung des Halses zeigt es, allmählich deutlicher, eine konzen-

---

[1] Eine Hügelform, wie sie G. Rein nach Befunden an Tieren als erstes Stadium aufgestellt hat, bei der über abgeplatteter Basis sich ein halbkugelig oder stärker gewölbter Hügel erhebt, findet sich beim Menschen an der Mammaranlage nur andeutungsweise, denn schon zu der Zeit, in der die ganze Milchlinie eine Keulenform hat, ist im Bereich der Mammaranlage bereits der Querschnitt linsenförmig, zur Hälfte ins Mesenchym eingesenkt. Dagegen sind bei echten und den H. Schmidtschen Hyperthelien solche Hügelformen öfter gefunden worden.

trische Anordnung zu der Mammaranlage, die es vollständig umgibt; es setzt sich seitlich, an Zellreichtum abnehmend, noch auf den Mesenchymwall fort, der, verschieden stark

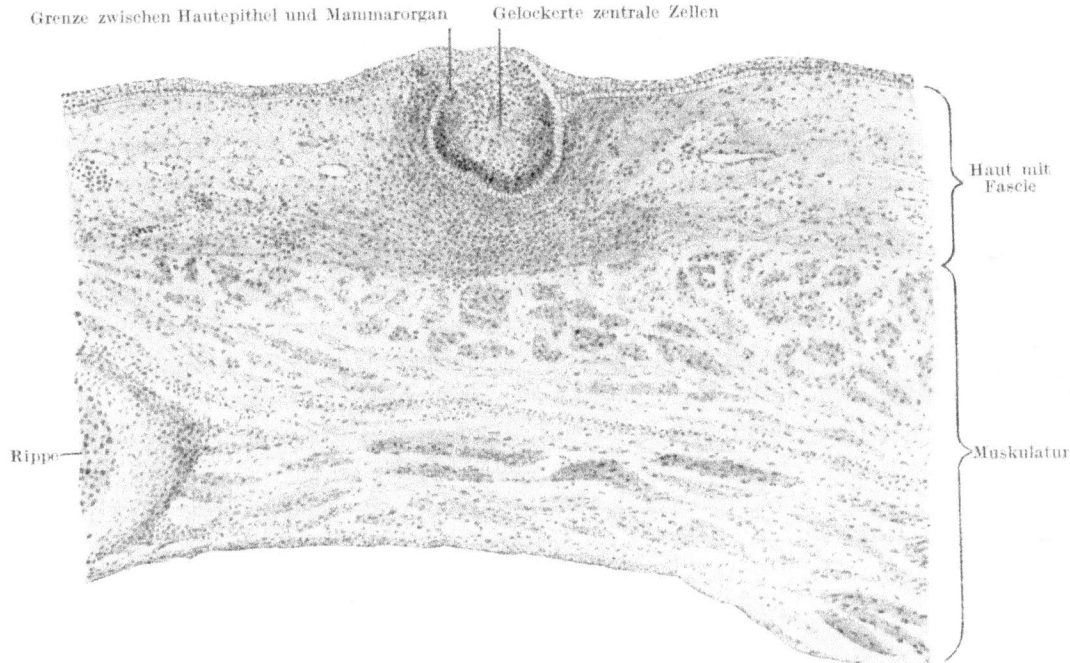

Abb. 98. Mammaranlage eines männlichen menschlichen Embryos von 4,8 cm Sch.-St.-L. Die Mammaranlage ist isoliert, ihre zentralen gelockerten Zellen erstrecken sich gegen die Oberfläche, diese wird vom darübergeschobenen Hautepithel bedeckt.

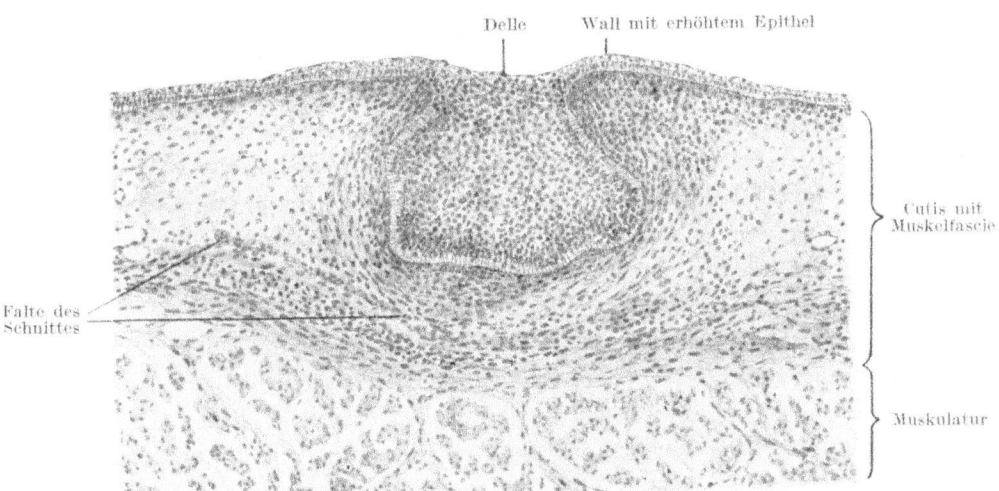

Abb. 99. Mammaranlage von einem männlichen, menschlichen Embryo von 6,5 cm Sch.-St.-L. Abgesehen von der unmittelbaren Umgebung der Mammaranlage sind zu viele Mesenchymzellkerne gezeichnet. Die basale Cylinderzellschicht des Hautepithels steht mit derjenigen der Mammaranlage auf der rechten Seite wieder in Zusammenhang. Diese zeigt an ihrer Oberfläche die Anfänge der Vorwölbungen.

sich vorwölbend, das epitheliale Organ umgibt. Schon im zweiten Monat bekommt es Beziehungen zu dem die embryonale Rumpfmuskulatur überziehenden Mesenchym, das die

Anlage der Muskelfascie darstellt, während das zuerst geschilderte Areolargewebe benannt wurde. Schon früh finden sich reich entwickelte, mit den Intercostalgefäßen zusammenhängende Blutgefäße in dieser Gegend.

In diesem Entwicklungsstadium erfolgt eine Isolierung der Mammaranlage von dem Oberflächenepithel. Die Zellen erhalten eine radiäre Anordnung, zu einem von der Mitte der Anlage zur Oberfläche ziehenden Streif, in dem, etwas später, im Untergang befindliche Zellen liegen. Die durch ihre höheren kernfreien Basalteile ausgezeichnete unterste Cylinderzellschicht der Anlage steht viel gedrängter als die des Oberflächenepithels und setzt sich von diesem scharf ab[1] (Abb. 98).

Über die Anlage schiebt sich das Oberflächenepithel hinüber. Es finden in der späteren Zeit dieser Isolierung die ersten Vorbuchtungen an der Basis der Anlage statt, aber eine energischere Entwicklung tritt erst ein, wenn der Zusammenhang zwischen der Anlage und dem Oberflächenepithel wieder hergestellt ist (Abb. 99), und der Kolbenhals länger geworden, aber nicht mehr vom Oberflächenepithel scharf abgesetzt ist.

Die lange, individuell außerordentlich schwankende Dauer dieses als solches nicht erkannten „isolierten Ruhestadiums" der Anlage ist schon seit langem bekannt.

Schon Hugo Schmidt sagte: „Das Gemeinsame bei allen meinen Embryonen von 28—60 mm Länge ist in bezug auf die Entwicklung der normalen Milchdrüsenanlage der Umstand, daß letztere bei dem 60 mm langen Embryo nicht weiter fortgeschritten ist wie bei dem von 28 mm Länge?" Hilda Lustig (l. c. Taf. III, Fig. 6) bildet bei einem Embryo von 26 mm Länge auf der abnorm hoch und steil emporgehobenen Mammaranlage schon eine, allerdings ganz flache, Delle ab und zeigt vom Embryo von 28,5 mm Länge bis zu dem von 110 mm Sch.-St.-L., daß, abgesehen vom Auftreten einer geringen Lappung an der Basis der Anlage bei einzelnen Individuen, von 50 mm Sch.-St.-L. ab, und den Fortschritten in der Mesenchymentwicklung sowie einer stärkeren Halsbildung gegenüber der Oberflächendelle, die Form der Anlage etwa auf gleicher Stufe bleibt[2]. Sie kommt zu dem Ergebnis, „daß die Größe bzw. das Alter des Individuums in der fortschreitenden Entwicklung der Milchdrüse nur eine ganz untergeordnete Rolle spielt" (l. c. S. 51).

H. Lustig (1915) glaubt, daß im männlichen Geschlecht die Entwicklung rascher abläuft als im weiblichen, wie das Benda (1893) schon für die älteren Stadien gefunden hatte. Aber auch gegenteilige Befunde kann man machen. Abb. 99 stammt von einem männlichen Embryo von 6,5 cm Sch.-St.-L. Die dargestellte Mammaranlage ist im Zellreichtum des Epithels und der unruhigen basalen Grenze weiter entwickelt, als diejenige, die wir bei einem männlichen Embryo von 13,5 mm Sch.-St.-L. fanden. Die Abb. 100, 101 stammen von einem, allerdings für dieses Alter in der Entwicklung der Milchdrüse abnorm weit fortgeschrittenen, weiblichen Embryo der gleichen Länge.

Um die eigentliche Mammaranlage ist vielfach als kreisförmiger, anders wie die übrige Rumpffläche gefärbter Hof das Gebiet der Areola schon bei jüngeren Embryonen beobachtet worden, schon in der Langerschen Beschreibung (1851) wird es erwähnt. Wenn bei Embryonen von nur 52 mm Länge (Heinr. Schmitt, wohl ausnahmsweise

---

[1] Dieser ganz eigenartige Vorgang, der an die Imaginalscheibenbildung bei den Arthropoden erinnert, wurde von mir schon vor vielen Jahren in der Soc. physico-med. in Erlangen vorgetragen. Er ist in der nur handschriftlich vorliegenden Erlanger Dissertation von A. Schimmer (1918) beschrieben und mit Abbildungen belegt, auch von tierischem Material (Schwein), wo diese Isolierung sehr gut festzustellen ist. Auch die Fig. 211, S. 283, von F. Pinkus (1910), von einem männlichen Embryo von 8,5 cm L., zeigt die Isolierung der Mammaranlage.

[2] Allerdings zeigt ihre Fig. 8, von einem Embryo von 110 mm Sch.-St.-L., daß die Isolierung der Anlage aufgehört, und eine starke Zellvermehrung in der Mammaranlage stattgefunden hat.

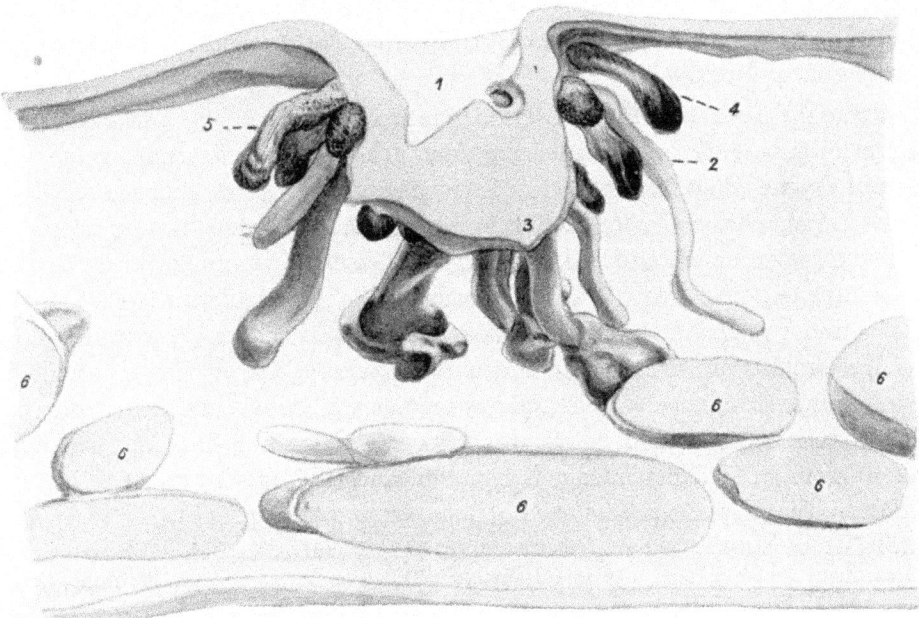

Abb. 100. Modell der Mammaranlage eines weiblichen menschlichen Embryos von 13,5 cm Sch.-St.-L., in der Mitte durchschnitten, von innen gesehen. (Zwei der peripherwärts gelegenen Drüsen der linken Seite nicht wiedergegeben, ebenso bei Drüse 2 die verdickten Endäste.) Die Haaranlagen mit Strichen schattiert, die Talgdrüsenanlagen punktiert. 1 Hohlraum in der Primäranlage, 2 Sekundärsproß mit Haar- und Talgdrüsenanlage, 3 Beginn eines Sekundärsprosses, 4 u. 5 Haaranlagen ohne Schlauchdrüse, 6 Fettläppchen.
(Modell von A. Schimmer.)

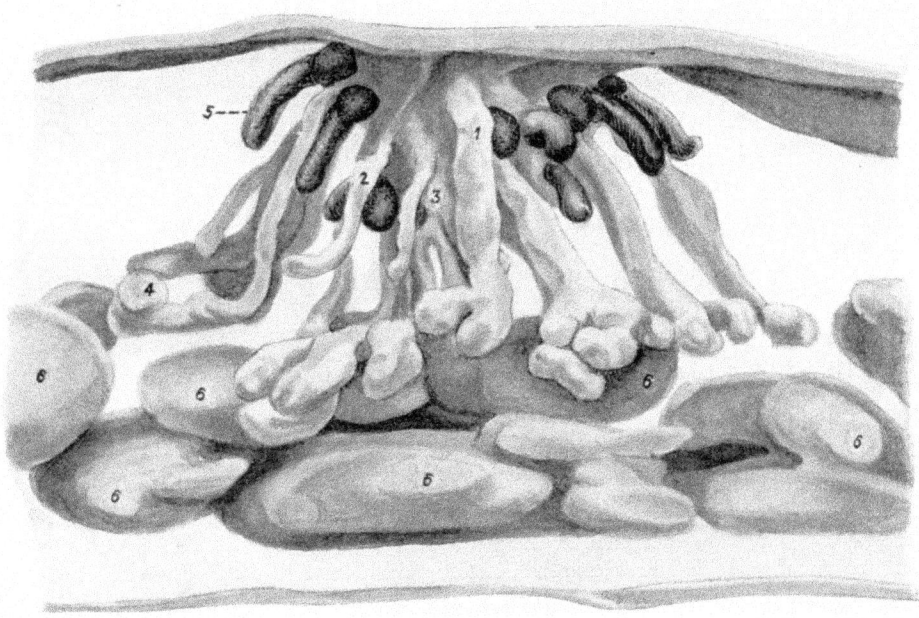

Abb. 101. Modell der Milchdrüsenanlage eines weiblichen menschlichen Embryos von 13,5 cm Sch.-St.-L., von außen gesehen. Die Haaranlagen mit Strichen schattiert, die Talgdrüsenanlagen punktiert. 1 Schlauchdrüsenanlage mit Verzweigung, 2 Schlauchdrüsenanlage mit beginnender Auftreibung am Ende, 3 (unter der Ziffer beginnend) gegabelte Schlauchdrüsenanlage, 4 Schlauchdrüse, die seitlich und etwas über der Haaranlage von dem Sekundärsproß abgeht, 5. Haarkeim mit Talgdrüse ohne Schlauchdrüse, 6 Fettläppchen.
(Modell von A. Schimmer.)

früh) bis an die 71 mm Sch.-St.-L. die Haaranlagen auftreten, so bleibt zunächst die Areolarzone von Epithelwucherungen frei, worin sich ihre biologische Sonderstellung ausspricht.

Bei der Weiterentwicklung der Mammaranlage schließt sich an die energische Vermehrung der basalen Zellschichten das Auswachsen einzelner solider Sprosse, die bald ein keulenförmiges Ende bekommen und in wiederholter, meist dichotomer Teilung sich verzweigen. Bald wird auch, mit dem erweiterten Ende beginnend, aber rasch bis gegen die primäre Anlage fortschreitend, eine Lichtung gebildet. Diese, gegenüber der kompakten primären Anlage sekundären Gebilde wachsen in der Zahl von 20—25, nicht gleichzeitig, aus und zeigen, auch beim Menschen, Haaranlagen, die v. Eggeling zuerst bei einem 8monatlichen Fetus aufgefunden hat, und die, nach Lustig, noch bis zur Geburt vorkommen können. Auch Talgdrüsenanlagen, ohne Zusammenhang mit Haar- oder Milchdrüsenanlagen sind bei Embryonen von 200 mm Sch.-St.-L. von H. Lustig[1] festgestellt worden. Bei den niederen Säugern sind die Haaranlagen die Basis, von der aus die Milchdrüsenschläuche entstehen (Bresslau und v. Eggeling).

Auch bei der Katze fand Brouha (1905b) bei allen sekundären Sprossen Haaranlagen, dagegen beim Kaninchen und der Fledermaus weder Haar- noch Talgdrüsenanlagen. Auch bei Schwein, Schaf, Rind findet sich nichts. Dagegen haben von den Perisodactylen Pferd und Esel Talgdrüsenanlagen (H. Rein, 1882 Cl. Hamburger, 1900), die erhalten bleiben. In dem ersten Epithelzapfen, der sich anlegt, ist vielleicht eine Haaranlage, die bei den Einhufern an der Körperoberfläche in sehr frühem Entwicklungsstadium auftreten, zu sehen, denn Clara Hamburger gibt S. 22 von ihm an: „die darunter befindlichen Cutiszellen ordnen sich zu einer Papille an."

Beim Menschen finden sich Haaranlagen nur an einzelnen der sekundären Sprosse, und zwar zumeist so angeordnet, daß die Drüsenanlage gegen das Zentrum der Mammaranlage liegt, wie es Bresslau bei Marsupialiern als Regel festgestellt hat. Während stammesgeschichtlich die Haaranlage das Primäre ist und von der zur Haarzwiebel führenden Verbindung mit der Oberfläche, der äußeren Wurzelscheide, aus als sekundäre Bildungen näher der Körperoberfläche die Schlauchdrüsenanlage und erst tiefer die der Talgdrüse sich entwickeln, so werden die bei der Milchdrüsenentwicklung des Menschen auftretenden Haaranlagen als Nebensprosse der Drüsen beschrieben. Die Abb. 100 und 101, nach einem Modell von einem weiblichen Embryo von 13,5 mm Sch.-St.-L., zeigen durch die Art der Wiedergabe Milchdrüsen (diffus schattiert), Haare (mit Strichen gezeichnet) und Talgdrüsen (punktiert) an.

Die Primäranlage des Mammarorgans ist gelappt und ich glaube, daß diese Lappung den ersten Gliederungen entspricht, welche an den kolbenförmigen Mammarorganen auftreten.

Es findet sich nahe der Areolaoberfläche, die sich nicht in den Abbildungen, aber im Modell deutlich nach außen abgrenzt, — also an der Peripherie der Primäranlage —, ein Kranz von 8 Haaranlagen, etwas tiefer eine, noch tiefer eine zweite, aber keine am Boden der Primäranlage, so daß ich die bisherigen Angaben etwa bestätigen kann. An einer der peripheren Haaranlagen ist eine Differenzierung von Milch- oder Talgdrüsen nicht wahrnehmbar (Abb. 102), an einer nur eine kleine Talgdrüse gebildet (Abb. 103, T). Talgdrüsen ohne Haaranlage waren nicht vorhanden. Die Schlauchdrüsen liegen zumeist zentralwärts von

---

[1] Solche hat H. Lustig bei zwei männlichen Embryo von 20 cm Sch.-St.-L. beschrieben; H. v. Eggeling und Brouha fanden solche nicht, auch Lustig hat sie in späteren Stadien nicht wieder gefunden.

den Haaranlagen; eine Ausnahme macht eine von einer Erhebung der Primäranlage entspringende Gruppe von Gebilden, die aus einem Drüsenschlauch mit einem in einiger Entfernung von der Primärablage sich abzweigenden schlanken Nebensproß mit Endkolben, dann einer zweiten Schlauchdrüse ohne Besonderheiten und als drittes einer Haaranlage mit vor der großen Talgdrüsenzone abgehendem seitlichem Drüsentubulus besteht. Ebenso eine Bildung, bei der eine schon kräftig entwickelte verzweigte Drüse

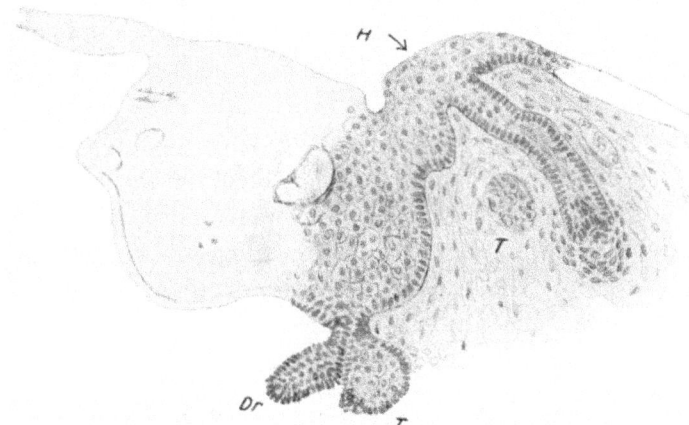

Abb. 102. Schnitt durch die Mammaranlage eines weiblichen menschlichen Embryos von 13,5 cm Sch.-St.-L. Dr Milchdrüsensproß mit Talgdrüsenanlage (T), H nahe dem Rand der Primäranlage abgehender Haarkeim mit Anlage der Papilla und des Haares, ohne Schlauchdrüsenanlage, T Talgdrüse eines benachbarten Sekundärsprosses.

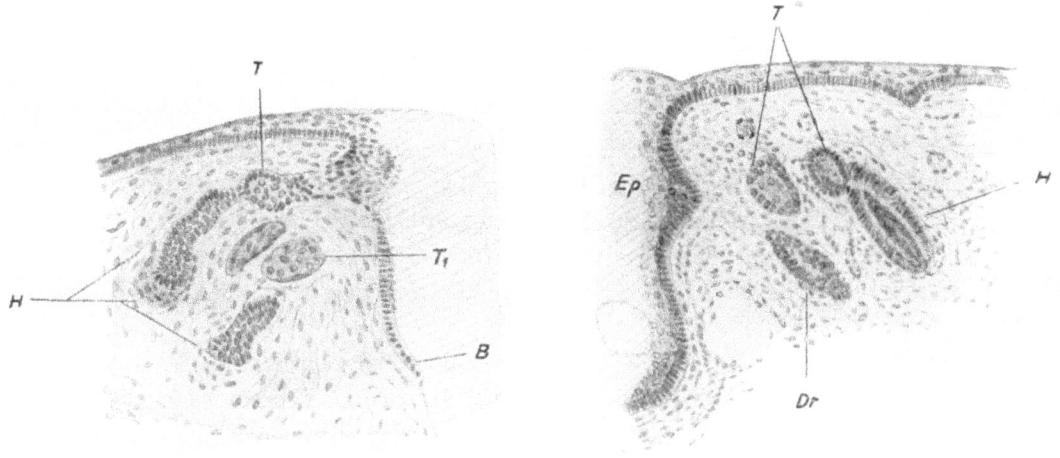

Abb. 103. Abb. 104.

Abb. 103. Teil eines Schnittes durch die Mammaranlage eines weiblichen menschlichen Embryos von 13,5 cm Sch.-St.-L. B Basale Zellschicht der Primäranlage, H zwei Haarkeime aus dem Randgebiet der Primäranlage, der untere mit Beginn der Mesenchymwucherung, der obere mit weiter vorgeschritten, jedoch noch ohne Papille, T Talgdrüsenanlage des oberen, T_1 des unteren Haarkeimes.

Abb. 104. Aus einem Schnitt durch die Mammaranlage eines weiblichen menschlichen Embryos von 13,5 cm Sch.-St.-L., Sekundärsproß mit Milchdrüsen-, Haar- und Talgdrüsenanlage. Dr Schrägschnitt durch die Milchdrüsenanlage, Ep Epithel der Primäranlage, H Haaranlage, T Talgdrüse.

gewissermaßen von zwei Haaranlagen entspringt, deren eine mit ihren beiden Talgdrüsen unter ihr, also zentralwärts von ihr liegt. Auch Zweiteilung einer reinen Drüsenanlage nahe der Primäranlage findet sich. Während die am weitesten entwickelten Milchdrüsen sich schon wiederholt geteilt haben, finden sich an der Basis der „Zitzentasche", als welche die zentral hohl gewordene Primäranlage jetzt erscheint, noch zwei knopfförmige Wucherungen. Die Zahl der Anlagen ist 20, also normal.

Danach können auch beim Menschen die Haaranlagen mit ihren Talgdrüsen das primär Angelegte sein, so daß ursprünglichere Verhältnisse, als man bisher annahm, bei ihm durchlaufen werden.

Wenn die Bildung der Sekundärsprosse im Gange ist, so verbreitert sich die massiger gewordene primäre Mammaranlage und verliert die halsartige Absetzung von der Oberflächendelle über ihr, sie liegt auf einer in der letzten Zeit sich abflachenden Emporwölbung der Körperoberfläche, dem Areolargebiet, und ihre Wand setzt sich, um die kraterartige Aushöhlung der primären Anlage sich allmählich verjüngend, auf die Epidermis der Areola fort (Abb. 100 u. 101). Die Verbreiterung der primären Anlage nimmt zu, und dabei wird die Grube in ihr allmählich, zunächst relativ, abgeflacht. Die jungen Drüsensprossen sind sehr schlank (s. Abb. 101) und zeigen keine radiäre Anordnung ihrer peripheren Zellen, wie auch v. Eggeling angibt. Sie wachsen offenbar sehr rasch aus. Aber in den mit größeren Endkolben versehenen dickeren, im Gebiet des ungeteilten Ganges nicht mehr erheblich wachsenden sieht man die radiäre Anordnung der peripheren Zellen schon vor der Lichtungsbildung, ebenso zeigen die ganz jungen Sprossen die basale Cylinderzellschicht sehr deutlich, wie dies H. Lustig beobachtet und als stets vorhandene Struktur angesehen hat.

Die histologische Differenzierung der Drüsensprossen beginnt mit der Lichtungsbildung. Bei dem weiblichen Embryo von 13,5 cm Sch.-St.-L., von dem die Abb. 100—104 stammen, waren die dicken Drüsengänge bereits hohl, H. Lustig beobachtete das Hohlwerden von 160 mm Sch.-St.-L. ab, während Benda seinerzeit dafür den 7.—8. Monat angegeben hatte. Eine „Verhornung" der zentralen Zellen der soliden Anlagen kommt dabei nicht zur Beobachtung. Die Wand der hohlgewordenen, sich streckenden Sprosse ist nach Brouha (1905c) zuerst dreischichtig, dann zweischichtig, wobei die an das Lumen grenzende Schicht aus hohen Cylinderzellen besteht, die äußere chromatinärmere Kerne besitzt und erheblich niederer ist. H. Lustig fand nach der Lichtungsbildung nur zwei Zellschichten die Wand bildend und in der äußeren Lage senkrecht zu den Radien des Querschnitts gestreckte Zellen, in denen sie die ersten epithelialen Muskelzellen sieht. Die Enden der Sprosse, von denen aus weitere Drüsengänge gebildet werden, zeigen die Epitheldifferenzierung nicht. Bei der weiteren Verzweigung folgt das Lumen alsbald dem vorwachsenden Zapfen.

In einzelnen sinusartig unregelmäßig erweiterten Drüsengängen fand H. Lustig nur ein einschichtiges, hochkubisches Epithel, wie das auch Brouha in den mittleren Abschnitten der sekundären Sprosse angetroffen hat. Die der primären Anlage benachbarten Abschnitte der Drüsengänge bleiben mehrschichtig.

f) Die Zitzenbildung.

Die Grube in der Zitzentasche bekommt Nebenbuchten und es erlangen schließlich, indem die Epithelwand vom Mesenchym aus nach den Drüsensprossen gegliedert wird, nachdem das Lumen der Drüsengänge, der Milchgänge, schon zur Oberfläche durchgebrochen ist, diese unmittelbare Beziehungen zur Oberfläche. Der Boden der Mammaranlage wird allmählich gehoben, erreicht aber zur Zeit der Geburt gewöhnlich noch nicht oder eben das Niveau der Brustoberfläche, um erst später mit dem Gesamtgebiet, also auch den peripheren Teilen der primären Anlage, die Zitze, sicherlich größtenteils, zu bilden. Bei Paarhufern wird das Areolarfeld stärker und stärker emporgewölbt und liefert zum weitaus größten Teil die Wand der Zitze, während die Mammaranlage nur an ihrer Spitze die Oberfläche erreicht. Beim Menschen bleibt das Areolargebiet, wenn es auch zeitweise wallartig erhoben wird, im ganzen platt. Nach Brouha stammt auch beim Menschen der seitliche Teil der Zitze vom Areolarfeld. Das kann sein, erstreckt sich aber sicherlich nur auf die an die Zitze angrenzenden Teile bei stark entwickelter Zitze. Nach Basch (1893) und Schumacher (1923), denen A. Seitz (1924) beipflichtet, ist es wahrscheinlich, daß bei der Erektion sonst auf dem Warzenhof gelegene Hautteile zur Bedeckung des basalsten Teiles der Mamilla werden.

Die Milchgänge münden nicht immer als eine geschlossene Gruppe, so daß die Lappung des Organs auch darin ihren Ausdruck finden kann.

g) Die Bildung des Mesenchyms.

In den jüngsten Stadien ist nur eine geringe Verdichtung des Mesenchyms unter dem Milchstreifen gefunden worden, und bei dem Mesenchymwachstum, das zur Emporhebung des Milchstreifengebietes führt, tritt keine erhebliche Verdichtung in der Anordnung seiner Zellen ein. Es erfolgt aber unter der ins Mesenchym eingesenkten Anlage der Milchlinie sofort eine Verdichtung des Mesenchyms, insbesondere unter dem umfänglicheren cranialen Abschnitt, aber auch im caudalen Gebiete der Milchlinie, namentlich soweit verdickte Partien mit Einsenkung in die Cutisanlage vorkommen. Auch bei sog. hyperthelialen Bildungen mit Einsenkung ins Mesenchym wurde die Verdichtung des Mesenchyms vielfach gefunden, so daß an einer Wechselwirkung nicht zu zweifeln ist; daß vom Epithel der formative Reiz ausgehe, scheint mir die näherliegende Annahme zu sein. Das frühe Auftreten reichlicher Blutgefäßbildung um die Mammaranlage wurde oben (S. 502) bereits erwähnt.

Wenn die Mammaranlage Zapfenform annimmt, zeigt sich eine Streckung der Mesenchymzellen parallel zur Krümmung der Zapfenoberfläche und eine Schichtung des, namentlich in einiger Entfernung vom Epithelkeim, konzentrisch zu ihm ausgestalteten Mesenchyms; dieses unmittelbar der Mammaranlage angelagerte Mesenchym, das sich aber seitlich auf den Anfang des Areolargebietes erstreckt, ist das areolare Gewebe Klaatschs. Nach H. Lustig sind in ihm schon bei Embryonen unter 30 mm in der Nachbarschaft der Gefäße glatte Muskelzellen ausgebildet. Unterhalb des konzentrisch angeordneten Materials findet sich nur andeutungsweise in Zügen angeordnetes, zellreicheres Mesenchym, das die Verbindung mit der über der quergestreiften Muskulatur gelegenen, unterhalb des Mammarorgans ebenfalls zellreicheren, Anlage der allgemeinen Körperfascie herstellt. Bei dem männlichen Embryo von 4,8 cm Sch.-St.·L., dessen Verhältnisse Abb. 98 wiedergibt, ist dies deutlich zu sehen, ebenso das Auseinanderstrahlen der konzentrischen Schichten in die oberflächlichen Cutisschichten des Warzenhofes. Die Rumpfmuskulatur samt Fascie erscheint durch die Mesenchymentwicklung unterhalb des Mammarorganes flach eingedellt. Wenn die ersten Vorwölbungen an der primären Epithelanlage erscheinen, so richtet sich die Anordnung des Mesenchyms in der unmittelbaren Nachbarschaft, das Stromagewebe Reins, nach deren Gestalt, so daß es so aussieht, als ob durch Mesenchymzüge diese Umgestaltung zustande gekommen wäre, was aber nach dem Charakter der basalen Cylinderepithelschicht sicher nicht der Fall ist. Wenn als Vorbote des Auswachsens der Sekundärsprosse die Epithelzellen sich vermehren, und dadurch die Kerne der basalen und der folgenden Schichten dichter gelagert erscheinen, nimmt auch der Zellreichtum des Mesenchyms in unmittelbarer Nachbarschaft des Epithels zu (Abb. 99). Zwischen der eingedellten aus zwei Schichten bestehenden Bindegewebslage über der Muskulatur und dem konzentrisch geschichteten Areolargewebe liegt zellreiches Mesenchym in dem spärlicher als sonst im Bereich der Haut kollagene Fibrillen gebildet sind.

Die Ausbildung der subareolären Muskulatur erfolgt erst später und erstreckt sich dann seitlich über das Gebiet des Warzenhofes; sie ist in der unmittelbaren Umgebung der primären Mammaranlage aus zahlreicheren Lagen gebildet als weiter seitwärts. Wenn die sekundären Sprossen auswachsen, so durchbrechen sie das Mesenchym und die subareoläre Muskulatur, aber Haar- und Talgdrüsenanlagen verbleiben innerhalb der Muskulatur. Erst wenn die Drüsengänge dicker werden und die endgültige Anordnung ihrer Epithelien zeigen, findet sich eine Anordnung des Mesenchyms um sie. Daß Haarpapillen gebildet werden und, namentlich um die Enden der Haarkeime, bindegewebige Haarbälge zur Anlage kommen, zeigen die Abb. 102, 103 u. 104. Die Bildung des subcutanen Fettes erfolgt auch zwischen Mammaranlage und Körperfascie (Abb. 100 u. 101). Während aber seitlich die Fettläppchen in zwei- und dreifacher Schicht angeordnet sind, ist das subcutane Fett unter der Milchdrüsenanlage niederer. Die Bindegewebszüge, welche zwischen den Fettläppchen verlaufen, verbinden das unter der Hautmuskulatur gelegene Bindegewebe mit der Körperfascie. Mit der Ausbildung der Verzweigungen erscheinen die Milchdrüsen zu Gruppen angeordnet, die nach Brouha schon früh durch dichtere Züge in einzelne Lappen gesondert werden. Diese Züge vermitteln auch die Fixierung des Organs auf der Unterlage. Der Grund der Mamma ist daher auf der Unterlage nicht verschieblich, woraus sich das Zustandekommen der „Hängebrüste" erklärt.

Während die ersten Gefäße, wie oben schon erwähnt wurde, zum Gebiete der Intercostalgefäße gehören und auch die Lymphbahnen durch die Intercostalmuskulatur in die Tiefe ziehen, beteiligen sich später aus dem Axillarisgebiet stammende, bzw. dahin abfließende Gefäße an der Versorgung der Mamma. Die Bedeutung dieser Verhältnisse für die Metastasenbildung bei Mammatumoren bedarf keiner weiteren Erörterung.

h) Der Warzenhof.

Das Gebiet des Warzenhofes zeigt, wenn sonst Haare und Schweißdrüsen schon angelegt sind, noch keine epithelialen Wucherungen. Erst im 5. oder 6. Embryonalmonat treten sie auf, und zwar entweder als schlanke Schlauchdrüsenanlagen oder als Zapfen, aus denen, ähnlich wie teilweise bei den Sekundärsprossen der Mamma, neben einem Haar — das beim Neugeborenen in die Ersatzhaarbildung eingetreten sein kann — Talgdrüsen und mehrere apokrine Schlauchdrüsen entstehen. Diese, Miniaturmammaranlagen vergleichbaren Bildungen können vorübergehend eine zitzenartige Emporwölbung ihrer Oberfläche aufweisen. Die in den zentralen Partien gelegenen apokrinen Drüsen verzweigen sich und bilden lockere Knäuel und gleichen weitgehend den Milchdrüsen; es sind dies die sog. Montgomeryschen Glandulae areolares. In dem peripheren Gebiet der Areola finden sich Übergänge zu den ekkrinen echten Schweißdrüsen der übrigen Körperhaut. Zur Zeit der Geburt sind sie teilweise schon voll entwickelt und besitzen subepitheliale Muskulatur, zum Teil sind sie, wie auch die großen Talgdrüsen, erst in der Anlage begriffen.

i) Die Brustdrüse der Neugeborenen und die weitere Entwicklung.

Während bis zu den letzten Monaten der zeitliche Verlauf der Mammarentwicklung individuell ein sehr wechselnder ist, findet sich die Brustdrüse in beiden Geschlechtern zur Zeit der Geburt stets im Stadium der Verzweigung der einzelnen Drüsen. Die Größe der Mamma liegt, nach Czerny (1890), zwischen Hanfkorn- und Haselnußgröße. Neben glockenförmigen finden sich sphäroide und stärker abgeplattete Formen des Organs.

Die Mamilla erscheint abgeplattet und kann unter ihrem Rande stärker eingezogen sein. Für die Warze wird das Vorhandensein reichlicher Muskulatur angegeben, im Vergleich zu der den Warzenhof überschreitenden, subareolären Muskulatur kann sie sehr spärlich sein. Die Gänge münden mit kleinen Plattenepitheltrichtern, sind zunächst eng, um sich dann zu den Anlagen der Sinus lactei zu erweitern. Die Bildung von Seitensprossen, die kolbig enden, ist verschieden weit fortgeschritten, Endbläschen dürften auch bei weitentwickelten Fällen noch nicht angelegt sein. Zur Zeit der Geburt zeigt die Milchdrüse eine starke Hyperämie, die zu Blutaustritt führen kann. Auch Blutbildungsherde finden sich, vielleicht handelt es sich bei den von H. Lustig erwähnten Erythrocytenansammlungen um solche, schon zu fetaler Zeit.

Kurz nach der Geburt, in der Regel am dritten Tag, setzt ein richtiger Sekretionsprozeß ein, der sich auf gut eine Woche, längstens auf den ersten Monat erstreckt. Schon zur Zeit der Geburt findet sich Sekret in den Gängen, das ziemlich viel kernhaltige Elemente enthält. Bei dieser Hexenmilchbildung handelt es sich um eine wahre Milchproduktion (Barfurth, 1882), die allerdings in ihrer Zusammensetzung mehr dem Collostrum gleicht. Die Durchwanderung von Leukocyten in das Lumen hat schon Barfurth geschildert.

Hexenmilchbildung hat Brouha auch bei den milchdrüsenähnlichen Areolardrüsen, aber von kürzerer Dauer, beobachtet.

In den Kindheitsjahren bildeten sich allmählich weitere Nebenzweige an den einzelnen Drüsen und zwar ohne Unterschied in beiden Geschlechtern. Erst zur Pubertätszeit setzt eine lebhafte Weiterbildung ein, die sich auch, wenn auch zumeist wesentlich schwächer, bei Knaben findet. Dabei sind für den Verlauf die von Langer Scheidenfortsätze genannten Bindegewebszüge leitend. Bei Mädchen kommt es nunmehr zur Bildung von Endbläschen. Das ganze Organ wird, manchmal auch bei Knaben, so voluminös, daß es sich deutlich über die Körperoberfläche emporwölbt. Dabei begreift es als „Knospenbrust" nur einen Teil des Areals der vollentwickelten Mamma. Im Laufe der Pubertätsentwicklung und der folgenden Jahre erreicht das Organ die für die Rasse charakteristische Form.

In der reifen jungfräulichen Mamma findet sich eine deutliche Abgrenzung von Lappen nur in etwa 50% der Fälle. Der einzelne Milchgang beginnt mit einem von Epidermis überzogenen kleinen Trichter, daran schließt sich, wie allgemein bei apokrinen Drüsen, ein enger Ausführungsgang, der von zweischichtigem kubischem Epithel (v. Eggeling), nach J. Schaffer von einschichtigem bis zweireihigem Epithel ausgekleidet wird. Er geht im Bereich der subareolären Muskulatur, allmählich sich erweiternd, über in die Sinus lactei, diese erfahren aber erst während der Lactation ihre volle Ausweitung, nachdem sie in der letzten Zeit der Schwangerschaft schon weiter geworden sind (A. Seitz, 1924). Ihre Wand besteht aus hohem Cylinderepithel, das mit ihrer Verjüngung zu den Gängen der Drüsen niederer wird. Subepitheliale Muskulatur kann hier wohl entwickelt sein. Die Drüsengänge besitzen zweischichtiges (nach v. Ebner, 1902 nur einschichtiges) Epithel und verzweigen sich vielfach, an den Enden der Nebensprossen bläschenartige Erweiterungen zeigend, die nur eine Schicht Epithelzellen aufweisen. Die einzelnen Läppchen enthalten zellreiches zarteres, lockeres Bindegewebe, das Mantelbindegewebe Morallers (1912) und werden durch massigere, derbere Züge voneinander getrennt, das Füllgerüst Berkas (1911), so daß also im Schnittbild der jungfräulichen Brust das Bindegewebe einen sehr erheblichen Raum einnimmt.

Der Umbildung in der Schwangerschaft entsprechende Ansätze zur Weiterentwicklung während der Menstruation sind seit Halban (1905) wiederholt behauptet und neuerdings von Loeschcke bestätigt worden.

Den Abschluß ihrer Ausbildung erfährt die Mamma während der Schwangerschaft. Schon vom zweiten Monat ab zeigen sich äußerlich wahrnehmbare Veränderungen (Kopsch, 1923). An den verzweigten Endgängen, im Zentrum der Drüse nach Langer auch an größeren Gängen, treten Epithelknospen auf, die von der Mitte der Schwangerschaft ab ein Lumen erhalten; sie nehmen an Größe zu und bilden am Ende der Schwangerschaft mit den Milchgängen die ganz überwiegende Masse des Organs, dessen Bindegewebe mit dem Wachstum des Organs auf einen viel größeren Raum verteilt wird. Die Alveolen zeigen einschichtiges Epithel und, wie auch die Milchgänge, spindelige oder verzweigte, miteinander in Zusammenhang stehende glatte subepitheliale Muskelzellen. Ich habe sie auch gesehen, aber offenbar sind sie individuell in recht verschiedener Menge ausgebildet und daher manchmal nur schwer aufzufinden. Mit dem Ende der Schwangerschaft hat das Organ seine volle Entwicklung erreicht und tritt bekanntlich erst nach der Geburt in Funktion.

Für die Einzelheiten der postfetalen Entwicklung, des Baues und der Funktion verweise ich auf die eingehende Darstellung von H. v. Eggeling im Handbuch der mikroskopischen Anatomie des Menschen, Bd. 3, Teil 1, S. 117—153; Berlin, Julius Springer 1927.

Literaturverzeichnis.

Abramowicz, H., Die Entwicklung der Gonadenanlage und Entstehung der Gonocyten bei Triton taeniatus (Schneid.). Morphol. Jahrb. Bd. 47. 1913. — *van Ackeren, F.*, Beiträge zur Entwicklungsgeschichte der weiblichen Sexualorgane des Menschen. Zeitschr. f. wiss. Zool. Bd. 48. 1889. — *Allen, B. M.* The embryonic development of the ovary and testis of the mamals. Americ. journ. of anat. Vol. 3. 1904. — *Allen, Edgar*, Ovogenesis during sexual maturity. Americ. journ. of anat. Vol. 31. 1923. — *Amann, J. A.*, Beiträge zur Morphogenese der Müllerschen Gänge und accessorische Tubenostien. Arch. f. Gynäkol. Bd. 42. 1892. — *Derselbe*, Über Bildung von Ureiern und primärfolliculären Gebilden im senilen Ovarium. Festschr. f. v. Kuppfer. 1899. — *Ampt, C.*, Über das Parovarium (Epoophoron) bei Neugeborenen und Erwachsenen. Inaug.-Diss. Berlin 1895. — *Arai, H.*, On the postnatal development of the ovary (albino rat), with special reference to the number of ova. Americ. journ. of anat. Vol. 27. 1920. — *Aschoff, L.*, Über die Lage des Paroophoron. Verhandl. d. dtsch. path. Ges. 2. Tag. 1899.

Balfour, F. M., A monograph on the development of Elasmobranch Fishes. London 1878. — *Derselbe*, On the structure and development of the vertebrate ovary. Quart. journ. of microscop. science. Vol. 18. 1878. — *Ballantyne, J. W.* and *Williams, J. D.*, The histology and pathology of the Fallopian tubes. Brit. med. journ. Vol. 1. 1891. — *Bayer, H.*, Zur physiologischen und pathologischen Morphologie der Gebärmutter. Freund, Gynäkol. Klinik 1885. — *Derselbe*, Zur Entwicklungsgeschichte der Gebärmutter. Dtsch. Arch. f. klin. Med. Bd. 73. 1902 (Festschr. f. Kußmaul). — *Derselbe*, Entwicklungsgeschichte des weiblichen Genitalapparates, in Vorlesungen über allgemeine Geburtshilfe. T. 1. Straßburg 1903. — *Beard, J.*, The morphological continuity of the germ cells in Raja batis. Anat. Anz. Bd. 18. 1900. *Derselbe*, The germ-cells. Journ. of anat. a. physiol. Vol. 38. 1904. — *Becker, O.*, Über Flimmerepithelium und Flimmerbewegung im Geschlechtsapparate der Säugetiere und des Menschen. Molleschotts Unters. Bd. 2. 1857 (zit. nach Wichmann 1916). — *Beigel, H.*, Zur Entwicklung des Wolffschen Körpers beim Menschen. Med. Zentralbl. 1878. Nr. 27. — *van Beneden, E.*, Contribution à la connaissance de l'ovaire des mammifères. L'ovaire du Vespertilio murinus et du Rhiuol. ferr. equinum. Arch. de Biol. Tome 1. 1880. — *v. Berenberg-Goßler, H.*, Die Urgeschlechtszellen des Hühnerembryos am 3. und 4. Bebrütungstage, mit besonderer Berücksichtigung der Kern- und Plasmastrukturen. Arch. f. mikroskop. Anat. Bd. 81. 1912. — *Bierfreund, M.*, Über die Einmündungsweise der Müllerschen Gänge in den Sinus urogenitalis. Zeitschr. f. Geburtsh. u. Gynäkol. Bd. 17. 1889. — *Bischoff, L. W.*, Entwicklungsgeschichte der Säugetiere und des Menschen. Leipzig 1842. — *Björkenheim, E. A.*, Zur Kenntnis der Schleimhaut im Uterovaginalkanal des Weibes in verschiedenen Altersperioden. Anat. Hefte Bd. 35. 1907. — *Blumreich, L.*, Die Entwickelung der Fallopischen Tube beim Menschen. Inaug.-Diss. Berlin 1895. — *Böshagen, A.*, Über die verschiedenen Formen der Rückbildungsprodukte der Eierstocksfollikel usw. Zeitschr. f. Geburtsh. u. Gynäkol. Bd. 52. 1904. — *Bolk, L.*, Beiträge zur Affenanatomie. 6. Zur Entwicklung und vergleichenden Anatomie des Tractus urethro-vaginalis der Primaten. Zeitschr. f. Morphol. u. Anthropol. Bd. 10. 1907. — *Born, G.*, Entwicklung der Ableitungswege des Urogenitalapparates und des Dammes bei Säugetieren. Anat. Hefte, Ergebnisse Bd. 3. 1894. — *Bornhaupt, Th.*, Untersuchungen über die Entwicklung des Urogenitalsystems beim Hühnchen. Inaug.-Diss. Dorpat 1867. — *Bouin, M.*, Histogénèse de la glande génitale femelle chez Rana temporaria. Arch. de Biol. Tome 17. 1900 — *Bouin, C.* et *Ancel, P.*, La glande interstitielle, son rôle sur l'organisme ect. Cpt. rend. des séances de la soc. de Biol. Paris Tome 55. 1903. — *Dieselben*, De la glande interstitielle du testicule des mammifères. 1. Rôle de la glande interstitielle chez les individus adultes, 2. — chez l'embryon, les sujets jeunes et âgés, ses var. fonctions. Journ. de physiol. et de pathol. gén. Tome 6. 1904. — *Boveri, Th.*, Über die Bildungsstätte der Geschlechtsdrüsen und die Entstehung der Genitalkammern des Amphioxus. Anat. Anz. Bd. 7. 1892. — *Branca, Q.* und *Basseta, A.*: Sur le développement du testicule humain. A. génér. de chirurg. Tome 1. 1907. — *Bremer, J. L.*, Description of a 4 mm Human Embryo. Americ. journ. of anat. Vol. 5. 1906. — *Bucura, C.*, Beiträge zur inneren Funktion des weiblichen Genitales. Zeitschr. f. Heilk. Bd. 20. 1907. — *Budin*, Recherches sur l'hymen et l'orifice vaginal. Cpt. rend. des séances de la soc. de Biol. Paris. 1879. — *Bühler, A.*, Beiträge zur Kenntnis der Eibildung beim Kaninchen und der Markstränge beim Fuchs und Menschen. Zeitschr. f. wiss. Zool. Bd. 58. 1894. — *Derselbe*, Geschlechtsdrüsen der Säugetiere. O. Hertwigs Handbuch d. vergl. u. exper. Entwicklungsgesch. d. Wirbeltiere Bd. 3. Jena 1906. — *Derselbe*, Die Entwicklung des Kopulationsorganes der Amnioten. Ebenda 1906. — *Derselbe* und *Folix, W.*, Entwicklung der Ableitungswege der beiden Keimdrüsen. Ebenda 1906.

Clark, J. G., The origin, development and degeneration of the blood vessels of the human ovary. Bull. of John Hopkins hosp. Vol. 9. 1901. — *Clarke*, A contribution to the origin of uterin muscle in relation to blood vessels. Americ. journ. of obstetr. a. gynecol. Vol. 20. 1911 (zit. nach W. Lubosch). — *Coert, H. J.*, Over de Ontwikkeling en de Bouw van de Geschlachtsklier bij de Zoogdieren meer in het bizonder van den Eierstock. Diss. inaug. Leyden 1898.

Disse, J., Untersuchungen über die Umbildung der Kloake und die Entstehung des Kloakenhöckers bei Talpa europaea. Anat. Hefte Bd. 27. 1905. — *Dohrn*, Zur Kenntnis der Müllerschen Gänge und ihrer Verschmelzung. Ber. Marburg. Ges. Bd. 9. 1871. — *Derselbe*, Über die Entwicklung des Hymens. Ebenda Bd. 13. 1875. — *Derselbe*, Über die Gartnerschen Kanäle beim Weibe. Arch. f. Gynäkol. Bd. 21. 1883. — *Dustin, A. P.*, Recherches sur l'origine des gonocytes chez les Amphibiens. Arch. de Biol. Tome 23. 1907.

v. Ebner, V. D., Koellikers Handb. d. Gewebslehre 6. Aufl. Bd. 3. Leipzig 1902. — *Eigenmann, C. H.*, On the precocious segregation of the sex-cells in Micrometrus aggregatus. Journ. of morphol. Vol. 5. 1891. — *Derselbe*, Sex differentiation in the oviparous Teleost Cymatogaster. Arch. f. Entwicklungsmech. d. Organismen Bd. 4. 1897. — *Elze, C.*, Beschreibung eines menschlichen Embryo von etwa 7 mm größter Länge unter usw. Anat. Hefte. Bd. 35. 1908.

Felix, W., Die Entwicklung des Harnapparates. O. Hertwigs Handb. d. vergl. u. exper. Entwicklungsgesch. d. Wirbeltiere. Bd. 3, 1. Jena 1904. — *Derselbe*, Die Entwicklung der Harn- und Geschlechtsorgane. F. Keibel und F. P. Mall, Handb. d. Entwicklungsgesch. d. Menschen. Bd. 2. Leipzig 1911. — *Derselbe* und *Bühler, A.*, Die Entwicklung der Drüsen und ihrer Ausführungsgänge. O. Hertwigs Handbuch d. vergl. und exper. Entwicklungsgesch. d. Wirbeltiere. Jena 1906. — *Firket, J.*, Recherches sur l'organogénèse des glandes sexuelles chez les oiseaux. Arch. de Biol. Tome 29. 1914. — *Fleischmann, Alb.*, Zur Entwicklungsgeschichte der Raubtiere. Biol. Zentralbl. Bd. 7. 1887. — *Derselbe*, Morphologische Studien über Kloake und Phallus der Amnioten. IV. Die Säugetiere. Morphol. Jahrb. Bd. 30. 1902 (1. Fortsetzung). VI. Kloake und Phallus des Schafes und Schweines von J. Schwarztrauber. VII. Historisch-kritische Betrachtungen von A. Fleischmann. VIII. Die Stilistik des Urodäums von A. Fleischmann. Morphol. Jahrb. Bd. 32. 1903 (2. Fortsetzung). IX. Die äußeren Genitalien des Schafes von J. Böhm. Ibid. Bd. 34. 1905 (3. Fortsetzung). X. Die Teilung der Kloake bei Cavia cobaya von H. Dimpfl. XI. Das Analrohr des Schafes von J. Schwarztrauber. Nachwort von A. Fleischmann (4. Fortsetzung). Ibid. Bd. 35. 1906. XII. Bau und Entwicklung der äußeren Genitalien bei Cavia cobaya von K. Gruber. Ibid. Bd. 36. 1907 (5. Fortsetzung). XIII. Die äußeren Genitalien des Schweines von W. Dürbeck. Ibid. XIV. Die äußeren Genitalien der Hauskatze von W. Dürbeck. XV. Tabellarische Übersicht der Genitalentwicklung bei Säugetieren von W. Dürbeck. XVI. Die Stilcharaktere am Urodäum und Phallus von A. Fleischmann. Ibid. Bd. 36. 1907. — *Derselbe*, Die Entwicklung des Afters und der äußeren Geschlechtsorgane der Säugetiere. Sitzungsber. d. phys.-med. Soc. Erlangen 1904. — *Follin*, Recherches sur le corps de Wolff. Thèse Paris 1850 (zit. nach Wichmann 1916). — *Foulis, J.*, The ova and ovary in man and other mammalia. Quart. journ. of microscop. science Vol. 16. 1876. — *v. Franqué, O.*, Über Urnierenreste im Ovarium, zugleich ein Beitrag zur Genese der cystoiden Gebilde in der Umgebung der Tube. Zeitschr. f. Geburtsh. u. Gynäkol. Bd. 20. 1898. — *Frassi, L.*, Weitere Ergebnisse des Studiums eines jungen menschlichen Eies in situ. Arch. f. mikroskop. Anat. Bd. 71. 1908. — *Fredet, P.*, La topographie du segment terminal du canal de Wolff chez l'embryon féminin. Bull. et mém. de la soc. anat. de Paris 1904a. — *Derselbe*, Diverticules pseudo-glandulaires du canal de Wolff dans le col utérin (foetus du 8. mois). Ibid. 1904b. — *Freund*, Die Lageentwicklung der Beckenorgane, insbesondere des weiblichen Geschlechtskanals und ihrer Abwege. Betschlers Beitr. z. Gynäkol. 1864. — *Friedländer, Fr.*, Über einige Wachstumsveränderungen des kindlichen Uterus und ihre Rückwirkung auf die spätere Funktion. Arch. f. Gynäkol. Bd. 56. 1898. — *Frommel, O.*, Beiträge zur Histologie der Eileiter. Zentralbl. f. Gynäkol. 1886.

Gadow, H., Remarks on the Cloaca and on the copulatory organs of the Amniota. Phil. trans. roy. soc. of London. Vol. 178. 1887. — *Gage, S. Ph.*, The mesonephros of a three weeks human embryo. Americ. journ. of anat. Vol. 3. 1904. — *Gebhard, C.*, Pathologische Anatomie der weiblichen Sexualorgane. Leipzig 1899. — *Geigel, R.*, Über Variabilität in der Entwicklung der Geschlechtsorgane. Würzburger Verhandl. Bd. 22. 1883. — *Groschuff, K.*, Entwicklung der weiblichen Genitalien. Enzyklop. Geburtsh. u. Gynäkol. Leipzig 1900. — *Grosser, O.*, Ein menschliches Ei mit Chordakanal. Anat. Hefte. Bd. 47. 1913.

Hart, D. Berry, A contribution to the morphology of the human urogenital tract. Journ. of anat. a. physiol. Vol. 35. 1901. — *Derselbe*, Discussion on the Development of the human urino-genital tract. Brit. med. journ. Vol. 2. 1902. — *Derselbe*, Adenoma vaginae diffusum (Adenomatosis vaginae), with a critical discussion of present views of vaginal and hymenal development. Edinburgh med. journ. 1911. — *Hegar, K.*, Anatomische Untersuchungen am nulliparen Uterus mit besonderer Berücksichtigung des Isthmus. Beitr. z. Geburtsh. u. Gynäkol. Bd. 13. 1908. — *Hengge, A.*, Über den distalen Teil der Wolffschen Gänge beim menschlichen Weibe. Inaug.-Diss. München 1900. — *Henneberg, Br.*, Zur Entwicklung der Kloakenmembran. Verhandl. anat. Ges. Greifswald 1913. — *Derselbe*, Beiträge zur Entwicklung der äußeren Genitalorgane beim Säuger, 1. Teil, Anat. Hefte Bd. 50. 1914; 2. Teil, ibid. Bd. 55. 1918. *Derselbe*, Anatomie und Entwicklung der äußeren Genitalorgane des Schweines und vergleichend analytische Bemerkungen. 1. Teil. Weibliches Schwein. Zeitschr. f. d. ges. Anat. Zeitschr. f. Anat. u. Entwicklungsgesch. Bd. 63. 1922. — *Derselbe*, Beitrag zur ontogenetischen Entwickelung des Scrotums und der Labia maiora. Ibid. Bd. 81. 1926. — *Henning, C.*, Architektonische Entwickelung des Uterus. Arch. f. Gynäkol. Bd. 3. 1873. — *Herzog, F.*, Beiträge zur Entwickelungsgeschichte und Histologie der männlichen Harnröhre. Arch. f. mikroskop. Anat. Bd. 63. 1904. — *His, W.*, Beobachtungen über den Bau des Säugetiereierstockes. Arch. f. mikrosk. Anat. Bd. 1. 1865. — *Derselbe*, Untersuchungen über die ersten Anlagen des Wirbeltierleibes, die erste Entwickelung des Hühnchens im Ei. Leipzig 1868. — *Derselbe*, Die Lage der Eierstöcke in der weiblichen Leiche. Virchows Arch. f. pathol. Anat. u. Physiol. anat. Abt. 1881. — *Hofbauer*, Mikroskopische Studien zur Biologie der Genitalorgane im Fetalalter. Arch. f. Gynäkol. Bd. 77. 1906. — *Hoffmann, C. K.*, Étude sur le développement de l'appareil urogénital des oiseaux. Verhandl. kon. Ak. Wet. Amsterdam 1892. — *v. Hoffmann, G.*, Morphologische Untersuchungen über die Muskulatur des Gebärmutterkörpers. Zeitschr. f. Geburtsh. u. Gynäkol. Bd. 1. 1876. — *Holzbacher, E.*, Die Hemmungsbildungen der Müllerschen Gänge im Lichte der vergleichenden Anatomie u. Entwicklungsgeschichte. Beitr. z. Geburtsh. u. Gynäkol. Bd. 14. 1909. — *Huguier*, Mémoires sur les appareils sécréteurs des organes génitaux externes chez la femme et chez les animaux. Ann. des sc. nat. Bd. 3. 1849.

Jacobson, L., Die Okenschen Körper oder die Primordialnieren. Kopenhagen 1830. (Zit. nach Wichmann 1916. — *Janosik, J.*, Histologisch-embryologische Untersuchungen über das Urogenitalsystem. Sitzungsber. d. Akad. Wien, Math.-naturw. Kl. Bd. 91, Abt. III. 1885. — *Derselbe*, Zwei junge menschliche Embryonen. Arch. f. mikroskop. Anat. Bd. 30. 1887. — *Derselbe*, Berichtigung zu Nagels Arbeit: Über die Entwicklung des Genitalsystems des Menschen (dieses Archiv, Bd. 34). Ebenda Bd. 35. 1890. — *Derselbe*, Über die Entwicklung der Vorniere und des Vornierenganges bei Säugern. Arch. f. mikroskop. Anat. Bd. 64. 1904. — *Ingalls, N. W.*, Beschreibung eines menschlichen Embryos von 4,9 mm. Arch. f. mikroskop. Anat. Bd. 70. 1907.

Keibel, Frz., Zur Entwicklungsgeschichte des menschlichen Urogenitalapparates. Arch. f. Anat. u. Entwicklungsgesch. 1896 — *Derselbe*, Noch einmal zur Entwicklung des Urogenitalsystems beim Menschen Arch. f. Anat. u. Entwicklungsgesch. 1897. — *Derselbe*, Zur Anatomie des Urogenitalkanales der Echidna aculeata v. typica. Anat. Anz. Bd. 22. 1902. — *Derselbe*, Zur Entwicklungsgeschichte des Urogenitalapparates von Echidna aculeata v. typica. Semon, zool. Forschungsreisen in Austral. Bd. 3. 1904. — *Derselbe* und *Abraham, K.*, Normentafel zur Entwicklungsgeschichte des Huhnes. Jena 1900. — *Derselbe* und *Elze*, Normentafeln zur Entwicklungsgeschichte der Wirbeltiere. 8. H. Mensch. Jena 1908. — *Kempe, H. A. E.*, Over het genitaalstreng-epitheel van de witte rat en over de morphologische beteekenis van het Hymen. Inaug.-Diss. Leiden 1903. — *Derselbe*, Beiträge zu einer Entwicklungstheorie des Hymen. Compt. Rend. 6. Congr. internat. de Zool. Bern 1904, Basel 1905, nach d. Ref. in G. Schwalbes Jahresber. — *Kermauner, Fr.*, Sacrouterinligament und Niere. Stud. z. Pathol. d. Entwicklung Bd. 2, H. 3. 1920. — *King, H.*, The oogenesis of bufo lentiginosus. Journ. of Morphol. Vol. 19. 1904. — *Kingery, N. M.*, Oogenesis in the white mouse. Journ. of Morph. Vol. 30. 1917. — *Klaatsch, H.*, Das Problem des menschlichen Hymens. Monatsschr. f. Geburtsh. u. Gynäkol. Bd. 40. 1914. — *Klein, G.*, Entstehung des Hymens. Sitzungsber. d. Ges. f. Morphol. u. Physiol. Münch. med. Wochenschrift Bd. 40. 1893. — *Derselbe*, Zur vergleichenden Anatomie und Entwickelungsgeschichte der Wolffschen und Müllerschen Gänge. Verhandl. d. dtsch. Ges. f. Gynäkol. 8. Versamml. Berlin 1899. — *Kobelt, G. L.*, Der Nebeneierstock des Weibes, das längst vermißte Seitenstück des Nebenhoden des Mannes entdeckt! Heidelberg 1847. — *Kocks, J.*, Über die Gartnerschen Gänge beim Weibe. Arch. f. Gynäkol. Bd. 20. 1882. — *Derselbe*, Das kraniale Ende des Müllerschen Ganges Eine Fortsetzung der Fimbria ovarica als Kanal im Hilus ovarii. Zentralbl. f. Gynäkol. Bd. 30. 1906. — *v. Koelliker, A.*, Über Flimmerbewegungen in den Primordialnieren. J. Müllers Arch. f. Anat., Phys. u. wiss. Med. 1845. — *Derselbe*, Mikroskopische Anatomie oder Gewebelehre des Menschen. Bd. 2. Leipzig 1854. — *Derselbe*, Entwicklungsgeschichte des Menschen und der höheren Tiere. Leipzig 1861. — *Derselbe*, Über die Entwicklung der Graafschen Follikel der Säugetiere. Verhandl. d. phys.-med. Ges. Würzburg N. F. Bd. 8. 1875. — *Derselbe*, Entwicklungsgeschichte des Menschen und der höheren Tiere. 2. Aufl. 1879. — *Derselbe*, Über die Markkanäle und Markstränge in den Eierstöcken junger Hündinnen. Verhandl. anat. Ges. Kiel 1898. — *Kollmann, J.*, Über Verbindungen zwischen Coelom und Nephridien. Festschr. z. Feier d. 300jähr. Best. d. Univ. Würzburg, gewidm. v. d. Univ. Basel 1882. — *Derselbe*, Die Rumpfsegmente menschlicher Embryonen von 13—35 Urwirbeln. Arch. f. Anat. u. Entwicklungsgesch. 1891. — *Koster, W.*, Onderzoek. omtrent de vorming van Eieren in het ovarium der Zoogdieren, na de geboorte, en de verhouding van het ovarium tot het buikalies. Versl. en Mededeel. d. koninkl. Akad. v. Wetensch. afd. Naturk. Bd. 3. 1868. — *Kuschakawitsch, S.*, Über den Ursprung der Urgeschlechtszellen bei Rana esculenta. Sitzungsber. d. bayer. Akad. d. Wiss. 1908. — *Derselbe*, Die Entwicklungsgeschichte der Keimdrüsen von Rana esculenta. Festschr. f. Hertwig 1910. — *Kußmaul, A.*, Von dem Mangel, der Verkümmerung und Verdoppelung der Gebärmutter. Würzburg 1859.

Lebram, Fr., Über die Drüsen der Labia minora. Zeitschr. f. Morphol. u. Anthropol. Vol. 6. 1903. — *Leisewitz, Th.*, Reste des Wolff-Gartnerschen Ganges im paravaginalen Bindegewebe. Zeitschr. f. Geburtsh. u. Gynäkol. Bd. 53. 1904. — *Leuckart, R.*, Morphologie und Anatomie der Geschlechtsorgane. Göttinger Studien 1847. — *Derselbe*, Vesicula prostatica. Todds Encyclopedia. London 1849—52. — *Lewis, Fr. T.*, The course of the Wolffian tubules in mammalian embryos. Americ. journ. of anat. Vol. 26. 1920. — *Leydig, R.*, Zur Anatomie der männlichen Geschlechtsorgane der Säugetiere. Zeitschr. f. wiss. Zool. Bd. 2. 1850. — *Lichtenberg, A.*, Beiträge zur Histologie, mikroskopischen Anatomie und Entwickelungsgeschichte des Urogenitalkanales des Mannes und seiner Drüsen. 3. Die Entwickelungsgeschichte des menschlichen Kopulationsorganes. Anat. Hefte Bd. 31. 1906. — *Derselbe*, Über die Entwicklungsgeschichte einiger accessorischer Gänge am Penis. Zugleich ein Beitrag zur Kenntnis des Schließungsvorganges des Urogenitalkanals und der Entwickelung der Raphe. Beitr. z. klin. Chir. Bd. 48. 1906. — *Löfqvist, R.*, Ausgebildetes Hymen bei Defekt der Vagina. Mitt. gynäkol. Klinik d. Prof. O. Engström Bd. 4. 1903. Zit. nach G. Schwalbes Jahresber. — *Loisel, G.*, Sur l'origine embryonaire et l'évolution de la sécrétion interne du testicule. Cpt. rend. des séances de la soc. de Biol. Paris Tome 54. 1902. — *Derselbe*, Les phénomènes de sécrétion dans les glandes génitales. Revue générale et faits nouveaux. Journ. de l'Anat. et de la Physiol. Tome 40. 1904 u. Tome 41. 1905.

Mac Callum, J. B., Notes on the Wolffian body of higher Mammals. Americ. journ. of anat. Vol. 1. 1902. — *v. Mandach, Fr.,* Beiträge zur Anatomie des Uterus bei Neugeborenen und Kindern. Inaug.-Diss. Bern 1899 u. Virch. Arch. f. pathol. Anat. Bd. 156. 1899. — *Martin* et *Léger,* Des appareils sécréteurs des organes génitaux externes chez la femme. Arch. génér. méd. Tome 19. 1862. — *Meckel, J. Fr.,* Beiträge zur vergleichenden Anatomie. Bd. 1. Leipzig 1808. — *Meckel, H.,* Zur Morphologie der Harn- und Geschlechtswerkzeuge. Halle 1848. — *Meyer, H.,* Über die Entwickelung der menschlichen Eierstöcke. Arch. f. Gynäkol. Bd. 22. 1883. — *Derselbe,* Die Entwickelung der Urniere beim Menschen. Arch. f. mikroskop. Anat. Bd. 36. 1890. — *Meyer, R.,* Über die foetale Uterusschleimhaut. Zeitschr. f. Geburtsh. u. Gynäkol. Bd. 38. 1898. — *Derselbe,* Über epitheliale Gebilde im Myometrium des foetalen und kindlichen Uterus einschl. des Gartnerschen Ganges. Berlin 1899. — *Derselbe,* Über Drüsen, Cysten und Adenome im Myometrium bei Erwachsenen. Zeitschr. f. Geburtsh. u. Gynäkol. Bd. 42. 1900. — *Derselbe,* Über Drüsen der Vagina und Vulva bei Foeten und Neugeborenen. Ibid. Bd. 46. 1901. — *Derselbe,* Über die Beziehung der Urnierenkanälchen zum Cölomepithel nach Untersuchungen am Meerschweinchen. Anat. Anz. Bd. 25. 1904. — *Derselbe,* Zur Kenntnis der kranialen und kaudalen Reste des Wolffschen (Gartnerschen) Ganges beim Weibe mit Bemerkungen über das Rete ovarii, die Hydatiden, Nebentuben, para-urethralen Gänge, Prostata des Weibes. Zentralbl. f. Gynäkol. Bd. 31. 1907. *Derselbe,* Beitrag zur Kenntnis des Gartnerschen Ganges beim Menschen. I. Die Ampulle des Gartner und ihre kongenitalen Abnormitäten. Zeitschr. f. Geburtsh. u. Gynäkol. Bd. 59. 1907. — *Derselbe,* Zur Kenntnis des Gartnerschen Ganges, besonders in der Vagina und dem Hymen des Menschen. Arch. f. mikroskop. Anat. Bd. 73. 1909. — *Derselbe,* Foetale Organreste, Atlas der Histologie der weiblichen Geschlechtsorgane, herausg. v. Moraller, Hoehl u. R. Meyer, Leipzig 1912. — *Derselbe,* Zur normalen und pathologischen Anatomie des Markepithels und des Rete ovarii beim Menschen. Stud. z. Pathol. d. Entwickl. Bd. 2, H. 1. 1914. — *Derselbe,* Bemerkung zu Fr. Kermauners Arbeit, Sacrouterinligament und Niere. Ibid. Bd. 2, H. 3. 1920. — *Derselbe,* Über die Bildung des Urnierenleistenbandes (Plica inguinalis) des Menschen. Arch. f. Gynäkol. Bd. 113. 1920. — *v. Mikálkovics, G. W.,* Untersuchungen über die Entwickelung des Harn- und Geschlechtsapparates der Amnioten. Internat. Monatsschr. f. Anat. u. Histol. Bd. 2. 1885. — *Mijsberg, W. A.,* Über die Entwicklung der Vagina, des Hymen und des Sinus urogenitalis beim Menschen. Zeitschr. f. Anat. u. Entwicklungsgesch. Bd. 74. 1924. — *Möricke, R.,* Die Uterusschleimhaut in den verschiedenen Altersperioden und zur Zeit der Menstruation. Zeitschr. f. Geburtsh. u. Gynäkol. Bd. 6. 1881. — *Mueller, J. Chr.,* De genitalium evolutione. Diss. inaug. Halle 1815. — *Müller, Joh.,* Bildungsgeschichte der Genitalien aus anatomischen Untersuchungen an Embryonen des Menschen und der Tiere. Düsseldorf 1830. — *Müller, V.,* Über die Entwickelungsgeschichte und feinere Anatomie der Bartholinischen und Cowperschen Drüsen. Arch. f. mikroskop. Anat. Bd. 39. 1892.

Nagel, W., Über die Entwickelung der Müllerschen Gänge beim Menschen. Sitzungsber. k. Ak. Wiss. Berlin 1889. — *Derselbe,* Über die Entwickelung des Urogenitalsystems beim Menschen. Arch. f. mikroskop. Anat. Bd. 34. 1889. — *Derselbe,* Über die Entwicklung des Uterus und der Vagina beim Menschen. Ibid. Bd. 37. 1891. — *Derselbe,* Über die Lage des Uterus im menschlichen Embryo. Arch. f. Gynäkol. Bd. 41. 1891. — *Derselbe,* Über die Entwicklung der inneren und äußeren Genitalien beim menschlichen Weibe. Arch. f. Gynäkol. Bd. 45. 1894. — *Derselbe,* Entwickelung und Entwickelungsfehler der weiblichen Genitalien. Veits Handbuch d. Gynäkol. Wiesbaden 1897. — *Natanson, K.,* Zur Kenntnis des Epithels im kindlichen Uterus. Anat. Anz. Bd. 29. 1906. — *Derselbe,* Über das Vorkommen von Plattenepithel im Uterus von Kindern. Monatsschr. f. Geburtsh. u. Gynäkol. Bd. 26. 1907. *Nicolas, M.,* Anatomie des organes génitaux-urinères. Paris 1888. — *Derselbe,* Sur quelques détails rélatifs à la morphologie des éléments épithéliaux des canalicules du corps de Wolff. Cpt. rend. des séances de la Soc. de Biol. Paris 1888. — *Derselbe,* Contribution à l'étude des cellules glandulaires. Internat. Monatsschr. f. Anat. u. Physiol. Bd. 8. 1891. — *Nußbaum, J.,* Zur Differenzierung des Geschlechts im Tierreich. Arch. f. mikroskop. Anat. Bd. 18. 1880. — *Derselbe,* Zur Entwickelung des Geschlechtes beim Huhn. Verhandl. d. anat. Ges. in Bonn 1901.

Owtschinnikow, Das Ovarium im Kindesalter. Med. Diss. Petersburg 1903. (Russisch, Ref. in Jahresber. Fortschr. Anat. Entwicklungsgesch.).

Paladino, G., La destruction et le renouvellement continuel du parenchym ovarique des mammifères. Arch. ital. de Biol. T. 21. 1894. — *Derselbe,* Sur le type de structure de l'ovaire. Arch. ital. de Biol. T. 29. 1898. — *Derselbe,* Sur la régéneration du parenchyme et sur le type de structure de l'ovaire de la femelle du Dauphin. Arch. ital. de Biol. T. 42. 1904. — *Pallin, G.,* Beiträge zur Anatomie und Embryologie der Prostata und der Samenblasen. Arch. f. Anat. u. Entwicklungsgesch. 1901. — *Pehrson, T.,* Beiträge zur Kenntnis der äußeren weiblichen Genitalien beim Affen, Halbaffen und Insectivoren. Anat.

Anz. Bd. 46. 1914. — *Pflüger, E. T. W.*, Über die Eierstöcke der Säugetiere und des Menschen. Leipzig 1863. — *Piper, H.*, Ein menschlicher Embryo von 6,8 mm Nackenlänge. Arch. f. Anat. u. Entwicklungsgesch. 1900. — *Popoff, O.*, Zur Morphologie und Histologie der Tuben und des Parovariums beim Menschen während des intra- und extrauterinen Lebens bis zur Pubertät. Arch. f. Gynäkol. Bd. 44. 1893. — *Pozzi, S.*, De la bride musculaire du vestibule chez la femme et de l'origine de l'hymen à propos d'un cas d'absence du vagin, de l'utérus et des ovaires chez une jeune fille, et d'un pseudo-hermaphrodite male. Ann. de gynécol. Tome 21. 1884.

Rathke, H., Beobachtungen und Betrachtungen über die Entwicklung der Geschlechtswerkzeuge bei den Wirbeltieren. Neueste Schr. d. Naturforsch. Ges. Danzig 1825. — *Derselbe*, Über die Bildung der Samenleiter, der Fallopischen Trompete und der Gartnerschen Kanäle, der Gebärmutter und Scheide der Wiederkäuer. Meckels Arch. f. Anat. u. Physiol. 1832. — *Regaud et Policard*, Notes histologiques sur l'ovaire des mammifères. Cpt. rend. assoc. anatom. 1901. — *Reichel, P.*, Die Entwickelung des Dammes und ihre Bedeutung für die Entstehung gewisser Mißbildungen. Zeitschr. f. Geburtsh. u. Gynäkol. Bd. 14. 1888. — *Derselbe*, Die Entstehung der Mißbildungen der Harnblase und der Harnröhre. Arch. f. klin. Chirurg. Bd. 46. 1893. — *Retterer, Ed.*, Sur l'origine du vagin de la femme. Cpt. rend. des séances de la soc. de Biol. Paris Tome 3, Sér. 9. 1891a. — *Derselbe*, Sur le développement comparé du vagin et du vestibule des mammifères. Ebenda b. — *Derselbe*, Sur le développement et les homologies des organes génito-urinaires externes du cobaye femelle. Ebenda Tome 15. 1903. — *Rieländer, A.*, Das Paroophoron (vergl. anat. u. pathol.-anat. Studie). Hab.-Schr. Marburg 1904. — *Robinson, Arth.*, The formation, rupture and closure of ovarian follicles in ferrets and ferret-polecat hybrids, and some associated phenomena. Roy. Soc. Edinburgh Vol. 52. 1918. — *Roesger, P.*, Zur fetalen Entwicklung des menschlichen Uterus, insbesonders seiner Muskulatur. Festschr. 50jähr. Jubiläum Ges. Geburtsh. u. Gynäkol. Berlin 1894. — *Roth, M.*, Über einige Vornierenreste beim Menschen. Basl. Festschr. z. Jub. d. Univ. Würzburg 1882. — *Rubaschkin, W.*, Über das erste Auftreten und Migration der Keimzellen bei Vogelembryonen. Anatom. Hefte Bd. 35. 1907. — *Derselbe*, Zur Frage von der Entstehung der Keimzellen bei Säugetierembryonen. Anat. Anz. Bd. 32. 1908. — *Derselbe*, Über die Urgeschlechtszellen bei Säugetieren. Anatom. Hefte Bd. 39. 1909. — *Derselbe*, Chondriosomen und Differenzierungsprozesse bei Säugetierembryonen. Anatom. Hefte Bd. 41. 1910. — *Derselbe*, Zur Lehre von der Keimbahn bei Säugetieren. Anatom. Hefte Bd. 46. 1912. — *Ruge, C.*, Die Talgdrüsen der großen und kleinen Labien. Zeitschr. f. Geburtsh. u. Gynäkol. Bd. 41. 1899. — *Runge, E.*, Beitrag zur Anatomie der Ovarien Neugeborener und Kinder vor der Pubertätszeit. Arch. f. Gynäkol. Bd. 80. 1906.

Sainmont, G., Recherches relatives à l'organogénèse du testicule et de l'ovaire chez le chat. Arch. de Biol. T. 22. 1905. — *Schapitz, R.*, Die Urgeschlechtszellen von Amblystoma. Arch. f. mikroskop. Anat. Bd. 79. 1912. — *Schauta*, Vollkommene Kloakenbildung bei gleichzeitiger regelmäßiger Ausmündung des Darmes und der Harnröhre. Arch. f. Gynäkol. Bd. 39. 1891. — *Schickelé, G.*, Über die Herkunft der Cysten der weiblichen Adnexe, ihrer Anhangsgebilde und der Adenomyome des lateralen Tubenabschnittes. Virchows Arch. f. pathol. Anat. u. Physiol. Bd. 169. 1902. — *Schmid, A. H.*, Onderzoekingen betreffende het ovarium der Selachii. Leiden 1898. — *Schottlaender, J.*, Über mehreiige Follikel und mehrkernige Eizellen. Monatsschr. f. Geburtsh. u. Gynäkol. Bd. 21. 1905. — *Schreiner, K. E.*, Om udviklingen of amnioternes blivende nyre og dennes forhold til urnyren. Norsk magaz. f. laegevidenskaben 1902. — *Derselbe*, Über die Entwicklung der Amniotenniere. Zeitschr. f. wiss. Zool. Bd. 71. 1902. — *Schrön, O.*, Beitrag zur Kenntnis der Anatomie und Physiologie des Eierstockes der Säugetiere. Zeitschr. f. wiss. Zool. Bd. 12. 1862. — *Schulin, K.*, Zur Morphologie des Ovariums. Arch. f. mikroskop. Anat. Bd. 19. 1881. — *Schüller, M.*, Ein Beitrag zur Anatomie der weiblichen Harnröhre. Virchows Arch. f. pathol. Anat. u. Physiol. Bd. 94. 1883. — *Sellheim, H.*, Die diagnostische Bedeutung der Ligamenta sacrouterina. Beitr. z. Geburtsh. u. Gynäkol. Bd. 8. 1904. — *de Sinéty*, Sur quelques points de l'anatomie de l'ovaire et de l'utérus chez les nouveaux-nés. Assoc. franç. p. l'avanc. des scs. 1875. — *Derselbe*, Recherches sur l'ovaire du foetus et de l'enfant nouveau-né. Arch. de Physiol. Tome 2. 1875. — *Derselbe*, Sur l'épithélium de l'uterus. Cpt. rend. soc. Biol. Paris 1875. — *Sitzenfrey, A.*, Über mehrschichtiges Plattenepithel der Schleimhautoberfläche des Uterus benignen und malignen Charakters. Zugleich ein Beitrag „Zur Lehre von der Kaufmann-Hofmeierschen Krebsvariation". Zeitschr. f. Geburtsh. u. Gynäkol. Bd. 59. 1907. — *Skrobansky, K.*, Beiträge zur Kenntnis der Oogenese bei Säugetieren. Arch. f. mikroskop. Anat. Bd. 62. 1903. — *Slavinsky, K.*, Filaments glandulaires trouvés dans l'ovaire d'une femme adulte. Bull. et mém. de la soc. anat. de Paris Tome 48. 1873. Zit. nach Edg. Allen 1923. — *Sobotta, J.*, Über den Bau und die Entwicklung des Uterus, insbesondere beim Menschen und Affen. Inaug.-Diss. Berlin 1891. — *Derselbe*, Beiträge zur vergleichenden Anatomie und Entwicklungsgeschichte der Uterusmuskulatur. Arch. f. mikroskop. Anat. Bd. 38. 1891. — *Spaulding*, The development of the external genitalia in the human embryo. Publ. of the Carnegie inst. 276. Contrib. to embryol. Nr. 61. 1921. — *Spehl, G.* et *Polus, J.*, Les premiers stades du développement des glandes génitales chez l'Axolotl. Arch. de Biol. Tome 27. 1912. — *Spuler, A.*, Über die Teilungserscheinungen der Eizellen in degenerierenden Follikeln des Säugerovariums. Anat. Hefte Bd. 16. 1901. — *Derselbe,* Über die normale Entwicklung des weiblichen Genitalapparates. Veits Handb. d. Gynäkol. Bd. 5, 2. Aufl. Wiesbaden: J. F. Bergmann 1910. — *Szenes, A.*, Geschlechtsunterschiede am äußeren Genitale menschlicher Embryonen nebst Bemerkungen über die Entwicklung des inneren Genitales. Morphol. Jahrb. Bd. 54. 1924.

Thiersch, Bildungsfehler der Harn- und Geschlechtswerkzeuge eines Mannes. Ill. med. Zeitschr. Bd. 2. 1852. — *Thomas, J.*, Die Glandula vestibularis maior (Bartholini) beim Menschen. Inaug.-Diss. Göttingen 1905. — *Thompson, P.*, Description of a human embryo of twentythree paired somites. Journ. of Anat. a. Physiol. Vol. 41. 1907. — *Tiedemann, Fr.*, Von den Duvérneyschen, Bartholinischen oder Cowperschen Drüsen des Weibes. Heidelberg-Leipzig 1840. — *Toldt,* Lehrbuch der Gewebelehre. Stuttgart 1877. — *Tourneux, F.*, Sur le développement de la verge et spécialment du gland, du prépuce et de la portion balanique du canal de l'urèthre chez l'homme. Cpt. rend. des séances de la soc. de Biol. Paris Tome 4. 1887. — *Derselbe,* Sur la particip. des canaux de Wolff à la constitution de l'extrém. postérieure du vagin chez le foetus de cheval. Cpt. rend. des séances de la soc. de Biol. Paris Tome 5. 1888. — *Derselbe,* Développement et évolution du tubercule génital chez le foetus humain. Gland. prostatique. Journ. de l'Anat. et de la Physiol. Tome 25. 1889. — *Derselbe,* Mécanisme suivant lequel s'opèrent la disjonction du rectum d'avec le bouchon cloacal et la formation de l'anus chez l'embryon du mouton. Cpt. rend. des séances de la soc. de Biol. Paris Tome 2. 1890. — *Derselbe* et *Legay, Ch.*, Mém. sur le développement de l'utérus et du vagin envisagé principalement chez le foetus humain. Journ. de l'Anat. et de la Physiol. Tome 20. 1884. — *Dieselben,* Sur le mode de formation du périnée chez l'embryon de mouton par abaissement d'un repli périnéal unique. Ebenda. Tome 26. 1890. — *Dieselben,* Sur le mode de cloisonnement du cloaque et sur la formation de la cloison recto-urogénitale envisagés principalement chez l'embryon de mouton. Bibl. anat. Tome 2. 1894.

Valentin, G., Handbuch der Entwicklungsgeschichte des Menschen mit vergleichender Rücksicht etc. Berlin 1835. — *Van Beneden, E.*, Contributions à la connaissance de l'ovaire des Mammifères. L'ovaire du Vespertilio murinus et du Rhinolophus ferrum equinum. Arch. de Biol. Tome 1. 1880. — *Veit, O.* und *Esch, P.*, Untersuchung eines in situ fixierten, operativ gewonnenen menschlichen Eies der vierten Woche. Zeitschr. f. d. ges. Anat. Bd. 63. 1922.

Wagener, G. R., Bemerkungen über den Eierstock und den gelben Körper. Arch. f. Anat. u. Physiol. Anat. Abt. 1879. — *Waldeyer, W.*, Eierstock und Ei. Ein Beitrag zur Anatomie und Entwicklungsgeschichte der Sexualorgane. Leipzig 1870. — *Derselbe,* Eierstock und Nebeneierstock. Strikkers Handb. d. Gewebelehre 1871. — *Derselbe,* Die Geschlechtszellen. In O. Hertwigs Handb. d. vergl. u. exper. Entwicklungslehre der Wirbeltiere 1906. — *Wallart, J.*, Untersuchungen über die interstitielle Eierstocksdrüse beim Menschen. Arch. f. Gynäkol. Bd. 81. 1907. — *Weber, A.*, Die Histiologie des Eierstockes im Klimakterium. Monatsschr. f. Geburtsh. u. Gynäkol. Bd. 20. 1904. — *Weber, S.*, Zur Entwickelungsgeschichte des uropoëtischen Apparates bei Säugern mit besonderer Berücksichtigung der Urniere zur Zeit des Auftretens der bleibenden Niere. Inaug.-Diss. Freiburg i. Br. 1897. — *Wendeler, P.*, Kritische Bemerkungen zur Entwicklungsgeschichte der weiblichen Geschlechtsorgane beim Menschen. Zentralbl. f. Gynäkol. Bd. 21. 1897. — *Wertheimer, E.*, Note sur le développement des glandes sébacées des petits lèvres. Cpt. rend. des séances de la soc. de Biol. Paris 1882. — *Werth* und *Grusdew,* Über die Entwickelung der menschlichen Uterusmuskulatur. Arch. f. Gynäkol. Bd. 55. 1898. — *Wheeler, W. M.*, The development of the urogenital organs of the Lamprey. Zool. Jahrb. Anat. Abt. Bd. 13. 1899. — *Wichmann, S. E.*, Über die Entstehung der Urogenitalverbindung und die Bedeutung der Müllerschen Genitalgänge bei den Säugetieren. Anatom. Hefte Bd. 45. 1912. — *Derselbe,* Über die Bedeutung des Müllerschen Epithels nach Studien am Menschen. Verhandl. d. anat. Ges. Greifswald 1913. — *Derselbe,* Le développement des appendices du ligament large et leurs rapports avec l'évolution phylogénétique des Canal de Müller. Arch. de Biol. Tome 29. 1914. — *Derselbe,* Über das Epithel der Anhangsgebilde des Lig. latum. Arch. f. Gynäkol. Bd. 102. 1914. — *Derselbe,* Das Epoophoron, seine Anatomie und Entwicklung beim Menschen von der Embryonalzeit bis ins Greisenalter. Helsingfors 1916. — *Wichser, J.*, Über Urnierenreste in den Adnexen des menschlichen Uterus. Inaug.-Diss. Zürich 1899. — *v. Winiwarter, H.*, Recherches sur l'ovogenèse et l'organogenèse de l'ovaire des mammifères (lapin et homme). Arch. de Biol. Tome 17. 1900. — *Derselbe,* Das interstitielle Gewebe der menschlichen Ovarien. Anat. Anz. Bd. 33. 1908. — *Derselbe,* La constitution et l'évolution du corps de Wolff et le développement du canal de Müller dans l'espèce humaine. Arch. de Biol. Tome 25. 1910. — *Derselbe* et *Sainmont, G.*, Nouvelles recherches sur l'ovogenèse et l'organogenèse de l'ovaire des mammifères (chat.). Arch. de Biol. Tome 24. 1908/09. —

Wood, Jones, The nature of the malformations of the Rectum and Urogenital Sinus. Brit. med. journ. 17th Dec.1904. — *Woods, F. A.,* Origin and migration of the germ-cells in Acanthias. Americ. journ. of anat. Vol. 5. 1902. — *Wyder, Th.,* Beiträge zur normalen und pathologischen Histologie der menschlichen Uterusschleimhaut. Arch. f. Gynäkol. Bd. 13. 1878.

Yun-Chan Sun, Post-pubertal ovogenesis in the guinea-pig. Anat. Rec. Vol. 25. 1923.

Anhang: Abriß der Entwicklungsgeschichte der Milchdrüse.

v. Bardeleben, K., Weitere Untersuchungen über die Hyperthelie bei Männern. Anat. Anz. Bd. 7. 1892. — *Barfurth, D.,* Zur Entwicklung der Milchdrüse. Inaug.-Diss. Bonn 1882. — *Basch, R.,* Beiträge zur Kenntnis des menschlichen Milchapparates. Arch. f. Gynäkol. Bd. 44. 1893. — *Beard, J.,* The birth-period of Trichos urus vulpecula. Zool. Jahrb. Anat. Abt. Bd. 11. 1898. — *Benda, C.,* Das Verhältnis der Milchdrüse zu den Hautdrüsen. Dermatol. Zeitschr. Bd. 1. 1893. — *Berk, Fz.,* Beitrag zur Kenntnis der ersten Anlage der menschlichen Brustdrüse. Inaug.-Diss. Greifswald 1913. — *Berka, F.,* Die Brustdrüse verschiedener Altersstufen und während der Schwangerschaft. Frankfurt. Zeitschr. f. Pathol. Bd. 8. 1911. — *Bonnet, R.,* Die Mammarorgane im Lichte der Ontogenie und Phylogenie. Merkels u. Bonnets Ergebn. d. Anat. u. Entwicklungsgesch. Bd. 2. 1893 u. Bd. 7. 1898. — *Bresslau, E.,* Weitere Untersuchungen über Ontogenie und Phylogenie des Mammarapparates der Säugetiere. 1. Die Bedeutung der Milchlinie. Anat. Anz. Bd. 21. 1902. — *Derselbe,* Die Entwicklung des Mammarapparates der Monotremen, Marsupialier und einiger Placentalier. 1. Entwicklung und Ursprung des Mammarapparates von Echidna. Jen. Denkschrift. Bd. 7. 1907. — *Derselbe,* Der Mammarapparat (Entwicklung und Stammesgeschichte). Ergebn. d. Anat. u. Entwicklungsgesch. Bd. 19. 1910. — *Derselbe,* Die Entwicklung des Mammarapparates der usw. III. Entwicklung des Mammarapparates der Marsupialier, Nagetiere, Carnivoren und Wiederkäuer. Jen. Denkschr. Bd. 6. 1912. — *Brinkmann, A.,* Über das Vorkommen von Hautdrüsenorganen bei den anthropoiden Affen. Anat. Anz. Bd. 34. 1909. — *Derselbe,* Die Hautdrüsen der Säugetiere. Ergebn. d. Anat. u. Entwicklungsgesch. Bd. 20. 1911. — *Broman, J.,* Normale und abnorme Entwickelung des Menschen. Wiesbaden: J. F. Bergmann 1911. — *Derselbe,* Über rudimentäre Hautorgane beim menschlichen Embryo und über die Phylogenese von Milchdrüsen und Tasthaaren. Verhandl. d. anat. Ges. 29. Vers. Jena 1920. — *Derselbe,* Weitere Argumente für die Abstammung der Milchleiste aus der Seitenlinie. Verhandl. d. anat. Ges. 30. Vers. Marburg 1921. — *Derselbe,* Über die Phylogenese der Milchdrüsen und der Tasthaare. Anat. Anz. Bd. 50. 1925. — *Derselbe,* Über ein rätselhaftes Inguinalorgan beim Menschen. Zeitschr. f. Anat. u. Entwicklungsgesch. Bd. 76. 1925. — *Brouha,* Sur la signification morphologique de la mamelle. Anat. Anz. Bd. 27. 1905. — *Derselbe,* Sur la bande et la crête mammaires et sur les prétendues ébauches hyperthéliales chez l'homme et le murin. Ebenda. — *Derselbe,* Les phénomènes histologiques de la sécrétion lactée. Ebenda. — *Derselbe,* Recherches sur les diverses phases du développement et de l'adivité de la mamelle. Arch. de Biol. Tome 21. 1905. — *Brugsch, Th.* und *Unger, E.,* Ein warzenförmiges Gebilde der vorderen Bauchwand bei einem menschlichen Embryo von 4½ cm Sch.-St.-Länge. Anat. Anz. Bd. 23. 1903.

Champneys und *Bowlby,* in Medico-chirurgical Transact. Vol. 78. London 1895. (Lag mir nicht vor.) — *Czerny, A.,* Über die Brustdrüsensekretion beim Neugeborenen und über das Verhältnis der sog. Colostrumkörperchen zur Milchsekretion. Pädiatr. Arb. Festschr. f. E. Henoch. Berlin 1890.

v. Ebner, V., A. Köllikers Handb. d. Gewebelehre d. Menschen Bd. 3. Leipzig 1902. — *v. Eggeling, H.,* Über die Hautdrüsen der Monotremen. Verhandl. d. anat. Ges. 14. Vers. Pavia 1900. — *Derselbe,* Über die Stellung der Milchdrüsen zu den übrigen Hautdrüsen. II. Die Entwicklung der Mammardrüsen. Entwicklung und Bau der übrigen Hautdrüsen der Monotremen. Semon. Zool. Forsch. in Austr., Mal. Arch. Bd. 4. 1901. — *Derselbe,* Über die Drüsen des Warzenhofes beim Menschen. Jen. Zeitschr. f. Naturwiss. Bd. 39. 1904. — *Derselbe,* Über ein wichtiges Stadium der Entwicklung der menschlichen Milchdrüse. Anat. Anz. Bd. 24. 1904. — *Derselbe,* Über die Stellung der Milchdrüsen zu den übrigen Hautdrüsen. III. Die Milchdrüsen und Hautdrüsen der Marsupialier. Semon. Zool. Forsch. usw. 1905. — *Derselbe,* Über die Stellung usw. II. Mitt. Neue Beobachtungen über die Mammardrüsenentwicklung bei Echidna. Ebenda 1906. — *Derselbe,* Über die Form des Milchdrüsenkörpers beim menschlichen Weibe. Anat. Anz. Bd. 45. 1913. — *Derselbe,* Die Milchdrüse. Handb. d. mikroskop. Anat. des Menschen Bd. 3, Teil 1. Berlin: Julius Springer 1927. — *Elze, C.,* Beschreibung eines menschlichen Embryos von etwa 7 mm größter Länge, unter bes. usw. Anat. Hefte Bd. 35. 1908.

Franck, Handbuch der Anatomie der Haustiere. Stuttgart 1871.

Gegenbaur, C., Bemerkungen über die Milchdrüsenpapillen der Säugetiere. Jena. Zeitschr. f. Naturwiss. Bd. 7. 1873. — *Derselbe,* Zur genauen Kenntnis der Zitzen der Säugetiere. Morphol. Jahrb. Bd. I. 1876. — *Geyl, A.,* Melkafscheiding uit de akselholte hij kraamvromsen tengevolge van hed functioneeren van een rudimentair mammairorgan. Nederlandsch Tijdschr. v. Geneesk. Bd. 2. 1907. Zit. nach Bresslau 1909. — *Gruber, G. B.*, Über die Milchdrüsenschwellung bei Neugeborenen. (Zugleich über extramedulläre Blutbildung. Zeitschr. f. Kinderheilk. Bd. 30. 1921.

Halban, J., Die innere Sekretion an Ovarium und Plazenta und ihre Bedeutung für die Funktion der Milchdrüse. Arch. f. Gynäkol. Bd. 75. 1905. — *Hamburger, Cl.*, Studien zur Entwickelung der Mammarorgane, 1. Die Zitze von Pferd und Esel. Anat. Anz. Bd. 18. 1900. — *Henneberg, Br.*, Die erste Entwicklung der Mammarorgane bei der Ratte. Anat. Hefte Bd. 13. 1900. — *Derselbe*, Zur Kenntnis der Abortivzitzen des Rindes. Anat. Hefte. Bd. 25. 1904. — *Hirschland, L.*, Beiträge zur ersten Entwickelung der Mammarorgane beim Menschen. Anat. Hefte Bd. 11. 1898. — *Huss, M.*, Beiträge zur Entwicklungsgeschichte der Milchdrüsen beim Menschen und bei Wiederkäuern. Jena. Zeitschr. f. Naturwiss. Bd. 7. 1873.

Kallius, E., Ein Fall von Milchleiste bei einem menschlichen Embryo. Anat. Hefte Bd. 8. 1897. — *Klaar, J.*, Zur Kenntnis des weiblichen Axillarorganes beim Menschen. Wien. klin. Wochenschr. 1926. — *Derselbe*, Über die axillaren Knäueldrüsen der Affen. Zeitschr. f. Anat. u. Entwicklungsgesch. Bd. 71. 1924. — *Klaatsch, H.*, Zur Morphologie der Säugetierzitzen. Morphol. Jahrb. Bd. 9. 1883. — *Derselbe*, Über Marsupialrudimente bei Placentaliern. Morphol. Jahrb. Bd. 20. 1893. — *Kölliker, A.*, Mikroskopische Anatomie oder Gewebelehre des Menschen. Bd. 2. Leipzig 1850. — *Derselbe*, Handbuch der Gewebelehre des Menschen. 1. Bd. Die allgemeine Gewebelehre und die Systeme der Haut, Knochen und Muskeln. Leipzig 1889.

Langer, C., Über den Bau und die Entwicklung der Brustdrüse in beiden Geschlechtern. Denkschr. k. Akad. Wiss. Wien, Mathem.-naturw. Kl. Bd. 3. 1851. — *Derselbe*, Die Milchdrüse. S. Strikkers Handb. der Lehre von den Geweben. Leipzig 1871. — *Leisering* und *Müller*, Gurlts Handbuch der vergleichenden Anatomie der Haussäugetiere. 1873. — *Loeschke, H.*, Über zyklische Vorgänge in den Drüsen des Achselhöhlenorganes und ihre Abhängigkeit vom Sexualzyklus des Weibes. Virchows Arch. f. pathol. Anat. u. Physiol. Bd. 255. 1925. — *Lüneburg, E.*, Beiträge zur Entwicklung und Histologie der Knäueldrüsen in der Achselhöhle des Menschen. Inaug.-Diss. Rostock 1902. — *Lustig, H.*, Zur Entwicklungsgeschichte der menschlichen Brustdrüse. Arch. f. mikroskop. Anat. Bd. 87. 1915.

Malkmus, B., Die rudimentäre Beuteltasche der Schafe. Inaug.-Diss. Erlangen 1887. — *Maurer, Fr.*, Säugetierhaare und Tastflecke. Anat. Anz. Bd. 56. 1922. — *Moraller, F., Hochl, E.* und *Meyer, R.*, Atlas der normalen Histologie der weiblichen Geschlechtsorgane. Leipzig 1912.

Ottolenghi, D., Beitrag zur Histologie der funktionierenden Milchdrüse. Arch. f. mikroskop. Anat. Bd. 58. 1901.

Plate, L., Über die phylogenetische Entstehung der Milchdrüsen und Haare. Anat. Anz. Bd. 56. 1922. *Profé, O.*, Beiträge zur Ontogenie und Phylogenie der Mammarorgane. Anatom. Hefte Bd. 11. 1898.

Rauber-Kopsch, Lehrbuch u. Atlas der Anatomie des Menschen. 12. Aufl. Leipzig 1923. — *Rein, G.*, Untersuchungen über die embryonale Entwicklungsgeschichte der Milchdrüse. Arch. f. mikroskop. Anat. Bd. 20. 1882. — *Derselbe*, Untersuchungen über die embryonale Entwicklungsgeschichte der Milchdrüse. II. Vergleichend-anatomische Ergebnisse und Schlußresultate. Ebenda Bd. 21. 1882.

Schaffer, J., Über die Hautdrüsen. Wien. klin. Wochenschr. 1926. — *Schiefferdecker, P.*, Die Hautdrüsen des Menschen und der Säugetiere, ihre biologische und rassenanatomische Bedeutung, sowie die Muscularis sexualis. Biol. Zentralbl. Bd. 38. 1917. — *Derselbe*, Die Hautdrüsen des Menschen und der Säugetiere. Zoologica Bd. 27. 1922. — *Schimmer, A.*, Beiträge zur Entwicklungsgeschichte der Milchdrüse. Inaug.-Diss. Erlangen 1918 (nur geschriebene Exemplare). — *Schmidt, Hugo*, Über normale Hyperthelie menschlicher Embryonen und über die erste Anlage der menschlichen Milchdrüse überhaupt. Schwalbes Morphol. Arb. Bd. 7. 1897. — *Schmitt, Heinr.*, Über die Entwicklung der Milchdrüse und die Hyperthelie menschlicher Embryonen. Ebenda Bd. 8. 1898. — *Schultze, O.*, Über die erste Anlage des Milchdrüsenapparates. Anat. Anz. Bd. 7. 1892. — *Derselbe*, Beitrag zur Entwicklungsgeschichte der Milchdrüsen. Verhandl. d. phys.-med. Ges. Würzburg Bd. 26. 1893. — *Schumacher, P.*, Über den Mechanismus der Erigierbarkeit der weiblichen Mamilla. Zentralbl. f. Gynäkol. Bd. 47. 1923. — *Seitz, A.*, Über die sog. Achselhöhlenmilchdrüse und deren Genese. (Schwangerschaftsmetamorphose der Schweißdrüsen.) Arch. f. Gynäkol. Bd. 88. 1909. — *Derselbe*, Über die Beziehungen zwischen Bau und Funktion der Mamma mit besonderer Berücksichtigung des Entleerungsmechanismus. Arch. f. Gynäkol. Bd. 123. 1924. — *Strahl, H.*, Die erste Entwicklung der Mammarorgane beim Menschen. Verhandl. d. anat. Ges. 12. Vers. Kiel 1898.

Walter, H. E., On transitory epithelial structures associated with the mammary apparatus in Man. Anat. Anz. Bd. 22. 1902.

Bildungsfehler der weiblichen Genitalien.

Von

K. Menge und **Kj. von Oettingen**, Heidelberg.

Mit 51 Abbildungen im Text.

I. Allgemeines.
Definition. Kausale und formale Genese. Einteilung.

Mißbildungen sind angeborene, durch fetale Entwicklungsstörungen bedingte Veränderungen im Bau oder in der Lage einzelner Organe oder ganzer Organsysteme, welche die Grenzen der noch im Bereich der Norm liegenden anatomischen Varietäten überschreiten und gewöhnlich auch mit deutlichen Störungen im Betrieb der verbildeten Teile einhergehen. So etwa lautet die im Kreis der Morphologen übliche Mißbildungsdefinition. Sie berücksichtigt ausschließlich die aus der fetalen Entwicklungszeit stammenden Bildungsfehler und betont mit dieser Einschränkung ausdrücklich, daß nur die Vitia primae formationis als Mißbildungen anzusehen seien.

Für den Geschlechtsapparat des Weibes ist diese Begriffsbestimmung zu eng. Das Genitalsystem des weiblichen Neugeborenen ist nicht ausgereift. Normalerweise folgt der Phase der fetalen Entwicklung der Geschlechtsorgane noch eine weite Spanne der Kindheit und der Mädchenzeit, in welcher nicht nur ein einfaches, dem übrigen Körperausbau entsprechendes Wachstum, sondern auch rege dimensionale, formale und funktionelle Fortentwicklung der Organe im Sinn der Ausreifung vor sich geht. Dieser Entwicklungsprozeß läuft nach der Geburt so lange weiter, bis das Organsystem mit Vollendung der Pubertät betriebsfertig ist. Und in dieser postnatalen Reifezeit wirken sich an den weiblichen Unterleibsorganen noch oft Entwicklungsstörungen aus, welche zu ausgesprochenen morphologischen und funktionellen Regelwidrigkeiten führen. Hierher gehört vor allem die Persistenz der fetalen und der infantilen genitalen Bildungsstufen bis in die Zeit der natürlichen Geschlechtsreife, deren Fehlbildungscharakter unbestritten ist.

Für den weiblichen Geschlechtsapparat muß also die Mißbildungsdefinition der Morphologen erweitert werden. Wir haben daher in diesem Beitrag neben den vielen Arten und Formen der genitalen Bildungsfehler des Weibes, welche angeboren sind, auch die zwar nicht so abwechslungsreichen, aber durch ihre Häufigkeit und durch ihren Einfluß auf den Fortpflanzungsbetrieb klinisch recht bedeutungsvollen postnatalen Hemmungsbildungen zu betrachten.

Der Ausdruck Hemmungsbildung führt schon mitten in das Problem der kausalen und der formalen Genese der Mißbildungen überhaupt und der Entwicklungsfehler des weiblichen Genitale im besonderen. Ein Gebiet, immer noch so dunkel, daß eine breitere

Erörterung der rätselvollen Fragen an dieser Stelle als unfruchtbar abgelehnt werden muß. Nur Einzelheiten können berührt werden.

Eine fertige Hemmungsbildung ist, wie jede andere Mißbildung, natürlich das Endresultat der Auswirkung beider genetischen Momente, der eigentlichen Ursache und des Entwicklungsgeschehens. Die eigentliche Causa löst erst die formale Genese aus. Der Ausdruck Bildungshemmung, der Vorgang, welcher zur Hemmungsbildung führt, hat im Grunde mit der eigentlichen Ursache der Fehlbildung wenig zu tun. Er bezieht sich im wesentlichen auf den Entstehungsablauf, also auf die formale Genese.

Höchstwahrscheinlich spielt keine andere Art des Entstehungsvorgangs in der Entwicklungsgeschichte gerade der genitalen Mißbildungen des Weibes eine so hervorragende Rolle, wie die Bildungshemmung. Andere formalgenetische Vorgänge wie Spaltung, Verwachsung, excedierendes Wachstum, Degeneration und Regeneration haben im Vergleich mit ihr wohl eine geringere Bedeutung. Immerhin sollte man von einer Bildungshemmung und von ihrem Effekt der Hemmungsbildung nur dann sprechen, wenn das ursprünglich störende Moment, also die eigentliche Causa, die erste Anlage eines naturgeplanten Organes bei Vorhandensein von Bildungsmaterial nicht zuläßt, oder wenn durch das ursprünglich störende Moment die Weiterbildung eines bis zu einem gewissen Entwicklungsgrad schon vorgeschrittenen Organes unterbrochen wird, ohne daß zugleich die erreicht gewesene Ausbildung wieder zurückgeworfen oder gar vernichtet wird.

Derartige unkomplizierte Bildungshemmungen können die Vereinigung von Teilen, welche zur Verschmelzung kommen sollten, total oder partiell verhindern. Sie können die vorbestimmte Aushöhlung eines Organs teilweise oder ganz vereiteln, sie können auch die dimensionale oder formale Ausreifung eines Teiles zum Stillstand bringen. Eine einfache Hemmung dürfte für die formale Genese der oben schon erwähnten, bis in die Zeit der natürlichen Geschlechtsreife persistenten fetalen und infantilen Genitalien ausschlaggebend sein.

Andere Entwicklungsstörungen des weiblichen Genitale — hierher gehören vor allem einzelne Defekt- und Rudimentbefunde — weisen dagegen auf den Einfluß massiverer direkt gewebszerstörender Faktoren hin, die sich entweder allein oder neben rein hemmenden Momenten auswirken, so daß nicht nur der regelrechte Fortschritt in der Organentwicklung aufgehalten, sondern auch ein Rückschritt eingeleitet und kürzere oder längere Zeit unterhalten wird. Dann kommt es zu partiellen oder totalen Gewebsauflösungen, zu atrophisierenden Organdegenerationen. So kann ein schon angelegt gewesenes und in der Fortentwicklung begriffenes Organ so schwer durch schädigende Momente (die eigentliche Causa) getroffen werden, daß es vollkommen verschwindet (Defekt) oder zu einem kümmerlichen Überbleibsel wird (Rudiment). Bei solcher Sachlage kann nicht mehr von einer einfachen Bildungshemmung die Rede sein. Hier sind vielmehr Bezeichnungen wie Bildungsschwund und Bildungsverkümmerung am Platze. Dem Hemmungsdefekt agenetischer Natur stünde also der Schwunddefekt degenerativer Natur und der einfachen Hemmungsbildung die Verkümmerungsbildung gegenüber oder auch zur Seite. Als dritte Defektart wäre anzureihen der aplastische Defekt, welcher einem primären Mangel an Bildungsmaterial entspringt.

Für die durch degenerativen Schwund oder degenerative Verkümmerung entstandenen Bildungsanomalien ist der Ausdruck Mißbildung aber nur dann zulässig, wenn Schwund

und Verkümmerung unter natürlichen Verhältnissen innerhalb der Entwicklungszeit zustande kommen, wenn sie sich also entweder in der fetalen Entwicklungsperiode einstellen, oder wenn sie in der postnatalen Entwicklungsphase ohne künstliche Verstümmelung entstehen. Ungehörige Rückbildungen voll ausgereift gewesener Organe oder Organsysteme haben, auch wenn sie ganz spontan erfolgen, selbstverständlich in einem Beitrag über Mißbildungen keinen Platz [1].

Einige Autoren vertreten die Ansicht, daß auch manche aus der Fetalzeit stammende degenerative Bildungsanomalien nicht zu den eigentlichen Mißbildungen gerechnet werden dürfen. Diese Entwicklungsungehörigkeiten seien vielmehr als Folgen intrauterin abgelaufener Fetalkrankheiten besonders zu werten und zu beschreiben. Bedenkt man aber, daß die Schlußresultate einer einfachen Hemmungsbildung einerseits und einer zur Organdegeneration führenden fetalen „Krankheit" andererseits sich so völlig gleichen können, daß niemand sie voneinander unterscheiden kann, bedenkt man ferner, daß auch die formalgenetischen Vorgänge Hemmung und Zerstörung in ihrem Ablauf ineinanderfließen, so dürfte es wohl ratsam erscheinen, auf diese Differenzierung zu verzichten, zumal auch die eigentlichen ursächlichen Momente, welche die Bildungshemmung und die degenerative Verkümmerung auslösen, oft dieselben sind. Diese Frage wird in einem späteren Kapitel noch einmal kurz gestreift.

Wenn auch die Angaben über die Häufigkeit der Mißbildungen beim Menschen überhaupt und bei den beiden Geschlechtern im besonderen weit auseinandergehen, so herrscht doch Einmütigkeit in der Feststellung, daß Fehlbildungen beim Weib etwa dreimal so häufig vorkommen wie beim Mann. Dieser bemerkenswerte Unterschied soll in erster Linie durch die größere Zahl der weiblichen monströsen Doppelbildungen bedingt sein. Doch dürfte die Differenz auch von den bei der Frau häufigeren genitalen Bildungsanomalien abhängen.

Der normale Entwicklungsgang des Urogenitalsystems ist ja bei beiden Geschlechtern reichlich kompliziert, weil die sehr verwickelte, auch mit physiologischen Degenerationserscheinungen einhergehende Ausbildung der Vornieren, der Urnieren und der bleibenden Harndrüsen und ihrer Ausführungsgänge einerseits und die Entwicklung und sexuelle Differenzierung der Geschlechtsdrüsen und der Geschlechtsgänge andererseits, wie auch ihrer geweblichen Verbindungen in nahem örtlichen und zeitlichen Zusammenhang erfolgt und obendrein unter topographischen Verschiebungen vor sich geht. Gegenseitige Bildungsbehinderungen der Organsysteme liegen daher bei Mann und Frau nahe. Beim Weibe ist das formale Geschehen noch umständlicher wie beim Manne, weil Teile der ursprünglich paarig angelegten Geschlechtsgänge in naturbestimmter Art verschmelzen und in besonderer Weise ausgebaut werden müssen, wenn sie neben der von Mann und Weib geforderten Facultas coëundi et generandi auch die der Frau allein vorbehaltene Facultas concipiendi, gestandi et parturiendi garantieren sollen. So neigt das Weib zu Störungen im Auf- und Ausbau des Genitalsystems noch mehr wie der Mann.

Der hier gegebene kurze Ausschnitt aus der formalen Genese der Mißbildungen zeigt schon deutlich, wie schwer es ist, eine treffende Entwicklungsgeschichte der genitalen

---

[1] Hier sei, was oben schon angedeutet wurde, noch einmal erwähnt, daß während der Entwicklung des Organismus auch naturgeplante degenerative Organrückbildungen vorkommen, so die regelmäßige, also normale Auflösung des Wolffschen Körpers.

Bildungsanomalien des Weibes zu entwerfen. Fast alle Einzelheiten, die dabei diskutiert werden könnten, haben einen spekulativen Einschlag. Es hat daher keinen Sinn, sie an dieser Stelle weiter zu verfolgen. Immerhin wird bei der späteren Schilderung der einzelnen Fehlbildungen, speziell der weiblichen Geschlechtsgänge, ab und zu auf formalgenetische Gesichtspunkte zurückzugreifen sein.

Fast noch rätselhafter wie der Entstehungsvorgang ist die eigentliche Causa der Verbildungen. Von jeher teilt man die Ursachen der Mißbildungen überhaupt und damit auch der genitalen Fehlbildungen des Weibes ein in äußere und innere.

Zu den äußeren Ursachen rechnet man, im wesentlichen überlegungsmäßig, mechanische und psychische Einflüsse, die Einwirkung von Temperaturschwankungen, von äußerlich veranlaßten Zirkulationsstörungen mit Anomalien im Gas- und sonstigen Stoffaustausch, die Einflüsse von osmotischen Unzulänglichkeiten, von abnormen physikalisch-chemischen Verhältnissen der mütterlichen oder auch der embryonalen Körpersäfte und Körperzellen, von schädlich wirkenden chemischen Stoffen und dergleichen mehr. Manche Autoren zählen einzelne dieser „äußeren" ätiologischen Faktoren zu den „inneren" Ursachen. Eine scharfe Grenze läßt sich zwischen den ohnehin nur supponierten inneren und äußeren Ursachen tatsächlich nicht ziehen.

Überlegt man sich nun, wie tief im Kern des intrauterin so gut geborgenen fetalen Körpers namentlich der innere Anteil des werdenden weiblichen Genitalsystems und sein Gefäßapparat liegt, wohl verwahrt vor dem Einfluß aller aufgezählten Schädlichkeiten, und bedenkt man, daß die meisten Formen der genitalen Mißbildungen des Weibes gerade der frühen fetalen Bildungszeit entstammen, in welcher sich die etwas grob erscheinenden äußeren Ursachen nicht so sehr einzelnen Organen, wie vielmehr dem kleinen und zarten Gesamtembryo gegenüber auszuwirken pflegen, und berücksichtigt man endlich, daß das genitale System der Frau häufig einzig und allein bei sonst wohlgebildetem weiblichen Körper gerade in seinen inneren Anteilen Verbildungen aufweist, dann muß für einen kritisch eingestellten Betrachter der Verhältnisse die Bedeutung der äußeren Ursachen für die Entstehung der genitalen Mißbildungen des Weibes auf ein Minimum zusammenschrumpfen. Per exclusionem tritt nun die Wichtigkeit der inneren Ursachen hervor, die man vor allem in einer besonderen Artung einer oder beider bei der Befruchtung zur Vereinigung kommenden Geschlechtszellen und damit in einer von der Norm abweichenden Entwicklungsrichtung des befruchteten Eies, kurz gesagt, in Vererbungseinflüssen erblickt.

Ob die besondere Artung der väterlichen oder der mütterlichen oder auch beider Geschlechtszellen oder des imprägnierten Eies stets konstitutioneller Natur ist, oder ob auch einmal eine erworbene pathologische Verfassung der Geschlechtszellen oder des frisch imprägnierten Eies für Fehlbildungen haftbar zu machen ist, darüber wissen wir nichts. Vielleicht ließe sich in diese Probleme mehr Licht bringen, wenn nicht gerade die genitalen Mißbildungen der Frau so häufig mit Sterilität und Infertilität einhergingen und damit die Aufdeckung der Vererbungseinflüsse erschwerten. Immerhin kommen ab und zu gleichartige genitale Fehlbildungen bei Schwestern oder auch bei Geschwistern der normalen Eltern genital verbildeter Kinder vor, welche die ursächliche Bedeutung der Vererbung auch für die Fehlbildungen der weiblichen Unterleibsorgane betonen.

Eng verknüpft mit dem mangelhaften Wissen über die Ursachen und die Entwicklungsgeschichte der genitalen Mißbildungen des Weibes sind auch die Schwierigkeiten, eine den Grundsätzen der wissenschaftlichen Forschung einigermaßen Rechnung tragende Einteilung dieser Fehlbildungen zu geben. Da die Hoffnung auf eine bessere Erkenntnis dieser Dinge nur klein ist, dürfte es ratsam sein, vorerst an der althergebrachten organologischen Einteilung festzuhalten. Sie gewährt wenigstens eine gute Übersicht und trägt auch den Bedürfnissen des Arztes am meisten Rechnung.

Wir gliedern daher den Stoff nach den drei Hauptabschnitten des Systems und betrachten gesondert:

1. Die Mißbildungen der weiblichen Geschlechtsdrüsen.
2. Die Mißbildungen der weiblichen Geschlechtsgänge.
3. Die Mißbildungen der weiblichen Geschlechtspforte.

Diese Einteilung entspricht nicht ganz, aber doch weitgehend auch der funktionellen Differenzierung der reifen weiblichen Unterleibsorgane. Außerdem nimmt sie auch etwas Rücksicht auf das formale Bildungsgeschehen.

Dem Kapitel von den Mißbildungen der weiblichen Geschlechtspforte folgt endlich noch ein Abschnitt über wahres und falsches Zwittertum, da bei dem Hermaphroditismus des Menschen in der Regel eine augenfällige Verbildung der die Geschlechtspforte bildenden äußeren Genitalien vorhanden ist. Diese Angliederung ist durchaus willkürlich und unnatürlich. Denn das Zwittertum ist, wie v. Neugebauer und andere Autoren mit Recht betonen, keine isolierte Entwicklungsanomalie des Urogenitalapparates und erst recht keine Fehlbildung nur der äußeren Genitalien. Der Hermaphroditismus ist vielmehr eine Teilerscheinung einer allgemeinen Mißbildung, auf die man aber durch besondere morphologische Eigentümlichkeiten der äußeren Geschlechtsteile, welche die Variationsbreite überschreiten, am ehesten hingewiesen wird.

II. Mißbildungen der weiblichen Geschlechtsdrüsen.

1. Der Defekt, die Hypoplasie und die rudimentäre Entwicklung der Eierstöcke.

Der als Bildungsstörung zu wertende vollkommene Mangel beider Eierstöcke ist eine sehr seltene Anomalie. Manche Autoren bestreiten seine Existenz ganz und gar. Andere, wie Nagel und Gebhard, nehmen an, daß er nur gleichzeitig mit dem Defekt aller übrigen Genitalien bei lebensunfähigen monströsen Mißgeburten, und zwar bei den Acardii, ausnahmsweise auch bei den Sirenen vorkomme. Daß auch äußerlich wohlgeformte lebensunfähige oder auch lebensfähige Neugeborene oder gar erwachsene Menschen an beiderseitigem nichtartefiziellen Eierstocksdefekt oder an einem gleichartigen und als Mißbildung gleichwertigen Hodenmangel leiden könnten, wird nur von wenigen Autoren zugegeben. Olshausen meint, die Mißbildung sei auch bei rudimentärer Entwicklung des Uterus und der Vagina zu finden. Doch betont auch er ausdrücklich, daß der beiderseitige völlige Eierstocksmangel bei lebensfähigen oder gar erwachsenen Individuen mit weiblichem Genitalhabitus immer auf eine Abschnürung der Eierstöcke mit nachfolgender hochgradiger Schrumpfung oder Totalnekrose oder auch auf eine Verziehung und anderweitige Fixation der abgeschnürten Keimdrüsen zurückzuführen sei.

Klob gibt unter Hinweis auf die Fälle von Morgagni und Cripps das Vorkommen des völligen Eierstocksdefektes bei Uterus fetalis zu. Und Koßmann behauptet, die

Bildungsstörung könne auch bei erwachsenen Individuen vorhanden sein. Er stützt sich dabei auf die von Klob schon berücksichtigten Fälle und weiter auf die Beobachtungen Hill v. Hilsborough, Busch, Courty und Martin, bei denen die Autopsie neben dem völligen Mangel beider Eierstöcke zwar eine mehr oder minder weitgehende Hypoplasie der übrigen Genitalien, aber keine Anomalie ergab, die für eine Abschnürung und sekundäre Nekrose oder Schrumpfung oder Verziehung der abgeschnürten Ovarien gesprochen hätte.

Besonders eingehend setzt sich Kermauner mit der seltenen Fehlbildung auseinander. Er analysiert eingehend und in scharfkritischer Weise neben den schon erwähnten Beobachtungen noch eine weitere Reihe hierhergehöriger Fälle, wie auch solche von angeborenem Hodenmangel. Er bezweifelt eigentlich bei allen die richtige Deutung. Seiner Ansicht nach ist es überhaupt falsch, von einem als Bildungsdefekt anzusehenden beiderseitigen Eierstocks- oder Hodenmangel zu sprechen, da im Einzelfall nicht festzustellen sei, welche Art der Geschlechtsdrüse zur Ausbildung hätte kommen sollen. Nur die neutrale Bezeichnung beiderseitiger „Keimdrüsendefekt" sei zulässig. Diese Auffassung Kermauners kann aber nur für solche Fälle gelten, bei denen die Geschlechtsdrüsen vor ihrer sexuellen Differenzierung defekt geworden sind. War zur Entstehungszeit des Mangels die spezifische Art der Keimdrüsen und damit der sexuelle Charakter des Defektträgers schon fixiert, dann ist gegen die Bezeichnung „Mangel beider Hoden" oder „beider Eierstöcke" sicherlich nichts einzuwenden. Denn dann sind de facto Hoden oder Eierstöcke geschwunden. Bei dieser Sachlage dürften in der Regel zur Zeit des Drüsenuntergangs die Geschlechtsgänge auch schon deutlich männlich oder weiblich ausgeprägt gewesen sein.

Kermauner gibt die Existenz des natürlichen kongenitalen völligen Keimdrüsendefektes zwar ausdrücklich zu. Doch fühlt man aus seinen kritischen Erörterungen gut heraus, daß ihm die Anerkennung dieser Fehlbildung einige Beschwerden bereitet. Es mußte ja auch nachdenklich stimmen, daß die bis vor kurzem bekannt gegebenen, hierhergehörigen Beobachtungen fast durchweg aus älterer Zeit stammen und zum Teil ungenügend beschrieben und belegt sind, die Literatur der letzten 50 Jahre dagegen, in welchen die anatomische Leichenkontrolle viel häufiger und im ganzen wohl auch sorgfältiger vorgenommen wird wie früher, den Defekt nur ganz vereinzelt verzeichnet. Auch ist man trotz der enormen Zahl neuzeitlicher experimenteller Durchforschungen des Tierkörpers nur wenigen Fällen von Keimdrüsenmangel beim Tier begegnet. Hierzu läßt sich allerdings bemerken, daß auch jetzt noch bei vielen menschlichen Autopsien dem Genitale zu wenig Beachtung geschenkt wird, und daß auch bei den zahlreichen Durchsuchungen des tierischen Körpers nur dann die Geschlechtsorgane genauer betrachtet werden, wenn ihre morphologische Kontrolle im Plan der experimentellen Untersuchung liegt. Im Interesse einer weiteren Klärung der Genese aller genitalen Fehlbildungen ist es wünschenswert, daß in Zukunft bei menschlichen Autopsien (namentlich mißbildeter Neugeborener) und auch bei allen geeigneten Tierexperimenten die morphologischen und topographischen Verhältnisse des männlichen und weiblichen Genitale grundsätzlich beachtet und alle Besonderheiten notiert werden.

Theoretisch denkbar sind drei Arten der Bildungsanomalie:

1. kann der Defekt aplastischer Natur sein. Dann entspringt er einem primären Mangel an geeignetem Bildungsmaterial.

2. kann er agenetischer Natur sein. Dann ist zunächst entsprechendes Bildungsmaterial vorhanden. Doch wird die Fortentwicklung der Ausgangszellen alsbald gehemmt.

3. kann er degenerativer Natur sein. Dann kommt es zum Schwund der schon in der Ausbildung begriffenen Geschlechtsdrüsen. Dem auf degenerativen Schwund zurückzuführenden Eierstocksmangel wäre auch dann der Charakter der Bildungsanomalie nicht abzusprechen, wenn er erst nach der Geburt vor dem Abschluß der postnatalen Reifezeit spontan zustande käme. Doch dürfte der postnatale dem embryonalen Defekt gegenüber kaum eine Rolle spielen, weil sich die vollkommene Auflösung des Organs um so leichter vollziehen wird, je früher es von einer Schädlichkeit getroffen wird.

Der primäre Mangel an Bildungsmaterial und auch die agenetische Hemmung in der Entwicklung, ja auch die degenerative Auflösung schon im Ausbau befindlicher Keimdrüsen könnten allein auf konstitutionellen Eigentümlichkeiten des befruchteten Eies beruhen. Dabei kämen folgende Möglichkeiten in Betracht: Entweder entstehen veranlagungsgemäß von vornherein nur Somazellen, während die Bildung von Genitalzellen ausbleibt (Aplasie). Oder es bilden sich neben Somazellen auch Genitalzellen, die aber konstitutionell minderwertig und daher nicht proliferationsfähig sind (Agenesie). Oder die sich zunächst vermehrenden Genitalzellen gehen früher oder später aus konstitutioneller Schwäche wieder zugrunde (degenerative Auflösung).

Kermauner lehnt den aplastischen Eierstocksmangel rundweg ab. Er glaubt, für die Aplasie sei das Fehlen bestimmter Chromosomen in den elterlichen Geschlechtszellen unerläßliche Voraussetzung. Bei diesem besonderen Chromosomenmangel sei aber die Eibefruchtung unmöglich. So fehle dem aplastischen Defekt der Geschlechtsdrüsen die reale Unterlage.

Diese Auffassung ist natürlich konstruktiv. Sollte die von Kermauner unterstellte morphologische Anomalie der elterlichen Geschlechtszellen eine Eibefruchtung wirklich ausschließen, so könnte die Aplasie doch so bedingt sein, daß die zwar normal gebauten aber betrieblich anormal veranlagten elterlichen Geschlechtszellen sich zusammenfinden und sich auch zum fortentwicklungsfähigen Ei verbinden, daß aber durch Summierung oder gar Potenzierung betrieblicher Ausfälle die Bildung von Genitalzellen unterdrückt oder nur die Bildung konstitutionell minderwertiger, teilungsunfähiger oder besonders hinfälliger Genitalzellen zugelassen wird.

Auch diese Vorstellung ist rein konstruktiv. Aber bekanntlich schweben alle Anschauungen über die Mißbildungsursachen mehr oder weniger in der Luft.

Noch einmal sei hier betont, daß gerade für die aus der frühen Fetalzeit stammenden Bildungsanomalien des weiblichen Genitale als Ursache vor allem eine besondere genetische Konstitution der Gameten resp. des befruchteten Eies in Frage kommt, eine fehlerhafte Anlage des Ausgangsmaterials baulicher oder betrieblicher Natur, welche sich am häufigsten wohl in der anormalen Entwicklung des Gesamtembryo einschließlich seiner Geschlechtsorgane, aber auch einmal nur eines Organsystems oder sogar nur eines evtl. paarigen Organes ausdrücken kann. Zu den schon in der Entwicklung konstitutionell bedrohten Organen könnte aber in erster Linie die aus ungewöhnlich empfindlichem Zellmaterial aufgebaute Keimdrüse gehören. Die besondere Labilität des Keimdrüsenparenchyms, welche durch seine Hinfälligkeit gegenüber der Einwirkung mancher Chemikalien (Cholin, Blei usw.) und mancher Strahlensorten ausgezeichnet ist, könnte natürlich auch in anderer, nicht mit einer konstitutionellen Minderwertigkeit des Eies zusammenhängenden Weise für das Organ verhängnisvoll werden und die Entstehung eines Schwunddefektes der schon in der Ausbildung begriffenen Eierstöcke oder Hoden begünstigen.

Neben der Einwirkung chemisch oder aktinisch schädigender Momente diskutiert Kermauner die Möglichkeit einer ausschließlich die Abkömmlinge der Genitalzellen treffenden elektiv wirkenden Störung, die sich aus der Verschiedenheit im sexuellen Charakter der formativen Ausgangszellen ergeben könnte. Er denkt damit an eine hormonale Vernichtung des Keimdrüsenmaterials. Die spezifischen Hormone der Mutter könnten sich gegen männliche und die im mütterlichen Blute kreisenden spezifischen Hormone des Vaters gegen weibliche fetale Genitalzellen richten. Ein Gedanke, den Kermauner selbst als weithergeholt bezeichnet, der aber durch die neuerlichen erfolgreichen Versuche, Tiere durch die Einverleibung sexueller und auch andersartiger Hormone zu sterilisieren oder auch sexuell umzustimmen, näher gerückt erscheint. Dabei mag, wie Kermauner ausführt, die hormonale oder auch eine durch andere Momente bedingte mehr oder weniger ausgreifende Vernichtung der Keimzellen in verschiedenen Phasen des fetalen Lebens mit lokalen oder auch regionären Störungen im Mesenchym ablaufen und zum völligen Schwund oder auch nur zur Verkümmerung der Keimdrüsen und der Geschlechtsgänge führen. In manchen Fällen mögen auch nur die Sexualzellen Schaden nehmen und dann konsekutiv nur hypoplastische Zustände der Geschlechtsgänge resultieren.

Im Hinblick auf diese Gedankengänge Kermauners über die Ursache und das Entstehungsgeschehen der Fehlbildung muß es eigentlich überraschen, daß er neben der Überzahl der früher bekanntgegebenen, ungenügend belegten Beobachtungen auch einzelnen älteren Fällen seine Anerkennung versagt, die, wenn sie unbefangen betrachtet werden, einwandfrei erscheinen und eine Ablehnung nicht verdienen. Diesen Fällen gegenüber erscheint die sonst sehr wohltuende scharfe Kritik Kermauners etwas überspitzt. Zu ihnen gehört in erster Linie der berühmte Fall Morgagnis, welcher auf dem Sektionstisch sorgfältig kontrolliert und in dem großen Werk Morgagnis „De Sedibus et causis morborum" genau beschrieben ist. Er betrifft eine sehr kleine, von Morgagni als „Muliercula" bezeichnete 66jährige Frau, welche an einem in die Bauchhöhle durchgebrochenen Mesenterialabsceß zugrunde gegangen war. In der Wiedergabe des Leichenbefundes wird ausdrücklich betont, daß nach Ausschöpfung des Eiters aus der Bauchhöhle die Organe klar zutage lagen und die Genital- und Urinorgane ohne Schwierigkeiten im Zusammenhang sorgfältig entfernt werden konnten. Verwachsungen und Verklebungen waren also nicht vorhanden. Die äußeren Genitalien der infantilen Person waren unterentwickelt, die Labia minora niedrige Leisten, der Hymen eben angedeutet. Glans und Praeputium der sehr kleinen Klitoris waren zunächst unter einer Talgretentionscyste verdeckt. Nach Entleerung der Cyste, welche einen halbtrocknen weißlichen Inhalt besaß, lagen sie in zierlicher Beschaffenheit frei. Die Scheide war besonders am Eingang sehr eng, ein Befund, der bei einer alten Frau mit unterentwickelten Geschlechtsgängen, die nie geboren, wahrscheinlich auch nie coitiert hatte, nicht weiter auffallen und nicht, wie Kermauner es tut, im Sinne einer Pseudothelie gedeutet werden kann. Die Portio war winzig. An ihrer Spitze fand sich im Scheidengrund der enge, rundliche äußere Muttermund. Der kleine Uterus zeigte ausgesprochen die fetale Einteilung in längeres Collum und kürzeres Korpus. Beiderseits fanden sich ungewöhnlich lange, zarte Tuben mit offenen abdominalen

Fransenenden. Die Ligamenta rotunda waren sehr dünn und zart, die Ligamenta lata dagegen besonders breit. Von den Ovarien war nirgends eine Spur zu entdecken, obwohl Vasa spermatica, allerdings in nur zarter Ausbildung, vorhanden waren. Auch senilatrophische Überbleibsel der Eierstöcke konnten nicht nachgewiesen werden. Die Symmetrie des inneren Genitale war also trotz des beiderseitigen Keimdrüsendefektes vollkommen gewahrt. Nirgends bestanden narbige Veränderungen an der Serosa oder Adhäsionsbildungen, die auf eine Abschnürung oder Abdrehung der Eierstöcke mit nachfolgender peritonealer Reizung hingewiesen hätten. Auch bei der Betrachtung der Leistenringe war nichts von verlagerten Keimdrüsen zu finden.

Daß Kermauner, wie zu anderen Beobachtungen, so auch zu dem Fall von Morgagni bemerkt: „Bei allen Beobachtungen, welche ältere Menschen mit männlichem Gesamtcharakter betreffen, müsse beachtet werden, daß Kastrationsnarben bei der Obduktion längst nicht mehr nachweisbar zu sein brauchen", ist befremdend. Denn das von Morgagni obduzierte infantile Weiblein, die „Muliercula", zeigte wirklich nicht ein einziges Stigma eines Mannweibes. Man kann auch nicht deshalb auf einen männlichen Gesamtcharakter dieses dürftigen Individuums schließen, weil Morgagni selbst vom Fehlen der „Testes" spricht. Der Ausdruck „Testes" wird von ihm für die Ovarien in fast allen Sektionsprotokollen seines Werks gebraucht, die über Leichenbefunde bei Frauen berichten. Und daß Morgagni das äußere Genitale der Muliercula merkwürdig eingehend beschreibt, eine Tatsache, welche Kermauner an einen Hermaphroditismus masculinus denken läßt, ist lediglich auf das Vorhandensein der Talgretentionscyste, die zunächst Glans und Praeputium der Klitoris verdeckte, zurückzuführen. Wenn auch bei der Operationstechnik der Neuzeit und der modernen Aseptik manche Operationshautnarben allmählich völlig unsichtbar werden, so dürfte es mit der Narbenbildung zu Morgagnis Zeiten doch anders gewesen sein. Eine Kastrationsnarbe am Bauche oder in der Inguinalbeuge, eine Scrotalnarbe kommt bei der Muliercula Morgagnis nicht in Frage, wäre dem ausgezeichneten Anatomen, der als erster so zahlreiche morphologische Feinheiten aufgedeckt hat, sicher nicht entgangen. Dabei betont Morgagni ausdrücklich, daß er überall vergeblich nach Narben gesucht habe.

Bei dieser Sachlage gehört kein besonderer Optimismus in der Kritik dazu, den Fall Morgagnis als kompletten beiderseitigen Eierstocksdefekt kongenitaler Natur anzuerkennen. Vielmehr basiert die Ablehnung einer solchen Deutung auf einem übertriebenen Skeptizismus.

Ähnlich liegen die Verhältnisse bei den älteren Fällen von Cripps, Courty und Säxinger und bei einigen Beobachtungen von angeborenem beiderseitigen Hodenmangel.

Ein besonderer Zufall — oder ist es die Folge eines neuerlich erhöhten Interesses für genitale Verbildungen — hat in den letzten Jahren kurz nacheinander 4 Fälle von anatomisch erwiesenem völligen beiderseitigen kongenitalen Eierstocksdefekt bei erwachsenen Personen ans Tageslicht gefördert, die auch für die größten Zweifler Anlaß sein dürften, ihre Auffassung über den Fall von Morgagni zu revidieren. Den ersten dieser Fälle beschrieb im Jahre 1923 Jeannot Olivet. Bei einer kleinen unverheirateten weiblich gebauten Person, die nie menstruiert war und nie Libido kannte, und die ganz plötzlich in ihrem 38. Lebensjahr an einer Aortenruptur zugrunde gegangen war, fand man bei der Autopsie fast die gleichen morphologischen Verhältnisse an den Beckenorganen, wie sie der Morgagnische Fall darbot: kindliche Vulva, hypoplastischer Uterus mit größerem Collum und kleinerem Korpus, beiderseits auffallend lange, fadendünne Tuben mit gut ausgebildeten offenen Fransenenden, glatte Ligamenta lata, ohne narbige Veränderungen an der Serosa, ohne Adhäsionsbildungen. Nirgends konnten Ovarien oder Reste von ihnen entdeckt werden, obwohl nicht nur das kleine Becken, sondern auch beiderseits die Nierengegend, die Region der Lendenwirbelsäule und beiderseits die Leistenkanäle abgesucht wurden. Die von Olivet beschriebene infantilistische Person, bei welcher auch alle Symphysen offen geblieben waren, unterschied sich morphologisch von der Muliercula Morgagnis eigentlich nur durch die Weite der Scheide. „Eine operative Entfernung der Eierstöcke ist mit Sicherheit durch die Autopsie wie durch die Anamnese auszuschließen. Ebensowenig kann es sich um einen Hermaphroditismus masculinus gehandelt haben." Die Verfasserin kommt zu dem Schluß, daß es sich um einen Fall von angeborenem doppelseitigem Eierstocksmangel, um eine Agenesie der Ovarien handele. Etwas überraschend ist die dann folgende Bemerkung Olivets, daß eine Abschnürung der Ovarien in frühester Embryonalzeit die wahrscheinlichste Ursache dieser Mißbildung sei, welche aber erst wirksam geworden sei, nachdem der Fetus eine Länge von 5 mm erreicht hätte, da erst dann die Abtrennung des Keimdrüsengewebes aus der Gesamtanlage des Urogenitalapparates vor sich gehe. Diese zur Annahme einer Agenesie und auch zu dem gesamten morphologischen Befund keineswegs passende Erklärung nimmt Kermauner bereitwillig auf, unter Hinzufügung der Worte: „Der Fall darf nicht unter die Fehlbildungen eingereiht werden; es handelt sich um eine vielleicht intrauterine, vielleicht auch erst postnatal abgelaufene Erkrankung." Mit diesen Worten hält er an einer überreservierten Einstellung dem doppelseitigen Ovarialdefekt als eigentlicher Fehlbildung gegenüber fest. Dazu ist folgendes zu fragen: Warum soll ein in der Fetalzeit durch eine mechanisch-nutritive Störung (Abdrehung, Abschnürung) zustande kommender totaler beiderseitiger Schwunddefekt der Keimdrüsen als fetale Erkrankung bezeichnet und damit anders rubriziert werden als eine durch sonstige zirkulatorische oder auch thermische oder hormonal- oder nicht hormonal-chemische oder auch elektrische Einwirkungen veranlaßte Auflösung des Keimdrüsengewebes im fetalen Körper? Schließlich sind doch alle diese Einwirkungen und ihre Effekte etwas Pathologisches, ein in der Fetalzeit sich abspielendes krankhaftes Geschehen, das zu krankhaften Zuständen, die wir kongenitale Verbildungen nennen, führt. Ein Bedürfnis, für die durch Abschnürung veranlaßte mechanisch-nutritive Schädigung allein den Ausdruck „fetale Erkrankung" zu reservieren, liegt nicht vor. Es kommt hinzu, daß für solche Fälle, wie sie Morgagni und Olivet beobachteten, eine Abschnürung oder Abdrehung der Keimdrüsen mit nachfolgendem Totalschwund als ursächliches Moment überhaupt nicht in Frage kommen kann. Darauf weist schon sehr nachdrücklich Koßmann hin, der es als undenkbar bezeichnet, daß Einwirkungen, welche zur Abschnürung und Schrumpfung beider Ovarien führen, die Tuben ganz normal hätten lassen können. Dieser Auffassung Koßmanns muß zugestimmt werden; denn wenn auch einzelne Fälle bekannt sind, bei denen die Abschnürung eines Ovariums durch Torsion zustande kam, ohne daß auffallende narbige Veränderungen am Peritoneum des Uterus und seiner nächsten Umgebung nachzuweisen waren, bei denen selbst das Peritoneum an der Abschnürungsstelle beweglich auf der Unterlage gefunden wurde, so war dabei doch stets die zugehörige Tube total oder partiell mit abgedreht. Wie aber eine beiderseitige Abschnürung der Ovarien zustande kommen soll, ohne daß auch an den Tuben sich irgendeine Veränderung einstellt, und wie dieser Abschnürungsprozeß sich auf beiden Seiten abspielen soll, ohne die Symmetrie des Genitalapparates im geringsten zu stören und ohne narbige Spuren zurückzulassen, das ist in der Tat schwer verständlich. So muß das Fehlen der Keimdrüsen in den Fällen von Morgagni und von Olivet entweder als ein aplastischer oder als ein agenetischer oder aber auch als ein von einer Abdrehung oder Abschnürung unabhängiger degenerativer Defekt aufgefaßt werden.

Diese Deutung gewinnt eine sichere Stütze durch drei weitere Fälle von anatomisch erwiesenem, beiderseitigem kongenitalen Eierstocksdefekt, die in der jüngsten Zeit von Rößle, Randerath und Schürmann bekanntgegeben sind. Diese Fälle betreffen wieder Erwachsene von 38, 61 und 25 Jahren. Der Gesamtobduktionsbefund bot bei diesen Beobachtungen eine fast vollkommene Analogie zu den Leichenfeststellungen, welche bei den Fällen von Morgagni und Olivet erhoben wurden: allgemeiner Infantilismus mit ausgesprochenem Kleinwuchs, offen gebliebenen Symphysen, kindlichen äußeren weiblichen Genitalien, kleinem infantilen Uterus, dünnen langen Tuben, glatten und freien Ligamenta lata, vollkommenem Defekt beider Keimdrüsen.

Ein weiterer Fall, den Robert Meyer als Pseudohermaphroditismus externus asexualis beschreibt, und bei dem gleichfalls ein beiderseitiger kongenitaler Eierstocksmangel angenommen wird, hat wohl eine etwas andere Note, da sich am äußeren Genitale ein penisartiges Gebilde fand.

Die Fälle von Morgagni, Olivet, Rößle, Randerath und Schürmann zeigen in allen morphologischen Einzelheiten untereinander eine so weitgehende Übereinstimmung, daß man fast von einem Typus des kongenitalen kompletten beiderseitigen Eierstocksdefektes sprechen möchte. Bei allen diesen Fällen dürfte der allgemeine Infantilismus mit Kleinwuchs durch den Eierstocksmangel bedingt gewesen sein, der, wie gesagt, entweder aplastischer oder agenetischer Natur war oder in mehr oder weniger vorgeschrittener Embryonalzeit durch degenerative Auflösung der in Ausbildung begriffenen Keimdrüsen zustande gekommen war.

Alle diese Beobachtungen zeigen auch, daß v. Rosthorns Worte: ,,In allen Fällen von Ovariumdefekt besteht auch partieller oder totaler Defekt der zugehörigen Eileiter", nicht zutreffen. Das Vorhandensein beider intakter und besonders langer Tuben scheint vielmehr ein Charakteristikum für diese Art des kongenitalen Eierstocksmangels zu sein.

Übrigens soll bei dem kongenitalen Mangel der Keimdrüsen neben sonstigen infantilen Stigmata gelegentlich auch der eunuchoide Hochwuchs vorkommen, so bei einem von Wildbolz mitgeteilten Fall von Anorchie bei einem 20jährigen Mann. Ob beim Weibe mit komplettem angeborenen Eierstocksmangel gleichartige Wachstumseigentümlichkeiten eintreten können, ist noch unsicher.

In dem ,,überaus eingehend beschriebenen Falle von Courty", so schreibt Koßmann, ,,heißt es ausdrücklich, daß Tuben, runde und breite Mutterbänder und Ovarien in der ganzen Ausdehnung des Beckens sorgfältig aber vergeblich gesucht wurden." Hiernach scheint mit dem völligen Mangel der Ovarien auch einmal bei erwachsenen Individuen von äußerer weiblicher Prägung ein Totaldefekt der übrigen inneren Geschlechtsorgane einhergehen zu können.

Nach diesen Beobachtungen muß man zugeben, daß auch dem Kliniker gelegentlich ein beiderseitiger kongenitaler Eierstocksmangel bei der Lebenden begegnen kann, und daß der Arzt das Recht hat, bei dem Zusammentreffen eines entsprechenden klinischen Untersuchungsbefundes mit anderweitigen Hypoplasien und Defekten des Genitalapparates auch an einen angeborenen Mangel der weiblichen Keimdrüsen zu denken, besonders wenn die scheinbare Defektträgerin einen allgemeinen Infantilismus mit Kleinwuchs aufweist.

Natürlich wird man aber bei solchen Fällen mit bindenden Schlüssen möglichst vorsichtig und zurückhaltend sein, zumal man an die Möglichkeit des Hermaphroditismus masculinus mit Kryptorchismus denken muß. Ein absoluter Beweis für den Bestand der seltenen Bildungsanomalie kann eben doch, wie auch schon Kußmaul und besonders nachdrücklich Kermauner betonen, nur durch peinlichste anatomische Untersuchung geliefert werden.

Koßmann teilt aus der Martinschen Klinik 6 Fälle mit, bei denen Vagina, Uterus und Tube gänzlich fehlten oder rudimentär entwickelt waren, und bei denen es bei genauester klinischer Untersuchung nicht gelang, die Ovarien oder einen Hermaphroditismus maculinus nachzuweisen. Er hält sich für berechtigt, bei diesen 6 Fällen einen kongenitalen beiderseitigen Ovarialdefekt anzunehmen.

Nicht unbedenklich erscheint diese Annahme für drei Frauen, bei welchen zwar neben ausgesprochenen Rudimentbildungen im Genitalsystem eine Amenorrhoe bestand, die aber außer periodisch auftretenden Molimina eine unverkennbare sexuelle Erregbarkeit, wie sie bei kongenital geschlechtslosen Individuen nicht erwartet werden darf, zeigten. Auch ist es wohl gewagt, einen 4. Fall, bei welchem gleichfalls Amenorrhoe bestand, bei dem aber vikariierende Blutungen und interstitielle Molimina auftraten, auf Grund der klinischen Untersuchungen als kongenitalen Ovarialdefekt zu deuten. Die beiden übrigen Fälle zeichneten sich dagegen durch den besonderen negativen Genitaltastbefund und eine gleichzeitige völlig sexuell-funktionelle Indifferenz aus und erscheinen daher in ihrer klinischen Deutung zulässig.

In der Literatur sind übrigens inzwischen wiederholt gleichartige Fälle bekanntgegeben worden.

Ein in der Heidelberger Frauenklinik beobachteter Fall, der gleichfalls auf das Konto des allerdings anatomisch nicht gesicherten beiderseitigen Eierstocksmangels mit gleichzeitigem Defekt der übrigen inneren Genitalien (Analogon zu Courtys Beobachtung) gesetzt werden kann, bot folgende Einzelheiten:

Fräulein L., 27 Jahre, Näherin, nie menstruiert gewesen, fragt an, ob sie heiraten könne. Sie selbst wünscht die Verheiratung nicht, doch drängen ihre Verwandten dazu, da sie ein Anwesen mit Ökonomie übernehmen soll, für dessen Bewirtschaftung sie einen Mann brauche. Sexuelle Erregbarkeit, Libido, Voluptas sind ihr völlig fremd. Von einer Lungenentzündung abgesehen, ist Patientin immer ganz gesund gewesen. Nie hatte sie Beschwerden irgendwelcher Art im Leibe (Molimina), niemals vikariierende Blutungen.

Objektiver Untersuchungsbefund: Äußere Genitalien normal gebildet. Pubes gut entwickelt. Hinter der Rima pudendi an Stelle des Scheideneinganges eine ganz flache, muldenartige Einsenkung mit derb membranösem Boden, unmittelbar unterhalb der etwas weiten äußeren Harnröhrenmündung. Vom Hymen keine Andeutung. Bei der kombinierten Untersuchung vom Rectum und von der Bauchwand aus, die wegen der fettlosen und nachgiebigen Bauchdecken sehr leicht und genau durchführbar ist, kann von dem inneren Genitalapparat nichts nachgewiesen werden. Von der Scheide, vom Uterus, von den Tuben, von den Ovarien und von den Ligamenten sind durch die kombinierte Untersuchung auch nicht einmal Rudimente nachzuweisen. Auch gelingt es nicht, irgendwo Hoden oder Hodenrudimente zu fühlen. Die Brüste sind klein, aber weiblich entwickelt. Die Beckenmaße und die Körpergröße sind leider nicht festgestellt.

Wenn man überhaupt die Berechtigung zugibt, auf Grund einer klinischen Untersuchung an einen kongenitalen Ovarialdefekt zu denken, so wird gerade dieser Fall, bei dem alle ganz selbstverständlich erscheinenden funktionellen Konsequenzen des angeborenen Eierstocksmangels in ausgesprochener Weise gegeben sind, für die immer zweifelhafte klinische Diagnose berücksichtigt werden können.

Da der völlige Eierstocksmangel keine Beschwerden veranlaßt und eine komplette sexuelle Anspruchslosigkeit bedingt, ist er eigentlich nicht behandlungsbedürftig. Die Erweiterung einer besonders engen Scheide zur Erleichterung des sexuellen Verkehrs mag bei einer verehelichten Defektträgerin hingehen, besonders wenn es gelingen sollte, durch Einverleibung hormonaler Substanzen sexuelle Erregbarkeit hervorzurufen. Die operative Bildung einer künstlichen Scheide zur Herstellung der Kohabitationsfähigkeit kann aber kaum gebilligt werden. Der wegen der Amenorrhoe oder wegen der Ehefähigkeit befragte Arzt sollte sich bei diesen Fällen darauf beschränken, die Trägerin des Defektes und ihre Angehörigen aufzuklären und die Eingehung einer Ehe zu widerraten.

Auch der kongenitale Mangel nur eines Eierstocks ist selten. Ursache und morphologische Begleitumstände dieses Bildungsfehlers variieren recht weitgehend.

Man hat den angeborenen, einseitigen Eierstocksdefekt gelegentlich bei Neugeborenen oder auch bei erwachsenen Individuen anatomisch festgestellt, die einen normalen Uterus und gesunde Adnexe auf der anderen Seite besaßen, während auf der Defektseite auch der zugehörige Eileiter ganz oder teilweise fehlte. Das gleichseitige Ligamentum latum zeigte dann mehr oder weniger deutliche Narbenbildung. Hierher gehört wohl auch der Fall von E. Sachs, bei welchem der Tubenrest rudimentär ausgebildet war. Die Genese dieser Fälle ist leicht zu verstehen. Tube und Ovarium haben zusammen eine Torsion ihres ja relativ schlanken und langen gemeinschaftlichen Stieles erfahren, welche schließlich zur Nekrose und zur Resorption der abgedrehten Teile führte. Auch Zerrungen bei ursprünglich abnormer Fixation der später geschwundenen Keimdrüse und abschnürende peritonitische Stränge, die sich schon während des Fetallebens auswirken, werden für den kongenitalen einseitigen degenerativen Adnexdefekt verantwortlich gemacht. Immerhin könnten die narbigen Fixationen und die scheinbar abschnürenden Stränge auch die Folgen einer vorausgegangenen Stieltorsion der Adnexe sein und an dem Schwunddefekt keinen aktiv-kausalen Anteil haben. Denn peritoneale Reizzustände sind fast unausbleibliche Folgen der durch die Torsion veranlaßten Sequesterbildung. Allerdings hat Braun einen Fall von einseitiger Abdrehung der Adnexe beschrieben, bei welchem einige Jahre nach dem Tuben- und Ovarialschwund an dem gerundeten Uterushorn, welchem kein Tubenstumpf aufsaß, nicht die geringsten narbigen Veränderungen zu finden waren. Der positive Nachweis des im Uterushorn intramural verlaufenden Tubenabschnittes bewies aber bei gleichzeitigem völligen Mangel des ganzen übrigen Eileiters und des zugehörigen Eierstocks, daß in diesem Fall eine Abschnürung der Adnexe mit nachfolgendem degenerativen Schwund erfolgt war.

Als aplastischer oder agenetischer Defekt, vielleicht aber auch als in sehr früher Embryonalzeit entstandener degenerativer Schwunddefekt dürfte wohl der sehr seltene angeborene einseitige Eierstocksmangel anzusehen sein, welcher mit dem Fehlen der ganzen zugehörigen Hälfte der Geschlechtsgänge und der gleichseitigen Niere und aller Reste des zugehörigen Wolffschen Körpers und Ganges einhergeht. Es liegt nahe, dafür in erster

Linie eine konstitutionell bedingte Ursache verantwortlich zu machen, eine falsche Bildungsrichtung des befruchteten Eies, in welchem das Bildungsmaterial für die urogenitale Anlage von vornherein einseitig fehlt oder minderwertig und daher entwicklungsunfähig oder besonders vergänglich ist.

Eine halbseitige hormonale Auflösung der Eierstocksanlage mit Übergreifen der Störung auf die Nachbarschaft ist nicht recht denkbar. Eher könnte man annehmen, daß gelegentlich kongenitale Gefäßanomalien und dadurch veranlaßte zirkulatorische Schwierigkeiten einen einseitigen degenerativen Schwunddefekt mit sich bringen.

Diesen Fällen verwandt erscheinen Beobachtungen von Uterus unicornis, bei denen auf der Defektseite in der Tiefe des Beckens, fast dem seitlichen Scheidengewölbe aufsitzend, an einer niedrigen peritonealen Duplikatur, die als Rest des Ligamentum latum imponiert, kleine rudimentäre Überbleibsel des Eierstocks und auch des Eileiters gefunden werden. Einen derartigen Fall in statu puerperale hat Kußmaul abgebildet (Abb. 1).

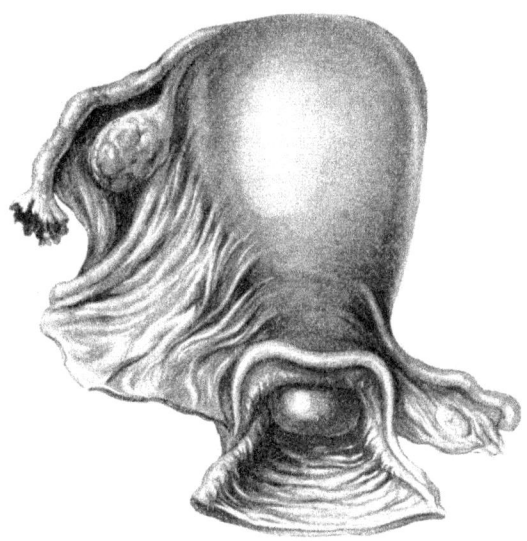

Abb. 1. Uterus unicornis sinister in statu puerperale mit rudimentären rechtsseitigen Adnexen. (Granville nach Kußmaul.)

Schwer zu erklären ist die Genese, wenn es sich um einen kongenitalen einseitigen Eierstocksmangel bei normalem Uterus handelt, an welchem auch auf der Defektseite eine gut ausgebildete, von der Norm nicht abweichende Tube gefunden wird oder ein Eileiter, der ungewöhnlich lang, aber sehr dünn und eventuell teilweise obliteriert ist. Diese einseitigen Defektbefunde erinnern lebhaft an die morphologischen Verhältnisse, welche Morgagni, Olivet, Randerath, Rößle und Schürmann bei dem kongenitalen beiderseitigen Eierstocksmangel an beiden Tuben festgestellt haben. Diese Fehler müssen wohl wieder als konstitutionell bedingte unilaterale Defekte aplastischer oder degenerativer Natur angesehen werden. Kermauner bezweifelt ihre Existenz bei völlig gesunder zugehöriger Tube. Er fügt hinzu, „daß er sich der Deutung primäre Aplasie nicht anschließen könne, selbst wenn dieser einseitige Mangel in Zukunft ganz sicher festgestellt werde, da auch isolierte Stieldrehung des Eierstocks ohne Beteiligung des Eileiters bekannt sei." Die von ihm als Belegfall angezogene Beobachtung von Kraul paßt aber nicht als solcher, weil einmal mit dem torquierten, nierengroßen, hämorrhagisch-infarzierten, im Douglas eingekeilten Ovarium eine walnußgroße Parovarialcyste zusammenhing, welche die Stieltorsion begünstigt haben dürfte, außerdem die zugehörige Tube in Mitleidenschaft gezogen und verdickt war, und endlich auch das nierengroße Ovarium selbst neoplasmaverdächtig erscheinen muß, wenn auch Kraul betont, daß keinerlei Geschwulstbildung enthaltendes Eierstocksgewebe histologisch nachweisbar war. Eine Stieldrehung des gesunden, nicht vergrößerten Ovariums mit normaler Nachbarschaft dürfte ohne Mitbeteiligung der Tube selbst bei verlängertem Ligamentum ovarii proprium wegen der breiten Anheftung der Keimdrüse an der hinteren peritonealen Platte des Ligamentum latum ausgeschlossen sein.

Daß bei dem einseitigen Fehlen des Ovariums, gleichgültig, ob es sich dabei um einen aplastischen oder agenetischen Mangel oder auch um eine Degeneration handelt, das übrige Genitalsystem normale Funktionen zeigt, ist durchaus gewöhnlich, vorausgesetzt, daß mit dem Ovarialdefekt außer dem Mangel des einen Müllerschen Ganges nicht noch andere Bildungsanomalien wie rudimentäre oder hypoplastische Zustände des gesamten Uterus und der Scheide verknüpft sind.

Das Vorhandensein des kongenitalen einseitigen Ovarialdefektes kann bei einem typischen Uterus unicornis und bei entsprechendem Adnexbefund wohl vermutet werden. Die sichere Diagnose ist aber nur anatomisch zu stellen. Im ganzen dürfte die klinische Diagnose sehr schwer sein. Eine praktische Bedeutung ist ihr auch nicht beizumessen, da bei dem Fehlen anderer Anomalien keine Beschwerden vorhanden sind und eine Therapie deshalb überflüssig ist.

Wenn auch in den letzten Jahren die auf Bildungsanomalien der Ovarien beruhenden hypofunktionellen Störungen des Genitalapparates eine viel größere Beachtung gefunden haben als früher, so ist über die kongenitale oder auch die erst in der postnatalen Reifezeit zustande gekommene Unterentwicklung der Eierstöcke doch nur wenig ganz Verläßliches bekannt. Brauchbare anatomische Befunde existieren nur in kleiner Zahl. Diese bemerkenswerte Tatsache ist wohl folgendermaßen zu erklären: Bei der Obduktion weiblicher Kinderleichen und bei den seltenen Bauchhöhleneingriffen bei kleinen Mädchen wird die morphologische Beschaffenheit der Eierstöcke in der Regel überhaupt nicht beachtet. Auch wenn sie mehr Aufmerksamkeit fände, gäbe der morphologische Zustand dieser unfertigen Keimdrüsen doch keinen sicheren Anhalt für die Beurteilung ihres Entwicklungsgrades und ihrer weiteren Entwicklungsmöglichkeiten.

Bei der Leichenkontrolle erwachsener Frauen des geschlechtsreifen Alters aber nimmt man gewöhnlich nur dann von der anatomischen Beschaffenheit der Keimdrüsen Notiz, wenn sonstige auffällige Verbildungen des Genitale oder auch andersartige pathologische Veränderungen der Unterleibsorgane ihre genauere Untersuchung verlangen. Ins Auge fallende Krankheitszustände der weiblichen Beckenorgane finden sich aber vorwiegend bei Frauen, welche schon Generationsvorgänge hinter sich und damit ausgereifte Keimdrüsen haben oder gehabt haben. Eine operative Eierstockskontrolle kommt bei Erwachsenen im geschlechtsreifen Alter mit unterentwickelten Keimdrüsen nicht häufig vor. Findet man ausnahmsweise bei einer Laparotomie die Ovarien in angeboren-kümmerlichem Zustand, so wird man sich im allgemeinen davor hüten, sie zu exstirpieren. Damit fallen sie für die histologische Untersuchung aus.

Bei alten weiblichen Personen endlich, die in der Menopause stehen, sind die morphologischen Eigentümlichkeiten der Eierstöcke durch die physiologische Altersschrumpfung so weit verwischt, daß man aus ihrer makroskopischen und mikroskopischen Betrachtung über eine etwa vorher vorhanden gewesene Unterentwicklung keine zuverlässige Auskunft gewinnt.

So ist der Mangel an brauchbarem anatomischen Belegmaterial verständlich, ohne daß man zur Annahme einer besonderen Seltenheit der Verbildung gezwungen wäre. In der Tat besteht eine ausgesprochene numerische Diskrepanz zwischen den hierhergehörigen anatomischen Feststellungen einerseits und den einschlägigen klinischen Beobachtungen andererseits. Denn jeder Frauenarzt, der viele Jahre hindurch ein wirklich reiches gynäkologisches Krankenmaterial klinisch verfolgt, wird auf Grund von immer wiederkehrenden besonderen Tastbefunden und gleichzeitig feststellbaren charakteristischen funktionellen Ausfällen zu der Überzeugung gelangen, daß die Unterentwicklung der Eierstöcke nicht nur nicht selten ist, sondern zu den häufigeren genitalen Mißbildungen zählt, auch wenn er dem Fehler aus dem Wege geht, Betriebsstörungen der Keimdrüsen hierher zu rechnen, die nur scheinbar auf einer entwicklungsanormalen, de facto aber auf einer anderen pathologisch-strukturellen Basis beruhen. Manche Unterlagen dieser praktisch-ärztlichen Überzeugung mögen klinische Fehldeutungen sein. Denn auch der sachkundigste und geübteste Untersucher kann durch eine falsche Abschätzung der formalen und dimensionalen Verhältnisse der Keimdrüsen oder auch durch funktionelle genitale Ausfälle, welche durch Störungen im allgemeinen Ernährungszustand und in der Blutqualität oder durch Auswirkungen anderer krankhaft veränderter Anteile des endokrinen Systems bedingt sind, oder endlich auch durch Verwechslung der Unterentwicklung mit einem Hermaphroditismus irregeleitet werden. Deshalb gilt auch für die zuverlässige Diagnose dieses Bildungsfehlers, geradeso wie für die sichere Erkenntnis des völligen Ovarialdefektes, der Satz, daß nur der anatomische Nachweis Klarheit bringt.

Für die formale Genese des Bildungsfehlers scheinen nur zwei Vorgänge in Betracht zu kommen. Einmal die reine Bildungshemmung, welche zu hypoplastischen Zuständen des ganzen Organes oder auch nur seines Parenchyms führt. Zweitens die Bildungshemmung im Verein mit der Bildungsverkümmerung, welche zur hypotrophischen Schrumpfung der Keimdrüsen innerhalb der Entwicklungszeit Anlaß gibt.

Hiernach könnte es scheinen, als ob das mangelhaft entwickelte Ovarium unter allen Umständen kleiner sein müsse als das gleichalterige normale. Diese Annahme trifft jedoch nicht zu. Vielmehr existiert eine allerdings seltene Form der Ovarialhypoplasie, bei welcher die Dimensionen der Keimdrüse sogar zunehmen.

Bei diesen merkwürdigen als „große glatte Ovarien" bezeichneten Eierstöcken scheint es sich um eine mangelhafte Entwicklung und zugleich mehr oder weniger schwer gestörte Funktion des Parenchyms allein zu handeln.

Die Deutung dieser Keimdrüsenanomalie begegnet aber noch mancherlei Schwierigkeit. Einmal deshalb, weil sie in verschiedenen anatomischen Formen vorzukommen scheint. Dann auch, weil von einzelnen Forschern Ovarialveränderungen hierher gerechnet werden, die wahrscheinlich gar nicht als Bildungsanomalien anzusehen sind, sondern eine andersartige pathologische Genese und Bedeutung besitzen, teilweise chronisch-entzündlicher, teilweise neoplastischer Natur sein dürften, zum mindesten nicht den Ausdruck „große glatte Ovarien" rechtfertigen. Diese Bezeichnung sollte für solche Fälle vorbehalten bleiben, bei denen tatsächlich die Eierstöcke morphologische Besonderheiten aufzeigen, welche zur Prägung des Ausdrucks „große glatte Ovarien" geführt haben. Also einmal für die besonders von Bartel und Herrmann, aber auch von anderen beobachteten und näher beschriebenen Keimdrüsen, welche gewöhnlich bei Frauen mit allgemeinen konstitutionellen Körperanomalien und neben Bildungsfehlern der Geschlechtsgänge gefunden werden. Sie treten in zwei Formvarietäten auf:

1. Als lange, schmale, zungenförmige Gebilde, welche in ihrer Gestalt an das fetale menschliche Ovarium erinnern und mit ihrem Längsdurchmesser das gleiche Ausmaß eines normalen reifen Ovariums erheblich, zuweilen um das Doppelte übertreffen. Diese zungenförmigen Ovarien sehen gewöhnlich weißrötlich aus, sind narbenlos, daher völlig glatt und von mäßig derber Konsistenz. Sie enthalten unterhalb der kaum verdickten Albuginea zahlreiche unreife Follikel ohne Eier, in der Tiefe in einem reichen Bindegewebslager Primärfollikel. Corpora lutea und albicantia fehlen. Ein besonders eindrucksvolles Paradigma dieser Formvarietät des großen glatten Ovariums hat v. Franqué abgebildet. Bei diesem Fall handelte es sich um einen lang ausgezogenen, glatten Eierstock bei verkümmertem Uterushorn.

Das zungenförmige Ovarium ist häufig auch kongenital dystopisch und vertikal gestellt. Der kraniale Pol der Drüse kann bis über die Linea terminalis emporreichen.

2. Als ovale kissenartige Gebilde, welche zwar annähernd die Form normaler Eierstöcke wiedergeben, aber in allen Durchmessern so vergrößert sind, daß sie zuweilen das Zweifache der Dimensionen eines normalen reifen Eierstockes erreichen. Die zu der letzteren Varietät gehörigen Keimdrüsen haben gleichfalls eine glatte Oberfläche, eine sehr derbe Konsistenz und eine einheitlich weiße Farbe. Die Tunica albuginea ist beträchtlich und gleichmäßig verdickt. Sie läßt infolgedessen den Liquor der unter ihr liegenden cystisch vergrößerten Follikel nicht durchscheinen. Auch das in die Parenchymschicht eingewachsene Bindegewebe ist vermehrt. Die Größe der cystischen Follikel schwankt. Viele sind nur hirsekorn- bis pfefferkorngroß, einzelne erreichen aber auch fast den Umfang einer Haselnuß. Obwohl sie nicht sehr zahlreich sind, nehmen die Follikel verhältnismäßig viel Raum für sich in Anspruch.

Bei der histologischen Untersuchung erweisen sich alle Follikel als atretisch. Eier sind in ihnen nicht nachzuweisen. In den tieferen Anteilen der Parenchymschicht sieht man zwar normal gebaute, aber nur wenige Primärfollikel und zuweilen vereinzelte Corpora fibrosa. Corpora lutea sind dagegen nicht zu finden. Ob der Ausfall der Eireifung auf die Verdickung der Rinde, welche einen Follikelsprung nicht zuläßt, zurückzuführen ist, oder ob er mit einer primären bildungsanormalen Beschaffenheit des eiproduzierenden Zellmaterials ursächlich zusammenhängt und die Verdickung der Albuginea und die Vermehrung des Parenchymbindegewebes etwas Sekundäres ist, bleibt offen. Jedenfalls sprechen die so oft gleichzeitig vorhandenen Hemmungen in der Entwicklung der Geschlechtsgänge und sonstige nebenherlaufende konstitutionelle Störungen, endlich auch die fast immer bilateral symmetrische Veränderung der großen glatten Eierstöcke, sowohl der zungenförmigen weißlichroten wie auch der kissenförmigen rein weißen, für eine entweder angeborene oder in der postnatalen Reifezeit zustande gekommene Störung im Auf- und Ausbau der Geschlechtsdrüsen, besonders der Parenchymschicht.

Außer den bisher berücksichtigten beiden Formvarietäten der isolierten Parenchymentwicklungshemmung existiert nach zwei Beobachtungen der Heidelberger Klinik noch eine dritte Art des „großen glatten Ovariums", welche wegen ihrer besonderen anatomischen Gewebsverhältnisse und wegen ihrer abweichenden äußeren Erscheinung für sich erwähnt zu werden verdient. Wie für die „großen, glatten, weißen Ovarien", so ist auch für diese „großen, glatten, grauen Eierstöcke" mit isolierter Parenchymhypoplasie die beiderseitige Gleichmäßigkeit der Veränderung charakteristisch. Auch diese Gebilde übertreffen das normale Ovarium in seiner Größe deutlich, allerdings weniger wie der große weiße Eierstock. Doch haben auch sie eine völlig glatte spiegelnde Oberfläche, also keine narbigen Einziehungen. Sie enthalten weder Corpora lutea noch Corpora albicantia. Sie sind aber nicht wie das normale und wie das weiße, glatte Kissenovarium abgeplattet, sondern mehr kugelig oder auch eiförmig gerundet. Ihre Farbe ist graurot oder auch graublau. Doch sind sie kleinfleckig gezeichnet, oberflächlich fein marmoriert, da der Liquor der nirgends sich vorbuchtenden, aber offenbar fest aneinandergepreßten atretischen Follikel durch die nicht verdickte Albuginea hindurchschimmert. Sie sehen wie ödematös geschwellt, succulent, gespannt aus. Beim Einschneiden in das Gewebe quillt aus der feinwabigen Parenchymschicht seröse Flüssigkeit hervor. Die cystischen Follikel stehen dicht, sind fast alle gleich groß, etwa von den Dimensionen eines Hirse- bis kleinen Pfefferkorns. Daß auch diese scheinbar sehr seltenen Geschlechtsdrüsen als Bildungsanomalie, und zwar als isolierte mangelhafte Parenchymausreifung aufzufassen sind, ergibt sich aus ihrer Verbindung mit mehr oder weniger gröberen Bildungshemmungen an den Geschlechtsgängen. Auch die Doppelseitigkeit des Prozesses und die gleichmäßige Veränderung beider Keimdrüsen und der einzelnen atretischen Follikel sprechen für diese Deutung. Bei den beiden hierhergehörigen Fällen der Heidelberger Frauenklinik waren die Geschlechtsgänge kümmerliche solide Rudimente, während die äußeren Genitalien typisch weiblich gebaut waren.

Aus dem Kapitel „große, glatte Ovarien" mit alleiniger Unterentwicklung der Parenchymanteile sollten aber, wie oben schon angedeutet wurde, ferngehalten werden alle Fälle, bei welchen es sich um voluminösere cystische Bildungen, die Apfel- oder sogar Faustgröße erreichten, gehandelt hat, besonders, wenn diese Cysten nur einseitig entwickelt waren, ferner die Fälle von „kleincystischer Degeneration" der Ovarien, auch bei doppelseitigem Sitz, wenn durch über die Oberfläche weiter herausragende Retentionscysten eine ganz ungleichmäßige Form und Oberfläche der Keimdrüsen hervorgerufen war, namentlich wenn gleichzeitig an den Ovarien selbst und im benachbarten Beckenperitoneum ältere entzündliche Veränderungen vorhanden waren. Auch die großen saftigen Myomovarien, in welchen manchmal cystisch erweiterte Follikel vorkommen, können hier keinen Platz finden.

Die unterentwickelten Keimdrüsen, welche einer einfachen Bildungshemmung oder einer gleichzeitigen degenerativen Verkümmerung des ganzen Organes zuzuschreiben sind, erscheinen dem normalen Ovarium gegenüber verkleinert. Die Organreduktion ist oft nur gering und dann in der Regel beiderseits gleichmäßig. Dieses Urteil gründet sich allerdings so gut wie ganz auf klinische Untersuchungsbefunde, welche man bei Frauen mit anderweitigen infantil-hypoplastischen Genitalzuständen erheben kann. Seltener geht sie so weit, daß nur kümmerliche, auch bei der anatomischen Betrachtung als Eierstocksreste kaum mehr erkennbare Überbleibsel der Drüse vorhanden sind. Solche Fälle sind früher von v. Winckel, A. Martin u. a. und neuerlich von Opitz und von Kermauner mitgeteilt worden. Bei fast allen Fällen finden sich auch noch andere genitale Hypoplasien, die bei der Kermaunerschen Beobachtung, bei welcher auf beiden Seiten nur allerkleinste Ovarialrudimente bestanden, lebhaft an die Befunde bei völligem beiderseitigen Eierstocksdefekt erinnern. Deshalb verdient dieser Fall ein großes Interesse. Kermauner selbst, der dem völligen Eierstocksmangel sehr reserviert gegenübersteht, bezeichnet ihn mit Recht als eine Brücke zum kompletten Defekt der Keimdrüsen.

Auch bei dieser Art und Form der Hypoplasie und der rudimentären Entwicklung der Ovarien sind unsere Kenntnisse über die grob-morphologischen und die histologischen Verhältnisse der verbildeten Organe mangelhaft. Einigen Anhalt bieten die Mitteilungen A. Martins und Koßmanns, welche bei 36 Personen eine weitgehende Verkümmerung der Ovarien festgestellt haben. Aus ihren Ausführungen geht aber nicht mit voller Deutlichkeit hervor, welche ihrer Fälle nur palpatorisch, welche durch Operationsinspektion und welche endlich durch anatomisch-histologische Untersuchungen diagnostisch gesichert sind.

Bei einem Teil der dimensional nur mäßig reduzierten unterentwickelten Eierstöcke sollen nach Kermauners Angaben wohl Follikel, aber keine Eizellen vorhanden sein. Beispiele für die Art der Bildungshemmung bietet nach ihm fast nur die Literatur der Zwitterbildung. Bei einem anderen Teil der dimensional nur mäßig zurückgebliebenen Ovarien sollen nur Primärfollikel zu finden sein. Zu dieser Gruppe dürften die meisten Fälle von gleichzeitiger fetal- oder infantil-hypoplastischer Entwicklung der Geschlechtsgänge gehören.

Bei den weitgehenden Verkümmerungen findet man nach A. Martin gewöhnlich nur erbsen- oder bohnengroße ovarielle Überbleibsel, welche nur ganz dürftige funktionslose Parenchymreste in Gestalt von einzelnen Primärfollikeln enthalten. Doch können die Follikel auch völlig fehlen, so daß man den ovariellen Charakter des Rudimentes aus seiner histologischen Beschaffenheit überhaupt nicht mehr sicherstellen kann. Dann lassen nur die topographischen Verhältnisse der Rudimente und die gleichzeitige Unterentwicklung der Geschlechtsgänge bei gewöhnlich gut entwickelten äußeren Genitalien und auch deutlich weiblichem Habitus des übrigen Körpers einen einigermaßen zuverlässigen Schluß auf die Natur der Rudimente zu.

Allen Formen und Graden der Hypoplasie und der rudimentären Ausbildung der Ovarien ist also als wichtigstes gemeinsames Moment zu eigen der Mangel der Eireifung.

Während nun die großen, glatten Ovarien verschiedener Struktur mit unreifem, von atretischen Follikeln durchsetztem Parenchym und auch die dimensional nur wenig reduzierten, entweder nur Primärfollikel oder auch etwas weiter entwickelte Graafsche Follikel, aber keine Eizellen enthaltenden Ovarien fast immer beiderseits eine ziemlich gleichartige morphologische Beschaffenheit bieten, findet man bei den weitgehenden Verkümmerungen der Eierstöcke häufiger auch größere Differenzen auf beiden Seiten. Das wirft vielleicht einiges Licht auf die formale und kausale Genese dieser Verbildungen. Alle Hypoplasien und Rudimente, welche beiderseits symmetrisch erscheinen, dürften, ähnlich wie der beiderseitige totale Ovarialdefekt auf eine veranlagungsmäßige Agenesie, auf eine konstitutionell oder auch andersartig, etwa hormonal bedingte Hypogenesie mit oder ohne degenerative Verbildungskomponente zurückzuführen sein. Bei den asymmetrischen Rudimentbildungen wäre eher an eine mehr örtlich und massiver angreifende Schädlichkeit zu denken, besonders dann, wenn, was bei solchen Fällen manchmal nachzuweisen ist, in der Umgebung der Rudimente narbige Veränderungen am Peritoneum mit Strangbildung und mit Verziehung der Rudimente vorhanden sind, also Veränderungen, welche schon während des intrauterinen Lebens oder auch erst in der postnatalen Reifezeit zu örtlichen Zirkulationsstörungen und damit zu einer Entwicklungshemmung und überdies zu einem beiderseitig ungleichen partiellen Schwund der Drüsen Anlaß geben könnten.

Die Hauptsymptome der Unterentwicklung und auch der weitergehenden Verkümmerung der Ovarien sind entsprechend dem Eireifungsmangel Amenorrhoe und Sterilität. Immerhin werden bei geringerer Hemmung in der Entwicklung der Eierstöcke und zugleich des Uterus auch regelmäßige, aber dann nur kurzdauernde und sehr spärliche, außerdem spät zum erstenmal einsetzende Menstruationsblutungen beobachtet. Manchmal treten die Menses bei solchen Fällen früher oder später nach Abschluß der Entwicklungszeit in ganz geringem Ausmaß und nur vorübergehend auf, um dann für lange Zeit oder auch für immer wieder zu verschwinden. Für alle Fälle, bei denen überhaupt ein oder mehrere Male eine menstruelle Blutausscheidung auftritt, muß man annehmen, daß doch vereinzelte Eier zur Ausreifung und Ausscheidung gekommen sind. Denn auch für die Unterentwicklung der Eierstöcke dürfte der Satz Geltung haben: Ohne Ovulation keine Menstruation.

Oft fehlt jede sexuelle Erregbarkeit. Doch begegnet man überraschenderweise auch einer nicht nur normalen, sondern sogar deutlich gesteigerten Voluptas und Libido, sowohl bei Fällen, bei denen die Geschlechtsgänge in ihrer Entwicklung nur wenig hinter der Norm zurückgeblieben sind, als auch bei Frauen, die zwar leidlich, wenn auch nicht vollentwickelte Geschlechtsdrüsen zu haben scheinen, aber nur ganz rudimentär entwickelte Geschlechtsgänge besitzen. So zeigten die beiden Frauen der Heidelberger Klinik mit den großen, glatten, grauen Ovarien, deren Uterus und Scheide lediglich dünne, solide Stränge darstellten, eine ungewöhnlich stark ausgeprägte sexuelle Erregbarkeit.

Kommt es zu menstruellen Blutausscheidungen, so sind sie oft mit Dysmenorrhoen verknüpft. Martin berichtet auch über andersartige in mehr oder weniger regelmäßigen Intervallen auftretende Molestiae bei völliger Amenorrhoe. Diese Beschwerden kommen nach ihm häufiger bei Fällen mit völliger Amenorrhoe vor, wie bei solchen mit gelegentlicher Wiederkehr blutiger Absonderung.

Auf die in erster Linie von den gleichzeitigen Verbildungen der Geschlechtsgänge ausgehenden Funktionsstörungen, besonders auf die Hemmungen beim sexuellen Verkehr, soll erst später bei der Besprechung der Unterentwicklung und Verkümmerung des Uterus und der Vagina näher eingegangen werden.

Die Therapie der mangelhaften Ovarialentwicklung, welche bis vor kurzer Zeit noch völlig aussichtslos erschien, ist, wenn sie auch noch in den Kinderschuhen steckt, in den letzten Jahren etwas verheißungsvoller geworden. Wenn sie das leistet, was man sich neuerlich von ihr verspricht, dann könnte das Kapitel von der Unterentwicklung der Ovarien das praktisch wichtigste aus der gesamten Lehre von den genitalen Mißbildungen des Weibes werden.

Manches, was bisher an guten Behandlungsergebnissen gemeldet worden ist, muß allerdings mit weitestgehender Vorsicht registriert werden. So der aufsehenerregende Fall von Morris, der über eine homoioplastische intraperitoneale Überpflanzung von Eierstocksgewebe bei einer 21jährigen, 2 Jahre lang amenorrhoisch gewesenen Frau berichtet, welche, nachdem bei ihr vor der Überpflanzung die „cirrhotischen" Ovarien operativ angeblich vollkommen entfernt waren, 4 Jahre nach der Überpflanzung schwanger wurde und ein ausgetragenes Kind gebar. Der Fall muß mit einem Fragezeichen versehen werden, weil es sonst nie gelungen ist, homoioplastisch überpflanztes Eierstocksgewebe vor einer bald nachfolgenden Atrophie zu bewahren.

Früher bestand die Therapie bei der Unterentwicklung der Eierstöcke im wesentlichen in Versuchen, durch eine tonisierende, diätetische und physikalische Allgemeinbehandlung und auch durch medikamentöse Maßnahmen den gesamten Stoffumsatz und damit auch den Stoffwechsel der minderwertigen Geschlechtsdrüsen zu heben und zugleich oder auch allein durch lokaltherapeutische Einwirkungen mechanischer, thermischer und elektrischer Natur den Saftumtrieb in den nichtausgereiften Ovarien zu steigern und auf diese Weise einen Einfluß auf die weitere Ausbildung der hypoplastischen Organe zu gewinnen — eine Behandlungsart, auf die man auch heutzutage wohl noch nicht ganz verzichten kann. Daneben wurden auch früher schon zur Anregung der Nachreifung der dimensional und funktionell zurückgebliebenen Eierstöcke organotherapeutische Präparate verabreicht, welche entweder aus tierischen Ovarien gewonnen waren und substitutionell und zugleich spezifisch stimulierend wirken sollten. Auch verwendete man innerlich aus anderen inkretorischen Drüsen, z. B. der Thyreoidea, hergestellte Präparate oder auch Jodsalze, von denen man sich eine indirekte, über das endokrine System laufende Stimulierung der Geschlechtsdrüsenfunktion versprach. Diese jetzt etwas in den Hintergrund gedrängte Therapie brachte zweifellos ab und zu Erfolge, allerdings nur dann, wenn der Ausbildungsgrad des gesamten Genitalapparates nicht hoffnungslos dürftig war. Befriedigende Ergebnisse wurden nicht etwa allein, auch nicht vorwiegend, durch die etwas zweischneidigen lokaltherapeutischen Maßnahmen, sondern mehr noch durch die Allgemeintherapie namentlich in der Form einmaliger oder auch wiederholter Mineralmoorbadekuren erreicht, denen man wohl nicht ohne Berechtigung einen besonderen Einfluß auf die hypoplastischen und hypofunktionellen Genitalzustände beim Weibe nachsagt. An diesen Maßnahmen sollte man daher auch weiterhin unter allen Umständen festhalten und dafür sorgen, daß sich die Patienten zugleich vitaminreich ernähren und ihren Kostzettel so einrichten, daß zwar eine reichliche Eiweißzufuhr erfolgt, aber ein zu großer Fettansatz vermieden oder, wenn er schon besteht, gemindert wird. Eventuell käme auch eine Behandlung mit künstlicher Höhensonne und eine parenterale Reiztherapie mit Proteinsubstanzen in Frage, von denen man eine allgemeine Leistungssteigerung des Organismus erhofft. Endlich muß man auch auf der Ausschaltung von Schädlichkeiten bestehen, die erfahrungsgemäß die Fruchtbarkeit des Weibes beeinträchtigen. So dürfte es nicht unwichtig sein, den Mißbrauch von Rauschgiften (Nicotin, Alkohol, Narkotica u. dgl. m.) abzustellen.

Bei allen auf eine Steigerung des Gesamtstoffumsatzes hinzielenden Maßnahmen und Vorschriften denkt man unwillkürlich an die Beobachtungen, welche über die Beeinflußbarkeit der tierischen Fertilität von Geflügel- und sonstigen Tierzüchtern angestellt worden sind, z. B. an die alte Erfahrungstatsache, daß das Huhn, welches unzweckmäßig (vitaminarm) ernährt wird und in kalten, sonnenlosen und schlecht durchlüfteten Ställen und engen, grasfreien Höfen ein bewegungsarmes kümmerliches Dasein führt, ein schlechter Eierleger ist, daß dagegen bei rationeller Pflege und Ernährung des freilaufenden Tieres seine Fruchtbarkeit steigt.

In Zukunft sollte man nur bei wirklicher Behandlungsnotwendigkeit, welche angesichts der nicht selten völligen Beschwerde- und Bedürfnislosigkeit zahlreicher hierhergehöriger Frauen für den Einzelfall immer erst nachgewiesen werden muß, von den im wesentlichen aus der modernen Inkretologie abgeleiteten therapeutischen Methoden Gebrauch machen, soweit diese differenter Natur sind. Von diesen Verfahren sei zunächst erwähnt die sog. „Röntgenreizbehandlung" mit kleinen Strahlendosen, von der eine Reihe von Autoren, namentlich Flatau, Thaler, Seitz u. a., wenn auch nicht regelmäßige, so doch so frappante und eindeutige Resultate gesehen haben, daß man an dem Verfahren nicht achtlos vorbeigehen kann. Die Erfolge bestanden darin, daß bei einzelnen Frauen mit primärer Amenorrhoe und Sterilität im Anschluß an die Bestrahlung regelrechte Menstruationsblutungen ausgelöst wurden und dann auch Schwangerschaften folgten, auf die vorher jahrelang vergeblich gewartet worden war. Zweifellos gehört ein gewisser Heroismus dazu, diese Therapie gerade bei der Unterentwicklung der Eierstöcke zur Anwendung zu bringen, weil auch bei größter Vorsicht ungewollte Dosenüberschreitungen vorkommen oder auch unübersehbare und unerwartete Organreaktionen folgen können, durch welche hypoplastische Ovarien, die vielleicht durch andere, weniger differente Maßnahmen zur Nachreife zu bringen gewesen wären, in nicht wieder gut zu machender Weise geschädigt werden. Ob der Begriff „Röntgenreizbestrahlung" überhaupt zu Recht besteht, und wie die durch das Verfahren erreichten Resultate zu erklären sind, ob nicht etwa eine strahlentherapeutische Ausschaltung von Ballastgewebe dabei eine Rolle spielt, das ist alles noch strittig. Zweitens sei erwähnt die homoioplastische — eine Autotransplantation kann bei der Eierstockshypoplasie natürlich nicht in Frage kommen — Eierstocksüberpflanzung, die sich als substitutionelle Therapie nach den jetzt schon recht zahlreichen von Sippel u. a. gegebenen Berichten bei primären Amenorrhoen und Oligomenorrhoen manchmal bewährt, oft aber auch versagt hat. Die Versager mögen zum Teil darauf beruhen, daß das Transplantat bald nach der Überpflanzung wieder atrophisch wird. Der Einführung der Eierstocksüberpflanzung liegt aber noch der weitere Gedanke zugrunde, daß es gelingen möchte, durch die Transplantation von überlebender Ovarialsubstanz die hypoplastischen Eierstöcke zur Nachreifung zu reizen. Manche Fälle, bei denen es tatsächlich gelungen zu sein scheint, durch die Transplantation eine primäre Amenorrhoe auf Jahre hinaus oder scheinbar sogar dauernd zu beseitigen und durch eine reguläre Menstruation zu ersetzen, könnten im Sinne der erzielten Nachreifung ausgedeutet werden. Bei zahlreichen Frauen war aber der Erfolg nur flüchtig. Er dauerte nur so lange, als die Transplantatsubstanz sich erhalten hatte. Eine Nachreifung der hypoplastischen Ovarien konnte also bei diesen Frauen nicht eingetreten sein. Ein abschließendes Urteil über den Wert dieses Verfahrens ist noch nicht möglich. Auch bei seiner Anwendung sollte die Indikationsstellung vorsichtig sein und nicht nur von dem Nachweis der Behandlungsnotwendigkeit, sondern auch von der Aussicht auf Erfolg, also von dem Vorhandensein nicht gar zu sehr reduzierter Geschlechtsdrüsen und Geschlechtsgänge abhängig gemacht werden. Besonders gilt dies für die intraperitoneale Überpflanzung, die immerhin einen verantwortungsvollen chirurgischen Eingriff erfordert. Die Methode dürfte nie über den Kreis großer klinischer Anstalten hinausgreifen, da anderwärts frisches überlebendes Transplantat nur ganz ausnahmsweise zur Verfügung steht. B. Zondek und E. Wolff scheint es allerdings gelungen zu sein, exstirpierte menschliche Ovarien längere Zeit hindurch, wenn auch nicht im überlebenden, so doch im transplantationsfähigen und anscheinend auch wirksam bleibenden Zustand zu konservieren.

Wahrscheinlich wird sich über kurz oder lang diese etwas eingreifende Art der Substitutions- und Stimulationstherapie dadurch erübrigen und überleben, daß das neuerlich durch B. Zondek und Aschheim und Laqueur, Biedl u. a., z. B. eine Reihe von amerikanischen Forschern, aus Follikelsaft, Placentargewebe und Schwangerenurin hergestellte wasserlösliche und eiweißfreie Ovarialhormon (Follikulin, Menformon, Hormovar usw.), bei subcutaner oder intramuskulärer Applikation die Fähigkeit besitzt, bei entsprechender Dosierung die hormonale Wirkung der reifen Keimdrüsensubstanz voll zu ersetzen. Besonders aussichtsreich wird diese spezifische Inkrettherapie werden durch ihre Kombination mit der Einverleibung des in manchen Pflanzensamen besonders reich vorhandenen Fortpflanzungsvitamins E und der geweblichen Substanz oder eines entsprechenden Extraktes aus dem Vorderlappen der Hypophyse, von welchem nach den Untersuchungen von Zondek und Aschheim der Gesamtbetrieb der Keimdrüsen abhängig zu schein scheint. Schon Landau und Mainzer, später Seitz und Wintz u. a. hatten vor diesen Autoren aus tierischen Ovarien Stimulationsstoffe hergestellt, welche zum Teil oral, zum Teil parenteral einverleibt, ab und zu Substitutions- und geringe Anregungserscheinungen erkennen ließen. Sie konnten sich aber nicht durchsetzen, da die Auswirkungen dieser Präparate an diejenigen des Follikulin Menformon nicht heranreichten. Der substitutionelle Einfluß des letzteren Präparates, wie auch des Hormovars und des Ovarium-Panhormons, beruht auf dem Glücksumstand, daß das zunächst im wesentlichen aus tierischem Follikelsaft gewonnene Hormon nicht artspezifisch ist. Auch soll es keine toxischen Erscheinungen veranlassen und schon in überraschend kleinen Dosen wirksam sein. Es soll schon jetzt gelungen sein, durch die parenterale Inkorporation der Präparate beim menschlichen Weibe die in Abhängigkeit von unterentwickelten Eierstöcken bis dahin ruhende Schleimhaut des hypoplastischen Uterus zum Nestaufbau zu bringen und die Menstruation auszulösen, auch die Dimensionen des zurückgebliebenen Uterus zu vergrößern und ab und zu auch Ausfallserscheinungen abzudämpfen, ja auch mangelhaft ausgeprägte sekundäre Geschlechtscharaktere zu einer klareren Ausbildung zu bringen und beim weiblichen Tier Brunst auszulösen, den Uterus zum Wachstum anzuregen, überhaupt das gesamte Körperwachstum zu fördern, beim männlichen Tier aber kontramaskuline Einflüsse zu entfalten. Natürlich werden auch dieser hormonalen Substitutions- und Stimulationstherapie Versager nicht erspart bleiben, wenn sie bei a priori hoffnungslos dürftigen Ausbildungsgraden des weiblichen Genitalapparates, besonders des uterinen Erfolgorganes zur Anwendung kommt. Da das Verfahren gefahrlos zu sein scheint, so ist seine Indikationsbreite weniger beschränkt als die der Röntgenreizbestrahlung und der Transplantationstherapie.

Von manchen Autoren wird behauptet, daß bei jungen Mädchen durch eine Ovarialhypoplasie auch zu starke reguläre und sehr profuse irreguläre uterine Blutungen hervorgerufen werden können. Man stellt sich dabei vor, daß eine überstürzte Follikelreifung mit Eitod zu diesen heftigen Blutungen führe. Diese Auffassung dürfte anfechtbar sein. Es handelt sich bei diesen juvenilen Blutungen, die seltener in menorrhagischer, häufiger in metrorrhagischer Form auftreten und zuweilen durch ihre Stärke und Dauer schwerste sekundäre Anämien veranlassen, wohl ausnahmslos um eine während des etwas protrahierten Ausreifungsprozesses sich geltend machende dysfunktionelle Entwicklungserscheinung, die man als Analogie der im gleichfalls protrahierten Klimakterium vorkommenden Abwicklungsmetrorrhagien betrachten muß, die also mit einer etwas ungleichmäßigen Ausreifung, nicht aber mit einer echten ovariellen Bildungshemmung zusammenhängen. Begegnet man solchen profusen Uterusblutungen bei Personen, die ihrem Alter nach im Anfang oder auch schon oder noch in der Mitte der Geschlechtsreife stehen, so handelt es sich, wenn keine andersartigen organischen Grundlagen für die pathologischen Blutungen existieren, gewöhnlich um verfrühte klimakterische Erscheinungen, also um einen zu frühen Beginn der ebenfalls ungleichmäßig ablaufenden Eierstocksinvolution, die meist bald in eine dauernde Amenorrhoe ausmündet. Immerhin ist es interessant, daß auch diese Meno- und Metrorrhagien durch eine Behandlung mit Follikulin Menformon oder auch mit anderen wirksamen Ovarialpräparaten günstig beeinflußt werden können, eine Tatsache, welche von Zondek u. a. erwähnt ist und die in der Heidelberger Frauenklinik bestätigt werden konnte. Diese Organextrakttherapie sollte daher bei solchen Reifungsmetrorrhagien immer versucht und den viel zu viel geübten lokal angreifenden Operationsmaßnahmen, besonders der Abrasio mucosae uteri, vorgezogen werden. Die Schleimhautausschabung wird bedauerlicherweise auch noch viel zu häufig bei der Behandlung der durch die Hypoplasie der Ovarien und des Uterus veranlaßten Sterilität zur Anwendung gebracht. Es soll keineswegs geleugnet werden, daß ab und zu nach einer bei diesen hypoplastischen genitalen Zuständen vorgenommenen Abrasio mucosae eine vorher lange Zeit vergeblich angestrebte Gravidität zustande kommt. Ob man dieses erfreuliche Ereignis auf eine durch die Schleimhautausschabung hervorgerufene Umstimmung der Mucosa oder des gesamten Uterus und auf eine Anregung der vorher vorhanden gewesenen mangelhaften Funktion der Ovarien beziehen darf, ist sehr zweifelhaft. Man muß bedenken, daß bei scheinbarer Genitalhypoplasie eine lang ersehnte erste Gravidität nicht selten auch nach einfachen Sondierungen und Erweiterungen der Uterushöhle eintritt, denen keine Schleimhautausschabung angeschlossen wird. Und da der hypoplastische Uterus mit dauernd ruhender Mucosa gewöhnlich eine nur dürftig entwickelte Schleimhaut besitzt, deren Hinlänglichkeit für eine Nestbildung durch eine Curettage direkt in Frage gestellt werden kann, so könnte man die Frage aufwerfen, ob die bei solchen Fällen nach dem Eingriff eingetretene erste Gravidität nicht durch, sondern trotz der Abrasio zustande gekommen ist, im Grunde aber einer Wegbahnung ihr Dasein verdankt.

Einen interessanten Belegfall für die Annahme, daß eine einfache Dilatation (ohne gleichzeitige Abrasio) ein ausgesprochenes hypoplastisches Genitale (infantile Ovarien und infantiler Uterus) stimulieren und zur Nachreifung bringen kann, und daß bei Rückständigkeiten im genitalen Ausbau und Betrieb auch Moorbadekuren sich gut bewähren, ist folgender: Menarche im 14. Lebensjahr. 4 Jahre lang äußerst spärliche, aber ziemlich reguläre Menses. Dann dreijährige Amenorrhoe. Hierauf sechswöchige Mineralmoorbadekur in Elster. Danach $1^1/_2$ Jahre lang spärliche aber ziemlich reguläre Menses. Dann Heirat. In der Ehe zunächst erneut $2^1/_2$ Jahre lang Amenorrhoe. Keine Konzeption trotz sehnlichen Kinderwunsches. In der Zwischenzeit nochmalige Mineralmoorbadekur in Langenschwalbach. Amenorrhoe besteht nach dieser Kur weiter. Nach dreijähriger steriler Ehe Dilatation des kleinen hypoplastischen Uterus. Zehntägige Tamponade der Korpus- und Cervixhöhle mit Ölgaze. Keine Abrasio. Hierauf regelmäßige reichliche Menstruationsblutung. Alsbaldige Konzeption. Seitdem vier ausgetragene Kinder. Dauernd reguläre, reichliche Menstruationsblutung.

2. Überzählige, zerteilte, abgeschnürte und übergroße Eierstöcke.

Rokitansky, Klob, Olshausen und Nagel leugnen das Vorkommen einer angeborenen, durch einen Bildungsexzeß bedingten Vermehrung der Zahl der Eierstöcke. Sie anerkennen nur die scheinbare Eierstocksüberzahl, welche auf Zug- oder Narbenzerteilung der Keimdrüse in gewöhnlich zwei größere Bestandteile oder auf Abschnürung kleinerer Ovarialpartikel zurückzuführen sei.

v. Rosthorn und Koßmann behaupten dagegen, daß es, wenn auch sehr selten, echte überzählige Ovarien gibt, die dadurch entstehen, daß unabhängig voneinander auf derselben Seite gleichzeitig und gleichwertig, aus zwei voneinander getrennten Zellgruppen des Cölomepithels, durch dessen Umwandlung in Keimepithel, zwei Ovarien neben einem dritten auf der anderen Seite, gebildet werden können. v. Rosthorn nennt diese Exzeßbildung Ovarium supernumerarium oder Ovarium tertium.

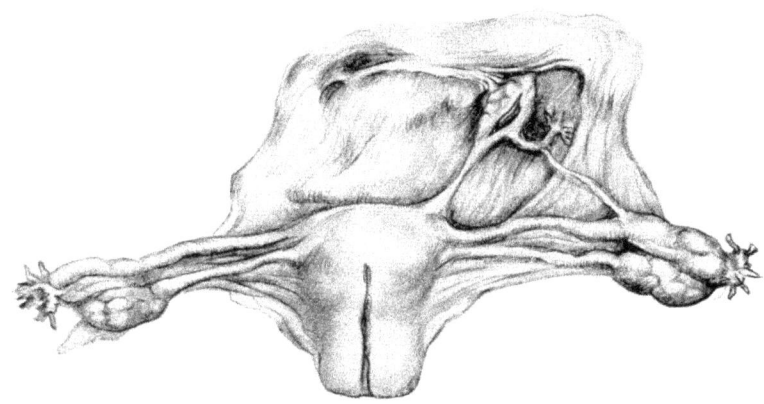

Abb. 2. Ovarium supernumerarium der rechten Seite mit einem besonderen Ligamentum ovarii proprium und einer zugehörigen Tuba supernumeraria. (Nach v. Winckel.)

Charakteristisch für diese äußerst seltene Bildungsanomalie soll das gleichzeitige Vorhandensein einer zu dem Ovarium supernumerarium gehörigen überzähligen, also dritten Tube und eines das überzählige Ovarium mit dem Uterus verbindenden besonderen Ligamentum ovarii proprium sein.

Der bekannteste hierhergehörige Fall ist in der v. Winckelschen Pathologie der weiblichen Sexualorgane abgebildet und beschrieben (vgl. Abb. 2).

Der von v. Winckel beobachtete Fall betraf eine an Lebercirrhose mit Ascitesbildung gestorbene 77 jährige Frau, die nie geboren hatte. Beiderseits hing am hinteren Blatte des Ligamentum latum je ein atrophisches, aber ganz unverkennbares Ovarium, welches durch das zugehörige Ligamentum ovarii proprium mit dem Uterus in Verbindung stand. An der Hinterwand des Uterus fand sich als einziger pathologischer Befund ein kleines verkalktes Myom mit einem Durchmesser von etwa 1 cm. Frische oder alte entzündliche Veränderungen des Peritoneums waren hier nirgends vorhanden. Der als drittes Ovarium angesprochene Körper lag weit entfernt von den beiden regulär sitzenden Eierstöcken in der Excavatio vesico-uterina, also vor dem Uterus und vor den Ligamenta lata, ohne jeden Zusammenhang mit den beiden normal sitzenden Ovarien. Er war aber mit der Vorderwand des Uterus durch ein kurzes Ligamentum ovarii proprium verbunden, welches in der Nähe der Abgangsstelle des Ligamentum rotundum dextrum an dem Uterus inserierte. Das Gebilde entsprach in formaler Hinsicht völlig einem Eierstock, war aber beinahe zweimal so groß wie die beiden normal sitzenden Keimdrüsen. Es hing durch eine glatte, dreieckige mit der Basis nach der Blase gelegene Falte mit der Blase zusammen und hatte hier die Blasenwand zu einem Divertikel ausgezogen. Von der Mitte des äußeren unteren Randes des Ovarium tertium zog ein 6 cm langer dünner Faden bis dicht an das Fransenende der rechten Tube. Ob v. Winckel diesen anscheinend soliden Faden als eine dritte rudimentäre Tube anspricht, ist aus seiner Mitteilung nicht ersichtlich. 1 cm vom Ovarium tertium entfernt hing von diesem Strang ein kurz gestieltes, gefranstes Kölbchen herab. v. Winckel betont ausdrücklich, daß auch in der Excavatio vesico-uterina keinerlei Spuren frischer oder ehemaliger peritonitischer Vorgänge vorhanden waren. In dem trichterförmig sich zuspitzenden Scheidengewölbe fanden sich senil-kolpitische narbige Veränderungen. ,,Natürlich ist die Diagnose, daß der hinter der Blase gelegene Körper wirklich ein Eierstock sei, nicht bloß makroskopisch, sondern auch mikroskopisch von uns gestellt und von Birch-Hirschfeld bestätigt worden." ,,In allen drei Ovarien wurden Follikelreste gefunden." So lauten die Angaben v. Winckels über die histologischen Verhältnisse des als Ovarium tertium angesprochenen Körpers.

Kermauner lehnt die von v. Winckel gegebene Deutung dieses Falles ab. Er glaubt, daß v. Winckel ein Opfer seines Ehrgeizes geworden sei. Die Lichtdruckabbildung v. Winckels sei nicht geeignet, das Vorkommen eines so auffälligen Befundes zu erweisen. Von der bilateral-symmetrischen Anlage der Keimdrüsen gebe es außer den Defekten keine Abweichung. Das angebliche Ligamentum ovarii proprium des vermeintlichen dritten Eierstocks sei ein ganz frei intraperitoneal ziehender, im Bilde eigenen Schatten gebender Strang, der absolut nur als Adhäsionsband, nie als ein retroperitoneales Ligament gedeutet werden könne. Außerdem habe man entschieden den Eindruck, daß hier in weitem Umfang Bauchfell abgelöst worden sei, bis auf einige zu straffe Stränge.

Wer es persönlich erlebt hat, mit welcher Sorgfalt und Akuratesse v. Winckel, dem gewiß ein gesunder Ehrgeiz nicht fremd war, seine anatomischen Studien betrieb, und wer auch selbst die Arbeitsweise und absolute Zuverlässigkeit Birch-Hirschfelds kennen gelernt hat, der kann sich mit Kermauners Auffassung von diesem Fall nicht befreunden.

Wenn wirklich an dem Präparat in der Excavatio vesico-uterina Bauchfell in größerem Umfang abgelöst gewesen sein sollte, was aus der Lichtdruckabbildung keineswegs klar zu ersehen ist, so könnte dies durch eine zum besseren Studium und zur Verdeutlichung der morphologischen Einzelheiten ganz absichtlich erfolgte Präparation geschehen sein. Dann wäre der scheinbar freie intraperitoneale Zug des Ligamentum ovarii proprium einfach und zwanglos erklärt. Aber auch die freie intraperitoneale Lagerung des Ligamentum kann aus der Lichtdruckabbildung nicht mit voller Sicherheit erschlossen werden. Diesen ,,Strang" als Adhäsionsband anzusprechen, ist wohl nicht angängig, nachdem v. Winckel ausdrücklich erklärt hat, daß keinerlei Spuren von peritonitischen Adhäsionsbildungen in der Plica vesico-uterina vorhanden waren. Übrigens bleiben für die ovarielle Natur des von Kermauner als Ovarium tertium beanstandeten Gebildes als Kronzeugen die auch von Birch-Hirschfeld nachgewiesenen Follikel. Daß dieser, wie Kermauner schreibt, nur ,,drüsenartige Bildungen" konstatiert habe, geht aus den v. Winckelschen

Mitteilungen nicht hervor. Weiterhin bleibt die charakteristische äußere Form und Größe des Ovarium tertium. Hiernach weiß man wirklich nicht recht, welch andersartiges Gebilde bei dem v. Winckelschen Fall in der Excavatio vesico-uterina vor dem Uterus gesessen haben soll.

Betont muß noch werden — damit wird zugleich die Genese dieser Exzeßbildung berührt — daß nach Felix ein Teil der Genitalzellen sich schon nach den ersten Eifurchungen absondert und wandert und teilweise extraregionär zerstreut liegen bleibt. Felix konzediert deshalb auch die Möglichkeit dauernd verirrter Genitalzellen. Aus derartig verirrten, extraregionär liegenden Genitalzellen kann aber ausnahmsweise einmal eine heterotope Geschlechtsdrüse entstehen. Kermauner anerkennt die von Felix vorgebrachten Angaben und schreibt auch bei der Besprechung des von ihm nur ungern zugegebenen totalen Ovarialdefektes, daß durch die Zerstreuung der Genitalzellen sehr dafür gesorgt sei, daß die Keimdrüse eine möglichst gesicherte Entwicklung erfahre.

Somit dürfte das wenn auch nur sehr seltene Vorkommen des echten überzähligen Eierstockes durch die v. Winckelsche Beobachtung gesichert sein [1].

Einen weiteren Fall von Ovarium tertium hat neuerlich Georg Thaler beschrieben. Dabei handelte es sich um eine in die Uteruswand eingeschlossene dritte Keimdrüse, welche tumorartig verändert war. Sie enthielt aber neben dem Tumorgewebe auch Primärfollikel, Graafsche Follikel und Corpora lutea. Die beiden normal sitzenden Ovarien hingen mit dieser Bildung nicht zusammen. Leider ist die Mitteilung Thalers, der auf noch andere ähnliche Beobachtungen hinweist, nur in einem Erlanger Dissertationsexzerpt erschienen, aus welchem sich genauere Einzelheiten nicht entnehmen lassen.

Eine klinische Wertigkeit kommt dem Ovarium supernumerarium, gleichgültig welcher Lokalisation, nur dann zu, wenn sich an ihm bedeutungsvolle pathologische Veränderungen wie im Thalerschen Fall abspielen. Der ungewöhnliche Sitz des dritten Eierstockes kann dann zu erheblichen diagnostischen Schwierigkeiten Anlaß geben.

Was sonst noch unter der Bezeichnung überzähliges Ovarium beschrieben ist, gehört nicht in das Kapitel der kongenitalen Exzeßbildung hinein. Entweder handelt es sich dabei um kleine, gewöhnlich nur vereinzelt, zuweilen aber auch in der Mehrzahl der Eierstocksoberfläche aufsitzende knötchenförmige, akzessorische Ovarien, die besonders von Beigel studiert sind und nach Koßmann und v. Rosthorn dadurch entstehen sollen, daß bei der Durchwachsung des Parenchyms durch das gefäßführende Bindegewebe kleine Partien des Eierstockgewebes von der Hauptmasse abgespalten werden. Diese gewöhnlich nur hirsekorn- bis erbsengroßen Bildungen können sich auch stielen, zeigen aber auch dann noch dieselbe histologische Struktur wie das sie tragende Ovarium. Eine klinische Bedeutung ist diesen akzessorischen Ovarien überhaupt nicht beizumessen (Abb. 3).

Oder es handelt sich um vollkommen oder auch nur unvollkommen zerteilte Ovarien, bei denen Zerrungen, Torsionen, Abschnürungsvorgänge oder auch intraovarielle Narbenbildung zu einer mehr oder minder tiefgehenden Lappung des Organs oder gar zu einer vollendeten Zweiteilung des Eierstockes Veranlassung gegeben haben. v. Rosthorn

---

[1] Es wäre dankenswert, die alten Präparatbestände der Sammlungen der Dresdener und Münchener Frauenklinik zu durchsuchen, da anzunehmen ist, daß v. Winckel das seltene Präparat konserviert hat. Vielleicht wäre dann eine weitere Sicherung des Befundes möglich.

nennt solche Keimdrüsen je nach dem Grade der Zerteilung Ovaria lobata oder partita. Schottländer zieht den Ausdruck Ovaria disjuncta vor.

Handelte es sich nur um eine Lappung des Organs, so kommt als ursächliches Moment neben den erwähnten mechanischen Einwirkungen auch wieder, wie bei dem Ovarium

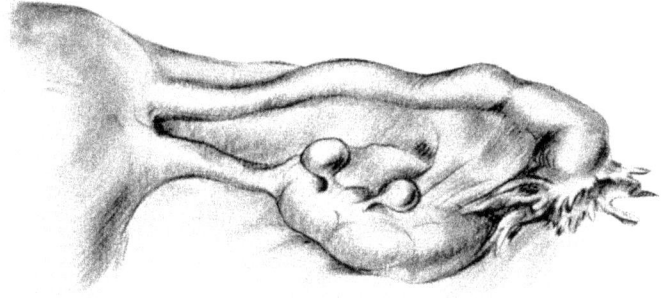

Abb. 3. Akzessorische Ovarien, dem rechten Eierstock gestielt aufsitzend.

accessorium, die abspaltende Wirkung des bis zur Oberfläche des Ovariums vorwachsenden, gefäßführenden Bindegewebes in Betracht.

Bei dem Ovarium partitum (meist bipartitum) dürften dagegen ausschließlich die vorzugsweise postfetal auftretenden, mechanisch bedingten Zerteilungen der Keimdrüsensubstanz als ätiologisches Moment in Frage kommen. Man findet dabei auf einer Seite zwei kleine sonst aber anscheinend wohlgebildete Ovarien unmittelbar nebeneinander,

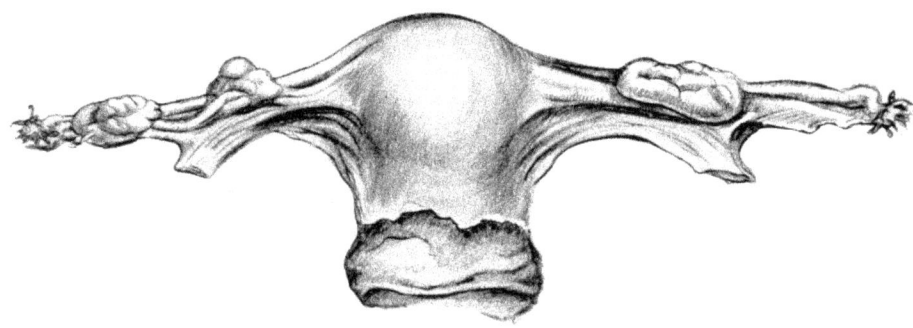

Abb. 4. Ovarium bipartitum sinistrum. (Nach Chiari.)

aber doch deutlich voneinander getrennt am gleichen Ligamentum latum hängend. Sie sind gewöhnlich durch einen dünnen Gewebsstreifen miteinander verbunden. In dieser Gewebsbrücke, die scheinbar aus reinem Bindegewebe besteht, hat man wiederholt Follikel nachgewiesen und damit gezeigt, daß die vermeintlich selbständig nebeneinander angelegten Ovarien organisch zusammengehören und aus dem ursprünglich einfach angelegten Organ durch Zugwirkung oder Narbenbildung entstanden sind (Abb. 4).

Übrigens hat man das scheinbar überzählige Ovarium auch retroperitoneal oder intraligamentär gelagert gefunden, ein Zeichen dafür, daß die Zerteilung des Organs schon sehr frühzeitig eintreten kann.

Charakteristisch für das Ovarium bipartitum ist die Tatsache, daß den beiden auseinander gezogenen Stücken des Ovariums nur eine Tube und ein Ligamentum ovarii proprium entspricht, und daß die auseinander gezogenen Ovarialteile, wenn sie nicht anderweitig pathologisch verändert sind, regelmäßig kleiner sind wie das Ovarium der anderen Seite.

Die Ovaria partita haben insofern ein größeres klinisches Interesse wie die Ovaria accessoria, als sie bei einer von ihnen ausgehenden Geschwulstbildung ein wahres Ovarium tertium vortäuschen können. Es kommt hinzu, daß man beim zerteilten Eierstock, trotz scheinbar ausgeführter operativer Kastration, Fortdauer der Menstruation und Ovulation und damit auch der Konzeptionsmöglichkeit, ferner ein Ausbleiben der postoperativ erwarteten klimakterischen Erscheinungen und endlich auch bei der wegen Myomatosis uteri oder wegen Osteomalacie angestrebten kompletten operativen Ausschaltung der Ovarialsubstanz ein therapeutisches Fiasko erleben kann.

Anhangsweise sei an dieser Stelle noch erwähnt die als bildungsanormale Exzeßbildung anzusehende übermäßige Entwicklung der Eierstöcke, bei welcher die Organdimensionen weit über die Maße der gesunden Keimdrüse hinausgreifen. Von den großen glatten Ovarien, in welchen bei zu reicher Bindegewebsentwicklung das Parenchym durch die kleincystische Umbildung der atretischen Follikel zwar viel Raum beansprucht, durch die Abminderung der Zahl und das Ausbleiben der Reifung der Eibläschen aber doch als hypoplastisch imponiert, unterscheidet sich die als Exzeßbildung zu wertende übergroß entwickelte weibliche Keimdrüse durch ihren besonderen Reichtum an Primärfollikeln und auch an weiter fortgebildeten Eibläschen bei regelrechter Bindegewebsmenge. Die Ursache dieses anatomisch noch ungenügend geklärten Entwicklungsexzesses dürfte in einer ungewöhnlichen Bildungsrichtung des befruchteten Eies zu suchen sein; über die klinische Wertigkeit und die Behandlungsbedürftigkeit und -fähigkeit dieser Anomalie ist nichts Verläßliches bekannt.

III. Bildungsfehler der Geschlechtsgänge.
A. Mißbildungen der Eileiter.

Das Kapitel über die Mißbildungen der Eileiter kann kurz gefaßt werden. Im Gegensatz zu der einheitlicheren Auffassung von den Mißbildungen des Uterus und der Vagina besteht heute noch eine lebhafte Diskussion bezüglich der Bildungsanomalien der Tube. So ist die Frage strittig, ob die partielle Tubenatresie in der Nähe des uterinen Endes bei äußerlich fehlerhaft oder auch regelrecht erscheinendem Rohr und bei normalem Uterus als Mißbildung oder als extrauterin erworbene Anomalie aufzufassen, und ob die fetal-hypoplastische oder infantile Schlängelung der Tube zu den Hemmungsmißbildungen im strengen Sinne zu rechnen ist. Von der kausalen und formalen Genese der allgemein anerkannten Bildungsfehler weiß man nicht allzuviel. Klinisch spielen nur einzelne Fälle von Tubenmißbildungen eine wesentliche Rolle. Bei der Behandlung dieser Fehlbildungen sind wir kaum in der Lage, einen planmäßigen Weg zu gehen. Dies erklärt sich daraus, daß die Diagnose der kongenitalen Tubenanomalien gewöhnlich zufällig gelegentlich einer Laparotomie gestellt wird oder sich auf Grund eines Ereignisses, welches durch die Mißbildung selber — etwa im Sinne der gestörten extrauterinen Gravidität — verursacht wird, ergibt. So kann nur wenig Sicheres und Abgeschlossenes über diese Dinge gesagt werden.

1. Defekt und rudimentäre Entwicklung der Eileiter. Infantile Eileiter.

Der aplastische oder agenetische Mangel beider Tuben kommt nach Nagel nur bei dem kongenitalen völligen Fehlen des ganzen inneren Genitale vor. Nach Koßmann ist wenigstens das Fehlen des Uterus unerläßliche Voraussetzung; in seltenen Fällen findet man als einzigen Bestand des inneren Genitale normale Ovarien. So geht aus einer Beobachtung von Otto, auf welche auch Koßmann hinweist, hervor, daß bei völligem Mangel der Tuben und des Uterus beide Ovarien in gehöriger Ausbildung vorhanden sein können. An sich ist diese Möglichkeit nicht von der Hand zu weisen. Denn die Ausbildung der oberen Abschnitte der Müllerschen Fäden kann auf aplastischer oder agenetischer Grundlage gestört sein, ohne daß zugleich die Entwicklung der Keimdrüsen gehemmt wird.

Schwerer verständlich ist der völlige aplastische oder agenetische Defekt einer Tube bei wohl ausgebildetem Uterus. Man kann sich nicht leicht vorstellen, daß das Bildungsmaterial nur des obersten Anteils des Müllerschen Fadens einer Seite veranlagungsgemäß defekt oder konstitutionell minderwertig und daher nicht proliferationsfähig sei, oder daß irgendeine „äußere" Schädlichkeit seinen oberen Abschnitt gerade so trifft, daß allein die Entwicklung des einen Eileiters gestört wird, ohne daß sich die degenerative Verkümmerung auch auf die dazugehörige Uterusseite überträgt. Blot hat allerdings eine derartige Fehlbildung bei normalem Uterus mit Verkümmerung des Eierstockes der gleichen Seite beschrieben. Doch hält Kermauner den Fall nicht für beweisend. Da die mikroskopische Untersuchung der rudimentären Keimdrüse fehlt, ist seiner Ansicht nach ein Hermaphroditismus masculinus nicht auszuschließen. Einen ähnlichen Fall beschreibt Sachs. Dieser fand bei normal gebautem Uterus ein völliges Fehlen des rechten Ovars und des distalen Abschnittes der rechten Tube, während der Rest derselben rudimentär entwickelt war. Sachs faßt seinen Fall nicht als Aplasie, sondern als eine in der 4. bis 6. Embryonalwoche zustande gekommene Entwicklungsstörung auf. Und man geht wohl nicht fehl, wenn man annimmt, daß diese Entwicklungsstörung degenerativer Natur war und durch irgendeine von außen an das sich entwickelnde Organ herangetretene Schädigung verursacht gewesen ist.

Zu diesen traumatisch-degenerativen Defekten gehört auch der sogenannte sekundäre Mangel einer oder auch beider Tuben, der gleichzeitig mit dem sekundären Defekt eines oder beider Ovarien vorkommt. Es handelt sich dabei in der Regel um eine Abschnürung der Adnexe, die, wie in dem Fall von Braun, ausnahmsweise so glatt erfolgen kann, daß man am Uterus und an den Ligamenten später keine Narbenbildung findet. Der Nachweis des in der Uteruswand steckenden interstitiellen Tubenteiles weist dann aber deutlich auf die Entstehungsart des Defektes hin. Selbstverständlich kann bei der Abschnürung auch ein Stumpf der Tube an dem Uterus haften bleiben. Diese Defektart kann aber nur dann als Mißbildung bezeichnet werden, wenn die Abschnürung während der intrauterinen oder der postnatalen Entwicklungszeit erfolgt.

Der aplastische oder agenetische Mangel einer Tube in Kombination mit der gleichartigen Entwicklungsstörung der einen Gebärmutterhälfte, dem wahren Uterus unicornis, ist ohne weiteres verständlich. Beim Uterus bicornis mit rudimentärer Entwicklung des einen Uterushornes und totalem oder partiellem Fehlen des zugehörigen Eileiters dürfte hingegen der Tuben- und Uterusdefekt zumeist degenerativer Natur sein. Dafür spricht auch die Tatsache, daß bei der rudimentären Anlage des einen Uterushornes die zugehörige Tube oft völlig normal entwickelt ist. Einen sehr demonstrativen Fall von echtem Uterus unicornis bei aplastischem oder agenetischem Defekt aller Abkömmlinge des linken Müllerschen Fadens beschreibt Dannreuther. Er fand einen dextrovertierten Uterus, Fehlen der linken Tube, des linken Ovars, des linken Ligamentum latum und Ligamentum rotundum. Ebenso fehlten links Niere und Ureter. Aus der Tatsache, daß das Ligamentum rotundum links nicht ausgebildet war, darf man wohl schließen, daß der dextrovertiert liegende Uterus als Uterus unicornis, entstanden aus dem rechten Müllerschen Faden, anzusprechen ist.

Häufiger und verständlicher ist die vollkommene oder unvollkommene ein- oder doppelseitige rudimentäre Entwicklung der Tube. Aber auch für diese wird von den meisten Autoren eine begleitende Defektbildung des Uterus gefordert. Sänger sah eine dünne, strangförmige, rudimentäre Tube bei normalem kleinem Uterus; die Tube der anderen Seite war offenbar gut gebildet, aber ebenfalls sehr dünn. Die Ovarien lagen in Adhäsionen eingebettet. Kermauner nimmt an, daß es sich bei diesen ausgesprochenen Fällen von rudimentärer Tube und normal gebautem Uterus wohl um ähnliche morphologische Verhältnisse handele, wie sie von Langer, Mayer, Tecqmenne und Winiwarter, Blom, Stroebl u. a. beschrieben worden sind. Auch in diesen Fällen (s. oben den Fall Blot) handelte es sich um einen maskulinen Hermaphroditismus, dessen Diagnose im Falle Blom und Stroebl trotz genauer mikroskopischer Untersuchung der Keimdrüse schwierig war. So fordert Kermauner eine hochgradige Entwicklungsstörung der Keimdrüse als Vorbedingung der rudimentären Entwicklung einer oder beider Tuben bei wohl ausgebildetem Uterus.

Abzugrenzen hiervon sind die partiellen Defektbildungen des Tubenrohres bei normaler Uterusbildung. Derartige Fälle sind in größerer Zahl beschrieben. So haben Natanson, Penrose, Spencer und in neuerer Zeit Nürnberger, Kraul, Zängler u. a. ähnliche Befunde erheben können, aber bezüglich ihrer Genese verschieden gedeutet. Während Natanson annimmt, es handele sich in seinem Fall um eine kongenitale Abschnürung des Rohres mit Auffüllung des Tubenlumens durch Epithelmassen und dadurch bedingter sekundärer Atresie, glaubt Kraul — zumal sein Fall mit einem Dermoid des Ovars derselben Seite kombiniert war — an eine echte Mißbildung. Er stellt sich vor, daß „eine nicht näher bekannte Ursache die Wachstums- und Teilungsfähigkeit der Zellen in einem gewissen Abschnitt des Genitales abnorm beeinflußt hat. Der partielle und isolierte Defekt der Tube stellt eine segmentale Wachstumshemmung vor, die genetisch in die allererste Zeit reicht." Nürnberger scheint für seine Beobachtung eine kongenitale Mißbildung abzulehnen. Der Fall, über welchen Zängler aus der Heidelberger Universitäts-Frauenklinik berichtet hat und der beiderseits im Verlauf der Tuben 3 resp. 4 cm vom Uterus entfernt eine „schnürfurchenähnliche Einziehung" mit Atresie des Lumens zeigte, ist kaum als agenetische Mißbildung aufzufassen. Eher dürfte es sich um die Folge einer traumatischen Schädlichkeit, also um einen degenerativen Verkümmerungsdefekt handeln, welcher möglicherweise schon im embryonalen Lebensabschnitt entstanden ist.

Es wird nicht leicht sein, über diese genetischen Fragestellungen eine gut gesicherte und klar begründete Einigung zu erzielen. Und so kann Endgültiges zu dieser Form der Defektbildung der Tuben nicht gesagt werden.

Anders liegen die Verhältnisse bei partieller Atresie der Eileiter mit gleichzeitiger Defektbildung am Uteruskörper als Ausdruck der Hemmungsbildung im Verlauf des Müllerschen Fadens einer oder beider Seiten. Kermauner nimmt an, daß der Müllersche Faden wohl angelegt war, aber nicht imstande gewesen sei, das Mesenchym der Umgebung zum Aufbau seiner Muskelwand zu verwerten. Da bei den meisten hierher gehörenden Fällen der uterine Teil der Tube nahe dem Ligamentum rotundum noch am besten ausgebildet ist, so glaubt Kermauner, das Band selbst als Quelle des Mesenchymmantels ansehen zu dürfen. Hierher ist eine Beobachtung von Thaler zu rechnen, welcher bei Uterus bicornis mit atretischem Nebenhorn links und 15 cm langer atretischer linker Tube, die an ihrem lateralen Ende in einer Länge von 5 cm normal gebaut war, ein ganz fetal geformtes linkes Ovar fand, ein Zustandsbild, welches etwa den Verhältnissen des 4.—6. Entwicklungsmonates entspricht. Thaler spricht im Hinblick auf den unentwickelten Zustand des dazugehörigen Ovars von einem „lokalen formalen Fetalismus eines ontogenetisch jüngeren Teiles der linken Tube". Einen weiteren hierher gehörenden Fall hat Deutschmann beschrieben. Er beobachtete bei doppelseitiger Hernienbildung, teilweise in den Bruchsäcken liegend, einen rudimentären Uterus ohne Lumen mit normaler rechter und rudimentärer solider linker Tube. Die Ovarien waren beiderseits cystisch, die Vagina fehlte.

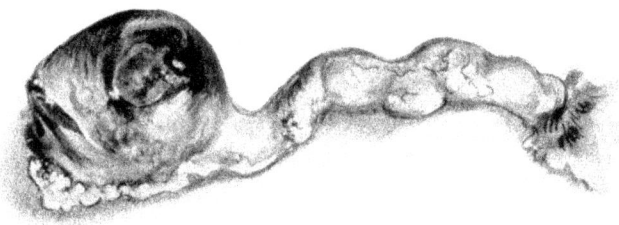

Abb. 5. Rupturierte interstitielle Eileiterschwangerschaft bei infantiler Schlängelung der Tube.

Was die Klinik der bisher besprochenen Hemmungs- und Verkümmerungsbildungen der Eileiter anbelangt, so ist, wie oben schon gesagt wurde, die Diagnose gewöhnlich erst nach der Eröffnung der Bauchhöhle zu stellen. Wohl mag in einzelnen Fällen der abnorme Tastbefund am Uteruskörper zusammen mit dem negativen Ausfall einer Eileiterdurchblasung dem Untersucher den Gedanken nahe legen, daß Tubenanomalien im besprochenen Sinn vorliegen könnten. Doch dürften diese Fälle selten sein. Die wichtigste Auswirkung der bisher besprochenen Defektbildungen der Eileiter ist natürlich die Sterilität, vorausgesetzt, daß die Bildungsanomalie doppelseitig ist. Als therapeutische Maßnahme wird in einzelnen Fällen, wenn der Verschluß im lateralen Teil der Tube sitzt, die Salpingostomie, wenn er den medialen Abschnitt betrifft, die Einpflanzung des durchgängigen lateralen Eileiterabschnittes in den Uteruskörper in Frage kommen.

Von diesen Bildungsanomalien der Eileiter abzugrenzen ist die infantile Tube. Man bezeichnet mit diesem Ausdruck jene Eileiterformen, welche in Kombination mit fetal- oder infantil-hypoplastischem Uterus makroskopisch eine besonders ausgeprägte Schlängelung aufweisen (Abb. 5). Dieser stark gewellte Verlauf des Rohres ist für die Tube des nicht geschlechtsreifen weiblichen Individuums regelrecht und charakteristisch und an der infantilen Tube der Erwachsenen am besten feststellbar, wenn man den Eileiter in situ gegen das Licht hebt. Die abnormen Windungen kommen dann in der zarten, durchscheinenden Mesosalpinx besonders deutlich zum Vorschein. In neuerer Zeit hat Lahm sich mit der Untersuchung derartiger Eileiter eingehender beschäftigt. Er fand neben der schon beschriebenen Formveränderung des Tubenrohres weitere interessante morphologische Abweichungen von der reifen Tube des erwachsenen Weibes. Schon die Querschnittsfigur dieser Eileiter soll typisch sein: Man findet nach Lahm im ampullären Teil einen dreikantigen, im medialen Abschnitt einen ovalen und in der isthmischen Partie endlich einen drehrunden Querschnitt, Verhältnisse, welche sonst nur bei fetalen Tuben zu beobachten sind. Auch die Schleimhaut der infantilen Tube weist charakteristische Abweichungen auf. So ist nach Lahm die „Vierfaltenbildung" des Schleimhautprofils für die Faltenverteilung in der Fetalperiode bezeichnend, während bei der ausgereiften Tube eine zarte, gleichmäßige Fältelung der Tubenschleimhaut zu beobachten ist. Die Schleimhaut selbst ist unvollkommen differenziert. Dieses zeigt sich im Auftreten abnormer Schleimhauteinstülpungen in das Faltenbindegewebe, in Epithelwucherungen und in der Neigung zur Bildung cytogenen Gewebes mit Glykogenspeicherung. Letztere soll eine chemotaktisch erklärbare Anziehung auf das Ei ausüben und es zur Einnistung veranlassen. Diese Befunde identifiziert Lahm mit den morphologischen Veränderungen, welche man bisher unter der Bezeichnung Salpingitis pseudofollicularis beschrieben hat. Schridde und Schönholz haben sich mit der gleichen Form der Tubenveränderung beschäftigt. Auch sie beobachteten abnorme Epitheleinstülpungen und Maschenbildungen im Tubenrohr und deuteten sie als Entwicklungsstörung. Kermauner glaubt diese Erklärung ablehnen zu sollen. Kitai, ein Schüler Robert Meyers, widerspricht mit Nachdruck dieser Auffassung. Er hält diese und ähnliche Epithelwucherungen stets für entzündlicher Natur, auch wenn Narben nicht zu sehen sind.

So stehen die verschiedenen Auffassungen sich schroff gegenüber. Nur in dem einen Punkt ist Einigkeit vorhanden, daß die Veränderungen bei dem Zustandekommen der extrauterinen Einidation eine ursächliche Rolle spielen. Während man früher die starke Schlängelung der Tube als ätiologisches Moment in den Vordergrund rückte und sich vorstellte, das Ei könne infolge dieser Verlaufsanomalie des Eileiterrohres nur langsam seinen Weg zum Uterus finden, es werde unterwegs zu groß und bleibe mechanisch stecken oder es erreiche schon innerhalb des Tubenrohres die Nidationsreife und bereite sich daher schon innerhalb des Tubenrohres sein Nest, kann man nach den oben zitierten Arbeiten noch an eine Reihe neuer, für die tubare Einnistung des Eies verantwortlicher Momente denken. So wird man die von Schridde, Schönholz und Lahm beschriebenen Epithelwucherungen als Ausdruck mangelhaft differenzierter Schleimhaut im Einklang mit den Autoren als mechanische Hindernisse bewerten dürfen. Das Auftreten cytogenen Gewebes in Verbindung mit Glykogenspeicherung und chemotaktischen Auswirkungen auf das Ei ist weiterhin als nicht unwichtiges ätiologisches Moment für das Zustandekommen tubarer Graviditäten anzusehen.

In diesem Zusammenhang sind auch die Divertikelbildungen der Tube zu nennen. Über ihre Genese besteht ebenfalls keine einheitliche Auffassung. Während auf der einen Seite die Ansicht vertreten wird, daß es sich um angeborene Mesenchymstörungen mit Wandverdünnung handele, glauben andere an erworbene Zustände auf entzündlicher Basis (Hoehne, Kermauner). Daß das Tubendivertikel zur tubaren Einidation führen kann, ist erwiesen. So fand Mc Nalley in 12 Fällen von Eileiterschwangerschaft 10 mal Divertikelbildung der Tubenwand. In diesen beobachtete er 3 mal Zotten. Auch Riotta beschreibt ein in einem Tubendivertikel implantiertes Ei.

2. Überzählige Tuben, akzessorische Tubenostien und Nebentuben.

Als Exzeßbildung der Eileiter ist die schon im Kapitel der Eierstocksfehlbildungen erwähnte Tuba supernumeraria oder Tuba tertia, welche mit und ohne Ovarium supernumerarium (s. Abb. 2) beobachtet wurde, zu nennen. Die echte Verdoppelung der Tube ist mehrfach beschrieben worden (Voigt, Péan, Pick). Kermauner leugnet aber die Möglichkeit einer derartigen Doppelanlage. Er hält sie für unmöglich, da bei dem caudal gerichteten Wachstum des Müllerschen Ganges eine rückläufige Bewegung nicht denkbar sei. Daß jedoch bei gleichzeitigem Auftreten eines dritten Ovars eine dritte, wenn auch verkümmerte Tube möglich ist, kann man nach dem von v. Winckel beschriebenen Fall wohl nicht gut bestreiten (s. oben).

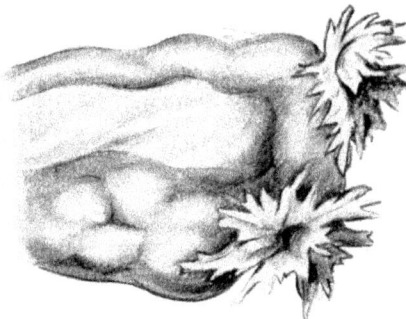

Abb. 6. Akzessorische Tuberostien. (Nach Koßmann.)

Als partielle Exzeßbildungen der Eileiter sind die akzessorischen Tubenostien (Abb. 6) und die Nebentuben (Abb. 7 u. 8) zu nennen.

Erstere werden nicht selten — angeblich in einer Häufigkeit von 5 % — gefunden. Unsere Beobachtungen, wie auch die Kermauners können eine derartige Häufung nicht bestätigen. In ihrer Größe variieren die akzessorischen Tubenostien wesentlich. Man findet sie von einem reichen Fimbrienkranz umgeben, in der Regel unweit des gleichzeitig gut entwickelten abdominellen Hauptostiums. Häufig sind sie kleiner als dieses und nur mit wenigen Fimbrien versehen, nicht selten aber auch ebenso groß, hier und da sogar größer als das Hauptostium.

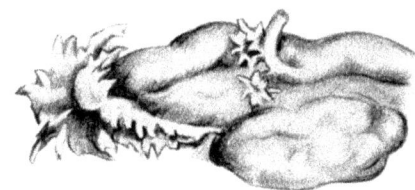

Abb. 7. Akzessorische Tuben oder Nebentuben. (Nach Koßmann.)

Ihre Zahl und ihr Sitz differieren. Sie sind nicht ausschließlich in der Nähe des Hauptmundes der Tube anzutreffen. Ausnahmsweise findet man sie auch uteruswärts bis in die proximale Hälfte des Tubenrohres hinein.

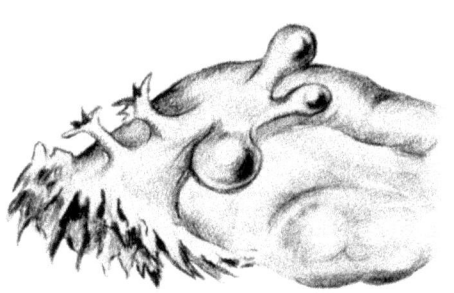

Abb. 8. Akzessorische Tuben, zum Teil cystisch verändert. (Nach Koßmann.)

Über ihre Entstehung gehen die Ansichten auseinander. Manche Autoren glauben, ihrer Genese liege die Dehiscenz von Tubendivertikeln zugrunde. Kermauner nimmt an, sie entstünden in sehr früher Embryonalzeit dadurch, daß der Müllersche Gang alsbald nach dem Wachstumsbeginn das Cölomepithel wieder berühre. Nach Fromme und Heynemann soll es sich um wiederholte Cölomepitheleinstülpungen handeln.

Die klinische Wertigkeit dieser Nebenostien ist nicht allzu groß. Sänger sah bei Verschluß des Hauptostiums eine Konzeption durch eine bestehende Nebenöffnung eintreten. Bab beobachtete in einer Tube, welche durch ein zweites sehr weites Ostium in fast zwei gleiche Tubenrohre getrennt wurde, ebenfalls eine Schwangerschaft. Jedenfalls muß man bei der operativen tubaren Sterilisierung ohne Excision der Tube aus dem Uterushorn, also bei der Unterbindung und Versenkung des Tubenrohres, immer an die Möglichkeit des Vorhandenseins derartiger Tubenostien denken.

Von „akzessorischer Tube" spricht Koßmann dann, wenn aus der Wand des Tubenrohres, gewöhnlich unweit des normalen Fimbrienendes, ein einfacher oder auch ein verzweigter zarter Gewebsstiel, einem dünnen Korallenast vergleichbar, herauswächst, der an seiner Spitze oder an den Enden seiner Verzweigungen deutliche Fimbrienbüschel trägt. Diese „Nebentuben" sind entweder kleine, solide Gewebsstränge, oder zarte Hohlschläuche, welche von einer schleimhautartigen gefalteten Membran ausgekleidet sind, gelegentlich in die Bauchhöhle ausmünden, aber auch mit dem eigentlichen Tubenrohr kommunizieren können. Nicht selten jedoch werden sie sowohl nach der Tube als auch nach der Bauchhöhle hin abgeschlossen gefunden. Ihre Schleimhautauskleidung trägt ein einschichtiges Flimmerepithel, vergleichbar der Schleimhaut des eigentlichen Tubenrohres.

Nach Koßmann können aus diesen Nebentuben, wenn sie gehöhlt sind, aber weder nach der Tube noch nach der Bauchhöhle zu eine Mündung besitzen, sich Cysten entwickeln. Diese sitzen dann innerhalb der Tubenwand oder sie hängen gestielt an dem Tubenrohr (Abb. 8).

Koßmann behauptet, daß alle bisher als Parovarialcysten beschriebenen Geschwülste des breiten Mutterbandes, soweit sie mit Flimmerepithel ausgekleidet waren, nicht pathologische Umwandelungen des Parovariums darstellen, sondern daß sie identisch sind mit den eben beschriebenen Nebentubencysten und als solche zufällig intraligamentär entwickelt sind.

Die Bedeutung dieser Tubenanomalie ist umstritten. Kermauner lehnt sie als Nebentuben im eigentlichen und funktionellen Sinn überhaupt ab. Ebenso Robert Meyer. Nach letzterem handelt es sich um Cölomepithelabsprengungen bei der ersten Anlage des epithelialen Müllerschen Ganges.

Klinisch dürften diese Bildungen auch keine größere Rolle spielen. Wenn gehöhlte Nebentuben mit der Bauchhöhle durch Fimbrienbüschel kommunizieren, nach dem Tubenlumen zu aber verschlossen sind, oder wenn sie eine Mündung nach dem Tubeninnern besitzen, nach der Bauchhöhle zu aber blind endigen, so können sie allerdings zur Entstehung einer extrauterinen Schwangerschaft Veranlassung geben. Ebenso ist es denkbar, daß sich ein imprägniertes Ei auch in einer völlig durchgängigen Nebentube einnistet. Derartige Beobachtungen sind beschrieben worden von Walthard, Demons et Fieux, Lovrich, Hoehne, Jayle et Halpérine, van Tonjeren. Tonjerens Fall ist dadurch besonders interessant, daß er eine gut ausgebildete Nebentube von 2,5 cm Länge am Isthmus der normalen Tube mündend fand und in dieser die extrauterine Einidation. Der isthmische Sitz der Nebentube ist nach den oben gegebenen Ausführungen selten.

B. Mißbildungen der Gebärmutter und der Scheide.
1. Bemerkungen über die Ätiologie.

Die Bildungsfehler der Gebärmutter und der Scheide sind zusammen in einem Kapitel abzuhandeln, da die Mißbildungen der Vagina, abgesehen von der angeborenen Atresie der Scheide und von der Vagina septa congenitalis bei im übrigen normalem Genitalkanal, wohl immer mit Uterusmißbildungen zusammen gefunden werden und beide sehr wahrscheinlich auch auf dieselben Entstehungsursachen zurückzuführen sind.

Über diese Entstehungsursachen weiß man, ebenso wie über die Ätiologie der Bildungsanomalien der Eierstöcke und der Eileiter, nur wenig Sicheres.

Die Mehrzahl der Forscher, welche die Ursachen der Mißbildungen des weiblichen Genitalsystems, in specie des Uterus und der Vagina zu ergründen suchten, schuldigten in erster Linie rein physikalische Einflüsse als ätiologische Momente an, mechanische Einwirkungen, die entweder zu Ernährungsstörungen mit den entsprechenden Konsequenzen führen, oder auch die rechtzeitige Aneinanderlegung der Müllerschen Fäden hemmen,

Doch muß man v. Rosthorn, der übrigens die große Bedeutung der „äußeren", speziell der mechanischen Einflüsse durchaus anerkennt, gewiß recht geben, wenn er darauf hinweist, daß bei allen kongenitalen Mißbildungen des Menschen, also auch bei den Bildungsanomalien der weiblichen Genitalorgane, nicht ausschließlich, ja nicht einmal vorwiegend mechanische Momente als ursächliche in Betracht kommen können, sondern daß auch andere Umstände, in erster Linie „innere", dem Keim bereits anhaftende Eigentümlichkeiten, mit anderen Worten Vererbungseinflüsse, eine ätiologische Rolle spielen (vgl. Abschnitt I). Neben den rein physikalischen Einwirkungen und außer der in den Keimzellen selbst liegenden pathologischen Bildungsrichtung kommen nach den Ergebnissen zoologisch-experimenteller Untersuchungen sehr wahrscheinlich auch kolloidchemische Milieuveränderungen als ursächliche Momente für eine abnorme Furchung und Entwicklung des Keimplasmas in Frage. Es ist nicht möglich, diese Verhältnisse für das menschliche Ei exakt zu studieren. Von der tierischen Keimzelle weiß man, daß Verschiebungen im Salzgehalt des umgebenden Mediums, in der Salzmischung, in der H-Ionenkonzentration wie in der Oberflächenspannung und anderes mehr die Entwicklung auf das entschiedenste abzuändern vermögen. So lassen sich Doppelbildungen, Hemmungsbildungen, Kümmerformen usw. erzeugen. Auch bei der Mißbildung eines Organkomplexes könnten derartige Momente eine ätiologische Rolle spielen. Doch läßt sich das nur vermuten.

Ausführlich äußert sich v. Winckel über die Ursachen der Mißbildungen des weiblichen Genitalsystems. Seine Gedanken haben auch heute noch Wert und seien hier ausführlicher mitgeteilt.

v. Winckel würdigt die von Grätzer zuerst als wichtigste Ursache der Bildungshemmungen des Uterus angesprochene fetale Peritonitis und die von Thiersch betonte stärkere Entwicklung und das längere Bestehen und weitere Auseinanderliegen der Wolffschen Körper und die dadurch bedingte Hemmung der Vereinigung der Müllerschen Fäden. Er bezweifelt die Bedeutung des fortbestehenden Ligamentum rectovesicale und der von Pfannenstiel in den Vordergrund gestellten breiteren Anlage der unteren Rumpfhälfte für die mangelnde Verschmelzung der Müllerschen Fäden, anerkennt aber wieder unter anderem den Einfluß einer übermäßigen Ausdehnung der Allantoisblase und des aus ihr entstehenden Enddarmes, ferner die durch Robert Meyer zuerst erkannte abnorme Bänderbeschaffenheit und -anheftung (abnorm kurze und straffe Ligamenta rotunda und lata) und auch die von Pick für Uterusmißbildungen verantwortlich gemachten kongenitalen Geschwulstbildungen im Uterusseptum.

Weiterhin spielt nach v. Winckel der Wolffsche Gang als Entwicklungshindernis eine nicht unwichtige Rolle. Er unterhält bekanntlich enge Beziehungen zu den Müllerschen Fäden und kann nach v. Winckel durch Zerrung an den Müllerschen Gängen schon in der frühesten Zeit der Genitalentwicklung einen nachteiligen Einfluß auf deren Ausbildung und Verschmelzung ausüben.

Neben den rein mechanischen und entzündlichen Prozessen sollen endlich nach v. Winckel auch nervöse Einflüsse von kausaler Bedeutung bei der Entstehung von Bildungshemmungen des weiblichen Genitalsystems sein, was sich mit Sicherheit aus den häufigen Kombinationen dieser Anomalien mit Erkrankungen des Schädels und des Gehirns, der Wirbelsäule und des Rückenmarkes ergebe.

In einer tabellarischen Übersicht über die bei der Entstehung von Bildungsanomalien der weiblichen Sexualorgane überhaupt in Betracht kommenden speziellen Ursachen (von denen die meisten auch für den Uterus und für die Scheide Geltung haben) teilt v. Winckel sie ein in lokale und allgemeine.

Zu den lokalen rechnet er:
1. Störungen der Bauchwandbildung: Hernia umbilicalis congenita, Becken- und Blasenspalten, abnorm kurzer Dottergang, fehlende Nabelschnurarterien, amniotische Fäden.
2. Entzündliche Prozesse: Fetale Peritonitis, Nephritis, Oophoritis, Pelveoperitonitis.
3. Verlagerungen durch Geschwülste, Cysten.
4. Zug, Druck, Torsion von den Nachbarorganen aus: Blase, Ureter, Wolffsche Gänge, Ligamentum teres, Gefäße und Nerven des Uterus, Rectum.
5. Geschwulstkeime im Septum (Pick).
6. Mangel der Vulva.

Zu den allgemeinen Ursachen rechnet er:
1. „Konstitutionelle": Anämie, Chlorose, Lues, Rachitis congenita, Hypoplasie des Gefäßsystems.
2. Zentralnervöse: Hydrocephalus, Encephalocele, Anencephalus und sonstige Gehirnanomalien.

Es unterliegt wohl keinem Zweifel, daß ein Teil der von v. Winckel angeführten lokalen und allgemeinen Einzelursachen bei der Entstehung der Bildungsanomalien im weiblichen Genitalsystem eine Rolle spielt und daß, je früher die verschiedenen Störungen einsetzen, um so bedeutungsvoller ihr mißbildender Einfluß zur Geltung kommt. Wir sind bei der Besprechung der Bildungsfehler der Eierstöcke und der Eileiter ja auch schon mehreren der in dem Schema enthaltenen Einzelursachen begegnet. Ob alle von v. Winckel berücksichtigten Momente tatsächlich in Betracht kommen, welche von ihnen die bedeutsamsten sind, und ob nicht doch die veranlagungsmäßige pathologische Bildungsrichtung des befruchteten Eies oder noch andere bisher verborgen gebliebene Faktoren im Sinne der oben erwähnten kolloid-chemischen Veränderungen und Beeinflussungsmöglichkeiten als ursächliche Momente in den Vordergrund geschoben werden sollten, das ist trotz der großen Mühe und Arbeit, die sich die einschlägigen Forscher bei den Versuchen, die Ätiologie zu klären, gegeben haben, zur Zeit noch nicht zu übersehen.

2. Übersicht über die Bildungsfehler des Uterus und der Vagina.

Will man die Bildungsfehler des Uterus und der Vagina gut verstehen, so ist es nötig, ihre formale Genese aus den Müllerschen Gängen zu verfolgen. Nach der Ansicht von Nagel sind diese mit Ausnahme des „soliden Endzapfens" von Anbeginn an gehöhlt, nach Ansicht anderer Autoren — in erster Linie v. Winckels — als solide Stränge aufzufassen. Diese werden erst mit fortschreitender Entwicklung hohl und verschmelzen miteinander, um das einheitliche Gebärmutter- und Scheidenrohr zu bilden. Es liegt auf der Hand, daß während der ebengenannten fortschreitenden morphologischen Differenzierung jederzeit eine Bildungsstörung einsetzen kann. So kommen die verschiedensten Kombinationen und Formen von Bildungsfehlern zustande.

Diese zahlreichen Varietäten haben gewiß alle ein großes wissenschaftliches Interesse. Aber nicht alle besitzen eine hervorragende klinische Bedeutung und damit auch nicht alle ein wirklich praktisches Interesse. Wenn es deshalb auch nicht am Platze ist, alle Kombinationsmöglichkeiten hier ausführlicher zu besprechen, so lohnt es sich immerhin, sie zu streifen und wenigstens eine übersichtliche Zusammenstellung der einzelnen überhaupt beobachteten Bildungsabweichungen zu geben.

Derartige Übersichten sind schon von verschiedenen Autoren aufgestellt worden.

Zuerst war für die Gruppierung ausschließlich oder doch vorwiegend das morphologische Verhalten der mißgebildeten Müllerschen Gänge maßgebend. So noch in dem berühmten Werk von Kußmaul über den Mangel, die Verkümmerung und Verdoppelung der Gebärmutter.

Dann aber kam bei der Klassifizierung der einzelnen Bildungsanomalien mehr und mehr auch die Entwicklungsgeschichte zu ihrem Recht. Die Einteilung stützte sich auch auf die Entstehungszeit.

Livius Fürst gab schon auf dieser Basis eine Gliederung, in der man so ziemlich alle vorkommenden Bildungsanomalien der Scheide und der Gebärmutter unterbringen konnte. Sie bot bei voller Berücksichtigung der Morphologie und der Entstehungszeit den großen Vorzug einer guten Übersichtlichkeit.

Eine weitere Einteilung brachte Nagel Jedoch meint v. Winckel, daß diese derjenigen gegenüber, welche Livius Fürst gegeben hatte, keinen Fortschritt bedeutet. Er bemängelt, daß in ihr nicht alle bisher beobachteten Bildungsanomalien ihren Platz finden, und daß sich die einzelnen Gruppen nicht scharf genug voneinander trennen lassen. Auch Kermauner ist mit der Nagelschen Einteilung nicht ganz einverstanden. Er hat an ihr auszusetzen, daß die Kümmerformen zu wenig berücksichtigt werden und in ihrer Bedeutung nicht genügend zur Geltung kommen. Er bringt deshalb als Ergänzungsschema eine Einteilung von Thomae, die sich im wesentlichen mit den Verödungen und Verschlüssen beschäftigt. In dieser Kombination erscheint die Einteilung Nagels sehr brauchbar, zumal sie den großen Vorteil der Einfachheit besitzt. Diesem Urteil stimmt auch Kermauner bei.

Nagel legt seinem Übersichtsschema vier Entwicklungsstufen des Genitalapparates zugrunde und unterscheidet dementsprechend vier große Gruppen von Bildungsanomalien des Uterus und der Vagina.

A. Die erste Gruppe enthält die Entwicklungsfehler, welche vor der Bildung des Geschlechtsstranges zustande kommen.
   1. Mangel der Vagina und des Uterus.
   2. Uterus duplex separatus mit Vagina duplex (vollständige Trennung der beiden Müllerschen Gänge).
B. Die zweite Gruppe enthält die Entwicklungsfehler, welche nach der Bildung des Geschlechtsstranges entstehen.
   1. Uterus duplex bicornis cum vagina septa.
   2. Uterus duplex septus.
   3. Uterus subseptus uniforis ⎫ mit einfacher Scheide.
   4. Uterus biforis suprasimplex ⎭
   5. Uterus subseptus unicorporeus.
   Verkümmerungen der zweiten Gruppe sind:
      a) Verkümmerungen der einen Hälfte bis zu Uterus unicornis.
      b) Verkümmerungen des ganzen Organes (mit Atresie der Scheide).
C. Die dritte Gruppe enthält die Entwicklungsfehler, welche während der allmählich fortschreitenden Verschmelzung der beiden Müllerschen Gänge oberhalb des Geschlechtsstranges und der Plicae urogenitales bis zum Abgang des Ligamentum Hunteri entstehen:
   1. Uterus bicornis unicollis.
   2. Uterus arcuatus.
   3. Uterus subseptus unicollis.
   Verkümmerungen der dritten Gruppe sind:
      a) Verkümmerungen des einen Hornes bei zweihörniger Gebärmutter.
      b) Verkümmerung des ganzen Organes.
D. Die vierte Gruppe umfaßt die Entwicklungsfehler, welche nach dem vollendeten Aufbau des Uterus und der Vagina zustande kommen:
   1. Uterus fetalis.
   2. Uterus infantilis.
Hier fügt Nagel noch einige seltenere Formen anhangsweise an:
   Uterus fetalis imperforatus.
   Uterus fetalis bicornis.
   Uterus incudiformis.
Es schließt sich hieran das Ergänzungsschema von Thomae:
A. Vor Vereinigung der Müllerschen Gänge entstanden:
   1. Vollständiger Mangel beider Müllerscher Gänge.
   2. Vollständiger Mangel eines Müllerschen Ganges.
   3. Fehlen der unteren zwei Drittel beider Müllerscher Gänge (Tuben vorhanden).
   4. Fehlen der unteren zwei Drittel eines Müllerschen Ganges (Tube auf einer Seite allein vorhanden).
B. Während der Vereinigung der Müllerschen Gänge entstanden:
   1. Völliges oder teilweises
      Getrenntbleiben a) Nur Vagina oder Cervix fehlen.
         b) Kümmerung von Uterus + Vagina.

2. Getrenntbleiben a) Fehlen einer Vagina oder Cervix.
   b) Kümmerung einer Seite.
C. Nach Vereinigung der Müllerschen Gänge (Uterus + Scheide einfach):
  1. Verkümmerung.
  2. Blinde Endigung im Sinus (Hymen verschlossen).
  3. Ausbleiben der Scheidenhöhlung.
  4. Ausbleiben der Scheidenhöhlung + Portio.
  5. Hymen verklebt wieder.
  6. Die schon gebildete Scheide verklebt wieder.

Ein weiteres Schema, in welchem ungefähr dieselben Bezeichnungen sich finden, die auch von Livius Fürst schon gebraucht wurden, bringt v. Winckel.

Er schlägt, um völlige Klarheit in die Einteilung hineinzubringen, vor, 7 Entwicklungsstufen der Müllerschen Fäden resp. des Genitalstranges als Unterlage für die Gruppenbildung zu benutzen.

I. Stufe, 1. Monat: Bildung des Müllerschen Ganges im Urnierenepithel als solider Strang, an dem nur das Fimbrienende hohl ist.

II. Stufe, 2. Monat: Die Fäden werden hohl und treten in der Gegend der späteren Grenze zwischen Vagina und Uterus zum Geschlechtsstrang zusammen.

III. und IV. Stufe, 3.—5. Monat: Während die äußere Verschmelzung bis zum Ligamentum Hunteri erfolgt (13. Woche), schwindet die Zwischenwand, das Septum, entsprechend etwas langsamer (16. Woche).

V. Stufe, 6.—10. Monat: Aus dem Uterus planifundalis wird der Uterus foras arcuatus durch Entwicklung des Fundus; so kommt es am Ende der Schwangerschaft zum Uterus fetalis.

VI. Stufe, 1.—10. Jahr: Aus dem Uterus fetalis entsteht der Uterus infantilis.

VII. Stufe, 10.—16. Jahr: Der Uterus infantilis entwickelt sich zum Uterus virgineus.

Auf Grund dieser 7 Stufen unterscheidet nun v. Winckel folgende Entwicklungsstörungen:

I. Stufe:

  1. Vollständiger Mangel beider Müllerscher Fäden, mithin vollständiger Mangel von Scheide, Uterus und Tuben.
  2. Vollständiger Mangel eines Müllerschen Fadens ohne jedes Rudiment der anderen Seite. Uterus unicornis (verus).

II. Stufe:

  3. Vollständige Trennung beider Fäden. Uterus duplex separatus, Vagina duplex separata (Uterus didelphys).
  4. Ausgebliebene Höhlung bei getrennten und vereinigten Fäden. Uterus rudimentarius solidus, duplex, bicornis, simplex mit Vagina solida.
  5. Teilweise Aushöhlung der getrennten oder vereinigten Fäden. Uterus rudimentarius partim excavatus, duplex, bicornis, simplex mit Vagina solida.
  6. Uterus unicornis cum rudimento cornu alterius (hier wäre wohl die Bezeichnung Uterus bicornis mit rudimentärer Ausbildung eines Hornes vorzuziehen).

III. und IV. Stufe:
7. Uterus bicornis, septus, subseptus, simplex. Vagina septa, subsepta, simplex.
8. Uterus introrsum arcuatus, septus, subseptus, simplex. Vagina septa, subsepta, simplex.
9. Uterus planifundalis, septus, subseptus, simplex. Vagina septa, subsepta, simplex.
10. Uterus foras arcuatus, septus, subseptus, simplex. Vagina septa, subsepta, simplex.

V. Stufe:
11. Uterus fetalis.

VI. Stufe:
12. Uterus infantilis.

VII. Stufe:
13. Uterus virgineus.

Aus derselben Bildungsperiode, also aus der VII. Stufe, stammen dann noch nach v. Winckel:

14. Uterus inaequalis oder obliquus.
15. Hypoplasia uteri, bedingt durch Gefäßhypoplasie, Chlorose und Anämie.

Diese Einteilung hat vor allem v. Rosthorn zur allgemeinen Annahme empfohlen. Kermauner jedoch hat an ihr auszusetzen, daß sie zwar die Entwicklungszeit berücksichtige, sich aber zu sehr auf die äußere Form stütze. So werden Mißbildungen wie der Uterus bicornis bicollis mit Vagina septa zusammen mit dem Uterus bicornis unicollis mit einfacher Scheide gebracht, während beide Fehlbildungen, sowohl genetisch als klinisch, verschiedenwertig sind.

Eine weitere Einteilung endlich stammt von Felix. In dieser werden 10 Entwicklungsstufen unterschieden, welche sich folgendermaßen aufbauen:

1. Anlage der Harngeschlechtsfalte.
2. Anlage des Müllerschen Ganges: a) des Trichters; b) Auswachsen des Ganges.
3. Vereinigung des Beckenteiles der Falten zum Geschlechtsstrang.
4. Vereinigung der Müllerschen Gänge im Geschlechtsstrang.
5. Anlage der stützgewebigen Wand der Müllerschen Gänge.
6. Bildung von Hals, Scheidenteil, Scheidengewölbe.
7. Ausbildung des Körpers der Gebärmutter.
8. Ausbildung der Scheide.
9. Ausgestaltung der Gebärmutter.
10. Drehung des Eileiters.

In dieser Übersicht ist die Einbeziehung der Harngeschlechtsfalte neu. Es soll hier nicht weiter auf sie eingegangen werden, weil, wie auch Kermauner betont, die Einteilung etwas umständlich ist, die klinischen Gesichtspunkte zu sehr zurücktreten und die Fehlbildungen im Sinne der Defekte zu kurz kommen.

Wie man sieht, befriedigt keine der bisher gegebenen Einteilungen ganz. Das entspricht der Kompliziertheit des zu behandelnden Stoffes und der noch unvollkommenen Klärung der genetischen Gesichtspunkte. Da aber der Besprechung der Fehlbildungen des Uterus und der Vagina eine Übersicht zugrunde gelegt werden muß, so soll hier zurückgegriffen werden auf die Einteilung von v. Winckel. Denn diese hat eben, wenn auch sie nicht ganz befriedigen kann, wie v. Rosthorn schon betonte, den großen Vorteil der Einfachheit und guten Übersichtlichkeit.

3. Besprechung der verschiedenen Bildungsfehler des Uterus und der Vagina.

a) Bildungsfehler aus dem 1. Monat des embryonalen Lebens.

Der vollkommene Mangel beider Müllerscher Fäden und der vollkommene Mangel eines Müllerschen Fadens.

α) **Der totale Defekt beider Müllerscher Gänge** drückt sich aus im vollkommenen Mangel der Scheide und der Gebärmutter. Er ist außerordentlich selten und kommt nach Nagels Ansicht nie selbständig, sondern nur bei nicht lebensfähigen Mißgeburten als Teilerscheinung einer weitgehenden Körperverbildung vor. Auch die Tuben fehlen dann.

v. Winckel, der ein sehr großes Mißbildungsmaterial gesehen und auf alle Arten von Bildungsanomalien der weiblichen Generationsorgane genau durchforscht hat, ist dieser Defektbildung nie begegnet. Er bezweifelt daher, daß überhaupt ein sicheres Präparat dieser Art existiere. So heben auch Kußmaul, v. Rosthorn, Nagel und andere Autoren hervor, daß die in der Literatur beschriebenen Fälle von totalem Defekt beider Müllerscher Gänge mit größter Vorsicht aufzunehmen seien. Die meisten Fälle stellen sich bei genauerer Nachprüfung als Uterus rudimentarius heraus (v. Rosthorn und Kermauner).

Kußmaul, Nagel und Kermauner glauben, daß es sich bei vielen Fällen mit angeblich total fehlendem Uterus um männliche Hermaphroditen mit Kryptorchismus gehandelt habe. Auch wird von ihnen bezweifelt, daß bei der Lebenden die Diagnose mit Sicherheit überhaupt zu stellen sei.

Die anatomischen Verhältnisse präsentieren sich bei totalem Uterusdefekt nach v. Winckel gewöhnlich folgendermaßen: Bei normal gebildeter Vulva ist die Scheide rudimentär. Die Ligamenta lata sind als eben angedeutete Querfalte im Becken nachweisbar. Die runden Mutterbänder sollen immer entwickelt sein; selbst rudimentäre Tuben und im Wachstum zurückgebliebene Ovarien sind bei dem Totaldefekt des Uterus gefunden worden.

Alle diese Angaben können sich natürlich niemals auf einen wahren aplastischen oder agenetischen Defekt des Uterus und der Vagina beziehen. Sie treffen nur für solche Fälle zu, bei denen es sich um eine sehr hochgradige rudimentäre Uterusentwicklung oder aber um eine totale degenerative Schrumpfung derjenigen Teile der angelegt und ausgebildet gewesenen Müllerschen Fäden handelt, aus welchen der Uterus entstehen sollte.

Die Diagnose des totalen Uterusdefektes an der Lebenden zu stellen, ist, wie bereits erwähnt wurde, immer ein gewagtes Unternehmen. Selbst wenn man mit einem in die Blase eingeführten Katheter und zugleich durch kombinierte Untersuchung vom Rectum und von den Bauchdecken aus einen absolut negativen Tastbefund erhebt und obendrein korrespondierende klinische Erscheinungen vorliegen, kann es sich immer nur um eine Vermutungsdiagnose handeln.

Das dürfte für die meisten Fälle zutreffen, welche in der Literatur beschrieben sind. Auch der oben wiedergegebene Fall von klinisch diagnostiziertem aplastischem Ovarialdefekt der Heidelberger Frauenklinik unterliegt dieser Einschränkung. Bei der kombinierten Untersuchung dieser Patientin, die bei fettlosen und nachgiebigen Bauchdecken gut durchführbar war, waren weder von der Scheide, noch vom Uterus, noch von den Ovarien und den Ligamenten Rudimente nachzuweisen. Weitere Fälle wurden von Alexander, Büttner, Coen, Cullen, Grünbaum, Novikoff, Polk, Serdjukoff beschrieben. Besonders der von letzterem beschriebene Fall ähnelt außerordentlich der Heidelberger Beobachtung. Auch dort war durch eine kombinierte Untersuchung keine Spur von Vagina, Uterus und Ovarien festzustellen. Die sekundären Geschlechtsmerkmale der 26 Jahre alten Patientin waren äußerst gering entwickelt.

Alle diese Fälle sind nicht eindeutig. Gesichert können sie nur werden durch exakte Sektionsbefunde, allenfalls durch die operative Inspektion. Bei allen bisher beschriebenen Fällen kann man nicht ausschließen, daß es sich um Fehlbildungen im Sinne des Hermaphroditismus oder um Fälle von Uterus bicornis rudimentarius solidus in weitestgehender Kümmerform und mit mangelnder Scheide gehandelt hat.

β) **Der totale Defekt des einen Müllerschen Ganges.** Nagel gibt an, daß das vollständige Fehlen des einen Müllerschen Ganges von Anfang an, also die echte aplastische oder agenetische einseitige Defektbildung von Tube, Uterus und Vagina, nur bei nicht lebensfähigen Mißbildungen zu erwarten sei. Er meint daher, daß alle bei Erwachsenen gefundenen Beispiele von anscheinend wahrem Uterus unicornis als Fälle von ursprünglich zweihörniger Gebärmutter aufzufassen sind, bei welchen die eine Hälfte mit dazugehörigem Eileiter und Eierstock verkümmert war.

Dann würde es sich aber nicht um einen Uterus unicornis aus Aplasie oder Agenesie des einen Müllerschen Ganges handeln, sondern um einen Uterus bicornis mit hochgradigster Hemmungsbildung oder mit degenerativem, fast bis zum Defekt reichenden Rudiment des einen Hornes. Hier liegen Unsicherheiten in der Nomenklatur vor.

Immerhin gibt Nagel zu, daß auch die Anlage der einen Plica urogenitalis und des zugehörigen Müllerschen Ganges ganz ausbleiben kann, oder daß bei getrennt gebliebenen Plicae urogenitales die eine Plica sehr frühzeitig zu veröden vermag, während die andere mit dem zugehörigen Müllerschen Gang sich weiter entwickelt. Nur bei bis zum Defekt reichender Auflösung oder Verödung auf der einen Seite haben wir die Verhältnisse des wahren Uterus unicornis vor uns.

Die anatomischen Verhältnisse liegen bei dem wahren Uterus unicornis gewöhnlich so, daß die einfache Vagina eng, der Scheidenteil des ausgebildeten Hornes hypoplastisch bis rudimentär und der einhörnige Uteruskörper klein und solide oder auch gehöhlt gefunden wird. Der walzenförmige Uterus liegt zumeist extramedian und bogenförmig nach der Seite gekrümmt; das Horn kann aber auch voll ausgebildet sein, ja der Fundus ausnahmsweise auch einmal breiter erscheinen; doch läuft er zumeist in eine abgestumpfte Spitze aus, die sich in die dazugehörige Tube fortsetzt.

Da bei den meisten dieser Fälle zugleich ein Defekt oder eine andersartige Mißbildung der gleichseitigen Niere und des zugehörigen Harnleiters gefunden wurde, meint Paltauf, daß das Verbleiben von Eierstock und Müllerschem Gang in der Nierengegend die primäre Ursache des Uterus unicornis sei.

Kermauner macht darauf aufmerksam, daß neben dem eben beschriebenen vollständigen Fehlen des einen Müllerschen Ganges bei guter Ausbildung des anderen noch eine ähnliche Fehlbildung existiert, bei der ein Ovar, wenn auch nur angedeutet, vorhanden ist, ebenso unter Umständen ein Teil der Tube. Er bezweifelt aber die Möglichkeit der exakten Diagnose solcher Fehlbildungen als Defekte im Sinn des wahren Uterus unicornis; und es ist hinzuzufügen, daß nicht diese Fälle eigentlich zu den Mißbildungen gezählt werden können, die man als Uterus unicornis verus bezeichnet, da bei Anwesenheit von Tubenrudimenten von einem totalen Defekt eines Müllerschen Fadens nicht die Rede sein kann.

Die von Kermauner geäußerten diagnostischen Zweifel sind mehr oder weniger für alle Formen des Uterus unicornis gültig. Auch v. Winckel weist daraufhin, daß die Diagnose der echten einhörnigen Gebärmutter an der Lebenden kaum zu stellen sei. Man kann wohl hinzusetzen, daß es unmöglich ist. Denn erst wenn Gelegenheit gegeben ist, eine derartige Anomalie bei der Sektion oder Operation sicherzustellen und die in Betracht kommenden Gewebe in einzelnen Schnitten mikroskopisch zu untersuchen, wird man bestimmt sagen können, daß auch kleinste rudimentäre Reste einer hochgradig verkümmerten Anlage in der Genitalplatte fehlen.

In der Literatur findet sich eine ganze Anzahl hierhergehörender Fälle vor. Charakteristisch für die erste Gruppe dieser Fehlbildung im Sinne der scheinbaren Aplasie oder Agenesie sind Beobachtungen von v. Winckel und Pautnig.

v. Winckel hat die Mißbildung bei zwei Neugeborenen gefunden und beschrieben. In dem einen Fall bestand ein wahrer Uterus unicornis dexter. Der ganze linke Müllersche Gang fehlte und mit ihm das linke Ligamentum rotundum, die linke Niere und der linke Ureter. In dem zweiten Fall fand sich ein wahrer Uterus unicornis sinister mit totalem Defekt des Ligamentum latum, der Niere und des Ureters der anderen Seite.

Pautnig fand gelegentlich einer Operation einen Uterus, der links abgerundet war und keinerlei Ligamentverbindungen auf dieser Seite aufwies. Es fehlten ganz Ligamentum rotundum, Tube und Ovar links. Das Ligamentum latum bestand aus einer dünnen Peritonealfalte, welche vom unteren Uteruskörper nach der Kreuzbeingegend zog. Linke Niere und Ureter waren normal gebaut.

Zur zweiten von Kermauner angeführten Gruppe dürfte neben dem von Kußmaul abgebildeten Präparat von „Uterus unicornis" sinister in statu puerperale (Granville) (Abb. 1) folgender Fall zu rechnen sein, den Bonnaire und Durante beschrieben haben: Gelegentlich einer Sektion findet man einen Uterus, der an seiner rechten Seite ganz glatt ist. Ein Ligamentum latum fehlt hier ganz, ebenso das Ligamentum rotundum. An Stelle der rechts fehlenden Niere ein perlmutterartig glänzendes, unregelmäßiges, spindelförmiges Gebilde, an dem ein mit Fransen besetzter Trichter hängt. Mikroskopisch ergibt sich, daß dieses das Ovar mit einem Tubenrudiment ist.

Es scheint, daß in allen diesen Fällen in dem nachbarlichen Gewebe nach rudimentären Resten eines Uterushornes nicht gesucht wurde. So sind diese Beobachtungen nach dem oben Gesagten als nicht gesichert zu betrachten.

Eine klinische Bedeutung kommt dieser Anomalie wegen ihrer Seltenheit kaum zu.

b) Bildungsfehler aus dem 2. Monat des embryonalen Lebens.

(Uterus didelphys. Uterus rudimentarius solidus. Uterus rudimentarius partim excavatus. Uterus bicornis mit wirklich rudimentärem Nebenhorn.)

α) **Uterus duplex separatus mit Vagina duplex separata.** (Nach Kußmaul Uterus didelphys, nach Kermauner Semiuteri separati.)

Diese sehr seltene Mißbildung kommt nach Nagel dadurch zustande, daß die Bildung der Geschlechtsplatte gestört wird, die Müllerschen Gänge sich trotzdem weiter entwickeln, aber räumlich völlig getrennt bleiben, d. h. nicht miteinander verschmelzen und sich nicht einmal enger aneinander lagern.

Nagel behauptet, daß Anomalien dieser Art nur bei nicht lebensfähigen Mißgeburten in Verbindung mit Spaltungen der Bauchwand und anderen Entwicklungsfehlern an dem Beckenende, wie Spina bifida, Verschließung des Afters und der Harnwege und Kloakenbildung gefunden werden.

In der Regel ist der Canalis urogenitalis noch vorhanden und die beiden Scheiden sind nicht zu voller Entwicklung gelangt.

Einen Fall von Uterus didelphys mit Hernia umbilicalis congenita, Eventration sämtlicher Eingeweide und Atresia ani, der ganz dieser Nagelschen Auffassung entspricht, hat v. Winckel in seinem Lehrbuch der Gynäkologie mitgeteilt. Doch existiert von dem gleichen Forscher auch die Beschreibung eines Falles von Uterus duplex separatus mit Vagina duplex separata bei einem nicht ausgetragenen Kinde, bei welchem zwar die Kloake persistierte, bei dem aber die in den Canalis urogenitalis neben- und übereinander einmündenden Organe Rectum, Blase und beide Scheiden regulär gebildet waren. Es wäre demnach dieses Kind trotz der Mißbildungen lebensfähig gewesen, wenn es nicht frühzeitig zur Welt gekommen wäre.

Ähnliche Fälle sind seitdem öfter unter anderem von Orthmann, dann von Fränkel und Heppner beschrieben, welche die Bildungsanomalie bei lebenden Kindern gesehen haben, die aber in den ersten Lebensjahren zugrunde gingen.

Nach Nagel laufen beim eindeutigen Uterus didelphys die beiden getrennten walzenförmigen Gebärmutterkörper nach oben spitz zu und gehen dann in die Tuben über. Sie sind nach auswärts gekrümmt und liegen ebenso wie die Scheide einige Zentimeter voneinander entfernt. Zwischen ihnen und den Scheiden befinden sich Mastdarm und Blase, die, wie in dem v. Winckelschen Falle, fest miteinander verwachsen sein können.

Die zahlreichen Fälle, die in der Literatur unter der Bezeichnung Uterus didelphys bei Erwachsenen beschrieben sind (Pfannenstiel hat allein 12 Geburtsfälle bei Uterus didelphys zusammengestellt), gehören nach v. Rosthorn nicht in das Kapitel vom Uterus duplex separatus mit Vagina duplex separata hinein. Es handelt sich bei diesen Beobachtungen immer um Fälle von hochgradigem Uterus bicornis septus mit Vagina septa, bei denen eine wirklich vollkommene Separation der Müllerschen Fäden in ihrem ganzen Verlaufe nicht besteht. Es ist vielmehr eine Scheidewand vorhanden, welche in den beschriebenen Fällen die beiden Vaginalrohre und auch die beiden Cervixpartien als ein allerdings nur häutiges Gebilde, nicht aber als ausgesprochener Gewebsblock trennt. E. Kehrer hat für solche Übergangsformen die Bezeichnung Uterus pseudodidelphys vorgeschlagen.

Ausnahmen hiervon sind möglicherweise folgende 3 Fälle: Zunächst ein Fall von v. Franqué. Er glaubt bei einer Patientin mit Spaltbecken eine veritable Verdoppelung und Trennung des inneren Genitale gesehen zu haben. Er beschreibt das äußere Genitale folgendermaßen: „Unterhalb der einfachen Urethra sieht man einen doppelten Hymen, getrennt durch ein sagittal gestelltes Septum, auf welchem zwei eng aneinanderliegende, doch deutlich getrennte kleine Labien liegen. Man kommt jederseits in eine Vagina. Zwischen beiden befindet sich ein dickes Septum; rechts eine wenig aufgelockerte Portio, an die sich ein gestreckter, vergrößerter weicher Uteruskörper anschließt, dessen Fundus nach dem Ileosakralgelenk zu gerichtet ist. Den gleichen Befund hat man links, nur ist der Uterus nicht in demselben Grade vergrößert. Die beiden Portiones liegen zwei Finger breit auseinander."

Kermauner glaubt den von v. Franqué angenommenen Charakter dieser Mißbildung ohne genauere Abbildungen und Sektionsbefund anzweifeln zu müssen.

Ein zweiter Fall wurde mitgeteilt von I. E. Gemmell und A. M. Paterson. Diese Autoren beschreiben eine 32jährige Frau, bei welcher Symphyse, Nabel und Mons veneris fehlen. Das Becken ist enorm weit. Man findet zwei vollständig entwickelte Vulven mit großen und kleinen Labien. Beiderseits sind Klitoris und Öffnungen für Urethra und Vagina vorhanden, ebenso zwei vollständig entwickelte und gut funktionierende Blasen. Von beiden Scheiden aus gelangt man jederseits zu einer normalen Portio mit normaler Cervix. Beiderseits Uteruskörper mit Adnexen. Klinisch interessant ist, daß die Patientin im Abstand von 2 Jahren einmal rechts und einmal links normale Schwangerschaften durchgemacht und ohne Kunsthilfe geboren hat.

Ein dritter Fall endlich, der offenbar doch auch als Uterus didelphys anzusprechen ist, wird von I. Okincyze und P. A. Huet beschrieben.

Es handelt sich um ein 21jähriges Mädchen mit vollkommen getrennten Scheiden, zwei getrennten Uteruskörpern, deren jeder seine Ligamentverbindungen und Adnexe hat. Beide Genitalhälften werden in ihrer ganzen Länge durch eine vom Rectum ziehende Wand getrennt.

Da der Uterus duplex separatus mit Vagina duplex separata bei Erwachsenen äußerst selten vorkommt, ist die klinische Bedeutung dieser Bildungsanomalie untergeordnet.

β) **Uterus solidus rudimentarius duplex, bicornis, simplex mit Vagina solida.** Zunächst soll vom Uterus rudimentarius solidus die Rede sein. Bei dieser Form der Bildungsanomalie handelt es sich um eine Verkümmerung beider Müllerscher Fäden, welche fast immer ein annähernd symmetrisch rudimentäres Gebilde zur Folge hat.

Obwohl das Vorkommen derartiger solider Uterusrudimente gar nicht so selten ist — hier sind die meisten der in der Literatur beschriebenen Fälle von vermeintlichem Totaldefekt des Uterus bei Erwachsenen unterzubringen — so hat doch v. Winckel mit seiner überaus reichen Erfahrung gerade auf dem Gebiet der Bildungsanomalien des weiblichen Genitalsystems niemals einen einschlägigen Fall gesehen.

Kußmaul unterscheidet das solide bauchige, das solide bogen- oder y-förmige und das solide platte Rudiment, letzteres mit stielrunden, soliden Hörnern. Bei diesen drei Rudimentformen besteht immer ein völliger Defekt des Uterushalses und gewöhnlich auch der Scheide. Kußmaul erwähnt den sog. Uterus bipartitus solidus, welchen v. Winckel als Uterus solidus rudimentarius bicornis bezeichnen würde (Abb. 9 u. 10).

Aus den verschiedenen Benennungen Kußmauls geht hervor, daß es zahlreiche morphologische Differenzen und Übergangsformen bei dem Uterus rudimentarius solidus gibt.

Am häufigsten sind nach Kußmaul die Fälle, bei denen sich zwischen Harnblase und Mastdarm an der Stelle des Uterus ein schmaler Umriß des Gebärmutterkörpers findet, der durch eine Anhäufung von Zellgewebe untermischt mit Muskelfasern gebildet wird. Nach unten fällt dieses Rudiment auf den kurzen Scheidenblindsack oder den fibrösen

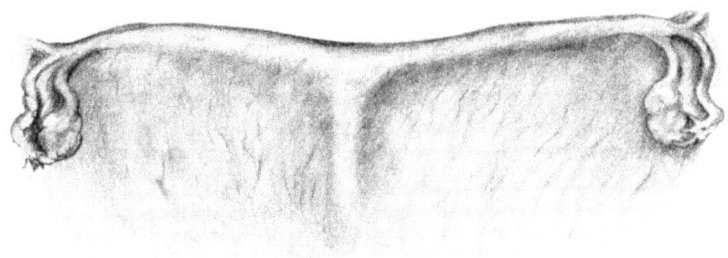

Abb. 9. Uterus rudimentarius solidus bicornis unicollis. Nach einem Bauchschnittbefund an der Lebenden.

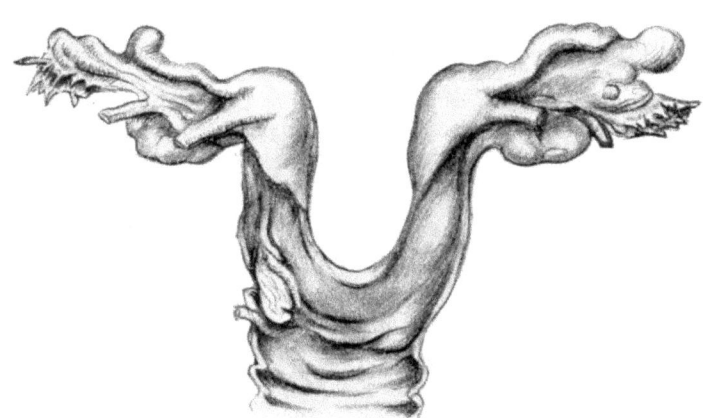

Abb. 10. Uterus rudimentarius solidus bicornis bicollis (Uterus bipartitus solidus nach Kußmaul).
(Nach Heppner.)

Strang, der die Scheide ersetzt, während er nach oben jederseits in zwei aus Muskelsubstanz und Bindegewebe geformte auseinanderstrebende Stränge übergeht.

Man findet von den hochgradigen Formen der rudimentären Verkümmerung alle Übergänge über den Uterus rudimentarius solidus bicornis bis zum Uterus didelphys solidus.

Zu den hochgradigsten Verkümmerungen, bei welchen das Rudiment mehr oder weniger in der Hinterwand der Blase aufgegangen war, gehören nach Kermauner die Fälle von Langenbeck, Martin, Josselin de Jong, Veit, Freund u. a.

Bei dem von Veit beschriebenen Fall stellte das Rudiment mit den Resten der breiten Mutterbänder nur eine Verdickung der hinteren Blasenwand dar.

Auch die Publikation von Küster ist hier zu nennen, welcher bei einer 24jährigen Frau an Stelle des Uterus einen y-förmigen Körper fand, der median eine Anschwellung von etwa Walnußgröße besaß, dessen Hörner nach beiden Seiten sich verjüngten, um an ihren Enden wieder anzuschwellen.

Von hier aus gingen jederseits die zarte Tube und das wohlausgebildete runde Mutterband ab. Küster hat in seiner Arbeit 45 hierhergehörige Krankengeschichten zusammengestellt. Diesen reihen sich an einige in der Heidelberger Frauenklinik beobachtete Fälle. Sie können nicht alle ausführlich dargestellt werden. Nur eine Beobachtung sei als Paradigma beschrieben.

Bei einem 21jährigen Mädchen aus der Umgegend von Heidelberg wurde ein ganz eindeutiges, bogenförmiges, anscheinend völlig solides Uterusrudiment beobachtet. Die Trägerin dieses Rudimentes hatte wenig körperliche Beschwerden. Nur soll in 3—4wöchentlichen Zwischenräumen ein vorübergehender Kopfschmerz bestehen. Im 13. Lebensjahr will Patientin an häufigem Nasenbluten gelitten haben, das angeblich in 4wöchentlichen Intervallen auftrat. Zum Arzt ging sie, um den Grund ihrer Amenorrhoe zu erfahren. Die Patientin ist verlobt und hat den dringenden Wunsch, sich bald zu verheiraten. Sie hat auch wiederholt Kohabitationsversuche gemacht. Dabei hat sich herausgestellt, daß eine perfekte Kohabitation unmöglich ist, daß aber Libido und Voluptas ausgesprochen vorhanden sind.

Untersuchungsbefund: Gesundes, blühend aussehendes Mädchen von sehr kräftigem Körperbau, aber durchaus weiblichem Habitus. Brüste halbkugelig aufsitzend, mittelgroß. Drüsenparenchym gut entwickelt; reichliche Achselhaare, weibliche Beckenform. Vulva und Vestibulum völlig normal. Auf dem Mons veneris und an den großen Labien dichte Behaarung. Klitoris gut entwickelt. Urethralmündung etwas geweitet, so daß man die Fingerkuppe in sie einlegen kann. Die tieferen Abschnitte der Urethra sind dagegen eng. Unterhalb der Harnröhrenmündung ein gelappter kräftiger Hymen denticulatus. Der Scheideneingang ist für 1 Finger gut durchgängig und führt in einen ganz kurzen häutigen Blindsack, der etwa 2 cm tief ist und sich trichterförmig verjüngt. Das kurze gehöhlte Scheidenrudiment ist aber gut dehnbar, so daß man den Finger ungefähr 4 cm tief in den Blindsack einpressen kann. Bei der bimanuellen Untersuchung von dem Rectum und von den fettarmen, gut nachgiebigen Bauchdecken aus sind die tastenden Hände oberhalb des Scheidenblindsackes nur durch die Bauch- und Darmwand voneinander getrennt. Es gelingt nicht, hier irgendwelche Gewebspartien zu fühlen, die man als Rudimente der oberen Vaginalteile oder des Uterushalses ansprechen könnte. Bei tieferem Eindringen in das Rectum fühlt aber der Finger etwas über und hinter der Interspinallinie einen quer durch das Becken hindurchziehenden, bogenförmigen, derben, fast bleistiftdicken Strang, der mit dem kurzen Scheidenblindsack keinen Zusammenhang hat, aber mit der vorderen Rectalwand durch eine dehnbare Gewebslamelle, wohl durch eine transversal gestellte Peritonealfalte in Verbindung zu stehen scheint. Die Konvexität des Gewebsbogens ist nach unten gerichtet. Beiderseits endigt der Strang in je einem derben mandelförmigen und taubeneigroßen Körper. Diese Gebilde lassen sich leicht hin- und herschieben. Der linke Körper ist etwas größer als der rechte, hat aber nicht ganz den Umfang eines normalen Ovariums.

Wenn man die Angaben der Patientin mit dem objektiven Befund zusammenhält, so darf man wohl annehmen, daß es sich hier um ein bogenförmiges Uterusrudiment handelt, und daß die unteren Abschnitte der Müllerschen Fäden völlig fehlen oder nur so kümmerlich entwickelt sind, daß sie sich dem Tastnachweis entziehen.

Die beiden seitlich liegenden Körper sind unzweifelhaft die etwas hypoplastischen Ovarien, in denen aber nach der Anamnese gut funktionierendes Ovarialgewebe vorhanden sein muß.

Das Rudiment ist als ein solides aufzufassen, da trotz der funktionstüchtigen Ovarien niemals Molimina menstrualia vorhanden waren. Allerdings fehlen die Molimina oft auch bei rein bindegewebigen partiell gehöhlten Rudimenten.

Schließlich existiert ein Fall, der von v. Rosthorn als Uterus didelphys solidus bezeichnet wurde. Das zugehörige Präparat, dessen Herkunft man nicht kennt, ist von Heppner beschrieben worden. Doch handelt es sich nicht um eine vollkommen durchgehende Trennung der beiden Uterus- und Scheidenhälften, vielmehr um einen Uterus solidus rudimentarius bicornis mit Vagina solida. Vielleicht könnte man das Präparat als einen Uterus solidus pseudodidelphys bezeichnen. Ein echter Uterus solidus rudimentarius duplex separatus mit Vagina duplex separata (Uterus solidus rudimentarius didelphys) ist bisher nicht beschrieben. Bei fast allen derartigen Mißbildungen ist das Scheidenrohr mehr oder weniger rudimentär entwickelt oder es fehlt ganz. Die Eierstöcke sind stets vorhanden und meist funktionstüchtig; ebenso die Ligamenta rotunda wie die Adnexe. Die äußeren Genitalien sind nicht immer voll ausgebildet.

Die klinische Wertigkeit dieser Mißbildungen schwankt, ist aber im allgemeinen gering. Einzelne Autoren geben an, daß auch bei dem soliden Uterusrudiment häufiger ausgesprochene Molimina menstrualia vorkommen. Diese Beschwerden werden so erklärt, daß durch den menstruellen Blutafflux der solide Uterusrest stark gestaut und eine mehr oder weniger heftige Spannung im Bereich des Peritonealüberzuges ausgelöst wird. Da aber auch kleinste Aushöhlungen des Rudiments, die sich dem Nachweis leicht entziehen, heftige Molimina veranlassen können, muß man diese Angaben mit Reserve aufnehmen. Der Geschlechtstrieb ist bei den meisten Fällen völlig normal ausgebildet. Manche dieser Frauen leidet infolge der häufig gleichzeitig zu beobachtenden Mißbildung der Scheide unter der Unmöglichkeit, einen normalen Geschlechtsverkehr durchzuführen, psychisch.

Die Diagnose ist, auch bei voller Berücksichtigung des klinischen Bildes, durch die Palpation nicht immer leicht zu stellen. Natürlich muß die kombinierte Untersuchung bei gleichzeitiger Scheidenanomalie vom Rectum aus erfolgen.

Mit der operativen Therapie muß man bei dieser Mißbildungsform möglichst zurückhaltend sein. Sollte man bei Annahme eines soliden Uterusrudimentes ausnahmsweise starken Kongestionsbeschwerden begegnen, so wird man den soliden Uteruszapfen operativ zu entfernen haben. Dabei wird man öfter erleben, daß das Rudiment sich nicht als solide, sondern als teilweise gehöhlt herausstellt, daß man also eine Fehldiagnose gestellt hatte. Im Hinblick auf den fast immer stark ausgesprochenen Sexualtrieb der Kranken muß hier kurz der plastischen Scheidenbildung bei solchen Fällen gedacht werden, bei denen die ganze Scheide solide ist, so daß die Möglichkeit einer normalen Kohabitation entfällt. Statt der früher üblichen Operationsmethoden der Scheidenbildung aus dem an Stelle der Scheide und zwischen Scheidenrest und Mastdarm sich findenden Gewebsblock unter Verwendung von Hautlappen treten heute die modernen Operationsmethoden der Scheidenbildung aus Darmteilen nach Mori-Haeberlin, Baldwin oder nach Schubert (s. unten). Die Technik dieser Operationen ist heute ausgezeichnet durchgebildet. Nichtsdestoweniger sind beide Operationsverfahren in erster Linie die Dünndarmmethode mit einer bekanntgewordenen Mortalität von 21% (die Dickdarmmethode nach Schubert ist weniger gefährlich) auch in Meisterhänden Eingriffe so differenter Natur, daß man für ihre Anwendung eine wirklich zwingende oder wenigstens dringende Indikation verlangen muß. Diese ist aber durch den Wunsch — er mag kommen, woher er will — „lediglich einen vaginaähnlichen Schlauch zu bilden, in den ein Membrum eingeführt werden kann", nicht gegeben. Franz' Ausführungen zu dieser Frage entsprechen vollkommen den von jeher vertretenen Ansichten der Heidelberger Klinik. Außer dem obigen Satz schreibt Franz unter anderem noch folgende bemerkenswerte Worte: „Die künstliche Scheidenbildung ist nur dann berechtigt und erlaubt, wenn sie Schwangerschaft und Geburt zuläßt." So lagen die Verhältnisse bei dem von Wagner auf dem Heidelberger Kongreß mitgeteilten Fall, bei welchem es tatsächlich gelungen ist, durch eine plastische

Scheidenbildung nach Schubert die Kohabitationsfähigkeit wieder herzustellen und Schwangerschaften zu erzielen, die bis zum Ende normal verliefen und zur Geburt lebender Kinder durch die künstliche Scheide hindurch führten. Man könnte vielleicht noch hinzufügen, daß eine plastische Scheidenbildung nach Schubert auch in Frage kommt bei einer Verödungsatresie der Scheide, gleichgültig welcher Ätiologie, welche den Abfluß des Menstrualblutes verhindert und zur Hämatometra- und Hämatosalpinxbildung mit den entsprechenden Beschwerden geführt hat, wenn die betreffende Kranke die Uterusexstirpation verweigert. Diese Indikationsstellung mag gelten, selbst wenn die Konzeption ganz unwahrscheinlich oder ausgeschlossen ist. Auch Kermauner teilt die von der Heidelberger Klinik und von Franz eingehaltene Indikationsstellung bei der künstlichen Scheidenbildung, da selbst bei der Dickdarmmethode nach Schubert, wenn auch der Eingriff primär gut abläuft, nicht selten schwer oder gar nicht heilbare Darmfisteln zurückbleiben. Stellt der rudimentäre Scheidenteil jedoch noch einen wenn auch kurzen, so doch ausgesprochenen Blindsack dar, so kann man versuchen, ohne größeren Eingriff durch Dehnung dieses Scheidenrohr zu einem einigermaßen brauchbaren Kohabitationsorgan umzuformen.

γ) **Uterus rudimentarius partim excavatus, duplex, bicornis, simplex mit Vagina solida.** Bei dem Uterus rudimentarius partim excavatus, duplex, bicornis, simplex liegen die anatomischen Verhältnisse ähnlich wie bei dem soliden rudimentären Uterus.

Es handelt sich entweder um hohle, sehr dünnwandige, häutige Rudimente, die von Kußmaul als „blasenförmige" bezeichnet werden. Die Wandung dieser Rudimente besteht dann ausschließlich aus Bindegewebe und trägt nach der spaltförmigen Höhlung zu auch keine funktionsfähige Schleimhautauskleidung. Oder die Rudimente sind dickere, derbfaserige, an einzelnen Stellen spindelförmig anschwellende Stränge, die in ihrer Wand neben Bindegewebe auch glatte Muskulatur enthalten und kleinere oder größere schleimhautausgekleidete Hohlräume umschließen.

Das „blasenförmige" Rudiment kann einfach sein und stellt dann gewöhnlich den hochgradig verkümmerten Uteruskörper dar, dem entweder die Halspartie ganz fehlt, oder der durch ein mehr oder weniger mangelhaft entwickeltes Collum, das ausnahmsweise auch partiell oder sogar ganz gehöhlt sein kann, mit der meist soliden rudimentären Scheide in Verbindung steht.

v. Winckel hat, allerdings bei lebensunfähigen Mißgeburten, das häutige Rudiment auch doppelt gefunden. Bei einem derartigen Fall konnte er lange, schlauchförmige, dünnhäutige Überbleibsel der beiden an ihrer Vereinigung verhinderten Müllerschen Fäden nachweisen, die unten und auch am Fransenende geschlossen waren. Bei dem zweiten Fall waren die Rudimente ebenfalls dünnhäutig und schlauchförmig, aber nur unten abgeschlossen, am Fransenende dagegen durchgängig.

Bei dem derbfaserigen, gehöhlten Rudiment handelt es sich fast immer um einen Uterus rudimentarius bicornis partim excavatus, bei welchem auch wieder der Halsteil gänzlich fehlen oder leidlich ausgebildet, ja sogar gehöhlt oder auch stärker verkümmert und dann solide sein kann.

Einen solchen Uterus, dessen rudimentärer solider Hals in eine solide rudimentäre Scheide übergeht, bildet Kußmaul ab. An den distalen Enden beider verkümmerten Hörner fanden sich spindelförmige Verdickungen, von denen die linke eine mit Schleimhaut ausgekleidete kleine Höhle enthielt (Abb. 11).

Ebenso wie bei dem Uterus rudimentarius solidus sind auch bei dem Uterus rudimentarius partim excavatus fast immer die Ovarien nachweisbar. Doch sind sie oft kleiner, als es sich gehört, enthalten aber auch dann zumeist funktionstüchtiges Parenchym.

Brüste, Achselhaare, Schamhaare verhalten sich, ebenso wie die äußeren Genitalien, vorwiegend normal. Nagel gibt an, daß die Stimme und das Benehmen der hierhergehörigen Individuen weiblich seien. Neigung zum männlichen Geschlecht sei gewöhnlich vorhanden, mitunter in gesteigertem Maße.

Die Scheide verhält sich bei dem Uterus rudimentarius partim excavatus meistens ebenso wie bei dem Uterus rudimentarius solidus, d. h. sie ist entweder ganz obliteriert oder nur in ihrem untersten Abschnitt als kurzes Hohlorgan nachweisbar. Der kurze Hohlschlauch ist, wie bei dem oben angeführten Fall, manchmal gut dehnbar und läßt sich besonders bei verheirateten Frauen mehr oder weniger tief einstülpen.

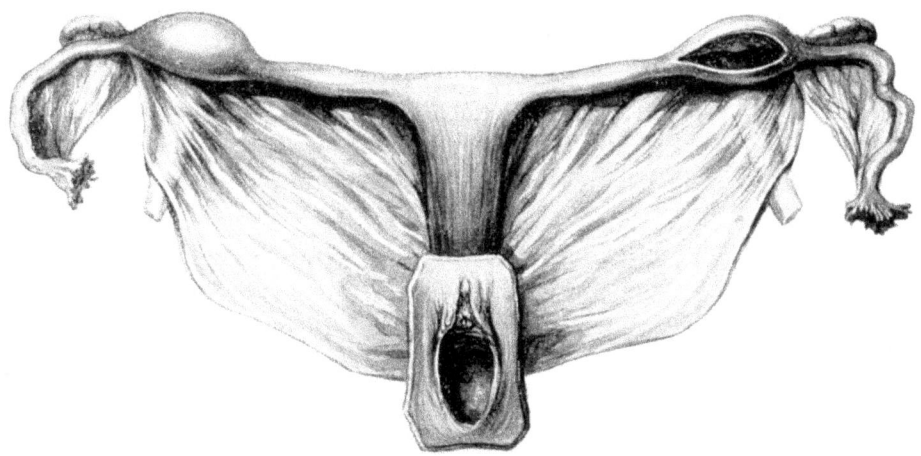

Abb. 11. Uterus rudimentarius bicornis partim excavatus. (Nach Kußmaul.)

In der Regel besteht auch bei dem Uterus rudimentarius partim excavatus Amenorrhoe, bei dem blasenförmigen Rudiment schon deshalb, weil die kleinen Hohlräume, auch wenn eine Blutung in sie hinein erfolgt, mit der Außenwelt nicht in Verbindung stehen, zuweilen auch deshalb, weil die Schleimhaut in diesen Hohlräumen der dickeren Rudimente nur mangelhaft funktioniert und obendrein eine gewisse Ovarialhypoplasie vorliegt.

Nagel meint, die Amenorrhoe sei bei vorhandener rudimentärer Höhle nur als etwas ganz Natürliches anzusehen; denn beim Uterus infantilis, der doch eine Verkümmerung viel geringeren Grades darstelle, sei Amenorrhoe die Regel. Deswegen sei auch die Bildung einer Hämatometra bei dem Uterus rudimentarius partim excavatus ein höchst seltenes Ereignis, und wenn ausnahmsweise eine Blutansammlung stattgefunden habe, sei sie wegen ihrer beschränkten Größe immer bedeutungslos.

Dieser Schluß Nagels ist aber nicht so ohne weiteres erlaubt. Denn die beiden von Nagel hier in Parallele gestellten Bildungsanomalien sind in ätiologischer und sonstiger Hinsicht nicht vergleichbar. Wahrscheinlich ist die funktionelle Störung im Ovarialparenchym bei dem Uterus infantilis durchgehends eine schwerere wie bei dem Uterus rudimentarius, bei dem fast immer gut entwickelte Ovarien mit gesundem reifem Parenchym gefunden werden. Der Uterus infantilis ist vielleicht die reine Konsequenz einer mehr oder weniger tiefgehenden primären Ovarialläsion, während bei dem Uterus rudimentarius die die Bildungsanomalie veranlassende Schädlichkeit die Ovarien ganz unberührt lassen und primär nur die Müllerschen Fäden selbst betreffen kann.

Ferner wissen wir, daß auch eine kleine Hämatometra eine große klinische Bedeutung haben und die Patientin sehr leiden lassen kann. Das haben uns die gelegentlichen Folgezustände der ehemals gehandhabten Atmokausis und Chlorzinkstiftbehandlung gelehrt. Wenn im Anschluß an diese heroischen Behandlungsmethoden auch nur ein winziges Stück Schleimhaut in der im übrigen verödeten Körperhöhle des Uterus übriggeblieben war, konnten die schwersten Menstrualkoliken die Folge sein.

Aus einer ganzen Reihe von in der Literatur beschriebenen Fällen von Uterus rudimentarius partim excavatus geht in der Tat auch zur Evidenz hervor, daß bei dieser Bildungsanomalie heftige, an Menstrualkoliken erinnernde Molimina gar nicht so selten sind. Es mag sein, daß diese Molimina öfter, auch ohne daß eine Blutergießung in die kleine Höhle erfolgt, durch eine vom ovulierenden Ovarium her vermittelte Kongestion des ganzen Rudimentes oder auch nur durch eine menstruelle Schleimhautschwellung ausgelöst werden, oder daß sie manchmal „rein ovarielle Dysmenorrhoen" sind. Vielleicht wären die ganz beschwerdefreien Fälle von gehöhltem Uterusrudiment noch seltener, wenn die Wandung des zur Menstruationszeit sich kontrahierenden Rudimentes muskelreicher wäre.

Nagel meint, die in der Literatur berichteten Menstruationsschmerzen beim gehöhlten Uterusrudiment beruhten vielfach nur auf Einbildung, „weil die regelmäßig auftretenden Beschwerden von Arzt und Patienten erwartet werden". Diese Ansicht kann aber unmöglich für diejenigen Fälle zutreffen, bei denen erst die nach der Pubertätszeit regelmäßig auftretenden kolikartigen Schmerzen die Kranken zum Arzt geführt haben. Und so liegen doch die Verhältnisse in der Regel.

Vielleicht geben gerade die den Menstrualkoliken vergleichbaren Molimina den Fällen von Uterus rudimentarius partim excavatus gegenüber den Fällen von ungehöhltem Uterusrudiment ein besonderes klinisches Gepräge. Sie allein könnten dann die Diagnose einer im Rudiment bestehenden Höhlung nahelegen und eine besondere Therapie nötig machen.

Früher, als man die Bedeutung des totalen artefiziellen Ausfalls der Ovarialsubstanz noch nicht genügend würdigte, entschloß man sich bei solchen Fällen leichten Herzens zur Kastration. Das therapeutische Resultat war aber gewöhnlich unbefriedigend. Man tauschte gegen die Menstrualkoliken die lästigen Ausfallserscheinungen ein. Heutzutage wird man das hochliegende Rudiment selbst aufsuchen und exstirpieren, die Ovarialsubstanz jedoch konservieren.

Es dürfte sich kaum empfehlen, diese Eingriffe vom Vestibulum oder von dem dürftigen Scheidenrudiment aus vorzunehmen, da man nie sicher weiß, wo der kleine Blutherd sitzt. Auch dürfte es schwer sein, bei dem operativen Eingriff von unten aus zwischen Blase und Mastdarm die anatomischen Verhältnisse klar zu beherrschen. Bei der Laparotomie wird man das hochsitzende Rudiment ohne weiteres auffinden und ohne Läsion der Nachbarorgane entfernen können.

Über die Versuche, bei dem gehöhlten Uterusrudiment mit solider Scheide und solider Cervix auf operativem Wege ein Scheidenrohr lediglich zu Kohabitationszwecken künstlich zu bilden, ist bereits oben das Notwendige gesagt worden.

Natürlich hat der Uterus rudimentarius solidus und partim excavatus auch eine forensische Bedeutung; denn es kommt vor, daß diese Mißbildungen, welche vielfach eine Impotentia coeundi und ausnahmslos eine Impotentia generandi mit sich bringen, erst nach der Eheschließung entdeckt werden. Die Ehe kann durch den Ehemann angefochten werden, da er sich bei der Eheschließung über „solche persönliche Eigenschaften der Ehefrau geirrt hat, die ihn bei Kenntnis der Sachlage und verständiger Würdigung des Wesens der Ehe von der Eingehung der Ehe abgehalten haben würden". Die aus dieser forensischen Bedeutung für Arzt und Patientin sich ergebenden Konsequenzen verstehen sich von selbst.

δ) **Uterus bicornis mit wirklich rudimentärem Nebenhorn.** (Nach v. Winckel Uterus unicornis cum rudimento cornu alterius.) Unter „rudimentärem Nebenhorn" verstehen wir ein sowohl in der Ausbildung seiner Wandung wie Höhlung stark zurückgebliebenes Horn eines Uterus bicornis. Die Vorbedingung hierzu ist eine echte rudimentäre Entwicklung nur des einen Müllerschen Fadens, während der andere Faden sich zu einem gut ausgebildeten Uterushorn mit normaler Scheidenhälfte und voll funktionsfähiger Schleimhaut entwickelt hat.

Nach v. Winckel stammt diese gar nicht seltene Bildungsanomalie aus dem 2. Monat des intrauterinen Fetallebens. Aus der Tatsache, daß die wirklich rudimentäre Entwicklung nur des einen Müllerschen Fadens ausschließlich beim Uterus bicornis zu beobachten ist, ist der Schluß erlaubt, daß die Noxe, welche die Weiterentwicklung des einen Fadens hemmte, vor der Zeit der äußeren Verwachsung und Kanalisierung der Müllerschen Fäden sich ausgewirkt haben muß. Diese ist dann wohl auch dafür verantwortlich zu machen, daß die Verschmelzung des gut ausgebildeten Uterushornes mit dem rudimentären Nebenhorn später unterbleibt.

Setzt erst nach dem 2. Monat am vollkommen ausgebildeten Uterus bicornis mit symmetrischer Entwicklung beider Hörner irgendein die Weiterentwicklung eines oder beider Hörner schädigendes Moment ein, so kann es nicht mehr zum Bild des rudimentären Nebenhorns im strengen Sinn kommen. Diese Schädigung würde entweder beide Hörner mehr oder weniger gleichmäßig in Mitleidenschaft ziehn, so daß wir ihre Auswirkung an beiden Abschnitten im Sinn des Uterus rudimentarius bicornis solidus oder partim excavatus zu erwarten hätten. Oder aber, wenn das Ausmaß der einwirkenden Noxe nur gering ist und auf das eine Horn lokalisiert bleibt — zu denken ist an die Möglichkeit der einseitigen unzureichenden Blutversorgung —, so wird die Konsequenz einer solchen unbedeutenden, nur auf das eine gut ausgebildete Horn einwirkenden Schädigung nicht die wirkliche Verkümmerung des betroffenen Hornes sein, sondern nur eine weniger gute Ausbildung, eine Art Hypoplasie der einen Uterushälfte mit oder ohne Atresiebildung an den zur Verschließung besonders prädisponierten Stellen (Cervix). Wir haben dann den Uterus bicornis asymmetricus vor uns, der klinisch und anatomisch von dem Uterus bicornis mit wirklich verkümmertem Nebenhorn durchaus gesondert werden muß.

Ganz ähnlich liegen die Verhältnisse, wenn die supponierte Schädlichkeit erst zur Geltung kommt, nachdem die äußere Verschmelzung der kanalisierten Müllerschen Fäden auch oberhalb des Geschlechtsstranges bereits eingetreten ist. Erfahren unter diesen Umständen die Müllerschen Fäden eine gröbere Schädigung, dann werden offenbar beide Uterushälften gleichschwer getroffen, mögen sie zur Zeit der Schädigung noch durch ein

Septum getrennt sein oder nicht. Es resultiert dann der Uterus rudimentarius simplex solidus oder partim excavatus.

Anders gestalten sich die Verhältnisse, wenn die äußerlich bereits verschmolzenen Fäden nur durch eine geringe, wenig ausgreifende Noxe getroffen werden. Wird vorwiegend oder ausschließlich die eine Hälfte geschädigt, so wird ähnlich wie bei dem Uterus bicornis asymmetricus diese weniger gut ausgebildet werden. Dann entsteht der Uterus planifundalis und foras arcuatus, septus, subseptus, simplex asymmetricus. Diese Bildungsanomalie ist bei einfachem Cavum auch als Uterus inaequalis oder Uterus obliquus, bei erhaltenem Septum mit oder ohne halbseitige Atresie völlig unzutreffend als Uterus septus bilocularis mit rudimentärem Nebenhorn bezeichnet worden. Die letztere Benennung ist natürlich ein Unding. Es kommt für diese Bildungsanomalie als Gegenstück zum Uterus bicornis asymmetricus nur der Name Uterus septus (bilocularis) asymmetricus in Betracht.

Das Analogon des Uterus bicornis mit verkümmertem Nebenhorn, ein „Uterus septus bilocularis" mit wirklich rudimentärer Ausbildung einer Uterushälfte, existiert aber nicht, eine Tatsache, auf welche schon Klebs hingewiesen hat. Seine Entwicklung ist auch ganz undenkbar, es sei denn, daß ausnahmsweise einmal ein wirklich verkümmertes Horn des Uterus bicornis sich nachträglich noch im 3. oder 4. Monat des intrauterinen Fetallebens mit der gut ausgebildeten Uterushälfte äußerlich vereinigte. Alle bisher in der Literatur niedergelegten Beobachtungen vom Uterus septus bilocularis mit wirklich rudimentärer Ausbildung einer Uterushälfte haben sich als falsche Ausdeutungen oder als Mißverständnisse herausgestellt.

Es ist also daran festzuhalten, daß wir nur dann von einem rudimentären Nebenhorn sprechen dürfen, wenn wir ein in der Ausbildung seiner Wandung und Kanalisierung stark zurückgebliebenes Horn eines Uterus bicornis vor uns haben. Es ist einmal aus anatomischen Gründen, ferner aus Rücksicht auf die differenten Entstehungszeiten und schließlich auch im Hinblick auf die funktionellen Unterschiede scharf von den oben angeführten Uterusmißbildungen im Sinne des Uterus septus asymmetricus, dem Uterus bicornis septus asymmetricus usw., zu trennen.

Vielleicht kommt als seltene Ausnahme einmal eine Übergangsform zwischen dem wirklich rudimentären Nebenhorn und zwischen dem Uterus bicornis asymmetricus zur Beobachtung, bei der es schwer fallen mag, eine Einreihung der Form in die eine oder die andere Rubrik zu treffen. Die Regel aber wird es bleiben, daß die beiden ätiologisch einander zwar nahestehenden Hemmungsbildungen in anatomischer und funktioneller Beziehung weit auseinanderliegen, weil das die Anomalien bedingende schädigende Moment in verschiedenen Stadien der Entwicklung eingreift und die Schädigung um so ausgesprochener sein muß, je früher die zur Mißbildung führende Noxe einsetzte.

Über die anatomischen Verhältnisse des Uterus bicornis mit rudimentärem Nebenhorn lassen sich nach Kußmaul folgende Einzelheiten angeben:

Während das gut entwickelte Horn einen ähnlichen, im ganzen wohl noch vollendeteren Aufbau zeigt, wie wir ihn schon beim wahren Uterus unicornis kennen lernten, kann das rudimentäre Nebenhorn in sehr verschiedenem Maß verkümmert sein.

Einmal findet man es nur als dünnen, bandartigen muskulösen Faserstreifen, der nach außen und oben steigt, um schließlich in das Ligamentum rotundum umzubiegen.

Dann stellt es einen etwas dickeren, platt-rundlichen, muskulösen, soliden Strang dar, der an seinem distalen Ende zu einem eiförmigen, ungehöhlten kleinen Körper anschwillt. Von der Seite dieses Körperchens geht das Ligamentum rotundum ab.

Bei diesen beiden Formen des Hornrudimentes können die gleichseitige Tube und das zugehörige Ovarium vorhanden sein oder auch fehlen.

Endlich finden wir das Hornrudiment als breiteren und dickeren, plattrundlichen, muskulösen Strang, der in einen hohlen, in der Größe schwankenden, muskulösen, spindelförmigen Körper übergeht, von dessen distaler Spitze das Ligamentum rotundum und

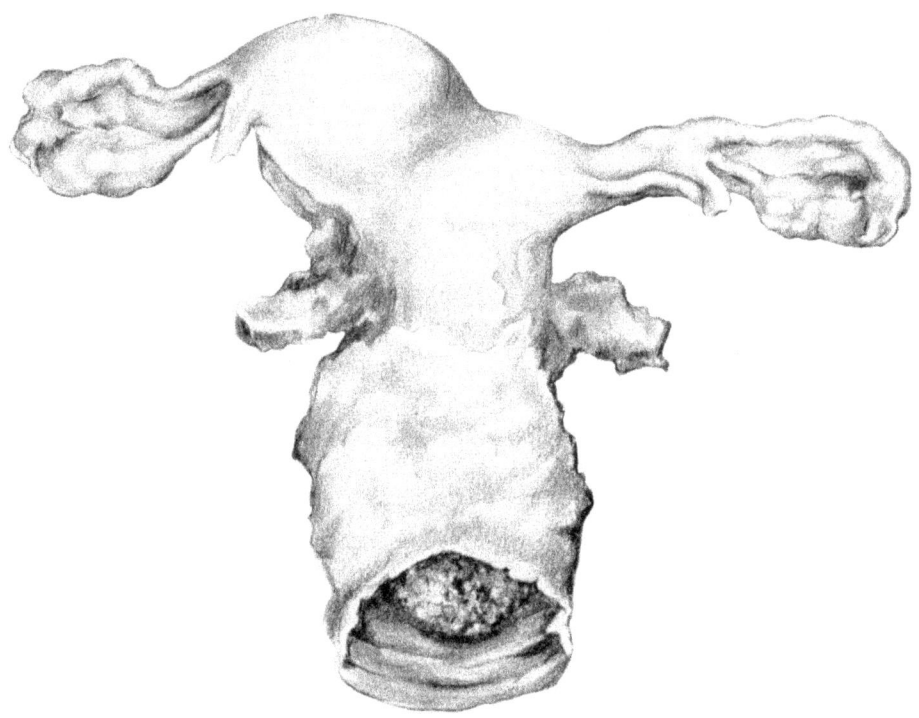

Abb. 12. Uterus bicornis unicollis mit linksseitigem rudimentärem Nebenhorn. Nach Präparat.
(Wegen primären Scheidencarcinoms abdominell exstirpiert.)

die Tube abgehen. An dem zugehörigen Ligamentum latum hängt dann zumeist ein wohlgebildetes Ovar. Der plattrundliche Strang ist entweder solide oder mehr oder weniger eng kanalisiert. Sein unterer Rand reicht immer mindestens bis zum Collum der gut ausgebildeten Hälfte herab. Der obere Rand setzt verschieden hoch oberhalb des Collum an. Wenn das Verbindungsstück kanalisiert ist, mündet der Kanal in der Regel oberhalb des einfachen Cervicalkanals in die Höhle des gut ausgebildeten Hornes ein. Die Scheide ist meist einfach (Abb. 12).

Aus diesen anatomischen Einzelheiten ergibt sich also die Tatsache, daß wir es bei dem wirklich verkümmerten Nebenhorn mit einem Uterus bicornis subseptus (unicollis) zu tun haben.

Nur ausnahmsweise kommt auch bei der primitivsten Form des Uterus bicornis, bei dem Uterus pseudodidelyps, ein wirklich rudimentäres Nebenhorn vor. In diesem Sinne ließe sich vielleicht der Fall von Canestrini deuten, bei welchem aus der Höhle des Nebenhorns ein sehr feiner Kanal bis in die Scheide herabgeführt haben soll. Außer diesem einen Kanal will Canestrini aber noch einen zweiten nachgewiesen haben, der die Höhle des verkümmerten Hornes mit dem Cavum des wohlgebildeten Hornes verbunden haben soll. Die Beobachtung ist nicht ganz klargestellt, da das Präparat bei der Sektion nicht mit der gebührenden Schonung behandelt wurde. Werth charakterisiert die Mitteilung Canestrinis überhaupt als eine „prähistorische".

Vom rein theoretischen Standpunkt aus ist gegen einen Uterus pseudodidelphys mit verkümmertem Nebenhorn nichts einzuwenden. So hat auch Küstner einen offenbar hierhergehörigen Fall mit Schwangerschaft im verkümmerten Nebenhorn veröffentlicht.

Bei dem bekannten Fall von Turner handelte es sich nicht um ein wirklich rudimentäres Nebenhorn bei Uterus pseudodidelphys, sondern um einen Fall von Uterus pseudodidelphys hemiatreticus mit einer bis zum normalen Ende dauernden Schwangerschaft in dem weniger gutentwickelten Horn.

Von Interesse ist das Verhalten der Ovarien, der Tuben und auch der Ligamentverbindungen bei dieser Mißbildung. Die Tube fehlt manchmal ganz. Dann findet man an ihrer Stelle nur eine zarte Bauchfellfalte. Häufig ist sie solide. In einzelnen Fällen fehlt der Trichter, doch kann er auch wohl ausgebildet sein.

Die Ovarien haben nach Kermauners Angabe beim rudimentären Horn auch oft in ihrer Entwicklung gelitten. Paltauf fand sie fast immer lang und schmal. Damit ähneln sie fetal hypoplastischen Ovarien. Justi fand unter 22 Fällen von Schwangerschaft im rudimentären Nebenhorn nur 7 mal das Corpus luteum im Ovar der gleichen Seite. Es ist Kermauner recht zu geben, wenn er diese Tatsache als Beweis für eine herabgesetzte Leistung des gleichseitigen Eierstockes ansieht.

Das Ligamentum rotundum endlich ist gewöhnlich gut entwickelt, häufig freilich sehr kurz, so daß die Adnexe der Darmbeinschaufel mehr oder weniger dicht aufsitzen.

Über die Physiologie und Pathologie des Uterus bicornis mit eigentlich rudimentärem Nebenhorn läßt sich in Kürze folgendes angeben: Das gut ausgebildete Horn menstruiert gewöhnlich ebenso regelmäßig wie der normale Uterus. Auch das verkümmerte Horn kann, wenn es gehöhlt und mit einer funktionsfähigen Schleimhaut ausgekleidet ist, an der Menstruation teilnehmen. Dies geschieht derart, daß, wenn der Verbindungskanal es zuläßt, das Menstrualblut nach dem Cervicalkanal frei abfließt und die ganze Menstruation dann ohne Beschwerden abläuft.

Ist dagegen das Verbindungsstück nicht kanalisiert oder der Verbindungskanal sehr eng, so kommt es entweder zu einer Ansammlung von Blut in dem gehöhlten, verkümmerten Horn mit den entsprechenden klinischen Erscheinungen, oder der Blutabfluß erfolgt erschwert unter dysmenorrhoischen Schmerzen.

Übrigens soll bei zahlreichen Fällen von rudimentärer Hornbildung die Menstruation der verkümmerten Hälfte auch dann ruhen, wenn die Höhlung von Schleimhaut ausgekleidet ist und beide Ovarien gut ausgebildet sind.

In der Literatur findet man eine stattliche Anzahl hierhergehörender Beobachtungen. Nur einzelne können hier besonders berücksichtigt werden. Erwähnt sei zunächst ein Fall von Sieber. Er beobachtete ein 19jähriges Mädchen, das bei jeder Menstruation über zunehmende Schmerzen in der linken Unterbauchgegend klagte. Man tastete einen Tumor von etwa Kindskopfgröße. Bei der Laparotomie ergab sich, daß es sich um ein atretisches linkes Nebenhorn eines Uterus bicornis handelte, welches durch die Ansammlung des Menstrualblutes sich ausgedehnt und intraligamentär entwickelt hatte und einen großen Teil des kleinen Beckens einnahm. Eine Hämatosalpinx bestand nicht.

Ein ähnlicher Fall wurde in der Heidelberger Frauenklinik operiert. Auch hier klagte die Patientin über heftige Schmerzen während der Periode rechts im Unterbauch. Man tastete bei der bimanuellen Untersuchung einen etwa faustgroßen Tumor, der, wie die Operation ergab, von einem mit altem Menstrualblut angefüllten atretisch-rudimentären Nebenhorn eines Uterus bicornis gebildet wurde. Nach Abtragung des Hornes war die Patientin beschwerdefrei.

Daß nicht immer mit der Operation die Dysmenorrhoe verschwindet, konnte ein zweiter, an der Heidelberger Frauenklinik beobachteter Fall zeigen. Trotz Exstirpation des Nebenhornes blieb die Dysmenorrhoe bestehen. Erst nachdem das Haupthorn gründlich bis Hegar 14 dilatiert und metrotomiert war, weiterhin nach Menge eine Ölgazetamponade 7 Tage lang gelegen hatte, waren die Menstruationsbeschwerden behoben. Dieser Fall lehrt, daß man bei derartigen Fällen die Dilatation des Haupthorns in das Operationsprogramm mit einbeziehen sollte, wenn auch dieses in seiner Entwicklung etwas zurückgeblieben ist.

Sehr merkwürdig ist ein Fall von Dogliotti. Er fand ein atretisch-rudimentäres Nebenhorn mit Höhlung, in der sich aber kein Menstrualblut angesammelt hatte. Die Nebenhornhöhle kommunizierte breit mit der linken Tube. In dieser fand sich angesammeltes Menstrualblut. Es hatte sich eine Hämatosalpinx entwickelt. Vielleicht hatte das Nebenhorn durch Kontraktionen seinen Inhalt in das nachgiebige Tubenrohr gepumpt. Vielleicht hatte aber auch die Tube selbst menstruiert und die Schleimhaut des Nebenhornes geruht.

Auch Goulliaud berichtet über einen Fall von linksseitigem atretischen Nebenhorn, in dem sich eine mit Blut gefüllte Höhle zeigte. Er weist darauf hin, daß man bei dysmenorrhoischen Beschwerden, welche ausgesprochen auf einer Seite auftreten, immer an eine derartige Ätiologie denken soll.

Bei dem Uterus bicornis mit rudimentärem Nebenhorn kann sowohl das gut entwickelte, wie auch das gehöhlte, mit funktionsfähiger Schleimhaut ausgekleidete, verkümmerte Horn geschwängert werden.

Wird das gut entwickelte Horn gravide, so verlaufen Schwangerschaft, Geburt und Wochenbett gewöhnlich in der gleichen Weise wie bei dem normalen Uterus. Es sind Fälle bekannt, bei denen das gut entwickelte Horn zehnmal normal geboren hat. Auch Zwillingsschwangerschaften des gut entwickelten Hornes sind bis zum gewöhnlichen Graviditätsende physiologisch verlaufen und waren von normalen Geburten gefolgt. Eine besondere Neigung zu einer vorzeitigen oder frühzeitigen Unterbrechung der Schwangerschaft scheint also bei dem gut entwickelten Horn nicht zu bestehen. Seine Leistungsfähigkeit ist vielmehr im ganzen derjenigen des normalen Uterus gleich zu setzen.

Wird aber das rudimentäre Nebenhorn geschwängert, dann kommt sehr bald die pathologische Bedeutung der Bildungsanomalie in schärfster Form zum Vorschein.

Das Zusammentreffen von Ei und Sperma kann bei der Schwängerung des Nebenhorns den anatomischen Verhältnissen entsprechend in sehr verschiedener Weise erfolgen. Ist im Verbindungsstrang der beiden Hörner ein wegsamer Kanal vorhanden, so können die Zoospermien direkt vom Cervicalkanal aus in die Höhle des rudimentären Hornes eindringen und hier oder auch in der zugehörigen Tube das von dem zugehörigen oder auch von dem anderen Ovarium gelieferte Ei imprägnieren.

Ist der Verbindungsstrang der beiden Hörner jedoch solide, dann muß das befruchtende Zoosperm durch das gut ausgebildete Horn und die zu diesem gehörige Tube seinen Weg nehmen. Es kann nun ein Ei des zu diesem Horn gehörigen Ovariums imprägniert werden, das dann ausnahmsweise von der Tube des rudimentären Hornes aufgenommen und in die kleine Höhle fortgeleitet wird. Oder das befruchtende Zoosperm imprägniert ein aus dem zum rudimentären Nebenhorn gehörigen Ovarium stammendes Ei, welches auf dem kürzesten Weg in die verkümmerte Nebenhornhöhle geleitet wird.

Ist die Schwängerung des rudimentären Nebenhornes perfekt geworden, so vergrößert sich auch das ausgebaute Horn einmal infolge der stärkeren Durchfeuchtung und Auflockerung des ganzen Wandgewebes, dann aber auch infolge der Hypertrophie der Muskulatur und durch die Ausbildung einer dicken Decidua, die späterhin, nach Beendigung der Gravidität, als zweizipfliger langgestreckter Gewebssack ausgestoßen werden kann.

Die Berichte über den Verlauf der Gravidität im rudimentären Nebenhorn des Uterus bicornis gehen weit auseinander. Das liegt daran, daß die Definition des Begriffes „rudimentäres Nebenhorn" immer noch nicht einheitlich ist.

Es ist wiederholt darauf hingewiesen worden, daß es nötig ist zwischen dem wirklich rudimentären Nebenhorn des Uterus bicornis einerseits und dem gut oder relativ gut entwickelten atretischen Nebenhorn des Uterus bicornis und des Uterus septus bilocularis anderseits zu unterscheiden. Die beiden letztgenannten Bildungsanomalien gehören in das Kapitel, in welchem die im 3.—4. Monat des intrauterinen Fetallebens entstehenden Uterusmißbildungen abzuhandeln sind.

Wer diesen Unterschied nicht macht, wer die beiden in genetischer, anatomischer und auch funktioneller Hinsicht differenten Gruppen der genannten Bildungshemmungen unter der Bezeichnung „rudimentäres Nebenhorn" zusammenfaßt, der wird wie Werth mit Recht die Behauptung aufstellen dürfen, daß in ungefähr ein Viertel aller Fälle von Schwangerschaft im rudimentären Horn die Gravidität ungestört bis zum normalen Ende verläuft, und daß in diesen Fällen dann die ausgetragene Frucht abstirbt und in dem verschlossenen Horn festgehalten wird, bis sie operativ entfernt wird, oder bis sie maceriert, mumifiziert und verkalkt ist, oder bis sie vereitert oder verjaucht und dann schwere Gesundheitsstörungen oder den Tod der Mutter herbeiführt.

Wer aber den Uterus bicornis asymmetricus hemiatreticus und den Uterus septus asymmetricus hemiatreticus von dem wirklich rudimentären Horn des Uterus unterscheidet, der wird die auch von v. Rosthorn akzeptierte Behauptung aufzustellen haben, daß das rudimentäre Nebenhorn ebenso wie Tube und Ovarium nur ganz ausnahmsweise imstande ist, dem Ei bis zum normalen Ende der Gravidität als Fruchthalter zu dienen.

Bei dem wirklich verkümmerten Nebenhorn kommt es so gut wie immer in den ersten 5—6 Schwangerschaftsmonaten zur Berstung des Fruchthalters, wenn nicht auch hier schon in den früheren Schwangerschaftsmonaten der primäre Fruchttod eintritt und das abgestorbene Ei im unverletzten Fruchthalter zurückgehalten wird (Abb. 13).

Offenbar sind im rudimentär entwickelten Nebenhorn für die Einidation Bedingungen gegeben, welche denen bei der tubaren Einidation ähneln. Braus weist an Hand eines genau durchuntersuchten Falles darauf hin, daß in einem graviden Nebenhorn keine deciduale Reaktion von seiten der äußerst spärlichen Schleimhaut stattgefunden hatte. Die Chorionzotten suchten Anschluß an das mütterliche Gefäßsystem, in dem sie sich in die Muskelwand des Uterushorns eingruben. Das kann — analog den Vorgängen bei der tubaren Insertion — einmal zu frühzeitigem Eitod, sodann aber auch zur Ruptur führen. Braus beschreibt weiterhin, daß das Haupthorn alle Graviditätserscheinungen im Sinne der Deciduabildung und Auflockerung der Muskulatur aufwies.

Nach der Ruptur eines graviden Nebenhornes wird es meist zu den weiter unten zu besprechenden Symptomen kommen. In ganz seltenen Fällen jedoch, und das sei hier

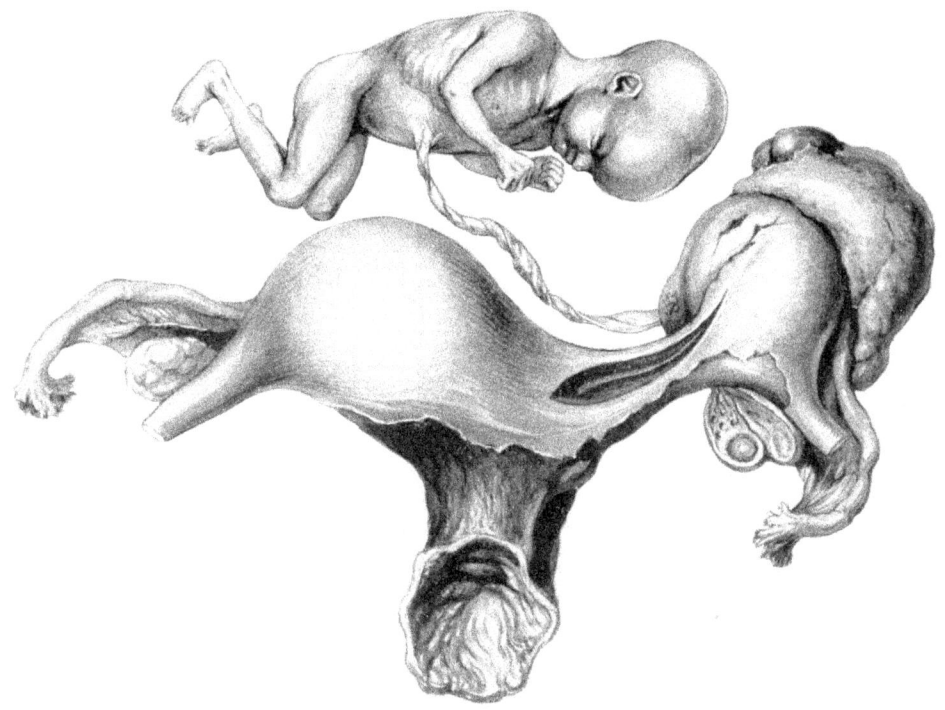

Abb. 13. Schwangerschaft im rudimentären linken Nebenhorn bei Uterus bicornis, Ruptur des Fruchthalters. Austritt des Fetus in die Bauchhöhle. (Nach P. Müller.)

vorausgenommen, kann nach der Ruptur die häufig bedrohliche Blutung spontan stehen, und die Frucht in der Bauchhöhle liegen bleiben und hier auch verkalken.

Einen solchen Fall konnte Thaler in der geburtshilflich-gynäkologischen Gesellschaft in Wien demonstrieren. Die Patientin war wegen unbestimmter Beschwerden mit einem Tumor im rechten Unterbauch aufgenommen worden. Man fand einen Uterus bicornis mit rechtsseitigem rudimentären Nebenhorn. Lateral saß ein in Vereiterung begriffenes Lithokelyphos mit Netz und Appendix verwachsen. An der Wurzel der Appendix fanden sich einige fetale Knöchelchen.

Endlich berichtet Bogdanowics über eine Operation, bei der das hart vor der Ruptur stehende gravide Nebenhorn während der Operation riß. Das Corpus luteum graviditatis fand sich auf der entgegengesetzten Seite. Das ist offenbar charakteristisch. Es ist oben schon auf diese Tatsache und ihre Bedeutung hingewiesen worden. Kommt es zur Ruptur, so ist der Sitz der Rupturstelle fast immer der gleiche und nach C. Ruge und Werth am oberen, inneren Umfang des Hornes, nicht aber, wie Kußmaul meinte, an der Spitze des Hornes zu suchen. Das hat seinen Grund darin, daß die zwar ausgiebig hypertrophierende, schließlich aber doch nicht ausreichende Wandsubstanz bei der Umfassung des Eies nicht gleichmäßig in Anspruch genommen, sondern an der oberen inneren Kuppe des entfalteten kümmerlichen Fruchthalters besonders stark gedehnt wird. Das in erster Linie für die Zerreißung verantwortlich zu machende Moment ist nach Werth der Wachstumsdruck des Eies. Daß dabei ein destruierender Einfluß der Zotten mitspielen kann, ist mehrfach histologisch festgestellt und oben schon berührt worden. Daß er aber nicht

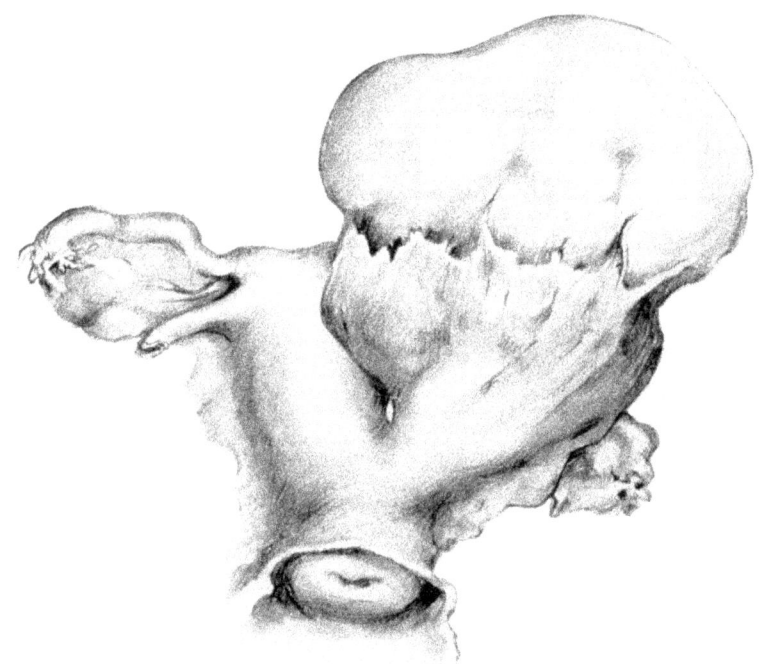

Abb. 14. Schwangerschaft im rudimentären linken Nebenhorn bei Uterus bicornis subseptus unicollis. Ruptur des Fruchthalters. Unvollständiger Austritt des Eis. Nach Präparat.

mitspielen muß, das erhellt aus mehreren anatomisch genau untersuchten, in der Literatur niedergelegten Beobachtungen, und das ergibt sich auch aus einem in Erlangen beobachteten Fall, auf den später noch kurz eingegangen wird, bei dem die Placenta der Rupturstelle gegenüber auf der die beiden Hörner verbindenden breiten Muskelbrücke, also weitab von der Zerreißungsstelle saß.

Nach erfolgter Berstung des schwangeren verkümmerten Nebenhornes entwickelt sich gewöhnlich sofort ein ernstes Krankheitsbild. Häufig kommt es zu einer, wenn auch nicht rapid verlaufenden, so doch raschen intraabdominellen Verblutung, weil die notwendige chirurgische Hilfe nicht sofort bei der Hand ist. Aber selbst wenn man bald nach der Katastrophe das geborstene Horn chirurgisch freilegen kann, ist die Prognose weniger günstig wie unter gleichen Bedingungen bei der Ruptur eines tubaren oder eines ovariellen Fruchtsackes, weil die Gewebsverletzung fast immer sehr bedeutend ist und mit der Zerreißung großer arterieller Gefäße einhergeht.

Nur ausnahmsweise wird die Katastrophe auch ohne operative Blutstillung überstanden. Dann handelt es sich um einen Riß in der stark verdünnten Wand, weitab vom Sitz der Placenta, und um einen baldigen kompletten Austritt der Frucht und der Placenta in die Bauchhöhle, der es den Wandungen des Hornes erlaubt, sich gut zu kontrahieren und damit eine ausreichende Blutstillung durchzuführen. Manchmal scheint die Verblu-

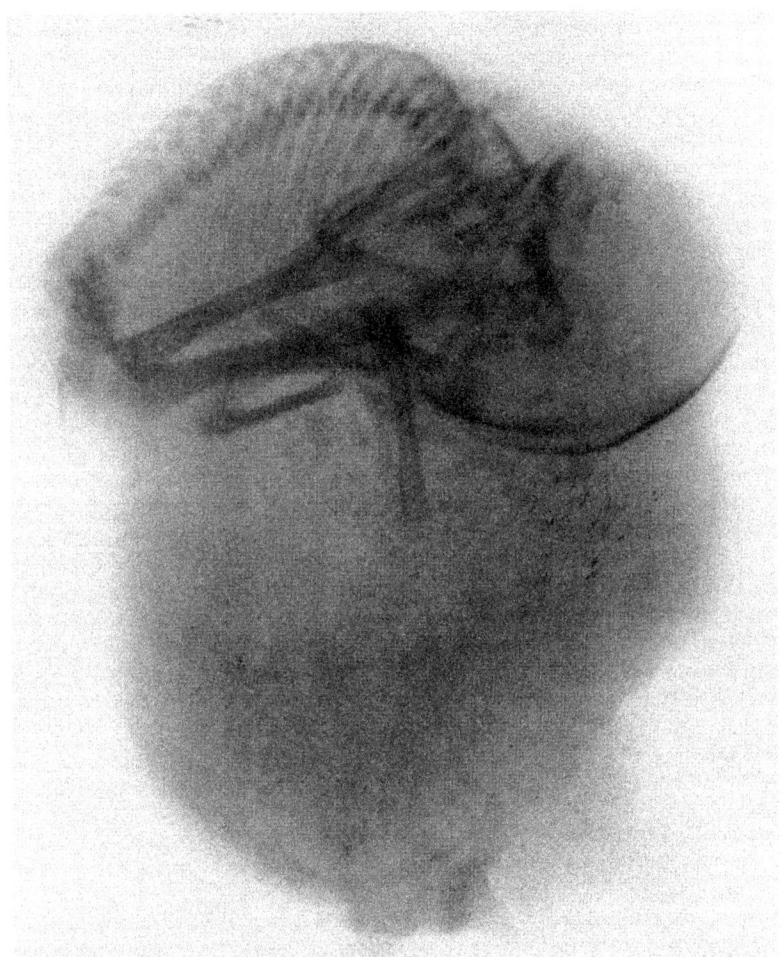

Abb. 15. Aufnahme eines rupturierten rudimentären Nebenhornes bei Uterus bicornis subseptus (Natürliche Größe.) Vgl. Abb. 14.

tungsgefahr auch dadurch vermindert zu sein, daß die Frucht oder auch der nicht eröffnete Fruchtsack nur partiell austritt und dann als Tampon in der Rißstelle sitzen bleibt. Ein solcher Fall wurde in Erlangen beobachtet. Von ihm stammen die beigefügten Abbildungen 14 und 15. Die wesentlichen Einzelheiten dieses Falles sind folgende:

Eine 37jährige Frau, die einmal vor 13 Jahren ein ausgetragenes lebendes Kind spontan geboren hatte, kam Mitte Juni 1907 in die Erlanger Frauenklinik, da sie seit $^1/_2$ Jahr Schmerzen in der linken Seite des Unterleibes hatte. Patientin war bis Mitte Dezember 1906 ganz gesund. Im August 1906 zessierten die bis dahin regulär und schmerzlos verlaufenen Menses. Die Brüste fingen an zu schwellen. Mitte Dezember 1906 plötzlicher heftiger Schmerzanfall mit gleichzeitigen Diarrhöen. Dann peritonitische

Erscheinungen ohne Fieber. Enorme Auftreibung des Leibes. Verhalten von Stuhl und Flatus. Aufstoßen, Erbrechen. Allmähliches Abklingen aller Erscheinungen; doch bleiben die Schmerzen 3 Wochen lang sehr heftig. Jetzt wurden die Brüste wieder kleiner und sonderten angeblich bis Ostern 1907 ein milchiges Sekret ab. Mitte Januar 1907 geringe, nur 2 Tage lang andauernde Menstrualblutung. Der Abgang einer Decidua wurde nicht beobachtet. Von Februar 1907 an wieder reguläre Menstruation.

Tastbefund: In der Bauchhöhle, mehr nach der linken Seite zu entwickelt, ein Tumor fühlbar, der bis Handbreite oberhalb des oberen Symphysenrandes emporreicht; der Tumor hängt mit der linken Uteruskante zusammen. Uterus ist gut abzugrenzen. Seine Beweglichkeit ist herabgesetzt, Form, Größe, Konsistenz und Oberflächenbeschaffenheit aber anscheinend normal. Er ist nach rechts und hinten verdrängt. Der Tumor ist ungefähr kindskopfgroß, belastet das vordere Scheidengewölbe und setzt sich aus weicheren und härteren Partien zusammen. Einzelne Stellen fühlen sich knochenhart an. Rechtes Ovarium isoliert tastbar, beweglich. Linke Adnexe nicht herauszupalpieren, das linke Ligamentum rotundum nicht fühlbar. Tumor anscheinend mit der vorderen Bauchwand und wohl auch mit Netz und Därmen verwachsen. Daher in der Beweglichkeit recht beschränkt.

Diagnose: Residuen eines rupturierten extrauterinen, wahrscheinlich tubaren Fruchtsackes, vielleicht mit mumifiziertem oder verkalktem Fetus.

Differentialdiagnose: Stielgedrehtes Dermoidcystom.

Operation: Pfannenstielscher Querschnitt. Ablösung des verwachsenen Dünndarmes und Netzes von der Tumoroberfläche. Losschälung des mit der vorderen Bauchwand breit verwachsenen Tumors, der dann nur noch an der linken Uteruskante hängt. Scharfe Durchtrennung des breiten muskulösen Verbindungsstückes. Unterbindung der spritzenden Gefäße. Vernähung des Wundbettes. Annäherung des Stumpfes des Ligamentum rotundum sinistrum an die Nahtlinie in der Nähe des Fundus des zurückbleibenden Hornes und Deckung der Stumpfnahtlinie mit der vorderen Lamelle des Ligamentum latum sinistrum. Dadurch Antefixura uteri.

Glatte Rekonvaleszenz. Entlassung der Patientin am 17. Tage nach der Operation.

Recht interessant sind die Einzelheiten des Präparates. Die Berstung des Fruchthalters erfolgte an der Prädilektionsstelle. Die Ränder des Risses sind dort breit auseinandergewichen. Die etwa 20 cm lange Frucht liegt stark über die Bauchfläche gekrümmt, über der an dem breiten Verbindungsstrang entwickelten Placenta und ist mit der Rückenfläche voran fast ganz durch den Riß des Fruchthalters, aber innerhalb des unverletzten Eihautsackes liegend, hindurchgetreten. Die ausgezackten Rißränder des Fruchthalters sind mit den Eihäuten narbig verwachsen. In diesem Fall ist die Verblutung offenbar deshalb ausgeblieben, weil die bei dem partiellen Austritt des Eies eintretende Zusammenziehung der Hornmuskulatur gerade hinreichte, um den Tod des Fetus herbeizuführen, aber doch nicht so ausgiebig war, daß dadurch die Placenta von der Hornwand abgelöst wurde. Die Haltung, Lage und Länge der Frucht ist auf dem Röntgenbild (natürliche Größe) gut zu erkennen.

Im Verbindungsstück ist makroskopisch ein Kanal nicht zu entdecken.

Im Anschluß an diese kasuistische Mitteilung sollen noch wenige Daten von einem zweiten Fall von Uterus bicornis mitgeteilt worden, bei welchem sich ein rudimentäres solides Nebenhorn fand, das gleichfalls abgebildet ist (s. Abb. 12). Das Präparat stammt von einer 42jährigen Frau, bei welcher wegen eines primären Scheidencarcinoms in Erlangen die abdominelle Hysterektomie ausgeführt wurde. Am 18. Tage nach der Operation wurde die Kranke gesund nach Hause entlassen.

Sie hatte 5 ausgetragene lebende Kinder spontan geboren, außerdem 2 Aborte durchgemacht. Alle Wochenbetten sind normal verlaufen. Niemals hat sie irgendwelche Beschwerden, nie Molimina von dem ungefähr kleinfingerdicken, 3 cm langen, ganz soliden, verkümmerten Nebenhorn verspürt. Das nach der Anamnese recht leistungsfähige Haupthorn zeigt in schönster Weise die typische Form des Uterus unicornis.

Die anatomische Diagnose des nicht graviden rudimentären Nebenhornes kann heutzutage keine Schwierigkeiten mehr bereiten. Die charakteristische Form des Haupthornes, die eigenartige strangförmige Verbindung zwischen diesem und dem Nebenhorn und weiter das Verhalten des Ligamentum rotundum der verkümmerten Seitenhälfte, welches stets zwischen der Spitze des Hornes und der Tube inseriert, führen schon nach kurzer Betrachtung des Präparates mit Sicherheit zu einer richtigen Deutung.

Recht schwer ist dagegen die klinische Diagnose des nicht graviden Nebenhornes, die sich natürlich in erster Linie auf den palpatorischen Nachweis der eben erwähnten anatomischen Besonderheiten, aber auch auf die Anamnese zu stützen hat. Insbesondere wird man bei entsprechendem Tastbefund das späte Auftreten von ausgesprochenen Menstrualkoliken dahin zu erklären haben, daß in der höchstens bis zur Gänseeigröße allmählich angewachsenen, sehr prallelastischen, im Gegensatz zu dem graviden Horn aber nicht kontraktilen verkümmerten Seitenhälfte sich eine Hämatometra entwickelt hat.

Äußerst kompliziert können auch die Verhältnisse bei der anatomischen und bei der klinischen Diagnose des graviden verkümmerten Nebenhornes liegen. Solange der Fruchthalter unverletzt und mit den Nachbarorganen nicht verwachsen ist, präsentieren sich allerdings auch hier die Einzelheiten des anatomischen Präparates so klar, daß man nach kurzer Betrachtung der Organe die richtige Deutung unbedingt finden muß. Wenn aber das Horn bei der Ruptur in großer Ausdehnung zertrümmert wurde (Werth spricht von einer förmlichen Sprengwirkung), wenn obendrein die Wand des gut ausgebildeten Hornes bei der Entfaltung des verkümmerten Fruchthalters an diesen mit herangezogen war, und wenn die zugehörige Tube bei der Berstung der Sackwand abgesprengt wurde, so daß man ihre Insertionsstelle nicht mehr sicher bestimmen kann, dann ist es in der Tat recht schwer, eine zutreffende anatomische Diagnose zu stellen. Die Verwechselung mit der interstitiellen tubaren Gravidität liegt dann sehr nahe. Die Heidelberger Klinik besitzt ein Präparat (Ruptur eines extrauterinen Fruchtsackes im 7. Schwangerschaftsmonat), welches die von Werth erwähnte Sprengwirkung in ausgesprochenster Weise demonstriert. Das Präparat ist mikroskopisch nicht ganz durchuntersucht. Durch die makroskopische Betrachtung allein ist schlechterdings keine Klarheit darüber zu gewinnen, ob es sich um einen geborstenen, stark zertrümmerten, interstitiell-tubaren oder um einen Nebenhornfruchtsack handelt.

Die klinische Diagnose kann bei ganz unkomplizierten Verhältnissen, wenn das lebende Kind oder auch das abgestorbene Ei noch im unverletzten Fruchthalter liegt, wohl einmal leicht gelingen. Auch hier sind wieder neben den anamnestischen Anhaltspunkten die palpablen anatomischen Einzelheiten des Haupthornes und des weichelastischen, rudimentären, schwangeren, unter der Betastung sich kontrahierenden Nebenhornes mit seinen charakteristischen Beziehungen zum zugehörigen Ligamentum rotundum und zu den zugehörigen Adnexen für die Deutung des Falles ausschlaggebend. Aber selbst dem gewiegtesten Diagnostiker werden immer wieder Verwechselungen der Nebenhornschwangerschaft mit intrauteriner und mit tubarer oder ovarieller Gravidität oder auch mit Adnexgeschwülsten vorkommen.

Besonders schwer wird die klinische Diagnose dann, wenn die Gravidität eine Störung erfahren hat, wenn z. B. das abgestorbene Ei in der unverletzten Hornhöhle festgehalten wird, oder wenn man es mit den Residuen eines rupturierten, schwangeren, rudimentären Nebenhornes zu tun hat. Im letzteren Fall kommt es vielfach durch die sekundären Veränderungen an und in dem Fruchthalter, durch Verwachsungen mit dem Darm und dem Netz zu einem ganz unklaren Tastbefund, nicht selten zur Bildung von großen mit der Anamnese inkongruenten Konglomerattumoren. An den objektiv erhobenen Tastbefund kann man sich dann überhaupt nicht mehr halten. Jetzt ist man darauf angewiesen, an der Hand der äußerst wichtigen Anamnese, die sehr exakt erhoben werden muß, eine reine Vermutungsdiagnose zu stellen.

Bei der frischen Ruptur ist schon deshalb an eine genaue Umgrenzung der Diagnose nicht zu denken, weil man wegen der sofort oder sehr bald einsetzenden großen Druckschmerzhaftigkeit und Spannung des Abdomens nur oberflächlich bimanuell untersuchen kann, und bei dem alarmierenden Zustand der entbluteten Frau an eine besondere Explorationsnarkose nicht zu denken ist. Doch wird man in der Regel nach dem Eintritt der Katastrophe, ebenso wie nach der erfolgten Tubenruptur, die gewaltige intraperitoneale Blutung an den charakteristischen schweren Begleiterscheinungen und an dem Perkussionsbefunde rasch und sicher erkennen und sofort die entsprechenden therapeutischen Konsequenzen ziehen können.

Solange das nicht geschwängerte verkümmerte, rudimentäre Nebenhorn des Uterus bicornis keine besonderen Beschwerden verursacht, kommt natürlich auch keine besondere Therapie in Betracht. Sollte man einmal rein zufällig bei einer Bauchhöhlenoperation ein gehöhltes Hornrudiment finden, das mit einer durchgängigen Tube in Verbindung steht, so wird man auf alle Fälle das Horn zu amputieren haben, damit die Möglichkeit einer Hämatometrabildung und seiner Schwängerung ein für allemal ausgeschaltet ist.

Bei einem solchen Befunde ist im allgemeinen aber auch die technisch einfachere Sterilisierung des verkümmerten Hornes durch die Excision des zugehörigen uterinen Tubenendes oder durch die subperitoneale Versenkung des zugehörigen uterinen Tubenstumpfes nach Resektion oder Durchschneidung der Tube ausreichend. Denn die Hämatometrabildung ist ohnehin nicht häufig. Will man allerdings ganz sicher gehen, so ist doch die Hornamputation vorzuziehen, da man nie bestimmt darauf rechnen kann, daß die Hämatometrabildung ausbleibt und es auch immer noch nicht feststeht, ob die sog. innere Überwanderung des Eies vorkommt oder nicht. Dem Verbindungsstück ist es ja von außen nicht anzusehen, ob es solide oder kanalisiert ist.

Zielbewußt wird man dann an die operative Entfernung eines rudimentären, nicht schwangeren Nebenhornes des Uterus bicornis herangehen, wenn eine in ihm entstandene Hämatometra sicher erkannt ist, auch wenn diese nur leichte Beschwerden verursacht. Denn eine Vereiterung oder Verjauchung des in der Hornhöhle zurückgehaltenen Blutes liegt immer im Bereich der Möglichkeit. Außerdem kann das bluterfüllte, ebenso wie das von einem retinierten toten Ei ausgedehnte, nach der Seite liegende oder rückwärts verlagerte Nebenhorn als Geburtshindernis wirken, wenn das gut entwickelte Horn schwanger geworden ist.

Ist die Diagnose einer Schwangerschaft im noch unverletzten rudimentären Horn mit Sicherheit oder auch nur mit Wahrscheinlichkeit gestellt, so ist die operative Entfernung des Fruchthalters immer angezeigt, gleichgültig, ob wir es mit einem noch wachsenden oder mit einem zurückgehaltenen abgestorbenen Ei zu tun haben. Wenn das Ei noch lebt, müssen wir auf alle Fälle mit der baldigen Zerreißung des unzulänglichen Fruchthalters rechnen. Ist das Ei aber abgestorben, dann liegt wiederum die Gefahr der Vereiterung und die Verjauchung des Fruchthalterinhalts vor. Übrigens dürfte die Differenzierung zwischen lebendem und totem Ei sehr schwer sein.

Als Eingriff kommt unter diesen Verhältnissen wohl nur die Amputation des rudimentären Nebenhornes durch die Laparotomie in Betracht, die es dem Operateur erlaubt, sich genau über die anatomischen Einzelheiten zu informieren und das zurückbleibende

Haupthorn schonend zu behandeln und an der Amputationsstelle sorgfältig wieder mit Peritoneum zu überkleiden.

Ist der Inhalt des schwangeren rudimentären Hornes bereits bakteriell zersetzt, so ist an eine Herausleitung der infektiösen oder jauchigen Massen durch die Cervix uteri, wie sie von Nagel empfohlen wird, selbst dann nicht zu denken, wenn der die beiden Hörner verbindende Muskelstrang vollkommen kanalisiert ist. Es ist ja schon schwer, das Vorhandensein des gewöhnlich sehr engen Kanales festzustellen, es sei denn, daß bereits ein Abfluß des Eiters oder der Jauche durch die Cervixhöhle stattfindet und eine andere Quelle der zersetzten Massen sicher ausgeschlossen werden kann.

Auch wenn die Existenz des Verbindungskanales feststeht, dürfte die Höhle des rudimentären Hornes von der Cervix des ausgebildeten Hornes aus nur schwer zugänglich sein. Die völlige Entfernung der eitrigen oder jauchigen Massen per vias naturales dürfte daher, besonders wenn es sich um ein bakteriell zersetztes größeres Ei mit festgefügtem Fetus handelt, überhaupt nicht oder nur unter großen Gefahren für die Mutter durchzuführen sein. Krönig ist es allerdings einmal gelungen, ein schwangeres rudimentäres Nebenhorn mit bakteriell nicht zersetztem Inhalt vom Cervicalkanal des Haupthornes aus zu entleeren. Aber diese Ausräumung „von unten" wurde bei geöffneter Bauchhöhle, also unter denkbar bester bimanueller Kontrolle und unter Leitung des Auges vorgenommen. Es wurde dabei konstatiert, daß die Wand des graviden Hornes an einer Stelle papierdünn war, ein Zeichen dafür, wie ungeheuer gefährlich die Entfernung zersetzter Eiteile aus dem rudimentären Nebenhorn von der Cervix uteri aus sich gestalten kann. Man sollte deshalb auch bei Vereiterung oder Verjauchung des Fruchthalterinhaltes, also unter für die Laparotomie gewiß ungünstigen Verhältnissen den abdominellen Weg zur operativen Beseitigung des Hornes wählen. Die Laparotomie allein erlaubt es, die inneren Genitalien mit ihrem bakterienerfüllten Inhalt so vorsichtig anzugreifen, wie es die Sachlage erfordert.

Die Eröffnung des Eiter- oder Jaucheherdes von dem hinteren Scheidengewölbe aus kann nur dann in Erwägung gezogen werden, wenn das rudimentäre Horn mit seiner Wandung im Douglas festgewachsen ist. Diese Vorbedingung ist aber gerade bei dem zumeist hochsitzenden, wirklich verkümmerten Nebenhorn nur ganz ausnahmsweise gegeben, und die Existenz dieser Vorbedingung läßt sich obendrein niemals mit absoluter Sicherheit erkennen.

Wollte man aber den Versuch machen, den eiter- oder jaucheerfüllten Fruchthalter uneröffnet von der Scheide aus durch eine vordere oder hintere Kolpotomie zu entfernen, so würde man wohl regelmäßig die Berstung des Hornes und damit eine bakterielle Verunreinigung der Peritonealhöhle und der in der Scheide gesetzten Bindegewebswunden erleben. Außerdem würde man oft gezwungen sein, aus „technischen" Gründen auch das wohlgebildete Horn mit zu exstirpieren.

Wenn das Abfließen von Eiter oder Jauche durch den Muttermund hindurch es wahrscheinlich macht, daß sich in dem die beiden Hörner verbindenden Muskelstrang ein Kanal befindet, oder wenn sich nach Eröffnung der Bauchhöhle eine entzündliche Schwellung oder Verhärtung des Verbindungsstückes vorfindet, die darauf hinweist, daß die bakteriellen Zersetzungserreger bis in die Verbindungsbrücke vorgedrungen sind, dann würde man der von Werth empfohlenen Amputation des graviden rudimentären Hornes oder der supravaginalen Abtragung beider Hörner mit nachfolgender Einnähung des

Stumpfes in die Bauchwand die Panhysterectomia abdominalis vorziehen, bei der man durch eine präliminare Ausstopfung des Cervicalkanals des gut entwickelten Hornes durch einen mit Jodtinktur getränkten Gazestreifen und durch eine dann noch angeschlossene Vernähung des äußeren Muttermundes den Austritt von infektiösem Material in die Bauchhöhle und in das Wundgebiet mit Sicherheit vermeiden kann. Durch das breit eröffnete Scheidenrohr kann man, wenn es not tut, dann auch noch drainieren.

Selbstverständlich müssen alle Verwachsungen zwischen dem eiter- oder jaucheerfüllten Horn und der Umgebung sehr sorgfältig und schonend gelöst werden, damit eine Berstung des gefährlichen Sackes vermieden wird.

Bei der frischen Ruptur ist immer die sofortige Freilegung des zerrissenen Fruchthalters nötig. Ist bei der Berstung oder bei der operativen Abtragung des rudimentären Hornes auch die gut ausgebildete Uterushälfte ausgiebiger verletzt worden, so kann an Stelle der einfachen Amputation des geplatzten Fruchthalters auch wiederum die Panhysterectomia abdominalis nötig werden.

Wird von der Kranken die Berstung des Fruchthalters und der damit verknüpfte Blutverlust zunächst überstanden, erscheint aber dann später eine operative Therapie wegen bleibender Beschwerden doch noch angezeigt, so hat es der Operateur mit den Residuen des geborstenen Fruchthalters und seines partiell oder total in die Bauchhöhle ausgetretenen Inhaltes zu tun und begegnet, wie das schon oben auseinandergesetzt wurde, bei dem Eingriff gewöhnlich recht komplizierten anatomischen Verhältnissen. Die Exstirpation des geborstenen Fruchtsackes und des eventuell in die freie Bauchhöhle ausgetretenen Fruchtsackinhaltes kann sich dann sehr schwer gestalten, weil zumeist feste und ausgedehnte Darm- und Netzverwachsungen vorhanden sind.

Bei allen Eingriffen muß, wenn die Kranken sich noch im gebärfähigen Alter befinden, natürlich das Haupthorn möglichst konservativ und schonend behandelt werden. Man darf seine Wand bei der Abtragung des Nebenhornes nicht dadurch schwächen, daß man den Trennungsschnitt zu nahe an die Wurzel des Nebenhornstieles legt (Werth). Denn dabei wird dem Haupthorn leicht zu viel von seiner eigenen Substanz genommen.

c) Bildungsfehler aus dem 3.—5. Monat des intrauterinen Fetallebens.
Uterus bicornis, Uterus introrsum arcuatus, Uterus planifundalis, Uterus foras arcuatus, septus, subseptus, simplex. Vagina septa, subsepta, simplex.

In die 3. und 4. Stufe der von v. Winckel aufgestellten Einteilung der Uterus- und Scheidenverbildungen (aus der 8.—16.—20. Woche des intrauterinen Fetallebens stammend) gehören zunächst die ziemlich häufig vorkommenden Doppelbildungen des utero-vaginalen Kanales, bei denen die äußere Verschmelzung der Müllerschen Fäden oberhalb der Grenze zwischen Scheide und Gebärmutter ausgeblieben ist. Gleichzeitig persistiert das bis zum 4. Monat des intrauterinen Fetallebens im ganzen Utero-Vaginalkanal bestehende Septum in verschieden weitgehendem Maß. (Uterus bicornis, Uterus introrsum arcuatus, septus, subseptus, simplex, Vagina septa, subsepta, simplex.)

Aus derselben Entwicklungszeit stammen aber auch die etwas seltener vorkommenden Doppelbildungen, bei denen nach vollkommen eingetretener äußerer Verschmelzung, vor und nach der Bildung eines gut gewölbten Fundus nur die Zwischenwand, welche die Müllerschen Fäden bis zum Anfang des 4. Monats vollkommen trennt, dann aber schwindet, in ihrer ganzen Ausdehnung oder wenigstens teilweise bestehen bleibt. (Uterus planifundalis und Uterus foras arcuatus, septus, subseptus, simplex. Vagina septa, subsepta, simplex.)

Bei allen diesen Doppelbildungen können die beiden Uterushälften und, wenn gleichzeitig eine Vagina septa oder subsepta vorliegt, auch die beiden Scheidenhälften gleichmäßig ausgebildet sein, so daß man in der fertigen Doppelbildung ein vollkommen symmetrisches Produkt vor sich hat. Sehr häufig aber ist die eine Hälfte des Doppelkanales sowohl in der Wandung wie auch in der Lichtung schwächer entwickelt wie die andere, so daß eine asymmetrische Doppelbildung resultiert, deren weniger gut entwickelte Hälfte jedoch nicht als Rudiment bezeichnet werden darf, da sie in der Regel voll funktionsfähig ist. Ausnahmsweise macht sich eine bedeutungsvolle Funktionsstörung an der hypoplastischen Hälfte dann geltend, wenn an den für eine Stenosen- und Atresiebildung besonders prädisponierten Stellen (Cervixkanal, äußerer Muttermund, Scheidenkanal, Introitus vaginae) primär- oder sekundär-kongenitale hochgradige Verengerungen oder Verschließungen vorhanden sind. Aber auch diese Stenosen- und Atresiebildung stempelt die weniger gut ausgebildete Hälfte des utero-vaginalen Kanales nicht zu einem Rudiment. Denn die Verschließung kann auch die besser entwickelte Hälfte allein oder auch beide Hälften der Hemmungsbildung zugleich, ja auch einen voll entwickelten einfachen Uterus betreffen, und sie hindert, selbst wenn sie als Defektatresie die ganze Cervix des kleineren Hornes umfaßt, dieses nicht daran, zu menstruieren und ein imprägniertes Ei bis zum normalen Schwangerschaftsende zu tragen.

Die oben besprochene Tatsache der asymmetrischen Ausbildung beider Uterushälften kann in der Abgrenzung und exakten Durchführung der Nomenklatur Schwierigkeiten machen, besonders dann, wenn man der Einteilung Kermauners folgt. Er weist selber darauf hin, daß in vielen Fällen schwer zu entscheiden ist, ob nicht bei dem Zustandekommen wenig ausgesprochener Asymmetrien der beiden Uterushälften doch schon Mesenchymdefekte geringen Ausmaßes mitspielen. Dort wo der morphologische Befund nicht Aufschluß zu geben vermag, kann vielleicht entsprechend dem, was oben bei der Besprechung der Klinik des Uterus bicornis mit rudimentärem Horn gesagt wurde, das klinische Bild einer Störung entscheidende Hinweise geben.

Über die Ursache dieser Fehlbildungen ist nichts Sicheres zu sagen. Verschiedene Anschauungen stehen sich gegenüber oder laufen nebeneinander her.

Wenn es sich um ausschließlichen Mangel der Verschmelzung ohne Mesenchymdefekt handelt, so wird man, wie Kermauner betont, nicht an Wachstumsstörungen der Gänge denken können. Die Ursachen der Hemmungsbildung wären dann wohl außerhalb der Gänge zu suchen. Solche ätiologischen Faktoren hat man in größerer Zahl angeführt.

So führte die Tatsache, daß R. Meyer bei männlichen Embryonen die Wolffschen Gänge im Genitalstrang sehr weit auseinanderliegend fand, so daß eine Verschmelzung der Müllerschen Gänge dadurch verhindert werden konnte, zu der Vorstellung, daß eine abnorm breite Beckenanlage schuld an der mangelhaften Vereinigung sei. In der Tat wurde früher von Rokitansky und in neuerer Zeit auch von Lichtenstein und anderen Autoren dieser Gedanke vertreten.

R. Meyer selbst wies auf die Kürze und Dicke der Ligamenta rotunda hin und warf die Frage auf, ob diese auf Grund ihrer abnormen Gestaltung das Aneinandertreten der Uterushälften zu verhindern imstande seien. Kermauner hält die Vorstellung für abwegig.

Ebenso unbestimmt sind Erwägungen, welche sich mit dem Wolffschen Gang beschäftigen, sei es in dem Sinn, daß er persistiert oder einen abnormen Verlauf zeigt. Auch die Beobachtung von R. Meyer, daß die Müllerschen Fäden eine ungewöhnliche

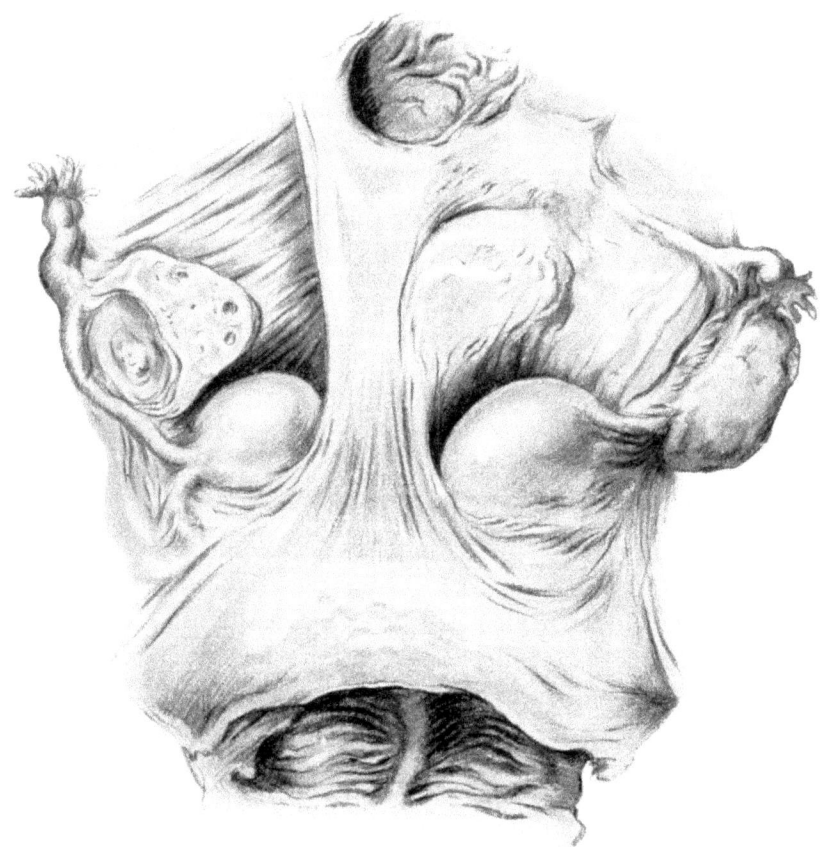

Abb. 16. Ligamentum rectovesicale. Uterus bicornis septus. Vagina septa. (Nach v. Winckel.)

Drehung aufweisen, eine Tatsache, welche Kußmaul schon bekannt war, ist nicht mit Sicherheit als ätiologischer Gesichtspunkt zu werten.

Auch in der Tatsache, daß bei der Bikornität des Uterus nicht selten ein Ligamentum recto-vesicale gefunden wird, glaubte man ätiologische Anhaltspunkte für die mangelhafte Verschmelzung der Müllerschen Fäden zu finden. Diese Bandbildung wurde als Zeichen einer mangelhaften Aufteilung der Kloake angesehen. Sowalki fand das Ligament in 5 Fällen unter 30 hierhergehörenden Fehlbildungen. Kermauner und Klaatsch halten die Persistenz des Ligaments für ätiologisch wichtig. Man kann aber auch der Auffassung sein, daß das Persistieren des Ligamentum recto-vesicale nicht die Ursache, sondern eine Begleiterscheinung ist, welche parallel mit der Genitalfehlbildung geht und durch die gleiche Schädigung bedingt ist, welche eben auch das Genitale in seiner Entwicklung beeinträchtigte (Abb. 16).

Ebenso läßt der Erklärungsversuch von Felix unbefriedigt. Er meint, daß die Ursache dieses Verschmelzungsmangels auf einer falschen Wachstumsrichtung der Müllerschen Fäden zueinander beruhe. Diese wiederum soll durch abnorme Wachstumsvorgänge in ihrer Umgebung bedingt sein.

Die Thiersch-v. Winckelsche Theorie, welche sich mit der Beeinflussung durch einen übergroßen, in das Becken hineinreichenden und die Vereinigung der Müllerschen Fäden störenden Wolffschen Körper beschäftigt, ist ebenfalls als unwahrscheinlich abgelehnt worden.

7. und 8. Uterus bicornis, Uterus introrsum arcuatus septus, subseptus, simplex. Vagina septa, subsepta, simplex.

Unter einem Uterus bicornis versteht man eine Doppelbildung der Gebärmutter, bei welcher sich an Stelle des einfachen breiten, von vorn nach hinten abgeplatteten Uteruskörpers zwei mehr oder weniger isolierte, nach oben und außen strebende walzenförmige Muskelhörner finden, die mit ihren distalen zugespitzten Enden in die Eileiter und in die Ligamenta rotunda übergehen, während die proximalen Partien unter einem spitzen, oft auch unter einem rechten oder gar stumpfen Winkel zusammentreten und an ihrem Treffpunkt einen von Peritoneum überzogenen Gewebssattel bilden. Diese Sattelstelle kann bis zur Grenze zwischen Uteruskörper und Uterushals, ja

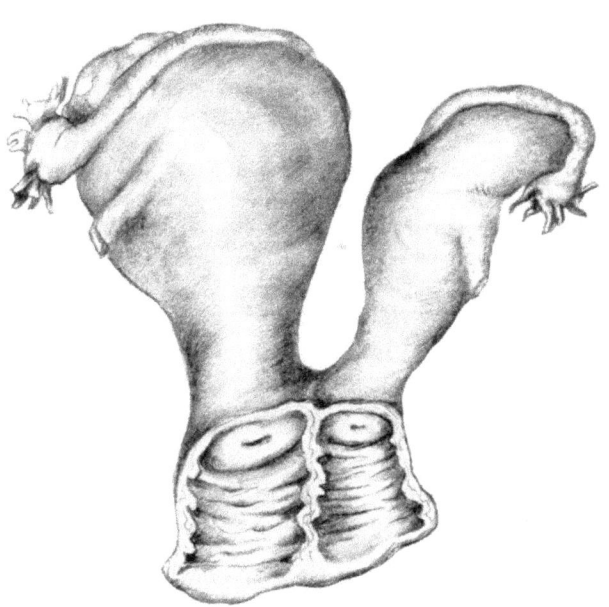

Abb. 17. Uterus pseudodidelphys myomatosus mit Vagina septa. Nach Präparat.

noch darüber hinaus fast bis zur Grenze zwischen Uterus und Scheide nach abwärts reichen. (Uterus bicornis septus bicollis, Uterus pseudodidelphys.) Die untersten Abschnitte der Halspartie formieren dann je eine besondere Portio vaginalis und umschließen natürlich auch je einen besonderen äußeren Muttermund. Die äußeren Wandungen der für sich bestehenden Collumteile sind aber bei dieser primitivsten Form des Uterus bicornis septus in der sagittalen Medianebene des Körpers fast immer direkt aneinandergelagert, oder die Scheidenteile sind wenigstens durch mehr oder weniger lockeres Bindegewebe aneinandergekettet. Ist die Scheide gleichzeitig als Doppelrohr gebildet, so liegen die beiden von einer gemeinsamen Bindegewebshülle umschlossenen Vaginalschläuche stets dicht aneinander und erscheinen nur durch ein beiderseits von Scheidenepithel überzogenes Bindgewebsseptum geschieden (Abb. 17).

Im Gegensatz zum Uterus pseudodidelphys liegen bei dem oben schon beschriebenen Uterus didelphys verus, der bei dem erwachsenen Weibe bisher nicht beobachtet wurde, nicht nur die Korpusteile, sondern auch die Halspartien der beiden Uterushörner und ebenso die beiden Scheidenrohre räumlich vollkommen voneinander getrennt, so daß sich Blase und Mastdarm zwischen die beiden isolierten Collum- und Scheidenhälften einschieben können.

Bei dem Uterus pseudodidelphys geht die Selbständigkeit der beiden Uterushälfte immerhin so weit, daß man bei der bimanuellen Untersuchung die aneinanderliegenden Halspartien, namentlich wenn die Genitalgewebe in der Schwangerschaft gelockert sind, auseinanderdrängen und das zwischen sie eingelagerte Bindegewebe als Verbindungsbrücke tasten kann. Diese Form des Uterus bicornis septus ist bei der Erwachsenen nicht so selten wie man früher glaubte.

Pfannenstiel stellte schon im Jahre 1894 eine größere Anzahl von solchen Fällen unter der nicht zutreffenden Benennung „Uterus didelphys" aus der Literatur zusammen, ohne das ganze bekannt gegebene Material zu erschöpfen. Später ist die Hemmungsbildung noch sehr oft beschrieben worden.

An der Heidelberger Klinik wurde der Uterus pseudodidelphys 4 mal gesehen, 2 mal bei Kreißenden, die eine ungestörte Schwangerschaft durchgemacht hatten und dann spontan (einmal Frucht in Steißlage) niederkamen; ein drittes Mal bei einer Kranken mit einem streptokokkenhaltigen linksseitigen Ovarialabsceß, bei der der erkrankte Eierstock per laparotomiam entfernt und obendrein das bei dem Eingriff in größerer Ausdehnung wund gewordene linke Uterushorn supravaginal amputiert wurde. Der Ovarialabsceß war nach der Ausstoßung eines viermonatlichen Abortiveies entstanden.

Der vierte an der Klinik beobachtete Uterus pseudodidelphys gehörte einer deflorierten Nullipara, bei der von anderer Seite ohne besondere Indikation das Septum vaginae operativ entfernt worden war, so daß die beiden Portiones vaginales nebeneinander in das einfache Scheidenrohr hineinragten. Beide Uterushörner waren gonorrhoisch infiziert.

Weniger häufig begegnet man der Form des Uterus bicornis septus, bei welchem die trennende Zwischenwand zwar bis zum äußeren Muttermund herabreicht, die Halsteile äußerlich aber verschmolzen oder wenigstens breit und fest aneinander geheftet erscheinen. Uterus bicornis septus bicervicalis.

Ein typischer Fall von Uterus bicornis septus bicervicalis kam in der Heidelberger Klinik bei einer 26jährigen Frau zur Beobachtung, welche 2 normale Schwangerschaften und Geburten durchgemacht hatte.

Bei der ersten Entbindung mußte der Arzt „etwas durchschneiden, damit der Kopf austreten konnte". Patientin suchte jetzt die Klinik wegen leichter Vorfallsbeschwerden auf.

Bei der Untersuchung stellt es sich heraus, daß an der vorderen prolabierten Scheidenwand, mit der sich die Blase beim Pressen stark herunterwölbt, ein breites Gewebssegel hängt, welches sagittal gestellt vom vorderen Scheidengewölbe bis zum Scheideneingang herabzieht und offenbar von der hinteren linken Scheidenwand früher scharf abgelöst wurde, da sich dort eine lange Narbe auf einem niedrigen Gewebskamm findet.

Im Scheidengrund zieht das Gewebssegel zwischen zwei breit und fest aneinanderliegenden Scheidenteilen sagittal hindurch und verliert sich dann in dem hinteren Scheidengewölbe. Der linke Muttermund ist ein kleines quergestelltes Grübchen. Das rechte Orificium ist dagegen weiter und zeigt narbige Einkerbungen. Die beiden Vaginalportionen gehen dann nach obenhin über in ein breites, scheinbar einheitliches Collum, aus welchem sich sehr deutlich zwei vollkommen getrennte Uteruskörper nach beiden Seiten stark divergierend herausentwickeln. Wegen der Vorfallsbeschwerden und der Cystocele vaginalis wurde das Gewebssegel mit einem breiten Stück der vorderen Vaginalwand reseziert und die Blase nach Ablösung von der vorderen Collumwand durch eine Raffnaht eingestülpt.

Übrigens kann die äußere Verschmelzung der beiden Müllerschen Fäden bis über den inneren Muttermund nach oben emporreichen, so daß die Bikornität erst innerhalb der Korpusabschnitte zum Ausdruck kommt, auch wenn das Septum bis zum äußeren Muttermund oder bis zum Scheideneingang herab vollkommen erhalten geblieben ist. Dann haben wir eine Form des Uterus bicornis septus vor uns, die den Übergang zum

Uterus introrsum arcuatus septus darstellt, bei welchem nur noch eine mehr oder weniger tiefreichende wellenförmige Einsenkung der mittleren Funduspartie und die zipfelförmige Ausziehung der beiden distalen Hornenden daran erinnern, daß das äußerlich schon einfach erscheinende Organ durch die allmähliche Verschmelzung der beiden Müllerschen Fäden entstanden ist, und daß nur im letzten Stadium des Verschmelzungsprozesses eine Hemmung eingetreten ist, während das Septum bis zum äußeren Muttermund oder bis zum Scheideneingang erhalten blieb (Abb. 18).

Die persistierende Zwischenwand kann sich bei dem Uterus bicornis ebenso wie bei dem Uterus introrsum arcuatus auch in anderen Formen präsentieren. So kommt es vor, daß, wenn auch die äußere Verschmelzung der beiden Hörner in weitgehendem Maß

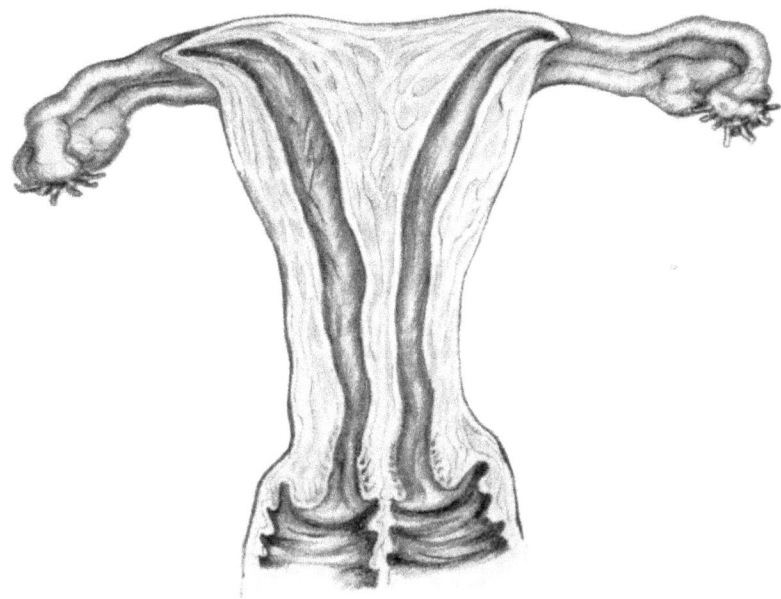

Abb. 18. Uterus introrsum arcuatus septus. Vagina septa. Schematisch.

ausgeblieben ist und die Sattelstelle bis in das Collum hinunterreicht, dennoch die unterste Partie des Uterusseptums eingeschmolzen ist. Dann haben wir es mit der primitivsten Form des Uterus bicornis subseptus, dem Uterus bicornis uniforis zu tun. Bei einer etwas weiter fortentwickelten Form des Uterus bicornis subseptus erreicht das untere Septumende gerade noch die innere Muttermundsgegend. Die Zweihörnigkeit reicht dann natürlich nicht ganz bis zu dieser Stelle herab. Collum und Halskanal sind einfach. Uterus bicornis unicollis (Abb. 19 u. 20). Eine andere seltene Form des Uterus bicornis subseptus liegt vor, wenn ausnahmsweise das Septum in der Cervix erhalten geblieben, in dem doppelhörnig gebliebenen Uteruskörper aber teilweise geschwunden ist. (Uterus bicornis subseptus bicervicalis.)

Springt das sagittal gestellte Septum von der flachen Sattelstelle aus als keilförmiger Wall nur so weit in die Uteruskörperhöhle vor, daß zwischen dem unteren Rande des Gewebskeiles und dem inneren Muttermund ein Teil der Körperhöhle einfach erscheint, ist also die äußere Verschmelzung der beiden Müllerschen Fäden nur in der oberen Korpushälfte ausgeblieben, das Septum aber fast ganz geschwunden, so haben wir den Uterus bicornis simplex oder unicorporeus vor uns.

Alle aufgezählten Variationen des Septums trifft man gelegentlich auch bei der am weitesten ausgebildeten Form des Uterus bicornis, dem ziemlich oft vorkommenden Uterus introrsum arcuatus und unterscheidet demnach den Uterus introrsum arcuatus septus, subseptus und simplex (Abb. 18 u. 21).

Eine sehr seltene und praktisch deshalb unwichtige besondere Form des Uterus bicornis, die in ihrem Ausbildungsgrade dem Uterus introrsum arcuatus nahesteht, ist

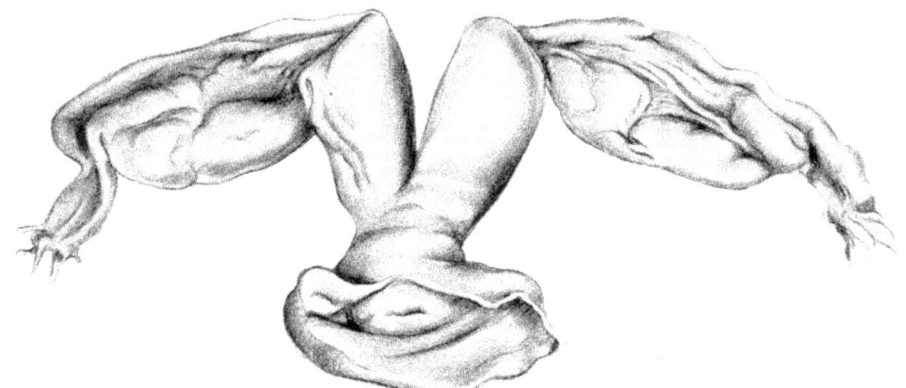

Abb. 19. Uterus bicornis unicollis. Vagina simplex. Große Ovarien. Nur vereinzelte Ovulationsnarben. Nach Präparat.

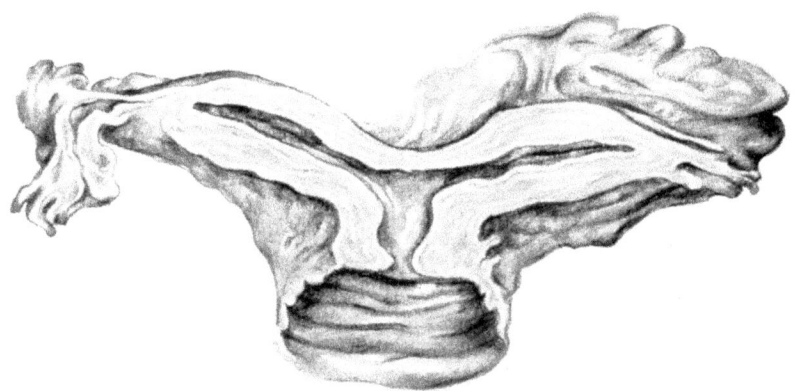

Abb. 20. Uterus bicornis unicollis. Vagina simplex. Nach Präparat.

der Uterus incudiformis. Die Bikornität beschränkt sich bei ihm auf die obersten Korpusabschnitte. Die beiden Hornenden divergieren aber so stark, daß die Gewebsstelle, an der sich sonst die Einsattelung befindet, mit den horizontal nach außen verlaufenden medialen Hornwänden und mit den distalen Hornenden und demnach auch mit den uterinen Eileitermündungen in gleicher Höhe liegt. Die Gebärmutter erinnert in ihrer dreizipfligen Form mit dem flachen, breiten Pseudofundus an einen Amboß. Daher der Name. Diese Form der Fehlbildung wird jedoch nicht allgemein anerkannt. So glaubt Kermauner nicht an ihre Existenz, sondern meint, daß es sich um schlecht aufbewahrte Präparate handele (Abb. 22).

Einige anatomische Einzelheiten, durch welche die verschiedenen Formen der Hemmungsbildung ausgezeichnet sein können, sind noch kurz zu streifen.

Bei manchen, aber nicht bei allen Fällen von Uterus bicornis findet man, wie oben schon erwähnt ist, zwischen den beiden Hörnern eine Bauchfellfalte, die sich mehr oder weniger hoch über das Niveau der Sattelstelle erhebt und in sagittaler Richtung von vorn nach hinten über die Einsattelung hinzieht. In der vorderen oberen Kante dieser Falte kann ein Stück des Urachus verlaufen. Diese peritoneale Duplikatur, das schon geschilderte Ligamentum recto-vesicale, umgreift vorn mit seinen sich entfaltenden Lamellen die Hinterwand der Blase, hinten in der gleichen Weise die Vorderwand des Rectums, und

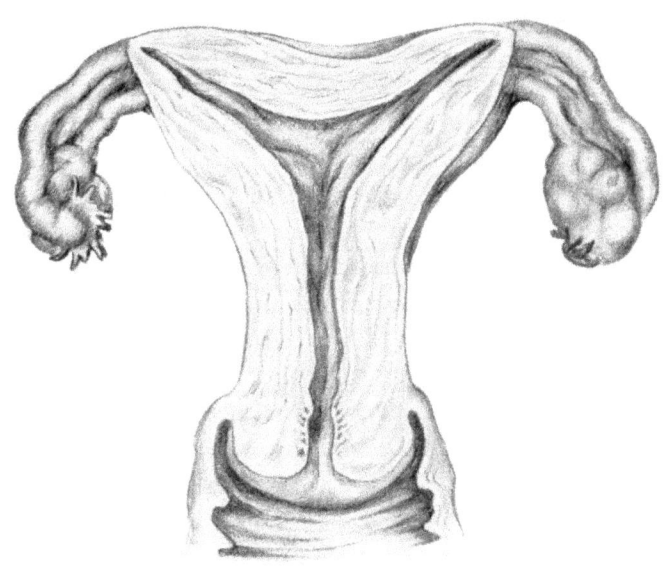

Abb. 21. Uterus introrsum arcuatus simplex. Vagina simplex. Schematisch.

schlägt sich seitlich auf die beiden divergierenden Uterushörner über. (S. Abb. 16.)

Die Entwicklung der Muskelsubstanz ist nach Kußmauls Angaben in beiden Hörnern des Uterus bicornis symmetricus in der Regel eine ebenso gute wie in einem normalen,

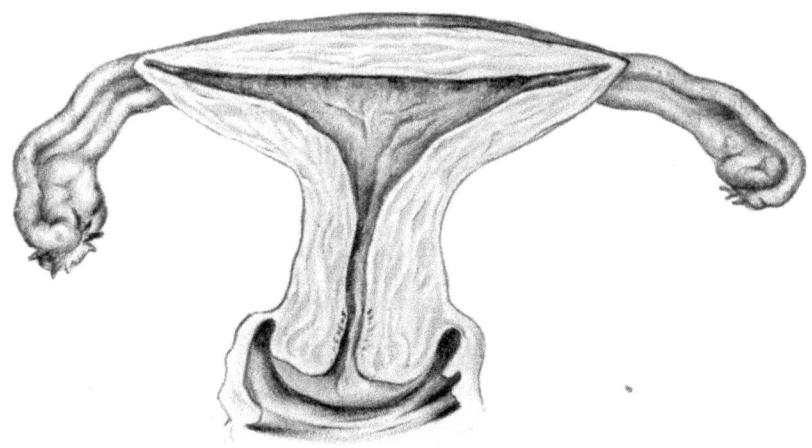

Abb. 22. Uterus incudiformis. Schematisch.

einfachen Uterus. Doch ist von anderer Seite verschiedentlich über eine auffallend schwache Muskulatur, besonders in den konvexen medialen Wandteilen und in den Funduspartien berichtet worden. Beide Hornhöhlen pflegen von einer funktionstüchtigen Mucosa vollkommen ausgekleidet zu sein.

Die Scheide kann bei allen Formen des Uterus bicornis durch ein Septum total oder partiell geteilt, aber auch einfach sein. Selten kommt es vor, daß das Septum vaginae seitlich von der doppelten Portio vaginalis im lateralen Scheidengewölbe entspringt, so daß beide Orificia externa uteri in ein und dieselbe Scheidenhälfte einmünden, während die andere Rohrhälfte bis nach oben zu spitz und schließlich blind endigt. Gewöhnlich findet man dann im Septum vaginae ein kleineres oder größeres Fenster, durch welches die beiden Scheidenrohre miteinander kommunizieren. Man hat übrigens bei dieser extramedianen Anheftung des Septums im Scheidengrund auch das untere Ende der oben blind endigenden oder auch das untere Ende der den doppelten Muttermund aufnehmenden anderen Scheidenrohrhälfte verschlossen gefunden.

Zuweilen ist die Zwischenwand nur noch in der unteren, manchmal aber auch nur in der oberen Hälfte der Scheide nachweisbar, oder es sind im vorderen oder hinteren Scheidengewölbe oder auch an den Columnen der Scheidenwände nur noch faltenartige Reste des Septums übrig geblieben.

Daß die beiden Scheidenrohrhälften vielfach ungleich weit sind, wurde schon betont.

Die äußeren Geschlechtsteile sind bei dem Uterus bicornis nach Kußmauls Angaben nur ausnahmsweise, und zwar dann mangelhaft entwickelt, wenn die beiden Uterushörner und die Scheidenrohre ebenfalls eine ausgesprochene Hypoplasie aufweisen.

Der Hymen ist auch bei Verdoppelung der Scheide fast immer einfach. Tuben und Ovarien zeigen so gut wie nie Abweichungen von der Norm.

Eine bemerkenswerte anatomische Eigentümlichkeit ist von Kußmaul und Pfannenstiel mehrfach bei Individuen mit Uterus bicornis festgestellt worden, nämlich eine auffallende Breite des ganzen Körpers, insbesondere des Gesichtes und der Hüften (des Beckens). Hierauf stützen sich die oben schon besprochenen, von Rokitansky, R. Meyer und anderen Autoren ausgesprochenen Gedankengänge bezüglich der Ätiologie dieser Mißbildungen.

Die klinische Wertigkeit des Uterus bicornis ist eine sehr schwankende. Oft scheint die Hemmungsbildung völlig bedeutungslos zu sein. Die Funktionen des anatomisch von der Norm doch weit abstehenden Genitalapparates sind dann in keiner Weise verändert. So sehen wir, daß das Geschlechtsleben durch die gedoppelte Scheide nicht beeinträchtigt wird, und daß der Menstruationsprozeß sich bei den verschiedenen Formen des Uterus bicornis genau so abspielt wie bei dem einfachen normalen Uterus. Das Periodenblut fließt gewöhnlich gleichzeitig aus beiden Gebärmutterhälften heraus. Doch soll auch eine alternierende Blutausscheidung aus den beiden Hörnern vorkommen. Nur ausnahmsweise klappt einmal, wenn beide Hörner in ein und derselben Menstruationsphase bluten, die eine Hälfte nach, so daß eine Verlängerung oder ein erneutes Einsetzen der Blutausscheidung zu verzeichnen ist.

Menstruelle Störungen haben beim Uterus bicornis stets dieselbe Pathogenese und Symptomatologie wie bei dem einfachen Uterus. Hämatometrabildung infolge von orificialer oder cervicaler Atresie scheint allerdings beim Uterus bicornis in der Form der Hämatometra lateralis häufiger vorzukommen wie bei dem einfachen Uterus.

Aus zahlreichen Berichten über Geburten bei dem Uterus bicornis geht hervor, daß die Konzeptionsfähigkeit durch die Hemmungsbildungen im allgemeinen nicht beeinträchtigt ist.

Doch sah Eymer an der Heidelberger Frauenklinik eine Patientin, welche bei Uterus bicornis mit doppelter Scheide über Kinderlosigkeit klagte. Bei den Kohabitationen wurde offenbar die rechte Scheide bevorzugt, zu der das kleinere Horn gehörte. Bei Benutzung der linken Scheide trat sehr bald eine Schwangerschaft ein.

Schwangerschaften und Geburten verlaufen beim Uterus bicornis vielfach ohne jede Abweichung von der Norm.

Unter vielen anderen Fällen von doppelhörnigem Uterus mit wiederholten regelrechten Schwangerschaften und Geburten erwähnt Kußmaul einen Fall, bei welchem das mißbildete Organ 17 Kinder geboren hatte.

Auch glückliche Zwillingsgeburten sind wiederholt bei der Hemmungsbildung vorgekommen. Danach scheint die Nestbildung im Uterus bicornis in der Regel ungestört vor sich zu gehen und die Leistungsfähigkeit der Uterushörner als Fruchthalter im allgemeinen ausreichend zu sein. Kußmauls Ansicht über diesen Punkt, der sich auch die neueren Autoren anschließen, geht dahin, daß die verschiedenen Formen des doppelhörnigen Uterus im allgemeinen durchaus fähig sind, Früchte bis zur vollen Reife zu tragen.

Ist eine Schwängerung erfolgt, so kommt es sehr bald an dem ganzen Genitalapparat zu typischen Graviditätsveränderungen. Es ist etwas Exzeptionelles, wenn das nicht geschwängerte Horn noch mehrere Male oder gar während der ganzen Graviditätszeit weiter menstruiert. Manche Autoren bestreiten überhaupt die Möglichkeit dieser Erscheinung.

Beide Hörner, im besonderen Maße natürlich das geschwängerte, werden infolge der vermehrten Blutzufuhr und durch die einsetzende Muskelhypertrophie bald voluminöser. Vom 3. Schwangerschaftsmonat an richtet sich das gravide Horn mehr und mehr aus seiner seitlichen Deviation in die Höhe und nähert sich der Mittellinie des Beckens, um dann ungehindert in die Bauchhöhle emporzusteigen. Dabei bildet sich an dem schwangeren Horn ein muskelreicher Fundus aus, der sich kuppelförmig rundet.

Durch diese anatomischen Veränderungen des geschwängerten Hornes werden die Vorbedingungen für eine günstige Lage der Frucht und für einen physiologischen Geburtsverlauf geschaffen.

Auch in dem nicht geschwängerten Horn wandelt sich die Schleimhaut in eine Decidua um, welche gewöhnlich in den ersten Tagen des Wochenbetts, seltener schon intra partum ausgestoßen wird.

Bereits in den ersten Schwangerschaftsmonaten lagert sich das nicht gravide Horn eng dem wachsenden geschwängerten Horn an und wird in der Regel von diesem mit aus dem kleinen Becken in die Bauchhöhle emporgehoben. Nur ausnahmsweise bleibt die nicht gravide Uterushälfte in seitlicher Deviation oder auch in retrovertierter Lage in der Beckenhöhle zurück und kann dann später ein ernstes Geburtshindernis darstellen.

So berichten Dougall und Phillips, daß in mehreren Fällen das nicht schwangere Horn im Becken eingekeilt lag und ein nur durch den Kaiserschnitt zu überwindendes Geburtshindernis bildete.

Gleiche Beobachtungen schildern Edward und Potocki. Letzterer konnte an dem im Becken eingekeilten nicht schwangeren Uterushorn eine synchrone Wehentätigkeit mit Eröffnung des Muttermundes feststellen.

Wie nicht anders zu erwarten war, hat eine statistische Zusammenfassung ergeben, daß nach erfolgter Schwängerung das linke Horn des Uterus bicornis ebensohäufig das Ei birgt wie das rechte.

Wiederholt sich eine Schwangerschaft bei ein und demselben Individuum mit doppelhörniger Gebärmutter, dann sitzt das Ei gewöhnlich wieder in derselben Hälfte, in der die erste Nestbildung stattgefunden hatte. Diese scheinbare Vorliebe des imprägnierten Eies für das eine Horn ist unzweifelhaft dadurch bedingt, daß bei der Kohabitation immer wieder das gleiche Scheidenrohr benutzt wird, namentlich wenn es durch den Austritt einer ausgetragenen Frucht besonders wegsam geworden ist. Doch hat man auch klinische und anatomische Beweise dafür, daß beide Hörner eines Uterus bicornis alternierend konzipiert, ausgetragen und geboren haben.

In seltenen Fällen kann freilich ein Kind in einem Horn absterben und retiniert werden, während das andere Horn wieder schwanger wird. So berichten Lauwers und Daels, daß sie bei einem Uterus bicornis in dem einen Horn ein lebendes Kind fanden, während das andere Horn eine vor 11 Monaten abgestorbene Frucht barg.

Unter den zahlreichen in der Literatur niedergelegten Berichten über günstig abgelaufene Geburten beim Uterus bicornis befinden sich, wie schon erwähnt wurde, auch solche über Zwillingsgeburten.

Nach einer Zusammenstellung von Beckmann sollen bei Uterus bicornis Zwillingsgraviditäten sogar gehäuft vorkommen. Während bei normalem Uterus das Verhältnis der Mehrlings- zur Einlingsschwangerschaft 1:80 ist, findet man nach Beckmann bei gedoppeltem Uterus Zwillingsschwangerschaften in 12,5% aller Graviditäten.

Ist eine Zwillingsschwangerschaft eingetreten, so sitzen gewöhnlich beide Früchte in ein und demselben Horn. Es sind aber auch einige Fälle von Zwillingsschwangerschaft im doppelhörnigen Uterus bekannt geworden, bei denen jedes Horn ein Ei enthielt. Bei fast allen diesen Fällen kam unter annähernd gleichzeitiger Ausstoßung der beiden Früchte eine frühzeitige Unterbrechung der Schwangerschaft zustande. Erreicht aber unter solchen Umständen die Schwangerschaft ihr normales Ende, so werden in der Regel auch die beiden Früchte kurz nacheinander geboren. Einige Male ist es vorgekommen, daß das eine Horn den einen Zwilling frühzeitig ausstieß, während das andere Horn den anderen Zwilling annähernd bis an das normale Schwangerschaftsende weitertrug.

Kußmaul führt einen sehr interessanten Fall von Uterus bicornis mit Zwillingsschwangerschaft an, bei welchem die beiden angeblich ausgetragenen Feten, von denen je einer für sich in einem Uterushorn saß, zu weit auseinanderliegenden Zeitterminen geboren wurden. Bei solcher Sachlage liegt die Annahme einer Superfetation nahe, doch darf man bei der Beurteilung des merkwürdigen Ereignisses nicht vergessen, daß die von Kußmaul referierten Fälle aus älterer Zeit stammen und daher einen etwas unsicheren historischen Boden haben. Außerdem steht längst fest, daß sowohl eineiige wie auch zweieiige Zwillinge, die annähernd gleichzeitig geboren werden, recht bedeutende Gewichts- und Größenunterschiede aufweisen können, und daher die Annahme einer Superfetation auch bei der zeitlich weit auseinanderliegenden Geburt von Zwillingen mit ungefähr gleicher körperlicher Entwicklung immer eine sehr gewagte Sache ist.

Hierher gehört auch ein Fall von Kirchbach. Beide Hörner eines Uterus bicornis unicollis bargen eine Schwangerschaft. Die Geburt beider Kinder lag 8 Tage auseinander.

Die Längenmaße der Früchte betrug 45 resp. 48 cm. Auch hier handelt es sich wohl nicht um eine Superfetation, sondern um eine Retention des zweiten Zwillings, eine Beobachtung, welche in seltenen Fällen, auch bei Zwillingsschwangerschaft im nicht mißbildeten Uterus gemacht werden kann.

Bei der Bikornität des Uterus wird man wohl ebensogut wie bei dem einfachen Uterus daran festzuhalten haben, daß nach eingetretener Konzeption die Ovulation ruht.

Das Befinden der Frauen mit Uterus bicornis verhält sich während der Schwangerschaft in keiner Weise anders wie bei Frauen mit einfacher Gebärmutter.

Da das geschwängerte Horn sich in der Regel allmählich gerade aufrichtet und schließlich mit seiner Längsachse völlig in die Mittellinie des Körpers tritt, liegt die Frucht auch meist in Längslage, und zwar in Kopflage. Und da zu dem Uterus bicornis oft ein besonders breites Becken gehört, ist der Geburtsverlauf häufig auffallend leicht. Die Bildungshemmung wird deshalb von der geburtsleitenden Person gar nicht entdeckt. Und so kann es, wenn man noch die Tatsache in Rechnung stellt, daß die Funktionen des nicht schwangeren Uterus bicornis in jeder Beziehung mit den physiologischen Funktionen des nicht graviden einfachen Uterus kongruent zu sein pflegen, eigentlich gar nicht wunderlich erscheinen, daß man der Hemmungsbildung eine untergeordnete klinische Bedeutung beigemessen hat und sie auch jetzt noch, wenn sie rein zufällig entdeckt wird, keiner besonderen Therapie würdigt, sondern sie nur als anatomisches Kuriosum betrachtet. Und doch sind, wenn man genaue Aufstellungen darüber macht, Abweichungen vom normalen Schwangerschaftsverlauf, besonders aber vom normalen Geburtsverlauf, bei den verschiedenen Formen des Uterus bicornis unzweifelhaft häufiger wie bei der einfachen Gebärmutter, auch dann, wenn beide Uterus- und Scheidenhälften anscheinend gleichmäßig gut ausgebildet sind.

Besonders bemerkenswert erscheint die Tatsache, daß diese Abweichungen von der Norm sich bei Einzelfällen fast regelmäßig wiederholen. Dadurch dokumentiert die interessante Hemmungsbildung eben doch in unzweideutiger Weise ihre pathologische Dignität. So berichtet Grabel, daß bei derselben Frau mit Uterus bicornis 7mal wegen Querlage operative Eingriffe notwendig wurden; v. Klein beobachtete einen gleichen Fall, in dem 6mal aus gleicher Indikation eingegriffen werden mußte.

Kußmaul, der, wie schon erwähnt ist, die weitgehende funktionelle Kongruenz des normalen einfachen und des doppelhörnigen symmetrischen Uterus ausdrücklich hervorhebt, gibt auch zu, daß viele der Geburtsstörungen, welche man bei dem Uterus bicornis immer wieder zu beobachten Gelegenheit hat, in der fehlerhaften Bildung der Müllerschen Fäden selbst begründet seien. Im Gegensatz zu Rokitansky bestreitet er aber, daß die Hemmungsbildung besonders häufig zu einer vorzeitigen oder frühzeitigen Unterbrechung der Schwangerschaft Veranlassung gebe. Wertheim schließt sich wieder mehr der Rokitanskyschen Anschauung an und hebt hervor, daß eine vorzeitige oder frühzeitige Unterbrechung der Schwangerschaft beim Uterus bicornis doch wesentlich häufiger sei, als man bis vor kurzem angenommen habe. Nach Duning komme es in 23,6% der Fälle zum Abort, und von den 26 Graviditäten, die in Pfannenstiels 12 Fällen von Uterus pseudodidelphys vorkamen, hätten 11 durch Abort resp. Frühgeburt geendet. Doch sei bei der Beurteilung dieser Frage zu berücksichtigen, daß bei der Schwere der Diagnose bei vorgeschrittener Schwangerschaft oder sub partu in einer nicht unbedeutenden Zahl von hierhergehörigen abnormen Fällen die Sachlage gar nicht erkannt werde.

Dieser Punkt ist zweifellos sehr wichtig. Denn dem Geburtshelfer kommen vorwiegend solche Fälle von Uterus bicornis unter die Hände, bei denen schon in der Schwangerschaft oder auch erst bei der Geburt Unregelmäßigkeiten auftreten. Das von Kußmaul verwertete Material entstammt aber zum großen Teil dem Sektionsraum. Es gehört einer Zeit an, in der das Puerperalfieber auch solche Wöchnerinnen in großer Zahl auf den Obduktionstisch brachte, die eine normale Entbindung durchgemacht hatten. Kußmaul war daher in der Lage, die Bedeutung dieser Frage an der Hand von mehr zufällig entdeckten Fällen von Uterus bicornis zu studieren. Vielleicht steht er deshalb mit seiner Anschauung den tatsächlichen Verhältnissen doch näher, wie Rokitansky und Wertheim annehmen.

Mag diese Frage nun im Kußmaulschen oder im Rokitanskyschen Sinn entschieden werden, auf alle Fälle steht fest, daß die Hemmungsbildung eine große pathologische Dignität besitzen kann, für deren Nachweis man gar nicht allein auf ihre kausale Beziehung zur vorzeitigen und frühzeitigen Schwangerschaftsunterbrechung angewiesen ist, die sich vielmehr auch aus anderen, offensichtlich durch die Hemmungsbildung selbst bedingten Schwangerschafts- und Geburtsstörungen mit Sicherheit ableiten läßt.

So bildet, wie schon erwähnt wurde, gelegentlich die nicht geschwängerte Hälfte des zweihörnigen Uterus, die in ihrer seitlichen Deviation oder auch in Retroversion innerhalb des kleinen Beckens liegen blieb, ebenso wie ein im kleinen Becken eingekeilter Ovarialtumor, am Ende der Gravidität ein schweres Geburtshindernis. Löhlein erlebte eine durch diese Komplikation veranlaßte Ruptur des schwangeren Hornes.

Auch die Möglichkeit der Incarceration des von Hause aus stark nach der Seite verlagerten und sich nicht aufrichtenden schwangeren Hornes zeigt die pathologische Bedeutung der Hemmungsbildung in unzweideutiger Weise.

Nach Rokitansky und Wertheim beruht die größere Neigung des Uterus bicornis zur vorzeitigen oder frühzeitigen Schwangerschaftsunterbrechung in erster Linie auf der schwachen Entwicklung der Muskelsubstanz in den Wandungen, speziell in den Fundusteilen des geschwängerten Hornes. Wertheim meint, die muskelschwache Wand werde durch das wachsende Ei stark verdünnt, dadurch werde dann weiterhin die vorzeitige Ausstoßung des Eies hervorgerufen. Als Belege für diese Auffassung führt er einige Fälle aus der Literatur an, bei denen die eine Uterushälfte, die angeblich besser ausgebildet war, in der Regel austrug, während die schwächer entwickelte Hälfte stets abortierte.

Daß die Verdünnung der Hornmuskulatur eine vorzeitige Ausstoßung des Eies mit sich bringen soll, ist nicht leicht zu begreifen. Vielleicht denkt Wertheim daran, daß infolge einer frühzeitigen Erschöpfung der verminderten Kapazität der Hornhöhle die an sich schon dünne Wand so stark ausgezogen wird, daß die Zirkulationsverhältnisse leiden und die Nahrungszufuhr zu dem wachsenden Ei zu gering wird. Verständlicher erscheint die Vorstellung, daß ein in toto hypoplastisches Horn eine schlecht entwickelte, dünne Schleimhaut enthält, die zur Nestbildung nicht tauglich ist, weil sie nur mangelhaft decidual reagiert. Die Eizotten dringen infolgedessen bald bis zur Muskelsubstanz vor, veranlassen durch die Muskelauffaserung Kontraktionen und leiten dadurch die vorzeitige oder frühzeitige Ablösung des Eies ein.

Im ganzen gewinnt man den Eindruck, daß die beiden Endformen der Hemmungsbildung, die primitivste Form einerseits, also der Uterus pseudodidelphys, und die am meisten ausgebildete Form andererseits, der Uterus introrsum arcuatus simplex, die wenigsten Störungen und Komplikationen sowohl in der Schwangerschaft wie auch während der Geburt mit sich bringen, daß aber die zahlreichen Zwischenformen, besonders diejenigen, bei denen das sagittal gestellte Septum nur bis in die Gegend des inneren Muttermundes oder nicht einmal so tief herabreicht, für die Ansiedlung und Fortentwicklung des Eies weniger geeignet sind.

Je unkomplizierter die Form der Fuchthalterhöhle ist und je selbständiger und unabhängiger von der anderen Hälfte bei durchgehendem Septum das geschwängerte Horn arbeiten kann, um so ungestörter ist der Verlauf der Schwangerschaft und der Geburt.

Eine sehr folgenschwere Komplikation, die auch schon in der Schwangerschaft ohne alle Vorzeichen, allerdings nur bei besonderer körperlicher Anstrengung, vorgekommen sein soll, ist die spontane Zerreißung und Durchlochung des Uterus, die an der medialen konvexen Fläche des Hornes in der Nähe des distalen Endes einzutreten pflegt. Inwieweit bei diesem Ereignis eine mangelhafte deciduale Reaktion der Hornschleimhaut und eine Destruktion der dünnen Muskulatur durch die chorialen Bestandteile des Eies oder auch andere Faktoren, wie Überdehnung der konvexen muskelarmen Wand des stark nach der Seite deviierten Hornes, oder ein bei der körperlichen Anstrengung wirkender Zug des Ligamentum recto-vesicale als ätiologische Momente in Betracht zu ziehen sind, das müssen erst weitere exakte Beobachtungen und Analysen lehren.

Über einen sehr merkwürdigen Fall berichtete seinerzeit Calmann in der Nordwestdeutschen Gesellschaft für Gynäkologie. Er konnte eine akut auftretende Achsendrehung eines schwangeren Hornes bei Uterus bicornis beobachten. In wenigen Stunden vergrößerte sich das Horn infolge vorzeitiger Placentarlösung und Blutung in das Lumen um das Doppelte seines Umfanges. Bei der Laparotomie fand sich reichlich Blut in der Bauchhöhle, welches aus dem geplatzten Peritonealüberzug des Uterushornes stammte. Das Horn wurde amputiert. — Auch Polano beschreibt die Drehung eines graviden Hornes um 80°. Entbindung durch Kaiserschnitt. — Eine weitere, wohl nicht häufig beobachtete Komplikation in der Schwangerschaft sah Jackson. Bei einem Uterus bicornis lag das gravide Horn hinten im Becken. Es kam zur Kompression des Darmes mit allen Erscheinungen des Ileus. Das Horn wurde nach Laparotomie von oben entleert.

Die Störungen, welche beim Uterus bicornis während des Geburtsverlaufes auftreten können, sind mannigfacher Natur. Häufig sieht man Geburtsverzögerungen infolge von primärer Wehenschwäche. Auch über Zerreißungen der Cervix und der Scheide und des sagittal gestellten Septums mit mehr oder weniger heftigen Blutungen nach außen ist verschiedentlich berichtet worden. Weitere wiederholt beobachtete Geburtskomplikationen sind gewesen: Schieflagen der Frucht (s. oben), spontane oder violente Uterusrupturen (darunter die sog. Sattelrupturen), Störungen in der Ablösung der Placenta und infolgedessen Blutungen während der Nachgeburtsperiode, endlich angeblich auch starke atonische Nachblutungen nach Ausstoßung der Placenta.

Eine Zusammenstellung und Besprechung derartiger Komplikationen bringt Bertlich aus der Heidelberger Universitäts-Frauenklinik. Auch Ubbens beschäftigt sich in einer Dissertationsarbeit mit diesen Fragen. Ebenso Johannsen, der nach glattem Geburtsverlauf verzögerte Placentarlösung mit starker Blutung beobachtete und zur manuellen Entfernung der Nachgeburt gezwungen war. Das gleiche berichtet G. Wegener. Durlacher sah habituelle Frühgeburten.

Diese verschiedenen Regelwidrigkeiten werden auf folgende in der Hemmungsbildung selbst begründete Momente zurückgeführt: Hypoplasie der Hornmuskulatur besonders in dem Fundusabschnitt, hypoplastischer Bau und dadurch bedingte Enge und Rigidität des Uterushalses und der Scheide, Verlegung der Geburtswege durch Septumbildung in der Cervix und der Vagina, seitliche Abweichung der Längsachse des Hornes von der Längsachse des Körpers und dadurch bedingte ungünstige Richtung des Fruchtachsendruckes, partielle Verlegung des Beckeneinganges durch das Ligamentum recto-vesicale, komplizierte Form der Uterushöhle, Verlängerung der Querachse des Cavum uteri (Uterus arcuatus und Uterus bicornis subseptus, simplex), Entwicklung der Placenta auf dem muskelarmen dünnen Septum und endlich ungleiche Innervation der beiden Uterushälften.

Ob und inwieweit die zusammengestellten einzelnen Momente tatsächlich für die bei dem Uterus bicornis sich öfters wiederholenden Geburtsstörungen verantwortlich zu machen sind, darüber herrscht noch keine volle Übereinstimmung. Eine eingehendere Kritik ihrer Bedeutung findet man in dem bekannten Kußmaulschen Werk und in dem von Wertheim bearbeiteten Abschnitt über Schwangerschaft und Geburt bei Mißbildungen des Uterus im Handbuch für Geburtshilfe von v. Winckel, ebenso in dem von Kermauner geschriebenen Kapitel über die Mißbildungen im Handbuch von Halban-Seitz.

Auf den Verlauf des Wochenbettes kann der Uterus bicornis nur insofern einen Einfluß ausüben, als die bei ihm häufigen Geburtskomplikationen die Frequenz der geburtshilflichen Eingriffe steigern. Man wird daher während des Geburtsaktes häufiger Verletzungen und wohl auch häufiger Infektionen zustande kommen sehen.

Nagel meint, es sei leicht erklärlich, daß ein mißbildeter Uterus sich nicht so schnell zurückbilde wie ein normaler. Störungen des Wochenbettes seien daher aus dieser Ursache zu erwarten. Bei einer Reihe von Wöchnerinnen mit Uterus bicornis, bei welchen an der Heidelberger Klinik das Puerperium und die Rückbildung des Genitalapparates verfolgt werden konnte, wurde eine Verzögerung der Involution nicht beobachtet. Immerhin ist eine schlechte Rückbildung des inneren Genitalapparates beim Uterus bicornis wohl etwas häufiger zu erwarten wie bei dem normalen einfachen Uterus, weil bei ihm Geburtskomplikationen und damit puerperale Infektionen häufiger vorkommen.

Abgesehen von den bisher beschriebenen Komplikationen im Verlauf der Schwangerschaft, der Geburt und des Wochenbettes, sind auch Schädigungen des Kindes im Sinne der Mißbildung beobachtet worden. So beschreibt Kalmanowitsch ein Kind, welches bei Uterus bicornis bicollis in Steißlage geboren war. Man fand starke Flexionsstellung beider Oberschenkel mit heftiger Contractur in den Hüftgelenken, abnorme Stellung und Haltung der Füße und Kniee, Hyperpronation der rechten Hand und Mikrognatie. Über einen ähnlichen Fall berichtet Werner. Er beobachtete die Geburt eines Kindes mit hochgradiger Skoliose, Asymmetrie des Schädels, Zwangshaltung aller Extremitäten, unvollständiger Amputation des Vorderarmes und Klumpfüßen. Ob in beiden Fällen eine abnorme Lagerung des graviden Hornes mit Raumbeengung als ätiologisches Moment in Betracht kommt, ist durchaus unsicher.

Die Diagnose der verschiedenen Formen des Uterus bicornis und des Uterus introrsum arcuatus kann sehr leicht, aber auch recht schwer sein.

Eine zielbewußte Diagnosenstellung kommt bei diesen Hemmungsbildungen nicht allzuhäufig in Frage. Immerhin wird man bei Frauen, in deren Anamnese sich Angaben über Coitusbeschwerden, über habituelle vorzeitige und frühzeitige Unterbrechung der Schwangerschaft, ferner über öfter sich wiederholende pathologische Fruchtlagen oder über habituelle Störungen bei der Nachgeburtsablösung und gewohnheitsmäßig aufgetretene starke Nachgeburtsblutungen finden, unter anderem auch an die Möglichkeit einer Bikornität des Uterus mit oder ohne Schwund des Septums zu denken und die Untersuchung des Genitalapparates entsprechend einzurichten haben.

Auch bei sehr heftigen menstruellen Koliken sollte immer die Möglichkeit einer Doppelbildung des Genitalkanals erwogen werden, weil die Atresie einer Uterushälfte zweifellos häufiger vorkommt wie die Atresie des vollentwickelten einfachen Organes.

Fehlen aber in der Anamnese alle Anhaltspunkte, die auf die Hemmungsbildung hindeuten, so kann die Diagnosenstellung eigentlich nur eine zufällige sein; und so kommt es naturgemäß sehr häufig vor, daß die Hemmungsbildung übersehen wird.

Die Zufälligkeitsdiagnose wird bei dem Uterus bicornis und dem Uterus introrsum arcuatus vor allen Dingen vermittelt durch das Vorhandensein eines vaginalen Septums, mit welchem ausnahmsweise auch eine doppelte Anlage des Hymenalkranzes verbunden ist.

Wenn es auch absolut sichergestellt ist, daß eine vollkommene Verdoppelung der Scheide durch ein vom Introitus vaginae bis an den äußeren Muttermund hinaufreichendes Septum auch beim einfachen normal entwickelten Uterus vorkommt, eine isolierte Hemmungsbildung der Scheide, welche durch die Benennung Uterus foras arcuatus cum vagina septa charakterisiert ist und deren Existenz früher vielfach angezweifelt wurde, so weiß man doch ebenso sicher, daß diese isolierten Scheidenverdoppelungen seltene Ausnahmefälle darstellen, und daß man das Recht hat, bei dem Nachweis einer Vagina septa oder subsepta zunächst immer an das Vorhandensein einer Verdoppelung des Uterus zu denken.

Diese Ideenverknüpfung kann allerdings den Diagnostiker auch falsch leiten. So wurde von uns bei einem virginellen Mädchen, bei dem eine Partie des Scheidenrohres durch ein kurzes, sagittal gestelltes Septum so geteilt war, daß unmittelbar oberhalb des proximalen Septumrandes eine einfache kleine Portio vaginalis in einen einfachen flachen Scheidengrund hineinragte, deshalb eine Verdoppelung des Uteruskörpers mit Hämatometrabildung in dem atretischen Horn angenommen, weil außer der Scheidenverbildung neben dem seitwärts verschobenen Uteruskörper ein prall-elastischer, eiförmiger Tumor nachweisbar war, der durch einen breiten Stiel mit dem seitlich deviierten Uterus zusammenhing, und weil obendrein heftige menstruelle Koliken bestanden. Bei der Laparotomie stellte es sich aber heraus, daß der Tumor eine Parovarialcyste und der Uterus einfach war.

Die anatomischen Verhältnisse der beiden Scheidenrohre sind manchmal so kompliziert, daß man das Septum zunächst gar nicht aufzufinden vermag. Der vorkommenden Varietäten wurde oben schon kurz gedacht.

Wer grundsätzlich vor jeder inneren Untersuchung eine genaue Inspektion der äußeren Genitalien und des Scheideneinganges vornimmt, eine Untersuchungsmethode, die bei der Häufigkeit der infektiösen Geschlechtskrankheiten jeder inneren digitalen Untersuchung schon aus persönlichem Gesundheitsinteresse vorausgeschickt werden sollte, dem wird so leicht eine augenfällige Hemmungsbildung der Scheide, die ihrerseits zur Beachtung aller für die Diagnose des Uterus bicornis wesentlichen Einzelheiten auffordert, nicht entgehen.

Von großer Wichtigkeit für die Diagnose ist auch der Nachweis von zwei isolierten gut formierten Scheidenteilen oder wenigstens von zwei nebeneinanderstehenden Orificia externa, die beide in ein und demselben Scheidengrund fühlbar sein können.

Münden die beiden Scheidenteile oder die beiden Orificia in verschiedene Scheidenrohre ein, so gelingt es meist durch das zunächst übersehene Septum hindurch, die kleine zapfenförmige Resistenz der benachbarten Portio oder den Spalt des benachbarten Muttermundes zu fühlen.

Hat man erst einmal zwei getrennte, wohlformierte Scheidenteile nachgewiesen, so kann man sicher auf das Vorhandensein von zwei Uterushörnern rechnen. Sind dagegen nur zwei Orificia externa in einer gemeinschaftlichen Portio vaginalis vorhanden, so kann trotzdem die Höhle des Uteruskörpers einfach sein. Eine Klarstellung der anatomischen Verhältnisse gelingt dann ohne weiteres durch die Anwendung zweier Uterussonden.

Ist durch ein Scheidenseptum oder durch den eigenartigen Portiobefund der Verdacht auf eine Verdoppelung des Genitalkanales erregt, dann wird eine exakte bimanuelle Abtastung der inneren Genitalabschnitte die äußere Form des Uteruskörpers festzustellen haben. Besonders empfehlenswert ist die Untersuchung vom Rectum aus, weil der tastende Finger in dem abgeflachten hypoplastischen Scheidengewölbe hinter dem eventuell duplizierten Uterus nicht genügend weit vorgeschoben werden kann. Vom Rectum aus fühlt man aber alle Einzelheiten mit großer Deutlichkeit, so die zwischen den Hörnern liegende Sattelstelle, den Grad des Winkels, den die Hörner bilden, die konvexe mediale Fläche der nach den Seiten strebenden walzenförmigen Körperhälften, die charakteristische Zuspitzung der Hörner und endlich den Übergang ihrer distalen Enden in die Tuben und in die oft recht dicken Ligamenta rotunda.

Bei dem Uterus introrsum arcuatus ist meistens eine gute Ausbildung des Scheidengewölbes vorhanden, so daß bei ihm die Formeigentümlichkeit wohl auch von der Vagina getastet werden kann. Doch wird die Einsenkung am Fundus und die breite Gestalt des durch den Druck der äußeren Hand reklinierten Uteruskörpers bei der Untersuchung vom Rectum aus besonders deutlich.

Will man die Verhältnisse des Septums und die Hornrichtung noch genauer studieren, so ist selbstverständlich eine Sondenuntersuchung anzuschließen. Doch ist bei dem Gebrauch der Sonde größte Vorsicht geboten, da die Wandungen der Körperhälften namentlich an den distalen Enden recht dünn sein können.

Nur ausnahmsweise wird die Diagnose durch die Schwangerschaft erleichtert. So kann z. B. der geschweifte Fundus des Uterus introrsum arcuatus gelegentlich an dem aus der Beckenhöhle emporgestiegenen Organ leichter gefühlt werden. Doch muß man sich hüten, eine schwache Einsattelung am Fundus ohne weiteres für die Diagnose Uterus introrsum arcuatus zu verwerten, da sie auch bei Schieflage der Frucht und bei Zwillingsschwangerschaft im normalen Uterus vorkommt.

In der Regel wird die Diagnose in der Schwangerschaft schwerer, weil durch die Auflockerung und starke Durchfeuchtung aller Gewebe die charakteristischen Formeigentümlichkeiten verwischt werden. Manchmal verdeckt das schwangere Horn mehr oder weniger vollständig das nicht geschwängerte. Letzteres kann sogar in die Muskelwand des schwangeren Hornes mit einbezogen werden.

Auch in der Schwangerschaft sind wieder die Scheidensepten und die doppelten Scheidenteile und Orificia externa, die bei der Gravida allerdings wesentlich schwerer zu fühlen sind, von besonderer Wichtigkeit für die Diagnose.

Pfannenstiel empfiehlt auf den Verlauf der Ligamenta rotunda zu achten, die sich beim einfachen schwangeren Uterus sehr leicht in ihrer annähernd symmetrischen Anordnung verfolgen lassen, während sie bei der einhälftigen Gravidität im Uterus bicornis einen ganz unregelmäßigen Verlauf zeigen. Dieses diagnostische Hilfsmittel wird demjenigen besonderen Vorteil bringen, der es sich zur Regel macht, bei jeder Schwangerschaftsuntersuchung auf den Verlauf und die Entwicklung der Ligamenta rotunda zu achten.

Halban gibt an, daß durch das Emporsteigen des gehörnten Uterus in der Schwangerschaft das Ligamentum recto-vesicale stark angespannt werde, so daß es leicht abgetastet werden könne.

Wenn das nicht schwangere Horn von dem graviden Horn aus dem kleinen Becken in die Bauchhöhle emporgehoben wird, ist es als tumorartiges Gebilde neben dem schwangeren Horn fühlbar. Es ist daher oft als Myom oder Ovarialtumor angesprochen worden; ja man hat wiederholt Bauchschnitte gemacht, um den vermeintlichen Tumor operativ zu entfernen. Andererseits ist es auch vorgekommen, daß das derbe, nicht geschwängerte Horn, welches man sich aus der getasteten Portio vaginalis direkt herausentwickeln fühlte, als einfacher Uterus imponierte, und das große, weiche schwangere Horn als danebenliegender extrauteriner Fruchtsack angesehen wurde. Eine Zusammenfassung dieser diagnostischen Irrtümer gibt Siegmund.

Zuweilen türmen sich die diagnostischen Schwierigkeiten hoch auf. In der Literatur finden sich daher auch zahlreiche Fälle publiziert, bei denen eine falsche Auffassung der tatsächlichen anatomischen Verhältnisse obwaltete. So demonstrierte Hammerschlag einen Uterus bicornis, bei dem das schwangere Horn als unklare Resistenz imponierte. Die Differentialdiagnose schwankte zwischen Gravidität eines myomatösen Uterus und interstitieller Gravidität. Die Laparotomie klärte erst die Situation. Bruckner berichtet über eine Patientin, bei der durch das schwangere Horn eine Ovarialcyste vorgetäuscht wurde.

Geradezu komische Situationen sind dadurch zustande gekommen, daß mehrere miteinander konsultierende Ärzte bei derselben Patientin differente Untersuchungsresultate erzielten, weil sie bei der inneren Exploration ihre Finger in verschiedene Scheidenrohre eingeführt hatten. Über ein solches Ereignis berichtet Kußmaul in seinem bekannten Werke. Zwischen den Professoren Fischer und Mai, welche gemeinschaftlich eine Kreißende mit zweihörnigem Uterus und Vagina septa untersuchten, entstand eine ernste Meinungsverschiedenheit. „Jeder geriet in eine andere Scheide; der eine behauptete, der Muttermund sei geöffnet wie beim Beginne der Geburt, der andere, er sei geschlossen und in fast jungfräulichem Zustand. Fast wäre es zu lebhaftem Hader gekommen, wenn nicht beide, von der Tüchtigkeit des einen wie des anderen überzeugt, die Untersuchung sorgfältig wiederholt und so den wahren Sachverhalt ermittelt hätten."

Die anatomischen Eigentümlichkeiten der ausgesprochenen oder angedeuteten Bikornität des Uterus treten zuweilen nach der Ausstoßung des Eies wesentlich schärfer hervor, so daß die Hemmungsbildung, welche während des Geburtsaktes selbst unerkannt blieb, jetzt von der geburtsleitenden Person leicht festgestellt wird. So kommt z. B. in den ersten Stunden des Puerperiums gar nicht so selten ein bis dahin übersehener Uterus arcuatus bei der Überwachung des Uterus post partum zum Vorschein. Das große, harte Organ ist mit seinem ausgesprochenen Fundussattel natürlich jetzt sehr leicht durch die flachen Bauchdecken zu fühlen.

Pfannenstiel hat hervorgehoben, daß man im Wochenbett auch besonders deutlich das Verhalten der Halsteile des Uterus bicornis septus beurteilen und feststellen kann, ob man es mit einem Uterus pseudodidelphys oder mit einem Uterus bicornis septus bicervicalis zu tun habe.

Wenn die Hemmungsbildung keine Beschwerden verursacht und bei vorausgegangenen Schwangerschaften und Geburten niemals alarmierende klinische Erscheinungen veranlaßt hat, so erübrigt sich selbstverständlich jede Therapie.

Sind dagegen wiederholt vorzeitige und frühzeitige Schwangerschaftsunterbrechungen oder habituell schwere Geburtskomplikationen vorgekommen, durch welche die Trägerin der Hemmungsbildung in Lebensgefahr geraten war, so könnte man wohl daran denken, durch operatives Vorgehen die Hemmungsbildung zu beseitigen oder wenigstens die Möglichkeit einer erneuten Gravidität auszuschließen.

Straßmann hat den Vorschlag gemacht, den verbildeten Uterus durch die Kolpotomie zugänglich zu machen, die konvexen medialen Flächen der beiden Uterushörner mit dem daransitzenden Septum zu excidieren und durch die Vernähung der beiden Uterushornreste ein einfaches Corpus uteri herzustellen. Dieser Vorschlag kann wohl nur für diejenigen Formen des doppelhörnigen Uterus in Betracht kommen, bei denen die Bikornität sich auf die oberen Abschnitte des Uterus beschränkt und das Septum nur bis zum inneren Muttermund herabreicht. Wertheim meint, das Verfahren erscheine nicht sehr aussichtsvoll. In manchen Fällen könnte es immerhin erfolgreich sein.

Es dürfte sich allerdings für die operative Beseitigung der Hemmungsbildung mehr der abdominale als der vaginale Weg eignen, besonders wenn es dem Operateur darauf ankommt, aus dem bis dahin stets abortierenden Doppelorgan einen wirklich gestationsfähigen einfachen Uterus herzustellen. Diese Operation ist mit guter Heilung in zahlreichen Fällen durchgeführt worden. So hat auch Eymer an der Heidelberger Frauenklinik in dieser Weise mit gutem Erfolg operiert. Münzberg sah nach operativer Vereinigung beider Hörner Gravidität und Geburt. Eine ausführliche Behandlung dieser Frage bringt Fuchs.

Eine tubare Sterilisierung oder eine vorzeitige künstliche Unterbrechung der Schwangerschaft, wie sie von manchen Autoren noch jetzt bei Frauen mit hochgradig verengtem Becken deshalb als gerechtfertigt angesehen wird, weil die Trägerin des engen Beckens bei jeder erneuten Geburt durch den absolut indizierten Kaiserschnitt in eine schwere Gefahr geraten kann, dürfte für eine Frau mit Uterus bicornis, die bei allen vorausgegangenen Geburten durch pathologische Fruchtlagen oder durch sehr heftige Blutungen in der Nachgeburtsperiode in Lebensgefahr kam, kaum zu rechtfertigen sein, da die genannten habituellen Geburtskomplikationen in ihren Gefahren der Sectio caesarea doch nicht gleich zu stellen sind und obendrein durch den Ausbau der geburtshilflichen Therapie neuerdings eine bessere Prognose haben wie früher.

Über die Behandlung der bei dem Uterus bicornis spontan zustande gekommenen vorzeitigen und frühzeitigen Schwangerschaftsunterbrechungen und der bei der Geburt ausgetragener Früchte vorkommenden Komplikationen ist kaum etwas Besonderes zu sagen. Alle nötig werdenden Maßnahmen sind nach den auch sonst gültigen Normen der geburtshilflichen Therapie durchzuführen. Dabei muß man allerdings stets dessen eingedenk sein, daß der Uterus bicornis und seine Wandung dünner ist wie der einfache normale Uterus, daß er in der Sattelgegend und an der konvexen medialen Fläche besonders labile Stellen besitzt, die zu Zerreißungen prädisponiert sind, und daß die Cervix und die Scheide eng und nicht besonders dehnungsfähig sind.

Die Prognose ist deshalb für den Geburtsverlauf bei der Bikornität des Uterus immer mit Vorsicht zu stellen.

Sollte in der letzten Zeit der Gravidität das nicht gravide Horn im kleinen Becken liegengeblieben sein, und dann intra partum als ernstes Geburtshindernis wirken, so muß man das Horn aus dem Becken in die Bauchhöhle hinaufzuschieben suchen. Gewöhnlich gelingt es auf diese Weise, den Weg frei zu machen. Ausnahmsweise aber ist das Hindernis so eingekeilt, daß man die Reposition nicht durchführen kann. Holzapfel hat bei einem solchen Fall mit Glück die Wendung und Extraktion, Braun den Kaiserschnitt ausgeführt. Die Incarceration eines nach der Seite und nach rückwärts verlagerten graviden Uterushornes wird natürlich nach denselben Prinzipien behandelt wie die Retroversio flexio uteri gravidi incarcerati.

Wenn durch ein cervicales oder vaginales Band oder auch segelartiges Septum der austretenden Frucht der Weg versperrt und die Geburt aufgehalten wird, so muß man selbstverständlich die Gewebslamelle durchtrennen. Gewöhnlich wird das Hindernis schließlich durch den vorangehenden Kindesteil beiseite geschoben oder durch die Gewalt der austreibenden Kräfte zur Zerreißung gebracht, ohne daß stärkere Blutungen auftreten.

Abgesehen von den besprochenen geburtshilflichen Komplikationen, welche durch diese Mißbildung des Uteruskörpers aufzutreten vermögen, finden sich auch auf rein gynäkologischem Gebiet einige bemerkenswerte Beobachtungen. So weist Eymer schon darauf hin, daß nicht selten die Menstrualblutung abnorm lang ist, wenn die Hörner nacheinander zu bluten beginnen. Er betont weiter, daß sie auch abnorm stark sein kann, zurückzuführen auf eine muskuläre Insuffizienz eines schlecht ausgebildeten Hornes. Dysmenorrhoe, auf Grund mechanischer Momente, ist ebenfalls nicht selten.

Auffallend häufig wird Myombildung gefunden. H. Freund glaubt sogar, daß die Doppelbildung des Uterus zur Myomentstehung in hervorragendem Maße disponiere. Die Myome sollen nach Fraenkel im allgemeinen vom Septum ausgehen. Hier fand auch Ruge Myome. Man hat nicht selten Einkeilung des Myoms im Becken beobachtet, besonders wenn das andere Horn schwanger wurde. Über einen solchen Fall berichtet unter anderen Kraul.

Endlich sei noch eine Bemerkung von Bab erwähnt, Bab glaubt, daß zum Bilde des Uterus bicornis eine Hypertrichosis gehöre. Er erwähnt 12 Fälle, bei denen beide Anomalien gleichzeitig gefunden wurden. Da die Störung, welche zur Uterusmißbildung führt, im 2.—3. Embryonalmonat liege, so sei eine gleichzeitige Verschiebung im Interenalsystem durchaus denkbar, eine Alteration, deren Ausdruck die Hypertrichosis ist. Es ist dies die einzige Bemerkung, welche nach dieser Richtung in der Literatur vorliegt.

9. und 10. Uterus planifundalis, Uterus foras arcuatus septus, subseptus, simplex. Vagina septa, subsepta, simplex.

Unter einem Uterus planifundalis versteht man eine Gebärmutter, deren Fundusentwicklung nicht abgeschlossen erscheint, bei der jedoch die Müllerschen Fäden bis zur Abgangsstelle der Ligamenta rotunda äußerlich vollkommen miteinander verschmolzen sind, so daß von einer Hornbildung nichts mehr zu bemerken ist. Die kuppelförmige Vorwölbung des Grundteiles, welche durch eine besonders kräftige Muskelentwicklung zustande kommt, ist bei dem Uterus planifundalis ausgeblieben. Die Fundusfläche dehnt sich daher zwischen den beiden Tubenecken horizontal aus.

Der Uterus planifundalis stellt den Übergang des Uterus introrsum arcuatus zum Uterus foras arcuatus dar. Als einfache Hemmungsbildung (Uterus planifundalis simplex) stammt er ungefähr aus dem 4.—5. Monat des intrauterinen Fetallebens; denn man findet die planifundale Gestalt des Uterus regelmäßig bei Früchten von 20—30 cm Länge, während sie bei älteren Feten nur noch ausnahmsweise vorkommt.

Der Uterus planifundalis simplex steht in seinen Funktionen sowohl im ungeschwängerten, wie auch im geschwängerten Zustand dem Uterus foras arcuatus simplex, also dem normalen einfachen Uterus mit gut entwickeltem Fundus so gut wie gleich und hat daher keine besondere klinische Bedeutung, sondern im wesentlichen nur ein anatomisches Interesse.

Der Uterus planifundalis und der Uterus foras arcuatus, septus, subseptus (Uterus bilocularis) mit vollkommen oder teilweise gedoppelter oder auch mit einfacher Scheide stellt eine Hemmungsbildung dar, die aus der 16.—20. Woche des intrauterinen Fetallebens stammt. Sie kommt nach Kußmaul viel seltener vor als die Bikornität des Uterus. Doch ist zu bedenken, daß die äußere Form des Uterus bilocularis nur wenig von derjenigen des normalen einfachen Uterus abweicht, und daß deshalb die Hemmungsbildung sowohl bei einer direkten anatomischen Betrachtung, als auch bei der klinischen Untersuchung des inneren Genitalapparates viel leichter übersehen werden kann wie die sinnfällige Doppelhörnigkeit.

Ebenso wie bei dem Uterus bicornis und dem Uterus introrsum arcuatus kann sich das Septum im Uterus bilocularis sehr verschieden verhalten.

Es beginnt gewöhnlich als dickere sagittal gestellte Zwischenwand am Fundus uteri und zieht sich allmählich verjüngend nach unten bis zu verschiedener Tiefe herab. So kommen die differenten Varietäten der Hemmungsbildung zustande, die sich durch die Namen Uterus planifundalis und Uterus foras arcuatus septus, subseptus unicorporeus, subseptus unicervicalis, subseptus bicervicalis und subseptus biforis bezeichnen lassen, Varietäten, die in ihren schon durch die Bezeichnung charakterisierten anatomischen Besonderheiten einer genaueren Beschreibung nicht bedürfen, da sie uns auch beim Uterus bicornis und Uterus introrsum arcuatus begegnet sind. Manchmal findet man in der Uterushöhle auch nur Reste des Septums in Form von Gewebsleisten, die an der hinteren oder auch an der vorderen Wand des Uterus nach innen vorspringen (Abb. 23 u. 24).

Die innere Zweiteilung der Uterushöhle ist bei der äußeren Betrachtung des Organes schon daraus zu vermuten, daß der Querdurchmesser des Uteruskörpers besonders groß erscheint und gleichzeitig an seiner Hinterwand, genau der Mittellinie entsprechend, oder auch etwas extramedian eine seichte Längsfurche vom Fundus bis zur Cervix herabläuft.

Wenn auch der Querdurchmesser des Uterus bilocularis gewöhnlich etwas größer erscheint wie bei dem einfachen Uterus foras arcuatus, so ist doch das doppelkammerige

Organ nicht voluminöser wie der einfache Uterus, weil der vom Fundus bis zum äußeren Muttermund verlaufende Längsdurchmesser verkürzt ist und der Dickendurchmesser nur ausnahmsweise wenig über die Norm hinausgeht.

Auch bei dem Uterus bilocularis zeigen die beiden äußerlich vereinigten Uterus- und Scheidenhälften oft eine ungleichmäßige Ausbildung, Uterus bilocularis asymmetricus.

Das Scheidenseptum kann sich bei dem Uterus bilocularis ebenso verhalten wie bei dem Uterus bicornis. Besteht eine durchgehende oder eine die obere Scheidenwand teilende Zwischenwand, so können auch zwei selbständige Scheidenteile in die Vaginalgewölbe hineinragen. Doch liegen sie stets breit aneinander.

Ist das Scheidenrohr einfach, so ist auch das Collum und die Portio vaginalis einfach. Doch können in der einfachen Portio zwei Orificia externa vorhanden sein. Die äußeren Genitalien, die Tuben und die Ovarien, weichen so gut wie niemals von der Norm ab.

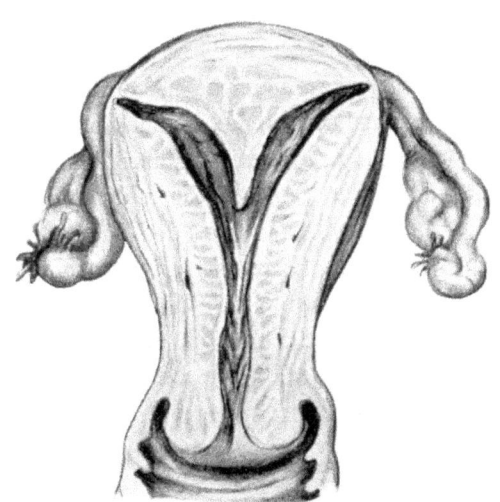

Abb. 23. Uterus foras arcuatus, subseptus unicorporeus. Schematisch.

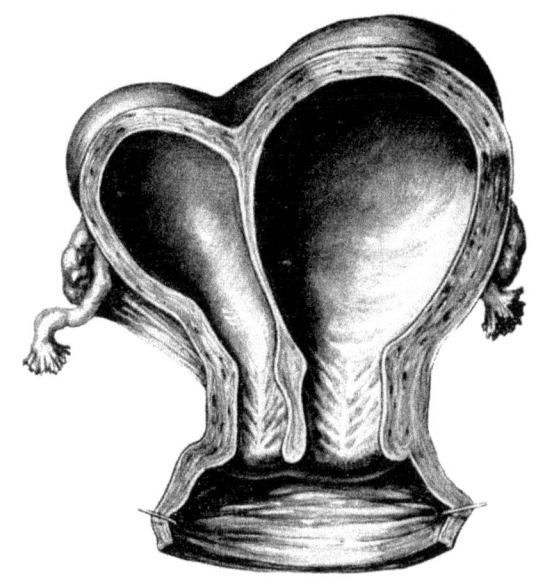

Abb. 24. Uterus foras arcuatus septus asymmetricus puerperalis. (Nach Kußmaul.)

Die Funktionen des nicht schwangeren Uterus bilocularis sind, ebenso wie die Funktionen des nicht schwangeren Uterus bicornis, im allgemeinen denen des normalen einfachen Uterus vollkommen kongruent.

Schwere der Hemmungsbildung eigentümliche Menstruationsstörungen kommen nur dann vor, wenn an den dazu auch sonst besonders prädisponierten Stellen einer oder beider Uterus- oder Scheidenhälften Stenosen- oder Atresiebildung eingetreten ist.

Auch Schwangerschaft und Geburt verlaufen bei dem Uterus bilocularis vielfach ganz normal. Doch hat es den Anschein, als ob Schwangerschafts- und Geburtsstörungen etwas häufiger vorkommen wie bei dem Uterus bicornis. Am häufigsten geben auch bei dieser Hemmungsbildung wieder die Zwischenformen, also der Uterus planifundalis und Uterus foras arcuatus subseptus, zu Anomalien der Schwangerschaft und der Geburt Veranlassung.

An der Heidelberger Klinik wurden zwei Frauen mit Uterus arcuatus subseptus unicorporeus gesehen, bei denen alle Schwangerschaften vorzeitig durch Abortus endigten.

Wahrscheinlich kommen diese habituellen vorzeitigen Eiablösungen dadurch zustande, daß die Placenta, wenn sie an dem mehr oder minder kurzen Septum angelegt wird, sich nicht in normaler Weise entwickeln kann.

Auch ist es denkbar, daß dem zunächst mehr in einer Uteruskörperhälfte entwickelten Ei bei seinem späteren Wachstum, wenn es im Begriff steht, auch die andere Höhlenhälfte für sich in Anspruch zu nehmen, die stützende Wand fehlt, und daß es dann in analoger Weise zur vorzeitigen Eiablösung kommt, wie sie bei Frauen, denen das Collum zu hoch amputiert wurde, eintreten kann.

Bei einer Anlage der Placenta auf dem Septum können sich auch ähnliche physikalische Beziehungen zwischen Eioberfläche und Uteruswand herausbilden, wie sie bei der Placenta praevia bestehen. Bei dem Wachtum des Eies kommt es dann zu partiellen Ablösungen des Fruchtkuchens von der Unterlage und damit zur natürlichen Einleitung des Abortes.

Die Geburtsstörungen verhalten sich bei dem Uterus bilocularis insofern etwas anders wie bei der doppelhörnigen Gebärmutter, als die Schieflagen der Frucht und damit auch spontane und violente Uterusrupturen nicht so oft vorkommen wie bei dem Uterus bicornis und dem Uterus arcuatus. Dafür sind aber lebensbedrohliche Blutungen in der Nachgeburtszeit und auch nach Ausstoßung der Placenta beim Uterus bilocularis häufiger, weil bei der Insertion der Placenta an dem muskelschwachen Septum die Ablösung des Mutterkuchens nur langsam und unvollkommen erfolgt, und weil auch nach der Ausstoßung der Placenta die Kontraktions- und Retraktionsfähigkeit des Septums augenscheinlich oft gering ist, so daß eine genügende Blutstillung zunächst ausbleibt. Vielleicht ist die ungenügende postpartale Blutstillung nicht ausschließlich auf die mangelhafte Entwicklung der Muskulatur im Septum zurückzuführen, sondern auch dadurch mitbedingt, daß die beiden breit aneinandergelagerten Uteruskörperhälften verschiedenen Innervationszentren unterstellt sein können und nicht synchron arbeiten und sich daher gegenseitig in ihrer Funktion stören.

Über die Diagnose und die Therapie des Uterus bilocularis ist ungefähr dasselbe zu bemerken, was für die gleichen Verhältnisse bei dem Uterus bicornis gesagt worden ist.

Auch bei dieser Hemmungsbildung kann man wieder ausnahmsweise durch charakteristische anamnestische Angaben der Patientinnen zu einer zielbewußten Erkennung des pathologischen Genitalzustandes hingeleitet werden. Doch spielt die Zufälligkeitsdiagnose eine noch größere Rolle wie bei der Bikornität des Uterus.

Über die anatomischen Verhältnisse des intrauterinen Septums wird man sich natürlich genauer nur durch eine Dilatation des einfachen oder des doppelten Cervicalkanales und die dann angeschlossene Austastung der einfachen oder doppelten Uteruskörperhöhle orientieren können. Manchmal gibt die Untersuchung mit zwei Sonden auch schon hinreichenden Aufschluß über den Bau des Septums.

Da die äußere Form des Uterus bilocularis derjenigen des normalen Uterus foras arcuatus fast gleicht und die an der Hinterwand längsverlaufende Furche nur schwer bei der bimanuellen Betastung zu fühlen ist, so ist die Diagnosenstellung bei dem Uterus bilocularis auf jeden Fall schwieriger als bei der Bikornität.

Bezüglich der Therapie soll noch erwähnt werden, daß es P. Ruge bei einem Fall von Uterus bilocularis gelungen ist, vom Cervicalkanal aus das Septum abzutragen und dadurch den Uterus, der bis zur Operation habituell abortierte, zu einem gestationsfähigen Organ umzugestalten.

An der Heidelberger Klinik wurde ebenfalls bei einer Frau mit einem Uterus foras arcuatus subseptus der Versuch gemacht, die Zwischenwand von der dilatierten Cervix aus operativ zu beseitigen. Doch ist es nur gelungen, den untersten Abschnitt des Septums abzutragen, der Uterus abortierte nach wie vor weiter. Es dürfte rationeller sein, bei solchen Fällen nach Durchtrennung der Scheidenwand die Blase von der vorderen Cervixwand abzulösen, die Cervix in der Vorderwand bis in das Corpus hinein zu spalten und dann das Septum zu excidieren.

d) Bildungsfehler aus dem 6.—10. Monat des intrauterinen Fetallebens, aus dem 1.—10. und aus dem 10.—16. Lebensjahr. (Uterus fetalis — Uterus infantilis. Uterus infantilis pubescens. — Uterus virgineus. Uterus inaequalis sive obliquus. Uterus hypoplasticus.)

α) Uterus fetalis. Uterus infantilis. Uterus infantilis pubescens.

Zwischen der 20. und 40. Woche des intrauterinen Fetallebens ist unter physiologischen Verhältnissen das Wachstum der verschmolzenen, ein unpaares, gehöhltes Organ bildenden Müllerschen Fäden ziemlich rege. Da die Hörner allmählich in den sich mehr und mehr ausbildenden Fundusteil aufgehen, nimmt der Uterus eine Walzenform an. Besonders kräftig entwickelt sich die Wandsubstanz des Uterushalses, der nun für längere Zeit dem kleinen Uteruskörper gegenüber ganz in den Vordergrund tritt. Immerhin ist das noch funktionslose Korpus so klar differenziert, daß es dem mächtigeren Collum gegenüber als selbständiger Teil imponiert.

Das in dieser Entwicklungszeit sich ausbildende eigenartige Größenverhältnis zwischen Körperpartie und Halsteil des Uterus wird am besten durch einen von Kußmaul aufgestellten Vergleich gekennzeichnet. Kußmaul gibt an, daß der ganze Uterus in diesem Entwicklungsstadium in seiner Form einem Kegel des Kegelspiels ähnlich sei. Der dem Kopf des Kegels entsprechende Uteruskörper ist in der Tat nur halb so groß wie der Gebärmutterhals. Dabei beträgt am Ende der 40. Woche des intrauterinen Fetallebens die Gesamtlänge des Uterus nur $2^1/_2$—3 cm (Abb. 25).

Sehr bemerkenswert und für die Entwicklungszeit charakteristisch ist auch die Faltung, welche die ganze Uterusschleimhaut aufweist. Die sogenannten Plicae palmatae, die in dem normal gebildeten Uterus des geschlechtsreifen Weibes nur auf die cervicale Schleimhaut beschränkt sind und in dieser von einer mittleren Raphe nach den Seiten zu ausstrahlend einen schrägen oder fast horizontalen Verlauf nehmen, erstrecken sich in dem Uterus der 20.—40. Woche des intrauterinen Fetallebens in fast vertikal gestellten Zügen bis hoch in den kleinen Uteruskörper, gelegentlich sogar bis zum Fundus hinauf.

Während in der die Cervix auskleidenden Schleimhaut schon in der zweiten Hälfte des intrauterinen Fetallebens sich Drüsen entwickeln, kommen die schlauchförmigen Epitheleinsenkungen, aus welchen die Drüsen der Körperschleimhaut entstehen, erst gegen Ende des intrauterinen Fetallebens oder sogar erst nach der Geburt zustande.

Im 6. und 7. Monat zeigt die Oberfläche der kleinen knopfartigen Portio vaginalis regelmäßig eine ausgesprochene Rinnen- und Leistenbildung. Gelegentlich glättet sich die Portiooberfläche schon in den folgenden Monaten des intrauterinen Fetallebens. Häufig aber bleiben die Runzeln auch länger bestehen. Man findet sie daher gar nicht selten auch noch bei Neugeborenen und selbst bei Kindern in den ersten Lebensjahren.

Die Eileiter sind während der zweiten Hälfte des intrauterinen Fetallebens und auch während der Kinderjahre stärker gewunden wie bei den Erwachsenen.

Die noch oberhalb des kleinen Beckens liegenden relativ großen, weichen und rötlich aussehenden, glatten Ovarien enthalten in ihrer Rindenschicht neben wenigem Bindegewebe nur zahlreiche Primärfollikel, also ein unreifes Parenchym.

Kommt nun während dieser Entwicklungsphase eine direkt oder indirekt auf den Genitalapparat speziell auf den Uterus einwirkende Schädlichkeit zur Geltung, durch deren Einfluß das ganze Organsystem, insbesondere die kleine Gebärmutter in der weiteren anatomischen und funktionellen Ausreifung aufgehalten wird, so bleibt der Uterus dauernd auf der fetalen Bildungsstufe stehen und wird dann mit allen eben skizzierten Größen-

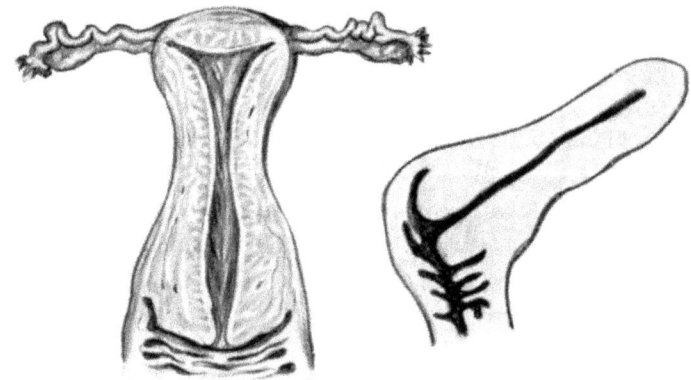

Frontalschnitt   Sagittalschnitt

Abb. 25. Form des Uterus fetalis und des als Hemmungsbildung aus den ersten Kinderjahren stammenden Uterus infantilis. Infantile Tubenschlängelung. Kleines Korpus. Großes dickes Collum. Schematisch.

und Formeigentümlichkeiten, wohl immer auch mit gleichzeitiger fetaler Beschaffenheit der Ovarien, der Tuben, der Scheide und der äußeren Genitalien bei dem erwachsenen weiblichen Individuum als typische Hemmungsbildung gefunden („Genitalia fetalia", „Uterus fetalis").

Die anatomischen Veränderungen, welche sich unter physiologischen Verhältnissen nach der Geburt, während der ersten Kinderjahre am inneren Genitalapparate des Weibes speziell am Uterus vollziehen, sind gewöhnlich nur gering. Nach einer vorübergehenden mäßigen Rückbildung des relativ mächtigen Collumteiles setzt ein langsames, gleichmäßiges Wachstum des Gesamtorganes ein, so daß zunächst die eigenartige Größenrelation zwischen Körper- und Halsteil des Uterus noch bestehen bleibt. Die Wand des Korpus ist daher auch in den ersten Kinderjahren noch durchgehend wesentlich dünner als diejenige des Collum.

Erst vom 6. Lebensjahre an (Friedländer, v. Rosthorn), also von einem Zeitabschnitte an, in welchem eine stärkere Größenzunahme der Eierstöcke Platz greift, tritt auch ein relativ stärkeres Wachstum des Gebärmutterkörpers in Erscheinung. Gleichzeitig glättet sich die Schleimhaut in den oberen Korpuspartien, während in dem unteren

Teil der Körperhöhle und in der Cervix die Mucosafalten noch in vertikal verlaufenden Zügen bestehen bleiben.

Vom 10. Lebensjahr an wächst dann der Uteruskörper relativ rasch, so daß das Größenverhältnis zwischen Korpus und Collum sich zugunsten des ersteren verschiebt. Immerhin ist das Collum bis zum Beginn der Pubertätszeit, also bis zum 12. oder 13. Lebensjahr, immer noch mindestens ebenso lang und dick, wie das Korpus. Doch ist die Wandsubstanz des Uteruskörpers namentlich an der Funduspartie inzwischen so erstarkt, daß er jetzt einen festen und breiten Organteil darstellt.

Auch während der nach der Geburt fortschreitenden weiteren Ausreifung des Genitalsystems, durch welche sich nach und nach aus dem fetalen der infantile und endlich der reife virginelle Habitus des Geschlechtsapparates herausbildet, kann jederzeit ein hemmender Faktor eingreifen und das ganze Genitalsystem, insbesondere den Uterus auf einer

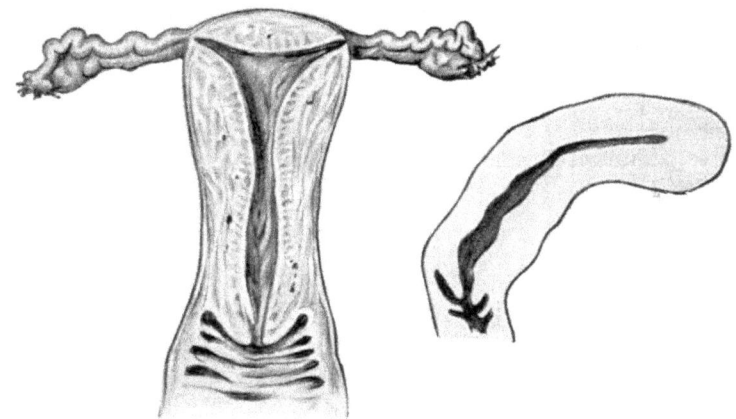

Frontalschnitt   Sagittalschnitt
Abb. 26. Form des Uterus infantilis pubescens. Infantile Schlängelung der Tuben. Schematisch.

mehr oder weniger fortgeschrittenen Bildungsstufe dauernd festlegen. Man findet dann bei den von solchen Hemmungseinflüssen betroffenen erwachsenen Individuen einen mehr oder weniger ausgeprägten infantilen Bau des ganzen Genitalsystems („Genitalia infantilia", „Uterus infantilis").

So ist es leicht verständlich, daß der Uterus fetalis und der Uterus infantilis Hemmungsbildungen darstellen, die einmal in ihrer äußeren Erscheinung, in ihrer Größe und ihrer Form, aber auch in ihrer funktionellen Insuffizienz sich außerordentlich nahe stehen, die ein anderes Mal aber auch weitgehende anatomische und funktionelle Differenzen aufweisen. Denn die Entwicklung des Uterus und des ganzen übrigen Genitalsystems ruht ja in den ersten Kinderjahren fast völlig, schreitet aber nach dem 6. Lebensjahr rasch vorwärts. Man hat deshalb für den als Hemmungsbildung aus der späteren Kinderzeit stammenden Uterus infantilis auch einen besonderen Namen geprägt und ihn „Uterus infantilis pubescens" genannt (Abb. 26).

Die am meisten in die Augen fallende anatomische Eigentümlichkeit des als Hemmungsbildung aus den ersten Kinderjahren stammenden Uterus infantilis ist die schon erwähnte, auch dem Uterus fetalis eigentümliche, unverhältnismäßig starke Ausbildung des Collum. Bei dem Uterus infantilis pubescens ist der Größenunterschied zwischen Korpus und Collum uteri fast ausgeglichen. Die beiden Organteile zeigen annähernd gleiche Größenmaße.

Bei beiden Formen des Uterus infantilis und auch bei dem Uterus fetalis findet man neben der schon erwähnten infantilen Beschaffenheit der Ovarien und der Tuben auch ziemlich regelmäßig eine ausgesprochene Hypoplasie der Scheide und der äußeren Genitalien.

Diese das ganze Genitalsystem gleichmäßig betreffende Hypoplasie weist neben der im ganzen Genitalschlauch gewahrten Symmetrie darauf hin, daß die Schädlichkeit, welche die Uterushemmungsbildung veranlaßt, nicht auf die Müllerschen Fäden allein und direkt einwirkt, sondern daß entweder das ganze Genitalsystem der Schädlichkeit direkt unterliegt, oder daß eine primäre Störung in der Ausreifung der für die Fortentwicklung der Eileitungs-, der Gestations- und der Kopulationsteile des Genitalschlauches so wichtigen Geschlechtsdrüsen stattgefunden hat, die dann die Hemmungsbildung des ganzen übrigen Genitalsystems nach sich zieht.

Es gibt unzweifelhaft zahlreiche erwachsene weibliche Individuen, bei denen der fetale oder infantile Habitus ganz auf den Genitalapparat beschränkt ist, die also in der Ausbildung ihres gesamten übrigen Körpers durchaus normal sind. Ja, es kommt gar nicht selten vor, daß Frauen mit großer, fast männlich erscheinender Statur, mit ungewöhnlich kräftigem Knochenbau und ausgezeichneter Muskelentwicklung, aber auch solche mit zwar stattlichem Körperbau, doch ausgesprochen weiblichen Formen ein infantil gebliebenes Genitalsystem aufweisen. Wir haben es dann mit einem partiellen Infantilismus zu tun, wie er gelegentlich auch an anderen Organen oder Organsystemen gefunden wird. (Infantilismus der stimmbildenden Organe, Infantilismus des Haarkleides usw.)

Gewöhnlich verknüpft sich jedoch mit dem Fetalismus und dem Infantilismus des Genitalsystems eine gleichartige Hemmungsbildung vereinzelter oder auch mehrerer anderer Organe oder Organsysteme, selten auch des gesamten Körpers. Das betreffende Individuum hat dann einen mehr generellen Infantilismus, wie man ihn beispielsweise bei Zwergen und Kretinen, aber auch bei weiblichen Personen findet, deren Statur zwar klein ist, aber bei oberflächlicher Betrachtung keine gröberen Abweichungen von der Norm aufweist. Bei einer eingehenden Untersuchung des ganzen Organismus findet man neben dem fetalen oder infantilen Genitalsystem einen ungewöhnlich grazilen Knochenbau, einen langen, schmalen Brustkorb, ein allgemein verengtes, in der Form ausgesprochen kindliches Becken, vielfach auch kleine und parenchymarme Brüste mit flachen Warzen, schlecht ausgebildete Nates und dergleichen mehr.

Die äußeren Genitalien zeigen bei solchen Individuen ebenfalls eine typische infantile Entwicklung. Die großen Labien sind schmale, flache, fettarme Hautfalten. Zwischen ihnen liegen unbedeckt die kleinen, scheinbar atrophischen Schamlippen. Die Klitoris ist hypoplastisch. Der Damm ist niedrig und muldenförmig. Achsel- und Schamhaare fehlen vollkommen oder sind nur dürftig entwickelt. Vielfach tritt auch eine Behaarung an Stellen auf, die bei weiblichen Individuen nicht behaart zu sein pflegen (Brüste, Gesicht, Bauchmittellinie). Diese ungehörige Behaarung kann außerordentlich weit gehen und an den Typus der männlichen Behaarung erinnern resp. ihr völlig gleichen. Es bestehen also heterologe sekundäre Geschlechtscharaktere.

Solche Frauen erinnern häufig an den von Mathes als intersexuell bezeichneten Typ. Man findet bei ihnen nicht selten tiefe Stimme, mageren, sehnigen Körperbau mit kräftiger Knochenbildung. Die Breite des Beckens ist herabgemindert, die Bewegungen sind eckig und männlich. In ihrer psychischen Struktur sind diese Frauen oft unweiblich, mit angedeuteten männlichen Zügen. Sie neigen zu männlicher Berufsarbeit und lehnen weibliche Betätigungen mehr oder weniger ab. Kermauner weist darauf hin, daß diese intersexuellen Frauen häufig aus Rassekreuzungen hervorgegangen sind. Sie unterscheiden sich wesentlich von den oben beschriebenen Formen, bei denen eine durchaus weibliche, aber infantile Bildung des ganzen Körpers neben den infantilen Organen des Genitalsystem sich findet.

Selbstverständlich schwanken klinisches Bild und klinische Bedeutung des Uterus fetalis und der beiden Formen des Uterus infantilis, überhaupt des partiellen und des mehr generellen Infantilismus mit dem Grade der Hemmungsbildung.

Bei den Fällen, die aus der zweiten Hälfte des intrauterinen Fetallebens oder aus der ersten Zeit des Kindesalters stammen, bei denen also der Uteruskörper unausgebildet geblieben ist, weil das Ovarialparenchym niemals geschlechtsreif wurde, besteht immer eine primäre und andauernde Amenorrhoe. Dabei können alle Molimina fehlen. Gelegentlich treten aber auch in regelmäßigen Zwischenräumen ziehende Unterleibsschmerzen auf, ohne daß gleichzeitig eine Blutausscheidung aus dem zu kleinen und deformen Uterus zustande kommt.

Bei solchen Frauen fehlt häufig jeder Geschlechtstrieb, und zwar auch dann, wenn der übrige Körper eine gute Ausbildung besitzt, wenn also ein rein genitaler Fetalismus oder Infantilismus vorliegt. Doch können Libido und Voluptas auch in ausgesprochenster Weise vorhanden sein.

Da die Scheide bei Frauen mit fetalen oder infantilen Genitalien sehr eng und kurz ist, wird von ihnen oft über Kohabitationsbeschwerden geklagt (Vaginismus und Dehnungsschmerz).

Eine Schwängerung ist bei dem genitalen Fetalismus und Infantilismus aus verschiedenen Gründen so gut wie ausgeschlossen; in erster Linie deshalb, weil die Ovarien gewöhnlich keine befruchtungsfähigen Eier liefern, dann aber auch, weil der Uterus mit seiner mangelhaft entwickelten Schleimhaut für ein möglicherweise imprägniertes Ei ein brauchbares Nest nicht zu bilden vermag. Die Konzeption soll auch noch durch die infantile Form der Tuben und durch den hypoplastischen Zustand der Scheide erschwert sein.

Wenn einmal ausnahmsweise bei einem Uterus fetalis oder einem Uterus infantilis, der als Hemmungsbildung aus den ersten Kinderjahren stammt, eine Schwangerschaft zustande kommt, so ist immer eine vorzeitige Unterbrechung der Schwangerschaft zu befürchten, einmal, weil der kleine Uteruskörper in seiner Dehnungsfähigkeit bald erschöpft ist, dann aber auch, weil die dünne hypoplastische Schleimhaut nur mangelhaft decidual reagiert und infolgedessen die chorialen Elemente des Eies sehr bald die Muskulatur des dünnwandigen Uterus erreichen, sie auffasern und Kontraktionen und damit die vorzeitige Ablösung des Eies veranlassen.

Bei den Fällen von Uterus infantilis, bei welchen die Hemmungsbildung auf die späteren Jahre der Kinderzeit zurückzuführen ist, also bei dem Uterus infantilis pubescens, der in seiner Gesamtgröße, besonders aber in der Ausbildung seiner Korpuspartie den normalen virginellen Uterus noch nicht erreicht, ist auch recht häufig noch eine „sexuelle Insuffizienz" zu beobachten. Es besteht entweder eine primäre und andauernde Amenorrhoe, oder die Menstruation erscheint sehr spät, gewöhnlich erst nach dem 20. Lebensjahr zum ersten Male, und die weiteren menstruellen Blutungen verlaufen unter den verschiedenen Bildern der Oligomenorrhoe, d. h. sie kommen entweder nur in größeren Zwischenräumen, setzen manchmal monatelang, ja jahrelang aus und dauern oft nur einige Stunden, oder die Menge des in regelmäßigen 5 oder 6 wöchigen Intervallen abgesonderten Blutes ist sehr gering.

Häufig ist die Blutung mit heftigen dysmenorrhoischen Beschwerden verknüpft.

Auch bei solchen Frauen, deren infantiler Genitalapparat als Hemmungsbildung aus den späteren Kinderjahren stammt, fehlt der Geschlechtstrieb vielfach ganz. Doch ist es schwer, über den Zusammenhang dieses funktionellen Defektes mit dem genitalen Infantilismus eine wirklich zutreffende Vorstellung zu gewinnen, weil eine absolute Frigidität häufig auch bei Frauen mit normalem Genitalapparat vorkommt.

Die Oligo-Dysmenorrhoe tritt besonders oft bei solchen Frauen auf, deren infantil gebauter Uterus gleichzeitig eine spitzwinklige Anteflexion aufweist. Ob bei solcher Sachlage die dysmenorrhoischen Beschwerden durch eine durch die Anteflexio uteri bedingte Verengerung des inneren Muttermundes und die dadurch verursachte Behinderung des Blutabflusses ausgelöst wird, oder ob ein von vorneherein vorliegendes Mißverhältnis zwischen geschwellter Schleimhaut und ausgeschiedener Blutmenge einerseits und Räumlichkeit der Korpushöhle anderseits oder lediglich die Kongestionierung der gesamten Uteruswand die zu starken Uteruskontraktionen veranlaßt, das ist eine noch offene Frage. Jedenfalls findet man menstruelle Koliken bei dem Uterus infantilis mit spitzwinkliger Anteflexion auch dann, wenn der innere Muttermund die Uterussonde glatt passieren läßt. Ferner kommen die Koliken vor, wenn der infantile Uteruskörper retrovertiert liegt, und endlich auch dann noch, wenn man den inneren Muttermund und die ganze Korpushöhle eines Uterus infantilis künstlich dauernd erweitert hat. Gewöhnlich handelt es sich bei diesen Fällen von Uterus infantilis mit Menstrualkoliken um eine nervöse Überfühligkeit; der partielle und auch der generelle Infantilismus des Weibes ist bekanntlich häufig durch eine große Labilität des Zentralnervensystems kompliziert.

Auch bei dem Uterus infantilis pubescens. zeigen die Ovarien, die Tuben und meist auch die Scheide und die äußeren Genitalien einen hypoplastischen Bau. Kohabitationsbeschwerden sind auch bei dieser Form des genitalen Infantilismus oft vorhanden. In der Literatur ist mehrfach darüber berichtet, daß bei Individuen mit genitalem Infantilismus Kohabitationsverletzungen des Scheidengewölbes, die zu beträchtlichen Blutungen Anlaß gaben, entstanden sind.

Ob die bei den infantilistischen Genitalien so häufig vorkommende abnorme Kürze und Engigkeit des Scheidenrohres, besonders die Abflachung des Scheidengewölbes die von verschiedenen Autoren angenommene ursächliche Beziehung zur Sterilität besitzt, das ist noch klarzustellen. Es ist gewiß eine Tatsache, daß längere Zeit steril verheiratete Frauen, die sich dringend Kinder wünschen, und bei denen man eine ausgesprochene Hypoplasie der Scheide nachweisen kann, sehr häufig dem Arzt spontan angeben, daß das Ejakulat sofort nach der Kohabitation wieder vollkommen aus der Scheide abfließe. Es sei auch ausdrücklich hervorgehoben, daß in der Heidelberger Frauenklinik bei mehreren derartigen

Fällen lediglich nach einer gründlichen Spiegeldehnung des hypoplastischen Scheidenrohres das Effluvium des Ejakulates aufhörte und dann bald Schwangerschaft eintrat, ohne daß zugleich der Uterus erweitert worden wäre. Doch muß man gerade bei dem Infantilismus des ganzen Genitalapparates mit der Bewertung dieser Momente als ursächlicher Faktoren für die Sterilität vorsichtig sein, da bei dem pathologischen Genitalzustand noch viele andere Dinge für das Ausbleiben der Schwangerschaft verantwortlich gemacht werden können.

Ähnlich steht es mit der Verengerung des inneren Muttermundes. Jeder Frauenarzt mit einer größeren Klientel hat es erlebt, daß bei einer Frau mit einem Uterus infantilis pubescens oder mit einem Uterus hypoplasticus im Anschluß an eine einfache Sondierung oder an eine mit Hegarschen oder Fritschschen Sonden durchgeführte Erweiterung des inneren Muttermundes oder auch im Anschluß an eine Discision des inneren Muttermundes eine Schwängerung zustande kam, die unter sonst gleichen Bedingungen jahrelang vor der Passage des Instrumentes durch den inneren Muttermund nicht zu erreichen war. Eine derartige Beobachtung legt gewiß die Annahme nahe, daß gelegentlich auch bei dem Uterus infantilis ein im Collum sitzendes, rein mechanisch wirkendes Hindernis die Sterilität bedingen kann. Andererseits darf nicht vergessen werden, daß zahlreiche Sondierungen, Erweiterungen und Discisionen des inneren Muttermundes beim infantilen Uterus vorgenommen werden, ohne daß jemals eine Konzeption erfolgt, auch wenn das Ejakulat des Maritus keine Anomalien aufweist.

Ist ein Uterus infantilis pubescens schwanger geworden, dann kommen manchmal die pathologischen Qualitäten der Hemmungsbildung erst so recht zum Vorschein.

Oft wird die Gravidität infolge der mangelhaften Dehnungsfähigkeit der Uteruswandung oder auch infolge der zu geringen decidualen Reaktion der dünnen Uterusschleimhaut vorzeitig unterbrochen.

Wird das Ei von dem dünnwandigen Uterus bis in die zweite Hälfte der Schwangerschaft weiter getragen, so soll die Gefahr der Spontanruptur der Uterussubstanz während der Gravidität bestehen. W. A. Freund hat einen Fall publiziert, bei welchem während der Gravidität im Fundus eines infantilen Uterus eine spontane Dehiszenz zustande gekommen war. Schickele, der eine gleichartige Beobachtung veröffentlichen konnte, deutet allerdings den Freundschen und den eigenen Fall in anderer Weise. Er meint, es habe sich in beiden Fällen um eine Gravidität in einem in der Uterusfundussubstanz vorher schon vorhanden gewesenen Schleimhautdivertikel gehandelt. Zwei ähnliche Beobachtungen erwähnte Staude in der Diskussion zu der Mitteilung von Schickele auf dem Kongreß der Deutschen Gesellschaft für Gynäkologie in Würzburg.

Verläuft die Schwangerschaft im Uterus infantilis pubescens ungestört bis zum normalen Ende, so kommt es nach dem übereinstimmenden Urteil fast aller Autoren nicht selten zu verschiedenen Anomalien im Geburtsverlauf. Primäre Wehenschwäche, außergewöhnlich lange Eröffnungs- und Austreibungsperiode, bedingt durch schlechte Wehentätigkeit und durch enge, rigide Weichteile (Cervix, Scheide, Schamspalte) sollen bei infantilen Genitalien wesentlich häufiger vorkommen wie sonst. Die schlechte Wehentätigkeit soll oft Störungen in dem Ablösungsmechanismus der Placenta, starke Retentionsblutungen und auch atonische Zustände der Uterusmuskulatur nach der Ausstoßung der Placenta mit sich bringen.

Pfannenstiel hat die Behauptung aufgestellt, daß bei infantilen Genitalien durch den in der verzögerten Austreibungsperiode lange einwirkenden Druck des kindlichen Kopfes die Beckenbodenweichteile geschädigt und zur Atrophie gebracht und dadurch alle Vorbedingungen für den Genitalprolaps geschaffen werden. Er rät daher, den Geburtsakt bei hypoplastischen Genitalien bei im übrigen erfüllten Vorbedingungen möglichst frühzeitig operativ zu beenden. Doch hat dieses Vorgehen infolge der zweifellos häufig vorkommenden Weichteilverletzungen und deren Folgen auch seine Schattenseiten.

Ob wirklich der Uterus infantilis oder der genitale Infantilismus ursächliche Beziehungen zu den eben aufgezählten Anomalien im Geburtsverlauf und zum Genitalprolaps hat oder nicht, das ist noch nicht sichergestellt. Es ist jedoch nötig, daß dieser Frage Aufmerksamkeit geschenkt wird und daß durch genaue vor und nach der Geburt durchgeführte Untersuchungen und durch sorgfältige Geburtsbeobachtungen brauchbare Anhaltspunkte gefunden werden, bevor man weittragende therapeutische Schlußfolgerungen zieht.

Nagel hat die Ansicht ausgesprochen, daß die puerperale Rückbildung des infantilen Uterus verzögert sei. Auch für diese Anschauung liegen bisher nur ungenügende Unterlagen vor.

Die Diagnose „Uterus fetalis" und „Uterus infantilis" stützt sich selbstverständlich auf das ganze klinische Bild, insbesondere auf die Anamnese und den Genitaltastbefund.

Eine genauere klinische Differenzierung zwischen dem Uterus fetalis und dem Uterus infantilis, der als Hemmungsbildung aus den ersten Kinderjahren stammt, ist unmöglich. Dagegen ist die klinische Unterscheidung zwischen dem Uterus infantilis pubescens einerseits und dem Uterus fetalis und dem Uterus infantilis der ersten Kinderjahre andererseits wohl durchführbar. Denn die angegebenen Form- und Größeneigentümlichkeiten sind so ausgesprochene, daß man bei einigermaßen nachgiebigen und nicht zu fetten Bauchdecken auch ohne Narkose durch die kombinierte Untersuchung von der Scheide oder vom Rectum aus in der Regel eine Entscheidung zu treffen vermag.

Eine Virgo intacta, die wegen einer Amenorrhoe oder wegen einer Oligo-Dysmenorrhoe den Arzt konsultiert, wird man selbstverständlich nicht ohne weiteres vaginal untersuchen. Aber auch unter Verzicht auf den Scheiden- und Portiobefund gelingt es sicher, die Diagnose zu stellen, wenn man neben dem per Rectum erhobenen Tastbefund auch die übrigen für die Diagnose in Betracht kommenden Momente (allgemeiner Knochenbau, Beckenform und Beckengröße, Behaarung, Verhalten des äußeren Genitalapparates, der Brüste usw.) berücksichtigt.

Bei verheirateten Frauen, welche wegen einer Amenorrhoe oder wegen einer Oligo-Dysmenorrhoe oder wegen Sterilität den Arzt befragen, steht natürlich einer Scheidenuntersuchung nichts im Wege. Bei diesen wird man also auch die anatomischen Verhältnisse des Scheidenrohres und der Portio vaginalis zu beachten und diagnostisch zu verwerten haben.

Auch die Sondenuntersuchung ergibt zuweilen wichtige Aufschlüsse. Doch kann man im allgemeinen auf den Gebrauch der Sonde verzichten. Und dieser Verzicht erscheint deshalb nicht unwichtig, weil der Sondenuntersuchung bei der Dünnwandigkeit des fetalen und des infantilen Uterus immer die Gefahr der Uterusperforation anhaftet.

Nicht immer leicht ist die Stellung der Prognose. Hat man es mit einem Uterus fetalis oder mit einem Uterus infantilis, der als Hemmungsbildung aus den ersten Kinderjahren stammt, zu tun, so kann man sich in durchaus eindeutigem Sinne aussprechen. Eine Änderung der anatomischen und funktionellen Anomalie ist dann kaum zu erwarten. Es fragt sich nur, ob man der Trägerin des insuffizienten Organsystems selbst die volle Wahrheit über ihren minderwertigen, funktionsuntüchtigen Genitalapparat und die schlechten Zukunftsaussichten sagen soll. Jedenfalls muß bei solcher Sachlage, namentlich wenn die Frage der Verheiratung zur Erörterung kommt, den Angehörigen ganz rückhaltlos erklärt werden, daß sowohl die Amenorrhoe wie auch die Sterilität mit größter Wahrscheinlichkeit andauern wird. Ob diese schlechte Prognose des Uterus fetalis später einmal durch die systematische Anwendung einer Inkret- und Vitamintherapie überwunden werden kann, ist noch zweifelhaft.

Bei dem Uterus infantilis pubescens ist die Prognose etwas besser. Es kommt in der Tat oft genug vor, daß ein solcher Uterus noch eine nachträgliche gute Fortentwicklung erfährt, wenn die Trägerin der Hemmungsbildung sich verheiratet oder wenigstens sexuellen Verkehr pflegt. Dann kann die bis dahin vollkommen fehlende Menstruation selbst noch nach dem 25. Lebensjahre sich einstellen und nach und nach profuser werden, oder es kann die relativ spät zum erstenmal aufgetretene, mit starken Dysmenorrhoen einhergehende und in größeren Zeitzwischenräumen erscheinende Menstruationsblutung regulär und stärker werden und schließlich vollkommen schmerzlos verlaufen. Auch kommt es vor, daß nach mehrjähriger Sterilität der allmählich ausreifende Uterus eines Tages schwanger wird und daß, wenn die erste oder auch mehrere Schwangerschaften nacheinander vorzeitig oder frühzeitig zur Unterbrechung kamen, eine Frucht ausgetragen wird, und daß endlich ein ausgereiftes, voll funktionsfähiges Genitalsystem resultiert.

Von verschiedenen Autoren wird allerdings berichtet, daß der Genitalapparat bei solcher Sachlage eine besondere Neigung zeige, sich frühzeitig wieder zu involvieren.

Immerhin dürfte es auch bei dem Uterus infantilis pubescens ratsam sein, die Prognosenstellung vorsichtig zu geben, da die eben beschriebene nachträgliche Ausreifung des Uterus im allgemeinen nur dann zu erwarten ist, wenn die Amenorrhoe das 20. Lebensjahr nicht zu lange überdauert hat, und wenn man innerhalb des kleinen Beckens neben dem infantilen Uterus die Geschlechtsdrüsen in einer von der Norm nicht zu weit abstehenden Größe, Form und Konsistenz nachweisen kann.

Ist ein Uterus infantilis pubescens schwanger geworden, so soll man, wenn es sich um eine erste Gravidität handelt, die Prognose bezüglich des Schwangerschaftsverlaufes mit großer Vorsicht stellen. Handelt es sich dagegen um eine wiederholte Gravidität, oder hat die Schwangerschaft schon die 20. Woche ungestört überdauert, so braucht man bei der Prognosenstellung sowohl für den weiteren Schwangerschaftsverlauf als auch für den Geburtsverlauf nicht ängstlich zu sein, vorausgesetzt, daß keine gröberen Beckenanomalien den Fall komplizieren. Im allgemeinen entwickelt sich auch der ursprünglich infantil gewesene Uterus in der zweiten Schwangerschaftshälfte zu einem mächtigen und durchaus funktionsfähigen Trag- und Gebärorgan, welches den Aufgaben, die ihm die Gravidität und der Geburtsakt stellen, durchaus gewachsen ist.

Über die Therapie des Uterus fetalis und der beiden Formen des Uterus infantilis ist allerhand zu sagen.

Beim Uterus fetalis und bei dem Uterus infantilis, der als Hemmungsbildung aus den ersten Kinderjahren stammt, ist die Therapie aussichtsarm. Immerhin wird man schon aus psychotherapeutischen Erwägungen durch eine allgemeine Tonisierung des Organismus und der Unterleibsorgane z. B. durch eine längere Mineral-Moorbadekur und durch die Zufuhr von nichtgekochten Vegetabilien, in welchen das Fortpflanzungsvitamin E enthalten sein soll, endlich durch eine entsprechende hormonale Therapie ((Hypophysen- und Eierstockspräparate) eine Nachreifung des Genitale anzubahnen suchen.

Eine örtliche Behandlung ist aber bei diesen Formen der Uterushemmungsbildung unzweckmäßig, es sei denn, daß wirklich unerträgliche, regelmäßig sich wiederholende schwere menstruelle Schmerzattacken kleinere (Dilatationen) oder auch größere Eingriffe wie die Hysterektomie oder die Kastration rechtfertigten. Solche Fälle sind jedoch selten.

Die leider viel zu viel geübte kleine örtliche Therapie, ganz gleichgültig, in welcher Form sie zur Anwendung kommt, verändert kaum etwas an der anatomischen und funktionellen Unzulänglichkeit des Genitalapparates und sollte deshalb unterbleiben, denn sie bringt häufig Schaden. Wenn auch bei einwandfreier Technik an den Beckenorganen durch die örtliche Therapie ein Unheil nicht zustande kommt, so wird regelmäßig, besonders durch eine sich öfter wiederholende örtliche Behandlung (Massage) das meist labile Nervensystem geschädigt. Die Kranken erleben eine Enttäuschung nach der anderen, und diese ewig sich wiederholenden Kümmernisse gehen selbstverständlich nicht spurlos an dem Zentralnervensystem vorüber.

Hat man bei einer Patientin einen Uterus infantilis pubescens festgestellt, so mag man, wenn die Trägerin der Hemmungsbildung wirklich größere Beschwerden hat oder aus anderen Gründen besonderen Wert darauf legt, einen gesunden und funktionstüchtigen Genitalapparat zu bekommen, wieder den Versuch machen, durch eine Therapie die weitere Fortentwicklung des Genitalapparates anzuregen. Doch darf man seine Hoffnungen nicht überspannen. Denn auch bei dieser Form des partiellen Infantilismus ist nicht viel zu erreichen, wenn die Ovarien nicht willig sind.

Bei jungen Mädchen wird man selbstverständlich zunächst einzig und allein durch eine zweckentsprechende physikalisch-diätetische Behandlung den Gesamtstoffwechsel, namentlich die Zirkulation in den Beckenorganen zu steigern haben. Neben einer rationellen, reizlosen, die Darmtätigkeit anregenden Ernährung kommen in Betracht eine medikamentöse Eisen-Arsentherapie, evtl. Aufenthalt in klimatischen Kurorten, besonders im Hochgebirge, im waldreichen Mittelgebirge oder an der See. Ferner der Gebrauch von kohlensäurereichen Solbädern, Mineralbädern und Mineralmoorbädern. Heutzutage wird man unter allen Umständen noch hinzufügen die oben schon erwähnte Inkret- und Vitamintherapie, die beim Uterus infantilis pubescens wohl die meisten Aussichten auf einen Erfolg bietet.

Vielfach gelingt es auch zu Hause, durch hydriatische, gymnastische und sonstige physikalische Maßnahmen, durch leichten körperlichen Sport (Turnen, Schwimmen, Rudern, Radfahren, Schlittschuhlaufen, Reiten u. dgl.) den Stoffwechsel zu verbessern und insbesondere die Zirkulation in den Beckenorganen zu steigern. Und wenn auf diese Weise auf die anatomische Fortentwicklung des Uterus und auf seine funktionelle Insuffizienz auch nicht immer ein ausgesprochener Einfluß zu gewinnen ist, so erreicht man doch wenigstens oft eine Verminderung oder sogar die gänzliche Ausschaltung der dysmenorrhoischen Schmerzen.

Nur dann, wenn die menstruellen Koliken bei jungen Mädchen mit einem Uterus infantilis pubescens so heftig sind, daß jedesmal mit dem Eintritt der spärlichen Menstruationsblutung eine schwere Leidenszeit für die Patientin hereinbricht, und wenn es nicht gelingen will, durch eine länger fortgesetzte, tonisierende und hormonale Behandlung die Beschwerden zu lindern, kann eine örtliche Behandlung verantwortet werden.

Bei verheirateten Frauen dagegen oder bei solchen, die bereits über sexuelle Erfahrungen verfügen, kann man beim Uterus infantilis pubescens neben der eben skizzierten allgemeinen Behandlung auch eine lokale Therapie gleich von vornherein dann in Betracht ziehen, wenn stärkere Kohabitationsbeschwerden (Vaginismus u. dgl.) bestehen, oder wenn Sterilität oder behandlungsbedürftige Menstruationsanomalien vorliegen. Ist bei solcher Sachlage eine Verengerung des inneren Muttermundes objektiv nachweisbar oder kann man ein räumliches Mißverhältnis zwischen Uteruskörperhöhle und ausgeschiedener Blutmenge annehmen, so ist bei heftigen menstruellen Koliken und auch bei mehrjähriger Sterilität eine Dilatation des inneren Muttermundes und der ganzen Korpushöhle am Platz. Eine einmalige energisch mit Dilatationssonden (bis Hegar 14—15—16) und mit dem Metrotom durchgeführte Erweiterung der Cervix und der ganzen Uteruskorpushöhle mit nachfolgender 8—10tägiger Tamponade durch einen mit sterilem Öl getränkten Gazestreifen nach Menge liefert vortreffliche Dauerresultate. Diese Methode wird jedenfalls den pathologisch-morphologischen Verhältnissen des ungenügend ausgebauten Uterus mehr gerecht wie die von Kermauner vorgeschlagene Erweiterung des äußeren Muttermundes durch eine plastische Operation. Dieser Eingriff beschränkt sich lediglich auf den äußeren Muttermund als solchen, während bei der oben skizzierten Therapie der ganze Hohlraum des unterentwickelten Organes gedehnt und der Muskel durch eine während des Liegens der Tamponade fortwirkende Wehentätigkeit zum weiteren Ausbau angeregt wird.

Sind ausgesprochene Kohabitationsbeschwerden vorhanden, so kommt ebenfalls eine einmalige energische Dehnung des Scheideneinganges und evtl. auch der tieferen Scheidenrohrabschnitte mit oder ohne Narkose in Betracht, besonders wenn man sich auf die therapeutische Unterstützung des nicht völlig potenten Ehemanns nicht ganz verlassen kann.

Die sog. Emmenagoga lassen bei der Behandlung der Oligo-Dysmenorrhoe des Uterus infantilis pubescens in der Regel im Stich.

Vor der regelmäßigen Anwendung von Schmerzmitteln muß dringend gewarnt werden, da gar zu leicht eine Gewöhnung an das Mittel zustande kommt. Am gefährlichsten sind in dieser Hinsicht natürlich Opium und Morphium, während Aspirin, Pyramidon oder ähnliche Präparate mit Erfolg und ohne Sorge von Zeit zu Zeit angewendet werden können. Die zahlreichen örtlichen Manipulationen, durch welche man auch jetzt noch vielfach die anatomische und funktionelle Unzulänglichkeit des Genitalapparates auszuschalten versucht, wie bimanuelle Massage, heiße vaginale Duschen, Sondenkuren, intrauterine Anwendung des faradischen und galvanischen Stromes, wiederholte Applikation von Laminariastiften, von intrauterinen Pessarien usw., führen nur ganz ausnahmsweise zu einem wirklichen Erfolg. Alle diese Maßnahmen sind differenter Natur. Der Nutzen dagegen ist sehr problematisch.

Man darf eben nie vergessen, daß auch der Uterus infantilis pubescens ebenso wie der Uterus fetalis und der Uterus infantilis, der als Hemmungsbildung aus den ersten Kinderjahren stammt, eine Bildungsanomalie darstellt, die in erster Linie bedingt ist durch eine unvollkommene Ausreifung des eigentlichen Parenchyms der Geschlechtsdrüsen, und daß die zu spärlich vorhandene oder funktionsuntüchtige Ovarialsubstanz durch die zuletzt erwähnten therapeutischen Maßnahmen weder vermehrt noch in ihrer spezifischen Funktion modifiziert wird.

Über die in den letzten Jahren entwickelte Therapie mit Präparaten der innersekretorisch wirksamen Drüsen und mit dem Vitamin E weiß man leider noch nicht allzuviel Sicheres. Nach den neueren Arbeiten von Zondek und Aschheim steuert und beeinflußt in erster Linie der Vorderlappen der Hypophyse die Entwicklung und Reifung der Geschlechtsdrüsen. Will man also den Ausbau der Ovarien nachholen, so ist nach den oben genannten Autoren Vorderlappensubstanz zu verabreichen oder in Form des Extraktes zu injizieren. Vorläufig ist es noch nicht sichergestellt, daß dann eine vollkommene Reifung des ovariellen Drüsenparenchyms und eine Nachentwicklung des übrigen Genitales, ja unter Umständen des ganzen infantilistischen Organismus erfolgt.

Klinische Erfahrungen, welche diese im Tierexperiment ausgezeichnet begründeten Vorstellungen bestätigen könnten, liegen bisher nur in ungenügendem Maß vor. Das liegt in erster Linie daran, daß es bisher nicht gelang, aus dem Hypophysenvorderlappen fabrikmäßig ausreichend wirksame Präparate in genügender Menge herzustellen. Doch ist zu hoffen, daß auch diese Präparate bald auf dem Markt erscheinen.

Wenn der Weg der Beeinflussung des Ovars als primär zu behandelnden Organs aus äußeren Gründen auf breiter Grundlage bisher nicht genügend erprobt werden konnte, so liegen doch schon reichlich klinische Erfahrungen vor, welche zeigen, daß man zuweilen ein infantiles Genitale — besonders in Kombination mit den anderen oben besprochenen therapeutischen Methoden, also im Sinne hydriatischer, klimatischer usw. Beeinflussung — dadurch vorwärts zu bringen vermag, daß man die Ovarialsubstanz, welche von den unreifen Ovarialdrüsen selbst in nicht genügender Menge geliefert wird, von außen zuführt und somit Substitutionstherapie treibt. Die Reifung der Eierstöcke wird dadurch wahrscheinlich nicht berührt. Diese Stoffe sollen sich vielmehr lediglich auf die dem Ovar unterstellten Organe auswirken. Ob diese Anschauungen mit den tatsächlichen Verhältnissen übereinstimmen, dürfte noch nicht restlos geklärt sein. Jedenfalls verfügen wir heute über gute Ovarialpräparate, bei deren Verwendung — genügend lange Behandlung vorausgesetzt — bemerkenswerte Erfolge erzielt werden. Sollten die oben kurz skizzierten Anschauungen sich weiterhin bestätigen, so würde prinzipiell wichtig und erstrebenswert die Behandlung und Nachreifung des Ovars selber mit Hypophysenvorderlappensubstanz bleiben.

β) **Uterus virginëus, Uterus inaequalis sive obliquus, Uterus hypoplasticus.** In der letzten Bildungsperiode entwickelt sich unter physiologischen Verhältnissen, etwa zwischen dem 10. und 16. Lebensjahr, aus der infantilen Form des Uterus allmählich der reife Uterus virginëus, der sich anatomisch in zweifacher Weise von dem Uterus infantilis pubescens unterscheidet. Er ist im ganzen etwas größer als der Uterus infantilis pubescens und zeigt ihm gegenüber die bekannten Formmerkmale des wirklich ausgereiften Uterus, vor allem das dickwandige, feste und breite Korpus mit seinem schön gewölbten muskelstarken Fundus.

Das Größenverhältnis zwischen Korpus und Collum hat sich bei dem wachsenden Organ derart zugunsten des ersteren verschoben, daß das Corpus uteri fast doppelt so groß und doppelt so breit ist wie das Collum („Uterus virgineus", Abb. 27).

Aus dieser letzten Bildungsperiode (10.—16. Jahr) stammen nach v. Winckel zwei Hemmungsbildungen des Uterus, der Uterus inaequalis sive obliquus und der Uterus hypoplasticus.

Beide Bildungsanomalien sind relativ selten und klinsich deshalb wenig bedeutungsvoll. Sie werden daher nur kurz berührt.

Beide Hemmungsbildungen sind dadurch ausgezeichnet, daß sie sich neben normal entwickelten Tuben und Ovarien finden, und daß auch Scheide und äußerer Genitalapparat normalen Bau zeigen. In den Geschlechtsdrüsen findet man gut ausgebildete Graafsche Follikel und Corpora albicantia, ein deutliches Zeichen dafür, daß die Ovarien funktionstüchtiges Parenchym enthalten. Ob partieller Infantilismus an anderen Organsystemen mit diesen Uterushemmungsbildungen zusammen vorkommt, darüber ist nichts bekannt.

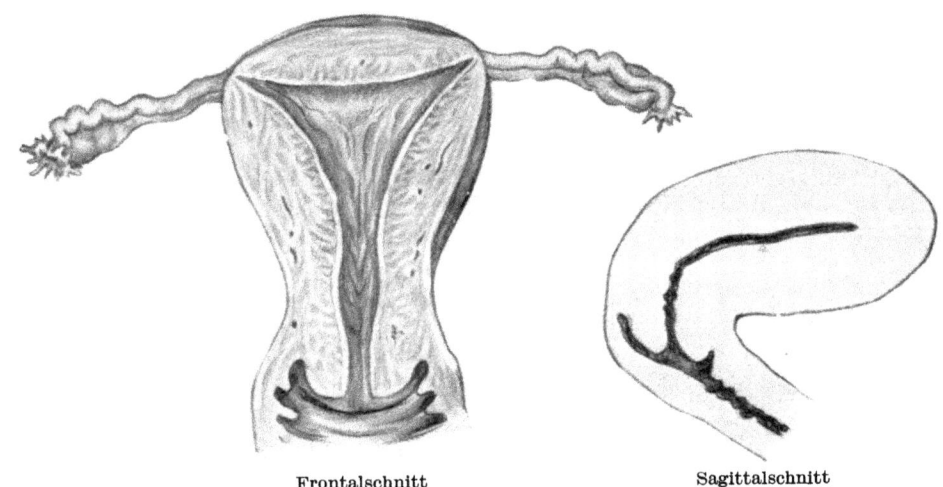

Frontalschnitt   Sagittalschnitt
Abb. 27. Form des Uterus virgineus und des Uterus hypoplasticus. Schematisch.

Auch bei dem Uterus inaequalis sive obliquus zeigen in der Regel die Ovarien und die Tuben beiderseits eine gleichmäßig gute Ausbildung. Es ist daher wahrscheinlich, daß die Ätiologie dieser beiden Hemmungsbildungen nicht auf demselben Gebiete liegt, auf welchem man die Ursache des Uterus foetalis und des Uterus infantilis vermutet, die, wie schon betont wurde, mit einer für ihre Entstehung gewiß nicht bedeutungslosen beiderseitigen Ovarialhypoplasie verknüpft zu sein pflegen. Es liegt vielmehr nahe anzunehmen, daß der Uterus hypoplasticus und der Uterus obliquus, bei denen die Verschmelzung der Müllerschen Fäden zu einem Strang und auch der Schwund des Septums regulär erfolgt ist, während sie in ihrer Form und Größe dem Uterus infantilis pubescens gegenüber ausgereifter erscheinen, dadurch zu dauernden Hemmungsbildungen geworden sind, daß unmittelbar vor oder auch während der Pubertätszeit irgendeine Schädlichkeit, die bei dem Uterus obliquus mehr einseitig, bei dem Uterus hypoplasticus mehr symmetrisch zur Geltung kommt, das verbildete Organ direkt ohne Vermittlung der Geschlechtsdrüsen trifft. Am leichtesten verständlich wäre wohl eine durch eine Gefäßanomalie bedingte uni- oder bilateral wirkende Ernährungsstörung.

Der Uterus hypoplasticus begegnet uns in zwei verschiedenen Formen, die auch ätiologisch auseinander zu halten sind. Einmal als Uterus hypoplasticus membranaceus, dessen Wandungen außerordentlich verdünnt sind. v. Winckel glaubt für die Entstehung dieser sehr seltenen aus der Pubertätszeit stammenden Bildungsanomalie eine Hypertrophie der Blase verantwortlich machen zu sollen. Wenigstens hat er bei mehreren derartigen Fällen eine stark verdickte und vergrößerte Blase nachgewiesen, die seiner Auffassung nach den noch nicht voll ausgereiften Uterus virginëus durch direkten Druck zur Atrophie gebracht hatte.

Die andere Form des Uterus hypoplasticus ist dadurch charakterisiert, daß das Organ eine Miniaturausgabe des normalen Uterus darstellt. Sie unterscheidet sich demnach in anatomischer Hinsicht von dem aus den ersten Kinderjahren stammenden Uterus infantilis und vom Uterus infantilis pubescens wesentlich. Diese zweite Form des Uterus hypoplasticus ist im ganzen nicht erheblich voluminöser wie der Uterus infantilis pubescens, da das gesamte Organ seine volle Ausbildung nicht erfahren hat. Aber es besteht ein Größenverhältnis zwischen Korpus und Collum, wie es auch der normale Uterus aufweist.

Über das klinische Bild, die pathologische Bedeutung, die Diagnose, die Prognose und die Therapie des Uterus hypoplasticus ist zwar nicht ganz dasselbe, aber auch nicht viel anderes zu sagen wie über die gleichen Verhältnisse des Uterus infantilis pubescens.

Wenn man vom Uterus hypoplasticus membranaceus absieht, der natürlich in seinem anatomischen und funktionellen Verhalten sehr weit von der Norm absteht, und der wohl mehr die Bezeichnung Uterus atrophicus verdient, kann man dieser Hemmungsbildung nachsagen, daß entsprechend der besseren Ausbildung des Uteruskörpers und der weiteren Ausreifung der Geschlechtsdrüsen einzelne funktionelle Störungen, wie Menstruationsanomalien und Sterilität bei ihr eine geringere Rolle spielen wie bei dem Uterus infantilis pubescens, und daß demnach auch die Prognose und die therapeutischen Aussichten bessere sind.

Über die Ätiologie des sehr seltenen Uterus obliquus gehen die Ansichten weit auseinander. Es liegt dies wohl daran, daß man früher die angeborene seitliche Schieflage des Uterus und die kongenitale Asymmetrie des einfachen Uterus (Obliquitas uteri) nicht streng voneinander geschieden hat.

Die kongenitale Schieflage der Gebärmutter, die sich allerdings mit der Obliquitas uteri kombinieren kann, wird allgemein auf eine Verkürzung des Ligamentum latum und rotundum der entsprechenden Seite zurückgeführt. Einige Autoren behaupten nun, daß auch die kongenitale Asymmetrie des einfachen Uterus, bei der es sich um eine weniger gute Ausbildung der gesamten einen Uterushälfte vom Fundus bis zum äußeren Muttermund herab handelt, während gleichzeitig die beiden Ovarien und Tuben, die Scheide und der äußere Genitalapparat normal ausgebildet erscheinen, durch eine Verkürzung des Ligamentum latum und des Ligamentum rotundum der einen Seite bedingt werden. Es dürfte sich aber, wie schon angedeutet wurde, auch bei dieser Hemmungsbildung, die nach der Form und der Größe des schiefgestalteten einfachen Organes aus der Pubertätszeit stammen muß, wohl um eine durch eine einseitige Gefäßanomalie bedingte einhälftige Ernährungsstörung des nicht ganz ausgereiften Uterus handeln.

Die Bedeutung dieser Hemmungsbildung ist schon deshalb untergeordnet, weil sie sehr selten ist. Immerhin ist der Uterus obliquus, oder, wie man ihn auch nennen könnte, der Uterus asymmetricus als Analogon des Uterus bicornis asymmetricus und des Uterus septus asymmetricus interessant.

C. Angeborene Verschlüsse der Geschlechtsgänge (Gynatresia congenita).

Unter einer Gynatresie versteht man einen angeborenen oder einen erst im extrauterinen Leben erworbenen Verschluß des einfachen oder auch des doppelt gebliebenen Genitalschlauches, der sich oft nur auf einen kurzen Bezirk des Kanalsystems, z. B. auf die Region des äußeren Muttermundes oder des Scheideneinganges beschränkt, der aber auch einen größeren Rohrabschnitt, z. B. den ganzen Scheidenschlauch oder die Cervicalhöhle betreffen kann.

Da die verschiedenen Verschlüsse des Genitalrohres in genetischer Hinsicht mancherlei Übereinstimmung zeigen und sie sich besonders häufig in dem von Vulva und Orificium internum begrenzten Rohrabschnitte finden, so erscheint es zweckmäßig, alle Arten der Gynatresien in einem gemeinschaftlichen Kapitel zu betrachten, das natürlich noch einen Teil des Abschnittes „Mißbildungen der Geschlechtsgänge" bildet, sich aber gut als Übergangskapitel zwischen die Darstellung der bisher geschilderten Bildungsanomalien des Uterus und der Scheide und die Besprechung der Bildungsanomalien der Geschlechtspforte einschiebt.

Man kann die Gynatresien nach mannigfaltigen Gesichtspunkten gruppieren.

Eine Differenzierung, welche sich ausschließlich auf die grobanatomischen Verhältnisse stützt, unterscheidet je nach dem Sitz des Verschlusses vulvare, hymenale, vaginale, cervicale, corporeale und tubare Atresien und je nach der Ausdehnung des Verschlusses kurze membranöse und ausgedehnte verödende Atresien.

Die Einteilung der Verschlüsse in Atresien des einfachen und in solche des doppelten Genitalapparates nimmt insofern schon eine gewisse Rücksicht auf die Genese, als die Mehrzahl der Verschlüsse des einfachen Genitalapparates erst im extrauterinen Leben erworben wird, während das Gros der Verschlüsse bei doppeltem Genitalapparat angeboren ist.

Noch präziser tritt das ätiologische Moment in folgender Einteilung hervor.

1. Atresien durch Verkümmerung (Defektatresien). (Alle angeboren. Gewöhnlich längere Rohrabschnitte betroffen, also vorwiegend verödende Atresien.)

2. Atresien durch epitheliale Verklebung (Verklebungsatresien). (Die Mehrzahl angeboren. Gewöhnlich kurze Rohrabschnitte betroffen, also vorwiegend membranöse Atresien.)

3. Atresien durch bindegewebige Narbenbildung (Narbenatresien). (Alle im extrauterinen Leben erworben. Kürzere und längere Rohrabschnitte betroffen, also membranöse und verödende Verschlüsse.)

Über die Entstehung der Atresien der Tuben- und der Uteruskörperhöhle ist im ganzen wohl eine Übereinstimmung der Anschauungen gewonnen. Es handelt sich dabei immer oder wenigstens fast ausschließlich um Verödungsverschlüsse.

Soweit diese den in seiner Wandausbildung normal sich verhaltenden Eileiter oder Uteruskörper betreffen, kann es sich nur um extrauterin erworbene Narbenatresien handeln, wie man sie gelegentlich nach Ausschabungen, Ätzungen und atmokaustischen Behandlungen der Uterusschleimhaut, aber auch nach schweren bakteriellen Entzündungen der Uterus- und Tubenauskleidung, die zu einer Nekrose der Schleimhaut Anlaß geben beobachtet.

Findet man diese Verödungsverschlüsse des Uterus und der Tube dagegen als Begleiterscheinung eines die Uterus- und Tubenwand betreffenden ausgesprochenen Verkümmerungszustandes, so handelt es sich immer um die kongenitale Defektbildung, die wir schon als solides Tubenrudiment und als Uterus rudimentarius solidus und als Uterus rudimentarius partim excavatus kennen gelernt haben.

Manche Forscher erklären, wie schon erwähnt wurde, diese Hemmungsbildungen durch ein Ausbleiben der Höhlung der ursprünglich als solide Stränge abwärts wachsenden Müllerschen Fäden. Andere dagegen denken an eine in der ersten Zeit des intrauterinen Fetallebens eintretende Verödung der ursprünglich gehöhlt angelegten Müllerschen Kanäle.

Über eine durch Epithelverklebung zustande gekommene Atresie im Bereich der Tuben und der Uteruskörperhöhle ist nichts bekannt. Die besondere Fähigkeit, gelegentlich eine nichtentzündliche Verklebung aneinandergelagerter unverwundeter Gewebsflächen zu vermitteln, scheint überhaupt nur dem sekretorisch nicht tätigen Platten- und Pflasterepithel eigentümlich zu sein. Dem sekretorisch tätigen Zylinderepithel mangelt augenscheinlich dieses Vermögen.

Über die Genese der vulvaren, hymenalen, vaginalen und cervicalen Gynatresien gehen die Meinungen der sich um ihre Klärung besonders bemühenden Forscher noch weit auseinander.

In früherer Zeit nahm man an, daß fast alle tiefsitzenden Verschlüsse (so seien die vulvaren, hymenalen, vaginalen und cervicalen Gynatresien zusammenfassend bezeichnet) sowohl des einfachen wie auch des doppelten Genitalapparates angeboren seien. Als erworbene galten im allgemeinen nur diejenigen tiefsitzenden Atresien, deren extrauterine Entstehung man klinisch leicht verfolgen konnte.

Diese alte Anschauung wurde erschüttert und für längere Zeit umgestoßen, als ungefähr gleichzeitig Nagel und J. Veit mit ihrer bekannten und interessanten Infektionstheorie auftraten.

J. Veit und ihm sich anschließend R. Meyer verfochten die Anschauung, daß alle Gynatresien welche bei einfachem, gut ausgebildetem Genitalapparat in dem zwischen Vulva und Orificium internum gelegenen Rohrbezirk gefunden werden, sogenannte sekundäre seien, die zum allergrößten Teil erst im extrauterinen Leben durch entzündliche Gewebserkrankungen mit folgender Narbenbildung und nur zum kleinsten Teil in der späteren Fetalzeit oder in der frühesten Kindheit durch sekundäre Epitheladhäsion zustande kommen.

Sie wiesen auch darauf hin — R. Meyer freilich mit einer gewissen Reserve —, daß auch bei doppeltem Genitalapparat der Verschluß einer Seite zumeist erst sekundär während des späteren Fetallebens oder auch während des extrauterinen Lebens entstehe, und daß eine gleichzeitig vorhandene Hämatometra mit Hämatosalpinx oder eine gleichzeitig bestehende isolierte Hämatosalpinx ein fast untrügliches Zeichen dafür sei, daß die Atresie des Genitalrohres, gleichgültig, ob sie den einfachen oder den doppelten Kanal betrifft, erst nach der Geburt durch Gewebsentzündung mit nachfolgendem Narbenverschluß entstanden sei.

Die tiefsitzende Atresie und den Verschluß des abdominellen Tubenostiums und damit die Entstehung der Hämatosalpinx führten sie auf ein und dieselbe Ursache, nämlich auf die Einwirkung von entzündungserregenden Mikrophyten zurück. Beide bestritten mit Entschiedenheit, daß eine Verklebung des Fimbrienendes der Tube durch reizende Eigenschaften des entweder aus der Hämatometrahöhle durch Rückstauung in das Tubenlumen übertretenden oder des aus der Tubenwand selbst stammenden, auf das Peritoneum abfließenden bakterienfreien Blutes herbeigeführt werden könne. Das von Mikrophyten sicher freie menschliche Blut veranlasse niemals Entzündungen der Serosa, auch niemals die Bildung peritonealer Adhäsionen.

J. Veit negierte auch ausdrücklich die Möglichkeit einer primitiven kongenitalen Abschließung des Morsus diaboli der Tube.

Später hat J. Veit seine Anschauungen über die tiefsitzenden Genitalverschlüsse etwas, wenn auch nur wenig, modifiziert. Er erkannte die Möglichkeit einer kongenitalen durch einen Entwicklungsfehler bedingten „Hymenalatresie" an. Doch betonte er, daß dieser angeborene Hymenalverschluß entweder nur bei lebensunfähigen Feten vorkomme, oder bei lebensfähigen Früchten schon während des intrauterinen Lebens eine so starke Sekretanhäufung hinter der Verschlußmembran veranlasse, daß schon bald nach der Geburt der Fehler bemerkt werden müsse, weil das neugeborene Kind andauernd den Hymen zwischen den kleinen Labien hervorpresse, bis die Verschlußmembran von selbst durchbrochen oder künstlich eröffnet werde. Mit den Hymenalatresien der Erwachsenen habe dieser kongenitale primäre Scheidenverschluß aber nichts zu tun. Die Scheidenatresien Erwachsener bei einfachem Genitalkanal, welche zur Hämelytrometra führen, seien alle erst extrauterin erworben. Und wenn zu dieser eine Hämatosalpinx hinzutrete, sei immer eine Infektion für die Genese dieser Erkrankung verantwortlich zu machen, meist dieselbe, welche die Atresie bewirkte.

Der kongenitale Verschluß einer Seite des doppelten Genitalapparates sei allerdings als kongenitale Defektatresie neben der erworbenen einseitigen Atresie doch bedeutungsvoller, als er früher angenommen. Die Hämatosalpinx aber, welche bei kongenitalem oder bei erworbenem halbseitigem Verschluß gefunden wird, müsse immer auf eine Infektion zurückgeführt werden.

In diesem Punkt folgt R. Meyer den Vorstellungen Veits. Er nimmt an, daß die organisierten Entzündungserreger während des extrauterinen Lebens durch die offene Hälfte des Genitalkanales hindurch ascendieren, durch die Beckenhöhle hindurchwandern und von der Bauchhöhle das abdominelle Tubenende der atretischen Genitalhälfte erreichen, oder daß sie auf hämatogenem Weg oder von bakterienhaltigen Nachbarorganen aus in das gestaute Blut hineingeraten und dann mit dem aus der Tube ausgepreßten Blut die Serosa erreichen und die zur Hämatosalpinxbildung nötige Perisalpingitis veranlassen.

Nagel ist geneigt, Veit in der Frage von der Beziehung der Hämatosalpinxbildung zur Genese der Gynatresien des einfachen und auch des doppelten Genitalapparates beizustimmen.

Dieser Veit-Nagelschen Auffassung stehen heute die meisten Kliniker ablehnend gegenüber. Mainzer, Stratz, Katz, Krönig, Thomae, Kermauner, Ottow, Groß geben zwar zu, daß zahlreiche tiefsitzende Atresien, jedenfalls eine weit größere Zahl, als man sie vor Veits und Meyers Nachforschungen annahm, erst nach der Geburt durch Gewebsentzündung erworben werden. Aber sie halten es doch für sicher, daß auch bei Erwachsenen mit einfachem und gut ausgebildetem Genitalkanal tiefsitzende Atresien vorkommen, welche entweder auf fetaler Epithelverklebung beruhen, oder als primärkongenitale Defektatresien aufzufassen sind, daß insbesondere die große Mehrzahl der Hemiatresien bei doppeltem Genitalkanal primär-kongenitaler Natur sei, und daß eine den Verschluß komplizierende Hämatosalpinx nicht ohne weiteres als Beweisstück für die postnatale entzündliche Entstehung einer tiefsitzenden Atresie gelten könne.

Diese Auffassung wird seit vielen Jahren von der Heidelberger Klinik nachdrücklich vertreten. Wenn auch das Verdienst von J. Veit und R. Meyer unbestreitbar ist, durch eine kritische Analyse zahlreicher in der gewaltigen Literatur mehr oder weniger genau beschriebener einschlägiger Fälle nachgewiesen zu haben, daß man früher viele tiefsitzende Genitalverschlüsse für angeboren hielt, welche tatsächlich erst im extrauterinen Leben erworben wurden, so ist gegen manche Gedankengänge der Veit-Nagel-Meyerschen Argumentation doch allerlei zu sagen.

Der Einwand, der von diesen Autoren gemacht wurde, daß die Entwicklungsgeschichte nicht imstande sei, aus der Genese der weiblichen Genitalorgane nach Verschmelzung der beiden Hälften zu dem bilateral-symmetrischen Genitalkanal eine Atresie zu erklären, muß heute als überholt gelten. Einmal gibt es Forscher, welche behaupten, die Vagina habe genetisch mit den Müllerschen Fäden gar nichts oder nur wenig zu tun; sie bilde sich vielmehr im wesentlichen durch eine Einstülpung des Ektoderms. Ist diese Auffassung richtig, so fällt der oben gegebene Einwand ohne weiteres in sich zusammen. In diesem Sinne äußert sich auch Mainzer, der daran erinnert, daß Nagel selbst Zweifel an der Entstehung der Scheide aus dem unteren Ende der Müllerschen Fäden habe laut werden lassen.

Aber selbst wenn die Scheide aus dem unteren Ende der Müllerschen Fäden entwickelt wird und wenn, was auch noch nicht allseitig zugegeben ist, die Fäden primär gehöhlt herabwachsen, so ist dennoch eine Verschiedenheit in der weiteren Ausbildung der oberen und der unteren Abschnitte deshalb denkbar, weil der „Endzapfen" jedes Fadens, aus welchem nach Nagel die Scheide hervorgeht, primär solide ist und von einer ganz anderen Zellart (große protoplasmareiche Zellen) gebildet wird, wie die oberen Abschnitte des Geschlechtsstranges, die zum Uterus werden, und die nach Nagels Untersuchungen innen mit hohem Cylinderepithel ausgekleidet sind und von vornherein eine deutliche Höhlung besitzen.

Die Möglichkeit, daß in früher Entwicklungszeit eine wenig ausgreifende Schädlichkeit nur den untersten Abschnitt beider oder wenigstens eines Müllerschen Fadens trifft, und daß dadurch eine isolierte Hemmungsbildung der Scheide oder der Cervix zustande kommt, ist nicht nur theoretisch denkbar, sondern durch die von Marchand, Fromme, Kermauner und anderen Autoren beschriebenen Fälle von angeborener Atresie der Scheide bei normalem Uterus bewiesen. Diese Möglichkeit wird weiterhin durch diejenigen Fälle von doppeltem Genitalkanal gezeigt, bei denen zwar an dem einen Horn eine Defektatresie der Cervix mit partieller oder totaler Defektatresie der zugehörigen Scheide vorhanden, das Corpus uteri dieser atretischen Hälfte aber so gut ausgebildet ist, daß es geschwängert werden und ein imprägniertes Ei bis zur vollen Reife in sich tragen kann. Solche Fälle sind jetzt in größerer Zahl bekanntgegeben. Es handelt sich dabei entweder um eine Schwangerschaft im verschlossenen Horn des Uterus bicornis hemiatreticus oder um eine Schwangerschaft im verschlossenen Horn des Uterus septus hemiatreticus.

Eine isolierte partielle Hemmungsbildung der Scheide, die sich später als membranöse vaginale Atresie dokumentiert, ist auch deshalb verständlich, weil die Höhlung der Epithelmasse, aus der die Scheide hervorgeht, erst im 5. Monat des intrauterinen Fetallebens beginnt. Eine solche partielle Hemmungsbildung der Scheide ist wohl die von J. Veit anerkannte kongenitale „Hymenalatresie".

Diese Vorstellung deckt sich auch mit der Ansicht Kermauners. Er stellt sich das Zustandekommen der vaginalen Atresie so vor, daß, nachdem die Müllerschen Gänge als epitheliale Gebilde den Sinus urogenitalis in normaler Weise erreicht haben, eine Schädigung der Zellen- vielleicht im Sinn der Koagulationsnekrose oder kolloidchemischer Plasmafällung — eintritt und eine strengumschriebene Wachstumsstörung verursacht. Der übrige Teil entwickelt sich unbeeinflußt weiter. Er hält aber auch eine zweite Vorstellung für erlaubt: Das Epithel könnte lokal die Fähigkeit verloren haben, das umgebende Mesenchym zur Bildung eines Muskelmantels und damit der Scheidenwand umzuformen. Als Reaktion beobachtet man dann in der Umgebung übermäßiges Wachstum der Scheidenwände.

J. Veit begründete seine Lehre weiterhin mit der Behauptung, es gäbe symptomenlos verlaufende Entzündungen der Scheide kleiner Mädchen, welche eine Verklebung und Verwachsung der Scheidenwände herbeizuführen imstande seien.

Dagegen ist zu sagen, daß es derartige auf bakterieller Grundlage beruhende und symptomenlos verlaufende Vaginitiden nicht gibt. Im allgemeinen dürfte es sich bei der Kolpitis neugeborener Mädchen um Infektionen gonorrhoischer Natur handeln. Mögen aber auch andere Erreger mit im Spiele sein, so muß es bei der ausgesprochenen Kolpitis immer zu deutlichen Reizerscheinungen kommen, welche nicht unbemerkt bleiben können.

So darf man — wenn die Anamnese irgendwelche Anhaltspunkte für eine abgelaufene Scheidenentzündung nicht bringt — durchaus an die Möglichkeit einer Entwicklungshemmung der Scheide denken. Und dies um so mehr, als wir wissen, daß mit dem Scheidendefekt gleichzeitig Veränderungen und Bildungsanomalien des Harnapparates auftreten. So findet man nicht selten Erweiterungen und Verlagerungen des äußeren Urethralmundes auch bei solchen Individuen, bei denen Kohabitationsversuche per urethram mit Sicherheit nicht ausgeführt worden sind. Auf diese Zusammenhänge haben zahlreiche Autoren auch in neuerer Zeit wieder hingewiesen: Ottow, Holzbach, Linzenmeier, Weibel, Baeumler, Thomae und Stöhr. Bolaffio konnte 99 Fälle von Gynatresien zusammenstellen, in denen gleichzeitige Defekte oder andere Mißbildungen der Nieren oder der Ureteren zu beobachten waren.

Abzulehnen ist auch nicht die Entstehung einer Atresie im Sinne einer in der Fetalzeit entstandenen Verklebung der Epithelien auf Grund einer intrauterinen Entzündung im Sinne Kußmauls. Wir wissen heute, daß der Fet entzündliche Erkrankungen in Form der Peritonitis, der Pneumonie, der Pleuritis durchmachen kann, sei es auf echter bakterieller Basis, sei es auf dem Boden der Einschwemmung von Bakterientoxinen aus dem mütterlichen Kreislauf. Daß auf diesem Weg einmal eine Scheidenwandentzündung mit nachfolgender Verklebung schon in der Fetalzeit zustande kommen kann, ist theoretisch durchaus denkbar. Doch dürfte diese Ätiologie wohl nur in ganz seltenen Fällen anzunehmen sein.

Endlich muß noch ein Wort zu der Annahme Veits gesagt werden, daß der eine tiefsitzende Atresie begleitende Verschluß der Tuben mit Hämatosalpinxbildung nur als

Folge einer echten bakteriell bedingten Entzündung erklärt werden könne. Veit nennt die von Hegar, Sänger, Hofmeier und anderen Autoren vertretene Anschauung, das zurückgestaute, durch die Tuben in die Bauchhöhle einfließende, bakterienfreie Menstrualblut sei allein, ohne Mithilfe von Bakterien oder chemisch irritierenden Stoffen, imstande das Peritoneum zu reizen und den Tubenmund zu verschließen, eine reine Hypothese. Diese Behauptung Veits ist sicher falsch. Im Inhalt einer reinen Hämatosalpinx finden sich weder Mikroorganismen noch Eiterzellen. Es muß also der bakterienfreie Tubeninhalt selber sein, der einen Reizzustand bedingt und zum Verschluß der Tuben führt. Da wir es nicht mit normalem Blut, sondern mit Menstrualblut zu tun haben, das mit abgestoßenen Zellen und Schleim vermischt von den physiologischen Blutqualitäten durchaus abweicht, so ist eine abakterielle Reizung durch diesen unphysiologischen Tubeninhalt leicht verständlich. Sie erklärt zur Genüge das Zustandekommen des Tubenverschlusses.

Dagegen spricht auch nicht die Beobachtung, daß nach dem Durchbruch von Hämatosalpinxsäcken tödliche Peritonitiden erfolgen. Denn es ist nicht zu verstehen, daß sich die Mikroorganismen, welche sich hier auswirken, schon lange in der Tube befunden haben sollen, um erst jetzt aktiv zu werden. Viel näher liegt die Annahme, daß entweder bei der der Ruptur folgenden Laparotomie Keime in die Bauchhöhle gebracht wurden, oder daß es sich um eine nach der Eröffnung des Genitalverschlusses von der Schamspalte aus aufsteigende Infektion gehandelt hat. Daß diese möglich ist und für die Frage der Therapie eine wesentliche Rolle spielt, davon wird weiter unten noch zu sprechen sein.

Zur Beleuchtung der Veit-Nagelschen Infektionstheorie diene noch eine kurze Erörterung der Frage, wieweit die von J. Veit behauptete Entstehung der Genitalverschlüsse und der sie so häufig komplizierenden Hämatosalpinx mit den Ergebnissen der die weiblichen Genitalorgane betreffenden bakteriologischen Studien harmoniert.

Es wurde schon erwähnt, daß die Vorstellung von der Langlebigkeit der Infektionskeime in dem Inhalt der Tubensäcke mit den Resultaten, die bei der bakteriologischen Untersuchung von Tubeneiter erhoben werden, nicht im Einklang steht. Man hat sich die Vorstellung zurecht gelegt, den Keimen werde bei jeder erneuten Menstruation frischer Nährboden zugetragen und so ihr Untergang verhütet. Dann müßten aber, wenn die volle Lebenskraft und Tüchtigkeit der Infektionserreger bewahrt bliebe — und die muß man bei den Erregern einer tödlichen Peritonitis doch voraussetzen — die Spaltpilze mikroskopisch und kulturell nachweisbar bleiben und entsprechend den Blutnachschüben in Intervallen charakteristische klinische Erscheinungen, wie Temperatursteigerungen oder Pulsbeschleunigung, auftreten. Von der Erfüllung des letzten Postulates könnten nur die Fälle entbunden werden, bei denen der Gonokokkus Neisser als Erreger der Entzündung in Betracht kommt. Denn Gonokokken werden gelegentlich noch lebend in Eitertuben gefunden, wenn die Körpertemperatur schon wieder dauernd normal ist. Aber Gonokokken veranlassen auch niemals eine tödliche Peritonitis.

Tatsächlich findet man aber in den Hämatosalpinxsäcken, wenn keine Bakterieninvasion vom Blute oder von Nachbarorganen aus erfolgt ist, weder Infektionserreger noch Eiterzellen. Außerdem bestehen unter den gleichen Bedingungen auch keine Störungen der Körpertemperatur.

Daß die in den äußeren Wandschichten des Hämatosalpinxsackes wiederholt nachgewiesene kleinzellige Infiltration nicht durch eine Bakterienwirkung veranlaßt sein muß, braucht wohl nicht weiter erörtert zu werden.

Welche Infektionskeime spielen denn, unseren derzeitigen Erfahrungen gemäß, bei entzündlichen Erkrankungen des weiblichen Genitalapparates überhaupt eine Rolle, welche könnten daher als Erzeuger des tiefen Genitalverschlusses, der Verlötung des abdominellen Tubenostiums und auch der nach der Ruptur des Hämatosalpinxsackes einsetzenden tödlichen Peritonitis in Frage kommen?

Die pyogenen Wundinfektionserreger, der Streptococcus pyogenes und der Staphylococcus pyogenes aureus, dürften nur für solche erworbenen Gynatresien mit Hämatosalpinxbildung als ätiologisches Moment in Betracht kommen, denen ein Puerperium vorausgegangen ist. Diese Fälle haben aber für die ventilierte Frage kein Interesse, da durch die vorausgegangene Geburt die ganze Sachlage durchaus klar ist. Aber bei den uns hier besonders interessierenden kongenitalen und den aus den ersten Kinderjahren stammenden Gynatresien spielen die pyogenen Wundinfektionserreger in genetischer Hinsicht entweder überhaupt keine oder eine nur ganz untergeordnete Rolle.

Eine ascendierende oder descendierende Genitaltuberkulose dürfte gleichfalls als Ursache einer in den Kinderjahren erworbenen tiefsitzenden Genitalverschließung ganz außer acht zu lassen sein.

Ob in der Kinderzeit eine echte Scheidendiphtherie vorkommt, steht nicht ganz fest. Jedenfalls ist über die Ascendierung dieses spezifischen Infektionsprozesses bis zu den Tuben gar nichts bekannt.

Das Bacterium coli und die biologisch nicht genauer charakterisierten anaëroben Infektionserreger kommen wohl während des Puerperiums in den Genitalkanal hinein und erreichen dann auch gelegentlich das abdominelle Ende der Tuben. Aber im kindlichen Genitalapparat sind sie als Krankheitserreger bisher nicht gefunden worden. Manchmal dringen sie auch bei verjauchten Myomen, Carcinomen und Sarkomen (ebenso wie die pyogenen Wundinfektionserreger bei Vereiterung von Neubildungen) bis zu den Tuben vor.

Endlich geraten sie auch manchmal vom Darm aus in die Eileiter. Aber die auf diese Weise entstandenen Tubenerkrankungen sind keine aufsteigenden Krankheitsprozesse und können deshalb in genetischer Hinsicht nicht mit tiefsitzenden entzündlichen Genitalverschlüssen verknüpft werden.

Der einzige Keim, der als Krankheitserreger schon in der Kinderzeit im weiblichen Genitalkanal eine bedeutsame Rolle spielt, ist der Gonokokkus Neisser.

Verfolgen wir nun den Ausbreitungsmodus dieses Infektionskeimes im kindlichen Genitalschlauch, so begegnen wir folgenden Verhältnissen: Die Vulvo-vaginitis gonorrhoica der kleinen Mädchen ist so gut wie immer ein auf die Urethra, das Vestibulum und die unteren Scheidenabschnitte beschränkter spezifischer Infektionsprozeß. Eine Ascendierung der Gonokokken bis zum Uterus kommt bei dem Kind in der Regel deshalb nicht zustande, weil die Kohabitation wegfällt. Eine Ascendierung der Gonokokken bis zu den Tuben erfolgt beim Kinde wohl nur ganz ausnahmsweise, weil die die Ausbreitung des spezifischen Infektionsprozesses bei der geschlechtsreifen Frau fördernden geweblichen Differenzierungen des Genitalapparates, wie sie Menstruation und Puerperium mit sich bringen, bei dem Kind fehlen.

Sollte wirklich einmal bei einem Kind eine Gonorrhoe bis zu den Tuben emporsteigen und außerdem einen tiefsitzenden Genitalverschluß veranlassen, so würden die beiden Tuben in ihrer Wand, ihrer Lichtung und besonders in ihrer Umgebung so schwere Veränderungen erfahren, daß eine spätere Hämatosalpinxbildung ausgeschlossen sein dürfte.

Endlich sei nochmals betont, daß es eine universelle tödliche Gonokokkenperitonitis nicht gibt.

Überblickt man noch einmal alle Überlegungen, welche die Veitsche Infektionstheorie ausgelöst hat, so kommt man zu folgenden Schlüssen:

Es unterliegt keinem Zweifel, daß zahlreiche tiefsitzende Gynatresien erst im extrauterinen Leben erworben werden und zum Teil entzündlicher Natur, zum Teil durch epitheliale Verklebung bedingt sind. Es gibt aber auch eine große Zahl tiefsitzender kongenitaler Atresien. Die meisten dieser Verschlüsse sind wohl auf eine während des intrauterinen Fetallebens zustande gekommene epitheliale Verklebung zurückzuführen. Doch gibt es sicher auch bei einfachem Genitalkanal kongenitale Defektatresien der Scheide (Fälle von C. v. Tussenbroek und von Wechsberg).

Bei Doppelbildungen des Genitalapparates kommen ebenfalls extrauterin erworbene tiefsitzende Genitalverschlüsse vor. Doch handelt es sich bei den Hemiatresien wesentlich häufiger entweder um kongenitale Verklebungsatresien, die dadurch entstehen, daß die bei dem Uterus bicornis und dem Uterus septus asymmetricus von vornherein in der Lichtung engere Hälfte (Scheide inkl. äußerer Muttermund) zu epithelialen Verklebungen besonders prädisponiert ist, oder um kongenitale Defektatresien, deren Entstehung so zu erklären ist, daß der herabwachsende eine Müllersche Faden den Sinus urogenitalis nicht erreicht hat, oder daß sein unteres Ende rudimentär entwickelt und verödet ist.

Die einen tiefsitzenden Genitalverschluß komplizierende Hämatosalpinx aber kommt in der Regel dadurch zustande, daß das zurückgestaute bakterienfreie Menstruationsblut (eventuell auch aus der Tubenwand selbst stammendes Blut) bei seinem Austritt aus dem abdominellen Tubenende Serosaverklebungen veranlaßt und den Pavillon zum Verschluß bringt. Die dabei entstehende umschriebene Perisalpingitis ist eine aseptische und hat zu einer die Gynatresie etwa veranlassenden Entzündung keine kausalen Beziehungen. Ausnahmsweise mag einmal die Ursache einer entzündlichen Vaginalatresie und einer sie komplizierenden Perisalpingitis die gleiche sein.

Auch die einer Hämatosalpinxruptur folgende tödliche Peritonitis entsteht ganz unabhäng von der Ursache der Gynatresie. Sie ist entweder die Folge einer bei der Operatino gesetzten Außeninfektion oder bedingt durch die Aussaat des vom zirkulierenden Blut oder von einem mikrophytenhaltigen Nachbarorgan aus bakteriell zersetzten Hämatosalpinxinhaltes oder das Endresultat einer nach der vaginalen Eröffnung einer Hämatokolpos oder einer Hämatometra zustande gekommenen und auf der kontinuierlichen Nährbodenstraße von unten nach oben fortschreitenden Invasion von Infektionserregern.

Die klinischen Verhältnisse der im extrauterinen Leben erworbenen Gynatresien sind hier nicht zu erörtern, da sie in das Kapitel der Scheidenerkrankungen hineingehören.

Dagegen muß noch kurz auf den klinischen Wert, den Verlauf, die Diagnose, die Prognose und die Therapie der kongenitalen Gynatresien eingegangen werden.

Die breite und feste kongenitale Verwachsung der Vulva besitzt keine klinische Bedeutung, da sie nur bei lebensunfähigen Mißgeburten vorkommt.

Die kongenitale epitheliale Verklebung der Vulva, sowohl der seltenen partiellen Adhäsion der großen wie auch der häufigeren Konglutination der kleinen Labien, hat ebenfalls eine nur untergeordnete praktische Bedeutung, da durch sie niemals die Urethra und nur ausnahmsweise der Introitus vaginae vollkommen abgeschlossen wird, sie außerdem bei der Betrachtung des äußeren Genitalapparates des Neugeborenen sofort in die Augen fällt und ohne weiteres durch eine leichte oder auch etwas forcierte Spreizung der Schamlippen beseitigt werden kann.

Sollte die Verklebung ausnahmsweise in eine festere Verwachsung übergegangen sein, so läßt sich gewöhnlich von der Urethralgegend her eine Hohlsonde unter die Verschlußmembran führen, auf welcher diese scharf gespalten wird, ein kleiner Eingriff, der kaum zu einer Blutung Anlaß gibt. Will man eine neue Verwachsung absolut sicher verhüten, so kann man noch eine Umsäumung der bei der Spaltung entstehenden schmalen Wundleisten hinzufügen.

Eine größere klinische Wertigkeit besitzen aber die kongenitalen hymenalen und besonders die kongenitalen vaginalen Atresien, also die retrohymenalen, die mittleren vaginalen und die Muttermundsverschlüsse. Denn sie sind gar nicht so selten, veranlassen oft große Beschwerden und weitgehende pathologische Veränderungen in den oberen Genitalabschnitten.

Sitzt die Verschlußmembran tief unten, wird sie durch den Hymen selbst gebildet, oder sitzt sie unmittelbar hinter dem Hymen, so kommt es manchmal schon während des intrauterinen Fetallebens oder in den ersten Kinderjahren zu einer Ansammlung von weißlichen, schleimig-serösen Sekretmassen in dem abgeschlossenen Scheidenrohr, die aber nur dann den Kindern einige Unbequemlichkeit verursacht, wenn die Scheide durch größere Sekretmengen gedehnt wird. Die Verschlußmembran buchtet sich dann zwischen den Schamlippen nach unten vor, und es gelingt leicht, mit einer stumpfen Sonde die membranös konglutinierte oder auch etwas breiter verklebte Schleimhaut auseinanderzuschieben und das gestaute Sekret zum Abfließen zu bringen.

Ist die Verklebung in eine derbere Verwachsung übergegangen, so kann man auch zu einer scharfen Trennung und nachfolgenden Excision der kleinen Verschlußmembran gezwungen sein.

Es sind eine ganze Anzahl hierhergehörender Fälle bekannt. So haben Bulius, Bunzel, Godefroy, Heurich, Hirschbrunn, Ottow, Rosenthal, Wagner derartige Beobachtungen veröffentlicht. Sehr häufig wurde die Mißbildung bald nach der Geburt entdeckt. Die Menge des hinter der Verödungsstelle gestauten Inhaltes wechselt stark und ist von rein schleimiger bis blutig-schleimiger Beschaffenheit. In einzelnen Fällen wurden nur wenige Kubikzentimeter retinierten Sekretes beobachtet, in anderen (s. Heurich) 150—200 ccm, und zwar 14 Tage post partum. Hirschbrunn fand 5 Monate nach der Geburt nur zwei Eßlöffel voll retinierten Sekretes. Kermauner weist darauf hin, daß diese Differenz in der Menge des gestauten Inhaltes nur dadurch erklärbar sei, daß es sich um eine pathologische Hypersekretion auf Grund einer Hypertrophie der über der Atresie liegenden Abschnitte handeln könne.

Ist die Retention auf Grund der von Kermauner supponierten Hypersekretion sehr hochgradig, so können bedrohliche Begleiterscheinungen auftreten. In dem von Heurich beschriebenen Fall war es zu ileusartigen Symptomen gekommen. Andere

Autoren beschreiben Harnretention, bedingt durch den Druck der gestauten Sekretmengen auf die Harnröhre mit Verschluß derselben.

Im allgemeinen tritt jedoch die pathologische Bedeutung der tiefsitzenden kongenitalen Atresien erst im Pubertätsalter oder bei dem voll ausgereiften Weibe scharf hervor. Infolge des Verschlusses kommt es dann sowohl bei dem einfachen wie auch bei dem doppelten hemiatretischen Genitalkanal zur Retention des Menstrualblutes hinter der okkludierten Stelle mit ihren mehr oder weniger ausgeprägten charakteristischen Symptomen.

Bei tiefem Sitz der Okklusion bildet sich zunächst die Blutretentionsgeschwulst der Scheide, der Hämatokolpos. Ist das Fassungsvermögen der sehr dehnbaren und große Blutmassen in sich aufnehmenden Vagina erschöpft, so wird der Muttermund und allmählich der ganze Cervicalkanal auseinandergedrängt und gleichfalls mit Blutmassen angefüllt. Erst ziemlich spät, wenn die dehnbareren Teile des Genitalrohres ad maximum aufgetrieben sind, geben auch die muskelstarken Wände des Uteruskörpers, der bis dahin als derbe, zapfenförmige Erhebung auf der oberen Kuppe des vaginalen Blutsackes gesessen hatte, vor dem Drucke des Blutes nach. Und wenn endlich auch die Kapazität des Uteruskörpers voll ausgenutzt ist, treten die gestauten Blutmassen in die Tuben, und solange die abdominellen Ostien offen bleiben, auch in die Bauchhöhle über.

In der Regel wird, begünstigt durch die Stauungsverhältnisse, welche sich durch den Druck des Tumors im Zirkulationsapparat des ganzen Genitalsystems und seiner nächsten Umgebung herausbilden und die auch zu Hämorrhagien in das Tubenwandgewebe und zu Blutungen in die Tubenhöhle führen, sehr bald durch den intraperitonealen Bluterguß eine aseptische adhäsive Perisalpingitis und damit ein Verschluß des Pavillons herbeigeführt. Es staut sich nun das Blut auch in der Tube. Schließlich ist die Hämelytrometra mit einer beiderseitigen Hämatosalpinx fertig.

Sitzt die Okklusion weiter oben, z. B., wie so oft, an der Grenze des mittleren und des oberen Scheidendrittels, so wird nur ein Abschnitt der Scheide an der Geschwulstbildung teilnehmen. Liegt die Verschlußstelle direkt am äußeren Muttermund oder gar im cervicalen Kanal, so kommt es natürlich nur zur Ausbildung einer isolierten Hämatometra mit oder ohne Hämatosalpinxbildung.

Entwickelt sich die Blutretentionsgeschwulst bei doppeltem Genitalkanal nur einhälftig, so bildet sich bei einer Vagina septa hemiatretica zunächst ebenfalls eine Haematocolpos lateralis, weiterhin eine Haemelytrometra lateralis eventuell mit der zugehörigen Hämatosalpinx.

Sitzt der Verschluß bei doppeltem Genitalkanal am Muttermund oder in der Cervix, so kommt es unter Umständen nur zu einer Blutanhäufung in der Höhle des einen Uterushornes. So begegnen wir gelegentlich einer isolierten Haematometra lateralis im Uterus bicornis oder auch im Uterus septus hemiatreticus.

Bei denjenigen Fällen von Verdoppelung des Genitalapparates, bei welchen die atretische Uterushälfte nicht ganz so gut ausgebildet ist, wie die wegsame, also beim Uterus bicornis und beim Uterus septus asymmetricus hemiatreticus fehlt allerdings manchmal die Menstruation in dem atretischen Horn, so daß die Bildung der Hämatometra ausbleibt.

Je nach dem Sitz der Okklusion, der Menge des sich bei jeder Menstruation ergießenden Blutes, der Dauer der Blutstauung, der Dehnbarkeit der das retinierte Blut fassenden Hohlorgane und dem Bau des Genitalapparates bilden sich also sehr verschiedene Retentionstumoren aus.

Die Scheingeschwülste können so groß werden, daß sie nicht nur das ganze kleine Becken ausfüllen, sondern auch noch respektable Abschnitte des oberhalb des kleinen Beckens liegenden Bauchraumes beanspruchen. Manchmal findet man die obere Kuppe des gedehnten Uterus oberhalb der Nabelhorizontalen.

Selbstverständlich werden die Wandungen der Scheide und des Uterus, auch der Tube stark gedehnt und verdünnt, wenn sie sich auch durch eine reaktive Hypertrophie resp. Hyperplasie ihrer Gewebsbestandteile vor Schädigungen zu schützen suchen. Auf diese hypertrophischen Vorgänge in den Wandpartien oberhalb der Atresie legt Kermauner zum Verständnis der verwickelten Verhältnisse bei der Hämatokolpos resp. Hämatometra großen Wert. Er nimmt an, daß dem Hämatokolpos resp. der Hämatometra eine Hydrokolpos resp. -metra vorausgegangen ist, der sich später Blut beimischte. So entsteht jener eigenartige, nicht gerinnende Inhalt. Es wurde oben schon darauf hingewiesen, daß eine Hypersekretion in jenen hypertrophischen und hyperplastischen Wandpartien angenommen werden kann.

Sehr bemerkenswert ist es, daß das die Scheide, den Uterus und die Tuben auskleidende Epithel, trotz des starken auf ihm lastenden Druckes lange Zeit unversehrt erhalten bleibt. Schließlich wird es aber doch abgeflacht und geht dann auch an manchen Stellen völlig zugrunde.

Das gestaute Blut bekommt durch eine Veränderung des Blutfarbstoffes immer eine schwärzliche Farbe und durch eine im mäßigen Grade wohl stattfindende Resorption von Serum resp. Plasma dem frischen Blute gegenüber eine dickere Beschaffenheit, so daß man es in grob-physikalischer Hinsicht mit vollem Recht mit einem dünnen oder auch dickeren und dann zähen Teer verglichen hat. Das Gerinnungsvermögen hat das gestaute Blut verloren.

Mikroskopisch besteht es im wesentlichen aus alten, geschrumpften roten Blutkörperchen, die in einer homogenen Flüssigkeit dicht suspendiert liegen.

Solange das Blut bakteriell nicht zersetzt ist, ist es vollkommen geruchlos, oder es riecht nur leicht fade.

Übelriechend wird es erst dann, wenn saprogene Bakterien auf irgendeine Weise in die gestauten Massen hineingeraten.

Wenn die Dehnung der Wandgewebe einen so hohen Grad erreicht hat, daß eine Dehiszenz oder eine Usur unausbleiblich ist, dann kann das gestaute Blut aus dem Genitalrohr ausbrechen; meist entsteht zur Zeit der Menstruation eine Perforation der Verschlußmembran, und das Blut fließt dann nach außen ab, oder es gerät durch eine usurierte Wandstelle in das Beckenbindegewebe und bildet dort ein Hämatom; eventuell bricht es auch einmal in ein benachbartes Hohlorgan durch. Besonders gefürchtet wurde immer der Durchbruch des gestauten Inhalts aus der Tube in die Bauchhöhle. Bricht das Blut bei doppeltem Genitalkanal aus einer Hämelytrometra lateralis aus, so kann die usurierte Stelle je nach den gegebenen anatomischen Verhältnissen im cervicalen oder hoch oben oder auch tief unten im vaginalen Septum sich befinden.

Auch bei den Fällen von Verdoppelung des Genitalkanales kommen spontane Rupturen der Hämatosalpinxsäcke vor, die allerdings manchmal durch intensivere körperliche Bewegungen, durch Erhöhungen des intraabdominellen Druckes z. B. bei der Defäkation u. dgl. m., also traumatisch veranlaßt sein mögen.

Übrigens ist die Hämatosalpinxbildung gerade bei solchen Fällen von tiefsitzendem Genitalverschluß, bei denen besonders dünne Verschlußmembranen vorhanden sind, relativ selten, weil diese Membranen oft schon durch den Druck der gestauten Blutmassen gesprengt oder zur Usur gebracht werden, bevor sich ein Tubensack bilden konnte. So sehen wir die Hämatosalpinxentwicklung bei den echten hymenalen Atresien seltener wie bei den vaginalen und den cervicalen Okklusionen, weil naturgemäß bei den vaginalen Verklebungen und Defektatresien dickere Verschlußmembranen und bei den cervicalen Defektatresien breitere und derbere Gewebssepten den Blutabfluß hindern. Manche hymenale Atresie mag so durch eine Art Naturheilung zum Verschwinden gebracht worden sein, ohne daß man je von ihrer Existenz etwas wußte.

Daß die beschriebenen anatomischen Veränderungen, die unter Umständen der ganze innere weibliche Genitalapparat bei einer Gynatresie im Pubertätsalter erfährt, eine Reihe von spezifischen, sich fast immer in typischer Weise wiederholenden klinischen Symptomen auslöst, und daß dadurch der Weg zur Diagnose einigermaßen geebnet wird, erscheint durchaus natürlich.

Ebenso verständlich ist es aber auch, daß die Mehrzahl der Gynatresien erst bei dem geschlechtsreifen Weibe entdeckt wird.

Drei Erscheinungen sind es, die bei Gynatresien von den Kranken, welche sich selbst etwas genauer beobachten, dem Arzte immer wieder angegeben werden, und die in ihrer Kombination sofort auf das Vorhandensein eines tiefsitzenden Genitalverschlusses hinweisen:

1. Die Amenorrhoe im Alter der Geschlechtsreife.
2. Örtliche Beschwerden, und zwar in erster Linie molimina menstrualia, die sich nach und nach zu periodisch auftretenden Koliken und endlich zu dauernden krampfartigen Schmerzen steigern; ferner Druckerscheinungen von seiten des Mastdarmes und der Blase und Drängen nach unten; endlich pelviperitonitische Reizerscheinungen, die zeitweilig nur sehr gering sind, zeitweilig aber auch stärker hervortreten.
3. Die Entwicklung einer Geschwulst, die sich allmählich vergrößert, die manchmal aber auch deutliche periodische Größenschwankungen erkennen läßt.

Natürlich können diese Erscheinungen in ihrer Ausprägung beträchtlich schwanken. Manchmal fehlt die eine oder die andere vollkommen.

So besteht bei einem Uterus bicornis und einem Uterus septus hemiatreticus natürlich keine Amenorrhoe, oder sie besteht nur dann, wenn die Trägerin des verbildeten Genitalkanales aus irgendeinem anderen Grunde aus der wegsamen Hälfte des Sexualsystems nicht menstruiert (Anämie, Chlorose usw.).

Auch können bei dem Uterus bicornis und Uterus septus hemiatreticus dann die die Menstruation begleitenden Kolikschmerzen fehlen, wenn das atretische Horn überhaupt nicht menstruiert.

Ausnahmsweise kann auch bei einfachem verschlossenem Genitalkanal jeder Schmerz fehlen, selbst wenn eine große Blutanhäufung hinter der Okklusionsstelle sich bereits ausgebildet hat.

Die Symptome von seiten des Darmes bestehen hauptsächlich in einer erschwerten Defäkation und von seiten der Blase in starkem Urindrang.

Wenn das gestaute Blut vereitert oder verjaucht, so kommt es natürlich zu Fieber und frequenter Herztätigkeit und sehr bald auch zu einer augenfälligen Reduktion des Ernährungszustandes.

Die Diagnose der Gynatresien ist, wenn es sich um unkomplizierte Verhältnisse bei einfachem Genitalapparat handelt, im allgemeinen leicht. Sie gründet sich auf die

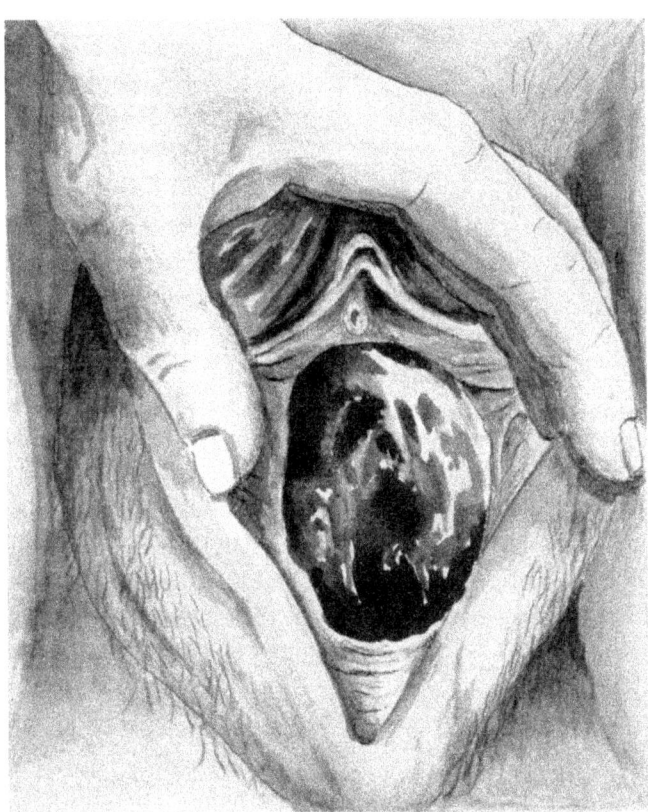

Abb. 28. Retrohymenale vaginale Atresie. Hämatokolpos. Vorgebuchtete blaugrau schimmernde Verschluß-membran. Nach dem Befund an der Lebenden.

charakteristischen Klagen der Kranken und auf den vielfach sehr klaren Untersuchungsbefund. Große diagnostische Schwierigkeiten aber bieten fast immer die Fälle, bei denen der doppelte Genitalkanal einhälftig verschlossen ist, da man durch das regelmäßige Erscheinen der Menses irregeleitet wird und die Befundverhältnisse ganz abenteuerliche sein können.

Je tiefer die Verschlußstelle sitzt, um so leichter ist bei einfachem Genitalapparat die Diagnose, wenn man auch auf eine Untersuchung von der Scheide aus verzichten muß. Die bei solchem Sachverhalt durch das gestaute Blut nach unten bis in oder durch den Scheideneingang vorgebuchtete blaugrau schimmernde Verschlußmembran ist so charakteristisch, daß die Diagnose hymenale oder vaginale Atresie mit Hämatokolpos bei der Betrachtung der Vulva ohne weiteres gegeben ist. Eine kombinierte Untersuchung vom Rectum und von den Bauchdecken aus ergibt dann alles übrige (Abb. 28 u. 29).

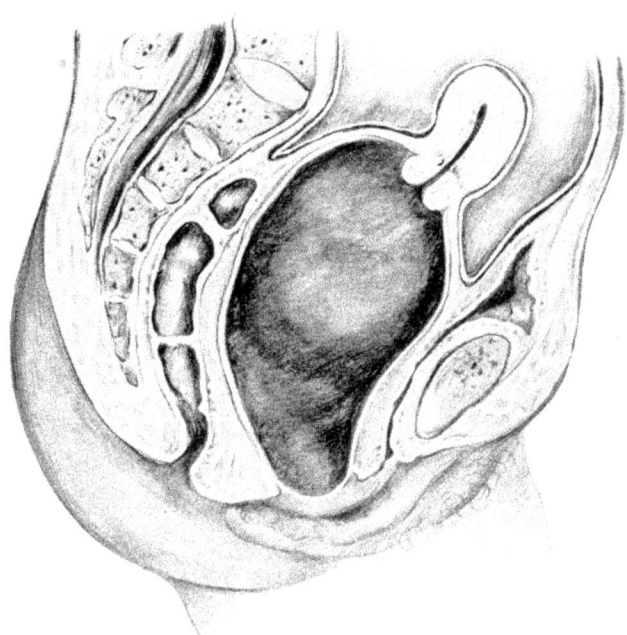

Abb. 29. Retrohymenale vaginale Atresie mit isoliertem Hämatokolpos. Schematisch.

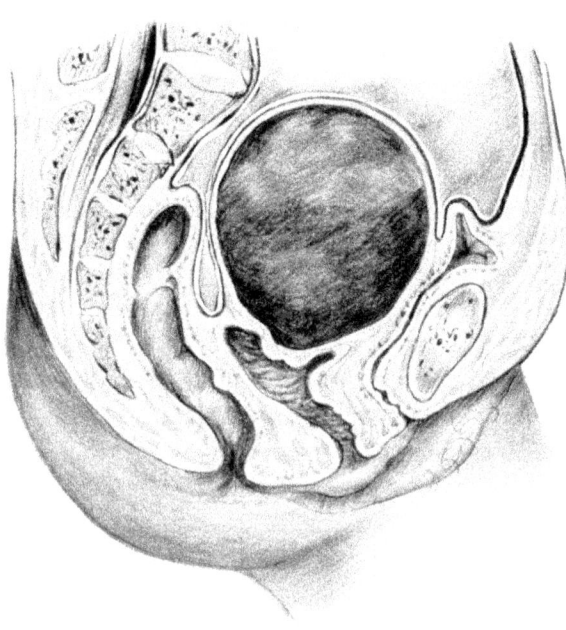

Abb. 30. Cervicale Atresie mit Hämatometra. Schematisch.

Bei Atresien der oberen Scheidenabschnitte und des äußeren Muttermundes wölbt sich der Bluttumor ebenfalls, wenn auch nicht so tief nach unten, in das Scheidenrohr herab. Auffallend ist natürlich sofort das Fehlen der Portio vaginalis und des äußeren Muttermundes. An ihrer Stelle fühlt man die glattwandige, elastische, fluktuierende untere Kalotte des Retentionstumors, die mit einer eventuell das ganze kleine Becken ausfüllenden, von der äußeren Hand gefühlten elastischen Geschwulst direkt zusammenhängt (Abb. 30).

Der ganze Tumor, dessen untere Konturen ausgezeichnet vom Rectum aus festgestellt werden können, ist meist gut verschieblich und läßt sich beiderseits von der Beckenwand deutlich abgrenzen. Wenn der Uteruskörper von den Blutmassen noch nicht erweitert ist, fühlt man ihn auf der Kuppe der Geschwulst als hartes zapfenförmiges Gebilde. Ist auch er entfaltet, so kann man in der Regel auch mit der bereits erfolgten Ausbildung von Hämatosalpinxsäcken rechnen. Diese findet man als gespannte, manchmal recht harte, fast knollig sich anfühlende, retorten- oder keulenförmige Resistenzen beiderseits neben dem medianen Tumor. Auf eine gar zu genaue Abtastung der Tubensäcke soll man sich nicht kaprizieren, da sie schon bei leichtem Drucke bersten können.

Hat man es mit einer einhälftigen Atresie bei doppelten Genitalien zu tun, und zwar mit einer Vagina septa hemiatretica bei beiderseits durchgängigen Uterushörnern, so fühlt man bei der Untersuchung von der wegsamen Scheide und auch bei der Untersuchung vom Rectum aus die mit Blut angefüllte Scheidenhälfte etwas extramedian im kleinen Becken liegend. Verwechslungen des Hämatokolpos lateralis mit Scheidencysten, weniger wohl mit paravaginalen Abscessen, liegen dann im Bereich der Möglichkeit. Nach J. Veit besteht unter solchen Verhältnissen gewöhnlich eine seitliche Verschiebung der Portio vaginalis des wegsamen Hornes und eine Umformung des zugehörigen Muttermundes derart, daß er als mondsichelförmiger Spalt mit der Konkavität nach der atretischen Hälfte hin gerichtet ist.

Wenn die Füllung des Haematokolpos lateralis nicht so stark ist, daß die Zwischenwand sehr straff gespannt wird, soll man durch die Scheidenwand hindurch den erweiterten Muttermund des zur atretischen Scheidenhälfte gehörigen Uterushornes fühlen können.

Nach oben hin setzt sich bei der Bildung einer Haemelytrometra lateralis die Resistenz des Hämatokolpos in eine mehr oder weniger ausgedehnte, scheinbar cystische Geschwulst fort, neben welcher man, wenn es sich um einen Uterus bicornis handelt, das kleine feste Uterushorn der wegsamen Seite gewöhnlich gut abtasten kann. Vielfach wurde dieses Horn aber als einfacher normaler Uterus und die daneben liegende Hämelytrometra als Ovarialcystom, als Myom, als extrauteriner Fruchtsack oder als periuterine Hämatocele angesprochen (Abb. 31).

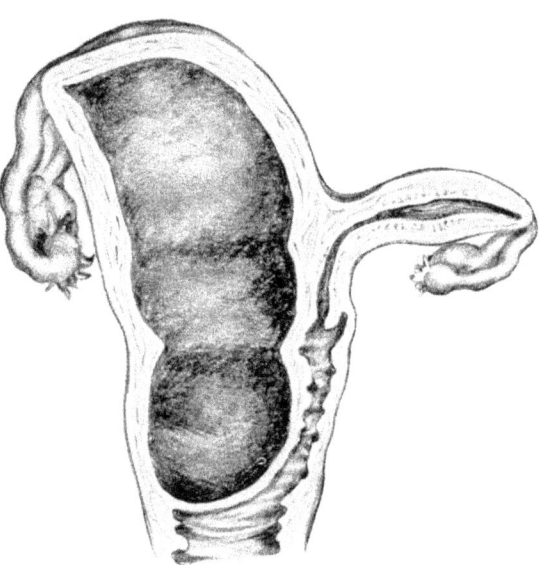

Abb. 31. Haemelytrometra bei Uterus bicornis mit Vagina subsepta hemiatretica. Schematisch.

Noch schwieriger gestaltet sich die Diagnose bei dem Uterus septus mit Vagina septa hemiatretica oder bei dem Uterus bicornis und dem Uterus septus hemiatreticus mit einfacher Scheide, wenn also der Verschluß an der Cervix der einen Hälfte sitzt und sich nun eine isolierte Haematometra lateralis ausbildet, während die Scheide der wegsamen Hälfte gut ausgebildet erscheint und als normale einfache Vagina imponiert, in deren Grund man die typisch geformte Portio vaginalis der wegsamen Hälfte fühlt und sie als normale Portio eines einfachen normalen Uterus anspricht.

Kommt nun noch eine Schwängerung der wegsamen oder, was sowohl bei dem Uterus bicornis, wie auch bei dem Uterus septus hemiatreticus gar nicht selten beobachtet ist, eine Schwängerung des atretischen Uterushornes hinzu, dann hat man es mit einem anatomischen und klinischen Sachverhalt zu tun, der in seiner Kompliziertheit wirklich nichts zu wünschen übrig läßt und dem Diagnostiker besonders in der ersten Hälfte der Gravidität oder bei übertragener abgestorbener Frucht eine schwer zu lösende Aufgabe stellt.

In welcher Weise Ei und Samenzelle bei der Schwängerung des atretischen Hornes zusammengeführt werden, und wie das imprägnierte Ei in die verschlossene Uterushöhle hineingerät, darüber ist schon in dem Kapitel Uterus bicornis mit rudimentärem Nebenhorn die Rede gewesen.

Es soll hier noch einmal ausdrücklich darauf hingewiesen werden, daß im Gegensatz zur Gravidität im wirklich rudimentären Nebenhorn, bei der es nach dem 5. Monat gewöhnlich zur Berstung des Hornes kommt, die Schwangerschaft in dem nicht rudimentären, sondern gut ausgebildeten und voll funktionstüchtigen, aber an seiner Mündung verschlossenen Horn des Uterus bicornis und auch des Uterus septus hemiatreticus eigentlich immer bis zum normalen Ende fortbesteht, gleichgültig ob es sich um eine einhälftige Verklebungsatresie des Muttermundes oder aber um eine Defektatresie der Cervix handelt, und gleichgültig ob eine ganz symmetrische oder eine leicht asymmetrische Ausbildung der beiden Uterushälften (gewöhnlich ist das atretische Horn etwas kleiner wie das wegsame) vorliegt.

Die gestauten Blutmassen können durch die Verschlußmembranen spontan perforieren. Hierbei kann — ohne daß eine Berührung des Genitale vorher stattfand — eine ascendierende Nährbodenzersetzung folgen, welche zu höchst gefährlichen Zuständen, ja zum Tode zu führen vermag. Ist die entstandene Perforationsöffnung sehr klein, so daß sich ihre Ränder nach Beseitigung der großen Spannung wieder aneinanderlegen und wieder miteinander verkleben, so staut sich hinter der wiederhergestellten Okklusionsmembran Eiter und Jauche, und es entwickelt sich ein Pyokolpos, eventuell auch eine Pyometra, die nach einiger Zeit wieder nach einem erneuten Durchbruch spontan verschwinden, wenn die Abflußöffnung abermals verklebt, aber auch von neuem entstehen können. So kommt bei manchen Kranken, die sich scheuen, einen Arzt zu konsultieren, ein langdauernder Wechsel zwischen Kranksein und relativem Wohlbefinden zwischen Eiterabflüssen und Eiterstauungen vor. Daß ein Spontandurchbruch infolge Ascension ein klinisch bedeutungsvolles Ereignis werden kann, möge folgender selbstbeobachteter Fall von retrohymenaler Atresie mit aufsteigender Nährbodenzersetzung und konsekutiver Pelviperitonitis zeigen:

Ein bisher nicht menstruiert gewesenes 16jähriges Mädchen, welches als Kind die Masern gehabt hat, sonst aber nie krank gewesen ist, auch niemals an entzündlichen Erscheinungen der Vulva oder der Scheide gelitten hat, wurde in die Erlanger Klinik gebracht, weil seit $1/_2$ Jahr in unregelmäßigen Zwischenräumen heftige Unterleibskoliken auftraten, die zuletzt so stark und häufig auftraten, daß die Patientin bettlägerig wurde. Seit einiger Zeit bestand auch Obstipation und starker Urindrang. Im Leibe hatte sich eine von der Kranken selbst bemerkte Geschwulst entwickelt, die nach den Beobachtungen der intelligenten Mutter zeitweilig in ihrer Größe schwankte.

Bei der bimanuellen Untersuchung vom Rectum und von den Bauchdecken aus fand man an Stelle der Scheide und des Uterus eine über kindskopfgroße Geschwulst von ovoider Form und von glatter Oberfläche und prall-elastischer Konsistenz, die sich deutlich hin- und herschieben ließ. Die obere kuppelartige Begrenzung des Tumors lag fast in Nabelhöhe. Neben diesem mehr gleichmäßig gestalteten ovoiden Tumor fühlte man beiderseits undeutliche Resistenzen, die sich nicht genauer von dem medianen Tumor differenzieren ließen, weil die Bauchwand sehr gespannt war. Die Vulva klaffte stark. Der vordere Teil des Dammes war ausgezogen, der Damm dadurch, wie bei dem Einschneiden eines kindlichen Kopfes, verbreitert. Der Hymen war deutlich als ganz schmale, kranzförmige, am Rande etwas gewellte Gewebsleiste zu erkennen, die fest einer durch den Scheideneingang stark sich vorbuchtenden und die Schamlippen auseinanderdrängenden retrohymenalen Membran angelagert und mit ihr verwachsen erschien.

Die retrohymenale Membran war augenscheinlich auf das äußerste gespannt und ließ eine hinter ihr angesammelte Blutmasse tiefblaugrau hindurchschimmern.

Temperatur und Puls der Kranken waren bei der Aufnahme normal.

Nach dem Befund und der Anamnese handelte es sich also um eine retrohymenale vaginale Atresie mit Hämatokolpos, Hämatometra und wohl auch beiderseitiger Hämatosalpinx.

Die Patientin sollte an einem der nächsten Tage operiert werden. Es war eine primäre abdominale Abtragung der Hämatosalpinxsäcke und eine sofort an die Laparotomie angeschlossene vaginale Eröffnung der Hämatokolpos vorgesehen.

Da trat ganz unvorhergesehen des Nachts im Anschluß an heftige Koliken eine spontane Perforation der retrohymenalen Verschlußmembran ein. Die Perforationsöffnung war außerordentlich fein, wie mit einer Nadel gestochen und saß direkt im Zentrum der Verschlußmembran. Es floß nun durch diese feine Öffnung beständig ein fadendünnes, blutiges Rinnsal hervor, so daß nach $2^1/_2$ Stunden etwa 1 Liter eines dünnflüssigen, teerartig aussehenden, geruchlosen Blutes abgeflossen war, in welchem weder Eiterzellen noch Mikroorganismen nachzuweisen waren.

Das Klaffen der Vulva wurde nach und nach geringer, der Damm nahm allmählich wieder eine normale Beschaffenheit an, die retrohymenale Membran zog sich etwas zurück und die Auftreibung des Leibes nahm zusehends ab. $2^1/_2$ Stunden nach der Perforation erschien der Tumor nur noch halb so groß wie vorher. Während nun der Abfluß des Blutes weiter andauerte, verkleinerte sich der Tumor immer mehr. Nach etwa 5 Stunden ist die obere Kuppe des medianen Tumors ungefähr in der Höhe des oberen Symphysenrandes angekommen. Dagegen sind beiderseits in der Unterbauchgegend die seitlichen Resistenzen deutlicher zu fühlen wie vorher, und zwar präsentieren sie sich als wurstförmige, knollige, prallgespannte Gebilde, die jetzt sehr druckempfindlich sind. Da das subjektive Befinden der Kranken nach dem Durchbruch dauernd ein ausgezeichnetes ist, spontane Schmerzhaftigkeit nirgends besteht, die Patientin selbst versichert, außerordentlich erleichtert zu sein, der Puls ruhig und kräftig bleibt, die Temperatur sich normal verhält, reichliche Flatus abgehen und die Urinentleerung besser geworden ist, wird von einer operativen Therapie zunächst abgesehen.

Der Blutabfluß wird nun spärlicher, hört aber in den folgenden 6 Tagen, in denen es der Kranken fortgesetzt gut geht, niemals vollkommen auf. In dieser Zeit bilden sich auch die seitlichen Resistenzen zurück. Die Druckempfindlichkeit verschwindet vollkommen. Puls und Temperatur sind immer normal. Am. 7 Tage nach dem Durchbruch fällt es zum ersten Male auf, daß das abfließende Blut übelriechend geworden ist. Abends wird eine leichte Temperatursteigerung und ein beschleunigter Puls konstatiert.

Am nächsten Tage treten Blähungsbeschwerden auf, die Urinentleerung ist erschwert. Temperatur fieberhaft.

Die Steigerung der Temperatur dauert 8 Tage lang. Es entwickeln sich in dieser Zeit von neuem in beiden Seiten deutliche druckempfindliche Resistenzen. Der Blutabgang ist jetzt nahezu verschwunden.

Nachdem die Temperatur nach einiger Zeit wieder zur Norm abgefallen ist, wird die retrohymenale Verschlußmembran breit excidiert.

Der Kranken geht es nun 5 Tage lang gut. Puls und Temperatur sind bei Bettruhe normal.

Dann kommt von neuem eine stärkere Blutung aus der Scheide zustande, und zwar fließt zeitweilig dickeres, dunkles Blut und dann auch hellrotes Blut ab. Gleichzeitig Kolikschmerzen. Das abfließende Blut (Menstruation) riecht übel. Die Körpertemperatur ist wieder leicht fieberhaft. In der ganzen Unterbauchgegend hat sich in den letzten Tagen eine Resistenz entwickelt, die sich ganz anders verhält wie die früher vorhanden gewesene. Sie ist hart und diffus und erstreckt sich mit ihrer oberen handbreit die Symphyse überragenden Begrenzung fast horizontal von einer Seite bis zur anderen hinüber. Allmählich wird die Absonderung aus der Scheide wieder schleimig. Die Resistenz wird kleiner. Endlich wird die Patientin bei andauernder Bettruhe temperaturfest.

7 Wochen nach der Perforation der retrohymenalen Verschlußmembran Laparotomie.

Befund: Ausgedehnte Verwachsung des Netzes mit den Genitalorganen. Resektion der unteren Netzpartien. Entleerung von Ascites saccatus. Beide Tuben mit den abdominellen Enden oberhalb des Beckeneingangs am Netz fixiert. Die Pavillons sind verklebt, die Tuben in der distalen Hälfte verdickt. Linkes Ovarium cystisch verändert, nicht verwachsen. Rechtes Ovarium unverändert. Uterus retrovertiert, in Größe, Konsistenz und Form annähernd normal, leicht adhärent. Linke Tube ohne Inhalt. Bei der Ablösung des rechten Tubenpavillons vom Netz entleert sich aus dem Tubenrohr eine spärliche Menge einer nicht riechenden, keimfreien, eitrigen Flüssigkeit.

Es handelte sich in diesem Falle also um eine retrohymenale Atresie der Vagina. Über ihre Genese kann leider nichts Bestimmtes ausgesagt werden, da die Verschlußmembran histologisch nicht untersucht worden ist. Es ist wahrscheinlich, daß die tiefsitzende Verschließung durch eine extrauterin oder auch intrauterin erworbene epitheliale Verklebung zustande gekommen war. Für eine extrauterine entzündliche Verschließung könnte eventuell die Masernerkrankung herangezogen werden. Aber an Masern erkranken ja ungefähr alle Kinder.

Mag die Ätiologie liegen, wie sie will, jedenfalls bestand vor dem Durchbruch des gestauten Blutes keine bakterielle Zersetzung des Genitalinhaltes. Dagegen konnte man die aufsteigende Zersetzung des Blutes, die konsekutive Pelviperitonitis und das erneute

Aufflackern der ascendierten Erkrankung bei der Menstruation in allen ihren Einzelheiten direkt verfolgen.

7 Wochen nach dem Durchbruch erschien der Eiter in der rechten Tube schon wieder steril. Daher der glatte Verlauf nach der Operation.

Denkt man an die manchmal enormen Schmerzen und an die sonstigen Beschwerden, auch an die Störungen des Geschlechtslebens, welche durch die Gynatresien veranlaßt werden, und an die großen Gefahren, denen eigentlich jede Kranke mit einem tiefsitzenden Genitalverschluß und mit Bildung einer Blutanhäufung im Genitalsystem ausgesetzt ist, so begreift man wohl, daß auch schon in der vorantiseptischen Zeit die operative Therapie der Genitalverschlüsse jede andere Behandlungsart beiseite geschoben hatte. Die Resultate der operativen Therapie waren freilich damals fast trostlose. Aber auch jetzt noch kann man trotz Beachtung aller Grundsätze der Aseptik, operativ-therapeutische Fehlschläge der schlimmsten Sorte erleben, wenn man bei dem Eingriff nicht ganz bestimmte Normen innehält, die einzig und allein geeignet erscheinen, die für eine glatte Rekonvaleszenz notwendigen Grundbedingungen zu schaffen.

Besonders von Hegar, Sänger und J. Veit ist die Anregung ausgegangen, vor allem anderen die Hämatosalpinxsäcke, also denjenigen Blutherd operativ auszuschalten, der bei einer künstlichen oder auch bei einer spontanen Eröffnung des bluterfüllten Rohrsystems von unten her sich entweder überhaupt nicht oder nur unvollkommen entleert, in dem ein totes, für Bakterien sehr geeignetes Nährsubstrat bei Bruttemperatur zurückbleibt, und der durch die an den Wänden des übrigen entleerten Rohrsystems noch sitzenden Blutreste, also durch eine kontinuierliche Nährbodenstraße, mit der Außenwelt direkt in Verbindung steht. Denn wenn auch nach dem Abflusse des gestauten Blutes aus der Scheide und aus dem Uterus durch eine Knickung des Rohres oder auch durch eine Eindickung des Blutes in der Tube das uterine Tubenostium für das Retentionsblut momentan nicht durchgängig erscheint, so ist der Kanal für die Infektionserreger doch immer passierbar. Daher kommt es, wenn auch nicht mit absoluter Regelmäßigkeit, so doch recht häufig, bei der Ascendierung der Zersetzungserreger zu einer Vereiterung oder einer Verjauchung des Hämatosalpinxinhaltes, wenn man die Tubensäcke nicht vorher entfernt hat.

Daß den Erregern besonders günstige Verhältnisse zur Entwicklung und Ascension nach Eröffnung einer Atresie von unten resp. nach Spontanperforationen geboten sind, liegt jedoch nicht allein an dem sich bietenden vorzüglichen Nährboden und der kontinuierlichen Nährbodenstraße, sondern auch an der Tatsache, daß alle Faktoren, welche unter normalen Verhältnissen antibakteriell im Sinne des Selbstschutzes wirken, mehr oder weniger gestört resp. aufgehoben sind. So fehlt der Antagonismus der normalen Scheidenflora und ihrer Stoffwechselprodukte. Außerdem ist die Reaktion des Scheidensekretes häufig alkalisch durch einen starken, aus höheren Partien kommenden Sekretionsstrom. Hierüber hat Schweitzer interessante Versuche gemacht.

Nun kommt hinzu, daß durch die Entleerung der Scheide und des Uterus diese Organe, die bis dahin zum Teil oberhalb der Beckeneingangsebene liegen, bis auf den Beckenboden heruntersinken und selbstverständlich die Tuben hinter sich herziehen. Diese aber sind in dem Bauchraum oberhalb des Beckeneingangs mit Netz und Darm verklebt. Sie können daher dem Uterus nur dann folgen, wenn die mit ihnen verwachsenen Organe sehr beweglich geblieben oder die Verwachsungsmembranen sehr nachgiebig sind, oder wenn die Verklebungen gelöst oder die Tubenwandungen zerrissen werden. So kommt es nicht selten nach der vaginalen Eröffnung einer Blutretentionsgeschwulst des Genitalkanales zu einer Ruptur der Tubensäcke oder wenigstens zu einer Eröffnung des abdominellen Ostiums und zu einer Einschwemmung des Sackinhaltes in die freie Bauchhöhle.

Ist der Inhalt der Tubensäcke schon zur Zeit der Berstung infiziert, so ist das sofortige Einsetzen einer bakteriellen Peritonitis die natürliche Folge. Ist der Inhalt der Tubensäcke zur Zeit der Berstung noch bakterienfrei, so besteht auf alle Fälle die Gefahr, daß die im Anschluß an die vaginale Eröffnung der Retentionsgeschwulst sich entwickelnde ascendierende Nährbodenzersetzung durch die Tuben hindurch das in die Bauchhöhle ausgeflossene Blut erreicht. Auch dann erfolgt wieder eine bakterielle Peritonitis.

J. Veit hatte bei der Empfehlung der primären Salpingektomie nicht diesen Modus der Infektion im Sinn, sondern er glaubte, daß der Hämatosalpinxinhalt noch von früherher (Zeit des infektiösen entzündlichen Genitalverschlusses) bakterienhaltig sei. Diese Vorstellung ist, wie verschiedentlich betont wurde, sicherlich falsch.

Aber die von Veit empfohlene therapeutische Konsequenz seiner Anschauung paßt auch durchaus für die nach der vaginalen Eröffnung einsetzende, im Nährboden aufsteigende Bakterieninvasion.

Der wichtigste Grundsatz der operativen Therapie der Gynatresien sollte also lauten: Wenn man auf Grund der Untersuchung auch nur den Verdacht geschöpft hat, es könnten sich Hämatosalpinxsäcke neben einem Hämatokolpos und neben einer Hämatometra ausgebildet haben, so müssen zunächst diese, und zwar so schonend wie möglich, damit kein Inhalt in die Bauchhöhle abfließt, denn es könnte ja ausnahmsweise eine hämatogene oder eine von bakterienhaltigen Nachbarorganen vermittelte Mikrophyteninvasion stattgefunden haben, abgetragen werden. Erst dann folgt, womöglich bei noch nicht definitiv geschlossener Bauchhöhle, die Eröffnung des übrigen Blutretentionstumors von unten her.

Man hat aber dafür zu sorgen, daß die Okklusionsstelle möglichst weit offen bleibt, damit keine neue Verklebung zustande kommt.

Das ist so ungefähr der Verlauf der operativen Behandlung bei einer retrohymenalen membranösen Atresie. Die Okklusionsmembran ist dabei zum Schlusse möglichst in ihrer ganzen Ausdehnung zu excidieren, und die Wundleiste durch eine Naht zu säumen.

So klar und fast selbstverständlich diese Forderung und dieser ganze Operationsplan anmuten, so besteht doch keineswegs eine einheitliche Auffassung in der Frage des therapeutischen Vorgehens. Es gibt eine ganze Reihe von Klinikern, welche die vaginale Eröffnung vorziehen und propagieren. Sie fordern freilich breite Excision der Verschlußmembran resp. weite Spaltung und exakte Ausräumung von unten, um alles Nährbodenmaterial zu entfernen. So ziehen die Wiener Kliniker von jeher die ausschließlich vaginale Methode vor. Kermauner tritt für sie ein, ebenso Adler an Hand des Materials der Schautaschen Klinik. Trotz vaginalen Operierens wurde nach letzterem weder ein Platzen von Hämatosalpinxsäcken, noch eine aufsteigende Infektion je beobachtet. Den Ausführungen Adlers stimmt Weibel zu und unterstreicht sie. Auch er hat nie an einem größeren Material bei vaginalem Vorgehen eine Komplikation im oben geschilderten Sinn gesehen. Adler konnte in dem Schlußwort zu seinen Darlegungen betonen, daß in dieser Frage die Wiener Kliniker übereinstimmen, und die Hoffnung aussprechen, man möchte in Deutschland hiervon Notiz nehmen.

In der Tat operiert auch eine Reihe deutscher Kliniker — unabhängig von den Wiener Klinikern — rein vaginal. So betonten gelegentlich einer Sitzung der gynäkologischen Gesellschaft zu Leipzig Stoeckel, Thieß, Linzenmeier u. a. im Gegensatz zu Skutsch, der für die prinzipielle Laparotomie eintritt, die Vorteile des vaginalen Operierens. — Man muß dem Einzelnen die Entscheidung bezüglich seines Operationsmodus überlassen. Und es mag sein, daß bei exakter Ausräumung des Hämatosalpinxinhaltes die vaginale Operation an Gefahrenmomenten verliert. Auf jeden Fall ist das unvollkommene vaginale Manipulieren gefährlich. Immerhin ist die komplette Entfernung des teerartigen Inhaltes von Hämatosalpinxsäcken von unten her durchaus problematisch, wenn die gestauten Massen zähflüssig geworden sind. Bei der operativen Behandlung von cervicalen Gynatresien mit Hämatometra- und Hämatosalpinxbildung von der Bauchhöhle aus ist es uns nicht immer geglückt, die zähen teerartigen Blutmassen aus der von oben und von unten her eröffneten Uteruskörperhöhle auszuspülen oder mit trockenen Tupfern völlig auszuräumen oder mit nasser Gaze restlos auszuwaschen. Bleibt aber bei vaginal angegriffenen tiefsitzenden Atresien nur ein dünner Überzug dieser zähen teerartigen Masse auf der Scheidenhaut oder auf der Schleimhaut des Uterus sitzen, so besteht de facto eine von der Außenwelt bis zu den unvollkommen entleerten Tubensäcken reichende kontinuierliche Nährbodenstraße für aufsteigende Keime, deren Gefahren auch nicht durch eine antiseptische Tamponade oder durch eine Drainage ganz gebannt werden können. An der Heidelberger Klinik wurden zwei tödlich verlaufende Fälle beobachtet, bei denen sich nach außerhalb der Klinik vorgenommener Punktion resp. unvollkommener Incision von seiten des praktischen Arztes in wenigen Tagen schwere septische Peritonitiden entwickelten, welche den Tod der Kranken herbeiführten.

Natürlich muß die Therapie dem Einzelfall angepaßt werden. Bezüglich der primären Hämatosalpinxabtragung halten wir uns nach wie vor prinzipiell an den oben aufgestellten Grundsatz. Im übrigen aber muß man operativ individualisieren, z. B. bei einer ausgedehnten vaginalen epithelialen Verklebung möglichst stumpf mit dem Finger die vaginalen Wände auseinanderdrängen, bei einer breiteren Verwachsung der Scheidenwandungen vorsichtig mit dem Messer auf den mit einer Punktionsspritze vorher festgelegten unteren Pol des Retentionstumors losgehen, bei einer einfachen Konglutination des äußeren Muttermundes eventuell durch einen starken Druck mit einem stumpfen Instrument oder mit dem Finger die Verklebungsmembran sprengen oder sie auch incidieren und sie dann excidieren usw.

Bei breiten hochsitzenden Atresien, speziell bei den cervicalen Defektatresien, wie sie namentlich bei der Verdoppelung des Genitalkanales öfters vorkommen, ist das Arbeiten mit dem Messer von der Scheide aus manchmal gefährlich. Es können dabei wichtige Nachbarorgane, Blase, Darm und Ureter, verletzt werden. Auch kann man dadurch, daß man in die Region eines Uterinastammes kommt, unangenehme Blutungen erleben.

Für solche Fälle empfiehlt sich wiederum die operative Therapie von der Bauchhöhle aus, bei der man nach Entleerung der gestauten Blutmassen unter Schonung der Nachbarorgane die breite atretische Partie unter Leitung des Auges Schritt für Schritt überwindet, bis man in der Lage ist, den entleerten Uterus mit der eröffneten Scheide so durch die Naht zu vereinigen, daß sie späterhin ein zusammenhängendes durchgängiges

Rohrsystem bilden. Um die Ausbildung dieses zu guten Resultaten führenden Operationsverfahrens haben sich namentlich Pfannenstiel, Halban und Hofmeier verdient gemacht.

Hier sei noch einmal kurz der Möglichkeit einer künstlichen Scheidenbildung gedacht und auf das oben Gesagte (s. S. 163) hingewiesen. Wir haben es erlebt, daß sich über einer angeborenen oder extrauterin erworbenen Scheidenatresie, welche einen größeren Abschnitt der Vagina zum Verschluß gebracht hatte, eine Hämatometra in einem wohl ausgebildeten Uterus entwickelt hatte. Falls die Patientin sehr großen Wert auf die Erhaltung der Gebärmutter legt, wäre in einem solchen Fall die künstliche Scheidenbildung nach Schubert zu erwägen, und zwar deshalb, weil der an der Stelle der atretischen Scheide im Bindegewebe angelegte Kanal, durch welchen das Menstrualblut abfließen sollte, sich trotz langdauernder Tamponaden- und Bougierungsbehandlung epithellos bleibt und oberflächlich auch nicht glatt vernarbt, vielmehr nach einiger Zeit therapeutischer Untätigkeit zusammenschrumpft und sich endlich wieder schließt. Also nicht die Hoffnung, ein zu Geburten taugliches Durchgangsrohr zu bilden, obwohl dies Wagner bekanntlich gelungen ist, und auch nicht der Wunsch ein für Kohabitationen brauchbares Organ zu schaffen, sondern die Notwendigkeit, dem Menstrualblut einen ungehinderten Abfluß zu sichern, wäre in einem solchen Fall das ausschlaggebende indikationelle Moment.

Hat man es mit einer Verdoppelung des Genitalapparates und einer Haematometra lateralis bei cervicaler Defektatresie zu tun, so kommt wohl in erster Linie die abdominelle Totalexstirpation des atretischen bluterfüllten Hornes oder bei dem Uterus septus die Panhysterectomia abdominalis in Betracht, wenn es nicht leicht gelingen sollte, nach Entleerung der gestauten Blutmassen von der Vagina her eine breite Verbindung zwischen der verschlossenen Uterushälfte und der zugehörigen Scheidenhälfte oder auch der einfachen Scheide herzustellen.

Bei einer Schwangerschaft in dem atretischen Horne eines Uterus bicornis oder eines Uterus septus hemiatreticus, die der Gynäkologe gewöhnlich erst am Ende der Zeit oder sogar erst nach dem Endtermin und nach schon eingetretenem Fruchttod zu sehen bekommt, ist im allgemeinen nur an die abdominelle Sectio caesarea mit nachfolgender Totalexstirpation des entsprechenden Hornes, oder bei dem Uterus septus mit nachfolgender Panhysterectomia abdominalis zu denken.

Ein durch die scharfe Spaltung der Verschlußmembran eingeleiteter vaginaler Entbindungsversuch käme hierbei nur dann in Betracht, wenn der vorliegende Fruchtteil unmittelbar hinter dem Scheidengewölbe fühlbar wäre, oder wenn bei einem Uterus bicornis oder einem Uterus septus mit Vagina septa hemiatretica der vorliegende Fruchtteil in die atretische Scheidenhälfte eingetrieben erschiene.

Ferner müßte man wohl bei allen denjenigen Fällen von hoch- und tiefsitzenden Gynatresien des einfachen und des doppelten Genitalapparates ein primäres operatives Vorgehen von unten her zunächst in Erwägung ziehen, bei denen auf Grund der klinischen Erscheinungen eine Vereiterung oder eine Verjauchung der noch nicht mit der Außenwelt in Verbindung stehenden gestauten Blutmassen oder eines in der verschlossenen Hälfte eines Uterus bicornis oder eines Uterus septus liegenden abgestorbenen Eies anzunehmen ist. Immerhin läßt sich auch bei solchem Sachverhalt ebenso wie bei der Vereiterung oder Verjauchung des im wirklich rudimentären Horne sitzenden Hämatometrablutes oder abgestorbenen Eies oft ein abdominelles Operationsverfahren in einer für die Kranke weniger gefährlichen Weise durchführen, wie ein vaginaler Eingriff.

IV. Bildungsfehler der Geschlechtspforte.
1. Defekt und rudimentäre Entwicklung der Vulva.

Der vollkommene Mangel der äußeren Geschlechtsteile kommt als aplastische oder als agenetische Bildungsanomalie nach Zweifel, v. Winckel und Nagel nur sehr selten bei nicht lebensfähigen Mißbildungen vor, die außerdem einen Defekt oder eine weitgehende Verkümmerung der inneren Genitalien aufweisen. Der Bildungsfehler hat daher keine klinische Bedeutung.

Angeborene partielle Defekte der Vulva (Mangel der großen Schamlippen, der Klitoris, des Dammes) sind früher häufig beschrieben worden. Es hat sich aber herausgestellt, daß viele dieser früher geschilderten, angeblich kongenitalen, partiellen Defekte als im extrauterinen Leben erworbene Anomalien anzusehen sind. Manche Forscher bezweifeln daher das Vorkommen kongenitaler Teildefekte der Vulva. Doch sind einige Fälle bekannt, bei denen der Teildefekt sicher angeboren war, so eine Beobachtung Frommels von kongenitalem Mangel des Dammes bei einem jungen Mädchen. Nagel glaubt, diese seltene Hemmungsbildung entstehe dadurch, daß die Zusammenwachsung der Seitenwände der „ektodermalen Kloake" hinter der Einmündung des Canalis urogenitalis ausbleibt. Das Rectum mündet dabei in das hintere Ende des vollkommen offen gebliebenen Kloakenspaltes aus. — Kermauner ist der Ansicht, daß diese Fälle von kongenitalem Dammmangel identisch seien mit dem Anus vestibularis mit weiter Mündung des Darmrohres im Bereich der Vulva.

Dieser Ansicht können wir nicht folgen. Die anatomischen und klinischen Verhältnisse liegen bei dem kongenitalen Mangel des Dammes zwar ähnlich, aber doch nicht ganz so wie beim Anus vestibularis. Bei diesem handelt es sich bekanntlich um eine totale Verwachsung der hinteren Partien der Kloakenseitenwände. Der dadurch von der Oberhaut abgesperrte Enddarm mündet fehlerhaft in das Vestibulum. Bei dem Anus vestibularis weicht daher die Vulvaspalte in Form und Größe von der Norm nicht ab. Bei dem Mangel des Dammes erstreckt sich dagegen die persistierende Kloakenspalte bei normalem Sitz des Anus fast bis an die Spitze des Steißbeines.

Kongenitale Defekte der großen und kleinen Schamlippen und der Klitoris sind äußerst selten und bedeutungslos und daher auch kein Objekt der Therapie. Bei dem angeborenen Mangel des Dammes aber wird man, wenn die Patientinnen durch Kotbeschmutzungen des Vestibulum und der Vagina, die namentlich intra coitum zustande kommen können, belästigt werden, durch dieselben plastischen Operationsmethoden einen Damm aufbauen können, die sich für die Heilung des veralteten totalen Dammrisses bewährt haben.

Eine wirklich rudimentäre Entwicklung des äußeren Genitalapparates ist sehr selten. Sie kommt gelegentlich als Begleiterscheinung der angeborenen Epispadie und, ebenso wie die fetale und infantile Vulva, nur ganz ausnahmsweise in Verbindung mit einer weitgehenden kongenitalen Verkümmerung der inneren Genitalabschnitte vor. Man findet in der Tat in den Berichten über weitgehende Verkümmerungszustände der Müllerschen Fäden überraschend häufig die Angabe, daß die äußeren Genitalien völlig normal entwickelt gewesen sind. Gewöhnlich sind dann aber funktionstüchtige Ovarien nachweisbar.

Als Teilerscheinung des genitalen oder auch des generellen Fetalismus und Infantilismus ist dagegen die fetale oder infantile Beschaffenheit des äußeren Genitalapparates eine recht häufige Bildungsanomalie. Ihre klinische Bedeutung ist schon in dem Kapitel über den Uterus fetalis und den Uterus infantilis abgehandelt worden. Morphologisch ist die fetale und infantile Vulva dadurch charakterisiert, daß ihre Einzelteile in ziemlich gleichem Maß in ihrer Ausbildung zurückgeblieben sind, so daß eine Asymmetrie oder eine sonstige Deformierung der Vulva nicht vorhanden ist. Die kurze Schamspalte wird von den flachen, schmalen, großen Schamlippen begrenzt, zwischen denen die sehr dürftig entwickelten kleinen Schamlippen offen daliegen. Die Klitoris ist auffallend klein, der Damm in typischer Weise gehöhlt (Muldendamm) und das Vestibulum trichterförmig vertieft, so daß die Mündung der Urethra häufig zu tief liegt (beginnende Hypospadie). Die Pubes fehlen entweder ganz, oder sie sind nur schwach ausgebildet.

Diese Beschaffenheit des äußeren Genitalapparates ist, wie schon erwähnt wurde, nur selten mit der wahren Verkümmerung, dagegen häufig mit dem Uterus fetalis und infantilis verknüpft, ein Zeichen dafür, daß der Fetalismus und Infantilismus des gesamten Genitalsystems in genetischer Hinsicht von der rudimentären Entwicklung der Müllerschen Fäden streng gesondert werden muß.

2. Fehlerhafte Ausmündung des Enddarmes.
Anus vaginalis, Anus vestibularis, Anus perinealis.
Communicatio rectovaginalis, rectovestibularis congenita.

Die ursprünglich von der Basis des Steißhöckers bis zur Spitze des Geschlechtshöckers sich ausdehnende, sagittal gestellte ektodermale Kloakengrube, welche den Canalis urogenitalis und hinter dessen Mündung den Enddarm aufnimmt, formt sich allmählich aus einem tiefen, trichterförmigen Spalt zu einer flachen, schmalen Grube um, die beim Weib zum großen Teil offen bleibt und in diesem Bereich zur Schamspalte wird.

Im hinteren Abschnitt aber verwachsen die Seitenwände der Kloakengrube miteinander und bilden zwischen After und Schamspalte den äußeren Damm. Gleichzeitig wachsen die unteren soliden Endstücke der Müllerschen Fäden, aus denen die Scheide entstehen soll, tiefer herab, und mit ihnen schiebt sich auch das anfänglich sehr dünne, die Mündung des Canalis urogenitalis von der Mündung des Enddarmes trennende mesodermale Septum nach abwärts und strebt den an den Seitenwänden der Kloakenspalte durch Epithelverdickung sich bildenden und schließlich miteinander verschmelzenden Analhöckern entgegen. So kommt durch die Verbindung des Septum rectovaginale mit den in der sagittalen Medianebene verwachsenen Analhöckern die Bildung des ganzen Mittelfleisches und damit die breite räumliche Trennung des rectalen Schlauches von dem Sinus urogenitalis zustande.

Diese morphogenetischen Vorgänge können nach zwei Richtungen hin Störungen erfahren.

1. kann ähnlich wie beim Mann, bei dem unter normalen Verhältnissen schließlich die Kloakenspalte vom After bis zur Spitze des Geschlechtshöckers mit Ausnahme der

Harnröhrenmündung verwächst, auch beim Weib eine zu weit gehende Schließung der Kloakengrube erfolgen, und zwar

a) durch eine echte, totale Verwachsung der Seitenwände der Kloakengrube vor der Aftermündung, die eine verödende Atresie der ganzen Vulvaspalte herbeiführt und

b) durch eine kongenitale mehr oder weniger ausgedehnte epitheliale Verklebung der fertig gebildeten Vulva, die gewöhnlich nur eine partielle fast membranöse Atresie der Schamspalte bedingt.

Diese beiden angeborenen Bildungsanomalien wurden bereits in dem die Gynatresien behandelnden Kapitel hinreichend berücksichtigt.

2. kann auch eine Hemmung in der anatomischen Differenzierung der einzelnen Teile des äußeren Genitalapparates und des Enddarmes sich einstellen, durch welche sich folgende angeborene Anomalien herausbilden:

a) der Anus vaginalis,
b) der Anus vestibularis,
c) der Anus perinealis,
d) die Communicatio rectovaginalis und rectovestibularis congenita.

Die Bezeichnung „Anus vaginalis" wird von zahlreichen Autoren heute abgelehnt. Es handelt sich, wie Kermauner betont, eigentlich nur um eine scheidenähnliche Kloakenbildung, in welche die drei Gangsysteme ausmünden. Trotzdem erscheint uns die Beibehaltung dieser Bezeichnung erwünscht, da sie den Gegensatz zum Anus vestibularis resp. perinealis gut betont. Wir gebrauchen den Ausdruck deshalb weiter und verstehen unter einem Anus vaginalis die Einmündung des Enddarmes dort, wo an Stelle eines geschlossenen Scheidenrohres ein sehr weites kloakenartiges Scheidenrudiment sich findet. An der Stelle, an welcher unter normalen Verhältnissen die Afteröffnung sitzt, ist die imperforierte äußere Haut entweder völlig eben, oder sie zeigt nur eine kleine seichte, grubige Vertiefung. Hinter dieser Grube ist im perinealen Gewebe gewöhnlich der Sphincter ani externus vorhanden. Der Sphincter ani internus dagegen umschließt in der Regel das in die Scheide einmündende Endstück des Rectums.

Die Kloakenspalte ist also in ihrem hinteren Abschnitt vollkommen zugewachsen, und das Rectum ist dadurch von der Oberhaut abgesperrt.

Bei dem echten, sehr seltenen Anus vaginalis liegt die Einmündungsstelle des Rectums in dem genitalen Kanal immer kranialwärts vom Hymenalring. Ausnahmsweise kann auch einmal die Einmündung des Darmes in der Hymenalgegend selbst erfolgen, so daß der hymenale Schleimhautkranz durch die Darmmündung unterbrochen wird. Dann haben wir es mit einer Form der fehlerhaften Ausmündung des Enddarmes zu tun, die einen Übergang vom Anus vaginalis zum Anus vestibularis darstellt.

Eine abgemilderte Form dieser Mißbildung stellt der Anus vestibularis dar, bei welchem sich die Mündungsstelle des Enddarmes im Vestibulum, also kaudalwärts von dem Hymenalring, in der Nische zwischen Frenulum und Scheideneingang befindet. Diese anormale Enddarmausmündung entsteht augenscheinlich dadurch, daß die oberflächliche Verwachsung der Analhöcker an den Seitenwänden des Kloakenspaltes so weit nach hinten erfolgt, daß dadurch dem Rectum der normale Weg nach außen versperrt wird, und daß weiterhin das Septum rectovaginale zwischen Vagina und Rectum in der sagittalen Medianebene nur so weit herabwächst, daß zwischen ihm und den verwachsenen Analhöckern eine Lücke bleibt. Durch diese Lücke mündet dann der Enddarm in den Vorhof ein (Abb. 32).

In der Regel ist bei dem Anus vestibularis auch das Tiefenwachstum der Scheide nach unten nicht abgeschlossen. Der aus dem Sinus urogenitalis entstehende Vestibularraum ist daher tiefer als gewöhnlich, und die Ausmündung der Urethra liegt zu hoch.

Ein Anus perinealis kommt zustande, wenn durch eine ungewöhnlich weit nach hinten sich erstreckende Verwachsung des Kloakenspaltes die Afteröffnung nach vorn, aber höchstens bis zur hinteren Commissur der Vulva verschoben wird. Dabei hat das Septum recto-vaginale bei seinem Tiefenwachstum zwar die Analhöcker erreicht, doch ist selbstverständlich der unter gewöhnlichen Verhältnissen vor dem Rectum liegende perineale Gewebskeil schmäler, wie es sich gehört.

Häufig finden sich gleichzeitig Fehlbildungen am Urogenitalapparat. Eine ganze Anzahl derartiger Beobachtungen ist in der Literatur beschrieben worden. So berichten Blum, Lesser, Stubenrauch, Simon über doppelte Scheidenmißbildungen, Emin, Israel, Szugalski über Uterus bicornis, Scheiber, Massari über Mißbildungen am Harnapparat.

Bei der Communicatio recto-vaginalis und recto-vestibularis congenita findet man die Afteröffnung an normaler Stelle und die äußere Dammbrücke und die Vulvarspalte in ganz gewöhnlicher

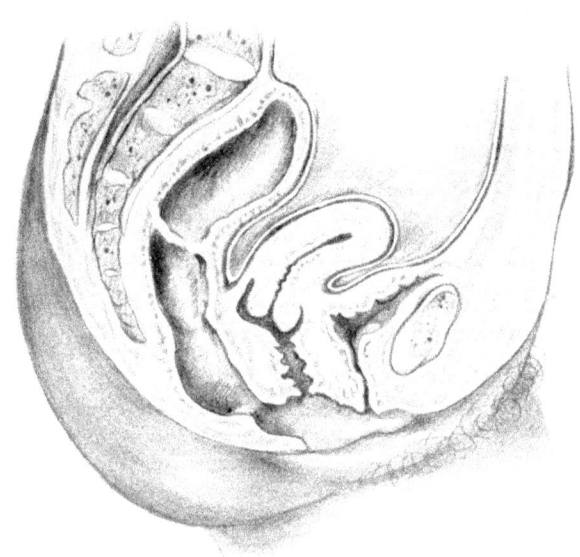

Abb. 32. Anus vestibularis. Schematisch.

Weise gebildet. Aber es besteht eine angeborene Kanalverbindung zwischen dem Rectum einerseits und der Vagina und dem Vestibulum andererseits.

Die Entwicklung dieser Anomalie ist schwer zu verstehen. Vielleicht kommt sie dadurch zustande, daß nach dem Durchbruch des Enddarmes nach der Kloakengrube hin die Öffnung des Rectums bei dem Herabwachsen des sich nicht ausbildenden Septum recto-vaginale geteilt wird.

Da diese Bildungen entwicklungsgeschichtlich kaum zu erklären sind, hat man die Neigung, ihre kongenitale Natur in Zweifel zu ziehen. Jedenfalls sind außer dem Anus vestibularis, dem man auch nicht allzuhäufig begegnet, die aufgezählten Bildungsanomalien große Raritäten. Und schon deshalb ist es, wenn man bei Erwachsenen pathologische Verbindungen zwischen der Höhle des Enddarmes und dem genitalen Kanale bei normalem Sitz der Afteröffnung findet, ratsam, in erster Linie an eine extrauterin erworbene Kommunikation, etwa an eine im Anschluß an Geburtsvorgänge entstandene oder auch an eine durch luetische oder tuberkulöse Affektionen veranlaßte Fistel zu denken.

Fehlt allerdings die Afteröffnung an der gewöhnlichen Stelle, findet sich dort normale Oberhaut, die nur eine seichte Einsenkung zeigt, und findet trotzdem Darmentleerung statt, so ist die Annahme einer kongenitalen fehlerhaften Ausmündung des Enddarmes in den Vorhof immer das Nächstliegende.

Die bei dem klinisch allein wichtigen Anus vestibularis zwischen hinterer Commissur der Vulva und Hymenalkranz liegende Ausmündungsstelle des Darmes kann in Form und Größe bedeutend schwanken. Bei virginellen Personen ist sie meist eine von einem gut ausgebildeten Schließmuskel umgebene, enge, trichterförmige Öffnung. Doch kommen auch, namentlich bei verheirateten Frauen, größere Öffnungen vor, durch die sogar die rectale Schleimhaut vorfallen kann.

Wie ihre klinischen Symptome, so wechselt auch die Bedeutung der Anomalie. Wenn die fehlerhafte Einmündung des Darmes in das Vestibulum resp. in die Vagina nicht zu eng und das die Öffnung umgebende Gewebe nicht zu rigide ist, wenn ferner das Darmende von einem gut ausgebildeten Schließmuskel umgeben ist, können alle Beschwerden fehlen. Bei solcher Sachlage ist die Funktion des Darmes in keiner Weise gestört. Ist der Stuhl immer gut geformt, so kommt es auch kaum zu einer Kotbeschmutzung der Scheide oder des Vorhofes. Manchmal wissen die Kranken mit dieser Anomalie gar nicht, daß sie verbildet sind. Sie verheiraten sich, leben in glücklichster Ehe, werden schwanger, gebären leicht und ohne jede Komplikation, machen ein normales Wochenbett durch und merken auch nach der Geburt nichts von ihrem „Leiden". Rein zufällig wird dann eines Tages der anormale Zustand entdeckt. Derartige Fälle wurden in der Heidelberger Klinik wiederholt beobachtet.

Zur Illustration möge folgender Fall dienen: Bei einer jungen Schwangeren wurde zufällig ein Anus vestibularis gefunden. Der Niederkunft dieser Person sah man mit einer gewissen Sorge entgegen, in der Vorstellung, es müsse die schmale Gewebsbrücke, welche Scheide und Rectum voneinander trennte, bei dem Durchtritt der Frucht zerreißen und es müsse schon intra partum oder während des Wochenbettes eine Ascendierung von Darmkeimen in die puerperale Uterushöhle und damit eine Infektion zustande kommen. Nichts von alledem trat ein. Die Geburt verlief vollkommen normal ohne Verletzung der Gewebsbrücke. Das Wochenbett blieb ungestört.

Fehlt bei einem Anus vestibularis ein gut funktionierender Schließmuskel, und ist die Öffnung von vornherein sehr groß, oder wurde, was gleichfalls beobachtet ist, durch falsche Wegbahnung beim Coitus oder auch durch eine bei einer Geburt entstandene Verletzung die anormale Afteröffnung stark erweitert, so besteht entweder eine kongenitale oder eine erworbene Incontinentia alvi et flatuum, also die ganze Misere, welche uns auch beim totalen Dammriß entgegentritt.

Ist die fehlerhafte Mündung des Darmes sehr eng und das die Öffnung umgebende Gewebe starr oder wenigstens schlecht dehnbar, oder kommt es infolge der manchmal unterhalb der pathologischen Mündungsstelle sackartig sich ausbuchtenden Darmhöhle zu einer Ansammlung von Kotmassen im Rectum und daher zu einer Darmerschlaffung mit konsekutiver hochgradiger Obstipation, so sind die durch die Bildungsanomalie veranlaßten Beschwerden gleichfalls groß. Man kann zwar bei solchen Individuen durch immer wiederholte Darmauswaschungen die Obstipation mit Koprostase in Schach halten und durch eine Dehnung der Mündungsstelle des Darmes die Defäkationsbeschwerden mildern. Aber erfahrungsgemäß stellen sich nach einiger Zeit Stenosenerscheinungen, Obstipation und Kotansammlung im Enddarm von neuem ein. Dann ist natürlich ebenso wie bei den Fällen mit Incontinentia alvi et flatuum eine Indikation zu einer das Übel definitiv beseitigenden Therapie gegeben.

Da jedoch die operative Therapie — und diese kann natürlich einzig und allein in Betracht kommen — aus gleich zu erwähnenden Gründen zweischneidig ist, wird man sie nur bei solchen Fällen zur Anwendung bringen, bei denen die pathologische Dignität des Falles wirklich prominent ist.

Früher hat man im Hinblick auf die möglicherweise erst später sich herausbildenden Beschwerden vielfach schon im Kindesalter, also prophylaktisch, den Anus vestibularis operativ angegriffen. Doch ist man von dieser Indikationsstellung ganz zurückgekommen.

Das Ziel des Eingriffes muß sein, den Enddarm aus seiner pathologischen Lage herauszulösen und ihn unter Bildung einer äußeren Dammbrücke in der Gegend des normalen Aftersitzes zur Ausmündung zu bringen. Dabei muß selbstverständlich auch eine gute willkürliche Schließung der Sphinktermuskulatur, aber auch eine gute Defäkationsmöglichkeit erreicht werden.

Eine erfolgreiche Durchführung dieses Operationsverfahrens gelingt im allgemeinen leicht, wenn man es mit einem tiefsitzenden Anus vestibularis und mit einem gut ausgebildeten Sphincter internus zu tun hat. Nach Spaltung der Dammbrücke bis zur Steißbeinspitze unter möglichster Schonung der perinealen Muskulatur ist die Verlagerung des mobilisierten Rectums rasch durchführbar. Durch die erneute Vereinigung des gespaltenen Dammstückes und des vestibularen Wundraumes kommt die angestrebte räumliche Trennung des Genitalkanales von dem Darmkanal und damit die Ausschaltung der Beschwerden zustande, und zwar so, daß auch die Konfiguration des äußeren Genitalapparates keine Not leidet.

Sitzt aber die Mündungsstelle des Darmes höher in der Hymenalgegend oder in der Vagina, so ergeben sich manchmal größere Schwierigkeiten, und zwar dadurch, daß das Rectum zunächst in weiter Ausdehnung mobilisiert werden muß. Nur bei einer wirklich guten Beweglichkeit fast des ganzen Rectalschlauches gelingt es dann, die Mündungsstelle an der äußeren Haut zu befestigen. In der Rekonvaleszenzzeit zeigt aber das Rectum trotz ausgiebiger Mobilisierung eine große Neigung, sich wieder nach oben zurückzuziehen. Manchmal schneiden die Fixationsnähte durch, die Schleimhaut weicht zurück und unmittelbar oberhalb der neugebildeten Afteröffnung entwickelt sich ein Ring von Granulationsgewebe, der sich später narbig verengt, so daß schließlich der neu hergestellte After quälende Stenosenerscheinungen veranlaßt.

Das funktionelle Resultat kann auch dann mangelhaft sein, wenn die Schließmuskulatur des Darmes von vornherein funktionsuntüchtig war, oder wenn sie bei der Auslösung des Darmes schwer geschädigt wird. Manchmal gelingt es, die willkürliche Verschließung der neu hergestellten Afteröffnung dadurch sicherzustellen, daß man das Endstück des Rectalschlauches durch die in dem perinealen Gewebe vorhandenen Muskelzüge des Sphincter ani externus oder auch die Muskulatur des Levator ani hindurchleitet.

Bei der kongenitalen Kommunikation zwischen der Scheide oder dem Vestibulum einerseits und dem Enddarm andererseits sind die pathologischen Öffnungen in gleicher Weise operativ zu schließen wie bei den erworbenen Mastdarmscheiden- und Mastdarmvorhoffisteln.

Von ganz seltenen Anomalien, die gleichfalls in das Kapitel der persistierenden Kloake gehören, seien nur kurz genannt die direkte Einmündung der Harnleiter in die Scheide mit oder ohne gleichzeitige Einmündung des Enddarmes in die Vagina, die von W. A. Freund beobachtete präurethrale Communicatio recto-vestibularis congenita und endlich auch die fehlerhafte Einmündung des Enddarmes in die Blase, der Anus vesicalis.

3. Epispadie.

Es gibt verschiedene Definitionen des Begriffes „Epispadie". Strenggenommen versteht man unter der „Epispadie des Weibes" nur den totalen oder partiellen Defekt der vorderen Wand der Harnröhre.

Kermauner definiert die Epispadie als einen mit „vollständiger Trennung der beiden Klitorishälften verbundenen vollständigen oder teilweisen Mangel der vorderen, aus der Kloakenmembran stammenden Weichteilbegrenzung des Sinus urogenitalis in seinen caudalen Abschnitten".

Dieser Definition ist zuzustimmen, da die Epispadie nur dann vorkommen kann, wenn die paarig angelegten Gewebsmassen, aus denen die vorderen Abschnitte der äußeren Genitalien entstehen, sich überhaupt nicht oder nur unvollkommen vereinigen, und da diese Spaltbildungen der vorderen vulvaren Abschnitte gewöhnlich ohne scharfe Grenze in die Spaltbildungen der unteren Bauchwand- und Blasenabschnitte übergehen und auch genetisch mit diesen Bildungsanomalien zusammengehören. Auch Nagel behandelt unter der Bezeichnung Epispadie die stets mit dem totalen Defekt der vorderen Harnröhrenwand einhergehende Spaltung der Symphyse und der vorderen Bauch- und Blasenwand.

Er unterscheidet demnach mit Guyon vier Grade der Epispadie:

1. Grad: Die Schwellkörper der Klitoris sind getrennt, und die gut ausgebildete und vollkommen geschlossene Harnröhre verläuft an der Rückenfläche der Klitoris (eigentlich handelt es sich bei dieser Anomalie nur um eine Verlagerung der Urethra). Es besteht immer völlige Kontinenz der Blase (Abb. 33).

2. Grad: Zu der Spaltung der Klitoris und der Verlagerung der Harnröhre gesellt sich ein partieller Defekt der vorderen Urethralwand. Es besteht gewöhnlich volle Kontinenz der Blase.

3. Grad: Neben der Spaltung der Klitoris und der Verlagerung der Harnröhre besteht ein vollkommener Defekt der vorderen Harnröhrenwand bis an die Blase heran. Oft ist auch der Sphincter vesicae in seiner vorderen Kreishälfte defekt, oder er fehlt ganz, so daß bereits eine Neigung zum Prolaps der Blasenschleimhaut vorhanden ist. Es besteht zumeist völlige Inkontinenz der Blase, manchmal aber auch nur eine relative Inkontinenz. Einige Autoren, die eine Grenze zwischen der wahren Epispadie und zwischen dem Blasenspalt ziehen wollen, rechnen diese Fälle schon zu den Blasenspalten (Fissura vesicae inferior; s. auch Kermauner).

4. Grad: Während bei den ersten drei Gruppen von Epispadie die Symphyse gut gebildet ist, kommt bei der noch weitergehenden Spaltbildung hinzu: Spaltung der Symphyse. Die Enden der Schambeinäste sind mehrere Zentimeter auseinandergewichen. Mehr oder weniger hochreichende Spaltung der vorderen Bauch- und Blasenwand, eventuell mit vollständigem Blasenvorfall (Ectopia vesicae).

Eine andere Einteilung gibt Durand: Er spricht von einer klitoridalen, subsymphysären Epispadie.

Kermauner endlich, der die Durandsche Einteilung als kaum durchführbar empfindet, schlägt eine einfachere Gruppierung vor: Er spricht von einer teilweisen

Epispadie, wenn die Harnröhre so weit ausgebildet ist, daß der Schließmuskel teilweise arbeitet. Die Schamfuge ist normal. Als vollständige Epispadie bezeichnet er eine Fehlbildung, welche bis in die Blase reicht, so daß der Harn gar nicht gehalten werden kann. Die Schamfuge ist gespalten, Hernienbildung und andere Fehlbildungen begleiten diese „vollständige Epispadie" häufig.

Die letztere Einteilung hat zweifellos, besonders der Nagel-Guyonschen Gruppierung gegenüber, den Vorteil der Einfachheit. Doch vermittelt die Nagelsche Einteilung durch die Berücksichtigung der einzelnen Abstufungen der Fehlbildung eine klarere Übersicht über die möglichen Erscheinungsformen.

Die Epispadie ist beim Weib sehr viel seltener wie beim Mann. Schon dieser Umstand zeigt, daß die später noch zu berührende „Berstungstheorie", die übrigens auch nur für die Genese der Blasen- und Bauchwandspalte in Betracht kommen könnte, nicht zutreffen kann. Denn es ist wirklich nicht recht einzusehen, warum bei zu stark gesteigertem Innendruck die Vorderwand des Allantoisganges beim männlichen Embryo leichter platzen sollte wie beim weiblichen.

Am seltensten findet man die beim 1. Grad der Epispadie verzeichneten geringfügigen Veränderungen, am häufigsten die vollkommene Spaltung der Symphyse und der vorderen Bauch- und Blasenwand mit konsekutiver Ectopia vesicae.

Besteht ein wirklicher partieller oder totaler Defekt der vorderen Harnröhrenwand ohne weitergehende Spaltbildung, so fehlen auf dem Mons veneris die Fettschicht und die Pubes. In der Mittellinie zieht dann vom oberen Rande der Symphyse nach unten hin eine Furche von verschiedener Länge, Breite und Tiefe, deren Boden mit Schleimhaut ausgekleidet erscheint.

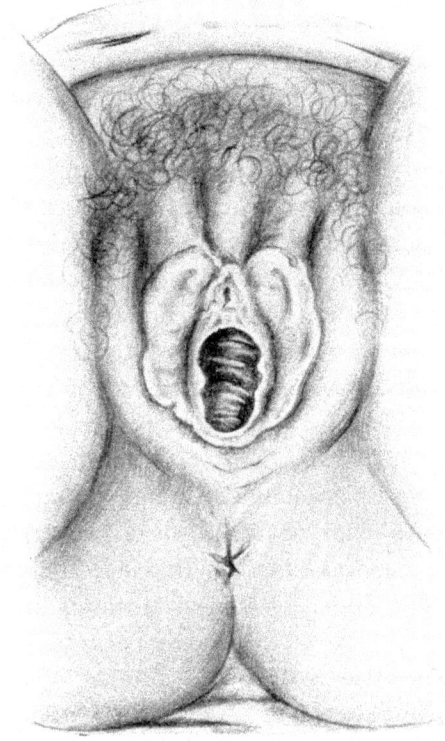

Abb. 33. Epispadia feminina. Nach Befund bei der Lebenden.

Ist nur ein subsymphysärer partieller Defekt vorhanden, so formiert sich die Urethra unterhalb des Blasenmundes noch zu einem kurzen Kanal, der weiterhin in die eben erwähnte Rinne übergeht. Fehlt dagegen die Vorderwand der Harnröhre ganz, handelt es sich also um einen retrosymphysären bis zur Blase reichenden Defekt, so führt die offene Furche direkt durch ein hinter der Symphyse liegendes Loch in die Blase hinein.

Dieses Loch ist, wenn auch der Sphincter vesicae defekt ist oder vollkommen fehlt, so groß oder so leicht dehnbar, daß man ohne weiteres einen Finger in die Blase einführen kann. Infolge der dann vorhandenen völligen Inkontinenz und der vielfach bestehenden entzündlichen Veränderungen der Blasenschleimhaut hat sich gewöhnlich eine kleine Schrumpfblase ausgebildet. Oberhalb der gespaltenen Klitoris fehlt natürlich auch die vordere Commissur der Vulva.

Bei der Ectopia vesicae reicht nach Nagels Angaben die Spaltbildung in der Regel bis zum Nabel empor, so daß auch dieser in dem Spalt aufgegangen ist. Die Schambeinäste stehen mit ihren Enden mehrere Zentimeter auseinander. Die hintere Blasenwand wölbt sich infolge des auf ihr lastenden intraabdominellen Druckes pilzartig aus der Bauchwandspalte hervor. Ihre bei Berührungen sehr schmerzhafte Schleimhaut ist lebhaft gerötet und blutet leicht. Meistens ist sie mit dünnen, schleimigen, grau aussehenden Belegen bedeckt. Man erkennt deutlich die Mündungen der Ureteren, aus denen zeitweise Urin abfließt.

Die großen und kleinen Schamlippen sind gleichzeitig verkümmert; der Damm ist mit der Analöffnung infolge des Gewebsausfalles an der vorderen Beckenwand nach vorn und oben gerichtet. Die inneren Genitalien sind dagegen gewöhnlich völlig normal ausgebildet.

Über die Genese der Epispadie und der Bauch- und Blasenspalte gingen die Meinungen lange Zeit weit auseinander, weil die in der verbildeten Region sich abspielenden entwicklungsgeschichtlichen Vorgänge unbekannt waren.

Die meisten Anhänger besaß früher die sogenannte, oben schon erwähnte Berstungstheorie, nach der die Vorderwand des Allantoisganges und die vordere Bauchwand infolge eines zu starken Innendruckes bei Verschließung des natürlichen Ausführungsganges zerreißen sollte. Auf die Schwächen und Unwahrscheinlichkeiten dieser Theorie ist von zahlreichen Autoren nachdrücklich hingewiesen worden. Durch die Arbeiten von Keibel, Vialleton, Enderlen und Reichel ist es wahrscheinlich gemacht worden, daß die Epispadie und die Bauch- und Blasenspalte als eine auf sehr früher Entwicklungsstufe des embryonalen Körpers einsetzende Hemmungsbildung anzusehen ist.

Das klinische Bild der Epispadie ist selbstverständlich nach dem Ausbildungsgrad der Anomalie äußerst wechselnd.

Ist der Sphincter vesicae als funktionstüchtiger ringförmiger Schließmuskel vorhanden, so besteht fast immer eine volle Kontinenz der Blase. Manchmal zeigt sich allerdings auch der geschlossene Muskelring schwach, so daß man es mit einer relativen Inkontinenz zu tun hat. Es fehlt dann offenbar dem Blasenhals an der Vorderwand die nötige Gewebsstütze.

Wenn die Blase absolut kontinent ist, können alle Beschwerden fehlen. Dann bleibt die Bildungsanomalie gewöhnlich lange verborgen, bis sie eines Tages rein zufällig entdeckt wird.

Fehlt dagegen mit der ganzen vorderen Harnröhrenwand auch der Sphincter vesicae, oder ist dieser wenigstens kein geschlossener Muskelring, so treten uns bei der Epispadie des Weibes alle klinischen Erscheinungen entgegen, die auch bei den Blasenscheidenfisteln eine Rolle spielen. Die Kranken werden durch das beständige Harnträufeln und durch die bei fehlender Sauberkeit oder bei besonders reizbarer Haut sehr leicht auftretenden Ekzeme, auch durch den üblen Geruch des sich zersetzenden Urins außerordentlich belästigt. Bei größeren Bauchwand- und Blasenspalten mit Ectopia vesicae ist der Zustand der Patienten vielfach ein geradezu trostloser.

Gewöhnlich gehen die mit Ectopia vesicae geborenen Kinder frühzeitig an Pyelonephritis zugrunde. Bei Erwachsenen begegnet man dieser qualvollen Hemmungsbildung daher nur ausnahmsweise.

Die Diagnose der verschiedenen Grade der Epispadie und der Blasenspalte macht natürlich niemals Schwierigkeiten. Nagel meint allerdings, daß bei den geringeren Graden der Hemmungsbildung, welche nur die Harnröhre und die Klitoris betreffen, eine Verwechselung mit den durch tertiäre Syphilis hervorgebrachten Zerstörungen dieser Teile leicht möglich sei. Wenn man aber auf die durch die Spaltung bedingte Zweiteilung der Klitoris achtet, dürfte diese Verwechslung wohl kaum möglich sein.

Solange die Kontinenz der Blase eine vollkommene ist, soll man, da alle die Herstellung der normalen morphologischen Verhältnisse anstrebenden Eingriffe sich in der Nähe des Schließmuskels der Blase abspielen und bei schlechter Wundheilung in die Funktion des Schließmuskels und des Harnröhrenrestes ungünstig eingreifen können, von einer besonderen Therapie, die ja selbstverständlich nur eine chirurgische sein könnte, lieber absehen.

Auch bei einer relativen Inkontinenz (unwillkürlicher Abgang des Urines nur bei Erhöhungen des intraabdominellen Druckes, bei Husten, Niesen, Lachen, beim Heben schwerer Gegenstände in aufrechter Körperhaltung usw.) dürfte es ratsam sein, mit dem operativen Eingriff nicht gar zu schnell bei der Hand zu sein, denn die erzielten Resultate waren oft recht unerfreuliche.

Besteht aber eine komplette Inkontinenz, oder handelt es sich gar um eine Bauch- und Blasenspalte mit konsekutiver Ectopia vesicae, so ist selbstverständlich ein chirurgischer Eingriff am Platz, durch den möglichst normale anatomische und vor allen Dingen gute funktionelle Verhältnisse hergestellt werden.

Bei den subsymphysären und retrosymphysären partiellen und totalen Defekten der vorderen Harnröhrenwand ohne weitergehende Spaltbildung wird es sich darum handeln, durch Lappenbildung Gewebsmaterial aus der Nachbarschaft zur Konstruktion oder zur Verlängerung der Harnröhre heranzuziehen.

Der nicht abgeschlossene und daher auch nicht funktionierende Sphincter vesicae kann gelegentlich durch eine an der Vorderwand des Blasenhalses angelegte breite Gewebsanfrischung und die dann nachgeschickte quere Zusammenziehung des wundgemachten Gewebes zu einem arbeitstüchtigen Ringmuskel umgeformt werden. Schließlich können die äußeren Genitalien in ihrer vorderen Commissur über der neuformierten Harnröhre und über dem verengten Blasenhals in der Mittellinie vereinigt und dadurch der Urethra eine Stütze und der Vulva eine der Norm nahestehende Konfiguration gegeben werden.

Gelingt es nicht, aus den Sphincterfasern einen Ringmuskel zu bilden, oder fehlt der Sphincter von vornherein ganz, so kann man, nachdem durch Lappenbildung ein Urethralrohr neu gebildet war, durch einen zweiten Eingriff, und zwar durch eine oberhalb der hergestellten Urethra anzulegende querovale Gewebsanfrischung und vertikale Gewebsraffung das schon fertige zusammengeheilte Rohr der Symphyse gegenüber zur Abknickung bringen und dadurch wenigstens eine relative Kontinenz erzwingen.

Auch die Gersunysche Drehung der operativ hergestellten Urethra soll sich als nützlich erwiesen haben.

Befriedigende Erfolge haben v. Franqué, Reifferscheidt, Stenger u. a. dadurch erzielt, daß sie nach der Angabe von Goebel die Musculi pyramidales oder nach dem Vorgehen von Stoeckel zwei Fascienstreifen von oben her an den Blasenhals führten und hierdurch letztere nach oben gegen die Symphyse hoben.

Vielleicht kann man bei sonst desolaten Fällen, vorausgesetzt, daß man es mit einer erwachsenen Person mit normalen, inneren, durch den Scheideneingang gut zugänglichen Genitalien zu tun hat, nach Herstellung eines Urethralrohres durch eine operative Verlagerung des Uteruskörpers aus der Bauchhöhle in das Scheidenrohr, wie sie bei der Prolapsoperation nach Schauta-Wertheim zustande kommt, eine volle Kontinenz der Blase erreichen, da der in die Scheide verlagerte Uterus in seiner extremen Anteversionslage der neugebildeten Urethra gegenüber wie eine federnde Pelotte wirkt. Allerdings müßte dann die Kranke sterilisiert werden.

Über die operative Behandlung der Ectopia vesicae haben die Chirurgen deshalb eine viel größere Erfahrung wie die Frauenärzte, weil die Bildungsanomalie beim Mann sehr viel häufiger vorkommt wie beim Weib.

Die Erfahrungen der Chirurgen sind etwa folgende: Mit plastischen Operationsmethoden, welche die Herstellung eines Blasenraumes aus den vorhandenen Teilen der geschrumpften Blasenwand mit oder ohne Verwendung von Hautlappen und weiterhin eine Deckung des neugebildeten Blasensackes mit äußerer Haut anstreben, erreicht man so gut wie nie das gewünschte Ziel, weil der Blasenraum immer zu klein ausfällt, und außerdem regelmäßig die Kontinenz der Blase ausbleibt.

Von den meisten Chirurgen wird daher heutzutage die von Maydl empfohlene Einpflanzung des excidierten Trigonum Lieutaudii mit den intakten Ureteren in die Flexura sigmoidea ausgeführt und befürwortet, eine Operation, für welche unter den Gynäkologen Stoeckel eingetreten ist.

Immerhin hat auch diese Operationsmethode, von der Größe und von der primären Gefahr des Eingriffes ganz abgesehen, ihre Schwächen. Oft genug folgen ihr ascendierende Entzündungen der oberen Urinwege und schließlich Erkrankungen der Nieren, die nach einiger Zeit den Tod der operierten Patienten herbeiführen.

Mikulicz hat bei kongenitaler Blasenspalte wiederholt mit Erfolg ein Dünndarmstück zur plastischen Deckung des großen Blasendefektes verwendet. Ob sich diese Operationsmethode auf die Dauer bewähren, und ob es gelingen wird, dem auf diese Weise hergestellten Blasensack in irgendeiner Weise die Kontinenz zu verschaffen, muß erst die Zukunft zeigen.

Lehnen die Patienten mit Epispadie und Incontinentia urinae, mit Blasenspalt und Ectopia vesicae selbst oder die Angehörigen der Kranken — es handelt sich meistens um verbildete Kinder — eine operative Behandlung ab, oder erscheint jeder Operationsversuch wegen schon bestehender Pyelitis oder wegen des schlechten Allgemeinzustandes von vornherein aussichtslos, so ist es nötig, die empfindliche ektopische Blase durch einen Schutzapparat zu decken, der zugleich die außer Bett befindlichen Patienten vor beständiger Durchnässung zu bewahren und den abfließenden Urin aufzufangen hat. Diesen Anforderungen dürften die meisten heute gebräuchlichen Urinale gerecht werden.

4. Hypospadie.

Die Hypospadie des Weibes ist eine seltene Bildungsanomalie, die genetisch mit der beim Manne so häufigen Defektbildung gleicher Bezeichnung nichts zu tun hat. Deswegen schlägt Kermauner vor, diesen Namen fallen zu lassen und nur von einer Persistenz eines röhrenförmigen Sinus urogenitalis zu sprechen.

Die Anomalie ist bedingt durch eine Hemmung im Tiefenwachstum der Scheidenanlage nach unten und durch eine Störung der mit diesem Tiefenwachstum gleichen Schritt haltenden Bildung des Septum urethrovaginale. Durch die mangelhafte Entwicklung dieser Gewebsscheidewand bleibt die hintere Wand der Harnröhre in mehr oder weniger ausgedehntem Maße unausgebildet.

Gleichzeitig persistiert der Sinus urogenitalis, und zwar bei den mittleren und höheren Graden der weiblichen Hypospadie als tiefer, trichterförmiger Kanal (Canalis urogenitalis), der in seinem Grunde die kurze Harnröhre und die im untersten Abschnitt häufig atretische Scheide aufnimmt.

Die Blase ist selbst bei den mittleren und höheren Graden der Anomalie an der Defektbildung gewöhnlich nicht beteiligt; doch kann die Harnröhre bei sehr frühzeitig aufgetretenen Hemmungseinflüssen und bei sehr intensiver Einwirkung der Schädlichkeit auf die herabwachsenden Müllerschen Gänge so gut wie ganz fehlen, so daß dann der Canalis urogenitalis für die Harnröhre funktionell eintreten muß.

Bei solcher Sachlage ist auch die Scheide in der Regel in weitgehendem Maße verkümmert. Dieser höchste Grad der weiblichen Hypospadie, mit dem auch noch andere Hemmungsbildungen des inneren und äußeren Genitalapparates (Verdoppelung des Uterus und der Scheide usw.) kombiniert zu sein pflegen, ist sehr selten.

Auch der mittlere Grad der Hypospadie, bei welchem Urethra und Scheide nahe zusammenliegend in den Sinus urogenitalis einmünden, und der ebenfalls mit Verbildungen am inneren Genitalapparate zusammen vorkommt, ist selten.

Die leichteren Grade der weiblichen Hypospadie findet man aber häufiger. Dabei bildet das Vestibulum nicht die breite flache Mulde, die wir unter normalen Verhältnissen bei Spreizung der großen und kleinen Schamlippen vor uns sehen. Vielmehr erinnert dann eine den Vorhof ersetzende, mehr trichterförmig aussehende Grube, die allmählich in den Scheidenschlauch übergeht, an die Entstehung des Vestibulum aus dem Sinus urogenitalis. Die äußere Harnröhrenmündung liegt tiefer wie gewöhnlich. Sie mündet in den untersten Scheidenabschnitt ein. Sie stellt nicht, wie unter normalen Verhältnissen, einen sternförmigen Spalt dar, sondern sie läuft als größere, ausgezogene, ovale Öffnung allmählich in eine in der vorderen Vaginalwand herabziehende Halbrinne aus.

Bei diesen geringeren Graden der weiblichen Hypospadie können die äußeren und die inneren Genitalien vollkommen normal sein. Doch findet man auch bei der „hohen Ausmündung der Urethra in die Scheide" gelegentlich Bildungsanomalien der Müllerschen Fäden (Verdoppelung des Uterus und der Scheide, Defektatresien der Scheide und der Cervix) und gelegentlich auch Störungen in der Dammbildung. Oft ist der äußere entweder rundlich oder mehr oval gestaltete Urethralmund kongenital weiter, wie es sich gehört.

Die Blasenfunktion ist selbst bei den höheren Graden der weiblichen Hypospadie nur ausnahmsweise gestört, da, wie schon erwähnt wurde, die Blase selbst an der Hemmungsbildung eigentlich nicht beteiligt ist. Immerhin ist einige Male bei weitgehender Hypospadia feminina eine komplette Incontinentia urinae oder wenigstens eine Schwäche des Blasenhalses beobachtet worden.

Bei Frauen mit Defekten der hinteren Harnröhrenwand wird das klinische Bild weniger durch die Anatomie der Urethra als durch die gewöhnlich ganz in den Vordergrund tretende Verbildung des inneren Genitalapparates bestimmt.

Bei der Diagnosenstellung ist es von Wichtigkeit, daran zu denken, daß wiederholt mißgestaltete Individuen mit Kryptorchismus und Hypospadie als weibliche Hypospaden mit verkümmerten inneren Genitalien angesprochen worden sind.

Eine operative Behandlung der leichten und mittleren Grade der weiblichen Hypospadie ist ganz überflüssig, weil Beschwerden nicht bestehen. Sollte ausnahmsweise eine Inkontinenz oder eine Schwäche des Blasenschlußapparates bestehen, oder sollte bei der Blasenentleerung der Urin zunächst in die Vagina einströmen und infolgedessen ein lästiges, längeres Nachträufeln des Urines mit Reizerscheinungen an den äußeren Genitalien zustande kommen, dann muß man den Versuch machen, durch eine Raffung des Blasenhalses den Sphincter zu stärken und durch eine Lappenplastik die Urethra zu verlängern, um den Harnröhrenmund weiter nach außen zu verlegen. Dabei wird jedoch gewöhnlich eine Dehnung oder eine blutige Erweiterung des Sinus urogenitalis nötig sein.

Bei den höheren Graden der weiblichen Hypospadie wird eine operative Therapie kaum in Betracht kommen können. Besteht ausnahmsweise eine komplette Incontinentia urinae, so müssen die Patienten einen geeigneten Urinfänger tragen.

Sollten einmal bei der weitgehenden Hypospadie mit Inkontinenz der Blase Scheide und Uterus gut ausgebildet sein, so könnte man wieder daran denken, eine Schlußfähigkeit der Blase dadurch herbeizuführen, daß man (wie bei der Schauta-Wertheimschen Prolapsoperation) den Uteruskörper durch die Excavatio vesicouterina und durch das vordere Scheidengewölbe nach der Scheide verlagert und ihn als federnde Pelotte dem inneren Urethralmund gegenüber verwendet.

Wiederholt hat man auch bei der Hypospadie mit persistierendem Sinus urogenitalis größere Beschwerden bei der Kohabitation, gelegentlich sogar bei schlecht dehnbarem Sinus ausgiebige Coitusverletzungen beobachtet.

Ist der Sinus oder der Canalis urogenitalis weit und der Harnröhrenrest sehr kurz, oder ist eine kanalförmige Harnröhre überhaupt nicht vorhanden, sondern mündet der Canalis urogenitalis direkt neben dem unteren Ende der atretischen Scheide in die Blase, so kann die Einmündungsstelle durch die Kohabitation allmählich gedehnt und dadurch eine früher nicht vorhanden gewesene Inkontinenz der Blase herbeigeführt werden.

V. Hermaphroditismus — Zwitterbildung — Sexus anceps.

Das Kapitel „Zwitterbildung" wird den Mißbildungen des weiblichen Genitales angefügt, obwohl es nur in losem Zusammenhang mit den bisher besprochenen Anomalien steht. Einmal trifft die Zwitterbildung nicht nur weibliche, sondern — wie es scheint, sogar häufiger — auch männliche Individuen. Sodann handelt es sich bei dem Hermaphroditismus nicht um eine isolierte Mißbildung des Urogenitalapparates, auch nicht um eine rein lokale Bildungsstörung der äußeren Genitalien, sondern um eine allgemeine Mißbildung, welche nur im Bereich der Geschlechtsorgane ihren sinnfälligsten Ausdruck findet.

Eine ausreichende Definition des Begriffes „Zwitterbildung", wie eine allseits befriedigende Einteilung der verschiedenen Formen zu geben, ist sehr schwer.

Am schärftsen hat wohl v. Neugebauer das wahre Zwittertum definiert, wenn er sagt: „Unter einem wahren Zwitter verstehen wir ein Individuum, welches sowohl ein anderes schwängern, als auch von einem anderen geschwängert werden kann, bzw. sich selbst zu schwängern vermag". Diese Definition verlangt also funktionstüchtige sowohl Ei- wie Samenzellen liefernde Keimdrüsen in einem Organismus mit den dazu gehörigen Geschlechtsgängen beiderlei Geschlechts in vollkommener Ausbildung. Das kommt bei den niederen Tieren hier und da vor, ist bei menschlichen Individuen jedoch nie beobachtet worden.

Will man zur Definition des wahren Zwittertumes lediglich die Keimdrüsen als die das Geschlecht bedingenden Organe heranziehen, so wäre folgende Forderung zu stellen: Ein wahrer Zwitter oder Hermaphrodit ist ein doppelgeschlechtliches Individuum, welches während der Geschlechtsreife neben imprägnierungsfähigen Eiern auch befruchtungsfähige Samenzellen produziert, also ein Wesen, welches sowohl Hoden als auch Eierstöcke in vollkommen ausgereiftem, produktionsfähigem Zustande birgt. Das morphologische und funktionelle Verhalten der Geschlechtsgänge wäre dabei nebensächlich.

Diese Art des Zwittertums kommt beim Menschen nicht vor. Denn wenn man auch in einzelnen Fällen Zwitterdrüsen im Sinne eines „Ovotestis" resp. „Testovar" gefunden hat, so handelte es sich dabei niemals um vollkommen reifes, gleichwertiges Drüsenparenchym im Bereich beider Drüsenanteile, sondern nur um unreifes versprengtes Drüsengewebe in einem ganz eindeutig entgegengesetzt ausgebildeten, aber auch nicht immer völlig ausgereiften Drüsenkörper. Damit sind die Voraussetzungen der oben gegebenen Definition ebenfalls nicht erfüllt. Deshalb hat man vorgeschlagen, statt von einer Zwitterdrüse von einer „Scheinzwitterdrüse" zu sprechen. Keine der das echte Zwittertum bisher beschreibenden Definitionen erlaubt demnach im Bereich menschlicher Verbildungen von wahrem Hermaphroditismus zu sprechen. Was wir beobachten und auf den ersten Blick als Zwitter im obigen Sinne anzusehen geneigt sein dürften, wird sich bei genauer Untersuchung immer als ein Scheinzwittertum, als ein Pseudohermaphroditismus entziffern lassen. Der Träger der Verbildung ist also als eingeschlechtliches Individuum anzusprechen, welches entweder im Bereich seines Genitalapparates vermischt männlich und weiblich geformte Geschlechtsteile aufweist, oder aber seiner eindeutigen Keimdrüse entgegengesetzt ausgebildete Geschlechtsgänge ohne Vermischung mit den der Keimdrüse gleichsinnigen Geschlechtsformen zeigt.

So entstand der Begriff „Pseudohermaphroditismus", mit dessen Hilfe zahlreiche Gruppierungen aufgebaut wurden, welche weiter unten noch zu besprechen sein werden.

In neuerer Zeit wird der Begriff des Pseudohermaphroditismus bekämpft, und es sind Bestrebungen im Gange, ihn als unnötig fallen zu lassen, wenn man den Begriff des „Hermaphroditismus" im erweiterten und nicht zu eng begrenzten Sinne zuläßt. Denn bei genauer Berücksichtigung der Entwicklungsgeschichte und der vergleichenden Anatomie handelt es sich bei allen hier in Frage kommenden Fällen darum, daß es sich nicht um absolut neuartige Bildungen, sondern stets nur um quantitative Unterschiede in der Entwicklung resp. in der Persistenz der physiologisch angelegten Organe handelt. So bleiben beim Mann normalerweise Residuen der Müllerschen Gänge bestehen; zu erinnern ist an den Utriculus prostaticus, der besser Vagina prostatica heißen sollte, und die Hodenhydatide. Beim Weibe ist das Epoophoron bekanntlich ein Überbleibsel des Wolffschen Ganges.

Wenn nun an Stelle des Utriculus beim Mann eine so weitgehende Persistenz der Müllerschen Fäden gefunden wird, daß man von einer rudimentären Scheide oder Gebärmutter sprechen kann, so ist dies nichts prinzipiell anderes, sondern es handelt sich lediglich um ein Bestehenbleiben oder eine Weiterentwicklung im embryonalen Stadium angelegter Organe über das normale Maß hinaus. Ähnliche Verhältnisse finden wir in der Tierwelt bezüglich der Keimdrüsenanlage. So wissen wir, daß in jungen Embryonalstadien beim Igel, Maulwurf, Fuchs, Hasen, Meerschweinchen immer eine gemischte Anlage im Sinne des Ovotestis sich findet, welche beim Maulwurf auch in den späteren Lebensabschnitten bestehen bleibt.

Man hat deshalb den Begriff „Hermaphroditismus" dem Begriff „Pseudohermaphroditismus" wiederum vorgezogen und versteht unter Hermaphroditismus eine kongenitale Störung des ganzen Lebewesens, wobei männliche und weibliche Merkmale in ein und demselben geschlechtsreifen Individuum über das normale Ausmaß hinaus auftreten (Hoepke). Pick definiert: Hermaphroditismus ist eine Anomalie des ganzen Lebewesens mit einer Mischung entgegengesetzter Geschlechtsmerkmale in einem Individuum.

In der Tat macht der Begriff Hermaphroditismus in diesem erweiterten Sinn gebraucht die Bezeichnung Pseudohermaphroditismus unnötig. Man muß nur daran festhalten, daß wir unter Hermaphroditismus jene Abweichungen vom normalen Körperbau verstehen, welche dadurch charakterisiert sind, daß in frühester Embryonalzeit angelegte Organe infolge mangelnder Rückbildung persistieren oder auf Grund übermäßigen Wachstumsimpulses zur Ausbildung gelangen.

Auf Grund der verschiedenen Nomenklatur sind nun auch zahlreiche Einteilungen in der Literatur zu finden. Folgt man dem Begriff des Pseudohermaphroditismus, so ist hier zunächst eine Einteilung von Klebs zu nennen. Er unterscheidet einen Pseudohermaphroditismus masculinus und femininus. Damit sind zwei große Kapitelüberschriften gegeben, welche weiter unterteilt werden müssen. So hat Klebs den maskulinen resp. femininen Pseudohermaphroditismus aufgelöst in einen Pseudohermaphroditismus a) internus, b) completus, c) externus und versteht unter a) beim männlichen Scheinzwitter die Entwicklung der Müllerschen Gänge bei normalem männlichen äußeren Genitale, beim weiblichen Scheinzwitter das Erhaltensein der Wolffschen Gänge bei normalem weiblichen äußeren Genitale. Unter b) faßt er zusammen eine zu a) hinzukommende Verbildung auch des äußeren Genitales in einem der Keimdrüse entgegengesetzten Sinne. Unter c) endlich sind die Fälle eingruppiert, bei welchen bei normalem inneren Genitale lediglich eine Verbildung der äußeren Geschlechtsteile zu beobachten ist.

In Anlehnung an einen Vorschlag von Siegenbeck kann die Unterteilung des Pseudohermaphroditismus masculinus resp. femininus auch in anderer Weise erfolgen. Man spricht dann von einem Pseudohermaphroditismus masculinus resp. femininus glandularis, glandulo-tubularis und schließlich tubularis. Bei dieser Unterteilung versteht man unter einem Pseudohermaphroditismus glandularis beim Menschen die Entwicklung von gleichzeitig männlich und weiblich gebautem Keimdrüsengewebe bei einem eingeschlechtlichen Individuum (die eine Art des Keimdrüsengewebes ist nicht ausgereift), während die Geschlechtsgänge und die äußeren Genitalien entsprechend dem Charakter des zur Reife gekommenen Keimdrüsengewebes entwickelt sind.

Als Pseudohermaphroditismus glandulo-tubularis wäre eine Verbildung zu bezeichnen, bei welcher ein eingeschlechtliches Individuum gleichzeitig männlich und weiblich gebautes Keimdrüsengewebe besitzt, während die Wolffschen und Müllerschen Gänge eine höhere Entwicklung resp. Persistenz erfahren haben oder aber eine zwar durchgehende männliche oder weibliche, dem Charakter des ausgereiften Keimdrüsengewebes aber widersprechende Ausbildung der Geschlechtsgänge aufweisen.

Ein Pseudohermaphroditismus tubularis endlich besteht dann, wenn die Keimdrüsen in anatomischer und funktioneller Hinsicht eingeschlechtlich sind, die Geschlechtsgänge allein aber eine zwar durchgehende männliche oder weibliche, dem Charakter der Keimdrüse aber widersprechende Ausbildung erfahren haben.

Man darf wohl sagen, daß diese Einteilungen nicht restlos befriedigen. Einmal bauen sie sich auf dem Begriff des Pseudohermaphroditismus auf, der heute abgelehnt wird. Sodann fassen sie nur die Veränderungen im Bereich des Urogenitalapparates in das Auge, während häufig auch im übrigen Körperbau, wie in der psychischen Struktur, Abweichungen und Spaltungen bestehen. Man hat versucht, diesen Schwierigkeiten aus dem Weg zu gehen und einen Mittelweg eingeschlagen, indem man solche Fälle von Hypospadie und Kryptorchismus in die Reihe der Pseudohermaphroditen aufnahm, bei welchen auch im übrigen Körperbau oder in der psychischen Struktur deutliche Merkmale zwitterähnlicher Abweichungen zu beobachten sind. Aber auch damit kommt man nicht recht weiter: Denn bei wieviel menschlichen Individuen mag man mehr oder weniger angedeutet oder auch stärker entwickelt Zwischenmerkmale dieser Art in der allgemeinen Körperform oder im seelischen Aufbau finden, ohne daß sonst eine Veränderung am Genitale auf einen Pseudohermaphroditismus hinweist. So hat Kermauner, um den genannten Schwierigkeiten, zu denen diagnostische Klippen hinzukommen, zu entgehen, und bei der Kompliziertheit der Einteilungen dem Bedürfnis der Praxis entgegenzukommen, den Vorschlag gemacht, wenigstens in allen unklaren Fällen von Sexus anceps zu sprechen. Den von Neugebauer übernommenen Ausdruck „erreur de sexe" lehnt er ab, da er ein Urteil über den Diagnostiker enthält, ohne den Zustand selbst zu bezeichnen.

Endlich ist noch eine weitere Schwierigkeit zu erwähnen, welche jene Fälle bieten, bei denen überhaupt keine Keimdrüsen zu finden sind. Diese sind entweder in der ersten Zeit ihrer Anlage zugrunde gegangen oder aber auf ganz früh embryonaler Stufe stehengeblieben. Virchow nennt diese Gruppe „Homines neutrius generis". Sie sind geschlechtslos, da sie auch in der Zeit der physiologischen Geschlechtsreife niemals ein funktionstüchtiges Geschlechtsdrüsenparenchym besitzen. Sie können aber gleichzeitig weiblich und männlich ausgebildete Abschnitte des Genitalsystems aufweisen. Es ist recht schwer, diese Formen unterzubringen. Sie passen weder in die Klebssche Einteilung, noch in das in Anlehnung an Siegenbeck aufgestellte Schema hinein.

Immerhin muß man sich bei der Besprechung dieser Mißbildungen irgendeiner Gruppierung bedienen. Und es scheint am zweckmäßigsten zu sein, eine von Hoepke gegebene Einteilung zu benutzen, welche nach dem Urteil von Harms nach eingehender Besprechung aller anderen existierenden Einteilungen als die beste anerkannt ist. Es erscheint jedoch zweckmäßig, die von Hoepke vorgeschlagene Einteilung, welche für die ganze Tierwelt Geltung hat, für unsere Verhältnisse etwas zu ändern. Es würde sich dann folgendes Schema ergeben:

Hermaphroditismus
- I. germinalis seu glandularis uni(bi)lateralis,
- II. tubularis, uni(bi)lateralis,
    - a) masculinus,
    - b) femininus,
- III. genitalis
- IV. psychicus
- V. somaticus
    - a) masculinus.
    - b) femininus.

Unter einem Hermaphroditismus germinalis seu glandularis uni(bi)lateralis versteht Hoepke eine Zwitterbildung, bei der auf einer oder auf beiden Seiten Keimdrüsen gefunden werden, welche sowohl Hoden- wie Eierstocksgewebe enthalten. Eine ganze Reihe hierhergehörender Beobachtungen sind in der Literatur beschrieben (Berblinger, Garré und Simon, Gudernatsch, Kleinknecht, Moots, Salén, Polano-Daube, Uffreduzzi und andere). Das Wesentliche dieser Fälle liegt darin, daß neben einer zwitterhaften Verbildung des äußeren Genitale häufig rudimentär-entwickelte Geschlechtsgänge im Sinn der nur angedeuteten oder auch mehr oder weniger ausgebildeten Scheide, der mehr oder weniger ausgebildeten Gebärmutter und Eileiter Keimdrüsen gefunden werden, in denen neben Ovarialgewebe auch Hodengewebe angelegt ist. Es ist aber von Bedeutung, daß eigentlich niemals reifes Drüsengewebe gefunden wird. Weder konnten ausgesprochene Follikel mit reifen Eiern nachgewiesen werden, noch zeigten die Hodenkanälchen eine Spermatogenese bis zur reifen Spermatocytenbildung. Wie weit das Vorhandensein des entgegengesetzt gerichteten Drüsengewebes in einem Organismus auf die Mißbildung des Genitalapparates von Einfluß war, läßt sich im Einzelfall schwer entscheiden. Es ist auch nicht leicht zu beurteilen, welcher Teil einer solchen Mischdrüse inkretorisch wirksam ist resp. die Oberhand hat. Einen sehr merkwürdigen Fall hat Wagner beschrieben. Bei einem weiblichen Individuum mit allen Zeichen des Weibes, normalem äußeren Genitale, aber Fehlen der Scheide und des ganzen inneren Genitalapparates fand sich in der rechten Leistenbeuge eine Resistenz, nach deren Entfernung außerordentlich heftige Ausfallserscheinungen eintraten. Es stellte sich heraus, daß es sich um einen Hoden handelte, der sehr merkwürdige luteinzellenähnliche Zellverbände in großer Ausdehnung aufwies. Vor mehreren Jahren war von einem Chirurgen auf der anderen Seite ein ähnliches Organ entfernt worden. Es müssen in diesem Falle die oben genannten Zwischenzellen als weiblich inkretorischer Teil funktioniert haben, und das ganze Gebilde muß wohl als Testovar angesprochen werden. Eine Spermatogenese bis zur Spermatocytenbildung fand sich nicht. Dieser Beobachtung gegenüber stehen entgegengesetzte Befunde. So fand Thaler in einem Ovarialtumor markstrangartige Wucherungen mit Zwischenzellen. Während des Wachstums dieses Tumors hatte sich eine deutliche Vermännlichung der Patientin bemerkbar gemacht, welche nach Entfernung der Geschwulst wieder abklang. Auch in diesem Falle muß wohl ein Ovotestis vorhanden gewesen sein, der ein männliches Inkret lieferte, und dessen tumorartiges Wachstum mit übermäßiger Inkretlieferung zu der Ausbildung der äußeren Geschlechtsmerkmale im männlichen Sinne führte. Sellheim hat ähnliches beschrieben. Bei seinem Fall führte die Entfernung der Geschwulst schließlich zu einer Wiederverweiblichung.

Unter einem Hermaphroditismus tubularis uni(bi)lateralis masculinus resp. femininus sind solche Zwitterbildungen zu verstehen, bei denen die äußeren Genitalien normal männlich oder weiblich gebildet sind, während die Geschlechtsgänge dem Charakter des Keimdrüsengewebes nicht entsprechende morphologische Verhältnisse zeigen. So findet man beim Mann im Becken neben normal oder rudimentär entwickelten Wolffschen Gängen oder deren Derivaten auch mehr oder weniger gut ausgebildete oder auch rudimentär entwickelte Müllersche Fäden: Tuben, Uterus, Vagina. Die Scheide fließt meist mit der Urethra zusammen, kann aber auch zwischen den Scrotalhälften einmünden und nimmt dann den Urethralmund in sich auf. Die Vasa deferentia sind fast immer normal entwickelt. Die Hoden liegen häufig bei Gegenwart eines Uterus dort, wo beim Weibe die Ovarien sich finden, d. h. es besteht einseitiger oder doppelseitiger Kryptorchismus, der durch die Gegenwart des Uterus bedingt ist. Die muskulöse Gebärmutter verhindert den normalen Descensus beider oder eines Hodens. Beim Weibe hingegen finden sich neben den mehr oder weniger gut oder auch rudimentär entwickelten Müllerschen Gängen auch die Wolffschen Gänge in rudimentärer oder vollkommener Ausbildung. Letztere Gruppe will Kermauner nicht recht gelten lassen, weil bei solchen Fällen Geschlechtsverwechselung nie in Betracht gekommen sei. Er macht auf Bendas Einwand aufmerksam, der darauf hinweist, daß der Wolffsche Gang ursprünglich mit dem Geschlecht nichts zu tun hat und erst sekundär in Beziehung zur Keimdrüse tritt. Kermauner meint, daß man zu einer allzu weitgehenden Vermischung des männlichen und weiblichen Wesens komme, wollte man jede Persistenz des Wolffschen Ganges schon als andersgeschlechtliches Merkmal zählen. Eindeutiger liegen die Verhältnisse bei maskulinen tubulären Hermaphroditen. In der Literatur ist eine große Zahl von hierhergehörigen Beobachtungen mitgeteilt, von denen nur einige genannt seien: Arnolds, v. Franqué, Filippini, Mayer, R. Meyer, Gruber, Merkel, Meixner, Klews, Rabe, Winkler usw.

Zum Hermaphroditismus genitalis masculinus resp. femininus zählt man jene Fälle, bei denen es sich lediglich um eine Veränderung des äußeren Genitale handelt, die dem Geschlechtsdrüsencharakter nicht entspricht. Bei den maskulinen Formen wird infolge einer Hypospadia peniscrotalis eine Vulva vorgetäuscht. In vielen Fällen weicht das morphologische Verhalten dieser Pseudovulva von demjenigen einer normalen kaum ab. Gewöhnlich besteht allerdings nur eine Hypospadie des Penis oder eine nur teilweise Spaltung des Scrotum, in dessen oberer Hälfte die Urethralmündung liegt. Etwas seltener ist das Scrotum total gespalten. Der Penis selbst macht gewöhnlich nur den Eindruck einer stark vergrößerten Klitoris. Er kann aber auch ganz rudimentär gebildet sein, so daß er selbst für eine normale Klitoris zu klein erscheint. Die inneren Organe sind männlich gebildet, der Hoden aber häufig in seiner Spermatogenese unreif. Bei der femininen Form des genitalen Hermaphroditismus findet man eine stark hypertrophische, erektile Klitoris, die ebenso wie ein Penis ihrer ganzen Länge nach von der Harnröhre durchbohrt sein kann und somit einen echten Penis vortäuscht. Die großen Schamlippen können miteinander verwachsen sein und an ein leeres Scrotum erinnern. Zuweilen fühlt man in der einen oder in beiden Hälften dieses scheinbaren Scrotums oder wenigstens vor der äußeren Öffnung der Leistenkanäle ein ovoides Gebilde, das einen Hoden vortäuscht. Entweder handelt es sich dann um ein ektopisches Ovar oder um einen abgeschnürten, mit Flüssigkeit erfüllten Teil des Processus vaginalis peritonei. Manchmal ist bei sonst normaler Ausbildung der Vulva jedoch nur die Klitoris hypertrophisch. In anderen Fällen ist bei hypertrophischer Klitoris die Schamspalte vollkommen verwachsen und das gefurchte Pseudoscrotum von einer kleinen Öffnung durchbohrt, welche den gemeinsamen Ausführungsgang für Urethra und Vagina, also die äußere Mündung des Urogenitalkanales darstellt.

Zwischen dem tubularen und genitalen Hermaphroditismus gibt es eine Reihe von Zwischenstadien, welche man als Hermaphroditismus genitalis et tubularis masculinus resp. femininus zu bezeichnen hat. Neben den scheinbar weiblichen resp. männlichen äußeren Geschlechtsorganen finden sich dann mehr oder weniger rudimentär entwickelt, dem Charakter der Keimdrüse entgegengesetzte innere Genitalorgane.

Auch für diese beiden letztgenannten Gruppen gibt es in der Literatur zahlreiche Belege. Erwähnt seien hier für den maskulinen Hermaphroditismus genitalis und tubularis et genitalis die Fälle von Alexander, Blagowolin Blumreich, Demars, Gerbis, Guyon, Steglehner, Schneider-Sömmering sowie Arnold, Hängge, Langer, Finkenbring, Feldmann, Westermann u. a., für den femininen Hermaphroditismus genitalis und genitalis et tubularis die Beobachtungen von Fiebiger, Fleischmann, Heppner, Heymann, Hansemann, Guldberg, Marchand, Meixner, Peham, Ringel u. a.

Als Hermaphroditismus psychicus und somaticus masculinus resp. femininus sind endlich jene Fälle zu bezeichnen, bei welchen die Genitalorgane morphologisch völlig normal sind, hingegen im allgemeinen Körperbau resp. der psychischen Struktur männliche und weibliche Geschlechtsmerkmale sich vermischen. Diese Formen des Hermaphroditismus dürften mehr oder weniger angedeutet in jedem Menschen vorhanden sein und fließende Übergänge vom normalen zum pathologischen Ausmaß bieten. In den allermeisten Fällen von genitalem Hermaphroditismus findet man eine Kombination mit der psychischen und somatischen Zwitterbildung. Diese Tatsache ist entscheidend für die Einreihung mancher Formen von Hypospadia peniscrotalis beim Manne. Strenggenommen darf man bei bestehender Hypospadie nur dann von einem Hermaphroditismus genitalis sprechen, wenn auch Zwitterbildungen somatischen oder psychischen Charakters sich mit dieser Mißbildung kombinieren. Ist dies nicht der Fall, so darf man eigentlich nur von einer Hypospadie im Sinn einer Entwicklungshemmung des Sinus urogenitalis sprechen.

Kermauner bedient sich einer sehr ähnlichen Einteilung, in welcher ebenfalls die Bezeichnung „Pseudohermaphroditismus" aufgegeben wird. In Anlehnung an Kolisko und Siegenbeck spricht er von einem Hermaphroditismus masculinus resp. femininus externus, analog dem Hermaphroditismus genitalis; von einem Hermaphroditismus masculinus et femininus tubularis und schließlich einem Hermaphroditismus glandularis. Diese Einteilung hat sehr viel Ähnlichkeit mit der unserigen und ist einfacher und kürzer. Doch bezeichnet sie nur die Veränderungen im Bereich des Genitalapparates, ohne die somatischen resp. psychischen Abweichungen mitzuerfassen. Das ist aber unbedingt notwendig, wenn man der oben gegebenen Auffassung vom Wesen des Hermaphroditismus folgt.

Über die Entstehung des Hermaphroditismus einigermaßen Abschließendes zu sagen, ist nicht möglich. Es existieren eine ganze Reihe von Theorien, von denen hier nur einzelne angedeutet werden sollen.

Da in der frühesten Embryonalzeit die Geschlechtsorgane beider Geschlechter gleichmäßig angelegt werden, unter normalen Bedingungen aber die heterosexuellen Anlagen der Rückbildung anheimfallen, so liegt bei dem Hermaphroditen offenbar eine Abweichung im Ablauf dieses Mechanismus vor. Da die Keimdrüsen resp. die von ihnen produzierten Inkrete die zugehörigen sekundären Geschlechtsmerkmale zur Entwicklung kommen lassen und die entgegengesetzten in ihrer Ausbildung hemmen, so handelt es sich wohl um Störungen in der eingeschlechtlichen Gestaltungskraft, die der Tatsache der zweideutigen Entwicklung zugrunde liegen. Harms macht aber darauf aufmerksam, daß sich aus der Inkretion der Keimzellen allein die Zwitterigkeit nicht erklären läßt. Es müsse außerdem eine ganz außergewöhnliche Zusammensetzung der ganzen Anlage des betreffenden Lebewesens angenommen werden. Er weist in diesem Zusammenhang auf gewisse Halbseitzwitter der Insekten- und Vogelwelt hin, welche nach Stieve gerade beweisen, „daß Zwitterbildung auf einer angeborenen Anomalie des ganzen Lebewesens nicht nur auf einer zwitterigen Anlage der Keimdrüsen beruht". So scheinen die Ursachen des Hermaphroditismus zweierlei Art zu sein: Einmal Störungen in der Zusammensetzung der männlich oder weiblich bestimmten Gene, wodurch namentlich bisexuelle Anlagen nicht unisexuell zur Entwicklung kommen können, und zweitens: Vermischung männlicher und weiblicher Keimdrüsen in einem Organismus, so daß männliche und weibliche Inkrete gebildet werden und damit, wenn auch in unvollkommener Weise, männliche und weibliche sekundäre Geschlechtsmerkmale zur Entwicklung kommen können (Harms).

Kermauner sieht die Ursache des Hermaphrodi'ismus in Störungen, die zur Zeit des allerfrühesten Furchungsstadiums einsetzen. Nach ihm handelt es sich um eine abnorme Beeinflussung der Somazellen durch den Gametocyten, dessen Träger jene sind, mit der Möglichkeit der bisexuellen Entwicklung.

Halban verlegt die letzte Ursache des Hermaphroditismus in die Eizelle selber. Nach ihm existieren männliche, weibliche und hermaphroditische Eier, zu deren Entwicklung nicht eine unisexuell eindeutig differenzierte Keimdrüse erforderlich ist, sondern lediglich das Inkret irgendeiner indifferenten oder auch heterosexuellen Drüse. So kann nach Halban ein vollkommen weibliches Individuum aus einem weiblichen Ei auf Grund eines männlichen Drüseninkretes entwickelt werden. Als Beweis für diese Theorie teilt Halban einen Fall mit, bei dem er bei absolut weiblichen Organen und femininem Wesen keine Spur von Eierstockssubstanz, sondern lediglich Hodensubstanz fand.

Was die Klinik der Zwitterbildung anbelangt, so beansprucht sie in erster Linie unser diagnostisches Interesse. Denn es ist klar, daß durch die Veränderungen der primären und sekundären Geschlechtscharaktere die Bestimmung des Geschlechts bei einem Hermaphroditen außerordentlich erschwert sein kann. Hier liegt die große praktische Bedeutung dieser Mißbildungen.

Die von jeher vorgekommenen und auch heutzutage sich immer wiederholenden Fehler in der Geschlechtsbestimmung sind dadurch erklärbar, daß gleich nach der Geburt oder auch später bei dem heranwachsenden Individuum das Urteil über die Zugehörigkeit zum männlichen oder weiblichen Geschlecht nur nach den Formeigentümlichkeiten des äußeren Genitalapparates und eventuell noch nach frühzeitig ausgebildeten sekundären Geschlechtsmerkmalen getroffen zu werden pflegt. Häufig verläuft die Kindheit bis zur Geschlechtsreife ohne jede Besonderheiten. In seltenen Fällen jedoch fällt bei öffentlichem Baden oder ähnlichen Gelegenheiten schon die Fehlbildung auf. Sie wird dann für die

Kinder eine Quelle der Verspottung und des Leidens. Hierdurch muß die psychische Entwicklung, welche an sich häufig auf Grund eines psychischen Hermaphroditismus gefährdet ist, eine Störung erfahren.

In vielen Fällen treten die ersten Anzeichen der Zwitterbildung erst mit der Geschlechtsreife ein. Diese kann verfrüht oder verspätet auftreten. So berichtet Thaler über einen Fall von Menstruatio praecox bei einer 5jährigen Patientin.

Neben der Ausbildung der sekundären Geschlechtsmerkmale ist es die mit der Geschlechtsreife einsetzende Funktion der Geschlechtsdrüsen, welche zur Entscheidung der Frage: Mann oder Weib? heranzuziehen ist. Manchmal muß man aber auch auf dieses Hilfsmittel bei der Geschlechtsbestimmung Erwachsener verzichten, wenn z. B. die vom funktionierenden Drüsen-Parenchym gelieferten Keimzellen männlicher Art infolge von Verödung der samenleitenden Kanäle von dem Produktionsort überhaupt nicht fortgeführt werden oder, was sehr häufig ist, wenn die Geschlechtsdrüsen in ihrem Parenchym unreif geblieben sind und überhaupt keine Keimzellen liefern.

Doch auch die Ausbildung der sekundären Geschlechtsmerkmale kann im Stich lassen. Es liegt im Wesen des Hermaphroditismus, folgt man der oben gegebenen Definition, daß auch in diesem Punkt männliche und weibliche Merkmale sich vermischen. So findet man beim männlichen Hermaphroditismus mit weibähnlichen äußeren Genitalien nicht selten auch einen weiblichen Behaarungstyp des ganzen Körpers und Beckenverhältnisse, welche insbesondere im Verhältnis zur Schulterbreite, wie auch in den Ausmaßen des Beckens in sich als typisch weiblich zu bezeichnen sind. Das gleiche gilt von der Fettverteilung, der Entwicklung der Brustdrüse und der Ausbildung des Kehlkopfes.

Da von der Richtigkeit der Geschlechtsbestimmung im Einzelfall außerordentlich viel abhängen kann und nicht nur das verbildete Individuum selbst, sondern auch seine Familie, die Gesellschaft und sogar der Staat an ihr lebhaft interessiert ist, muß man bei dem Aufbau der Diagnose die größte Sorgfalt und Vorsicht üben und alle Merkmale, welche für die Bestimmung des Geschlechtes in zweifelhaften Fällen von Wichtigkeit sind, mit scharfer Kritik verwerten.

v. Rosthorn empfiehlt bei jeder Untersuchung eines Hermaphroditen folgende Verhältnisse zu berücksichtigen: In der Anamnese ist mit besonderer Aufmerksamkeit auf die Erscheinung der Menstruation oder Ejaculation zu achten. Charakter, sexuelle Neigungen und Empfindungen sind nach Möglichkeit zu differenzieren und herauszuarbeiten. Bei der Untersuchung des allgemeinen Körperbaues interessieren folgende Verhältnisse in hervorragendem Maße: Körpergröße und Körperform, Knochenbau, Muskulatur, Kopfhaare, Bartanlage, Schamhaare, Haut- und Gesichtsfarbe, Kopfform, Form von Nase und Mund, Tubera maxillaria, Form des Halses und des Kehlkopfes, Stimme, Form der Schultern und Extremitäten, Form des Brustkorbes, Verhalten der Brustdrüsen, Form und Größe des Beckens.

Bei der Betrachtung der äußeren Geschlechtsteile ist zu achten auf: Größe, Form, Krümmung, Erektilität des Geschlechtshöckers. Verhältnis desselben zu den beiden Hautwülsten. Beschaffenheit des Praeputiums und der Glans. Defekt der hinteren Harnröhrenwand. Große und kleine Schamlippen. Scrotum mit Inhalt. Sitz und Form der Harnröhrenmündung. Sinus urogenitalis. Hymen. Septum urethrovaginale. Septum recto-vaginale. Damm.

Bei der Untersuchung der inneren Geschlechtsorgane, welche kombiniert eventuell vom Sinus urogenitalis, von der Blase oder vom Rectum aus zu erfolgen hat, interessieren: Form, Größe und Lage der Keimdrüsen, Rudimente der Tuben, des Uterus und der Scheide, die Prostata.

Von großer Wichtigkeit ist die Tatsache, daß selbst bei Würdigung aller Momente, die für das Bestehen des männlichen oder des weiblichen Geschlechtes im Einzelfalle zu sprechen scheinen, die erfahrensten Fachleute und die besten Kenner des Zwittertums Fehldiagnosen gestellt haben.

Absolut zuverlässig wird eben die Entscheidung nur dann, wenn man die Funktion der männlichen oder weiblichen Geschlechtsdrüse tatsächlich verfolgen kann (Nachweis der erfolgten Schwängerung einerseits, Nachweis der Produktion von Zoospermien andererseits), oder wenn man nach operativer Gewinnung eines Stückes der Keimdrüse durch die histologische Untersuchung entscheidet, ob man es mit funktionstüchtigem Eierstocks- oder Hodengewebe zu tun hat.

Diese letztere Geschlechtsbestimmungsmöglichkeit wird aber nur dann in Betracht kommen können, wenn aus irgendeinem anderen Grunde (operative Entfernung von Uterusrudimenten wegen menstrueller Koliken, Exstirpation von Neubildungen der Geschlechtsdrüsen, operative Herstellung einer Scheide u. dgl. m.) die Bauchhöhle des in seinem Geschlechtscharakter zweifelhaften Individuums geöffnet werden muß.

Und selbst bei der histologischen Untersuchung des excidierten Organstückes kann man dadurch ein diagnostisches Fiasko erleben, daß das Parenchym in seiner histologischen Struktur Unklarheiten bietet, z. B. sich als unreifes und als atrophisches, schwer zu differenzierendes Gewebe präsentiert oder eine Mischung von Ovarial- und Hodengewebe darstellt im Sinne des Ovotestis.

Früher war man geneigt, sich durch Charakterzüge, durch sexuelle Neigungen und auch durch sonstige mehr weiblich oder mehr männlich gerichtete Liebhabereien eines Individuums für die eine oder für die andere Geschlechtsbestimmung gewinnen zu lassen. Es wurde schon oben darauf hingewiesen, daß man die psychosexuelle Eigenart des Individuums, die ja auch dem gewaltigen Einfluß der Erziehung unterliegt, bei der Geschlechtsbestimmung als ausschlaggebendes Merkmal nicht benutzen darf. Denn gerade bei dem Hermaphroditismus ist die Vita sexualis oft anormal. So kommt die konträre (heterologe) Sexualempfindung häufig vor in dem Sinne, daß männliche Zwitter durchaus weiblich, weibliche Zwitter durchaus männlich empfinden und leben.

Daß auch die den äußeren Habitus bestimmenden sekundären Geschlechtscharaktere leicht irreführen können und daher in ihrem Wert für die Geschlechtsbestimmung nicht überschätzt werden dürfen, wurde schon betont.

Einigen Befundeinzelheiten an den äußeren Geschlechtsteilen wird ein besonders großer differential-diagnostischer Wert nachgesagt. So soll z. B. das Vorhandensein einer offenen Halbrinne an der Unterseite des Geschlechtshöckers direkt für den männlichen Charakter des betreffenden Individuums sprechen, weil diese Rinne angeblich niemals bei einer hypertrophischen Klitoris gefunden wird.

Ferner soll das Vorhandensein regelrecht entwickelter kleiner Schamlippen mit Sicherheit für weibliches Geschlecht sprechen (Abb. 34).

v. Rosthorn bezweifelte jedoch schon die Eindeutigkeit dieses Befundes.

Weiterhin ist der Nachweis von glatten Muskelfasern in der runzlichen Haut des geteilten Scrotums ein Zeichen, welches mit größter Wahrscheinlichkeit den männlichen Charakter der Geschlechtsdrüsen anzeigt.

Nagel hält den Nachweis eines Blindsackes an der hinteren Wand des als Harnröhre angesprochenen Sinus urogenitalis für eine Stütze der Diagnose „Mann", da bei weiblicher Hypospadie in der Regel die Vagina in ihrer ganzen Länge bis zur Einmündung in den Canalis urogenitalis atresiert ist.

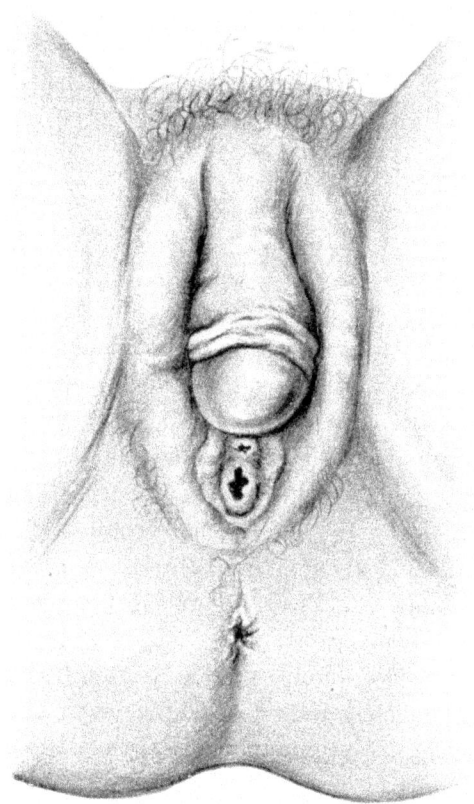

Abb. 34. Hermaphroditismus femininus genitalis. Clitoris peniformis. Ausbildung kleiner Schamlippen und eines Hymens.

Erleichtert ist auch die Diagnose, wenn die gewöhnlich innerhalb der Bauchhöhle liegenden oder im Leistenkanal steckenden Hoden ausnahmsweise rechtzeitig oder verspätet in den in zwei Hälften geteilten Hodensack herabgestiegen sind. Man muß bei diesem Befunde aber stets daran denken, daß gelegentlich auch die Eierstöcke in den großen Labien liegen können. Doch erlaubt die direkte Betastung der descendierten Geschlechtsdrüsen gewöhnlich den Nachweis der eigentümlichen Gestalt des Hodens und eines Nebenhodens mit Samenstrang.

Es ist wiederholt vorgekommen, daß bei einem neugeborenen Hermaphroditen das Geschlecht zunächst richtig bestimmt war, und erst später nach Eintritt der Geschlechtsreife auf Grund der heterologen sekundären Geschlechtscharaktere Zweifel an der Zugehörigkeit des betreffenden Individuums zu dem gewählten Geschlecht laut wurden, und daß nun erst von einem zugezogenen Arzt eine fehlerhafte Geschlechtsbestimmung getroffen wurde. Ja, es ist vorgekommen, daß auf Grund mehrfacher sich einander folgender und sich widersprechender ärztlicher Geschlechtsbestimmungen die einen Hermaphroditen betreffenden standesamtlichen Eintragungen wiederholt abgeändert werden mußten. Das sind aber seltene Ausnahmefälle.

Am häufigsten kommt naturgemäß die falsche Geschlechtsbestimmung gleich nach der Geburt des Zwitters zustande. Die Hebamme und die Eltern begnügen sich gewöhnlich mit einer oberflächlichen Betrachtung der äußeren Geschlechtsteile des neugeborenen Kindes und unterliegen bei der Beurteilung des verbildeten Genitalapparates leicht einer Täuschung. Die Anomalie ist bei den kleinen Verhältnissen der in Betracht kommenden Organe beim Neugeborenen natürlich auch weniger ausgeprägt wie später in den Jahren der Geschlechtsreife. Der Irrtum ist daher verständlich und verzeihlich.

Manchmal wird auch, wenn die Hebamme den Eltern gegenüber ihre Zweifel über das Geschlecht des Kindes äußert, dennoch ein Arzt zur Klarstellung der Geschlechtsverhältnisse nicht herbeigezogen, weil die Eltern die Offenbarung der kindlichen Verbildung möglichst zu vermeiden suchen.

Aber auch die erfahrensten Ärzte werden getäuscht und haben schon oft einen mit rudimentär entwickeltem hypospadischen Penis und mit flachem, gespaltenen, vulvaähnlich geformten leeren Scrotalsack und mit persistierendem Sinus urogenitalis geborenen Knaben für ein Mädchen und umgekehrt ein mit hypertrophischer Klitoris und zusammengewachsenen großen Schamlippen geborenes Mädchen für einen Knaben erklärt.

Sollte der bei zweifelhaftem Geschlecht von der Hebamme oder den Eltern herbeigeholte Arzt zunächst nicht in der Lage sein, den Geschlechtscharakter des Neugeborenen zu fixieren, so empfiehlt v. Neugebauer, das Geschlecht des Kindes vorläufig den Eltern gegenüber unentschieden zu lassen, einstweilen aber, da in den standesamtlichen Listen eine Rubrik für Zwitter, ferner für Individuen mit unklarem Geschlecht und für geschlechtslose Menschen nicht existiert, das Kind als Mädchen erziehen zu lassen. v. Neugebauer meint, es gelänge dann leichter, angesichts der Art der weiblichen Erziehung und der weiblichen Kleidung, das Individuum vor den unangenehmen sozialen Folgen der Bildungsanomalie zu schützen; außerdem werde sich ein als Mädchen erzogener männlicher Zwitter leichter im geschlechtsreifen Alter in eine Änderung seiner „Metrik" finden, wie ein als Knabe erzogener weiblicher Zwitter.

Dieser Rat v. Neugebauers ist gewiß gut gemeint und von einem großen Wohlwollen für die armen verbildeten Menschen, denen das körperliche Gebrechen oft schon frühzeitig schweren Kummer bereitet, getragen. Wenn man aber bedenkt, daß der männliche Hermaphroditismus sehr viel häufiger ist wie der weibliche (auf etwa fünf männliche Zwitter kommt nur ein weiblicher), und wenn man berücksichtigt, daß manchmal schon frühzeitig, z. B. in der Schule, von weiblich erzogenen männlichen Zwittern großes Unheil angerichtet wird, und daß überhaupt das männliche Individuum in sexueller Beziehung einen starken Impetus besitzt, daher dem Weibe gegenüber leicht die Zügel schießen läßt und manchmal skrupellos das sexuelle Desiderium zu befriedigen sucht, während das weibliche Individuum im allgemeinen eine größere sexuelle Ruhe bewahrt und reservierter ist, dann möchte man den Rat v. Neugebauers nicht als glücklich bezeichnen.

Es wird immer gefährlich sein, ein einzelnes, verkanntes männliches Individuum einer ausschließlich weiblichen Gesellschaft beizumischen. Geschieht es aber, so können unter dieser Vermischung zahlreiche weibliche Individuen Schaden leiden. Wird dagegen infolge einer „erreur de sexe" ein verkanntes weibliches Individuum ausschließlich männlichen Kreisen zugesellt, so wird gewöhnlich nur ein einziges und zwar das mißbildete Individuum geschädigt.

Tritt ein verkannter männlicher oder weiblicher Zwitter in das Alter der Geschlechtsreife ein, so kommt zuweilen die wahre Geschlechtsnatur von selbst mächtig zum Vorschein.

Bei den männlichen Individuen kommt es eventuell zu einem verspäteten Descensus testiculorum; Erektionen und Ejakulationen treten auf; es entwickelt sich ein ausgesprochenes Desiderium feminae.

Die heranwachsenden Jünglinge, die bisher als Mädchen erzogen und gekleidet waren, fühlen sich in ihrer weiblichen Gewandung und Umgebung deplaciert.

Endlich werden sie sich mit oder ohne fremde Beihilfe ihres eigentlichen Geschlechtes völlig bewußt und treten dann mit dem Wunsche an die Eltern heran, durch eine ärztliche

Untersuchung konstatieren zu lassen, ob eine falsche Geschlechtsbestimmung bei ihnen stattgefunden habe oder nicht.

Bei dem weiblichen Zwitter, der bisher als Knabe gekleidet und erzogen wurde, tritt in der Reifungszeit die Menstruation auf, oder es entwickeln sich wenigstens mehr oder weniger ausgesprochene Molimina menstrualia. Ferner kommt es zur Ausbildung einer typischen weiblichen Büste.

Natürlich wird durch diese morphologischen und funktionellen Veränderungen die Geschlechtsbestimmung schon wesentlich erleichtert. Doch sei man auch jetzt noch bei der Diagnosenstellung äußerst vorsichtig.

Wird auch in oder bald nach der Reifungszeit eine erreur de sexe nicht entdeckt, so können weiterhin, wenn der verkannte Zwitter sich einen selbständigen Beruf erwählt und in das „heiratsfähige Alter" eintritt, die merkwürdigsten Folgen für das Individuum selbst, für seine Eltern und Geschwister, aber auch für weitere Kreise entstehen. Diese Folgen sind manchmal nur harmloser Natur und dann nicht immer ohne komischen Anstrich. Viele Zwitter aber erleben tragische Konsequenzen der falschen Geschlechtsbestimmung, die in Form häßlicher Familienzwistigkeiten schon einsetzen können, wenn die verkannten ausreifenden Jünglinge und Mädchen ihren Eltern den Wunsch vortragen, den Irrtum korrigieren zu lassen.

Noch ernstere Konflikte bringt das spätere Leben, wenn z. B. ein verkanntes männliches Individuum mit einem Weibe eine „Mißehe" eingeht. Die Sachlage ist gewöhnlich so, daß ein Zwitter in der Ehe die Rolle der Frau übernimmt.

Viele solcher „Mißehen" sind mit ihren romanhaften Einzelheiten in der Literatur beschrieben worden. Manche sind durchaus glückliche Ehen gewesen, die erst durch den Tod des Mannes oder auch des männlichen Scheinzwitters gelöst wurden und erst später zufällig als Mißehen erkannt wurden. Oft genug waren in derartigen Ehen beide Teile von dem geschlechtlichen Verkehr durchaus befriedigt.

Wenn man als Arzt bei solcher Sachlage den eigentlichen Geschlechtscharakter des Zwitters erkennt, so muß man es sich wohl überlegen, ob man durch eine Schilderung der tatsächlichen Verhältnisse die Psyche der Beteiligten erschüttern oder gar das Band zerreißen soll, das zwei zufriedene Menschen aneinanderkettet. Ein übereiltes und unüberlegtes Wort des Arztes kann eine üble Katastrophe heraufbeschwören.

Diese harmonischen „Mißehen" sind selten. Viel häufiger kommt es schon bald nach der Verheiratung eines normalen Mannes oder einer normalen Frau mit einem geschlechtlichen Hermaphroditen zu einer Ehescheidungs- resp. Eheanfechtungsklage, weil der normale männliche oder weibliche Teil der Mißehe bald erkennt, daß der Genitalapparat der vermeintlichen Frau oder des vermeintlichen Mannes anatomisch und funktionell nicht in Ordnung ist.

Die Potentia coëundi ist bei dem scheinbar weiblichen Teil dadurch gestört, daß die Scheide total defekt oder rudimentär entwickelt und der persistente Sinus urogenitalis kurz und dehnungsunfähig ist. Der scheinbar männliche Teil der Mißehe ist zur Kohabitation untauglich, weil die hypertrophische Klitoris zu kurz und nicht erektionsfähig ist.

Wenn nun der Arzt, als sachverständiger Gutachter herbeigezogen, sofort mit Sicherheit feststellen kann, daß ein Geschlechtsirrtum vorliegt und daß das als scheinbares Weib in die Ehe getretene Individuum tatsächlich männlichen, oder das als scheinbarer Mann verheiratete Individuum tatsächlich weiblichen Geschlechtes ist, so ist die Sachlage natürlich sehr einfach. Die Ehe ist ungültig.

Ist der Arzt aber nicht in der Lage, eine sichere Geschlechtsbestimmung zu treffen, so wird er sich über die Potentia coeundi und auch über die Potentia generandi des mißbildeten Individuums auszusprechen haben. Eine Entscheidung über diese beiden Punkte ist im allgemeinen sowohl für männliche als auch für weibliche Zwitter nicht schwer zu treffen.

Die klagende und die beklagte Partei denkt zunächst gewöhnlich gar nicht an das Bestehen eines Geschlechtsirrtumes. Als Grund für die Eheanfechtung wird vielmehr meistens eine Impotentia coeundi angegeben.

Stellt es sich heraus, daß bei dem fraglichen Ehemann ein nicht erektionsfähiges oder ein zu kurzes Glied an Stelle des Penis vorhanden ist, das die Vollziehung des Coitus nicht zuläßt, oder daß ein Aspermatismus oder eine Azoospermie vorliegt, so ist die Impotentia coeundi resp. generandi nachgewiesen und damit wiederum ein Eheanfechtungsgrund gegeben.

Ebenso liegt die Sache, wenn bei einer Frau eine für die Aufnahme des Gliedes nicht geeignete Scheide oder eine nur rudimentäre Ausbildung des inneren Genitalapparates, welche Sterilität bedingt, vorhanden ist. Dann kommt der § 1333 des Deutschen Bürgerlichen Gesetzbuches in Betracht, nach welchem eine Ehe von dem Ehegatten angefochten werden kann, der sich bei der Eheschließung über solche persönliche Eigenschaften des anderen Ehegatten geirrt hat, die ihn bei Kenntnis der Sachlage und verständiger Würdigung des Wesens der Ehe von der Eingehung der Ehe abgehalten hätten.

Sehr merkwürdige Rechtsverhältnisse bestehen zur Zeit in Deutschland und in Österreich für solche Personen, deren Geschlechtscharakter durch eine ärztliche Untersuchung nicht bestimmt werden kann. Das deutsche und das österreichische Gesetz kennt weder Zwitter noch geschlechtslose Personen, aber auch keine Individuen, deren Geschlecht unbestimmbar ist. Das Gesetz nimmt vielmehr an, daß jedes Individuum einem bestimmten Geschlecht angehöre.

Dadurch klafft im Gesetz eine bedeutungsvolle Lücke, da mit keinem Wort der Individuen gedacht ist, bei denen man, selbst wenn sie bestimmt entweder dem männlichen oder dem weiblichen Geschlecht angehören, unter Aufbietung aller ärztlichen Untersuchungskunst nicht ohne weiteres in der Lage ist, das Geschlecht festzustellen, oder bei denen man nur durch einen operativen Eingriff oder durch die Autopsie in die Lage kommen kann, das Geschlecht sicher zu differenzieren.

Auch diejenigen Individuen, die als „Homines neutrius generis" (Virchow) bezeichnet werden müssen, bei denen man nicht einmal durch die mikroskopische Untersuchung des scheinbaren Geschlechtsdrüsenparenchyms eine Entscheidung darüber zu treffen vermag, ob sie männlichen oder weiblichen Geschlechtscharakter tragen, sind in den zur Zeit gültigen deutschen und österreichischen Gesetzbüchern nicht berücksichtigt.

So stehen wir der befremdenden Tatsache gegenüber, daß eine ganze Reihe menschlicher Individuen nach dem derzeitigen Stande unserer Gesetzgebung in mancher Hinsicht rechtlos ist; denn es gibt gewisse Rechte und Pflichten, die auch heute noch gesetzlich an das Geschlecht gebunden sind, z. B. das Erbfolgerecht, das Recht, gewisse öffentliche Ämter zu bekleiden, das Recht, ein Majorat zu übernehmen usw.

v. Rosthorn meint, der Gutachter sei manchmal gezwungen, sich dahin auszusprechen, daß das wahre Geschlecht eines Individuums erst nach dem Tode durch die Autopsie festgestellt werden könne, und daß es daher Sache der Behörde sei, für den Fall des Todes der betreffenden Person Verfügungen zu treffen, vorläufig jedoch die vom Arzt abgegebene Wahrscheinlichkeitsdiagnose zu berücksichtigen.

Selbstverständlich ergeben sich bei dieser Lücke im Gesetz auch noch andere Schwierigkeiten; wie soll z. B. ein Hermaphrodit, dessen Geschlecht absolut unbestimmbar ist, bei unzüchtigen Handlungen, bei anscheinend homosexuellen Verfehlungen und bei widernatürlicher Unzucht gerichtlich behandelt werden?

Von verschiedenen Seiten ist der Vorschlag gemacht worden, in die standesamtlichen Listen eine Rubrik für das unbestimmbare Geschlecht (sexe indéterminé) aufzunehmen und in diese Spalte alle neugeborenen Kinder einzutragen, bei denen Zweifel über das Geschlecht bei der Geburt bestehen, die definitive Geschlechtsbestimmung aber erst dann zu treffen, wenn das Kind in das Alter der Geschlechtsreife eingetreten ist und die tatsächliche Zugehörigkeit zu dem männlichen oder zu dem weiblichen Geschlecht bei dem reifenden Kind sich offenbart. Wenn die Zweifel über das Geschlecht des Individuums auch später bestehen bleiben, so müßte natürlich auch weiterhin eine definitive Entscheidung unterbleiben und damit also das betreffende Individuum eventuell bis zu seinem Tod dem Gesetze gegenüber als geschlechtlich unbestimmbar geführt werden.

Dieser Modus, der namentlich in Frankreich zahlreiche Befürworter gefunden hat, ist aber, wie v. Neugebauer mit Recht betont, praktisch undurchführbar, da die Eltern sich selbstverständlich gleich von vornherein darüber zu entscheiden wünschen, ob ihr Kind als Knabe oder als Mädchen zu erziehen ist.

Auf jeden Fall sollte die gelegentliche Unmöglichkeit, intra vitam eine sichere Geschlechtsbestimmung zu treffen, im Gesetz respektiert sein, ebenso wie die Tatsache, daß manchmal überhaupt kein bestimmter Geschlechtscharakter vorhanden ist, daß es geschlechtslose Menschen gibt, die man auch nicht mehr nachträglich durch eine post mortem vorgenommene histologische Untersuchung als männliche oder weibliche Individuen identifizieren kann.

Das Zwittertum besitzt übrigens nicht nur deshalb für den Arzt eine große praktische Bedeutung, weil er sich gelegentlich als Gutachter über die Geschlechtszugehörigkeit eines verbildeten Individuums zu äußern hat, sondern der Hermaphroditismus hat für ihn auch noch andere interessante und praktisch wichtige Seiten.

So ruft die eigenartige Verbildung des Genitalapparates öfter ausgesprochene Beschwerden hervor, die dem Hermaphroditismus den Stempel eines schwer pathologischen Zustandes aufdrücken. Man beobachtet z. B. bei der weitgehenden männlichen Hypospadie (Hermaphroditismus genitalis) gar nicht selten grobe Blasenbeschwerden, hartnäckige Blasenkatarrhe mit sekundären Entzündungen der oberen Urinwege, ferner Schwächezustände des Blasenhalses, weil der Ausführungsgang der Blase zu kurz und zu weit und der Schließmuskel der Blase in der Funktion gestört ist. Ähnliche Verhältnisse sieht man auch bei der weiblichen Hypospadie, die gleichfalls beim Zwittertum eine Rolle spielt.

Starke Schmerzen können durch die Erektionen des hypospadischen Penis zustande kommen.

Bei weiblichen Zwittern mit mehr oder weniger gut entwickelten kanalisierten oder auch atretischen Müllerschen Gängen werden häufig quälende Molimina menstrualia beobachtet.

Besonders hingewiesen sei hier auch auf die häufige Kombination der Hermaphrodisie mit anderen Mißbildungen, so mit dem Anus vestibularis usw.

Interessant ist ferner die Tatsache, daß bei dem Zwittertum anscheinend häufiger als sonst die männlichen und weiblichen Keimdrüsen die Neigung haben, gutartige und bösartige Neubildungen zu entwickeln.

Endlich ist noch zu erwähnen die relativ oft zu beobachtende Kombination des Hermaphroditismus mit funktionellen Neurosen und schwereren psychischen Störungen. Diese Anomalien des Zentralnervensystems sind bei dem Zwitter wohl immer kongenitaler Natur. Doch ist es ganz unverkennbar, daß durch die Verbildung des Genitalapparates die offensichtlich von Haus aus labile Psyche der Kranken ungünstig beeinflußt wird (s. oben). Viele Zwitter werden durch die Vorstellung, daß sie in geschlechtlicher Beziehung keine reine Ausprägung besitzen, aufs schwerste seelisch gepeinigt. Trübe Erfahrungen und Enttäuschungen verwunden sie immer von neuem. Es bemächtigt sich ihrer deshalb bald eine tiefe melancholische Verstimmung. Sie betrachten ihr ganzes Leben als verfehlt und endigen häufig durch Selbstmord.

Über die Therapie des Zwitters ist nicht viel zu sagen. Zuweilen kann der Chirurg durch einen operativen Eingriff die mißbildeten äußeren Geschlechtsorgane so umformen, daß sie fast einem normalen Geschlechtsapparate gleich werden. Derartige Eingriffe sind z. B. mit wirklich gutem Erfolg wiederholt bei dem Hermaphroditismus masculinus genitalis, der peniscrotalen männlichen Hypospadie ausgeführt worden, bei der es gelungen ist, die fehlerhafte Form des verkrümmten hypospadischen Penis zu beseitigen, den persistierenden Sinus urogenitalis zu schließen und aus dem gespaltenen Scrotum einen annähernd normalen Hodensack herzustellen.

Ebenso hat man mehrfach bei weiblichen Zwittern durch die Abtragung der hypertrophischen Klitoris und durch eine Spaltung der verwachsenen Schamlippen ein äußeres Genitale hergestellt, welches einer normalen Vulva so gut wie vollkommen glich. Überraschenderweise hat man bei solchen Fällen von Hermaphroditismus femininus genitalis wiederholt hinter der verschlossenen Vulva eine gut ausgebildete Scheide gefunden und daher durch den eben skizzierten einfachen Eingriff ohne weiteres die Kohabitationsmöglichkeit hergestellt.

In erster Linie kommt die operative Behandlung natürlich bei solchen Fällen von Zwittertum in Frage, bei denen große Beschwerden vorhanden sind, die mit Sicherheit oder größter Wahrscheinlichkeit durch einen Eingriff beseitigt werden können (Entfernung gehöhlter Rudimente der Müllerschen Gänge, eventuell Kastration bei menstruellen Koliken. Plastische Operationen bei Hypospadia peniscrotalis mit schmerzhaften Erektionen. Blasen- und Harnröhrenplastik bei Incontinentia urinae usw.).

Größere Eingriffe, die lediglich die Herstellung der Kohabitationsmöglichkeit bei konzeptionsunfähigen weiblichen Zwittern anstreben, sind nur dann erlaubt, wenn das weibliche Geschlecht des betreffenden Individuums absolut sichergestellt ist.

Eigene Beobachtungen von Zwitterbildung sind folgende:

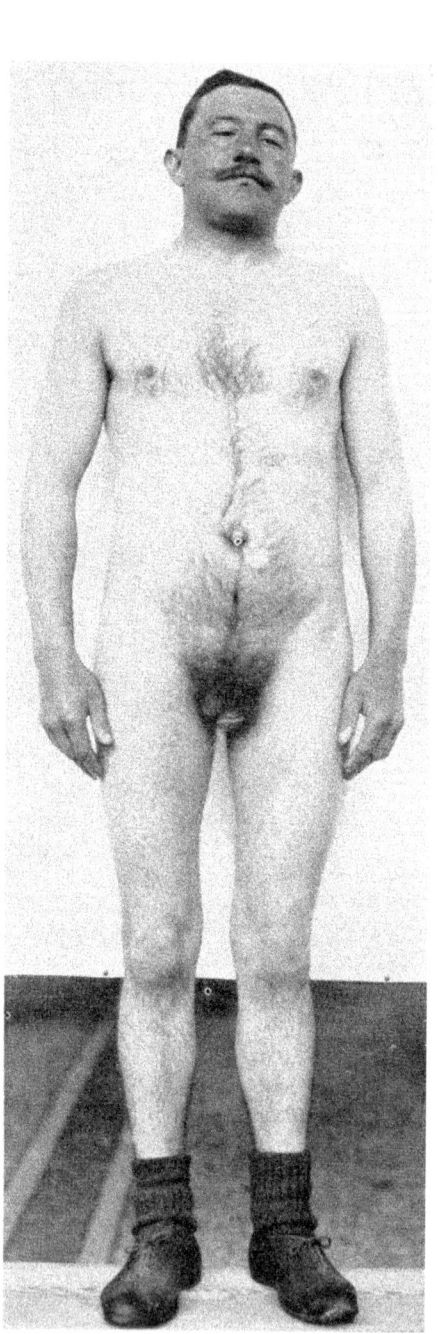
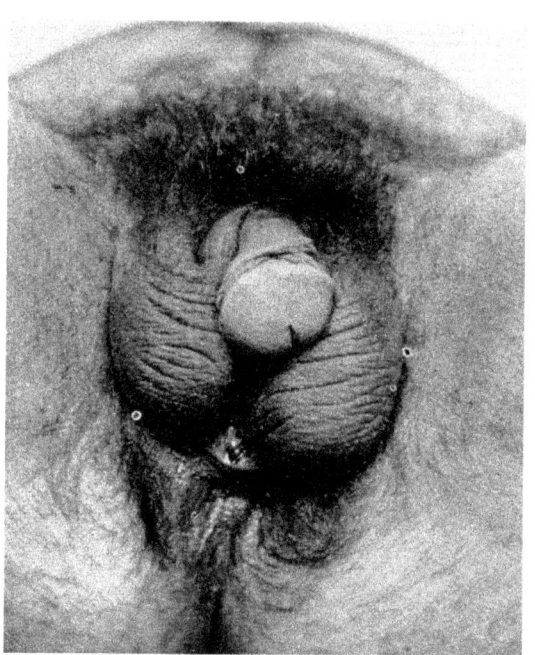

Abb. 36.

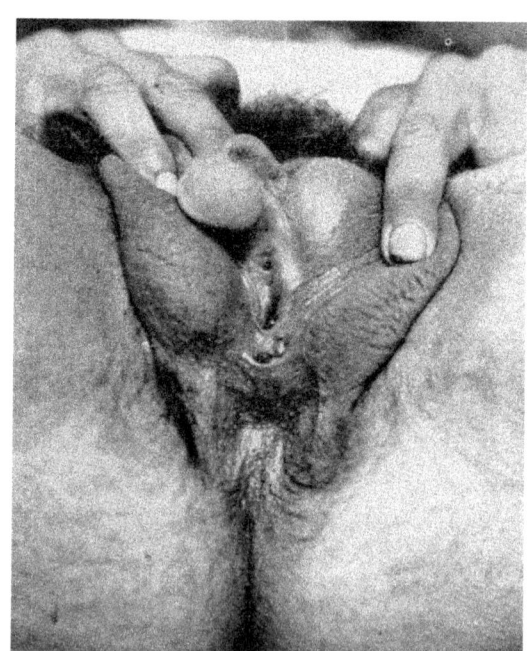

Abb. 37.

Abb. 35.

Abb. 35. Hermaphroditismus masculinus genitalis mit stark ausgeprägten homologen sekundären Geschlechtscharakteren.

Abb. 36. Hermaphroditismus masculinus genitalis. Hypospadia peniscrotalis. Anus vestibulo-perinealis.

Abb. 37. Hermaphroditismus masculinus genitalis. Hypospadia peniscrotalis mit Persistenz des Canalis urogenitalis. Anus vestibuloperinealis.

1. Ein Fall von Hermaphroditismus femininus genitalis (Pseudohermaphroditismus femininus externus). Hypertrophische Klitoris, Andeutung von Hypospadia feminina, linksseitiges Ovarialcystom.

2. Ein Fall von Hypospadia peniscrotalis (Hermaphroditismus masculinus genitalis) mit Persistenz des Canalis urogenitalis und gleichzeitigem Anus vestibularis. Es ist dies der bekannte Fall Hübner mit „erreur de sexe", der schon von Bollinger, Straßmann, Stoeckel, Unger, v. Neugebauer und Zacharias beschrieben ist (Abb. 35, 36 und 37).

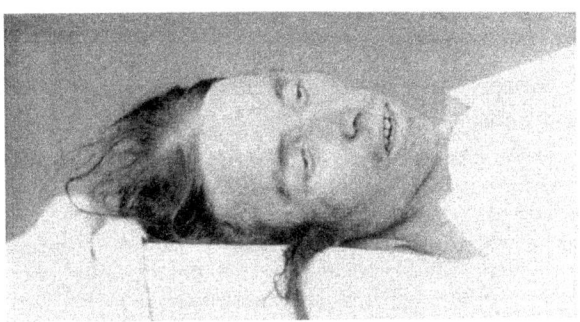

Abb. 38.

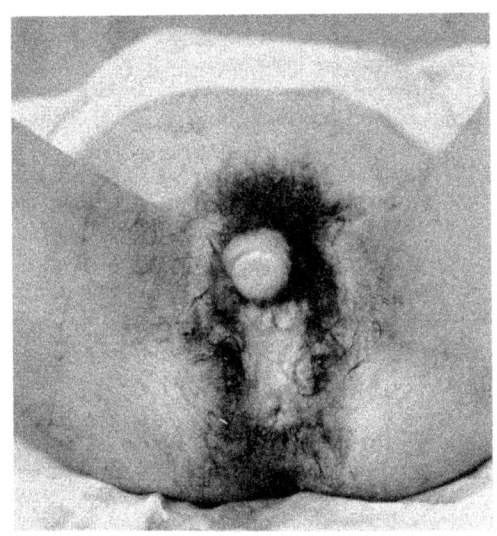 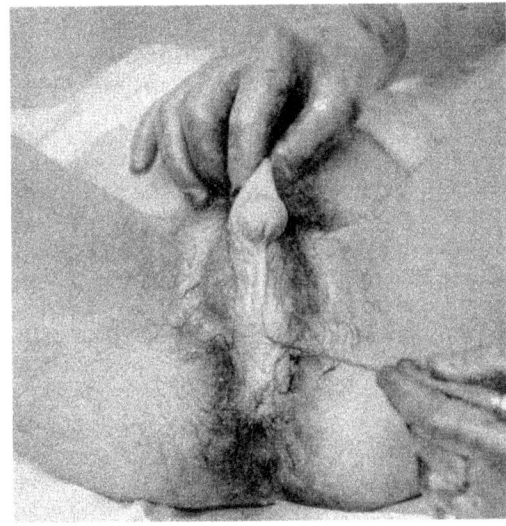

Abb. 39.   Abb. 40.

Abb. 38. Heterologe sekundäre Geschlechtscharaktere bei Hermaphroditismus masculinus tubularis et genitalis.
Abb. 39. Äußere Genitalien bei Hermaphroditismus masculinus tubularis et genitalis.
Abb. 40. Äußere Genitalien bei Hermaphroditismus tubularis masculinus completus.

3. Ein Fall von Hermaphroditismus masculinus tubularis et genitalis (Pseudohermaphroditismus masculinus completus) mit maligner Neubildung der in der Bauchhöhle retinierten Hoden. Erreur de sexe. Von Zacharias beschrieben (Abb. 38, 39 und 40).

4. Ein Fall von Hermaphroditismus femininus genitalis (Pseudohermaphroditismus femininus externus) mit Hypertrophie der Klitoris, Defekt der Scheide und Uterus rudimentarius bicornis solidus. Tubae rudimentariae solidae.

5. Ein Fall von Hermaphroditismus femininus genitalis (Pseudohermaphroditismus femininus externus) mit Hypertrophie der Klitoris, Hypoplasie der Scheide und normalem Uterus, normalen Tuben und Ovarien.

6. Ein Fall von Hypospadia peniscrotalis (Pseudohermaphroditismus masculinus externus mit Kryptorchismus) von Hoepke und v. Oettingen beschrieben. „Erreur de sexe."

7. Ein Fall von Hermaphroditismus masculinus genitalis et tubularis (Pseudohermaphroditismus masculinus completus) mit Hypospadia peniscrotalis, rudimentärer Anlage der obersten Anteile der Müllerschen Gänge (Tube), rudimentärer Entwickelung der oberen Scheidenhälfte, hypoplastischer Entwicklung der unteren Scheidenhälfte, Kryptorchismus. Typischer psychischer Hermaphroditismus.

8. Ein Fall von Hypospadia peniscrotalis (Pseudohermaphroditismus masculinus externus) ohne irgendwelche sonstigen hermaphroditischen Anzeichen.

Es sollen einige von den eben genannten Fällen im folgenden kurz skizziert werden. An erster Stelle sei ein reiner Fall von Hypospadia peniscrotalis beschrieben, der weder in seinem allgemeinen Körperbau, noch in seiner psychischen Struktur irgendwelche heterosexuellen Anklänge zeigt:

Es handelt sich um ein 15jähriges Individuum, welches der Klinik zur Begutachtung zugeführt wurde. Aus der Anamnese erfahren wir, daß nach dem frühzeitigen Tod der Mutter das Kind mit 10 Jahren in ein katholisches Armenkinderheim kam, nachdem es vorher zu Hause unter normalen Verhältnissen aufgewachsen und auf Grund seines äußeren Genitalbefundes als Mädchen erzogen worden war. Es hatte immer viele Freundinnen, zeichnete sich durch besondere Wildheit beim Spielen aus und war nie ängstlich wie die anderen Mädchen. In dem katholischen Kinderheim kam es in eine strenge Schule, in der es sich an die anderen Mädchen gut adaptierte. Es machte die Beschäftigungen und Spiele der Kameradinnen mit, liebte aber doch vor allen Dingen Turnen und Spiele im Freien. Aus der Mädchenbibliothek bevorzugte es 2 Bücher, eine Sammlung „Aus fremden Ländern", in der es sich um die Beschreibung von Weltreisen handelte, und ein anderes Buch, „Die Sklaven des Sultans", eine Abenteurererzählung. In seinen Wachphantasien beschäftigte sich das Kind oft mit der Vorstellung, es wolle sich später viel Geld verdienen, um eine Weltreise zu machen und Abenteuer zu erleben. — Über geschlechtliche Dinge hat es sich offenbar noch nicht viele Gedanken gemacht. Hier spielt wohl die straffe Anstaltserziehung mit, welche ein Sprachverbot über diese Dinge in strengster Weise vorschrieb. Dieses Verbot scheint von den Mädchen im wesentlichen eingehalten worden zu sein. — Während seines 5jährigen Aufenthaltes lernte es neben der Schule Putzen und Haushaltarbeit und machte diese Dinge ohne besondere Begeisterung mit. Sein Hauptinteresse liegt auf zeichnerischem Gebiete. Es will eigentlich Kunstmalerin werden.

In der Unterhaltung macht das Kind einen sehr frischen und unkomplizierten Eindruck. Bei näherer Bekanntschaft kommen freilich einige durchaus knabenhafte Züge zum Vorschein. So erzählt es mit verschmitztem Lächeln, daß es bei den Jungens des Orts häufig Heiligenbildchen gegen Klicker umtauschte, Räuberheftchen einschmuggelte, bei Gewandtheitsspielen immer Sieger blieb, besonders gern Wetten einging und mit diesen ihre Mitschülerinnen übervorteilte. Neben dem Beruf der Kunstmalerin hat es auch den Wunsch, Elektrotechniker zu werden.

Bei der körperlichen Untersuchung fällt eine typisch jungenhafte Gesichtsbildung auf. Das Haar ist kraus. Der Körperbau ist schmächtig, der Brustkorb, wie überhaupt der ganze Oberkörper entsprechen einem Knabenkörper vor der Pubertät. Die Behaarung ist noch recht spärlich. An den Extremitäten findet sich eine geringe, am Mons pubis eine beginnende Behaarung, welche der eben einsetzenden Pubertät entspricht, ohne daß man von femininem oder maskulinem Typ schon sprechen könnte.

Das äußere Genitale hat einen ausgesprochen virilen Charakter. Von einer Vulvabildung kann nicht die Rede sein. Die Labien sind beiderseits verschmolzen und scrotumartig verändert. Links fühlt man ein testikelähnliches Gebilde von Kleinpflaumengröße, ein etwa mandelgroßer Körper wird rechts in der Leistenbeuge im Bereich des äußeren Leistenringes getastet. An Stelle der Klitoris ist ein etwa 4 cm langes, kleinfingerdickes Membrum mit ausgebildeter Glans vorhanden, die keine Urethralöffnung trägt. Das Membrum setzt sich nach dem Arcus pubis zu unter ausgesprochener Bildung von Corpora cavernosa fort. Eine Raphe zieht von der Unterseite des Membrums zum Anus, der sich an normaler Stelle findet. Die Urethralöffnung liegt unterhalb der Glans penis, etwa an der Wurzel des Membrums.

Untersucht man rectal, so ist das Becken leer. Irgenwelche rudimentär angelegte weibliche Geschlechtsorgane lassen sich nicht nachweisen. Die Punktion der in der linken Scrotalhälfte liegenden Keimdrüse ergibt mit Sicherheit bewegliche Spermatozoen.

Der ganze eindeutige psychische, somatische und genitale Habitus führt zur Diagnose einer einfachen Hypospadia peniscrotalis als Entwicklungshemmung ohne irgendwelche Andeutungen für eine Zwitterbildung allgemeiner oder lokaler Natur. Es wird deshalb die Umstellung des Kindes vom weiblichen zum männlichen Individuum beschlossen und durchgeführt.

Als **Hypospadia peniscrotalis** mit einigen Anzeichen hermaphroditischer Mißbildung sei folgender Fall wiedergegeben:

Ein 20jähriges junges Mädchen wird der Klinik zugeführt mit der Bitte um Untersuchung, da bisher noch keine Periode eingetreten sei. Aus der Anamnese erfahren wir, daß der Vater Alkoholiker war und verunglückt ist, die Mutter und 7 normale Geschwister leben. Aus ihrer Kindheit erzählt sie, daß sie frühzeitig viel arbeiten mußte, zu kindlichen Spielen also wenig Zeit blieb. Wenn sie aber einmal freie Zeit hatte, so zog sie es vor, statt mit Puppen zu spielen, mit den Knaben des Dorfes sich im Walde herumzutreiben. Als sie älter wurde, lag ihr Arbeitsfeld zunächst im Hause. Sie hat die Hausarbeit pflichtgemäß, aber ohne jede Freude gemacht. Eine besondere Genugtuung war es ihr, wenn sie auf dem Felde mitzuarbeiten hatte und sich mit dem Vieh, besonders mit den Pferden abgeben durfte. Es fiel sehr bald auf, daß sie sich zu schweren körperlichen Arbeiten außergewöhnlich gut eignete (Säcketragen usw.). In letzter Zeit arbeitete sie mit Männern und Frauen in einer Zigarrenfabrik zusammen.

In ihrem Triebleben scheint sie bis vor wenigen Jahren bisexuell gewesen zu sein. Sie gibt an, wechselnde Neigungen einmal zu Jungens, dann zu Mädchen gehabt zu haben. Allmählich aber wurde sie einseitiger orientiert. Sie hat in letzter Zeit zu Frauen mehrfach heftige leidenschaftliche Neigungen empfunden und steht auch zur Zeit der Aufnahme in einem sehr engen Verhältnis zu einer jungen Frau. Gleichzeitig ist ihre Einstellung den Männern gegenüber eine ablehnende geworden. Daraus entstehen nicht selten Konflikte. Sie versucht auf alle mögliche Weise den Annäherungsversuchen von seiten der männlichen Dorfjugend zu entgehen. — Im zärtlichen Zusammensein mit ihren Freundinnen treten häufig geschlechtliche Erregungen auf, welche mit einer Art Ejaculation verbunden zu sein pflegen. Sie gibt an, unter orgastischen Empfindungen einen plötzlichen Flüssigkeitserguß zu beobachten. Dabei ist die Klitoris stark erigiert.

Die körperliche Untersuchung ergibt folgendes: Es handelt sich um eine große, kräftig entwickelte Person von starker Muskulatur und grobem Knochenbau. Der Brustkorb wie die oberen Extremitäten sind männlich, Brüste sind nicht vorhanden, die Brustwarzen sind klein und flach, ein Warzenhof ist angedeutet, Behaarung fehlt. Die Bauchwand ist sehr muskulös, die Recti sind gut durchgebildet. Die Behaarung des Schamberges ist typisch weiblich mit scharfer horizontaler Begrenzung. Die unteren Extremitäten sind muskulös, nicht behaart. Das Kopfhaar ist ziemlich derb und reicht bis zu dem unteren Schulterblattwinkel. Der Kehlkopf ist stark entwickelt, die Stimme grob und männlich, die Gesichtszüge sind teils weiblich, teils männlich.

Der Genitalbefund ergibt folgendes Bild: Man findet 2 gut entwickelte große Labien, kleine Labien fehlen. Die Klitoris ist 3,8 cm lang und zeigt ein deutliches Praeputium. Unterhalb dieses Organes findet sich an Stelle des Scheideneinganges ein enges Orificium, zu dem von der Klitoris aus eine Schleimhautrinne führt. Die Sondierung dieser Öffnung ergibt, daß es sich um eine kurze Harnröhre handelt. Im rechten großen Labium tastet man einen taubeneigroßen, längsovalen, beweglichen Körper, der sich wie ein Hoden anfühlt. Er liegt an der oberen Begrenzung des Labium nahe dem Leistenkanal. Ein gleich geformter, aber deutlich größerer Körper liegt in der linken Schamlippe wesentlich tiefer als rechts. Beide Körper sind gut verschieblich. — Die rectale Untersuchung ergibt, daß das Becken völlig leer ist.

Da der rechte hochgelegene testisähnliche Körper Beschwerden macht, wird er exstirpiert. Makroskopisch bietet er das typische Bild eines Hodens mit seinen Hüllen und Nebenhoden. Auch auf dem Durchschnitt finden sich makroskopisch normale Verhältnisse, in einem Messerabstrich werden keine Spermatozoen gefunden. Die mikroskopische Untersuchung ergibt, daß es sich um einen geschädigten kryptorchen Hoden ohne Spermatogenese handelt.

Im weiteren Verlauf der Untersuchung werden genaue Skelettmessungen durchgeführt, welche aber kein eindeutiges Resultat ergeben. Vor allen Dingen finden sich nicht ausgesprochen weibliche Maße.

Interessant ist das weitere psychische Verhalten. In enger Berührung mit den weiblichen Insassen der Anstalt dokumentiert sich immer wieder in ausgesprochenem Maße die männliche sexuelle Einstellung des Patienten. Das führt zu Situationen, aus denen heraus die Einsicht erwächst, daß die bisherige Lebensweise als Frau wohl eine falsche sei. Da wir es hier zweifellos mit einem Mann zu tun haben, bei dem eine Hypospadie mit vereinzelten weiblichen Merkmalen sich findet, so wird diese Erkenntnis unterstützt und dem Wunsch des Patienten entgegengekommen, sich zum Mann umzustellen. Dies geschieht in der Anstalt. Der Patient hat nach einer etwas schwierigen Übergangszeit eine ehemalige Hausschwangere mit Kind geheiratet und lebt jetzt als glücklicher Familienvater und Arbeiter in der Nähe Heidelbergs (Abb. 41—48).

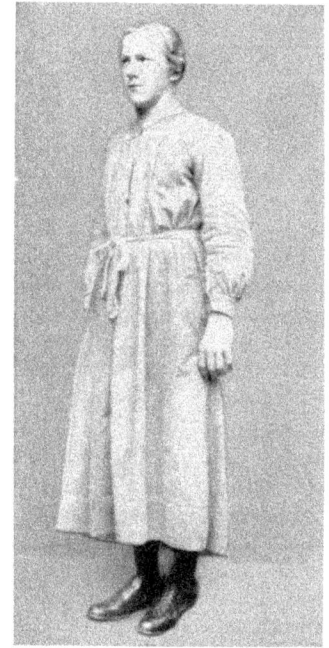

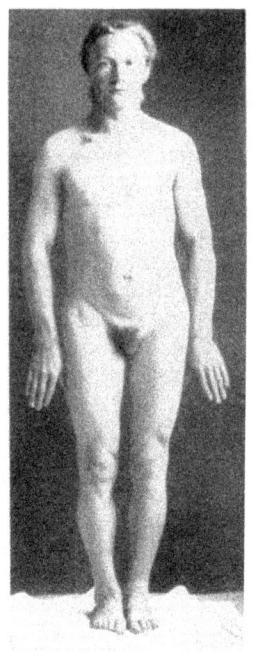

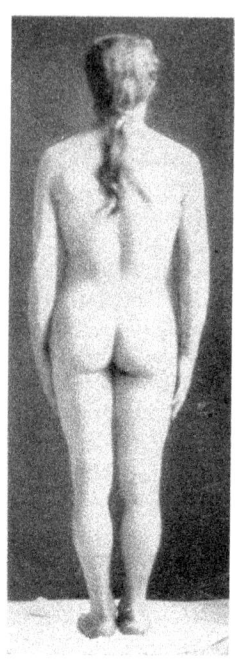

Abb. 41. Abb. 42. Abb. 43.

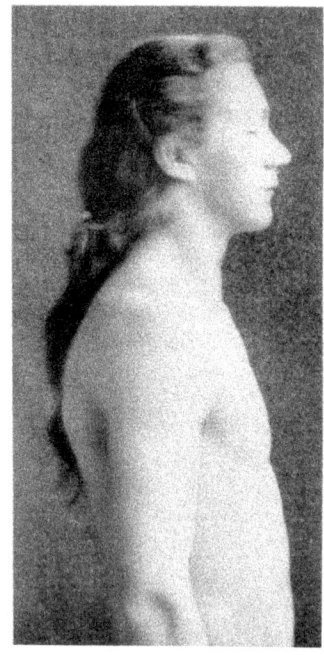

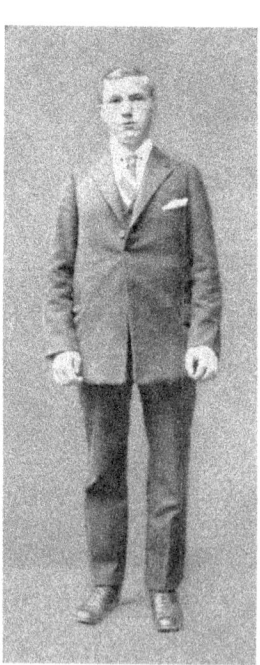

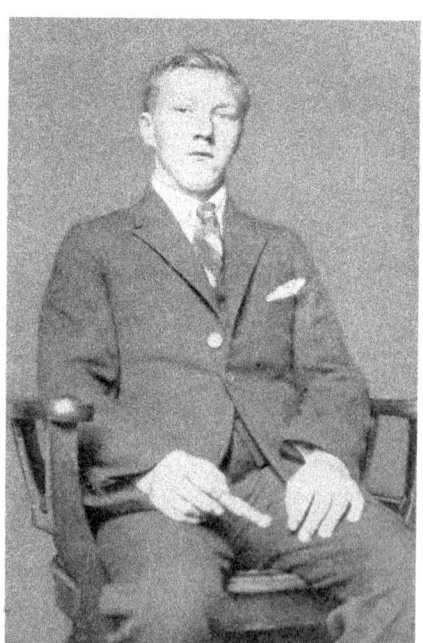

Abb. 44. Abb. 45. Abb. 46.

Abb. 41. Hermaphroditismus masculinus genitalis. Hypospadia peniscrotalis. Kryptorchismus.
Patient in Anstaltskleidung vor der sexuellen Umstellung.
Abb. 42. Hermaphroditismus masculinus genitalis.
Männliche und weibliche sekundäre Geschlechtscharaktere vermischt.
Abb. 43. Hermaphroditismus masculinus genitalis.
Männliche und weibliche sekundäre Geschlechtscharaktere vermischt.
Abb. 44. Hermaphroditismus masculinus genitalis.
Männliche und weibliche sekundäre Geschlechtscharaktere vermischt.
Abb. 45. Hermaphroditismus masculinus genitalis. Patient nach der sexuellen Umstellung.
Abb. 46. Hermaphroditismus masculinus genitalis. Patient nach der sexuellen Umstellung.

Im Gegensatz zu der eben besprochenen Krankengeschichte steht folgender Fall:

Eine 18jährige junge Dame sucht die Klinik auf, weil bisher die Periode noch nicht eingetreten ist, obwohl sie von anderen Ärzten mehrfach mit Eierstockssubstanzen behandelt worden sei. Aus der Anamnese erfahren wir, daß die Kindheit und die ganze Erziehung vollkommen eindeutig weiblich sich gestaltete. Die Patientin spielte sehr gern mit Puppen, machte als Backfisch verschiedene Schülerlieben durch und ist zur Zeit verlobt.

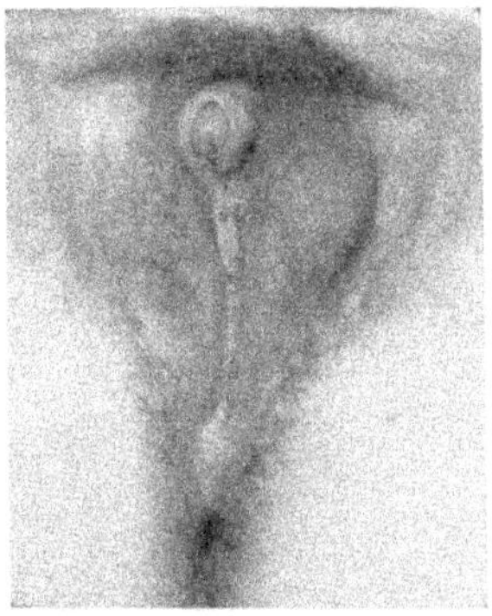

Es handelt sich um eine auffallend große Person (1,74 m), welche einen durchaus weiblichen Eindruck macht. Ihr Gang, ihre Haltung, ihre Bewegungen, ihre Art zu sprechen und sich zu geben, sind durchaus feminin. Die Stimme ist freilich ziemlich tief, doch nicht ausgesprochen männlich.

Der allgemeine Körperbau ist teils weiblich, teils männlich. Die Brüste sind klein, ebenso die Warzen und der Warzenhof. Es ist aber ein deutliches Drüsenparenchym zu tasten. Die Behaarung ist weiblich, Rumpf und Extremitäten sind unbehaart, das Achselhaar ist spärlich, die genitale Behaarung absolut weiblich. Das Becken ist relativ breit, die Schultern sind im Verhältnis zum Becken schmal, die Hände und Füße sind hingegen sehr groß.

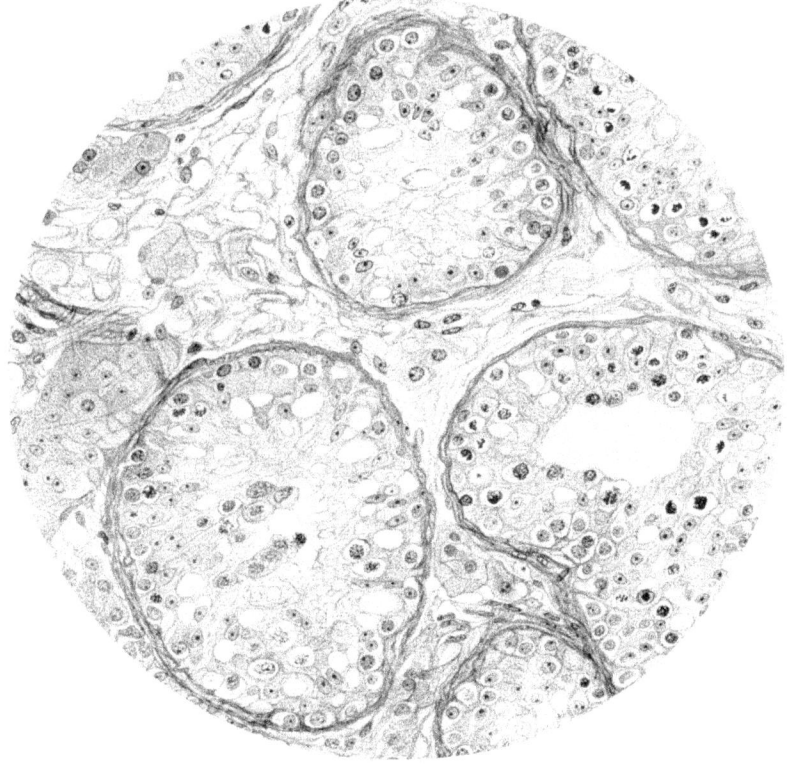

Abb. 47. Hermaphroditismus masculinus genitalis. Hypospadia peniscrotalis. Kryptorchismus.

Bei der genitalen Untersuchung findet man die beiden großen Labien ungewöhnlich stark prominierend. Zwischen ihnen heraus ragen die kleinen Schamlippen. An Stelle der Klitoris findet sich ein 2 Fingerglied langes penisartiges Membrum mit deutlichem Praeputium und einer ausgesprochenen Glans. Spreizt man die kleinen Labien, so wird der Vulvareingang sichtbar, analwärts begrenzt durch eine gut entwickelte Fossa navicularis. Über dieser ist ein Hymen nachweisbar, welcher von einer feinen Öffnung durchbohrt ist. Oberhalb des Hymens liegt die Mündung der Urethra. Der Damm ist niedrig, muldenförmig eingezogen. Der Hymenaleingang läßt sich gut dehnen und einen Finger passieren. Die Scheide ist etwa 5—6 cm lang und endet blind. Die Wand der Scheide ist außerordentlich straff

Abb. 48. Hermaphroditismus masculinus genitalis. Hypospadia peniscrotalis.

und unnachgiebig. Bei der recto-vaginalen Untersuchung ist das Becken im wesentlichen leer. Einen Uterus fühlt man nicht, wohl eine quergestellte Peritonealfalte, in der rudimentäre Tuben mit Wahrscheinlichkeit nachzuweisen sind. Ovarien sind nicht zu fühlen. Hingegen tastet man beiderseits in der Leistenbeuge im Bereich des äußeren Leistenringes zwei kleinpflaumengroße hodenähnliche Körperchen, welche beweglich sind und sich bis in die Labien hinunterdrücken lassen.

Es wird zunächst einer dieser hodenähnlichen Körper punktiert, einige Tropfen einer weißlichen Flüssigkeit werden gewonnen; mikroskopisch findet man in dieser keine Spermatozoen, aber größere rundliche Zellen, welche Spermatocyten erster Ordnung darstellen könnten. Da die Patientin Wert auf Kohabitationsmöglichkeit legt, wird die Scheide mittels Spiegel gedehnt.

Nach 1 Jahr etwa kommt die Patientin wieder mit der Angabe, daß sie häufiger Verkehr gehabt hat. Es ist ein regelrechter Orgasmus eingetreten. Sie klagt aber über Beschwerden bei der Kohabitation

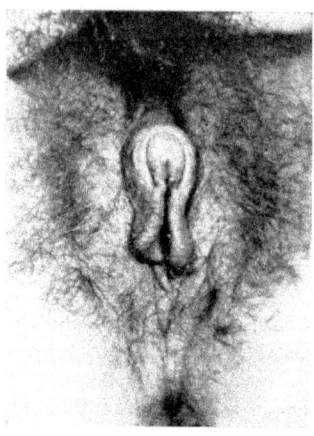 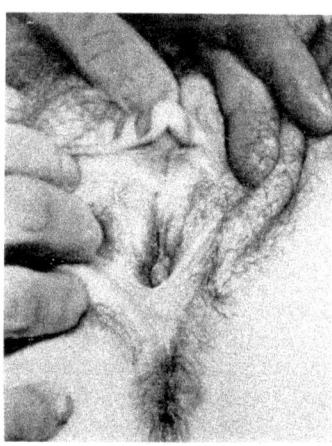 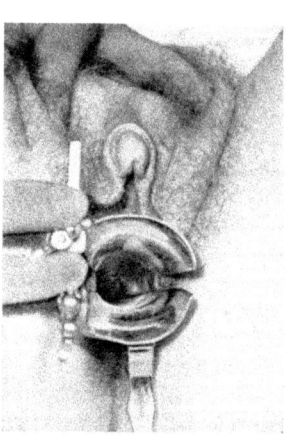

Abb. 49.   Abb. 50.   Abb. 51.

Abb. 49. Hermaphrodirismus masculinus genitalis et tubularis. Hypospadia peniscrotalis. Kryptorchismus.
Abb. 50. Hermaphroditismus masculinus genitalis et tubularis. Hypospadia peniscrotalis. Eingang in die hypoplastische untere Scheidenhälfte freigelegt.
Abb. 51. Hermaphroditismus masculinus genitalis et tubularis. Die untere hypoplastische Scheidenhälfte durch Spiegelspreizung erweitert.

infolge Engigkeit des Scheideneingangs. Außerdem wird sie psychisch und auch physisch durch die penisartige Klitoris irritiert. Hier und da hat sie Schmerzen in der rechten Leistenbeuge. Sie bittet um Entfernung der übergroßen Klitoris.

Auch diesmal wird zunächst die Scheide wieder gedehnt. Es gelingt das in ausgiebigerem Maße als das erste Mal. Sodann wird durch Schrägschnitt in der rechten Leistenbeuge gegen den hodenähnlichen Körper vorgedrungen und dieser freigelegt. Es handelt sich um einen typischen Hoden mit Nebenhoden, normalen Hüllen und einem Ductus deferens. Er wird in üblicher Weise exstirpiert. Endlich wird ein großer Teil der penisartigen Klitoris reseziert und die Glans auf dem zurückbleibenden Stumpf wieder fixiert. Der Heilungsverlauf war ein guter.

Der Hoden zeigte auf seinem Durchschnitt normale Verhältnisse, im Messerabstrich fanden sich lebende Spermatozoen (Abb. 49, 50 und 51).

Es handelt sich bei der Patientin zweifellos um einen maskulinen Hermaphroditen mit teilweiser rudimentärer Ausbildung der Müllerschen Gänge und einem sehr ausgesprochenen somatischen und psychischen weiblichen Einschlag. Dieser ist so überwiegend, daß es nicht möglich gewesen wäre, wie in den vorhergehenden Fällen, die Patientin zum Manne umzustellen. Die weibliche Haltung resultiert hier sicher nicht allein aus der weiblichen Erziehung heraus. Es scheint das bei einem eindeutig maskulinen Individuum mit dem Eintritt der Geschlechtsreife, die durch Erziehung gewonnene weibliche Haltung durch die innersekretorisch bedingte maskuline Entwicklung im allgemeinen aufgehoben wird. Da hier aber ein ausgesprochen psychischer Hermaphroditismus hinzukam, so gestaltete sich die Gesamtsituation anders. Man mußte ihr Rechnung tragen. Es wurden deshalb gar keine Versuche unternommen, die Patientin umzustellen.

Während es sich bisher um männliche Hermaphroditen handelte, gibt folgende Krankengeschichte einen Überblick über die Entwicklung und den Befund eines weiblichen Hermaphroditen, der als Mann erzogen und als solcher beruflich tätig ist.

Es handelt sich um einen 26jährigen akademisch gebildeten jungen Mann, der folgende Kindheitsanamnese hat:

Patient wurde als Knabe aufgezogen und erinnert sich aus seiner Jugendzeit, daß er lieber als mit Knaben mit Mädchen spielte, bei Maskeraden gerne seine Knabenkleidung auszog, um Mädchenröcke anzuziehen. Auf der Schule litt er schon in früher Zeit stark unter seinen Kameraden, welche alle kräftiger als er waren, ihn oft verprügelten und neckten. Aus seiner sexuellen Entwicklung wissen wir, daß er mit 9 Jahren außerordentlich für eine 23jährige Schauspielerin schwärmte, später verliebte er sich häufig in kleine Mädchen. Eine Leidenschaft zu einer 6jährigen Russin ist besonders ausgeprägt. Er war damals 13 Jahre alt, und diese Neigung war ein starkes Erlebnis.

Mit 11 Jahren traten regelmäßig alle 4 Wochen einsetzende Periodenblutungen auf, welche mittelstark sind und 5—6 Tage dauern. Bei diesen Blutungen hat er starke Kreuz- und Leibschmerzen. Mit dem Einsetzen der Periode ändert sich zunächst seine sexuelle Einstellung noch nicht, wie aus seinem Erlebnis mit der kleinen Russin hervorgeht. Dann aber begann eine zunehmende sexuelle Neigung Knaben und Männern gegenüber. So hatte er verschiedene tiefe Neigungen zu Schulkameraden und Lehrern gefaßt. Diese, zusammen mit den Menstruationsblutungen, machten ihn sehr unglücklich. Aus allen Freundschaften entwickelten sich verliebte Schwärmereien, gegen die er mühsam anzukämpfen hatte. Charakteristisch ist ein langjähriger Freundschaftsbund zu Dritt: er, ein Freund und eine Studentin. In diesem Verhältnis war sein freundschaftliches Empfinden zu dem Mädchen ein ganz ruhiges; zu dem männlichen Freund ein sehr schwärmerisches. — Als der Krieg ausbrach, hoffte er auf eine anständige Art den Tod zu finden. Er erkrankte aber sehr bald an einer Blinddarmentzündung, wurde operiert und war dann als Lazarettgehilfe tätig. In dieser Zeit litt er wieder unter einer schwärmerischen Liebe zu dem Chefarzt des Lazarettes. Später kam er in ein anderes Lazarett, dessen Chefarzt homosexuell gewesen sein soll. Seinen Annäherungsversuchen gegenüber verhielt er sich absolut ablehnend; der Mann war ihm sehr unangenehm. Als dann der Krieg zu Ende ging, nahm der Patient sein Studium wieder auf. Er hat es dann beendet und lebt jetzt in einer geachteten Stellung. Er ist sich inzwischen über seinen eigentlichen Charakter klar geworden, versucht sich mit der Situation abzufinden und lebt unter dem Einfluß eines Freundes, der ebenfalls die Situation kennt und übersieht und es versteht, den Patienten richtig zu leiten.

Der allgemeine Eindruck ist an sich ein männlicher. Freilich ist er von sehr kleiner Statur (1,46 m). Gang und Bewegung sind masculin, ebenso der Gesichtsausdruck und die Kopfbildung. Er hat einen ausgesprochenen Beginn einer Glatze bei starkem Bart- und Schnurrbartwuchs. Der ganze Körperbau ist im wesentlichen männlich, die Glieder sind gedrungen, der Brustkasten ist breit und tief, das Becken ist schmal, die Behaarung des Körpers wie des Genitales ist viril.

Bei der Untersuchung der Geschlechtsorgane findet man keine Vulva. An ihrer Stelle ein scrotumartiges Gebilde, in welchem keine Testikel zu tasten sind. An Stelle der Klitoris ein 4 cm langer Penis mit ausgesprochener Glans und wohlgebildetem Praeputium. Eine Urethralöffnung findet sich hier aber nicht. Die Urethra öffnet sich an der Wurzel des Penis. Aus diesem harnröhrenähnlichen Gange entleert der Patient sowohl Urin wie Menstrualblut bei der Periode. Untersucht man rectal, so tastet man im Becken einen wohlausgebildeten, retroflektiert liegenden Uterus, beiderseits Tuben und Ovarien.

Der Patient hat den Wunsch, von seinen vierwöchentlichen Periodenblutungen befreit zu werden. Deshalb wird die Laparotomie gemacht. Dabei findet man entsprechend dem Tastbefund einen wohlausgebildeten Uterus, beiderseits zarte, mäßig geschlängelte Tuben, rechts ein normales, links ein cystisch verändertes Ovarium. Es wird der Uterus mitsamt den Adnexen, unter Zurücklassung des rechten Ovars entfernt. Dabei geht man in der typischen Weise vor. Die Blase wird vorne vom Uterus abgeschoben. Man tastet eine Portio, auf welche von vorn eingeschnitten wird. Man gelangt in einen Hohlraum von Kleinhühnereigröße, in dem sich bräunlicher Schleim findet. Es handelt sich offenbar um den oberen Abschnitt einer rudimentären Scheide. Von diesem Blindsack aus geht ein im Durchmesser etwa 5 mm großer Gang in das Harnsystem hinein. Führt man einen Katheter in die Urethra ein und hebt diesen an seinem distalen Ende stark, so dringt die Spitze des Katheters durch diesen Gang in den Blindsack. Der Heilungsverlauf ist ein völlig ungestörter. Der Patient ist froh, die Menstruation losgeworden zu sein. An seiner psychischen Spaltung wie in seinem sonstigen körperlichen Bau hat sich nichts verändert.

Es ist von Interesse, daß ein Bruder des Patienten lebt, dem das gleiche Schicksal zuteil geworden ist, während 2 andere Brüder gesund sind. Dieser wurde bei seiner Geburt zunächst für ein Mädchen gehalten und bis zu seinem 13. Jahr als solches erzogen. Auf Grund einer Untersuchung, welche durch einen anerkannten Fachmann vorgenommen wurde, wurde der Patient als männliches Individuum erklärt und die standesamtliche Eintragung geändert. $1/2$ Jahr später setzte die erste Menstruationsblutung ein. Der genitale Befund ist offenbar der gleiche wie bei seinem Bruder. Auch er menstruiert zur Harnröhre heraus. Auch seine psychische Einstellung deckt sich mit der oben beschriebenen des Bruders.

Literaturverzeichnis.

I. Allgemeines.

Ahlfeld, Die Mißbildungen des Menschen. Leipzig 1880. — *Billroth-Lücke*, Handbuch der Frauenkrankheiten. Stuttgart 1886. — *Doederlein-Kroenig*, Operative Gynäkologie. Leipzig 1921. — *Felix, W.*, Entwicklungsgeschichte der Urogenitalorgane. Im Keibel-Mall-Handbuch der Entwicklungsgeschichte. 1911. — *Förster*, Die Mißbildungen des Menschen. Jena 1861. — *Freund, W. A.*, Über Bildungsfehler der weiblichen Genitalorgane. Wien. med. Presse. 1866. — *Fürst, L.*, Über die Bildungshemmungen des Utero-Vaginalkanals. Monatsschr. f. Geburtskunde. 1867. — *Gebhard*, Pathologische Anatomie der weiblichen Sexualorgane. Leipzig 1899. — *Hegar, A.*, Entwicklungsstörungen, Fetalismus und Infantilismus. Münch. med. Wochenschr. 1905. — *Holzbach*, Die Hemmungsbildungen der Müllerschen Gänge im Lichte der vergleichenden Anatomie und Entwicklungsgeschichte. Hegars Beitr. z. Geburtsh. u. Gynäkol. 1909. — *Kehrer, E.*, Die Entwicklungsstörungen beim weiblichen Geschlecht. Hegars Beitr. z. Geburtsh. u. Gynäkol. 1910. — *Derselbe*, Die Ursachen des Infantilismus. Hegars Beitr. z. Geburtsh. u. Gynäkol. 1910. — *Derselbe*, Das Nebenhorn des doppelten Uterus. Inaug.-Diss. Heidelberg 1899. — *Kermauner*, Fehlbildungen der weiblichen Geschlechtsorgane, des Harnapparates und der Kloake usw. In Halban-Seitz: Biologie und Pathologie des Weibes. 1924. — *Klebs*, Handbuch der pathologischen Anatomie. 1876. — *Klein, G.*, Zur vergleichenden Anatomie und Entwicklungsgeschichte der Wolffschen und Müllerschen Gänge. München 1899. — *Klob,* Pathologische Anatomie der weiblichen Sexualorgane. Wien 1864. — *Kölliker, A.*, Lehrbuch der Entwicklungsgeschichte. Leipzig 1899. — *Koßmann-Martin*, Handbuch der weiblichen Adnexorgane. Leipzig 1899. — *Kußmaul*, Von dem Mangel, der Verkümmerung und Verdoppelung der Gebärmutter. Würzburg 1859. — *Lubosch*, Normale Entwicklungsgeschichte der weiblichen Geschlechtsorgane. In Halban-Seitz: Biologie und Pathologie des Weibes. 1923. — *Marchand*, Mißbildungen. Eulenburgs Realencyklopädie. 1909. — *Mathes*, Der Infantilismus, die Asthenie usw. Berlin 1912. — *Mayer, A.*, Hypoplasie und Infantilismus. Hegars Beitr. z. Geburtsh. u. Gynäkol. 1910. — *Menge*, Bildungsfehler der weiblichen Genitalien. In Veits Handbuch der Gynäkologie. 1910. — *Meyer, R.*, Studien zur Pathologie der Entwicklungsgeschichte. Zeitschr. f. Geburtsh. u. Gynäkol. 1912. — *Derselbe*, Zur Entstehung des doppelten Uterus. Zeitschr. f. Geburtsh. u. Gynäkol. 1898. — *Nagel, W.*, Entwicklung und Entwicklungsfehler der weiblichen Genitalien. In Veits Handbuch der Gynäkologie. 1897. — *Derselbe*, Die Entwicklung des Urogenitalsystems des Menschen. Arch. f. mikroskop. Anat. Bd. 34. — *v. Neugebauer*, Hermaphroditismus beim Menschen. Leipzig 1908. — *Pick, L.*, Gebärmutterverdoppelung und Geschwulstbildung unter Berücksichtigung ihres ätiologischen Zusammenhanges. Arch. f. Gynäkol. 1896. — *Rokitansky*, Lehrbuch der pathologischen Anatomie. Wien 1861. — *v. Rosthorn*, Die Mißbildungen der weiblichen Geschlechtsorgane. In Nothnagels Spezielle Pathologie und Therapie. 1908. — *Schroeder, R.*, Lehrbuch der Gynäkologie. Leipzig 1922. — *Schwalbe*, Über Vererbung von Mißbildungen. Jahresberichte über die Fortschritte der Anatomie und Entwicklungsgeschichte. 1904. — *Derselbe*, Über die Morphologie der Mißbildungen. Jena 1906. — *Spuler*, Über die normale Entwicklungsgeschichte des weiblichen Genitalapparates. In Veits Handbuch der Gynäkologie. 1910. — *Tandler*, Über Infantilismus. Wien. med. Presse. 1907. — *v. Winckel*, Über die Einteilung, Entstehung und Benennung der Bildungshemmungen der weiblichen Sexualorgane. Volkmanns Sammlung klinischer Vorträge N. F. 251/252. — *Derselbe*, Lehrbuch der Frauenkrankheiten. 1890. — *Derselbe*, Ätiologische Untersuchungen über sehr seltene Fälle fötaler Mißbildungen. Münch. med. Wochenschr. 1896.

II. Mißbildungen der weiblichen Geschlechtsdrüsen.

Altuchow, Eine seltene Unregelmäßigkeit des Ovariums. Ref. Zentralbl. f. Gynäkol. Bd. 26. — *Allen*, The oestrous cycle in the mouse. Americ. journ. of anat. 1921. — *Allen-Doisy*, An ovarian hormone. Journ. of the Americ. med. assoc. 1923. — *Aschheim*, Das Vorkommen der Hormone im Harn der Schwangeren. Arch. f. Gynäkol. Bd. 132. Kongreßbericht. — *Derselbe*, Hormon und Schwangerschaft. Med. Klinik. 1926. 52. — *Aschheim* und *Zondek*, Schwangerschaftsdiagnose aus dem Harn (durch Hormonnachweis). Klin. Wochenschr. 1928. 1. — *Aschner*, Beziehungen der Drüsen mit innerer Sekretion zum weiblichen Genitalapparat. In Halban-Seitz: Biologie und Pathologie des Weibes. 1924. — *Derselbe*, Die Blutdrüsenerkrankungen des Weibes. Wiesbaden 1918. — *Bartel* und *Hermann*, Die weibliche Keimdrüse bei Anomalie der Konstitution. Monatsschr. f. Geburtsh. u. Gynäkol. 1911. — *Beigel*, Über accessorische Ovarien. Wien. med. Wochenschr. 1877. — *Derselbe*, Die Pathologie der Unfruchtbarkeit. Wien. med. Wochenschr. 1878. — *Biedl*, Innere Sekretion. Berlin-Wien 1922. — *Derselbe*, Über die Wirkstoffe des Ovars. Arch. f. Gynäkol. Bd. 132. Kongreßbericht. — *Braun*, Über Abschnürung der Ovarien. Inaug.-Diss. Gießen 1896. — *Brugsch* und *Rothmann*, Die Bedeutung der Keimdrüsenpräparate für die Klinik. Med. Klinik. 1926. — *Chiari*, Über Ovarialverdoppelung. Verhandl. d. dtsch. pathol. Ges. Berlin 1904. — *Dodds* und *Dickens*, Chemical and physical property of the internal secretion. Oxford 1925. — *Doederlein, G.*, Innere Sekretion und Fortpflanzung. Arch. f. Gynäkol. Bd. 132. Kongreßbericht. — *Engström*, Zur Entstehung sogenannter überzähliger Ovarien. Mitt. aus der Klinik Engström. Bd. 3. — *Falk*, Überzählige Eierstöcke und Eileiter. Berlin. klin. Wochenschr. 1891. — *Fellner*, Experimentelle Untersuchungen über die Wirkung von Gewebsextrakten aus der Placenta und den weiblichen Sexualorganen auf das Genitale. Arch. f. Gynäkol. 1913. — *Fels*, Zur Frage des Antagonismus der männlichen und weiblichen Sexualhormone. Arch. f. Gynäkol. Bd. 132. Kongreßbericht. — *Fränkel, L.*, Physiologie der weiblichen Genitalorgane. In Halban-Seitz: Biologie und Pathologie des Weibes. 1924. — *Derselbe*, Über das weibliche Sexualhormon. Dtsch. med. Wochenschr. 1927. 50 u. 51. — *v. Franqué*, Seltene Mißbildungen der inneren Genitalien. Gynäkol. Rundschau. 1909. — *Derselbe*, Einige seltene Eierstockspräparate. Zeitschr. f. Geburtsh. u. Gynäkol. Bd. 39. — *Grotjahn*, Die Hygiene der menschlichen Fortpflanzung. Berlin-Wien 1926. — *Guggisberg*, Ernährung und Fortpflanzung. Arch. f. Gynäkol. Bd. 132. Kongreßbericht. — *Haberlandt*, Über hormonale Sterilisierung des weiblichen Tierkörpers. Münch. med. Wochenschr. 1927. — *Halban*, Keimdrüsen und Geschlechtsentwicklung. Arch. f. Gynäkol. Bd. 114. — *Derselbe*, Tumoren und Geschlechtscharakter. Zeitschr. f. d. ges. Anat., Abt. 2: Zeitschr. f. Konstitutionslehre. 1925. — *Derselbe*, Beeinflussung des Geschlechtscharakters durch Tumoren. Wien. klin. Wochenschr. 1925. — *Harms*, Untersuchungen über die innere Sekretion der Keimdrüsen. Jena 1914. — *Hauser*, Einseitiger Defekt des Ovariums. Arch. f. Gynäkol. 1911. — *Heyn*, Über spezifische Funktion des Ovariums im weiblichen Körper und die Aussichten der organotherapeutischen Verwendung von Ovarialpräparaten. Dtsch. med. Wochenschr. 1926. — *Derselbe*, Das klinische Bild der Ovarialinsuffizienz. Arch. f. Gynäkol. Bd. 132. Kongreßbericht. — *Hoffstätter*, Nicotin und Ovarium. Virchows Arch. f. pathol. Anat. u. Physiol. Bd. 244. — *Jaffé*, Einiges über Keimdrüsen und Gesamtorganismus. Zeitschr. f. d. ges. Anat., Abt. 2: Zeitschr. f. Konstitutionslehre. 1925. — *Kermauner*, Fehlbildungen der weiblichen Geschlechtsorgane usw. In Halban-Seitz: Biologie und Pathologie des Weibes. 1924. — *Derselbe*, Fehlen beider Keimdrüsen. Beitr. z. pathol. Anat. u. z. allg. Pathol. 1912. — *Knauer*, Die Ovarientransplantation. Arch. f. Gynäkol. 1900. — *Kocks*, 3 Ovarien. Arch. f. Gynäkol. 1879. — *Koßmann*, Mangel, Unvollkommenheit usw. der Eierstöcke. In Martins Handbuch der weiblichen Adnexorgane. 1899. — *Kraul*, Isolierte Stieldrehung des Ovariums. Sitzungsber. d. geburtsh.-gynäkol. Ges. in Wien. Zentralbl. f. Gynäkol. 1922. — *Lahm*, Ovarium, Uterus, Scheide, Klitoris, Placenta und Brustdrüse als innersekretorische Drüsen. Handbuch der inneren Sekretion. I. — *Laqueur-Borchardt-Dingemanse* und *S. E. de Jongh*, Über weibliche Sexualhormone. I.—V. und VII. Dtsch. med. Wochenschr. 1925. Nr. 41. 1926. Nr. 32 u. 34. 1927. Nr. 21 u. 38. 1928. Nr. 12. — *Dieselben*, Über weibliche Sexualhormone. VI. Klin. Wochenschr. 1927. 39. — *Dieselben*, Über weibliche Sexualhormone, im besonderen des Menformons. Münch. med. Wochenschr. 1927. 48. — *Linzenmeier*, Behandlung der Sterilität durch Röntgenbestrahlung. Zentralbl. f. Gynäkol. 1921. — *Long* and *Evans*, The oystrus cycle in the rat. Mem. univers. Kaliforn. Nr. 6. — *Mainzer*, Vorschlag zur Behandlung der Ausfallserscheinungen nach Kastration. Dtsch. med. Wochenschr. 1896. — *Mansfeld*, Ersatz und Beeinflussung der Eierstocksfunktion. Zentralbl. f. Gynäkol. 1925. — *Derselbe*, Erfolge und Aussichten der Ovarientransplantation. Arch. f. Gynäkol. 1925. — *Marchand*, Defekt des Ovariums. Zentralbl. f. Gynäkol. 1895. — *Menge*, Bildungsfehler der weiblichen Genitalien. In Veits Handbuch der Gynäkologie. 1910. — *Morgagni*, De sedibus et causis morborum. Venezia 1760. — *Nürnberger*, Sterilität. In Halban-Seitzs Biologie und Pathologie des Weibes. 1924. — *Olivet*, Über den angeborenen Mangel beider Eierstöcke. Frankfurt. Zeitschr. f. Pathol. 1923. — *Puech*, Des ovaires etc. Ann. de gynécol. Paris 1878. — *Randerat*, Über einen Fall von angeborenem Mangel beider Eierstöcke. Virchows Arch. f. pathol. Anat. u. Physiol. 1925. — *Rosenstein*, Ein Beitrag zur Kenntnis überzähliger Ovarien. Inaug.-Diss. Königsberg 1898. — *Rößle*, Angeborener Mangel beider Ovarien. In: Wachstum und Altern. Ergebn. d. allg. Pathol. u. pathol. Anat. Bd. 20. — *Ruppold*, Zur Kenntnis überzähliger Eierstöcke. Arch. f. Gynäkol. 1894. — *Sachs*, Einseitiger Mangel des Ovariums. Monatsschr. f. Geburtsh. u. Gynäkol. 1911. — *Salomon*, Kongenitale Anorchie. Inaug.-Diss. Bonn 1913. — *Schottländer*, Übergroßer Eierstock. Monatsschr. f. Geburtsh. u. Gynäkol. Bd. 25. 1925. — *Derselbe*, Ovarium disjunctum. Monatsschr. f. Geburtsh. u. Gynäkol. Bd. 25. — *Schröder*, Über die zeitlichen Beziehungen der Ovulation und Menstruation. Arch. f. Gynäkol. 1914. — — *Shermann*, Die Vitamine. Journ. of chemic. education. Vol. 3. a. 4. — *Seitz*, Überzählige und accessorische Ovarien. Volkmanns klin. Beitr. 1900. 286. — *Seitz, Wintz* und *Fingerhuth*, Über die biologische Funktion des Corpus luteum usw. Münch. med. Wochenschr. 1914. — *Sellheim*, Endlich ein echter weiblicher Kastratoid. Arch. f. Frauenkunde u. Eugenetik. 1924. — *Derselbe*, Weitere Fortschritte der Sterilisationsbehandlung. Berlin 1927. — *Derselbe*, Vermännlichung und Wiederverweiblichung bei einem ausgewachsenen Individuum. Zeitschr. f. mikroskop.-anat. Forschung. 1925. — *Sippel*, Die Ovarientransplantation bei herabgesetzter und fehlender Genitalfunktion. Arch. f. Gynäkol. 1923. — *Derselbe*, Schwangerschaft nach homoeoplastischer Ovarialtransplantation bei Hypovarismus. Zentralbl. f. Gynäkol. 1924. — *Stieve*, Untersuchungen über Wechselbeziehungen zwischen Gesamtkörper und Keimdrüsen. Arch. f. mikroskop. Anat. 1923. — *Derselbe*, Unfruchtbarkeit als Folge unnatürlicher Lebensweise. München 1926. — *Tandler*, Über den Einfluß der innersekretorischen Anteile der Geschlechtsdrüsen auf die äußere Erscheinung des Menschen. Wien. klin. Wochenschr. 1910. — *Tandler* und *Groß*, Die biologischen Grundlagen der sekundären Geschlechtscharaktere. Berlin 1913. — *Thaler*, Röntgenreizbestrahlung der Ovarien usw. Arch. f. Gynäkol. 1922. Kongreßbericht. — *Thaler, G.*, Ein Fall von Ovarium tertium in der Uteruswand. Inaug.-Diss. Erlangen 1921. — *Vogt*, Über die Beziehungen zwischen Hormonen und Vitaminen. Münch. med. Wochenschr. 1927. — *Derselbe*, Über Beziehungen zwischen Insulin und Ovarium usw. Zentralbl. f. Gynäkol. 1927. — *Derselbe*, Über biologische Beziehungen zwischen Insulin und Follikulin. Arch. f. Gynäkol. Bd. 132. Kongreßbericht. — *Derselbe*, Über hormonale Sterilisierung weiblicher Tiere mit Insulin. Med. Klinik. 1927. — *Voronoff*, Etudes sur la vicesse et la rajeunissent par la greffe. Paris 1825. — *Waldeyer*, Eierstock und Ei. Leipzig 1870. — *v. Winckel*, Pathologie der Sexualorgane, im Lichtdruck. 1881. — *Derselbe*, Lehrbuch der Frauenkrankheiten. 1890. — *Wintz*, Kastration mit Cholin. Arch. f. Gynäkol. Bd. 110. — *Derselbe*, Erfahrungen mit der Beeinflussung innersekretorischer Drüsen durch Röntgenstrahlen. Zeitschr. f. Strahlentherapie. 1927. — *Zondek*, Krankheiten der endokrinen Drüsen. Berlin 1923. — *Derselbe*, Das Ovarialhormon und seine klinische Anwendung. Klin. Wochenschr. 1926. — *Derselbe*, Ei und Hormon. Arch. f. Gynäkol. Bd. 132. Kongreßbericht. — *Derselbe*, Darstellung des weiblichen Sexualhormons aus dem Harn, insbesondere dem Harn der Schwangeren. Klin. Wochenschr. 1928. — *Zondek* und *Aschheim*, Experimentelle Untersuchungen über die Funktion und das Hormon des Ovariums. Arch. f. Gynäkol. 1925. — *Dieselben*, Ovarialhormon, Wachstum der Genitalien, sexuelle Frühreife. Klin. Wochenschr. 1926. — *Dieselben*, Ei und Hormon. Klin. Wochenschr. 1927. — *Dieselben*, Hypophysenvorderlappen und Ovarium. Arch. f. Gynäkol. 1927. — *Dieselben*, Das Hormon des Hypophysenvorderlappens. Klin. Wochenschr. 1927 u. 1928. — *Dieselben*, Ovulation in der Gravidität, ausgelöst durch Hypophysenvorderlappenhormon. Zeitschr. f. Endokrinologie. 1928. — *Zondek* und *Bernhardt*, Biologische Prüfung von Ovarialpräparaten. Klin. Wochenschr. 1925. — *Zondek* und *Brahn*, Über Darstellung des Ovarialhormons in wäßriger Lösung. Klin. Wochenschr. 1925.

III. Bildungsfehler der Geschlechtsgänge.

A. Mißbildungen der Eileiter.

Agues, Supernumerary fallopian tubes. Boston med. a. surg. journ. 1900. — *Albert*, Demonstration von accessorischen Tubenostien an beiden Tuben. Zentralbl. f. Gynäkol. 1899. — *Bab*, Über Duplizitas tubae fallopiae und ihre entwicklungsgeschichtliche Genese. Arch. f. Gynäkol. 1906. Nr. 77, S. 399. — *Blom*, Pseudoherm. fem. ext. Zentralbl. f. Gynäkol. 1895. S. 685. — *Blot*, Atrophie ou plutôt état rudim. d'un des ovaires. Gaz. méd. Paris. 1856. p. 808. — *Braun*, Über Abschnürung der Ovarien. Inaug.-Diss. Gießen 1896. — *Demons* und *Fieux*, Ref. Zentralbl. f. Gynäkol. 1903. S. 774. — *Deutschmann*, New York med. journ. a. med. record. Vol. 118, Nr. 9. 1923. — *Enders*, Zum Bau des Epoophoron und der Nebentuben. Inaug.-Diss. München 1902. — *Fabricius*, Über Cysten an der Tube, am Uterus und dessen Umgebung. Arch. f. Gynäkol. 1896. Nr. 50. — *Fromme* und *Heynemann*, Krankheiten des Eileiters. In Veits Handbuch der Gynäkologie. 2. Aufl. — *Hoehne*, Hypoplasie der Tuben usw. Zeitschr. f. Geburtsh. u. Gynäkol. Bd. 63, S. 107. 1909. — *Derselbe*, Verhandl. d. dtsch. Ges. f. Geburtsh. u. Gynäkologie, Dresden 1907. S. 767. Zentralbl. f. Gynäkol. 1923. Nr. 1. — *Kermauner*, Biologie und Pathologie des Weibes. Halban-Seitzs Biologie und Pathologie des Weibes. Bd. 3. Kapitel: Fehlbildungen der weiblichen Geschlechtsorgane, des Harnapparates usw. — *Kiati*, Über den entzündlichen Ursprung der Atresie und der heterotopen Epithelwucherung in den Tuben. Arch. f. Gynäkol. Bd. 128. 1926. — *Koßmann*, Über accessorische Tuben und Tubenostien. Zeitschr. f. Geburtsh. u. Gynäkol. Bd. 29. — *Derselbe*, Zur Pathologie der Urnierenreste des Weibes. Monatsschr. f. Geburtsh. u. Gynäkol. Bd. 1. — *Derselbe*, Mißbildungen und Lageanomalien der Eileiter in Martins Krankheiten der Eileiter. Leipzig 1895. — *Kraul*, Zur Anatomie und Entwicklungsgeschichte der isolierten und teilweisen Fehlbildungen. des Eileiters. Zentralbl. f. Gynäkol. 1926. Nr. 40, S. 25—46. — *Lahm*, Die kongenitale Ätiologie der Salpingitis isthmica nodosa. Zentralbl. f. Gynäkol. 1921. Nr. 4, S. 133. — *Langer*, Uterus masculin. Zt. d. Ges. d. Ärzte, Wien 1855. S. 242. — *Lovrich*, Zur Frage der primären Abdominalschwangerschaft. Monatsschr. f. Geburtsh. u. Gynäkol. 1908. S. 704. — *Mac Nelly*, Das Zusammentreffen von angeborenen Divertikeln der Tube mit Tubenschwangerschaft. Ref. Berichte über ges. Geburtsh. u. Gynäkol. Bd. 11, S. 617. 1927. — *Macnougthon-Jones*, Acessory fallopian tubes and their relation to broad ligament, cysts and hydrosalpinx. Journ. of obstetr. a. gynecol. of the Brit. Empire. 1904. — *Mayer, A.*, Hypoplasie und Infantilismus. Zeitschr. f. Geburtsh. u. Gynäkol. Bd. 15. — *Meyer, R.*, Hämatosalpinx bei atretischem doppeltem Genitalkanal. Zeitschr. f. Geburtsh. u. Gynäkol. Bd. 36. — *Derselbe*, Adenomyomatöse Schleimhautwucherungen in Uterus- und Tubenwand. Arch. f. pathol. Anat. Bd. 162, S. 394. 1903. — *Derselbe*, 3 Fälle von epithelialen Cysten am freien Rande der Tube. Zentralbl. f. Gynäkol. 1906. Nr. 18. — *Derselbe*, Zur Kenntnis der kranialen und caudalen Reste des Wolffschen Ganges beim Weibe usw. Zentralbl. f. Gynäkol. 1907. — *Natanson*, Zur Anatomie und Entwicklungsgeschichte des Uterus unicornis. Monatsschr. f. Geburtsh. u. Gynäkol. Bd. 20, S. 1195. 1904. — *Nürnberger*, Zur Kenntnis der kongenitalen Tubenanomalien. Zentralbl. f. Gynäkol. 1925. Nr. 3, S. 158. — *Noble*, Spontaneous amputation of tube and ovary. Americ. journ. of obstetr. a. gynecol. Vol. 42. — *Péan*, La France méd. 1897. p. 53. — *Penrose*, Congenital deformity of the fallopian tube. Americ. journ. of obstetr. a. gynecol. 1895. — *Ries*, Spontaneous amputation of both fallopian tubes. Americ. journ. of obstetr. Vol. 16. — *Riotte*, Schwangerschaft in einem Tubendivertikel. Ref. Ber. über d. ges. Gynäkol. u. Geburtsh. Bd. 9, S. 286. 1926. — *Rossa*, Die gestielten Anhänge des Ligamentum latum. Berlin 1899. — *Sänger*, Konzeption durch ein accessorisches Tubenostium. Monatsschr. f. Geburtsh. u. Gynäkol. Bd. 1. 1895. — *Derselbe*, 3 Fälle von Salpingoophorectomia duplex. Zentralbl. f. Gynäkol. 1896. Nr. 3. — *Sachs*, Einseitiger Mangel des Ovariums usw. Monatsschr. f. Geburtsh. u. Gynäkol. 1911. Bd. 33, S. 135. — *Schickele*, Einige Mißbildungen der Tube angeborenen und erworbenen Ursprungs. Beitr. z. Geburtsh. u. Gynäkol. Bd. 11. — *Schönholz*, Über angeborene Tubenanomalien. Zeitschrift f. Geburtsh. u. Gynäkol. Bd. 87, S. 56. — *Spencer*, Absence of the fallopian tubes. Brit. med. journ. Oct. 1910. — *Stolz*, Beitrag zu den cystischen Bildungen an der Tube. Monatsschr. f. Geburtsh. u. Gynäkol. Bd. 10. — *Stroebl*, Pseudohermaphroditismus masculinus. Beitr. z. pathol. Anat. u. z. allg. Pathol. Bd. 22, S. 300. 1897. — *Tecqmenne* und *Winiwarter* s. *Kermauner*. — *Thaler*, Atresie der linken Tube. Zentralbl. f. Gynäkol. 1914. Nr. 29. S. 1031. — *Vogel*, Zit. nach *Kermauner*. Halban-Seitz: Biologie und Pathologie des Weibes. Bd. 3, S. 330. — *Walthard*, Junges menschliches Ei im Mesosalpingiolum einer Nebentube. Zeitschr. f. Geburtsh. u. Gynäkol. Bd. 69, S. 553. 1911. — *Wetherill*, Supernumerary oviducts and typical hydatid of Morgagni. Americ. journ. of obstetr. a. gynecol. Vol. 34. — *Zaengler*, Über Tubenmißbildungen auf Grund kongenitaler Tubenabschnürungen. Inaug.-Diss. Heidelberg 1925.

B. Mißbildungen der Gebärmutter und der Scheide.

1. Zur Ätiologie.

Czerwenka, Uterus duplex et vagina septa. Monatsschr. f. Geburtsh. u. Gynäkol. Bd. 20. 1904. — *Falk*, Zur Kasuistik von Geschwulstbildung und Doppelbildung der Gebärmutter. Zentralbl. f. Gynäkol. 1898. — *Felix*, Mißbildungen der Müllerschen Gänge und ihrer Abkömmlinge. Festgabe der Züricher Universität. 1914. — *Frankl*, Beiträge zur Lehre vom Descensus testiculorum. Sitzungsber. d. Kaiserl. Akad. d. Wiss. Wien 1900. — *Derselbe*, Das runde Mutterband. Denkschriften d. Kaiserl. Akad. d. Wiss. Wien 1902. — *Fürst*, Bildungshemmungen des Utero-Vaginalkanales. Monatsschr. f. Geburtsh. u. Gynäkol. Bd. 30, S. 97. 1867. — *Hengge*, Über den distalen Teil der Wolffschen Gänge beim menschlichen Weibe. Inaug.-Diss. München 1900. — *Josephson*, Über die Neoplasmen der mißbildeten Gebärmutter. Arch. f. Gynäkol. Bd. 68. 1903. — *Marchand*, Mißbildungen. Eulenburgs Realencyklopädie. — *Meyer, R.*, Uterus bicornis mit rechtsseitigem rudimentärem Nebenhorn, Kürze und Dicke der Ligam. rotund. Verhandl. d. Berl. Ges. f. Geburtsh. u. Gynäkol. Zeitschr. f. Geburtsh. u. Gynäkol. 1898. 38. — *Derselbe*, Zur Entstehung des doppelten Uterus. Zeitschr. f. Geburtsh. u. Gynäkol. Bd. 38. 1898. — *Nagel*, Die weiblichen Geschlechtsorgane. v. Bardelebens Handbuch der Anatomie des Menschen. Jena 1896. — *Nöttebrock*, Zur Kenntnis der fetalen Peritonitis. Inaug.-Diss. Gießen 1904. — *Orthmann*, Fetale Peritonitis und Mißbildung. Monatsschr. f. Geburtsh. u. Gynäkol. Bd. 25. 1907. — *Pfannenstiel*, Schwangerschaft bei Uterus didelphys. Festschr. d. dtsch. Ges. f. Gynäkol. Wien 1894. — *Pick*, Gebärmutterverdoppelung und Geschwulstbildung unter Berücksichtigung ihres ätiologischen Zusammenhanges. Arch. f. Gynäkol. Bd. 50—53. 1896. — *Derselbe*, Zur Anatomie und Genese der doppelten Gebärmutter. Arch. f. Gynäkol. Bd. 55/56. 1898. — *Rebentisch*, Neubildungen am mißbildeten Uterus. Inaug.-Diss. Straßburg 1903. — *v. Recklinghausen*, Die Adenomyome und Cystadenome des Uterus und der Tubenwandung, ihre Abkunft von Resten des Wolffschen Körpers. Berlin 1896. — *Thomae*, Ätiologie der Gynatresien. Monatsschr. f. Geburtsh. u. Gynäkol. Bd. 38. Erg.-H. 1913. — *Schwalbe*, Über Vererbung von Mißbildungen. Problem der Vererbung in der Pathologie. Jahresber. über d. Fortschr. d. Anat. u. Entwicklungsgesch. von Schwalbe. 1904. — *v. Winckel*, Ätiologische Untersuchungen über einige sehr seltene fetale Mißbildungen. Münch. med. Wochenschr. 1896.

2. u. 3. Die einzelnen Bildungsfehler des Uterus und der Vagina.

Mangel eines und beider Müllerschen Fäden. Uterus duplex separatus mit Vagina duplex separata und Uterus rudimentarius solidus und partim excavatus.

Abbe, New method of creating a vagina in a case of congenital absence. New York med. journ. a. med. record. 1899. — *Alexander*, Demonstration einer genitalen Mißbildung. Zentralbl. f. Gynäkol. 1911. Nr. 16, S. 626. — *Bell*, Absence of uterus and vagina. Brit. med. journ. 1904. — *Bluhm*, Zur Kasuistik der Mißbildungen im weiblichen Genitale. Dtsch. med. Wochenschr. 1904. — *Boston*, Fehlen des Uterus bei 3 Schwestern und 3 Kusinen. Lancet 1907. — *Büttner*, Zur Lehre von der rudimentären Entwicklung der Müllerschen Gänge. Beitr. z. Geburtsh. u. Gynäkol. Bd. 14, S. 222. 1909. — *Coen*, Ann. univers. di med. e chirurg. Milano 1884. — *Cohn*, Inwieweit ist die Herstellung voller Genitalfunktion bei Gynatresien durch abdominelle Operation möglich? Zentralbl. f. Gynäkol. 1908. Nr. 50. — *Cotte*, Uterus unicornis. Lyon méd. 1907. — *Cullen*, Americ. journ. of obstetr. a. gynecol. 1910. p. 290. — *Daniel*, Kongenitale Nierenanomalien und Mißbildungen der weiblichen Geschlechtsorgane. Monatsschr. f. Geburtsh. u. Gynäkol. Bd. 20. 1904. — *Dirner*, Aplasia uteri. Zentralbl. f. Gynäkol. 1904. — *Donati*, Kasuistische Beiträge zum Scheidendefekt. Zentralbl. f. Gynäkol. 1902. — *Eberlin*, Kastration bei Vaginaldefekt und rudimentärem Uterus. Zeitschr. f. Geburtsh. u. Gynäkol. 1900. — *Engström*, Ein Fall von kongenitalem Defekt der Portio vaginalis mit Atresie. Mitt. d. gynäkol. Klinik Engström. Bd. 3. 1900. — *Erb*, Über Aplasie der Genitalien. Inaug.-Diss. Greifswald 1903. — *Falk*, Über Uterus rudimentarius cum vagina rudimentaria. Monatsschr. f. Geburtsh. u. Gynäkol. Bd. 23. 1906. — *v. Franqué*, Scheidenbildung usw. Monatsschr. f. Geburtsh. u. Gynäkol. Bd. 36, Erg.-H. S. 176. 1912. Zeitschr. f. Geburtsh. u. Gynäkol. Bd. 75, H. 1. — *Freund*, Demonstration eines Uterus bipartitus. Zentralbl. f. Gynäkol. 1908. — *Flatau*, Aplasie der Vagina und des Uterus. Hypoplasie der Adnexe. Münch. med. Wochenschr. 1903. — *Gemmell* und *Paterson*, Ref. Zentralbl. f. Gynäkol. 1913. Nr. 22, S. 834. — *Gersuny*, Plastik bei Vaginaldefekt. Zentralbl. f. Gynäkol. 1897. 1904. 1905. — *Gradenwitz*, Entfernung der inneren Genitalien bei Fehlen der Scheide. Zentralbl. f. Gynäkol. 1903. — *Grünbaum*, Berlin. klin. Wochenschr. 1910. S. 864. — *Halban*, Zur Therapie der Gynatresien. Zeitschr. f. Geburtsh. u. Gynäkol. Bd. 49. — *Derselbe*, Uterus duplex usw. Zentralbl. f. Gynäkol. 1900. S. 207. 1904. Nr. 1. — *Hofmann*, Aplasie des Uterus und der Vagina. Monatsschr. f. Geburtsh. u. Gynäkol. Bd. 18, S. 546. 1903. — *Hofmeier*, Über angeborene und erworbene Verschlüsse der weiblichen Genitalien und deren Behandlung. Zeitschr. f. Geburtsh. u. Gynäkol. Bd. 52. 1904. — *Josseline de Jong*, Ref. Frommels Jahresberichte 1906. S. 180. — *Kehrer, E.*, Das Nebenhorn des doppelten Uterus. Inaug.-Diss. Heidelberg 1899. — *Kleinhans*, Uterus rudimentarius cum vagina rudimentaria. Wien. klin. Wochenschr. 1902. — *Krevet*, Kastration bei fehlender Scheide und doppelter getrennter Gebärmutter. Zeitschr. f. Geburtsh. u. Gynäkol. Bd. 46. 1901. — *Kirchgässer*, Oophorectomia dextra wegen dysmenorrhoischer Beschwerden bei rudimentärem Uterus unicornis solidus und völligem Fehlen der linken Adnexe. Zentralbl. f. Gynäkol. Bd. 20. — *Küster*, Uterus bipartitus. Zentralbl. f. Gynäkol. Bd. 35, S. 692, 1911. — *Küstner*, Defekt der Vagina. Dtsch. med. Wochenschr. 1900. — *Loehlein*, Uterus didelphys. Zentralbl. f. Gynäkol.

Bd. 18. 1894. — *Mackenrodt,*, Über den künstlichen Ersatz der Scheide. Zentralbl. f. Gynäkol. Bd. 20. 1896. — *Mangoldt,* Die künstliche Bildung einer Scheide bei rudimentärer Entwicklung derselben. Zentralbl. f. Gynäkol. Bd. 20. 1896. — *Mond,* Amenorrhoe bei 40jähriger Frau mit völliger Aplasie der Genitalien. Monatsschr. f. Geburtsh. u. Gynäkol. Bd. 19. — *Martin, A.,* Bildung einer künstlichen Scheide. Münch. med. Wochenschr. 1907. — *Mühl,* Rudimentäre Entwicklung von Uterus und Vagina. Inaug.-Diss. Greifswald 1902. — *Müllerheim,* Angeborener vollständiger Mangel der Scheide und der Gebärmutter bei 20jährigem Mädchen. Zeitschr. f. Geburtsh. u. Gynäkol. Bd. 38. 1898. — *Natanson,* Zur Anatomie und Entwicklungsgeschichte des Uterus unicornis. Monatsschr. f. Geburtsh. u. Gynäkol. Bd. 20. 1904. — *Novikoff,* Ref. Frommels Jahresberichte. 1907. S. 70. — *Okinczyz* und *Huel,* Ref. Zentralbl. f. Gynäkol. 1922. Nr. 21, S. 870. — *Orthmann,* Fetale Peritonitis und Mißbildung. Monatsschr. f. Geburtsh. u. Gynäkol. Bd. 25. 1927. — *Palm,* Defectus uteri. Berlin. Geb.-Ges. Zentralbl. f. Gynäkol. 1906. — *v. Pauer,* Ein Fall von Uterus duplex separatus. Zentralbl. f. Gynäkol. 1902. — *Pantnig,* Brit. med. journ. 1912. — *Peham,* Fall von Verkümmerung der inneren Genitalien. Wien. klin. Wochenschr. 1905. — *Pfannenstiel,* Eine neue plastische Operation bei umfangreichen Atresien. Beitr. z. Geburtsh. u. Gynäkol. 1902. — *Pfister,* 2 seltene Fälle von kongenitaler Mißbildung. Dtsch. med. Wochenschr. 1904. — *Plaut,* Aplasie der inneren Genitalien. Zentralbl. f. Gynäkol. Bd. 20. 1896. — *Polk,* Lancet. Bd. 1, S. 514. 1883. — *Savor,* Demonstration eines rudimentären Uterus. Zentralbl. f. Gynäkol. Bd. 22. 1898. — *Schallehn,* Uterus unicornis. Monatsschr. f. Geburtsh. u. Gynäkol. Bd. 20. 1904. — *Schubert,* Scheidenbildung usw. Zentralbl. f. Gynäkol. 1911. S. 117. 1921. S. 229. 1923. S. 347. — *Schwartz,* Über einen Fall von angeborenem Mangel der unteren zwei Drittel der Scheide usw. Rev. des gynécol. et de chirurg. abdom. 1897. — *Serdjukoff,* Med. Klinik. 1923. Nr. 31, S. 1086. — *Sitsinsky,* Zur Frage über die Bildung einer künstlichen Scheide. Monatsschr. f. Geburtsh. u. Gynäkol. Bd. 11. 1900. — *Smith,* Uterus unicornis. Lancet. 1898. — *Snegirew,* Künstliche Herstellung der Vagina bei Fehlen sämtlicher innerer Geschlechtsorgane. Zentralbl. f. Gynäkol. 1904. — *Derselbe,* 2 neue Fälle von usw. Zentralbl. f. Gynäkol. 1904. — *Stoeckel,* Künstliche Vagina. Zentralbl. f. Gynäkol. 1912. Nr. 1. Monatsschrift f. Geburtsh. u. Gynäkol. 1919. H. 2. — *Tennberg,* Beitrag zur Kenntnis der angeborenen Mißbildungen der weiblichen Geschlechtsorgane. Monatsschr. f. Geburtsh. u. Gynäkol. Bd. 6. 1897. — *Treub,* Uterus unicornis dexter mit blindendigender Tube. Zentralbl. f. Gynäkol. 1904. — *v. Weiß,* 3 Fälle von rudimentärer Entwicklung des Uterus. Zentralbl. f. Gynäkol. 1900. — *Weißwange,* Uterus rudimentarius cum vagina rud. Zentralbl. f. Gynäkol. 1903.

Uterus bicornis mit wirklich rudimentärem Nebenhorn.

Abel, Fall von Hämatometra im rechten atretischen Nebenhorn eines Uterus duplex mit Hämatosalpinx. Berlin. klin. Wochenschr. 1901. — *Bogdanowics,* Graviditas in cornu rudimentario uteri bicornis. Zentralbl. f. Gynäkol. 1913. S. 1204. — *Braus,* Beitrag zur Gravidität im rudimentären Uterushorn. Zentralbl. f. Gynäkol. 1912. Nr. 36. — *Bretschneider,* Demonstration eines Präparates von Gravidität in einem rudimentären Nebenhorn. Zentralbl. f. Gynäkol. 1904. — *Bürger,* Demonstration eines Uterus bicornis mit rudimentär entwickeltem rechten Horn usw. Zentralbl. f. Gynäkol. 1904. — *Dogliotti,* Ref. Zentralbl. 1924. Nr. 17. — *Engström,* Über Schwangerschaft im unvollkommen entwickelten Horn. Mitt. aus der Klinik Engström. Berlin 1900. — *Flatau,* Rudimentäres Uterushorn mit dreimonatlicher Frucht. Münch. med. Wochenschr. 1907. — *Fraenkel,* Ausgetragene Schwangerschaft im atretischen Horn usw. Monatsschr. f. Geburtsh. u. Gynäkol. Bd. 18. 1903. — *v. Franqué,* Bluthaltige Cyste des Gartnerschen Ganges usw. Verhandl. d. dtsch. Ges. f. Gynäkol. Gießen 1901. — *Freund,* Zur Gravidität und Hämatometra des atretischen Nebenhornes. Arch. f. Gynäkol. Bd. 79. 1906. — *Fuchs,* Zur Kenntnis der Eiimplantation im rudimentären Nebenhorn. Beitr. z. Geburtsh. u. Gynäkol. Bd. 11. — *Garkisch,* Geburtshindernisse seitens der Weichteile usw. Prager med. Wochenschr. 1905. — *Glockner,* Demonstration eines operativ gewonnenen Präparates usw. Zentralbl. f. Gynäkol. 1901. — *Godart,* Uterus unicorne droit etc. Bull. de la soc. belge de gynécol. et d'obstetr. 1898. — *Goullioud,* Ref. Zentralbl. f. Gynäkol. 1913. Nr. 11, S. 404. — *Gummert,* Rudimentäres Nebenhorn des Uterus. Monatsschr. f. Geburtsh. u. Gynäkol. Bd. 23. 1906. — *Hoepfl,* Fall von ausgetragener Nebenhornschwangerschaft. Münch. med. Wochenschr. 1895. — *Hoff,* Beitrag zur Histologie der Schwangerschaft usw. Arch. f. Gynäkol. Bd. 80. 1906. — *Hofmeier,* Uterus bilocularis mit Hämatometra usw. Zeitschr. f. Geburtsh. u. Gynäkol. Bd. 59. 1904. — *Derselbe,* Gravidität im rudimentären Nebenhorn. Dtsch. med. Wochenschr. 1903. — *Jakobi,* Über Gravidität im rudimentären Horne des Uterus bicornis. Inaug.-Diss. Leipzig 1901. — *Justi,* Schwangerschaft im verkümmerten Nebenhorn usw. Zeitschr. f. angew. Anat. u. Konstitutionslehre. 1918. III, H. 3/4. — *Kehrer,* Das Nebenhorn des doppelten Uterus. Inaug.-Diss. Heidelberg 1899. — *Knauer,* Ausgetragene Schwangerschaft im rudimentären Nebenhorn. Monatsschr. f.

Geburtsh. u. Gynäkol. Bd. 20. — *Kroenig*, Zur Kasuistik der Schwangerschaft im rudimentären Nebenhorn. Zentralbl. f. Gynäkol. 1902. — *Krull*, Vier Fälle von Schwangerschaft im rudimentären Nebenhorn des Uterus. Arch. f. Gynäkol. Bd. 62. — *Küstner*, Die Gravidität im rudimentären Horn. P. Müllers Handbuch der Geburtshilfe. 1899. — *Derselbe*, Gravidität im rudimentären Nebenhorn. Monatsschr. f. Geburtsh. u. Gynäkol. Bd. 23. — *Limnel*, Anatomische Befunde in einem Fall von Nebenhornschwangerschaft. Arch. f. Gynäkol. Bd. 21. — *Mendel*, Hämatometra in cornu rudimentario uteri bicornis. Leipzig 1905. — *Meyer, R.*, Uterus bicornis mit rechtsseitigem rudimentärem Nebenhorn. Zeitschr. f. Geburtsh. u. Gynäkol. Bd. 38. — *Meyerhoff*, Ein Fall von Ruptur des schwangeren Nebenhornes. Inaug.-Diss. Straßburg 1902. — *Mückel*, Über Schwangerschaft im atretischen Horne eines Uterus bicornis unicollis. Monatsschr. f. Geburtsh. u. Gynäkol. Bd. 10. — *Opitz*, Eine Hämatometra im rechten atretischen Horn eines Uterus bilocularis. Zeitschr. f. Geburtsh. u. Gynäkol. Bd. 45. — *Paltauf*, Uterus unicornis. Jahrb. d. Ges. f. Ärzte in Wien. 1885. — *Reifferscheidt*, Ausgetragene Schwangerschaft im rudimentären Nebenhorn eines Uterus bicornis. Monatsschr. f. Geburtsh. u. Gynäkol. Bd. 26. — *Riedinger*, Ein Fall von Schwangerschaft in der geschlossenen Hälfte eines Uterus bilocularis. Wien. klin. Wochenschr. 1889. — *Scheffzeck*, Beiträge zur Extrauterin- und Nebenhorngravidität. Arch. f. Gynäkol. Bd. 83. — *Schröder*, Gravidität im rudimentären Nebenhorn. Verhandl. d. Naturforschervers. in München 1899. — *Sieber*, Dtsch. med. Wochenschr. 1911. S. 1657. — *Smoler*, Zur Kasuistik der Schwangerschaft in einem rudimentären Uterushorn. Prager med. Wochenschr. 1897. — *Sodan*, Über Schwangerschaft im rudimentären Nebenhorn. Inaug.-Diss. Königsberg 1898. — *Taylor*, Uterus bicornis with rud. horn. Brit. journ. of gynecol. 1902. — *Thaler*, Atresie der linken Tube. Zentralbl. f. Gynäkol. 1914. Nr. 29. — *Thyrinen*, Ein Fall von Schwangerschaft im rudimentären Nebenhorn. Inaug.-Diss. Bonn 1900. — *Treub*, Demonstration eines ausgetragenen Fetus im linken rudimentären Nebenhorn. Zentralbl. f. Gynäkol. 1904. — *Topp*, Ein Fall von ausgetragener Schwangerschaft usw. Inaug.-Diss. Bonn 1907. — *Werner*, Über Gravidität in der verschlossenen Hälfte eines Uterus bilocularis. Beitr. z. Geburtsh. u. Gynäkol. Bd. 9. — *Werth*, Die Extrauteringravidität. v. Winckels Handbuch der Geburtshilfe. Wiesbaden 1904. — *Derselbe*, 2 Operationspräparate von Nebenhornschwangerschaft. Münch. med. Wochenschr. 1901. — *Wertheim*, Schwangerschaft und Geburt bei Mißbildung der Gebärmutter. v. Winckels Handbuch der Geburtshilfe. Wiesbaden 1904. — *Zillesen*, Hämatometra in dem verschlossenen rudimentären Horne eines Uterus bilocularis. Inaug.-Diss. Jena 1899.

Uterus bicornis, Uterus introrsum arcuatus, Uterus planifundalis, Uterus foras arcuatus, septus, subseptus, simplex. Vagina septa, subsepta, simplex.

Abraham, Über Mißbildung der inneren weiblichen Genitalien. Monatsschr. f. Geburtsh. u. Gynäkol. 1897. — *Amann*, Hämatometra lateralis. Verhandl. d. dtsch. Ges. f. Gynäkol. Gießen 1901. — *Bab*, Uterus duplex und Hypertrichosis. Zeitschr. f. Geburtsh. u. Gynäkol. 1918. S. 365. — *Beckmann*, Uterusverdoppelung und Zwillingsschwangerschaft. Inaug.-Diss. Breslau 1921. — *Bernard*, Geburtshilfliche Bedeutungen der Doppelmißbildungen. Inaug.-Diss. Leipzig 1904. — *Bertlich*, Schwangerschafts- und Geburtsstörungen bei Mißbildungen des Uterus usw. Inaug.-Diss. Heidelberg 1913. — *Braun*, Zentralbl. f. Gynäkol. 1895. S. 579. — *Brennecke*, Uterus bicornis unicollis. Münch. med. Wochenschr. Nr. 47. — *Bruckner*, Operierte Fälle von Uterus bicornis. Prof. Benedikt-Festschrift. Budapest 1923. — *Calmann*, Schwangeres Uterushorn eines Uterus bicornis. Zentralbl. f. Gynäkol. 1921. Nr. 29. — *Cohn*, Inwieweit ist die Herstellung voller Genitalfunktion usw. Zentralbl. f. Gynäkol. 1908. — *Czerwenka*, Uterus duplex separatus cum vagina dupl. separata mit Carcinom der linken Portio. Monatsschr. f. Geburtsh. u. Gynäkol. Bd. 20. 1904. — *Dilger*, Uterus bicornis septus und Vagina septa. Inaug.-Diss. Gießen 1902. — *Dirner*, Uterus bicornis duplex und gravidus. Zentralbl. f. Gynäkol. 1901. — *Derselbe*, Uterus didelphys. Arch. f. Gynäkol. 1901. 63. — *Donald* und *Walls*, Spontanruptur eines schwangeren Uterus bicornis. Münch. med. Wochenschr. 1903. — *Dougall*, Kaiserschnitt wegen Geburtshindernisses usw. Ref. Zentralbl. f. Gynäkol. 1922. Nr. 20, S. 823. — *Dreifus*, Über einen Fall von Drillingsgeburt bei einem Uterus bicornis unicollis. Münch. med. Wochenschr. 1905. — *Dünning*, Zentralbl. f. Gynäkol. 1889. S. 774. — *Durlacher*, Über eine Frühgeburtseinleitung usw. Münch. med. Wochenschr. 1913. Nr. 34. — *Edward*, Ref. Zentralbl. f. Gynäkol. 1913. Nr. 11, S. 405. — *Eymer*, Zur Symptomatologie und Therapie des sog. Uterus duplex. Zentralbl. f. Gynäkol. 1923. Nr. 32, S. 1281. — *Falk*, Uterus didelphys usw. Dtsch. med. Wochenschr. 1902. — *Felix*, Mißbildungen der Müllerschen Gänge usw. Festgabe der Züricher Universität 1914. — *Fraenkel*, Ausgetragene Schwangerschaft im atretischen Horn eines Uterus bicornis bicollis. Monatsschr. f. Geburtsh. u. Gynäkol. Bd. 18. 1903. — *Frankl*, Über Mißbildungen der Gebärmutter usw. Volkmanns klin. Vorträge. 363. — *Freund, H.*, Zur Ätiologie der Uterusmyome. Zeitschr. f. Geburtsh. u. Gynäkol. Bd. 74, H. 1. — *Freund, R.*, Zur Gravidität und Hämatometra des atretischen Nebenhornes. Arch. f. Gynäkol. Bd. 79. 1906. — *Fuchs*, Die Metroplastik des Spaltuterus. Zentralbl. f. Gynäkol. 1926. Nr. 1, S. 39. — *Garkisch*, Geburtshindernisse seitens der Weichteile usw. Prager med. Wochenschr. 1905. — *Goldberg*, Über Verdoppelung des Uterus. Inaug.-Diss. Freiburg i. Br. 1898. — *Goldenstein*, Frühgeburt im 8. Monat im Uterus bilocularis. Zentralbl. f. Gynäkol. 1906. — *Grabl*, Schwangerschaft und Geburt bei Mißbildung des weiblichen Genitales. Inaug.-Diss. Straßburg 1903. — *Grohé*, Duplizitas intestini crassi cum utero et vagina duplize. Dtsch. Zeitschr. f. Chirurg. 55. — *Grossowski*, Über die operative Behandlung der Doppelbildung der weiblichen Genitalien. Inaug.-Diss. München 1908. — *v. Guérard*, Doppelte Schwangerschaft bei Doppelbildung des Uterus. Monatsschr. f. Geburtsh. u. Gynäkol. Bd. 7. 1898. — *Gummert*, Uterus bicornis duplex. Monatsschr. f. Geburtsh. u. Gynäkol. Bd. 18. 1903. — *Halban*, Uterus duplex mit interessantem Geburtsverlauf. Zentralbl. f. Gynäkol. 1900. — *Hammerschlag*, Demonstration einer Gravidität im rechten Horn eines Uterus bicornis unicollis. Zentralbl. f. Gynäkol. 1914. Nr. 13, S. 481. — *Harter*, Die Entwicklungsstörungen am weiblichen Körper bei Doppelmißbildungen des Genitaltractus. Inaug.-Diss. Freiburg 1902. — *Hegar*, Abnorme Behaarung und Uterus duplex. Beitr. z. Geburtsh. u. Gynäkol. 1. — *Hellier*, Geburtsstörung durch das vaginale Septum usw. Monatsschr. f. Geburtsh. u. Gynäkol. Bd. 19. 1904. — *Henrich*, Beitrag zur Geburt bei Doppelmißbildung der weiblichen Genitalien. Zentralbl. f. Gynäkol. 1908. — *Hessert*, Uterus bicornis usw. Americ. journ. of obstetr. a. gynecol. 1902. — *Higuchi-Shigeji*, Über die Verdoppelung des Uterovaginalkanales. Inaug.-Diss. Rostock 1902. — *Hofmeier*, Über angeborene und erworbene Verschlüsse der weiblichen Genitalien und deren Behandlung. Zeitschr. f. Geburtsh. u. Gynäkol. Bd. 53. — *v. Holst*, Pyometra in der kongenital verschlossenen Hälfte eines Uterus duplex. Zentralbl. f. Gynäkol. 1907. — *Holzapfel*, Retroflexion der nicht graviden Hälfte usw. Zentralbl. f. Gynäkol. 1893. — *Jackson*, Akute Darmlähmung infolge von Schwangerschaft in einem Uterus bicornis. Ref. Zentralbl. f. Gynäkol. 1920. Nr. 44. — *Johannsen*, Geburt bei Uterus bicornis unicollis. Zentralbl. f. Gynäkol. 1924. Nr. 3, S. 91. — *Kalmanowitsch*, Schwere Veränderungen der Extremitäten usw. Gynäkol. Rundschau. 1913. H. 11—14. — *Katz*, Über Blutanhäufungen bei doppelten Genitalien mit Verschluß einer Seite. Arch. f. Gynäkol. Bd. 74. 1905. — *Kermauner*, Fehlbildungen der weiblichen Geschlechtsorgane usw. Siehe Handbuch Halban-Seitz: Biologie und Pathologie des Weibes. Bd. 3. — *Kirchbach*, Uterus bicornis unicollis mit usw. Zentralbl. f. Gynäkol. 1914. Nr. 6, S. 251. — *Klaatsch*, Monatsschr. f. Geburtsh. u. Gynäkol. Bd. 38, S. 112. 1913. — *v. Klein*, Uterus bicornis als Ätiologie chronischer Querlage. Zentralbl. f. Gynäkol. 1913. Nr. 13, S. 452. — *Koslenko*, Ein Fall von Geburt bei Uterus bicornis duplex. Zentralbl. f. Gynäkol. 1902. — *Kouwer*, Linksseitiges schwangeres Uterushorn usw. Zentralbl. f. Gynäkol. 1904. — *Kraul*, Einteilung bei Uterus bicornis. Zentralbl. f. Gynäkol. 1926. Nr. 46, S. 2976. — *Krevet*, Kastration bei Fehlen der Scheide usw. Zeitschr. f. Geburtsh. u. Gynäkol. Bd. 46. — *Küstner*, Demonstration eines Uterus bicornis. Zentralbl. f. Gynäkol. 1919. Nr. 11, S. 211. — *Lauwers* und *Daels*, Ref. Zentralbl. f. Gynäkol. 1912. Nr. 5, S. 153. — *Lee*, Uterus bipartitus cum vagina separata usw. Monatsschr. f. Geburtsh. u. Gynäkol. Bd. 20. 1904. — *Lichtenstein*, Ätiologie der Doppelmißbildungen der weiblichen Genitalien. Zentralbl. f. Gynäkol. 1921. Nr. 27. — *Derselbe*, Demonstration eines Uterus bicornis unicollis. Zentralbl. f. Gynäkol. 1922. Nr. 31, S. 1272. — *Longyear*, The surgical treatment etc. Journ. of the Americ. med. assoc. 1904. — *Mackenrodt*, Uterus duplex bicornis. Zeitschr. f. Geburtsh. u. Gynäkol. Bd. 42. — *Maire*, Utérus double etc. Bull. de la soc. d'obstétr. et de gynécol. 1902. *v. Meer*, Beitrag zur Geburt bei Uterus bicornis unicollis usw. Beitr. z. Geburtsh. u. Gynäkol. Bd. 3. — *Meyer, R.*, Hämatosalpinx bei atretischem doppeltem Genitalkanal. Zeitschr. f. Geburtsh. u. Gynäkol. Bd. 36; ebenda Bd. 38, S. 16. — *Derselbe*, Uterus bilocularis usw. Ref. Frommels Jahresberichte. 1909. S. 619. — *Derselbe*, Zur Entstehung des doppelten Uterus. Zeitschr. f. Geburtsh. u. Gynäkol. Bd. 38. — *Müller, V.*, Zur Kasuistik der Geburten bei Entwicklungsfehlern der weiblichen Genitalien. Inaug.-Diss. Bonn 1903. — *Münzberg*, Die Pathologie und Therapie der Doppelbildungen des Uterus. Inaug.-Diss. 1916. — *Opitz*, Uterus duplex bei einfacher Scheide usw. Zeitschr. f. Geburtsh. u. Gynäkol. Bd. 40. — *Derselbe*, Eine Hämatometra im rechten atretischen Horn eines Uterus bilocularis. Zeitschr. f. Geburtsh. u. Gynäkol. Bd. 45. — *Pankow*, Ein Fall von Duplizität der weiblichen Genitalien. Dtsch. med. Wochenschr. 1903. — *Pfannenstiel*, Über Schwangerschaft bei Uterus didelphys. Festschrift d. dtsch. Ges. f. Gynäkol. 1894. — *Phillips*, 2 Fälle von Kaiserschnitt wegen Schwangerschaft in einem Uterus bicornis unicollis. Ref. Zentralbl. f. Gynäkol. 1922. Nr. 20, S. 823. — *Pick*, Zur Anatomie und Genese der doppelten Gebärmutter. Arch. f. Gynäkol. Bd. 57. 1899. — *Polano*, Kaiserschnitt bei Uterus bicornis usw. Zentralbl. f. Gynäkol. 1911. Nr. 40, S. 1398. — *Pollak*, Die Geburt bei Uterus duplex separatus und Vagina separata. Arch. f. Gynäkol. Bd. 75. 1905. — *Potocki*, Ref. Zentralbl. f. Gynäkol. 1921. Nr. 19, S. 691. — *Quénu* et *Le Sourd*, Des opérations conservatrices dans le traitement des utérus didelphes à corps indépendants.

Rev. de chirurg. 1906. — *Rauscher*, Vagina duplex subsepta et Uterus subseptus. Zentralbl. f. Gynäkol. 1905. — *Reichel*, Uterus bicornis duplex. Münch. med. Wochenschr. 1902. — *Reifferscheidt*, Ausgetragene Schwangerschaft im rudimentären Nebenhorn eines Uterus bicornis. Monatsschr. f. Geburtsh. u. Gynäkol. Bd. 26. 1907. — *Riedinger*, Ein Fall von Schwangerschaft in der geschlossenen Hälfte eines Uterus bilocularis. Wien. klin. Wochenschr. 1889. — *Rosenfeld*, Fall von Uterus duplex mit Hämatokolpos bei Atresie der linken Scheide. Münch. med. Wochenschr. 1907. — *Rudl*, Uterus bicornis mit Zwillingsschwangerschaft und Placenta incarcerata. Wien. klin. Wochenschr. 1902. — *Ruge, P.*, Schwangerschaft bei Uterus septus. Zeitschr. f. Geburtsh. u. Gynäkol. Bd. 10. — *Scheu*, Über Gravidität bei Uterus bicornis septus cum Vagina septa. Inaug.-Diss. München 1902. — *Schottländer*, Uterus bicornis unicollis cum Vagina subsepta. Arch. f. Gynäkol. Bd. 81. 1907. — *Seiler*, Über Uterus subseptus. Inaug.-Diss. Heidelberg 1903. — *Senger*, Über einen operativ geheilten Fall usw. Berlin. klin. Wochenschr. 1902. — *Shoemaker*, Schwangerschaft im Uterus septus. Americ. journ. of obstetr. a. gynecol. 1901. — *Siebourg*, Fall von Uterus biforis subseptus unicorporeus. Zentralbl. f. Gynäkol. 1901. — *Siedentopf*, 2 Fälle von Uterus bicornis unicollis. Münch. med. Wochenschr. 1902. — *Siegmund*, Diagnostische Irrtümer bei Doppelmißbildungen der Gebärmutter. Monatsschr. f. Geburtsh. u. Gynäkol. Bd. 76, H. 1. — *Straßmann*, Die operative Vereinigung eines doppelten Uterus usw. Zentralbl. f. Gynäkol. 1907. — *Stratz*, Blutanhäufungen bei einfachen und doppelten Genitalien. Zeitschr. f. Geburtsh. u. Gynäkol. Bd. 45. — *Suwalki*, Inaug.-Diss. München 1911. — *Thomae*, Ein genau beobachteter Fall von Uterus bicornis septus cum Vagina septa. Inaug.-Diss. Leipzig 1904. — *Trappet*, Über Schwangerschaft und Geburt bei doppeltem Uterus. Inaug.-Diss. Bonn 1906. — *Tschudy*, Sectio caesarea bei Uterus didelphys. Arch. f. Gynäkol. Bd. 49. 1895. — *Ubbens*, Dystokie bei Uterus duplex. Inaug.-Diss. Groningen 1915. — *Wagner*, 3 Geburtsfälle bei Uterus septus. Zeitschr. f. Geburtsh. u. Gynäkol. Bd. 40. — *Walther*, Gleichzeitige intra- und extrauterine Gravidität bei Uterus septus. Zeitschr. f. Geburtsh. u. Gynäkol. Bd. 33. — *Wegener*, Zwillingsschwangerschaft im Uterus bicornis duplex. Inaug.-Diss. Greifswald 1922. — *Weeber*, Über Uterus bicornis unicollis und seine Beziehung zu Schwangerschaft und Geburt. Inaug.-Diss. Straßburg 1902. — *Werner*, Über Gravidität in der verschlossenen Hälfte eines Uterus bilocularis. Beitr. z. Geburtsh. u. Gynäkol. Bd. 9. — *Werner, P.*, Über einen Fall von angeborener Skoliose. Arch. f. Gynäkol. Bd. 104. H. 2. 1915. — *Werth*, Retention einer ausgetragenen Frucht usw. Arch. f. Gynäkol. Bd. 17. 1881. — *Wertheim*, Schwangerschaft und Geburt bei Mißbildungen der Gebärmutter. In v. Winckels Handbuch der Geburtshilfe. 1904. — *Winter*, Gravidität im verschlossenen Horn eines Uterus bicornis. Zeitschr. f. Geburtsh. u. Gynäkol. Bd. 24.

Uterus fetalis, Uterus infantilis, Uterus infantilis pubescens, Uterus virgineus. Uterus inaequalis sive obliquus. Uterus hypoplasticus.

Anton, Form und Ursache des Infantilismus. Zeitschr. f. d. ges. Neurol. u. Psychiatrie. Bd. 63. — *Bayer*, Zur Entwicklungsgeschichte der Gebärmutter. Dtsch. Arch. f. klin. Med. Bd. 73. — *Freund, W. A.*, Zur Anatomie, Physiologie und Pathologie der Douglas-Tasche. Beitr. z. Geburtsh. u. Gynäkol. Bd. 2. — *Derselbe*, Zur Anatomie und Pathologie der Dehiszenz des graviden Uterus. Beitr. z. Geburtsh. u. Gynäkol. Bd. 4. — *Freund, R.*, Abnorme Behaarung bei Entwicklungsstörungen. Beitr. z. Geburtsh. u. Gynäkol. Bd. 3. — *v. Friedländer*, Über einige Wachstumsveränderungen des kindlichen Uterus und ihre Rückwirkung auf die spätere Funktion. Arch. f. Gynäkol. Bd. 54. — *Hegar*, Abnorme Behaarung und Uterus duplex. Beitr. z. Geburtsh. u. Gynäkol. Bd. 1. — *Derselbe*, Zur abnormen Behaarung. Beitr. z. Geburtsh. u. Gynäkol. Bd. 4. — *Derselbe*, Tuberkulose und Bildungsfehler. Münch. med. Wochenschr. 1899. — *Derselbe*, Korrelation der Keimdrüsen und Geschlechtsbestimmung. Beitr. z. Geburtsh. u. Gynäkol. Bd. 7. — *Derselbe*, Entwicklungsstörungen, Fetalismus und Infantilismus. Münch. med. Wochenschr. 1905. — *Hegar, K.*, Über Infantilismus und Hypoplasie des Uterus. Beitr. z. Geburtsh. u. Gynäkol. Bd. 10. — *Derselbe*, Beiträge zur Kenntnis des infantilen Uterus und zur Würdigung seiner klinischen Bedeutung. Beitr. z. Geburtsh. u. Gynäkol. Bd. 12. — *Kermauner*, Fehlbildungen der weiblichen Geschlechtsorgane, des Harnapparates usw. Siehe Handbuch der Frauenheilkunde und Geburtshilfe: Biologie und Pathologie des Weibes, Halban-Seitz. Bd. 3. — *Kleinwächter*, Die mangelhafte Entwicklung des Uterus. Wien. med. Presse. Bd. 40. — *Mathes*, Über Enteroptose. Arch. f. Gynäkol. Bd. 77. — *Derselbe*, Die Konstitutionstypen des Weibes usw. Halban-Seitz: Biologie und Pathologie des Weibes. Bd. 3. — *Mayer*, Ein Beitrag zur Lehre von der Hypoplasie der Genitalien und vom Infantilismus auf Grund von klinischen Beobachtungen. Beitr. z. Geburtsh. u. Gynäkol. Bd. 12. — *Pfannenstiel*, Über die geburtshilflichen Hilfsoperationen bei abnormer Enge und bei unvollkommener Erweiterung der Weichteile. Münch. med. Wochenschr. 1909. — *Rühl*, Über einen Fall von vorderem Uterus-Scheidenschnitt infolge hochgradiger Rigidität der Cervix usw. Zentralbl. f. Gynäkol. 1903. — *Pollak*, Beiträge zur Kenntnis der Hypoplasia uteri. Wien. klin. Rundschau. 1904. — *Schaeffer*, Untersuchungen über Anomalien der Placentarstruktur hypoplastischer Uteri und deren Folgen. Arch. f. Gynäkol. Bd. 76. — *Derselbe*, Über Zerreißung des Scheidengewölbes sub coitu und andere seltenere Kohabitationsverletzungen. Zentralbl. f. Gynäkol. 1900. — *Schickele*, Schwangerschaft in einem Uterusdivertikel. Beitr. z. Geburtsh. u. Gynäkol. Bd. 8. — *Schön*, 2 Fälle von Infantilismus. Neurol. Zentralbl. 1899. — *Scholz*, Klinische und pathologisch-anatomische Untersuchungen über Kretinismus. Berlin: Hirschwald 1906. — *Sellheim*, Bildungsfehler beim weiblichen Geschlecht. Wien. med. Wochenschr. 1901. — *Derselbe*, Über Entwicklungsstörungen. Verhandl. d. dtsch. Ges. f. Gynäkol. 1901. — *Derselbe*, Über unvollkommenen Descensus ovariorum. Beitr. z. Geburtsh. u. Gynäkol. Bd. 5. — *Stieda*, Chlorose und Entwicklungsstörungen. Zeitschr. f. Geburtsh. u. Gynäkol. Bd. 33. — *Stone*, The infantile uterus. Americ. journ. of obstetr. a. gynecol. Vol. 37. — *Tandler*, Über Infantilismus. Wien. med. Presse. 1907. — *Theilhaber*, Beiträge zu der Lehre von den Erkrankungen des Mesometriums. Verhandl. d. dtsch. Ges. f. Gynäkol. 1901. — *Weygandt*, Der heutige Stand der Lehre vom Kretinismus. Halle 1904. — *Wienert*, Über Bildungsfehler. Inaug.-Diss. Freiburg 1901. — *Zondek* und *Aschheim*, Das Hormon des Hypophysenvorderlappens. Klin. Wochenschr. 1928. Nr. 18 (s. hier die übrige Literatur).

C. Die angeborenen Verschlüsse der Geschlechtsgänge.

Abel, Ein Fall von Hämatometra usw. Berlin. klin. Wochenschr. 1901. — *Adler*, Behandlung des angeborenen Scheidenverschlusses. Zentralbl. f. Gynäkol. 1918. Nr. 17, S. 291. — *Amann*, Drei Fälle von Uterus duplex. Monatsschr. f. Geburtsh. u. Gynäkol. Bd. 12. 1900. — *Amberg*, Ein Beitrag zur Lehre von den Gynatresien. Inaug.-Diss. Heidelberg 1899. — *Berkenheier*, Beiträge zur Kenntnis von der Atresia vaginalis und vestibularis. Inaug.-Diss. München 1906. — *Bernard*, Des cloisons congénitales du vagin etc. Thèse de Paris. 1898. — *Beuttner*, Beitrag zum Studium der pathologischen Anatomie der Atresia hymenalis congenita. Beitr. z. Geburtsh. u. Gynäkol. Bd. 6. — *Bolaffio*, Zur Kenntnis der kombinierten Mißbildungen des Harn- und Geschlechtsapparates beim Weibe. Zeitschr. f. Geburtsh. u. Gynäkol. Bd. 68, H. 2. — *Bonney*, Pyometra in der einen Hälfte eines Uterus subseptus. Zentralbl. f. Gynäkol. 1904. — *Brickner*, Incomplete transverse congenital occlusion of the vagina etc. New York med. journ. a. med. record. 1903. — *Bulius*, Über Atresia vaginalis congenita. Verhandl. d. dtsch. Ges. f. Gynäkol. u. Geburtsh. Gießen 1901. — *Bunzel*, Atresia hymenalis mit Schleimretention bei einem Neugeborenen. Prager med. Wochenschr. 1900. — *Büttner*, Zur Lehre von der rudimentären Entwicklung der Müllerschen Gänge. Beitr. z. Geburtsh. u. Gynäkol. Bd. 14. — *Cohn*, Inwieweit ist die Herstellung voller Genitalfunktion bei Gynatresien durch abdominelle Operation möglich? Zentralbl. f. Gynäkol. 1908. — *Commandeur*, Hymen imperforatus eines Neugeborenen mit Hydrocolpos. Zentralbl. f. Gynäkol. 1904. — *Cotteril*, An operation performed for complete atresia vaginae. Brit. med. journ. 1900. — *Cullingworth*, Two clinical lectures on retention of menstrual blood from atresia of the vagina. Brit. med. journ. 1900. — *Delbet*, Hämatometra und Hämatocolpos bei Verdoppelung des Genitalkanales. Monatsschr. f. Geburtsh. u. Gynäkol. Bd. 15. 1902. — *Dutzmann*, Ein Fall von Pyokolpos bei Uterus et Vagina duplex. Monatsschr. f. Geburtsh. u. Gynäkol. Bd. 16. 1902. — *Ehrendorfer*, Ein Fall von Haematocolpometrosalpinx dextra usw. Wien. klin. Wochenschr. 1902. — *Engström*, Zur Kenntnis und Behandlung der nicht puerperalen Atresien usw. Mitt. aus der Klinik Engström. Berlin 1899. — *Feibelmann*, Zur Kenntnis der Conglutinatio orificii externi. Inaug.-Diss. Erlangen 1909. — *Fleck*, Ein Fall von Hämatometra und doppelseitiger Hämatosalpinx bei Mangel der Scheide. Monatsschr. f. Geburtsh. u. Gynäkol. 1901. Nr. 13. — *Fraenkel*, Ausgetragene Schwangerschaft im atretischen Horn eines Uterus bicornis bicollis. Monatsschr. f. Geburtsh. u. Gynäkol. Bd. 18. 1903. — *Frank*, Hämatosalpinx mit angeborenem Verschluß am Ostium uterinum. Verhandl. d. dtsch. Ges. f. Gynäkol. Gießen 1901. — *Derselbe*, Über Gynatresien. Monatsschr. f. Geburtsh. u. Gynäkol. Bd. 16. 1902. — *Fromme*, Ein weiterer Beitrag zur Lehre von den Gynatresien. Zeitschr. f. Geburtsh. u. Gynäkol. Bd. 54. — *Derselbe*, Die Hämatocele. Veits Handbuch der Gynäkologie. — *Gerlach*, Über Hämatokolpos und Hämatometra. Inaug.-Diss. Greifswald 1898. — *Gogefroy*, Imperforation des Hymens bei einem Kinde. Gaz. Ges. Hôp. 1856. — *Groß*, Ein Fall von Gynatresia hymenalis mit Gravidität. Zentralbl. f. Gynäkol. 1921. Nr. 31, S. 1095. — *Halban*, Zur Therapie der Gynatresien. Zeitschr. f. Geburtsh. und Gynäkol. Bd. 49. — *Heidenhain*, Atresia vaginae congenita. Monatsschr. f. Geburtsh. u. Gynäkol. Bd. 19. 1904. — *Heinricius*, Ein Fall von Ovarialtumor, Hämatometra und Hämatokolpos usw. Monatsschr. f. Geburtsh. u. Gynäkol. Bd. 12. 1900. — *Henrich*, Gynatresia hymenalis congenita. Zentralbl. f. Gynäkol. 1920. S. 1283. — *Hezel*, Beitrag zur Ätiologie, Pathologie und Therapie der Gynatresien. Inaug.-Diss. Königsberg 1900. — *Hirsch*, Uterus bicornis bicollis mit Atresie des einen Hornes usw. Inaug.-Diss. München 1901. — *Hirschsprung*, Angeborene Atresia hymenalis. Schmidts Jahrbücher. Bd. 183, S. 271. 1879. — *Hofmeier*,

Zur operativen Behandlung von Gynatresien. Zentralbl. f. Gynäkol. 1904. — *Derselbe*, Über angeborene und erworbene Verschlüsse der weiblichen Genitalien und deren Behandlung. Zeitschr. f. Geburtsh. u. Gynäkol. Bd. 72. — *Holzbach*, Hemmungsbildungen usw. Beitr. zur Geburtshilfe. Bd. 14. — *Derselbe*, Uterusmißbildungen. Monatsschr. f. Geburtsh. u. Gynäkol. Bd. 32. 1910. — *Katz*, Über Blutanhäufungen bei doppelten Genitalien und Verschluß einer Seite. Arch. f. Gynäkol. Bd. 74. 1905. — *Kermauner*, Über Mißbildungen mit Störungen des Körperverschlusses. Arch. f. Gynäkol. Bd. 78. 1906. — *Derselbe*, Fehlbildungen der weiblichen Geschlechtsorgane, des Harnapparates usw. Halban-Seitz: Biologie und Pathologie des Weibes. Bd. 3. — *Kleinhans*, Über einen Fall von Hämatometra lateralis mit Hämatosalpinx. Monatsschr. f. Geburtsh. u. Gynäkol. Bd. 5. 1897. — *Küster*, Beiträge zur Ätiologie und Therapie congenitaler und akquirierter Gynatresien. Inaug.-Diss. Würzburg 1901. — *Landau*, Über eine bisher nicht bekannte Form des Gebärmutterverschlusses. Berlin. klin. Wochenschr. 1901. — *Landau* und *Pick*, Über die mesonephritische Atresie der Müllerschen Gänge usw. Arch. f. Gynäkol. Bd. 64. 1901. — *Langsdorf*, Atresia vaginae, Hämatokolpos. Zentralbl. f. Gynäkol. 1902. — *Linzenmeyer*, Siehe Diskussion zu *Skutsch:* Die Behandlung der Gynatresien. — Zentralbl. f. Gynäkol. 1925. Nr. 15, S. 834. — *Derselbe*, Mißbildungen am Harnapparat. Zeitschr. f. gynäkol. Urol. Bd. 2. 1911. — *Ludwig*, Fall von Gynatresia cervico-vaginalis. Zentralbl. f. Gynäkol. 1900. — *Maag*, Uterus septus mit Hämatometra. Monatsschr. f. Geburtsh. u. Gynäkol. Bd. 19/20. 1904. — *Mainzer*, Zur Ätiologie und Therapie der Gynatresien usw. Arch. f. Gynäkol. Bd. 57. 1899. — *Marchand*, Über Verdoppelung der Vagina bei einfachem Uterus. Zentralbl. f. Gynäkol. 1904. — *Mathes*, Zur Kasuistik und Genese der Hämatosalpinx bei einseitig verschlossenem doppeltem Genitale. Zeitschr. f. Heilkunde. Bd. 21. — *Meyer, R.,* Zur Ätiologie der Gynatresien auf Grund der einschlägigen Kasuistik. Zeitschr. f. Geburtsh. u. Gynäkol. Bd. 34. — *Derselbe*, Über Hämatosalpinx bei Verschlüssen doppelter Genitalien. Zeitschr. f. Geburtsh. u. Gynäkol. Bd. 36. — *Micholitsch*, Hämatometra eines atretischen Hornes des Uterus. Zentralbl. f. Gynäkol. 1903. — *Nagel*, Zur Lehre von der Atresie der weiblichen Genitalien. Zeitschr. f. Geburtsh. u. Gynäkol. Bd. 34. — *Opitz*, Über Hämatometra im atretischen Horn eines Uterus bilocularis. Zeitschr. f. Geburtsh. u. Gynäkol. Bd. 45. — *Orthmann*, Fetale Peritonitis mit gleichzeitiger Mißbildung. Zeitschr. f. Geburtsh. u. Gynäkol. Bd. 53. 1904. — *Otto,* Ein Fall von Atresia hymenalis congenita. Inaug.-Diss. Berlin 1903. — *Ottow*, Zur Kritik der Nagel-Veitschen Gynatresienlehre. Zentralbl. f. Gynäkol. Bd. 46, S. 1306. 1920. — *Peham*, Ein Fall von kongenitaler Atresie der Vagina. Wien. klin. Wochenschr. 1905. — *Pfannenstiel*, Eine neue plastische Operation bei umfangreichen Atresien der Scheide. Beitr. z. Geburtsh. u. Gynäkol. 1902. — *Pincus*, Praktisch wichtige Fragen zur Nagel-Veitschen Theorie. Samml. klin. Vorträge. N. F. 1901. S. 299, 300. — *Derselbe*, Zur Prophylaxe der Gynatresie. Monatsschr. f. Geburtsh. u. Gynäkol. Bd. 17. 1903. — *Rauscher*, Über Hämatosalpinx bei Gynatresien. Inaug.-Diss. Leipzig 1903. — *Riedinger*, Ein Fall von Schwangerschaft in der geschlossenen Hälfte eines Uterus bilocularis. Wien. klin. Wochenschr. 1889. — *Rosenthal*, Pyokolpos und Pyometra bei Gynatresie. New York. med. Presse. Bd. 6, S. 123. 1888. — *Rossa*, Zur operativen Therapie bei Gynatresie. Zentralbl. f. Gynäkol. 1896. — *Sachs*, Über die Ätiologie und Therapie der vaginalen Atresien. Inaug.-Diss. Freiburg 1906. — *Sauer*, Die sog. angeborenen Verschlüsse usw. Inaug.-Diss. Freiburg 1897. — *Schalita*, Transplantation eines Schleimhautlappens bei Atresia vaginae. Wien. klin. Rundschau. 1900. — *Scheffzeck*, Beiträge zur Extrauterin- und Nebenhorngravidität. Arch. f. Gynäkol. Bd. 83. 1907. — *Schramm*, Ein seltener Fall von Hämatometra. Zentralbl. f. Gynäkol. 1898. — *Schweitzer*, Über die Entstehung der Genitalflora. Zentralbl. f. Gynäkol. 1919. Nr. 32, S. 641. — *v. See*, Über Hämatokolpos und Hämatometra. Inaug-Diss. Leipzig 1898. — *Seitz*, Atresia vaginae. Cystokolpos usw. Monatsschr. f. Geburtsh. u. Gynäkol. Bd. 20. 1904. — *Siedentopf*, Die Menstruation bei geschlossenem Genitale. Monatsschr. f. Geburtsh. u. Gynäkol. Bd. 20. 1904. — *Siegert*, Hämatometra im verschlossenen Nebenhorn des Uterus. Inaug.-Diss. Leipzig 1902. — *Skutsch*, Die Behandlung der Gynatresien. Zentralbl. f. Gynäkol. 1925. Nr. 15, S. 834. — *Sternberg*, Hämatocolpos und Hämatometra infolge von kongenitaler Atresie des Hymens. Monatsschr. f. Geburtsh. u. Gynäkol. Bd. 14. 1901. — *Stoeckel*, Siehe Diskussion zu Skutsch, Zentralbl. f. Gynäkol. 1925. Nr. 15. — *Stöhr*, Über Mißbildungen der inneren weiblichen Generationsorgane mit und ohne Blutverhaltung. Inaug.-Diss. Würzburg 1917. — *Stratz*, Blutanhäufungen bei einfachen und doppelten Genitalien. Zeitschr. f. Geburtsh. u. Gynäkol. Bd. 45. — *Thomae*, Ätiologie der Gynatresie. Monatsschr. f. Geburtsh. u. Gynäkol. Bd. 38. 1913. Ergänz.-Heft. — *Thomsen*, Zur Frage der Tubenmenstruation. Zentralbl. f. Gynäkol. 1898. — *Tischmeyer*, Ein Fall von Hämatometra und Hämatosalpinx bei Atresia vaginalis. Inaug.-Diss. Halle 1900. — *Toff*, Hämatokolpos und Hämatometra infolge von Atresia hymenalis congenita. Wien. klin. Wochenschr. 1900. — *Topp*, Ein Fall von ausgetragener Schwangerschaft im rudimentären Nebenhorn eines Uterus bicornis. Inaug.-Diss. Bonn 1907. — *Tussenbroek*, Over een histologisch cenmerk ter onderscheiding vam aangeboren en verworven atresien van het hymen. Nederlandsch tijdschr. v. verlosk. en gynäkol. Vol. 11 u. 12. — *Veit*, Über Hämatosalpinx bei Gynatresie. Berlin. klin. Wochenschr. 1896 u. Zeitschr. f. Geburtsh. u. Gynäkol. Bd. 34. — *Derselbe*, Erkrankungen der Vagina. Veits Handbuch der Gynäkologie. Wiesbaden 1897 resp. 1908. — *Wagner*, Ein Beitrag zur Therapie der Hämatometra, insbesonders der Haematometra unilateralis. Inaug.-Diss. 1896. — *Derselbe*, Über künstliche Scheidenbildung nach Schubert,. Zentralbl. f. Gynäkol. 1927. S. 1300. — *Wechsberg*, Zur Histologie der hymenalen Atresie der Scheide. Wien. klin. Wochenschr. 1903. — *Wehle*, Über Tubenmenstruation. Zentralbl. f. Gynäkol. 1901. — *Weibel*, Siehe Aussprache zu Vortrag Adler. Zentralbl. f. Gynäkol. 1918. Nr. 17, S. 291. — *Werner*, Über Gravidität in der verschlossenen Hälfte eines Uterus bilocularis. Beitr. z. Geburtsh. u. Gynäkol. Bd. 9. — *Werth*, Retention einer ausgetragenen Frucht in dem unvollkommen entwickelten Horne eines Uterus bicornis. Arch. f. Gynäkol. Bd. 17. 1881. — *Wittauer*, 2 nicht gewöhnliche Fälle von Hämatometra und Hämatosalpinx. Monatsschr. f. Geburtsh. u. Gynäkol. Bd. 9. 1899. —

IV. Mißbildungen der Geschlechtspforte.

Defekt und rudimentäre Entwicklung der Vulva, fehlerhafte Ausmündung des Enddarmes. Epispadie und Hypospadie.

Adams, Atresia ani vaginalis. Brit. med. journ. 1898. — *Anacker*, Ein Fall von weiblicher Epispadie. Inaug.-Diss. Freiburg 1903. — *Audion*, Epispadias féminin. Ann. des maladies des organs gén. Nr. 19. — *v. Bardeleben*, Beitrag zur geburtshilflichen, gynäkologischen und entwicklungsgeschichtlichen Bedeutung des Anus anomalus vulvovaginalis. Arch. f. Gynäkol. Bd. 68. — *Blum*, Die Hypospadie der weiblichen Harnröhre. Monatsberichte f. Urologie. 1904. — *Bucura*, Ein Fall von Uterus rudimentarius cum vagina rudimentaria solida mit accessorischem Vorhofsafter. Wien. klin. Wochenschr. 1906. — *Cotte*, Epispadie beim Weibe. Lyon méd. 1907. — *Dupuis*, Ein Fall von Atresia ani et recti congenita. Inaug.-Diss. Bonn 1906. — *Durand*, L'épispadias chez la femme. Ann. de gynécol. et d'obstétrique. 44. — *Emin*, Dtsch. Zeitschr. f. Chirurg. Bd. 94, S. 407. — *Enderlen*, Über Blasenektopie. Wiesbaden 1904. — *Engström*, Über Anus praeternaturalis in klinischer Beziehung. Mitt. aus der Klinik Engström. Berlin 1901. — *Derselbe*, 2 Fälle von Ausmündung des Mastdarms in die Scheide. Mitt. aus der Klinik Engstrom. Berlin 1901. — *v. Franqué*, Spaltbecken. Zeitschr. f. Geburtsh. u. Gynäkol. Bd. 75, S. 76. — *Fritsch*, Die Krankheiten der weiblichen Blase. Veits Handbuch der Gynäkologie. 1. Aufl. 1896. — *Fromm*, Beiträge zur Kasuistik der Epispadien und Hypospadien. Inaug.-Diss. Würzburg 1897. — *Geyl*, 2 Fälle von Mangel der Labia minora. Monatsschr. f. Geburtsh. u. Gynäkol. 1897. — *Goebels*, Mißbildungen des Urogenitalsystems. Inaug.-Diss. Bonn 1910. — *v. Gorkom*, Über Atresia ani congenita usw. Inaug.-Diss. Königsberg 1897. — *Gütschow*, Zur Kenntnis der weiblichen Epispadie. Inaug.-Diss. Rostock 1904. — *Guyon*, Die Krankheiten der Harnwege. Wien 1897. — *Horroks*, A case of atresia vaginalis. Lancet 1899. — *Israel*, Abnorme Ausmündung des Enddarmes. Inaug.-Diss. Marburg 1891. — *Keibel*, Zur Entwicklungsgeschichte des menschlichen Urogenitalapparates. Arch. f. Anat. u. Entwicklungsgeschichte. 1896. — *Kermauner*, Fehlbildungen der weiblichen Geschlechtsorgane, des Harnapparates usw. Halban-Seitz: Biologie und Pathologie des Weibes. Bd. 3. — *Köbrich*, Über Anus praeternaturalis vaginalis und vestibularis. Inaug.-Diss. Halle 1903. — *Kolischer*, Erkrankungen der weiblichen Harnröhre und Blase. Wien 1898. — *Kroemer*, Operative Heilung eines Anus anomalus vestibularis bei einem Säugling. Münch. med. Wochenschr. 1907. — *Küstner*, Krankheiten der Harnröhre und der Blase. Kurzes Lehrbuch für Gynäkologie. Jena 1904. — *Lesser*, Zeitschr. f. Geburtsh. u. Gynäkol. Bd. 40, S. 326. — *Logothetopulos*, Zur Kenntnis der Atresia vulvae. Inaug.-Diss. München 1906. — *Mackenrodt*, Hypospadia feminina bei vollständig ausgebildeter Scheide und inneren Genitalien. Monatsschr. f. Geburtsh. u. Gynäkol. Bd. 21. — *Derselbe*, Ausbildung der Hypospadia feminina bei vollständiger Scheide und innerem Genitale. Berlin. klin. Wochenschr. 1905. — *Martin, P.*, Contribution à l'étude des anus vulvaires. Thèse de Paris. 1906. — *Massari*, Wien. med. Wochenschr. 1879, S. 879. — *Morgan*, Epispadias. Lancet 1898. — *Muratow*, Zur Frage von der Bildung einer Harnröhr. bei einer Kranken mit Epispadie und Symphysenspalt. Zentralbl. f. Chirurg. Bd. 29. — *Nagel*, Über die Entwicklung der Urethra und des Dammes beim Menschen. Arch. f. mikroskop. Anat. Bd. 40. — *Nießner*, Über ein neues Operationsverfahren bei Anus vulvovestibularis. Wien. klin. Wochenschr. 1907. — *Nové-Josserand* et *Cotte*, L'épispadias féminin et son traitement chirurgical. Rev. de franç. gynécol. et d'obstétr. 1907. — *Orthmann*, Ein Fall von Blasengangrän bei Retroflexio uteri gravidi incarcerati und gleichzeitig angeborenem Anus vestibularis. Zentralbl. f. Gynäkol. 1907. — *Rasch*, Zur Kenntnis und Behandlung der weiblichen Epispadie und Fissura vesicae inferior. Brun's Beitr. z. klin. Chirurg. Bd. 18. — *Reichel*, Entwicklung des Dammes. Zeitschr. f. Geburtsh. u. Gynäkol. 1888. S. 82. —

Reifferscheidt, Epispadie. Zentralbl. f. Gynäkol. 1921. S. 97. — *Scheiber*, Angeborene Anomalien. Österr. med. Jahrbuch. 1875. H. 2. Fall 4. — *Stenger*, Weibliche Epispadie. Inaug.-Diss. Würzburg. 1920. Ref. Zentralbl. f. Gynäkol. 1923. S. 1914. — *Stoeckel*, Erkrankungen der weiblichen Harnorgane. Veits Handbuch der Gynäkologie. 2. Aufl. Wiesbaden 1907. — *v. Stubenrauch*, Beitr. z. pathol. Anat. u. z. allg. Pathol. Bd. 11. 1892. — *Szukalski*, Atresia ani vaginalis. Inaug.-Diss. Greifswald 1890. — *Teller*, Über Incontinentia urinae bei Spaltbildung der weiblichen Urethra und ihre operative Behandhandlung. Zeitschr. f. Geburtsh. u. Gynäkol. Bd. 62. — *Wagner-Hohenlobbesse*, Ein Fall von Anus vestibularis nebst klinischen Bemerkungen. Inaug.-Diss. Halle 1898. — *Waldstein*, Ein Fall von Bauch- und Beckenspalte, Epispadie und Ektopia vesicae. Monatsschr. f. Geburtsh. u. Gynäkol. Bd. 6. — *Zander*, Ein Fall von Anus praeternaturalis vestibularis. Zentralbl. f. Gynäkol. 1901.

V. Hermaphroditismus. Zwitterbildung. Sexus anceps.

Alberti, Kasuistik und Hypertrichosis universalis acquisita mit Veränderung der Sexualorgane. Beitr. z. Geburtsh. u. Gynäkol. Bd. 9. — *Alexander*, Über einen Fall von Pseudohermaphroditismus. Dtsch. med. Wochenschr. 1897. — *Amann*, Pseudohermaphroditismus masculinus externus mit weiblichem Gesamthabitus. Zentralbl. f. Gynäkol. Bd. 96. — *Arnold*, Uterus masculinus usw. Virchows Arch. f. pathol. Anat. u. Physiol. Bd. 47, S. 7. — *Benda*, Hermaphroditismus usw. Ergebn. d. allg. Pathol. u. pathol. Anat. Bd. 2, S. 627. 1895. — *Derselbe*, Pseudohermaphroditismus femininus externus. Berlin. klin. Wochenschr. 1914. Nr. 2. Klin. Wochenschr. 1922. S. 2499. — *Berblinger*, Klin. Wochenschr. 1923. S. 663. — *Blacker* and *Lawrence*, A case of true unilaterale hermaphrodite with ovotestis in man. Transact. of obstetr. soc. of London. Vol. 38. — *Blondel*, Pseudohermaphroditismus masculinus. Gynécologie. 1899. — *Blum*, Die Hypospadie der weiblichen Harnröhre. Monatsbericht für Urologie. Bd. 9. — *Blumreich*, Zitiert nach Kermauner. — *Brauer*, Ein Fall von Hermaphroditismus falsus mit fehlerhafter Geschlechtsbestimmung. Münch. med. Wochenschr. 1901. — *Daffner*, Pseudohermaphroditismus femininus ext. Münch. med. Wochenschr. 1898. — *Demars*, Zit. nach Kermauner. — *Engelhardt*, Über einen Fall von Pseudohermaphroditismus femininus mit Carcinoma uteri. Monatsschr. f. Geburtsh. u. Gynäkol. 1900. — *Erb*, Über Aplasie des Genitale. Inaug.-Diss. Greifswald 1903. — *Feldmann*, Ein Fall von vollständigem männlichem Scheinzwitter. Zentralbl. f. Gynäkol. 1903. — *Fibiger*, Beiträge zur Kenntnis des weiblichen Scheinzwittertums. Virchows Arch. f. pathol. Anat. u. Physiol. Bd. 181. — *Finkenbrinck*, Unechte Hermaphroditen. Inaug.-Diss. Münster 1897. — *Fleischmann*, Hypospadie. Prager med. Wochenschr. 1882. — *Foges*, Ein Fall von Hermaphroditismus spurius masculin. internus. Beitr. z. Geburtsh. u. Gynäkol., Festschr. f. Chrobak. 1903. — *Derselbe*, Zur Lehre von den sekundären Geschlechtscharakteren. Wien. med. Presse. Bd. 43. — *v. Franqué*, Scanzonis Beitr. z. Geburtsh. u. Gynäkol. Bd. 4, S. 24. 1860. — *Freund*, Ein Scheinzwitter fraglichen Geschlechts mit Blasenectropie. Berlin. klin. Wochenschr. 1903. — *Fritsch*, Gerichtsärztliche Geburtshilfe. Stuttgart 1901. — *Garré*, Ein Fall von echtem Hermaphroditismus. Dtsch. med. Wochenschr. 1903. — *Gerbis*, Über Zwitterbildung beim Menschen. Inaug.-Diss. Gießen 1907. — *Gruber*, Virchows Arch. f. pathol. Anat. u. Physiol. Bd. 67, S. 364. 1867. — *Gudernatsch*, Americ. journ. of anat. Vol. 11. 1911. — *Guldberg*, Ref. Frommels Jahresberichte. 1907. S. 151. — *Haim*, Zwei Fälle von Pseudohermaphroditismus masculin. bei Geschwistern. Prager med. Wochenschr. 1907. — *Halban*, Über den Einfluß der Ovarien auf die Entwicklung des Genitales. Monatsschr. f. Geburtsh. u. Gynäkol. Bd. 12. — *Derselbe*, Die Entstehung der Geschlechtscharaktere. Arch. f. Gynäkol. Bd. 70. — *Hansemann*, Drei Fälle von Hermaphroditismus. Berlin. klin. Wochenschr. 1898. — *Harms*, Innere Sekretion der Keimdrüsen. Jena 1913. — *Derselbe*, Das Biddersche Organ. Zeitschr. f. d. ges. Anat. Bd. 61. 1921. — *Derselbe*, Keimdrüsen und Alterszustand. 1922 Fortschr. d. naturwiss. Forschung von Abderhalden. Bd. 11, H. 5. — *Hegar*, Korrelation der Keimdrüsen und Geschlechtsbestimmung. Beitr. z. Geburtsh. u. Gynäkol. Bd. 7. — *Hengge*, Ein Beitrag zum Hermaphroditismus des Menschen. Monatsschr. f. Geburtsh. u. Gynäkol. 1907. — *Derselbe*, Pseudohermaphroditismus und sekundäre Geschlechtscharaktere, ferner drei neuere Beobachtungen von Pseudohermaphroditismus beim Menschen. Monatsschr. f. Geburtsh. u. Gynäkol. Bd. 17. — *Heppner*, Hermaphroditismus. Arch. f. Anat. mikroskop. 1879. S. 679. — *Heymann*, Pseudohermaphroditismus. Wien. klin. Rundschau. 1906. Nr. 29. — *Himmelheber*, Ein Fall von hochgradiger peniscrotaler Hypospadie mit Verkrümmung des Penis. Inaug.-Diss. Heidelberg 1903. — *Hirschfeld*, Jahrbuch der sexuellen Zwischenstufen unter Berücksichtigung der Homosexualität. Jg. 1—8. Leipzig. — *Derselbe*, Übergänge zwischen dem männlichen und weiblichen Geschlecht. Monatsschr. f. Harnkrankh. u. sexuelle Hygiene. 1904. — *Derselbe*, Ein Fall von Hermaphroditismus. Monatsschr. f. Harnkrankh. u. sexuelle Hygiene. 1905. — *Derselbe*, Drei Fälle von irrtümlicher Geschlechtsbestimmung. Med. Reform, Wochenschr. f. soz. Med. Bd. 14. — *Hoepke*, Das Biddersche Organ von Bufo. vulg. Zeitschr.

f. d. ges. Anat., Abt. 1: Zeitschr. f. Anat. u. Entwicklungsgesch. Bd. 68, H. 4—6. — *Derselbe,* Über Begriff und Einteilung des Hermaphroditismus. Zeitschr. f. d. ges. Anat. Bd. 71, H. 1—3, S. 304—312. — *Hoepke* und *v. Oettingen,* Zur Frage des Pseudohermaphroditismus. Zentralbl. f. Gynäkol. 1925. Nr. 43. — *Kellner,* Ein Fall von Hermaphroditismus. Dtsch. med. Wochenschr. 1902. — *Kermauner,* Fehlbildungen der weiblichen Geschlechtsorgane usw. Halban-Seitz: Biologie und Pathologie des Weibes. Bd. 3. — *Klebs,* Handbuch der Pathologie und Anatomie. Bd. 1, S. 722. 1869. — *Klein,* Ein Fall von Pseudohermaphroditismus. Münch. med. Wochenschr. 1898. — *Kleinknecht,* Hermaphroditismus verus. Bruns Beitr. z. klin. Chirurg. Bd. 102, H. 2. 1916. — *Koch,* Über ein Kind mit Kloakenbildung und zahlreichen anderen Hemmungsbildungen. Berlin. klin. Wochenschr. 1902. — *Derselbe,* Hermaphroditismus. Münch. med. Wochenschr. 1904. — *Koesters,* Ein neuer Fall von Hermaphroditismus spurius. masculinus. Inaug.-Diss. Berlin 1898. — *Krabbel,* Ovariotomie bei Hermaphroditismus. Dtsch. med. Wochenschr. 1901. — *Krull,* Pseudohermaphroditismus masculinus internus. Zeitschr. f. Geburtsh. u. Gynäkol. 1903. — *Kutz,* Über einen Fall von Pseudohermaphroditismus mit Feststellung des Geschlechts durch Exstirpation eines Leistenhodens. Zentralbl. f. Gynäkol. 1898. — *Landau,* Über Hermaphroditismus nebst einigen Bemerkungen usw. Berlin. klin. Wochenschr. 1903. — *Langer,* Uterus masculinus. Zt. d. Ges. d. Ärzte. Wien 1855. XI. — *Lehmann,* Hermaphroditismus. Enzyklopädie der Geburtshilfe und Gynäkologie von Sänger und v. Herff. Leipzig 1900. — *Levy,* Über ein Mädchen mit Hoden und über Pseudohermaphroditismus. Beitr. z. Geburtsh. u. Gynäkol. Bd. 4. — *Lüdicke,* Doppelseitige Ovarialtumoren bei einem Fall von Pseudohermaphroditismus femininus. Inaug.-Diss. Greifswald 1906. — *Marchand,* Die Mißbildungen. Eulenbergs Realenzyklopädie. Leipzig 1897. — *Matzner,* Über einen Fall geschlechtlicher Mißbildung. Berlin. klin. Wochenschr. 1902. — *Mayer, M.,* Doppelbildungen des unteren Körperendes. Zt. f. Med.-Beamte. 1905. Nr. 18. — *Meixner,* Zur Frage des Hermaphroditismus verus. Zeitschr. f. Heilkunde. 1905. — *Menke,* Über Hermaphroditismus. Berlin. klin. Wochenschr. 1897. — *Merkel,* Ein Fall von Mißbildung. Münch. med. Wochenschr. 1898. — *Meyer, R.,* Arch. f. mikroskop. Anat. 1909. H. 4. — *Derselbe,* Geschlechtsgliedverlagerung. Verhandl. d. dtsch. pathol. Ges. 1909. Zeitschr. f. Geburtsh. u. Gynäkol. 1912. S. 252. Studien zur Pathologie der Entwicklung. Bd. 2, H. 1. 1914. — *Moots,* Drüsenhermaphroditismus. Americ. journ. of obstetr. a. gynecol. Mai 1921. Ref. Zentralbl. f. Gynäkol. Bd. 22, S. 870. 1922. — *Nagel,* Zur Frage des Hermaphroditismus verus. Arch. f. Gynäkol. Bd. 58. — *Derselbe,* 37 Fälle von Verdoppelungen der äußeren Geschlechtsteile. Zeitschr. f. Geburtsh. u. Gynäkol. 1898. — *v. Neugebauer,* Ein in der Kasuistik des Pseudohermaphroditismus einzig dastehender Fall usw. Zentralbl. f. Gynäkol. 1899. — *Derselbe,* 50 Mißehen wegen Homosexualität des Gatten und einige Ehescheidungen wegen erreur de sexe. Zentralbl. f. Gynäkol. 1899. — *Derselbe,* 17 Fälle von Koinzidenz von Geistesanomalie mit Pseudohermaphroditismus usw. Jahrbuch für sexuelle Zwischenstufen. 1900. — *Derselbe,* 19 Fälle von Koinzidenz von gut- und bösartigen Neubildungen, vorherrschend der Geschlechtsorgane, mit Scheinzwittertum. Zentralbl. f. Gynäkol. 1900. — *Derselbe,* Über Vererbung von Hypospadie und Scheinzwittertum. Monatsschr. f. Geburtsh. u. Gynäkol. 1902. — *Derselbe,* Ein interessanter Fall von zweifelhaftem Geschlecht eines erwachsenen als Frau verheirateten Scheinzwitters. Zentralbl. f. Gynäkol. 1902. — *Derselbe,* Einige Worte über mehrfaches Vorkommen von Hypospadie und Scheinzwittertum in derselben Familie. Monatsschr. f. Geburtsh. u. Gynäkol. 1902. — *Derselbe,* Chirurgische Überraschungen auf dem Gebiete des Scheinzwittertums. Jahrbuch f. sexuelle Zwischenstufen. 1903. — *Derselbe,* Mann oder Weib. Sechs eigene Beobachtungen von Scheinzwittertum. Zentralbl. f. Gynäkol. 1904. — *Derselbe,* Welchen Wert hat die Kenntnis des Hermaphroditismus für den praktischen Arzt. Samml. klin. Vorträge. N. F. 1905. Nr. 145. — *Derselbe,* Hermaphroditismus beim Menschen. Leipzig 1908. — *Pick,* Das Epithelioma chorioectodermale. Ein Beitrag zur Lehre von den kongenital angelegten Geschwülsten. Berlin. klin. Wochenschr. 1904. — *Derselbe,* Über Neubildungen am Genitale bei Zwittern nebst Beiträgen zur Lehre von den Adenomen des Hoden und des Eierstocks. Arch. f. Gynäkol. Bd. 78. — *Derselbe,* Über Adenome der männlichen und weiblichen Keimdrüse bei Hermaphroditismus verus und spurius nebst Bemerkungen über dem Endometrium ähnliche Adenome des inneren Genitale. Berlin. klin. Wochenschr. 1905. — *Rabe,* Zwitter. Inaug.-Diss. Heidelberg 1909. — *Reitzenstein,* Über Pseudohermaphroditismus masculinus. Münch. med. Wochenschr. 1905. — *Ringel,* Zit. nach Kermauner. — *v. Rosthorn,* Pseudohermaphroditismus masculinus extern. Dtsch. med. Wochenschr. 1906. — *Salén,* Ein Fall von Hermaphroditismus verus unilateralis beim Menschen. Verhandl. d. dtsch. pathol. Ges. Berlin 1900. — *Schickele,* Die Lehre von den mesonephrischen Geschwülsten. Zentralbl. f. allg. Pathol. u. pathol. Anat. Bd. 15. — *Derselbe,* Adenoma tubulare ovarii. Beitr. z. Geburtsh. u. Gynäkol. Bd. 11. — *Schultze, B.,* Zum Problem der geschlechtsbestimmenden Ursache. Zentralbl. f. Geburtsh. u. Gynäkol. 1903. — *Schultze-Vellinghausen,* Ein eigentümlicher Fall von Pseudohermaphroditismus. Zentralbl. f. Gynäkol. 1898. — *Sell-*

heim, Zur Lehre von den sekundären Geschlechtscharakteren. Beitr. z. Geburtsh. u. Gynäkol. Bd. 1. — *Siegenbeck van Heukelom*, Sur l'hermaphrodisme tubulaire et glandulaire chez l'homme. Beitr. z. pathol. Anat. u. z. allg. Pathol. Bd. 23. — *Simon*, Hermaphroditismus verus. Virchows Arch. f. pathol. Anat. u. Physiol. Bd. 172. — *Sippel*, Gibt es weibliche und männliche Eier im Eierstock der Frau. Zentralbl. f. Gynäkol. 1907. — *Solowij*, Ein Beitrag zum Hermaphroditismus. Monatsschr. f. Geburtsh. u. Gynäkol. Bd. 9. — *Steglehner*, De hermaph. natura. Lipsiae 1817. — *Stolper*, Über zwitterhafte Menschen Ärztl. Sachverst.-Zeit. 1905. — *v. Swinarsky*, Beiträge zur Kenntnis der Geschwulstbildung der Genitalien bei Pseudohermaphroditismus. Inaug.-Diss. Breslau 1900. — *Thaler*, Zentralbl. f. Gynäkol. 1916. S. 603. — *Derselbe*, Blastomatöser Ovotestis? Gynäkologen-Kongreß, Innsbruck 1922. — *Derselbe*, Familiäres Scheinzwittertum. Monatsschr. f. Geburtsh. u. Gynäkol. Bd. 51. 1919. — *Tourneux*, Hermaphrodisme de la grande génitale chez la taupe fémelle adulte etc. Cpt. rend. de l'associat. des anatomistes. Toulouse 1904. — *Uffreduzzi*, Arch. of neurol. a psychiatry. Vol. 31. — *Unger*, Beiträge zur Lehre vom Hermaphroditismus. Berlin. klin. Wochenschr. 1905. — *Unterberger*, Pseudohermaphroditismus femininus externus und Ovarialsarkom. Monatsschr. f. Geburtsh. u. Gynäkol. 1901. — *Wagner*, Über künstliche Scheidenbildung nach *Schubert*. Zentralbl. f. Gynäkol. 1927. Nr. 21. — *Weißbart*, Ein männlicher Scheinzwitter. Monatsschr. f. Geburtsh. u. Gynäkol. 1902. — *Westermann*, Nederlandsch tijdschr. v. geneesk. Vol. 2, Nr. 11. 1901. — *Will*, Ein Fall von Hermaphroditismus masculinus. Inaug.-Diss. Greifswald 1896. — *Winkler*, Pseudohermaphroditismus masculinus. Inaug.-Diss. Zürich 1893. — *Zaborski*, Ein Fall von Pseudohermaphroditismus femininus externus. Zentralbl. f. Gynäkol. 1901. — *Zacharias*, Beiträge zur Kenntnis der Geschwulstbildungen an den Keimdrüsen bei Pseudohermaphroditismus. Arch. f. Gynäkol. Bd. 88. — *Zander*, Ein Fall von echtem Hermaphroditismus beim Menschen. Anat. Anz. Bd. 23. — *Zimmermann*, Ein Beitrag zur Lehre vom menschlichen Hermaphroditismus. Inaug.-Diss. München 1901.

Namenverzeichnis.

(Die schrägen Zahlen beziehen sich auf die Literaturverzeichnisse.)

Abbe *682*.
Abderhalden, E. *153, 210*.
Abel 36, 88, *123, 153, 683, 687*.
Abraham 398, *513, 684*.
Abramovicz, H. *123*, 398, 425, *510*.
Abramson, E. *153*.
Abrant, R. 88, *153*.
Acconi 242, *362*.
van Ackeren *123*, 434, 465, 471, 486, *510*.
Adachi *123, 153*.
Adamberg, L. *190, 191*.
Adams 316, *689*.
Adams-Alexander 296.
Adler 22, 36, 71, 75, 103, 116, 228, 247, 249, 250, 251, 639, *687*
Adler, Leo *153*.
Adler, Ludwig 76, 101, *123, 153, 154, 364*.
Adlersberg, Fr. *154*.
Aeby, Chr. *123*.
Afranio, A. *155*.
Agnes *680*.
Ahlfeld *678*.
— F. *154*.
Aichel, O. *123, 154*, 224.
Aimé 79, 85, *123, 154*.
Akagi 51, 55, *123*.
Alaize, P. *154*.
Alamartine, H. *154*.
Albert *680*.
Alberti *690*.
Albrecht, H. *154*.
— M. *154*.
Alcock 266, 272, 273, 287, 339, 340, 341.
Alexander 75, *154*, 296, 316, 561, 660, *682, 690*.
— A. *154*.
— H. *154*.
Alexenko, N. *123*.
Alker, A. *154*.
Allen 33, 37, 46, 76, 77, 116, 117, *154*, 166, 398, *679*.
— B. M. *123*, 424, *510*.

Allen, E. *123, 178, 205*, 414, 425, *510, 515*.
Alsberg, P. *155*.
Alterthum 85, 88, *155*.
Altuchoff *362*.
Altuchow 24, *123, 679*.
Amann 391, 414, *684, 687, 690*.
— J. A. jr. *123, 155, 362, 510*.
Amati *155*.
Amberg *687*.
Ameschot *123*.
Ampt 222, *362*, 431, *510*.
Amreich 355, *362*.
Amsbaugh *164*.
Anacker *689*.
Ancel 44, 62, 64, 65, 69, 79, 80, 81, 82, 83, 85, *126, 155, 160, 161*, 254, *362, 363*, 416, *511*.
Andersen, D. *155*.
Andrews, H. R. *155*.
Angeli *197*.
Anton *686*.
Apert *155*.
Arai 33, *123*, 414, *510*.
Aran 315, 316, 317.
Archambault, L. *155*.
Arendt *184*.
Argaud, R. *155*.
Arnal 219.
Arndt, W. *124*.
Arnold 35, 660, *690*.
— A. F. *124*.
— F. *124*.
— G. *155*.
— L. *124*.
— W. *156*.
Arnoldi, W. *156*.
Arnolds 659.
Arstamiang *156*.
Arx *362*.
Asami *124*.
Asch, R. *156*.
Aschheim 37, 78, 84, 85, 115, 116, 117, 118, 119, 120, 121, *153, 156, 193, 221*, 541, 618, *679, 680, 687*.

Aschner 46, 47, 48, 75, 78, 79, 80, 83, 85, 91, 106, 111, 120, *124, 156, 189, 679*.
Aschoff 13, 20, 38, *124, 156*, 229, 253, *362*, 436, *510*.
Asdell *166*.
Asher *156*.
Ask-Upmark *156*.
Astruc, J. *124*.
Atcheson 33, *123, 154*.
Athias 33, 44, 65, 77, 80, 81, 82, 83, *124, 156*.
Audion *689*.
Auerbach 286.
Avel *124*.

Bab 603, *680, 684*.
— H. *157*.
Babes, A. *201*.
v. Babo 56, *124*.
Bachman, F. M. *124*.
Bachrach 18, *362*.
Bader 99, *129, 157*.
Badylkes, S. O. *157*.
v. Bär, K. E. 33, *124*.
Bär, R. *125, 157*.
— W. *157*.
Baeumler 625.
Baillod 103, *157*.
Bailey 96, *199*.
Bakofen *157*.
Balbiani *124, 150, 157*.
Baldwin 567.
Balfour 398, 414.
— F. M. *124, 157, 510*.
Ballantyne, J. W. *124*, 222, 223, 226, 228, 229, 230, 256, 391, *510*.
Ballin, L. *125, 157*.
van Bambeke *150*.
Bang 42.
Baniecki 107.
Bar 105.
Bardeleben, K. *125*, 228, 239, 256, *362, 517*.

v. Bardeleben *689*.
Barfurth, D. 125, 249, 509, *517*.
Barker, J. L. *198*.
Barkow 15.
Barnick *362*.
Baron, J. *157*.
Bartel 534, *679*.
Bartels *362*.
Bartholinus 485, *516*.
— C. *125*, 262.
Baruch, F. *157*.
Basch 113, *157*, 507, *517*.
Bascom, K. F. *157*.
Basseta 404, *511*.
Basso, G. L. *157*.
Bathe *157*.
Batisweiler, J. *157*.
Bauch, B. *157*.
Baudrom, E. *157*.
Bauer, A. W. *157*.
— G. *125*.
— J. *157*.
Bauereisen *158*.
Baumgartner-Velson-Dock *362*.
Bayer 21, 22, 23, 24, 25, 33, 59, 60, 77, 242, 243, 244, 245, 392, 394, 465, *510*, *686*.
— H. *125*, *158*, *363*.
Bayliss 112, *158*.
Beard 31, 34, 65, 112, *125*, *158*, 398, *510*, *517*.
Becher, H. *158*.
Beck, H. G. *158*.
— W. *125*.
Becker 222, 431, *510*.
Beckmann 594, *684*.
Beddard, F. E. *125*.
van Beek, W. F. *150*.
v. Beerenberg-Gossler *399*.
Behne, K. *181*.
Behrendt, G. *158*.
Beigel 21, 22, 24, 25, 36, *125*, 433, *511*, 545, *679*.
Beiling *363*.
Bell 64, 77, 100, 102, 107, 108, 110, *682*.
— W. B. *158*.
Bellfield *123*, *154*.
Bellow 121.
Belloy, G. *125*.
Below, N. A. *158*.
Benaroieff *125*, *363*.
Benckiser, A. *125*, *363*.
Benda 99, *158*, 498, 502, 506, *517*, 659, *690*.
Bender 22.
Bendix 70, *158*.

Benecke 77, *158*.
Benesch, F. *158*.
Bennig 229.
Bénoit, J. *158*.
Benthin 105, *125*, *158*, *159*.
Berberich, J. *125*, *159*.
Berblinger 107, 108, *159*, 658, *690*.
v. Berenberg-Goßler 34, *125*, *511*.
Beresin, W. J. *159*.
Berger, Cl. *159*.
— K. *159*.
— L. *125*.
Bergglas *363*.
van den Bergh, H. *159*.
Berglund, H. *159*.
v. Bergmann 95, *159*, *168*, *172*.
Berger, C. 102.
— K. 100, 102.
— L. 58.
Bergonié 80, *159*.
Bergsma 105, *159*.
Berk 492, 493, 495, 496, 497, *517*.
Berka 510, *517*.
Berkenheier *687*.
Berkovitch 95, *159*.
Berman, L. *159*.
Bernard *684*, *687*.
Bernhard 97.
Bernhardt *680*.
— H. 221.
Bertlich 597, *684*.
Bertschi 98, *159*.
Bestion de Camboulas *159*.
Bethe, A. *159*, *172*.
Beulin, I. *125*.
Beurnier *363*.
Beuttner, O. *159*, *182*, *687*.
Bezançon 22, *125*.
Bidder, F. *125*.
Biedert, Ph. *159*.
Biedl 62, 63, 68, 97, 98, 108, 115, 117, 118, 121, 122, *159*, 541, *679*.
Biehle, H. *159*.
Bielschowsky 30, 52.
Bien 22, 36, *125*, *363*.
Biérent, L. H. *160*.
Bierfreund 387, 390, *511*.
Billroth 32, *125*.
— -Lücke *678*.
Bing, R. *363*.
— F. *160*.
Birch-Hirschfeld 544.
Bircher, H. *160*.
Birnbaum, R. *126*, *160*.
Bischoff 448, *511*.

Bischoff, Th. *126*, *160*.
v. Bischoff *160*.
Bishop, K. S. *160*, *168*.
Bittmann, O. *142*.
Björkenheim 394, *511*.
Björkheim *363*.
Blacker *690*.
Blagowolin 660.
Blair, E. W. *160*.
Blaisdell, F. *363*.
Blanc, L. *126*.
Blanchetière 101, *160*.
Bland Sutton 229.
Blau, A. *160*.
Blom 549, *680*.
Blondel *690*.
Blot 548, 549, *680*.
Blotevogel 106, 121, *160*, *166*.
Bluhm *682*.
Blum 645, *689*, *690*.
Blumenfeldt, E. *180*.
Blumreich *363*, 392, *511*, 660, *690*.
Blunt, K. *160*.
Boas, C. *160*.
Bodó, B. *160*.
Bodon, K. *160*.
Böhi 398.
— U. *126*.
Böhm, A. A. *126*.
— I. *512*.
Boehmer, M. G. R. *160*.
Boerhave 471.
Börner 88.
van Bogart 97.
Börner, E. *160*.
Böshagen 415.
— A. *126*, *511*.
van Bogaert *187*.
Bogdanowics 577, *683*.
de Boinville *126*.
de Boismont *160*.
Bolaffio 55, 625, *687*.
Boldt, H. J. 48.
Bolk 450, 451, 466, 467, 468, 469, 470, *511*.
Bollenhagen 33, *126*.
Bollinger 671.
Bompiani 110, *160*.
Bondi, J. *160*.
Bonham, C. D. *171*.
Bonhoff *160*.
Bonnaire 562.
Bonnet 440, *517*.
Bonney *687*.
Boothby, W. M. *160*.
Borak, J. *160*.
Borchardt *679*.

Bordé 283.
Borell, H. *126*.
Boring, A. M. *126*, *142*.
Born 62, 63, 64, 121, *126*, *172*, *175*, *176*.
— G. 61, 441, 445, *511*.
— L. *126*.
Bornhaupt 31, *126*, 381, 385, *511*.
Borsenkow, Jac. *126*.
Boruttau, H. *160*.
v. Borzytowski, F. *160*.
Bossi *199*.
Boston *682*.
Bott, O. *176*.
Bouilly *160*.
Bouin 44, 62, 64, 65, 69, 80, 81, 83, 85, 254, *363*, 398, 416, 425, *511*.
— M. 79, *126*, *511*.
— P. 79, *126*, *155*, *160*, *161*.
Bourges 22, *128*.
Bouveyron, A. *161*.
Boveri 32, 398.
— Th. *161*, *511*.
de Bovis, R. *161*.
Bowlby 499, *517*.
Boyd *363*.
Boyden, R. E. *201*.
Brahn 117, *221*, *680*.
Braithwaite *126*.
v. Bramann, C. *161*.
Branca, A. *126*, 404.
— Q. *511*.
Brandt, A. *126*, *161*.
Brannan 67, *161*.
Brauer *690*.
Braun 531, 548, 603, *679*, *680*, *684*.
— M. *127*.
Braus *363*, 576, 577, *683*.
Breisky 73.
Breitner 106.
— B. *161*.
Bremer, I. L. *511*.
Brennecke *161*, *684*.
Bresca, G. *161*.
Bresslau, E. 490, 491, 497, 500, 504, *517*.
Bretschneider *683*.
Breuer, R. *161*.
Breus, C. *161*.
Brewitt *161*.
Brickner *687*.
Brill, W. *127*, *363*.
Brinitzer 105, *161*.
Brinkmann 499, *517*.
Brocard 104, 105, *161*.

Brock, J. *127*.
Brodnitz 88, *161*.
Bröking 109, *161*.
Broekmeyer, J. *159*.
Brösicke, G. *127*.
Broman, I. *161*, 491, 492, 493, 497, 498, *517*.
Bronnikoff 105, *161*.
Brouha 116, 119, *161*, *162*, 491, 492, 493, 495, 497, 500, 504, 506, 507, 508, 509, *517*.
Brown-Séquard *162*.
Bruckner 601, *684*.
Brühl *162*.
Brugsch 97, *162*, 497, *517*, *679*.
Bruhns 50, *127*, *363*.
v. Brunn, A. *127*.
Bruntz *165*.
Bucaille *155*.
Buckel, A. *129*.
Bucura 51, 58, 75, 76, 77, *127*, *162*, *363*, 433, *511*, *689*.
Budin *511*.
Bühler 407, 408, 410.
— A. *127*, *511*.
Büller, F. *162*.
Bürger 86, 88, *195*, *683*.
Büttner 253, 561, *682*, *687*.
Bugbee, E. *162*.
Bulius 629, *687*.
Bumm 28, 91, *127*, *162*, 241, *363*.
Bunzel 629, *687*.
Burckhard, G. *127*, *162*, *213*.
Burckhardt-Socin *162*.
Burdach 74.
Burger 105.
— K. *162*.
Burghardt, R. *127*.
Burghart 97, *162*.
Burr *184*.
— G. O. *168*.
Busch 524.
Buschbeck, A. *162*.
Buys *162*.
Byford, H. T. *127*.

Cadiat 13, *127*.
Caffier 117, *162*.
Cahane *202*.
Call, E. L. *127*.
Calmann 597, *684*.
Campbell, H. F. *162*.
Canestrini 573, 574.
Cantoni, V. *162*.
Canu 88.
— E. *162*.

Caridroit *162*, *203*.
Carlson, A. J. *162*.
Carmer, M. E. *175*.
Carmichael *163*.
Caro *163*.
Carter, Ph. J. *163*.
Carus, C. G. *127*.
Casalis, G. A. *163*..
— Th. *163*.
Casler 57, *127*.
Cattaneo, D. *127*.
Cattley, R. *127*.
Caufmann 80, *163*.
Cavia 456.
Cemach *163*.
Centeno *193*.
Cerf, L. *363*.
Cesa-Bianchi 79, 83, *127*, *163*.
Chalfant, S. A. *163*.
Champneys 499, *517*.
Champy 77, 116, *147*, *163*, 211.
Chapotin *163*.
Charlton, P. H. *163*.
Charpy *143*, 285, *365*.
Charrin *163*.
Chauffard 67, *127*, *163*.
Chazan 74, *163*.
Chiari 14, 53, 224, *679*.
Chin, W. *127*.
Chirié 67, *163*.
Christie *220*.
Christopher, W. S. *163*.
Chrobak *163*, *168*, *189*, *195*.
Chvostek 111, *163*.
Chydenius *127*.
Clark 66, *127*, *363*, 416.
— E. B. *127*.
— J. G. *127*, *128*, *511*.
Clarke *511*.
Claudius 26, *128*.
Claypon 62.
Cléret, M. *163*.
Clivio 283.
Coe, H. C. *163*.
Coen 561, *682*.
Coert 31, 37, *128*, 402, 403, 424, 428, *511*.
Cohen 67, *161*.
— -Solal *189*.
Cohn 42, 45, 48, 66, 68, *128*, *163*, *682*, *684*, *687*.
— Fr. *163*, *172*.
— S. *164*.
Cohnen, K. *164*.
Cohnstein *164*.
Colgate, C. E. *123*, *154*, *155*.
Collet 95, *164*, *177*.

Comes, S. *128.*
Commandeur *687.*
Comte 107, *164.*
Cooper, C. R. *198.*
Cordua *164.*
Corinaldesi, F. *128.*
Corner 63, 77, 112, *128, 164, 211.*
Cornil *128.*
Corscaden *164, 171, 212.*
Corsy *142.*
Cosentino *128.*
Coste *128.*
Cotte, G. *164, 682, 689.*
Cotteril *687.*
Courrier 76, 77, 83, 116, 121, *128, 164, 228, 363.*
Courty 524, 527, 529, 530.
Cramer 64, 68, 69.
— H. *164.*
Creighton, Ch. *128.*
Crépin *365.*
Crety, C. *128.*
Cripps 523, 527.
Cristea 113, *164.*
Cristofoletti 103, 104, 105, *164.*
Croom *164.*
Cruveilhier, J. *128,* 238.
Cuénot *165.*
Culbertson 86, *165.*
Cullen 561, *682.*
Cullingworth *687.*
Cunningham, R. S. *128.*
Curàtulo 61, 96, 100, 102, *165.*
Currier *165.*
Curschmann, H. *165.*
Curtis 62, 122, *165, 202.*
Czerny 70, *165,* 509, *517.*
Czerwenka, K. *165, 681, 684.*

Dach, N. *173.*
Daels, F. *165,* 594, *685.*
Daffner *690.*
Dagonet *224.*
Dahl, W. *128, 165,* 283, 284, 285, *363.*
Dahlmann 103, 121, *165, 207.*
Dalsace 101, 102, *165.*
Daniel *682.*
Danilewsky *165.*
Dannreuther 549.
Darier 22, *128.*
Daube *658.*
Daucourt, A. *165.*
David, O. *165.*
Davidoff, M. *126.*
Davidson *165.*

Davis, K. B. *165.*
Dawson, A. B. *128.*
Debaisieux *363.*
Dederer, C. *165.*
Delbanco, E. *165.*
Delbet 16, 354, 355, 361, *363, 687.*
Delestre *128.*
Delpech *128.*
Demars 660, *690.*
Demons 553, *680.*
Denecke 102, *165.*
Desogus, V. *165.*
Dessauer, M. *165.*
Deusch, G. *165.*
Deussen 103, *165.*
Deutschmann 550, *680.*
Devez *128.*
Dick 62, 122, *165.*
Dickens 117, *165, 679.*
Dienst, A. *165.*
Dierks, K. *165.*
Dietrich 104, 105.
— H. A. *165, 166.*
Dietz, F. *166.*
Dilger *684.*
Dimpfl, H. *512.*
Dingemanse *679.*
Dirner *682, 684.*
Disse 14, 17, 20, *363,* 445, *511.*
Dittler, R. *166.*
Diuretin 104.
Dixon, W. E. *166.*
— -Jones 49.
Dluski, B. *166.*
Dobrowolski *166.*
Dodd 117.
Dodds, E. Ch. *165, 679.*
Döderlein, A. *129, 166, 363.*
— G. *166, 679.*
— -Krönig *678.*
Döring, H. *129.*
Dogiel 13.
Dogliotti *129,* 575, *683.*
Dohrn 106, 120, 121, *160,* 390, 465, 467, *511.*
— M. *166.*
Doisy 116, *123, 154, 155, 166, 183, 205, 217, 679.*
Doljan *129.*
Domm, L. V. *166.*
Domergue 104, *205.*
Donald *684.*
Donaldson, H. H. *129.*
Donati *682.*
Doorme, J. *136.*
Dougall 593, *684.*
Douglas 298, 327.

Dowig *166.*
Drahn 77, *129, 166.*
Dreifus *684.*
Dresel, K. *166.*
Drevet 113, *166.*
Drips 78, *129, 166.*
Drummond-Robinson *166.*
Drysdale, T. M. *129.*
Dubois *166.*
Dubreuil, G. *129, 143, 144, 166, 205, 206.*
Dudley *167.*
Dünning *684.*
Dürbeck, W. *512.*
Dumas 33, *143.*
Duning 595.
Dupont, R. *137.*
Dupre, Ch. *178.*
Dupuis *689.*
Durand 648, *689.*
Durante 562.
Durlacher 597, *684.*
Durrant, E. P. *167.*
Dursy 223.
Duskin 398.
Dustin, A. P. *129, 511.*
Dutzmann *687.*
Duvernoy 262.
Dye, M. *160.*
Dykshorn, S. *216.*
Dyroff *167.*

Ebeler, F. *167,* 247.
Eberlin *682.*
Ebner 13, 20, 228, 229, 241.
v. Ebner 414, 510, *511, 517.*
— V. *129,* 229.
Echidna *517.*
Eckardt *167.*
Eckelt, K. *167.*
Eckles, C. H. *201.*
Eckstein 96, *167.*
Edmunds, C. W. *167.*
Edward 593, *684.*
Eggeling 13, *363.*
v. Eggeling, H. 500, 504, 506, 509, 510, *517.*
Egli, Th. *129.*
Ehrendorfer *687.*
Ehrenfreund, F. *189.*
Ehrhardt *167.*
Eigenmann, C. H. *129,* 398, *511.*
Eimer 77, *129, 167.*
Elfer, A. *167.*
Ellenberger, W. *167, 178,* 249.
Ellinger, A. *159, 172.*

Elischer 51, *129*.
Ellischer 284.
Elze 401, 441, 443, 492, *511*, *513*, *517*.
Embden, G. *159*, *172*.
Emin 645, *689*.
Enderlen 650, *689*.
Enders *680*.
Enge, J. R. *167*.
Engel 70.
— E. *167*.
— St. *167*.
Engelbach, Wm. *167*.
Engelhardt *690*.
Engelhorn 106, 107.
Engelmann 71, 116.
— G. J. *186*.
Engländer, B. *167*.
Engle 118, *167*, *213*.
Englehorn, E. *167*.
Engström, O. *513*, *679*, *682*, *683*, *687*, *689*.
Erb *682*, *690*.
Erdheim 107, *167*.
Erikson, St. E. *201*.
Ernst, M. *168*.
Esch 115, *168*, 440, *516*.
Escher, H. H. 42, *129*, *168*.
Essen-Möller 64, 70, *168*.
Estes, W. L. *168*.
Eufinger, H. *129*, *168*.
Evans 63, 76, 116, 119, *129*, *137*, *168*, *170*, *192*, *679*.
Everke, K. *168*.
Ewald 111.
— J. R. *174*.
Exner *127*, *129*, *168*.
Eymer 83, 103, 104, 106, *168*, 593, 602, 603, *684*.

Fabricius *680*.
Falcone 33, *130*.
Falk 100, 102, *168*, *679*, *681*, *682*, *684*.
— F. *168*.
— O. *168*, *210*.
v. Falkenhausen *168*.
Falta, W. *168*.
Farabeuf *363*.
Farre 25, 26, *130*.
Faure 120, *166*, *193*.
Fauré-Fremiet *130*.
Faust 117, *168*, *169*.
Fedorow, J. J. *168*.
Fehling 28, *130*, *156*, *168*.
Feibelmann *687*.

Feitel *363*.
Fekete, A. v. *168*.
Feldmann 660, *690*.
Felix 545, *684*.
— W. 31, 32, 34, 35, 55, *130*, 223, *363*, 369, 370, 371, 372, 373, 374, 375, 376, 377, 378, 379, 380, 381, 382, 383, 384, 385, 386, 387, 389, 390, 394, 395, 396, 398, 399, 400, 401, 402, 404, 405, 406, 409, 410, 411, 412, 417, 418, 419, 420, 421, 422, 423, 425, 426, 431, 437, 440, 442, 443, 446, 447, 448, 457, 465, 472, 474, 480, 481, 482, 483, 485, 487, 489, *511*, 559, 587, *678*, *681*.
Fellner 44, 64, 80, 111, 113, 114, 115, 117, 118, 120, *130*, *169*, *193*, *199*, *679*.
Fels 117, 118, 119, 120, *169*, *170*, *172*, *679*.
Fenger, F. *170*.
Fenwick 18.
Feokistow *170*, *193*.
Ferras, A. *170*.
Ferry, G. *174*.
Fibiger *690*.
Fiebag, F. *130*, *170*.
Fiebiger 660.
Fieux 66, *170*, 553, *680*.
de Filippi *130*.
Filippini 659.
Findley *170*.
Fingerhut 114, *211*, *680*.
Finkelstein 70, *170*.
Finkenbring 660, *690*.
Firket 34, *130*, 425, *511*.
Fischel 34, *130*, 466.
— A. *170*.
Fischer 601.
— I. *170*.
— W. *170*.
Fish, P. A. *170*.
Flatau 64, 80, *170*, 540, *682*, *683*.
Flechtner 117, *170*.
Fleck *687*.
— G. *170*.
Fleischmann 373, 377, 390, 441, 443, 445, 452, 453, 475, 476, 480, 481, *511*, *512*, 660, *690*.
— K. *170*.
Fleisher, M. S. *170*.
Flemion, F. *207*.
Flemming 30, *130*.
Flesch, M. *170*.
Flockemann, A. *170*.

Floris, M. *170*.
Flower, C. F. *170*.
Foà, C. *170*.
Förster *678*.
— F. 49, *130*.
Foges 70, *170*, *690*.
Fol, H. *170*.
Folin-Wu 106.
Folix, W. *511*.
Follin *512*.
Fonda, M. *169*, *172*.
Forkner, C. E. *170*.
Fornero 254.
Foulis 414.
— J. *130*, *512*.
Fränkel 43, 61, 62, 63, 64, 69, 70, 71, 72, 73, 74, 77, 79, 112, 113, 117, 120, 121, *175*, *176*, 248, 254, 563, 603, *683*, *684*, *687*.
— E. 53, *130*.
— L. 46, 64, 69, 75, 79, 84, 85, 86, 104, *130*, *171*, *172*, *679*.
— M. 64, *172*.
— S. 115, *169*, *172*.
Francillon, M. *170*.
Francis 33, 46.
— B. F. *123*, *154*, *155*.
Franck 498, *517*.
— L. *130*.
Frank 63, 65, 66, 105, 116, *687*.
— E. *170*, *171*.
— Fr. *171*.
— M. L. *171*.
— R. T. 65, 75, 120, *171*.
Franke 103.
— G. *130*.
— M. *171*.
Frankenhäuser, F. *130*, 283, 284, 285.
Frankl 22, 36, 43, 58, *130*, *681*, *684*.
— O. *172*, *363*.
v. Franqué 22, 33, 56, 85, *130*, *131*, *172*, 222, 253, *363*, 426, 436, 437, *512*, 535, 564, 651, 659, *679*, *682*, *683*, *689*, *690*.
Frantál 76, *172*.
Franz 93, 567, 568.
— K. *172*.
Frassi 440, *512*.
Fredet 434, *512*.
Frerichs, F. Th. *172*.
Freudenthal, P. *173*.
Freund 106, *131*, 392, 510, *512*, 565, 603, *682*, *683*, *684*, *690*.
— H. W. 68, *173*.
— R. *363*, *684*, *686*.

Freund, W. A. 343, 361, *336*, 613, 648, *678*, *686*.
Freusberg 111, *174*.
Frey, E. *173*.
Freyer, M. G. *173*.
Friedländer 249, *363*, 394, 395, 512, *608*, *686*.
Fries 77.
— S. *173*.
Fritsch 71, *131*, *689*, *690*.
Fritsch, H. *173*, *363*.
Fromm *689*.
Frommberger, E. *173*.
Fromme 552, *624*, *681*, *687*.
— F. *173*.
Frommel 68, 393, *512*, 642.
Fuchs 602, *683*, *685*.
— H. *173*.
— J. *173*.
Fürst, L. 556, 558, *678*, *681*.
Füth, H. *363*.
Fulci 110, *173*.
Funke, E. *363*.
Fuß, A. 34, *131*.

Gadow, H. 441, *512*.
Gänssle, H. *173*.
Gage 441, *512*.
Gál 80.
Gal, F. *173*.
Gallard, T. *173*.
Ganfini 51, *131*, *173*.
Ganzoni, M. *173*.
Gardlund, W. *173*.
Garkisch *683*, *685*.
Garré 658, *690*.
Garrigues 22, *131*.
Gartner 222, 223, 433, *513*, *514*.
Gassmann, O. *173*.
Gastel, L. *131*.
Gatenby, J. B. *131*.
Gauss, C. J. *186*.
Gauthier *173*.
v. Gawronsky 51, *131*, 284.
Gebhard 523, *678*.
— C. 43, *131*, 435, *512*.
Gegenbaur 23, *131*, 224, 244, 490, 499, 500, *517*.
Gehrung, E. C. *173*.
Geigel 465.
— R. *131*, *512*.
Geist, S. H. *173*, 249, *363*, *364*.
Gelin 111.
Geller 80, 82, 89, *172*, *173*, *364*.
Gellhorn, E. *153*, *174*.
Gellin, O. *174*.

Gemmell, I. E. 564, *682*.
Gemmill, J. F. *131*.
Gentin *174*.
Gérard, P. *131*.
Gerbis 660, *690*.
Gerlach *687*.
— L. *131*, *174*.
v. Gerlach, J. *131*.
Gerlinger 44, *131*, *174*.
Gersuny 651, *682*.
Géry 216.
Geßner *174*.
Gessner, W. *174*.
Geyl 499, *517*, *689*.
Giacomini, E. *131*.
Giannelli *131*, *174*, 228.
Giardina, A. *131*.
Gibson, H. V. 123, *154*, *155*.
Giesecke, A. *174*.
Gilbert, A. *174*.
Giles, A. *174*.
Gilette 18.
Givkovitch, J. *174*.
Glävecke 85, 86, 88, 95, *174*.
Glaß 70.
— K. *174*.
Glass, J. H. *174*.
Glazerbrook, F. H. *174*.
Gleize-Rambal *174*.
Gley, E. *163*.
Glimm, E. *174*.
Glockner *683*.
Godard, M. *174*.
Godart *683*.
Godefroy 629.
Göbel 105, *209*, 651.
Goebels *689*.
Goelet *364*.
Görbig 115, *210*.
Goetsch 118, *174*.
Goette 398.
— A. *131*.
Gogefroy *687*.
Goldberg *685*.
Goldberger, M. A. 171, *173*.
Goldenstein *685*.
Goldstein, M. *202*.
Goldthwait 101, *174*.
Goltz 111.
— Fr. *174*.
Goniès, M. S. *174*.
Gonade 2.
Gonalons *174*.
Goodale, H. D. *174*.
Goodall 56, 110, *132*, *174*, *202*.
Goodman, J. *174*.
Goormaghtigh *132*, *174*.

v. Gorkom *689*.
Goto, N. *174*.
Gottlieb 281.
Gottschalk 88, 224.
— A. *174*, *175*.
— S. *175*, *364*.
Gottschau, M. *175*.
Gouillaud 575.
Goullioud *683*.
Gould, V. L. *182*, *183*.
de Graaf 20, 37, 38, 46, 49, 119, *132*, 256, 414, 427, 471, *513*.
Grabel 595.
Grabl *685*.
Gradenwitz *682*.
Gräfe, M. *175*.
Gräfenberg *175*.
— E. *175*.
Gräsel 253.
Graeser, J. B. *213*.
Grätzer 554.
Graf 313.
Grafe 96, 98, 101.
— E. *167*, *175*.
Graff, E. *201*.
v. Graff 107, *175*.
Gragert, O. *175*.
Grammatikati, J. *175*.
Granville 562.
Graupner 224.
Graves, W. P. *175*.
Grawitz 58.
Greil 112, *176*.
— A. *175*.
Gricouroff *187*.
Griffith, F. R. jr. *175*.
Grigaut 67, *127*, *163*.
Grigorieff 111, *175*.
Grigoriou, Chr. *156*.
Grödel, F. M. *176*.
Grohe 46, *132*.
Grohé *685*.
Groschuff, K. *364*, *512*.
Groß 59, 93, 623, *680*.
— S. *215*.
Grosse, A. *176*.
Grosser, O. *176*, 229, 248, *364*, 440, *512*.
Grossowski *685*.
Grosz, R. *176*.
Grotjahn *679*.
Gruber 659, *690*.
— G. B. *518*.
— K. *512*.
Grünbaum 561, *682*.
— A. S. *127*.
— D. *176*.

Grüner, F. *176*.
Grünthal, P. *176*.
Gruschew 245.
Grusdeff 43.
Grusdew *364*, 393, 395, 396, *472, 473*, *516*.
Grynfeltt, E. *176*.
Gubaroff *364*.
Gudernatsch, J. F. *176*, 658, *690*.
Güntz 228, 238.
v. Guérard *685*.
Guerrini, G. *176*.
Gütschow *689*.
Guggisberg 77, 103, 105, *176*, *679*.
Guillaumin 101, 102, *165*.
Guillemonat *163*.
Guilscher, A. *132*.
Guizetti 24.
Guldberg 660, *690*.
Gummert *683, 685*.
Gundobin, A. P. *132*.
Gurwitsch, A. *132*.
Gussenbauer 261.
Gustavson 116, *171*.
Gutherz, S. *132*.
Guthmann, H. *176*.
Guthrie, C. C. *176*.
Guttmacher 218.
Guttmann *176*.
Guyénot, E. *176*.
Guyon 648, 649, 660, *689*.

Haase, K. 102, *176*, *180*.
v. Haberer 109, *214*.
Haberlandt 112, *175, 176, 679*.
Hach 238.
Häckel, H. *125*.
Häcker, V. *176*.
Häggqvist, G. *132*.
Häggström 30, 33, 35, 46, *132*.
Hängge 660.
Hafkesbring 95, *176*.
Hagedorn 88, 106, *177*.
Hagemann, O. *177*.
Haim *690*.
Hajos, Ch. *177*.
Halban 59, 60, 67, 68, 69, 71, 74, 89, 90, 92, 106, 111, *156, 172, 177*, 234, 295, 343, 347, 358, 360, *364, 366*, 510, *518*, 601, 641, *661, 679, 682, 685, 687, 690*.
— -Seitz 598.
Halberstädter, L. *177*.
Haldemann, K. O. *177*.
Hallauer 67, *177*.

Haller 6, 20, 471.
Hallion, L. *177*.
Halnan *195*.
Halpérine 553.
Halter 97, *185, 186*.
Hamburger 13, 14.
— Cl. 504, *518*.
Hamm, A. *177*.
Hammar 110, *177*.
Hammerschlag *132, 364*, 601, *685*.
Hammond, J. *132, 177, 194*.
Hanau 93, *177*.
Hancher, K. G. *177*.
Hannes 117, *177*.
Hanse, A. *177*.
v. Hansemann 35, 46, *132*, 660, *690*.
Hansen 239.
Hantke, R. *177*.
Hargitt 34, *132*.
Harms 34, 91, *132, 177, 178*, 657, 661, *679, 690*.
Hart, B. 450, 463, 464, 467, 468, 470, *512*.
— C. *178, 188*.
Harter *685*.
Hartman 33, 35, 76, *132, 178*.
Hartmann 23, *132*, 245.
— H. *178*.
— M. *178*.
Harvey *364*.
Harz, W. *132*.
Hasler, M. *178*.
Hasse, C. *132*, 229, *364*.
Hatai *132, 178*.
Haterius, H. O. *178*.
Hauch, E. *364*.
v. Hauner *162*.
Hauser *679*.
Hausmann, E. *132*.
— U. F. *132, 178*.
— W. *178*.
Haussmann *132*.
Hauswaldt 42, *132*.
Haven, F. L. *192*.
Heape 62, 77, *132, 178*.
Hecht, P. *364*.
Heckner, F. *364*.
Heddäus *178*.
Hegar 396, 617, 626, 638, *685, 686, 690*.
— A. 60, *178, 678*.
Hegar, K. *132, 364, 512*, 686.
Heiden 70, *178*.
Heidenhain 498, *687*.
Heil 70, *178*.
Heilig 103, *178*.

Heimann 80, *178, 179*.
Heinlein, H. *214*.
Heinricius *687*.
Heiß 17, 18, *364*.
Heitz 22.
— F. *132*.
Heitzmann, C. 49, *132*.
Hélier 244.
Hellier *685*.
Hellmuth, 99, 103, 105, 106, *179, 186*.
Helmont 2.
Henderson 110.
— J. *179*.
Hengge 433, *512, 681, 690*.
Henke, W. *132*.
Henkel 88.
Henkel, M. *179*.
Henle 13, 14, 20, 25, 29, 30, 35, 224, 228, 244, 256, 262, 308, 355.
— J. *132*.
Henneberg 440, 441, 446, 466, 474, 480, 481, 482, 484, 485, 489, 492, *512, 518*.
Henneguy, L. F. *132, 133, 179*.
Hennig, C. *133*.
Henning 24, 385, *512*.
Henoch, E. *517*.
Henrich *685, 687*.
Henry, J. R. *179*.
Heppner 563, 565, 566, 660, *690*.
Herbich, W. *179*.
Herbst 59, *179*.
v. Herff 51, 133, 284.
Hergesell *179*.
Hermann *679*.
Hermes *179*.
Hermstein 42, *133, 179*.
— A. *179*.
— H. *179*.
Herold 104, 121, *179*.
Herrmann 99, 114, *169, 172*, 534.
— E. *179, 180, 199, 213*.
— G. *180*.
Hertwig 513.
— O. *133, 180, 516*.
— R. 404.
van Herwerden, M. *180*.
Herzenberg, H. *180*.
Herzog 475, 479, 484, 487, *512*.
Hesky, O. *168*.
Hesselberg *180, 192*.
Hessert *685*.
Hetényi, G. *180*.
Hett, J. *133*.
Heurich 629.

Hewer, E. E. *180, 207.*
Heymann 102, *180,* 660, *690.*
Heyn 97, 98, *180, 679.*
— Alfr. *180.*
— Arth. *180.*
Heynemann *180,* 552, *681.*
Heyse 35, *133.*
Hezel *687.*
Hieronymi, E. *180.*
Higuchi, S. *180, 685.*
Hildebrandt 68, *180.*
— P. *180.*
Hill 76, *133, 180.*
Hill v. Hilsborough 524.
Himmelheber *690.*
Hinselmann, H. *133, 180.*
Hirsch *687.*
— A. *180.*
— H. *180.*
— J. *180.*
— R. *180.*
Hirschbrunn 629.
Hirschfeld *690.*
Hirschland 492, 499, *518.*
Hirschsprung *687.*
Hirzeler 103.
His 30, 32, *133,* 385, 387, 388, 389, 392, 415, 440, 444, 472, 478, *512.*
Hisaw, F. L. *180.*
Hitschmann 71, 116, 228, 247, 249, 250, 251, *364.*
Hoche, L. *133.*
Hochl *365, 514, 518.*
Hochstetter 379, 382, 400, 402, 418, 421, 473, 477, 478, 479.
Höhl, E. *140.*
Hoehne 229, 249, *364,* 551, 553, *681.*
Höhne, O. *133, 181.*
Hölzl, H. *134.*
Hoepfl *683.*
Hoepke 656, 657, 658, 671, *690, 691.*
Hörmann 33, 37, 40, 45, *134, 181,* 229, 249, *364.*
Höser, E. *181.*
Hoeven *364.*
Hofacker, C. *181.*
Hofbauer 64, 105, 111, 118, *133, 168,* 416, *512.*
— J. *181.*
Hoff 103, *178, 683.*
Hoffmann 238, 239, 242, 244, 256.
— C. E. E. *133.*
— C. K. *133,* 398, 451, *512.*
— E. *181.*

Hoffmann, G. v. *181,* 395, *512.*
Hoffstätter *679.*
Hofmann *682.*
Hofmeier *181,* 248, 253, *363,* 626, 641, *682, 683, 685, 687, 688.*
Hofstätter 62, 63, *159.*
— R. *181.*
Holl, M. *133,* 310, 358, *364.*
D'Hollander *134, 150.*
Holloway, J. *171.*
Hollstein, L. *134.*
Holmgren, E. *134.*
v. Holst *685.*
Holzapfel 603, *685.*
Holzbach 395, *625, 678, 688.*
— E. *181,* 229, *364.*
Holzbacher *512.*
Holzknecht 79, 80, 81, 82, 83, *214.*
Honeywell *207.*
Honoré, Ch. *134.*
Hoogkamer *364.*
Horn *364.*
Hornung 95, *181.*
Horroks *689.*
Hoyer, W. *134.*
Huber, G. C. *126.*
Hübner *364,* 671.
Huel *683.*
Hürgeler, O. *181.*
Hüssy, P. 84, *134, 181, 187.*
Huet, P. A. 564.
Huffmann 99, *181, 209.*
Huguenin *134.*
Huguier 262, 485, 486, *512.*
Hunt, R. *162.*
Hunter 1.
— J. 89, *181.*
Hurni 112, *164.*
Huss *518.*
Hyndman, D. *171.*
— O. *194.*
Hyrtl 14, 37, *134.*

Ihm, E. *134, 182.*
Ikeda, K. *134.*
Imchanitzky-Ries, M. *182.*
Ingalls 376, 398, 399, 401, 441, 442, *513.*
Iscovesco 113, 115, *182.*
Ishii, O. *182.*
Isler, H. *178.*
Israel 645, *689.*
Iwanoff 65, 77, *182, 364.*

Jackson 597, *685.*
— A. R. *182.*
— C. M. *134.*

Jackson, H. C. *182.*
Jacob, L. *182.*
Jacobi, M. P. *182.*
Jacobsen, A. Th. B. *182.*
Jäger 105.
— F. *182.*
Jaffe 42.
Jaffé, R. *125, 134, 157, 159, 182, 197, 679.*
Jakobi *683.*
Jakobson, L. 427, *512.*
Jaksch 105.
v. Jaksch *182.*
Jankowski, J. *134.*
Janosik 31, *134, 182,* 374, 402, 407, 428, *512, 513.*
Janzer *134.*
Jaquet, A. *182.*
Jardry 101, 106, *163, 182.*
Jaschke *364.*
v. Jaworski, J. *182.*
Jayle 553.
— F. *134, 182.*
Jeandelize, P. *206.*
Jenkinson, J. W. *182.*
Jensen 106.
Jentzer, A. *182.*
Jess 105, *211.*
Joelsohn, F. *182.*
Jörgensen, M. *134.*
Joessel *364.*
Johannsen 597, *685.*
John, H. J. *182.*
Johnson, J. T. *182.*
Johnston, Ch. G. *123, 154, 155, 166, 182, 183.*
— G. W. *183.*
Johnstone, A. W. *183.*
Jolly 62, *195.*
Jones, M. A. D. *134.*
de Jong 140, *682.*
de Jongh *178, 188,* 565, *679.*
Jordan, C. N. *166, 183, 205.*
Joris, H. *183, 364.*
Josef 328.
Joseph 105, 117, *183.*
— S. *183.*
Josephson *682.*
Julin 77, *150.*
Jung 361, *364.*
— Ph. *134.*
Jungersen, H. F. E. *134.*
Justi 574, *683.*

Käffer 283.
Käppeli 22, *135.*

Kaeßmann, F. *199.*
Kahlden 238.
Kahler, H. *183.*
Kalischer 16, 17, 283, *364.*
Kalledey, L. *183.*
Kallius, E. *135,* 491, 493, 494, 495, 496, *518.*
Kalmanowitsch 598, *685.*
Kaltenegger, A. *135.*
Kaltner, A. *135, 183.*
Kamnitzer 105, *183.*
Kapff, H. *135.*
Kappel, J. *167.*
Karlin, M. *183.*
Karoliny, L. *135, 183.*
Katz 623, *685, 688.*
Kauders, O. *183.*
Kaufmann 42, 99, 100, 238, 253.
— C. *183.*
— K. *135.*
— P. *183.*
Kayser, C. *183.*
— F. *183.*
Kehrer 683.
— E. *183,* 563, *678, 682.*
— F. A. 60, *183.*
Keibel, F. *364,* 372, 373, 374, 387, 388, 389, 396, 398, 440, 441, 442, 443, 444, 445, 446, 455, 456, 472, 474, 475, 476, 477, 478, 479, 483, 485, 492, *511, 513,* 650, *689.*
Keiffer 254, *364.*
Keitler, H. *135, 183.*
Keller 70, 76.
— A. *165.*
— K. *183,* 215.
— R. *135, 183.*
Kellner *691.*
Kellum 170.
Kempe 451, 467, *513.*
Keppler, F. *183.*
Kermarrec, J. R. *183.*
Kermauner *364,* 439, *513, 514,* 524, 525, 526, 527, 528, 530, 532, 536, 537, 544, 545, 548, 549, 550, 551, 552, 553, 556, 559, 560, 561, 562, 563, 564, 568, 574, 585, 586, 590, 598, 611, 617, 623, 624, 625, 629, 631, 639, 642, 648, 652, 657, 659, 660, *678, 679, 681, 685, 686, 688, 689, 691.*
de Kervily, M. *135.*
Kiati *681.*
Kielmann *364.*
Kiesel, F. *183.*

Kilian 283.
King 398, 425, *513.*
— J. L. *184.*
Kingery 31, 33, 34, *135, 171,* 414, *513.*
Kingsbury 31, *135, 184.*
Kinoshita, S. *135,* 240.
Kirchbach 594, *685.*
Kirchgässer *682.*
Kirkham, W. B. *135, 184.*
Kisch, E. H. *135, 184.*
Kitahara 34, *135, 184.*
Kitai 551.
Kitzki, F. W. *184.*
Kiutsi *184.*
Klaar, J. *184,* 499, *518.*
Klaatsch 490, 507, *513, 518,* 586, *685.*
Klado 326.
Klaften 105, *184.*
Klebs *135,* 572, 656, 657, *678, 691.*
Kleemann, E. *184.*
Klein 433, *691.*
— G. *184, 364, 513, 678.*
— H. V. *184.*
— J. D. *175.*
— v. 595, *685.*
Kleinhans 62, *184, 682, 688.*
Kleinknecht 658, *691.*
— F. *184.*
Kleinwächter *686.*
Klemm, W. *184.*
Klews 659.
Klien 35, *135.*
Klob 523, 524, 543, *678.*
Knauer *679, 683.*
— E. *184.*
Knaus 104, 106, 111.
— H. *184.*
Knipping, H. *184.*
Knöpfelmacher, W. *184.*
Kobelt 20, 223, 261, 427, 428, 431, 433, 434, 436, 437, 448, *513.*
Koch 22, *691.*
— R. 121, *135.*
Kocher, Th. *184.*
Kochmann 95, *184.*
Kocks 20, *135,* 297, 355, 439, *513, 679.*
Köbrich *689.*
Köhler 71, 74.
— H. *185.*
— R. 115, 156, 158, *177, 185.*
Kölliker 13, 37, 60, *135,* 222, 228, 395, 401, 406, 407, 433, 465,

Kölliker, A. *185,* 431, 498, *513, 517, 518, 678.*
König 361.
Königstein 68, *159, 185.*
Köster *691.*
— P. *185.*
Köstlin 283, 284, 285.
Kohan *184.*
Kohlbrugge, J. H. F. *135.*
Kohn 58, *135,* 225.
— A. *185.*
Kohno 34, *135.*
Kok, F. *185,* 229.
Kolde 107, 108, 109, 110, *185.*
Kolesnikow, N. *135.*
Kolischer *689.*
Kolisko, A. *161,* 660.
Kollmann *364,* 375, 379, 385, *513.*
Kolmer 109, *185.*
Kon 108, *185.*
Konstantinidis, G. *185.*
Kopsch 510.
— F. *135, 136,* 256.
Korentschewsky 100, *185.*
Koslenko *685.*
Koslowsky *185.*
Kossmann 523, 528, 529, 530, 537, 543, 545, 548, 552, 553, *678, 679, 681.*
Koster, W. *136,* 414, *513.*
Kountz 33, 46, *123, 154, 155, 192.*
Kouwer, P. J. *185, 685.*
Kovacs, F. *185.*
Krabbel *691.*
Krafft, J. C. *160.*
Krainz, K. *185.*
Kramer, A. *185.*
Kranz, H. *185.*
Krasemann, E. *185.*
Kraul 70, 73, 97, 106, 120, *185, 186,* 532, 549, 603, *679, 681, 685.*
Kraus 238, *364.*
Krause 13, 14, 15, 238, 239, 256, 260, 284.
— C. *136.*
— H. *136.*
— W. *136,* 190, 191.
Kreis 40, *136.*
Kreitzer 244.
Kremer, J. *136.*
Krevet *682, 685.*
Krieger 23, *136.*
— E. *186.*
Krömer 22, 36, *136, 364, 365, 689.*
Krönig, B. *136, 186,* 583, 623, *684.*

Krueger, H. *171.*
Kruiger 111, *186.*
Krukenberg, G. 60, *186.*
Krull *684, 691.*
Krupski 76, *186.*
Kubo *186.*
Kudrjawezew *186.*
Kühn *186.*
— H. *186.*
Külz *365.*
Küpfer 77, *136, 186.*
Küster 565, 566, *682, 688.*
Küstner 104, *136,* 253, *365,* 574, *682, 684, 685, 689.*
— H. *186.*
Kulesch, L. *136.*
Kumlin, A. *136.*
Kundrat 71, 116, *186.*
Kunhardt 117, *162.*
Kuntzsch *186.*
Kupferberg, H. *186.*
Kupffer, C. *136, 510.*
Kuramitsu 67, *186, 192.*
Kurdinowski 73, *186.*
Kurtz, C. *186.*
Kuschakewitsch, S. *136,* 398, *513.*
Kußmaul, A. *186,* 465, *510, 513,* 530, 532, 556, 560, 562, 563, 564, 565, 568, 569, 572, 578, 586, 591, 592, 593, 594, 595, 596, 598, 601, 604, 605, 607, 625, *678.*
Kutz *691.*
Kutzinski, A. *187.*
Kylin, E. *187.*

Labbé 97, *186.*
Labhardt 74, *172, 187,* 247.
Labusquière *187.*
Lacassagne 80, *144, 187, 206.*
Lachi, P. *136.*
Lahm 550, 551, *679, 681.*
— W. *136, 187.*
Lambert, M. *187.*
Lampe *187.*
Lams, H. *136, 187.*
Landau 541, *688, 691.*
— L. *187.*
— Th. *187.*
Lande, H. *173.*
Landecker 94.
Landeker, A. *187.*
Landsberg, E. *187.*
Lane-Claypon, J. E. *136, 187.*
Lang, L. *136, 187.*

Lange 107.
— F. *191, 193.*
— J. *136.*
— M. *187.*
Langenbeck 565.
Langer *136,* 509, 510, 549, 660, *681, 691.*
— C. v. *136, 518.*
Langer-Toldt 343, 358.
Langerhans, P. *136.*
— R. *187.*
— Th. *137.*
Langsdorf *688.*
Lanz 105.
— F. *187.*
— W. *187.*
Laqueur 116, 117, 120, *178,* 541, *679.*
— E. *187, 188.*
Laroche 67, *127, 163.*
Laroyenne *365.*
Latarjet *365.*
Lataste 116, *188.*
Lauche *188.*
Laudenheimer *188.*
Laulanié, F. *137.*
Lautsch, H. *137.*
Lauwers 594, *685.*
Lawrence *690.*
Lebedinsky, E. *137.*
Leblanc *365.*
Leboucq *183.*
Lebram, Fr. 487, *513.*
Lebreton 66, *188.*
Lebrun, H. *137.*
Leclerque *365.*
Lederer, R. *188.*
Lee 283, *685.*
— M. O. *163, 188.*
De Lee, J. B. *165.*
Lefas 43.
Legay 238, 390, 391, 394, 396, 449, 450, 455, 456, 457, 465, 466, 473, *516.*
Léger 487, *514.*
Lehfeldt, H. *188.*
Lehmann 108, *691.*
— J. *188.*
Leicher 101, *188.*
Leiner, J. H. *188.*
Leisering 498, *518.*
Leisewitz, Th. *513.*
Lelièvre *126, 365.*
Lembcke 105, *188.*
Lemke, H. *188.*
Lengfellner, K. *188.*
Lenhartz 106, 111, *188.*

v. Lenhossék 59, *188.*
Lenz 92, 94.
— F. *188.*
— J. *188.*
Leopold 28, *137, 188, 189,* 251.
— G. *189, 196.*
— -Lévi *189.*
Leschke, E. *156.*
Le Sourd *685.*
Lesser 645, *689.*
Lesshaft *365.*
Letzerich, L. *137.*
Leuckart 449.
— R. *137, 513.*
Leupold, E. *189.*
Levi 34, *137.*
Levin, P. M. *189.*
Levy *189, 691.*
— -Solal *189.*
Lewin, L. *189.*
Lewis 377, 378, *513.*
Leydig 55, 58, *137,* 415, *513.*
Lhermite, J. *137.*
Lichtenberg *365,* 485, 487, *513.*
Lichtenstein 585, *685.*
Lichtwitz *189.*
Liebesny 96, 118, *189.*
Liebmann 104.
— St. *180,* 215.
Liepmann, W. *172.*
Liesau 88, *189.*
Lilienfeld, B. *137.*
Liljestrand, G. *164.*
Limnel *684.*
Limon 79, *137, 161, 189.*
Lindemann, W. *189.*
Lindenthal 52, *137, 189.*
Lindgren, Hj. *137.*
Lindig 88, 105, *188.*
— P. *190.*
Lindquist, L. *190.*
Linzenmeier 80, *133, 190,* 625, 640, *679, 688.*
Lipschütz 79, *190, 193.*
de Lisi *191.*
Lissac 88, *191.*
Lisser, H. *191.*
Littre 20.
Lochner, J. A. *191.*
Lode, A. *191.*
Loeb 61, 62, 64, 66, 67, 69, 76, 112, 119.
— L. 63, 65, *137, 170, 180, 186, 191, 192.*
Löfquist 449, *513.*
Löhlein 596, *682.*
Löschcke, H. *192,* 499, 510, *518.*

Löser, A. *192, 193.*
Löwe 115, 117.
— Fr. *137.*
— S. 120, *169, 193.*
Löwenhardt 70, *193.*
Löwenthal, N. *137.*
— W. *193.*
Löwy 96, 98.
— A. *193.*
Logothetopulos *689.*
Loisel 416, *513.*
— G. *137, 192.*
Lommel *192.*
London 13.
Long 63, 76, 116, 119, *679.*
— J. A. *137, 168, 192.*
Longley 77, *192.*
— W. H. *137.*
Longyeur *685.*
Loschke 93.
Lothrop, H. E. *137.*
Louros 104, *184, 193.*
Loviot *193.* .
Lovrich 553, *681.*
Loyez, M. *137, 138.*
Lubosch 32, 33, *138, 163, 193,*
    366, 511, 678.
Luchsinger *193.*
Ludlum *193.*
Ludwig 104, 105, *138, 688.*
— F. *193.*
— H. *194.*
Lüdicke *691.*
Lüneburg *518.*
Lüthje 98, 100, 102, *194.*
Luppow 43, *138.*
Luquet *138.*
Luschka 13, 14, *138,* 223, 228,
    238, 239, 260, 298, 304, 355,
    365.
Lusk, G. *194.*
Lustig, H. 502, 504, 506, 507, 509,
    518.
Lutaud *194.*
Lwoff 43.
Lyle, W. G. *212.*

Maag *688.*
Maase, C. *194.*
Macijewska, M. *194.*
Mackenrodt 355, *683, 685, 689.*
Mackenroth 297.
Mackenzie, K. J. J. *194.*
Mac Leod, J. *138.*
Macnougthon-Jones *681.*
Macht *194.*

Macry *365.*
Magnus 62.
— V. *194.*
— -Levy, A. *194.*
Mahnert 78, 115, 116, 117, *174,*
    212.
Mai 601.
Mainzer *194,* 541, 623, 624, *679,*
    688.
Mainzer, F. *194,*
Maire *685.*
Maiß 22, 36, *138.*
Malamud 101, *194.*
Maleeff *365.*
Malkmus 498, *518.*
Mall, F. P. *195,* 364, 372, *511.*
Maloff, G. A. *159.*
Malpighi 262, 433.
v. Mandach 433, *514.*
Mandelstamm 43, *138, 195.*
Mandl 51, 67, 68, 86, 88, 98, *138,*
    195, 228, 229, 249, *365.*
Mangoldt *683.*
Mann *195.*
Mansfeld 91, *195, 679.*
Mann 104.
Marchand 53, 55, *138,* 224, 624,
    660, *678, 679, 682, 688, 691.*
Marchetti 58, *138.*
Marcotty *138,* 248.
Marcuse *195.*
Marek, R. *195.*
Marfan *195.*
Margarucci *138, 195.*
Marine 106, *195.*
Marshall 62, *138, 163, 166.*
— F. H. A. *132, 138, 177, 194,*
    195.
Martin 343, 347, 355, 487, *514,*
    524, 530, 538, 565, *678, 689.*
Martin, A. 85, 88, *138, 139, 195,*
    365, 536, 537, *683.*
— E. *195,* 295, *365.*
— F. A. *195, 196, 365.*
— L. F. A. *196.*
Martius, H. *196.*
Marum, G. *196.*
Marza, V. *202.*
Massari 645, *689.*
Massen, V. N. *139.*
Matchinsky, N. *139.*
Mathes 101, 102, 611, *678, 686,*
    688.
— P. *196.*
Matsuno 43, *139, 196.*
Matthaei *196.*
Matzner *691.*

Mauclaire *196.*
Maurer, F. E. *196.*
— Fr. 497, *518.*
Maxwell, A. F. *196.*
Maydl *652.*
Mayer *365,* 549, 659, *686, 691.*
— A. 59, 60, *162, 196, 678,*
    681.
— E. *196.*
— H. 284.
— L. 70.
Mayrhofer 59, *139, 196.*
Mazzocco 101, *194.*
Mc Callum 387, *514.*
Mc Cartney, J. L. *194.*
Mc Cone, J. F. *194.*
Mc Cord *194.*
Mc Crudden 98, 101, *174, 194.*
Mc Donald, E. *193.*
Mc Dowell *194.*
Mc Farland *194.*
Mc Ilroy, L. *138, 194.*
Mc Kenzie 77, *194.*
Mc Lean Evans *211.*
Mc Mahon *167.*
Mc Nalley *551.*
Mc Nelly *681.*
Mc Nutt *138.*
Meckel, H. *139,* 427, *514.*
— J. F. *139,* 394, 427, 448,
    514.
— von Hemsbach *139.*
v. Meer *685.*
Meier 86, *149.*
— F. *196.*
Meiner 80, *196.*
Meißner 260, 286.
Meixner 659, 660, *691.*
Mendel *684.*
— K. *197.*
Menge 64, 94, *197, 365,* 519,
    575, 617, 636, 637, 669, *678,*
    679.
Menge-Opitz 344, *365.*
Menke *691.*
Mennet *197.*
Mercier 165, *197.*
Merkel 228, 238, 239, 291, 297,
    355, *365,* 659, *691.*
— W. *139.*
Merletti *197.*
Mertens, H. *139.*
Mery 262.
Mettenheimer *139.*
Metzger, L. *197.*
de Meuron 87, *197.*
Mey, R. *139.*

Meyer 38, 39, 40, 43, 44, 46, 52, 53, 54, 55, 56, 74, 77, 78, 84, 90, 91, 281.
— Erw. *198*.
— H. 21, 22, 25, *139*, 387.
— de Joh. *197*.
— Joh. *139*, *197*.
— M. *197*.
— R. *139*, *182*, *197*, 223, 248, 249, *365*, 372, 373, 374, 383, 394, 406, 409, 411, 433, 434, 436, 439, 470, 471, 474, 485, 486, 487, *514*, *518*, 529, 551, 553, 554, 585, 586, 592, 622, 623, 624, 659, *678*, *681*, *682*, *684*, *685*, *688*, *691*.
— R. K. *180*.
— -Ruegg, H. *197*, *365*.
Meyerhoff *684*.
Meyns, R. *140*.
Mezer, J. H. *197*.
Michaelis, P. *197*.
Michels, E. *197*.
Micholitsch *688*.
v. Mihálkovics 31, *140*, 378, 384, 387, 390, 402, 407, 423, 424, 428, 433, 465, *514*.
Mijsberg 451, 463, 464, 466, 467, 468, 469, 470, 471, 485, 486, *514*.
Mikulicz 652.
v. Mikulicz-Radecki, F. *140*, *197*.
Miley, H. H. *197*.
Miller, J. W. 21, 42, 43, 44, *140*, *197*, 244.
Mingazzini *140*.
Minot, Ch. *140*, 241, 242.
Minoura *197*.
Mironoff, M. *137*, *189*.
Mjassojedof, S. W. *140*.
Möbius, P. J. *197*.
Modern *197*.
Möllendorff *366*.
Möricke 395, *514*.
Momigliano, E. *140*.
Momm 80, *197*.
Mond *683*.
— R. *197*, *198*.
Monterosso, B. *140*.
Montgomery 508.
Montuoro, F. *140*.
Moore 82, *198*.
— C. R. *198*.
— L. M. *198*.
Moots 658, *691*.
Moraller *365*, 510, *514*.
— F. *140*, *518*.

Morau 116, *198*.
Moreaux *198*, 228.
Morgagni 20, 223, 262, 471, 523, 526, 527, 528, 529, 532, *679*.
Morgan *689*.
— A. F. *160*.
— T. H. *198*.
Mori-Haeberlin 567.
Moritz *365*.
Morkowitin *140*.
Morley *198*.
Morlot *133*.
Morris 538.
— R. T. *198*.
Mosbacher, E. *198*.
Moser, A. *160*.
— E. M. *198*.
Mosse 100, 102.
Mossé *198*.
Moszkowicz, L. *198*.
Motzfeldt *365*.
Moulonguet, P. *140*, *198*.
— -Doléris *140*, *198*.
Moynihan *198*.
Mückel *684*.
Mühl *683*.
Mühlbach 99.
Mühlbock, O. *183*.
Mühsam *198*.
Müller 25, 55, 57, 225, 230, 240, 241, 245, *365*, 427, 470, 485, 486, 488, 498, *513*, *514*, *518*, 533, *685*.
— B. *198*.
— J. *140*, 444, 448, *514*.
— P. *198*, 577.
— V. *514*.
— W. 23, 60.
Müllerheim *683*.
Münzberg 602, *685*.
Münzer, A. *199*.
Müller, P. *159*.
Mulon, Cl. *140*, *198*.
— P. 44, *140*, *199*.
Munson, J. P. *140*.
Muraoka *199*, 254, *365*.
Muratow *689*.
Muret, M. *199*.
Murlin 96, *199*.
Murphey, H. S. *199*.
Muth, K. *159*.

Nägeli, O. *199*.
— O. E. *199*.
Nagel 20, 22, 26, 33, 34, *140*, *141* *199*, 222, 223, 224, 238, 239,
249, *365*, 381, 386, 387, 390, 391, 392, 393, 394, 396, 401, 403, 404, 407, 408, 417, 428, 436, 450, 455, 456, 464, 465, 470, 476, 485, *514*, 523, 543, 548, 556, 557, 560, 561, 563, 569, 570, 583, 598, 614, 622, 623, 624, 626, 642, 648, 649, 650, 651, 664, *678*, *682*, *688*, *689*, *691*.
Natanson *365*, 395, *514*, 549, *681*, *683*.
Naujoks, H. *199*.
Navrath 86, 113, *199*.
Nega 24, *141*.
Négrier 21, *141*, *199*.
Nehrkorn *365*.
Nell *199*.
Neu 105, 109.
— M. *199*.
Neubauer 105.
— E. *199*.
Neuendorff-Viek 210.
v. Neugebauer 523, 655, 657, 665, 668, 671, *678*, *691*.
Neumann 55, 58, 64, 80, 99, 100, 101, 102, *141*, *172*.
— Fr. *169*, *199*.
— H. *141*.
— H. O. *199*.
— J. *179*, *199*.
— S. *141*, *199*.
Neurath, R. *160*.
Neuweiler, W. *199*.
Ney, J. *199*.
Nicolas 378, 380, 432, *514*.
Niedenthal, R. 210.
Niedermeyer *200*.
Nielsen 63, *200*.
v. Niemeyer 111.
Nießner *689*.
Nikolaeff, M. P. *200*.
Nilsson, A. *200*.
Niskoubina 62, 66, *141*, *200*.
Nissen, W. *141*.
Nitze 18.
Noble *681*.
Nöttebrock *682*.
Nolen, W. *200*.
Nordmann 104, 105, *166*.
Norris 57, *141*, *200*.
Nothmann, M. *171*, *200*.
— Th. 105.
Notkin 13, *365*.
Novak 78, 94, 104, 105.
— E. 38, 39, 40, 41, 43, *141*, *200*.
— J. 76, *141*, *175*, *199*, *200*, *201*.

Nové-Josserand *689*.
Novikoff 561, *683*.
Nürnberger 105, *201*, 253, 549, *679, 681*.
Nunn, Th. W. *141*.
Nußbaum 34, *141, 201*, 398, *514*.

Oberdieck 13.
Oberling *128*.
Obersteiner 13.
Oceanu, P. *201*.
Ochoterena, I. *201*.
Ochsner, E. H. *201*.
Odeye, J. *201*.
O'Donoghue 76, *141, 180, 201*.
Öllacher, J. *141*.
Oertel 20, 33, *141*.
Örtel 224, *365*.
v. Oettingen *519*, 636, 637, 669, 671, *691*.
Offergeld 111, *186, 201*.
Ogórek *201*.
Ogushi, K. *141*.
Oike, M. *201*.
Okey, R. *201*.
Okincyze 564, *683*.
Okintschitz, L. *201*.
Oliver, J. *201*.
Olivet, J., 527, 528, 529, 532, *680*.
Olshausen 523, 543.
— R. 21, 22, 28, *142, 201*.
Opitz *160*, 536, *684, 685, 688*.
Oppenheimer, C. *159*.
Orgler 64, *201*.
Orita 100, *201*.
Orthmann 228, 563, *681, 683, 688, 689*.
Osgood 101, *174*.
Osten, A. *160*.
Osterud *142*.
Ostrcil *142*.
Otto 548, *688*.
— Ch. F. *124*.
Ottolenghi *518*.
Ottow 623, 625, 629, *688*.
— B. *201*.
Oulié 100, 102, *198*.
Ovenden *365*.
Owtschinnikow *142*. 412, *514*.

Paas, E. *193*.
Pacini 260, 284.
Painter 101, *174*.
Paillard 86, *201*.

Paladino 33, *142*, 398, 399, 414.
— G. *142, 514*.
— M. F. *142*.
Pallin, G. *514*.
Palm *683*.
Palmer, L. S. *201*.
Paltauf 24, *142*, 561, 574, *684*.
Palugyay 215.
Panck, J. *142*.
Paneth 13.
Pankow 50, 86, *142, 202, 685*.
Pansch, A. *142*.
Pantnig *683*.
Papanicolaou 65, 76, 116, *142, 149, 202, 214*.
Pappenheimer 111, *202*.
Parhon, C. *202*.
— C. J. *202*.
— M. *202*.
Pariset 24.
Parisot, J. *202*.
Parkes 62, *202*.
Paschkis *365*.
Patek, R. *209*.
Patenko, Th. *142*.
Paterson, A. M. *142*, 564, *682*.
— R. *142*.
Paton, D. N. *202*.
v. Patruban *202*.
Pauchet, V. *202*.
v. Pauer *683*.
Pauliucu-Burla *365*.
Pautnig 562.
Pawlik 256, 335.
Payer 105.
— A. *202*.
Pean 88.
Péan *202*, 552, *681*.
Pearl 112, *126, 142, 202, 203*.
Peham 660, *683, 688*.
Pehrson, T. 484, *514*.
Pelnǎr 86, 88, 94, 95, *203*.
Penrose 549, *681*.
Perier, Ch. *142, 203*.
Peritz 99, *203*.
Perli, H. *191*.
Perroncito, A. *142*.
Peter *203, 365*.
Peterfi 15, *365*.
Peters 62, 63, *142*.
— H. *159*.
Petitpierre, L. *142*.
Petrowsky, W. W. *159*.
Pettinari *203*.
Peyron *142*.
Peyser 104, *193, 203*.
Pézard, A. *162, 203*.

Pfaffenberger, H. *203*.
Pfannenstiel 22, 26, 36, 41, 46, 89, *142*, 433, 554, 563, 588, 592, 595, 601, 602, 614, 641, *682, 683, 685, 686, 688*.
Pfaundler, M. v. *203*.
Pfeifer, J. *203*.
Pfeiffer, C. *203*.
— H. *204*.
Pfister *683*.
— A. *204*.
— M. *204*.
Pflanz *204*.
Pflüger 32, 66, 85, 111, *142, 143*, 412, 414.
— E. 111.
— E. F. W. *204, 514*.
Philipp 68.
— E. *204*.
Phillips *220*, 593, *685*.
Piccoli *204*.
Pichevin *204*.
Pick 56, *143*, 224, *365*, 552, 555, 656, *678, 682, 685, 688, 691*.
Pilliet, A. H. *143*.
Pinard 66.
Pincus *688*.
Pineles 94, *204, 365*.
Pinesse *204*.
Pinkus, F. 502.
Pinner, O. *204*.
Pinto, C. *143*.
Piper 376, *514*.
Pittler 71, *204*.
Plagge, M. W. *143*.
Plate, L. 497, *518*.
Plato, J. 30, *143, 204*.
Plaut 96, *683*.
— R. 82, 93, *204*.
Plihál, Fr. *143*.
Poirier, P. *143, 365*.
Poisson, R. *197*.
Pok, J. *204*.
Polano 50, 64, 68, *143, 204*, 597, 658, *685*.
Polgár, E. *204*.
Policard 44, *143*, 144, *204*, 206, 416, *515*.
Polk 561, *683*.
Poll 2, 106, 121, *160, 166*.
— H. *204*.
Pollak *685, 686*.
— E. *204*.
Polus, J. *148*, 398, *515*.
Ponse, K. *176*.
Pool, E. H. *204*.
Poos, F. *204*.

Popielski, L. *204.*
Popoff, N. *143,* 392, 393, 404.
— O. *515.*
Popowsky *365.*
Porges 104, *154, 201.*
Porier 285.
Posner, C. *204.*
Post, Ch. G. jr. *204.*
Potocki 593, *685.*
Pottet 66, 122, *143, 204.*
Potthast, J. *205.*
Potvin, R. *164.*
Pouchet, F. A. *205.*
Power 74.
Pozzi 22, *143,* 450, *515.*
Pratt, J. P. *155, 205.*
Praud, J. *205.*
Preissecker, E. *205.*
Prenant 61, 64, 121, *143, 205.*
Preobraskensky *205.*
Pretti *365.*
Preuschen 256.
Prévost 33, *143.*
Pribram, E. *188.*
— E. E. *205.*
Prichodkowa *165.*
Prochownik, L. *205.*
Profé 491, 494, 498, *518.*
Pryll, W. *205.*
Pucher, G. W. *175.*
Puech 89, *143, 680.*
Puppel, E. *205.*
Purkinje *143.*
Pychlau, W. *205.*
Pyrgialis, A. *168.*

Quain 239.
Queiral 104, *205.*
Quénu *685.*
Quincke, H. *143.*
Quisno, J. E. *192.*

Raab, W. *205.*
Rabau, E. *183.*
Rabe 659, *691.*
Rabl 33, 35, 39, 41, 46, *143.*
— C. *143.*
— H. *143.*
Raciborsky 23, 77, *143, 205.*
Räth 42, *135.*
— K. *183.*
Ralls, J. O. *166, 205.*
Ramirez, E. *201, 205.*
Randerath 529, 532, *680.*
Ranney, A. L. *143.*

Ranssweiler *182.*
Rasch *689.*
Rasmussen, A. T. *143.*
Rathke, H. 427, 443, 448, 449, 475, *515.*
Rauber 20, *205,* 256.
Rauber-Kopsch *365, 518.*
Rauscher *686,* 688.
Ravano 65, *137, 189, 205.*
Rayer *143.*
Reagan, F. P. *143, 205.*
Rebaudi, St. *205.*
Rebentisch *682.*
Recasens 80, *205.*
v. Recklinghausen *682.*
Reed *197.*
Regaud 80, *129, 143, 144, 166, 205, 206,* 416, *515.*
Reichel 446, 475, 476, *515,* 650, *686, 689.*
Reichelt 58, *144.*
Reichenstein 104, 105, *206.*
Reifferscheidt 651, *684, 686, 690.*
Rein, G. *144, 206,* 490, 494, 500, 507, *518.*
— H. 504.
Reinhardt, B. *144.*
— J. C. *206.*
Reinke 58.
Reinl, C. *206.*
Reis, J. H. *128.*
Reiß, I. *173.*
— M. *206.*
Reitzenstein *691.*
Remak, R. *206,* 283.
Reni, W. *206.*
Renner, R. *206.*
Reprew, A. W. *206.*
Reprieff *206.*
Retterer 116, *206, 365,* 445, 449, 450, 466, *515.*
Retzius 51, *144.*
Reusch 43, 65, 71, 72, *144, 206.*
v. Reuß, A. *206.*
Reuterskiöld *144.*
Revesz, T. *156, 185.*
Rhéaume, P. Z. *206.*
Rheinboldt, M. *206.*
Ribbert 113.
— H. *206.*
Richards *144.*
Richardson, E. H. *206.*
Richon, L. *206.*
Richter 54, 55, 96, 98, *206*
— P. F. *193.*
— J. *144.*
Ricker, G. 121, *207.*

Riddle 109, *207.*
Riebold 94, *207.*
Riedinger *684, 686,* 688.
Rieffel 21, 23, 26, 39, *144,* 361.
Rieländer 55, 56, *144,* 222, 223, *365,* 407, 408, 426, 436, *515.*
Ries *681.*
— J. *182.*
Riese 51, *144,* 284.
— O. *207.*
Ringel 660, *691.*
del Rio Hortega *144.*
Riotta 551.
Riotte *681.*
Riquier, J. *144.*
Rittchie, Ch. G. *144, 207.*
Rittmann, R. *207.*
Robb, E. I. *201.*
Robert, J. P. *174.*
Robertson, L. L. *123, 154, 155.*
Robin 13.
Robinson 414.
— A. *144, 515.*
— B. *365.*
Röhrig *207.*
Römer, R. *207.*
Römmert 105, *207.*
Rösger *366,* 394, *515.*
Rössle 108, *207,* 529, 532, *680.*
Rötter, E. *207.*
Rogers, J. *177.*
Rohleder 74.
Roith *365.*
Rokitansky 43, *144,* 543, 585, 592, 595, 596, *678.*
Romiti, W. *144.*
Rosa 113.
Rosenblatt, J. *207.*
Rosenbloom, J. *171.*
Rosenburg 85, *207, 365.*
Rosenfeld *686.*
Rosenlöcher, K. *207.*
Rosenmüller 222.
Rosenmueller, I. *144,* 427.
Rosenstein *680.*
Rosenthal 629, *688.*
Rosin 94, *207.*
Ross-Johnson *207.*
Rossa, E. *144, 366, 681,* 688.
Rossi, U. *144.*
v. Rosthorn, 106, 111, *144, 207,* 253, 343, 360, 361, *366,* 529, 543, 545, 554, 559, 560, 563, 566, 576, 608, 662, 663, 668, *678, 691.*
Roth, M. 435, *515.*
Rothmann 97, *162, 679.*

Rotter 34, *145*.
Roubitschek 105, *207*.
Rouget 49, *145*.
Rouhier *143*.
Roulier, F. *207*.
Roussy 95, *212*.
Roux 81, 82, *366*.
Rowntree, L. G. *213*.
Rubaschkin 34, *145*, *207*, 398, 399, 413, *515*.
Rubin, I. C. *207*.
Rubinstein 61, 111, *207*.
Rudel, E. *207*.
Rudl *686*.
Rübsamen 107, *207*.
Rückert, J. *145*.
Rühl, A. *208*, *686*.
Ruge 78, 248, 253, *365*, 603, 606, *686*.
— II 41, 76, *140*, *145*, *207*, *208*, 249.
— C. 487, *515*, 578.
— G. *145*.
Runciman *195*.
Runge 415.
— E. 33, 41, *145*, 256, *515*.
Ruppold *680*.
Russell 57, *145*.
Russo, A. *145*.
Rusznyák *173*.
Ryser 105, *208*.

Sacharoff, L. *208*.
Sachs 20, 21, 262, 531, 548, *680*, *681*, *688*.
Sack, W. Th. *208*.
Sänger 26, 67, *146*, *208*, 549, 552, 626, 638, *681*.
Säxinger 527.
Sainmont 31, 32, 33, 37, 44, 85, *145*, *153*, *208*, 406, 407, 412, 414, 416, 424, *515*, *516*.
Salaber, J. A. *145*.
Salazar, A. L. *145*, *146*, *208*.
Salén *658*, *691*.
Salomon *680*.
— H. *208*.
Sampson 58, *146*.
Sand 81, 82, 85, *203*, *208*.
Sandes 65, *146*.
Sandiford, I. 160, *208*.
Santi, E. *146*.
Santorini 427.
Sappey 13, 14, 15, 35, *146*, 239, 244.
Sarwey 87, *208*.

Sauer *688*.
Sauerbier, E. *208*.
Sauvé, L. *208*.
Savage, H. *146*.
Saveliew, N. *187*.
Savini, E. *208*.
Savor *683*.
Scammon, R. E. *146*, *208*.
Schaare *184*.
Schäfer, E. A. *146*.
Schaeffer *687*.
Schäffer, A. 79, *146*.
— R. *208*.
Schaffer 13, 20, *146*, 222, 228, 229, 249, 256.
— J. *208*, *366*, 490, 509, *518*.
Schalita *688*.
Schallehn *683*.
Schapitz 398.
— R. *146*, *515*.
Schatz, C. *208*.
Schauta 45, *146*, 449, *515*, 639, 652, 654.
Scheffel 105.
— W. *208*.
Scheffzeck *684*, *688*.
Scheiber 645, *690*.
Schein, M. *208*.
Schenk 62, 108, 109, 110, *146*, *184*, *208*.
Scherk, G. *203*.
Scheu *686*.
Scheunert, A. *178*.
Schick, B. *209*.
Schickele 56, 86, 115, 117, *146*, *209*, 430, 437, *515*, 613, *681*, *687*, *691*.
Schiefferdecker, P. 498, 499, *518*.
Schiffmann, J. *209*.
— O. *153*.
Schil, L. *209*.
Schilling 105.
— B. *209*.
— E. *209*.
Schimmer, A. 502, 503, *518*.
Schinz, H. R. *209*.
Schirokauer 104, 106, *209*.
Schleidt 108, *209*.
Schlesinger *209*, 361.
Schlimpert 99, *209*.
Schmalfuß 88, *209*.
Schmaltz 67, *146*, *209*.
Schmid 22, 77, *146*, 398.
— G. W. *209*.
Schmidt 229, 491, 496, 497, 500, 502, *518*.

Schmidt, A. H. *146*, *515*.
— H. E. *209*.
Schmincke, A. *209*.
Schmitt, H. 492, 493, 495, 496, 497, 498, 502, *518*.
Schmitz, A. *209*.
Schmorl 52, 53, *146*, 240.
Schmotkin *209*.
Schneider, O. *199*, *209*.
— -Sömmering 660.
Schnell 43, *146*.
Schnepf 239.
Schochet *209*.
Schön *687*.
Schöndorff, B. *209*.
Schöner, O. *209*, *210*.
Schönhof, Cl. *218*.
Schönholz 551, *681*.
Scholz *687*.
Schoof, F. *146*.
Schottländer 33, 46, 54, 76, *146*, *147*, *210*, 415, *515*, 546, *680*, *686*.
Schrader 100, *210*.
Schramm *688*.
Schreiner 375, 376, 378, *515*.
Schridde 551.
Schröder 24, 40, 41, 43, 75, 77, 78, 89, 114, 115, *175*, *176*, 232, 247, 248, 250, 251, 253, *680*, *684*.
— C. *147*.
— H. *210*.
— R. 38, *147*, *210*, *678*.
Schrön 414.
— O. *147*, *515*.
Schubert 567, 568, 641, *683*, *692*.
v. Schubert *210*.
Schuchardt 102, *210*.
Schübel, K. *210*.
Schüller 118, *210*, *366*, 471, *515*.
Schürmann 529, 532.
Schütz, J. *147*.
Schugt, P. *210*.
Schulin 43, 44, *147*, 403, *515*.
Schultz, W. 81, *210*.
Schultze 103, *691*.
— B. 290.
— B. S. *147*.
— G. K. *210*.
— O. *366*, 491, 495, *518*.
— -Rhonhof, F. *210*.
— -Vellinghausen *691*.
Schulz 100, 102.
— Fr. N. *210*.
— M. *210*.
Schumacher 507, *518*.

v. Schumacher 33, *147*.
Schuster, H. *147*.
Schwalbe, G. *366, 449, 451*, 491, *513, 678, 682*.
Schwartz *683*.
Schwarz 33.
— C. *147*.
— H. *189*.
— O. H. *211*.
Schwarzkopf, E. *211*.
Schwarztrauber, J. *511, 512*.
Schweigger-Seidel 485.
Schweitzer *638, 688*.
— B. *211*.
Scipiades, E. *147, 211*.
Scott, E. W. 163.
— K. J. *211*.
Sczawinskaja *165*.
Seaborn 77, *147, 211*.
Sebening, W. *211*.
Seckinger, D. L. *211*.
v. See *688*.
Segmüller, H. *211*.
v. Sehlen, D. *147*.
Seiler *686*.
v. Seiller, R. *161*.
Seisser, F. *189*.
Seitz 30, 43, 46, 48, 65, 68, 71, 72, 76, 78, 80, 84, 85, 93, 102, 103, 104, 105, 106, 107, 109, 110, 114, *172*, 247, 248, 433, 540, 541, *680, 688*.
— A. 105, *211*, 499, 507, 509, *518*.
— L. 105, *147, 156, 211*.
Seligmann, C. G. *212*.
Selle 76, 116, *211*.
Sellheim 92, *147, 160, 211, 212, 361, 366, 396, 515,* 658, *680, 687, 691, 692*.
Semper, C. *147*.
Senator 101, 111, *212*.
Senger *686*.
Senn 87, *212*.
Serdjukoff 561, *683*.
v. Seuffert, E. *212*.
Sharlit, H. *212*.
Shattock, S. G. *212*.
Shermann *680*.
Shoemaker *686*.
Sicard 95, *212*.
Sieber 574, *684*.
— H. *147*, 200, *212*.
Siebourg *686*.
Siedentopf *686, 688*.
Siegel, P. W. *212*.
van Siegenbeck 656, 657, 660, *692*.

Siegert *688*.
— F. *212*.
Siegmund 78, 115, 116, 117, *194, 212*, 601, *686*.
Sigismund 74, *212*.
Simmonds 238.
Simmonet 116, 119, *161, 162*.
Simon 22, *147*, 645, 658, *692*.
Simond, A. E. *162*.
Simpson 74, *212*.
de Sinéty *147, 212*, 392, 395, *515*.
Sippel 80, 540, *680, 692*.
— A. *212*.
— P. 91, *212*.
Siredey *212*.
Sitsinsky *683*.
Sitzenfrey 395, *515*.
Sjövall, E. *147*.
Skene 20, 259, 262.
v. Skrobansky *147, 212*, 412, *515*.
Skutsch 640, *688*.
Slavinsky *515*.
Slavjansky 46, *147*.
Slonaker, J. R. *212*.
Slotta, K. H. *172, 212*.
Smith 181, 119, *170, 683*.
— H. P. *192, 212*.
— Ph. E. *212, 213*.
Smoler *684*.
Snegiroff, W. *362, 683*.
Snell, A. M. *213*.
Snyder, F. F. *213*, 228.
Sobotta 43, 65, *147, 148, 213*, 229, *366*, 395, *515*.
Sodan *684*.
v. Sömmering *148*.
Sohma 50, *124, 148*.
Sokoloff 61, *213*.
Solger *366*.
Solhaug, S. B. *148*.
Solowij *692*.
Sommer, A. *148*.
Sonnenberg 76, *213*.
Sonnenbrodt *147*.
Soulié, M. A. *148*.
Souligoux *148*.
Sowalki 586.
Spack *213*.
Spaeth, F. *213*.
Spaulding 474, 478, 480, 489, *515*.
Specht, O. *213*.
v. Spee 39, *148*.
Spehl 398.
— G. *148, 515*.
Spencer 549, *681*.
Spiegelberg, O. *148*.
Spiegler 102, *168, 213*.

Spirito *148*.
Spruck *213*.
Spuler, A. *148, 366*, 367, 373, 390, 394, 399, 408, 410, 414, 415, 416, 442, 452, 457, 466, 469, 485, 494, 495, 510, *516, 678*.
Sserdjukoff *148, 213*.
Ssobolew, L. W. *213*.
Städeler 66, *213*.
Stähelin, R. *168*.
Stammler *366*.
Starling 62, 112.
— E. H. *187, 213*.
Staude 613.
Stecher, L. *215*.
Steglehner 660, *692*.
Stegu 77, *213*.
Stein 114, *169*.
— M. *179, 180, 213*.
Steinach 69, 79, 80, 81, 82, 83, 90, 92, 112, *213*, 214.
Steiner, H. *214*.
Steinhaus, J. *214*.
Stemshorn *214*.
Stenger 651, *690*.
Stenon, N. 37, *148*.
Stephan *214*.
— P. *148*.
Stephenson, Wm. *214*.
Stern *214*.
— R. *148, 214*.
Sternberg 253, *366, 688*.
Stevenin 97, *187*.
Stickel, M. *214*.
Stieda *687*.
Stieve 30, 32, 46, 59, 91, *148, 214*, 241, 242, 416, 661, *680*.
Stockard 76, 116, *149, 214*.
Stoeckel 33, 35, 48, *149, 181, 366*, 640, 651, 652, 671, *683, 688, 690*.
Stöhr 13, *149*, 252, *366*, 625, *688*.
Stoerck 13.
Störk 109, *214*.
Stolper 43, 103, 104, *149, 214, 692*.
Stolz *681*.
Stone *687*.
Stotsenburg, J. M. *149, 214*.
Strahl *149*, 440, 441, 492, *518*.
Strakosch 38, 40, 41, *149*.
Straßmann 38, 70, 74, 602, 671, *686*.
— E. *214*
— P. *214*.
Stratz 35, *149*, 623, *686, 688*.
Streck, A. *215*.

Strecker, J. *175.*
Stricker *186.*
— W. *215.*
Strisower 104, *201.*
Ströbe 95, *159.*
Stroebel 549, *681.*
Stubenrauch 645, *690.*
Stumme 107, *167.*
Stux, H. *215.*
Sümegi 104, *215.*
Sun 33, *149.*
Surface 112, *203.*
Sutter *215.*
Suwalki *686.*
Svikul *191.*
Swammerdam 243.
Swift 34, *149.*
v. Swinarsky *692.*
Switalski 223.
Symington, J. *149,* 238.
Szanto, E. *215.*
Szegö, P. *215.*
Szenes, A. *215,* 384, 405, 473, 474, 475, 476, 477, 478, 479, 480, 481, 483, 489, *516.*
Szugalski 645, *690.*
Szymonowicz, L. *149.*

Tait, L. *215.*
Takakasu 88, 104, *215.*
Tandler 1, 23, 27, 28, 59, 92, 93, 102, *149, 215,* 222, 311, 313, 344, 354, 358, *364, 365, 366,* 396, *678, 680, 687.*
Tange *207.*
Targett 22, *149.*
Tarulli 61, 96, 100, 102, *165.*
Tausk, M. *188.*
Taylor *684.*
Teegmenne 549, *681.*
Teebken, G. *215.*
Teel 119, *215.*
Te Linde 39, 41, 78, *141, 200.*
Teller *690.*
Temesvary, N. *215.*
Tennberg *683.*
Terrillon *215.*
Testut 24, *149.*
— L. *149,* 239, 260, *366.*
Thaler 80, *215,* 540, 545, 550, 577, 658, *662, 680, 681, 684, 692.*
Theilhaber, A. *215, 687.*
Thiemich *215.*
Thiercelin, J. *215.*
Thiersch 25, 384, 449, *516,* 554, 587.

Thieß 640.
Thing, A. *149.*
Thomae 556, 557, 623, 625, *682, 686, 688.*
Thomas, E. *216.*
Thomas, I. 486, *516.*
— T. G. *216.*
Thompson, J. T. *144,* 374.
— P. *516.*
Thomsen *688.*
— A. *149.*
Thomson 372.
— Arth. *149, 216.*
— H. *149.*
Thorn 70, 73, *216.*
Thumim 102, *216.*
Thyrinen *684.*
Tiedemann 262, 283, 284, 485, 486, *516.*
Tiitso, M. *190, 191.*
Timm 96.
— H. A. *204.*
Tischmeyer *688.*
Tissier, L. *216.*
Todd *513.*
Toff *688.*
Togari, Ch. *149.*
Toldt 485, *516.*
— C. *136, 149.*
van Tonjeren 553.
Topp *684, 688.*
Torre *366.*
Tóth, St. *216.*
Tourneux, F. *149, 216,* 222, 387, 390, 391, 394, 396, 428, 430, 440, 443, 449, 450, 455, 456, 457, 465, 466, 470, 471, 473, 475, 481, 485, 489, *516, 692.*
Traer 49, *149.*
Trapet 68, *216.*
Trappet *686.*
Traugott, C. *216.*
Trendelenburg 109.
— P. *161.*
Treub *683, 684.*
Tribondeau 80.
— L. *159.*
Triepel, H. *216.*
Tröscher, H. *216,* 228.
Tschaschin, S. *149.*
Tschernischoff, A. *216.*
Tschirdewahn 76, 84, *216.*
Tschudy *686.*
Tsubura 94, 103, 104, *216.*
Tsukahara 103, *216.*
Tsu-Zong-Yung *216.*
Tuffier *216.*

Tuisk, R. *191.*
Turner 574.
v. Tussenbroek, C. 628, *688.*
Tuttle, W. W. *216.*
Tziklice *216.*

Ubbens 597, *686.*
Üchigaki *216.*
Uffelmann *366.*
Uffreduzzi 658, *692.*
Uiberall *217.*
Ullmann, E. *149.*
Unger 497, *517,* 671, *692.*
— A. *171.*
Unterberger *201, 217, 692.*
Urbach, E. *217.*
Ury, O. *217.*

Vaerting *217.*
Valaoritis, E. *149.*
Valentin 32, *149,* 448, *516.*
Vallet, E. *150.*
Vallin, P. *150.*
La Valette, St. George *150.*
Van Beneden 44, 77, *150, 217,* 407. 414, 423, 428, *511, 516.*
Van der Stricht 44, 77, *150.*
— — — O. *150, 217.*
— — — R. *150.*
Vandervelde 162.
van de Velde 101, *217.*
Vanneman, A. S. *150.*
Variot, G. *150.*
Varó, B. *217.*
Vas 100, 102, *199.*
Vassmer, W. *150.*
Vater 284.
Vedeler 51, *150, 217,* 284.
de Veer 95, *217.*
Veil, W. H. *217.*
Veit 253, 565.
— J. *166, 217,* 622, 623, 624, 625, 626, 628, 635, 638, 639, 689.
— O. 440, 441, *516.*
Veler, C. D. *217.*
v. Velits *199.*
Velloso de Pinko *150.*
Velpeau 354.
Venette 427.
Ver Eecke *217.*
Verneuil *150.*
Vértes, O. *217.*

Vesnjakov *190, 191.*
Vetter, B. *124.*
Vialleton 650.
Vierordt 228, 256.
Vignes *216, 217.*
Vilaseca *366.*
Villemin 79, 80, 81, 82, 83, *150, 155, 161, 217, 362.*
Villiger *366.*
Vincent, S. *217.*
da Vinci 290.
Vineberg, H. N. *217.*
Vintenberger, P. *155.*
Virchow 13, 20, 89, *151, 217*, 355, 657, 667.
Viville, G. *217.*
Völker 44, *151, 365.*
Vogel *681.*
Vogt 106, 113, 117, *680.*
— E. 67, 68, *217, 218.*
— M. *200.*
Voigt 552.
— M. *151.*
Voinot *218, 229.*
Voisin, A. *151.*
Voronoff, S. *206, 680.*
de Vos *129, 151.*
Voß, H. E. *218.*
Voss, H. E. V. *191, 193.*
Vowinckel, E. 104, *218.*

Wachs, O. *218.*
Wachserer 248.
Wachsner, K. *218.*
Wadehn, F. *174, 218.*
Wagener 414.
— G. R. *151, 516.*
Wagner 95, *184, 190*, 567, 629, 641, 658, *686, 689, 692.*
— G. A. *218.*
— K. *218, 220.*
— R. *151.*
— -Hohenlobbesse *690.*
Wakeham 95, *218.*
Waldeyer 14, 15, 16, 17, 22, 23, 24, 25, 26, 30, 31, 32, 35, 37, 49, 50, 51, 66, 222, 223, 262, 290, 291, 343, 345, 358, *364, 366,* 385, 401, 406, 412, 414, 415, 427, 428, 436, 437, 485, *680.*
Waldeyer, W. *151, 516.*
Waldstein *690.*
Walker 119, *170, 218.*
— A. D. *218.*
— A. T. *218.*

Wallace, W. *151.*
Wallart 38, 40, 43, 46, 48, 51, 66, 84, 284, 416, *516.*
Wallart, J. *134*, 151, *182.*
Wallentin, G. *218.*
Walls *684.*
Walter, H. *218, 366*, 497, *518.*
Walthard 54, 55, 87, 88, 554, *681.*
— B. *218.*
— K. M. *151.*
— M. *151, 218.*
Walther *686.*
Wang *218.*
Warren 24, 63, *151, 164.*
Watkins *218.*
Watrin 109, 116, *218.*
Watson, B. P. *151*, 222.
Weber 22, 381, 415, 442, *516.*
— A. *151, 218, 516.*
— E. *151, 218.*
— M. I. *152.*
Webster, J. C. *152*, 260.
Wechsberg 628, *689.*
Weeber *686.*
Wegener *218*, 597, *686.*
Wegner, A. *219.*
Wehefritz 23, 60, *152, 219.*
Wehle *689.*
Weibel 625, 639, *689.*
Weichert, C. K. *180, 219.*
Weichselbaum 14.
Weidemann 106.
Weidenmann, M. *219.*
Weidrich 230.
Weil *219.*
— A. *219.*
— J. *219.*
Weill, P. *366.*
Weiller, M. *366.*
Weinberg 70, *152, 219.*
— B. *219.*
— M. *219.*
— W. *219.*
Weiner, P. *152.*
Weishaupt 56, *152.*
v. Weiß *683.*
Weißhart *692.*
Weißwange *683.*
Welti, E. *219.*
Wendeler 24, 25, 31, 32, 33, *152*, 392, *516.*
v. Werdt, F. *152.*
Werner 598, *684, 686, 689.*
— P. *219, 686.*
Werth 88, 95, 245, 393, 395, 396, 472, 473, *516*, 574, 576, 578, 581, 583, 584, *684, 686, 689.*

Werth, R. *219.*
Wertheim 45, 296, 595, 596, 598, 602, 652, 654, *684, 686.*
Wertheimer *152*, 485, 487, *516, 686.*
Wester 77, *152, 219.*
Westermann 660, *692.*
Westman, A. *152, 219, 366.*
Westmann 228.
Westphalen, F. *219.*
Wetherill *681.*
Wetzel, G. *148, 152.*
Weyerts *171.*
Weygandt *687.*
Weymeersch *219, 366.*
Wheeler 398.
— Th. *208.*
— W. M. *152, 516.*
Wheelon, H. *219.*
White, J. *171.*
Wichern, H. *219.*
Wichmann 222, 229, 423, 425, 426, 427, 428, 429, 430, 431, 432, 433, 434, 435, 436, 437, *511, 512, 516.*
Wichser 407, 426, *516.*
Wiczynski, Th. *152, 200, 219.*
Widmer, H. *173.*
Wiedersheim, R. *152.*
Wiedow *219.*
Wieger, G. *152.*
Wieloch 80, *219.*
Wieners, A. *219.*
Wienert *687.*
Wiesner, B. P. *214, 219.*
Wiessner *219.*
Wijsenbeek *178, 188.*
Wildbolz 529.
Wilhelm 98, *219.*
Wilkerson, W. V. *152, 219.*
Will *692.*
Williams 116, *219*, 226.
— I. D. *510.*
Willier, B. H. *220.*
Wilson, H. E. *220.*
Wilson, K. M. *220.*
Wiltshire *220.*
v. Winckel 35, 536, 543, 544, 545, 552, 554, 555, 556, 558, 559, 560, 562, 563, 564, 569, 571, 584, 586, 587, 598, 619, 620, 642, *678, 680, 682, 684.*
v. Winiwarter 30, 31, 32, 33, 37, 44, 50, 58, *152, 153*, 380, 407, 410, 412, 414, 416, 423, 424, 428, 431, 432, 435, *516*, 549, *681.*

Winkler 659, *692*.
Winter *220*, *686*.
Winterhalter 51, *153*.
Winternitz 23, *153*, *220*.
Wintz 71, 72, 80, 84, 97, 103, 114, 115, *211*, *220*, 248, 541, *680*.
Witschel, W. K. *220*.
Witschi, E. *220*.
Wittauer *689*.
Wittgenstein *220*.
Wölfler 5.
Wolff 20, 24, 25, 31, 56, *153*, 223, 224, 471, *511*, 540.
— E. *221*.
Woltke, W. *153*, 242.
Wolz, E. 46, *153*.
Wood, Jones 451, *516*.
— W. A. *195*.
Woods 398, *516*.
Worobjew *186*.
Woronytsch *220*.
Worthmann *366*.

Wright 117, *165*.
Wrisberg 222, 427.
Wurm *220*.
Wyder 395, *517*.

Yamauchi, M. *153*.
Yatsu *220*.
Yocom *220*.
Young, J. St. *153*.
Yun-Chan Sun 414, *517*.

Zaborski *692*.
Zacharias 671, *692*.
Zacharjewsky *220*.
Zacherl, H. *204*, *220*.
Zängler 549, *681*.
Zalla, M. *153*.
Zander *690*, *692*.
Zangemeister *220*.
Zangger *220*.
Zietzschmann 60, 65, 77, 78, *153*, *220*.

Zikmund, E. *220*.
Zillesen *684*.
Zimmermann 88, *692*.
— R. *220*.
Zinner *365*.
Zöppritz, R. *221*.
Zondek 37, 78, 84, 85, 97, 105, 114, 115, 116, 117, 118, 119, 120, 121, *153*, *156*, *193*, 540, 541, 542, 618, *679*, *680*, *687*.
— B. *214*, *220*, *221*.
— H. *221*.
Zucker, R. *221*.
Zuckerkandl, E. 15, *153*.
— O. 13, 14, *366*.
Zuntz 96.
— L. *221*, 222.
Zupp, B. A. *222*.
Zweifel 88, *153*, 642.
— P. *222*.
Zwicky, H. L. *153*.

Sachverzeichnis.

Abdomen, Abdominaldruck 291.
— — Komponenten des 293.
Achselhöhlenorgan 499.
Achsendrehung des schwangeren Hornes bei Uterus bicornis 597.
Adenom, temporäres 67.
After, Bildung des 475.
Afterlippe, orale 444.
Afterwall 475.
Ala vespertilionis 222.
— — des Uterus 297.
Albuginea, die primitive 415.
— ovarii 29.
— — die definitive 410.
— primitive, des Ovars 406.
— sekundäre 415.
Alcockscher Kanal 266, 339.
Amenorrhöe im Alter der Geschlechtsreife 632.
Amniotenniere, die sekretorischen Abschnitte der 376.
Analhöcker, Anlage des 474.
Anal- oder Aftermembran 439.
Angeborene Verschlüsse der Geschlechtsgänge 621.
Anteflexio uteri 232.
Anteversio, des Uterus 290.
Anus, crena ani 338.
— perinealis 643, 645.
— vaginalis 643, 644.
— vesicalis 648.
— vestibularis 643, 645.
— — operative Therapie des 647.
Aplastischer Eierstocksmangel 525.
Apokrine Hautdrüsen im Bereich des Milchstreifens 498.
Appendices vesiculosae (Morgagni) 223.
Aransche Achse 315.
Archigonocyten 31.
Arcus tendineus 300.
— — der Fascia endopelvina 358.

Arcus tendineus fasciae pelvis 358.
— — der tela endopelvina 358.
— — der Fascia pelvis 343.
Areola mamillae 499.
Arteria dorsalis clitoridis 341.
— iliaca communis 334.
— iliacae 334.
— haemorrhoidalis inferior 340.
— hypogastrica, Arterien 264.
— ovarica 325, 336.
— pudenda interna 339.
— renalis, Entstehung der 420.
— spermatica interna 420.
— transversa perinei 340.
— ureterica inferior 6.
— — media (Haller) 6.
— — superior 6.
— umbilicalis 418.
— uterina 6, 265, 334.
— — pars retro-arteriosa ureteris 334.
— — Ramus ovarii der 49.
Art. circulus ovaricus 264.
— clitoridis 267.
— dorsalis clitoridis 266.
— haemorrhoidalis media 266.
— hypogastrica 264.
— ovarica 263.
— perinei 266.
— pudenda interna 266.
— spermatica externa 267.
— transversa perinei 267.
— ureterica inferior 265.
— uterina 265.
— vesicalis superior 266.
— des weiblichen Genitale 263.
Arteriae labiales posteriores 267.
— — pudendae externae 268.
— — vesicales inferiores 266.
Arthritis, klimakterische bei Ovarialdystrophie 94.
Arthropathia ovaripriva 94.
Articulatio sacro-iliaca 334.
Aspermatismus bei Hermaphroditismus 667.

Ausfallserscheinungen 86.
— post operationem 86.
Ausmündung (fehlerhafte) des Enddarmes 643.

Bartholinsche Drüse 486.
Basalkern, Sainmonts 415.
Beckenbindegewebe 342.
— viscerales Lager 345.
Beckenbindegewebsapparat 295.
Beckenbodenmuskeln, Funktion der 309.
Beckeneingeweide, Innervation der 285.
Beckenmuskeln, Fascien der 344.
Beckenorgane, Bindegewebshüllen der 349.
— Lagebeziehung der, zueinander 323.
Befestigungsapparat, Uterus des 291.
Beizwischenniere 51.
Bildung des Mesenchyms der Mamma bei der Mammarentwicklung 507.
Bildungsanomalien der weiblichen Genitalorgane, mechanische Momente bei den 554.
— des Uterus und der Vagina aus dem 1. Monat des embryonalen Lebens 560.
— — — Übersicht über die 556.
Bildungsfehler des Uterus und der Vagina im 3. bis 5. Monat des intrauterinen Fetallebens 584.
— — aus dem 2. Monat des embryonalen Lebens 563.
— — — aus dem 6. bis 10. Monat des intrauterinen Fetallebens, aus dem 1. bis 10. und aus dem 10. bis 16. Lebensjahr 607.
— der weiblichen Genitalien, Definition der 519.
— — — Einteilung der 519.
— — — kausale und formale Genese der 519.

Bindegewebe, perivesicales, perivaginales, perirectales 349.
Bindegewebsapparat, subseröser des Beckens 344, 351.
Bindegewebshüllen der Organe im Becken 344.
Bindegewebszug des Lig. latum, Lig. sacro-uterinum, Lig. vesico-uterinum, Lig. teres-uteri Lig. suspensorium ovarii 355, 356, 357.
Blase, Adventitia der 17.
— Arterien der 18.
— intraligamentäre 331.
— Nerven der 18.
— Plexus vesicalis 18.
— — vesico-vaginalis 18.
— topographische Beziehungen 320.
— Uvula vesicae 19.
— Venen der Blase 18.
Blasendreieck, Topik des 330.
Blasenfunktion bei weiblicher Hypospadie 653.
Blasenmolen und Milchabsonderung 68.
Blutbildungsherde in der Mamma 509.
Blutcholesteringehalt bei Zufuhr von Ovarialhormon 99.
Blutdrucksteigerung, klimakterische 86.
Blütezeit des Corpus luteum 40.
Blutretentionsgeschwülste, Wandungen der Scheide und des Uterus bei 631.
Brüche, Hernien 294.
Brunst und Follikel 76.
Brunstveränderungen, rhythmische, in der Scheide kastrierter Mäuse 115.
Brustdrüse der Neugeborenen und die weitere Entwicklung 509.
Bulbi vestibuli 261, 488.
— — der Klitoris 260.

Calyces majores et minores 4.
Canalis obturatorius 327.
Carina urethralis 331.
Carunculae hymenales, Hymen 260.
Cavum Douglasi 323.
— praevesicale Retzii 361.
— recto-uterinum 318.
— — Douglasi 327.
— Retzii 355.
— vesicouterinum 384.

Centrum tendineum 306, 308.
— — perinei 342.
Cerebrospinales System, weibliches Genitale 287.
Cervicalschleimdrüsen, die Entwicklung der 394.
Chorda dorsalis 368.
Chromtest 121.
Circulus ovaricus 264.
— Praeputium clitoridis 258, 260.
Colliculus 448.
Cölom 367.
Cölomepithelüberzug, der, des Uterus 396.
Commissura anterior 258.
— posterior, Verbindungsfalte der 258.
Communicatio rectovaginalis 643, 645.
— — und recto-vestibularis congenita, operative Therapie der 647.
— rectovestibularis congenita 643, 645.
— — präurethrale 648.
Conus vaginalis 471.
Cordons épithéliaux primitives 31.
— medullaires 31.
Corona radiata des Cumulus oophorus 37.
Corpora atretica beim Weibe 85.
— cavernosa, Ausbildung der 487.
Corps jaune périodique 65.
— — gestatif. 64.
Corpus albicans im Ovarium 41.
— atreticum des Ovariums 38, 45.
— cavernosum urethrae 488.
— clitoridis, Klitoris 260.
— fibrosum im Ovarium 46.
— haemorrhagicum im Ovarium 42.
— luteum 38.
— — Ausstoßung des 43.
— — Blütezeit des 40.
— — Stadium der glandulären Metamorphose des 39.
— — epitheliale Natur des 43.
— — Ektropion des 43.
— — Funktion des 61.
— — Granulosaluteinzellen im 38.
— — graviditatis 44.
— — — Kalkkörnchen im 44.
— — — Kolloidtropfen im 44.
— — — und Sympathicotonus 104.

Corpus luteum, Funktion und Vagustonus 104.
— — in Rückbildung 41.
— — Prolaps des 43.
— — Proliferationsstadium im 38.
— — und mensueller Zyklus 71.
— — und Ovulation 65.
— — und Schwangerschaftshypertrophie der Mamma 112.
— — und Uterus nongravidus 70.
Corpusdrüsen, die Entwicklung der 395.
Crena ani 338.
Crines pubis, Schamhaare 257.
Crista inguinalis 385.
— urogenitalis anterior 467, 483.
— — posterior 466.
Crura, M. levatoris 301.
Cumulus oophorus des Follikels 37.
Cunnus vulvae 258.
Curvatura perinealis recti 333.
Cystitis cystica 14.
— glandularis 14.
Cystocele 323.

Dammangel, kongenitaler 642.
Deciduale Reaktion 51.
Defekt (totaler) beider Müllerscher Gänge 560.
Desiderium feminae bei Hermaphroditismus 665.
Deutoplasma 66.
Diaphragma urogenitale 19.
— — funktionelle Beanspruchbarkeit 313.
Diphtherie der Scheide 627.
Discus proligerus 407.
Diverticulum Nucki 325.
Doppeleier des Ovariums 35.
Douglasscher Raum 396.
Ductuli transversi 222.
Ductus deferentes 448.
— longitudinalis (Gartneri) 222.
Dysmenorrhoea membranacea 251.

Ectopia vesicae 650.
— — operative Behandlung der 652.
Ei, Funktion des 77.
Eier, hermaphroditische 661.
Eierstock s. unter Ovarium.
— die mesenchymatischen Teile des 415.

Eierstock, Entstehung des 405.
— Entwicklung des 397.
— Querschnitt durch den, eines menschlichen Embryos 409.
Eileiter, akzessorischer 553.
— Defekt und rudimentäre Entwicklung 548.
— Divertikelbildung im 551.
— infantile, 548, 550.
— Klinik der Hemmungs- und Verkümmerungsbildungen der 550.
— partielle Atresie mit gleichzeitiger Defektbildung am Uteruskörper 550.
— rudimentäre Entwicklung der 549.
— sekundärer Mangel einer oder auch beider 548.
— überzählige 552.
Einleitung zur Entwicklungsgeschichte 367.
Einnistung des Eies in der Tube 551.
Eiweißstoffwechsel nach Kastration 100.
Ekto-Entodermverbindung 440.
Ektropion des Corpus luteum 43.
Enteroptose 312.
Entstehung von Bildungsanomalien der weiblichen Sexualorgane (v. Winckel), tabellarische Übersicht über die in Betracht kommenden speziellen Ursachen bei der 555.
Entwicklung der Mammaranlage 500.
Entwicklungsfehler des Uterus und der Vagina, in Gruppen zusammengestellt (Nagel) 557.
Entwicklungsgeschichte, Einleitung zur 367.
Entwicklungsstörungen des Uterus und der Vagina nach v. Winckel, Einteilung der 558.
Epifascieller Raum der Fascie des Beckenbodens 359.
Epigenitalis 423.
Epimer 368.
Epithelsprossen, Brunnsche 13.
Epispadie 648.
— angeborene 642.
— Diagnose der 651.
— die verschiedenen Grade der 648.
— Genese der 650.

Epispadie, klinisches Bild der 650.
— Therapie der 651.
Epoophoron 222, 424, 427.
— das Epithel des 222, 431.
— Ductuli transversi des 222.
— Ductus epoophori longitudinalis 429.
— — longitudinalis des 222.
— Form des 430.
— Funktionsstadium während der Gravidität 432.
— Kanälchen des 56.
— Klimakterium und 431.
— Maße des 224, 430.
— Mesosalpinx und Epoophoronkanälchen 428.
— Neugeborenes und 430.
— Stereocilien des 432.
— Wand des 431.
— Wimperzellen des 433.
Epoophoronkanälchen 434, 436.
Ergänzungskanälchen 370.
Erotisierung klimakterischer Frauen nach Eierstocksüberpflanzung 91.
Excavatio recto-uterina 235.
— vesico-uterina 326, 334.
Experimentelle Ergebnisse in der Frage der Milchauslösung 69.
Extremitas tubaria des Ovars 25.
— uterina des Ovariums 25.

Facies medialis et lateralis des Ovariums 26.
Fascia obturatoria 348.
— pelvis 343, 349.
— — Arcus tendineus 343.
— perinei superficialis 338.
— vesico-umbilicalis 354.
Fascie des M. iliopsoas 348.
Fascien der Beckenbodenmuskulatur 349.
— der Beckenmuskeln 344, 347.
— der Extremitätenmuskeln 348.
Feminin 113.
Fettstoffwechsel, Einfluß des Ovariums auf den 95.
Fimbria ovarica, Entstehung der 392.
Fimbrien, Anlage der, des Ostium abdominale tubae 386.
Fissura ani transversa 475.
— genitalis 384.
— pudendi, rima pudendi, Schamspalte, die 258.
Fixationsapparat des Uterus 291.

Fixierung der Vagina 321.
Follikel, atypische mehreiige 415.
— Blutung im geplatzten Follikel 39.
— Cumulus oophorus des 37.
— die Schicht der größeren, des Ovariums 35.
— Fibrinpfropf im geplatzten 38.
— Funktion des 75.
— Paraluteinmembran der 45.
— Schicksale der des Ovariums 37.
— — des gesprungenen 38.
— — des ungesprungenen 45.
— Stratum granulosum des 37.
— Thekaluteinzellen der 37.
— und Brunst 76.
Follikelatresie 45.
Follikulin 117.
Foramen ischiadicum majus 305, 340.
— — minus 340.
Fornixbildung 465.
Fornix-vaginae-Anlage 464.
Fortpflanzungsvitamin E 541, 616.
Fossa coccygea 302.
— endopelvina 343.
— hypogastrica 327, 334.
— ischiorectalis 266, 304, 339.
— ovarica 26, 327.
— pararectalis 328.
— paravesicalis 326.
— retroureterica 11.
— vesico-uterina 234.
Fovea coccygea 338.
— cruralis 325.
— inguinalis medialis (lateralis) 325.
— uterina vesicae 328.
Frenulum clitoridis 258, 481.
— labiorum, Labia 258.
— männliches einheitliches 481.
Funktion der interstitiellen Eierstocksdrüse 78.
— des Eies 77.
— M. levator ani 309.

Gametocyten 661.
Gartnerscher Gang 222.
— — Ampulle des 433.
Gefäße der perinealen Gebilde 339.
Genitalia infantilia 609.
Genitalleiste, Entstehung der 401.

Genitalfalte 383.
Genitalhöcker 476.
— Entwicklung des 476.
Genitalstrang 384.
Genitalverschließung (tiefsitzende) durch Gonorrhöe 627.
— — nach ascendierender und descendierender Genitaltuberkulose 627.
Genitalzellen, Auftreten von extraregionären, primären 399.
Genitoanalhöckerwülste 474.
Genitocruralfurche 257.
Genua valga bei Ovarialdystrophie 93.
Geschlechtsbestimmung 59.
Geschlechtsdrüse, heterotrope 545.
Geschlechtsleiste, Entwicklung der 382.
Geschlechtsmerkmale, Auftreten der 404.
— essentielles, germinales Kennzeichen 2.
— primäre und sekundäre 1, 2.
Geschlechtsunterschied, konstanter, in den äußeren Genitalien 476.
Geschlechtszellen, Herkunft der 397.
Glandarlamelle 481.
Glandulae areolares 508.
— lutea 121.
— vestibulares maiores (Bartholini) 260, 262, 485.
— — minores 262, 486.
Glans, Abgrenzung der 479.
— clitoridis 481.
Gonocyten 31.
Graafscher Follikel 37.
— — Die Entstehung der 415.
Granulosaluteinzellen im Corpus luteum 37.
Granulosazellen und Ovarialhormon 116.
Gravidität und Uterus bicornis 575.
Grenzfaserschicht der Theka 37.
Großen Schamlippen die, Labia majora 258.
Gubernaculum Hunteri, Anlage des 391.
Gynatresia congenita 621.
Gynatresien, Blutretentionsgeschwulst bei 630.
— kongenitale), Diagnose, Prognose und Therapie der 628, 633.

Gynatresien, Erscheinungen bei 632.
— Grundsatz der operativen Therapie der 639.
— Gruppierung der 621.
— Perforation der Verschlußmembran bei 631.

Haematokolpos lateralis 630, 634.
— metra 570, 631.
Hämatometra 570.
Hämatosalpinx 625.
— Entstehung der den tiefsitzenden Genitalverschluß komplizierenden 628.
Hämatosalpinxruptur, tödliche Peritonitis nach 628.
Haemelytrometra lateralis 630, 635.
Hängebauch 312.
Harnblase 10.
— Blasenhals 10.
— Blasenkapazität 12.
— Brunnsche Epithelsprossen 13.
— Corpus vesicae 10.
— Eigenform der 12.
— Fossa retroureterica 11.
— Fovea uterina vesicae 12.
— Fundus vesicae 10.
— Lissosphincter urethrae 16.
— Mucosa der 13.
— Muscularis der 14.
— Muskulatur des Trigonum 16.
— M. sphincter vesicae 16.
— Orificium ureteris vesicale 10.
— — urethrae internum 10.
— Plica interureterica 10.
— Plicae trigoni laterales 10.
— Propria der 14.
— Recessus laterales vesicae 12.
— — retrouretericus 11.
— Submucosa der 14.
— Torus interuretericus 10, 15.
— — uretericus 11.
— Trigonum vesicae 10, 11.
— Valvula semilunaris 11.
— Vertex vesicae 10.
Harnröhrenanlage 447.
Hauptkanälchen 370.
Hermaphroditismus 654.
— genitalis et tubularis masculinus resp. femininus 659, 660.
— — masculinus resp. feminimus 659.
— germinalis seu glandularis uni(bi)lateralis 658.

Hermaphroditismus, Impotentia coëundi bei 667.
— masculinus 530.
— Potentia generandi bei 667.
— psychicus und somaticus masculinus resp. femininus 660.
— Schema für die Einteilung des 658.
— Spermatogenese bei 658.
— tubularis uni(bi)lateralis masculinus resp. feminimus 659.
— Über die Entstehung des 660.
— und Aspermatismus 667.
— und Desiderium feminae 665.
— und funktionelle Neurosen 669.
— und Potentia coëundi 667.
— und Rechtsfragen 667.
Hernia obturatoria 327.
Hernia cruralis 325.
— indirecta 325.
— inguinalis directa 325.
Hernien 294.
Hexenmilch 60, 509.
Hiatus levatoris 337.
— M. levatoris ani 301.
Hilus ovarii 25.
Hinterdamm 338.
Histologische Differenzierung der Drüsensprossen der Mammaranlage 506.
Hodenhydatide 655.
Homines, neutrius generis 657.
Hormovar (Biedl) 117.
Hungeramenorrhöe 247.
Hydatiden, gestielte (Morgagni) 223.
Hydrokolpos metra 631.
Hymen 254.
— annularis 260.
— bei Verdoppelung der Scheide 592.
— carunculae hymenales 260.
— cribriformis 260.
— denticulatus 566.
— Entstehung des 467.
— fimbriatus 260.
— imperforatus 260.
— lobatus 260.
— semilunaris 260, 469.
— septus 260.
— valvula vaginae 259.
Hymenalatresie, kongenitale 623.
Hyperthelien 497.
Hypophyse, Ausscheidung des Hypophysenvorderlappenhormons im Urin 120.

Hypophyse, Einfluß des Hypophysenvorderlappenhormons auf juvenile Tiere 118.
— in der Gravidität 107.
— nach Kastration 108.
— und Ovarium 107.
Hypospadie, Blasenfunktion bei weiblicher 653.
— des Weibes 652.
— operative Behandlung der leichteren und mittleren Grade der weiblichen 654.
Hypospadia peniscrotalis 672.
Hypotonie 312.

Ikterus, menstrueller und prämenstrueller 111.
Impotentia coëundi bei Hermaphroditismus 667.
Incontinentia alvi et flatuum congenita (und erworben) 646.
— paradoxa 9.
Infantiles Genitalsystem, grazilier Knochenbau bei 610.
Infantilismus formalis 226, 227.
— partieller 610.
Intersexueller Typ 611.
Innervation, Beckeneingeweide der 285.
Interstitielle Drüse, Bedeutung der, beim Menschen 83.
— und Röntgenbestrahlung der Ovarien 82.
— Eierstocksdrüse (weibliche Pubertätsdrüse) 46.
— Zellen im Ovarium 415.
Isthmus superior ureteris 4.

Kalkkörnchen im Corpus luteum graviditatis 44.
Kalkstoffwechsel und Menstruation 101.
Kastration, Libido und Voluptas nach 88.
— und Eiweißstoffwechsel 100.
— und Störungen des Geruchs- und Geschmackssinns 88.
Kastrationsbeschwerden 86.
Keimbahnzellen 398.
Keimdrüse, Anlage der indifferenten 399.
Keimdrüsenanlage, Mesenchymbildung im Bereich der 402.
— Querschnitt durch die, eines Schweineembryos 401.

Keimdrüsengraben, lateraler 383.
— medialer 383.
Keimepithel, die dritte Wucherung des 412.
— die zweite Proliferation des 408.
Keimepithelcysten 437.
Klinik, der Zwitterbildung 661.
Klitoris 258.
— tunica albuginea clitoridis 260.
— Bulbi vestibuli 260.
— Corpus clidoridis 260.
— Eichelspalte der 485.
— Frenulum clitoridis 258.
— Glande clitoridienne 485.
— Präputium der 258, 260.
Kloake, Abtrennung des Rectums 443.
— Aufteilung der 443.
— Ausgestaltung der 441.
— ektodermale 642.
Kloakenhöcker 444.
— Entstehung des 473.
— oraler und caudaler Abhang des 474.
Kloakenhorn 447.
Kloakenmembran (Tourneux) 440.
— Entstehung der 439.
— Form der 440.
Kloakenplatte, Bildung der 444.
Kolloidtropfen im Corpus luteum graviditates 44.
Körpergewicht und Ovarialpräparate 97.
Kriegsamenorrhöe 247.

Labia, Frenulum labiorum 258,
— majora, große Schamlippen, die 258.
— majora, doppelte Innervation der 489.
— minora, Bildung der 483.
— — Schamlippen (die kleinen) 258.
— pudenda externa, Labia majora, Schamlippen (die großen) 258.
Lactationsatrophie 73.
Längenwachstum und Ovarialfunktion 93.
— und Schwangerschaft 93.
Leber, fluxionäre Hyperämie der 111.
Leibeshöhlenfalte, die laterale 382.

Levatorplatte 301.
Ligamenta lata, Anlage der 388.
— pubo-vesicalia 319.
— sacro-uterina 439.
— — und ihr Verhältnis zur Muskulatur des Uterus 244.
Ligamentum anococcygeum 308, 342.
— arcutum 306.
— cardinale 297.
— — (Kocks) 439.
— infundibulo ovaricum 438.
— infundibulo-pelvicum 358, 438.
— labiale 439.
— latum, Bindegewebszug im basalen Teil des 355.
— ovarico pelvicum 438.
— ovarii proprium 25.
— Pouparti 325.
— pubovesicale 17.
— recto-vesicale 586.
— rotundum 297, 316.
— — Anlage des 385.
— sacro-uterinum 298.
— — Bindegewebszug des 350.
— suspensorium ovarii 25, 263, 325, 336, 358.
— — ovarii, Bindegewebsblatt des 357.
— teres uteri 323, 325.
— — — Anlage des 391.
— — — Bindegewebszug des 357.
— transversum 297.
— — colli (Mackenroth) 439.
— — pelvis (Henle) 308, 342.
— umbilicale medium 324.
— vesico-uterinum, Bindegewebszug des 357.
Linea terminalis 323.
Lipamin 114.
Lipoidämie bei kastrierten Frauen 99.
Liquor folliculi 37.
Luteincystome bei Blasenmole und Chorionepitheliom 48.
Luteolipoid 114.
Lymphdrüsen, Lymphoglandulae hypogastricae 279.
— — iliaca externa 278.
— — inguinales superficiales 279.
— des weiblichen Genitale, die 278.
Lymphgefäße der Tube 277.
— des Ovariums 277.

Lymphgefäße die, des weiblichen Genitale 276.
Lymphgefäßsystem des weiblichen Genitale 274, 275.
Lymphoglandula iliaca externa 278.
— inguinales superficiales 279.
— lumbales 279.
— sacrales laterales 279.

Malpighisches Körperchen 377.
Mamilla 509.
Mamma, akzessorische 496.
— Ausbildung der subareolären Muskulatur der 508.
— Bildung des subcutanen Fettes der Mamma 508.
— Blutbildungsherde in der 509.
Mammardrüsen 499.
Mannweib 89.
Margo liber ovarii 26.
— mesovaricus 25.
Markschicht (Zona vasculosa) des Ovariums 36.
Markschläuche in den Ovarien 55.
Markstränge des Ovariums 406.
— die Degeneration der Eizellen der 408.
— solide in den Ovarien 55.
Marsupialtaschen 497.
Mastdarm, Abhängigkeit der Mastdarmform von der Levatorplatte 321.
Menformon 117.
Menstrualkoliken 570, 581, 612.
Menstruatio praecox 662.
Menstruation 246, 247.
— Bedeutung der 74.
— und Kalkstoffwechsel 101.
— und Stickstoff-Stoffwechsel 100.
— und Stillzeit 69.
Menstruationsähnliche Blutung nach der Geburt 60.
Menstruationssklerose 50.
Menstruin 113.
Mesenchym, die Differenzierung des, in den Müllerschen Gängen 392.
Mesenchymbildung in dem Bereich d. Keimdrüsenanlage 402.
Mesoderm 367.
Mesogenitale, das 383.
Mesomer 368.
Mesonephrogener Abschnitt des nephrogenen Stranges 376.

Mesonephros 369.
Mesoophoron 25.
Mesosalpinx 222, 438.
Mesovarium 438.
Metanephrogener Abschnitt des nephrogenen Stranges 376.
Metanephros 369.
Metrik 665.
Milchgänge 506.
Milchlinie 491, 493.
— Verlauf und Richtung der 493.
Milchsekretion und Ovarium 67.
Milchstreifen 491.
Mißbildungen der Eileiter 547.
— der Gebärmutter und der Scheide, Bemerkungen über die Ätiologie 553.
Mißehe bei Zwittern 666.
Molimina menstrualia 86, 632.
Monoestrischer Zyklus 246.
Mons veneris 257.
Morgagnische Hydatide 386.
Morsus diaboli 226.
Mucosa der Harnblase 13.
Muldendamm 643.
Müllersche Gänge, die Differenzierung des Mesenchyms in den 392.
— — Entwicklung der 385.
— — Tabelle über das Wachstum der 389.
— — Weg der 387.
— — Hügel 389, 451.
— — Epithel des 448.
Müllerscher Gang 225.
— — totaler Defekt des einen 561.
— — „Mesenchymtropfen" des 457.
— — Modell der rechten Niere, des Wolffschen und des, eines menschlichen Embryos 379.
— — Querschnitt durch die Urniere und den, eines menschlichen Embryos 387.
— — versprengte Derivate des 57.
— — Zeit der Anlage des 387.
Muscularis sexualis (Schiefferdecker) 499.
Musculus bulbocavernosus 308, 309.
— constrictor cunni 261.
— crura M. levatoris 301.
— detrusor urinae 14.
— Hiatus M. levatoris ani 301.

Musculus ischiocavernosus 308.
— Lissosphincter urethrae 16.
— obturator internus 299.
— piriformis 305, 349.
— pubo-ilio-ischio-coccygeus 299.
— pubo-rectalis 310.
— sacro-uterinus 298.
— Sphincter ani externus 308, 338.
— — recti 310.
— — urogenitalis 307.
— — vesicae 16.
— transversus perinei profundus 307, 308, 341.
— — — superficialis 338.
— trigonalis 306.
Muskulatur des Trigonum der Blase 16.
Myomovarium 536.
Myotom 368.

Nachniere 368.
Nebennieren, akzessorische 224.
— in der Gravidität 109.
— nach Kastration 110.
Nebentuben 386, 552.
Neosoma 367.
Nephrogene Gewebsstränge 372.
Nephrostom 374.
Nephrostomalkanälchen 371, 374.
Nephrotom 368.
Nerven, parasympathische des weiblichen Genitale 281.
— der perinealen Gebilde 339.
— weibliche Genitale 279.
— N. dorsalis clitoridis 287.
— — erigens seu pelvicus 282.
— — labinees posteriores 287.
— — perinei 287.
— Plexus art. ovaricae 282, 284.
— — aorticus 282.
— — hypogastricus 282.
— — uterinus seu Frankenhäusersches Geflecht 283, 284.
Nervi haemorrhoidales int. 340.
— labiales post. 341.
Nervus dorsalis clitoridis 341.
— pelvicus 281.
— perinei 340.
— pudendus 339.
Neurose, klimakterische 86.
Niere, Ascensus renalis 8.
— Beckenniere 8.
— Nephroptosis 9.

Niere, angeborene Nierendystopie 8.
— Sakralniere 8.
— erworbener Tiefstand 9.
Nierenbecken 3.
Nymphen, definitive 482.

Oligo-Dysmenorrhoe bei infantilem Uterus mit spitzwinkliger Anteflexio 612.
Ontogenese 368.
Oocyten erster Ordnung 32.
Oogonien, Neubildung von 414.
— Primordialleier 31.
Orificium ureteris vesicale 4.
Osteoartikuläre Störungen bei Ovarialdystrophie 93.
Osteomalacie 94.
Ovarialhormon und hypoplastisches Ovarium 541.
— und Placenta 117.
— und Thecazellen 116.
— therapeutische Anwendung des 117.
Ovarialhypoplasie und irreguläre uterine Blutungen 541.
Ovarialpräparate und Körpergewicht 97.
Ovarium 21.
— Agenesie der 528.
— akzessorisches 545.
— Albuginea des 29.
— art. ovarica 263.
— Atrophie der, nach Uterusexstirpation 88.
— Bau des 28.
— Bulbus ovarii 49.
— circulus ovaricus 264.
— Cordons épithéliaux primitives 31.
— — medullaires (Markstränge) 31.
— Corpus albicans im 41.
— — atreticum des 38, 45.
— — fibrosum im 46.
— — haemorrhagicum im 42.
— deciduale Reaktion des 51.
— Defekt des 523.
— definitive Albuginea ovarii 410.
— Descensus der 417.
— disjunctum 546.
— Doppeleier des 35.
— doppelkernige Primordialeier des 32.

Ovarium, Einfluß auf die Entwicklung und Erhaltung des Genitalapparates 59.
— — auf die Entwicklung der sekundären Geschlechtscharaktere a) in der Zeit vor der Geschlechtsreife 89; b) in der Zeit der Geschlechtsreife 89; (c) in der Zeit nach der Geschlechtsreife 92.
— — — des Skeletts 92.
— — auf den Fettstoffwechsel 95.
— — extragenitale Organe 106.
— — auf das Nervensystem 103.
— — auf den Stickstoff-Stoffwechsel 100.
— — auf den Stoffwechsel 94.
— — in der Zeit der Geschlechtsreife 60.
— — — vor der Geschlechtsreife 59.
— Entwicklung der Primärfollikel 31.
— Entwicklungsgeschichte, Archigonocyten 31.
— — Eiballen (Waldeyer) 32.
— — Keimepithelwulst 24.
— — Oocyten erster Ordnung 32.
— — Oogonien 31.
— — Primärfollikel 32.
— Epithel des 29.
— Extremitas tubaria des 25.
— — uterina 25.
— Farbe des 22.
— fetale Gewebeeinschlüsse des 54.
— Fossa ovarica 26.
— Funktion des, und Längenwachstum 93.
— Funktionsmodus des 111.
— Gefäßversorgung des 49.
— Gestalt der Keimdrüse 21.
— Graafscher Follikel im 37.
— Größe der 22.
— große, glatte 534.
— — graue 535.
— gyratum 22, 36.
— Hauptsymptome der Unterentwicklung der 538.
— Hilus des 25.
— homoioplastische Transplantation der 540.
— und Hypophyse 107.
— interstitielle Drüse des 78.
— Zellen im 415.

Ovarium, kleincystische Degeneration der 536.
— kongenitaler Mangel nur eines 531.
— Konsistenz des 23.
— Kornzellen (His) 30.
— Lage der 24.
— und Leber 111.
— Lig. ovarii proprium 25.
— — suspensorium des 25.
— — — ovarii 263, 325.
— Liquor folliculi des 37.
— lobatum oder partitum 546.
— Lymphgefäße des 50, 277.
— makroskopische Anatomie des 21.
— Margo liber des 26.
— — mesovaricus 25.
— Markschicht (Zona vasculosa) des 36.
— Markstränge des 406.
— mesenchymatische Teile des 415.
— und Milz 111.
— und Nebenniere 109.
— Nervenversorgung des 50.
— des Neugeborenen 413.
— ovale kissenartige 535.
— Ovarialdystrophie und chronischer Gelenkrheumatismus 93.
— partielle akzessorische Luteinsaumbildung in atresierenden Follikeln des 44.
— Physiologie des 59.
— Plica urogenitalis 24.
— — vasorum 263.
— primitive Albuginea des 406.
— reifende Follikel des 37.
— Rete des 31.
— Rinde des 29.
— Röntgenreizbehandlung der hypoplastischen 540.
— und rudimentäres Horn des Uterus 574.
— Schicht der größeren Follikel des 35.
— — der Primärfollikel des 30.
— Schicksale der Follikel des 37.
— Schilddrüse und 106.
— sekundäre Albuginea des 415.
— spezifisches Gewicht des 24.
— Stroma des 30.
— Stromaluteinzellen des 30.
— supernumerarium 543.
— Theca folliculi des 37.
— und Thymus 110.

Ovarium, topographische Beziehungen 333.
— Lage der, vor und nach der Geburt 417.
— Transplantation Steinachs homologer Ovarien 82.
— überzählige, zerteilte, abgeschnürte und übergroße 543.
— Unterentwicklung der 533.
— Urgeschlechtszellen 31.
— Uterus unicornis 24.
— Verpflanzung in kastrierte Tiere 81.
— in der Zeit nach der Geschlechtsreife 85.
— zerteiltes 545.
— zungenförmige 535.
Ovoinsulin 113.
Ovotestis 655.
Ovula Nabothi 252.
Ovulation 37, 247.
— während der Gravidität 65.
Ovulationsfieber rekurrierendes, rheumatoides bei Ovarialdystrophie 94.
Ovulationssklerose 50.

Paraganglien im Ligamentum latum 224.
Paraganglienzellen des Ovariums 58.
Paragenitalis 423.
Paraluteinmembran der Follikel 45.
Pararectaler Raum 361.
Paraurethrale Gänge 470.
— — Entstehung der 470.
Parhymenalfalte 467.
Paroophoron 222, 223, 436.
Pars analis recti 476.
— retro-arteriosa ureteris 336.
Perinealmuskeln 308.
Perinealsporn Tourneux 444.
Perineum, Topographie des 338.
Peritonaeum 323.
— plica umbilicalis media 323.
Pflasterepithel, corticales, in den Ovarien 54.
Pflügersche Schläuche 406.
Phallus 476.
— canalisatus 484.
Phosphor-Stoffwechsel und Kastration 102.
Placentome 64.
Plattenepithel in der Ovarialrinde 54.

Plattenepithelinseln der Mesosalpinx 437.
— in der Korpusschleimhaut 249.
Plexus aorticus 282.
— Arteriae ovaricae 282, 284.
— hypogastricus 282.
— ovaricus 269.
— uterinus seu Frankenhäusersches Geflecht 283, 284.
— utero-vaginalis 270.
— venosus uterinus 265, 334.
— vesicalis 270, 285.
— vesico-vaginalis 270.
Plica epigastrica 325.
— genito-inguinalis 225.
— inguinalis 385.
— mesonephritica 385.
— transversa vesicae 326.
— trigoni lateralis 10.
— umbilicalis lateralis 324.
— — media 324.
— ureterica 326.
— urogenitalis 24.
— vasorum 325, 358.
— — des Ovariums (Lig. suspensorium ovarii) 263.
Plicae palmatae 234.
— recto-uterinae Douglasi 327.
Polyoestrischer Zyklus 246.
Portiobildung 465.
Positio uteri 296.
Potentia coeundi und Hermaphroditismus 667.
— generandi bei Hermaphroditismus 667.
Prämenstruelles Stadium der Uterusschleimhaut 250.
Präputiumbildung, Beginn der 480.
Praeputium clitoridis 258, 260.
Primärer Harnleiter (Wolffscher Gang) 372.
Primärfollikel, Entstehung der 412.
— Entwicklung der 31.
— Schicht der 30.
Primitiver Damm 446.
Primitivstreifen 439.
Primordialeier, doppelkernige 32.
Processus vermiformis 326.
Prolaps 312.
— des Corpus luteum 43.
Proliferationsstadium im Corpus luteum 38.
Pronephros 369.
Propria der Harnblase 14.

Prostatadrüsen, Entstehung der 470.
Prostata feminina 262.
Pseudohermaphroditismus externus asexualis 529.
— internus, completus, externus 655, 656.
— masculinus resp. femininus, glandularis, glandulo-tubularis, tubularis 656.
Pseudothelie 526.
Pseudoweibchen 82.
Psychische Veränderungen als Ausfallserscheinungen 88.
Pubertas praecox 116.
Pubertätsdrüse, die weibliche 79.
Pubertätsentwicklung des Fruchthalters 60.
Pudendum muliebre 490.
Pyocolpos-metra 636.

Recessus laterales vesicae 12.
— retroureteri cus 11, 320.
— subsigmoideus 326.
Rectocele 323.
Rectovaginaler Raum 362.
Rectum, topographische Beziehungen 332.
— Pars sacralis, Pars perinealis 320.
Regio epigenitalis der Urniere 380.
— paragenitalis der Urniere 380.
Reifender Follikel des Ovariums 37.
Reifungsmetrorrhagien 542.
Restkloake 446.
Reteblastem 405, 425.
— und Markstränge 426.
Rete ovarii 31, 55, 423.
— — und Bowmansche Kapsel 425.
— — und Epoophoron 426.
Retractor cervicis uteri Luschka 317.
Rima pudendi, Schamspalte (die), Fissura pudendi 258.
Rindenzone, Ausbildung der 412.
Rückbildung des Corpus luteum 41.
Ruhestadium der Uteruskorpusschleimhaut 248.

Schafthaut 480.
Schamberg, Mons veneris (des) 257.

Schamhaare, Crines pubis 257.
Schamkanal 448.
Schamlippen (die großen), Labia pudenda externa, Labia majora 258.
— (die kleinen), Labia minora 258.
Schamspalte (die), Fissura pudendi, Rima pudendi 258.
Scheidenbildung, Möglichkeit der künstlichen 641.
— Operationsmethoden der Scheidenbildung aus Darmteilen 567.
Scheidenvorhof, der, Vestibulum 259.
Scheidenzyklus 116.
Scheinzwitterdrüse 655.
Schema für die Einteilung des Hermaphroditismus 658.
Schilddrüse und Gravidität 106.
— und Ovarium 106.
— Pubertätsschwellung und menstruelle Hyperämie der 106.
Schleimhaut des Corpus uteri im Ruhestadium 248.
Schollenstadium 116.
Schwängerung bei genitalem Fetalismus und Infantilismus 611.
Schwanzdarm 440.
Scrotalwulst, der unpaare 489.
Senkung, Uterus (des) 312.
Septa ovarii 405.
Septum rectovaginale 308, 332.
— urethrovaginale 331, 351.
— vesicovaginale 17, 331, 350, 360.
Sexualhormone, Ausscheiden des Sexualhormons im Urin 120.
— Nachweis im Blut 120.
Sexuallipoid, feminines 113.
Sexus anceps 657.
Sinus urogenitalis 444.
— — Drüsen im Bereich des 485.
— — Endumbildung des 483.
— — spätere Entwicklung des 466.
— — epidermoidale Gebilde im Bereich des 487.
— — Öffnung des 483.
— — Pars pelvina 447.
— — Pars phallica 447.
Somiten 368.
Spermatogenese bei Hermaphroditismus 658.

Sphincter ani externus 308, 338.
— recti (musculus) 310.
— urethrae externus 307.
Stammdrüsenschläuche 485.
Stratum granulosum des Follikels 37.
Stria germinativa, Entstehung der 401.
Stromaluteinzellen des Ovariums 30.
Stroma ovarii, Entstehung des 408.
— des Ovariums 30.
Stützapparat, Uterus (des) 294.
Suspensionsapparat, Ligamentum cardinale 297.
— — rotundum 297.
— — sacro-uterinum 298.
— — transversum 297.
— Uterus (des) 294, 296.

Taschenartige Bildungen auf der Bauchwand bei Embryonen 498.
Tasthaare 497.
Tela endopelvina 358, 361.
— urogenitalis 346.
— vesico-umbilicalis 354.
Test ovar 655.
Theca externa 415.
— folliculi des Ovariums 37.
— folliculi, Tunica externa der 37.
— — — interna der 37.
— Grenzfaserschicht der 37.
— interna 415.
Thecaluteinzellen der Follikel 37.
Thecazellen und Ovarialhormon 116.
Therapie der mangelhaften Ovarialentwicklung 538.
— des Zwitters 669.
Thymus in der Gravidität 110.
— nach Kastration 110.
Torus interuretericus 10, 15.
— uretericus 11.
Transitorische Gebilde in der Inguinalgegend 497.
Transplantation, Steinachs homologer Ovarien 82.
Trichterfeld 385.
Tubarentbindung 229.
Tube s. unter Eileiter.
— Ampulle der 225.
— Entstehung der abdominalen Öffnung der 391.

Tube, Entwicklung des Flimmerepithels der 229.
— — der Schleimhautfalten der 392.
— Epithel der 228.
— Fimbria ovarica 226.
— Fimbrien der 226.
— Flimmerbewegung und die 229.
— Infundibulum der 225, 226.
— Isthmus der 225.
— kindliche 227.
— Lamina propria mucosae der 229.
— Lymphgefäße 277.
— Masse der 228.
— Mu osa der 228.
— Muscularis der 229.
— Ostium abdominale der 225.
— — uterinum der 225.
— Pars abdominalis der 225.
— — intramuralis, uterina oder interstitialis der 225.
— Plicae ampullares der 226.
— Serosa der 230.
— topographische Beziehungen 333.
— Varietäten der 228.
— vorderer und hinterer Schenkel der 227.
Tubenatresie, partielle 547.
Tubenfalte 387.
Tubenostien, akzessorische 552.
Tubera ossis ischii 338.
Tubo-parovarialkanal 435.
Tubo-Rete-Epoophoronkanal 435.
Tubo-Retekanälchen 435.
Tubulus collectivus der Urniere 378.
— intermedius der Urniere 378.
— secretorius der Urniere 378.
Tunica albuginea clitoridis, Klitoris 260.
— externa der Theca folliculi 37.
— interna der Theca folliculi 37.
Tysonsche Drüsen 485.

Unterstützungsapparat, Uterus 299.
Urachus 447.
Uralplatte 476.
Ureter 4.
— Ampulla terminalis 4.
— Beschreibung der Ureterwand 5.

Sachverzeichnis.

Ureter, Doppelbildung des 8, 9.
— Entwicklungshemmung der Ureterlänge 8.
— fissus 9.
— Hydroureter 9.
— Nerven des 7.
— Pars abdominalis, Pars pelvina 4.
— — pelvina ureteris 336.
— — praearteriosa 326, 334.
— primitives Nierenbecken 8.
— Schlingenbildung 337.
— supernumerarius 9.
— topographische Beziehungen 333.
— Vagina ureteris (Waldeyer) 6, 15.
— Venen des 7.
Urethra 18.
— hohe Ausmündung der, in die Scheide 653.
— Corpus spongiosum der 20.
— Crista urethralis 18.
— intraepitheliale Drüsen der 20.
— Epithel der 20.
— Glandula prostatica feminina 20.
— Herkunft der 451.
— Lacuna Morgagni 20.
— Littresche Drüsen 20.
— Musculus sphincter urogenitalis 307.
— Muskelschicht der 21.
— Orificium cutaneum 449.
— Ostium urethrae externum 18.
— Skeneschen Gänge 20.
— Sphincter urethrae 21.
— — — externus 19.
— — urethro-vaginalis 21.
— der pelvine Teil der 19.
Urethrallippen 467.
Urgeschlechtszellen 31.
Urniere, Drüsenteil der 423.
— Einteilung der Urnierenarterien 419.
— Lage der gesamten 380.
— Modell der rechten, des Wolffschen und des Müllerschen Ganges eines menschlichen Embryos 379.
— Pars epigenitalis der 223.
— — paragenitalis der 223.
— Querschnitt der, eines menschlichen Embryos 378.
— — durch die, und den Müllerschen Gang eines menschlichen Embryos von 20 mm Länge 387.
Urniere, Pars durch die ventrolaterale Kante der, eines menschlichen Embryos 387.
— Regio epigenitalis der 380.
— — paragenitalis der 380.
— Rete arteriosum urogenitale 420.
— Rückbildung der 380, 422.
— Sexualteil der 423.
— die, und die Urogenitalfalte 374.
— Venen der 421.
— Zwerchfellband der 383.
Urnierenanlage eines menschlichen Embryos 376.
Urnierenfalte 383.
Urnierengang 374.
Urnierengefäße 419.
Urnierengekröse 383.
Urnierenglomeruli 56.
Urnierenkanälchen 368.
— Querschnitt durch ein vollständig entwickeltes 378.
— Schemata der Entwicklung eines einzelnen 377.
Urnierentrichter, der 374.
Urogenitalfalte, Bildung der 381.
— Lage der 384.
— mit primärer Kuppe 382.
— Querschnitt der, eines menschlichen Embryos von 7 mm Länge 382.
— — durch die, und den Geschlechtsstrang eines menschlichen Embryos 388.
— die Urniere und die 374.
Urogenitalöffnung 479.
Urogenitalsystem 3.
Urogenitalzellen beim Menschen 403.
Ursegment 368.
Ursegmentstiel 368.
Utero-Vaginalrohr 225.
Uterus, Abstoßung 251.
— ala vespertilionis 297.
— Altersinvolution des 237.
— anatomische und klinische Diagnose des graviden verkümmerten Nebenhornes 581.
— Anlage des 396.
— Anomalien der Schwangerschaft bei, planifundalis und, foras arcuatus subseptus 605.
— Anordnung der Uterusmuskulatur 242.
Uterus, Anteversio- 290.
— Anteflexionswinkel des 232.
— Apoplexia uteri 238.
— Aransche Achse 315.
— asymmetricus 620.
— atrophicus 620.
— Beweglichkeit 290.
— bicornis 587.
— — anatomische Verhältnisse der beiden Scheidenrohre bei 599.
— — asymmetricus 571.
— — — hemiatreticus 576.
— — Gravidität und 575.
— — klinische Wertigkeit des 592.
— — Lage der Frucht bei Gravidität des einen Hornes im 595.
— — nichtgeschwängerte Hälfte des, als Geburtshindernis 596.
— — Physiologie und Pathologie des 574.
— — rein gynäkologische Befunde bei 603.
— — Schädigung des Kindes bei der Gravidität im 598.
— — septus bicervicalis 588.
— — — bicollis 587.
— bicornis simplex oder unicorporeus 590.
— — Störungen während des Geburtsverlaufes beim 597.
— — subseptus 573.
— — synchrone Wehentätigkeit des nichtschwangeren Horns bei doppelhornigem 593.
— — uniformis 589.
— — Verlauf des Wochenbettes bei 598.
— — Wachstum des geschwängerten Horns bei doppelhornigem 593.
— — mit wirklich rudimentärem Nebenhorn 563, 571.
— — Zwillingsgraviditäten und 594.
— bilocularis, Diagnose und die Therapie des 606.
— — Geburtsstörungen bei 606.
— — Scheidenseptum bei dem 605.
— bipartitus solidus 564.
— Cavum cervicis oder Cervicalkanal 232, 234.
— — corporis 232.
— — fundi 232.
— Cervix des 231.

Uterus, Cervixschleimhaut 252.
— Collum des 231.
— compacta 250.
— Corpus des 231.
— — und Collum zum Beginn der Pubertätszeit 609.
— Cölomepithelüberzug des 396.
— didelphys 563.
— duplex separatus 563.
— elastische Fasern in der Uteruswand 242.
— Entwicklung der Muskelsubstanz in beiden Hörnern des, bicornis symmetricus 591.
— Epithel des 394.
— Expulsionsapparat als 230.
— fetalis 607.
— — und Icterus infantilis, Diagnose des 614.
— — oder infantilis, Prognose bei 614.
— — — Therapie bei 615.
— foras arcuatus 604.
— — — cum vagina septa 599.
— — — septus, subseptus, simplex 603.
— — — — unicorporeus, subseptus unicervicalis, Subseptus bicervicalis, Subseptus biforis 604.
— functionalis 250.
— Glande endocrine myométrale 254.
— Glande interstitielle myométrale 254.
— Glandulae uterinae 249.
— Grundstellung des 291.
— hypoplasticus 618, 619.
— — membranaceus 619.
— inaequalis seu obliquus 572, 618, 619.
— incudiformis 231, 590.
— — physiologicus 234.
— infantilis 569, 607.
— — anatomische Eigentümlichkeit des 609.
— — Therapie mit Präparaten der innersekretorisch wirksamen Drüsen und mit Vitamin E 618.
— — pubescens 607.
— — — Anomalien im Geburtsverlauf bei 613.
— — — Gravidität und 613.
— — — Prognose bei 615.
— — — bezüglich des Schwangerschaftsverlaufs bei 615.

Uterus, interstitielles Bindegewebe der Uteruswand 242.
— introrsum arcuatus 604.
— — — septus, subseptus, simplex 587.
— — — — Vagina septa 589.
— Isthmus des 253.
— des Kindes 235.
— klinische Diagnose des nicht graviden Nebenhornes 580.
— Konsistenz des 232.
— Lig. teres 325.
— Maße des 238.
— mikroskopischer Bau der Uterusmuskulatur 241.
— Mucosa des 246.
— Musculus sphincter uteri 245.
— Myometrium 240.
— des Neugeborenen 234.
— obliquus, Ätiologie des 620.
— Orificium externum des 232.
— — internum des 230.
— Ostium anatomicum 253.
— — histologicum 253.
— Ovula Nabothi 252.
— Panhysterectomia abdominalis 584.
— Pars intermedia 232.
— Pars supravaginalis des 232.
— Perimetrium 240.
— der multiparen Personen 237.
— peristaltische Bewegung des 241.
— physiologische Funktion des 231.
— planifundalis 603.
— — und Ad foras arcuatus 572.
— plexus venosus uterinus 265.
— Portio vaginalis cervicis 231, 232.
— positio uteri 290.
— postmenstruelles Stadium 251.
— prämenstruelles Stadium 250.
— Prolaps (kongenitalen) 313.
— Propria mucosae 249.
— Puerperium und Muskelzellen 242.
— pseudodidelphys 563, 587.
— — hemiatreticus 574.
— Regeneration des Oberflächenepithels 251.
— retractor cervicis uteri Luschka 317.
— rudimentarius 560.
— rudimentär entwickeltes Nebenhorn und Einidation 576.

Uterus rudimentaris partim excavatus 563.
— — — — duplex, bicornis, simplex mit Vagina solida 568.
— — simplex solidus 572.
— — solidus 563.
— Ruptur eines graviden Nebenhornes 577.
— Schichten des 239.
— Schleimhaut und Klimakterium 252.
— — und der Zyklus 247.
— submuköse Schicht der Uteruswand 244.
— Senkung des 312.
— senilis 237.
— septus asymmetricus hemiatreticus 576.
— Spongiosa 250.
— Stützapparat 294.
— Suspensionsapparat des 294, 296.
— kongenitale Schieflage des 620.
— oberflächliche Schicht der Uteruswand 244.
— menstruelles Stadium 251.
— topographische Beziehungen 329.
— unicornis 562.
— — verus 562.
— mittlere Schichte der Uteruswand 244.
— unteres Uterinsegment des 243, 253.
— Unterstützungsapparat 299.
— operatives Verhalten bei nichtgeschwängertem und geschwängertem, verkümmerten, rudimentären Nebenhorn 582.
— Versio des Uterus 290.
— virginëus 618.
— Wachstumstabelle des 397.
Uteruswand, der mesenchymatische Teil der 395.
Uterusschleimhaut, prämenstruelles Studium der 250.
Utriculus masculinus 448.
— prostaticus 655.

Vagina, Ausbildung der mesenchymalen Wand der 471.
— Bildung einer Lichtung in der 465.
— Carina urethralis 19, 255.

Sachverzeichnis.

Vagina Carunculae hymenales seu myrthiformes 254.
— Columna rugarum 255.
— Conus vaginalis 452, 457.
— duplex separata 563.
— Fixierung der 321.
— bei den Formen des Uterus bicornis 592.
— Fornix anterior et posterior der 254.
— Fornixbildung 465.
— Hymen 254.
— Introitus der 254.
— kongenitales histologisches Ectropium 466.
— Maße der 256.
— Nerven (der) 284.
— Orificium hymenale 452.
— Pars hymenalis der 470.
— physiologischer Prolaps der 19.
— — Vaginalprolaps 254.
— Portiobildung 465.
— Portio hymenalis 467.
— Propria mucosae der 256.
— Schleimdrüsen und Cysten der 471.
— Schleimhaut der 256.
— septa congenitalis 554.
— septa, subsepta, simplex 587, 603.
— Ureterfalten der 256.
— Vestibulum der 448, 449.
— Wachstum der Vaginalanlage 464.
Vaginalanlage 469.
Vaginalblindsack 451.
Vaginalendplatte 451.
Vaginalen Schleimdrüse, Entstehung der 470.
Valvula semilunaris 11.
— vaginae, Hymen der 260.
Vena cardinalis posterior 419.
— dorsalis clitoridis 342.
— ovarica 325.
Venen des weiblichen Genitale 268.
— Plexus ovaricus 269.

Venen, Plexus uterinus 269.
— — utero-vaginalis 270.
— — vesicalis 270.
— — vesico-vaginalis 270.
— V. clitoridis 272.
— — ovarica 262.
— — pudenda interna 273.
— Vv. pudendae externae 272.
Veränderungen der äußeren und inneren Genitalien in der Zeit nach der Geschlechtsreife 85.
Verbindungsfalte, Commissura posterior 258.
Vererbungseinflüsse bei den Fehlbildungen des weiblichen Genitales 522.
Verödungsverschlüsse der Geschlechtsgänge 621.
Versio, Anteversio uteri 315.
— Retroversio uteri 315.
— uteri 314.
— Uterus (des) 290.
Verwachsungen der Scheidenwand nach Kolpitis bei neugeborenen Mädchen 625.
Verweiblichungs- und Verjüngungsversuche Steinachs 90.
Vesico-vaginaler Raum 362.
Vesicula, Plexus vesicalis 270.
Vestibulum, Scheidenvorhof der 259.
Vorderdamm 338.
Vorniere 368.
— Entstehung der Vorniere und des Wolffschen Ganges 369.
— die menschliche Vorniere 372.
Vornierengefäße 418.
Vornierenkämmerchen 370.
Vornierenkanälchen 369.
Vornierensammelrohr 372.
Vornierentrichter 371.
Vulva, angeborener, partieller Defekt der 642.
— cunnus 258.
— Defekt und rudimentäre Entwicklung der 642.
— fetale und infantile 642.

Waldeyersche Eiballen 32.
Warzenhof 508.
Weibliche Pubertätsdrüse (interstitielle Eierstocksdrüse) 46.
Weibliches Genitale, Arterien des 263.
— — Lymphdrüsen, die 278.
— — Lymphgefäße, die 276.
— — Lymphgefäßsystem (das) 274.
— — Nerven des 279.
— — parasympathische Nerven 281.
— — cerebrospinales System und 287.
— — Venen 268.
Weiterentwicklung der Mammaanlage 504.
Wolffscher Gang als Entwicklungshindernis 555.
— — ampullärer Teil des 434.
— — Entstehung der Vorniere und des Wolffschen Ganges 369.
— — Epithel des 434.
— — Modell der rechten Urniere, des Wolffschen Ganges und des Müllerschen Ganges eines menschlichen Embryos 379.
— — primärer Harnleiter (Wolffscher Gang) 372.
Wolffsche Gänge und Kloake 442.

Zitzenbildung 506.
Zona pellucida des Cumulus oophorus 38.
Zuckerstoffwechsel und Kastration 103.
Zwerchfellband der Urniere 383, 438.
Zwischenzellen, Leydigsche, des Ovariums 58.
Zwitter und Mißehe 666.
— Therapie des 669.
Zwitterbildung, Klinik der 661.
Zwittertum, Definition des 655.
Zyklus der Schleimhaut 247.

GPSR Compliance

The European Union's (EU) General Product Safety Regulation (GPSR) is a set of rules that requires consumer products to be safe and our obligations to ensure this.

If you have any concerns about our products, you can contact us on

ProductSafety@springernature.com

In case Publisher is established outside the EU, the EU authorized representative is:

Springer Nature Customer Service Center GmbH
Europaplatz 3
69115 Heidelberg, Germany

www.ingramcontent.com/pod-product-compliance
Ingram Content Group UK Ltd.
Pitfield, Milton Keynes, MK11 3LW, UK
UKHW051301180426
11947UKWH00020B/1842